Kirschnersche allgemeine und spezielle Operationslehre

Begründet von Martin Kirschner
Herausgegeben von G. Heberer und R. Pichlmayr

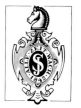

Gefäßchirurgie

Herausgegeben von
G. Heberer und R.J.A.M. van Dongen

unter Mitarbeit von
K.W. Jauch und H. Stiegler

Bearbeitet von
K. Aigner, K. Balzer, M.G.M.H. Barwegen, R.G.H. Baumeister
H.M. Becker, D.P. van Berge Henegouwen, R.G.M. Biemans
E. Biemer, U. Brunner, G. Carstensen, H. Denck, H. Denecke
R.J.A.M. van Dongen, F.W. Eigler, F. Franke, F.P. Gall
K.H. Gänger, R. Giessler, J. Greebe, J.D. Gruß, B. Günther
R. Häring, G.W. Hagmüller, H. Hamann, G. Heberer, H. Hess
A. Hirner, A. von Hochstetter, F. Husemann, H. Ingrisch
H.D. Jakubowski, K.W. Jauch, W. Klinner, H. Kortmann, H. Kuppe
K.L. Lauterjung, H. Loeprecht, E. Martin, R. May, H.M. Mehdorn
H. Müller-Wiefel, L. Nieuborg, F. Piza, E. Pratschke, D. Raithel
B. Reichart, H. Rieger, D. Rühland, M. Schemper, F.W. Schildberg
W. Schoop, K. Schwemmle, E.-D. Schwilden, A. Senn, W.J. Stelter
H. Stiegler, L. Sunder-Plassmann, O. Thetter, H.H. Thiele
M. Trede, A. Valesky, E.-U. Voss, O. Wagner, A. Zehle

Mit 660 meist farbigen Abbildungen
in 1457 Einzeldarstellungen

Springer-Verlag
Berlin Heidelberg New York
Tokyo London Paris

Kirschnersche allgemeine und spezielle Operationslehre
Band XI: Gefäßchirurgie

ISBN 3-540-16727-7 Springer-Verlag Berlin Heidelberg New York
ISBN 0-387-16727-7 Springer-Verlag New York Berlin Heidelberg

CIP-Kurztitelaufnahme der Deutschen Bibliothek
Kirschnersche allgemeine und spezielle Operationslehre
begr. von Martin Kirschner. Hrsg. von G. Heberer u. R. Pichlmayr.
  Früher u.d.T.: Allgemeine und spezielle Operationslehre
NE: Kirschner, Martin [Begr.]; Heberer, Georg [Hrsg.];
Allgemeine und spezielle Operationslehre
Bd. 11. Gefäßchirurgie. – 1987
Gefäßchirurgie
hrsg. von G. Heberer u. R.J.A.M. van Dongen
unter Mitarb. von K.W. Jauch u. H. Stiegler.
Bearb. von. K. Aigner ...
– Berlin; Heidelberg; New York
London; Paris; Tokyo: Springer, 1987.
  (Kirschnersche allgemeine und spezielle Operationslehre (Bd. 11)
    ISBN 3-540-16727-7 (Berlin ...)
    ISBN 0-387-16727-7 (New York ...)
NE: Heberer, Georg [Hrsg.]; Aigner, Karl [Mitverf.]

Dieses Werk ist urheberrechtlich geschützt. Die dadurch begründeten Rechte, insbesondere die der Übersetzung, des Nachdrucks, des Vortrags, der Entnahme von Abbildungen und Tabellen, der Funksendung, der Mikroverfilmung oder der Vervielfältigung auf anderen Wegen und der Speicherung in Datenverarbeitungsanlagen, bleiben, auch bei nur auszugsweiser Verwertung, vorbehalten. Eine Vervielfältigung dieses Werkes oder von Teilen dieses Werkes ist auch im Einzelfall nur in den Grenzen der gesetzlichen Bestimmungen des Urheberrechtsgesetzes der Bundesrepublik Deutschland vom 9. September 1965 in der Fassung vom 24. Juni 1985 zulässig. Sie ist grundsätzlich vergütungspflichtig. Zuwiderhandlungen unterliegen den Strafbestimmungen des Urheberrechtsgesetzes.

© Springer-Verlag Berlin Heidelberg 1987
Printed in Germany

Die Wiedergabe von Gebrauchsnamen, Handelsnamen, Warenbezeichnungen usw. in diesem Werk berechtigt auch ohne besondere Kennzeichnung nicht zu der Annahme, daß solche Namen im Sinne der Warenzeichen- und Markenschutz-Gesetzgebung als frei zu betrachten wären und daher von jedermann benutzt werden dürften.

Produkthaftung: Für Angaben über Dosierungsanweisungen und Applikationsformen kann vom Verlag keine Gewähr übernommen werden. Derartige Angaben müssen vom jeweiligen Anwender im Einzelfall anhand anderer Literaturstellen auf ihre Richtigkeit überprüft werden.

Abbildungen: I. Daxwanger, K. Finch, C. Hengerer, R. Henkel, H. Konopatzki, J. Kühn, J. Pupp, A.A. van Horssen, B. Zimmerman

Reproduktion der Abbildungen: Graphische Kunstanstalt G. Dreher, 7000 Stuttgart

Satz, Druck und Bindearbeiten: Universitätsdruckerei H. Stürtz AG, 8700 Würzburg
2122/3130-543210

Mitarbeiterverzeichnis

HERAUSGEBER

G. HEBERER, Prof. Dr., Klinikum Großhadern, Chirurgische Klinik und Poliklinik der Universität, Marchioninistraße 15, D-8000 München 70

R.J.A.M. VAN DONGEN, Prof. Dr., Academisch Ziekenhuis bij de Universiteit van Amsterdam, Academisch medisch centrum, Vaatchirurgie, Meibergdreef 9, NL-1105 AZ Amsterdam Zuidoost

AUTOREN

K. AIGNER, Privatdozent Dr., Chirurgische Abteilung des Kreiskrankenhauses, Siegertshöhe 1, D-8223 Trostberg

K. BALZER, Dr., Evangelisches Krankenhaus, Chirurgische Klinik, Teinerstraße 62, D-4330 Mülheim/Ruhr

M.G.M.H. BARWEGEN, Dr., Sint Maartens Gasthuis, Tegelseweg 210, NL-5912 BL Venlo

R.G.H. BAUMEISTER, Prof. Dr., Klinikum Großhadern, Chirurgische Klinik und Poliklinik der Universität, Marchioninistraße 15, D-8000 München 70

H.M. BECKER, Prof. Dr., Gefäßchirurgische Abteilung des Städtischen Krankenhauses München-Neuperlach, Oskar-Maria-Graf-Ring 51, D-8000 München 83

D.P. VAN BERGE HENEGOUWEN, Dr., Gemeinschaftspraxis, Klinik Oberwald, Postfach 1149, D-6424 Grebenhain

R.G.M. BIEMANS, Dr., Lammertsweg 4, NL-7535 ND Enschede

E. BIEMER, Prof. Dr., Klinikum rechts der Isar der TU, Abteilung für Plastische Chirurgie, Ismaninger Straße 22, D-8000 München 80

U. BRUNNER, Prof. Dr., Departement Chirurgie, Klinik für Herzgefäßchirurgie, Rämistraße 100, CH-8091 Zürich

G. CARSTENSEN, Prof. Dr., Evangelisches Krankenhaus, Chirurgische Klinik, Teinerstraße 62, D-4330 Mülheim/Ruhr

H. DENCK, Prof. Dr., Krankenhaus der Stadt Wien-Lainz, I. Chirurgische Abteilung, 13, Wolkersbergenstraße 1, A-1130 Wien

H. DENECKE, Prof. Dr., Klinikum Großhadern, Chirurgische Klinik und Poliklinik der Universität, Marchioninistraße 15, D-8000 München 70

F.W. EIGLER, Prof. Dr., Klinikum der Gesamthochschule, Chirurgische Klinik und Poliklinik der Universität, Abteilung für Allgemeine Chirurgie, Hufelandstraße 55, D-4300 Essen 1

F. FRANKE, Privatdozent Dr., Chefarzt der Chirurgischen Klinik Waldkrankenhaus St. Marien, Chirurgische Klinik, Rathsberger Straße 57, D-8520 Erlangen

F.P. GALL, Prof. Dr., Chirurgische Universitätsklinik, Maximiliansplatz 1, D-8520 Erlangen

K.H. Gänger, Dr., Klinik für Thorax-, Herz- und Gefäßchirurgie der Universität, Inselspital, CH-3010 Bern

R. Giessler, Dr., Aggertalklinik, Chirurgische Abteilung, Klinik für Gefäßerkrankungen, D-5250 Engelskirchen

J. Greebe, Dr., Majella Ziekenhuis, Nieuwe Hilversumseweg 20, NL-1406 TE Bussum

J.D. Gruss, Dr., Kurhessisches Diakonissenhaus, Gefäßchirurgische Abteilung, Goethestraße 85, D-3500 Kassel

B. Günther, Prof. Dr., Klinikum Großhadern, Chirurgische Klinik und Poliklinik der Universität, Marchioninistraße 15, D-8000 München 70

R. Häring, Prof. Dr., Universitätsklinikum Steglitz, Chirurgische Klinik und Poliklinik, Hindenburgdamm 30, D-1000 Berlin 45

G.W. Hagmüller, Dozent Dr., Krankenhaus der Stadt Wien-Lainz, I. Chirurgische Abteilung, Wolkersbergenstraße 13, A-1130 Wien

H. Hamann, Prof. Dr., Klinikum der Universität, Abteilung für Thorax- und Gefäßchirurgie, Steinhövelstraße 9, D-7900 Ulm

H. Hess, Prof. Dr., Thaddäus-Eck-Straße 3, D-8000 München 60

A. Hirner, Privatdozent Dr., Universitätsklinikum Steglitz, Chirurgische Klinik und Poliklinik, Hindenburgdamm 30, D-1000 Berlin 45

A. von Hochstetter, Prof. Dr., Kantonsspital – Universitätskliniken, Departement Chirurgie, Abteilung für topographische und klinische Anatomie, CH-4031 Basel

F. Husemann, Dr. med., Gynäkologische Klinik, Kreiskrankenhaus, Schwarzenmoorstraße 70, D-4900 Herford

H. Ingrisch, Prof. Dr. med., Abteilung für Strahlendiagnostik des Städtischen Krankenhauses München-Bogenhausen, Englschalkinger Straße 77, D-8000 München 81

H.D. Jakubowski, Privatdozent Dr., Klinikum der Gesamthochschule, Chirurgische Klinik und Poliklinik der Universität, Abteilung für Allgemeine Chirurgie, Hufelandstraße 55, D-4300 Essen 1

K.W. Jauch, Dr., Klinikum Großhadern, Chirurgische Klinik und Poliklinik der Universität, Marchioninistraße 15, D-8000 München 70

W. Klinner, Prof. Dr., Klinikum Großhadern, Herzchirurgische Klinik der Universität, Marchioninistraße 15, D-8000 München 70

H. Kortmann, Privatdozent Dr., Klinikum Großhadern, Chirurgische Klinik und Poliklinik der Universität, Marchioninistraße 15, D-8000 München 70

H. Kuppe, Dr., Deutsches Herzzentrum, Augustenburger Platz, 1000 Berlin

K.L. Lauterjung, Prof. Dr., Klinikum Großhadern, Chirurgische Klinik und Poliklinik der Universität, Marchioninistraße 15, D-8000 München 70

H. Loeprecht, Prof. Dr., Krankenhauszweckverband Augsburg, Klinik für Gefäßchirurgie, Chirurgische Klinik I, Stenglinstraße, D-8900 Augsburg

E. Martin, Prof. Dr., Klinikum Großhadern, Institut für Anästhesiologie, Marchioninistraße 15, D-8000 München 70

R. May, Prof. Dr., A-6020 Innsbruck, verstorben

H.M. Mehdorn, Privatdozent Dr., Universitätsklinikum der Gesamthochschule, Neurochirurgische Klinik, Hufelandstraße 55, D-4300 Essen 1

H. Müller-Wiefel, Prof. Dr., St. Johannes-Hospital Duisburg-Hamborn, Gefäßchirurgische Klinik, An der Abtei 7–11, D-4100 Duisburg 11

L. Nieuborg, Dr., Vijverlaan 4, NL-3062 HK Rotterdam

F. Piza, Prof. Dr., Allgemeines Krankenhaus der Stadt Wien, I. Chirurgische Universitätsklinik, Alser Straße 4, A-1090 Wien IX

E. Pratschke, Privatdozent Dr., Klinikum Großhadern, Chirurgische Klinik und Poliklinik der Universität, Marchioninistraße 15, D-8000 München 70

D. Raithel, Prof. Dr., Klinikum Nürnberg, Zentrum für Chirurgie, Fachabteilung für Gefäßchirurgie, Flurstraße 17, D-8500 Nürnberg 91

B. Reichart, Prof. Dr., Department of Cardio-Thoracic Surgery, Groote Schuur Hospital, 7925 Kapstadt, Südafrika

H. Rieger, Prof. Dr., Aggertalklinik, Spezialklinik für Gefäßerkrankungen, D-5250 Engelskirchen

D. Rühland, Prof. Dr., Städt. Krankenhaus, Chirurgische Klinik, Virchow-Straße 10, D-7700 Singen

M. Schemper, Dr., Allgemeines Krankenhaus der Stadt Wien, I. Chirurgische Universitätsklinik, Alser Straße 4, A-1090 Wien IX

F.W. Schildberg, Prof. Dr., Medizinische Hochschule, Klinik für Chirurgie, Ratzeburger Allee 160, D-2400 Lübeck 1

W. Schoop, Prof. Dr., Aggertalklinik, Spezialklinik für Gefäßerkrankungen, D-5250 Engelskirchen

K. Schwemmle, Prof. Dr., Klinikum der Universität, Medizinisches Zentrum für Chirurgie, Anästhesiologie und Urologie, Klinik für Allgemeinchirurgie, Klinikstraße 29, D-6300 Gießen

E.-D. Schwilden, Dr., Städtische Krankenanstalten, Chirurgische Klinik, Abteilung Gefäßchirurgie, Hirschlandstraße 97, D-7300 Esslingen

A. Senn, Prof. Dr., Klinik für Thorax-, Herz- und Gefäßchirurgie der Universität, Inselspital, CH-3010 Bern

W.-J. Stelter, Prof. Dr., Städt. Krankenhaus Frankfurt/Main-Höchst, Chirurgische Klinik, Gotenstraße 6–8, D-6230 Frankfurt/Main 80

H. Stiegler, Dr., Klinikum Großhadern, Chirurgische Klinik und Poliklinik der Universität, Marchioninistraße 15, D-8000 München 70

L. Sunder-Plassmann, Prof. Dr., Klinikum Großhadern, Chirurgische Klinik und Poliklinik der Universität, Marchioninistraße 15, D-8000 München 70

O. Thetter, Dr., Chirurgische Klinik und Poliklinik der Universität, Innenstadt, Nußbaumstraße 20/Pettenkoferstraße 8a, D-8000 München 2

H.H. Thiele, Privatdozent Dr., Klinikum der Stadt Mannheim, Chirurgische Klinik, Postfach 23, D-6800 Mannheim 1

M. Trede, Prof. Dr., Klinikum der Stadt Mannheim, Chirurgische Klinik, Postfach 23, D-6800 Mannheim 1

A. Valesky, Prof. Dr., Stadtkrankenhaus, Chirurgische Klinik, Leinenstraße 20, D-6450 Hanau

E.-U. Voss, Privatdozent Dr., Klinikum der Universität, Abteilung für Thorax- und Gefäßchirurgie, Steinhövelstraße 9, D-7900 Ulm

O. Wagner, Prof. Dr., Allgemeines Krankenhaus der Stadt Wien, I. Chirurgische Universitätsklinik, Alser Straße 4, A-1090 Wien IX

A. Zehle, Prof. Dr., Städtisches Krankenhaus, Chirurgische Klinik, Abt. Allgemein-, Gefäß- und Thoraxchirurgie, Röntgenstraße 2, D-7990 Friedrichshafen 1

Vorwort

In den letzten Jahrzehnten wurden die Möglichkeiten wiederherstellender Eingriffe an Aorta, Arterien, Venen und Lymphgefäßsystem durch Verbesserung des Instrumentariums und des Nahtmaterials, durch Weiterentwicklung des biologischen und synthetischen Gefäßersatzes, aber auch durch Fortschritte der Anästhesie und der chirurgischen Technik in einem ungeahnten Ausmaß erweitert. Die Folge war weltweit eine geradezu überstürzende Entwicklung der Gefäßchirurgie. Grundlegende Ansichten über Operationsverfahren und -technik, Wahl des Ersatzmaterials an den verschiedenen Gefäßabschnitten, aber auch über die klinischen Indikationen wechselten mehrfach innerhalb kurzer Zeit. Nach dieser Entwicklung ist eine gewisse Standardisierung der operativen Technik in der Gefäßchirurgie eingetreten. Es erschien daher eine deutschsprachige Operationslehre „Gefäßchirurgie" notwendig (ohne herznahe Gefäße, da im Band „Herzchirurgie" dargestellt). Zu diesem Band der Kirschnerschen Operationslehre haben die Herausgeber zusammen mit ihren Mitarbeitern und zahlreichen gefäßchirurgischen Experten aus Deutschland, den Niederlanden, Österreich und der Schweiz beigetragen.

Im *Allgemeinen Teil* werden Vorbereitung des Patienten, Indikation zur Operation sowie Dokumentation und Qualitätskontrolle abgehandelt. Chirurgische Anatomie, Instrumentarium und allgemeine Operationstechniken sind mit reichhaltigem Bildmaterial anschaulich dargestellt. Außerdem wird auf allgemeine Komplikationen wie Infektion, Blutung und Reverschlüsse eingegangen, wobei der Schwerpunkt auf ihrer Verhütung, Früherkennung und Indikation sowie dem Zeitpunkt der Reintervention liegt.

Im *Speziellen Teil* wird die operative Behandlung von Erkrankungen der Aorta und Arterien aller Körperregionen sowie der Venen und des Lymphgefäßsystems mit Indikation, Zugangsweg und Operationsverfahren behandelt. Die einzelnen Operationsabläufe sind in ihrer Dynamik durch übersichtliche mehrfarbige Bildfolgen dargestellt. Auch mikrochirurgische Techniken und seltene Operationsverfahren sind berücksichtigt. Gefäßchirurgische und angiologische Alternativen zur Überwindung unvorhergesehener Schwierigkeiten werden erwähnt.

Allen Beitragenden schulden wir für ihre verständnisvolle Mitarbeit besonderen Dank. Zahlreiche Zeichnungen und Illustrationen, die wir den Künstlern Frau I. DAXWANGER, München, sowie Herrn J. KÜHN und Mitarbeitern, Heidelberg, und Herrn A.A. VAN HORSSEN, Amsterdam, verdanken, erläutern den Hergang der einzelnen Operationsphasen in z.T. ganzseitigen Bildfolgen. Dem Springer-Verlag, insbesondere Herrn Dr. phil., Dres. h.c. HEINZ GÖTZE, Herrn W. BERGSTEDT, Frau I. LEGNER und Herrn E. KIRCHNER sei an dieser Stelle für die großzügige Ausstattung und für ihr Engagement bei der Fertigstellung dieses Werkes gedankt. Weiterhin möchten wir Herrn Dr. K.W. JAUCH, München, und Herrn Dr. H. STIEGLER, München, für ihre Mitarbeit und für ihre Mühe bei der Durchsicht der Korrekturen danken. Die Anfertigung des Sachverzeichnisses verdanken wir Herrn Professor Dr. H.H. LÖHR, Hamburg.

Möge die Operationslehre, aufgebaut auf persönliche Erfahrungen seit über 30 Jahren, ein guter Ratgeber auf dem Gebiet der Gefäßchirurgie werden.

München, Amsterdam
G. HEBERER
R.J.A.M. VAN DONGEN

Inhaltsverzeichnis

Allgemeiner Teil

1	Geschichte der Gefäßchirurgie. R.J.A.M. VAN DONGEN. Mit 4 Abbildungen	3
2	Anatomie	11
	2.1 Chirurgische Anatomie der Arterien. B. GÜNTHER und G. HEBERER. Mit 15 Abbildungen	12
	2.2 Chirurgische Anatomie der Venen. B. GÜNTHER und G. HEBERER. Mit 1 Abbildung	29
	2.3 Chirurgische Anatomie des Lymphgefäßsystems. R.G.H. BAUMEISTER. Mit 6 Abbildungen	31
3	Hämodynamische Aspekte bei gefäßchirurgischen Eingriffen. L. SUNDER-PLASSMANN. Mit 4 Abbildungen	39
4	Technik der Gefäßchirurgie. E.-D. SCHWILDEN und R.J.A.M. VAN DONGEN. Mit 55 Abbildungen	47
5	Gefäßrekonstruktionen. R. GIESSLER.	73
6	Mikrogefäßchirurgie. E. BIEMER. Mit 7 Abbildungen	89
7	Angiologische und radiologische Maßnahmen	101
	7.1 Allgemeine Maßnahmen bei Eingriffen am Gefäßsystem. H. RIEGER und W. SCHOOP	101
	7.2 Lokale Thrombolyse. H. HESS	109
	7.3 Perkutane transluminale Angioplastie. H. INGRISCH. Mit 11 Abbildungen	116
8	Intra- und postoperative Qualitätskontrolle. G.W. HAGMÜLLER. Mit 15 Abbildungen	129
9	Dokumentation und Statistik. O. WAGNER und M. SCHEMPER. Mit 7 Abbildungen	147
10	Postoperative Komplikationen	161
	10.1 Sofort-, Früh- und Spätkomplikationen nach Gefäßrekonstruktion und ihre Behandlung (Blutung, Verschluß). K.L. LAUTERJUNG	161
	10.2 Infektion in der Gefäßchirurgie. F. PIZA. Mit 4 Abbildungen	171
	10.3 Nahtaneurysmen. H.M. BECKER und H. KORTMANN. Mit 3 Abbildungen	178

10.4 Störungen der männlichen Sexualfunktion nach operativen
Eingriffen im aortoiliakalen Bereich.
O. Thetter, A. von Hochstetter und R.J.A.M. van Dongen.
Mit 8 Abbildungen 185

11 Anästhesie in der Gefäßchirurgie.
H. Kuppe und E. Martin. Mit 1 Abbildung 197

Spezieller Teil

12 Gefäßmißbildungen 215

    12.1 Atypische Coarctatio aortae. G. Heberer und H. Denecke.
Mit 7 Abbildungen 215

    12.2 Fehlbildungen im Bereich der Arteria iliofemoralis.
J. Greebe und R.J.A.M. van Dongen. Mit 11 Abbildungen . 224

    12.3 Angeborene arterielle und arteriovenöse Dysplasie.
R.J.A.M. van Dongen. Mit 3 Abbildungen 231

13 Periphere und abdominale Arterienverletzungen.
A. Zehle. Mit 12 Abbildungen 241

14 Replantation peripherer Teile (Mikroreplantation).
E. Biemer. Mit 8 Abbildungen 265

15 Arterielle Aneurysmen 275

    15.1 Arterielle Aneurysmen der extrakraniellen supraaortalen Äste
sowie der oberen Extremitäten. D. Raithel.
Mit 9 Abbildungen 275

    15.2 Aneurysmen der unteren Extremität.
H. Denecke und E. Pratschke. Mit 6 Abbildungen 286

    15.3 Aneurysmen der viszeralen Arterien. D.P. van Berge
Henegouwen und R.J.A.M. van Dongen. Mit 6 Abbildungen 294

    15.4 Aneurysmen der Aorta abdominalis.
F.W. Schildberg und A. Valesky. Mit 16 Abbildungen . . . 305

    15.5 Thorako-abdominale Aneurysmen.
G. Heberer und H. Stiegler. Mit 16 Abbildungen 322

    15.6 Aneurysmen und Rupturen der thorakalen Aorta.
W.J. Stelter und G. Heberer. Mit 9 Abbildungen 342

    15.7 Aneurysma dissecans.
H.M. Becker und K.W. Jauch. Mit 6 Abbildungen 360

16 Der akute Extremitätenarterienverschluß.
H. Denck. Mit 8 Abbildungen 373

17 Verschlußprozesse der unteren Körperhälfte 387

    17.1 Aortoiliakale Verschlüsse; hohe Aortenverschlüsse.
M. Trede und H.H. Thiele. Mit 15 Abbildungen 387

    17.2 Chronische Verschlußprozesse der Arteria femoropoplitea.
F.P. Gall und F. Franke. Mit 15 Abbildungen 403

    17.3 Chronische Verschlußprozesse der Unterschenkelarterien.
R.J.A.M. van Dongen und F. Franke. Mit 9 Abbildungen 415

17.4 Der in-situ-Bypass. J.D. GRUSS. Mit 10 Abbildungen 431

17.5 Zwei-Etagenverschlüsse.
R.J.A.M. VAN DONGEN. Mit 5 Abbildungen 444

17.6 Eingriffe an der Arteria profunda femoris. E.-D. SCHWILDEN
und R.J.A.M. VAN DONGEN. Mit 22 Abbildungen 457

17.7 Service-Operationen an Extremitätenarterien.
U. BRUNNER. Mit 4 Abbildungen 474

18 Verschlußprozesse an den supraaortalen Ästen 477

18.1 Verschlußprozesse der Arteria carotis.
G. CARSTENSEN und K. BALZER. Mit 8 Abbildungen 477

18.2 Verschlußprozesse der Arteria vertebralis.
G. CARSTENSEN und K. BALZER. Mit 7 Abbildungen 492

18.3 Extra-intrakranielle Anastomosen.
H.M. MEHDORN. Mit 24 Abbildungen 503

18.4 Rekonstruktive Chirurgie intrathorakaler supraaortaler
Verschlußprozesse. O. THETTER und R.J.A.M. VAN DONGEN.
Mit 26 Abbildungen 524

19 Chronische Verschlußprozesse der Arterien der oberen Extremitäten.
H. LOEPRECHT. Mit 12 Abbildungen 545

20 Atypische Umleitungsoperationen bei chronischen arteriellen
Verschlüssen (Infektionen. Risikopatienten).
H. MÜLLER-WIEFEL. Mit 20 Abbildungen 557

21 Kompressionssyndrome 571

21.1 Neurovaskuläre Kompressionssyndrome an der oberen
Thoraxapertur und ihre vaskulären Komplikationen.
M.G.M.H. BARWEGEN und R.J.A.M. VAN DONGEN.
Mit 23 Abbildungen 571

21.2 Kompressionssyndrom des Truncus coeliacus.
E.-D. SCHWILDEN. Mit 7 Abbildungen 585

21.3 Kompressionssyndrom der Arteria poplitea.
R.G.M. BIEMANS. Mit 6 Abbildungen 593

21.4 Das Kompressionssyndrom des Arcus tendineus musculi solei
(„Soleus-Syndrom"). O. THETTER. Mit 1 Abbildung 600

21.5 Kompressionssyndrom der A. brachialis.
R.G.M. BIEMANS. Mit 5 Abbildungen 603

22 Die rekonstruktiven Eingriffen an den Viszeralarterien.
R.J.A.M. VAN DONGEN und E.-D. SCHWILDEN. Mit 17 Abbildungen   607

23 Verschlußprozesse der Nierenarterien.
F.W. EIGLER und H.D. JAKUBOWSKI. Mit 14 Abbildungen 627

24 Ergänzende und palliative Eingriffe an den Extremitäten 645

24.1 Sympathektomie. L. SUNDER-PLASSMANN. Mit 2 Abbildungen 645

24.2 Amputationen. R.G.H. BAUMEISTER. Mit 7 Abbildungen . . . 648

24.3 Fasziotomie. L. SUNDER-PLASSMANN. Mit 1 Abbildung 657

25 Hämodialyseshunts.
    D. RÜHLAND und F. HUSEMANN. Mit 28 Abbildungen 661

26 Weitere Operationen am Arteriensystem 689

   26.1 Regionale Chemotherapie.
         K. SCHWEMMLE und K. AIGNER. Mit 10 Abbildungen . . . 689
   26.2 Rekonstruktive Eingriffe in der Geschwulstchirurgie.
         H. HAMANN und E.-U. VOSS. Mit 10 Abbildungen 700

27 Chirurgie der Venen 709

   27.1 Die Verletzungen großer Stammvenen.
         K.H. GÄNGER und A. SENN. Mit 10 Abbildungen 709
   27.2 Primäre Varikosis. R. MAY †. Mit 14 Abbildungen 722
   27.3 Akute Verschlüsse der Venen (obere und untere Extremität).
         H. STIEGLER und L. SUNDER-PLASSMANN. Mit 7 Abbildungen . . 740
   27.4 Postthrombotisches Syndrom der unteren Extremität.
         R. MAY †. Mit 13 Abbildungen 751
   27.5 Lungenembolie. W. KLINNER und B. REICHART.
         Mit 9 Abbildungen 763

28 Chirurgische Eingriffe beim Pfortaderhochdruck.
    R. HÄRING und A. HIRNER. Mit 26 Abbildungen 777

29 Chirurgie des Lymphödems 811

   29.1 Resezierende Operationen in der Behandlung primärer und
         sekundärer Lymphödeme. U. BRUNNER. Mit 5 Abbildungen   811
   29.2 Lymphatikovenöse und lymphadenovenöse Anastomosen.
         L. NIEUBORG. Mit 6 Abbildungen 818
   29.3 Autologe Lymphgefäßtransplantation.
         R.G.H. BAUMEISTER. Mit 4 Abbildungen 823

Sachverzeichnis 829

Allgemeiner Teil

1 Geschichte der Gefäßchirurgie

R.J.A.M. van Dongen

INHALT

A. Einleitung	3
B. Homologer Gefäßersatz	4
C. Heterologer Gefäßersatz	5
D. Alloplastischer Gefäßersatz	6
E. Autologer Gefäßersatz	6
F. Thrombendarteriektomie	8
G. Sonstige gefäßchirurgische Anwendungsbereiche	9
H. Embolische Verschlüsse	10
Literatur	10

A. Einleitung

Seit dem Ende des 19. Jahrhunderts wurden überall in der Welt in den Laboratorien für Physiologie und experimentelle Chirurgie planmäßig Experimente auf dem Gebiete der Gefäßnahttechnik durchgeführt (ECK 1877; JASSINOWSKY 1889; HEIDENHEIM 1895; VILLAR u. BRACHET 1895; MURPHY 1897; DÖRFLER 1899; JENSEN 1903). Auch wurden Mittel und Methoden erforscht, um Arterien zu ersetzen [17].

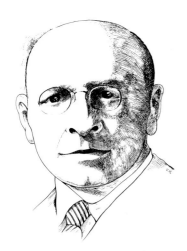

Abb. 1.1. ALEXIS CARREL (1873–1944)

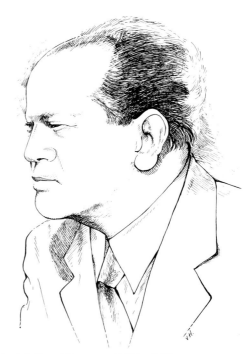

Abb. 1.2. RENÉ LERICHE (1879–1955)

Das Schwergewicht dieser Forschungsarbeiten lag in Europa. Hier war es vor allem die Französische Schule, die den Hauptanteil zur Entwicklung der Gefäßchirurgie beitrug. Drei Männer gaben ihr das Gepräge und alle drei stammten aus Lyon: MATHIEU JABOULAY und seine Schüler ALEXIS CARREL (Abb. 1.1) und RENÉ LERICHE (Abb. 1.2) [13]. JABOULAY selbst ist weniger bekannt geworden, da er nur in der örtlichen Zeitschrift „Lyon Médical" publiziert hat und in jungem Alter bei einem Zugunglück ums Leben kam. LERICHE war es vorbehalten, die Sympathikuschirurgie weiter auszubauen und ihre physiologischen Grundlagen zu erforschen. CARREL kann als der eigentliche Pionier und Grundleger der experimentellen Gefäßchirurgie angesehen werden [18, 21].

CARREL wurde 1890 in Lyon als Student an der Medizinischen Fakultät eingeschrieben. Schon als Student hatte er ein reges Interesse an der Frage, ob und wie man Gefäße reparieren könne. Dieses Interesse wurde ausgelöst durch ein Attentat, das der italienische Anarchist SANTO CASERIO 1894 auf den Präsidenten der Französischen Republik, MARIE FRANCOIS SADI CARNOT, verübte. Der Präsident wurde gleich nach dem Attentat laparotomiert, wobei eine Verletzung der V. portae festgestellt wurde. Er verblutete daran, weil keiner der Operateure im Stande war, das verletzte Gefäß zu versorgen. CARREL stellte die Unfähigkeit seiner Lehrer, eine Gefäßverletzung zu versorgen, öffentlich zur Diskussion und faßte den Entschluß, sich intensiv mit der experimentellen Chirurgie der Blutgefäße zu beschäftigen. Er bekam die Gelegenheit zuerst im Laboratorium von SOULIER in Lyon, wo er mit MOREL zusammenarbeitete.

In seiner Lyoner Umgebung stieß CARREL jedoch auf wenig Verständnis. Im Mai 1904 emigrierte er nach Canada (Montreal und Toronto), wo er Gelegenheit hatte, weiter zu experimentieren. Kurze Zeit später, 1905, wurde er an das Hull Laboratory of Physiology der Universität von Chicago berufen, wo er seine Experimente in fruchtbarer Zusammenarbeit mit GUTHRIE fortsetzte.

Im August 1906 zog GUTHRIE nach St. Louis, um an der Washington University zu arbeiten und CARREL wechselte zum Rockefeller Institute in New York; aber sie blieben in Verbindung über ihr gemeinsames Interessengebiet.

Von Anfang an stellten sie fest, daß Gefäßnähte und Gefäßanastomosen nur erfolgreich sein können, wenn äußerst sorgfältig gearbeitet wird. CARRELS Worte, die er 1906 schrieb, haben heute, achtzig Jahre später, noch immer Gültigkeit: "The vessels must be handled very gently and endothelium must be protected from drying by isotonic saline solution. The threads must be impregnated and the vascular wall coated with vaseline. No dangerous metallic forceps are used. Great care is exercised to obtain accurate and smooth approximation of the endothelium of the vessels without invagination. Sutures should be made with very fine needles while the wall is somewhat stretched. Stenosis or occlusion only occurs as a result of faulty technique" [3].

Alle möglichen Arten arterieller und venöser Rekonstruktionen wurden entworfen und im Experiment erprobt, einschließlich freie arterielle und venöse Transplantate. CARREL's epochemachende Arbeiten wurden überall in der Welt anerkannt. 1912 bekam er den Nobelpreis für Medizin „in recognition of his work on vascular suture and the transplantation of blood vessels and organs".

B. Homologer Gefäßersatz

Weil CARREL einsah, daß autologe Transplantate nur begrenzt verfügbar und nicht für den Ersatz großer Arterien geeignet sind, schenkte er auch den Homoiotransplantaten und der Schaffung einer experimentellen Blutgefäßbank große Aufmerksamkeit.

Die erste klinische Transplantation mit einer homologen Arterie von Mensch zu Mensch wurde im Jahre 1910 durch PIROVANO durchgeführt und 1911 in der Presse Médicale veröffentlicht; aber sie wurde ein Mißerfolg. Die Methode geriet in Mißkredit und blieb Jahrzehnte lang vernachlässigt. Erst 1949 gewann das Homoiotransplantat an Bedeutung, als ROBERT GROSS u.Mitarb. in Boston mit Erfolg ein homologes Transplantat zwischen linker A. subclavia und linker A. pulmonalis zur Überbrückung eines Aortendefektes bei der Coarctatio aortae und bei der Blalock-Taussig-Operation verwendeten. Diese ersten klinischen Erfolge gaben den Anstoß, menschliche Arterien von Unfalltoten für klinische Zwecke zu konservieren und in einer Blutgefäßbank aufzubewahren.

Im Laufe der Jahre wurden verschiedene Konservierungsmethoden empfohlen. CARREL (1908) und GROSS (1949) arbeiteten mit Gefäßen, die in flüssigem Milieu bei +4 °C aufbewahrt worden waren. Die Verwendungsdauer solcher Gefäße betrug jedoch nur 4–6 Wochen. EASTCOTT und HUFNAGEL, und auch CHARLES ROB [11] verwendeten eine Konservierung durch Tiefkühlung bei −20 °C. Diese Transplantate waren fast unbegrenzt haltbar. MARANGONI (1951), HEBERER u. GIESSLER (1956), LINDNER (1955), und STAUDACHER (1974) empfahlen die Gefriertrocknung, die s.g. Lyophilisation als Konservierungsmethode und auch diese Transplantate waren unbegrenzt haltbar. MOEYS in Tilburg konservierte Leichenarterien erfolgreich in Formalin 4% und publizierte seine experimentelle Arbeit 1954 im Archivum Chirurgicum Neerlandicum.

RENÉ FONTAINE war begeistert von den Möglichkeiten des homologen Arterienersatzes und gründete 1951 die erste Gefäßbank Europas.

Ab 1950 galt die homologe Arterientransplantation als die Ersatzmethode der Wahl. Riesige Fortschritte in der Gefäßchirurgie, vor allem im aortoiliakalen Abschnitt, sind dem Homoiotransplantat zu verdanken. Die ersten Ersatzoperationen der Aortenbifurkation wurden mit Homoiotransplantaten durchgeführt.

1923 hatte RENÉ LERICH vorausgesagt, daß die „ideal treatment of thrombosis of the terminal aorta should consist of a resection of the occluded segment and re-establishment of arterial continuity by a graft", aber er selbst hat diese Operation nie durchgeführt. Er und sein jüngerer Mitarbeiter RENÉ FONTAINE waren davon überzeugt, daß ein verschlossenes Gefäß einen vasokonstriktorischen Reiz auf die Kollateralen ausübt. Deshalb betrachteten sie die Arterienresektion als Therapie der Wahl bei Arterienverschlüssen. Eine verschlossene Aortenbifurkation wurde reseziert ohne Ersatz, anschließend wurde eine bilaterale Sympathektomie durchgeführt. LERICHE hatte kein Vertrauen zu Gefäßtransplantaten. Anfang dieses Jahrhunderts hatte er versucht, zwei thrombosierte Arterien durch Transplantate zu ersetzen, aber er konnte die richtige Stelle für die Anastomosierung nicht finden. Man darf nicht vergessen, daß es noch keine arteriographischen Möglichkeiten gab. Die Angiographie wurde erst 20 Jahre später von EGAZ MONIZ und RAYNALDO DOS SANTOS, beide in Lissabon, entwickelt.

Erst 1950 – 27 Jahre nach der Vorhersage durch LERICHE – wurde die erste Ersatzoperation der Aortenbifurkation von JACQUES OUDOT durchgeführt. Es wurde eine konservierte Leichenbifurkation von einem Verunglückten übertragen. OUDOT war nicht nur ein guter Gefäßchirurg, sondern auch ein begeisterter Bergsteiger und Autofahrer. Als Bergsteiger nahm er 1950 an der ersten Besteigung des über 8000 Meter hohen Annapurna in Nepal teil. Sein zweites Hobby, das Autofahren, war für ihn verhängnisvoll. Er starb 1953, 40 Jahre alt, bei einem Autounfall.

Ein Jahr später, 1951, wurde die erste Resektion eines Aortenaneurysmas mit Gefäßersatz von CHARLES DUBOST in Paris durchgeführt [19]. Das infrarenale Aneurysma wurde durch eine linksseitige thorakoabdominale Inzision erreicht und reseziert. Es war kein Aortengabeltransplantat vorhanden. Deshalb wurde ein 3 Wochen altes homologes Transplantat einer thorakalen Aorta zwischen infrarenaler Aorta und rechter A. iliaca comm. interponiert. Die verschlossene linke A. iliaca comm. wurde desobliteriert und mit dem Transplantat verbunden.

Bis 1960 galt die homologe Arterientransplantation als die Ersatzmethode der Wahl. Leider waren die Langzeitergebnisse dieser Homoiotransplantate unbefriedigend. Fortschreitende degenerative Veränderungen dieser homologen Arterien führten oft zum Reverschluß oder verursachten ernsthafte Komplikationen, wie Verkalkung, Aneurysmabildung und Ruptur.

Inzwischen hatte sich herausgestellt, daß die biologische Wertigkeit der inzwischen entwickelten Kunststoffarterien dem homologen Arterientransplantat eindeutig überlegen war. Das homologe Arterientransplantat wurde im Bereich der großen Arterien durch alloplastisches Material, im Bereich der kleinlumigen Schlagadern durch das autologe Venentransplantat abgelöst.

Bessere Ergebnisse wurden in den letzten Jahren mit homologen Venentransplantaten und zwar mit konservierten Nabelschnurvenen erzielt. 1973 publizierte HERBERT DARDIK seine Erfahrungen mit der experimentellen Anwendung solcher Venentransplantate bei Pavianen, einige Jahre später (1976) [5] berichtete er über die ersten klinischen Ergebnisse. DARDIK konservierte diese Nabelvenen zuerst in einer Ringer-Lactat-Lösung bei einer Temperatur zwischen 0 und 20° C. Es entwickelten sich jedoch Ektasien und Aneurysmen, Entzündung, fokale Nekrosen und Mikroabszesse. Später verwendete er für die Fixation und Desantigenisierung seiner Venen Dialdehyde, noch später Glutaraldehyde und verstärkte die Gefäße mit einem Polyesternetz zur Vermeidung von Aneurysmen. Die Prothesen wurden in 50% Äthylalkohollösung aufbewahrt.

Die Nabelschnurvene von MINDICH unterscheidet sich nicht nur durch das Fixativ von der Dardikschen Prothese, sondern auch dadurch, daß bei dieser Bioprothese die beiden Nabelschnurarterien noch vorhanden sind und daß die Prothese nicht alloplastisch verstärkt ist.

C. Heterologer Gefäßersatz

Heterotransplantate fanden dagegen viel weniger Verwendung. Die ersten, auch von CARREL 1906 [3] durchgeführten Experimente mit diesen heterologen Arterientransplantaten waren erfolgversprechend. Aber schon bald stellte sich heraus, daß die Komplikationsrate hoch war. Versuche von SAUTOT (1952) und KIMOTO (1954), die artspezifischen Eigenschaften solcher tierischen Gefäße zu beseitigen, waren enttäuschend.

Seit 1956 arbeiteten NORMAN ROSENBERG u. Mitarb. experimentell mit Rinderarterien, welche mit dem proteolytisch wirkenden, aus wilden Feigen gewonnenen Eiweiß-spaltenden Enzym Ficin in einer gepufferten Lösung verarbeitet waren.

Dadurch wurden alle Bestandteile mit antigenen Eigenschaften, wie Muskelgewebe und elastische Fasern, eliminiert. Es bleibt dann ein nicht-antigenes Kollagenrohr zurück, das jedoch undicht ist. Die Dichtigkeit des Kollagenschlauchs wird durch Einsatz einer gepufferten Dialdehydstärkelösung bewirkt. Seit 1965 hat ROSENBERG mit seinen „Artegrafts" in den U.S.A. große klinische Erfahrungen gesammelt. Nicht nur ROSENBERG, auch andere amerikanische Chirurgen, z.B. DALE, KESHISHIAN und JOHNSON, berichteten über zufriedenstellende Ergebnisse. Die klinische Anwendung dieser modifizierten bovinen Prothesen blieb jedoch beschränkt.

In Europa wurden die Artegrafts viel weniger angewandt. Erst als AMGWERD [1] und SEGE 1975 über die ersten klinischen Erfahrungen mit modifizierten heteroplastischen Arterientransplantaten aus Kälberarterien berichteten, brach auch in Europa eine Blütezeit dieses Gefäßersatzes an. Lange hat jedoch der Solcograft nicht standgehalten, denn auch er war mit einer hohen Komplikationsrate (Thrombosen, Rupturen) belastet.

Dann kam 1952 die überraschende Publikation von VOORHOEVE, JARETZKI und BLAKEMORE [22] in den „Annals of Surgery" über die Anwendung von Vinyon-N-Röhrchen, hergestellt aus diesem porösen, biologisch indifferenten Material, die im Tierexperiment durchgängig blieben. Der Bericht löste eine Explosion auf gefäßchirurgischem Gebiet aus. Er war der Anfang der schnellen weiteren Entwicklung des alloplastischen Gefäßersatzes, vor allem als EDWARDS und TAPP 1955 die Kräuselung einführten, wodurch die Kunststoffgefäße eine gewisse Längs- und Querelastizität erhalten und bei gekrümmtem Verlauf vor Abknickung geschützt sind.

Als Vinyon-N nicht weiter verfügbar war, wurde Invalon für die Herstellung verwendet. Später wurden Röhren aus Orlon gebrauchsfertig geliefert. 1957 kamen die geflochtenen Nylon-Prothesen; 1958 wurden gewebte und gestrickte Teflon-Röhren auf den Markt gebracht, schließlich Dacron-Prothesen. WESELOWSKI, SZILAGYI, HEBERER, COOLEY, SAUVAGE und viele andere haben vieles zur Entwicklung und Anwendung dieser Kunststoffgefäße beigetragen.

D. Alloplastischer Gefäßersatz

Wie bereits erwähnt, wurde das Homoiotransplantat etwa 1960 im Bereich der großen Arterien weltweit von der alloplastischen Prothese abgelöst. Der Gedanke, Blutgefäße durch künstliches Material zu ersetzen, ist über 400 Jahre alt; aber erst seit Beginn dieses Jahrhunderts fing die experimentelle Chirurgie an, sich ernsthaft damit zu beschäftigen. Auch auf diesem Gebiet war ALEXIS CARREL [3] einer der Pioniere. Seine Versuche, Arterien durch kompakte, starre Röhren – hergestellt aus Glas und Aluminium, beschichtet mit Paraffin – zu ersetzen, scheiterten jedoch. Dasselbe Schicksal erlitten Röhrchen aus Elfenbein und Gummi so wie die Röhrchen von TUFFIER (1917), die aus Silber hergestellt und mit Paraffin beschichtet waren. Diese silbernen Röhrchen wurden im ersten Weltkrieg zwar verwendet, allerdings nur als temporäre arterielle Shunts. BLAKEMORE versuchte es im zweiten Weltkrieg mit Vitallium-Röhrchen, später (im Jahre 1949) experimentierte DONOVAN mit Röhrchen hergestellt aus Polyethylen; aber alle Versuche wurden Mißerfolge, genauso wie die Experimente von MOORE, der 1950 auch mit Polyethylen-Röhrchen arbeitete.

E. Autologer Gefäßersatz [2, 11]

Für den Ersatz kleinkalibriger Gefäße wurde das arterielle Homoiotransplantat vom venösen Autotransplantat abgelöst. Schon 1903 hat Höpfner Experimente mit autologen Venentransplantaten durchgeführt. Zuvor hatten CLEMENTI (1894), JABOULAY und BRIAN (1896) und EXNER (1903) über Fehlschläge berichtet. Die erste erfolgreiche Anwendung fand 1906 statt, als CARREL und GUTHRIE bei Hunden die Halsschlagadern durch Segmente der V. jugularis ersetzten. Daß dies CARREL [3] gelang, anderen nicht, hing zweifellos mit seinen vorhergegangenen gediegenen Forschungen auf dem Gebiete der Gefäßanastomosen zusammen.

Die Pionierarbeiten von CARREL und GUTHRIE waren 1906 schon in der ganzen chirurgischen Welt bekannt. Auch der Madrider JOSE GOYANES [9] muß sie gekannt haben, als er nur kurze Zeit vor CARREL in der spanischen Medizinischen Wochenschrift „El Siglo Med." zwei Publikationen (1. und 8. September 1906) über den erfolgreichen Ersatz der Aorta durch Segmente der V. cava bei Hunden veröffentlichte. Begreiflicherweise wurden diese Berichte nur von wenigen Kollegen außerhalb Spaniens gelesen. Erst viel später wurde in medizinischen Kreisen bekannt, daß GOYANES nicht nur Erfolg auf experimentellem Gebiet zu verzeichnen hatte. Auch in der klinischen Anwendung der autologen Venentransplantation war er der erste. In seiner ersten Veröffentlichung vom 1. September 1906 berichtete er über einen Patienten, bei dem er die A. iliaca durchtrennt und mit der proximal ligierten V. iliaca anastomosiert hat. Die V. femoralis hatte er oberhalb des Kniegelenkes durchtrennt und das proximale Ende mit der distalen A. femoralis anastomosiert. Auf diese Weise hatte er einen Arterienverschluß der oberen Femoralis-Hälfte überbrückt. Das Ergebnis dieser ersten Bypassoperation (eigentlich war es ein „insitu" Bypass) scheint gut gewesen zu sein, obwohl über den weiteren Verlauf keine genauen Einzelheiten vorliegen.

Das Prinzip des Bypassverfahrens mit Hilfe eines freien Venentransplantates wurde zum ersten Mal klar formuliert und tierexperimentell untersucht durch den an der Berliner Universitätsklinik arbeitenden Chirurgen ERNST JEGER [14], der 1913 im Alter von 29 Jahren ein imponierendes Buch schrieb mit dem gewagten Titel: „Die Chirurgie der Blutgefäße und des Herzens" – „Herrn Dr. ALEXIS CARREL in Dankbarkeit und Verehrung gewidmet". Er beschrieb darin nicht nur die von CARREL entwickelten gefäßchirurgischen Techniken, er gab auch eine Übersicht der Gefäß- und Herzchirurgie zu diesem Zeitpunkt. Er berichtete auch ausführlich über eigene Erfahrungen auf gefäßchirurgischem Gebiet und beschrieb in überraschender Weise die zukünftige weitere Entfaltung der Herz-, Gefäß- und Transplantationschirurgie.

In der zweiten Publikation von GOYANES, eine Woche später, berichtete er über einen 41jährigen Patienten mit einem luetischen Aneurysma der A. poplitea. Er hatte dieses Aneurysma am 12. Juni 1906 reseziert und durch ein Segment der in situ belassenen V. poplitea ersetzt. Obwohl sich die Wunde infizierte, war auch diese Operation erfolgreich. Die Durchblutung des Unterschenkels blieb erhalten.

Sechs Monaten später stand ERICH LEXER von der Universitätsklinik Königsberg einem ähnlichen Problem gegenüber [15]. Es betraf einen 69jährigen Mann mit einem falschen Aneurysma der A. axillaris. Eine primäre Anastomosierung der zurückbleibenden Gefäßenden nach Resektion des Aneurysmas war nicht möglich. Er entschloß sich deshalb, die Kontinuität mit Hilfe eines Segmentes der V. saphena magna wiederherzustellen. Leider verstarb der Patient fünf Tage nach der Operation an den Folgen eines Delirium tremens, aber bei der Obduktion, die LEXER selber vornahm, stellte sich heraus, daß das Transplantat gut durchgängig war. Er berichtete über diese Operation auf dem 36. Kongreß der Deutschen Gesellschaft für Chirurgie im April 1907 und publizierte diesen Fall im selben Jahr im „Archiv für klinische Chirurgie". Diese Publikation erregte das Interesse in den anglo-amerikanischen Ländern, wo namhafte chirurgische Zentren dazu übergingen, den autologen Gefäßersatz in ihren Laboratorien zu erproben. Das Resultat ließ nicht lang auf sich warten. 1913 konnte PRINGLE (Glasgow) in „The Lancet" über zwei Patienten berichten, bei denen Aneurysmen der A. poplitea und der A. brachialis entfernt und die Defekte mit Venentransplantaten überbrückt worden waren. In den U.S.A. publizierte BERTRAM BERNHEIM, Mitarbeiter von WILLIAM S. HALSTED im Johns Hopkins Hospital, als Erster über gute Ergebnisse.

Die ersten Erfahrungen mit dem Gebrauch von venösen Transplantaten bei der Behandlung von Arterienverletzungen und traumatischen Aneurysmen wurden von Soubbotitch gemacht, einem Chirurgen aus Belgrad, der während des Balkan-Krieges als Militärarzt im Serbischen Heer diente.

Bis 1917 wurden nach WARTHMÜLLER 51 Patienten mit Venentransplantaten behandelt, davon 39 erfolgreich, was für LEXER Anlaß war, zu behaupten: „mit Flug und Recht beginnt allmählich der Ersatz eines Arteriendefektes durch Venenautoplastik sich in der Chirurgie eine Stellung zu erringen".

Es herrschte dann doch etwa 30 Jahre Ruhe um das venöse Autotransplantat. In dieser Zeit schien die ganze Gefäßchirurgie in Vergessenheit geraten zu sein. Weglowski war einer der wenigen, der noch größere Erfahrungen gesammelt hat. Während des ersten Weltkrieges verwendete er bei 51 Verwundeten Venentransplantate. Bei 40 der 47 Überlebenden konnte die Durchgängigkeit nachgewiesen werden. Seine Publikationen wurden im Ausland kaum bekannt, wahrscheinlich weil sie in russischen und polnischen Zeitschriften erschienen. Erst 1925 fanden seine guten Ergebnisse Aufmerksamkeit durch eine Veröffentlichung im „Zentralblatt für Chirurgie".

In dieser Periode der Stille wurden zwei wichtige Voraussetzungen für eine erfolgreiche Wiederherstellungschirurgie an den Gefäßen erfüllt: die Möglichkeit, eine Gefäßerkrankung in ihrer Art und Ausdehnung genau zu erkennen und die Blutgerinnung dosiert zu beeinflussen.

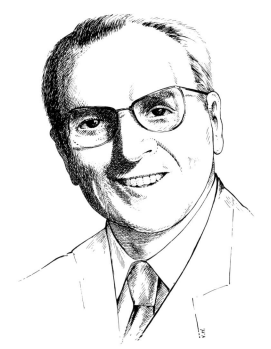

Abb. 1.3. Jean Kulin *1904

Die erste Lücke wurde von zwei Portugiesen geschlossen. Zwar hatten Haschek und Lindenthal schon 1896 Leichenarterien mit Kontrastmittel gefüllt und röntgenologisch dargestellt; aber die klinische Angiographie wurde erst in den Jahren 1927–1929 durch Egaz Moniz und Reynaldo dos Santos entwickelt.

Die Einführung der Antikoagulantien, vor allem des Heparins (1916 entdeckt von Jay MacLean, 1918 tierexperimentell erprobt von Howell und Holt, 1933 rein dargestellt von Charles und Scott und 1935 erstmals von Crafoord angewendet), ermöglichte es, der Thrombosierung Herr zu werden. Beide Entdeckungen kamen generell und routinemäßig allerdings erst in den letzten Jahren des zweiten Weltkriegs zur Anwendung. Damit jedoch war der magische Schlüssel zur wiederherstellenden Gefäßchirurgie gefunden. Der Weg für den erfolgreichen Ersatz einer Arterie durch ein Transplantat war geebnet.

Am 3. Juni 1948 führte Jean Kunlin (Abb. 1.3) im kleinen Pariser „Hopital Americain" seine erste Bypassoperation mit einem freien Venentransplantat durch. Die Technik dieser Operation war von Kunlin perfekt vorbereitet. Seine Art der Anastomosierung ist bis heute Standardtechnik geblieben. Kunlin, der das Buch von Jeger [14] nicht kannte, kam auf die Idee, ein obliteriertes Arteriensegment zu überbrücken, nachdem Cid dos Santos seine Endarteriektomie im „Hopital Americain" vorgeführt hatte. Es war ihm dabei aufgefallen, daß der Verschluß sich auf einen Arterienabschnitt beschränkte und daß das Gefäß distal des Verschlusses relativ normal, auf jeden Fall gut durchgängig war.

Noch im gleichen Jahr führte Kunlin 13 Venenbypassoperationen durch. Die Ergebnisse waren so gut, daß sogar Leriche bald davon überzeugt war, daß die Bypassoperation das Verfahren der Zukunft sein könnte.

Schon bald wurde überall in der Welt diese neue Methode angewandt. Der Korea-Krieg brachte den großen Durchbruch. Das amerikanische Chirurgen-Team, das 1952 anfing, die rekonstruktive Gefäßchirurgie an der Front anzuwenden, erzielte gute Ergebnisse. Die Publikationen von Dye et al. (1956), Dale (1974) sowie Linton und Darling (1962) verhalfen dem Venenbypassverfahren zu großer Popularität [4].

F. Thrombendarteriektomie

Schon in der Präheparinzeit wurde die offene Ausschälung der Arterien versucht, jedoch ohne Erfolg. Erst als das Heparin klinisch zur Anwendung gekommen war, boten sich neue Möglichkeiten auf

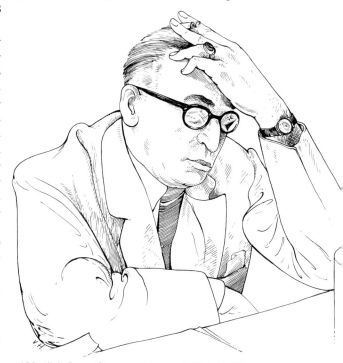

Abb. 1.4. Jean Cid dos Santos (1907–1975)

diesem Gebiet. JEAN CID DOS SANTOS (Abb. 1.4), Sohn des berühmten Erfinders der Aortographie, zog Nutzen aus der thrombosehemmenden Wirksamkeit des Heparins, als er seine erste erfolgreiche Desobliteration durchführte.

JEAN CID DOS SANTOS hatte zusammen mit LERICHE in den dreißiger Jahren in Strasbourg studiert, wo er unter Leitung von LERICHE, der 1924 die Leitung der dortigen Chirurgischen Klinik übernommen hatte, viele von CARRELS Experimenten wiederholte. Während des Krieges diente er auf den Azoren. Nach Rückkehr nach Lissabon, wo er eine Chirurgische Abteilung übernahm, hatte er Gelegenheit, seine Kenntnisse und Fähigkeiten auf gefäßchirurgischem Gebiet in die Praxis umzusetzen. Im Juni 1946 entfernte er einen akut entstandenen Thrombus aus einer Femoralarterie. Als er das Präparat untersuchte, stellte sich heraus, daß er unbeabsichtigt auch die Intima und einen Teil der Media mitentfernt hatte. Die Arterie blieb viele Monate lang durchgängig.

Er zog die Schlußfolgerung, daß für die Durchgängigkeit einer Arterie eine unbeschädigte Intima nicht unbedingt erforderlich war, wenn von der gerinnungshemmenden Wirkung des Heparins Gebrauch gemacht wurde. Wie so oft in der Medizin, beruhte also auch die Erfindung der Thombendarteriektomie auf einem Zufall.

In den nächsten Jahren wurde die offene Desobliteration hauptsächlich von französischen Chirurgen (BAZY, REBOUL, HUGUIER) häufig angewandt. Nach anfänglichem Enthusiasmus zeigte sich, daß die Dauerergebnisse nicht befriedigend waren. Es wurde bald wieder ruhiger um die Thrombendarteriektomie. Neue Bedeutung bekam sie durch die Einführung der Streifenplastik und durch die Ausweitung der Desobliteration über die verschlossene Strecke hinaus („overpass", J.C. DOS SANTOS, 1963). Die Streifenplastik war schon 1906 von CARREL und GUTHRIE angegeben worden; sie wurde erst Anfang der fünfziger Jahre vor allem von DEBAKEY [6] propagiert.

1952 inaugurierten die Amerikaner CANNON und BARKER das Ringstripping, damit die halbgeschlossene Methode. Aber auch diese Methode verlor nach 1960 allmählich zugunsten des Bypassverfahrens an Boden, besonders im femoropoplitealen Bereich.

G. Sonstige gefäßchirurgische Anwendungsbereiche

Bis 1952 wurden alle genannten Materialien und Methoden nur im aortoilikakalen Bereich und an den Extremitäten angewandt. Mit den Fortschritten der rekonstruktiven Gefäßchirurgie dehnten sich die Arbeitsgebiete aus.

1951 wurde von SHIMIZU und SANO zum ersten Mal der Versuch unternommen, die A. carotis int. zu desobliterieren. Sie führten den Eingriff von der geopferten A. carotis ext. aus durch. Es wurde eine „leichte Verbesserung" festgestellt. Bei einem zweiten Patienten wurde die Karotis-Bifurkation reseziert und durch ein venöses Homoiotransplantat ersetzt, wobei die A. carotis ext. geopfert wurde. Postoperativ konnte keine Durchgängigkeit des Transplantates festgestellt werden.

Die erste erfolgreiche offene Thrombendarteriektomie der Karotisgabel wurde am 7. August 1953 von DEBAKEY vorgenommen. In den folgenden Jahren waren es vor allem EASTCOTT, PIKKERING und ROB, London, die den Ausbau der Karotischirurgie maßgeblich beeinflußten [6].

Verhältnismäßig früh wurden die Gefäßrekonstruktionsprinzipien auf die Nierenarterien übertragen. Die erste Revaskularisation einer Niere wurde von THOMPSON und SMITHWICK 1952 mit Hilfe einer splenorenalen Anastomose durchgeführt. Leider war die Operation ohne Erfolg, nach 17 Tagen mußte die Niere entfernt werden. Ein Jahr später (1953) gelang FREEMAN die Wiederherstellung einer stenotischen Nierenarterie durch Endarteriektomie. Die erste, beidseitige Nierenarterienrekonstruktion wurde 1956 von POUTASSE vorgenommen, wobei er von arteriellen Homoiotransplantaten Gebrauch machte.

Die operative Behandlung der chronischen Verschlußprozesse der Eingeweideschlagadern ließ länger auf sich warten. Erst 1958 wurde die erste Endarteriektomie der A. mesenterica sup. von SHAW und MAYNARD durchgeführt. MIKKELSEN und ZARO gelang ein Jahr später die erste Transsektion und Reimplantation der A. mesenterica sup. und 1961 wurde von DEBAKEY das Bypassverfahren für die Wiederherstellung der intestinalen Arterien angewandt.

H. Embolische Verschlüsse

Den ersten Versuch einer Embolektomie unternahm 1896 SUABANEJEW. Erst 1911 gelang es LAHEY in Paris mit Erfolg, einen Embolus aus der A. femoralis comm. zu entfernen. Der Bericht von KEY (1923) über eine Serie von 10 Embolektomien, von denen 6 erfolgreich waren, trug wesentlich zur weiteren Verbreitung des operativen Verfahrens bei.

Auch die indirekte Embolektomie ist schon früh angewandt worden. Der englische Chirurg HANDLEY versuchte 1907, die Gerinnsel mit einem Katheter abzusaugen. GRIFFITHS (1938) benützte korkzieherähnliche Drahtspiralen, KEY (1936) machte von Küretten Gebrauch und SEEN (1963) von Faßzangen. Seit FOGARTY 1963 über seinen aufblasbaren Ballonkathether berichtete, wird diese Methode weltweit von den meisten Chirurgen bevorzugt.

Der Versuch, einen Embolus aus der A. mesenterica sup. zu entfernen, wurde zum erstenmal 1943 durch den russischen Chirurgen RYVLIN unternommen. Es gelang ihm jedoch nicht, das Gefäß durchgängig zu machen. KLASS war 1951 erfolgreicher, aber auch sein Patient starb einige Tage nach der Operation. Erst 1955 überlebte ein Patient von WISE die Embolektomie, ohne zusätzliche Darmresektion.

Die Geschichte der Gefäßchirurgie ist vielumfassend [21, 23]. Sie beschränkt sich nicht auf die Entwicklung von Techniken, Methoden und Materialien. Viele andere Entwicklungen auf den verschiedensten Gebieten der Medizin haben die Entfaltung der Gefäßchirurgie ermöglicht. Hier sind insbesondere Fortschritte in: Asepsis, Anästhesiologie, Blutersatz, Blutgerinnung, Angiographie, Mikrochirurgie zu nennen. Nicht zu vergessen sind die Verfeinerung der Diagnostik, die Vereinfachung der Strom- und Druckmessung, die Verbesserung der Instrumente, u.s.w. Die weiteren Entwicklungen auf diesen und vielen anderen Gebieten werden sicher noch viele neue Möglichkeiten in Zukunft eröffnen [8, 10].

LITERATUR

1. Amgwerd R (1975) Unsere ersten klinischen Erfahrungen mit chemisch modifizierten heteroplastischen Arterientransplantaten aus Rinder- und Kalbskarotiden. Schweiz Med Wochenschr 105/17:522–527
2. Baird RN, Abbott WM (1977) Vein grafts: An historical perspective. Am J Surg 134:293–296
3. Carrel A (1906) The surgery of blood vessels. Bull Johns Hopk Hosp 19:18–27
4. Dale WA (1974) The beginnings of vascular surgery. Surgery 76:849–866
5. Dardik H, Dardik J (1976) Successful arterial substitution with modified human umbilical vein. Ann Surg 183/3:252–258
6. DeBakey ME (1979) The development of vascular surgery. Am J Surg 137:697–738
7. Dye WS, Grove WJ, Olwin JH, Julian OC (1956) 2- to 4-year behavior of vein growth in lower extremities. AMA Arch Surg 72:64–68
8. Edwards WS (1978) Arterial grafts: past, present, and future. Arch Surg 113:1225–1233
9. Goyanes J (1906) Nuevos trabajos de cirurgia vascular substitucion plastica de las venas e arterioplastica venosa, aplicada cuno nuevo metodo al tratamiento de los aneurismos. Siglo Med 53:543–561
10. Haimovici H (1963) History of arterial grafting. J Cardiovasc Surg (Torino) 4:152–174
11. Harrison LH Jr (1976) Historical aspects in the development of venous autografts. Ann Surg 183:101–106
12. Heberer G, Giessler G (1956) Bedeutung und Aufbau einer Arterienbank. Chirurg 27:289
13. Jarrett F (1979) René Leriche (1879–1955) father of vascular surgery Surgery 86:736–741
14. Jeger E (1913) Die Chirurgie der Blutgefäße und des Herzens. Hirschwald, Berlin
15. Lexer E (1907) Die ideale Operation des arteriellen und arteriovenösen Aneurysmas. Arch Klin Chir 83:459–463
16. Linton RR, Darling RC (1962) Autogenous saphenous vein bypass grafts in femoro popliteal obliterative arterial disease. Surgery 51:62–73
17. Rob CG (1973) A history of arterial surgery. Arch Surg 105:821–823
18. Schmitt W (1983) Das chirurgische Erbe. Alexis Carrel. Zentralbl Chir 108:495–503
19. Shumacker HB Jr (1980) A history of modern treatment of aortic aneurysms. World J Surg 4:503–509
20. Staudacher M (1974) Die homologe Transplantation der gefriergetrockneten Vene – ein experimenteller Beitrag zum Problem: Gefäßersatz. Vasa [Suppl] 2:3–22
21. Thompson JE (1977) The founding fathers. Surgery 82:801–808
22. Voorhoeve AB, Jaretzki A, Blakemore AH (1952) Use of tubes constructed from vinyon "N" cloth in bridging arterial defects, preliminary report. Ann Surg 135:332–336
23. Wylie EJ (1981) Presidential address: vascular surgery; reflections of the past three decades. Surgery 88:743–747

2 Anatomie

Anatomische Grundlagen der Gefäßchirurgie werden im folgenden in Form eines allgemeinen anatomischen Kapitels und in den speziellen Abschnitten bei den einzelnen gefäßchirurgischen Kapiteln dargestellt. Beide Teile können und wollen nicht anatomische Standardwerke und Monographien ersetzen.

Vielmehr ist es ihr Anliegen, wichtige topographische Aspekte der für den Gefäßchirurgen entscheidenden Körperabschnitte darzustellen. Unter diesem Gesichtspunkt entfällt weitgehend die übliche systematische Einteilung in eine Anatomie der Arterien und Venen. Lediglich ein kurzer Abschnitt ist dem Venensystem der unteren Extremität gewidmet. Das Portalsystem wird bei den Viszeralgefäßen mitbesprochen.

Unübersehbar ist die Zahl der Gefäßvariationen, nicht nur ihrer Abgänge, Plus- und Minusvarianten, Aufzweigungen, Verlauf, Kaliberschwankungen und Kollateralen, wobei neben anatomischen Gegebenheiten auch alters- und geschlechtsspezifische Faktoren zusätzliche Veränderungen setzen. In halbschematischen Zeichnungen wurde versucht, dem Leser einen orientierenden Eindruck über die häufigsten Variationen zu vermitteln. Auf entsprechende Monographien ist im Literaturverzeichnis verwiesen. Nicht berücksichtigt werden konnten die zahlreichen Gefäßvariationen bei der Organversorgung, z.B. der Leber, deren Kenntnisse mehr für die Leberchirurgie wichtig erscheinen. Andere pathologisch-anatomische Besonderheiten, wie Knick- und Schlingenbildung der Arterien, z.B. bei der A. carotis oder mögliche Kollateralen bei atypischen Koarktationen der Aorta, sind den entsprechenden Spezialkapiteln vorbehalten.

2.1 Chirurgische Anatomie der Arterien

B. GÜNTHER und G. HEBERER

INHALT

A. Arteriae carotis communis, interna und externa   13
B. Arteria subclavia und Äste   13
C. Intrathorakale Gefäße   13
    I. Gefäße des linken Hemithorax   13
    II. Gefäße des rechten Hemithorax   15
    III. Aortenbogen und Äste   16
D. Eingeweidearterien und Pfortader   16
    I. Viszeralarterien   16
    II. Pfortader   17
E. Aorta abdominalis, Vena cava inferior, Arteria und Vena renalis, weitere retroperitoneale Gefäße   18
F. Gefäße der oberen Extremität   19
    I. Arteria axillaris   19
    II. Arteria brachialis   20
    III. Gefäße von Handgelenk und Hand . . .   20
G. Gefäße der Beckenetage und der unteren Extremität   23
    I. Arteriae iliacae   23
    II. Arteria femoralis   23
    III. Arteria poplitea (mittlerer Abschnitt) . .   24
    IV. Arteria poplitea (distaler Abschnitt) und Arteria tibialis posterior   25
    V. Arteria tibialis anterior   27
    VI. Gefäße im Sprunggelenksbereich und Fuß   27
    Literatur   28

Abb. 2.1.1. Trigonum caroticum. Situs nach Resektion von Platysma und vorderer Halsfaszie sowie Abdrängen des M. sternocleidomastoideus nach lateral
▽

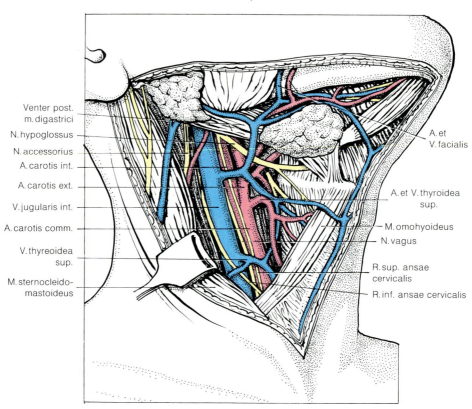

A. Arteriae carotis communis, interna und externa

Diese Gefäße sind in ihrem zervikalen Verlauf im Trigonum caroticum gelegen (Abb. 2.1.1).

Nach Durchtrennung von Haut, Subkutangewebe, Platysma und vorderer Halsfaszie stößt man an der Vorderkante des M. sternocleidomastoideus in der Regel zuerst auf die V. jugularis int. Sie liegt in ihrem kaudalen Anteil ventral und lateral von der A. carotis comm., in ihrem kranialen Anteil etwa auf gleicher Höhe. Die von medial kommenden Äste der V. jugularis variieren stark. Hauptäste sind die V. facialis, meist in Höhe der Karotisgabel gelegen und die kaudaler einmündende V. thyreoidea sup. Aber auch ein gemeinsamer Truncus thyreo-linguo-facialis ist möglich.

Dorsal und zwischen den beiden großen Halsgefäßen verläuft der N. vagus. Der Arcus n. hypoglossi bildet das kraniale Ende der chirurgischen Exposition der A. carotis und ihrer Äste. Das kaudale Ende der Präparation bildet der schräg nach lateral ziehende M. omohyoideus. Im kranialsten Teil des Trigonum caroticum überkreuzt der N. accessorius die V. jugularis int. Üblicherweise wird er bei der Darstellung der Karotisäste nicht tangiert. Das Glomus caroticum, ein 5–6 mm langes und 2–3 mm breites Gebilde, liegt in und hinter der Bifurkation der A. carotis comm. Bei seiner Präparation kann der Karotissinus-Nerv, ein Ast des N. hypoglossus, durchtrennt werden. Dorsal des Glomus ist auf den nach kaudal laufenden N. laryngeus sup. zu achten.

Die Astfolge der A. carotis ext. unterliegt großen Schwankungen. Für den Chirurgen ist meist nur die nach medial abgehende A. thyreoidea sup. entscheidend, da sie vor Inzision der Karotisgabel abgeklemmt werden muß. Seltener muß auch die nach kranial aus der Karotisgabel aufsteigende A. pharyngea ascendens versorgt werden.

Lagevariationen der A. carotis int. und ext. zueinander, z.B. ein dorsaler oder dorso-medialer Verlauf der A. carotis int., spielen bei der operativen Darstellung der Halsgefäße eine untergeordnete Rolle. Größere Bedeutung für die Präparation hat die Höhe der Karotisgabel, da ein hoher Abgang der A. carotis int. technisch schwierig darzustellen sein kann. In der Regel erfolgt die Teilung in Höhe des 4. HWK und des Oberrandes des Schildknorpels.

B. Arteria subclavia und Äste

Als Zugang zur A. subclavia und ihren Ästen ist für den Chirurgen besonders der kaudale Teil der *Regio sternocleidomastoidea* unterhalb des M. omohyoideus von Bedeutung (Abb. 2.1.2a). Die A. subclavia gibt im Skalenusabschnitt auf knapp 3 cm von medial nach lateral die A. vertebralis und den Truncus thyreocervicalis nach kranial, die A. mammaria (thoracica) int. und den Truncus costocervicalis nach kaudal ab (Abb. 2.1.2b). Auf der linken Halsseite ist die enge Beziehung dieser Arterien zur Einmündung des Ductus thoracicus in den Venenwinkel von Bedeutung (Abb. 2.1.2c). Aufgrund des Verlaufes des Aortenbogens von rechts vorne nach links hinten liegt die rechte A. subclavia weiter vorne als die linke. Die Teilungsstelle des Truncus brachiocephalicus projiziert sich hinter das rechte Sternoklavikulargelenk.

Der N. phrenicus verläuft schräg von lateral kranial nach kaudal medial an der Vorderseite des M. scalenus ant. Im mittleren Abschnitt liegt er zunächst lateral des Truncus thyreocervicalis, überkreuzt dann A. subclavia und A. thoracica int., um nach medial kaudal in den Thorax zu gelangen. Der N. sympathicus umschlingt in der Regel den Truncus thyreocervicalis an seinem höchsten Punkt und tritt mit mehreren Ästen vor und hinter dem klavikulären Anteil der A. subclavia in den Thorax ein. Über dem Truncus thyreocervicalis liegt in der Regel das Ganglion zervikale medium, über der Kreuzungsstelle mit der A. subclavia meist das Ganglion cervicale inf. (Abb. 2.1.2b).

Der Ductus thoracicus verläuft auf der linken Seite bogenförmig hinter der A. carotis int. und V. jugularis int., aber vor A. und V. vertebralis und vor dem Truncus thyreocervicalis nach kranial. Er mündet von dorsal lateral in den Venenwinkel ein und kann sich deltaförmig in mehrere Äste aufzweigen (Abb. 2.1.2c und spezielle Lymphgefäßanatomie).

C. Intrathorakale Gefäße

I. Gefäße des linken Hemithorax

Die Aorta descendens zieht ab dem 4. BWK direkt vor den Wirbelkörpern nach kaudal (Abb. 2.1.3a). Die dorsal-segmental paarig entspringenden Aa. intercostales post. verlaufen erst im mittleren Ab-

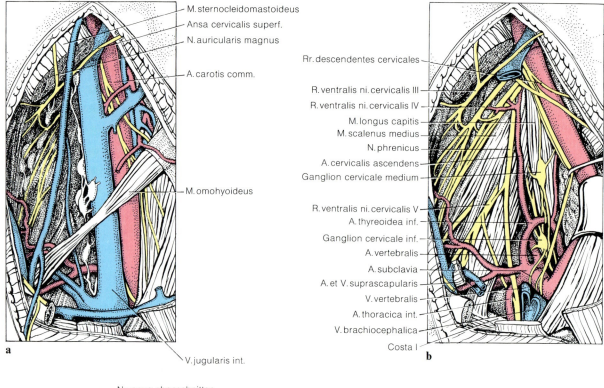

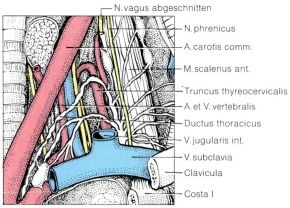

Abb. 2.1.2 a–c. Regio sternocleidomastoidea. **a** Situs nach Entfernung von Platysma, oberflächlicher und mittlerer Halsfaszie sowie M. sternocleidomastoideus (rechte Halsseite). **b** Situs nach Entfernung von V. jugularis int., V. subclavia und sternalem Ansatz des Schlüsselbeines (rechte Halsseite). **c** Situs mit Ductus thoracicus-Mündung in den Venenwinkel nach Entfernung von M. sternocleidomastoideus, Clavicula und V. jugularis int. (linke Halsseite)

schnitt der Aorta descendens horizontal, im oberen Abschnitt steigen sie steil zu den zugehörigen Interkostalräumen auf. Am Übergang der Aorta descendens zum Aortenbogen entspringt, steil nach kranial ziehend, die A. subclavia sin. als letzter Ast des Aortenbogens.

An der Seitenfläche der Wirbelkörper werden die Aa. intercostales post. von der V. thoracica longitudinalis sin., in die die Vv. intercostales post. münden, überkreuzt. Im kaudalen Bereich ist diese Vene als V. hemiazygos stärker ausgebildet. Sie kreuzt in der Höhe des 7.–9. BWK hinter der Aorta zur V. azygos der rechten Seite.

Der Grenzstrang liegt am lateralsten auf den Rippenköpfchen bzw. deren Gelenken, vor den dorsal verlaufenden Aa. und Vv. intercostales post. Jeder Rippe entsprechend bildet er ein Ganglion thoracicum, wobei das erste mit dem kaudalen Ganglion des Halssympathikus das sog. Ganglion cervicothoracicum oder stellatum bildet.

Der N. vagus zieht neben oder auf der A. subclavia sin. nach kaudal und kreuzt lateral die Aorta unmittelbar in Höhe des Abgangs der A. subclavia. Hier gibt er auch den N. recurrens nach dorsal ab. Dorsal der A. subclavia sin. liegt auch der Ductus thoracicus.

2.1 Chirurgische Anatomie der Arterien

II. Gefäße des rechten Hemithorax

Im mittleren und unteren Drittel des rechten Hemithorax entsprechen die topographischen Verhältnisse der linken Seite. Im oberen Drittel mündet die V. azygos oberhalb der rechten Lungenwurzel und lateral vor Ösophagus und Trachea in die V. cava sup. (Abb. 2.1.3b). Der rechte N. vagus zieht hinter der V. azygos an die Lateralseite des Ösophagus. Auf oder an der Lateralseite der V. cava sup. zieht der N. phrenicus nach kaudal.

Der Ductus thoracicus verläuft zwischen Ösophagus und V. azygos nach kranial. In Höhe des Azygosbogens wendet er sich hinter dem Ösophagus nach links.

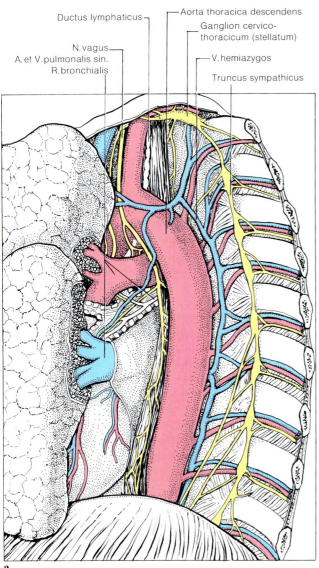

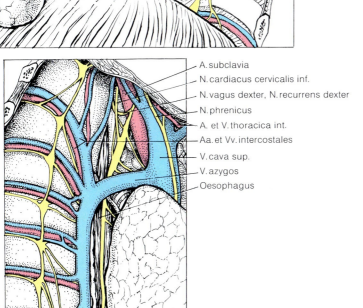

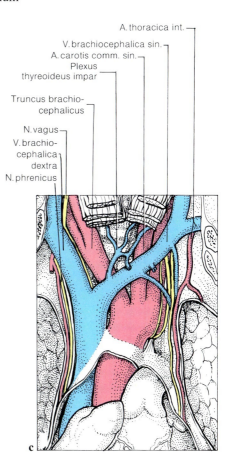

Abb. 2.1.3a–c. Halbschematische Darstellung der intrathorakalen großen Gefäße und Nerven. **a** Linker Hemithorax. **b** Rechtes oberes Thoraxdrittel. **c** Pars superior des Mediastinum

III. Aortenbogen und Äste

Der Aortenbogen und seine Äste sind im vorderen oberen Mediastinum transsternal zugänglich (Abb. 2.1.3c). Ventral werden sie von der V. brachiocephalica sin. überlagert. Bei der Darstellung ist auf die Einmündung der unteren Schilddrüsenvene von kranial und der V. hemiazygos accessoria von kaudal lateral zu achten.

Die Abgänge der supraaortalen Äste zeigen zahlreiche Variationen. So wurden zwischen 1 und 5 Arterienabgänge aus dem Aortenbogen und bis zu 25 Kombinationen verschiedener Anomalien klassifiziert [16, 20].

D. Eingeweidearterien und Pfortader

Die Kenntnis der topographischen Verhältnisse der *viszeralen Gefäße* ist für den Gefäß- und Abdominalchirurgen gleich wichtig. Aufgrund seiner Verbindungen zum Abflußgebiet der unteren Hohlvene nimmt das *Pfortadersystem* eine Sonderstellung ein.

I. Viszeralarterien

Unmittelbar kaudal des Hiatus aorticus entspringt die A. coeliaca (Abb. 2.1.4). In der Regel teilt sie sich in 3 Äste: die kaliberschwächere A. gastrica sin. und die etwa gleich starken A. lienalis und A. hepatica comm. Die A. lienalis verläuft an der Pankreasoberkante zum Milzhilus, wobei sie zahlreiche Rr. pancreatici abgibt. Vor dem Eintritt in den Milzhilus gibt sie die Aa. gastricae breves und A. gastroepiploica sin. zur großen Magenkurve ab.

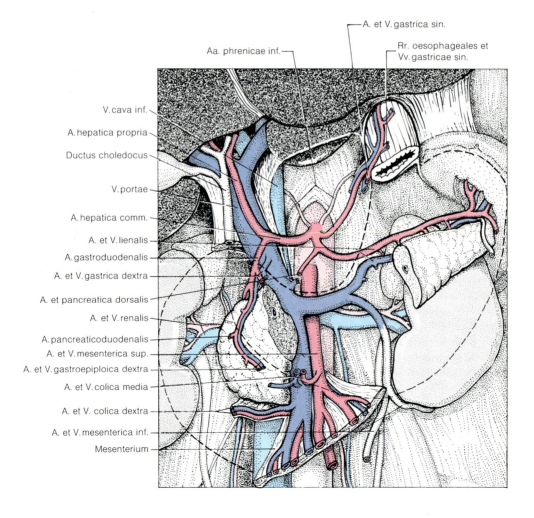

Abb. 2.1.4. Halbschematische Darstellung von Viszeralarterien, Pfortader- und Retroperitonealgefäßen nach Entfernung von Magen, Duodenum und Pankreaskörper

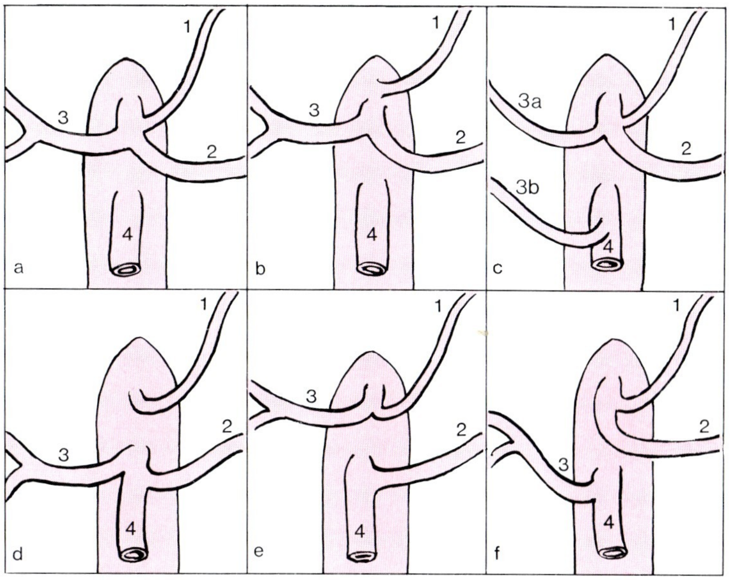

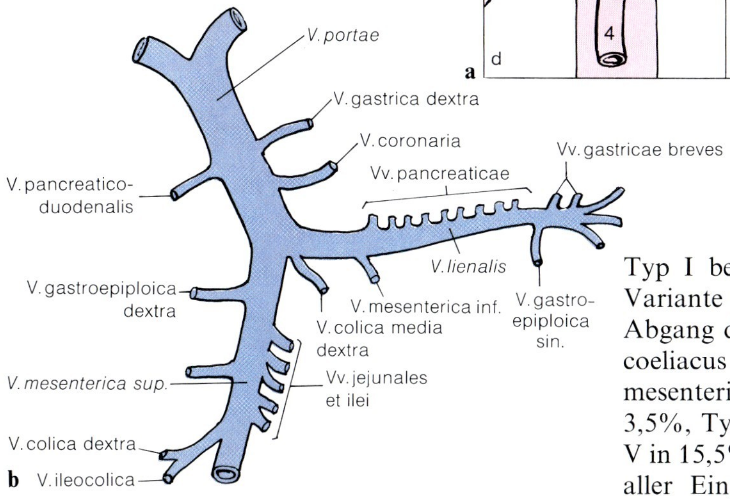

Abb. 2.1.5. a Variationen des Truncus coeliacus und der A. mesenterica sup. (Klassifikation nach Michels): (*a*) Truncus hepato-gastro-lienalis und A. mesenterica sup.: Typ I (*b*) Truncus hepato-lienalis und A. mesenterica: Typ II. (*c*) Abgang der linken A. hepatica aus dem Truncus coeliacus, der rechten aus der A. mesenterica sup. (*d*) Truncus hepato-lieno-mesentericus: Typ III. (*e*) Truncus hepato-gastricus: Typ IV. (*f*) Truncus lieno-gastricus: Typ V.
(*1*) A. gastrica sin., (*2*) A. lienalis, (*3*) A. hepatica comm., (*3a*) A. hepatica sin., (*3b*) A. hepatica dextra, (*4*) A. mesenterica sup.
b Schematische Darstellung der wichtigsten Pfortaderäste. (Modifiziert nach PAPADOPOULOS [18])

Die A. hepatica comm. teilt sich unmittelbar vor dem Eintritt in das Lig. hepatoduodenale an der dorsalen Oberkante des Duodenum in die retroduodenal nach kaudal ziehende A. gastroduodenalis und die in das Ligament eintretende A. hepatica propria. 5–10 mm unterhalb der A. coeliaca entspringt die A. mesenterica sup., die hinter dem Pankreas und unter der V. lienalis, aber vor der linken Nierenvene nach kaudal verläuft. Vor ihrer Aufteilung in 5–20 intestinale Äste in der Mesenterialwurzel gibt sie an der Pankreasunterkante die A. pancreaticoduodenalis inf. ab. Kaudal der Flexura duodenojejunalis, in Höhe der Mitte des 3. LWK geht die A. mesenterica inf. als letztes Eingeweidegefäß von der Aorta abdominalis ab.

MICHELS klassifiziert 6 verschiedene Variationen von Abgängen und Ästen dieser beiden Arterien (Abb. 2.1.5a), wobei er den oben beschriebenen Regelfall des Truncus hepato-gastro-lienalis und einer selbständigen A. mesenterica sup. als Typ I bezeichnet [12]. Eine häufig angetroffene Variante des Typ I entsteht durch den getrennten Abgang der linken Leberarterie aus dem Truncus coeliacus und der rechten Leberarterie aus der A. mesenterica sup. (11,5%). Typ II kommt in etwa 3,5%, Typ III in 0,5%, Typ IV in 1,5% und Typ V in 15,5% vor. Typ VI – ein gemeinsamer Stamm aller Eingeweidearterien und Typ VII mit Ursprung der A. colica media und/oder sin. aus der A. coeliaca sind sehr selten.

Die Variabilität der arteriellen Organversorgung, besonders der Leber, ist mehr für die Leberchirurgie von Bedeutung. So findet sich eine akzessorische Leberarterie in über 20%, 2 zusätzliche Leberarterien in fast 10%, drei in 7% und vier in 3%.

II. Pfortader

Lateral und etwas kaudal vom Ursprung der A. mesenterica sup. vereinigen sich retropankreatisch V. mesenterica sup. und V. lienalis zur Pfortader. Sie zieht dorsal der A. hepatica propria im Lig. hepatoduodenale schräg nach lateral zur Leberpforte, liegt dann unmittelbar medial und ventral der V. cava inf. Die V. lienalis zieht etwa in der Mitte von Pankreaskorpus und -schwanz nach dorsal und kranial zur Milz. Etwa 2 cm links vom

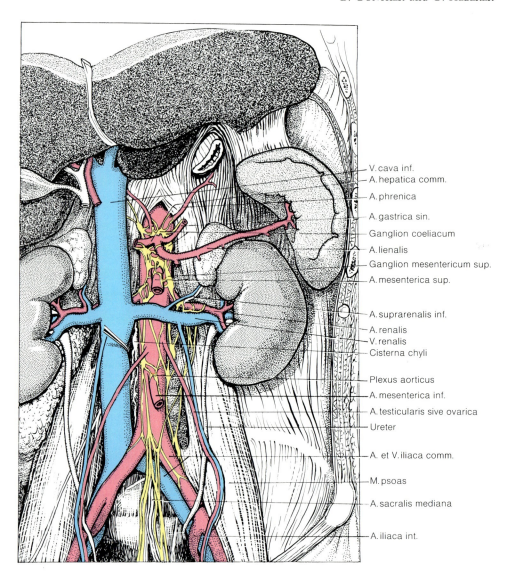

Abb. 2.1.6. Halbschematische Darstellung der retroperitonealen Gefäße

Konfluens mündet die V. mesenterica inf. in die V. lienalis ein.

Die einzelnen Äste der Pfortader sind sehr variabel. Neben ihren Einmündungen ist noch ihre stereotaktische Anordnung – also ihre Einmündung dorsal, kaudal oder ventral in V. lienalis und V. mesenterica sup. und Pfortader – für die Präparation von Bedeutung [18]. Abb. 2.1.5 b gibt eine schematische Übersicht über die wichtigsten Äste. Auf den 4.5 cm bis zum Konfluens sind vor allem die dorsalen Zuflüsse zu beachten. Wegen zahlreicher ventraler Zuflüsse aus dem Pankreas kann die V. lienalis nur von dorsal mobilisiert werden. Vor der Aufzweigung der Pfortader in der Leberpforte ist die V. portae über eine Länge von 1,5 cm in der Regel frei von Zuflüssen.

E. Aorta abdominalis, Vena cava inferior, Arteria und Vena renalis, weitere retroperitoneale Gefäße

Die Aorta abdominalis gibt unmittelbar distal des Abgangs der A. mesenterica sup. nach lateral in der Regel zwei Aa. renales ab (Abb. 2.1.6). Außerdem entspringen aus der Aorta abdominalis meist vier paarige Aa. lumbales. Die V. cava entsteht rechts lateral und dorsal der Aortenbifurkation in Höhe des 4. LWK durch Vereinigung der beiden

2.1 Chirurgische Anatomie der Arterien

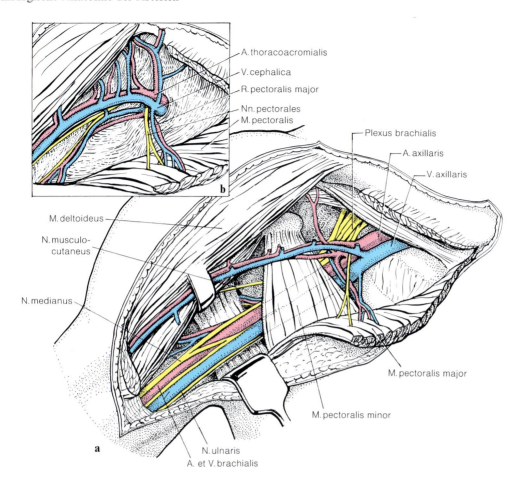

Abb. 2.1.7.a Regio infraclavicularis und axillaris nach Entfernung des M. pectoralis major und der Faszien. **b** Trigonum deltoideopectorale

Vv. iliacae comm. Im Mittelbauch liegt sie dann dorsal von Duodenum, Pankreas und weiter kranial zwischen rechter Nebenniere und der Pfortader im Ligamentum hepatoduodenale. Die linke V. renalis überkreuzt die Aorta in ihrem Verlauf zur V. cava inf. Beide Nierenarterien entspringen bei den meisten Menschen in gleicher Höhe, bei jüngeren in der Mitte von L1, bei älteren Menschen am Unterrand von L1 bzw. auf der Höhe des Diskus intervertebralis L1/L2. Der am weitesten dorsal-lateral liegende Grenzstrang wird rechts zum Teil vom lateralen Rand der V. cava bedeckt.

Besonders die arterielle Versorgung beider Nieren und auch der venöse Abfluß der linken Niere zeigen zahlreiche Variationen. So finden sich in 20–25% aberrierende und akzessorische Nierenarterien, z.T. aus A. iliaca comm. und spermatica.

Multiple Nierenvenen werden in etwa 25% angetroffen. Sonstige Veränderungen der Nierenvene, wie retroaortaler Verlauf oder Doppelung mit Venenanteil vor und dorsal der Aorta, sind meist mit Anomalien der V. cava inf. verbunden.

Die Häufigkeit der Doppelung der V. cava inf. wird mit 1–3%, der retroaortale Verlauf der linken Nierenvene mit 1,8% und ihre Kragenbildung um die Aorta mit 1,5% angegeben.

F. Gefäße der oberen Extremität

I. Arteria axillaris

In der Axilla liegt die A. axillaris dorsal und lateral der V. axillaris (Abb. 2.1.7a). Zwischen A. axillaris, Plexus brachialis, Faszikeln und peripheren Nerven besteht eine innige Verbindung. Im proximalen Verlauf der A. axillaris, von der Regio infraclavicularis bis hin zum Oberrand des M. pectoralis minor, liegt der Plexus brachialis noch kranial und dorsal der Arterie, im zweiten Abschnitt bis zum Unterrand des M. pectoralis minor ist sie von den Faszikeln des Plexus brachialis umgeben. Distal des kleinen Brustmuskels liegt der N. medianus auf der Arterie, medial davon der N. ulnaris und lateral der N. musculocutaneus. Aus dem Fasziculus post. entsteht der N. radialis, der hinter der Arterie liegt. Den mit den entsprechenden Nerven nach dorsal kaudal ziehenden arteriellen Axilla-Ästen kommt für die gefäßchirurgische Präparation keine Bedeutung zu.

Subklavikulär durchbricht die V. cephalica im Trigonum deltoideopectorale (Mohrenheimsche Grube) die Fascia clavipectoralis und mündet in die V. subclavia (Abb. 2.1.7b). Dorsal der V. cephalica laufen die A. thoracoacromialis nach lateral, nach ventral und kaudal multiple Nn. pectorales ant. zur motorischen Innervation des M. pectoralis major.

II. Arteria brachialis

Die A. brachialis als Fortsetzung der A. axillaris erreicht in der Regel mit 2 Begleitvenen unter dem Lacertus fibrosus die Fossa cubitalis (Abb. 2.1.8). Sie setzt ihren Verlauf mit der A. radialis in den Vorderarm fort. Nach median geht die A. ulnaris ab. Die kranialen Aa. collaterales sowie die distalen Aa. recurrentes bilden in Form des Rete articulare cubiti ein natürliches Anastomosensystem zwischen Ober- und Unterarmgefäßen.

Die A. brachialis wird ulnar vom N. medianus begleitet, der sie bzw. die A. ulnaris ventral kreuzt. Der N. radialis mit seinem Ramus profundus und superf. nimmt von lateral in der Ellenbeuge Kontakte zur A. radialis auf.

III. Gefäße von Handgelenk und Hand

Die A. ulnaris gelangt volar und radial des Os pisiforme auf dem Lig. carpi transversum nur bedeckt von der Palmaraponeurose in die Hohlhand (Abb. 2.1.9a). Bereits in Höhe des Erbsenbeines

Abb. 2.1.8. Oberflächliche und tiefe Gefäße der Ellenbeuge

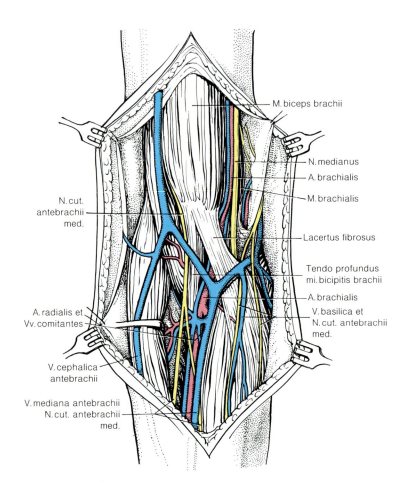

2.1 Chirurgische Anatomie der Arterien

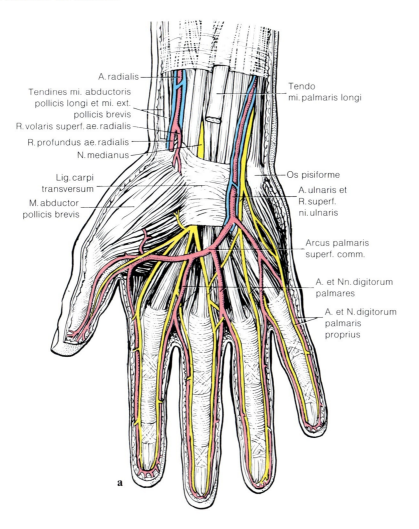

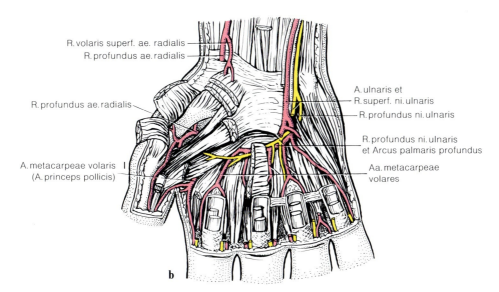

Abb. 2.1.9. Oberflächlicher (**a**) und tiefer (**b**) Hohlhandbogen

gibt sie für den tiefen Hohlhandbogen den R. palmaris prof. ab (Abb. 2.1.9b). Distal des Lig. carpi transversum – auf die Haut projiziert entlang der Linea vitalis – geht sie im nach distal konvexen oberflächlichen Hohlhandbogen mehr oder weniger weit nach radial. Von diesem entspringen 3–4 Aa. digitales palmares comm.

Die A. radialis wendet sich radial in Höhe des Handgelenkes auf dem Boden der aus M. abductor pollicis longus und M. extensor pollicis brevis gebildeten Tabatière nach dorsal. Ihre volare Richtung setzt der unterschiedlich ausgebildete R. palmaris superf. fort, der ulnar der Thenar-Muskulatur unter den Sehnen der Fingerbeuge auf die Basen der Ossa metacarpalia zieht und dort mit den entsprechenden Ästen der A. ulnaris den tiefen Hohlhandbogen bildet (Abb. 2.1.9b).

Lateral der A. ulnaris zieht der N. ulnaris, der sich in Höhe des Os pisiforme auffächert. Der N. medianus tritt radial mit den langen Fingerbeugern in die Hohlhand und teilt sich am Ende des Lig. carpi transversum in 3 Nn. digitales palmares comm. auf, die unmittelbar unter dem oberflächlichen Hohlhandbogen fächerförmig zu den Fingern verlaufen.

Oberflächlicher und tiefer Hohlhandbogen zeigen zahlreiche Variationen. So liegt ein vollständiger oberflächlicher Hohlhandbogen nur in etwa 50% vor. Bezüglich der zahlreichen Variationen wird auf das Literaturverzeichnis verwiesen [6, 8].

Abb. 2.1.10. Halbschematische Darstellung der Gefäßverhältnisse in der Becken- und Oberschenkeletage

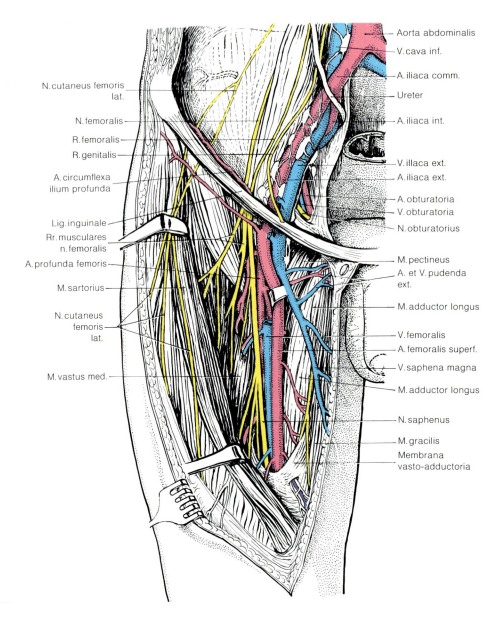

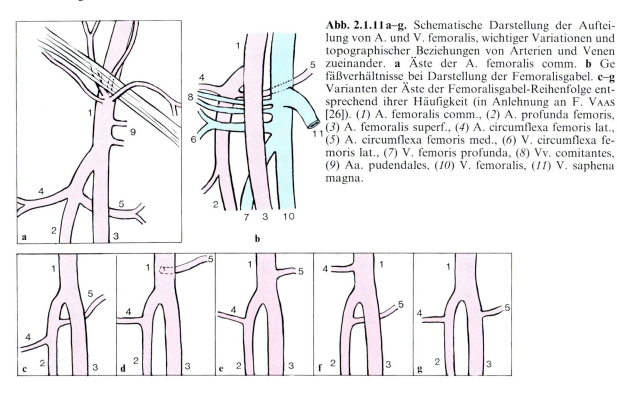

Abb. 2.1.11 a–g. Schematische Darstellung der Aufteilung von A. und V. femoralis, wichtiger Variationen und topographischer Beziehungen von Arterien und Venen zueinander. **a** Äste der A. femoralis comm. **b** Gefäßverhältnisse bei Darstellung der Femoralisgabel. **c–g** Varianten der Äste der Femoralisgabel-Reihenfolge entsprechend ihrer Häufigkeit (in Anlehnung an F. VAAS [26]). (*1*) A. femoralis comm., (*2*) A. profunda femoris, (*3*) A. femoralis superf., (*4*) A. circumflexa femoris lat., (*5*) A. circumflexa femoris med., (*6*) V. circumflexa femoris lat., (*7*) V. femoris profunda, (*8*) Vv. comitantes, (*9*) Aa. pudendales, (*10*) V. femoralis, (*11*) V. saphena magna.

G. Gefäße der Beckenetage und unteren Extremität

I. Arteriae iliacae

Nach der Iliakagabel setzt die A. iliaca ext. den Verlauf der A. iliaca comm. fort. Unmittelbar unter dem Leistenband gibt sie die A. epigastrica prof. inf. nach medial-kranial und die A. circumflexa ileum prof. nach lateral ab (Abb. 2.1.10).

In Höhe der Iliakagabel unterkreuzt die V. iliaca und verläuft an der Innenseite der A. iliaca ext. zum Leistenband.

Etwa in gleicher Höhe kreuzt der Ureter ventral die A. iliaca comm. bzw. Iliakagabel.

II. Arteria femoralis

Leitgefäß der Regio femoralis ant. ist die A. femoralis. Aufgrund ihrer Beziehung zum M. sartorius kann man 3 Abschnitte unterscheiden: den chirurgisch wichtigen ersten Abschnitt bis zum M. sartorius, den zweiten unter dem M. sartorius und den von der Lamina vastoadductoria bedeckten dritten Abschnitt (Abb. 2.1.10).

Noch in Höhe des Leistenbandes gibt die A. femoralis in der Regel zwei kleinere Äste ab, nämlich A. epigastrica superf. und A. circumflexa ileum superf. (Abb. 2.1.10 und 2.1.11 a), die bei der Präparation der A. femoralis comm. zu beachten sind. Etwas tiefer gehen in unregelmäßigen Abständen nach medial kleinere Aa. pudendales ext. ab. Der Abgang der A. profunda femoris erfolgt in der Regel etwa 2 cm unterhalb des Leistenbandes an der lateralen und dorsalen Seite der A. femoralis. Nach kurzem Verlauf gibt sie A. circumflexa femoris lat. und A. circumflexa femoris med. ab. Letztere unterkreuzt A. femoralis superf. und V. femoralis.

Die V. femoralis liegt zunächst medial der Arterie, tritt aber im mittleren und unteren Abschnitt der A. femoralis zunehmend hinter die Arterie. Etwa in Höhe des Abgangs der A. profunda femoris mündet von medial die V. saphena magna in die V. femoralis ein. Vor ihrer Einmündung nimmt sie zahlreiche subkutane Venen auf (Venenstern), die im Verlauf und Mündung sehr variabel sind. Bei der Präparation der A. profunda femoris ist besonders auf die kreuzende V. circumflexa femoris lateralis zu achten. Sehr oft wird sie von zwei zusätzlichen Vv. comitantes begleitet (Abb. 2.1.11 b).

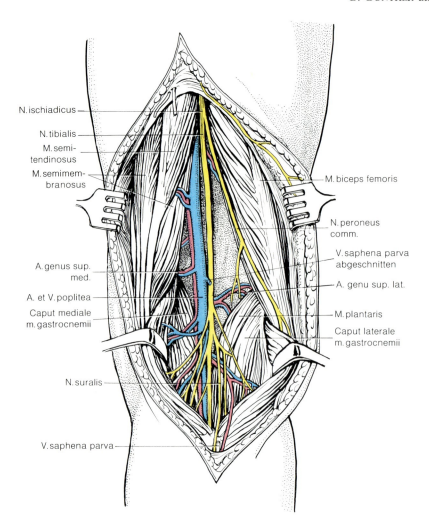

Abb. 2.1.12. Fossa poplitea nach Entfernung der Fascia poplitea

Die Äste des N. femoralis liegen lateral der Arterie und überkreuzen in der Regel die nach lateral ziehenden Äste der A. femoris prof. Bereits im oberen Abschnitt der Regio femoralis ant. nimmt der N. saphenus engen Kontakt zur A. femoralis superf. auf und zieht lateral neben oder auf ihr in den Adduktorenkanal.

Die Aufteilung der A. femoralis comm. zeigt zahlreiche Variationen, die nicht nur die Anzahl der Äste, sondern auch die Höhe ihrer Abgänge und ihre Beziehungen zu den entsprechenden Venen betreffen [8, 26].

In nur etwa 50% wird der Regelfall angetroffen: lateraler Abgang eines Truncus profundo-circumflexus perfectus (Abb. 2.1.11c). Die häufigsten Variationen, besonders die Circumflexa-Abgänge, sind entsprechend ihrer Häufigkeit nach VAAS von links nach rechts aufgeführt. (Abb. 2.1.11 d–g)

III. Arteria poplitea (mittlerer Abschnitt)

In der *Fossa poplitea* (Abb. 2.1.12) verlaufen N. ischiadicus bzw. seine Fortsetzungen, N. tibialis und fibularis comm. oberflächlich, gefolgt von V. poplitea und A. poplitea. N. ischiadicus bzw. N. tibialis liegen im oberen und mittleren Abschnitt der Kniekehle lateral des Gefäßbündels, im unteren Abschnitt aber direkt über ihm. Das Gefäßbündel ist vom Nerv getrennt, womit eine leichte Isolierung beider Strukturen möglich ist.

Bei der Präparation der A. poplitea sind die Abgänge der kleinkalibrigen Arterienäste des Rete articulare genus zu beachten, die von der medialen und lateralen Seite der A. poplitea abgehen (Aa.

2.1 Chirurgische Anatomie der Arterien

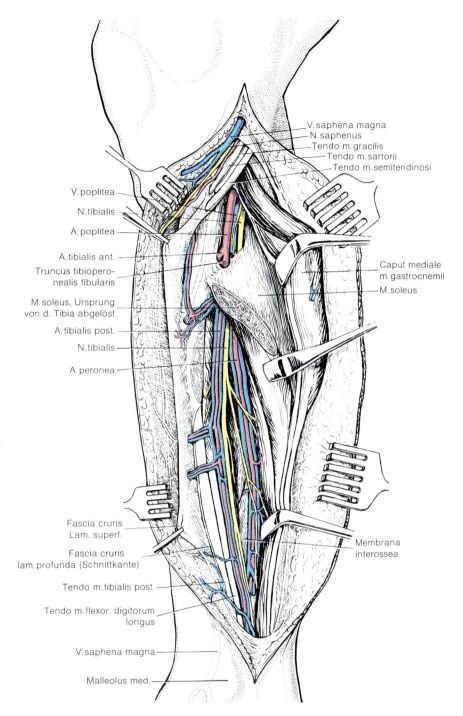

Abb. 2.1.13. Innenseite des Unterschenkels – distales Drittel der A. poplitea

genus sup., mediae und inf.). Zwischen den beiden Gastroknemiusköpfen tritt die V. saphena parva in die Kniekehle ein und mündet dort in die V. poplitea.

IV. Arteria poplitea (distaler Abschnitt) und Arteria tibialis posterior

An der tibialen Seite (Innenseite des Unterschenkels) ist das distale Popliteasegment und die Topographie der A. tibialis post. von Interesse (Abb. 2.1.13).

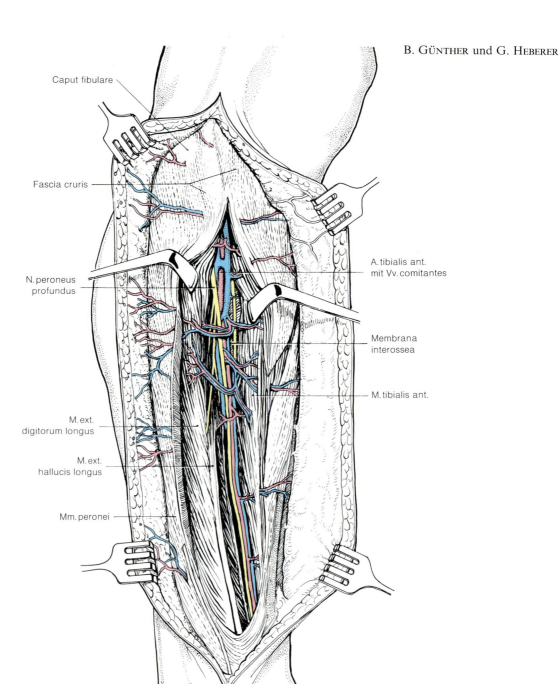

Abb. 2.1.14. Laterale Seite des Unterschenkels

Die Loge des distalen Popliteasegmentes ist vom Caput mediale des M. gastrocnemius kranial dorsal, vom Pes anserinus kranial ventral sowie distal von der Soleus-Arkade begrenzt. Unmittelbar über der Soleus-Arkade teilt sich die A. poplitea in die nach vorne ziehende A. tibialis ant. und den Truncus tibiofibularis, der nach kaudal unter dem Soleusbogen verschwindet. Zum Teil ist die V. poplitea bereits in 2 Vv. commitantes geteilt, der N. tibialis liegt dorsal und fibular der Gefäße.

Die A. tibialis post. liegt im mittleren Unterschenkelbereich zwischen M. tibialis post., der der dorsalen Fläche der Tibia und der Membrana interossea aufliegt, und M. soleus. Damit kann die A. tibialis post. von einem Schnitt an der Medialen Tibiakante aus, nach Abziehen des medialen Gastroknemiuskopfes nach dorsal sowie nach Durchtrennen des M. soleus, dargestellt werden. Der N. tibialis verläuft im oberen Abschnitt der A. tibialis post. medial, im mittleren und unteren Abschnitt dorso-medial des Gefäßbündels. Auf die paarigen Venen und zahlreichen arteriellen Muskelästchen ist zu achten. Sowohl die Aufteilung der A. poplitea als auch das Kaliber und damit die Bedeutung der einzelnen Äste für die Blutversorgung des Unterschenkels unterliegen zahlreichen Variationen. Auf Standardwerke im Literaturverzeichnis sei verwiesen [8].

V. Arteria tibialis anterior

An der Unterschenkelaußenseite (Abb. 2.1.14) liegen Nerven und Gefäße auf der Membrana interossea, dorsal des M. tibialis ant. und etwas lateral der fibularen Tibiafläche. Damit kommen Nerven und Gefäße zwischen M. tibialis ant. und M. extensor digitorum zu liegen. Die Begleitvenen der Arterien sind paarig und zeigen zahlreiche Verbindungen. Der N. fibularis prof. zieht lateral und oberflächlich in das Spatium zwischen den beiden Extensoren ein, nimmt engen Kontakt mit dem Gefäß im mittleren Bereich des Oberschenkels auf und überkreuzt im unteren Bereich die A. tibialis ant.

VI. Gefäße im Sprunggelenksbereich und Fuß

Zwischen Malleolus med. und Achillessehne (Abb. 2.1.15a) kann das Gefäßnervenbündel lokalisiert werden, auf das man nach Durchtrennung der vorderen Schicht der Fascia cruris stößt. Der Nerv liegt lateral der Arterie mit ihren Begleitvenen.

Ein bis zwei cm distal des Malleolus med. teilt sich die A. tibialis post. gedeckt vom M. abductor hallucis in den medialen und lateralen Plantarast. In Höhe des Malleolus teilt sich auch der N. tibialis in einen medialen und lateralen Ast. Bald nach der Teilung kommt der Nerv vor dem Gefäßbündel (medial) zu liegen.

In Höhe der malleolaren Achse unterkreuzt die A. tibialis ant. die nach median ziehende Sehne des M. ext. hallucis longus und bleibt an dessen lateralen Seite (Abb. 2.1.15b). Am Fußrücken liegt sie damit oberflächlich zwischen den lateralen Ursprüngen des M. ext. hallucis brevis und der Sehne des langen Großzehenextensors.

Der N. peroneus prof. überkreuzt meist mit der Sehne des M. extensor hallucis longus das Gefäßbündel, bleibt dann vor und medial von den Gefäßen.

Abb. 2.1.15 a, b. Gefäßverhältnisse an Fußrücken und Sprunggelenkbereich. **a** Regio malleolaris med. nach Entfernung der oberflächlichen Schicht der Fascia cruris und des M. abductor hallucis. **b** Fußrücken nach Entfernen der Faszien

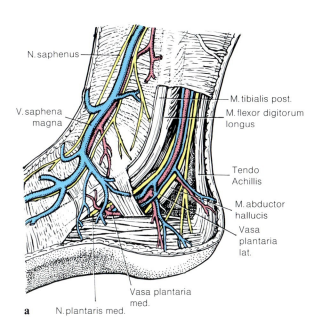
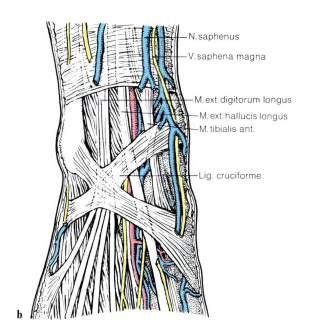

LITERATUR

1. Adachi B (1928) Das Arteriensystem der Japaner, Druckerei der Universität Kyoto, Kyoto
2. Babaian RJ, Johnson DE (1979) Major venous anomalies complicating retroperitoneal surgery. South Med J 72:1254–1258
3. Buurman R, Bücheler E (1976) Die Mißbildungen der unteren Hohlvene. Fortschr Röntgenstr 125:337–345
4. Ehringer H, Fischer H, Netzer C, Schmutzler R, Zeitler E (1979) Venöse Abflußstörungen. Enke, Stuttgart
5. Grewe H-E, Kremer K (1977) Chirurgische Operationen, Bd 1. Thieme, Stuttgart
6. Hafferl A (1957) Lehrbuch der Topographischen Anatomie. Springer, Berlin Göttingen Heidelberg
7. Heberer G, Rau G, Löhr H-H (1966) Aorta und große Arterien. Springer, Heidelberg Berlin New York
8. Von Lanz T, Wachsmuth W Praktische Anatomie, Band 1/4. Teil: Bein und Statik 1972 (Lang J, Wachsmuth W), 2. Teil: Hals 1955, 3. Teil: Arm 1959, Springer, Berlin Göttingen Heidelberg
9. Loose KE, van Dongen RJAM (1976) Atlas of Angiography. Thieme, Stuttgart
10. Martin R (1962) Lehrbuch der Anthropologie, Band III, Fischer, Stuttgart
11. May R (1973) Die Chirurgie der Bein- und Beckenvenen. Thieme, Stuttgart
12. Michels NA (1955) Blood supply and anatomy of the upper abdominal organs. Lippincott, Philadelphia Montreal
13. Mitty HA (1975) Circumaortic renal coller, A potentially hazardous anomaly of the left renal vein. Am J Roentgenol Radium Ther Nucl Med 125:307–310
14. Molz G (1976) Abnormer Abgang der Arteriae subclaviae. Basic Res Cardiol 71:420–427
15. Nadjati AS, Vollmar J (1976) Die klinische Bedeutung und die chirurgische Behandlung der Knickstenosen der A. carotis interna. Med Welt 27:2420–2422
16. Nizankowski C, Raichel Z, Zirlkowski M (1975) Abnormal origin of arteries from the aortic arch in man. Folia Morphol (Warsz) 34:109–116
17. Noczynski L (1976) Vascular anomalies of the hepatic arteries and their practical importance. Folia Morphol (Warsz) XXXV:85–93
18. Papadopoulos NJ (1981) Stereotactic patterns of the extrahepatic portal venous system. Anat Clin 3:143–148
19. Pick JW, Johnson B (1940) The renal vascular pedicle: An anatomical study of 430 body-halves. J Urol 44:411
20. Platzer W (1982) Atlas der topographischen Anatomie. Thieme, Stuttgart New York
21. Schmidt GPh (1975) Über eine besondere Form der doppelseitigen V. cava inferior. Anat Anz 137:200–206
22. Schwemmle K (1980) Die allgemein-chirurgischen Operationen am Halse. In: Allgemeine und spezielle Operationslehre, Bd V, Teil 4. Springer, Berlin Heidelberg New York
23. Strandness DE Jr (1969) Collateral circulation in clinical surgery. Saunders, Philadelphia London Toronto
24. Testut L, Latarjet A (1949) Traité d'Anatomie humaine, tome deuxième et quatrième. Doin, Paris
25 Töndury G (1981) Angewandte und topographische Anatomie. Thieme, Stuttgart New York
24. Vaas F (1975) Some considerations concerning the deep femoral artery. Arch Chir Neerl 27 1:25–34
27. Van Limborgh J (1961) L'Anatomie du système veineux de l'extrémité inférieure en relation avec la pathologie vanqueuse. Folia Angiol (Pisa) VIII:3
28. Wicke L, Spängler HP, Dimopoulos J, Fibras W, Olbert F (1974) Zur Dignität der Variationen der Nierenarterienabgänge im Angiogramm. Anat Anz 135:140–150

2.2 Chirurgische Anatomie der Venen

B. Günther und G. Heberer

Da wir zu Gunsten der für den Chirurgen wichtigen topographischen Aspekte weitgehend auf eine systematische Anatomie des Gefäßsystems mit Trennung in Arterien und Venen verzichteten, erfolgte die Darstellung wichtiger Venenverhältnisse bei den entsprechenden topographischen Regionen. So wurden V. jugularis int. beim Trigonum caroticum (S. 13), V. subclavia bei der Regio sternocleidomastoidea (S. 13), V. axillaris bei der Regio axillaris (S. 19), V. cava inf., Vv. renales und Variationen bei den Gefäßen des Retroperitoneum (S. 18), Vv. iliacae, V. femoralis, V. saphena-Mündung und Variationen bei den Gefäßen der Beckenetage und unteren Extremität (S. 23) besprochen.

A. Vena saphena magna mit wichtigsten Ästen und Venae communicantes

Aufgrund ihrer gefäßchirurgischen Bedeutung erfährt die V. saphena magna mit ihren wichtigsten Ästen und Vv. communicantes eine eigene Darstellung.

Die V. saphena magna imponiert als Sammelvene des gesamten epifaszialen Beinvenenblutes. Über die Vv. perforantes sive communicantes steht dabei das V. saphena magna-System mit dem tiefen Venensystem der V. femoralis in Verbindung (Abb. 2.2.1). Bei den über 100 Perforansvenen der

Abb. 2.2.1 Schematische Darstellung des oberflächlichen Venensystems der unteren Extremität mit Vv. communicantes (perforantes). aus: van Limborgh [1]

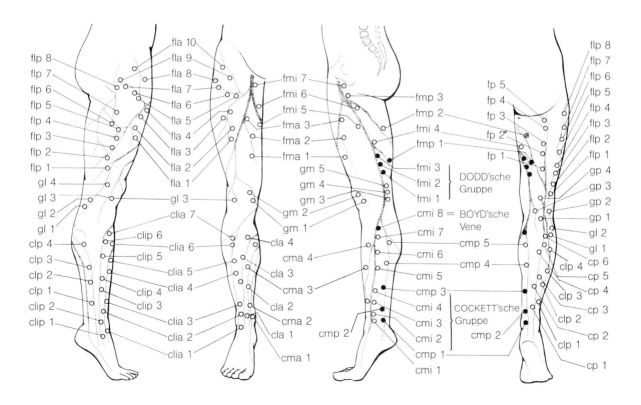

unteren Extremität unterscheidet man direkte Gefäßverbindungen, die zwischen den Muskeln verlaufen und indirekte Perforansgefäße, bei denen die Verbindung zwischen oberflächlichem und tiefem System über muskeleigene Venen erfolgt. Nur direkte Verbindungen, wie Cockettsche, Boydsche und Doddsche Venen, haben dabei besondere gefäßchirurgische Bedeutung. Allgemein werden die Cockettschen Vv. communicantes 6, 12 und 15 cm, die Boydschen Perforansvenen etwa 25 cm über der Fußsohle und die Doddsche oder Huntersche Gruppe in Höhe der Lamina vastoadductoria lokalisiert.

LITERATUR

1. Limborgh J van (1961) L'Anatomie du système veineux de l'extrèmitè inférieure en relation avec la pathologie variqueuse. Folia Angiol (Pisa) VIII:3

2.3 Chirurgische Anatomie des Lymphgefäßsystems

R.G.H. BAUMEISTER

INHALT

A. Allgemeines 31
B. Anatomie 32
    I. Die Lymphbahnen der unteren
       Extremität 32
    II. Die Lymphbahnen der oberen Extremität 33
    III. Die lymphatische Beckenstrombahn . . 34
    IV. Die Lymphbahnen des Thorax 34
    V. Die Lymphbahnen des Kopfes und des
       Halses 34
    VI. Der Ductus thoracicus 34
    VII. Ductus lymphaticus dexter 36
       Literatur 37

A. Allgemeines

Die anatomischen Gesichtspunkte des lymphatischen Systems beziehen sich im wesentlichen auf die in der Angiologie interessierenden Leitungsfunktionen des lymphatischen Systems.

Blind endigende Präkapillaren sind der Beginn des Lymphgefäßsystems im Gewebe. Sie besitzen seitliche Spalten, die sich öffnen und schließen können. Mit Zügeln sind sie am umgebenden Gewebe befestigt, so daß eine vermehrte Flüssigkeitsdurchtränkung des Gewebes zu einer Anspannung der Zügel und damit zu einer Erweiterung der Präkapillaren und zu einer Öffnung der Verbindungsspalten führt [1, 2].

Im Bereich der Haut drainieren Präkollektoren definierte kleine Areale, sogen. lymphatische Hautareale. Mehrere hintereinandergeschaltete Präkollektoren leiten die Lymphe in einen oberflächlichen Hautkollektor. Die auf diese Weise drainierten Hautareale bilden einen Streifen, eine sogen. lymphatische Hautzone. Die Hautareale und Hautzonen überlappen sich dabei, so daß von jeder Hautstelle mehrere, jedoch eng benachbarte lymphatische Abflußmöglichkeiten bestehen (Abb. 2.3.1).

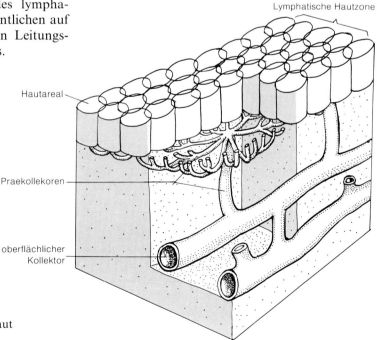

Abb. 2.3.1. Lymphatische Drainage der Haut

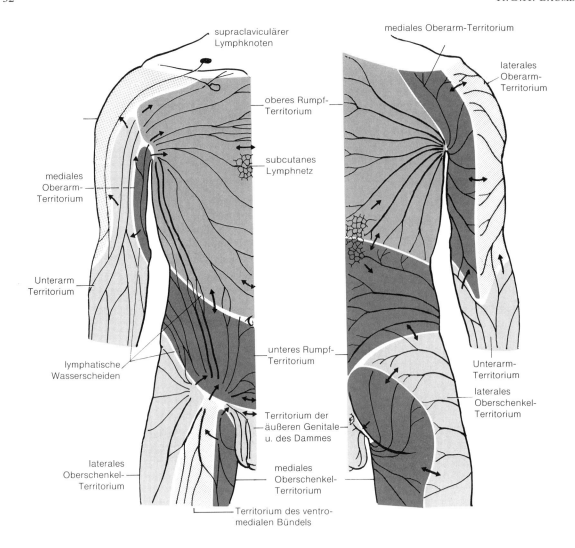

Abb. 2.3.2. Oberflächliche lymphatische Abflußgebiete des Rumpfes und der rumpfnahen Extremitätenabschnitte (↖ zu-(belastende) bzw. abführende (entlastende) Kollateralen)

Mehrere Kollektoren bilden schließlich Bündel oder Kollektorengruppen. Die entsprechenden Drainage-Gebiete werden als Territorien bezeichnet. Zwischen den Haut-Territorien bestehen lymphatische Wasserscheiden, die nur durch die kreuzenden Kollektoren (als Normvarianten) oder durch Anastomosen im Bereich von kutanen Netzen überschritten werden können. Die Kenntnis und Beachtung dieser anatomischen Gegebenheiten ist für das Verständnis und die mögliche Korrektur von Lymphödemen besonders wichtig (Abb. 2.3.2), [3, 4, 5, 6].

B. Anatomie

I. Die Lymphbahnen der unteren Extremität

Die Lymphbahnen weisen eine erhebliche Variationsbreite ihres Verlaufes auf. Insofern ist eine zeichnerische Darstellung eines Verlaufstyps immer irreführend. Reihenuntersuchungen von KUBIK haben für die untere Extremität Variationsformen erbracht, die insbesondere für die klinische iatrogene Entstehen von Lymphödemen von Bedeutung sind. Im wesentlichen können danach im Bereich des ventro-medialen Bündels zwei Haupttypen, ein gefäßreicher und ein gefäßarmer Typus unterschieden werden (Abb. 2.3.3 a) [3].

Schematisch kann man die Lymphbahnen der unteren Extremität in oberflächliche und tiefe Bahnen unterteilen.

2.3 Chirurgische Anatomie des Lymphgefäßsystems

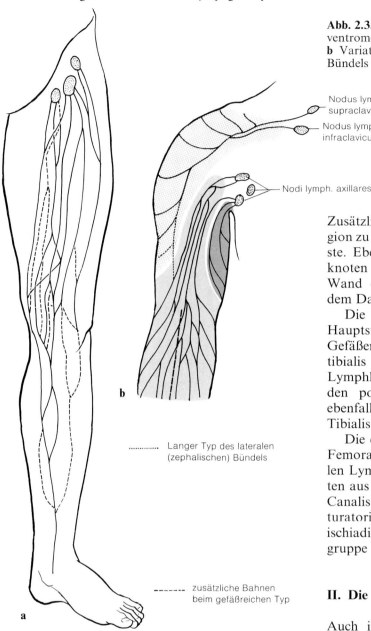

Abb. 2.3.3 a Hauptvariationen der Lymphbahnen des ventromedialen Bündels an der unteren Extremität. **b** Variationstypen der Lymphgefäße des cephalischen Bündels an der oberen Extremität

Die oberflächlichen Lymphbahnen sammeln sich in 3 großen Kollektorengruppen:

(a) Die (ventro-)medialen Kollektoren: Sie folgen dem Verlauf der V. saphena magna und münden in die oberflächlichen Leistenlymphknoten im Bereich der inferioren Gruppe.
(b) Die (ventro-)lateralen Kollektoren: Sie steigen auf der Vorderseite des Unterschenkels und der ventro-lateralen Seite des Oberschenkels hoch.
(c) Die dorsalen Kollektoren: Sie folgen der V. saphena parva und münden in Lymphknoten im Bereich der Poplitea.

Zusätzlich ziehen Kollektoren aus der Gesäßregion zu den oberflächlichen Lymphknoten der Leiste. Ebenso strahlen radiär in die Leistenlymphknoten kurze Lymphbahnen aus der distalen Wand des Abdomens, den äußeren Genitalien, dem Damms und dem Anus ein.

Die tiefen Kollektoren verlaufen in ihren Hauptstämmen im wesentlichen mit den großen Gefäßen. Die Bahnen im Verlauf der A. und V. tibialis ant. münden in einen Tibialis anterior-Lymphknoten und führen die Lymphe weiter zu den poplitealen Lymphknoten. Dorthin fließt ebenfalls die Lymphe über Kollektoren, die die Tibialis posterior- und Fibularisgefäße begleiten.

Die efferenten Bahnen folgen dem Verlauf der Femoralgefäße und münden in die tiefen inguinalen Lymphknoten. Zusätzliche Abflußmöglichkeiten aus der unteren Extremität bestehen über den Canalis obturatorius zum Nodus lymphaticus obturatorius und über Lymphbahnen um den N. ischiadicus. Sie münden in die kraniale Knotengruppe der Nodi lymphatici iliaci int. [7, 8, 9].

II. Die Lymphbahnen der oberen Extremität

Auch im Bereich der oberen Extremität kann schematisch zwischen oberflächlichen und tiefen Lymphbahnen unterschieden werden.

Ausgehend von lymphatischen Netzen an den Fingern und der Hand formen sich in Höhe des Handgelenkes 3 Lymphbahngruppen:

(a) Mediale Kollektoren: Sie folgen dem Verlauf der V. basilica. Mit ihr treten sie durch die Faszie und vereinigen sich danach mit den tiefen Lymphbahnen am Oberarm. Ihre Lymphe wird der lateralen Lymphknotengruppe der Achsel zugeleitet.
(b) Laterale Kollektoren: Sie folgen dem Verlauf der V. cephalica und durchbohren mit ihr infraklavikulär die Faszie. Ihre Lymphe wird in die

subklavikulären Lymphknoten geleitet. Oft finden sich auch zusätzliche Lymphknoten in der Fascia deltoideo pectoralis. Bei dem zephalischen Bündel sind 2 Typen möglich (Abb. 2.3.3b). Beim langen Typ kann Lymphe aus dem radialen Unterarm in das zephalische Bündel ablaufen. Beim kurzen Typ wird lediglich der laterale Anteil des Oberarmes drainiert.

Bei einer Lymphabflußblockade in der Axilla sind damit je nach Typ unterschiedlich große Areale des Armes unter Umgehung der Achsellymphknoten drainierbar [5].

(c) Lymphkollektoren, die nicht den beiden vorgenannten Gruppen parallel verlaufen, perforieren die Achselfaszie am Unterrand des M. pectoralis major. Die Lymphe wird in die lateralen Achsellymphknoten drainiert.

Die tiefen Lymphbahnen folgen auch an der oberen Extremität im wesentlichen den Gefäßstämmen. Im Ellenbogenbereich formen sie Kollektoren, die der A. und V. Brachialis vergesellschaftet sind. Die Lymphe ergießt sich in die lateralen Lymphknoten der Axilla, wo die Verbindung mit den oberflächlichen Lymphbahnen hergestellt ist.

III. Die lymphatische Beckenstrombahn

Die lymphatische Beckenstrombahn wird von den großen Lymphknotenstationen unterbrochen, die um die großen Gefäße gelagert sind. Die Nodi lymphatici iliaci ext. bilden eine laterale, mediale und intermediäre Kette. Ihre Fortsetzung bilden die Nodi lymphatici iliaci communes. Die Lymphe fließt von der linken medialen Gruppe dieser Lymphknoten größtenteils über die rechte mediale Gruppe und nicht – wie die übrige Lymphe – direkt in die Nodi lymphatici aortico cavales, die die Aorta abdominalis und die untere Hohlvene umgeben. Diese bilden jeweils laterale, prä- und retrovaskuläre Ketten bzw. Gruppen.

IV. Die Lymphbahnen des Thorax

Im Thorax können parietale und viszerale Lymphknotengruppen und ihre efferenten Bahnen unterschieden werden.

(a) Parietale Knoten und efferente Bahnen: Interkostale Knoten liegen paravertebral und bilden 2 Knotenreihen parallel zum Ductus thoracicus. Dies kann als Kollateralweg bei Verlegung des Ductus dienen. Efferente Lymphbahnen der obersten Knoten steigen auf in Richtung auf den rechten und linken Venenwinkel. Die efferenten Bahnen der mittleren Knoten können isoliert in den Ductus thoracicus münden, während die untersten Knoten durch das Zwerchfell absteigende, gemeinsame efferente Bahnen bilden.

Parasternale Knoten besitzen efferente Lymphbahnen und steigen ebenfalls in Richtung auf die beiden Venenwinkel auf.

Die efferenten Bahnen der diaphragmalen Knoten führen zu den vorderen mediastinalen, den juxta-ösophagealen und den parasternalen Knoten.

(b) Viszerale Knoten und efferente Bahnen: Die efferenten Bahnen aller viszeralen Lymphknotengruppen, die regionalen Knoten der Lunge, die Knoten des Hilus und der Bifurkation, die bilateralen tracheobrachialen Ketten, sowie die vorderen und hinteren mediastinalen Knoten steigen zur oberen Thoraxapertur auf. Sie bilden die bronchomediastinalen Bahnen, die in Richtung auf den rechten und linken Venenwinkel ziehen.

V. Die Lymphbahnen des Kopfes und des Halses

Die Lymphe des Kopfes und des Halses sammelt sich letztlich in 2 große Drainage-Systeme. Einmal ist dies die jugulare Lymphknotenkette, die um die V. jugularis int. gelagert ist, zum anderen die juxta-akzessorische und die supraklavikuläre Lymphknotenkette. An der Basis des Halses bilden beide zusammen den jugularen Stamm, der rechts mit dem subklavikulären und dem broncho-mediastinalen Stamm den D. lymphaticus dexter bilden kann, oder unabhängig im Bereich des rechten Venenwinkels mündet. Links kann der Truncus jugularis in den D. thoracicus münden oder ebenfalls isoliert in den Bereich des linken Venenwinkels einmünden.

VI. Der Ductus thoracicus

Der D. thoracicus sammelt die Lymphe nahezu des gesamten Körpers. Nur der rechte Arm, die rechte Kopfhälfte, der rechtsseitige Halsbereich sowie die rechte Hälfte des Brustkorbes werden über den D. lymphaticus dexter gesammelt.

Der Verlauf des D. thoracicus von seiner Entstehung unterhalb des Zwerchfells bis zu seiner

2.3 Chirurgische Anatomie des Lymphgefäßsystems

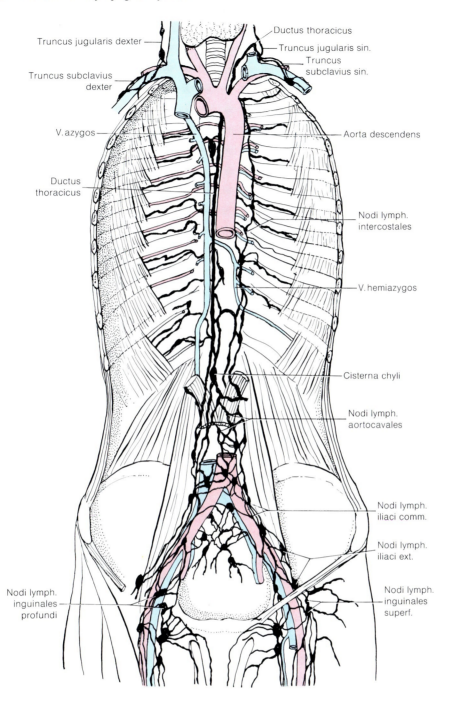

Abb. 2.3.4. Das zentrale lymphatische Abflußsystem

Einmündung in das venöse System kann erheblich variieren [7].

1. Normalverlauf

Hierbei beginnt der D. thoracicus mit der Cisterna chyli vor dem 2. bis 3. Lendenwirbel hinter der Aorta zwischen den Zwerchfellschenkeln. Die Cisterna chyli kann die Form einer Erbse, Bohne oder Birne haben. Der D. thoracicus tritt zusammen mit der Aorta durch das Zwerchfell und verläuft von dort im hinteren Mediastinum zur rechten Seite der Wirbelsäule. Im prävertebralen Gewebe verläuft er dabei vor den Intercostalgefäßen.

In Höhe der Kreuzung der V. hemiazygos zieht der D. thoracicus nach links und kreuzt dabei dorsalseitig den Ösophagus und die Aorta. Dabei verläuft er zusammen mit dem N. vagus. Oberhalb des Aortenbogens verläuft er zusammen mit der linken A. subclavia und erreicht dabei die obere Thoraxapertur. Hier finden sich manchmal Lymphknoten. Am Hals biegt er in Höhe des VII. Halswirbelkörpers nach vorne und mündet in den Venenwinkeln, dem Zusammenfluß der V. jugularis und der V. subclavia ein. In diesem Bereich münden in den D. thoracicus der linke Truncus broncho-mediastinalis sowie die linken subclavikulären Kollektoren. Nach diesen Zuflüssen schwillt der D. thoracicus zu einer Ampulle an. An seiner Mündungsstelle verengt er sich wieder. An dieser Stelle finden sich häufig Klappen (Abb. 2.3.4).

2. Variationen

Häufig kommt es zu folgenden Variationen: Oft findet sich eine gedoppelte, manchmal auch eine dreifache Anlage der Cisterna chyli. Auch eine plexiforme Anlage des Anfangsteils des D. thoracicus ist möglich.

Der D. thoracicus kann nicht nur als einfacher, sondern auch als gedoppelter Strang ausgebildet sind. Häufig teilt sich der Ductus im Thoraxbereich in 2 Kanäle: Sie verlaufen isoliert oder durch Anastomosen miteinander in Verbindung stehend. Diese Aufzweigungen können wie ein Netz oder eine Plexusformation des D. thoracicus erscheinen. Oberhalb des Aortenbogens ist jedoch meist nurmehr ein einziges Gefäß vorhanden.

Im Bereich des Bogens kann der D. thoracicus sich in mehrere, zum Teil überkreuzende Kanäle teilen. Diese können sich auch kurz vor der Einmündung in den Venenwinkel wieder vereinigen, oder auch multipel isoliert im Bereich des Venenwinkels einmünden. Auch kann der Bogen fehlen und der D. thoracicus als Einzelgefäß oder mit mehreren Teilgefäßen von kaudal her in die Venen einmünden (Abb. 2.3.5).

VII. Ductus lymphaticus dexter

Er liegt auf der rechten Seite in der Tiefe des Halses zwischen der V. jugularis und der V. subclavia. Er sammelt alle Lymphbahnen die nicht in den

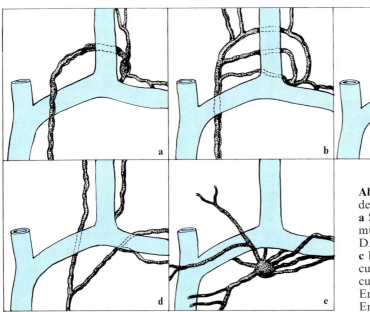

Abb. 2.3.5 a–e. Variationen der Einmündung des D. thoracicus in das venöse System. **a** Singulärer D. thoracicus und einfache Einmündung. **b** Aufgesplitterte Endstrecke des D. thoracicus jedoch einfache Einmündung. **c** Deltaförmige Einmündung des D. thoracicus. **d** Gedoppelte Endstrecke des D. thoracicus und doppelte Einmündung. **e** Ampuläre Erweiterung des D. thoracicus mit multiplen Endästen

2.3 Chirurgische Anatomie des Lymphgefäßsystems

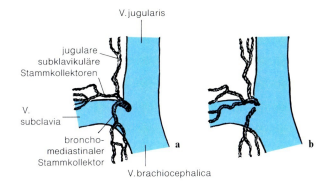

Abb. 2.3.6a–c. Variationen der Einmündungen von Lymphkollektoren am rechten Venenwinkel. **a** Einmündung der tributären Lymphbahnen in den D. lymphaticus dexter. **b** Teilweise Einmündung in den D. lymphaticus dexter. **c** Isolierte Einmündungen der tributären Lymphbahnen im Bereich des rechten Venenwinkels

D. thoracicus münden. Diese sind im wesentlichen die rechtsseitigen subklavikulären, die rechtsseitigen trunko-jugularen und die rechtsseitigen broncho-mediastinalen Stammkollektoren. Die Länge des D. lymphaticus beträgt etwa 8–15 mm. Auch hier finden sich zahlreiche Variationen der Einmündungen. Die tributären Lymphbahnen können auch isoliert in die V. subclavia, V jugularis oder in den Truncus broncho-cephalicus einmünden (Abb. 2.3.6 a–c).

LITERATUR

1. Casley-Smith JR (1977) The structural basis for the conservative treatment of lymphedema. In: Clodius L (ed) Lymphedema. Thieme, Stuttgart
2. Casley-Smith JR (1982) The fine structure and fine functioning of initial lymphatics. In: Bartos V, Davidson W (eds) Advances in lymphology. Avicenum Prag
3. Kubik St (1969) Die normale Anatomie des Lymphsystems unter besonderer Berücksichtigung der Sammelgebiete der Lymphknoten der unteren Körperhälfte, Strahlentherapie 69:8–17
4. Kubik St (1974) The anatomy of the lymphatic system, Recent Results Cancer Res 46:5–17
5. Kubik St (1980) The role of the lateral upper arm bundle and the lymphatic watersheds in the formation of collateral pathways in lymphedema, Acta Biol Acad Sci Hung 31:191–200
6. Kubik St (1980) Drainagemöglichkeiten der Lymphterritorien nach Verletzungen peripherer Kollektoren und nach Lymphadenektomie, Folia Angiologica 28:228–237
7. Testut L, Latarjet A (1948) Canaux cellecteurs lymphatiques, In: Traitè D'Anatomie humaine. Doin, Paris
8. Testut L, Latarjet A (1948) Lymphatiques et Groupes Ganglionnaires, In: Traitè D'Anatomie humaine. Doin, Paris
9. Toldt C, Hochstetter F (1979) Anatomischer Atlas. Urban & Schwarzenberg, München Wien Baltimore

3 Hämodynamische Aspekte bei gefäßchirurgischen Eingriffen

L. Sunder-Plassmann

INHALT

A. Einleitung 39
B. Energieverluste des strömenden Blutes bei
   arterieller Verschlußkrankheit 39
   I. Reibungswiderstand des Blutes in
      röhrenförmigen Gefäßen 39
   II. Kinetischer Energieverlust 40
C. Hämodynamik bei chirurgischer
   Rekonstruktion 41
   I. Thrombendarteriektomie 41
   II. Umleitungstransplantat 42
D. Anastomosentechnik 43
   I. Krümmungswinkel bei End-zu-Seit-
      Anastomosen 43
   II. Anastomosenkonfiguration 43
   III. Besonderheiten der Bifurkationsprothese 44
E. Bedeutung des Ausstroms (run off) 44
F. Schlußfolgerungen 45
   Literatur 45

A. Einleitung

Die arterielle Verschlußkrankheit ist primär eine Erkrankung der großen Transport- und Verteilerarterien; entscheidend für das klinische Krankheitsbild sind aber letztlich die Auswirkungen im Bereich der Mikrozirkulation, die mit einem Bruchteil des normalen Perfusionsdruckes arbeiten muß. Alle chirurgischen, revaskularisierenden Maßnahmen – gleichgültig ob Thrombendarteriektomie oder Umleitungstransplantat – zielen deshalb darauf ab, auf der Ebene der Arteriolen einen normalen Perfusionsdruck wiederherzustellen [6, 12].

Voraussetzung für die Homeostase aller Organe und Gewebe im Ruhezustand und unter Belastung ist eine bedarfsgerechte Durchblutungsverteilung innerhalb der Mikrozirkulation. „Bedarfsgerechte Durchblutungsverteilung" bedeutet, daß arterioläre Steuermechanismen das Blut nicht dahin leiten, wo die größte Konduktivität ist – die weitesten und kürzesten Kapillaren – sondern überall dorthin, wo der antransportierte Sauerstoff tatsächlich benötigt wird, d.h. auch in längere schmalere Kapillaren. Die Arteriolen funktionieren demnach wie Einlaß- bzw. Verteilerventile der nutritiven Durchblutung: Wie ein Ventil regulieren sie den Durchstrom des unter hohem Druck stehenden Blutes aus den Arterien in die Kapillaren. Die wichtigste Voraussetzung für ein Funktionieren der Durchblutungsverteilung ist demnach, daß das Blut auf der Ebene der Arteriolen auch tatsächlich ausreichend *Energie* – das heißt *Strömungsdruck* – aufweist [5, 10].

B. Energieverluste des strömenden Blutes bei arterieller Verschlußkrankheit

Der Energieverlust des Blutes von der aszendierenden Aorta bis zu den Arteriolen läßt sich durch direkte Messung des Druckabfalles objektivieren. Als Maß für den Energieverlust innerhalb des Gesamtkreislaufes wurde in Analogie zum Ohmschen Gesetz der Strömungswiderstand eingeführt:

$$P_1 - P_2 = R \times Q \qquad (1)$$

$P_1 - P_2 =$ Druckdifferenz vor und hinter dem untersuchten Stromgebiet

$Q =$ Stromzeitvolumen; $R =$ Strömungswiderstand

Der Druckverlust von zentral nach peripher beruht grundsätzlich auf zwei verschiedenen Ursachen:

I. Reibungswiderstand des Blutes in röhrenförmigen Gefäßen

Dieser ist mit Einschränkungen auch für den Kreislauf gültig durch das Hagen-Poiseuillesche Gesetz definiert:

$$R = \frac{8\eta \times L}{\pi \times r^4} \qquad (2)$$

$\eta =$ Blutviskosität;
$L =$ Gefäßlänge;
$r =$ Gefäßradius

II. Kinetischer Energieverlust

Die zweite Ursache für Druckverluste im Kreislauf sind kinetische Energieverluste durch Trägheit, Turbulenz und Geschwindigkeitsänderungen des Blutstromes an Stenosen, Aufzweigungen und Gefäßabbiegungen. Der Druckabfall ist dabei proportional der Dichte des Blutes p und dem Quadrat der Geschwindigkeitsdifferenz $v_1 - v_2$.

$$\Delta P = K \times \frac{p}{2} \times (v_1 - v_2)^2 \qquad (3)$$

Abb. 3.1 zeigt, daß beim Gefäßgesunden der Druckverlust von der Aorta bis zu den Arteriolen – also die Summe aus Reibung, Turbulenz, Trägheit, Pulsreflexion und Strömungsablenkungen sehr gering ist. Der Strömungswiderstand der Aorta, mitsamt den großen Transport- und Verteilerarterien mit ihren Endästen, beträgt weniger als 20% des Gesamtwiderstandes, während allein die kurzstreckigen Arteriolen über 40% des Gesamtströmungswiderstandes in ihrer Eigenschaft als Reduzier- und Steuerventile aufweisen [5]. Beim Gefäßgesunden findet der entscheidende Druckabfall innerhalb des Kreislaufs daher entlang der Arteriolen statt, im Normalfall ist also

$$R_{Art} \ll R_{per}. \qquad (4)$$

R_{Art} = Teilwiderstand von Aorta und großen Arterien
R_{per} = Widerstand der Arteriolen

Bei der arteriellen Verschlußkrankheit ist es gerade umgekehrt: Durch multiple Stenosierungen bzw. segmentale Gefäßverschlüsse ist der Widerstand entlang der stenotischen oder verschlossenen Transportarterien so hoch, daß der entscheidende Druckabfall innerhalb des Kreislaufes schon *vor* den Arteriolen entsteht (Abb. 3.1). Reaktiv wird der Widerstand der Arteriolen durch eine teilweise oder vollständige Dilatation weitgehend reduziert, so daß nun der vorgeschaltete Widerstand R_{Art} sehr viel größer sein kann als der periphere Widerstand R_{per}. Bei der arteriellen Verschlußkrankheit gilt demnach:

$$R_{Art} \gg R_{per} \qquad (5)$$

Ursache für den enormen Druckabfall entlang eines verschlossenen Gefäßabschnittes ist die Unwegsamkeit der feinen Überbrückungs- bzw. Kollateralgefäße, welche Monate und Jahre bis zu ihrer vollständigen Ausbildung benötigen. Durch die Dilatation der nachgeschalteten Arteriolen ist natürlich deren Steuer- bzw. Ventilfunktion für die Mikrozirkulation aufgehoben – die Blutverteilung erfolgt jetzt nicht mehr nach Bedarf, sondern nach den Regeln der Hydrodynamik: Das Blut fließt dorthin, wo die kürzesten und weitesten Kapillaren sind – es kommt zu einer lokalen Verteilungsstörung der Durchblutung mit lokaler Gewebehypoxie.

Abb. 3.2 zeigt vereinfacht die Zusammenhänge am Beispiel der unteren Extremität: Bei einem

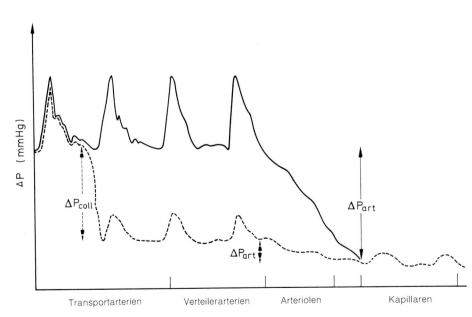

Abb. 3.1. Druckverhalten innerhalb des Kreislaufes von zentral (Verteilerarterien) nach peripher bis zu den Kapillaren beim Gefäßgesunden (—— Linie) und bei Patienten mit arterieller Verschlußkrankheit (--- Linie). Der Druckverlust (ΔP_{art}) bzw. Verlust der kinetischen Energie des Blutes geschieht beim Gefäßgesunden auf der Ebene der Arteriolen, die als Einlaßventile zur Mikrozirkulation wirksam sind. Bei der arteriellen Verschlußkrankheit findet dieser Druckabfall bzw. Energieverlust bereits im Verlauf der Transportarterien bzw. der Kollateralen statt (ΔP_{coll}), so daß für die Arteriolen kein Strömungsdruck zur Durchblutungsregulation verfügbar ist

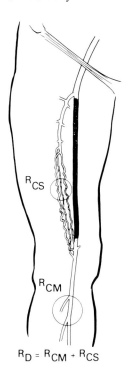

Abb. 3.2. Verhalten der Strömungswiderstände an der unteren Extremität bei Verschluß der A. femoralis superf.: Der Gesamtwiderstand (RD), den das Blut bis zur Wadenmuskulatur überwinden muß, setzt sich zusammen aus Kollateralwiderstand (Rcs) und peripherem Wadenwiderstand (RcW). Bei schlechter Kollateralbildung kann Rcs zum entscheidenden Strömungshindernis werden (Rcs ≫ RcM), so daß in der Peripherie der Wadenmuskulatur keine Strömungsenergie mehr vorhanden ist

vollständig verschlossenen Segment (A. femoralis superf.) fließt das Blut ausschließlich über Kollateralen, die erst im Verlauf von Monaten bis Jahren vollständig zur Ausbildung kommen. Ziel aller konservativen Maßnahmen ist es deshalb, das Wachstum der Kollateralen zu beschleunigen und damit den kollateralen Strömungswiderstand zu senken. Die chirurgische Therapie ist wesentlich wirkungsvoller, denn sie stellt die Strombahn unmittelbar durch Endarteriektomie bzw. Umleitung des ursprünglich verschlossenen Segmentes vollständig wieder her. Technik und Anwendungsmöglichkeiten sowohl der Endarteriektomie wie des Umleitungsverfahrens sind auf S. 81 f. beschrieben. Aus hämodynamischer Sicht zielen beide darauf ab, den Widerstand (R_{Art}) wieder soweit zu verringern, daß peripher der Rekonstruktion ein annähernd normaler Perfusionsdruck vorherrscht, was beim Einetagenverschluß in der Regel auch vollständig gelingt. Bei Mehretagenverschlüssen vom Becken-Oberschenkel-Typ ist zu bedenken, daß sich die Widerstände von Beckenarterien (R_I), Profundakreislauf ($R_F + R_C$) und Wade (R_W) addieren, da sie in Serie geschaltet sind:

$$R_{total} = R_I + R_F + R_C + R_W \tag{6}$$

Für den Reibungswiderstand einer Stenose gilt das schon erwähnte Hagen-Poiseuillesche Gesetz. Er ist abhängig von der Viskosität der Flüssigkeit, der Länge der Stenose und vor allem von der 4. Potenz des Stenosenradius:

$$R_{sten} = \frac{8\eta \times L}{\pi \times r^4} \tag{s. 2}$$

Vom hämodynamischen Gesichtspunkt aus muß bei Mehretagenverschlüssen also in jedem Fall die Stenose mit dem *kleinsten* Durchmesser beseitigt werden [11]. Wird z.B. nur R_I durch Thrombendarteriektomie verkleinert, während R_F unverändert hoch ist (z.B. hochgradige Profundaabgangsstenose), so wird durch die Beckenrekonstruktion *allein* ein verbesserter Zustrom zur Wade kaum erreicht. Umgekehrt ist jede periphere Rekonstruktion zum Scheitern verurteilt, wenn eine hämodynamisch wirksame Stenose im proximalen Gefäßabschnitt belassen wird. Sowohl experimentell wie klinisch ist belegt, daß eine autologe Venenumleitung die distal einer Gefäßstenose angelegt ist, durch Fehlen des pulsatilen Flusses und Turbulenz zu erhöhter Thrombosebildung neigt [7, 12].

Deshalb wird generell bei Mehretagenverschlüssen die proximale Stenose zuerst korrigiert.

C. Hämodynamik bei chirurgischer Rekonstruktion

I. Thrombendarteriektomie

Die Thrombendarteriektomie kommt im Bereich der Karotisgabel, der Beckenstrombahn sowie im Bereich der A. profunda femoris und zwar generell bei kurzstreckigen Verschlüssen oder solitären Stenosen zur Anwendung (s. S. 76 f.). Beidseitige, langstreckige Verschlüsse und multiple Stenosen sind dagegen eher eine Indikation zum Umleitungstransplantat. Die distal verbleibende Intimastufe muß stets mit entsprechender Naht angeheftet, die Längsarteriotomie sollte nicht durch direkte Naht sondern durch Streifenplastik verschlossen werden. Neben der Vermeidung von Nahtstenosen wird durch den vergrößerten Durchmesser nach Streifenplastik der Transmuraldruck erhöht und damit der Anpressdruck der Intimastufe verstärkt. Wegen der überschießenden Intimaneubildung mit nachfolgender Restenosierung werden Verschlüsse der A. femoralis superf. heute kaum noch durch Thrombendarteriektomie sondern durch Umleitungstransplantat korrigiert.

II. Umleitungstransplantat

Als Umleitungstransplantate kommen autologe V. saphena sowie Dacron- und Teflonkunststoffe zur Anwendung. Zwei Grundtatsachen sind zu beachten: (1) Alle Umleitungstransplantate weisen einen höheren Strömungswiderstand auf als ein gleichlanges, gleichkalibriges gesundes Arteriensegment (2). Unabhängig von allen technischen Details der Anastomose, des Transplantat-Krümmungswinkels und der Transplantat-Abmessung wird der Durchstrom letztlich durch das Gefäßbett distal des Transplantates, den Abstrom (run off) begrenzt. Auch das technisch optimal angelegte Transplantat thrombosiert in kürzester Zeit, wenn der Abstrom durch periphere Gefäßverschlüsse blockiert ist [7]. Einzige Möglichkeit in einem solchen Fall, ein Transplantat offenzuhalten, ist die Anlage einer distalen arterio-venösen Fistel (s. S. 427).

Diese erhöht zwar nicht die periphere nutritive Durchblutung von Muskulatur oder Haut, bewirkt aber eine erhebliche Zunahme der Strömungsgeschwindigkeit im Transplantat selbst und verhindert so einen frühzeitigen thrombotischen Transplantatverschluß.

Der gesamte Energieverlust, den das Blut bei Passage eines Umleitungstransplantates erleidet, setzt sich zusammen aus

(1) Reibungswiderstand $\quad R_{\text{sten}} = \dfrac{8\eta \times L}{\pi \times r^4} \quad$ (s. 2)

(2) Trägheitsbedingtem, kinetischen Energieverlust, der zustande kommt durch Gefäßbiegungen, Turbulenzen, Geschwindigkeitsänderungen bei Ein- und Austritt aus der Prothese sowie Störungen der Strömungslinien im Krümmungswinkel der Anastomose ($\Delta P = K \times {}^1/_2 \times v^2$).

Je nach Transplantatposition im Kreislauf (supraaortisch, Beckenetage, Kruraletage) und Prothesenabmessung kann der Reibungswiderstand ganz im Vordergrund stehen (z.B. bei Prothesendurchmesser unter 4 mm unterhalb des Kniegelenkes) oder der kinetische Energieverlust bei abruptem Durchmessersprung in der Beckenetage. In jedem Fall gilt der nach POISEUILLE errechnete Energieverlust durch Reibung als der „Minimalwiderstand", weil in der Praxis relevante kinetische Energieverluste hierbei nicht berücksichtigt sind. Bei der Wahl der Prothese sind demnach einerseits mathematische Gegebenheiten, andererseits die tatsächlichen Verhältnisse innerhalb des Kreislaufs zu berücksichtigen. Die praktischen Anforderungen an ein Umgehungstransplantat, abgesehen von der Wandbeschaffenheit, sind vom physikalischen Standpunkt aus betrachtet kontrovers [2, 3, 4, 7, 8, 9]. So soll der Reibungswiderstand möglichst gering sein, um einen möglichst geringen Druckverlust zu erzielen, andererseits darf die Strömungsgeschwindigkeit nicht zu niedrig liegen (Thrombosierungsgefahr). Kinetische Energieverluste durch Eingangs- und Ausgangsphänomene sowie Turbulenzen sollen vermieden werden, die Anastomose soll einen möglichst spitzen Krümmungswinkel im Verhältnis zum Prothesenradius aufweisen. Eine zusätzliche Schwierigkeit besteht darin, daß z.B. im Beckenbereich der Durchfluß je nach körperlicher Aktivität um ein vielfaches variiert, so daß eine Prothese, die unter Ruhebedingungen optimal ist, unter Hyperämiebedingungen zum ernsthaften Strömungshindernis werden kann. Bei der Wahl des Prothesenlumens muß daher der bestmögliche Kompromiß zwischen mathematischen Gegebenheiten und praktischen Notwendigkeiten gefunden werden.

So wäre theoretisch immer ein möglichst weites Lumen zu fordern, denn der Reibungswiderstand wächst mit der 4. Potenz des Radius (s.Gl. 1). Hinzu kommt, daß durch Pseudo- bzw. Neointimabildung in Dacron-Prothesen 1–1,5 mm vom ursprünglichen Durchmesser verloren gehen, was z.B. den Reibungswiderstand in einer 8 mm Prothese rein rechnerisch um 216% erhöht. Andererseits errechnet sich, wählt man den Durchmesser zu groß, eine erhebliche Abnahme der Strömungsgeschwindigkeit, die dem Quadrat des Radius proportional ist [2]:

$$v_1 v_2 = (r_2/r_1)^2. \qquad (7)$$

Für eine 7 mm Prothese ergibt sich daraus rechnerisch eine fast 3× so hohe Strömungsgeschwindigkeit wie in einer 12 mm Prothese. Andererseits treten bei erhöhter Strömungsgeschwindigkeit sogenannte Austrittsphänomene an der distalen Anastomose mehr in den Vordergrund, wenn der Blutstrom aus der engen Prothese in die weitlumigere Arterie jetartig einschießt: Der Energieverlust (P) ist proportional dem Quadrat der entstehenden Geschwindigkeitsdifferenz ($v_1 - v_2$):

$$\Delta P = \dfrac{K}{2} \times \rho \times (v_1 - v_2)^2. \qquad (\text{s. 3})$$

Will man den kinetischen Energieverlust durch Eintritts- und Austrittsphänomene gering halten, so ist darauf zu achten, daß das Prothesenlumen an der oberen Anastomose eher *kleiner* ist als das Gefäßlumen, an der *distalen* Anastomose dagegen eher *größer* als das Gefäßlumen, da bei dieser Anordnung weniger Turbulenzen und Stromlinienstörungen auftreten [2].

Für die Überbrückung der Beckenetage mit einer Dacron-Prothese ergibt sich daraus, daß ein Prothesenlumen mit 8–10 mm den besten Kompromiß zwischen Reibungswiderstand, Strömungsgeschwindigkeit und Turbulenz ergibt. Selbst wenn die gesamte Innenfläche der Prothese mit Neointima um 1–1,5 mm eingeengt wird, ist der Reibungswiderstand für die Beckenetage nicht zu groß.

Kritisch kann dagegen der Widerstand bei femoro-poplitealer Umleitung durch ein Venentransplantat sein: Die V. saphena besitzt im allgemeinen einen Durchmesser von 4–6 mm. Nach der Hagen-Poiseuilleschen Gleichung [1] läßt sich für ein 30 cm langes Transplantat der Druckabfall unter Ruhebedingungen (100 ml/min) und bei aktiver Hyperämie (500 ml/min) mit 9 bzw. 14 mmHg annähernd berechnen. Schon bei einem Abfall des Durchmessers auf 3 mm ergibt sich dagegen in Ruhe ein Druckabfall von 14 mmHg, unter Hyperämie sogar von 44 mmHg; dies bedeutet, daß der Reibungswiderstand eines zu englumigen Transplantates im femoropoplitealen Abschnitt ebenso hoch sein kann wie der vorhandener Kollateralen. Frühzeitige Transplantatthrombose ist unausweichlich; der Durchmesser eines femoro-poplitealen Transplantates sollte demnach nie kleiner sein als 4 mm [12].

D. Anastomosentechnik

I. Krümmungswinkel bei End-zu-Seit-Anastomosen

Jede End-zu-Seit-Anastomose bewirkt im Gegensatz zur End-zu-End-Anastomose einen kinetischen und reibungsbedingten Energieverlust, welcher proportional ist dem Bypass-Krümmungswinkel im Bereich der Anastomose (α) und dem Verhältnis von Krümmungsradius (r_k) und Prothesendurchmesser (r_p):

$$\Delta P \sim \alpha \times r_k / r_p. \tag{8}$$

Der Energieverlust durch den Anastomosenwinkel ist zwar gering, doch für die Praxis ergibt sich daraus, daß a priori – wo immer möglich – der End-zu-End-Anastomose der Vorzug zu geben ist, daß aber im Falle der End-zu-Seit-Anastomose der Anastomosenwinkel möglichst klein, d.h. <45° sein sollte.

II. Anastomosenkonfiguration

Jede angeschrägt durchgeführte End-zu-Seit-Anastomose hat einen ellipsenförmigen Querschnitt. Eine ellipsoide Verformung eines Zylinders, dessen Längsradius (r_a) konstant bleibt, ergibt aber eine Zunahme des Reibungswiderstandes mit kleiner werdendem Querradius (r_b).

$$Q = \Delta p \times \frac{\pi}{4L_\eta} \times \frac{r_a^3 \times r_b^3}{r_a^2 + r_b^2}. \tag{9}$$

Am geringsten ist der Reibungswiderstand, wenn der Querdurchmesser der elliptischen Anastomose genau so groß ist wie der Durchmesser der zylindrischen Prothese. Die Anschrägung der Prothese, die erforderlich ist, um eine spitzwinklige Anastomosierung zu erreichen, sollte deshalb nicht so weit ausgedehnt werden, daß eine schlitzförmige Deformierung der Anastomose entsteht (Abb. 3.3).

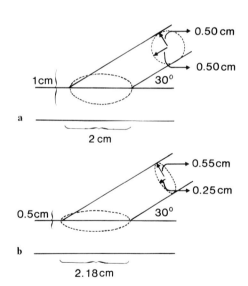

Abb. 3.3a, b. Die angeschrägte End-zu-Seit-Anastomose: Durch eine optimale Anschrägung erhält die runde Prothese (Durchmesser 1 cm), eine ellipsenförmige Öffnung mit dem Längsdurchmesser von 2 cm und Querdurchmesser von 1 cm an der Anastomose (**a**). Eine solche elliptische Öffnung hat denselben Strömungswiderstand wie die kreisförmige Prothese. Wird die Anastomose jedoch zu stark angeschrägt durchgeführt und die Öffnung schlitzförmig verzogen (**b**) und dadurch der Querradius von 1 cm auf 0,5 cm verkleinert, wächst der Strömungswiderstand auf das 4,4fache. (Nach STRANDNESS u. SUMNER [12])

III. Besonderheiten der Bifurkationsprothese

Bei einer Prothesenbifurkation entsteht in jedem Fall ein Energieverlust, sei es durch Reibung oder Trägheit. Soll der Energieverlust durch Reibungswiderstand möglichst gering sein, so muß nach dem Hagen-Poiseuilleschen Gesetz (s. 2) das Verhältnis der Radien $r_2/r_1 = 0{,}884$ sein, das Querschnittsverhältnis beträgt dann $2A_2/A_1 = 1{,}414$.

Soll andererseits eine Geschwindigkeitsänderung an der Teilungsstrecke ausgeschlossen werden, dann muß das Querschnittsverhältnis ($2A_2 = A_1$) sein, d.h. das Verhältnis r_2/r_1 wäre dann $0{,}707$. Soll schließlich die Pulsationsenergie optimal übertragen, d.h. Pulswellenreflexion vermieden werden, so sollte die Eingangsimpedanz (Z_0) mit der beider Röhren (Z_1) übereinstimmen, wofür ein Radienverhältnis von r_2/r_1 von $0{,}758$ erforderlich ist (Abb. 3.4).

Die herkömmlichen Bifurkationsprothesen mit einem Radienverhältnis von $r_2/r_1 = 0{,}5$ und einem Querschnittsverhältnis von $2A_2/A_1$ von $0{,}5$ sind demnach ungünstig, denn: Der Reibungswiderstand an der Gabel wird um den Faktor 8 erhöht, die Fließgeschwindigkeit verdoppelt, ca. 50% der Pulswellenenergie werden nach proximal reflektiert und erzeugen über der terminalen Aorta eine erhöhte Pulswellenamplitude, die ihrerseits eine zusätzliche Belastung der oberen Nahtreihe bewirken kann, (s.u.). Vom physikalischen Standpunkt aus gesehen, sind die üblichen Bifurkationsprothesen in einem Radienverhältnis von 0,5 daher nicht ideal, wünschenswert wäre vielmehr ein Verhältnis von 0,7 bis 0,75 (z.B. 16/12 mm statt 16/8 mm). Hauptproblem ist nicht so sehr der erhöhte Reibungswiderstand, da die Durchflüsse im Beckenbereich sehr hoch sind, sondern die Reflexion der Pulswellenenergie nach proximal, die eine Ursache für die häufigen Nahtaneurysmen in diesem Bereich sein könnte [1, 4, 8, 9].

E. Bedeutung des Ausstroms (run off)

Die Blutmenge, die pro Zeiteinheit durch ein Umgehungstransplantat fließt, ist abhängig vom Widerstand des Transplantats (R_T) sowie dem Widerstand der Wade (R_W):

$$(R_{ges} = R_T + R_W). \qquad (10)$$

Dieser Wadenwiderstand besteht einerseits aus dem peripheren Widerstand der Arteriolen und Kapillaren, andererseits aber auch aus dem Widerstand der Ausstromgefäße, der A. poplitea bzw. der Kruralarterien. Besteht z.B. der Ausstrom nur aus einem einzigen, eventuell im weiteren Verlauf mehrfach stenosierten Unterschenkelgefäß, so kann der Ausstromwiderstand zum entscheidenden Faktor der gesamten Transplantatfunktion werden. Es wurde mehrfach nachgewiesen, daß die Durchgängigkeitsrate der Oberschenkel-Unterschenkel-Umleitung von der postoperativen Stromstärke in Ruhe und bei Dilatation mit Papaverin abhängt [13]. Diese Stromstärke ist wiederum direkt abhängig von der angiographisch feststellbaren Durchgängigkeit der Unterschenkelgefäße; die Unterschiede im Durchstrom des Transplantates werden allerdings unter Hyperämiebedingungen immer wesentlich deutlicher als unter Ruhebedingungen.

Für die klinische Indikationsstellung zum Umleitungstransplantat ist demnach neben der Schwere des Krankheitsbildes (Stadium III–IV) der angiographische Nachweis zumindest eines vollständig durchgängigen Unterschenkelgefäßes

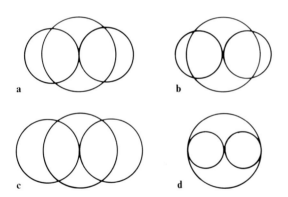

Abb. 3.4a–d. Abmessungen von Bifurkationsprothesen: Das Verhältnis der Radien der Prothesenschenkel zum Hauptlumen der Prothese kann unter verschiedenen Gesichtspunkten gewählt werden: Soll eine Geschwindigkeitsänderung ausgeschlossen werden, so muß der Prothesenquerschnitt A_1 mit dem Querschnitt beider Prothesenschenkel A_2 übereinstimmen ($A_1 = 2A_2$); dies ergibt ein Radienverhältnis r_2/r_1 von 0,707 (**b**). Soll ein Druckverlust durch Reibungswiderstand entlang der Bifurkation ausgeschlossen werden, so gilt nach HAGEN-POISEUILLE (s. 2): $r_2/r_1 = 0{,}884$ entsprechend $2A_2/A_1 = 1{,}414$. (**b**) Ein Übereinstimmen der Eingangsimpedanz Z_0/Z_1 erfordert dagegen ein Radienverhältnis von r_2/r_1 von 0,758 (**a**). Daraus folgt, daß die Abmessungen der z.Z. erhältlichen Prothesen (**d**) mit dem willkürlich gewählten Verhältnis $r_2/r_1 = 0{,}5$ vom strömungsmechanischen Standpunkt aus nur Nachteile bietet. Prothesen mit weitlumigen Prothesenschenkeln (z.B. 16/12 mm anstelle 16/8 mm) wären demnach günstiger (**c**)

erforderlich. Alle zuvor genannten Teilaspekte des Transplantatwiderstandes wie Durchmesser, Anastomosenwinkel, Anastomosenquerschnitt usw. sind gegenüber der anatomischen Ausgangssituation des Abstromes letztlich von sekundärer Bedeutung.

F. Schlußfolgerungen

Jede revaskularisierende operative Maßnahme zielt darauf ab, den Strömungsdruck und damit die Durchblutungs*verteilung* auf der Ebene der Mikrozirkulation zu normalisieren. Jedes Umleitungstransplantat hat einen höheren Widerstand, bewirkt also einen höheren Energieverlust als ein gesundes Arteriensegment. Die Teilfaktoren dieses Widerstandes betreffen den Reibungswiderstand (Transplantatradius und Transplantatlänge) und den kinetischen Energieverlust durch Transplantatkrümmung, Anastomosenwinkel, Anastomosenquerradius, Turbulenzen bei Lumensprung vom Gefäß zur Prothese und umgekehrt. Bei der Wahl der Prothese muß daher ein Kompromiß eingegangen werden: An der oberen Anastomose sollte die Prothese ebenso groß oder etwas englumiger sein als die zuführende Arterie, an der unteren Anastomose dagegen gleichlumig oder etwas weiter als das abführende Gefäß; der Anastomosenwinkel soll möglichst klein sein, die Anastomose also möglichst spitzwinklig ausgeführt werden; andererseits darf die Anschrägung der Anastomose nicht übertrieben werden, denn bei elliptischem Anastomosenquerschnitt sollte der Querdurchmesser möglichst dem Prothesendurchmesser entsprechen. Alle genannten Faktoren betreffen jedoch lediglich technische Einzelheiten; der entscheidende Parameter für das Stromzeitvolumen einer Prothese ist letztlich – solange die Technik nicht grob fehlerhaft ist – die Durchgängigkeit der Abstromgefäße, die präoperativ angiographisch beurteilt werden muß.

LITERATUR

1. Boughner DR, Roach MR (1971) Effect of low frequency vibration on the arterial wall. Circ Res 29:136
2. Daugherty HJ, Franzini JB (1965) Steady flow of incompressible fluids in pipes. In: Fluid mechanics with Enegineering Applications, 6th edn, McGraw-Hill, New York, p 191
3. Deweg F (1979) Fluid mechanics of arterial flow. Exp Med Biol 115:55
4. Ferguson GG, Roach MR (1972) Flow conditions at bifurcations as determined in glass models with reference to the focal distribution of vascular lesion. In: Bergel DH (ed) Cardiovascular fluid dynamics, vol 2. Academic Press, London, p 141
5. Green H, Rapela CE, Conrad MC (1963) Resistance and capacitance phenomena in terminal vascular beds. In: Hamilton WF, Dow Ph (eds) Handbook of Physiology Circulation, vol 2. Washington, DC, p 935
6. Heberer G, Rau G, Löhr HH (1966) Aorta und große Arterien. Springer, Berlin Heidelberg New York, S 56 ff
7. Kaminski DL, Barner HB, Dorighi JA, Kaiser GC, Willman VL (1972) Femoropopliteal bypass grafting. Arch Surg 104:527
8. Newman DL, Bowden LR, Gosling RG, Wille SD (1972) Impedance of aortic bifurcation grafts. J Cardiovasc Surg 13:175
9. Newman DL, Gosling RG, Bowden NLR, King DH (1973) Pressure amplitude increase on unmatching the aortopunction of the dog. Cardiovasc Res 7:6
10. Spencer MP, Denison AB (1963) Pulsatile blood flow in the vascular system. In: Hamilton WF, Dow Ph (eds) Handbook of Physiology, Circulation, vol 2, Washington, p 839
11. Strandness DE, Sumner DS (1977) The effect of geometry on arterial blood flow. In: Strandness, Sumner (eds) Hemodynamics for surgeons. Grune & Stratton, New York, p 96
12. Strandness DE, Sumner DS (1977) Grafts and grafting. In: Strandness, Sumner (eds) Hemodynamics for surgeons. Grune & Stratton, New York, p 342
13. Terry HJ (1972) The electromagnetic measurement of blood flow during arterial surgery. Biomed Eng 7:466

4 Technik der Gefäßchirurgie

E.-D. SCHWILDEN und R.J.A.M. VAN DONGEN

INHALT

A. Vorbereitung des gefäßchirurgischen Patienten 47
B. Instrumentarium und Hilfsmittel 48
C. Gefäßchirurgisches Nahtmaterial 52
D. Gefäßfreilegung 53
E. Gefäßabklemmung 55
F. Arterienligatur 56
G. Arteriotomie 57
H. Gefäßnahttechniken 58
   I. Allgemeine Nahttechnik 58
   II. Gefäßnahttechniken ohne Transplantationsmaterial 61
   III. Gefäßnahttechniken mit Transplantationsmaterial 63
I. Gewebekleber in der Gefäßchirurgie 69
K. Maschinelle Vereinigung von Gefäßen ... 70
   Literatur 71

A. Vorbereitung des gefäßchirurgischen Patienten

Da die Mehrzahl der gefäßchirurgischen Patienten ein höheres Lebensalter hat und insbesondere auf der Basis der Arteriosklerose multimorbide ist, gehört zur *allgemeinen präoperativen Vorbereitung* jedes gefäßchirurgischen Patienten die Abklärung und Behandlung eventueller Risikofaktoren und konkomittierender Erkrankungen (s. S. 101, 197). Einer exakten präoperativen Analyse bedarf ebenfalls das Gerinnungssystem, in das u.U. bereits präoperativ, intraoperativ und/oder postoperativ iatrogen eingegriffen wird (s. S. 106). Präoperativ diskutiert werden sollte ebenfalls die Notwendigkeit einer Infektionsprophylaxe, während bei bereits bestehendem Infekt das Ziel der präoperativen Vorbereitung sein sollte, den möglichst günstigsten Zeitpunkt für die Gefäßrekonstruktion zu terminieren (s. S. 171).

Die Anzahl der in Bereitschaft stehenden Blutkonserven orientiert sich an Erfahrungswerten des Operateurs. Die Konserven selbst können aus Fremdblut oder aus zuvor durch isovolämische Hämodilution gewonnenem Eigenblut bestehen.

Die *lokale Vorbereitung des Operationsgebietes* hat großzügig über das geplante Operationsterrain hinaus zu erfolgen. Wichtig ist die Mitvorbereitung der eventuellen Entnahmestelle von körpereigenem Transplantationsmaterial. Bei der Rasur sind Hautläsionen zu vermeiden. Bei bogenförmiger Schnittführung oder Inzisionen über Hautfalten ist vor allem im Leistenbereich ein vorheriges Anzeichnen der Inzision sinnvoll und ein präoperatives Ritzen der Haut mit Messer oder Nadel zu unterlassen. Zur Infektprophylaxe wird vor peripheren Rekonstruktionen das zu operierende Bein einschließlich der infektanfälligen Leistenregion am Vorabend der Operation in einen desinfizierenden Verband mit Polyvinyl-pyrrolidon-Jod-Lösung eingepackt.

Die *Vorbereitung auf dem Operationstisch* hat bei der Lagerung des Patienten neben bestimmten Positionen zur Verbesserung des operativen Zugangs (Kopftieflage, Halbseitenlage) die Vermeidung lagerungsbedingter Druckstellen, für die der arteriosklerotische Patient, insbesondere bei schlechter Weichteilbeschaffenheit, prädisponiert ist, zu beachten. Der erste Schwachpunkt ist die Sakralregion, insbesondere bei bereits bestehender schlechter arterieller Beckenperfusion oder bei einer geplanten längeren intraoperativen Blutstromunterbrechung in diesem Bereich. Eine großflächige Abstützung mit weicher Unterlage oder mit einem Vakuumkissen mit flächenhafter Modellierung können als intraoperative Dekubitus-Prophylaxe dienen. Die Lagerung auf einer elektrischen Heizmatte zur Wärmeregulierung kann problematisch sein, weil bei unterbrochener Blutzufuhr der Wärmeabtransport u.U. ungenügend erfolgt und zur Verbrennung führt. Thermostatgesteuerte Matten oder eine Ausschaltung der Matte während der Unterbrechung der Zirkulation reduzieren diese Risiken. Die zweite Schwachstelle für intraoperative Druckstellen ist die Ferse. Sie sollte routinemäßig mit einer weichen Kappe oder mit einem Watteverband gepolstert werden. Will man sich die Möglichkeit einer intraoperativen Inspektionskontrolle des Fußes erhalten, so sollte der Operationstisch im Auflagebereich der Ferse entsprechend gepolstert werden.

Längere Operationszeiten oder die mögliche lokale intraoperative Behinderung durch eine volle Blase erfordern eine kontinuierliche intraoperative Entleerung dieses Organs. Wegen der bekannten postoperativen Schwierigkeiten bei transurethralem Katheter sollte die Urinableitung bevorzugt über einen suprapubischen Katheter erfolgen. Dieser ist allerdings kontraindiziert, wenn im Falle einer Komplikation im Punktionsbereich das gefäßchirurgische Rekonstruktionsgebiet mit tangiert werden kann.

Die *Abdeckung des Operationsterrains* sollte allen Eventualitäten in Bezug auf eine Ausweitung des Eingriffs Rechnung tragen, das heißt, auch die dem eigentlichen Operationsbereich vor- und nachgeschalteten Gebiete sollten ohne weitere Manipulation bei Komplikationen einer Freilegung zugänglich sein. Bei allen Rekonstruktionen, bei denen u.U. Venenmaterial erforderlich sein könnte, sollte die Region zur eventuellen Transplantatentnahme mit abgedeckt werden. Die Entnahme von Venenstreifen sollte nur im Knöchelbereich erfolgen. Ganze Venensegmente für kurze Interpositionen oder Bypass-Plastiken werden am besten in der Leistenregion entnommen. Beim Leistenzugang ist besondere Sorgfalt auf die Abdeckung des Genitalbereiches zu verwenden. Bei einseitigem Zugang wird eine weitgehende Abschirmung der Skrotalregion mit gutem Zugang zur Leistenregion erreicht, wenn Skrotum und Penis am gegenüberliegenden Oberschenkel fixiert und mit einem sterilen, durch Mastixlösung fixierten doppelten Bauchtuch abgedeckt werden. Ist aufgrund des Eingriffs mit einer größeren Feuchtigkeits- oder Blutdurchtränkung der Abdecktücher zu rechnen, so sollten die Abdecktücher mit wasserundurchlässigen Klebefolien unterlegt werden. Diese Folien kleben ebenfalls durch Fettwülste oder Knickbildungen bedingte Hauttaschen gegenüber dem Operationsterrain ab. Die Tuchlagen, die grundsätzlich doppelt sein sollten, werden entweder durch Klemmen oder durch die zur Abdeckung der Haut verwendete selbstklebende durchsichtige Kunststoff-Folie fixiert. Zur rechtzeitigen intraoperativen Erkennung thromboembolischer Komplikationen im Extremitätenbereich können die Inspektion der Extremitätenperipherie

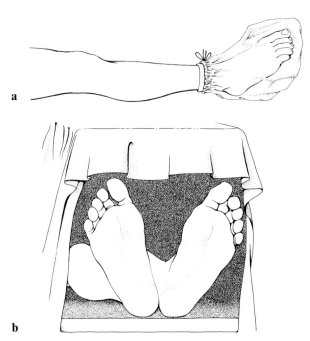

Abb. 4.1 a, b. Intraoperative Kontrollmöglichkeiten der Fußdurchblutung durch Einhüllung des Fußes in einen durchsichtigen, sterilen Plastiksack (**a**) oder durch Inspektionsmöglichkeit vom Operationstischende her (**b**)

und die Palpation der distalen Arterien von Nutzen sein. Möglichkeiten einer derartigen intraoperativen Sichtkontrolle im Bereich der unteren Extremität zeigen die Abb. 4.1 a, b.

B. Instrumentarium und Hilfsmittel

Bei gefäßrekonstruktiven Eingriffen ist das Risiko, durch ungeeignete Instrumente oder durch ihre falsche Handhabung schwerwiegende Schäden zu setzen, besonders groß. Aus diesem Grunde ist ein gefäßchirurgisches Spezialinstrumentarium, ergänzt durch Hilfsmittel für entsprechende Situationen, unerläßlich. An dieses Instrumentarium sind grundsätzlich 2 Bedingungen zu stellen, nämlich eine atraumatische Arbeitsweise und eine optimale Sicherheit.

Eine der ersten Voraussetzungen für eine solide gefäßchirurgische Technik ist eine großzügige Exposition des Operationsgebietes, die eine schnelle und präzise Rekonstruktion ermöglicht. Die für die übersichtliche Darstellung des jeweiligen Operationsterrains angebotenen Wundspreizer und -haken sind zahlreich und vielgestaltig. Eine entsprechende Auswahl und der gezielte Einsatz der

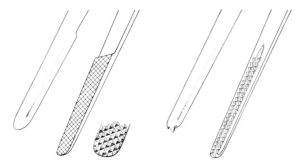

Abb. 4.2. Atraumatische Haftprofile gefäßchirurgischer Pinzetten

unterschiedlichen Modelle können dem Operateur den Zugang und die intraoperativen Manipulationen wesentlich erleichtern.

Die bei der Gefäßpräparation verwandten Pinzetten sollten wegen der unterschiedlichen Tiefe des Operationsgebietes in unterschiedlichen Längen vorhanden sein und mit ihren Greifflächen das Gewebe einmal so wenig wie möglich traumatisieren und auf der anderen Seite sicher fassen und nicht abrutschen. Diese Eigenschaften garantieren am besten die in Abb. 4.2 dargestellten Haftprofile.

Die gefäßchirurgische Präparierschere sollte ebenfalls in unterschiedlicher Länge verfügbar sein und mit ihren abgerundeten, leicht gebogenen und optimal gleitenden und schneidenden Branchen (Abb. 4.3 a) den Operateur über die Qualität des anpräparierten Gewebes wie ein verlängerter Finger informieren. Bei tiefem Operationsgebiet kann ein Modell mit Gegenkrümmung von Vorteil sein. Scheren mit unter verschiedenen Winkeln seitwärts gebogenen Blättern (Abb. 4.3 b, c) werden zur Erweiterung von Arteriotomien und partiellen Gefäßwandexzisionen verwandt.

Das Anschlingen der Gefäße erfolgt am besten mit angefeuchteten Ventilgummischläuchen oder den im Handel erhältlichen sogenannten „Vessel-Loops".

Die für die passagere Blutstromunterbrechung verwandten Gefäßklemmen sollten folgende Bedingungen erfüllen: Die erste Forderung ist eine unbedingte Griffsicherheit mit möglichst geringer Traumatisierung. Eine Längs- und feine Querriffelung bzw. Zähnelung des Haftprofils (Abb. 4.4a) garantieren in der Regel einen festen Sitz und verhindern ein Abgleiten mit u.U. katastrophalen Folgen. Besonders atraumatisch klemmt ein von DARDIK entwickeltes Klemmenmodell, bei dem die Riffelung extrem flach ist und die Klemmsicherheit durch eine zusätzliche Längsleiste gewährleistet ist (Abb. 4.4b). Gefäßklemmen mit gepolstertem, auswechselbarem Haftprofil (Abb. 4.4c) können vor allem bei der Abklemmung extrem verkalkter Gefäße von Nutzen sein.

Die zweite Forderung ist eine ausreichend lange Arretierung, die ein gefühlvolles, sanftes Schließen der Klemme und eine stufenweise, druckadaptierte Freigabe des Blutstromes ermöglicht.

Die dritte Forderung ist schließlich eine Variation der Klemmenstiele und -branchen in Form und Länge. Ein entsprechendes Klemmensortiment (Abb. 4.5) ermöglicht dem Operateur, die Klemme dem jeweiligen Zugang und Operationssitus anzupassen, so daß sie ihn bei seinen operativen Manipulationen so wenig wie möglich behindert.

Bei der Abklemmung kleinerer Gefäße finden bevorzugt gerade und gebogene sogenannte „Bulldog-Klemmen" unterschiedlicher Größe Verwendung (Abb. 4.6). Ihr Klemmdruck ist je nach Modellart durch die Eigenelastizität des Klemmenmetalls (Abb. 4.6a), durch Spiralfedern (Abb. 4.6b) oder zirkulären Gummizug (Abb. 4.6c) vorgegeben. Besonders atraumatisch klemmen die Modelle

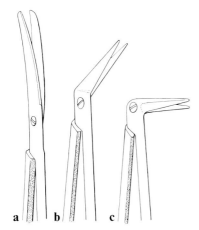

Abb. 4.3. a–c. Gefäßchirurgische Präparier- (**a**) und Arteriotomiescheren (**b, c**)

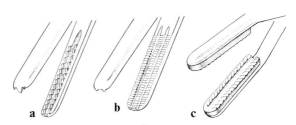

Abb. 4.4. Atraumatische Haftprofile gefäßchirurgischer Klemmen

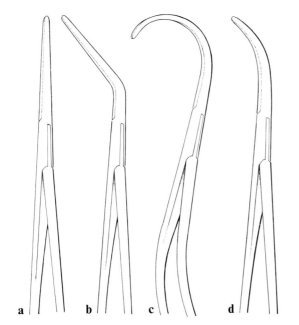

Abb. 4.5. Grundtypen gefäßchirurgischer Klemmen mit unterschiedlichen Branchen und Stielen

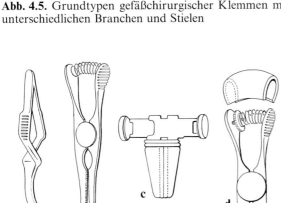

Abb. 4.6. Atraumatische „Bulldog-Klemmen" mit verschiedenen Klemmechanismen

mit regulierbarer Federkompression (Abb. 4.6d), bei denen die Dosierung des Klemmdruckes so gewählt werden sollte, daß die Kompression extrem weich erfolgt und gerade den Blutstrom unterbricht. Um zu vermeiden, daß die Feder als lästiger Fadenfänger dient, kann sie mit einer Plastikkappe aus einem Infusionsschlauch bedeckt werden (Abb. 4.6d).

Bei der offenen und halbgeschlossenen Endarteriektomie findet das Instrumentarium der Abb. 4.7. mit Skalpell, Schere, scharfem Löffel, Gefäßspatel und einem Ringstrippersatz mit unterschiedlichen Ringgrößen Verwendung, wobei eine ovale Ringform die Schichtdissektion erleichtert.

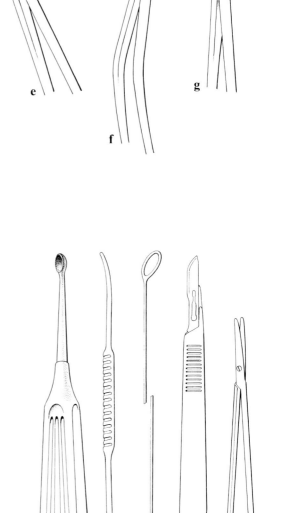

Abb. 4.7. Instrumentarium zur offenen und halbgeschlossenen Endarteriektomie

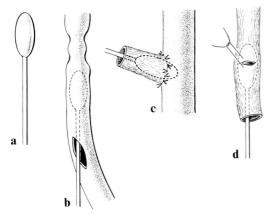

Abb. 4.8. Intraoperative Anwendung der Gefäßoliven

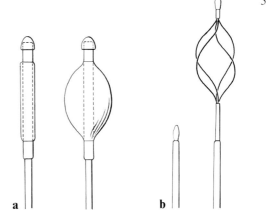

Abb. 4.9. Katheter zur indirekten Thromb- und Embolektomie

Gefäßoliven unterschiedlicher Dicke (Abb. 4.8a) können als Dilatatoren (Abb. 4.8b), zur intraoperativen intraluminalen Kontrolle von Anastomosen (Abb. 4.8c) oder als Schienung bei der Naht eines kleinen Gefäßwand- oder Transplantatdefektes (Abb. 4.8d) eingesetzt werden. Ein weiterer Anwendungsbereich ist die intraluminale Okklusion (s. S. 56).

Aufblasbare Ballonkatheter (Abb. 4.9a), ebenfalls als Satz unterschiedlicher Größe, sind das wichtigste Instrument zur indirekten Entfernung des Verschlußmaterials bei Thrombose und/oder Embolie. Älteres, zum Teil adhärentes Thrombus- oder Emboliematerial läßt sich unter Umständen noch mit dem urologischen Dormia-Katheter abstreifen (Abb. 4.9b). Mit entsprechendem Verschlußhahn können die Ballonkatheter auch für die intraluminale Okklusion Verwendung finden (s. S. 183, 249).

Von einem gefäßchirurgischen Nadelhalter ist zu fordern, daß er einmal die Krümmung der sehr feinen Gefäßnadeln unbeeinflußt läßt und zum anderen ein Drehen der Nadel im Maul des Nadelhalters verhindert. Ein feinstrukturiertes Haftprofil aus Hartmetall mit schmalem Maul (Abb. 4.10) garantiert am besten diese Eigenschaft.

Unter den technischen Hilfsmitteln, die nicht grundsätzlich zum notwendigen gefäßchirurgischen Standardinstrumentarium gehören, jedoch unter bestimmten Umständen für den Operationserfolg von wesentlicher Bedeutung sind, haben die sogenannten „temporären Blutleiter" die größte Bedeutung. Sie werden einmal eingesetzt bei der Rekonstruktion von Gefäßen, deren nachgeschaltetes Versorgungsgebiet nur eine kurze Blutstromunterbrechung toleriert (z.B. A. carotis). In der Gefäßtraumatologie dienen sie der passageren, provisorischen Wiederherstellung der Blutzirkulation bei erforderlicher langwieriger Rekonstruktion, bei Priorität eines anderen Eingriffes oder zur Verlegung des Patienten in eine Spezialabteilung und können so die zu befürchtenden schweren ischämischen Schädigungen in Grenzen halten.

Bei Notfällen kann als intraluminaler Shunt für die A. carotis oder die Extremitätenarterien ein aus einem Infusionsschlauch zurechtgeschnittenes Kunststoffröhrchen entsprechenden Kalibers Verwendung finden. Die fabrikmäßig hergestellten Shunts verschiedener Länge mit unterschiedlichen Lumina liegen entweder als sogenannte „In-lying-Shunts" komplett intraluminal (Abb. 4.11a) oder sie werden in Form einer zirkulären (Abb. 4.11b) oder Ω-Schlinge (Abb. 4.11c) als sogenannte „Out-lying-Shunts" partiell aus dem Gefäßlumen herausgeleitet und erleichtern damit die intraluminalen Manipulationen im Arteriotomiebereich. Eine Abknickung der Shuntschlingen wird durch in die Shuntwand eingearbeitete Spiralen verhindert. Die Shuntenden sind wulstförmig verdickt.

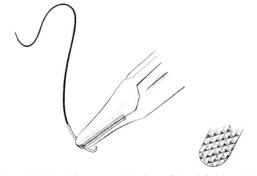

Abb. 4.10. Maulform und Haftprofil gefäßchirurgischer Nadelhalter

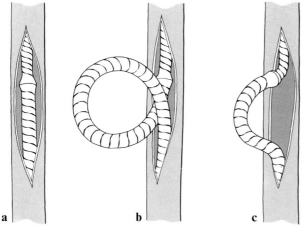

Abb. 4.11. Intraluminale Shuntformen

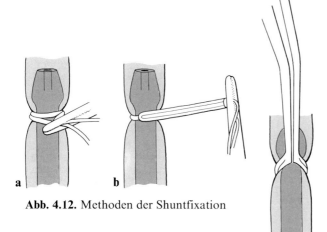

Abb. 4.12. Methoden der Shuntfixation

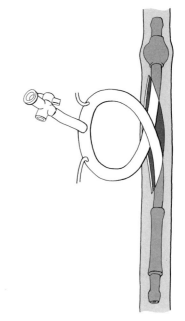

Abb. 4.13. Shunt mit intraluminaler Ballonfixation

Die Abdichtung und Shuntfixation im Gefäßlumen erfolgt entweder mit Tourniquetzügeln (Abb. 4.12a, b) oder mit einer Spezialklemme (Abb. 4.12c). Neuere Shuntmodelle haben an ihren Enden aufblasbare Ballons beziehungsweise Manschetten, die den Blutstrom unterbrechen und gleichzeitig den Shunt im Gefäßlumen fixieren (Abb. 4.13). Hierdurch wird die Verwendung einer eventuell traumatisierenden Klemme oder eines Tourniquetfadens überflüssig. Eine zusätzliche Zuleitung zum Shunt ermöglicht zur Vermeidung introperativer thromboembolischer Komplikationen die Shuntspülung oder Dauerperfusion, ferner die Applikation von Medikamenten und u.U. die Injektion von Kontrastmittel zur Angiographie.

Bei Notfall- oder Eletiveingriffen an der Aorta descendens und am Truncus brachio-cephalicus (Trauma, Aneurysma) kann als Alternative zur alleinigen Abklemmung oder zur extrakorporalen Zirkulation der sogenannte Gott-Shunt in Form eines aorto-aortalen, aorto-femoralen oder aorto-brachiozephalen Shunts angewandt werden. Es handelt sich hierbei um einen PVC-Schlauch, der durch Beschichtung mit einem Heparin-Komplex eine antithrombogene Innenfläche erhält und über Stichinzisionen in die jeweiligen Gefäße eingeführt wird (s.S. 331, 351).

C. Gefäßchirurgisches Nahtmaterial

Das gefäßchirurgische Nahtmaterial, das den gleichen hämodynamischen Belastungen ausgesetzt ist wie der Gefäßersatz selbst, sollte von seinen Eigenschaften her inert sein und durch nur geringe Fremdkörperreaktion eine gewisse Infektresistenz aufweisen. Bei hoher Reißfestigkeit und Elastizität muß gleichzeitig eine gute Gleitfähigkeit und Knotensicherheit garantiert sein. Die Qualität dieser Fadeneigenschaften ist durch Fadenmaterial, Fadenstruktur und Fadenstärke vorgegeben.

Die Anwendung *resorbierbaren Nahtmaterials* beziehungsweise sogenannter „temporärer" Nähte befindet sich in der Gefäßchirurgie noch weitgehend im Experimentierstadium. Da lediglich bei der Naht vitaler Gefäße mit Abschluß der Nahtheilung eine weitere Verankerung durch Nähte überflüssig wird, darf resorbierbares Nahtmaterial grundsätzlich nur bei Vereinigung von autogenem Gefäßmaterial Verwendung finden.

Das Grundmaterial resorbierbarer Fäden ist hydrolytisch spaltbar und besteht bei geflochtener Fadenstruktur aus Polyglykolsäure oder Polyglaktin. Die fehlende Eignung für die gefäßchirurgische Naht beruht bei diesen Materialien auf der zu schnellen Resorption und dem dadurch bedingten zu raschen Verlust der Reißfestigkeit und schließlich noch in der geflochtenen Verarbeitung. Seit 1981 steht mit dem aliphatischen Polyester Polydioxanon ein synthetischer monophiler resorbierbarer Faden zur Verfügung, der aufgrund seiner bedeutend langsameren Resorption und damit geringeren Reißkraftverlustes neue Perspektiven für die Zukunft eröffnet. Diese Perspektiven sind insbesondere das Mitwachsen von Gefäßanastomosen bei Kindern und die Hoffnung auf günstigere Ergebnisse bei septischen Gefäßoperationen.

Da bei der Mehrzahl der Gefäßrekonstruktionen die Sicherheit der Gefäßverankerung zeitlebens auf der Dauerbelastbarkeit des Nahtmaterials beruht, ist der *nicht resorbierbare Faden* das Nahtmaterial der Wahl. Unter den sogenannten „permanenten" Nahtmaterialien ist der monophile Polypropylen- oder Polybutylen-Faden als der wesentlichste Fortschritt bei der Entwicklung gefäßchirurgischer Nahtmaterialien anzusehen. Seine Gleitfähigkeit und hohe Reißfestigkeit ermöglichen einen widerstandslosen Durchzug durch jegliches Material und reduzieren damit die Stichkanalblutungen erheblich. Ferner erlaubt der Faden problemlos ein späteres Anziehen bereits locker gelegter Nähte in Form der sogenannten „Distanznahttechnik" (s. S. 63), zum Beispiel bei schwierigen Hinterwandnähten oder nach Entfernung intraluminaler Shunts. Seine biologische Passivität und extrem geringe Fremdkörperreaktion sowie die fehlende Dochtwirkung setzen einer bakteriellen Kontamination einen gewissen Widerstand entgegen. Nachteile sind seine geringe Resistenz gegen mechanische Schäden, zum Beispiel durch Pinzetten oder Klemmen mit dem Risiko des Nahtbruchs (s. S. 178) und seine federnde Elastizität mit oft hinderlicher Schlingenbildung und Verhakung. Die durch die Gleitfähigkeit bedingte Knotenunsicherheit kann durch eine ausreichende Anzahl von Knoten (5–7) und eine exakte Knüpftechnik auf ein Minimum reduziert werden.

Der geflochtene, nicht resorbierbare Faden, meist als Polyesterfaden aus hochwertigen Dacrongarnen konzipiert, hat den Nachteil, daß er dem Fadendurchzug einen erheblichen Widerstand

Tabelle 4.1. Stärkenangabe der in den verschiedenen Gefäßregionen gebräuchlichen Fäden nach der alten konventionellen Stärkenangabe der amerikanischen Pharmakopoe (USP) und der Stärkenbezeichnung nach der neuen europäischen Pharmakopoe. Letztere ist metrisch und gibt die Fadenstärke in $1/10$ mm an

Gefäßbereich	Fadenstärke	
	USP	Ph. Eur.
Thorakale Aorta	3 – 0	2
Abdominale Aorta, Aortenbogenäste	4 – 0	1,5
Beckenarterie	5 – 0	1
Fermoralarterie, Brachialarterie	6 – 0	0,7
Karotisbifurkation, Nierenarterie, Viszeralarterie, Unterschenkelarterie, Unterarmarterie	7 – 0	0,5

entgegensetzt, wobei der sägende Effekt des Fadens durch getrocknetes Blut noch verstärkt wird. Ferner kann er durch seinen Dochtcharakter eventuelle Infektionen begünstigen. Eine zusätzliche äußere Beschichtung des Fadens reduziert diese Nachteile wesentlich.

Die zu verwendende Fadenstärke richtet sich nach Gefäßkaliber und Gefäßwandbeschaffenheit, wobei das in Tabelle 4.1 angegebene Schema als Richtlinie für die Wahl der Fadenstärke in den unterschiedlichen Gefäßregionen dienen kann. Die Armierung der Fäden erfolgt mit öhrlosen, in der Regel gebogenen Nadeln, wobei unterschiedliche, der jeweiligen Situation angepaßte Nadelgrößen und Krümmungsradien die Nahttechnik wesentlich erleichtern können. Eine Profilierung oder Rippung des Nadelkörpers und eine trokarartig geschliffene Nadelspitze garantieren einen festen Sitz des Nadelhalters und ein atraumatisches Durchführen der Nadel durch die Gefäßwand, insbesondere bei Verkalkungen oder erheblichen Vernarbungen. Eine Doppelarmierung des Fadens kann bei bestimmten Nähten von Nutzen sein.

D. Gefäßfreilegung

Die Gefäßfreilegung setzt genaue anatomische Kenntnisse und eine subtile Operationstechnik voraus. Sie beginnt mit der Inzision der Gefäßscheide im Bereich der in der Regel seitenastfreien Vorderwand der Arterie. Von dieser Inzision aus

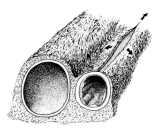

Abb. 4.14. Beginn der Gefäßfreilegung mit Längsinzision des periadventitiellen Gewebes und sukzessiver Isolierung des Gefäßes in allen Richtungen

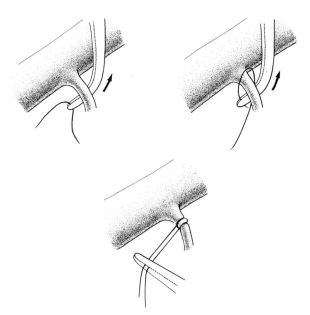

Abb. 4.15. Technik der passageren Blutstromunterbrechung von Seitenästen durch Tourniquet-Ligaturen

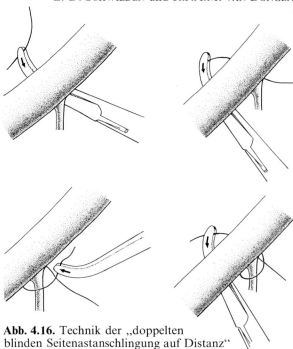

Abb. 4.16. Technik der „doppelten blinden Seitenastanschlingung auf Distanz"

erfolgt im periadventitiellen Gewebe in engem Kontakt zur Arterienwand die Präparation sowohl nach proximal, nach distal und zu beiden Seiten (Abb. 4.14). Die saubere Schichtdissektion wird erleichtert, wenn die umgebenden Strukturen und das Gefäß an seiner Adventitia gefaßt und gegeneinander angespannt werden. Die Gefäßwand selbst ist mit größtmöglicher Schonung zu behandeln und ihr Quetschen mit Pinzetten zu vermeiden. Schwierigkeiten bei dieser Schichtdissektion müssen erwartet werden, wenn endangitische Wandprozesse die Gefäßscheide entzündlich verändert haben, wenn Hämatome nach Angiographien, alten Verletzungen oder vorherigen Operationen zu fibrotischen Reaktionen im Bereich der Gefäßscheide geführt haben und bei Aneurysmata, die in der Regel eng mit den umgebenden Strukturen und insbesondere der Vene verwachsen sind.

Bei der Präparation der Arterie, vor allem im seitlichen Bereich, sollte jeder sich anspannende Strang a priori als Seitenast angesehen und geschont werden. Die passagere Blutstromunterbrechung dieser kleinen Äste erfolgt mit sogenannten Tourniquetligaturen (Abb. 4.15) die durch Klemmenzug und -gewicht straff gehalten werden. Bei hinten abgehenden und schwierig darstellbaren Seitenästen bewährt sich die „doppelte blinde Anschlingung auf Distanz" (Abb. 4.16), die eine hinderliche Verletzung des Seitenastes verhindert. Nach erfolgter ausreichender, beidseitiger seitlicher Präparation wird die Arterie mit einer Präparierklemme unterfahren und angeschlungen. Bei dieser zirkulären Isolierung sollte sorgfältig auf hinten abgehende Kollateralen geachtet und die Klemme immer von der Seite der Begleitvene aus vorgeführt werden (Abb. 4.17). Hierdurch lassen

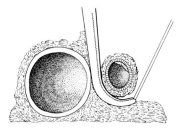

Abb. 4.17. Technik der Stammarterienanschlingung mit von der Venenseite um die Arterie geführter Präparierklemme

sich am ehesten versehentliche Verletzungen eines Hinterwandastes oder der begleitenden Stammvene vermeiden. Die Anschlingung erfolgt am besten mit einem angefeuchteten Ventilgummischlauch oder den fabrikmäßig hergestellten sogenannten „Vessel-Loops". Eine Anschlingung mit einfachen Fäden oder Stoff- beziehungsweise Nabelbändchen ist nicht zu empfehlen, da bei diesen Zügeln einmal die Gefahr des Einschneidens und zum anderen durch die schlechte Gleitfähigkeit das Risiko einer Drehung des Gefäßes u.U. mit Plaquebruch gegeben ist. Die erste Isolierung des Stammgefäßes sollte proximal erfolgen und zwar in dem Bereich, wo später die proximale Blutstromunterbrechung vorgesehen ist. Die Stelle sollte ebenso wie der distale Stammarterienzügel so weit vom zu rekonstruierenden Segment oder Anastomosenbereich entfernt sein, daß die spätere Abklemmung die Rekonstruktion nicht behindert. Der proximale Zügel vermindert bei eventuellen Blutungsproblemen bei der weiteren Präparation nach distal durch Zug am Zügel oder Anlegen einer Klemme größere Blutverluste. Größere Seitenäste oder Bifurkationen werden analog den Stammarterien angeschlungen und zur Abklemmung vorbereitet. Hierbei kann ein proximales und distales Zügeln der Stammarterie mit vorsichtigem Zug an den Zügeln das Anschlingen des Seitenastes erleichtern (Abb. 4.18). Bei schlechter Zugänglichkeit des Seitenastabgangs kann dieser auch „blind auf Distanz" angeschlungen werden.

Kommt es bei der Präparation der Arterie zur versehentlichen Verletzung kleinerer Seitenäste oder kleinerer Begleitvenen, so werden diese unterbunden oder mit einer Durchstichligatur versehen. Hierbei ist darauf zu achten, daß eine Gefäßwandraffung der Stammarterie oder eine Stumpfbildung nicht Ausgangspunkt einer lokalen Thrombose wird (Abb. 4.19).

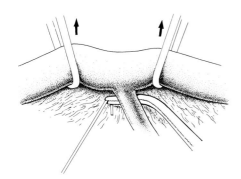

Abb. 4.18. Technik der Anschlingung von großen Stammarterienseitenästen oder Bifurkationen

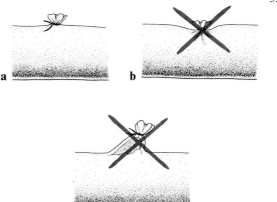

Abb. 4.19a–c. Korrekte (**a**) und fehlerhafte (**b, c**) Durchstichligatur von Arterienseitenästen

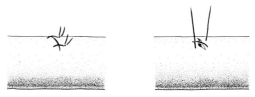

Abb. 4.20. Techniken der Blutstillung bei Seitenastläsionen oder -ausrissen

Bei Ausriß eines Seitenastes aus dem Stammgefäß wird die Läsion mit queren Einzelknopfnähten (Abb. 20a) oder einer atraumatischen Kreuzstichnaht (Abb. 20b) verschlossen. Verletzungen der Stammarterie oder größerer Seitenäste sowie der begleitenden Stammvene müssen mit einer korrekten gefäßchirurgischen Naht unter guter Sicht versorgt werden. Vor einer blinden Naht oder blindem Anlegen von Klemmen kann nur gewarnt werden. Unter Abdichtung der blutenden Stelle mit dem Finger oder Stieltupfer werden zu- und abführende Arterien isoliert und abgeklemmt und die Wandläsion unter Bluttrockenheit mit korrekter gefäßchirurgischer Naht versorgt. Bei Venenverletzungen sorgt eine proximale und distale digitale Stieltupferkompression der Vene in der Regel für ausreichende Bluttrockenheit und Übersicht.

E. Gefäßabklemmung

Voraussetzung für eine optimale Gefäßnaht ist absolute Bluttrockenheit durch eine vorübergehende Blutstromunterbrechung. Oberstes Prinzip hierbei sollte sein, nicht durch unnötige und vor allem wiederholte Manipulationen zusätzliche Gefäß-

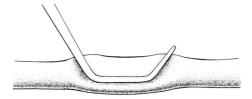

Abb. 4.21. Partielle tangentiale Gefäßabklemmung mit einer Satinski-Klemme

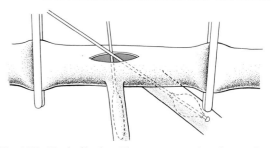

Abb. 4.23. Technik der Blutstromunterbrechung durch Kombination von Abklemmung und intraluminaler Ballon- und Olivenokklusion

schäden in Form von Intimaläsionen zu verursachen. Die Blutstromunterbrechung kann auf verschiedene Art und Weise erfolgen:

(1) Die partielle, seitlich tangentiale Ausklemmung (Abb. 4.21). Sie wird mit entsprechend konzipierten Gefäßklemmen durchgeführt. Außer bei Anastomosen an der Aorta ascendens, am Aortenbogen und u.U. an der Aorta descendens gibt es kaum noch Situationen, wo eine komplette Blutstromunterbrechung nicht für den Zeitraum toleriert wird, der für die Fertigstellung einer Anastomose erforderlich ist. Die tangentiale Abklemmung, noch häufig bei der End-zu-Seit-Anastomose an der Aorta abdominalis praktiziert, birgt einmal das Risiko, daß die häufig erheblich sklerotisch veränderte Intima durch den Klemmendruck fragmentiert und disseziert wird. Ein weiterer Nachteil besteht darin, daß durch die eng gegeneinander gepreßten Seitenflächen die Einsicht in das Gefäßlumen und damit eine exakte Nahttechnik mit entsprechender Stichführung, beziehungsweise Stichabstand, erschwert wird. Weiterhin ist die Gefahr eines möglichen Abgleitens der Klemme nicht zu vernachlässigen.

(2) Die komplette transversale Abklemmung. Sie hat den Vorteil, daß sie an jeder Stelle durchgeführt werden kann und einen ausreichenden übersichtlichen Zugang zum zu rekonstruierenden Gefäßsegment ermöglicht. Die Gefahr einer klemmenbedingten Gefäßwandschädigung ist am geringsten, wenn die Abklemmung an einer Stelle erfolgt, die frei von Arteriosklerose ist. Da dies nur selten der Fall ist, muß die Klemmenlage der Arterienpathologie angepaßt werden und zwar so, daß bei der Abklemmung der weiche Arterienabschnitt gegen die verkalkte Stelle gedrückt und der Plaque selbst nicht frakturiert wird (Abb. 4.22).

(3) Die intraluminale Okklusion (Abb. 4.23). Sie erfolgt mit Ballonkathetern oder Oliven entsprechender Größe. In Notfällen kann auch von einem einfachen Foley-Urinkatheter Gebrauch gemacht werden. Die intraluminale Okklusion ist empfehlenswert: 1. bei dünnen, durch Klemmen leicht verletzlichen Gefäßwänden, zum Beispiel nach offener Endarteriektomie, 2. bei schwieriger und zeitaufwendiger beziehungsweise risikoreicher Präparation für eine Klemmenokklusion, zum Beispiel bei Re-Eingriffen oder entzündlichen Gefäßwandveränderungen, 3. bei unvorhergesehenen Blutungen, bei denen eine Klemmenokklusion einen erheblichen präparatorischen Zeitaufwand mit entsprechendem Blutverlust erfordert.

F. Arterienligatur

Eine Arterienligatur sollte so durchgeführt werden, daß ein Abgleiten der Ligatur mit den entsprechenden Folgen weitgehend ausgeschlossen ist. Ferner sollte die Ligatur wegen der Gefahr des Durchschneidens nicht in einer Klemmfurche erfolgen und grundsätzlich vorsichtig und langsam angezogen werden.

Kleinere Arterien werden unter Berücksichtigung dieser Risiken mit einer Durchstichligatur versorgt. Gefäße mittleren Kalibers werden doppelt ligiert, wobei die zentrale Ligatur als Durchstichligatur gelegt die periphere Unterbindung sichert (Abb. 4.24a). Bei Unterbindungen von Bifurkationen verhindert die Ligatur hinter einer belassenen Brücke der Bifurkation das Ab-

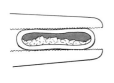 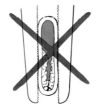

Abb. 4.22. Korrekte und fehlerhafte Technik der Klemmenapplikation bei partiell verkalkter Gefäßwand

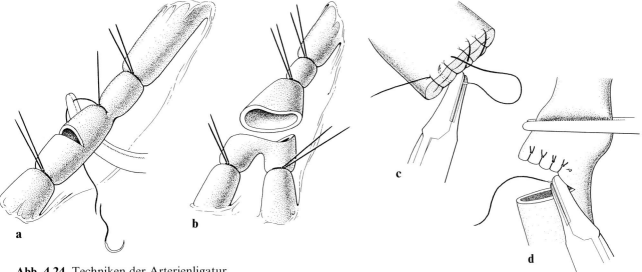

Abb. 4.24. Techniken der Arterienligatur

gleiten des Fadens (Abb. 4.24b). Bei weitlumigen Arterien werden die Stümpfe durch zweischichtige Naht und zwar in Form einer hin- und zurücklaufenden überwendlichen (Abb. 4.24c) oder einer zweischichtigen U-Naht (s. S. 349) gesichert. Ist der zu vernähende Stumpf nur kurz und besteht die Gefahr eines Abgleitens der Klemme, so kann dieses Risiko durch eine schrittweise Durchtrennung und Naht des Gefäßes ausgeschaltet werden (Abb. 4.24d).

Bei Seitenastligaturen ist darauf zu achten, daß durch Raffung der Arterienwand oder Belassen eines Gefäßstumpfes der Ligaturbereich nicht Ausgangspunkt einer lokale Thrombose wird (Abb. 4.19).

G. Arteriotomie

Die Arteriotomie kann in Längs- und Querrichtung zur Gefäßachse durchgeführt werden. Während die Längsarteriotomie immer anwendbar ist, ist der Indikationsbereich der queren Gefäßeröffnung im wesentlichen auf gesunde Gefäße zur Durchführung einer indirekten Embolektomie beschränkt. Ihr Vorteil besteht in diesen Situationen darin, daß ihr Verschluß durch direkte Naht ohne zeitraubende Erweiterungsplastik erfolgen kann. Bei pathologisch veränderten Gefäßen kann sie zu Problemen führen, weil einmal, vor allem bei kleinkalibrigen Gefäßen, der Einblick in das Gefäßlumen erschwert wird und zum anderen bei lokalen Komplikationen wie Intimadissektion oder Plaquelösung eine Schnitterweiterung mit anschließender Endarteriektomie oder ein Bypass-Anschluß erhebliche technische Schwierigkeiten verursachen können. Der Arteriotomiebereich selbst sollte frei von störendem Adventitiagewebe sein, da dieses eine exakte Stich- und Schnittführung erschwert. Die Gefäßeröffnung wird erleichtert,

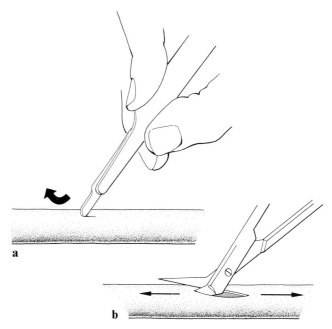

Abb. 4.25. Stichrichtung und Skalpell- bzw. Scherenführung bei der Arteriotomie und Arteriotomieverlängerung

wenn das entsprechende Gefäßsegment in gefülltem Zustand eröffnet wird. Bei bereits unterbrochener Zirkulation kann das ausgeklemmte Segment zuvor durch transmurale Injektion von Heparin-Kochsalzlösung aufgefüllt werden.

Die Arteriotomie beginnt mit einer Stichinzision mit dem Skalpell, wobei die Schnittfläche des Skalpells nach oben zeigt und die Stichführung vom Operateur weg erfolgt (Abb. 4.25a). Hierdurch läßt sich am ehesten eine Verletzung der Gefäßhinterwand vermeiden. Wichtig ist, daß die Stichinzision senkrecht durch alle Schichten geführt wird und keine Wanddissektion entsteht. Die Verlängerung der Inzision erfolgt mit einer Knieschere, wobei die Scherenbranche vor allem bei erheblich sklerotisch verändertem Gefäßlumen zur Vermeidung einer Wanddissektion das einmal identifizierte Lumen über die gesamte Länge der Arteriotomie nicht verlassen sollte (Abb. 4.25b).

H. Gefäßnahttechniken

I. Allgemeine Nahttechnik

Grundprinzip jeder funktionell intakten Gefäßnaht sollte sein, daß durch eine exakte Adaptation der Gefäßränder eine komplette Blutstillung erreicht wird und gleichzeitig die Integrität des Gefäßlumens gewährleistet ist. Dieses Ziel wird durch Eversion der Gefäßwand mit Adaptation der Intima erreicht, wobei im einzelnen folgende technische Nahtvarianten zur Anwendung kommen können:

(1) Die fortlaufende überwendliche Naht (Abb. 4.26a). Sie ist die Standardmethode und kann bei jeglicher Gefäßrekonstruktion in Erwägung gezogen werden.
(2) Die Einzelknopfnaht (Abb. 4.26b). Sie ist indiziert bei zirkulären End-zu-End-Anastomosen kleinerer Gefäße und bei der Naht jugendlicher Arterien, weil sie ein Mitwachsen der Anastomose ermöglicht. Nachteile sind eventuelle Zwischenstichblutungen und der durch das Knoten bedingte Zeitaufwand.
(3) Die Einzelknopf-, U- oder -Matratzen-Naht (Abb. 4.26c). Vorteile sind eine gute Festigkeit und Bluttrockenheit durch breite Intima-Adaptation. Aus diesem Grunde ist sie vor allen Dingen bei zentralen herznahen, großkalibrigen Gefäßen zu empfehlen. Ein Nachteil be-

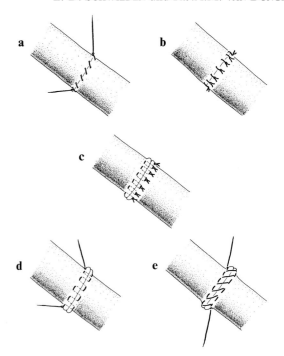

Abb. 4.26. Gefäßchirurgische Nahttechniken

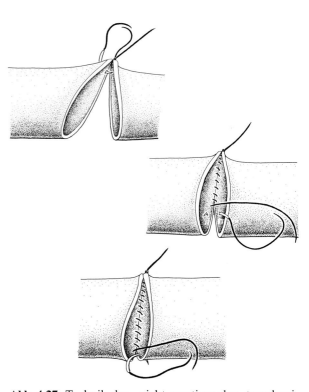

Abb. 4.27. Technik der „nicht evertierenden, transluminalen" Naht

steht in der Gefahr der Einengung, vor allen Dingen bei zirkulärer Vereinigung kleinerer Gefäße.

(4) Die fortlaufende U- oder Matratzen-Naht (Abb. 4.26d). Sie hat die gleichen Vor- und Nachteile wie die U-Einzelknopfnaht. Bei unsicheren Nahtverhältnissen kann sie u.U. zweischichtig angelegt werden, wobei die zweite, einfache, fortlaufende Naht nur den bereits durch die U-Naht evertierten Saum faßt (Abb. 4.26e).

(5) Die nicht evertierende, transluminale Naht (Abb. 4.27). Sie kommt vor allem bei tiefem Operationsfeld und schwierigem Zugang für die Hinterwandnaht einer End-zu-End- oder End-zu-Seit-Anastomose in Frage.

Im einzelnen sind bei jeder Gefäßnaht folgende technische Details zu berücksichtigen, die über Erfolg oder Mißerfolg einer Gefäßrekonstruktion wesentlich mitentscheiden können. Instrumentell sollte bei der Gefäßnaht ausschließlich von Nadelhalter und Pinzette Gebrauch gemacht und ein unnötiges Korrigieren der Nadelposition im Nadelhalter oder eine Übernahme der Nadel mit den Fingern vermieden werden. Hierzu bietet sich bei Einsatz von Nadelhalter und Pinzette die in Abb. 4.28 demonstrierte Technik, bei alleinigem

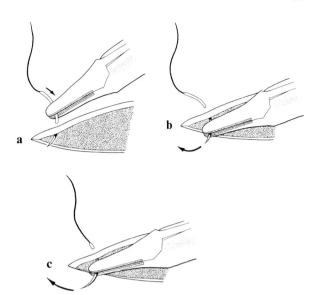

Abb. 4.29 a–c. Gefäßnahttechnik mit alleinigem Nadelhalter mit Durchstechen der Gefäßwand (**a**), Nadelübernahme und partiellem Durchzug mit dem umgesetzten Nadelhalter (**b**) und korrekter Neupositionierung des Nadelhalters für den folgenden Stich (**c**)

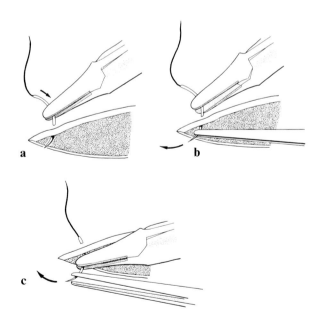

Abb. 4.28 a–c. Gefäßnahttechnik mit Nadelhalter und Pinzette mit Durchstechen der Gefäßwand (**a**), Nadelübernahme und partiellem Durchzug mit Pinzette (**b**) und korrekter Neupositionierung des Nadelhalters für den folgenden Stich (**c**)

Gebrauch von Nadelhalter und anderweitigem Pinzetteneinsatz die Technik der Abb. 4.29 an.

Die *Nadelführung* durch die Gefäßwand sollte entsprechend ihrer Krümmung erfolgen, da andere Manipulationen die Stichkanäle erheblich erweitern. Eine exakte Nadelführung senkrecht durch alle Schichten und ohne Nadelverbiegung gelingt am besten, wenn die Spitze des Nadelhalters in die Mitte der Nadel plaziert wird. Ein Zug oder Gegendruck an der zu durchstechenden Wand kann das Durchführen der Nadel erleichtern. Ein Gegenzug darf nur an der Adventitia erfolgen (Abb. 4.30a). Ein Fassen der gesamten Wand kann zu Endothelläsion, Plaquelösung oder Intimabruch führen (Abb. 4.30b). Gegendruck sollte nur mit geschlossener Pinzette gegen die Stichrichtung ausgeführt werden (Abb. 4.30c).

Die *Stichrichtung* hängt ab vom Zustand der Arterienwand, dem Anastomosen- und dem Nahtmaterial, wobei im einzelnen folgenden Faktoren Rechnung getragen werden sollte: Bei arteriosklerotisch veränderter Gefäßwand kann es bei Stichrichtung von außen nach innen zur Plaque- oder Intimalösung kommen (Abb. 4.31a). Bei Verwendung von Venenmaterial wird bei gleicher Stichrichtung Venenadventitia mit dem Faden durch den Stichkanal gezogen und gelangt so ins Gefäß-

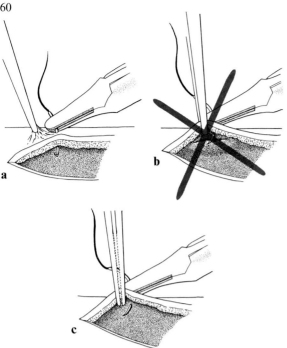

Abb. 4.30 a–c. Korrekte (**a, c**) und fehlerhafte (**b**) Hilfen bei der Nadelführung durch die Gefäßwand

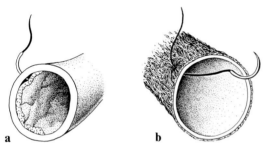

Abb. 4.31 a, b. Potentielle Risiken an (**a**) Arterie und (**b**) Vene bei Stichführung von außen nach innen

innere (Abb. 4.31 b). Dieser Effekt wird noch besonders bei Verwendung von geflochtenem Nahtmaterial verstärkt. Unter Berücksichtigung dieser Phänomene ist folgende, an die lokale Pathologie adaptierte Technik empfehlenswert:

(1) Bei Vereinigung von Kunststoff und Arterie sollte die Stichrichtung immer vom Kunststoff zur Arterie und damit am Gefäß von innen nach außen erfolgen.
(2) Bei Vereinigung von Vene und Arterie sollte primär eine Stichrichtung von Arterie zur Vene angestrebt werden, was sich bei endarteriektomierter Arterienwand in der Regel problemlos gestaltet. Ist das Risiko einer Intima- oder Plaquelösung auch bei Gegendruck von innen mit geschlossener Pinzette zu groß, so sollte die Stichrichtung umgekehrt von der Vene zur Arterie erfolgen. Hier sollte dann grundsätzlich von einem monofilen, glatten Faden Gebrauch gemacht werden, der das Risiko des Adventitiadurchzugs wesentlich reduziert.

Die *Fadenführung* erfolgt nicht instrumentell, sondern mit den Fingern senkrecht zur Gefäßwand (Abb. 4.32 a). Hierdurch werden Erweiterungen der Stichkanäle oder sogar Einrisse der Gefäßwand am ehesten vermieden (Abb. 4.32 b). Der Faden selbst wird unter elastischer Spannung gehalten. Ein zu lockerer Fadenzug führt zu Zwischenstichblutungen, ein zu starker Zug zu Gefäßwandeinrissen oder Stenosen. Die exakte Schlingenposition bei fortlaufender Naht erfolgt mit geschlossener Pinzette (Abb. 4.33 a). Eine falsche Schlingenlage wird mit umgekehrter Nadel gelockert und mit geschlossener Pinzette neu positioniert

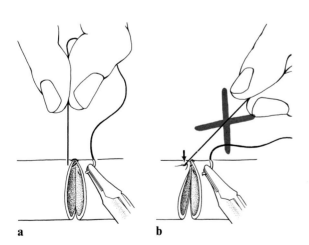

Abb. 4.32 a, b. Korrekte (**a**) und fehlerhafte (**b**) Fadenführung

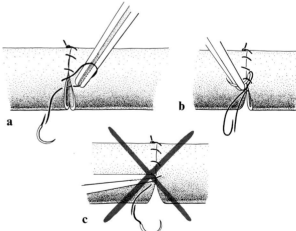

Abb. 4.33. Technik und Fehler der Fadenschlingenpositionierung und -korrektur

(Abb. 4.33b). Das Fassen des Fadens mit einer Pinzette kann zur Fadenschädigung mit sekundärem Fadenbruch und Anastomosenblutung führen (Abb. 4.33c).

II. Gefäßnahttechniken ohne Transplantationsmaterial

Die direkte Gefäßnaht kann einmal als direkter Wandverschluß bei iatrogen gesetzten Arteriotomien, nach tangentialer Abtragung von Aneurysmen und bei bestimmten Formen von Gefäßtraumen und zum anderen bei einer Vielzahl direkter Anastomosentechniken Verwendung finden. Unter Berücksichtigung des Gefäßkalibers und der lokalen Wandbeschaffenheit im Nahtbereich können sämtliche Varianten der Nahttechniken zur Anwendung kommen.

1. Direkter Arteriotomieverschluß

Der Verschluß einer *queren Arteriotomie* erfolgt entweder mit Einzelknopfnähten (Abb. 4.34a) oder mit einer evertierenden fortlaufenden Naht (Abb. 4.34b), bei der ein zu straff angezogener Faden allerdings zu einer gewissen Querraffung der Gefäßwand mit Lumeneinengung führen kann. Aus diesem Grunde ist es sinnvoll, beide Arteriotomiewinkel mit Eckfäden auszuspannen. Zur Vermeidung einer nahtbedingten Knickbildung müssen insbesondere bei kleinkalibrigen Gefäßen die Gefäßränder so sparsam wie möglich gefaßt werden. Da dies bei pathologisch veränderter Gefäßwand häufig nicht möglich ist, sollte bei geringem Gefäßkaliber und entsprechenden Wandveränderungen auf eine quere Arteriotomie beziehungsweise Naht verzichtet werden. Da die extrem

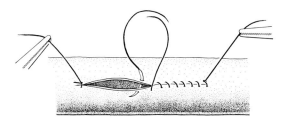

Abb. 4.35. Technik des Verschlusses der Längsarteriotomie

evertierenden U-Nähte derartige Lumenbeeinträchtigungen zusätzlich fördern, sollten sie nur bei Querarteriotomien großkalibriger herznaher Gefäße Verwendung finden.

Der direkte Verschluß einer *Längsarteriotomie* erfolgt in der Regel mit überwendlicher, fortlaufender Naht unter Zuhilfenahme von 2 ausgespannten Eckfäden (Abb. 4.35). Eine gewisse nahtbedingte Lumeneinengung in Form einer sogenannten „Sanduhrstenose" ist auch bei gesunden Gefäßen und subtiler Nahttechnik nicht vermeidbar und steht in ihren hämodynamischen Auswirkungen in direkter Relation zum Gefäßkaliber. Dieses Risiko wird durch das bei sklerotisch veränderten oder endarteriektomierten Gefäßen erforderliche weitere Fassen der Gefäßwand zusätzlich erhöht und auch durch Naht über einer Olive oder einem passageren eingelegten Platzhalter nur unwesentlich reduziert. Aus diesem Grunde sollte bei klein- und mittelkalibrigen Gefäßen in der Regel der Arteriotomieverschluß mit einer Streifenplastik erfolgen (s. S. 65) und eine direkte Naht unter bewußter Einkalkulation ihrer Nachteile nur dann durchgeführt werden, wenn Infektrisiko, erforderliche kurze Operationszeiten oder zu befürchtende Transplantateinheilungsstörungen dazu zwingen.

2. Direkte Anastomosentechniken

a) End-zu-End-Anastomose. Indikationsbereiche für eine direkte End-zu-End-Anastomose sind traumatische oder iatrogene, komplette Gefäßdurchtrennungen, Kontinuitätsresektionen bei kurzer Stenose oder Kürzung elongierter Gefäße und u.U. gewisse Formen der Dialyseshunts. Sie erfolgt bei großkalibrigen Arterien durch zirkuläre Vereinigung der quer zugeschnittenen Gefäßstümpfe (Abb. 4.36a). Bei klein- bis mittelkalibrigen Gefäßen empfiehlt sich zur Vergrößerung des Anastomosenquerschnitts und damit zur Vermeidung einer nahtbedingten Lumeneinengung eine

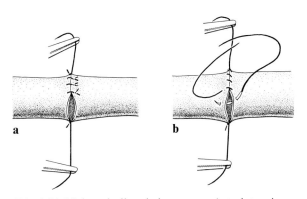

Abb. 4.34. Nahttechniken beim queren Arteriotomieverschluß

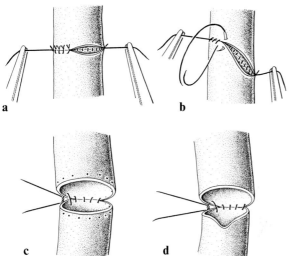

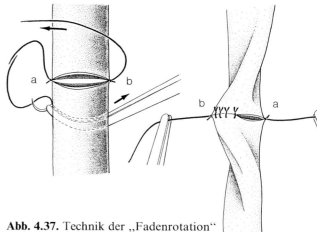

Abb. 4.37. Technik der „Fadenrotation"

Abb. 4.36 a–d. Formen der End-zu-End-Anastomose bei kongruenten (**a, b**) und diskrepanten Lumina (**c, d**)

leicht S-förmige Anschrägung der Gefäßenden (Abb. 4.36b). Der Durchmesser des Nahtringes wird hierbei um so größer, je schräger der Zuschnitt und damit die Naht erfolgt. Bei diskrepanten Lumina kann ein Lumenausgleich durch eine unterschiedlich starke Anschrägung, durch unterschiedliche Stichweite mit größerem Abstand am großlumigen Gefäß (Abb. 4.36c) oder durch eine lumenerweiternde Keilexzision am dünnkalibrigeren Stumpfende (Abb. 4.36d) erfolgen. An Nahttechniken kommen im wesentlichen die Einzelknopfnaht, die fortlaufende überwendliche Naht oder die Matratzennaht in Frage, wobei entsprechend den Prinzipien der direkten Gefäßnaht bei kleinkalibrigen Gefäßen die Einzelknopfnaht und die überwendliche fortlaufende Naht beziehungsweise die Matratzennaht nur bei größeren Gefäßlumina Verwendung finden sollten. Bei Einzelknopfnähten ist eine druckbedingte Erweiterung der Anastomose möglich, während bei einer fortlaufenden Naht die Anastomosenweite in direkter Relation zur Fadenlänge im Nahtbereich steht. Die Anastomosentechnik erfolgt bei mobilen Gefäßstümpfen nach der sogenannten Rotationsmethode. Bei der „Fadenrotationsmethode" werden die beiden zu anastomosierenden Gefäßstümpfe an korrespondierenden Punkten der gegenüberliegenden Zirkumferenzen mit 2 Haltefäden fixiert. Bei zirkulären Anastomosen und ausreichender Stumpfbeweglichkeit liegen diese Fixpunkte im seitlichen Zirkumferenzbereich, bei angeschrägten Anastomosen oder nach Keilexzision in der Regel in der Mitte von Hinter- und Vorderwand. Durch Rotation der Gefäßquerschnitte mit Hilfe der Haltefäden um 180° beziehungsweise 90° werden die Gefäßhinterwände nach vorne gebracht und können unter optimaler direkter Sicht fortlaufend oder mit Einzelknopfnähten anastomosiert werden (Abb. 4.37). Nach Rückführung der Haltefäden und Beseitigung der Torsion erfolgt die Vorderwandnaht.

Verbietet sich wegen Zerreißlichkeit der Anastomosenränder der Fadenzug, so kann u.U. durch eine „Klemmenrotation" ein Teil des Hinterwandnahtbereiches hervorgedreht und bei Verwendung dieser Technik zu beiden Seiten die Hinterwand in 2 Etappen genäht werden (Abb. 4.38).

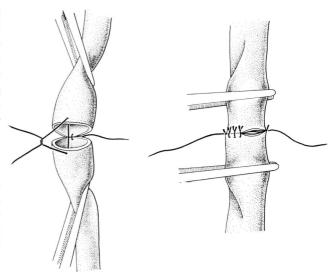

Abb. 4.38. Technik der „Klemmenrotation"

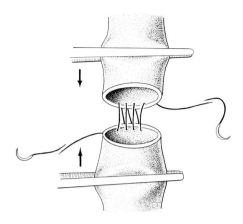

Abb. 4.39. Technik der „Distanznaht"

Fehlt jegliche Mobilität der Gefäßstümpfe, so kommt für die Anastomosierung der Hinterwand entweder die „nicht evertierende, transluminale Naht" (s. S. 58) oder die sogenannte „Distanznahttechnik" (Abb. 4.39) mit fortlaufend überwendlicher bei kleinkalibrigen und Matratzennaht bei großkalibrigen Gefäßen in Frage. Für diese Distanznahttechnik sollte grundsätzlich ein optimal gleitender, monofiler Faden Verwendung finden (s. S. 53). Das spätere Anziehen des Fadens wird durch ein gleichzeitiges, vorsichtiges Gegeneinanderschieben der den Blutstrom unterbrechenden Gefäßklemmen erleichtert.

b) End-zu-Seit-Anastomose. Die End-zu-Seit- oder Seit-zu-End-Anastomose wird im Rahmen der direkten Nahtverfahren nur selten angewandt. Indikationsbeispiele sind die Reinsertionsmethoden von Seitenästen, portosystemische Anastomosen und u.U. Dialyseshunts. Diese Anastomosenform hat den Vorteil, daß unterschiedliche Lumina ohne Relevanz sind und der Anastomosenquerschnitt durch Anschrägen des endständig implantierten Gefäßstumpfes variiert werden kann. Die Anastomosierung erfolgt normalerweise mit überwendlicher, fortlaufender Naht. Sie beginnt entweder mit einem doppelt armierten oder 2 Endfäden in der Mitte der Hinterwand und wird dann evertierend jeweils zunächst um die hintere und dann um die vordere Zirkumferenz zur Mitte der Vorderwand geführt und hier verknotet. Eine Fadenführung parallel der Längsachse der Stammarterie ermöglicht eine exakte Stichführung mit Eversion der Hinterwand (Abb. 4.40). Bei tiefem Operationsgebiet und erschwertem Zugang kann auch auf die „Distanznahttechnik" oder die „nicht ever-

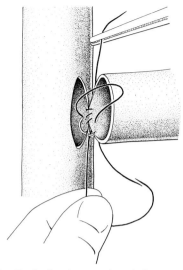

Abb. 4.40. Technik der End-zu-Seit-Anastomose mit fortlaufender evertierender Hinterwandnaht

tierende transluminale Naht" zurückgegriffen werden.

c) Seit-zu-Seit-Anastomose. Das Anlegen einer Seit-zu-Seit-Anastomose ist im Rahmen der direkten Nahtverfahren nur bei portosystemischen Anastomosen oder bei der Anlage von Dialyseshunts indiziert. Die Technik unterscheidet sich nicht von der End-zu-Seit-Anastomose, so daß auch hier bei gutem Zugang die „evertierende fortlaufende überwendliche Naht" und bei erschwertem Zugang die „Distanznahttechnik" oder die „nicht evertierende transluminale Naht" Verwendung finden.

III. Gefäßnahttechniken mit Transplantationsmaterial

1. Arteriotomieverschluß mit Streifentransplantat

Der Verschluß einer Arteriotomie mit Hilfe eines Streifentransplantates hat zum Ziel, beim Verschluß einer längsinzidierten Arterie deren Stenosierung zu vermeiden, indem ihr Lumen durch einen Streifen entsprechender Größe erweitert wird. Da die direkte Längsnaht besonders bei einer pathologisch veränderten Arterie kleineren Kalibers zur Stenosierung neigt, empfiehlt sich hier grundsätzlich die Anwendung einer Erweiterungsplastik. Der Streifen dient ferner dazu, die Lumenverkleinerung als Folge überschießender Reparationsvor-

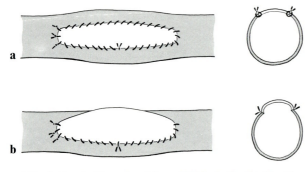

Abb. 4.41 a, b. Korrekte (a) und fehlerhafte (b) Streifenbreite

gänge nach Thrombendarteriektomien zu kompensieren. Bei bereits stenosierten Gefäßen erfolgt durch den Streifen eine direkte Erweiterung der Stenose. Als Streifentransplantat kann entweder prothetisches Material, ein entbehrliches (A. lienalis, A. iliaca int.), ein bereits obliteriertes und sekundär thrombendarteriektomiertes (obliterierte A. femoralis superf.) oder ein durch Prothesenmaterial ersetzbares Arteriensegment (A. iliaca ext.) sowie Venenmaterial Verwendung finden. Die Breite des Streifens sollte so gewählt werden, daß das Gefäß lumengerecht verschlossen wird, das heißt, daß nach Freigabe des Blutstromes das ursprüngliche Kaliber der Arterie nur geringfügig erweitert wird (Abb. 4.41 a). Ein zu schmaler Streifen hat die gleichen Nachteile wie die direkte Gefäßnaht. Ein zu breiter Streifen führt zu einer unphysiologischen Ausbauchung des Gefäßsegmentes mit Turbulenzen des Blutstromes, Wandthrombenbildung und Neigung zur aneurysmatischen Erweiterung (Abb. 4.41 b). Die Streifenform sollte längs-oval sein, wobei die Streifenenden entweder gerundet (Abb. 4.42 a) oder eckig angeschrägt (Abb. 4.42 b) zurechtgeschnitten werden. Ein spitzer Zuschnitt (Abb. 4.42 c) kann zu einer Raffung der Arterienzirkumferenz am Streifenende mit entsprechender Einengung führen. Ein komplett rechteckiger Streifen hat sich nicht generell bewährt.

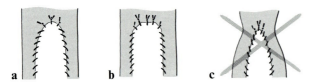

Abb. 4.42 a–c. Korrekter (a, b) und fehlerhafter (c) Zuschnitt der Streifenenden

a) Venentransplantatentnahme und -vorbereitung. Das venöse Streifentransplantat der Wahl ist die V. saphena magna. Hierbei empfiehlt es sich, dieses Gefäß nicht am Oberschenkel, sondern in seinem distalen Abschnitt am Innenknöchelbereich (Abb. 4.43 a) zu entnehmen und den Hauptstamm am Oberschenkel für einen eventuellen späteren Bedarfsfall zu belassen. Vorsicht ist allerdings bei erheblich durchblutungsgestörten Beinen geboten, weil es hier u.U. an der distalen Entnahmestelle zu erheblichen Wundheilungsstörungen kommen kann. In solchen Situationen kann u.U. auf einen proximalen Magnaseitenast, die V. saphena parva oder die V. cephalica zurückgegriffen werden.

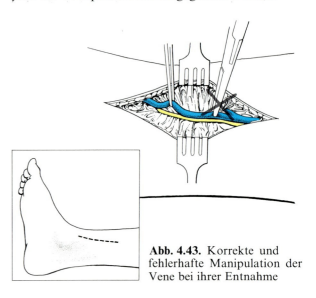

Abb. 4.43. Korrekte und fehlerhafte Manipulation der Vene bei ihrer Entnahme

Die Entnahme des Saphenasegmentes sollte so wenig traumatisierend wie möglich und insbesondere endothelschonend erfolgen. Nach ihrer Darstellung wird die Vene mit einer Präparierklemme unterfahren und mit einem „Vessel-Loop" armiert. Bei der weiteren möglichst scharfen Präparation aus dem umgebenden Gewebe wird das Venensegment ausschließlich mit diesem Zügel vorsichtig manövriert und nicht mit Pinzetten oder Klemmen gefaßt (Abb. 4.43 b). Die hierdurch gesetzten Traumatisierungen in Form von Endothelläsionen sind Prädilektionsstellen für wandständige Thromben und können Spätstenosen durch fibrotische Schrumpfung verursachen.

Nach Entnahme des gewünschten Venensegmentes, das etwas länger als die zu verschließende Arteriotomie sein sollte, wird dieses vom distalen Ende her stumpf kanüliert und mit heparinisiertem Eigenblut sauber gespült. Die anschließende vor-

4 Technik der Gefäßchirurgie

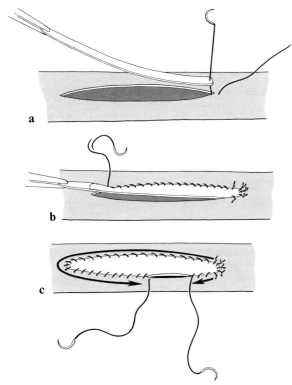

Abb. 4.44. Technik der venösen Streifenplastik

sichtige Aufdehnung beseitigt den meist vorhandenen Spasmus der Venenwand und identifiziert offene Seitenäste. Diese werden entweder ligiert oder bei Längsspaltung des Venensegments exzidiert. Überschüssiges, periadventitielles Gewebe wird am gefüllten Gefäß entfernt. Nach Längsspaltung des Segmentes und eventueller Klappenresektion wird der Streifen über die gesamte Länge breitenmäßig und an seinen Enden nur einseitig maßgerecht zugeschnitten (s. S. 64).

b) Technik der Streifenplastik. Die Streifennaht beginnt mit der Fixation des Streifens mit 2–3 Einzelknopfnähten am kritischsten Punkt der Plastik, meist im distalen Arteriotomiewinkel. Das überlange und erst später zu verwerfende andere Streifenende wird mit einer Klemme armiert. Der Streifen kann damit elastisch angespannt und manövriert werden, ohne daß das Endothel im Implantationsbereich durch Pinzettendruck geschädigt wird (Abb. 4.44a). Mit einer fortlaufenden Naht wird jetzt der Streifen zunächst an der dem Operateur gegenüberliegenden Seite bis kurz vor dem proximalen Anastomosenwinkel fixiert. Erst jetzt wird das proximale Streifenende zurechtgeschnitten und das angeklemmte, überflüssige Venenmaterial entfernt (Abb. 4.44b). Die fortlaufende Naht führt um den proximalen Arteriotomiewinkel herum und endet im mittleren Bereich der Arteriotomie an der Seite des Operateurs. Ein 2. fortlaufender Faden vom distalen Arteriotomiewinkel aus komplettiert die Streifenplastik (Abb. 4.44c). Durch eine vor den letzten Nähten noch bestehende Restlücke der Plastik kann eine instrumentelle Kontrolle beziehungsweise Aufdehnung der Streifenenden beziehungsweise Arteriotomiewinkel und eine Überprüfung beziehungsweise Säuberung der Ein- und Ausflußbahn durch sogenanntes „Flushen" erfolgen.

2. Anastomosentechniken mit Transplantationsmaterial

a) End-zu-End-Anastomose. Typische Indikationsbereiche für End-zu-End-Anastomosen mit Transplantationsmaterial sind die Bypass-Plastiken mit proximaler oder distaler Exklusion und die Transplantatinterposition. Neben den bei den direkten Anastomosierungstechniken beschriebenen Verfahren (s. S. 61) können bei End-zu-End-Anastomosen mit Transplantationsmaterial noch folgende technische Modifikationen zur Anwendung kommen:

(1) Die partiell zirkuläre Anastomose mit Vorderwanddilatationsstreifen. Die zu anastomosierende Stammarterie und das abgemessene und län-

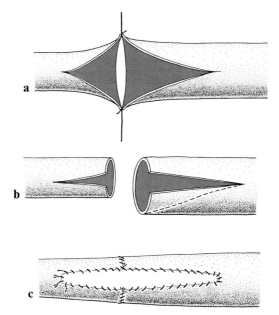

Abb. 4.45. Technik der partiell zirkulären End-zu-End-Anastomose mit Vorderwand-Dilatationsstreifen

genmäßig zurechtgeschnittene Transplantat werden im mittleren Bereich der Vorderwandzirkumferenz über eine Distanz von etwa $1^1/_2$ bis 2 cm längs inzidiert und die jeweils korrespondierenden Eckpunkte mit Einzelknopfnähten vereinigt (Abb. 4.45a). Bei größerer Lumeninkongruenz erfolgt am großlumigeren Gefäß vor der Vereinigung der Eckpunkte die keilförmige Exzision eines entsprechend breiten Segmentes (Abb. 4.45b). Nachdem beide Gefäße nach der Rotationsmethode (s. S. 62) torquiert sind, erfolgt die Hinterwandnaht bei großkalibrigen Gefäßen fortlaufend und bei mittel- bis kleinkalibrigen Gefäßen mit Einzelknopfnähten. Nach Rückdrehung der Anastomose wird der Anastomosenvorderwanddefekt mit einer Streifenplastik verschlossen (Abb. 4.45c). Bei ungleichen Lumina kann durch eine entsprechende Verjüngung der Streifenbreite von proximal nach distal ein kontinuierlicher, trichterförmiger Übergang erreicht werden.

(2) Die partiell zirkuläre Anastomose mit vorderem Erweiterungskeil. Indikationsbereiche für diese Anastomosenform sind End-zu-End-Anastomosen von Gefäßprothesen mit kleinlumigeren Arterien. Der zu anastomosierende Arterienstumpf wird im Vorderwandbereich über eine Distanz von etwa $1^1/_2$ bis 2 cm längs inzidiert und an der abgemessenen Prothese beim längenmäßigen Zurechtschneiden an korrespondierender Stelle ein entsprechend langer Keil belassen (Abb. 4.46a). Die Keilbreite richtet sich nach der jeweiligen Lumendifferenz. Die Naht beginnt mit 2 Einzelknopfnähten oder einem doppelt armierten Faden in der Mitte der Hinterwand und wird

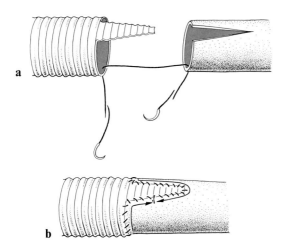

Abb. 4.46. Technik der partiell zirkulären End-zu-End-Anastomose mit vorderem Erweiterungskeil

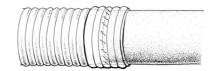

Abb. 4.47. Sicherung einer End-zu-End-Anastomose durch Prothesenmanschette

entsprechend Abb. 4.46b um die Anastomosenränder herumgeführt. Die Hinterwandnaht erfolgt bei mobiler Prothese mit hochgeklapptem Transplantat, bei bereits fixierter Prothese mit Hilfe der Faden- oder Klemmenrotation. Bei der End-zu-End-Vereinigung von Transplantaten und großkalibrigen Arterien (zum Beispiel infrarenaler Aorta) kann die Anastomose durch eine über sie gestülpte Prothesenmanschette zusätzlich gesichert werden (Abb. 4.47). Die Manschette fördert die Blutstillung im Nahtbereich und verhindert die durch den pulsierenden Blutstrom bedingte Ausdehnung der Aorta mit möglicher sekundärer Ausbildung eines Anastomosenaneurysmas.

b) End-zu-Seit-Anastomose. Die End-zu-Seit-Anastomose ist heute bei Benutzung von Transplantaten in Form des Bypassverfahrens die am häufigsten angewandte Rekonstruktionsmethode in der Gefäßchirurgie. Sie hat den Vorteil, daß Lumendiskrepanzen zwischen den zu anastomosierenden Segmenten keine Rolle spielen und der Anastomosenquerschnitt durch entsprechende Anschrägung des Transplantates beliebig groß gewählt werden kann. Die Strömungsverhältnisse bei der Bypassüberbrückung von Stammarterien sind im Anastomosenbereich um so günstiger, je spitzer der Einmündungswinkel in Relation zu den nachgeschalteten Gefäßabschnitten ist. Ein Implantationswinkel von 45° sollte hierbei auf keinen Fall überschritten werden. Er wird bestimmt durch die Länge der Inzision, mit der das Transplantat anastomosiert wird. Diese Inzision sollte mindestens das 3fache des Durchmessers des Empfängerseg-

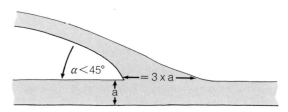

Abb. 4.48. Anhaltsparameter für eine hämodynamisch günstige End-zu-Seit-Anastomose

mentes aufweisen, wobei insbesondere bei kleinkalibrigen Arterien durch eine längere Inzision ein konischer Übergang vom Transplantat zur Arterie und damit eine günstigere Hämodynamik erreicht werden kann (Abb. 4.48).

Eine oväläre Exzision der Empfängerarterie ist nicht sinnvoll, da der Erweiterungseffekt der Stammarterie durch das Transplantat bei einer Exzision verringert wird (Abb. 4.49). Die Naht beginnt an der kritischsten Stelle der Anastomose im Implantationswinkel mit 2–3 Einzelknopfnähten (Abb. 4.50a). Eine fortlaufende Naht komplettiert die dem Operateur gegenüberliegende Seite bis kurz vor das Arteriotomieende. Erst jetzt wird das Transplantatende zurechtgeschnitten und die fortlaufende Naht um das Transplantatende herum bis zur Hälfte des dem Operateur zugewandten Anastomosenbereiches fortgeführt. Eine zweite fortlaufende Naht komplettiert die Anastomose

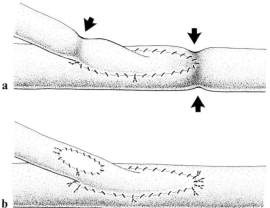

Abb. 4.51 a, b. Anastomosenstenosen durch Stammarterien- oder Transplantatraffung (**a**) und ihre Prophylaxe bzw. Beseitigung durch korrekten Transplantatzuschnitt bzw. Erweiterung mit einem Streifentransplantat (**b**)

(Abb. 4.50b). Ein zu spitzer Zuschnitt des Transplantatendes, ein zu breites Fassen der Arterienwand oder ein zu starker Fadenzug können insbesondere bei kleinkalibrigen Gefäßen zu einer Raffung der Gefäßzirkumferenz am Transplantatende führen (Abb. 4.51a). Ein entsprechender Zuschnitt des Transplantatendes und die Unterbrechung der fortlaufenden Naht mit Einzelknopfnähten an dieser kritischen Stelle vermeiden diese hämodynamische Unzulänglichkeit (Abb. 4.51b).

Der zweite Schwachpunkt angeschrägter End-zu-Seit-Anastomosen ist die mögliche nahtbedingte Einengung der Transplantatzirkumferenz im Bereich des Einmündungs- beziehungsweise Abgangswinkels (Abb. 4.51a). Häufig ist die alleinige Durchtrennung eines schnürenden Adventitiastranges ausreichend, die Stenose zu beseitigen. Ansonsten muß eine Erweiterung durch Einnähen eines Streifentransplantates erfolgen (Abb. 4.51b).

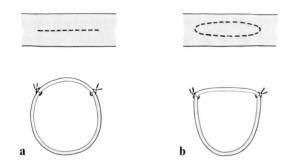

Abb. 4.49a, b. Korrekte (**a**) und fehlerhafte (**b**) Vorbereitung der Transplantatanschlußstelle

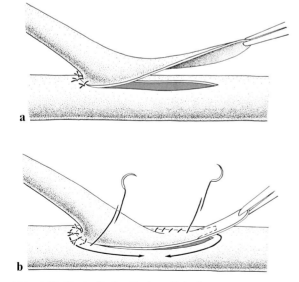

Abb. 4.50. Technik der End-zu-Seit-Anastomose

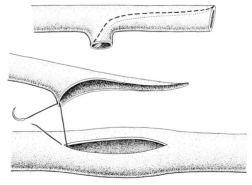

Abb. 4.52. Technik der Erweiterung der Transplantateinmündungsstelle mit Hilfe eines Seitenastkragens („stiefelförmige Anastomose")

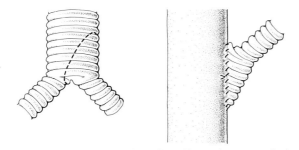

Abb. 4.53. Ostiumerweiternder Transplantatzuschnitt aus einer kleinkalibrigen Bifurkationsprothese

Bei der Verwendung von Venentransplantaten kann mit Hilfe eines Seitenastes an dieser gefährdeten Stelle ein kleiner Transplantatkragen geschaffen und die Transplantatzirkumferenz erweitert werden (Abb. 4.52).

Bei der Bypassrekonstruktion von Stammarterienseitenästen (Organarterien) entspricht die Anastomosentechnik im wesentlichen den direkten Nahttechniken (s. S. 61), wobei das meist noch mobile Transplantat die Hinterwandnaht wesentlich erleichtert. Der hämodynamische Nachteil dieser Rekonstruktionsmethode ist der meist nicht vermeidbare, rechtwinkelige Abgang des Transplantates aus der Stammarterie, der den Blutstrom zu einer abrupten Änderung zwingt. Ein möglichst weites Anastomosenostium kann diesen negativen Effekt verringern.

Bei Verwendung von Kunststofftransplantaten kann das Ostium durch Zurechtschneiden des Transplantates aus einer Bifurkationsprothese erweitert werden (Abb. 4.53). Bei Verwendung von Venenmaterial bieten sich je nach anatomischen Voraussetzungen an der Vene die technischen Modifikationen der Abb. 4.54 zur Ostiumerweiterung an.

c) Seit-zu-Seit-Anastomosen. Seit-zu-Seit-Anastomosen mit Transplantaten haben nur eine begrenzte Indikation. Anwendungsbeispiele sind die Brückenplastiken bei der Doppelrekonstruktion von Nieren- und/oder Viszeralarterien oder lange aorto-beziehungsweise iliakopopliteale Bypassplastiken mit gleichzeitiger Revaskularisation der A. iliaca int. oder A. profunda femoris über eine Seit-zu-Seit-Anastomose. Die Technik entspricht im wesentlichen den direkten Nahttechniken.

Abb. 4.54 a–g. Technik der Ostiumerweiterung mit Hilfe von Venenvarianten (**a–d**), durch Exzision der V. saphena magna mit einem Femoraliskragen (**e**) oder durch partiell zirkuläre Anastomose mit Dilatationsstreifen (**f, g**)

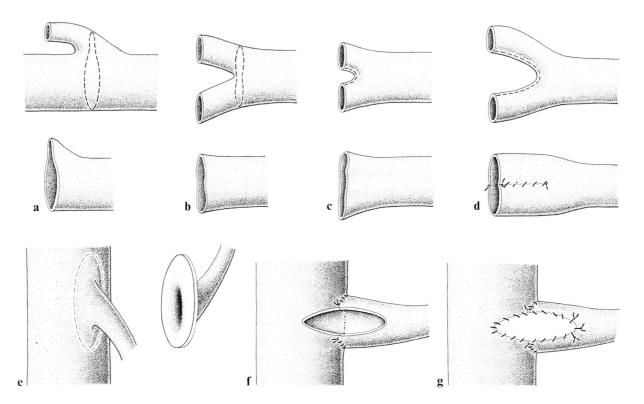

I. Gewebekleber in der Gefäßchirurgie

Gewebekleber werden in der Gefäßchirurgie experimentell und klinisch etwa seit Anfang der 60er Jahre angewandt. Die Forderungen, die an die Eigenschaften eines Gewebeklebers gestellt werden, sind zahlreich. Für die Applikation sind Sterilisierbarkeit, Lagerbeständigkeit, einfache Handhabung, rasche Erhärtung und geringe Polymerisationswärme wichtig. In Bezug auf Langzeitwirkungen sollten bei kompletter Resorption Klebekraft und Klebedauer ausreichend sein. Toxizität, stärkere lokale Reaktionen und vor allem Karzinogenität sollten fehlen. Insgesamt haben im Laufe der Entwicklung 3 Typen von Gewebeklebern diesen Anforderungen mehr oder weniger genügt und in der Gefäßchirurgie klinische Verwendung gefunden:

1. Polymerisierende Zyanakrylsäureester
[6, 8, 10, 12, 13, 22]

Ihre erste Synthese erfolgte 1949. Ihre ungewöhnliche Klebekraft wurde jedoch erst 10 Jahre später zufällig entdeckt [6]. Chemisch handelt es sich um Alkylester der 2-Zyanoakrylsäure. Die Verbindung, die in Kunststoffampullen in dünnflüssiger monomerer Form vorliegt, polymerisiert in Gegenwart von Anionen, insbesondere von Hydroxylionen, also in Anwesenheit von Wasser oder Gewebeflüssigkeit in kürzester Zeit zu einem festen Stoff. Die Polymerisationszeit kann durch Zugabe von Inhibitoren verändert und reguliert werden. Dünne Klebeschichten werden in kurzer Zeit vollständig resorbiert, während die Resorption massiver Depots lange Zeit in Anspruch nehmen kann. Experimentell und sporadisch auch klinisch haben die Zyanakrylsäureester bis etwa Anfang der 70er Jahre vor allem zur Herstellung von Mikrogefäßanastomosen Bedeutung gehabt. Die Technik war sehr schwierig und gestattete nicht immer die genügend rasche Annäherung der zu verklebenden Gefäßsegmente. Zahlreiche Hilfsmittel dienten dazu, die Manipulationen zu erleichtern, sind jedoch nie ausgereift. Erprobt wurden äußere Schienungen mit klebstoffbeschichteten Dacronstreifen, geschlitzte Polyäthylenröhrchen und klebende Ringe, innere Schienungen mit Polyäthylenröhrchen und löslichen Hohlzylindern und schließlich unterschiedliche Klebeapparate.

2. Gelatin – Resorzin – Formaldehyd [3, 27]

Dieser Gewebekleber aus einer Mischung von Gelatine, Resorzin und Formaldehyd wurde 1965 entwickelt [3]. Durch die Kondensation von Resorzin und Formaldehyd wird die Gelatine in das entstehende Gitterwerk eingebracht, wobei feste Gewebeverklebungen zu erzielen sind. Aufgrund zu geringer Erfahrungen kann ein Urteil über diesen Klebstoff nicht gegeben werden.

3. Fibrin-Kleber [1, 11, 16, 17, 20, 29]

Diese Substanz hat heute die größte klinische Bedeutung. Die eigentliche Fibrinklebung wurde erstmals 1972 durchgeführt [20]. Es handelt sich um einen biologischen Zweikomponentenkleber, dessen eine Komponente hochgereinigtes, hochkonzentriertes Humanfibrinogen und dessen zweite Komponente eine Aprotinin-CaCl-Thrombinlösung ist. Die Fibrinklebung vollzieht die Endphase der Gerinnung nach. Das Wirkprinzip besteht darin, daß Fibrinogen auf der Gewebeoberfläche mit Thrombin zur Gerinnung gebracht wird. Dieser Gerinnungsvorgang wird durch CaCl beschleunigt. Der hohe Faktor XIII-Gehalt bewirkt eine optimale Vernetzung und Stabilität des gebildeten Fibrins und garantiert eine entsprechende mechanische Belastbarkeit und Haftfestigkeit des Fibrinnetzes. Fibrinolytische Prozesse werden durch Zusatz des Inhibitors Aprotinin abgeblockt.

Indikationsbereiche für die Anwendung von Fibrinklebern sind:

a) Abdichtung von Prothesen. Diese Abdichtung kann einmal notfallmäßig erfolgen, wenn primär ausreichend vorgeronnene Prothesen nach Freigabe des Blutstromes infolge eines sogenannten „Defibrinierungssyndroms", einer lokalen Fibrinolyse oder bei Fabrikationsfehlern wieder bluten. Zur primären prophylaktischen Abdichtung nicht vorgeronnener Prothesen kann der Fibrinkleber Verwendung finden bei extrakorporaler Zirkulation und bei Gerinnungsstörungen durch Blutverluste, zum Beispiel bei perforiertem Aortenaneurysma oder anderer Ätiologie. Ferner ermöglicht diese primäre Abdichtung den Einsatz biologisch überlegener poröser Prothesen in Regionen, wo aufgrund von zu befürchtenden Blutverlusten in der Regel nur Prothesenmaterial größerer Dichte Verwendung findet (Aortenbogen, thorakale Aorta).

Als Vorteile sind die geringeren Blutverluste, insbesondere bei Mangel an Blutkonserven, das reduzierte Nachblutungsrisiko, die verkürzte Operationszeit vor allem bei Risikopatienten und die Verkürzung der arteriellen Abklemmzeiten anzusehen.

Die Technik besteht darin, daß beide Klebekomponenten kontinuierlich nacheinander auf die Prothese aufgebracht und in die längsgestreckte Prothese einmassiert werden. Eine anschließende Spülung der Prothese mit Kochsalz beseitigt eine erhöhte Thrombogenität der Protheseninnenfläche. Die Kosten der Fibrinklebung betragen etwa die Hälfte des Prothesenmaterials.

b) Lokale Blutstillung. Die lokale Blutstillung mit Fibrinkleber kann Verwendung finden bei Stichkanal- oder Anastomosenblutungen, insbesondere, wenn die Blutungsquelle für eine chirurgische Naht schlecht zugänglich oder infolge brüchiger Gefäßwand nicht geeignet ist. Hierbei wird der Kleber nicht direkt auf die Blutungsstelle appliziert, sondern unter Verwendung von Trägermaterial in Form von Kollagenvlies oder -faszie auf die Blutungsquelle gedrückt. Die Abdichtung ist um so effektiver, je trockener die Applikationsstelle ist. Ein Kontakt der Gefäßintima ist wegen lokaler thromboembolischer Komplikationen absolut zu vermeiden.

c) Mikrogefäßanastomosen. Hier kann der Fibrinkleber entweder als Adjuvans zur Nahttechnik in Form einer kombinierten Nahtklebetechnik Verwendung finden oder als kompletter Nahtersatz bei der nahtlosen Mikrogefäßvereinigung.

Bei Vervollkommnung der noch recht schwierigen Techniken ist eine Vereinfachung der Anastomosierung, eine Verkürzung der Operationsdauer und der Abklemmzeiten und eine Verbesserung der Anastomose durch Reduktion des implantierten Nahtmaterials und Vermeidung narbiger Stenosen zu erwarten.

d) Transplantatfixation. Diese Indikation kommt zum Tragen, wenn Transplantate infolge veränderter Organposition bei der Implantation längenmäßig falsch bemessen wurden und in der definitiven Lage zu Abknickungen führen. Eine Fixierung an entsprechender Stelle kann so zum Beispiel bei einem aorto-koronaren Bypass eine Knickung beseitigen.

Neben den nicht unerheblichen Kosten bestehen beim Fibrinkleber ebenfalls gewisse Risiken. Das Risiko einer Hepatitis-Übertragung kann heute trotz hoher Sicherheit der derzeit erhältlichen Präparate durch Spenderauswahl und Überwachung nicht mit Sicherheit ausgeschlossen werden. Das versehentliche intravasale Eindringen des Klebstoffes ins Gefäßlumen führt zur Endothelläsion und lokalen thromboembolischen Komplikationen. Ungelöst sind ferner Fragen in Bezug auf die Einheilung und andere Langzeitauswirkungen auf das geklebte Transplantatmaterial.

Insgesamt stellen die Gewebekleber für bestimmte Bereiche der Gefäßchirurgie eine Bereicherung und u.U. auch unersetzliche Hilfe dar. Die Klebetechniken sind allerdings noch nicht ausgereift und damit auch die durch die Klebung erschlossenen Möglichkeiten noch nicht abzugrenzen.

K. Maschinelle Vereinigung von Gefäßen
[2, 5, 9, 14, 15, 18, 21, 23, 25, 26]

Die maschinelle Vereinigung von Gefäßen hat zum Ziel, technisch sehr schwierige und zeitlich aufwendige manuelle Anastomosen vor allen Dingen bei kleinkalibrigen Gefäßen einfacher und schneller durchzuführen.

Die ersten Versuche zur nahtlosen Gefäßvereinigung gehen auf PAYR [23] zurück. Seine Methode der End-zu-End-Vereinigung von Gefäßen bestand darin, daß ein Gefäßende durch einen aus resorbierbarem Magnesium bestehenden Ring oder Zylinder gezogen und nach außen umgestülpt wurde. Das andere Gefäßende wurde darübergezogen, so daß beide Gefäßenden mit ihren Intimaflächen breit aufeinander lagen. Die Fixation der Gefäßstümpfe erfolgte mit auf die Prothese aufgebundenen Fäden. Der an der Vereinigungsstelle nicht zu vermeidende Niveauunterschied wurde durch fortschreitende Intimaproliferation ausgeglichen.

Die PAYRsche Methode hat vor allem Mitte der 50er Jahre zahlreiche Modifikationen mit anderen Materialien (Vitallium, Tantalum, Silastic, Teflon, Fibrin) und geschlitzten abnehmbaren Ringprothesen erfahren [25]. Trotz der damit erzielten Verbesserungen sind diese Methoden der nahtlosen Gefäßanastomosierung wegen der hohen lokalen Komplikationsrate (Thrombose, bindegewebige Stenose, Arrosion) lediglich im Experimentierstadium geblieben und haben in die Klinik keinen Eingang gefunden.

Der erste gefäßchirurgische Nähapparat wurde zwischen 1945 und 1950 von einer Gruppe sowjetischer Ingenieure und Physiker entwickelt [9] und von ANDROSOV [2] experimentell und klinisch im Bereich der Gefäßtraumatologie erprobt. Das Prinzip dieses vor allem zur Anastomosierung kleinerer Gefäße mit einem Durchmesser bis zu 1,5 mm konzipierten Apparates besteht darin, daß die beiden Gefäßstümpfe vom umgebenden Gewebe gesäubert und anschließend in einer Halterung gefaßt und evertiert werden. Mit Hilfe der Halterung werden die evertierten Stümpfe dann genau aufeinander adaptiert und die ausgekrempelten Gefäßränder durch einen Kranz von U-förmigen Klammern aus Tantalum miteinander vereinigt. Technisch vereinfachte und verbesserte Varianten des russischen Entwurfs wurden sowohl von amerikanischer als auch von japanischer Seite konzipiert, haben jedoch ebenso wie das russische Basismodell keine wesentliche klinische Bedeutung erlangt [5, 14, 15, 18, 26].

Abweichend in seiner Grundkonzeption ist das wesentlich einfacher zu handhabende Gerät von NAKAYAMA. Auch bei diesem Nähapparat ist eine Eversion der Gefäßränder notwendig. Beide Gefäßstümpfe werden durch Tantalumringe gezogen, die jeweils 6 feinste Dornen und Löcher aufweisen. Die isolierten Gefäßenden werden mit den Dornen perforiert. Dann werden beide Ringe mit speziellen Klemmen, die die Ringe halten, aneinander gepreßt, wobei die Dornen eines Ringes in die Löcher des gegenüberliegenden Ringes automatisch eingreifen und durch Umbiegen fixiert werden (Abb. 4.55). Kommt es bereits vorher zu einer Verbiegung dieser feinen Dornen, mißlingt die Anastomose. Die Ringe bleiben in situ und liegen nach etwa einem Monat lose im Gewebe.

Insgesamt hat die maschinelle Gefäßvereinigung seit der Entwicklung dieser Nähapparate keine wesentlichen Impulse mehr erhalten. Ihr Einsatz ist bis auf gewisse spezielle Indikationen bei der Traumatologie kleiner Gefäße auf das experimentelle Laboratorium beschränkt geblieben. Hierzu hat in erster Linie die Entwicklung der modernen Mikrochirurgie beigetragen. Hinzu kommt die komplizierte Anwendung und zeitraubende Wartung der Nähapparate und die lokalen Applikationsschwierigkeiten bei tieferem, eingeschränktem Operationszugang. Schließlich verhindert die erforderliche Eversion der Gefäßwand den Einsatz des Nähapparates bei der dominierenden rekonstruktiven Chirurgie der Arteriosklerose, weil die erforderliche Eversion beim arteriosklerotischen Gefäß entweder unmöglich ist oder sehr leicht zu Intimaläsionen führt.

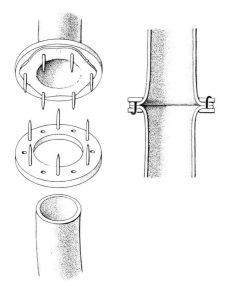

Abb. 4.55. Grundprinzipien des Nähapparates nach NAKAYAMA

LITERATUR

1. Akrami R, Kalmar P, Pokar H, Tilsner V (1978) Abdichtung von Kunststoffprothesen beim Ersatz der Aorta im thorakalen Bereich. Thoraxchirurgie 26:144
2. Androsov PI (1956) New method of surgical treatment of blood vessel lesions. Arch Surg 73:902
3. Braunwald NS, Gay W, Tatooles CJ (1966) Evaluation of cross linked gelatin as a tissue adhesive and hemostatic agent. Surgery 59:1024
4. Cooley DA, Wukasch DC (1980) Gefäßchirurgie – Indikation und Technik. Schattauer, Stuttgart New York
5. Cooper P, Christie SG (1963) Development of the surgical stapler with emphasis on vascular anastomosis. Trans N Y Acad Sci 25:365
6. Coover HW, Joyner FB, Shearer NH, Wicker TH (1959) Chemistry and performance of cyanoacrylate adhesives. J Soc Plast Eng 15:413
7. van Dongen RJAM (1970) Photographic atlas of reconstructive arterial surgery. Stenfert Kroese NV, Leiden
8. Gottlob R, Blümel G (1965) Gefäßanastomosen mit klebenden Ringen. Langenbecks Arch Klin Chir 313:708
9. Gudov VF (1950) Technique in mechanical application of vascular suture. Khirurgia 12:58
10. Hafner CD, Fogarty TJ, Cranley JJ (1963) Nonsuture anastomosis of small arteries using a tissue adhesive. Surg Gynecol Obstet 116:1
11. Haverich A, Walterbusch G, Borst HG (1983) Abdichtung poröser Gefäßprothesen unter Teil- Hepa-

rinisierung und extrakorporaler Zirkulation. Angio 5:215
12. Healey JE Jr, Moore EB, Brooks BF, Sheena KS (1962) A vascular clamp for circumferential repair of blood vessels. Surgery 51:452
13. Heiss WH (1968) Gewebeklebstoff – Applikationen, Eigenschaften und Anwendungsmöglichkeiten. Med Mitt 42:11
14. Holt GP, Lewis FJ (1961) A new technique for end-to-end-anastomosis of small arteries. S Forum 11:242
15. Indokuchi K (1958) A new type of vessel-suturing apparatus. Arch Surg 77:954
16. Kletter G, Matras H, Dinges HP (1978) Zur partiellen Klebung von Mikrogefäßanastomosen im intracraniellen Bereich. Wien Klin Wochenschr 90:1
17. Köveker G (1982) Clinical application of fibrin glue in cardiovascular surgery. Thorac Cardiovasc Surg 30:228
18. Levy MJ, Gifford PJ, Lillehei CW (1965) Stapler for cardiovascular surgery. J Cardiovasc Surg (Torino) 6:547
19. Linton RR (1973) Atlas of vascular surgery. Saunders, Philadelphia London Toronto
20. Matras H, Dinges HP, Lassmann H, Mamoli B (1972) Zur nahtlosen interfaszikulären Nerventransplantation im Tierexperiment. Wien Med Wochenschr 517:523
21. Nakayama K, Tamiya T, Yamamoto K, Akimoto S (1962) A simple new apparatus for small vessel anastomosis (free autograft of the sigmoid included). Surgery 52:918
22. Ota K, Mori S (1965) Nonsuture anastomosis of vascular prosthesis utilising plastic adhesives. Angiology 16:521
23. Payr E (1904) Zur Frage der zirkulären Vereinigung von Blutgefäßen mit resorbierbaren Prothesen. Arch Klin Chir 72:32
24. Rutherford RB (1977) Vascular surgery. Saunders, Philadelphia London Toronto
25. Schüttemeyer W (1952/53) Gefäßanastomosen mit Metallprothesen. Langenbecks Arch Klin Chir 723:893
26. Takaro T (1964) The american and the russian vascular staplers. Arch Surg 89:536
27. Tatooles CJ, Braunwald NS (1966) The use of crosslinked gelatin as a tissue adhesive to control hemorrhage from liver and kidney. Surgery 60:857
28. Vollmar J (1982) Rekonstruktive Chirurgie der Arterien, 3. Aufl. Thieme, Stuttgart New York
29. Walterbusch G, Haverich A, Borst HG (1982) Clinical experience with fibrin glue for local bleeding control and sealing of vascular prosthesis. Thorac Cardiovasc Surg 30:234
30. Wylie JE, Stoney RJ, Ehrenfeld WK (1980) Manual of vascular surgery, vol I. Springer, New York Heidelberg Berlin

5 Gefäßrekonstruktionen

R. GIESSLER

INHALT

A. Prinzipien, Prämissen 73
B. Wiederherstellungsverfahren 74
    I. Desobliteration 74
    II. Gefäßplastiken 78
    III. Rekonstruktionen mit Gefäßersatz . . . 80
C. Gefäßersatz 82
    I. Allgemeines 82
    II. Autogene Transplantate 82
    III. Allogene Transplantate 83
    IV. Xenogene Bioprothesen 84
    V. Synthetischer Gefäßersatz 84
    Literatur 87

A. Prinzipien, Prämissen

Hervorstechendes *Charakteristikum der Gefäßrekonstruktion ist ihre geringe Toleranzbreite* gegenüber Fehlern. Erweisen sich ganz allgemein Verstöße gegen die drei Grundelemente chirurgischen Handelns: Selektion des Kranken zum optimalen Zeitpunkt, Wahl der bestgeeigneten Methode und ihre kunstgerechte Ausführung als risikobelastet, so gilt dies speziell bei Eingriffen an den Blutgefäßen, insbesondere bei Verwendung von Gefäßersatz. Mißerfolg und vitale Komplikationen sind hier aber nicht nur auf die frühe postoperative Phase beschränkt, sie bedrohen typischerweise nicht selten den Spätverlauf. Die Erkenntnis des *schicksalsbestimmenden Zusammenhangs von Qualität der Rekonstruktion und Dauererfolg* ließ schon früh nach Möglichkeiten der *Qualitätsvorsorge* suchen.

Bei der *Analyse des Risikoprofils* der Gefäßrekonstruktion nimmt der *Operateur* den obersten Rang ein, gefolgt von Verstößen gegen größtenteils empirisch gefundene, praktisch bewährte *Regeln*. Als Konsequenz wurde die Weiterbildung zum Gefäßchirurgen reglementiert und anerkannt. Von ihm als Garant der *Prozeßqualität* wird die Umsetzung der relevanten wissenschaftlichen Erkenntnisse erwartet. Diese reichen von den inzwischen subtilen Einblicken in die Spontanprognose aufgrund epidemiologischer Studien, in die Pathophysiologie einschließlich Hämodynamik, über die Interpretation und Wertung des Mosaiks diagnostischer Befunde, vor allem solcher aufgrund nichtinvasiver Methoden, bis hin zur selbstkritischen Qualitätskontrolle durch Dokumentation und Biostatistik. Insbesondere soll er das Spektrum von Standard- und risikomindernden alternativen Operationstechniken beherrschen, einschließlich der adjuvanten Maßnahmen zur Ergebnisverbesserung und -erhaltung sowie der aktiven Infektionsverhütung. Nicht zuletzt soll er perioperative Komplikationen verhüten und behandeln können.

Als wichtigste *operationstechnische Leitlinien* haben sich, modifiziert aufgrund persönlicher Erfahrungen, bewährt:

(1) die *Priorität der Funktion* vor einer streng anatomischen Korrektur,
(2) die *Beachtung hämodynamischer Gesetzmäßigkeiten* und
(3) die *Risikominderung durch atraumatisches, speziell gefäßschonendes Vorgehen*.

Die erste Regel wird durch die extraanatomischen Umleitungen bestätigt. Anastomosentechnik und Nutzung strömungsfördernder Möglichkeiten im Interesse der maximalen Perfusion verlangen theoretische Bewältigung *vor* der praktischen Anwendung. *In Kollateralsystemen denken* heißt auch Komplikationsmöglichkeiten ausschalten: überlegte Abklemmtechnik vermeidet Totwasserzonen mit thromboembolischen Risiken, die Aufrechterhaltung einer Restströmung ist gleichzeitig eine wirksame protektive Maßnahme gegen periphere Ischämie.

Schonender Umgang mit dem Gewebe soll *lokale Gefahren* wie Kompression oder Verletzung angrenzender Strukturen, Intimadissektion oder -fraktur, thermische oder osmotische Noxen, aber auch die Kompression einer Umleitung durch unüberlegte Trassenführung sowie thromboembolische *Fernwirkungen* vermeiden.

Anwendung von *Gefäßersatz* setzt zunächst die Prüfung seiner Entbehrlichkeit und Vertrautheit mit seinen Eigenschaften bei der Implantation und nach der Inkorporation voraus. Kenntnis der jeweiligen Herstelleranweisung bei Prothesen schützt vor Mißerfolg und Komplikationen [23]. Diese Regel verlangt strikte Auslegung, vor allem bei neuen Produkten, um einen Rückfall in die gefäßchirurgische Pionierphase auszuschließen.

Die Prämisse *Strukturqualität* im gefäßchirurgischen Umfeld ist gegenüber den vorgenannten Anforderungen an die Prozeßqualität aus verschiedenen, vorwiegend traditionell-organisatorischen Gründen weniger scharf definierbar. *Mindestvoraussetzungen* sind jedoch *vitale Arbeitseinheiten* mit entsprechender personeller und apparativer Ausstattung sowie ein umfangreiches *Krankengut*, das sowohl die Vielfalt der Angiopathien umfaßt als auch quantitativ, bei optimaler Nutzung der didaktischen Möglichkeiten, das Team in der nötigen Übung hält. Wünschenswerte Prämisse gefäßchirurgischer Arbeit ist enger *interdisziplinärer Kontakt,* sei es mit angiologischen und angioradiologischen Funktionseinheiten im Interesse der bestmöglichen präoperativen Diagnostik und Vorbereitung, aber auch der Nachsorge und postoperativen Ergebnis- und Verlaufskontrolle, sei es mit anderen Fachabteilungen bei speziellen Fragestellungen, z.B. Internisten, Kardiologen, Neurologen, Ophthalmologen, Otologen, Orthopäden, oder bei der Gefäßrekonstruktion von Tumorkranken.

Gefäßchirurgische *Ergebnisqualität* setzt ständige Anstrengung um Prozeß- und Strukturqualität voraus [21]. Der Vorstoß der Rekonstruktion in die weit *periphere Dimension* mit der Problematik geringer Strömung bei hohem Widerstand und langen Gefäßbrücken in gelenküberschreitender Position, sowie die *Ausweitung der Indikation* ins hohe Lebensalter, des früher als ausoperiert betrachteten oder des multimorbiden Patienten, zwingen zur kreativ-individuellen Regelanwendung. Schließlich darf mangelnde gefäßchirurgische Qualität bei vergleichenden Kosten-Nutzenanalysen gegenüber nichtchirurgischen Rekanalisationsmaßnahmen nicht zum restriktiven Argument werden.

B. Wiederherstellungsverfahren

Gefäßrekonstruktionen dienen dem *Ziel*, die akut oder chronisch beeinträchtigte oder völlig unterbrochene Funktion der Versorgung bzw. Entsorgung abhängiger Gewebe zu gewährleisten bzw. wiederherzustellen oder andere gefäßbedingte Gefahren abzuwenden. Dementsprechend lassen sich die Eingriffe *unterteilen* 1. in solche, bei denen Strombahnhindernisse ohne oder mit Fortnahme von Wandbestandteilen *entfernt* (desobliteriert) werden, 2. solche, bei denen der Gefäßverlauf unter Erhaltung oder Verwendung aller Wandschichten *plastisch korrigiert* wird und 3. solche, bei denen erkrankte Abschnitte mit Hilfe von *Gefäßersatz verstärkt, verbreitert, substituiert* oder *umgangen* werden.

In diesem Kapitel sollen ihre *Grundzüge* im Hinblick auf die praktische Anwendung umrissen werden.

I. Desobliteration

1. Thromboembolektomie (s. auch S. 375)

Die Embolie gilt neben dem Gefäßtrauma als häufigster Anlaß für eine Notoperation. Logische Strategie und rascher Erfolg einer gelungenen Embolektomie sollten nicht dazu verleiten, ihre Fehler und Gefahren zu unterschätzen. Für den akuten thrombotischen Verschluß, z.B. nach Gefäßtrauma, gelten ähnliche Regeln; jedoch sollten diese ebenso wie die Komplikation nach einem Wiederherstellungseingriff primär eher den Gefäßchirurgen beschäftigen.

Die Bedeutung der *perkutanen Aspirations-Thromboembolektomie* ist gegenwärtig noch nicht zu beurteilen [28].

Ein einfaches *Gefäßinstrumentarium* mit atraumatischen Klemmen, Pinzetten, Ballonsonden verschiedener Stärken und feinem Nahtmaterial darf heute überall vorausgesetzt werden. Dilatierbare Ballonsonden aus Latex oder PVC erlauben die Extraktion vom *Ort der Wahl* aus, wenn die Verschlußlokalisation aufgrund klinischer Kriterien unsicher sein sollte.

Als Beispiel sei die bevorzugt betroffene untere Extremität gewählt. Hier ist die Femoralisgabel leicht zugänglich und meist ohne Schwierigkeiten nähbar. Ausreichende, nicht zu großzügige *Freilegung* dient sowohl der sicheren als auch der möglichst zügigen Durchführung. Durch laterales Eingehen werden Lymphknoten geschont, durch umsichtiges Präparieren Nerven (Nn. femoralis, saphenus) und Venen (Vv. femoralis comm., saphena) weder berührt noch komprimiert. *Abklemmung* ist primär nur dann erforderlich, wenn Inspektion und zarte Palpation einen Reststrom erwarten lassen. Die Fragmentierung eines frischen, in toto relativ leicht extrahierbaren Gerinnsels kann so vermieden werden. Die transversale *Arteriotomie* der Vorderwand etwa 0,5 bis 1 cm oberhalb des Profundaabganges hält bei der späteren Naht weniger auf als Längsnaht oder Streifenerweiterung. Allerdings muß bei den folgenden Manipulationen strenger als bei einer longitudinalen Inzision darauf geachtet werden, Dissektion und Einriß zu vermeiden. Nach der Eröffnung versucht man durch vorsichtiges Dehnen und Spülen mit Heparinlösung einen Anhalt über Alter, Aufbau und Wandhaftung des Thrombus zu gewinnen. Ein frisches, kohärentes Gerinnsel läßt sich oft durch geduldigen, gleichmäßigen Zug mit mehreren Pinzetten „ausmelken", wobei sich Ausläufer aus dem für den Abstrom wichtigen Ästen mitentfernen lassen. Rückstrom zeigt im allgemeinen die erfolgreiche Gerinnselentfernung an. Oft kann sich dann schon die Prüfung des Abstromes mit Heparinlösung anschließen. Der Sauger darf nur Sicht schaffen, ohne das corpus delicti zu schlucken. Der anscheinend ganz oder bruchstückhaft extrahierte Thrombus wird auf einer Kompresse über dem thrombektomierten Abschnitt aufgereiht und darf erst abgegeben werden, wenn Anfang und Ende möglichst vollständig identifiziert sind.

Gelingt die Extraktion auf diese einfache Weise nicht, so wird ein *Ballonkatheter* tastend eingeführt. Hindernisse auf seinem Gleitweg können anhand seiner Markierungen lokalisiert werden. Hat der Katheter den Thrombus durchfahren, so wird der Ballon mit der für seine Größe vorgesehenen Flüssigkeitsmenge dilatiert; Platzen durch Überdehnung würde zur Embolisierung von Ballontrümmern führen. Vorschub, Füllung und Rückzug müssen Radiereffekte und Dissektion unbedingt vermeiden. An der Einführungsstelle wird der Katheter achsenparallel geführt, um die Wundwinkel nicht mechanisch zu überfordern bzw. um Einrisse zu verhüten. Die vom Katheter abgestreiften und aufgereihten Thromben werden wieder, wie beschrieben, auf Vollständigkeit geprüft.

Je nach Thrombenmasse und -ausdehnung sind mehrere Durchzüge nötig, wobei für die peripheren Abschnitte dünnere Katheter eingewechselt werden. Nach jedem Durchzug wird Heparinlösung langsam instilliert, um einer Abschwemmung vorzubeugen.

Ältere, teilweise oder ganz wandhaftende Thromben lassen sich nicht mehr mit dem Ballonkatheter allein extrahieren. Hier hat die *Ringsonde* aus flexiblem Draht, die möglichst unter Sicht über den Thrombus gestülpt wird, einen wesentlich größeren *Abstreifeffekt*. Zur Sicherung gegen Embolisierung derart kürettierter Partikel kann der Abstrom mit Hilfe eines vorher durch den Ring hindurch eingeführten Ballonkatheters blockiert werden, wofür sich der Ausdruck „Rififi-Technik" eingebürgert hat.

Die *Reihenfolge* der peripheren Thrombektomie vor der Ausräumung des zuführenden Schenkels hat den Vorteil, daß der problematischere Akt im vulnerableren distalen Gefäßabschnitt im allgemeinen nicht durch eine störende Klemme am Zustrom behindert wird, ganz abgesehen davon, daß weiteres Vorgehen und Erfolg vom erzielten Abstrom abhängen.

Die Ausräumung des zentralen Abschnitts erfolgt in gleicher Weise, jedoch kann man sich hier die vis a tergo zum Ausschwemmen des Thrombus zu Nutze machen. Müssen Ballon- oder Ringsonde eingesetzt werden, so schätzt man vor dem Einführen die benötigte Länge durch Auflegen auf den Gefäßverlauf ab (Aortenbifurkation entspricht Nabelhöhe) und kontrolliert den Puls der kontralateralen A. femoralis als Sicherung gegen Thrombusverschleppung.

Die *Naht* muß alle Schichten sicher erfassen. So kann unter anderem der Vorteil der optimalen Abdichtung zeitsparend genutzt werden. Kurz vor Vollendung der Naht erfolgt ein kurzes Ausschwemmanöver, wobei eine vorgelegte Kompresse evtl. Thrombenreste erkennen läßt. Bestehen keine Bedenken, so kann der Blutstrom allmählich nach den kontinuierlich angesagten Blutdruckwerten freigegeben werden. So gelingt es fast immer, den besonders für kardial vorgeschädigte Kranke gefährlichen Drucksturz infolge des Volumenverlustes im ischämisch maximal dilatierten peripheren Gefäßbett zu verhüten. Lockere digitale Tamponade, notfalls eine zusätzliche Adventitianaht verhüten unnötigen Blutverlust. Eine Saugdrainage im Hinblick auf die Antikoagulation ersetzt nicht die sorgfältige Blutstillung.

Von den *Fehlern und Gefahren* sei hier der mangelnde Abstrom aufgrund zurückgelassener Thromben oder abgescherter Wandbestandteile hervorgehoben. Nur konsequente Operationstechnik und Ergebniskontrolle durch Palpation und Inspektion, die auf dem Operationstisch beginnt und ergänzt durch die Dopplerdruckmessung postoperativ kontinuierlich fortgesetzt und dokumentiert wird, können hiergegen schützen.

Da die Embolektomie aus den Extremitätenarterien heute nicht mehr vom *Zeitintervall* nach der Manifestation („6-Stunden-Grenze"), sondern von der *Reversibilität der Ischämie* abhängig gemacht wird, ist mit ausgedehnter Verstopfung peripherer Gefäße und Äste infolge Thrombusaszension und -deszension zu rechnen. Operationstaktisch sollte man daher bei Spätthrombektomien auf die zusätzliche Inzision einer kruralen Arterie vorbereitet sein. Ob in derartigen Fällen eine ergänzende lokale Thrombolyse via intraoperativ eingelegtem Katheter günstigere Erfolgsaussichten bietet, ist zur Zeit noch offen.

War präoperativ die *Abgrenzung einer Embolie gegen eine akute autochthone Thrombose* unsicher oder trifft man während der Embolektomie auf hochgradige atherosklerotische Hindernisse mit komplettierender Thrombose, so müssen Desobliteration oder Überbrückung auch in der Notsituation angeschlossen werden, anstatt nach ergänzender Diagnostik unter günstigeren Bedingungen mit aufgeschobener Dringlichkeit zu operieren.

Das gilt auch für den akuten thrombotischen Verschluß bei *dilatierender Arteriopathie,* an die bei der Förderung ungewöhnlich voluminöser Thrombenmassen, besonders solchen verschiedenen Alters, gedacht werden muß.

2. Endarteriektomie und Thrombendarteriektomie

Besteht das Strombahnhindernis aus einer Veränderung der Intima oder einem auf erkrankter Intima akkreditierten Thrombus, so kann die Sperre durch Ausschälung des obliterierenden Materials unter Belassung der äußeren Wandschicht beseitigt werden. Das morphologische Substrat für eine glatte Trennung ist der Wandaufbau mit unterschiedlichen physikalischen Eigenschaften des sklerotischen Kerns und seiner nichtbefallenen elastischen Hülle. Bei ausgeprägter („reifer", blätterteigartiger) Arteriosklerose bietet sich eine *präformierte Spaltebene* an, die mit Hilfe des Dissezierspatels oder der Spitze einer feinen Mosquitoklemme zur *intimanahen oder adventitianahen* Desobliteration genutzt werden kann. Da die arteriosklerotischen Veränderungen häufig stellenweise oder ausgedehnt auch die Tunica media erfassen, wird die Spaltebene zweckmäßig von vornherein adventitianahe gelegt.

Voraussetzungen für die Desobliteration ergeben sich daher einmal aus dem Wandtyp, ferner aus der Dimension und der Pathomorphologie der verschlossenen Arterie. Endangiitische und unreife arteriosklerotische Prozesse, ferner die dilatierende Arteriopathie sowie die Struktur der A. poplitea und die feinen kruralen Gefäße gelten als ungeeignet. Kalkinkrustationen stellen dagegen nicht a priori ein unüberwindliches Hindernis dar, solange die zurückbleibende äußere Schicht nicht betroffen ist und es gelingt, die Kalkspangen ohne Gefährdung der zurückbleibenden Schicht auszuhülsen. Auch bei anscheinend hypoplastischen, verschlossenen oder druckpassiv engen Gefäßen kann sich die äußere Schicht zu normalem Durchmesser entfalten, sobald der Verschlußpfropf ausgeschält ist.

Nicht selten schränken leider auch transmurale Gefäßnarben nach vorangegangenen diagnostischen oder interventionell-radiologischen Punktionen die Desobliterierbarkeit ein oder machen sie unmöglich. Letzteres ist auch der Fall nach einer Voroperation.

Je nach Ausdehnung des Hindernisses kann die Desobliteration *direkt* oder *langstreckig* sein.

Fehler und Gefahren haben jedoch alle Endarteriektomiemethoden gemeinsam. So ist es nicht selten schwierig, die optimale Spaltebene auf Anhieb zu treffen und beizubehalten, wodurch Lefzen zurückbleiben, den Strom verlegen und einen Frühverschluß auslösen können. Abhilfe schafft die Prüfung des Desobliterates auf Vollständigkeit sowie Spülen in Stromrichtung. Die Arterioskopie hat bisher keine Verbreitung gefunden. Am Übergang zu den angrenzenden Gefäßabschnitten entstehende Stufen wirken als wirbelbildende oder stenosierende Ventilklappen. Als Abhilfe wird die Desobliteration entweder bis hinter einen Plaque fortgeführt oder die verbleibende Stufe mit einer feinen gebogenen Schere geglättet. Eine allzu adventitianahe gelegte Spaltebene kann noch intraoperativ zur Blutung führen oder doch sicherheitshalber eine zeitraubende Korrektur nach sich ziehen. Auch nach der lege artis ausgeführten Endarteriektomie resultiert eine (relative) Dilatation gegenüber den angrenzenden nicht desobliterierten Abschnitten, wodurch die thrombogene Hämodynamik der dilatierenden Arteriopathie imitiert wird. Schließlich bewegen sich die desobliterierenden Instrumente immer an der Grenze zwischen Kern und zarter Hülle. Der unmittelbare Umgang mit der Gefäßwand verlangt daher mehr Materialgefühl und disziplinierte Instrumentenführung als etwa das Einsetzen einer Gefäßprothese, was bei der Wahl der Methode selbstkritisch berücksichtigt werden sollte.

a) Direkte Endarteriektomie mit direkter Naht. Anwendungsbereich der lokalen Desobliteration sind die Prädilektionsstellen der Arteriosklerose an Teilungswinkeln wie den Abgängen der Aa. carotis int., coeliaca, mesenterica sup. et renales sowie der Femoralisgabel. Ihre Vorzüge sind Übersicht, besonders am distalen Ende der Inzision, sowie Einblick in Gefäßabgänge. Dabei wird die Arteriotomie über das tast- oder sichtbare Ende des Plaques hinausgeführt, so daß die distale Stufe sicher versorgt werden kann. Im günstigsten Fall gewährleistet das Auslaufen des Plaques den harmonischen Übergang. Verbleibt eine Stufe, so verhütet die scharfe Glättung bis zur natürlichen Fixation das Abheben der Intima durch den Blutstrom. Transfixationsnähte bleiben als zusätzliches Gefäßtrauma Situationen vorbehalten, in denen die erstgenannten Möglichkeiten versagen. Die Glättung der zentralen Stufe ist demgegenüber weniger problematisch infolge der dachziegelartigen Lage im Blutstrom.

Ist das Lumen nach Entfernung des Stenosezylinders bzw. Verschlußpropfes weit genug, so kann die Arterienkontinuität durch direkte Naht wieder hergestellt werden. Sie beginnt in der Regel am distalen Pol der Inzision. Das Ausschwemmanöver kann dann durchgeführt werden, wenn die Naht den zentralen, meist widerstandsfähigeren Abschnitt erreicht hat.

Eine *Alternative* zur beschriebenen offenen Desobliteration mit direkter Naht stellt die *Eversionstechnik* dar. Sie erweist sich heute nur noch in wenigen Situationen als hilfreich. Bei der *Karotisknickstenose* mit gleichzeitiger Abgangsenge wird die A. carotis int. an ihrem Abgang durchtrennt und die äußere Schicht in der Spaltebene handschuhfingerartig evertiert. Durch gleichmäßigen Zug kann so der Plaque stufenlos entfernt werden, bevor die A. carotis int. gestreckt in die A. carotis comm. reanastomosiert wird. Als *Variation der Profundaplastik* kann die verschlossene A. femoralis superf. mehrere Zentimeter distal ihres Abganges durchtrennt und in Eversionstechnik desobliteriert werden, bevor man sie zeitsparend anstelle einer Streifenplastik distal einer Profundaabgangsstenose einsetzt.

b) Direkte Desobliteration mit Erweiterungsstreifen. Ursprünglich sollte ein eingesetzter Streifen nur die potentielle Einengung bei einer Längsnaht verhüten oder einen schadhaften Wandbezirk ersetzen. Heute findet er auch prophylaktisch zum Ausgleich von stenosierenden Einheilungsprozessen Anwendung [13]. Seine Vorzüge sind, Stufen zu überdachen („overpass") und Kalibersprünge zu harmonisieren. Nachteilig sind einmal der damit verbundene Zeitaufwand gegenüber der einfachen Naht, zum anderen unerwünschte Eigenschaften seitens des Gefäßersatzes: Infektanfälligkeit bei synthetischem Material, progrediente Dilatation oder Schrumpfung durch Intimahyperplasie bei autogener Vene.

Technisch beginnt man mit einem evertierenden U-Stich am distalen Ende der Arteriotomie, so daß man die engste Stelle der Rekonstruktion auch von innen kontrollieren kann. Die Stichrichtung zielt vom Erweiterungsstreifen von innen auf die Gefäßwand, so daß der Streifen wie eine Unterlegscheibe als Ausrißsicherung dient.

Fehler und Gefahren entstehen leicht durch Überdimensionierung des Streifens mit der Folge eines artefiziellen Aneurysmas. Beim autologen Venenstreifen ist die optimale Breite infolge seiner Elastizität nur durch Übung abschätzbar. Tiefergreifende Nähte zum Ausgleich haben oft einen Raffeffekt.

Als *Streifenmaterial* stehen entweder ein Segment einer oberflächlichen Beinvene oder verschiedene eigens hierfür entwickelte synthetische Prothesen zur Verfügung (s. S. 84).

c) Indirekte (halbgeschlossene) Endarteriektomie. Anwendungsbereich: Die offene Desobliteration mit Streifenerweiterung langstreckiger Femoralisverschlüsse wurde schon bald zugunsten der halbgeschlossenen Desobliteration verlassen, die ihrerseits heute nur noch einen engen Anwendungsbereich hat. Aortoiliakale Hindernisse, isoliert oder auch ausgedehnt, gelten als das eigentliche Anwendungsgebiet der Desobliteration mit Hilfe der Ringsonde.

Ihre *Vorzüge* sind die bei günstigem Befund in geübter Hand rasche Durchführbarkeit ohne die potentiellen Gefahren des synthetischen Gefäßersatzes, ferner die primäre Blutdichtigkeit im Vergleich zu porösen Gefäßprothesen. *Nachteilig* wirken sich eine gewisse Abhängigkeit vom morphologischen Substrat sowie die Vulnerabilität der zurückbleibenden äußeren Wandschicht aus.

Technik: die standardisierte aortoiliakale Desobliteration kommt in der Regel ohne Streifenerweiterung aus. Sie beginnt nach ausreichender Freilegung mit einer Querinzision, der das Aufsuchen der optimalen Spaltebene folgt. Nach zirkulärer Ablösung wird ein Ring, der einen etwas größeren Durchmesser als der Verschlußpropf aufweist, über denselben gestreift und unter ständiger Drehung ohne Gewaltanwendung vorgeführt. Von einer weiteren Inzision oberhalb der distalen Gabel aus kann dann das Hindernis durchtrennt und extrahiert werden. Für die Versorgung der distalen Stufe gelten die genannten Hinweise. Erfolgt die fortlaufende Naht unter Anspannung der Haltefäden, so entsteht nach Freigabe des Blutstromes keine Nahtenge.

Fehler und Gefahren: flottierende Wandreste, Atheromdetritus, Gerinnsel, Intimastufen und unerkannte Wandverdünnungen sind die Hauptgefahren, schonende Ausführung und Kontrolle durch Palpation und Spülung die geeigneten Verhütungsmaßnahmen.

Sonderanwendungen der indirekten Desobliteration sind die *retrograde* transfemorale Desobliteration der A. iliaca ext. sowie die Endarteriektomie der Aorta abdominalis. Erstere findet unter dem Vorbehalt einer *risikomindernden Alternativmethode* ihre Anwendung, bei letzterer entfällt der Einwand gegen die Blindmethode, da der Verschlußpfropf unter Sicht meist rasch und glatt mit Hilfe des Desobliterotoms nach VOLLMAR entfernt werden kann.

d) Kombinationen, Modifikationen. Zahlreiche topographische und instrumentelle Varianten der Desobliteration wie z.B. die antegrade Endarteriektomie der Aa. femoralis superf. und carotis comm., oder auf pneumatischem oder hydraulischem Wege oder mit einem Oszillotom sind heute praktisch verlassen. Über die Laser-Desobliteration peripherer Arterien liegen erste Ergebnisse vor [7]. Unveränderte Bedeutung hat jedoch die Kombination mit der Überbrückung, am häufigsten in Form der lokalen Endarteriektomie beim Anlegen von Anastomosen, seltener als Ausschälplastik des Empfängersegmentes bei einem Zweisprungbypass oder als rettende Ergänzung bei einem zu kurzen Venentransplantat.

II. Gefäßplastiken

Unter diesem Begriff sollen alle Operationsmethoden zusammengefaßt werden, die pathologische Kalibersprünge, gefahrenträchtige Verdünnung sowie Unwegsamkeiten unter Erhaltung der ursprünglichen Wandbestandteile und Topographie der Arterie korrigieren. Ihre Bedeutung ist insgesamt sehr unterschiedlich und ihre Kenntnis in besonderen Situationen nützlich.

1. Raffung

Die Wiederherstellung eines normalen Gefäßkalibers durch Verkleinerung des Querschnittes war eines der ersten rekonstruktiven Verfahren überhaupt. Die Aneurysmorrhaphie nach MATAS findet heute allenfalls noch bei umschriebenen sackförmigen Aneurysmen Anwendung, wenn synthetischer Gefäßersatz vermieden werden muß, z.B. bei erhöhter Infektionsgefahr oder bei seitlicher Naht des durch eine chronische a.v.-Fistel dilatierten zentralen Arterienabschnittes. Mit Änderung des ätiologischen Hintergrundes gehört auch die laterale Aneurysmorrhaphie sackförmiger thorakaler Aneurysmen der Vergangenheit an.

2. Straffung

Unverändert aktuell ist demgegenüber die Korrektur in der *Längsachse* von kongenital oder degenerativ elongierten Arterien, am häufigsten der Aa. carotis int. und vertebralis, seltener der A. iliaca comm.

Operationstechnisch stehen hierfür drei Möglichkeiten zur Verfügung, nachdem Muskelplastiken und Fixationsnähte zur Entknickung allenfalls als palliativ betrachtet werden können. So kann eine Karotis int. – Schleife durch mehrere gestaffelte, longitudinal nebeneinander gelegt *Raffnähte* gestreckt werden. Als Vorzug wird von den Befürwortern der Methode genannt, daß derartige „Abnäher" eine kontrollierte Verkürzung ohne Beeinträchtigung des Blutstromes darstellen. Die zweite auch von uns bevorzugte Methode, ist die Durchtrennung an der Gefäßwurzel mit terminolateraler *Reinsertion* zentral vom ursprünglichen Abgang. Dieses Verfahren hat neben der exakten Streckung den Vorzug, gleichzeitige Stenosen des Ostiums unter Sicht entfernen zu können. Die dritte Möglichkeit besteht in der Kürzung durch *Resektion* des am stärksten veränderten Abschnittes mit End-zu-End Naht der Stümpfe.

3. Transposition, Schwenklappenplastik

Auch abgangsnahe Stenosen von Organarterien lassen sich durch Transposition ausschalten. Während die schon früh vorgeschlagene Einpflanzung der A. carotis ext. in die A. carotis int. nicht sinnvoll erscheint, stellt dies bei Verlegung des Ostiums der Aa. renales und mesenterica sup. eine elegante Korrekturmöglichkeit dar. Die Transposition der A. subclavia in die A. carotis comm. notfalls nach Desobliteration, ist bei uns schon lange das Verfahren der Wahl.

Bei der Aortenisthmusstenose schließlich kann die Enge durch einen aus der A. subclavia sin. gebildeten Schwenklappen plastisch beseitigt werden.

Auf die End-zu-Seit Insertion des desobliterierten Femoralis superf.-Stammes als Variante der Profundaplastik wurde bereits hingewiesen.

Technisch kann die Reimplantation eines kurzen Gefäßstumpfes Schwierigkeiten bereiten. Als Regel gilt, den am schwersten erreichbaren Wandabschnitt zuerst zu nähen. Als weitere Hilfe bietet sich dank der glatten, monofilen Fäden die *Technik der offenen Naht* mit Adaptation nach Fertigstellung der Hinterwand an.

4. Externe Verstärkung, Umhüllung

Die Umhüllung von Bauchaortenaneurysmen als Palliativmaßnahme wurde in letzter Zeit erneut vorgeschlagen, hat sich aber gegenüber anderen risikomindernden Verfahren nicht durchsetzen können. Dagegen hat die Herstellung eines Widerlagers bei unsicherer Naht auch heute noch ihre Indikation. Diesem Zweck dienen Teile poröser Gefäßprothesen, die manschettenartig in die Anastomose einbezogen werden. Bei lediglich lokalen Wandunsicherheiten genügt ein Stückchen Teflonfilz (s. S. 349). Faszienstreifen sind obsolet, gewebte Prothesen retardieren die Fibroblasteneinsprossung und Verankerung. Dopplersonographische Kontrollen im weiteren Verlauf sind empfehlenswert.

5. Fensterungstechnik (Reentry)

Eine gefäßplastische Operation stellt auch die Überführung des doppelläufigen Lumens in den ursprünglichen Zustand bei Aneurysma dissecans dar. Hierbei wird der Strom des falschen Lumens durch ein in die dissezierte Trennschicht geschnittenes Fenster ausgeleitet und das Fortschreiten der Dissektion durch eine alle Wandschichten wiedervereinigende Naht, evtl. mit Hilfe von Fibrinkleber, verhindert (s. S. 369).

6. Dekompression

Die Beseitigung externer Hindernisse hat mit der wachsenden Kenntnis ihrer Pathophysiologie zugenommen. Ursprünglich nur vom Phänomen der poststenotischen Dilatation bei Halsrippe und von der Verschlußbevorzugung unter der Adduktorensehne bekannt, kennen wir heute mehrere *Prädilektionsstellen* für die intermittierende oder chronische Einengung des Gefäßlumens, die infolge gestörter Hämodynamik auch Anlaß zu thromboembolischen Komplikationen und zur aneurysmatischen Gefügezerrüttung geben können. Neben der oberen Thoraxapertur sind dies die Abgänge des Truncus coeliacus und der A. renalis, besonders aber die A. poplitea (s. S. 593). Relativ selten ist die Kompression durch Frakturheilung.

Zur *Operationstechnik* sei auf die speziellen Kapitel verwiesen. Allen Methoden der Dekompression gemeinsam ist die Notwendigkeit der scharfen Präparation infolge der periarteriellen Fibrose sowie der Bereitschaft zur Gefäßrekonstruktion, wenn sich die Arteriolyse als undurchführbar oder unbefriedigend erweist. Alternativen zur operativen Dekompression sind nicht bekannt mit Ausnahme der zystischen Adventitiadegeneration, wo die perkutane Aspiration interventionell-radiologisch durchgeführt wurde.

7. Fixation

Nach Freigabe des Blutstromes kann es bei Gefäßrekonstruktionen zur Knicktendenz infolge Überlänge des wiederhergestellten Abschnittes kommen, sei es, daß der schienende Stenosezylinder an der Karotisgabel wegfiel, sei es, daß ein Interponat oder Bypass zu großzügig bemessen war. Zur Korrektur kleinerer Fehler kann dann eine Trassensicherung ausreichen, wobei durch Nahtadaptation angrenzender Gewebe eine Schienung erzielt wird. Fixationsnähte der Gefäßwand kommen wegen der nie auszuschließenden Ausrißtendenz nur ausnahmsweise in Betracht.

8. Dilatation

Die Dehnung des Abstromostiums am Ende der Wiederherstellung ist seit langem operationstechnische Routine. Auch die Bougierung unzugänglicher Gefäßabschnitte, z.B. bei der fibromuskulären Dysplasie der subkraniellen A. carotis int., darf zu den Standardtechniken gezählt werden. Die Fortschritte der *interventionellen Radiologie* wandelten nicht nur die Therapieindikationen bei mehreren Krankheitsbildern. Ihre Erkenntnisse setzten auch neue Impulse bei der Operationstaktik obliterativer Arteriopathien. Von den drei Möglichkeiten der prä-, intra- und postoperativen transluminalen Dilatation soll hier nur die simultane Anwendung als Ergänzung einer Wiederherstellungsoperation besprochen werden.

Anwendungsbereich der intraoperativen transluminalen Dilatation (ITA) sind Stenosen im vor- oder nachgeschalteten Strombett, deren operative Beseitigung (noch) nicht indiziert ist oder deren aus hämodynamischen Gründen nötige Korrektur mit einer Ausweitung der Operation einherginge.

Operationstechnisch folgt die Anwendung angioradiologischen Regeln, wobei allerdings auf einen Führungsdraht verzichtet werden kann. Für die Dilatation stehen die Katheter nach GRÜNTZIG und OLBERT zur Verfügung; die nach allen Seiten unkontrolliert dehnungsfähigen Embolektomiekatheter nach FOGARTY sind ungeeignet.

Bei der intraoperativen Dilatation fibromuskulärer Karotisstenosen entfällt der Einwand der Thrombenverschleppung, die bei perkutanem Vorgehen in Stromrichtung nicht auszuschließen ist.

Die *postoperative perkutane* Dilatation von Rest- und Restenosen ist in geeigneten Fällen möglich. Unerläßlich erscheint uns hierbei die enge *Kooperation mit dem Gefäßchirurgen,* der Pathogenese, Pathomorphologie und ihre Gefahren aus direkter Anschauung kennt.

9. Methoden zur Gefäßobliteration

Diese zielen auf den permanenten, sicheren Verschluß eines Gefäßabschnittes oder eines Gefäßstumpfes.

Die lange vor der Resektionsära des Bauchaortenaneurysmas angewandte *Thromboseinduktion* feierte eine begrenzte Wiederauferstehung im Rahmen der non-resektiven Behandlung bei Hochrisikopatienten unter dem Schutz einer extraanatomischen Umleitung. Bei kleineren und peripheren Arterien vollzieht sich eine weitgehende Ablösung der operativen *Ligatur* durch die perkutane *therapeutische Embolisation* von Flüssigkeiten, wie Fibrin- oder Acrylatklebern, oder Partikeln, wie Mikrosphären oder Spiralen, so z.B. bei kongenitalen Angiodysplasien, erworbenen a.v.-Fisteln (s.S. 231), Aneurysmen einschließlich Aneurysmata spuria sowie Malignomen.

Als ultima ratio bereitet der zuverlässige Verschluß großer *Gefäßstümpfe* Sorgen, besonders der Aorta abdominalis, wenn unsichere Nahtverhältnisse vorliegen oder eine Infektion die Prothesenexplantation veranlaßte. Synthetisches *resorbierbares* Nahtmaterial mit protrahiertem Reißkraftverlust stellt zwar einen Fortschritt gegenüber bald auflösenden oder als Fremdkörper verbleibenden Kunststoffäden dar. Die Deckung mit vitalem periaortalem Gewebe oder einer Omentumplastik verbessert die Heilungsaussichten, ohne sie allerdings zu garantieren.

10. Adjuvante Stromvermehrung (Flow augmentation)

Eine Gefäßplastik ist schließlich auch die *Verminderung des Abstromwiderstandes* in Form zusätzlicher peripherer Anastomosen. Hierzu zählen Mehrfachanschlüsse langer Überbrückungen mit mehreren peripheren Arterien als *Sequenzbypass* sowie *Kurzschlußverbindungen* zwischen Arterien und dem venösen Niederdrucksystem. Während die thromboprotektive Wirkung des erhöhten Stromvolumens auf venöse Rekonstruktionen und auf lange arterielle Überbrückungen außer Frage steht, ist die nutritive periphere Wirkung künstlicher av-Shunts noch nicht zweifelsfrei geklärt.

III. Rekonstruktionen mit Gefäßersatz

Gefäßersatz wurde zur zentralen Komponente der Gefäßchirurgie. Seine Anwendungen sind vielfältig, seine Anforderungen sehr unterschiedlich. Der folgende *Überblick* umreißt seine praktisch im Vordergrund stehenden operationstechnischen Konzepte, bevor auf Biologie und Problematik des Gefäßersatzes eingegangen wird.

1. Lumenerweiterung, Teilersatz

Die häufigste *Anwendung* finden streifenförmige Flicken (Patch-graft) zum *vorsorglichen Ausgleich* einer Gefäßenge, die mit jeder longitudinalen Naht eintreten kann. Erweiterungsstreifen stellen die Lumenkongruenz wieder her nach *lokalem Wanddefekt* infolge Trauma, intraoperativem Mißgeschick oder nach der Niederlegung einer Überbrückungsanastomose. Teilersatz gestattet ferner, einen vitalen, *mitwachsenden Sektor* eines kongenital-hypoplastischen Segmentes zu erhalten, z.B. bei der Korrektur der jugendlichen Coarctatio aortae. Die *Harmonisierung einer Anastomose* mit Hilfe eines eingepaßten schmalen Streifens nach VAN DONGEN wurde bereits beschrieben (s. S. 65).

2. Interposition, Substitution

Die *totale Resektion* und Substitution ist heute nur noch obligat bei pathologischen Veränderungen, die auch die äußeren Wandschichten mit einbeziehen, wie Malignome, Gefäßzerreißungen verschiedener Genese, und hochgradiger Wandverdünnung infolge chronischer Volumenüberlastung bei langjährigen a.v.-Fisteln. Als Alternative zum Bypass an der Aorta abdominalis bietet sie hämodynamische und topographische Vorteile.

Die *partielle Resektion* und Substitution kommt einmal in Betracht, wenn ostientragende Sektoren der Gefäßwand mit Hilfe von Gefäßersatz zur Wiederherstellung der Lumenkongruenz erhalten werden sollen. Dies ist zweckmäßig bei der Resektion thorakaler Aortenaneurysmen zur Verhütung der spinalen Ischämie, ferner bei der Resektion von Aneurysmen des Arcus und der thorako-abdominalen Aorta unter Erhaltung der viszeralen bzw. supraaortalen Stämme zur Vereinfachung der Operationstechnik (s. S. 329). Weitere Anwendungsmöglichkeiten ergeben sich bei der Replantation der A. mesenterica inf. oder des Abganges der A. profunda femoris.

Die zweite Variante der partiellen Resektion nutzt die von der Endarteriektomie verschlossener Gefäße bekannte Ausräumung des arteriosklerotischen Aneurysmas mit Wiederherstellung der Arterienkontinuität durch eine interponierte unverzweigte Prothese. Rasche Präparation in präformierter Trennebene, Erhaltung einer Isolierschicht sowie Einsparung einer Anastomose sind die wesentlichen Vorzüge der „minimal dissection method".

Eine dritte Variante der Substitution stellt die *Inlay-Technik* als weitere Steigerung der blut- und zeitsparenden Versorgung lebensbedrohender Situationen dar (s. S. 355). Bei dissezierenden Aneurysmen der thorakalen und abdominalen Aorta sowie bei Bauchaortenaneurysmen kann eine Prothese niedriger Porosität in das wahre Lumen eingelegt und nahtlos mit einer Ligatur über umkleideten NR-Stahlringen befestigt werden [6, 9]. Während die Anpassung der Prothesenlänge an die anatomischen Erfordernisse mit Hilfe eines distalen beweglichen Ringes im allgemeinen unproblematisch ist, kann der Anschluß an die Aa. iliacae Schwierigkeiten bereiten.

Ein anderes Konzept der inneren Schienung ist die *perkutane transluminale Implantation von Metallspiralen,* die durch kontrollierte elastische Expansion stabil fixiert werden können [18]. Über die Anwendung dieser interessanten perkutanen Inlay-Technik liegen bisher noch keine größeren Erfahrungen vor.

3. Umleitungsverfahren

Gefäßersatz ermöglicht die operationstechnische Nachahmung des natürlichen Kollateralprinzips. Ursprünglich wurde die Überbrückung als funktionelle Ausschaltung eines Strombahnhindernisses von JEGER 1913 [14] konzipiert und von KUNLIN 1948 [15] mittels Venentransplantat in orthotoper Position realisiert. Später trat die Umgehung von Problemzonen, z.B. von Infektionsherden nach Gefäßrekonstruktion, durch extraanatomische Überbrückungen hinzu. Inzwischen hat der extraanatomische Bypass auch als risikomindernde Alternative einen festen Platz erobert, wenn direkte Rekonstruktion mit erhöhten Gefahren verknüpft ist, z.B. zur Ausschaltung aortoiliakaler Verschlüsse oder Aneurysmen bei reduzierter allgemeiner Operabilität, bei der extrathorakalen Überbrückung eines symptomatischen Subklaviaverschlusses oder bei der Exklusion des Popliteaaneurysmas.

Operationstechnisch bietet das Bypassprinzip zahlreiche Vorteile. Die Freilegung ist nur auf die Anastomosen begrenzt, die Trasse kann durch subkutane Tunnelierung in spannungsneutralen Linien mit geeigneten Instrumenten erfolgen. Kollateralen bleiben erhalten. Die End-zu-Seit Anastomose ermöglicht den Kaliberangleich unterschiedlicher Lumina. Schließlich ist der Bypass durch seine Einfachheit ubiquitär anwendbar.

Fehler und Gefahren drohen dennoch von seiten der Implantationstechnik, der Bypassführung und von Sekundärveränderungen des Gefäßersatzes sowie des Empfängergefäßes. Anastomosenwinkel und -weite müssen so bemessen sein, daß weder eine Abgangsenge noch eine Aussackung mit der Gefahr eines späteren Ausrisses entstehen. Beim Durchzug müssen Torsion und Knick, Kompression durch Sehnen, Faszie oder Narben ebenso vermieden werden wie Spannung oder Überlänge. Die Bypasstechnik verlangt Kenntnis der Hämodynamik (keine konkurrierende Strömung, keine Steal-Konstellation, keine Wirbelauslöser) und Augenmaß beim Einpassen des unterschiedlich elastischen Gefäßersatzes, dessen Sekundärveränderungen im folgenden Abschnitt besprochen werden sollen.

4. Kombinationen, Alternativen

Verschiedene anatomische und pathomorphologische Erfordernisse zwingen nicht selten zur Kombination mit desobliterativen oder gefäßplastischen Techniken. Auf ihre teils ergänzenden, teils als Notbehelf anzusehenden Möglichkeiten wird im speziellen Teil eingegangen.

5. Gefäßzugang (vascular access)

Eine Sonderanwendung des Gefäßersatzes stellt die extraanatomisch End-zu-Seit interponierte Kurzschlußverbindung zwischen Arterie und Vene für die chronisch intermittierende Hämodialyse dar. Der Gefäßersatz ist hier sowohl einer vermehrten Durchströmung als auch der mechanischen Beeinträchtigung durch häufige Punktionen mit großkalibrigen Kanülen und schließlich erhöhtem Infektionsrisiko ausgesetzt (s. Kap. 25, S. 681 f.).

C. Gefäßersatz

I. Allgemeines

Gefäßersatz ist fast so lange bekannt wie die zirkuläre Arteriennaht. Seine Grundlagen – Entnahmetechnik, Konservierung, morphologisches und funktionelles Schicksal – wurden schon im ersten Dezennium dieses Jahrhunderts systematisch untersucht. Jahrzehntelang fand jedoch nur die körpereigene Vene klinische Anwendung. Erst seit 1948 gelang es, Aorten- und Arteriensegmente mit artgleichen Transplantaten zu ersetzen und in der „Gefäßbank" die Bevorratung von Transplantaten zu planen.

Die experimentelle und klinische Forschung zu Beginn der Epoche der rekonstruktiven Gefäßchirurgie brachte zwei *grundlegende Erkenntnisse*:

(1) die Aufrechterhaltung der *Funktion* als Blutleiter war nicht an die Erhaltung der *Vitalität,* dem bisherigen Ziel der Verpflanzung, geknüpft.
(2) Der Ersatz von *kleinen Arterien,* wie auch der von *Venen,* ist problematisch.

Inzwischen gelang es dank der fortgeschrittenen Kunststofftechnik, *synthetische Prothesen* anatomischen und operationstechnischen Erfordernissen entsprechend für große Arterien herzustellen, die mit gewissen Einschränkungen auch für mittlere Arterien und für Venen geeignet sind.

Die systematische Suche nach *biogenem* Gefäßersatz mit den Eigenschaften mittlerer und kleiner Arterien zeitigte nur einen bescheidenen Erfolg. Da es sich bei körperfremdem Gefäßersatz herstellungsbedingt um devitalisiertes Gewebe handelt, wird im folgenden von Bio*prothesen* bzw. *Implantaten* gesprochen.

Neuere Bemühungen konzentrieren sich auf ein verbessertes Verständnis hinsichtlich Hämostase bzw. Thromboseresistenz und deren Beeinflussung durch die Gefäßwand (Endothel). Anlaß hierzu gaben Erkenntnisse der Thrombozytenaggregationshemmung im Rahmen der postoperativen Ergebnissicherung.

Die *Anforderungen an den Gefäßersatz* sind vielfältig. Generell soll er zuverlässig, formtreu, gewebsverträglich, immunologisch inert und akanzerogen sein. Darüber hinaus muß er hygienischen Anforderungen entsprechen und in den benötigten Dimensionen zur Verfügung stehen. Speziell soll er sich leicht handhaben lassen, dauerhaft einheilen, flexibel bleiben, Thromben abweisen und gegen Degeneration und Degradation durch Milieuschäden unempfindlich sein. Das unterschiedliche Verhalten der einzelnen Materialien im Organismus prägt den Begriff der *biologischen Wertigkeit.* In der *klinischen Prioritätenskala* gelten aber neben dem Langzeitresultat oft auch andere klinische Gesichtspunkte, wie die verkürzte Lebenserwartung oder die eingeschränkte allgemeine Operabilität des Kranken, wo die Minderung des Operationsrisikos vorrangig ist [19].

II. Autogene Transplantate

1. Arterie

Die Vorzüge der *erhaltenen Vitalität* und der mechanischen Belastbarkeit sichern körpereigenen Arteriensegmenten zwar den ersten Platz in der biologischen Rangliste. Naturgemäß sind jedoch nur wenige, meist kurze oder englumige Abschnitte frei transplantierbar. Sie können entweder ersatzlos entnommen (Aa. iliaca int., lienalis, mammaria int. [10], radialis, epigastrica) oder in speziellen Fällen gegen eine Gefäßprothese ausgetauscht (A. iliaca ext.) werden.

Indikationen ergeben sich für die Transplantation im Wachstumsalter, bei potentiell infizierten Gefäßtraumen [25] und bei der extrakorporalen Korrektur von Nierenarterienstenosen.

2. Vene

a) *Allgemeines.* Der praktisch wichtigste biogene Arterienersatz ist die V. saphena magna, deren nutzbare Länge und verschiedenen Querschnitte die Verwendung in zahlreichen Positionen ermöglicht [3, 11].

Einschränkend wirkt ihr Wandaufbau als Ersatz in aortorenaler oder iliakaler Position. Als Interponat oder Bypass steht sie relativ häufig (20–30%) wegen Varikose, abgelaufener Phlebitis oder vorangegangener Krampfaderbehandlung primär nicht zur Verfügung, in der Regel nie bei Sekundäreingriffen. *Alternativen* sind dann die V. saphena magna des anderen Beines, die Vv. saphena parva, cephalica und basilica, sogar die V. femoralis [1, 24]. Verschiedene *Varianten* der Verlängerung oder Verbreiterung, z.B. als Ersatz großer Venen, wurden als Behelfslösung beschrieben. Häufiger ist die Verlängerung mit einer Prothese (composite graft) oder durch Anschluß an eine desobliterierte A. femoralis superf. *Erweiterungsstreifen* können auch von Saphena-Seitenästen oder aber sparsam aus dem malleolären Saphena-Segment entnommen werden.

b) Inkorporation. Die *morphologischen Veränderungen* mit funktionell-klinischer Relevanz lassen sich in 6 Formen gliedern:

(1) Intimaverdickung mit konzentrischer Verengung an den Anastomosen oder in ganzer Länge,
(2) Atherosklerose,
(3) Fibrose der Venenklappen,
(4) Narbenfibrose infolge traumatischer Operationstechnik,
(5) Astabgangsstenose als Ligatur- oder Nahtfolge und
(6) Aneurysmatische Degeneration.

Wenn auch LEXER 1907 [16] die Aneurysmaresektion mit körpereigenem Venenersatz als *ideale* Operation bezeichnete, so zwingen die inzwischen gewonnenen biopathologischen Erkenntnisse zu einer realeren Bewertung. Dennoch gilt das körpereigene Saphena-Transplantat weiterhin als der Maßstab, an dem die Ergebnisse jedes anderen Gefäßersatzes gemessen werden müssen.

c) Transplantationstechnik. Die *Eignung* der Vene wird intraoperativ anhand des makroskopischen Befundes beurteilt, wobei die unter Berührung eintretende Kontraktion berücksichtigt werden muß. Die *Entnahme* folgt der strengen Regel, wonach zur Schonung des Endothels das Transplantat weder gezogen noch gequetscht und mit der Pinzette allenfalls an der Adventitia berührt werden darf [17]. Die hydraulische Aufdehnung soll Spasmen überwinden und Undichtigkeiten aufdecken. Dabei darf aber der physiologische Druck nie überschritten werden [4]. Zur Verhütung der osmotischen Schädigung werden gepufferte Lösungen empfohlen, denen Heparin zugesetzt wird. Das Transplantat bleibt möglichst lange im Wundkontakt, so daß seine warme Ischämiezeit minimal gehalten werden kann.

d) Fehler und Gefahren. Fehler bei der Verwendung der V. saphena magna als Transplantat beginnen bei einer zu großzügigen *Indikation:* unökonomische Entnahme, ungewisse Erfolgsaussichten, Verwendung anstelle eines annähernd gleichwertigen Ersatzes (Dialyseshunt), Implantation in gefährdeter Position mit drohender Opferung des Transplantates.

Bei der *Entnahme* birgt jede Verletzung die Gefahr einer späteren nahtbedingten Enge. Aus dem gleichen Grunde sollen Äste ausreichend weit vom Stamm ligiert werden. Bei der *Implantation* verlangt die torsionsfreie Verlegung besondere Aufmerksamkeit. Der Durchzug durch einen glattwandigen Tunneler ist dem Einlegen mit einer langen Kornzange unbedingt vorzuziehen.

3. Semiautogener Gefäßersatz

Das theoretisch interessante *Konzept der autogenen Arteriogenese* nach SPARKS 1973 [27] verdient eine kurze Erwähnung, wenn es sich auch in der nicht weiterentwickelten Form als impraktikabel erwiesen hat. Ebenso hat der Versuch, für besondere Zwecke eine Arteriogenese über einem Prothesengerüst aus resorbierbaren Synthetikfäden zu induzieren, bisher keine klinische Anwendung gefunden.

III. Allogene Transplantate

1. Arterie

Mit der artgleichen Transplantation bei der Resektionsbehandlung der langen Isthmusstenose (1948), des Aortenverschlusses und des Bauchaortenaneurysmas (1950/51) begann der erste Entwicklungsabschnitt der modernen Gefäßchirurgie. Die „*Arteriohomoioplastik*" wurde jedoch schon bald wegen der aneurysmatischen Komplikationen zugunsten der neuentwickelten synthetischen Prothesen verlassen.

2. Vene

Die Hoffnung, in der artgleich übertragenen Vene eine unerschöpfliche Quelle biogener Transplantate mit Saphena-Eigenschaften zu finden, hat sich nicht erfüllt. Die Transplantate wurden bei Varizenoperationen gewonnen und frisch oder konserviert übertragen [2]. Gegenüber Arterien weisen sie nur schwache Antigenizität auf. Allenfalls bei Sekundäroperationen oder arteriovenösem Zugang sowie zur Überwindung von Engpässen in der Versorgung mit synthetischen Prothesen erscheint eine Anwendung möglich.

3. Allogene Umbilikalvene

Von den körperfremden biogenen Ersatzmöglichkeiten wird die menschliche Nabelschnurvene immer noch klinisch angewandt. Durch Gerbung mit Glutaraldehyd nach DARDIK wird sie in einen immunologisch inaktiven Blutleiter verwandelt, der sicherheitshalber mit einem Verstärkungsnetz aus Dacron umhüllt wird. Die Wand ist dementsprechend dick und empfindlich gegen Fehlbehandlung; zum Kürzen dient das Skalpell. Wegen der Aufbewahrung in Alkohol ist sorgfältige Spülung vor der Implantation erforderlich. Auch hier empfehlen sich regelmäßige Nachuntersuchungen zur Früherkennung von Aneurysmen.

IV. Xenogene Bioprothesen

1. Arterie

Die immunologische Barriere bei der angestrebten *vitalen* Übertragung geeigneter Arterien von Schlachttieren erwies sich als unüberwindlich. Durch aufwendige Verfahren gelang es jedoch, Karotiden vom Kalb und vom Rind in *bovine Bioprothesen* umzuwandeln, die standardisiert kommerziell angeboten wurden. Guten Eigenschaften bei der Implantation und erfolgversprechenden Frühergebnissen stand jedoch auch hier die Beobachtung von Aneurysmen gegenüber, die zur Rücknahme vom Markt führte.

2. Semixenogener Gefäßersatz

Eine neue Variante *biosynthetischer* Prothesen stellen bovine, glutaraldehydgegerbte, mit einem Polyesternetz umhüllte Blutleiter dar, die nach der ursprünglich von SPARKS (s. S. 83) beschriebenen Mandrin-Technik im Rücken von Schafen gezogen werden. Ihre Auskleidung mit einer zellulären Neointima sprach für den Einsatz auch an kleineren Arterien. Aufgrund der bisherigen klinischen Resultate ist eine endgültige Beurteilung noch nicht möglich.

V. Synthetischer Gefäßersatz

1. Spezielle Anforderungen

Synthetische Prothesen sind heute praktisch der wichtigste Gefäßersatz hinsichtlich Anwendungshäufigkeit und -spektrum [29, 30, 33, 34]. Die *Anforderungen* an die *ideale* Prothese sind oft definiert worden:

Unbegrenzte *Produktion in Standardqualität*, *-dimensionen* und *-konfigurationen* zur Auswahl,

Lagerfähigkeit und *sichere Sterilisierbarkeit* im chirurgischen Routinebetrieb,

mechanische Zuverlässigkeit entsprechend hoher Lebenserwartung trotz Beanspruchung im Alltag, am Arbeitsplatz und in der Freizeit,

Biokompatibilität durch biochemisch inerte und ablastogene Eigenschaften ohne Fremdkörperreaktion bei der Einheilung,

Thromboseresistenz auch unter Minimalströmungs- und Niederdruckbedingungen,

sichere und *unkomplizierte operationstechnische Verarbeitung* durch geringe Stichresistenz sowie Schmiegsamkeit, Nahthaltigkeit, Blutdichtigkeit, Torsions- und Knickstabilität, ferner Servicefreundlichkeit bei Rezidiveingriffen

Ökonomie: zumindest Resterilisierbarkeit und minimaler Verschnitt,

Diese Wünsche wurden zum Teil in erstaunlichem Maße erfüllt. Andere lassen sich noch in einer *Negativliste* aufführen:

Athrombogenität auf der Grundlage echter Endothelialisierung anstatt physikalischer Blutleitereigenschaften, mit Verwendbarkeit auch in wichtigen Gefäßen kleiner Dimension,

permanente Flexibilität anstatt fibrotischer Erstarrung,

Infektresistenz und schließlich – zur Zeit utopisch – die *mitwachsende Prothese*.

2. Konzept, Kategorien

Die Evolution synthetischer Prothesen ist nicht nur die Geschichte ihrer Irrwege, sondern der Reifung des Konzepts einer Arterio*neo*genese, nach dem poröse flexible Schläuche aus geeigneten Synthetikfasern durch bindegewebige Abkapselung zu funktionellen Blutleitern werden. Substanz und Fertigung ermöglichen viele Kombinationen, die sich vor allem durch die *Blutdurchlässigkeit* während der Implantation unterscheiden.

3. Material, Struktur, Modifikationen

Das *Material* moderner Prothesen ist erstaunlicherweise – trotz Erprobung zahlreicher anderer Substanzen – seit etwa 30 Jahren das gleiche geblieben, nämlich *Dacron* und, nach Überwindung textiltechnischer Klippen bzw. infolge kunststofftechnischer Fortschritte, auch *Teflon* [22]. Die mechanischen und elektrophysikalischen, chemischen bzw. biochemischen Eigenschaften der Polymere entsprachen weitgehend den allgemeinen und speziellen Anforderungen an den synthetischen Gefäßersatz. Die physikalische Verbindung beider Substanzen durch Polymerisation von Teflon auf eine mikroporöse gewebte Dacron-Mikrofaserprothese *(Plasma TFE)* stellt eine weitere Verbesserung in Aussicht, jedoch ist eine klinische Beurteilung noch nicht möglich. Dies gilt auch für die interessante Entwicklung transluminal implantierbarer Metallprothesen nach MAAS et al. [18].

Die *Struktur* dient nicht allein der guten operationstechnischen Handhabung. Sie ist in gleichem Maße wie das Material verantwortlich für die *Integration* im Organismus und damit für den Dauererfolg. Die moderne Prothesengeneration besteht aus *gestricktem* oder *gewebtem* Dacron bzw. Teflon und aus mikroporösem *gerecktem PTFE* (Teflon). Der besseren Fibroblasteninvasion in stark durchlässige Prothesen *(Einheilungsporosität)* stand der Wunsch nach Blutdichtigkeit bei der Implantation *(Einbauporosität)* gegenüber.

Modifikationen: Die *Implantationsporosität* kann strukturell oder durch Ausrüstung von seiten des Herstellers beeinflußt werden. Dichtgewebte Prothesen verhindern Blutverlust bei Operationen mit der Herz-Lungen-Maschine. ePTFE-Prothesen sind primär blutdicht. Fibrinimprägnierung mindert den Blutverlust beim Einbau und gibt das Prothesengerüst nach der Resorption frei. „Verschnitt" läßt sich hierbei jedoch nicht erneut sterilisieren.

Die gründliche *Verankerung* konnte textiltechnisch mit einer äußeren, inneren oder kombinierten Veloursoberfläche verwirklicht werden.

Knick- und Kollapsresistenz durch Querfältelung (Crimping) schützt nur während der Implantation und hier auch nur in begrenztem Maße. Extern nach dem Vorbild der Tracheaspangen aufgebrachte Ringe oder Spiralen aus kontrastgebendem Polypropylen stützen gelenküberschreitende Prothesen, wirken aber gelegentlich, bei Rezidiveingriffen, hinderlich. Zur *Torsionsprophylaxe* wurden Markierungslinien aufgetragen.

Die Verbesserung der *Thromboseresistenz* ist von ausschlaggebender Bedeutung für den synthetischen Gefäßersatz mittlerer und kleiner Arterien. Von den zahlreichen Versuchen zur Beeinflussung der Interaktivität zwischen Prothesenoberfläche und Blutbestandteilen (elektrophysikalisch, Heparin-Bonding, hydrophobe Polymere etc.) erscheint die Aussaat von Endothelzellen (endothelial seeding) am aussichtsreichsten. Die Methode hat bisher allerdings noch keine klinische Verbreitung gefunden, so daß vorerst weiterhin nur der Weg der pharmakologischen Thrombogeneseverhütung offensteht.

Ähnliches gilt für die produktmäßige Steigerung der *Infektresistenz,* wo die Antibiotika-Imprägnierung die perioperative Prophylaxe noch nicht verdrängen konnte. Die geringste Bakterienadhärenz scheint ePTFE zu besitzen.

Weitere Verbesserungen zielen auf eine Formstabilität der Struktur als Schutz gegen die Dilatation durch aufwendige Strickverfahren, ferner auf die Optimierung hämodynamischer und operationstechnischer Eigenschaften.

4. Inkorporation

Aus der sehr *komplexen Dynamik* der Aufnahme synthetischer Prothesen im menschlichen Organismus sollen hier nur wenige praktisch relevante Erkenntnisse herausgegriffen werden.

Die aufgrund früher Tierexperimente entwickelte Idealvorstellung von der bindegewebigen Durchdringung des synthetischen Gerüstes mit dem Endergebnis einer *äußeren* und einer *inneren,* intimaähnlichen „Kapsel" läßt sich nicht auf den Menschen übertragen. Abgesehen von der Verankerung der äußeren Veloursoberfläche findet aktive Inkorporation einschließlich Endothelialisierung im wesentlichen nur an den Anastomosen statt. Die großen Flächen des Prothesenkörpers werden von einer verschieden dicken Fibrinschicht überzogen, die in den Veloursschlingen Halt findet. Im Gegensatz zum Tier, wo die Fibrinbedeckung eine Übergangsphase bis zur Ausbildung der Neointima darstellt, verharrt der Fibrinfilm beim Menschen in einem Gleichgewicht zwischen strömendem Blut und seiner Unterlage ohne progressive Verdickung. Dies erklärt einerseits die Aufrechterhaltung der Funktion trotz unvollständiger Inkorporation, andererseits die Vulnerabilität bzw. Empfindlichkeit des Gleichgewichts gegenüber äußeren und hämatogenen Gefahren.

5. Prothesenspezifische Komplikationen

Die Prothesenpathologie, ein fortschrittsimmanentes Risiko, beginnt mit der *Aggravation allgemeiner Gefäßkomplikationen.* Hierzu zählt neben dem thromboembolischen Verschluß infolge *Intimadissektion* vor allem die *Infektion*. Zwar erlaubt die moderne Prothesengeneration ein differenziertes Vorgehen in Abhängigkeit von der anastomosennahen oder -fernen Lokalisation ihres Auftretens, jedoch ist der Fremdkörpercharakter mit relativ wenigen Ausnahmen schicksalsbestimmend. *Spätinfektionen* sind nicht nur durch Arrosion angrenzender keimbesiedelter Strukturen wie Darm, Bronchien, Ureter, sondern auch hämatogen möglich, weshalb septische Krankheitsbilder bei Prothesenträgern besonderer Aufmerksamkeit bedürfen. Eine spezifische Schwierigkeit ist die Explantation von Veloursprothesen infolge ihrer narbigen Einbettung.

Im *Anastomosenbereich* sind partieller und totaler Nahtausriß (pulsierendes Hämatom bzw. Avulsion) meistens als Folgen technischer Fehler auf den Frühverlauf beschränkt. Das *Aneurysma spurium* ist demgegenüber eine typische Spätkomplikation [8], deren Pathogenese, Diagnostik und Therapie im speziellen Teil besprochen werden (s. S. 178). Häufige Ursache früher Wiederverschlüsse ist die *Intimahyperplasie,* die allerdings auch in Abwesenheit von synthetischem Gefäßersatz vermutlich auf hämodynamischer Grundlage auftreten kann, z.B. nach Karotis-Desobliteration oder autologem Venenbypass.

Eine weitere prothesenspezifische Komplikation sind *Strukturdefekte*. Sie werden einmal verursacht durch eine *Dilatation* des Prothesengefüges. Die andere, gefährlichere Variante beruht auf *Desintegration* infolge Fragmentierung und Disruption von Fasern des Prothesengerüstes. Als Ursachen hierfür werden Produktionsfehler und Fehlbehandlung, weniger eine echte Materialermüdung, angesehen [20].

Zu den *Inkorporationsstörungen im Implantatlager* zählen: *Fehlverankerung* und *Diapedeseblutung* auf der Grundlage eines nicht resorbierten Hämatoms bzw. periprothetischen Seroms oder einer *„Unverträglichkeit"*. Eine echte Allergie ist wenig wahrscheinlich. Protrahierte Infektionen waren in den mitgeteilten Fällen ausgeschlossen. Heilung gelang durch Austausch gegen eine Prothese anderen Materials. Im Gegensatz zur Fehlverankerung kann die *periprothetische Fibrose* zur Rigidität und Ummauerung z.B. des Ureters führen. Die *Arrosion* angrenzender Strukturen im Nahtbereich, aber auch durch die anastomosenferne Prothese, führt in der Regel zu septischen Komplikationen. Schließlich haben Neoplasmen in der Nachbarschaft von synthetischen Prothesen die schon früh prophezeite potentielle *Tumorinduktion* künstlicher Blutleiter erneut zur Diskussion gestellt [32], ohne allerdings die Weiterverwendung von Prothesen in Frage zu stellen.

6. Implantationstechnik

Die praktisch wichtigsten Fragen seien in Form einer *Prüfliste* zusammengefaßt:

(1) *Sortiment* vollständig?
 Standardgrößen, -abweichungen?
 Bedarf ermittelt, ökonomisiert?
(2) *Lagerung*
 Vorschrift beachtet (Temperatur, Feuchte, Licht etc.)?
 Bestandsübersicht, Nachbestelliste?
 Resterilisierte Prothesen gekennzeichnet?
(3) *Sterilisation*
 Herstelleranweisung eingehalten? Wie verpakken? Dampfsterilisation? Lagerfrist? Korrekt beschriftet: Prothesenart, Charge, Länge, Durchmesser, Sterilisationsdatum?
(4) *Operationsschwester:*
 Prothese sicher aseptisch Verpackung entnommen, Daten kontrolliert?
 Bis zur Verwendung abdecken!
 Auf sauberem Tuch zum maßgerechten Zuschneiden anreichen! Nur mit sauberen Instrumenten berühren.
 Unbenutzte Abschnitte für Re-Sterilisation verwahren, benutzte als Übungsmaterial nach Desinfektion sammeln.
(5) *Operateur:*
 Indikation geprüft: keine Alternative?
 Wahl der Prothese: Art, isodiametrisch, Porosität?
 Nahtmaterial: „Standard" oder spezielle Nadel-Faden-Kombination?
 Benötigte Prothesenlänge gemessen, Sicherheitszugabe einkalkuliert? ePTFE verlangt Präzision!
 Abgangswinkel optimal?
 Prothese sauber geschnitten, auf Verletzungen geprüft?
 Abdichtung (Preclotting) nach Vorschrift oder Alternativverfahren [12]?
 Stichabstand für Nahtrandfestigkeit und Empfängergefäß ausreichend?
 Faden materialgerecht evertierend-abdichtend geführt?
 Sicherungsnähte sinnvoll?
 Klemmen schonend angelegt, Hebelwirkung ausgeschlossen?

Ausschwemmanöver vor Freigabe des Blutstromes sorgfältig und blutsparend durchgeführt?
Prothesenlager trocken?
Prothese mit lebendem Gewebe isolierend bedeckt?
Drainage zweckmäßig?
Resultat geprüft?
Korrektur nötig?
Verlauf und Besonderheiten dem Nachwuchs erläutert?
Operationssitus skizziert, Verlauf dokumentiert?
Ergebnis und potentielle Gefahrenquellen vermerkt?
(6) *Stationsarzt:*
Patient informieren, instruieren!

7. Nachsorge

a) *Postoperative Behandlung.* Allgemeine Richtlinien für die postoperative Nachbehandlung werden durch regionale bzw. pathologisch anatomische Besonderheiten der Gefäßrekonstruktion *modifiziert. Frühmobilisation* wird angestrebt, aber bei gelenküberschreitenden Eingriffen, bei schwierigen Anastomosen und bei multimorbiden Kranken von Fall zu Fall um 1–2 Tage verschoben. Kurzzeit-*Antibiotikaprophylaxe* [31] und *Gerinnungshemmung* (5) folgen den jeweiligen Richtlinien, andere *adjuvante Maßnahmen* wie Verbesserung der Mikrozirkulation im unmittelbar postoperativen Verlauf beanspruchen keine Allgemeingültigkeit.

b) *Allgemeine Gefäßprophylaxe.* Sie ist *Grundvoraussetzung* nach *jeder* Gefäßrekonstruktion zur Verhütung der Progredienz des Grundleidens und von Sekundärveränderungen im wiederhergestellten Abschnitt.

c) *Lebensregeln für den Prothesenträger.* Sie beinhalten zunächst die *Anleitung,* den wiederhergestellten Abschnitt vor mechanischer Überdehnung, Kompression oder Knickung zu schützen, ohne den Alltag mehr als nötig einzuschränken, ferner stasefördernde Körperhaltungen zu vermeiden und schließlich täglich gewissenhaft die Pulse zu *kontrollieren.* Der Prothesenträger sollte darüber informiert sein, daß bei schwächer werdenden Pulsen oder anderen Anzeichen einer Durchblutungsminderung eine *Serviceoperation* (s.S. 474) unter Umständen einen großen Rezidiveingriff vermeiden kann. Sucht er den Arzt wegen unklarer Beschwerden auf, sollte er ihn *über die Prothesenimplantation informieren. Injektionen* im Einzugsgebiet der Leistenlymphknoten (Insulinspritze) sollte er mit Rücksicht auf mögliche Keimeinschleppung vermeiden. Bei einer geplanten *Prothesenpunktion* für diagnostische oder therapeutische Zwecke sollte er auf gefahrlosere Alternativen drängen. Der in der Literatur anzutreffenden Behauptung erwiesener Schadlosigkeit stehen die realen Gefahren der Prothesenpathologie gegenüber [23].

d) *Ärztliche Aufgaben bei Prothesenträgern.* Gefäßrekonstruktionen, speziell solche mit Gefäßersatz, bedürfen zeitlebens der Nachsorge. Diese beginnt mit der Weitergabe der *Information* an Patient und weiterbehandelnden Arzt.

Nachuntersuchungen sollten in festen Intervallen eingeplant werden. Bei der einfachen klinisch-angiologischen Untersuchung richtet sich das Augenmerk auf Anastomosenbezirk und Prothesenverlauf mit Prüfung der expansiven Pulsation, der Hautbeschaffenheit über den Nahtstellen etc. Ergänzend sollte häufiger von nichtinvasiven bildgebenden Verfahren Gebrauch gemacht werden, besonders der Sonographie, bei begründetem Verdacht auch von der Computertomographie. Gezielte Verfahren wie Urographie, Magen-Darm-Passage, Gastroskopie etc. kommen bei suspekten Veränderungen/Beschwerden nach aortoiliakalem Ersatz in Betracht.

Bei *unklaren Beschwerden und atypischen Krankheitsverläufen* sollte man bei Prothesenträgern zuerst an eine Komplikation denken und sie ausschließen. Als Beispiel sei die rezidivierende gastrointestinale Blutung als Manifestation einer Spätinfektion bzw. gastrointestinalen Fistel an der aortalen Anastomose genannt (s.S. 182).

LITERATUR

1. Auer AI, Hurley JJ, Binnington HB, Nunnelee JD, Hershey FB (1983) Distal tibial vein grafts for limb salvage. Arch Surg 118:597–601
2. Beaudoin G, Guidoin R, Gosselin C, Marois M, Roy PE, Gagnon D (1985) Caracteristiques physiques des veines de stripping conservees a 4 degres C et susceptibles d'etre utilisees comme substituts arteriels. J Mal Vasc 10:147–151
3. Böhmig HJ, Polterauer P, Euler-Rolle J (1977) Orthograder freier femoro-popliteo-cruraler Venenbypass. Chirurg 48:671–674
4. Boerboom LE, Olinger GN, Bonchek LI, Gunay II, Kissebah AH, Rodriguez ER, Ferrans VJ (1985) The relative influence of arterial pressure versus in-

traoperative distention on lipid accumulation in primate vein bypass grafts. J Thorac Cardiovasc Surg 90:756–764
5. Bollinger A, Brunner U (1985) Antiplatelet drugs improve the patency rates after femoro-popliteal endarterectomy. Vasa 14:272–279
6. Cave-Bigley DJ, Harris PL (1985) Use of a ringed intraluminal graft in the operative management of abdominal aortic aneurysms. Br J Surg 72:825–827
7. Geschwind H, Teisseire B, Boussignac G, Benhaiem N, Vieilledent C, Laurent D (1985) Desobstructions arterielles par laser. Arch Mal Coeur 78:961–966
8. Giessler R (1980) Anastomosen-Aneurysmen nach synthetischem Gefäßersatz. Chirurg 51:14–18
9. Goddard MB, Lucas AR, Curletti EL, Cohn MS, Sadighi PJ (1985) Sutureless intraluminal graft for repair of abdominal aortic aneurysm. Arch Surg 120:791–793
10. Grondin CM, Campeau L, Lesperance J, Enjalbert M, Bourassa MG (1984) Comparison of late changes in internal mammary artery and saphenous vein grafts in two consecutive series of patients 10 years after operation. Circulation Suppl I: 70:208–212
11. Gruss JD, Vargas-Montano H, Bartels D, Fietze-Fischer B (1985) 10 Jahre Erfahrung mit dem in situ-Bypass. Langenbecks Arch Chir 366:317–318
12. Hagmüller G, El Nashef B, Müller HM, Denck H (1984) Zur Abdichtung von gestrickten Gefäßprothesen: Alternativverfahren zum herkömmlichen preclotting. Angio Archiv 6:167–171
13. Hamann H, Badmann A, Vollmar JF (1985) Rezidivstenosen nach Carotis-TEA. Langenbecks Arch Chir 366:323–326
14. Jeger E (1913) Die Chirurgie der Blutgefäße und des Herzens. Hirschwald, Berlin
15. Kunlin J (1949) Le traitment de l'arterite obliterant par le greffe veineuse. Arch Mal Coeur 42:371
16. Lexer E (1907) Die ideale Operation des arteriellen und arteriovenösen Aneurysma. Langenbecks Arch Chir 83:459
17. LoGerfo FW, Haudenschild CC, Quist WC (1984) A clinical technique for prevention of spasm and preservation of endothelium in saphenous vein grafts. Arch Surg 119:1212–1214
18. Maas D, Zollikofer CL, Largiader F, Senning A (1984) Radiological follow-up of transluminally inserted vascular endoprostheses: an experimental study using expanding spirals. Radiology 152:659–663
19. Müller-Wiefel H (1986) Gefäßprothesen. Chirurg 57:64–71
20. Pinkerton JA (1979) Erosion of dacron graft by atherosclerotic plaque. J Cardiovasc Surg 20:385–387
21. Prenner K, Rendl KH, Wagner O, Hagmüller G, Maurer PC (Hrsg) (1983) Qualitätssicherung in der Gefäßchirurgie. Angio Archiv 5 Demeter Gräfelfing
22. Sandmann W, Kremer K (1983) Materialprobleme in der Gefäßchirurgie. Chirurg 54:433–443
23. Sauvage LR (1984) Opportunities and responsibilities in the use of arterial grafts. Surg Annu 16:91–117
24. Schulman ML, Badhey MR (1981) Deep veins of the leg as femoropopliteal bypass grafts. Arch Surg 116:1141–1145
25. Seeger JM, Wheeler JR, Gregory RT, Snyder SO, Gayle RG (1983) Autogenous graft replacement of infected prosthetic grafts in the femoral position. Surgery 93:39–45
26. Smith DC (1984) Catheterization of prosthetic vascular grafts: acceptable technique. AJR 143:1117–1118
27. Sparks CH (1973) Silicone mandril method for growing reinforced autogenous femoro-popliteal artery grafts in situ. Ann Surg 177:293–300
28. Starck E, McDermott J, Crummy A, Holzman P, Herzer M, Kollath J (1986) Die perkutane Aspirations-Thromboembolektomie: eine weitere transluminale Angioplastiemethode. Dtsch Med Wochenschr 111:167–172
29. Tilanus HW, Obertop H, Van Urk H (1985) Saphenous vein or PTFE for femoropopliteal bypass. A prospective randomized trial. Ann Surg 202:780–782
30. Veith FJ (1985) Progress in limb salvage arterial surgery: components and results of an aggressive approach. Thorac Cardiovasc Surg 33:374–376
31. Vollmar J, Voss EU (1984) Antibioticaprophylaxe in der Gefäßchirurgie. Chirurg 55:227–231
32. Weinberg DS, Maini BS (1980) Primary sarcoma of the aorta associated with a vascular prosthesis: A case report. Cancer 46:398–402
33. Wright CB, Hobson RW, Hiratzka LF, Lynch TG (1983) Vascular grafting. Clinical applications and techniques. Wright, Boston Bristol London
34. Ziomek S, Quinones-Baldrich WJ, Busuttil RW, Baker JD, Machleder HI, Moore WS (1986) The superiority of synthetic arterial grafts over autologous veins in carotid-subclavian bypass. J Vasc Surg 3:140–145

6 Mikrogefäßchirurgie

E. BIEMER

INHALT

A. Entwicklung der Mikrogefäßchirurgie 89
B. Ausrüstung 89
    I. Operationsmikroskop 89
    II. Operationsstuhl 90
    III. Instrumentarium 90
    IV. Nahtmaterial 91
C. Technik der Mikrogefäßnaht 92
    I. Allgemeine Vorbemerkungen 92
    II. End-zu-End-Anastomose 92
    III. End-zu-Seit-Anastomose 94
    IV. Teleskop-Anastomose 95
    V. Überbrückung unterschiedlicher
       Gefäßkaliber 95
    VI. Veneninterponate 96
    VII. Lymphgefäße 96
D. Funktionsprüfung der Anastomosen 97
E. Thrombose und Thrombektomie 97
F. Medikamentöse Behandlung 98
G. Klinische Anwendung 98
    I. Replantation peripherer Teile (Mikro- oder
       Kleinreplantation) 98
    II. Gewebetransplantation 98
    III. Chirurgie der Lymphgefäße 99
       Literatur 99

A. Entwicklung der Mikrogefäßchirurgie

Die übliche Technik der Gefäßchirurgie ergibt heute sehr gute Resultate bei großen Gefäßen, sie versagte aber bei Gefäßen kleiner als 3 mm im Durchmesser. Hier mußte eine völlig neue Technik entwickelt werden. Voraussetzung war zunächst eine Vergrößerungshilfe, da solch feine Strukturen nicht mit der notwendigen Sorgfalt mit dem bloßen Auge manipuliert werden konnten. Lupen und vor allem das Operationsmikroskop brachten die Wende. Parallel hierzu wurden entsprechend feines Instrumentarium und Nahtmaterialien entwickelt.

Seit den ersten Versuchen, solch kleine Gefäße erfolgreich zu anastomosieren [18] hat in den letzten 2 Jahrzehnten eine rasante Entwicklung dieser Technik dazu geführt, sie auf vielen Gebieten in der Klinik anzuwenden. BUNCKE et al. berichteten erstmals [10] über Replantationen von Teilen im Tierexperiment. Die erste Replantation am Menschen erfolgte 1965 durch TAMAI [19]. Die ersten Berichte von freien Gewebetransplantationen kamen von DANIEL und TAYLOR [13], nachdem bereits HARII [16] solche Transplantationen am Menschen durchgeführt hatte.

Heute hat sich diese Technik besonders durch zwei klinische Schwerpunkte etabliert, einmal die Replantation von peripheren Teilen und zweitens die Gewebetransplantation.

Die Technik der Mikrogefäßchirurgie hat darüber hinaus durch ihr Verständnis, die anatomischen Strukturen durch feinste atraumatische Technik zu behandeln, in fast alle operativen Disziplinen hineingewirkt und zu einer verfeinerten Operationstechnik geführt, wie etwa die Rekanalisierungsoperation der Tuben oder der Samenleiter etc.

B. Ausrüstung

I. Operationsmikroskop

Als einfachste Vergrößerungshilfe steht uns die Lupe zur Verfügung, die bis zu einer Vergrößerung von ca. 6fach noch handhabbar ist. Darüber hinaus bedarf es eines Operationsmikroskopes. Nach seiner Einführung durch NYLEN (1935) in der Hals-Nasen-Ohren-Heilkunde wurde es auch in der Augenheilkunde eingesetzt. Durch eine Weiterentwicklung in engem Kontakt mit den klinischen Bedürfnissen stehen uns heute Operationsmikroskope zur Verfügung, die im Baukastensystem den entsprechenden Erfordernissen angepaßt werden können. In der Mikrogefäßchirurgie hat sich besonders das OPMI 2 und OPMI 7D der Firma Zeiss bewährt. Besonders wichtige Punkte eines Operationsmikroskopes sind:
(1) Gute Beweglichkeit und ein entsprechender Abstand vom Operationsfeld

(2) Biokulares stereoskopes Sehen von Operateur und Assistenten
(3) Helles Operationsfeld
(4) Kontinuierliche Veränderung der Vergrößerung sowie Scharfstellung durch Fußbedienung
(5) Vorrichtung zur Fotodokumentation oder Anschluß einer Fernsehübertragung

Für weitere Einzelheiten darf auf die entsprechende Literatur der verschiedenen Herstellerfirmen verwiesen werden.

II. Operationsstuhl (Abb. 6.1)

Um ein ruhiges und ermüdungsfreies Arbeiten zu gewährleisten, wurden besondere Operationsstühle entwickelt. Ihr Hauptvorteil ist, daß sie mit verstellbaren Armstützen ausgestattet sind. Diese unterstützen den Arm vom Ellbogen einschließlich des Handgelenkes, so daß die Instrumente mit den Fingern sicher und ruhig geführt werden können. Zusätzlich bieten sie eine übergangslose Höheneinstellung, was besonders bei Arbeiten am Mikroskop notwendig ist.

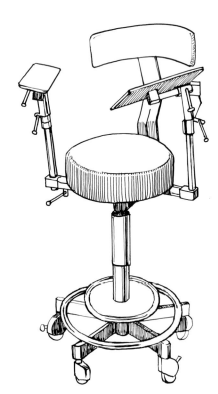

Abb. 6.1. Operationsstuhl

III. Instrumentarium (Abb. 6.2 a–i)

Das Grundinstrumentarium für die Mikrogefäßchirurgie ist relativ einfach, muß aber von höchster Präzision sein.

Es besteht im wesentlichen aus zwei geraden und einer gebogenen Uhrmacherpinzette (= Juwelierpinzetten) von ca. 12 cm Länge. Der Mikronadelhalter hat keine Arretierung. Er sollte nur einen geringen Aufdruck benötigen und drehrund sein, damit ein feines Führen der Nadel mit den Fingerspitzen ohne Handdrehung möglich ist.

Ferner benötigt man eine gerade und eine gebogene Federschere. Von großer Bedeutung sind die Gefäßclips, die zum temporären Verschluß der Gefäßstümpfe verwendet werden. Ihr Druck auf die Gefäßwand muß so gering wie möglich sein, um einen Gefäßwandschaden zu vermeiden. Andererseits muß er aber das Gefäß sicher verschließen und eine gute Haftung an der Gefäßwand haben, damit er bei Berührung, bzw. durch die Elastizität der Gefäßwand nicht abgestreift wird. Ferner sollte ihr Körper glatt und geschlossen sein, damit sich das feine Nahtmaterial nicht darin verfängt.

Experimentelle Untersuchungen haben gezeigt, daß bei einer Schließkraft von 20 g pro mm^2 der günstigste Kompromiß zwischen den oben angegebenen Forderungen erreicht ist.

Von manchen Autoren wird auch in der Klinik ein sogenannter Gefäßadapter angewendet. Diese Adapter haben die Aufgabe, die beiden Gefäßenden gegenüberstehend zu stabilisieren bzw. sie soweit zu nähern, daß eine spannungsfreie Naht möglich ist. Durch den meist vorhandenen Schraubenmechanismus kann aber eine zu große Spannung an den Gefäßenden mühelos überwunden werden, die zwar eine Naht ermöglicht, aber nach Abnahme des Instrumentes eine zu starke Spannung auf der Anastomose hinterläßt. Dies führt nach unseren Erfahrungen meist zu Thrombosebildungen. Da bei vielen Adaptern die Flächenpressung unkontrolliert veränderbar ist, verwenden wir solche Adapter nur im Experiment bzw. im Rahmen der Ausbildung und nie in der Klinik.

Zum exakten Abschneiden der feinen Gefäße und Nervenenden hat sich eine besondere Schere mit Guillotine-Schnitt bewährt. Sie hält im Gegensatz zur normalen Schere, welche das Gewebe vor sich herschiebt, die kleinen Strukturen zirkulär umschlossen. Bei dieser Schere entfällt deshalb ein Fixieren mit den Pinzetten. Bei sehr wandschwachen Venen ist es oft schwer, das Lumen exakt zu übersehen, da Vorder- und Hinterwand immer

6 Mikrogefäßchirurgie

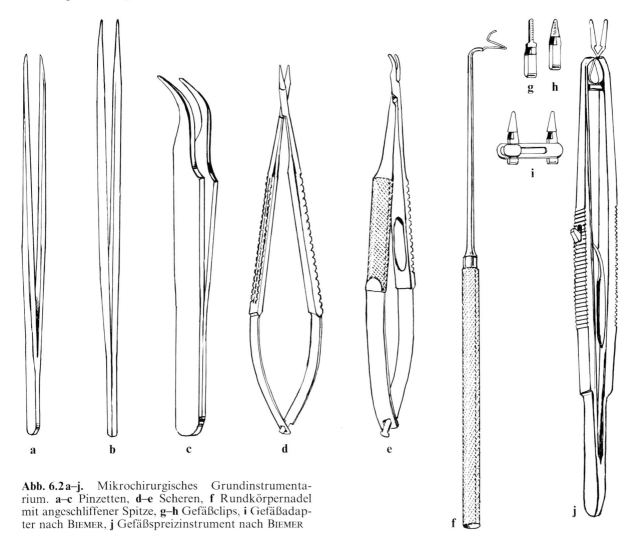

Abb. 6.2 a–j. Mikrochirurgisches Grundinstrumentarium. **a–c** Pinzetten, **d–e** Scheren, **f** Rundkörpernadel mit angeschliffener Spitze, **g–h** Gefäßclips, **i** Gefäßadapter nach BIEMER, **j** Gefäßspreizinstrument nach BIEMER

aneinanderkleben. Zur Überwindung dieser Schwierigkeiten hat sich ein spezielles Spreizinstrument sehr bewährt.

Von größter Wichtigkeit in der Mikrogefäßchirurgie ist eine bipolare Koagulation, da nur hierdurch exakt Blutungen feinster Gefäße gestillt werden können.

IV. Nahtmaterial

Als Nahtmaterial wird in der Mikrogefäßchirurgie ein monfiler Polyamid- oder Nylonfaden in der Stärke 10×0 oder 11×0 (25 bzw. 15 Mikron Dicke) benutzt. Die Fäden von der Stärke 12×0 (ca. 10 Mikron Dicke und metallisierte Spitze, O'BRIEN 1973) werden normalerweise in der Klinik nicht eingesetzt. Sie finden eventuell bei lymphovenösen Anastomosen oder bei Experimenten an kleinen Labortieren Anwendung.

Neuerdings gibt es auch resorbierbare Polyglykolfäden in den obigen Stärken. Ihre klinische Erprobung steht noch aus. Die ersten Untersuchungen zeigten, daß sie aus Nervennähten nicht frühzeitig genug resorbiert werden, um kein Hindernis mehr für die nachwachsenden Axone darzustellen.

Armiert sind die Fäden an Rundkörpernadeln mit $^3/_8$-Kreis (BV 4-, BV 6-Nadeln der Firma Ethicon). Zur besseren Fixierung in den Nadelhaltern ist heute das hintere Drittel dieser Nadeln abgeflacht. Manche Chirurgen ziehen eine scharf angeschliffene Nadelspitze vor.

C. Technik der Mikrogefäßnaht

I. Allgemeine Vorbemerkungen

Grundsätzlich ist zum Üben und Erlernen der mikrogefäßchirurgischen Technik eine experimentelle Schulung am Modell bzw. am Tier unerläßlich. Das Arbeiten unter dem Mikroskop bedarf einer besonderen Schulung, um blind die Instrumente in das relativ kleine, vergrößerte Operationsfeld zu führen und sie dort sicher handhaben zu können. Auch der Assistent muß hier eine Sicherheit und Präzision erreicht haben, da er sonst durch eine ungeschickte Bewegung oder falsches Anfassen der Gefäße etc. das ganze Operationsergebnis in Frage stellen oder vernichten kann.

Grundsätzlich werden die kleinen Gefäße mit den Juwelierpinzetten nur an der Adventitia angefaßt. Eine Berührung der Intima sollte tunlichst vermieden werden. Geknüpft wird nur instrumentell. Die Knoten werden nicht nach Gefühl, wie sonst in der Chirurgie, sondern nach Sicht – bis es zu einer entsprechenden Adaptation der beiden Enden kommt – angezogen. Genäht werden kann einmal mit langen Fäden (ca. 20–25 cm), wie sie von der Industrie angeboten werden, und mit kurzen Fäden von ca. 5–7 cm Länge. Bei langen Fäden muß bei einer Naht zur Knüpfung die Nadel abgelegt und der Faden schrittweise durch das Gewebe durchgezogen werden. Entsprechend muß für den nächsten Stich die Nadel wieder aufgenommen und gefaßt werden. Nach unserer Erfahrung ist diese Technik sehr zeitaufwendig und führt oft zu Verwicklungen und Fixierung des Fadens. Wir kürzen deshalb unsere Fäden auf 5–7 cm. Dies ermöglicht ein dauerndes Führen der Nadel und eine volle Übersicht über den gesamten Faden während des ganzen Nähens. Da grundsätzlich jegliche Spannung an einer Anastomose zu vermeiden ist, haben wir durch den Einschluß der „schwächsten Stelle" des Fadens in den Knüpfvorgang gleichzeitig ein Maß für die Spannung. Dieser schwächste Punkt ist die Armierungsstelle des Fadens an die Nadel. Gelingt es bei der Knüpfung nicht, die beiden Gefäßenden entsprechend zu adaptieren und reißt der Faden an seiner Schwachstelle ab, so ist die Spannung zu groß. Es müssen dann entweder durch weitere Präparation die Gefäßstümpfe genähert oder ein Veneninterponat eingesetzt werden.

Zu vermeiden sind Anastomosen in der Nähe von Gefäßgabelungen oder Abbiegungen (Wirbelbildungen). Ferner sollte kein kleines Gefäß in ein größeres geleitet werden, da hier ebenfalls erhebliche Wirbelbildungen entstehen können.

Wenn in den Anfängen der Mikrogefäßchirurgie allein die End-zu-End-Anastomose gefordert wurde, so wird heute gerade bei den Gewebetransplantationen der End-zu-Seit-Anastomose der Vorzug gegeben.

Der Überblick beim Nähen wird verbessert durch die Unterlage eines farbigen Gummi- oder Plastikstreifens.

II. End-zu-End-Anastomose (Abb. 6.3 a–i)

Bei der End-zu-End-Anastomose der kleinen Arterien wird meist eine rechtwinklige Schnittebene im Gegensatz zur schrägen Anastomose in der Gefäßchirurgie gewählt (Abb. 6.3 a).

Die Gefäßstümpfe werden mit Clips verschlossen und stabilisiert. (Letzteres wird von einigen Autoren durch Benutzung von Doppelklemmen-Adapter erreicht.) Zur Naht müssen die beiden Gefäßenden spannungsfrei dicht gegenüberliegen. Das periadventitielle Gewebe und die Adventitia werden etwas zurückgeschoben, um ein Einschlagen in das Lumen zu vermeiden.

Nun folgt ein vorsichtiges Aufspreizen des Gefäßlumens mit der Juwelierpinzette (Abb. 6.3 b). Hierdurch gewinnt man einen besseren Überblick, überwindet eine spastische Verengung, und es können durch unterschiedliches Aufdehnen kleine Kaliberunterschiede ausgeglichen werden. Anschließend werden die Lumina mit einer angewärmten Heparin-Ringer-Lösung (10 E/ml) ausgespült (Abb. 6.3 c).

Die eigentliche Naht wird mit instrumentell gegensinnig geknüpften Einzelknopfnähten in der Reihenfolge 2, 1, 1 ausgeführt. Der Nadelhalter wird im Federhaltergriff geführt. Der Faden sollte nicht länger als 5–6 cm sein, damit er dauernd im Operationsfeld überblickt werden kann.

Der Einstich erfolgt schräg, nicht senkrecht, wie bei einer Hautnaht von außen nach innen durch alle Schichten der Gefäßwand, auch durch die Intima (Abb. 6.3 d). Durch diese fast tangentiale Nadelführung wird die Gefahr des Mitfassens der Hinterwand weitgehend ausgeschaltet. Die Entfernung des Einstiches vom Ende des Gefäßstumpfes soll etwa der doppelten Wanddicke entsprechen.

Beim Durchführen der Nadel muß ein Mitfassen der Rückwand des Gefäßes peinlich vermieden werden. Die Naht wird nun getrennt von innen nach außen durch die Wand des gegenüberliegen-

6 Mikrogefäßchirurgie

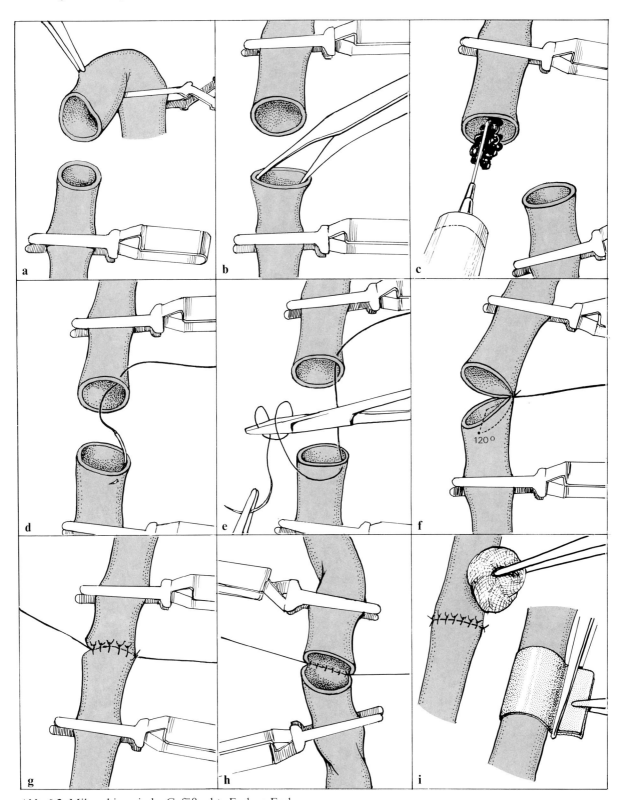

Abb. 6.3. Mikrochirurgische Gefäßnaht: End-zu-End

den Stumpfes geführt. Danach wird die Nadel mit der Mikropinzette erfaßt und der Faden soweit durchgezogen, bis das Ende gut sichtbar und in leicht erreichbarer Position zu liegen kommt.

Während die Nadel mit dem Fadenende Richtung Nadelhalter zum Objektiv des Mikroskopes angehoben und zurück auf das Operationsfeld gesenkt wird, entsteht eine zum Nadelhalter gerichtete Schlaufe des Fadens (Abb. 6.3e). Dies erleichtert dann das instrumentelle Knoten bzw. Knüpfen. Die Adaptation der Gefäßenden erfolgt Stoß auf Stoß. Ein Fadenende wird lang gelassen, um es später als Haltefaden zu benutzen.

Die zweite Naht wird in einer Entfernung von ca. 120° gelegt (COBBETT [11] asymmetric biangulation) (Abb. 6.3f). Hierdurch kommt es beim Anspannen der beiden Eckfäden zu einem Auseinanderklaffen der Hinterwände, so daß eine bessere Übersicht erreicht wird und bei der Naht der Hinterwand das Mitfassen der bereits versorgten Vorderwand vermieden wird.

Die Naht der Vorderwand wird nun komplettiert (Abb. 6.3g); danach wird das Gefäß entweder durch Drehen der Doppelklemme oder der Gefäßclips gewendet (Abb. 6.3h). Ist ein Drehen aus räumlichen oder anatomischen Gründen nicht möglich, kann die Rückwand durch eine Art Klettertechnik, in dem jeweils ein Faden der zuletzt geknoteten Naht lang gelassen wird, verschlossen werden.

Grundsätzlich wird bei Arterien und Venen gleich verfahren. Wegen des allgemein niederen Druckes genügen bei der Vene von 1 mm Durchmesser 4–6 Einzelknopfnähte, während bei einer Arterie gleicher Größe 8–10 Einzelknopfnähte notwendig sind.

Nach Fertigstellung der Anastomose wird zunächst der distale und danach der zentrale Clip entfernt. Zum völligen Abdichten der Anastomose wird für wenige Minuten eine feuchte Kompresse auf die Anastomose gelegt. Die endgültige Abdichtung erfolgt durch einen Plättchen-Thrombus (Abb. 6.3i).

III. End-zu-Seit-Anastomose (Abb. 6.4a, b)

Die Winkelbildungen zwischen Hauptgefäß und anzuschließendem Lumen scheinen nach experimentellen Untersuchungen keine Rolle zu spielen. Aus diesem Grunde wird die Technik der einfacheren rechtwinkeligen Anastomose bevorzugt.

Am Spendergefäß wird ein entsprechend großer ovaler Patch aus der Wand herausgeschnitten. Manche Autoren empfehlen nur eine Querinzision, die sich durch die Spannung der Gefäßwand zu einem runden Loch erweitert (Abb. 6.4a).

Die Naht beginnt mit den 180° gegenüberliegenden Ecknähten (Abb. 6.4b). Wenn ein Herumklappen des ganzen Gewebeteiles zur Hinterwandnaht nicht möglich ist, muß erst die Hinterwand und dann die Vorderwand verschlossen werden. Es ist ratsam, die 2–3 letzten Nähte zunächst nur zu legen und später nacheinander zu knüpfen.

Abb. 6.4a–b. Mikrochirurgische Gefäßnaht: End-zu-Seit

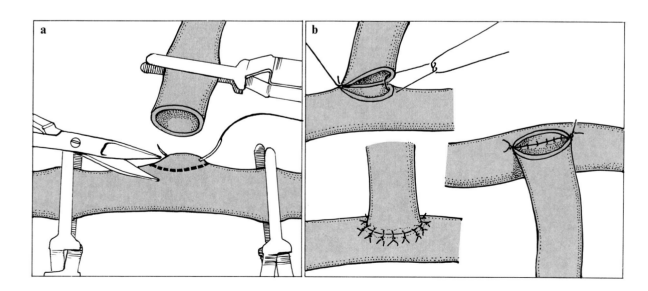

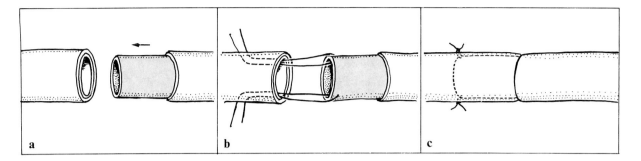

Abb. 6.5 a–c. Teleskopanastomose

Hierdurch gewinnt man Übersicht bei den letzten Nähten.

Die End-zu-Seit-Anastomose hat den Vorteil, daß Unterschiede in den Gefäßdurchmessern belanglos werden und daß beim Anschluß von Transplantaten Hauptgefäße nicht durchtrennt werden müssen.

IV. Teleskop-Anastomose (Abb. 6.5 a–c)

In verschiedenster Weise bemühte man sich, die Mikrogefäßnaht einerseits schneller durchführen zu können – also die Technik zu vereinfachen – und andererseits die endgültige Abdichtung zu beschleunigen, um damit auch den Blutverlust zu begrenzen. So wurde versucht, die Anastomose nur durch 2–3 Haltefäden zu stabilisieren und die Zwischenräume mit Fibrinkleber abzudichten [21]. Zum schnelleren Abdichten wurde auch ein Plastikfilm für einige Minuten um die Anastomosenstelle gewickelt oder gar ein vorher aufgefädeltes Venenstück über die Anastomose gezogen. Diese Techniken haben aber bisher keine wesentliche klinische Bedeutung erlangt.

Als beste Lösung erscheint die sogenannte Teleskop-Anastomose, bei der ein Stück Gefäß in Flußrichtung in das gegenüberliegende Lumen gezogen wird (s. Abb. 6.5 a). Die Verankerung erfolgt mit 2 Eckfäden, die genau gegenüberliegen (Abb. 6.5 b, c). Die Anwendung der Teleskop-Anastomose beschränkt sich aber auf Situationen, wo das distale Gefäß etwas großlumiger als das zentrale ist, da es sonst zur Faltenbildung und Verwerfung des eingestülpten Teiles kommt. Ferner funktioniert die Nahttechnik nur in Flußrichtung. Da in der Klinik der Gewebetransplantation und Replantation aber meist das distale Gefäß das kleinlumigere ist, ist der Einsatz der Teleskop-Anastomose klinisch allein aus diesem Grunde beschränkt. Hinzu kommt noch die heutige Vorliebe der End-zu-Seit-Anastomose, da sie größere Gefäße in ihrer Kontinuität erhält.

V. Überbrückung unterschiedlicher Gefäßkaliber (Abb. 6.6 a–d)

Wenn immer möglich, sollten nur Gefäße mit annähernd gleichem Durchmesser miteinander verbunden werden. Ist dies aus anatomischen Gründen nicht möglich und erscheint eine End-zu-End-Anastomose zu riskant, so können folgende Techniken angewendet werden:

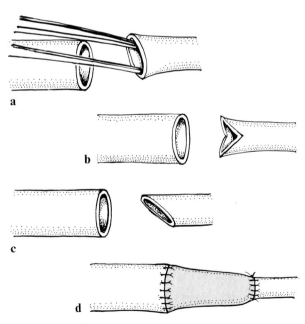

Abb. 6.6 a–d. Überbrückung unterschiedlicher Kaliber. **a** unterschiedliches Dehnen, **b** Fischmaulschnitt, **c** Schrägschnitt, **d** Interposition eines Venentransplantates, das an den Enden unterschiedlich aufgedehnt wird

a) Dehnen (Abb. 6.6a)
b) der Fischmaulschnitt (Abb. 6.6b)
c) der Schrägschnitt (Abb. 6.6c)
d) die Veneninterposition (Abb. 6.6d)

Bei der Fischmaultechnik ist es oft schwierig, eine exakte Adaptation Stoß auf Stoß beider Gefäßenden herbeizuführen.

Durch den schrägen Anschnitt des kleineren Gefäßes kommt es später leicht zu einer Knickbildung an der Anastomose, die Anlaß zur Thrombosebildung geben kann.

Wir empfehlen deshalb die Zwischenschaltung eines Veneninterponates. Durch die große Elastizität der Venenwände kann das eine Ende bis auf das Dreifache der anderen Seite aufgedehnt werden. Hierdurch wird ein wirbelfreier allmählicher Übergang erzielt.

VI. Veneninterponate

Besonders in der klinischen Anwendung der Mikrogefäßchirurgie, wie Replantation und Gewebetransplantation, spielen die Veneninterponate eine bedeutende Rolle.

Idikationen für Mikroveneninterponate:

(1) Gefäßdefekte
(2) Spannung an der Anastomose
(3) Quere Gefäßverbindungen
(4) Verbindung von Gefäßen mit unterschiedlichem Durchmesser
(5) Schwierige Anastomosen an sehr kurzen, tiefliegenden Gefäßstümpfen (gute Naht der Rückwände durch Umklappen, da Drehen nicht möglich ist)

Entnahmestellen für Mikroveneninterponate: Die beste Stelle, um Mikroveneninterponate zu gewinnen, ist die volare Seite des Handgelenkes oder der Fußrücken. Hier befinden sich gut sichtbare und einfach darstellbare Venenmuster mit Gefäßen in der geeigneten Größe von 1–3 mm Durchmesser. Durch eine leichte Stauung treten sie kräftig hervor.

Technik der Mikroveneninterposition: Vor der Verwendung der Interponate muß auf eine exakte Unterbindung der Seitenäste geachtet werden, da sich hier sonst Thromben ausbilden können.

Die Unterbindung erfolgt am besten unter dem Mikroskop als Umstechungsligatur mit 10×0-Nylonfäden, direkt an ihrem Abgang. Das Interponat darf nicht traumatisiert werden und muß von allem umgebenden Gewebe befreit werden. Ein Austrocknen wird durch wiederholtes Befeuchten mit Ringer-Lösung verhindert. Bei Interpositionen in ein arterielles System müssen die Venenstücke wegen ihrer Klappen entsprechend gedreht werden.

Regeln für Veneninterponate:

(1) Äquivalenter Durchmesser
(2) Richtige Länge des Interponates
(3) Entfernung des Hüllgewebes
(4) Exakte Unterbindung der Seitenäste
(5) Bei Arterien-Venen-Verbindungen keine rechtwinkelige Gefäßumleitung

Da die Veneninterponate häufig zum spastischen Zusammenziehen neigen, ist es wichtig, die Stärke vorher im normalen Zustand abzuschätzen. Bei Lösung des Spasmus kommt es sonst bei zu großkalibrigen Transplantaten zu einer pseudoaneurysmatischen Erweiterung.

Bei der oben erwähnten schrägen Arterien-Venen-Arterien-Verbindung muß eine Verbiegung des Arterienstumpfes vermieden werden. Unter dem pulsierenden Druck kommt es sonst zu einer Geradestellung der Arterien, gefolgt von einer Drehung und Verjüngung des Veneninterponates. Im Zusammenwirken mit der spitzeren Winkelbildung an der Anastomosenstelle entsteht hier eine Thrombose.

VII. Lymphgefäße

Nach den Erfolgen in der Anastomosierung kleiner Blutgefäße lag der Schritt nahe, auch eine Anastomose bzw. Verbindung der Lymphgefäße mit Hilfe des Operationsmikroskopes und gleicher Technik zu erreichen. Als Indikationsgebiete ergaben sich hier die kongenitalen und die sekundären Lymphödeme, wie etwa des Armes nach radikaler Mastektomie oder axillärer Nachbestrahlung.

Da bei der ersten Gruppe meist eine Aplasie des Lymphgefäßsystemes, besonders der Kollektoren, vorliegt, ist hier die Ansatzmöglichkeit sehr limitiert. Bei der zweiten Gruppe muß dagegen eine Defektstrecke überbrückt werden. Im Prinzip haben sich zwei Wege herausgebildet:

(1) Die Ableitung der Lymphe in das venöse System (lymphovenöse Anastomose, s. S. 321) oder eine
(2) Überbrückung der unterbrochenen Lymphbahn durch Interposition von autologen Lymphgefäßen oder von Veneninterponaten (s. S. 825).

D. Funktionsprüfung der Anastomosen
(Abb. 6.7a–c)

Nach Beendigung der Anastomosen an den kleinen Gefäßen ist es oft schwierig zu entscheiden, ob die Gefäßverbindung auch frei durchgängig ist. Dies wird erschwert durch venösen oder arteriellen Rückfluß von peripher, so daß beiderseits der Nahtstelle ein gefülltes Gefäß vorliegen kann, ohne daß ein Durchfluß der Anastomose besteht. Ferner kann bei Arterien eine fortgeleitete Pulsrille eine Pulsation distal der Gefäßnaht vortäuschen.

Eine der sichersten Beweise für die Funktionstüchtigkeit der Gefäßnaht ist natürlich die sichtbare Durchblutung etwa eines replantierten Fingers oder des verpflanzten Gewebeblockes. Da aber diese oft zeitlich verzögert eintritt, bedarf es einer Methode, die Anastomose sofort beurteilen zu können.

Das einfachste Verfahren ist das Ausstreifen eines Gefäßabschnittes mit der Mikropinzette in Flußrichtung des Blutes bei gleichzeitigem Verschluß des Gefäßes dicht hinter der Anastomose durch eine zweite Pinzette (Abb. 6.7a). Wird dann mit der ersten Pinzette das Gefäß verschlossen – also der eventuelle Reflux unterbrochen – muß die Füllung des Gefäßes nach Freigabe durch die zweite Pinzette über die Anastomose erfolgen. Die für die pralle Füllung benötigte Zeit sagt etwas über die freie oder eventuell eingeschränkte Durchgängigkeit aus (s. Abb. 6.7b, c). Eine ortsständige oder fortgeleitete Pulsation kann durch Anspannung des pulsierenden Gefäßteiles in Richtung des zu prüfenden Abschnittes unterschieden werden. Durch die Spannung wird die Fortleitung unterbrochen und durch die Spannungsentlastung eine selbständige, ortsständige Pulsation verstärkt.

Abb. 6.7a–c. Funktionsprüfung der Anastomose durch 2 Juwelierpinzetten

E. Thrombose und Thrombektomie

Naturgemäß ist die schwierigste Komplikation in der Mikrogefäßchirurgie die Thrombose an der Nahtstelle.

Das reine „Ausmelken" von Thrombenmaterial in Stromrichtung ist meist wenig sinnvoll, da die Ursache der Verschlußbildung nicht beseitigt wird und somit ein Rezidiv auftreten kann.

Ursachen für Thrombosebildung:

(1) Belassen von Gefäßwandschäden, besonders an der Intima
(2) Traumatische Nahttechnik
(3) Mitangenähte Hinterwand
(4) Eingestülpte Adventitia
(5) Zu große Spannung an der Anastomose
(6) Verbindung einer Vene mit einer Arterie
(7) Eingenähte Klappen bei den Venen
(8) Nahegelegener Seitenast (Wirbelbildung)

Es ist deshalb sinnvoll, die Nahtstelle bzw. allgemein den Gefäßabschnitt, in dem sich ein Thrombus gebildet hat, zu resezieren. Deshalb wird in den meisten Fällen danach ein Veneninterponat zur Defektüberbrückung notwendig werden.

Ein Verschluß der Anastomose sollte immer so früh wie möglich erkannt und sofort revidiert werden. Durch den Blutstau kommt es sehr rasch zu einer Thrombusvergrößerung, der sich schließlich bis in das kapilläre Bett fortsetzt und damit irreversibel wird. Evtl. kann hier noch der kleinste Fogartykatheter oder ein Durchspülen mit Heparin-Ringer-Lösung helfen.

Besteht lediglich ein venöses Abflußhindernis, das nicht beseitigt werden kann, so kann ein verhängnisvoller Blutstau im Replantat oder Transplantat auch noch durch andere Methoden vermieden werden:

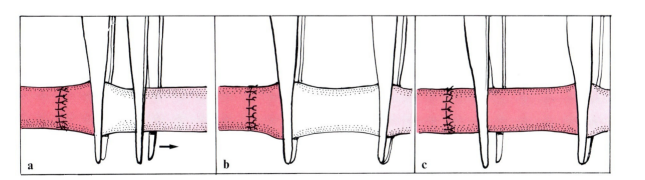

(1) durch Ausbluten lassen
(2) durch Ansetzen von Blutegeln

Durch regelmäßige Hautinzisionen kann das nicht mehr über das venöse System abfließende Blut nach außen in den Verband abgeleitet werden. Unterstützt wird dies noch durch eine generelle Heparinisierung des Patienten. Zu beachten ist, daß es hier zu erheblichen Blutungen kommen kann, die eine laufende Kontrolle des Hämoglobin- und Hämatokritwertes und entsprechenden Blutersatz verlangen. Eine elegantere Methode ist das regelmäßige Ansetzen von Blutegeln, die ebenfalls durch ihre Saugleistung für einen Abtransport des sich stauenden Blutes sorgen. Diese Manipulationen müssen im allgemeinen bis zum 6. bis 8. postoperativen Tag durchgeführt werden, da sich erst dann durch spontane Kapillareinsproßung entsprechende Gefäßverbindungen gebildet haben. Wegen des meist großen Blutverlustes und der notwendigen Transfusion sollten diese Methoden nur in besonderen Situationen mit strenger Indikation angewendet werden.

F. Medikamentöse Behandlung

Als zusätzliche medikamentöse Prophylaxe für eine Thrombose werden alle pharmazeutischen Möglichkeiten ausgenutzt.

Das Heparin wird heute meist nur noch intraoperativ als lokales Spülmittel oder mit kurzfristiger i.v.-Applikation (5000 Einheiten/60 kg Körpergewicht) eingesetzt. Eine postoperative Gabe wird nur noch gelegentlich bei besonderen Indikationen in der Replantationschirurgie angewendet (s. Kap. 14). Die Cumarin-Präparate wurden hauptsächlich postoperativ als Dauermedikation nach Replantationen in China verwendet.

Die Möglichkeit, die Plättchenaggregation zu hemmen, wird durch Dipyridamol und Azetyl-Salizyl-Säure genützt. So geben wir intraoperativ 20 mg Dipyridamol und postoperativ für ca. 6 Tage ein Kombinationspräparat oral (Asasantin, Fa. Thomae). Zur Verbesserung der Mikrozirkulation hat sich niedermolekulares Dextran (Rheomacrodex, Fa. Knoll) bewährt. Dies wird ebenfalls vor der Anastomosenöffnung angeflutet und für ca. 6 Tage postoperativ täglich mit 500 cm^3 beim Erwachsenen verabreicht. Wegen der Möglichkeit einer bestehenden Allergisierung muß heute Promit (Fa. Knoll) vorher appliziert werden.

Generell hat aber die medikamentöse Therapie in der Mikrogefäßchirurgie ihre anfängliche Rolle verspielt, so daß heute viele Operationen ohne jegliche Therapie durchgeführt werden. Es zeigte sich, daß eine ausgereifte Technik im Ergebnis besser ist, als eine noch so ausgeklügelte Medikation.

G. Klinische Anwendung

I. Replantation peripherer Teile (Mikro- oder Kleinreplantation)

Die Technik der Mikrogefäßchirurgie wurde klinisch zunächst beim Wiederannähen von peripher abgetrennten Teilen eingesetzt [19]. Neben den häufig im Handbereich auftretenden Amputationen hat sie auch erstaunliche Erfolge bei Replantationen anderer seltenerer Abtrennungen gezeigt, wie etwa bei Skalpierungsverletzungen, Abrissen von Gesichtsteilen, Penisamputationen oder Fußabtrennungen (s. Kap. 14).

II. Gewebetransplantation

Defekte von Weichteilen oder größeren Gewebeteilen, wie Knochen, Muskeln, Gelenken oder Daumen und Langfinger konnten bisher nur schwer oder gar nicht ersetzt werden. Hier brachte die Mikrogefäßchirurgie eine entscheidende Wende und eröffnete Möglichkeiten, von denen die plastische Chirurgie seit Jahrhunderten nur geträumt hatte. Das Prinzip beruht auf der Möglichkeit, entsprechende Gewebe oder Gewebeblöcke mit dem ihn ernährenden Gefäßbaum zu heben und dann am Ort des Defektes an entsprechende Gefäße anzuschließen. Die Grundlage hierfür ist ein intensives Studium des Verlaufes des peripheren Nerven-Gefäß-Systems, welches erst die anatomische Grundlage für diese Technik ergab. So kann heute praktisch jeder Verlust mit einem entsprechenden Transplantat ersetzt werden. Wir unterscheiden:

Lappentransplantate:

(a) einfache Lappen (bestehend aus Epidermis und Subkutis)
(b) Kombinierte Lappenplastiken:

(1) Myokutane Lappen, bestehend aus Muskeln, Subkutis und Epidermis

(2) Osteokutane Lappen, bestehend aus Knochen, Subkutis und Dermis
(3) Sog. sensible Lappen, bei denen ein einfacher Lappen mit einem entsprechenden Nerv gehoben wird
(4) Tendinokutane Lappen, bei denen bei einem einfachen Lappen eine entsprechende Sehne mit eingeschlossen wird

Einzelgewebe: Verpflanzt werden können: Muskeln, Gelenke, Epiphysen, Daumen, Omentum, Knochen, Magen- oder Darmteile und Nerven.

Komplexe Transplantate: Zehentransplantation, Zwei-Zehen-en-bloc-Transplantation oder Kombination der einfachen Lappen mit verschiedensten einzelnen Gewebe, je nach Erfordernis. Sie hat heute häufig die bislang geübte Defektdeckung mit gestielten Lappenplastiken etc. verdrängt.

III. Chirurgie der Lymphgefäße

Auch hier haben sich heute zahlreiche Verfahren der Anwendungsmöglichkeit eröffnet (s. S. 818f., 823f.).

LITERATUR

1. Baumeister RGH, Seifert J, Wiebecke B, Hahn D (1981) Experimental basis and first application of clinical lymph-vessel transplantation of secondary lymphedeme. World J Surg 5:401–407
2. Biemer E (1977) Microvenous grafts in microvascular surgery. Br J Plast Surg 30:197
3. Biemer E (1981) Salvage operations for complications following replantation and free tissue transfer. Int Surg 66:37
4. Biemer E (1984) Handrekonstruktion. Münchner Med Wochenschr 126:394
5. Biemer E, Duspiva W (1979) Rekonstruktive Mikrogefäßchirurgie. Springer, Berlin Heidelberg New York
6. Biemer E, Schmidt-Tintemann U (1983) Anatomische und funktionelle Grundlagen für die Wahl von Nahtmaterialien und Nahttechniken in der klinischen Mikrochirurgie. In: Thiede A, Hamelmann H (Hrsg) Moderne Nahtmaterialien und Nahttechniken in der Chirurgie. Springer, Berlin Heidelberg New York
7. Buck-Gramcko D (1984) Mikrochirurgie peripherer Gefäße. Experimentelle Untersuchungen und klinische Anwendung. Handchirurgie 6:101
8. Buncke HJ, Schulz WP (1966) Total ear reimplantation in the rabbit utilizing microminiature vascular anastomoses Br J Plast Surg 10:15
9. Buncke HJ, Buncke CM, Schulz WB (1965) Experimental Digital Amputation and Reimplantation. Plast Reconstr Surg 36:62
10. Buncke HJ, Buncke CM, Schulz WP (1966) Immediate Nicoladoni procedure in the rhesus monkey, or hallux-to-hand transplantation, utilizing microminiature vascular anastomoses. Br J Plast Surg 19:332
11. Cobbett JR (1969) Small vessel surgery in hand. Hand 1:57
12. Cobbett JR (1976) Small vessel anastomosis. Br J Plast Surg 20:16
13. Daniel RK, Taylor GI (1973) Distant transfer of an island flap by microvascular anastomoses. Plast Reconstr Surg 52:111
14. Daniel RK, Terzis JK (1977) Reconstructive microsurgery. Little Brown and W Boston
15. Duspiva W, Biemer E (1976) Technik der Mikrogefäßchirurgie. Med Welt 17:852
16. Harii K (1970) Mündliche Mitteilung
17. Ingianni G, Holzmann Th (1983) Klinische Erfahrungen in der Anwendung von lymphovenösen Anastomosen beim sekundären Lymphödem. Handchirurgie 15:215–218
18. Jacobsen JH, Suarez EI (1960) Microsurgery in small vessel anastomosis. Surg Forum 11:243
19. Komatsu S, Tamai S (1968) Successful replantation of a completely cut-off thumb. Plast Reconstr Surg 42:374
20. Mandel H (1981) Experimentelle Untersuchungen zur mikrochirurgischen Rekonstruktion von Lymphgefäßdefekten. Plast Chir 5/2:70–92
21. Matras H, Chiari FM, Kletter G, Dinges HP (1977) Zur Klebung kleinster Gefäße im Tierversuch. Dtsch Z Mund-Kiefer-Gesichts-Chir 1:19
22. O'Brien McC, B (1977) Microvascular reconstructive surgery. Churchill Livingstone, Edingburgh Londen New York
23. O'Brien McC, B, Shafiroff BB (1979) Microlymphatic-venous and resectional surgery in obstructive Lymphedema. World J Surg 3:3–15

7 Angiologische und radiologische Maßnahmen

7.1 Allgemeine Maßnahmen bei Eingriffen am Gefäßsystem

H. RIEGER und W. SCHOOP

INHALT

A. Einleitung 101
B. Präoperative Behandlung 101
    I. Verbesserung der lokalen
       Operationsbedingungen 101
   II. Verbesserung der allgemeinen
       Operationsbedingungen 102
C. Nachbehandlung 106
    I. Postoperative Mobilisation 106
   II. Lagerung 106
  III. Nekrosebehandlung 106
  IV. Pneumonie- und Thrombose-Prophylaxe 107
   V. Rehabilitation 107
       Literatur 107

A. Einleitung

Die meisten Patienten, die sich einer gefäßchirurgischen Operation unterziehen müssen, weisen im Sinne einer Multimorbidität verschiedene Risikofaktoren und begleitende Erkrankungen auf, welche die allgemeine Operabilität und/oder das Anästhesierisiko belasten bzw. erhöhen [1]. Der präoperative körperliche Zustand des Patienten ist ein dominierender Parameter des operativen Risikos, wie von der American Society of Anesthesiologists an über 34000 Patienten erarbeitet werden konnte (Übersicht bei [11]).

Speziell bei gefäßchirurgischen Patienten ist der präoperativ nachweisbare Risikoanteil, der in die Beurteilung der allgemeinen Operabilität eingeht, um das zwei- bis dreifache größer als bei allgemeinchirurgischen Kranken [1].

Anders als im Rahmen dringlicher und notfallmäßig durchgeführter Gefäßoperationen mit einem naturgemäß ungleich größeren Gesamtrisiko ist im Rahmen der *elektiven* Gefäßchirurgie die notwendige präoperative Behandlung konkomitierender Erkrankungen in Zusammenarbeit mit Internist und Anästhesist gut möglich. Hierbei muß den besonderen Gegebenheiten des Gefäßpatienten Rechnung getragen werden. Neben der präoperativen Optimierung der lokalen und allgemeinen Operabilität kommt der weiteren, z.T. speziell angiologischen Nachbehandlung und Nachsorge eine nicht zu unterschätzende Bedeutung zu. Sowohl die internistisch-angiologische präoperative Vorbereitung als auch die postoperative rehabilitative und prophylaktische Nachsorge sind Elemente des therapeutischen Gesamterfolges.

B. Präoperative Behandlung

I. Verbesserung der lokalen Operationsbedingungen

1. Gewichtsreduktion

Übergewicht bedeutet – neben den operationstechnischen Erschwernissen und einer damit verbundenen Verlängerung der Operationszeit – eine erhöhte Wahrscheinlichkeit lokaler Wundkomplikationen, insbesondere tiefer Wundinfektionen mit Gefährdung der Extremität oder gar des Lebens. Im Falle der elektiven Operationsplanung steht die zur Reduktion des Körpergewichtes notwendige Zeit häufig zur Verfügung. Je nach Mentalität und Kooperation des Patienten sowie der ärztlicherseits erfolgenden Motivation können verschiedene Wege beschritten werden, die auf S. 105 angeführt werden.

2. Infektionsprophylaxe (s. S. 171)

Die Implantation von Gefäßprothesen ist als „sauberer" Eingriff anzusehen. Dementsprechend selten (1–6%) sind Wund- bzw. Protheseninfektionen [16]. Eine *generelle* prä- und perioperative Antibiotikaprophylaxe ist nicht indiziert [5]. Auf der anderen Seite stellt die von einer tiefen Infektion einer gewöhnlich im Leistenbereich liegenden Operationswunde ausgehende Transplantat- und/oder Anastomoseninfektion die gefährlichste Komplikation jeder Gefäßplastik dar. Ihre Folgen sind Nahtdehiszenz, Anastomosenaneurysma (falsches Aneurysma) und septische Thrombose bis zu vitaler Gefährdung des Patienten. Folgende Maßnahmen tragen zu ihrer Verhütung bei:

- Hygiene der Leistenregion. Ggf. lokale antibiotische, antimykotische bzw. antiseptische Behandlung
- Präoperative antibiotische Therapie (Resistenzbestimmung!) infizierter distaler Nekrosen (Gefahr einer lymphatischen Keimverschleppung in die Leiste)
- Operationsfeldschonende Durchführung präoperativer Angiogramme (Punktion möglichst von der Gegenseite)
- Präoperative PTA-Versuche möglichst in Crossover-Technik von der kontralateralen Seite aus, um die potentielle Operationsseite zu schonen
- Behandlung systemischer Abwehrdefekte (Immundefekte) und Bakteriämien sonstiger Ätiologie, ggf. Antibiotikaprophylaxe
- Präoperative Gewichtsreduktion (s. S. 105)

3. Entstauung bei chronischer venöser Insuffizienz

Liegt bei einem zur Gefäßoperation anstehenden Patienten gleichzeitig eine chronische venöse Insuffizienz mit oder ohne sichtbarem Ödem vor, so ist die hiermit verbundene erhöhte Gefahr einer postoperativen tiefen Beinvenenthrombose durch eine präoperative Entstauung zu beseitigen. Erhöhung des Fußteils des Krankenbettes (20–30 cm) und Kompression (Kompressionsverband, intermittierende maschinelle Druckbehandlung mit dem Jobstgerät) sind die wesentlichen therapeutischen Maßnahmen. Das Prinzip der maschinellen intermittierenden Kompression nach JOBST besteht darin, daß ein das Bein umgebender Stiefel für eine vorwählbare Zeit einen gewünschten Kompressionsdruck erzeugt. Initial ist häufig eine Behandlung mit starkem Kompressionsdruck notwendig, um die ödembildende interstitielle Flüssigkeit, einschließlich entzündungsfördernder Substanzen, in den Intravasalraum zurückzuverlagern (Reabsorptionsdruck > Filtrationsdruck). Dieses Ziel wird am besten durch einen festsitzenden, wenig dehnbaren Kompressionsverband erreicht.

Schwieriger kann die Situation werden, wenn am gestauten Bein gleichzeitig eine arterielle Verschlußkrankheit mit einem mehr oder weniger reduzierten arteriellen Druck vorliegt. Es besteht die prinzipielle Gefahr, die arterielle Situation durch zusätzliche Kompression zu verschlechtern. Oberhalb eines noch bestehenden systolischen Knöchelarteriendruckes von 70–80 mmHg ist allerdings nicht mit negativen Auswirkungen auf die arterielle Beindurchblutung zu rechnen. Bei niedrigeren arteriellen Drücken muß der Andruck vorsichtiger gewählt, im übrigen auf die subjektiven Angaben des Patienten geachtet werden. Besondere Vorsicht ist bei gleichzeitig bestehenden Sensibilitätsstörungen (z.B. Polyneuropathie) geboten, da ischämische Schmerzen in diesen Fällen nicht immer bemerkt werden.

Die diuretische „Ausschwemmung" venöser Ödeme ist zu vermeiden (s. S. 104).

Stehen operative Eingriffe im Bereich des Venensystems an (Venenexhairese etc.), sind die obengenannten präoperativ durchzuführenden Entstauungsmaßnahmen eine Conditio sine qua non. Etwaige noch bestehende Entzündungszeichen im Bereich des oberflächlichen Venensystems (oberflächliche Thrombophlebitis bzw. Varikophlebitis) sind durch entstauende Maßnahmen ohne Verordnung von Bettruhe (!), evtl. durch eine zusätzliche lokale und systemische antiphlogistische Behandlung zu beseitigen.

II. Verbesserung der allgemeinen Operationsbedingungen

1. Begleitende Erkrankungen anderer Gefäßprovinzen

a) Koronararterien (s. a. S. 197). In 3–6% größerer gefäßchirurgischer Eingriffe ist mit dem Tode aus primärer kardialer Ursache zu rechnen [13]. Hierbei stehen die Folgen der koronaren Herzkrankheit an erster Stelle, da Patienten mit peripheren Durchblutungsstörungen überzufällig häufig auch an einer koronaren Herzkrankheit leiden. Je nach klinischem Schweregrad der arteriellen Verschlußkrankheit und diagnostischen Kriterien der koronaren Herzkrankheit unterscheiden sich die prozentualen Koinzidenzangaben. Werden koronarangiographische Befunde zugrunde gelegt, so ist bei einem für aortoiliakale Eingriffe vorgesehenen Patientengut in 35% mit einer begleitenden Koronarsklerose zu rechnen [12].

7.1 Allgemeine Maßnahmen bei Eingriffen am Gefäßsystem

Tabelle 7.1.1. Punktekatalog zur präoperativen Abschätzung des kardialen Risikos. (Aus [8])

Kriterien	Punkte
Anamnese	
Älter als 70 Jahre	5
Herzinfarkt innerhalb der letzten 6 Monate	10
Körperliche Untersuchung	
Galopprhythmus, Jugularvenenstauung	11
Aortenklappenstenose	3
Elektrokardiogramm	
Alle Rhythmusformen außer Sinusrhythmus	7
5 oder mehr Extrasystolen/min	7
Allgemeiner Status	
$pO_2 < 60$ mmHg oder $pCO_2 > 50$ mmHg	3
$K^+ < 3$ mmol/L oder $HCO_3^- < 20$ mmol/L	
Harnstoff – N > 50 mg% oder	
Kreatinin > 3 mg%	
SGOT – Erhöhung oder Leberkrankheiten	
Anstehende Gefäßoperation	
Intraperitoneal, intrathorakal, aortal	3
Notfalleingriff	4

Tabelle 7.1.2. Auf der Basis des in Tabelle 7.1.1 wiedergegebenen Punktekataloges resultierende Risikoklassen. (Aus [8])

Klasse	Punkte	Komplikationen (%)	Tod (%)
1	0– 5	0,7	0,2
2	6–12	5	2
3	13–25	11	2
4	>26	22	56

Die zentrale Aufgabe des Internisten ist es, präoperativ das kardiale Operationsrisiko abzuschätzen. Als Entscheidungshilfe kann die Berücksichtigung eines kardialen Risikoindex dienen [8], dessen Bildung in Tabelle 7.1.1 und 7.1.2 wiedergegeben ist. Obligate Untersuchungsmethoden sind nach wie vor die subtile und differenzierend erhobene Anamnese sowie Ruhe- und Belastungs-EKG. Erschwerend ist der Umstand, daß die zur Beurteilung des Belastungs-EKG notwendige fahrradergometrische Belastungsstufe (Ausbelastung) wegen der gleichzeitig vorliegenden arteriellen Verschlußkrankheit nicht immer erreicht werden kann. Gegebenenfalls müssen die radionuklidventrikulographisch bestimmte Ejektionsfraktion als Maß der myokardialen Pumpleistung sowie die präoperative Koronarangiographie herangezogen werden. Insbesondere beim elektiven Eingriff stellt sich die Frage, ob eine kardiale präoperative Verbesserung (z.B. medikamentös) möglich ist. Beim Akuteingriff relativiert sich dies zwangsläufig; dennoch sollte man sich zusammen mit dem Internisten fragen, ob innerhalb 12 Stunden (das evtl. mögliche Zeitintervall richtet sich nach der Akuität der Gefäßsituation) eine bessere kardiale Ausgangssituation zu erreichen ist.

b) Hirnversorgende Arterien (s. a. S. 200). Strombahnhindernisse im Bereich der supraaortalen hirnversorgenden Arterien lassen sich anamnestisch, auskultatorisch, mit Einschränkung auch palpatorisch, dopplersonographisch, mit Hilfe des bildgebenden Duplex-Systems (B-Scan-Sonographie) sowie angiographisch in digitaler Subtraktions- oder konventioneller Technik diagnostizieren. Die Häufigkeit hämodynamisch wirksamer supraaortaler Strombahnhindernisse bei gleichzeitiger peripherer arterieller Verschlußkrankheit wird mit 30–35% bei Patienten > 60 bzw. 65 Jahre angegeben [17].

Im Vorfeld einer elektiven gefäßchirurgischen Operation im Bereich der Extremitäten ist die teilweise nach wie vor kontrovers diskutierte Frage zu beantworten, inwieweit ein gleichzeitig bestehendes Strombahnhindernis im Bereich vor allem der A. carotis int. ein Anästhesie- bzw. Operationsrisiko darstellt und somit vorher beseitigt werden sollte. Die in diesem Zusammenhang relevanten Entscheidungskriterien lassen sich am besten vor dem Hintergrund des klinischen Schweregrades einer zerebralen Durchblutungsinsuffizienz ableiten.

Stadium I. Allgemein ist der Spontanverlauf asymptomatischer A. carotis interna-Stenosen nicht sicher. Die publizierten Studien umfassen eine zu geringe Population und zeigen keine Differenzierung hinsichtlich Lokalisation und Stenosegrad [15], so daß eine generelle Indikation zur (prophylaktischen) Operation nicht abzuleiten ist. Computertomographisch positive „Stadium I-Patienten" sowie hochgradige Stenosen mit einem Restdiameter von 1,5–2 mm oder weniger sind möglicherweise TIA (Transiente ischämische Attacke) oder Insult-gefährdet und somit eher einer Endarteriektomie zuzuführen, sofern die zu erwartende Operationsletalität 2% nicht überschreitet [4].

Zur speziellen Frage, inwieweit Patienten, die sich einer elektiven Gefäßoperation unterziehen müssen, durch eine gleichzeitig bestehende asymptomatische A. carotis int.-Stenose in vermehrtem Maße TIA- oder Insult-gefährdet sind, liegen ebenfalls keine schlüssigen Angaben vor [2, 18]. Die Erfahrung, daß die Inzidenz transienter ischämischer Attacken oder manifester Insulte in einem chirurgischen Krankengut mit *unbekannter* Karotissituation nicht größer ist als in einem „karotiskorrigierten" gefäßchirurgischen Kollektiv läßt jedoch an der generellen Notwendigkeit einer vorauszugehenden operativen Karotissanierung zweifeln [20]. Auch hier sind hochgradige und doppelseitige asymptomatische Stenosen im Einzelfall anders zu beurteilen.

Stadium II. Obwohl eine Anzahl offener Studien und Erfahrungsberichte den Nutzen karotischirurgischer Maßnahmen bei TIAs zur Verhütung weiterer Attacken bzw. eines kompletten Insultes nahelegen, ist die derzeit einzige kontrollierte multizentrische klinische Studie nicht schlüssig (Übersicht bei [15]). Auf der anderen Seite sind TIAs eindrückliche und offenkundige Zeichen eines unter bestimmten Umständen manifest werdenden neurologischen Defizits. Aus dem Wesen der TIAs läßt sich eine erhöhte Wahrscheinlichkeit kompletter Insulte ableiten, so daß die unter Beachtung der topischen Kompatibilität mutmaßlich zugrunde liegende Karotisstenose in jedem Falle, besonders jedoch im Vorfeld geplanter Operationen, beseitigt werden sollte.

Stadium III und IV. Patienten mit einem kompletten zerebralen Insult oder einem Progressiven Reversiblen Ischämischen Neurologischen Defekt (PRIND) sind, wenn die Acht-Stunden-Grenze überschritten ist, naturgemäß von weiteren und zusätzlichen gefäßoperativen Maßnahmen auszunehmen. Im späteren Verlauf kann die Frage eines extra-intrakraniellen Bypass im Einzelfall diskutiert werden (s. S. 503).

2. Weitere bedeutsame Krankheiten und Faktoren

a) Arterielle Hypertonie (s. a. S. 198). Die präoperative Einstellung einer arteriellen Hypertonie hat vor dem Hintergrund der intra- und postoperativen Kreislaufhomöostase zu erfolgen. Es versteht sich von selbst, daß die relativ seltenen *sekundären* Hypertonieformen zuvor möglichst kausal behandelt bzw. beseitigt oder in einen besser medikamentös einstellbaren Bereich gebracht werden. Hinsichtlich der Behandlung der *essentiellen* Hypertonie gelten zunächst die üblichen Richtlinien der internen Hochdrucktherapie. Dagegen ist es schwierig, ein speziell präoperatives Behandlungsschema anzugeben, da intraoperativ sowohl eine krisenhafte Blutdruckerhöhung (Clamping-Syndrom, sympathische Hyperaktivität, Stimulation des Renin-Angiotensin-Systems) mit der Gefahr einer akuten Linksherz-Überlastung, eines Koronarinfarktes, einer intrazerebralen Blutung oder eines Nahtaneurysmas als auch bedrohliche Blutdruckabfälle (Declamping-Syndrom, Blutverlust, vasovagales Syndrom) mit der Gefahr ischämischer Hirnerweichungen auftreten können. Im Vergleich mit einem allgemeinen chirurgischen Patientengut reagieren gefäßchirurgische Patienten intraoperativ ungleich häufiger mit einer krisenhaften Hypertonie (17,7% gegen 5%) bzw. einem Blutdruckabfall (31,4% gegen 9,9% [1]).

Grundsätzlich kann gesagt werden, daß präoperativ eine nicht zu „scharfe" Einstellung angestrebt werden sollte, da eine evtl. auftretende Hochdruckkrise eher und zuverlässiger beherrscht werden kann (Clonidin, Natriumnitroprussid, Kalzium-entry-Blocker) als ein Blutdruckabfall mit evtl. lebensbedrohender Schocksymptomatik. In diesem Sinne vorbereitete Patienten zeigen intraoperativ ein stabileres Blutdruckverhalten als unbehandelte Patienten. Die präoperative antihypertensive Therapie sollte so gewählt werden, daß eine Reduktion des Extrazellulärraumes und Elektrolytverschiebungen (z.B. Kaliumverlust) möglichst vermieden werden. Eine diuretische Therapie sollte somit 24–48 Stunden präoperativ ab- oder umgesetzt werden [6]. Monoaminooxydasehemmer sind wegen weitestgehender Blockade einer perioperativ evtl. notwendig werdenden autonomen sympathischen Gegenregulation kontraindiziert. Sie verstärken erheblich die Wirkungen von Barbituraten, Morphinen, Atropin, Ganglienblockern und Narkosemitteln [9]. In dieser Hinsicht sind Reserpin, Guanethidin und Methyldopa günstiger zu bewerten, da die sympathische Aktivität nur partiell gedämpft wird. Betarezeptorenblocker, Vasodilatantien (Dihydralazin, Prazosin u.a.m.) und Kalzium-entry-Blocker sind präoperativ als günstig anzusehen. Dies um so mehr, als gleichzeitig mit einem kardioprotektiven Effekt gerechnet werden kann.

b) Diabetes mellitus. Bei oral eingestelltem Diabetes (Typ II – Diabetes) wird die Therapie am Operationstage abgesetzt und durch fortlaufende Blutzuckerkontrollen das Blutzuckerverhalten beobachtet. Korrekturen sind durch die intravenöse Zufuhr 5%iger Glukose bzw. entsprechender Dosen Altinsulin möglich (bei Werten > 250 mg%).

Bei Insulinpflichtigen (vor allem beim Typ I-Diabetiker) ist ein vollständiges Aussetzen der Insulinsubstitution wegen des trotz Nahrungskarenz bestehenden Basalbedarfs von ca. 1 E Insulin/h nicht ratsam. Empfehlenswert ist die vom Operationstage an morgendliche Gabe einer auf die Hälfte oder auf ein Drittel reduzierten Insulindosis in 500 ml 5%iger Lävulose oder 5%iger Glukose.

c) Herzinsuffizienz. Die präoperative Therapie der myokardialen Insuffizienz entspricht den üblichen Regeln der Inneren Medizin [3]. Was die Herzglykoside angeht, so gilt – abgesehen von der Tachyarrhythmia absoluta – die Indikation zur Digitalisbehandlung bei klinisch manifester Herzinsuffizienz (Stadium III und IV NYHA[1]) als unstrittig [7]. Die Digitalisierung im Stadium II (Zeichen der Herzinsuffizienz nur bei größeren Belastungen und Beschwerdefreiheit unter den Bedingungen des täglichen Lebens) ist dagegen umstritten. Im Hinblick auf die präoperative Situation eines gefäßchirurgischen Krankengutes und die überdurchschnittliche Inzidenz krisenhafter Blutdrucksteigerungen mit plötzlicher Linksherzbelastung und entsprechender abrupter Erhöhung der Herzarbeit ist eine präoperative Digitalisierung nicht generell abzulehnen. Dagegen ist heute eine *pauschale* präoperative (prophylaktische) Digitalisierung nicht mehr vertretbar (Übersicht bei [19]) (s. S. 199).

d) Bronchitisches Syndrom. Auf die sowohl im klinischen als auch pathologisch-anatomischen Bereich bestehenden begrifflichen Schwierigkeiten, die mit dem Ausdruck „bronchitisches Syndrom" umgangen werden sollen, kann hier nicht eingegangen werden. Lungenemphysem, chronische Bronchitis sowie Asthma bronchiale zeigen ätiologisch und pathogenetisch schwer trennbare Gemeinsamkeiten bzw. Wechselwirkungen, die sich – und dies allein ist für die präoperative Situation maßgebend – in einer chronischen respiratorischen Insuffizienz mit oder ohne Rechtsherzbelastung manifestieren. Die respiratorische Insuffizienz ist definiert als Störung der äußeren Atmung (Ventilation), die mit pathologischen Lungenfunktionswerten einhergeht.

60–70% eines chirurgischen Krankengutes weisen pathologische spirometrische oder blutgasanalytische Befunde auf. Obstruktive Ventilationsstörungen sind häufiger als restriktive. Dies gilt insbesondere für Gefäßkranke, da hier naturgemäß der auch pulmonale *Risikofaktor* „Nikotin" vordergründig vertreten ist. Bei einem speziellen gefäßchirurgischen Krankengut beträgt die Notwendigkeit einer postoperativen Nachbeatmung aus primär pulmonaler Ursache 9,1% im Vergleich zu 2,5% eines allgemeinen chirurgischen Krankengutes [1].

Die präoperativen Maßnahmen sollten sich somit auf Rauchverbot (Ausschaltung des schleimhautirritierenden Agens mit Förderung der Regenerationsmöglichkeit der Zilien), Atemgymnastik, Inhalation (Mukolytika und/oder Bronchodilatatoren) und, im Falle infizierten Sputums, auf eine antibiotische Therapie erstrecken. Höhergradige Obstruktionen (asthmoide bzw. spastische Bronchitis) bedürfen der systemischen Bronchodilatation. Bestimmte Patienten sollte man bereits präoperativ mit der Methode der druckunterstützenden Beatmungsinhalation vertraut machen ([14] s. S. 324).

e) Adipositas. Neben der Minderung lokaler Komplikationen (s. S. 101) verbessert die Gewichtsreduktion bei vorliegender Adipositas auch die *allgemeinen* Operationsbedingungen. Dies betrifft vor allem die günstige Beeinflußbarkeit einer bestehenden arteriellen Hypertonie oder eines Diabetes mellitus. Es ist gesichertes Erfahrungsgut, daß die Verminderung des Körpergewichtes zu einer Reduktion des erhöhten Blutdrucks und zu einer besseren Einstellbarkeit führt. Ebenso kann ein Diabetes mellitus in leichtere Stadien übergeführt und damit die Insulinsubstitution häufig abgesetzt werden. Insgesamt resultiert somit eine Abnahme typischer intra- und postoperativer Risiken, wie sie gerade beim gefäßchirurgischen Patienten in gehäuftem Maße auftreten.

Die effizienteste Therapieform ist die sog. Null-Diät. Unter Beachtung gewisser Kautelen bzw. Durchführung flankierender therapeutischer Maßnahmen (tägl. Mindestzufuhr kalorienfreier Flüssigkeit von 3 l, Kaliumsubstitution, Harnsäuresenkung etc.) ist, je nach Ausgangsgewicht, mit einer täglichen körperfettbezogenen Gewichtsabnahme von ca. 400 g zu rechnen. Der unerwünschte Eiweißkatabolismus kann durch die tägliche Zufuhr einer ausgleichenden Proteinmischung (Ulmer-Trunk) vermieden werden.

---
[1] NYHA = New York Heart Association

Für die Belange des sich im Vorfeld einer Gefäßoperation befindlichen Patienten ist die kalorien*reduzierte* Diät vorzuziehen. Die tägliche Gewichtsabnahme bei einer 300 kcal-Diät ist im Mittel nur um ca. 10–15% geringer als bei Nulldiät (ca. 350 g/die). Dagegen sind bei geschickter Portionierung die Risikolosigkeit und die ambulante Durchführbarkeit wesentliche Vorteile.

f) Hämostasedefekte. Gefäßchirurgische Eingriffe werden zwei- bis dreimal häufiger durch intra- oder postoperative Blutungen kompliziert als allgemeinchirurgische. Technische Fehler, Wundinfektionen und Gerinnungsstörungen sind die Hauptursachen. Vor jeder gefäßchirurgischen Operation sollte somit die Überprüfung der Hämostasefunktion stehen.

– Thromboplastinzeit (Syn.: Prothrombinzeit, Quickwert) zur Testung des *exogenen* Gerinnungssystems (Faktoren VII, X, V, II, I).
– Partielle Thromboplastinzeit zur Funktionsbestimmung des *endogenen* Gerinnungssystems (Faktoren XII, XI, IX, VIII, X, V, II, I)
– Plasma-Thrombinzeit (Syn.: Plasma-Thrombin-Gerinnungszeit, Thrombinzeit). Dieses Testprinzip berücksichtigt nur die Endphase des Gerinnungsauflaufes. Hämostasestörungen, die mit einer Verlängerung der Thrombinzeit einhergehen sind:
  (1) Antithrombinämie mit Vermehrung der Fibrinogen- und Fibrinspaltprodukte
  (2) Dysfibrinogenämie
  (3) Fibrinogenmangelzustände
  (4) Ferner ist die Thrombinzeit unter Heparin verlängert.

Bei pathologischem Ausfall eines der o.g. Gruppentests muß die Einzelfaktorenanalyse zur weiteren Eingrenzung angeschlossen werden.

Als Repäsentant des *zellulären* Hämostasesystems ist die Zahl (ggf. auch die Funktion) der Blutplättchen routinemäßig zu untersuchen. Dies gilt besonders für Patienten, die mit Plättchenfunktionshemmern vorbehandelt wurden. Nach Absetzen ist noch bis zu 7 Tagen mit einer verlängerten Blutungszeit zu rechnen (s. Abschn. IV).

C. Nachbehandlung

I. Postoperative Mobilisation

Viele Operationen am arteriellen System stellen große Eingriffe dar. Dennoch ist die Frühmobilisation anzustreben, da sie eine wesentliche prophylaktische Maßnahme gegenüber pulmonalen und thromboembolischen Komplikationen darstellt.

Nach Eingriffen am peripheren Venensystem erfolgt das erste Aufstehen gewöhnlich bereits am Abend des Operationstages.

II. Lagerung

Erhöhter Oberkörper ist erforderlich nach Karotisoperationen sowie bei Symptomen einer Ruheinsuffizienz des Herzens (Dyspnoe und/oder Halsvenenstauung).

Nach Venenoperationen empfiehlt sich am Operationstag eine Erhöhung des Bett-Fußendes.

Beim Vorliegen stärkerer arterieller Durchblutungsstörungen (nach unvollständiger oder nicht gelungener Rekanalisation) verspricht eine Tieflagerung des Unterschenkels von 10–20 cm die größtmögliche Durchblutung.

Stärkere Ödeme müssen vermieden werden, da sie die Versorgung verschlechtern; beim Vorliegen von Unterschenkelödemen leichte Hochlagerung, falls keine Symptome einer unzureichenden akralen Durchblutung auftreten (Ruheschmerzen, starke Zehenabblassung).

Zur Vermeidung von Drucknekrosen müssen gefährdete Stellen (besonders die Fersen) entlastet bzw. gepolstert werden. Bei schlechter Fußdurchblutung muß man ein Aufliegen des Fußes durch Unterpolsterung des Unterschenkels vermeiden. Die Gefahr eines Dekubitus über dem Os sacrum ist bei Patienten mit Beckenarterienverschluß erhöht.

Bei Patienten mit postoperativen Extremitätenparesen empfiehlt sich die Lagerung nach BOBATH bei frühzeitig beginnender Mobilisation.

III. Nekrosebehandlung

Die Lokalbehandlung akraler Nekrosen auf dem Boden arterieller Durchblutungsstörungen bedarf auch postoperativ größter Sorgfalt. Schmerzen sind nur bei schlechter Kompensation Folge einer unzureichenden Durchblutung; nach erfolgreicher

Operation beruhen sie meist auf einer bakteriellen Infektion.

Zur Bekämpfung der Infektion, die am Nekroserand fast immer besteht, steht die Beseitigung eitriger Retentionen an erster Stelle. Neben der Eröffnung evtl. vorhandener Abszedierungen sollte das noch lebende Gewebe von allen Auf- und Anlagerungen (Krusten, Nekrosen, Nagelteilen) befreit werden, die sich ohne Verletzung und Schmerzen mit Pinzette und Schere entfernen lassen. Möglichst tägliche Kontrolle!

Sekretionen aus Läsionen müssen aufgefangen werden (am einfachsten mit Hilfe von Leinenstreifen), damit das noch intakte Gewebe nicht mazeriert (besonders interdigital). Bei starker Sekretion sind die Verbände entsprechend häufig zu wechseln, evtl. mehrmals täglich.

Lokale Ödeme verhindern oder verzögern die Abheilung von Läsionen und erfordern eine entsprechende Lagerung (s.o.). Falls beim Vorliegen einer Läsion die Chance einer Abheilung besteht, diese durch ein stärkeres Ödem verhindert wird, und der Patient eine Horizontallage des Beines wegen starker Schmerzen nicht toleriert, besteht die Indikation zu einer wirksamen Schmerzausschaltung. Diese kann am besten durch wiederholte peridurale Anästhesie über einen liegenden Katheter erreicht werden.

IV. Pneumonie- und Thrombose-Prophylaxe

Eine Pneumonieprophylaxe ist nach allen größeren Arterienoperationen indiziert, besonders bei Patienten mit chronischer Erkrankung der Atemwege (zu denen starke Raucher praktisch immer gehören): Befeuchten der Atemwege durch Ultraschallvernebler; Sekretolyse bei chronischer Bronchitis (z.B. mit Mucosolvan i.v.). Zur Verbesserung der Lungenbelüftung (Atelektasebekämpfung) genügt in unkomplizierten Fällen ohne pulmonale Insuffizienz meist 3 × täglich Krankengymnastik mit Hilfe von Totraumvergrößerung (Giebel-Rohr), falls dabei keine stärkere Steigerung der Atemfrequenz auftritt. Bei adipösen Patienten sowie nach abdominellen Eingriffen empfiehlt sich die druckunterstützte Beatmung zur Vertiefung der Inspiration [14]. Bei Patienten mit asthmoider Bronchitis ist neben broncholytischen Medikamenten und sekretolytischen Maßnahmen gelegentlich auch ein Antibiotikum und/oder ein Kortikoidstoß angebracht (Thromboseprophylaxe s. S. 748).

V. Rehabilitation

Nach rekonstruktiven Eingriffen am *arteriellen* System bestehen nicht selten Muskelatrophien und Einschränkungen der Gelenkfunktion. Eine gezielte krankengymnastische Behandlung kann bereits vor der Operation begonnen und postoperativ nach einigen Tagen fortgesetzt werden. Falls noch arterielle Durchblutungsstörungen vorliegen (z.B. Femoralisverschluß nach Beckenarterienrekonstruktion), folgt ein systematisches Gehtraining in Abhängigkeit von der Kompensation.

Vor und nach Operationen am peripheren *Venensystem* sind gelegentlich Maßnahmen zur Stärkung der Haut- und Muskelpumpe wichtig. In erster Linie bei Personen, bei denen es infolge chronischer Entzündungen bzw. Ulzerationen zur Ruhigstellung und Versteifung der Sprunggelenke und zur Muskelatrophie gekommen ist. Bei den Venenpatienten ist am operierten Bein eine Kompression bis zum Abklingen der entzündlichen Reizerscheinung erforderlich, bei Fortbestehen einer venösen Rückflußstörung auch darüber hinaus.

LITERATUR

1. Ahnefeld FW, Heinrich H (1983) Die Analyse und Bedeutung von Risikofaktoren sowie Möglichkeiten einer Vorbehandlung bei angiologischen Patienten aus der Sicht der Anästhesie. In: Nobbe F, Rudofsky G (Hrsg) Probleme der Vor- und Nachsorge und der Narkoseführung bei invasiver angiologischer Diagnostik und Therapie. Pflaum, München, S 21
2. Barnes RW, Marszalak PB (1981) Asymptomatic carotid disease in the cardiovascular surgical patient: is prophylactic endartererectomy necessary? Stroke 12:497
3. Bleifeld W (1984) Strategien der Langzeittherapie bei der fortgeschrittenen chronischen Herzinsuffizienz. Internist 25:404
4. Busuttil RW, Baker JD, Davidson RK, Machleder HJ (1981) Carotid artery stenosis – hemodynamic significance and clinical course. JAMA 245:1438
5. Daschner F (1981) Antibiotikaprophylaxe – sinnvoll oder sinnlos? Dtsch Med Wochenschr 106:1150
6. Davison KJ (1978) Anesthesia for peripheral vascular disease. Int Anesthesiol Clin 17:129
7. Erdmann E (1984) Deutsche Gesellschaft für Innere Medizin, Wiesbaden, Mai 1984. Selecta 28:2394
8. Hallet JW, Brewster DC, Darling RC (1982) Manual of patient care in vascular surgery. Little, Brown and Company, Boston, p 72
9. Hallet JW, Brewster DC, Darling RC (1982) Manual of patient care in vascular surgery. Little Brown, Boston, p 75

10. Hartmann HG, Jutzler GA (1984) Medikamentöse Hochdrucktherapie: bewährtes Schema individuell modifizieren. Klinikarzt 13:611
11. Heinrich H, Ahnefeld FW, Kilian J, Seeling W, Sigel H, Spilker ED (1982) Der kardiozirkulatorische Risikopatient in der Anästhesie. Herz-Kreislauf 14:429
12. Hertzer NR (1979) Routine coronary angiography prior to elective aortic reconstruction. Arch Surg 114:1336
13. Hertzer NR (1981) Fatal myocardial infarction following lower extremity revascularization. Ann Surg 193:492
14. Kilian J, Schwinn W (1984) Postoperative Atemtherapie. Dtsch Med Wochenschr 109:1084
15. Kistler JP, Röpper AH, Heros RC (1984) Therapy of ischemic cerebral vascular disease due to atherothrombosis. N Engl J Med 311:100
16. Lode H (1983) Antibiotikaprophylaxe bei Implantation von Gefäßprothesen. In: Nobbe F, Rudofsky G (Hrsg) Probleme der Vor- und Nachsorge und der Narkoseführung bei invasiver angiologischer Diagnostik und Therapie. Pflaum, München, S 11
17. Neuerburg-Heusler D, Böke R, Gaentzsch A, Roth FJ (1980) Häufigkeit von haemodynamisch wirksamen Karotisobliterationen bei Patienten mit peripherer arterieller Verschlußkrankheit. In: Nobbe F, Rudofsky G (Hrsg) Probleme der Vor- und Nachsorge und der Narkoseführung bei invasiver angiologischer Diagnostik und Therapie. Pflaum, München, S 390
18. Ropper AH, Wechsler LR, Wilson LS (1982) Carotid bruit and the risk of stroke in elective surgery. N Engl J Med 307:1388
19. Seipel L, Haasis R, Breithardt G, Borggrefe M (1983) „Prophylaktische" praeoperative Digitalisierung. In: Rietbrock N, Schnieders B, Schuster J (Hrsg) Wandlungen in der Therapie der Herzinsuffizienz. Vieweg, S 255
20. Witschger PM, Nachbur BH (1984) Häufigkeit des zerebrovaskulären Insults nach gefäßchirurgischen Eingriffen. Präliminäre Sanierung des „asymptomatic bruit"? In: Mahler F, Nachbur B (Hrsg) Zerebrale Ischämie. Verlag Hans Huber, Bern, Stuttgart, Wien, S 26

7.2 Lokale Thrombolyse

H. HESS

INHALT

A. Grundlagen 109
B. Indikationen zur lokalen Thrombolyse . . . 110
C. Vorbereitung 111
D. Lagerung 111
E. Technik der lokalen Thrombolyse 111
F. Gründe für Mißerfolge 113
G. Komplikationen 114
H. Ergebnisse 114
I. Langzeitbetreuung 115
   Literatur 115

A. Grundlagen

Das Material des Verschlusses einer großen Arterie ist, wenn dieser nichttraumatisch entstanden ist, immer ein Blutgerinnsel, entweder ein dorthin verschleppter Embolus oder ein lokal entstandener Thrombus. Solange das Fibrin solcher Gerinnsel noch nicht homogenisiert ist, kann es durch thrombolytische Therapie wieder zur Lösung gebracht und so ein Embolus oder Thrombus wieder in normal fließendes Blut zurückverwandelt werden [3, 4]. Die Homogenisierung eines Gerinnsels kommt in englumigen Arterien rascher zustande als in weitlumigen und in gesunden Arterien rascher als in arteriosklerotisch veränderten. Neben den zeitlichen Kriterien für die Lysierfähigkeit von intraarteriellen Gerinnseln in Abhängigkeit vom Gefäßkaliber und dem Zustand der Gefäßwand gibt es auch röntgenologische Kriterien, die die Indikation zur thrombolytischen Therapie bestimmen (Tabelle 7.2.1) [5, 9, 10].

Zur thrombolytischen Therapie stehen heute Streptokinase und Urokinase zur Verfügung, wobei Streptokinase rascher und intensiver wirkt als Urokinase. Mit beiden wird letztlich das inaktive Plasminogen in proteolytisch wirksames Plasmin übergeführt. Die Therapie kann systemisch, d.h. durch intravenöse Infusion oder lokal durch gezielte Infiltration des Obturats mit jedem der beiden Thrombolytika durchgeführt werden [6].

Mit der systemischen Thrombolysetherapie wird sofort das ganze zirkulierende Plasminogen aktiviert, das den Thrombus von außen angreift (exogene Lyse) und gleichzeitig am Gerinnungssystem proteolytisch wirkt. Nur ein minimaler Anteil der intravenös in kontinuierlicher Infusion verabreichten täglichen Dosen von in der Regel ca. 2 Mill. E Streptokinase oder Urokinase dringt in das Gerinnsel ein, aktiviert das darin angereicherte Plasminogen und führt so zur endogenen Lyse, die für die Gerinnselauflösung der entscheidende Mechanismus ist [4]. In Abhängigkeit von der Ausdehnung eines Gerinnsels kann bei systemischer Anwendung von Streptokinase eine Auflösung innerhalb von 1/2–5 Tagen erreicht werden. Für Urokinase ist etwa die doppelte Zeit anzusetzen. Durch Infiltration eines arteriellen Gerinnsels mit Streptokinase kann dieses, auch wenn es sehr ausgedehnt ist, dagegen mit einigen tausend Einheiten innerhalb weniger Stunden zur vollständigen Auflösung gebracht werden.

Tabelle 7.2.1. Kriterien für die Lysierfähigkeit von intraarteriellen Gerinnseln

a) Zeitliche Kriterien	
Lokalisation	Grenzalter
Finger	Wenige Tage (Wochen)
Unterschenkel, Unterarm	wenige Wochen
Knie, Oberschenkel, Oberarm	2–4 Monate
Becken	6 Monate und älter
Bauchaorta	Jahre
b) Röntgenologische Kriterien	
Kontrastmittelumspülte Thrombenanteile	
Unscharfe, wolkige Konturen	

Tabelle 7.2.2. Kontraindikationen der thrombolytischen Therapie

Systemische Thrombolyse	Lokale niedrig dosierte Thrombolyse
Erhöhtes Blutungsrisiko	
Blutungsübel	Blutungsübel
Alle Magen-Darm-Geschwüre	Blutende Magen-Darm-Geschwüre
Blutende Hämorrhoiden	
Nierenstein	
Frische Wunde oder Operation	Polytrauma
Hypertonie	Maligne Hypertonie
Intramuskuläre Injektion (kurz vorher)	
Endocarditis lenta (mykotisches Aneurysma)	
Hohes Alter (>70 Jahre)	
Überstandener zerebraler Insult	Kürzlich überstandener zerebraler Insult
Embolierisiko	
Mitralvitium	
Dilatatio cordis + Rhythmusstörung	
Dilatierende Arteriosklerose	Aneurysma als Basis des Verschlusses

Vorteile der systemischen thrombolytischen Therapie sind: Gleichzeitige Auflösung aller bestehenden lysierfähigen Gerinnsel und Vermeidung von Gefäßläsionen. Nachteile sind das größere Risiko einer Blutung oder Provokation systemischer Embolien und deshalb eine große Zahl von Kontraindikationen (Tabelle 7.2.2), sowie die lange Zeitspanne bis zum möglichen Erfolg [6].

Vorteil der lokalen niedrig dosierten thrombolytischen Therapie ist das geringere Risiko, Blutungen oder Embolien im arteriellen System zu provozieren, und damit eine wesentliche Verringerung der Kontraindikationen (Tabelle 7.2.2), sowie die Tatsache, daß eine Wiederherstellung der Strombahn praktisch so rasch gelingen kann, wie mit einem operativen Verfahren. Nachteil der lokalen Thrombolyse ist ein unvermeidliches Gefäßtrauma mit der Möglichkeit auch einer Verschlechterung der Durchblutungssituation durch weitere Ausdehnung eines Verschlusses, oder bei segmentalen Verschlüssen das Risiko einer lokalen Makroembolie [6].

Indikationen zur systemischen thrombolytischen Therapie, die hier nicht eingehend besprochen werden soll, sind: Akute und subakute akrale Ischämiesyndrome, periphere arterielle (multiple) Stenosen oder thrombotische Verschlüsse, bei denen die zeitlichen und/oder röntgenologischen Kriterien für Lysierfähigkeit gegeben sind und die sorgfältige Abwägung von Erfolgsaussichten und Risiken keine Kontraindikationen annehmen lassen.

B. Indikationen zur lokalen Thrombolyse

(1) Alle akuten, subakuten und chronischen bis zu 8 Monate alten, thrombotischen Femoro-poplitea-Verschlüsse einschließlich der Trifurkation.

(2) Embolische Femoro-poplitea-Verschlüsse einschließlich der Trifurkation bis zu einem Alter von 4–6 Wochen, sofern der Chirurg eine Embolektomie ablehnt.

(3) Segmentale thrombotische Femoro-poplitea-Verschlüsse mit einer Länge von >4 cm und schlechter Kompensation (Stad. II b–IV), wenn systemische Lyse kontraindiziert und/oder das Obturat älter als 4 Monate ist.

(4) Embolische oder thrombotische Komplikationen während oder nach einer primären transluminalen Angioplastie.

(5) Akute embolische oder thrombotische Verschlüsse einer Nierenarterie, auch als Komplikation einer Katheterdilatation. Vereinzelt sind auch erfolgreiche lokale Lysen eines akuten Mesenterialarterienverschlusses beschrieben worden. Diese Indikation ist aber wegen der Blutungsgefahr äußerst zurückhaltend zu stellen. Lokale Lyseversuche cerebraler Verschlüsse bergen das hohe Risiko von Embolien oder Blutungen und kommen höchstens in ganz verzweifelter Situation (akuter Basilararterienverschluß) in Frage.

Nach lokaler Thrombolyse verbleibende ältere Stenosen können in gleicher Sitzung mit dem Katheter dilatiert werden. Längere segmentale Femoropoplitea-Verschlüsse haben allein mit der perkutanen transluminalen Angioplastie behandelt eine ungünstige Langzeitprognose. Wir beginnen deshalb bei Verschlüssen, die länger als 4 cm sind zunächst mit lokaler Thrombolyse. Dieses Vorgehen hat mehrere Vorteile:

(1) es erleichtert das Passieren des Führungsdrahtes durch das Obturat durch Aufweichen desselben,

7.2 Lokale Thrombolyse

(2) es entfernt den lysierfähigen Anteil des Obturats und kann so eine Katheterdilatation in manchen Fällen völlig vermeiden helfen, in vielen Fällen aber die Dilatation auf eine Restenose begrenzen, die viel kürzer sein kann als die ursprünglich verschlossene Strecke. Kürzere Strecke der Dilatation bedeutet geringeres Gefäßtrauma und damit geringeres Risiko einer frühen Rethrombosierung (s. S. 127).

(3) Der Lyseeffekt wirkt einige Stunden nach und kann damit einer Rethrombosierung vorbeugen.

Durch die lokale Lyse wird eine lokale, mehr als einen Tag anhaltende Hyperämie induziert, die ebenfalls einer Rethrombosierung entgegenwirken kann.

C. Vorbereitung

Zur Prophylaxe einer frühen Rethrombosierung bekommt der Patient täglich 1,0–1,5 g Azetylsalizylsäure, beginnend 1 Tag vor dem Eingriff und 3 Tage darüber hinaus. Eine Kombination mit Dipyridamol ist in dieser Zeit zu vermeiden, weil darunter im Anschluß an die Streptokinase-Behandlung bedrohliche Blutdruckabfälle beobachtet wurden, die wahrscheinlich durch eine Potenzierung des vasodilatorischen Effekts der thrombolytischen Therapie durch dieses Medikament zustande kommen. Eine weitere Prämedikation ist nicht nötig. Vor dem Eingriff wird ein Zugang angelegt, um eventuell notwendig werdende Injektionen sofort durchführen zu können. Nur bei bestehendem Ruheschmerz werden zu Beginn 30 mg Fortral gegeben.

D. Lagerung

Der Eingriff wird am besten auf einem Angiographietisch durchgeführt, ist aber auch auf jedem Magenplatz mit Bildverstärkereinrichtung möglich. Wichtig ist eine möglichst weiche Schaumgummiunterlage, weil der Patient u.U. mehrere Stunden liegen muß.

Zur Erleichterung der Punktion, die bei Lysen an der unteren Extremität in der A. femoralis comm. erfolgt, hat sich eine Beckenhochlagerung durch Unterlegen einer strahlendurchgängigen Rolle von ca. 10 cm ⌀ in Kreuzbeinhöhe bewährt. Diese kann nach Einführung des Katheters wieder beseitigt werden.

E. Technik der lokalen Thrombolyse

Zur Behandlung eines Femoro-poplitea-Verschlusses wird in Lokalanästhesie nach der Seldinger-Technik am Oberrand des Leistenbandes die Punktionsnadel eingestochen und in Richtung auf das Strombahnhindernis unterhalb des Leistenbandes in die von zwei Fingern der anderen Hand fixierten A. femoralis comm. eingeführt (s. Kap. 7.3). Wir bemühen uns dabei, das Gefäß möglichst nicht zu durchstechen, in der Vorstellung, damit einem späteren lokalen ausgedehnterem Hämatom vorzubeugen. Wenn die Nadel einwandfrei intraarteriell liegt, wird der Führungsdraht ganz vorsichtig eingeführt. Wir ziehen dabei einen geraden Draht 35 einem J-förmig gebogenen vor, weil man damit ein feineres Gefühl hat. Wenn sich der Draht nicht widerstandslos einführen läßt oder eine kurze Kontrolldurchleuchtung seine Lage in der A. profunda femoris erkennen läßt, wird er herausgezogen und durch Injektion von 1–2 ml verdünnten Kontrastmittels die Nadellage geprüft. Vielfach gelingt es damit, die Nadel so zu dirigieren, daß der Draht in die A. femoralis superf. eingeführt werden kann. Wenn dies nicht der Fall ist, wird je nach Situation ein Einstich etwas tiefer oder höher versucht. Es ist darauf zu achten, daß der Führungsdraht zu Beginn nicht schon bis zum Obturat vorgeführt wird oder gar bereits in dieses eindringt. (Eine Ausnahme davon wird nur gemacht bei einem Verschluß der A. femoralis superf. bereits wenige Millimeter nach dem Abgang der A. profunda femoris). Nach Entfernung der Nadel wird über den Draht ein 6-French-Teflon-Katheter mit nur einer endständigen Öffnung eingeführt. Wenn ein Y-Stück, mit dem Injektion bei liegendem Draht möglich ist, zur Verfügung steht, wird dieses an den Katheter angeschlossen und durch Injektion von 1 ml verdünnten Kontrastmittels geprüft, ob der Katheter sicher intraluminal liegt. Gleichzeitig können dabei Beginn und eventuell Ende des Verschlusses lokalisiert und mit einem strahlendichten Gegenstand (Injektionsnadel, Ampullenfeile) markiert werden. (Wenn ein Y-Stück nicht zur Verfügung steht, muß für jede Injektion der Führungsdraht entfernt werden.)

Jetzt werden vorsichtig der Führungsdraht und dann der Katheter bis wenige Millimeter vor den Beginn des Verschlusses vorgeschoben und die Katheterlage wieder mit einer kleinen Kontrastmittelgabe kontrolliert. Schließlich wird die Katheterspitze, am besten ohne Führungsdraht, dicht am

Beginn des Verschlusses plaziert. Es hat sich bewährt, an dieser Stelle mit der Gabe des Thrombolytikums zu beginnen. In Abständen von je 3 Minuten werden jeweils 1000 E Streptokinase in einer Lösung von 500 E/ml physiologischer Kochsalzlösung 2–3 × injiziert und damit der Beginn des Obturats aufgeweicht. Dadurch gelingt es dann leichter, den Katheter intraluminal zunächst einige Millimeter in das Obturat einzuführen. Jetzt kann die eigentliche Infiltration des Gerinnsels mit 1000 E Streptokinase beginnen. Dann wird der Katheter mit oder ohne Führung durch den Draht in Intervallen von 3 Min. und in Schritten von 0,5–1 cm vorgeschoben und jeweils wieder mit 1000 E Streptokinase infiltriert. Je kürzer das obturierte Segment, desto länger die Intervalle. Dieses Vorschieben muß ohne Wiederstand gehen. Sobald ein Widerstand auftritt, besteht Gefahr, vom intraluminalen Weg abzukommen. Weil hier meistens eine alte Stenose vorliegt, wird an solchen Stellen wiederholt infiltriert, ohne zunächst den Katheter weiter vorzuschieben. Meist gelingt es dann, den Führungsdraht ohne besonderen Widerstand durch solche Stenosen hindurchzumanipulieren. Über den nachgeschobenen Katheter kann dann die Infiltration wieder fortgesetzt werden, bis schließlich Anschluß an ein distal wieder offenes Gefäß gefunden ist. Dann bleibt der Führungsdraht distal des vormaligen Verschlusses liegen, während der Katheter bis proximal desselben zurückgezogen wird und durch ihn 2–3 ml Kontrastmittel zur Kontrolle der Durchgängigkeit injiziert werden. Es hat sich bewährt, sich für das Durchlysieren wenigstens eine Stunde Zeit zu nehmen, weil das gesamte Obturatmaterial mit Streptokinase infiltriert sein muß, bevor Durchströmung erfolgt. Dies verhindert am ehesten persistierende Makroembolien und unvollständige Auflösung von an sich lysierfähigem Verschlußmaterial. Sobald Durchströmung wieder hergestellt ist, kann Thrombenmaterial nicht mehr mit Streptokinase infiltriert werden. Ist dies aber vorher geschehen, kommen zunächst noch verbleibende Restgerinnsel durch den Nachlyseeffekt innerhalb der nächsten Stunden meist zur vollständigen Auflösung. Die lokale Lyse wird beendet, wenn anhaltende gute Strömung 5 Min. besteht. Verlangsamt sich dagegen nach anfänglich guter Strömung die Flußgeschwindigkeit wieder, dann hat das meist seinen Grund in einer nicht mehr lysierfähigen verbliebenen höhergradigen Stenose, die angiographisch dokumentiert, markiert und in gleicher Sitzung nach Wechsel auf einen adäquaten Grüntzig-Katheter dilatiert wird. Wichtig ist, daß die Dilatation auf solche Stenosen beschränkt bleibt und möglichst nicht über das ganze vorher verschlossene Segment ausgedehnt wird, auch wenn in diesem noch Restgerinnsel strömungsbehindernd sind. Je größer das Segment, das dilatiert wird, desto größer die Rethrombosierungsgefahr (s. Kap. 7.3).

Der Eingriff wird mit einem letzten Kontrollangiogramm beendet, für das wir nie mehr als 10 ml verdünntes Kontrastmittel verwenden. Danach werden noch 1000 bis 2000 E Streptokinase durch den Katheter gegeben und dieser entfernt.

Wir geben zum Abschluß kein Heparin, weil auch bei der lokalen Thrombolyse, wenn mehr als 30000 E Streptokinase zur Anwendung kamen, für einige Stunden immer mit der heparinartigen Wirkung von Fibrinogen-Spaltprodukten zu rechnen ist und zusätzlich gegebenes Heparin das lokale Blutungsrisiko erhöht.

Es spricht vieles dafür, daß zur Verhinderung einer Frührethrombosierung Thrombozytenfunktionshemmung die entscheidende Maßnahme ist und nicht Antikoagulation.

Die Kompression der Punktionsstelle erfolgt von Hand und wird 10 Min. über das Stehen der Blutung hinaus fortgesetzt. Dann wird ein Kompressionsverband mit elastischen Binden am Becken und Bein angelegt und Horizontallage für 20 Std. angeordnet. Auf einen Sandsack oder andere mechanische Kompression wird bewußt verzichtet, weil diese ein lokales Hämatom eher begünstigen als verhindern.

Während wir früher Gesamtstreptokinasedosen von 70000 bis 120000 E verwendet haben, streben wir jetzt an, mit möglichst weniger als 30000 E auszukommen, um so das Risiko einer Blutung im System oder einer Mobilisierung von Embolien noch weiter zu verringern. Kontrolluntersuchungen der Gerinnung und der Thrombolyse sind bei der niedrig dosierten lokalen Streptokinase-Therapie nicht notwendig [7, 8].

Lokale Thrombolyse kann auch mit Urokinase erfolgreich bewerkstelligt werden, man benötigt aber vergleichsweise höhere Dosen. Das 3- bis 10fache der Streptokinase-Dosis wird angenommen.

Lokale Thrombolyse wird nicht von allen in der hier beschriebenen Form durchgeführt. Manche versuchen auch bei längeren Segmentverschlüssen zuerst wie bei der üblichen transluminalen Angioplastie vor jeder Streptokinaseanwendung das Obturat mit Führungsdraht und Katheter zu überwinden und ziehen, wenn dies gelungen ist, den Katheter in das Obturat zurück und beginnen erst dann mit der Streptokinasegabe. Als Vorteil wird angegeben, daß damit nur Patienten behandelt werden, bei denen der Katheter keinen intramuralen Weg genommen hat. Die Zahl der Mißerfolge der tatsächlich mit Streptokinase Behandelten wird dadurch zwar geringer und damit auch die Anzahl der Stunden vergeblicher Bemühungen; dafür wird aber auch die Zahl derer, denen mit der lokalen Thrombolyse geholfen werden kann, geringer, wenigstens um jene, bei denen bereits beginnende Gerinnselauflösung einen intramuralen Weg des Katheters hätte verhindern können. Darüber hinaus könnte eine vorherige Kanalisierung des Obturats eine optimale Infiltration des gesamten Gerinnselmaterials erschweren.

Eine andere Version der lokalen Lyse plaziert einen Katheter mit Seitenlöchern im Thrombus und schließt eine Infusionspumpe an, über die stündlich unterschiedliche Streptokinasedosen (1000–100000 E) infundiert werden, und legt den Patienten dazu auf eine Wachstation. Nach 12–24 Stunden wird angiographisch kontrolliert und die Infusionsbehandlung, wenn nötig und aussichtsreich u.U. über Tage fortgesetzt [1, 2]. Diese Empfehlung übersieht, daß kleine Dosen Streptokinase über längere Zeit gegeben, das Gerinnungssystem durch lange anhaltende Plasminämie mehr gefährden als hohe Dosen über die gleiche Zeit, und damit auch ein größeres Blutungsrisiko erwarten lassen.

F. Gründe für Mißerfolge

Das Eindringen des Katheters in die Wand, was immer zum erfolglosen Abbruch des Eingriffs zwingt, ist der häufigste Grund für einen Mißerfolg. Nur wenn es dadurch zu einer Ausdehnung des Verschlußprozesses kommt, nimmt auch die Schwere der Durchblutungsstörung zu, was glücklicherweise nur bei einem kleinen Teil der Fälle zutrifft.

Der intramurale Weg kann bereits an der Punktionsstelle beginnen. Der Führungsdraht kann gleich nach seinem Durchtritt durch die Nadel in die Wand geraten und in dieser oft so leicht über eine lange Strecke ohne erkennbaren Widerstand vorgeschoben werden wie intraluminal. Das kann auch dem Erfahrenen einmal passieren; er schöpft aber Verdacht, wenn ein Widerstand spürbar wird an einer Stelle, die im Vorangiogramm weitgehend unauffällig ist, oder wenn der Draht plötzlich eine lange Schleife macht. Wenn in einem solchen Fall der Draht sofort zurückgezogen wird, kann ein nochmaliger Sondierungsversuch nach Veränderung der Nadellage oder nach neuer Punktion durchaus noch erfolgreich werden. Wenn aber unter Verkennung der Situation der Katheter bereits eingeführt wurde und eine Kontrollinjektion ein pulsierendes Stehen des Kontrastmittels zeigt, muß jede weitere Injektion vermieden und der Eingriff sofort abgebrochen werden. Die Dissektion kann, muß aber nicht immer zum Verschluß des Gefäßes in diesem Bereich führen.

Der im Beginn intraluminal laufende Führungsdraht kann auf der Strecke bis zum Obturat irgendwo vor diesem an einem kleinen Plaque oder einer Krümmung intramural geraten und mit ihm der Katheter, der seinen Weg dann bis unmittelbar vor das Obturat ohne erkennbaren Widerstand nehmen kann. Bei der obligaten Kontrastmittelinjektion an dieser Stelle zeigt sich jedoch die intramurale Lage des Katheters wieder an einer pulsierenden Stagnation und an der nur ganz zögernden Ausschwemmung des Kontrastmittels, statt dessen raschen Abstrom bei intraluminaler Katheterlage. Auch in diesem Fall muß der Eingriff sofort abgebrochen werden.

Am Beginn des Obturats ist eine höchst kritische Stelle, an der der Führungsdraht und Katheter leicht und zunächst unbemerkt einen intramuralen Weg nehmen können. Hier sind oft Gerinnsel und Endothel fest miteinander verbacken und durch Retraktion des Gerinnsels letzteres vielleicht sogar von der Intima abgehoben; wenn dann das Gerinnsel auch noch sehr fest ist, werden Draht und/oder Katheter leicht in die Wand hinein abgelenkt und können von hier aus u.U. ohne wesentlichen Widerstand bis zur A. poplitea und weiter vorgeschoben werden; deshalb der Rat, zunächst einige tausend Einheiten Streptokinase in Intervallen unmittelbar vor dem Beginn des Obturats applizieren und erst nach 10–15 Min. in das dadurch vielleicht weicher gewordene Gerinnsel einzudringen versuchen. Ist dies gelungen, dann kann der Katheter auf seinem mehr oder weniger langen blinden Weg durch das verschlossene Segment vor allem im Bereich schon lange bestehender Stenosen immer noch in die Wand geraten. Geduldiges Warten vor auftretenden Hindernissen und mehrfache Infiltration in dieser Position sowie kleine Kontrastmittelgaben können hier oft Stenosen sichtbar und dadurch auch sicherer passierbar machen.

Indizien für intramurale Lage des Katheters sind:

(1) Führungsdraht macht eine lange Schlinge oder geht erkennbar von seiner Richtung ab.
(2) Kontrastmittelsäule bleibt längere Zeit stehen und pulsiert.
(3) Bei der Injektion von Streptokinase oder Kontrastmittel werden lokal Schmerzen angegeben.

Bei so vielen Möglichkeiten, mit dem Katheter intramural zu geraten, ist es nicht verwunderlich, daß dies in einer Serie von 322 Behandlungen in 19% der Fälle eintrat. In der gleichen Serie war das Verschlußmaterial in 7% der Fälle nicht mehr auflösbar (Tabelle 7.2.3).

Tabelle 7.2.3. Mißerfolge bei 322 versuchten lokalen Lysebehandlungen (in Prozent)

Gründe:	
Intramuraler Weg	19
Thrombus zu alt	7
Punktion technisch nicht möglich	3
Kompressionssyndrom	1
Aneurysma als Basis des Verschlusses	0,6

Die Basis eines Verschlusses kann ein vorher nicht bekanntes Aneurysma sein. Wenn ein solches im Laufe der lokalen Lyse erkannt wird, muß der Eingriff wegen der Gefahr, eine Embolie mit Verschlechterung der Durchblutungssituation zu provozieren, abgebrochen werden. Eine Untersuchung des Verschlußsegments vor dem Eingriff mit Ultraschall-Tomographie kann manchmal ein Aneurysma aufdecken und sollte deshalb in allen Verdachtsfällen durchgeführt werden. Bei einer Kompression als Basis eines akuten A. poplitea-Verschlusses gelingt es meist, die frische Thrombose zu lösen und mit dem Katheter das Hindernis zu passieren. Beim Rückzug des Katheters verschließt die Kompression jedoch das Segment fast immer wieder. Hier ist baldige operative Korrektur notwendig [6, 8].

G. Komplikationen

Die im Krankengut der Medizinischen Poliklinik München beobachteten Komplikationen sind in Tabelle 7.2.4 zusammengestellt. Lokale Makroembolie ist die häufigste Komplikation und führte in 1% der Behandlungen zu Verschlechterungen.

Tabelle 7.2.4. Komplikationen bei 500 lokalen Lysebehandlungen (in Prozent)

Makroembolien (lokal)	4
Makroembolien mit Verschlechterungen	1
Ausgedehnte Thrombose	3
Spasmus der Femoralarterie	0,2
Großes lokales Hämatom	1,5
Tiefe Beinvenenthrombose der behandelten Extremität	0,2
Läsion des N. femoralis	0,2
Zerebrale Blutung	0,4
Renale Blutung	0,2
Zerebrale Embolie	0,2
Dissektion der Bauchaorta (?)	0,2
Amputation wegen Komplikation	0,4
Letalität	0,8

Sie kann durch langsames Vorgehen, vor allem bei kurzstreckigen Verschlüssen, weitgehend verhindert werden. In jedem Fall wird man versuchen, dem Makroembolus mit dem Katheter nachzugehen und ihn mit Streptokinase zu infiltrieren.

Zu einer über den behandelten Verschluß hinausgehenden Thrombose ist es bei 3% der Patienten gekommen. Die Gründe waren entweder zu spät erkannter langstreckiger intramuraler Verlauf des Katheters oder, weit häufiger, Dilatation eines langen Arteriensegments. Durch Reduzierung der Dilatation auf eine möglichst kurze Strecke kann eine Rethrombosierung am ehesten vermieden werden.

Systemische Blutungen (Zerebrum, Niere) sind selten, aber nicht ganz ausgeschlossen und am ehesten durch Verwendung möglichst geringer Dosen über einen kurzen Zeitraum gegeben – zu vermeiden. Das gleiche gilt für Provokation von Streuungen aus einer bestehenden Emboliequelle.

Die Letalität in Verbindung mit der lokalen thrombolytischen Therapie betrug bei 500 Eingriffen 0,8%; infolge von Hirnblutungen 2 Fälle, von fraglicher Dissektion der Bauchaorta 1 Fall und eine Patientin starb 4 Wochen nach einer durch ausgedehnte Rethrombosierungen notwendig gewordenen Oberschenkelamputation [6].

H. Ergebnisse

Aufgrund einer Erfahrung bei bisher 500 Behandlungen innerhalb von 3 $\frac{1}{2}$ Jahren kann bei einer großzügig gestellten Indikation, die auch alle verzweifelten Behandlungsversuche mit einschließt, in 70% mit einem primären Erfolg, d.h. Rekanalisierung gerechnet werden, von denen allerdings im Laufe der ersten beiden Wochen bei etwa $^1/_4$ ein früher Reverschluß eintritt. Der Versuch einer Wiederholung des Eingriffs ist gerechtfertigt und war in der Hälfte unserer Fälle dann anhaltend erfolgreich. Gründe für Frühverschlüsse waren verbliebene, hochgradige Stenosen, die beim Zweiteingriff meist behoben werden konnten oder eine nicht ausreichend wirksame Prämedikation mit einem Thrombozytenfunktionshemmer. Der häufigste Grund für eine erfolglose Wiederholung des Eingriffs waren Wanddissektionen beim Ersteingriff, die zu einem im wesentlichen nicht-thrombotischen Strombahnhindernis wurden und deshalb durch Lyse nicht mehr behoben werden konnten.

Die kumulative Durchgängigkeitsrate der über zwei Wochen anhaltenden Rekanalisierungen war nach 3 Jahren mit 50% befriedigend.

I. Langzeitbetreuung

Bei thrombotischen Verschlüssen auf dem Boden einer obliterierenden Arteriopathie ist Beseitigung oder wenigstens Verminderung der Risikofaktoren Basistherapie. Zur medikamentösen Prophylaxe eines Reverschlusses sowie der Progredienz der Angiopathie ganz allgemein konkurrieren Antikoagulantientherapie und Thrombozytenfunktionshemmung. Uns haben sich beide Prinzipien als wirksam erwiesen. Ergebnisse klinischer Vergleichsstudien liegen bisher nicht vor. Wir ziehen derzeit Thrombozytenfunktionshemmung mit einer Kombination von Azetylsalizylsäure 0,33 g und Dipyridamol (75 mg) als Asasantin im Handel, 3 × 1 Kapsel täglich, der Azetylsalizylsäure allein vor, weil in einer eigenen Studie damit eine signifikante Verlangsamung der Progression einer obliterierenden Arteriopathie in zweijähriger Verlaufsbeobachtung nachgewiesen werden konnte.

Als Langzeitbehandlung embolischer Verschlüsse ist Antikoagulation mit einem Cumarinpräparat und einer Einstellung des Quickwerts auf konstant 15–25% der Norm die Therapie der Wahl, wenn vollständige Ausschaltung der Emboliequelle nicht möglich ist. Es ist empfehlenswert, über den Eingriff hinaus zwei Wochen Azetylsalizylsäure 2 × 0,5 g täglich zu geben und gleich nach einer erfolgreichen Rekanalisierung die Cumarinbehandlung einzuleiten. Auf Heparin zu Beginn verzichten wir.

LITERATUR

1. Dembski IC, Zeitler E (1978) Selective arterial clot lysis with angiography catheter. In: Zeitler E, Grüntzig A, Schoop W (eds) Percutaneous vascular recanalization. Springer, Berlin Heidelberg New York, p 157
2. Dotter CD, Rösch I, Seaman AJ (1974) Selective clot lysis with low-dose streptokinase. Radiology 111:31
3. Gottlob R, Blümel G, Piza F, Brücke P, Böhmig HJ (1968) Die Lysierbarkeit operativ gewonnener menschlicher Thromben verschiedenen Alters in Streptokinase. Wien Med Wochenschr 118:1
4. Gross R (1964) Blutgerinnung und Fibrinolyse. Behringwerk-Mitteilungen 44:1
5. Heinrich F (1975) Streptokinase-Therapie bei chronischer arterieller Verschlußkrankheit. Medizinische Verlagsgesellschaft mbH, Marburg
6. Hess H (1982) Systemische und selektive Streptokinase-Therapie bei arteriellen Verschlüssen. Der Internist 23:405–409
7. Hess H, Mietaschk A, Ingrisch II (1980) Niedrig dosierte thrombolytische Therapie zur Wiederherstellung der Strombahn bei arteriellen Verschlüssen. Dtsch Med Wochenschr 105:787
8. Hess H, Ingrisch H, Mietaschk A, Rath H (1982) Local low-dose thrombolytic therapy of peripheral arterial occlusions. N Engl J Med 307:1627–1630
9. Schoop W, Martin M, Zeitler E (1968) Beseitigung von Stenosen in Extremitätenarterien durch intravenöse Streptokinase-Therapie. Dtsch Med Wochenschr 93:1629
10. Schopp W, Martin M, Zeitler E (1968) Beseitigung alter Arterienverschlüsse durch intravenöse Streptokinase-Infusion. Dtsch Med Wochenschr 93:2312

7.3 Perkutane transluminale Angioplastie

H. INGRISCH

INHALT

A. Einführung 116
B. Durchführung allgemein 117
    I. Aufklärung des Patienten 117
    II. Vorbereitung des Patienten 117
    III. Technische Durchführung 117
    IV. Nachbehandlung 123
C. Indikationen, Kontraindikationen, Technik und Komplikationen der PTA bei speziellen Gefäßgebieten 123
    I. Arteria subclavia, A. axillaris und Truncus brachiocephalicus 123
    II. Arteria carotis 124
    III. Arteria vertebralis und A. basilaris . . . 124
    IV. Truncus coeliacus, A. mesenterica sup. und inf. 124
    V. Arteria renalis 124
    VI. Infrarenale Aorta abdominalis 126
    VII. Becken-Beinarterien 127
D. Intraoperative transluminale Angioplastie . . 128
    Literatur 128

A. Einführung

Das Verschlußmaterial – bestehend aus atheromatösen Verdickungen und thrombotischen Auflagerungen – kann über Monate und Jahre unorganisiert bleiben. Somit kann es mit einem Katheter durchstoßen und durch den Ballon gegen die Gefäßwand gepreßt werden. In ihrer Originalbeschreibung nahmen DOTTER u. JUDKINS [3] vor allem die Kompression des Verschlußmaterials bei gleichbleibendem Gefäßdurchmesser an. Nach neueren Untersuchungen von CASTANEDA-ZUNIGA u. Mitarb. [2] wird das Verschlußmaterial als ganzes oder in Teilstücken zur Media gedrückt, welche ihrerseits je nach Stärke der Dilatation gedehnt und auch überdehnt wird. Es kommt zu Einrissen an der Intima und der Media unter Zunahme des Gefäßaußendurchmessers. Dieser vergrößerte Außendurchmesser des Gefäßes bleibt bestehen, so daß angenommen wird, daß die Media irreversibel gedehnt wird und an Elastizität verloren hat (Abb. 7.3.1). Bei nicht arteriosklerotischen Läsionen, wie z.B. bei der fibromuskulären Dysplasie, der postanastomotischen Transplantatarterienste-

Unter „Perkutaner Transluminaler Angioplastie" (PTA) versteht man die Beseitigung von Arterienstenosen oder -verschlüssen durch einen perkutan in das Gefäßlumen eingeführten Dilatationskatheter. Da das ursprünglich verwendete koaxiale Kathetersystem [3] Nachteile aufwies (Reststenosen, häufig Nachblutungen am Punktionsort, starres Kathetersystem) wurde bald dem von GRÜNTZIG u. HOPFF [5] beschriebenen Dilatationskatheter der Vorzug gegeben. Das Verfahren ist in jedem arteriellen Gefäßgebiet, in das der Dilatationskatheter gelenkt werden kann, durchführbar: In den Koronararterien, den supraaortalen Ästen, den Visceral- und Nierenarterien und schließlich den Arterien der unteren Extremität einschließlich der distalen Bauchaorta.

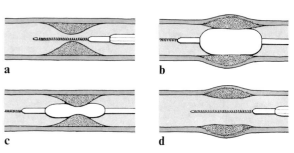

Abb. 7.3.1 a–d. Schema der transluminalen Angioplastie. Nach der Passage der konzentrischen Stenose durch den geraden Führungsdraht (**a**) wird der Dilatationskatheter über den Führungsdraht vorgeschoben, bis der Ballon in Höhe der Stenose zu liegen kommt (**b**). Das nicht komprimierbare Verschlußmaterial wird in die Gefäßwand hineingedrückt, die Gefäßwand wird gedehnt, der Außendurchmesser nimmt zu (**c**). Nach Rückzug des Dilatationskatheters wird bei liegendem Führungsdraht (**d**) ein Kontrollangiogramm angefertigt

nose, der postoperativen Rezidivstenose steht mehr das Dehnen oder Zerreißen fibröser Komponenten im Vordergrund. Warum sich an der verletzten Stelle des Gefäßes nicht sofort wieder eine Stenose ausbildet oder ein Thrombus neu formiert und zu einem Verschluß führt, ist ungeklärt. Wahrscheinlich sind die irreversible Überdehnung der Media, der sofort nach der Dehnung einsetzende Blutstrom – der seinerseits einen Druck auf die Gefäßwand ausübt –, die Gabe von Thrombozytenaggregationshemmer vor, während und nach dem Eingriff und die innerhalb von Wochen auftretende Endothelialisierung und Glättung der verletzten Gefäßstelle für das Offenbleiben des Gefäßes entscheidend.

B. Durchführung, allgemein

Die Durchführung der PTA setzt sich zusammen aus:

– Aufklärung des Patienten.
– Vorbereitung des Patienten.
– Technische Durchführung des Eingriffs.
– Nachbehandlung des Patienten.

I. Aufklärung des Patienten

Die Aufklärung des Patienten in den Tagen vor dem Eingriff erfolgt über die Indikation, den Ablauf des Eingriffes (die Dilatation selbst ist nicht oder nur unbedeutend schmerzhaft, sie dauert je nach Gefäßgebiet etwa 1–3 Stunden, nach dem Eingriff ist eine Bettruhe von 24 Std erforderlich) und dessen mögliche Komplikationen (Kontrastmittel-Unverträglichkeit, perkutane Katheterführung und die für das spezielle Gefäßgebiet zutreffende, PTA-spezifische Komplikationen (s. Spezielles Gefäßgebiet, S. 123ff.)).

II. Vorbereitung des Patienten

Unabhängig von dem zu behandelnden Gefäßgebiet gilt für alle Patienten:

– Vorbereitung auf wenige Tage stationären Aufenthalts.
– Internistische Durchuntersuchung, insbesondere auf Risikofaktoren, die die Progredienz der Verschlußkrankheit fördern;

– Beginn der Maßnahmen zur Beseitigung der Risikofaktoren.
– Terminabsprache mit dem Gefäßchirurgen bei all jenen Patienten, die im Fall einer Komplikation noch am selben Tag operiert werden müssen (z.B. PTA einer Transplantatarterienstenose oder PTA einer Stenose der A. femoralis profunda bei Verschluß der A. femoralis superf. PTA einer Vertebralisstenose u.a.). Feststellung der Operationsfähigkeit bei diesen Patienten.
– Medikamentöse Vorbereitung durch Gabe von Thrombozytenaggregationshemmer, beginnend 1–2 Tage vor dem Eingriff (Dosierung: z.B. 3 × 1 Tabl. Asasantin [330 mg Azetyl-Salizylsäure und 75 mg Dipyramidamol]).
– Am Tag des Eingriffs bleibt der Patient nüchtern und erhält eine Infusion.
– Bei allen Risikopatienten (Allergie-Anamnese, Hypertonikern oder Alter über 65 Jahre u.a.) wird zusätzlich Allergieprophylaxe durch Gabe von Fenistil (1 ml/10 kg Körpergewicht, i.v.) und Tagamet (2 ml, i.v.) durchgeführt.

Zusätzliche Maßnahmen bei speziellen Gefäßgebieten sind dort aufgeführt.

III. Technische Durchführung

1. Apparative Voraussetzung, Instrumentarium und Kontrastmittel

Die ideale *apparative Voraussetzung* ist gegeben, wenn der Eingriff an einem speziellen Angiographie-Arbeitsplatz mit Hochleistungsgenerator in einer Röntgenabteilung durchgeführt wird. Eine Bildverstärker-Fernseheinrichtung mit Untertischröhre, ein schneller Filmwechsler für das Format 35 × 35 cm sowie eine schwimmende Tischplatte mit automatischer Tischverschiebung genügen für die PTA-Eingriffe an der A. subclavia, A. renalis, Aorta, A. iliaca, A. femoralis und A. poplitea.

Für PTA-Eingriffe an der A. carotis, den Mesenterial- und Koronararterien sind allerdings Bildverstärker-Fernseheinrichtungen in C-Bogenanordnung oder mit 2 Ebenen-Betrieb notwendig. Zusatzeinrichtungen wie an den Bildverstärker angeschlossene Mittelformatkamera für 10 × 10 Aufnahmen, Analog-Speicherung des Bildverstärker-Bildes über Videoband, digitale Subtraktionstechnik für die digitale Subtraktionsangiographie (DSA) können bei der PTA hilfreich sein, sind aber nicht unbedingt erforderlich. Notwendig sind aber eine automatische Kontrastmittelinjektionsspritze und ein Druckregistriergerät (Statham-Element) für eine eventuell notwendig werdende intraarterielle Druckmessung.

2. Instrumentarium

Unabhängig vom Gefäßgebiet sollte folgende Grundausrüstung vorhanden sein:

(1) 20 ml-Spritze mit 1%igem Lidokain für Lokalanästhesie
(2) 10 ml-Spritze, Luer-Lok-Ansatz für Kontrastmittel
(3) 5 ml-Spritze, Luer-Lok-Ansatz für Füllung des Ballons (gefüllt mit 2 ml physiologischer NACl-Lösung und 2 ml Kontrastmittel)
(4) 25 ml-Spritze, Luer-Lok-Ansatz für Entleerung des Ballons
(5) 1–2 50 ml-Spritzen für Spülung durch Perfusor
(6) Perfusor
(7) 2 Schalen mit physiologischer NACl-Lösung mit Heparinzusatz (5000 IE auf 1 l)
(8) Seldinger-Nadel
(9) Einführungsschleuse, 8-French mit Hämostaseventil (s. Abb. 7.3.3)
(10) Y-Verschlußansatz mit Hahn (bei liegendem Führungsdraht kann Kontrastmittel injiziert werden) (Abb. 7.3.4)
(11) Führungsdrähte, Angiographiekatheter zur Sondierung und Dilatationskatheter s. bei dem speziellen Gefäßgebiet (Abschn. C).

3. Kontrastmittel

Die neuen, nichtionischen Kontrastmittel (Jopamidol oder Johexol) verursachen weniger Hitzegefühl und haben eine geringere Chemotoxizität als die herkömmlichen ionischen Kontrastmittel. Als Faustregel kann gelten, daß man Kindern nicht mehr als 1 ml pro kg und Erwachsenen nicht mehr als 2 ml pro kg Körpergewicht pro Tag verabreichen sollte. In Ausnahmefällen können bei normaler Nierenfunktion dem erwachsenen Patienten 250 ml verabreicht werden. Bei Verwendung der digitalen Subtraktionstechnik (DSA) für die Kontrolle der superselektiven Sondierung und der anschließenden morphologischen Abschlußkontrolle kann die Kontrastmittel-Menge erheblich reduziert werden.

4. Lagerung des Patienten

Die Rückenlage ist bei transfemoraler, transaxillärer oder transbrachialer Kathetereinführung geeignet. Bei antegrader Punktion im Bereich der A. femoralis hat sich besonders bei Patienten mit Adipositas eine Unterlage unter das Becken von 10 cm Höhe bewährt, die nach Einführung des Katheters wieder entfernt werden kann. Bei der Lagerung muß berücksichtigt werden, daß das zu behandelnde und das distal davon gelegene Gefäßgebiet mit der Röhre-Bildverstärker-Einheit erreicht werden kann.

5. Einführung des Katheters

Der Katheter kann perkutan oder nach Freilegung der Arterie (z.B. intraoperativ) eingeführt werden. Am häufigsten kommt der transfemorale Zugang, seltener der transaxilläre oder transbrachiale Zugang in Frage. Für den transfemoralen und transaxillären Zugang wird meist die von SELDINGER angegebene perkutane Technik gewählt (Abb. 7.3.2). Bei transbrachialem Zugang wird der Katheter in der Regel nach operativer Freilegung der A. brachialis in Höhe der Ellenbeuge eingeführt. Ist ein häufiger Katheterwechsel zu erwarten, verwendet man günstigerweise eine Schleuse mit Hämostaseventil, durch die Katheter unterschiedlicher Stärke beliebig durchgeschoben werden können (Abb. 7.3.3).

Bei Stenosen, die in Ästen der Aorta liegen (Beispiel: Nierenarterienstenose, Subklaviastenose, Vertebralisstenose u.a.) wird zuerst ein Angiographiekatheter zur Sondierung der stenosierten Arterie eingeführt und dieser dann über einen Füh-

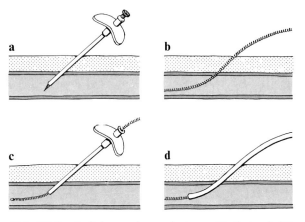

Abb. 7.3.2a–d. Schema der perkutanen Kathetereinführung nach SELDINGER

7.3 Perkutane transluminale Angioplastie

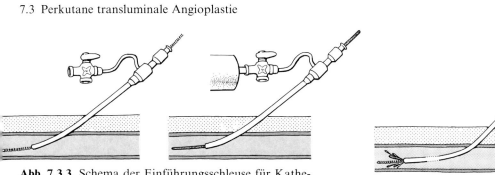

Abb. 7.3.3. Schema der Einführungsschleuse für Katheter. Katheter von unterschiedlicher Stärke können beliebig oft gewechselt werden. Über einen angeschlossenen Perfusor wird die Schleuse ständig gespült

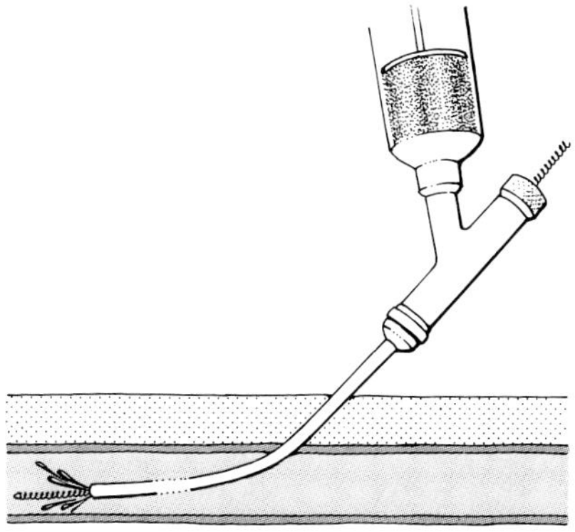

Abb. 7.3.4. Schema des Y-Verschlußansatzes. Bei liegendem Führungsdraht kann durch den Katheter Kontrastmittel injiziert werden

rungsdraht gegen den Dilatationskatheter ausgewechselt. Der Dilatationskatheter kann aber auch besonders bei Stenosen, die nahe am Punktionsort liegen (Beispiel: Iliakastenosen, Stenosen der A. femoralis superf. oder A. poplitea), als erster Katheter eingeführt werden.

Über die antegrade Punktion der A. femoralis bei Stenosen im distalen Gefäßgebiet s. spezielles Gefäßgebiet, S. 127.

6. Sondierung der Stenose

Die Sondierung der Stenose bzw. die Passage eines Verschlusses mit dem Führungsdraht oder Angiographiekatheter ist die wichtigste Phase der Angioplastie. Morphologische Einzelheiten der Stenose sind aus dem konventionellen Angiogramm zu ersehen. Liegt also nur ein digitales Subtraktions-Angiogramm (DSA) vor, so muß vor der Sondierung des verengten Gefäßbezirkes ein konventionelles Angiogramm durchgeführt werden. Vor der Sondierung muß die Stenose unter Durchleuchtung mittels Testinjektion lokalisiert und durch ein Metallstück auf der Haut markiert werden. Bei Stenosen der Nierenarterien sollte man sich die Beziehung der Stenose zur Wirbelkörperkante oder bei Stenosen der A. subclavia die Beziehung der Stenose zur Klavikula einprägen. Eine Grundregel für alle Techniken ist, daß die Passage der Stenose durch den Führungsdraht und/oder Katheter immer unter Durchleuchtungskontrolle mit Testinjektionen von Kontrastmittel zu erfolgen hat, um deren intraluminale Lage zu sichern. Liegt ein Führungsdraht im Katheter, ist Kontrastmittel-Injektion nur möglich, wenn ein Spezial-Y-Verschluß verwendet wird (Abb. 7.3.4). Gelingt die Sondierung der Stenose, kann der Dilatationskatheter meist leicht über den liegenden Führungsdraht durch die Stenose vorgeschoben und die Di-

latation ohne Schwierigkeiten durchgeführt werden. Die Sondierung ist jedoch manchmal aufgrund des Sitzes und der Morphologie der Stenose schwierig und mit Komplikationen verbunden. Führungsdraht und Katheter können intramural gelangen, Ablösung von thrombotischem Material kann eine Embolisierung oder eine Umwandlung der Stenose in einen Verschluß verursachen. Daher sind je nach Sitz und Form der Stenose verschiedene Techniken anzuwenden, deren Prinzip im folgenden Text beschrieben wird.

a) Führungsdraht-Technik. Sie basiert auf dem Prinzip, daß ein Katheter (Angiographie- oder Dilatationskatheter) bis zur Stenose herangeführt und durch ihn ein Führungsdraht vorgeschoben wird, der die Stenose zuerst passiert. Danach wird der Dilatationskatheter über den Führungsdraht durch die Stenose geführt.

Folgende Möglichkeiten ergeben sich:

Gerader Katheter – gerader Führungsdraht, (Abb. 7.3.5a). Diese Methode eignet sich für alle konzentrischen Stenosen in geraden Gefäßabschnitten.

Beispiel: Stenosen der A. femoralis superf. und A. poplitea, der A. iliaca comm. und der infrarenalen Bauchaorta.

Präformierter Katheter – gerader Führungsdraht, (Abb. 7.3.5c). Durch die Präformierung des Katheters wird dem Führungsdraht eine andere Richtung gegeben, so daß Stenosen sondierbar werden, die mit dem geraden Katheter nicht sondiert werden können. Präformierte Katheter sind u.a. „Kobra"-, „Side-winder"- und „Head-hunter"-Katheter. Diese Sondierungsmethode kann bei exzentrischen Stenosen mit und ohne Taschen in geraden und ungeraden Gefäßabschnitten und bei konzentrischen Stenosen in ungeraden Gefäßabschnitten notwendig werden (Abb. 7.3.5c).

Beispiel: Exzentrische Stenosen in der elongierten A. iliaca ext. oder comm.; konzentrische Stenosen in der Nierenarterie, der A. mesenterica oder der A. subclavia u.a.

Gerader Katheter – präformierter und drehbarer Führungsdraht (Abb. 7.3.5b). Durch eine besondere Fertigung ist der Führungsdraht im hinteren Anteil drehstabil und somit das vordere, gebogene Ende in die gewünschte Richtung drehbar. Diese Methode eignet sich für exzentrische Stenosen im geraden Gefäßgebiet.

Beispiel: Exzentrische Stenosen im Bereich der A. femoralis superf. und A. poplitea sowie in geraden Abschnitten der A. iliaca comm.

Präformierter Katheter – präformierter und drehbarer Führungsdraht (Abb. 7.3.5d). Führungsdraht wie auch Katheter können für die Richtungsänderung eingesetzt werden. Diese Methode eignet sich für doppelt exzentrische Stenosen im geraden oder ungeraden Gefäßgebiet.

Beispiel: Multisegmentale exzentrische Stenosen in der A. iliaca und Nierenarterien oder auch die Segmentarterienstenose in der Nierenarterie.

b) Führungskatheter-Methode (Abb. 7.3.6). Das Prinzip dieser Methode ist, einen starren präformierten Führungskatheter vor die Stenose zu legen. Durch ihn wird ein miniaturisierter Ballon-Katheter geführt, der dann ohne Führungsdraht durch die Stenose vorgeschoben wird. Diese Methode wird bei Koronarstenosen und selten auch bei Nierenarterienstenosen angewendet.

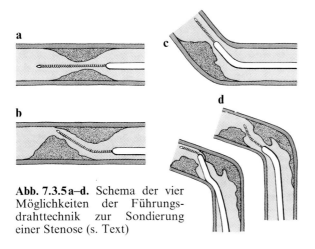

Abb. 7.3.5 a–d. Schema der vier Möglichkeiten der Führungsdrahttechnik zur Sondierung einer Stenose (s. Text)

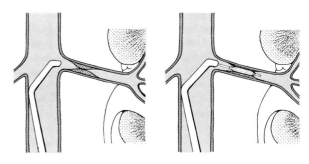

Abb. 7.3.6. Schema der Führungkathetertechnik

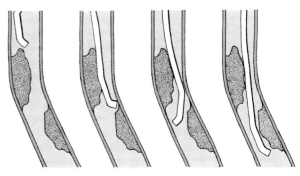

Abb. 7.3.7. Schema der Jet-Technik zur Sondierung einer Stenose ohne Führungsdraht

c) Jet-Methode (Abb. 7.3.7). Bei der Jet-Methode wird ein gerader oder präformierter Katheter ohne Führungsdraht unter steter Gabe kleiner Testinjektionen durch die Stenose geschoben. Durch den Rückstoßeffekt wird die Katheterspitze in die richtige Bahn gelenkt. Ist die Sondierung gelungen, wird ein Führungsdraht in den distalen Gefäßabschnitt gelegt und der Sondierungskatheter gegen den Dilatationskatheter ausgetauscht. Auch diese Methode wird bei exzentrischen Stenosen in geraden oder ungeraden Gefäßabschnitten angewendet.

7. Passage eines Verschlusses

Während der atheromatöse und fibröse Anteil des Verschlußmaterials die Passage des Katheters stark behindert, läßt der thrombotische Anteil Führungsdraht und/oder Katheter mit wenig Widerstand durch den Verschluß gleiten. Verschlüsse bis zu 4 cm passieren wir ohne, längere Verschlüsse mit lokaler Streptokinase-Injektion (s. Kap. 7.2).

Es gibt drei Arten, einen Verschluß zu passieren, von denen keine nachweislich eine bessere Erfolgsrate hat. Der Autor empfiehlt folgende Reihenfolge einzuhalten:

Zuerst verwende man den geraden Führungsdraht. Läßt sich damit der Verschluß nicht passieren, so kann versucht werden, den Führungsdraht mit dem Katheter zu verstärken. Es empfiehlt sich, einen gebogenen Führungsdraht mit seinem Ende aus dem Katheter herausragen zu lassen und so beide zusammen durch den Verschluß zu schieben. Gleichwertig ist die Verwendung eines Katheters ohne Führungsdraht. Gegenüber der alleinigen Verwendung des Führungsdrahtes hat der breitere Katheter den Vorteil, nicht so leicht intramural zu gelangen. Anfang und Ende des Verschlusses sind vorher durch eine Markierung auf der Haut festzulegen. Nach Passage des Verschlusses ist die intraluminale Lage des Katheters durch eine Kontrastmittelinjektion zu sichern.

8. Dilatation

Die Dilatation hat folgende Ziele:

- den Durchmesser des verengten Gefäßabschnittes zu vergrößern,
- eine glatte innere Oberfläche zu erzeugen,
- die Gefäßwand, insbesondere proximal und distal der Stenose so wenig wie möglich zu verletzen,
- keine Mikroembolien zu verursachen.

Um diese Ziele zu erreichen, ist die Wahl des richtigen Dilatationskatheters genauso wichtig wie die Kenntnis des Dilatationsvorganges.

Als *Dilatationskatheter* bevorzugen wir einen Polyäthylen-Katheter, dessen Ballon bei Auffüllung nur eine geringe Nachgiebigkeit (Zunahme des Außendurchmessers bei Erhöhung des Druckes) aufweist. Nur so ist gewährleistet, daß maximaler Druck ausgeübt werden kann, der sich voll auf das Verschlußmaterial überträgt, aber eine Überdehnung der Gefäßabschnitte neben der Stenose verhindert wird. Zum Verständnis wichtig ist ferner die Tatsache, daß weniger Druck notwendig ist, einen Ballon mit großem Durchmesser aufzufüllen (Kraft A) als einen Ballon mit kleinem Durchmesser, da A eine Funktion von Druck × Radius des Ballons ist. Die Dilatationskraft des Ballons auf die Stenose ist um so größer, je hochgradiger die Stenose ist. Daher können hochgradige Stenosen mit einer einzigen Dilatation, geringgradige Stenosen oder Reststenosen manchmal auch mit großem Druck und mehrmaliger Dilatation nicht beseitigt werden.

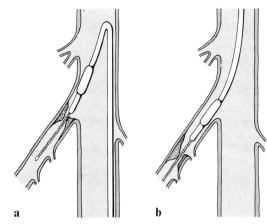

Abb. 7.3.8a, b. Schema der PTA bei Stenose der A. mesenterica sup. Links (**a**) wird die PTA von transfemoral mit einem präformierten Dilatationskatheter (Form: „SIDE-WINDER") durchgeführt, rechts von transaxillär mit einem geraden Dilatationskatheter durchgeführt (**b**). Im rechten Schema sitzt die Stenose weiter distal. Prinzipiell sind diese Methoden auch bei steil nach kaudal abgehenden Nierenarterien anzuwenden

Form des Dilatationskatheters. Länge und Durchmesser des Ballons müssen sich nach den individuellen Gegebenheiten richten. In der Regel wird ein gerader Dilatationskatheter verwendet. Bei steil nach kaudal ziehenden Nierenarterien oder Mesenterialarterien kommt auch ein präformierter Dilatationskatheter (z.B. „Side-winder"-Form) zur Anwendung (Abb. 7.3.8). Der *Durchmesser des Ballons* richtet sich nach dem vermuteten Durchmesser des zu behandelnden Gefäßabschnittes ohne poststenotische Dilatation. Es genügt, ein zur Ein- und Ausstrombahn adaptiertes freies Lumen herzustellen. Eine Überdehnung (in der Literatur bekannt als „overstretching") kann zu mechanischen Schäden im behandelten Gefäßgebiet führen. Die *Länge des Ballons* richtet sich nach der Länge des zu behandelnden Gefäßabschnittes, wobei kurzstreckige Stenosen eine Ballonlänge von 2–3 cm, Stenosen und Verschlüsse bis zu 4 cm eine Ballonlänge von etwa 4 cm benötigen. Längere Verschlüsse, sofern sie nicht mit lokaler Lyse behandelt werden, erfordern einen längeren Ballon (bis zu 10 cm lang).

Der *Dilatationsvorgang* läuft folgendermaßen ab:

Nach erfolgreicher Sondierung der Stenose (s. Abschn. B.III.6) und Nachweis der sicheren intraluminalen Lage des Führungsdrahtes wird der Dilatationskatheter über den liegenden Führungsdraht vorgeschoben (Abb. 7.3.1). Eine Bleimarkierung, die distal und proximal des Ballons am Dilatationskatheter angebracht ist, hilft bei der exakten Plazierung des Dilatationssegmentes in Höhe der Stenose. Wie oben bereits bemerkt, muß der Sitz der Stenose an der Hautoberfläche durch einen röntgendichten Gegenstand markiert werden. Hat man sich überzeugt, daß der Ballon genau in Höhe der Stenose liegt, wird der Ballon mit verdünntem Kontrastmittel (1,5 ml KM + 1,5 ml physiologische Kochsalzlösung in einer 5–10 ml-Spritze) unter Durchleuchtungskontrolle aufgefüllt. Eine Dilatation dauert etwa 20–30 s, sie kann mehrfach wiederholt werden. Wenn die durch die Stenose bedingte Einschnürung des Ballons verschwunden ist, kann der Druck konstant gehalten werden. Es sei daran erinnert, daß der schnellere und größere Druckaufbau durch eine kleine Spritze mit kleinem Durchmesser des Spritzenstempels erreicht wird (5 ml-Spritze), andererseits wird durch eine große Spritze (20–50 ml) Druckabbau und Entleerung beschleunigt [1]. Ist der Ballon länger als der stenosierte Gefäßabschnitt (so sollte es sein), braucht der Katheter für einen weiteren Dilatationsvorgang nicht verschoben zu werden. Ist der Ballon jedoch kürzer, wird der Dilatationskatheter so weit vorgeschoben, bis das distale Ende des Ballons etwa 1 cm distal des Stenosebezirkes liegt. Nach der ersten Dilatation wird der Ballon um etwa drei Viertel der Ballonlänge zurückgezogen und der proximale Gefäßabschnitt dilatiert. Dieser Vorgang wiederholt sich, bis das proximale Ende der Stenose oder des Verschlusses erreicht ist. In dieser Art werden auch multiple Stenosen von distal beginnend mit einem kurzen Ballon hintereinander dilatiert.

Nach der Dilatation wird nur der Dilatationskatheter zurückgezogen, der Führungsdraht bleibt im behandelten Gefäßabschnitt liegen. Ein Kontrollangiogramm wird durchgeführt (Abb. 7.3.9). Besteht nach Dilatation eine deutliche Reststenose, kann der Katheter noch einmal vorgeschoben und eine zweite Dilatation mit gleichem oder größerem Ballondurchmesser versucht werden. Besteht nach Dilatation nur eine geringe Reststenose, kann auf einen zweiten Dilatationsvorgang verzichtet werden, da Wandunregelmäßigkeiten, bedingt durch thrombotische Auflagerungen, infolge autogener Lyse und Glättung der Gefäßwand (Endothelialisierung) verschwinden.

9. Kontrollangiographie

Die Kontrollangiographie soll den Behandlungserfolg dokumentieren und Komplikationen aufdecken. Daher soll das distal des behandelten Gefäßabschnittes liegende Gefäßgebiet mit erfaßt werden. Nach Rückzug des Dilatationskatheters um etwa 10 cm proximal des behandelten Gefäßabschnittes (der Führungsdraht bleibt distal liegen) kann bei kleinen Arterien durch den Dilatationskatheter Kontrastmittel gespritzt werden

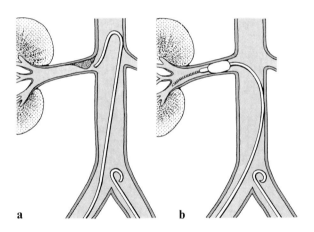
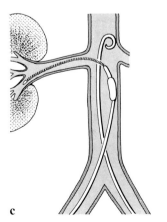

Abb. 7.3.9a–c. Schema der PTA einer rechtsseitigen Nierenarterienstenose. Die rechte Nierenarterie wird mit einem „side-winder"-Katheter sondiert, da dessen Spitze an der kaudalen Seite des Plaques vorbeifahren kann (**a**). In der kontralateralen Beckenarterie liegt ein Übersichtskatheter, welcher jederzeit zur Durchführung einer morphologischen Kontrolle hochgeschoben werden kann (**c**). Sondierungs- und Dilatationskatheter sollen möglichst von transfemoral ipsilateral eingeführt werden, da nur so der Dilatationskatheter leicht und mit einem großen Bogen in die Nierenarterien eingeführt werden kann (**b**). Nach PTA bleibt der Führungsdraht in der rechten Nierenarterie liegen, der Dilatationskatheter wird nur zurückgezogen (**c**). Das Übersichtsaortogramm wird durchgeführt

(Abb. 7.3.4). Bei Abgangsstenosen der Nieren- und Mesenterialarterien ist jedoch ein zusätzlich eingeführter Übersichtskatheter notwendig, um die notwendige Kontrastmittelkonzentration in der Aorta zu erreichen (Abb. 7.3.9).

IV. Nachbehandlung

– Druckverband an der Punktionsstelle.
– Bettruhe bis zum nächsten Morgen.
– Medikamentöse Nachbehandlung: Thrombozytenaggregationshemmer (Dosis: z.B. 2–3 × 1 Tabl. Asasantin) für die Dauer von mindestens 6 Wochen, bei arteriosklerotischen Patienten evtl. Langzeitbehandlung,
– Nichtinvasive Untersuchungen zur Überprüfung des Therapieergebnisses: z.B. Auskultation und Palpation, Blutdruckmessung, Doppler-Sonographie und Doppler-Druckmessung, Ermittlung der Gehstrecke, seitengetrennte ^{131}J-Hippuran-Clearance, Digitale Subtraktions-Angiographie u.a. je nach Gefäßgebiet.
– Bei Normalisierung des Befundes Entlassung des Patienten nach 1–2 Tagen und Wiedereinbestellung zur ambulanten Untersuchung etwa 14 Tage nach PTA.

C. Indikationen, Kontraindikationen, Technik und Komplikationen der PTA bei speziellen Gefäßgebieten

I. Arteria subclavia, Arteria axillaris und Truncus brachiocephalicus

Die PTA der Subklaviastenose ist schon zur Routinemethode geworden, linksseitig ist sie relativ einfach; die PTA der sehr seltenen rechtsseitigen Subklaviastenose ist schwieriger. Subklaviaverschlüsse sollten nur in Ausnahmefällen mit der PTA behandelt werden.

Indikation zur PTA

– Zerebrale Symptome im Sinne einer vertebrobasilären Insuffizienz bei Armbelastung (Schwindelattacken, Hör-, Sprach- und Sehstörungen, Kopfschmerzen, Paresen, kurzfristige Bewußtlosigkeit u.a.).
– Brachiale Symptome (Armschwäche, Ruheschmerz, Gangrän durch Embolien, Kältegefühl, Taubheitsgefühl).
– Mischsymptomatik aus zerebralen und brachialen Symptomen.

Voraussetzungen zur PTA

– Stenosen proximal des A. vertebralis-Abgangs bei gesichertem retrogradem flow in der A. vertebralis
– Stenosen distal des Abgangs der A. vertebralis in das Gebiet der A. axillaris und brachialis hineinreichend.
– Stenosen des Truncus brachiocephalicus bei verschlossener A. carotis int. rechts und retrogradem flow in der A. vertebralis rechts.

Kontraindikationen

– Asymptomatische Subklaviastenose.
– Symptomatische proximale Subklaviastenose bei orthogradem flow in der A. vertebralis.
– Subklaviastenose bei arteriellem thoracic outlet Syndrom.
– Stenose des Truncus brachiocephalicus bei offener A. carotis int. rechts und/oder orthogradem flow in der A. vertebralis.
– Stenose der A. subclavia rechts unmittelbar am Abgang (Gefahr der Embolisierung in die A. carotis comm. rechts).

Besonderheiten zur Technik

– Zugang transfemoral für linksseitige Stenosen, evtl. transaxillär für rechtsseitige Stenosen und für Verschlüsse
– Sondierung der Stenose: präformierte Angiographiekatheter, z.B. „Head-Hunter"; Führungsdraht 250 cm lang, Dilatationskatheter 100–120 cm lang

Nach Entleerung des Ballons kann durch Blutdruckmessung der Erfolg kontrolliert werden. Eventuell muß die Dilatation wiederholt werden, bis Blutdruckgleichheit zum Gegenarm besteht. Eine zweite Sondierung und Passage der Stenose mit Führungsdraht und Katheter soll auf jeden Fall vermieden werden, da dabei leicht thrombotisches Material abgelöst werden und in die A. vertebralis, welche nach der ersten Dilatation bereits orthograd durchströmt wird, embolisieren kann.

Ergebnisse. Der Eingriff führte bei 81 von 85 Patienten zu positiven hämodynamischen wie angiographischen Ergebnissen ohne neurologische Komplikationen (Sammelstatistik: [15]). Als einzige Komplikation trat eine Embolisierung in die Armarterien auf. Unsere eigenen Ergebnisse zeigen einen Primärerfolg bei 11 von 13 Fällen (eine rechtsseitige Subklaviastenose und eine Stenose in der peripheren A. brachialis waren nicht sondierbar). Bei den 11 Fällen trat einmal ein Rezidiv auf.

II. Arteria carotis

Bei durchgängiger A. carotis int. sollte die PTA einer arteriosklerotischen Stenose im Bereich des Truncus brachiocephalicus, der A. carotis comm. und int. beidseits wegen der Gefahr der zerebralen Embolisation nur in Ausnahmefällen durchgeführt werden [8].

Während die an typischer Stelle liegende arteriosklerotische Stenose der Karotisgabel der Gefäßchirurgie vorbehalten bleiben wird, kommt bei der schädelbasisnahen fibromuskulären Dysplasie der A. carotis int. und bei der arteriosklerotischen Stenose der A. carotis ext. bei gleichzeitigem Verschluß der ipsilateralen A. carotis int. die PTA in Frage. In beiden Fällen ist das Embolisationsrisiko für das Gehirn sehr gering. Das Ziel der Behandlung der A. carotis ext.-Stenose ist, den Kollateralkreislauf zur A. carotis int. zu verbessern, was bei einem vorgesehenen ipsilateralen extra-intrakraniellen Bypass Bedeutung hat. Die Technik entspricht dem bei Subklaviastenose beschriebenen Vorgehen (250 cm langer, gerader Führungsdraht; 120 cm langer Dilatationskatheter mit einem Ballondurchmesser von 3–5 mm). Eine angiographische Abklärung aller hirnversorgenden Arterien sollte vorliegen, die Gefäßchirurgie-Bereitschaft ist Voraussetzung.

Ergebnisse: Über erfolgreiche Behandlungen von schädelbasisnahen fibromuskulären Dysplasien der A. carotis int. [8, 10] sowie der Stenose der A. carotis ext. bei gleichzeitigem Verschluß der A. carotis int. [14,15] wurde berichtet. Komplikationen sind bei diesen Behandlungen nicht aufgetreten.

III. Arteria vertebralis und basilaris

Diese Stenosen sollten nur in Zentren mit großer PTA-Erfahrung angegangen werden. Bei den Stenosen der A. vertebralis handelt es sich in der Regel um Abgangsstenosen ohne ulzerierende Plaque-Bildung.

Indikation und Voraussetzung: Vor der *PTA* muß eine Panangiographie des zerebralen Gefäßsystems durchgeführt werden. Eventuell bestehende Karotisstenosen müssen vorher operiert werden. Sollte sich dadurch das Beschwerdebild der vertebro-basilären Insuffizienz nicht ändern und die kontralaterale A. vertebralis verschlossen oder ebenfalls hochgradig stenosiert sein, so ist die Indikation zur PTA der Vertebralisabgangsstenose gegeben, die mit gefäßchirurgischer Bereitschaft versucht werden sollte. Die *Technik* ähnelt der bei Subklaviastenosen (250 cm langer, gerader Führungsdraht; 120 cm langer Dilatationskatheter mit einem Ballondurchmesser von 3 oder 4 mm).

Ergebnisse: MOTARJEME u. Mitarb. [9] berichten über 13 erfolgreiche PTA-Eingriffe an Vertebralisabgangsstenosen, bei weiteren 3 Fällen konnte die stenosierte A. vertebralis nicht sondiert werden. Eigene Erfahrungen fehlen.

Der PTA-Versuch einer Stenose der A. basilaris ist bei infauster Prognose gerechtfertigt. Die Sondierung der Stenose kann nach operativer Freilegung der A. vertebralis im Bereich der Atlasschleife gelingen (intraoperative PTA).

IV. Truncus coeliacus, Arteria mesenterica superior und inferior

Eine Angina abdominalis kann angenommen werden, wenn alle drei Viszeralarterien (Truncus coeliacus und die beiden Mesenterialarterien) zum Teil stenosiert, zum Teil verschlossen sind und andere Ursachen für die Symptome ausgeschlossen worden sind. Abgangsnahe Stenosen dieser Arterien können bei Gefäßchirurgie-Bereitschaft durch PTA angegangen werden. Die Möglichkeit zur Durchleuchtung in 2 Ebenen ist Voraussetzung. Ähnlich wie bei den Nierenarterien sind zur Sondierung und Dilatation präformierte Katheter notwendig (Abb. 7.3.8).

V. Arteria renalis

In der Mehrzahl der Fälle ist die renovaskuläre Hypertonie durch arteriosklerotische Nierenarterienstenosen oder fibromuskuläre Dysplasie einer oder mehrerer Schichten der Arterienwand bedingt. Beide Stenoseformen eignen sich mit wenig Ausnahmen für die PTA. Sie ist auch die Methode der ersten Wahl bei Transplantatarterienstenosen, bei postoperativ im Veneninterponat auftretenden Stenosen und bei Rezidiven nach vorausgegangener PTA.

Indikation

- Renovaskuläre Hypertonie, wobei das Alter des Patienten und die Genese (Arteriosklerose, fibromuskuläre Dysplasie, Transplantatarterienstenose, Takayasu' Arteritis) der Stenose keine Rolle spielt.
- Niereninsuffizienz: Bei beidseitigen Stenosen und bei einseitiger Stenose, wenn die kontralaterale Niere funktionslos oder nur eine Niere vorhanden ist.

Voraussetzung für die PTA

- Vorherige Korrektur eventuell bestehender Karotisstenosen.
- Bei Risikopatienten (bekannte Koronarstenose, Zustand nach Herzinfarkt, Zustand nach Apoplexie, Alter über 65 Jahre) Möglichkeit zur Intensivüberwachung nach PTA.
- Absetzen der Antihypertensiva am Vorabend des Eingriffs. Eine eventuelle Therapie mit Clonidin (Catapresan) wird vor PTA schleichend abgesetzt, da abruptes Absetzen des Clonidins über einen Rebound-Effekt zu einer hypertonen Krise führen könnte.
- Terminabsprache mit den Gefäßchirurgen.

Kontraindikationen

- Stenosen ohne hämodynamische Wirksamkeit (negativer Reninquotient, seitengleiche ^{131}J-Hippuran-Clearance, kein meßbarer Druckgradient über die Stenose).
- Stenosen mit begleitenden Aneurysmen.
- Stenosen bei multisegmentaler perlschnurartiger fibromuskulärer Dysplasie.
- Stenosen, hervorgerufen durch Aortenaneurysmen mit Dissektion.
- Große, ablösbare Plaques in der Aorta am Nierenarterienostium.
- Knickstenosen (vor allem bei Transplantatarterien).
- Hochgradige Stenosen mit erheblicher Ansammlung von Verschlußmaterial.

Technik: Zur Sondierung und Dilatation der Nierenarterienstenose eignen sich die Führungsdrahtmethode (Abb. 7.3.5) und die Führungskathetermethode (Abb. 7.3.6 u. Abschn. B. III. 6.). Mit sehr flexiblen und vorgeformten Dilatationskathetern ist die Führungsdrahtmethode meist erfolgreich, so daß die Führungskathetermethode selten gebraucht wird. Der transfemorale Zugang für den Dilatationskatheter soll, wenn möglich, immer ipsilateral sein, damit der Katheter leicht über einen großen Bogen mit großem Radius in die Nierenarterie geschoben werden kann. Ein Übersichtskatheter, der kontralateral transfemoral eingeführt wird, ermöglicht zu jeder Phase des Sondierungs- und Dilatationsvorgangs eine Kontrollangiographie, ohne daß der Führungsdraht, der Sondierungskatheter oder Dilatationskatheter aus der Nierenarterie entfernt werden muß (Abb. 7.3.9). Ergibt die Kontrollangiographie die Notwendigkeit eines zweiten Dilatationsvorgangs, wird der Dilatationskatheter noch einmal über den liegenden Führungsdraht vorgeschoben. Ein weiterer Vorteil eines zweiten Katheters ist, daß bei der sicher seltenen Perforation oder Ruptur der Nierenarterie über den liegenden Führungsdraht der Dilatationskatheter in das Ostium der Nierenarterie vorgeschoben und die Arterie okkludiert werden kann.

Komplikationen: Neben lokal am Punktionsort auftretenden (Thrombose, Nachblutung, großes Hämatom, u.a.) sind vor allem die Komplikationen an der Nierenarterie wichtig: Während der Segmentarterienverschluß keiner chirurgischen Therapie bedarf, muß der meist durch die Sondierung verursachte Hauptarterienverschluß (2%) operativ korrigiert werden. Es kann vorher noch versucht werden, durch lokale Streptokinaseinjektion den Verschluß zu beseitigen. Kleinere Dissektionen und Intimaeinrisse, Spasmus der Nierenarterie und Perforation mit dem Führungsdraht sind ohne Folgen, eine Perforation mit dem Katheter muß jedoch intensiv überwacht (Sonographie und CT, Kontrollangiographie) und evtl. operiert werden. Bei der Ruptur einer Nierenarterie (Wahl eines zu breiten Ballons) wird versucht, das Nierenarterienostium durch den Ballonkatheter zu verschließen (s.o.). Es muß sofort operiert werden. Bei Patienten mit eingeschränkter Nierenfunktion kann die relativ zu hohe Kontrastmittelmenge eine reversible oder irreversible Niereninsuffizienz bewirken. Daher ist die Verwendung von nichtionischem Kontrastmittel zu empfehlen. Wie eine Sammelstatistik zeigt, war die Komplikationsrate bei 561 Patienten 22,6% [7]. Die meisten Komplikationen (70%) erwiesen sich jedoch ohne Folgen für den Patienten. In 1,2% der Patienten waren nach PTA eine Folgeoperation am Punktionsort, in 2,1% an der Nierenarterie und in 0,7% an Becken-Beinarterien, fern vom Punktionsort, notwendig. In weiteren 1,2% führte die irreversible Niereninsuffizienz zur Dialyse. Die Letalität betrug 1%, wobei die Kathetermanipulation selbst nur einmal ursächlich war (Mesenterialinfarkt). Herzinfarkte (n=4) und einmal ein Apoplex in den Tagen nach PTA waren die häufigsten Ursachen.

Ergebnisse: Die Durchführung der PTA (Primärerfolg) ist nach der Literatur bei 82–94% möglich; Verlaufskontrollen bis zu vier Jahren zeigen bei 428 Patienten einer Sammelstatistik eine durchschnittliche Erfolgsrate von 73% [7]. Übereinstimmend wird bei Patienten mit fibromuskulärer Dysplasie eine höhere Heilungsrate angegeben als bei Patienten mit arteriosklerotischen Stenosen. Eine systematische angiographische Kontrolle sechs Monate nach PTA zeigte in unserem Krankengut bei keinem Patienten einen Nierenarterienverschluss oder eine Aneurysmabildung. Die Mehrzahl der kontrollierten Nierenarterien (24/33) wiesen keine Stenose mehr auf, das Gefäßbild war nahezu unauffällig und die poststenotische Dilatation zurückgebildet.

Bei dem Rest lagen Reststenosen ohne hämodynamische Wirksamkeit oder Rezidivstenosen (5/33) vor. Die Rezidivstenosen wurden einer erneuten Dilatation unterzogen. Die *Rezidivrate* liegt nach der Literatur bei durchschnittlich 11% (5–25%). Die Wiederholung der PTA bei einem Rezidiv ist ohne erhöhtes Risiko möglich. Die Erfolgschancen der zweiten PTA entsprechen nach unserer Erfahrung jenen nach der ersten PTA.

VI. Infrarenale Aorta abdominalis

Die singuläre Stenose der infrarenalen Aorta ist sehr selten, sie stellt ein mögliches Vorstadium des Aortenbifurkationsverschlusses dar. Im Stadium der Stenose ist die Behandlung durch PTA möglich (Abb. 7.3.10).

Abb. 7.3.11. Schema der antegraden Femoralispunktion. Nadel und Führungsdraht gleiten aus anatomischen Gründen oft in die A. profunda femoris (a). Nach Rückzug der Nadel und Verkleinerung des Neigungswinkels kann der Führungsdraht in die A. femoralis superf. gelenkt werden (b)

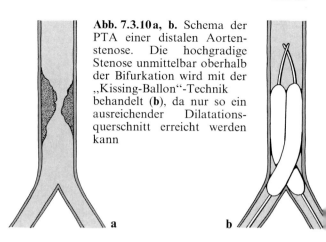

Abb. 7.3.10a, b. Schema der PTA einer distalen Aortenstenose. Die hochgradige Stenose unmittelbar oberhalb der Bifurkation wird mit der „Kissing-Ballon"-Technik behandelt (b), da nur so ein ausreichender Dilatationsquerschnitt erreicht werden kann

Indikation zur PTA

– Claudicatio intermittens beidseits mit Schmerzen in der Gesäß- und Oberschenkelmuskulatur.
– Impotentia coeundi (selten).

Voraussetzung zur PTA

– Singuläre Stenose.
– Sitz der Stenose zwischen A. renalis und Aortenbifurkation.
– Beide Beckenarterien frei durchgängig.

Kontraindikationen

– Langstreckige arteriosklerotische Veränderungen im Bereich der Aorta abdominalis mit ablösbaren Plaques und Ulzerationen.
– Zusätzliche Verschlüsse und Stenosen im Bereich der Iliakaarterien (Patienten die einer Gabelprothese zugeführt werden sollen).

Technik: Je nach Durchmesser der Aorta kann ein Dilatationskatheter mit einem Ballondurchmesser von 8, 12 oder 20 mm verwendet werden. Liegt die Stenose unmittelbar oberhalb der Aortenbifurkation (Abb. 7.3.10), empfiehlt sich die Verwendung der „Kissing-Balloon-Technik" [6] mit zwei Dilatationskathetern. Die Dilatation der benachbarten Ballone erfolgt gleichzeitig. Reicht ein Ballon in die A. iliaca comm. hinein, so bestimmt der Durchmesser der A. iliaca comm. den Durchmesser des Ballons.

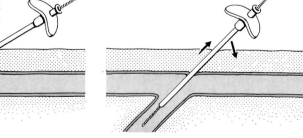

Ergebnisse: Neben Berichten über erfolgreiche PTA-Behandlung der zirkulären Aortenstenose in Einzelfällen [11, 13] liegen die Ergebnisse bei 12 Patienten aus dem eigenen Krankengut vor. Bei einer mittleren Nachbeobachtungszeit von 12 Monaten war der Eingriff bei 10 von 12 Patienten erfolgreich.

Drei Komplikationen ohne Folgen waren zu verzeichnen: eine Aortenwanddissektion, eine Embolisierung und ein Haematom an der Punktionsstelle [6].

VII. Becken-Beinarterien

Entsprechend dem Vorkommen der arteriellen Verschlußkrankheit der unteren Körperhälfte wird die PTA in diesem Gefäßgebiet am häufigsten durchgeführt. Da der Punktionsort in der Nähe des zu behandelnden Gefäßgebietes liegt, ist die Durchführung leicht.

Indikation

- Jede erreichbare Stenose von der A. iliaca comm. nach distal bis zum Truncus tibiofibularis einschließlich Stenosen in der distalen A. femoralis profunda. Das klinische Beschwerdebild kann von Stadium IIa bis IV nach FONTAINE reichen.
- Verschlüsse, bis zu einer Länge von 4 cm im Bereich der A. femoralis superf. und poplitea, bis zu einer Länge von 2 cm im Bereich der A. iliaca comm. oder ext. Bei Verschlüssen sollte Stadium IIb bis IV vorliegen und insbesondere bei Stadium IIb das Beschwerdebild durch konservative Therapie (z.B. Gehtraining) nicht zu verbessern sein. Verschlüsse, mit einer Länge über 5 cm sollten durch lokale Lyse in Kombination mit PTA angegangen werden, nur in Ausnahmefällen durch PTA allein (s. Kap. 7.2).
- Jede Stenose der A. iliaca int., wenn sie die mögliche Ursache einer Impotentia coeundi darstellt.
- Jedes Rezidiv nach PTA-Therapie der obengenannten Veränderungen.

Kontraindikationen

- Akute Embolie und Thrombose.
- Transfemoraler Zugang wegen Infektion, Zustand nach Operation, erheblicher Narbenbildung u.a. nicht möglich.
- Alle Stenosen im Profundaabgangsbereich, die eine Indikation für eine chirurgische Profundaplastik darstellen.

Technik

(1) Stenosen fern vom Punktionsort (mindestens 5–6 cm distal oder proximal der Leistenregion).
 - Zugang transfemoral ipsilateral, retrograde oder antegrade Punktion (antegrade Punktion siehe unten).
 - Zur Sondierung der Stenose ist selten ein Sondierungskatheter notwendig, daher gleich Einführung des geraden Dilatationskatheters.
 - Kontrollangiographie selektiv.
(2) Stenose nahe dem Punktionsort: „Crossover-Technik".
 - Zugang: Transfemoral kontralateral, retrograde Punktion.
 - Sondierung: Präformierter Katheter für Aortenbifurkation („Kobra", „Side-Winder").
 - Dilatationskatheter: Gerade, 65 cm lang.
 - Kontrollangiographie selektiv.

Stenosen der A. femoralis superf. und der A. poplitea erfordern die *antegrade Punktion* der ipsilateralen A. femoralis comm., wobei die Punktionsstelle der Haut am Oberrand des tastbaren Leistenbandes liegt und die Nadel in etwa 45° Neigung vorgeschoben wird. In der Mehrzahl der Fälle gelingt die Sondierung der A. femoralis superf. problemlos. Aus anatomischen Gegebenheiten kann jedoch der Führungsdraht in die A. femoralis profunda abgleiten. Rückzug und Senken der Nadel (Abb. 7.3.11) lassen den Führungsdraht in die richtige Arterie gleiten. Die Verwendung einer Tuohy-Kanüle erleichtert ebenfalls die antegrade Sondierung der A. femoralis superf. [12].

Ergebnisse: Die Sammelstatistik [4] zeigt eine primäre Erfolgsrate bei Iliakastenosen von 93% (1600 Patienten), bei Femoralisstenosen 96% (751 Patienten) und bei Femoralisverschlüssen von 86% (518 Patienten). Die Durchgängigkeitsrate nach drei Jahren liegt bei den erfolgreich behandelten Patienten des gleichen Krankenguts bei den Iliakastenosen bei 85%, bei den Femoralisstenosen bei 75% und bei den Femoralisverschlüssen bei 68%. Die gleiche Sammelstatistik zeigt eine Komplikationsrate von 2,8% für Iliakastenosen und von 7,6% für femoro-popliteale Obliterationen.

Bei Iliakastenosen gab es Komplikationen am Punktionsort in 1,7%, systemische Komplikationen (z.B. Lungenembolie, Herzinfarkt, Herzinsuffizienz, Apoplex u.a. in den ersten zehn Tagen nach dem Eingriff) in 0,3% und Komplikationen die einen chirurgischen Eingriff erfordern (Makroembolie, Aneurysmabildung oder Thrombose am Punktionsort u.a.) in 0,8%. Bei femoro-poplitealen Obliterationen lag die Komplikationsrate am Punktionsort bei 3,2%, die Rate der systemischen Komplikationen bei 2,4% und schließlich war in 2% eine Folgeoperation notwendig.

D. Intraoperative transluminale Angioplastie

Bei dieser Methode wird die gefäßchirurgische Operation durch die transluminale Angioplastie einer, vom Operationsgebiet durchaus entfernt gelegenen, vor- oder nachgeschalteten Stenose oder eines Verschlusses ergänzt, um den Ein- bzw. Ausstrom zu verbessern. Der operative Eingriff ist dadurch kleiner und das Operationsrisiko gesenkt. Die intraoperative transluminale Angioplastie wird häufig bei langen Verschlüssen der A. femoralis superf. und gleichzeitiger Stenose der Beckenstrombahn oder der distalen A. poplitea angewendet.

Stenosen in primär nicht oder chirurgisch sehr schwierig angehbaren Gefäßabschnitten können durch die intraoperative transluminale Angioplastie dilatiert werden (z.B. die Stenose der A. basilaris nach operativer Freilegung der Vertebralisschleife, die periphere Nierenarterienstenose nach operativer Freilegung der Nierenhauptarterie, die schädelbasisnahe fibromuskuläre Dysplasie der A. carotis nach operativer Freilegung der Karotisbifurkation).

Die apparative Ausrüstung im Operationssaal (röntgendurchlässiger Operationstisch, Durchleuchtungsgerät, Druckregistriergerät u.a.) ist genauso Voraussetzung wie die Zusammenarbeit zwischen Chirurgen und Radiologen.

Bei dem freiliegenden Gefäß wird entweder eine Arteriotomie durchgeführt oder die Seldinger-Technik angewandt. Sondierung und Dilatation entsprechen der im Abschn. B. angegebenen Technik.

Größere Studien liegen noch nicht vor. Die Ergebnisse dürften denen der perkutanen Technik in den entsprechenden Gefäßgebieten gleichen.

LITERATUR

1. Abele JE (1980) Balloon catheters and transluminal dilatation: Technical considerations. AJR 135:901–906
2. Castaneda-Zuniga WR, Formanek A, Tadavarthy M, Vlodaver L, Edwards JE, Zollikofer C, Amplatz K (1980) The mechanism of balloon angioplasty. Radiology 135:565
3. Dotter CT, Judkins MP (1964) Transluminal treatment of arteriosclerotic obstruction. Circulation 30:654–670
4. Gailer H, Grüntzig A, Zeitler E (1983) Late results after percutaneous transluminal angioplasty of iliac and femoropopliteal obstructive lesions – A. Cooperative study. In: Dotter CT, Grüntzig A, Schopp W, Zeitler E (eds) Percutaneous transluminal angioplasty. Springer, Berlin Heidelberg New York, pp 215–218
5. Grüntzig A, Hopff H (1974) Perkutane Rekanalisation chronischer arterieller Verschlüsse mit einem neuen Dilatationskatheter. Dtsch Med Wochenschr 99:2502
6. Ingrisch H, Stiegler H, Rath M (1983) Nichtoperative Behandlung von infrarenalen Aortenstenosen durch Katheterdilatation. Röntgenpraxis 11/36:363–367
7. Ingrisch H (1984) Radiologische Therapie der Nierenarterienstenose durch perkutane transluminale Angioplastik. In: Arlart JP, Ingrisch H (Hrsg) Renovaskuläre Hypertonie, Radiologische Diagnostik und Therapie. Thieme, Stuttgart New York
8. Mathias K, Bockenheimer St, von Reutern G, Weiss H-W, Ostheim-Dzerowycz W (1983) Katheterdilatation hirnversorgender Arterien. Radiologe 23:208–214
9. Motarjeme A, Keifer JW, Zuska AJ, Nabavi P (1983) Percutaneous transluminal angioplasty of the vertebral arteries. In: Dotter CT, Grüntzig A, Schoop W, Zeitler E (eds) Percutaneous transluminal angioplasty. Springer, Berlin Heidelberg New York, pp 241–244
10. Mullan S, Duda EE, Patronas NJ (1980) Some examples of balloon technology in neurosurgery. J Neurosurg 52:321–329
11. Olbert F, Kasprzak P, Muzika N, Schlegl A (1982) Perkutane transluminale Dilatation und Rekanalisation: Langzeitergebnisse und Erfahrungsbericht mit einem Kathetersystem. VASA 11/4:327–331
12. Sepehr M-H, Altmann C (1984) Erleichterte Sondierbarkeit der Arteria Femoralis superficialis bei der PTA durch Anwendung der Tuohy-Kanüle. Fortschr Röntgenstr 140/2:212–214
13. Velasquez G, Castaneda-Zuniga W, Formanek A, Zollikofer Ch, Barreto A, Nicoloff D, Amplatz K, Sullivan A (1980) Nonsurgical aortoplasty in leriche syndrome. Radiology 134:359–360
14. Vitek JJ, Morawetz RB (1982) Percutaneous transluminal angioplasty of the external carotid artery: Preliminary. AJNR 3:541–546
15. Zeitler E, Berger G, Schmitt-Rüth R (1983) Percuteous transluminal angioplasty of the supra-aortic arteries. In: Dotter CT, Grüntzig A, Schoop W, Zeitler E (eds) Percutaneous transluminal angioplasty. Springer, Berlin Heidelberg New York, pp 245–261

8 Intra- und postoperative Qualitätskontrolle

G.W. HAGMÜLLER

INHALT

A. Einleitung 129
B. Intraoperative Qualitätskontrolle 129
    I. Allgemein 129
    II. Speziell 135
C. Postoperative Qualitätskontrolle 139
    I. Allgemein 140
    II. Speziell 142
        Literatur 144

A. Einleitung

In der rekonstruktiven Gefäßchirurgie ist die unmittelbare Erfolgsbeurteilung durch intraoperativ durchzuführende Maßnahmen (Beurteilung morphologischer und hämodynamischer Kriterien) eine unabdingbare Voraussetzung eines zu fordernden Qualitätsstandards. Die Qualität des operativen Eingriffes beeinflußt die Früh- und Spätergebnisse in der rekonstruktiven Gefäßchirurgie entscheidend. Durch die intraoperative Kontrolle der Gefäßrekonstruktion können die Spätergebnisse optimiert werden. Das Erkennen und Beseitigen von technischen Fehlern in einem rekonstruierten Gefäßabschnitt ist das Ziel aller intraoperativen Kontrollmaßnahmen.

Die postoperative Qualitätskontrolle soll den unmittelbaren Operationserfolg dokumentieren. Diese ist zum einen in Abhängigkeit von den präoperativen diagnostischen Maßnahmen und ihren Vergleichen, andererseits vor dem angio-morphologischen Ausgangspunkt des jeweiligen rekonstruierten Arterienabschnittes zu sehen.

Die Langzeitkontrollen in regelmäßigen Zeitintervallen sollen den Patienten an die operative Primärinstitution binden und sollen helfen die Sinnhaftigkeit der individuellen Operation im Rahmen der Kontrolle eines großen Patientenkollektives zu überprüfen.

B. Intraoperative Qualitätskontrolle

I. Allgemein

Die intraoperative Kontrolle schließt sich unmittelbar an die Gefäßrekonstruktion an, so daß bei Erkennen von Fehlern eine Sofortkorrektur möglich ist [16]. Der morphologische Zustand wird fast ausschließlich durch die intraoperative Angiographie beurteilt [11, 14, 17]. Die Gefäßendoskopie nach VOLLMAR stellt eine wesentliche Ergänzung dieser morphologischen Beurteilung dar, sie ist jedoch an eine entsprechende apparative Ausstattung gebunden und dadurch nur vereinzelt durchführbar [27].

Die zweite Möglichkeit zur intraoperativen Sofortkontrolle des Operationsergebnisses sind funktionelle Prüfmethoden. Hier hat sich im wesentlichen die intravasale Druckmessung und die elektromagnetische Durchflußmessung bewährt. Damit können sowohl qualitative als auch quantitative Durchblutungsparameter registriert und verglichen werden [9]. Neben dieser intraoperativen Basisdokumentation sind in der Literatur noch zahlreiche hoch spezialisierte Kontrollverfahren für jeweils ganz spezifische Gefäßregionen angegeben, die einen oft großen technischen Aufwand erfordern und bei der rasch zunehmenden Technisierung und somit dem stetigen Wandel von Funktionsprüfungen noch nicht zu Standardverfahren in der intraoperativen Qualitätsbeurteilung propagiert werden können [26] (Tabelle 8.1).

Tabelle 8.1. Intraoperative Qualitätskontrolle

I. Morphologie:
    1. Intraoperative Angiographie
    2. Intraoperative Gefäßendoskopie
    3. Sonstiges

II. Funktion:
    1. Druckmessung
    2. Elektromagnetische Durchflußmessung
    3. Sonstiges

1. Angiographie

Das Ziel der intraoperativen Angiographie ist die radiomorphologische Darstellung des gesamten rekonstruierten Gefäßabschnittes. Die Kontrastmittelinjektion erfolgt von Hand aus entweder über eine Nadelpunktion proximal der Rekonstruktion oder über einen dünnen Polyvinylkatheter, dessen Spitze proximal der Rekonstruktion liegt, und der während der fortlaufenden Gefäßnaht zwischen zwei Nahtschlingen der Gefäßnaht eingebunden wird. Nach Beendigung der Kontrollangiographie wird die Nadel oder der Katheter entfernt und die Punktionsstelle oder die kleine Anastomosenlefze nach Katheterentfernung digital komprimiert. In der eigenen Erfahrung hat sich die Kathetermethode, da sie atraumatischer als die Nadelpunktion erscheint, gut bewährt. Sowohl nach arteriellen als auch nach venösen Rekonstruktionen sind klare morphologische Bilder zu erwarten.

Die Bilddokumentation erfolgt mittels Röntgenbildwandlerkette oder mittels Röntgenkassetten beliebigen Formates, die mit einem Standardröntgengerät belichtet werden. Vorteil der Bildwandlerkette, an die eventuell noch ein Videogerät angeschlossen werden kann, ist unzweifelhaft die genaue Beobachtung des Kontrastmittelabstromes während der Kontrastmittelinjektion, womit auch eine gewisse Aussage über den funktionellen Wert der Rekonstruktion getroffen werden kann. Die Belichtung von Röntgenkassetten mittels Standardröntgengerät hat den Nachteil, daß jeweils nur eine Exposition pro Injektion durchgeführt werden kann. Diese Methode besitzt jedoch den Vorteil der sicher besseren Dokumentation, da die Qualität dieser Röntgenbilder zweifellos über der im Rahmen der Bildwandleruntersuchung gewonnenen Röntgenbilder zu stellen ist. Nicht unwesentlich erscheint jedoch bei der intraoperativen Angiographie die Strahlenbelastung, die bei konventioneller Röntgentechnik mit 200–600 Milliröntgen pro Bild zu veranschlagen ist. Die Strahlenbelastung im Rahmen der Bildwandleruntersuchung ist abhängig von der Zeitdauer der Untersuchung und kann oft erheblich über der Belastung nach konventioneller Röntgenuntersuchung liegen. Das Anwendungsgebiet der intraoperativen Angiographie liegt hauptsächlich im Rahmen der arteriellen und venösen Rekonstruktion im Bereiche der Extremitäten.

2. Gefäßendoskopie

Nach VOLLMAR ist die endoskopische Kontrolle des Arterien- oder Venenlumens an drei Voraussetzungen gebunden:

(1) Eine temporäre Blutstromunterbrechung.
(2) Schaffung eines durchsichtigen Milieus durch druckkontrollierte Perfusion über das eingeführte Endoskop.
(3) Verfügbarkeit eines geeigneten flexiblen oder starren Endoskopes.

Als Hauptindikationen sieht VOLLMAR [27, 28]:

(1) Die halbgeschlossene Ausschälung der Becken- und Oberschenkelarterie.
(2) Die venöse Thrombektomie im ileofemoralen Abschnitt.

Eigene Erfahrung mit der Gefäßendoskopie liegt nicht vor, sie ist jedoch als komplementäre Untersuchungsmethode zur intraoperativen Angiographie zu sehen und hilft, besonders übersehende Gefäßwandläsionen im Zu- und Abstrom zu erkennen. Sie hat außerdem den Vorteil der Dreidimensionalität gegenüber der nur in zwei Dimensionen arbeitenden Angiographie.

3. Intraoperative Druckmessung

Historisch gesehen ist die intravasale Druckmessung das älteste Verfahren einer quantitativen intraoperativen Qualitätskontrolle. Auch hier hat der Wandel der Technik aus einem anfänglich kompliziert aufgebauten Manometersystem eine einfach zu handhabende Methode mittels heute schon im Handel befindlichen Einmaldruckwandlern gebracht. Der Aufbau eines Druckmeßsystems setzt sich im wesentlichen aus folgenden Elementen zusammen:

(1) Ein Leitungssystem zur Übermittlung des Druckes vom Gefäß zum Druckwandler.
(2) Druckwandler (Transducer).
(3) Verstärker.
(4) Registriergerät.

Als Leitungssysteme werden durchsichtige Polyvinylkatheter mit einem durchschnittlichen Innendurchmesser von 1 mm verwendet. Diese werden an das Herzstück des Druckmeßsystems den Druckwandler (Transducer) angeschlossen und luftblasenfrei mittels physiologischer Kochsalzlösung gefüllt. Auf eine luftblasenfreie Füllung muß peinlich geachtet werden, da Gasblasen kompressi-

8 Intra- und postoperative Qualitätskontrolle

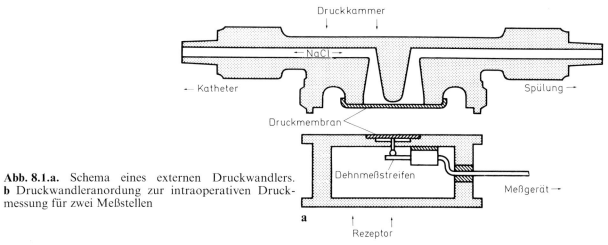

Abb. 8.1.a. Schema eines externen Druckwandlers. **b** Druckwandleranordnung zur intraoperativen Druckmessung für zwei Meßstellen

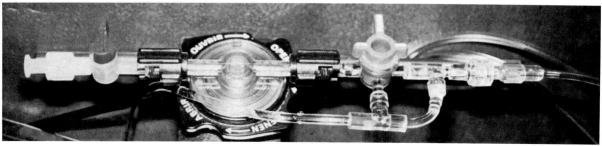
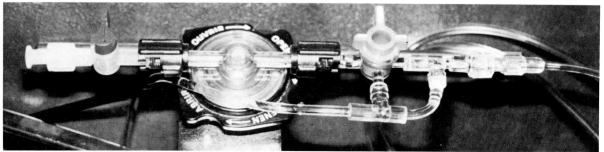

bel sind und durch Beeinflussung des Volumenelastizitätskoeffizienten das Meßergebnis verfälschen können. Auf eine stetige Spülung des gesamten Druckmeßsystems während der intraoperativen Druckmessung ist streng zu achten. Die Druckkammer bildet mit dem eigentlichen Druckrezeptor eine Einheit (Abb. 8.1 a, b). Der Flüssigkeitsdruck, der sich von intravasal über das zuleitende Transmissionssystem im Druckwandler aufbaut, wirkt über eine elastische Membran druckproportional auf einen im Transducer befindlichen integrierten Dehnmeßstreifen. Dieser liegt im Meßzweig einer elektrischen Widerstandsbrücke. Aus seiner biegungsabhängigen Widerstandsänderung wird im Meßgerät ein dem Druckverlauf proportionales Spannungssignal gebildet. Diese elektrischen Impulse werden über einen Verstärker am jeweiligen Registriergerät angezeigt.

Die Aussagekraft der intraoperativen Druckmessung ist eine quantitative, d.h. sie gibt den vorhandenen Druck im zu messenden Gefäßabschnitt in mm Hg an. Um somit eine Aussage über den gemessenen Druck treffen zu können, ist jeweils eine simultane Druckmessung in einem Gefäßabschnitt durchzuführen, dem der Druck des gemessenen Gefäßabschnittes durch den operativen Eingriff angeglichen werden soll (Abb. 8.2). Dieses Verfahren eignet sich besonders zur intraoperativen Kontrolle bei hämodynamisch wirksamen kurzstreckigen Stenosen und Verschlüssen von Arterien, die mittels Thrombendarteriektomie oder Bypass rekonstruiert werden (Nierenarterien, un-

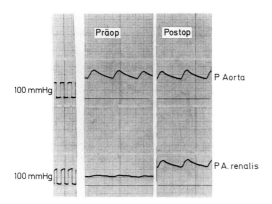

Abb. 8.2. Druckkurven vor und nach aorto-renalem Venenbypass bei subtotaler Nierenarterienstenose. Die Eichzacke entspricht 100 mm Hg. Postoperativ Angleichen des Nierenarteriendruckes an den Aortendruck

paare Baucheingeweidearterien). Der Vergleich der prä- und postoperativen Druckdifferenz zwischen dem Referenzdruck (z.B. Aorta) und dem postokklusivem Gefäßabschnitt dokumentiert den unmittelbar intraoperativen Erfolg.

Bei der Punktion des Gefäßes zur Druckmessung ist streng darauf zu achten, daß die Nadelspitze sicher intravasal liegt und – wenn möglich – gegen die Blutströmung gerichtet ist. Die Innendurchmesser der Nadel dürfen nicht zu klein gewählt werden, da es sonst zu Dämpfungen am Registriergerät kommt. Die Mindestgröße der Nadel soll 20 gauge sein. Die Nadelspitzen sollen steil und stumpf geschliffen sein. Gerade diese Details sind für eine exakte Druckmessung von eminenter Wichtigkeit. Die Blutung aus den Punktionsstellen ist durch digitale Kompression zum Stillstand zu bringen, Übernähungen könnten zum Mißerfolg des operativen Eingriffes führen.

4. Elektromagnetische Durchflußmessung

Sie ist die bisher einzige intraoperativ einsetzbare Methode, die den Funktionszustand der jeweils rekonstruierten Gefäßstrecke bestimmen kann. Das Prinzip der elektromagnetischen Strömungsmessung am uneröffneten Gefäß beruht auf der praktischen Anwendung des „Faradayschen Induktionsgesetzes". In der strömenden Elektrolytflüssigkeit des Blutes wird durch ein von außen angelegtes Magnetfeld über 2 Polschuhe des aufgesetzten Strömungsabnehmers eine Spannung induziert, die mit einem im Strömungsabnehmer integrierten Elektrodenpaar von der Außenseite des Blutgefäßes abgegriffen wird. Diese sogenannte Signalspannung ist der über dem Gefäßquerschnitt gemittelten Strömungsgeschwindigkeit und somit auch der Stromstärke proportional. Sie wird am Meßgerät als Stromstärke digital angezeigt. Diese Methode zur Durchflußmessung wurde von KOLIN (1936) und WETTERER (1937) unabhängig voneinander angegeben [13, 30]. Die modernen Meßgeräte arbeiten mit alternierenden Magnetfeldern vorrangig in Rechteckform (Square-Wave-Flowmeter), da dabei keine Polarisation an den Elektroden auftritt und somit ein konstanter Nullpunkt erreicht wird. In Koppelung mit einem Schreibgerät soll bei jeder Messung der Spitzendurchfluß und der Mitteldurchfluß als Strömungskurve aufgezeichnet werden [9, 31].

Die Genauigkeit der elektromagnetischen Meßgeräte ist weitestgehend von den Faktoren Gefäßwanddicke, Gefäßdurchmesser, Geschwindigkeit der Blutströmung und Hämatokrit abhängig. Die Meßfehlerbreite all dieser Faktoren liegt zwischen

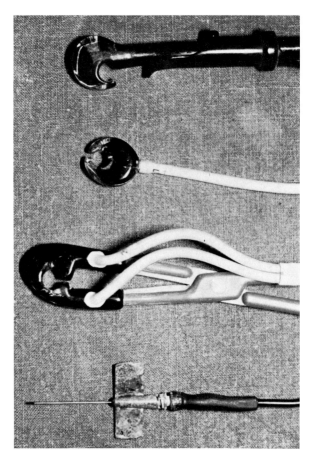

Abb. 8.3. Verschiedene Modelle von Meßköpfen zur intraoperativen elektromagnetischen Durchflußmessung. Nadel zur subkutanen Erdung des Meßgerätes

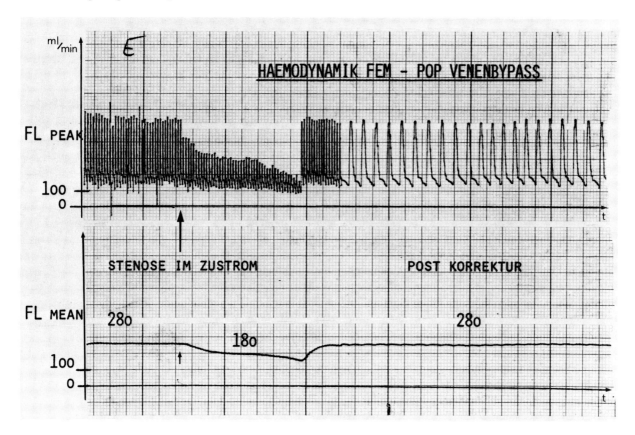

Abb. 8.4. Spitzen-(Peak)- und Mittel-(Mean)-durchflußregistrierung bei progredienter Stenosierung im Zustrom eines femoro-poplitealen Venenbypass. Deutliche Erniedrigung des systolischen Spitzenflusses ab einer 50%-Stenose im Zustrom des Venenbypass ohne nennenswerte Änderung des diastolischen Durchstromes (im linken Anteil der oberen Durchflußkurve). Die Durchflußänderung im Mittelfluß von 280 ml auf 180 ml kommt durch die Abnahme des systolischen Spitzenflusses zustande (untere Durchflußkurve). *Ergebnis:* Nur mittels pulsatiler Kurvenschreibung läßt sich eine Stenose im Zustrom einer Gefäßrekonstruktion an den niedrigen systolischen Spitzendurchflußraten erkennen. Aus der Mittelflußkurve ist die Ursache eines erniedrigten Durchflusses nicht festzustellen

10 und 20%. Der Einfluß des Hämatokrits auf die Durchflußmessung kann zum einen durch Eingabe an den modernen Meßgeräten eliminiert werden, zum anderen ist er in praxi zu vernachlässigen, da eine Hämatokritsenkung von 40% auf 20% die relative Meßempfindlichkeit der Geräte lediglich um 1% verändert. Die Meßelektroden müssen einen engen Kontakt zur Gefäßwand besitzen, die Strömungsabnehmer sollen das Gefäßlumen um 10 bis 20% einengen. Störspannungen in der Umgebung der Meßstelle müssen ausgeschaltet werden. Eine gute Erdung des Gerätes ist nach eigener Erfahrung unbedingt notwendig. Zur empfohlenen Punkterdung in der Subkutis der Gegend der Meßstelle ist noch eine zusätzliche Flächenerdung am Patienten anzulegen (Abb. 8.3).

Der funktionelle Wert der elektromagnetischen Durchflußmessung sei an Hand des femoro-poplitealen Venenbypass demonstriert, wobei sich diese Ergebnisse auf jeweils andere Gefäßbezirke übertragen lassen.

(1) Aus der Analyse des aufgezeichneten Kurvenbildes ist die Funktion des Zustromes und Abstromes erkennbar. Eine pharmakodynamisch induzierte Hyperämiedurchblutung (Papaverin 0,5 mg/kg Körpergewicht, Naphtydrofuryl 1 mg/kg Körpergewicht oder ähnliches in den zu messenden Gefäßabschnitt injiziert) führt zu einer Zunahme der Durchblutungsgrößen, die im Mittelfluß am Meßgerät abgelesen werden können. Dieser Zunahme des Durchflusses liegt ein Anstieg des diastolischen Spitzendurchflusses zugrunde, der dadurch zustande kommt, daß durch die periphere Vasodilatation der periphere Gefäßwiderstand je nach Funktionszustand abnimmt. Diese vermehrte Aufnahmekapazität der Peripherie führt sekundär

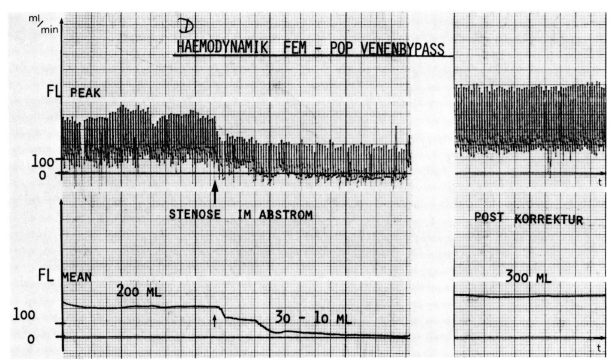

Abb. 8.5. Durchflußmessung bei progredienter Stenosierung im Abstrom eines femoro-poplitealen Venenbypass. Durch Erhöhung des peripher der Meßstelle entstehenden Widerstandes sinkt der diastolische Durchfluß unter die Nullinie. Die Durchflußamplitude aus diastolischem und systolischem Fluß ändert sich bei peripherer Widerstandserhöhung nicht (obere Kurve). Das Absinken des Durchflusses in der Mittelflußkurve von 200 ml auf 30–10 ml ist somit auf die Abnahme des diastolischen Spitzendurchflusses zurückzuführen (untere Kurve). *Ergebnis:* In der pulsatilen Kurvenschreibung läßt ein diastolischer Spitzendurchfluß, der im Bereich der Nullinie liegt, auf einen erhöhten peripheren Widerstand, bedingt durch eine angiomorphologisch schlechte Abstrombahn, rückschließen

Abb. 8.6. Typische Durchflußkurve eines femoro-poplitealen Venenbypass im Ruhedurchfluß und nach pharmakodynamisch induzierter Hyperämie (Naphtidrofuryl 1 mg/kg KG). Anstieg von 260 ml auf 480 ml. Diese Steigerung wird bei 3 offenen Unterschenkelarterien erreicht (Gruppe 1). Bei Umwandlung der distalen Bypassanastomose von einer End-Seit (ES) in eine End-End (EE) Anastomose sinkt der Durchfluß, hier im Mittel auf 200 ml, was auf eine Abnahme des diastolischen Spitzendurchflusses zurückzuführen ist. Dieser nimmt deswegen ab, da durch Ausklemmen des retrograd durchströmten proximalen Popliteasegmentes oberhalb der distalen Anastomose der periphere Widerstand für den Bypass zunimmt

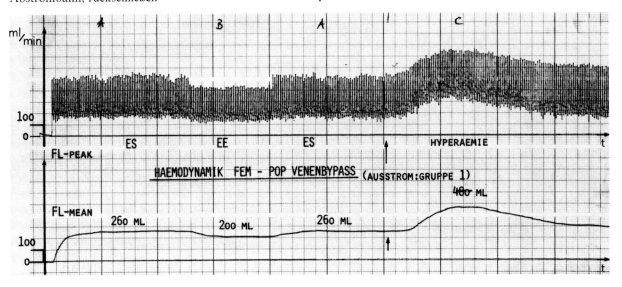

8 Intra- und postoperative Qualitätskontrolle

auch zur Zunahme des systolischen Durchflusses. Aus diesen Änderungen der registrierten Flußkurven ist eine bedingte Aussage über den Funktionswert der Rekonstruktion zu treffen.

(2) Ein Vergleich des erhaltenen Meßwertes mit für die jeweilige Rekonstruktion bekannten Meßgrößen läßt auf operationstechnische Fehler rückschließen. Eine anschließende intraoperative Angiographie soll diesen Fehler aufdecken, um eine sofortige Korrektur durchführen zu können.

Bei der Analyse des Kurvenbildes ist die systolische und diastolische Spitzenamplitude im Verhältnis zur Nullinie von Wichtigkeit. Eine erniedrigte systolische Spitze mit runden oder eckigen Kurvenspitzen ist als Zeichen einer Stenose im Zustrom zu werten (Abb. 8.4). Der diastolische Spitzenfluß gibt Aussage über den peripheren Widerstand. Je höher dieser bei schlechter Ausstrombahn ist, desto niedriger ist der diastolische Durchfluß (Abb. 8.5). Das Funktionsverhalten eines femoro-poplitealen Venenbypass mittels elektromagnetischer Durchflußmessung ist in Abb. 8.6 dargestellt. Sämtliche Kriterien, die an eine intraoperative Messung gestellt werden müssen, sind hier angeführt. Der Durchfluß wird sowohl im Mittel- (untere Kurve) als auch im Spitzenfluß (obere Kurve) gemessen. Eine Eichzacke von 100 ml/min ist jeder Kurvenschreibung vorangestellt. Das Strömungsverhalten bei unterschiedlichem peripheren Widerstand durch Änderung einer End-Seit in eine End-End Anastomose im Bereich der distalen Bypassanastomose ist deutlich registriert. Die Messung des Durchflusses nach pharmakologischer Hyperämie schließt jede Flußmessung ab. Die Zunahme des Durchflusses in Hyperämie ist, wie bereits erwähnt, bedingt durch einen Anstieg des diastolischen Durchflusses, der durch eine Reduktion des Gefäßwiderstandes durch die Vasodilatation peripher der gemessenen Gefäßstrecke verursacht wird. Durch die intraoperative Strömungsmessung kann somit neben der Registrierung des Absolutwertes der Ruhe- und Hyperämiedurchblutung im Mitteldurchfluß auch eine Analyse der Zu- und Abstromverhältnisse aus dem registrierten Kurvenbild getroffen werden.

II. Speziell

1. Arteria carotis

An der A. carotis haben sich druckmessende Verfahren (direkte intravasale Druckmessung, indirekte Druckmessung der Orbitalarterien mittels

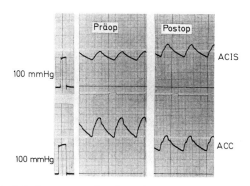

Abb. 8.7. Intraoperative Druckmessung vor und nach Endarteriektomie der A. carotis int. Dokumentation der Beseitigung des Druckgradienten zwischen A. carotis comm. (ACC) und A. carotis int. sin. (ACIS)

Ophtalmodynamographie und Okulopneumoplethysmographie) und verschiedene Kontrollmöglichkeiten mittels Doppler-Ultraschall (Registrierung supratrochlearer Strömungssignale, Direktbeschallung der A. carotis int., quantitative Bestimmung der lokalen Strömungsstörung mit Bestimmung des Pertubationsindex, Doppler-Ultraschall-Verfahren mit Frequenzanalysen) durchgesetzt [12, 20, 21, 24].

a) Druckmessung. Die Druckregistrierung nach Nadelpunktion der A. carotis comm. und der A. carotis int. distal der Rekonstruktion gibt Auskunft über die Beseitigung des präoperativ bestandenen Druckgradienten (Abb. 8.7). Eine Beurteilung der lokalen Strömungsverhältnisse an der Karotisgabel kann jedoch mit der intravasalen Druckmessung nicht erreicht werden. Sie bietet lediglich gröbere Anhaltspunkte zur intraoperativen Erfolgsbeurteilung. Die indirekte Druckmessung mit fortlaufend registriertem Ophthalmodynamogramm oder Okulopneumoplethysmogramm informiert über die Funktion des Kollateralkreislaufes der A. carotis ext., über die richtige Lage eines inneren Shunts und objektiviert Druckänderungen, die durch die Operation an der A. carotis int. erreicht werden.

b) Indirekte und direkte Ultraschall-Dopplersonographie. Die indirekte Ableitung der Strömungssignale von der A. supratochlearis zeigt den Wechsel einer retrograden in eine orthograde Strömungsrichtung nach erfolgreicher Karotisrekonstruktion an. Eine Quantifizierung der Durchblutung ist damit jedoch nicht möglich. Die direkte Beschallung der A. carotis mittels steriler Dopplersonde ermöglicht die Beurteilung des Operationssitus durch Analyse des registrierten Kurvenbildes [12, 24].

c) Doppler-Ultraschall-Frequenzanalyse. Unter Verwendung der Doppler-Ultraschallmethode kann eine lokale Strömungsstörung quantitativ bestimmt werden. Die Bestimmung dieses sogenannten Pertubationsindex ist eine neue Methode, die von SANDMANN et al. in den letzten Jahren für die klinische Anwendung entwickelt wurde [20, 21]. Damit können Abweichungen einer linearen Blutströmung festgestellt werden. Bei Auftreten größerer Turbulenzen im Operationsgebiet wird eine sofortige Revision durchgeführt. Diese direkte Beurteilung lokaler Strömungsturbulenzen an der Karotisgabel kann auch mittels Echoflow-Scanner vorgenommen werden (Abb. 8.8). In der klinischen Anwendung ist jedoch dieses Verfahren noch nicht völlig ausgereift.

Mit Hilfe der hochsensitiven intraoperativen Frequenzanalysen von Doppler-Ultraschallsignalen können intra- und postoperativ neurologische Komplikationen signifikant reduziert werden. Es ist daher unabdingbar notwendig diese Kontrollen für die intraoperative Erfolgsbeurteilung nach Karotisrekonstruktionen auszubauen und einzusetzen.

2. Arteria subclavia

Die Hauptursachen von Rekonstruktionen an der A. subclavia sind zentrale Subklaviaobliterationen mit klinischem und angiographischem Subklavia-Steal-Syndrom. Die intraoperative Erfolgsbeurteilung eines operativen Eingriffes (Karotis-Subklavia-Bypass, Subklaviatransposition, Subklavio-Subklavia-Bypass) ist an der postoperativen Inversion der Vertebralisdurchströmung zu messen. Mit der elektromagnetischen Durchflußmessung an der A. vertebralis kann dies gut dokumentiert werden. In eigenen Untersuchungen beträgt der retrograde Durchfluß in dieser bei zentralen Verschlüssen der A. subclavia zwischen 100 und 120 ml/min. Nach erfolgreicher Rekonstruktion soll der nun orthograde Durchfluß die physiologischen Größen von 80 bis 120 ml/min entsprechen.

3. Armarterien

Nach Rekonstruktionen im Bereich der Armarterien (Embolektomien, Traumen) erschöpft sich die intraoperative Kontrolle in Beurteilung der peripheren Pulsqualität und im Angiogramm, wobei besonders auf die Durchgängigkeit des Hohlhandsystems wertgelegt werden soll, da hier einer der Hauptgründe von Reverschlüssen durch eine Verlegung des Abstromes und damit maximalen peripheren Widerstandserhöhung liegt.

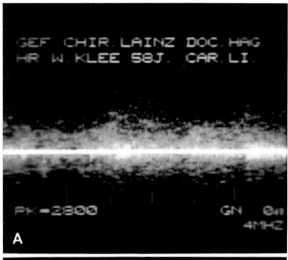

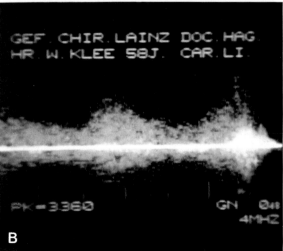

Abb. 8.8. Intraoperative Echoflow-Frequenzanalyse an der A. carotis int. vor (A) und nach (B) Endarteriektomie (Polaroidfoto). *A*: Echoflow mit breitem uniformen Frequenzband und niedriger Fließgeschwindigkeit (Peak 2800 Hz) kennzeichnet die Stenose mit turbulenter Strömung. *B*: Nach Endarteriektomie deutliche Pulswellenform mit uniformem Farbspektrum und Peakamplitude von 3360 Hz kennzeichnen die deutliche Abnahme der Turbulenzen mit einer Annäherung an eine laminare Strömung

4. Intestinalarterien

Die Funktionskontrolle nach Eingriffen an den Intestinalarterien erfolgt am sichersten mittels intraoperativer intravasaler Druckmessung. Voraussetzung für die Erfolgsbeurteilung ist die präoperative Druckmessung vor Durchführung der jeweils relevanten Rekonstruktion. Die prä- und postkonstruktive Druckmessung soll an möglichst den gleichen Gefäßabschnitten (Aortendruckmessung als Referenzdruck) erfolgen. Nicht der Vergleich, des absolut gemessenen Druckes, sondern die Behebung oder Reduktion des Druckgradienten zwischen Aorta und postrekonstruktivem Arterienabschnitt ist wesentlich. Wird im Rahmen der Rekonstruktion Kunststoffmaterial verwendet, so ist die Punktion des Kunststoffes zur Druckmeßkontrolle zu vermeiden. Die geänderte Wandelastizität ergibt unterschiedliche Kurvenbilder, die Punktionsstellen im Kunststoff können unangenehme Stichkanalblutungen verursachen.

5. Nierenarterien

Für die Qualitätskontrollen nach Nierenarterienrekonstruktion gelten die gleichen Bedingungen wie für Intestinalarterien. Auch hier ist die Änderung des Druckgradienten vor und nach Rekonstruktion die wichtigste intraoperative Kontrolle (s. Abb. 8.2).

Für die Intestinal- und Nierenarterien erscheint nach eigenen Erfahrungen die elektromagnetische Durchflußmessung nicht sinnvoll, da keine Vergleichswerte, die eine Normaldurchströmung der jeweiligen Arterie angeben, in der Literatur vorliegen. Auch die Manipulation mit den für diese kleinkalibrigen Arterien notwendigen kleinen Strömungsabnehmern könnte die Rekonstruktion gefährden.

6. Aorta- und Beckenarterien

Apparative Meßmethoden zur Qualitätskontrolle nach Rekonstruktionen der Bauchaorta (Endarteriektomie, Aortenbifurkationsprothese) und Rekonstruktion der Beckenarterien sind nicht gebräuchlich, da die klinische Pulskontrolle nach übersichtlicher Anastomosierung ausreichend ist. Intraoperative Messungen der Durchflußmenge durch Beckenschlagadern ergaben Werte zwischen 600 und 800 ml/min in einem Bifurkationsprothesenschenkel bei offener Femoralarterie. Die Auswirkungen aortoiliakaler Rekonstruktionen lassen sich erst an der A. femoralis superf. und der A. profunda femoris meßtechnisch objektivieren. Dies wird im folgenden Kapitel abgehandelt.

7. Femoro-popliteo-krurale Arterienachse

Für die Vielfalt der Rekonstruktionsmöglichkeiten im Bereich der unteren Extremität lassen sich die intraoperativen Funktionskontrollen zusammenfassen. Die Kontrollmöglichkeiten sind:

(1) Angiographie
(2) Elektromagnetische Durchflußmessung
(3) Druckmessung
(4) Kontinuierliche Hauttemperaturmessung
(5) Doppler-Ultraschalldruckmessung
(6) Gefäßendoskopie

Im wesentlichen haben sich die Angiographie zur morphologischen und die elektromagnetische Durchflußmessung zur funktionellen Kontrolle durchgesetzt. Mit den übrigen Methoden liegen keine ausreichenden eigenen Erfahrungen vor.

a) Intraoperative Angiographie. Die intraoperative Angiographie ist die wohl älteste intraoperative Funktionskontrolle nach Rekonstruktionen im Bereiche der unteren Extremität. Literaturangaben darüber sind heute fast unüberschaubar. Über die Technik der intraoperativen Angiographie wurde bereits berichtet. Der Wert der Angiographie liegt im sofortigen Aufdecken intraoperativ gesetzter Fehler, die im gleichen Arbeitsgang korrigiert werden können. Nach KRETSCHMER et al. werden am häufigsten korrekturbedürftige Fehler nach Thrombendarteriektomie der A. femoralis gefunden, gefolgt nach femoro-poplitealem Venenbypass und nach Kunststoffbypass [14]. Die durch die Angiographie erfolgte intraoperative Korrekturrate beträgt nach Rekonstruktionen an der A. femoralis in der Literatur zwischen 9 und 27%. Nach Thrombendarteriektomie sind die häufigst aufgedeckten Veränderungen mehr oder weniger ausgedehnte Intimareste, die zu einer Korrekturoperation zwingen.

Die Kontrollangiographie nach Bypassoperation soll Aufschluß über die proximale und distale Anastomose geben, da hier die häufigsten intraoperativen Fehler zu suchen sind. Intraoperativ verursachte periphere Embolien können besonders bei Verwendung einer Röntgenbildwandlerkette in Kenntnis des präoperativen Angiogramms leicht aufgedeckt werden.

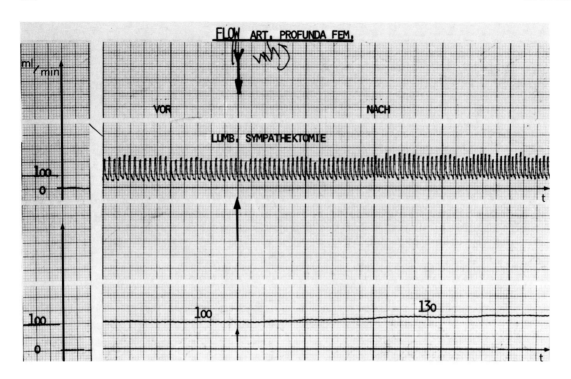

b) Elektromagnetische Durchflußmessung. Das Wesen dieser intraoperativen elektromagnetischen Meßmethode wurde bereits beschrieben. Anhand verschiedener Gefäßabschnitte soll die Wertigkeit dieser Funktionskontrolle nochmals aufgezeigt werden [9, 19].

Das Stromzeitvolumen nach langstreckiger Profundaplastik beim inoperablen Femoralarterienverschluß beträgt nach eigenen Untersuchungen im Mittel um 130 ml/min. Der Wert einer zusätzlichen lumbalen Sympathektomie ist aus einer weiteren Steigerung des Durchflusses um rund 30% nach Profundaplastik zu erkennen (Abb. 8.9). Der Beginn der Durchflußsteigerung setzt immer unmittelbar nach Sympatikusresektion ein wie aus der Abbildung ersichtlich ist. Diese Steigerung ist aus dem Anstieg des diastolischen Spitzenflusses als Resultat der Widerstandssenkung im Profundakreislauf zu erkennen, der durch die Sympathektomie ausgelöst wird.

Besonders beim Zweietagenverschluß ist die Bestimmung des Profundadurchflusses nach Iliakarekonstruktion von Bedeutung [1]. Die bereits erwähnte obligate Hyperämiereaktionsmessung der A. profunda femoris testet die Reaktionsfähigkeit der Ausstrombahn. Aus dem Anstieg der Hyperämiekurve im Spitzen- und Mitteldurchfluß kann eine annähernde Voraussage über die eintretende Wirkung einer lumbalen Sympathektomie ge-

Abb. 8.9. Intraoperative Durchflußmessung nach langstreckiger Profundaplastik vor und während einer lumbalen Sympathektomie. Nach Grenzstrangresektion (s. Pfeil) allmählicher Anstieg des Mittelflusses von 100 ml auf 130 ml. Die durch die Sympathektomie erzielte Vasodilatation zeigt sich in der Flußkurve am Anstieg der diastolischen Durchflußwerte in der pulsatilen Kurvenschreibung (obere Kurve – rechter Teil). Durch die Sympathektomie wird somit eine Senkung des peripheren Gefäßwiderstandes dokumentiert

macht werden. Diese Durchblutungssteigerung nach lumbaler Sympathektomie nach aortoprofundalem Kunststoffbypass ist in Abb. 8.10 dokumentiert. Die maximale Hyperämie nach Grenzstrangresektion von hier 130 ml pendelt sich postoperativ auf 90 ml ein, was eine Steigerung der basalen Profundadurchblutung durch die lumbale Sympathektomie um 50% gegenüber den Ausgangswert von 60 ml entspricht.

Die Bedeutung der elektromagnetischen Durchflußmessung am Venenbypass und sein typisches Funktionsmuster ist bereits (s. Abb. 8.6) beschrieben. Hier sind nach eigenen Untersuchungen Absolutwerte des nötigen Durchflusses erarbeitet worden, die in Abhängigkeit von der angiographisch dokumentierten Ausstrombahn zu sehen sind (Tabelle 8.2). Als Maß einer zu erwartenden Langzeitfunktion eines Venenbypass ergeben sich bei drei offenen Unterschenkelarterien 300 ml/

Tabelle 8.2. Ruhe- (Fl_R) und Hyperämiedurchflußwerte (Fl_{Hyp}) beim Femoro-poplitealen Venenbypass in Beziehung zur Abstrombahn (ml/min)

	Offene Unterschenkelarterien		
	drei	zwei	eine
Fl_R $\bar{x} \pm SD$	306,7 ± 168,6	246,5 ± 102,6	148,4 ± 113,3
Fl_{Hyp} $\bar{x} \pm SD$	500,8 ± 203,4	407,0 ± 145,9	252,0 ± 154,3

s = signifikant ($p<0,05$), n.s. = nicht signifikant (Student-t)

min, bei zwei offenen Arterien 250 ml/min und bei einer offenen Arterie 150 ml/min. Die Steigerung im Hyperämiedurchfluß (Papavarin, Naftidrofuryl etc.) soll bei drei Arterien 200 ml, bei zwei Arterien 150 ml und bei einer Arterie 100 ml betragen. Werden diese Werte in der Hyperämiemessung nicht erreicht, so ist mit einer Frühthrombose der Rekonstruktion zu rechnen. Hier hilft dann die intraoperative Angiographie eventuelle operationstechnische Mängel im Anastomosenbereich oder Abflußhindernisse in der vermeintlich offenen Peripherie (intraoperative Embolie) aufzudecken. Die angegebenen Absolutwerte des Durchflusses müssen jedoch in Abhängigkeit von der allgemeinen Kreislaufsituation, vom Narkoseverfahren sowie von der intraoperativen Volumssubstitution gesehen werden. Ein in der Literatur immer wieder angegebener „kritischer Bypassdurchfluß" läßt sich allgemein nicht postulieren, ohne daß die Abstrombahn in die Unterschenkelarterien mit drei, zwei oder einer offenen Unterschenkelarterie definiert ist [2, 19].

Weitere intraoperative Kontrollen, wie Hauttemperaturmessungen, perkutane Sauerstoffmessungen sowie intraoperative Ultraschalldruckmessungen sind Möglichkeiten, den unmittelbaren Operationserfolg, besonders während Eingriffen an den Extremitäten, zu kontrollieren. Absolute Erfolgsindikatoren stellen jedoch diese Kontrollen nicht dar, da Vergleichkollektivmessungen zur Quantifizierung des Meßergebnisses in der Literatur nicht vorliegen.

C. Postoperative Qualitätskontrolle

Ziel der unmittelbaren postoperativen Kontrolle ist, die erwartete Verbesserung der Durchblutung durch klinische und meßtechnische Parameter zu evaluieren. Die Voraussetzung dazu ist ein anamnestischer und meßtechnischer präoperativer Befund. Nach KRIESSMANN unterscheiden wir stadienabhängige und stadienunabhängige Parameter [15]. Für den Bereich der Extremitäten ist die Stadiendynamik, d.h. die postoperative Stadienänderung in der Einteilung nach FONTAINE II–IV eine

Abb. 8.10. Intraoperative Durchflußmessung nach aorto-profundalem Kunststoffbypass. Dokumentation der Durchblutungszunahme im Profundakreislauf von 60 ml über 130 ml auf 90 ml durch die periphere Vasodilatation nach lumbaler Sympathektomie (LSE)

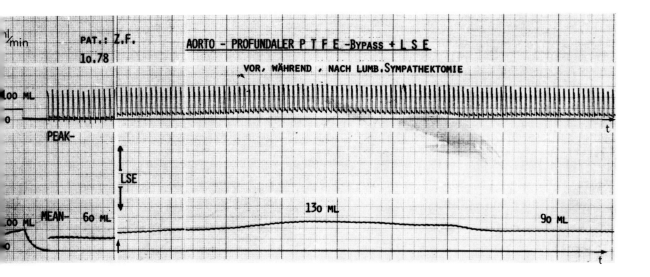

einfache aber sehr wesentliche Qualitätskontrolle. Unmittelbar postoperativ ist der Wechsel von Stadium III in ein schmerzfreies Stadium II am eindrucksvollsten. Ebenso kann als Beispiel die Stadiumänderung nach Eingriffen an der extrakraniellen Karotis angeführt werden. Hier kann bereits aus Klinik und neurologischer Kontrolluntersuchung eine erste Qualitätskontrolle des rekonstruktiven Eingriffes durchgeführt werden.

Stadienunabhängige Parameter sind hämodynamische Größen wie

(1) Druck
(2) Fluß
(3) Volumen

Diese Parameter sind durch nicht invasive Meßmethoden reproduzierbar.

Manche Gefäßbezirke entziehen sich jedoch der Beurteilung mit nicht invasiven Methoden (intestinale Arterien, Nierenarterien, bedingt auch die A. carotis) und sind daher bei klinischem Zweifel des Rekonstruktionsergebnisses einer postoperativen morphologischen Kontrolle (Angiographie) zu unterziehen [5].

I. Allgemein

Qualitative Diagnostik:

Oszillometrie
Rheographie
Ultraschall-Doppler

Quantitative Diagnostik:

Plethysmographie
(Ultraschall-Dopplerflußmessung)

Morphologische Diagnostik:

Angiographie
Bildgebende Ultraschallverfahren

1. Ultraschall

Das umfangreichste qualitative Kontrollverfahren, das sich für fast sämtliche Bezirke des arteriellen Gefäßsystemes einsetzen läßt, beruht auf dem Prinzip der Ultraschall-Dopplertechnik [22, 25]. Sie ist eine spezielle Form der Echotechnik. Dabei werden Echosignale ausgewertet, deren Frequenz von denen der Sendesignale abweichen. In Abb. 8.11 ist dies schematisch dargestellt. Von einem ruhenden Sender wird ein Dauerschallstrahl

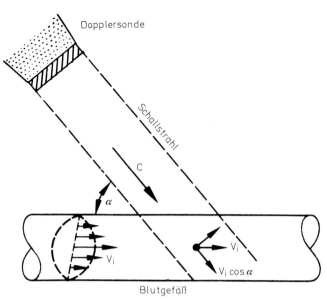

Abb. 8.11. Ultraschall – Doppler Prinzip

auf die in dem Blutgefäß fließenden festen Blutbestandteile gerichtet. Der Schallstrahl durchsetzt das Gefäßlumen mit der Schallgeschwindigkeit c. Die Geschwindigkeit des Blutteilchens in Schallrichtung beträgt $vi \cos \alpha$. Bei Auftreffen des Schallstrahles auf die Blutteilchen wird eine Schallstreuung hervorgerufen. Wird diese Streuung vom in der Dopplersonde sich befindenden Empfänger aufgefangen, dann weist die Empfangsfrequenz des ausgedehnten Schallstrahles die sogenannte Dopplerverschiebung auf. Die Summe der rückgestreuten Intensitäten aller Blutbestandteile im beschallten Abschnitt des Gefäßes ergeben ein Rauschspektrum als Dopplersignal. Der Dopplereffekt mit Ultraschall wurde erstmals von SATOMURA zur Bestimmung der Blutflußrichtung verwendet [22]. Die ersten klinischen Studien wurden von SUMNER, BAKER und STRANDNESS beschrieben [25]. Seither ist die Doppler-Ultraschalltechnik aus der Gefäßdiagnostik nicht mehr wegzudenken. Die Dopplergeräte zur qualitativen Bestimmung der Blutströmung arbeiten mit Ultraschallfrequenzen von 5–10 MHz. Die Registrierfähigkeit dieser Geräte ist wegen der Geringfügigkeit der Streuung an den Blutteilchen auf periphere Gefäße und nur auf einige Zentimeter Eindringtiefe begrenzt. Bei den sogenannten direktionalen Dopplergeräten wird die Blutflußrichtung erfaßt und am Oszilloskop oder am Schreibgerät als Kurve aufgezeichnet.

Eines der wichtigsten Anwendungsgebiete ist das Messen des systolischen Blutdruckes an den Extremitäten nach der Manschettenmethode. Eine

Blutdruckmanschette wird proximal der Meßstelle an der Extremität über den systolischen Druck aufgeblasen. Das Kriterium für den systolischen Druck, nämlich das Wiedereinsetzen der Blutströmung nach Ablassen des Druckes in der Manschette, läßt sich mit dem Dopplerindikator auch dann noch feststellen, wenn die Pulssignale konventionell nicht mehr oder nur mehr schlecht hörbar sind. Hinter einer Arterienobliteration (z.B. Femoralarterienverschluß) ist der systolische Druck signifikant gesenkt. Der Quotient aus gefundenem Dopplerdruckwert und arteriellem Systemdruck ist ein gutes Maß für den Grad der Strömungsbehinderung. Für die postoperative Funktionskontrolle nach Extremitätenarterienrekonstruktionen scheint der Vergleich des prä- und postoperativen Quotienten (Dopplerindex) am besten geeignet. Für die Beurteilung einer vorhandenen Durchblutungsinsuffizienz einer Extremität ist es jedoch sicherlich besser, die absolut gemessenen Druckwerte zur Wertung heranzuziehen [15, 18, 29].

Über die weiteren Möglichkeiten der Ultraschall-Dopplertechnik in der Diagnose der Blutströmung, wie gepulsten Doppler-Ultraschall zur Bestimmung von Strömungsprofilen und zur Blutvolumenmessung, oder die Doppler-Angiographie, sei auf die umfangreiche technische und medizinische Literatur verwiesen.

2. Plethysmographie

Die Plethysmographie mittels Venenverschlußtechnik ist die Methode zur quantitativen Erfassung der Durchblutungsgröße im Bereiche der Extremitäten. Heute wird allgemein die Strain-Gauge-Plethysmographie verwendet, womit quantitativ der Durchfluß in ml/100 ml Gewebe/min gemessen werden kann. Diese Durchflußmessung wird als Ruhe und standardisierte Belastungsmessung durchgeführt. Zur Entscheidung wird nicht der Ruhedurchfluß, der teilweise wesentlichen Schwankungen ausgesetzt ist, herangezogen, sondern der Belastungsdurchfluß, der nicht als reaktive Hyperämie, sondern unter standardisierter Belastung von 280 W/sec gemessen wird. Die Messung der reaktiven Hyperämie haben wir zugunsten dieser definierten Belastung aufgegeben, da durch eine Okklusionsmanschette zur Provokation der reaktiven Hyperämie die Gefahr eines Reverschlusses einer rekonstruierten Femoralarterie besteht. Als Provokationstest wird die Belastung mittels Pedalergometrie verwendet. Eine Voraussetzung zur Anwendung der Plethysmographie in der postoperativen Qualitätskontrolle ist ein individueller präoperativer Referenzwert. Nach eigener Erfahrung beträgt der Mittelwert der quantitativen plethysmographischen Durchflußmessung unter pedalergometrischer Belastung von 280 W/sec für das Bein 25 ± 5 ml [8, 10, 29].

Auf Oszillographie und Rheographie kann im Rahmen dieses Kapitels nicht näher eingegangen werden.

3. Kontrollangiographie

Beim heutigen Stand der Technik stehen uns im wesentlichen 3 Verfahren zur Verfügung.

(1) Konventionelle transarterielle Angiographie [5, 6]
(2) Digitale Video-Subtraktionsangiographie (DSA, DVI) [3, 23]
(3) Transvenöse Xeroarteriographie [7]

Die technisch-apparative Konzeption dieser Untersuchungsmethoden ist aus der Literatur zu erfassen.

Die Indikationen zur postoperativen Kontrollangiographie nach Arterienrekonstruktionen sind nach VAN DONGEN aus Tabelle 8.3 ersichtlich [6]. Danach wird die *frühe postoperative Angiographie* nach Gefäßrekonstruktion veranlaßt, wenn aufgrund der Klinik und nach Befunden von nichtinvasiven Kontrollmethoden Zeichen eines Reverschlusses oder Zweifel über eine freie Durchgängigkeit des rekonstruierten Gefäßabschnittes bestehen. *Spätoperative Kontrollangiographien* sind

Tabelle 8.3. Indikationen zur postoperativen Kontrollangiographie. (Nach VAN DONGEN)

Frühpostoperativ:
Reverschluß

Verdacht auf Malfunktion der Rekonstruktion

Verdacht auf Veränderung der Abstrombahn

Verdacht auf falsches Aneurysma (Nachblutung, Infektion)

Spätpostoperativ:
Ausdehnung eines Reverschlusses

Lokalisation einer Rezidivstenose

Verschluß in paralleler oder abhängiger Strombahn

Nahtaneurysma

Aorto-intestinale Fistel

dann durchzuführen, wenn nach anfänglicher Beschwerdefreiheit neuerlich ischämische Komplikationen im rekonstruierten Gefäßgebiet vermutet werden oder aufgetreten sind. Wenn im Rahmen von Verlaufsbeobachtungen mittels nichtinvasiven Meßmethoden Funktionsminderungen erkannt werden, ist eine Kontrollangiographie unbedingt erforderlich, um einerseits die Ausdehnung eines Rezidivverschlusses und andererseits Lokalisationen von Rezidivstenosen zu erkennen.

So umfangreich die nicht invasiven Kontrollmethoden zur Erfassung der postoperativen Hämodynamik der Extremitäten sind, so gering sind diese Möglichkeiten nach Rekonstruktionen an den Intestinal- oder Nierenarterien. Sie sollen durch Angiographie kontrolliert werden. Ebenso sollte nach Karotisrekonstruktion bei geringstem Verdacht einer morphologischen Veränderung im endarteriektomierten Gebiet eine angiographische Kontrolle erfolgen.

Somit ist die Kontrollangiographie in vielen postoperativen Situationen unentbehrlich; in vielen Fällen ist sie nützlich um Fehler aufzudecken, die der intraoperativen Kontrolle entgangen sind. Dabei kann nicht nur die Diagnose und damit die Behandlung dieser Komplikation festgelegt, sondern auch die Prüfung der morphologischen und funktionellen Funktionstüchtigkeit der jeweiligen Rekonstruktion durchgeführt werden. Ebenso wichtig erscheint die Angiographie zur Verlaufs- und Prognosebeurteilung sowie zur exakten Dokumentation (VAN DONGEN).

II. Speziell

1. Arteria carotis – Arteria vertebralis

Für die postoperative Kontrolle der extrakraniellen Hirnschlagadern sind sowohl bildgebende Ultraschallverfahren als auch die Angiographie gleichrangige Kontrolluntersuchungen [4, 7]. Sie sollten immer dann durchgeführt werden, wenn keine intraoperative Kontrollmöglichkeit vorliegt, respektive Zweifel an der einwandfreien Funktion der Rekonstruktion bestehen.

2. Supraaortale Arterienabschnitte – Arteria subclavia

Für die supraaortalen Arterienabschnitte ist die Aortenbogenangiographie zur Kontrolle unerläßlich. Sie sollte prinzipiell zur postoperativen Dokumentation durchgeführt werden [6].

Die Kontrolle nach Rekonstruktionen an der A. subclavia kann einerseits durch Kontrollangiographie andererseits durch bildgebende Ultraschallverfahren erfolgen.

3. Armarterien

Seitengetrennte Pulsuntersuchungen, Blutdruckmessungen nach Riva-Rocci, sowie Doppler-Ultraschalldruckmessungen über den Unterarmarterien sind als Routinekontrolle in diesem Arterienabschnitt ausreichend. Liegen berücksichtigungswürdige Gesichtspunkte vor, wie sie für die Kontrollangiographie aufgezeigt wurden, so ist diesen vor einem Rezidiveingriff nachzugehen.

4. Intestinal- und Nierenarterien

Nach Rekonstruktionen an beiden Gefäßsystemen ist eine postoperative Kontrollangiographie unerläßlich [6]. Zwar kann man mit nicht invasiven Methoden, wie Renographie und Szintigraphie eine fehlende oder verminderte Durchblutung einer Niere feststellen, aber nur mittels Angiographie kann ein Erfolg oder Mißerfolg einer Nierenarterienrekonstruktion beurteilt werden. Ebenso trifft dies nach Rekonstruktion einer intestinalen Arterie zu. Eine Anastomosenstenose eines aortomesenteriellen Venenbypass kann zur Thrombosierung des Transplantates führen, wodurch nicht nur eine Gefährdung des Erfolgsorganes, sondern auch eine Gefährdung des Lebens des Patienten eintritt. Werden im Rahmen von Operationen an der Bauchaorta Intestinal- oder Nierenarterien mitrekonstruiert, so ist immer eine Kontrollangiographie angezeigt.

5. Aorta und Beckenarterien

Eine Qualitätskontrolle nach Rekonstruktionen in diesen Gefäßabschnitten läßt sich unproblematisch durch Funktionskontrollen am Erfolgsorgan, der unteren Extremität, durchführen. Hier stehen nach eigener Erfahrung die nichtinvasiven Kontrollmöglichkeiten, vorwiegend Doppler-Ultraschall und Plethysmographie, zur Verfügung.

6. Aorto – femoraler Verschluß

a) Totalkorrektur des aorto-femoralen Verschlusses. Die Totalkorrektur des Zweietagenverschlusses mit aortofemoralem Kunststoffbypass und femoro-poplitealem Venenbypass in einer Operation

8 Intra- und postoperative Qualitätskontrolle

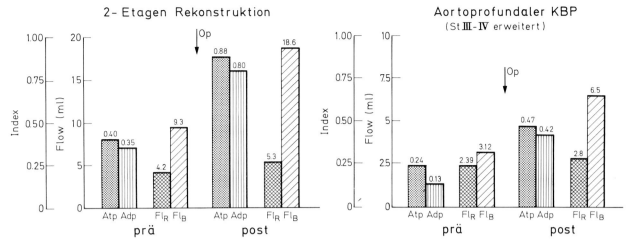

Abb. 8.12. Hämodynamisches Frühergebnis nach Totalkorrektur bei ileofemoralem Verschluß. Der Dopplerindex über der A. tibialis posterior (Atp) und A. dorsalis pedis (Adp) sowie der plethysmographisch gemessene Ruheflow (Fl$_R$) und Belastungsflow (Fl$_B$) sind dokumentiert. Indizes postoperativ Atp: 0,88, Adp: 0,80. Ruheflow: 5,3, Belastungsflow: 18,6

Abb. 8.13. Hämodynamisches Frühergebnis (Nomenklatur wie Abb. 8.12) zur postoperativen Qualitätskontrolle nach herkömmlichem aortoprofundalem Kunststoffbypass

bringt in der frühpostoperativen Phase ein ideales klinisches und hämodynamisches Ergebnis (Abb. 8.12). Die Dopplerindizes steigen in der A. tibialis post. auf 0,88 ± 0,11 und in der A. dorsalis pedis auf 0,80 ± 10. Der pedalergometrisch-plethysmographisch gemessene Belastungsfluß steigt auf subnormale Werte von 18,6 ± 2,4 ml/min an. Die hier demonstrierten Werte sind für jedes so operierte Patientenkollektiv repräsentativ.

b) Aortoprofundale Rekonstruktion ohne langstreckige Einbeziehung der A. profunda femoris. Bei 18 Patienten im Stadium II und III nach FONTAINE konnten folgende Werte gemessen werden (Abb. 8.13). Die postoperativen Dopplerindizes zeigen einen Anstieg von mehr als 80% gegenüber den präoperativen Werten auf 0,48 respektive 0,46 ± 0,16. Der Belastungsfluß steigt um 11% auf 9,7 ± 3,0 ml/min an. Klinisch ist bei Patienten im Stadium III und II eine Stadienverbesserung zu erwarten.

c) Aortoprofundaler Kunststoffbypass mit langstreckiger Einbeziehung der A. profunda femoris. Bei 22 Patienten im Stadium III und IV nach FONTAINE wurden folgende Ergebnisse erzielt (Abb. 8.14). Ein direkter Vergleich dieser beiden Patientengruppen ist wegen der unterschiedlichen Morphologie der Ausstrombahn nicht statthaft. Von

Interesse ist aber die relative Zunahme des Durchflusses nach herkömmlicher und nach erweiterter Profundarekonstruktion. Die Dopplerindizes nehmen um mehr als 100% auf 0,47 und 0,42 ± 0,16 zu. Der Belastungsfluß steigt um 108% auf 6,5 ± 2,56 ml/min. Statistisch schneidet somit der aortoprofundale Kunststoffbypass mit erweiterter Profundarevaskularisation deutlich besser ab [8].

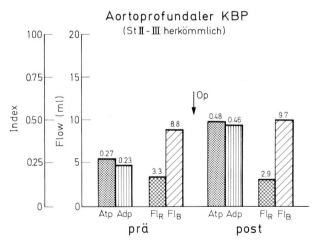

Abb. 8.14. Hämodynamisches Frühergebnis zur postoperativen Qualitätskontrolle nach aorto-profundalem Kunststoffbypass mit erweiterter, langstreckiger Profundaplastik. Signifikante Steigerung der Dopplerindizes und des plethysmographischen Belastungsflows gegenüber Abb. 8.13

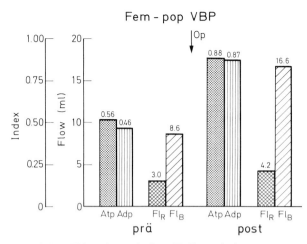

Abb. 8.15. Hämodynamisches Frühergebnis zur postoperativen Qualitätskontrolle nach langem femoro-poplitealen Venenbypass. Verbesserung der postoperativen Dopplerindizes und des plethysmographischen Belastungsflows auf subnormale Werte

Wird die zu erwartende Funktion und somit klinische Stadienverbesserung nicht erreicht und waren intraoperative Kontrollmaßnahmen nicht möglich oder nicht auffällig, so ist eine Kontrollangiographie der gesamten rekonstruierten Strecke erforderlich.

7. Femoro-popliteo-krurale Rekonstruktion

Nichtinvasive Kontrollmethoden sind die Domäne nach Eingriffen an der A. femoralis. Die in Abb. 8.15 dargestellten Ergebnisse der Doppler-Ultraschall-Druckmessung und der plethysmographischen Flußmessung nach langem femoro-poplitealen Venenbypass stimmen mit den in der Literatur angegebenen Meßwerten überein und sind somit repräsentativ. Die postoperativen Dopplerindizes über den Fußarterien betragen 0,88 und 0,87 ± 0,16. Der Belastungsfluß nimmt auf 16,6 ± 2,2 ml/min zu. Diese hämodynamischen Parameter zeigen somit beim erfolgreichen femoro-poplitealen Venenbypass eine Subnormalisierung der Durchblutung an.

Werden frühpostoperativ die erwarteten Druckwerte über den Fußarterien nicht erreicht und ist der Bypass durch positive Pulspalpation als offen zu werten, so ist eine Kontrollangiographie indiziert. Der morphologische Zustand der Unterschenkelarterien bei einwandfreier Anastomose erleichtert dann Voraussagen über die Prognose der individuellen Rekonstruktion.

Nach kruralen Bypassoperationen ist die Kontrolle mittels Doppler-Ultraschall bei Kenntnis der präoperativen Druckwerte zielführend. Es lassen sich jedoch alleine schon aufgrund des so unterschiedlichen morphologischen Zustandes der Unterschenkelarterien nach kruralen Rekonstruktionen in der eigenen Erfahrung und in der Literatur keine zu erwartenden kollektiven Funktionswerte angeben. Hier hat immer eine individuelle Betrachtungsweise stattzufinden. Bei geringsten Unsicherheiten ist jedenfalls eine Angiographie indiziert, da das Schicksal der Extremität alleine von der Qualität der Rekonstruktion abhängig ist.

Die vorgestellten Möglichkeiten der intra- und postoperativen Funktionskontrolle sind zusammengefaßt in Tabelle 8.4 dargestellt.

Tabelle 8.4. Diagnose und Kontrollverfahren bei Patienten mit arterieller Verschlußkrankheit

Präoperativ:
Klinische Symptome (Stadien II–IV)
↓
Funktionelle Beurteilung (Doppler-Ultraschall, Plethysmographie, Sonstiges)
↓
Morphologische Beurteilung (Angiographie)

Intraoperativ:
Funktionelle Beurteilung (Druckmessung, elektromagnetische Durchflußmessung, Doppler-Ultraschall, Sonstiges)
↓
Morphologische Beurteilung (intraoperative Angiographie, Doppler-Ultraschall-Frequenzanalyse)

Postoperativ:
Klinische Symptome (Stadienänderung)
↓
Funktionelle Beurteilung (Änderung der präoperativen Parameter)
↓
Kontrollangiographie (bei Nichterreichen der erwarteten Funktionsänderung)

LITERATUR

1. Berguer R, Higgins RF, Cotton LT (1975) Geometry, blood flow and reconstruction of the deep femoral artery. Am J Surg 130:68
2. Capellen C, Hall K (1967) Electromagnetic blood flowmetry in clinical surgery. Acta Chir Scand [Suppl] 368:3
3. Chilcote WA, Modic MT, Pavlicek W (1981) Digital subtraction angiography of the carotid arteries: a comparative study in 100 patients. Radiology 139:287

4. Comerota AJ, Cranley JJ, Cook SE (1981) Realtime-B-Mode carotid imaging in Diagnosis of cerebrovascular disease. Surgery 89:718
5. van Dongen RJAM (1970) Photographic Atlas of Reconstructive Arterial Surgery. HE Stenfert Kroese NV, Leiden
6. van Dongen RJAM (1983) Postoperative Kontrollangiographie. Angio Archiv 5:53
7. Dörrler J, Kramann M, Maurer PC, Schleicher P, Wiesmeier R (1983) Optimierung der Carotischirurgie-Nachsorge unter besonderer Berücksichtigung der transvenösen Xeroradiographie. Angio Archiv 5:156
8. Hagmüller GW, Weidinger P (1979) Die Bedeutung und Erfassung der prae-, intra- und postoperativen Hämodynamik für das Therapiekonzept beim Zweietagenverschluß. Angio 1:25
9. Hagmüller GW (1981) Klinisch-experimentelle Studie der Durchflußänderungen bei rekonstruktiven Eingriffen an der femoropoplitealen Arterienachse. Angio Archiv, Bd 2. Demeter, Gräfelfing
10. Hallböök T (1971) Blood flow measurement with strain-gauge plethysmographie in the early postoperative course after reconstructive arterial surgery in lower limbs. Acta Chir Scand 137:233
11. Heiss JM, Roder J, Lange J, Dörrler J, Maurer PC (1983) Angiographie mit Videosystem – wirkungsvolle und einfache intraoperative Diagnosesicherung und Therapiekontrolle. Angio Archiv 5:46
12. Keller HM, Turina M (1983) Die peroperative Beurteilung der Carotisperfusion mittels Doppler-Ultraschall. Angio Archiv 5:86
13. Kolin A (1936) An electromagnetic flowmeter. Principle of the method and its application to blood flow measurement. Proc Soc Exp Biol Med 35:53
14. Kretschmer G, Polterauer P, Wagner O, Winter M, Piza F (1981) Zur Wertigkeit der intraoperativen Kontrollangiographie im femoro-popliteo-cruralen Bereich. Langenbecks Arch Chir 354:89
15. Kriessmann A (1979) Welche Meßmethoden sind in der Langzeitbeobachtung gefäßchirurgischer Patienten sinnvoll. Angio 1:67
16. Piza F (1979) Die intraoperative Diagnostik in der Gefäßchirurgie. Wien Klin Wochenschr 91:403
17. Plecha FR, Pories WJ (1972) Intraoperative angiography in the immediat assessment of arterial reconstruction. Arch Surg 105:902
18. Rückert U, Burckhardt H (1975) Ultraschall-Druckmessung zur Erfolgsbeurteilung arterieller Rekonstruktionen. Dtsch Med Wochenschr 100:1473
19. Sandmann W, Kremer K, Wüst H, Florack G, Ruf S (1977) Funktionskontrolle von rekonstruierten Arterien durch postoperative elektromagnetische Strömungsmessung. Thoraxchirurgie 25:427
20. Sandmann W, Peronneau P, Kremer K (1980) Carotischirurgie und Pertubationsmessung. Angio 4:277
21. Sandmann W, Hennerici M, Klüsener K, Peronneau P (1981) Vergleich der Empfindlichkeit von Pertubationsmessung und Druckmessung zum Auffinden technischer Mängel in der Carotischirurgie. Vasa [Suppl] 8:70
22. Satomura S (1959) Study of the flow patterns in peripheral arteries by ultrasonics. J Acoust Soc Jap 15:75
23. Seyfert W, Marhoff P, Zeitler E (1982) Transvenöse und arterielle Videosubtraktionsangiographie (DVSA). Fortsch Röntgenstr 136:301
24. Sigel B, Coelho JCU, Flanigan DP, Schuler JJ, Spigos DG (1982) Ultrasonic imaging during vacular surgery. Arch Surg 117:764
25. Sumner DS, Baker DW, Strandness DE (1968) The ultrasonic velocity detector in a clinical study of venous disease. Arch Surg 97:75
26. Trusheim H (1983) Die intra- und postoperative Überwachung der Extremitätendurchblutung mit kontinuierlicher Temperaturmessung. Angio Archiv 5:93
27. Vollmar J, Storz LW (1974) Vascular endoscopy. Surg Clin North Am 54:111
28. Vollmar J (1982) Rekonstruktive Chirurgie der Arterien, 3. Aufl. Thieme, Stuttgart New York
29. Weidinger P, Denck H, Olbert F (1977) Durchblutungsmessungen vor und nach Eingriffen wegen arterieller Durchblutungsstörungen in den oberen Extremitäten. Vasa 6:157
30. Wetterer E (1937) Eine neue Methode zur Registrierung der Blutgeschwindigkeit am uneröffneten Gefäß. Z Biol 98:26
31. Wyatt DG (1977) Theory, design and use of electromagnetic flowmeters. In: Hwang NHC, Norman NA (eds) Cardiovascular flow dynamics and measurement. University Park Press, Baltimore London Tokyo, p 89

9 Dokumentation und Statistik

O. Wagner und M. Schemper

INHALT

A. Möglichkeiten der Dokumentation 147
    I. Historische Entwicklung 147
   II. Dokumentationstechnik für Beobachtungs- und Therapiestudien 148
  III. Computerdokumentation als kontinuierliche Erfassung des Krankengutes . . . 149

B. Beurteilung der Ergebnisse gefäßchirurgischer Operationen 151
    I. Einfluß der Ausgangssituation 151
   II. Sofort- und Spätergebnisse 153

C. Statistische Bearbeitung 154
    I. Grundsätzliche Überlegungen 154
   II. Statistische Verfahren 156
  III. Klinische Studien 157
        Literatur 159

Die Gefäßchirurgie ist ein klinisch-empirisch ausgerichtetes Fach. Entwicklung und Fortschritt beruhen – abgesehen von grundsätzlichen Neuerungen etwa auf dem Gebiet des Gefäßersatzes – im wesentlichen auf im Rahmen der klinischen Tätigkeit gemachten Erfahrungen. Der notwendige Informationsfluß ergab sich einmal aus Beobachtung der eigenen therapeutischen Maßnahmen und ihrer Ergebnisse, wobei hier vielfach persönliche Eindrücke und Erinnerungen und seltener die Erfassung der Fakten als Grundlage kritischer Überlegungen gedient haben. Darüber hinaus ermöglichte ein überregional-internationaler Erfahrungsaustausch anhand wissenschaftlicher Publikationen und Referaten bei Kongressen und Tagungen die gegenseitige Information. Zur richtigen Beurteilung der therapeutischen Maßnahmen und ihrer Ergebnisse sind jeweils die Indikationsstellung, die pathomorphologische Ausgangssituation, die Zusammensetzung des Krankengutes und die Auswirkungen dieser Faktoren auf die unmittelbaren und langfristigen Behandlungsergebnisse zu berücksichtigen. Um zwischen verschiedenen Institutionen vergleichen zu können, ist es ferner notwendig, daß die Daten von ihrer Definition her kompatibel sind, es bedarf somit einer Übereinstimmung der verwendeten Begriffe und Definitionen, einer ähnlichen Klassifizierung des Krankengutes und einer analogen und statistisch einwandfreien Analyse. Nicht zuletzt gewinnt angesichts des zunehmenden öffentlichen Interesses an Effizienz und Effektivität des Gesundheitswesens der Aspekt der Qualitätskontrolle an Bedeutung, wobei im Bestreben einer optimalen Versorgung, vor allem der Bereich Ergebnisqualität eine systematische Datenerfassung erforderlich macht. Zur Erfüllung dieser heute generell akzeptierten Anforderungen an den medizinischen Versorgungsbereich ist eine moderne, umfassende Form einer Dokumentation und die Anwendung adäquater statistischer Verfahren unabdingbare Voraussetzung.

A. Möglichkeiten der Dokumentation

I. Historische Entwicklung

Die ursprüngliche und grundsätzliche Dokumentation war und ist auch heute noch die Krankengeschichte des Patienten mit ihren Befunden, vor allem für die Gefäßchirurgie ergänzt durch die bildliche Darstellung der morphologischen Veränderungen (Röntgenbilder, Computertomographiebilder), durch die erst die Ausgangssituation und oft auch das Operationsergebnis besser als jede Beschreibung deutlich gemacht werden können. Nun lassen sich Einzelfälle auf diese Weise sehr gut erfassen, eine kontinuierliche Evidenzhaltung und Kontrolle eines größeren Patientenkollektivs aufgrund von Krankengeschichten und Bildern ist in dieser Form aber unmöglich.

Zur Erfassung von bestimmten Gruppen speziell interessierender Patienten oder um Häufigkeiten von Operationen feststellen zu können, dient auch heute noch vielfach das Operationsbuch als Informationsquelle. Um darüber hinaus einen besseren Zugang zum Krankengut zu haben, wurden auch vielfach Karteisysteme angelegt, aus denen Diagnosen, Operationen, Komplikationen oder anderes hervorgeht. Sie waren und sind vereinzelt noch immer die einzige Zugangsmöglichkeit zum Krankengut.

Eine graduelle Verbesserung stellten spezielle Karteisysteme dar, wie etwa Randlochkarten bzw. Flächen- und Schlitzlochkarten, die teilweise bis heute an renomierten gefäßchirurgischen Zentren die Basis für Analysen des Krankengutes bilden. Während in der Mitte dieser Karten im Klartext wesentliche Daten handschriftlich eingetragen werden können, werden andere interessierende Merkmale durch Markierungsmechanismen dokumentiert, mit dem mäßigen Vorteil, daß mehrere Eigenschaften festgestellt und miteinander in Beziehung gesetzt werden können. Der Arbeitsaufwand des Dokumentierens ist allerdings beträchtlich, der wesentliche Nachteil ist jedoch der, daß direkt nur die Frage nach Qualitäten aber nicht nach Quantitäten beantwortet werden kann. Zählen ist nur per Hand oder aufgrund von Listen möglich, Schätzungen unter Umständen aufgrund der Schwere oder der Dicke der Karteikarten. Die notwendige Genauigkeit zur statistischen Beurteilung ist somit nur bedingt gegeben. Ein weiteres Problem ist auch die Beschädigung der Karten im Laufe der Zeit. Falls die Zahl der operierten Patienten eine Größe von etwa 500 bis 1 000 überschreitet, werden diese Karteikartensysteme gänzlich unpraktikabel, mit der Folge, daß sie heute nur mehr historischen Wert besitzen.

Seit der Einführung der elektronischen Datenverarbeitung in immer bedienungsfreundlicheren Einsatzformen in weite Bereiche des täglichen Lebens hat auch die medizinische Dokumentation diesen Umstellungsprozeß zu adäquaten Dokumentationssystemen mitgemacht. Denn die Komplexität der wissenschaftlichen Fragestellungen als auch der empirischen Realität erfordern schon bei kleinen Patientenkollektiven bereits den Einsatz der elektronischen Datenverarbeitung und die Anwendung geeigneter Computerprogramme, nicht zuletzt in Hinblick auf die Notwendigkeit, exakte statistische Methoden anwenden zu können. Voraussetzung ist allerdings, daß die Notwendigkeit und Bedeutung dieser Maßnahmen erkannt werden und geeignete Geräte und Personal zur Verfügung stehen. Diese schon in den 60er Jahren abzusehende Entwicklung hat in Wien bereits 1967 zur Gründung eines eigenen Rechenzentrums der Wiener Medizinischen Fakultät mit überwiegend klinisch-wissenschaftlichen Aufgabestellungen geführt.

Schwierigkeiten der Systematisierung, Definierung, Quantifizierung medizinischer Daten sowie technologische Verschiedenheiten im Gerätebereich und unterschiedliche Programmsprachen haben zwar eine Vereinheitlichung der medizinischen Dokumentation auf breiter Basis noch verhindert, aber zur Entwicklung international einheitlich verwendeter Diagnoseschlüssel (SNOMED, ICD) sowie überregionaler kompatibler Operationsschlüssel (VESKA in der Schweiz, CHIDOS in Österreich, Operativer Therapieschlüssel nach Scheibe in der Bundesrepublik Deutschland) geführt.

Der rasche Fortschritt auf dem Gebiet der Software wird helfen, noch bestehende psychologische Hindernisse zu beseitigen.

II. Dokumentationstechnik für Beobachtungs- und Therapiestudien

Der Großteil der wissenschaftlichen Entwicklung in der Gefäßchirurgie erfolgte durch Beobachtung der Ergebnisse bei Anwendung immer neuerer Techniken und Gefäßmaterialien, daher bildeten retrospektive Studien den Schwerpunkt der relevanten wissenschaftlichen Literatur. Dabei zeigt sich allerdings, daß das Datenmaterial nicht immer adäquat analysiert wurde, daß wichtige Informationen zur Beschreibung des Krankengutes nicht gegeben werden und auch nicht die notwendigen geeigneten statistischen Verfahren zur Anwendung kamen. Vergleichbar sind nur Patienten mit einer anatomisch und funktionell identen Arterienerkrankung und hier wiederum nur Rekonstruktionsverfahren, die etwa den gleichen Bereich überbrücken. So bestehen bekanntlich zwischen supragenualen, infragenualen und kruralen Gefäßrekonstruktionen mit autologer Vene wesentliche Unterschiede, die zusätzlich wieder vom klinischen Stadium oder der Ausstrombahn abhängig sind, so daß Globalangaben nur bedingt aussagekräftig sein können. Dies mag eine der wesentlichen Ursachen sein, warum die Ergebnisse verschiedener Autoren für das gleiche Rekonstruktionsverfahren beträchtliche Unterschiede aufweisen. Es wird bei den für die Gefäßchirurgie vorliegenden retrospektiven Arbeiten jedoch teilweise versucht, die Vergleichbarkeit durch Stratifizierung, bzw. Unterteilung nach Risikofaktoren zu erreichen.

In den letzten Jahren gelangten auch zunehmend mittelfristige (etwa 1–5jährige) Dokumentationen für prospektive Beobachtungs- oder kontrollierte Therapiestudien zum Einsatz.

Der erste Schritt, der in diesen Fällen von Ärzten und den betreuenden Statistikern oder Informatikern bereits gemeinsam zu gehen ist, ist die Entwicklung von datenerfassungsgerechten Formularen zur standardisierten Dokumentation der als erhebenswert erklärten Variablen. Die Qualität der Datenerfassung entscheidet über den späteren Erfolg oder Mißerfolg bei der Auswertung und Analyse der Daten. Der Aufwand der Eingabe sollte gering gehalten werden und kann zum Teil auch nichtärztlichem Personal übertragen werden. Die Formulare müssen nicht nur kodierbare Sachverhalte (z.B. Typ einer Operation), quantitative Angaben, (z.B. distaler Perfusionsdruck) oder genormte alphanumerische Eingabefelder (z.B. Patientenname und -adresse) enthalten, sondern sollten als „Patientenprotokolle" auch Platz bieten zur freien Aufzeichnung von Besonderheiten eines Patienten hinsichtlich Krankheitsverlauf oder Therapiefolgen. Zweckmäßig für die Dokumentation bei allen chronischen Erkrankungen ist eine Unterteilung in einen Basisdokumentationsteil und in eine Verlaufsdokumentation.

Für diese gibt es drei grundsätzliche Alternativen:
– Bei jedem Patienten wird nur jeweils das aktuellste „Nachuntersuchungsblatt" aufgehoben und bei Analysen berücksichtigt.
– Bei jedem Patientenkontakt wird ein weiteres „Nachuntersuchungsblatt" in die Verlaufsdokumentation eingereiht.
– Nach fest vorgegebenen Zeitintervallen (z.B. in 3-Monatsabständen) werden in dafür definierten Feldern eines „Verlaufsblattes" Eintragungen vorgenommen.

Während in der Praxis aus Gründen der Einfachheit oder weil ausschließlich die Beurteilung eines Intervalles von Interesse ist (z.B. Funktion einer Gefäßkonstruktion) häufig die erste Alternative gewählt wird, liefert die 2. zusätzliche Verlaufsinformation, auch wenn die Patientenkontakte zeitlich nicht streng genormt sind. Präzise und detaillierte Verlaufsanalysen erfordert die 3. Alternative, verbunden mit einer entsprechend „strengen" Patientennachbetreuung.

Sämtliche Formulare eines Patienten sind durch dieselbe Identifikation (meist eine fortlaufende Patientennummer) verbunden. Bei mehreren Basis- und Nachuntersuchungsbögen pro Patient, hat deren Datum eine zusätzliche ordnende Funktion. Die Formulare sollten unmittelbar nach Anfall der Daten regelmäßig ausgefüllt werden; stoßweises Nachdokumentieren vor einer Auswertung ist meist mit mangelnder Datenqualität und Unvollständigkeit verbunden.

Die Regelmäßigkeit der Verlaufskontrollen bei den einzelnen Patienten bedarf der Unterstützung durch ein administratives Einberufungs- und Mahnsystem [32]. Als ein weite Forderungen erfüllendes integriertes Datenverarbeitungssystem [35] für klinische Studien oder Spezialdokumentationen muß das Software-Paket SAS [28–31] erwähnt werden. Im Rahmen der Planungsphase eines derartigen Systems werden auf die konkreten Bedürfnisse einer Studie zugeschnittene Programme entwickelt, deren einfache Routinebedienung über ein Bildschirmgerät auch EDV-unkundigem Personal möglich ist. Es handelt sich dabei um folgende Funktionen: Ausdruck von Tabellen und zusätzlichen graphischen Darstellungen, Listen säumiger Patienten bzw. Monatstafeln erwarteter Besuche, Druck von selbstklebenden Adreßetiketten oder Briefen mit variablen Anteilen an standardisiertem und individuellem Text. Neben der kontinuierlichen Eingabe von Patientendaten sind auch entsprechende on-line-Auskünfte über einzelne Patienten oder Patientengruppen möglich. Mit der studienbegleitenden Informationsverarbeitung wird die Motivation aller Beteiligten gefördert, sie erlaubt eine kontinuierliche Kontrolle und aktuelle statistische Beurteilung des Krankengutes. Neben der beschriebenen Verwendung von SAS als eines viele Informations- und Verwaltungsfunktionen integrierend unterstützenden Software-Paketes [35] stehen auch andere Produkte (z.B. SIR) zur Verfügung. Bei Verwendung der beiden zuletzt genannten Produkte ist die Auswertbarkeit von Datenbeständen mit hochwertigen Statistikpaketen BMDP [8] und SAS [28, 30] gewährleistet. Nach Möglichkeit sollte für die Dokumentation als auch für die mit ihr verknüpften EDV-gestützten Funktionen auf international verfügbare anerkannte Software zurückgegriffen und (teure) Eigenentwicklungen vermieden werden.

Das Reizwort Dokumentation ist untrennbar mit dem Imperativ einer straffen Organisation des Datengewinnungsvorganges verbunden.

III. Computerdokumentation als kontinuierliche Erfassung des Krankengutes

Während das Dokumentationsziel bei befristeten Beobachtungs- oder Therapiestudien keines weiteren Kommentars bedarf, fallen einer Computerdokumentation zur kontinuierlichen Erfassung eines gefäßchirurgischen (Spezial-)Krankenguts teilweise andere Aufgaben zu. Da die in Zukunft möglicherweise gewünschten Abfragen und Analysen des Krankengutes nur teilweise voraussehbar sind, erfordert eine kontinuierliche Dokumentation des Krankengutes eine sehr umfassende und exakte Dokumentation sämtlicher möglicherweise interessierender Informationen. Sind diese Daten vorhanden, so ergeben sich andererseits beträchtliche Vorteile, vor allem dann, wenn etwa wie in der Gefäßchirurgie über große Zeitperioden die grundsätzliche Fragestellung „welche Gefäßerkrankung hat mit welcher Behandlungsmethode die besten Heilungschancen" gleichbleibt. Psychologisch nachteilig ist, daß vorerst ein relativ großer Arbeitsaufwand erbracht werden muß, ohne daß sofort klinische und wissenschaftliche Erkenntnisse gewonnen werden können. Der wesentliche Vorteil besteht aber in der kontinuierlichen und verläßlichen Information über das eigene Krankengut, die im Bedarfsfall jederzeit zur Verfügung steht. Dies ermöglicht gleichzeitig eine interne Qualitätskontrolle und stellt auch die Basis für wissenschaftliche Untersuchungen dar.

Die kontinuierliche Dokumentation gefäßchirurgischer Operationen mittels EDV kann entsprechend den ständig wechselnden und sich verbessernden Möglichkeiten der Computereingabe, Speicherung und Abfrage sehr verschieden organisiert werden. Wesentlich ist von Beginn an, aufgrund des heutigen Erfahrungsstandes der klinischen und wissenschaftlichen Praxis, sämtliche Merkmale zu erfassen, die als Information für wichtig erachtet werden, ohne daß gleichzeitig durch zu großen Datenumfang der Arbeitsaufwand zu belastend wird.

Schwierigkeiten ergeben sich ferner bei der Definition des pathologischen Gefäßprozesses, der nur schwer bzw. relativ umständlich deskriptiv zu erfassen ist. Das gleiche gilt für die Operation, die ebenfalls aus einer Vielzahl kombinierter chirurgischer Maßnahmen bestehen kann. Anhand objektiver (Meßdaten) und subjektiver (Beschwerden) Kriterien zur Ergebnisbeurteilung sind die Früh- und Spätergebnisse zu definieren. Als besonderes Charakteristikum der Gefäßchirurgie erweist sich die Gegebenheit erschwerend, daß ein Patient jeweils an mehreren Körperbereichen ein- oder mehrmals operativ behandelt werden kann und letztlich nicht der Einzeleingriff sondern eine Gesamtschau der angewendeten Therapieverfahren hinsichtlich Letalität und Morbidität erzielt werden soll. Versuche mit einer kontinuierlichen Computerdokumentation gefäßchirurgischer Eingriffe mit Berücksichtigung der Spätergebnisse sind nur vereinzelt in Ansätzen bekannt, so etwa das Register gefäßchirurgischer Operationen in Cleveland [23], in dem überregional die Häufigkeiten und Sofortergebnisse der Operationen von 26 Gefäßchirurgen faßbar waren. Eine andere Arbeitsgruppe [14] hat ein Programm für Mikro- und Minicomputer angegeben, ohne aber über praktische Anwendung berichten zu können. Ein Dokumentationssystem, das EDV-gerecht seit Jahren systematisch sämtliche gefäßchirurgische Eingriffe eines Zentrums erfaßt, ist außerhalb des Dokumentationssystems der Österreichischen Gesellschaft für Gefäßchirurgie an der I. Chirurgischen Universitätsklinik in Wien nicht bekannt.

Das EDV-Dokumentationssystem
der Österreichischen Gesellschaft
für Gefäßchirurgie

Bei der 1. Jahrestagung der damals neugegründeten Österreichischen Gesellschaft für Gefäßchirurgie im Jahre 1968 wurde von H. DENCK, P. BRÜCKE und F. PIZA die Schaffung eines für alle gefäßchirurgischen Zentren Österreichs gemeinsamen Dokumentationssystems vorgeschlagen, um analoge Kriterien und Definitionen zur Beurteilung morphologischer Veränderungen, der Operationen an den Gefäßen sowie ihrer Ergebnisse festzulegen. Da sich erste Versuche von P. BRÜCKE, auf Lochkarten festgehaltene Daten mittels Sortiermaschine auszuwerten, als unbefriedigend erwiesen, wurde in der Folge von O. WAGNER in Zusammenarbeit mit J. HUGENECK, K. KUBIENA, P. BRÜCKE, F. PIZA, H. DENCK und K. PRENNER sowie mit G. GRABNER vom Rechenzentrum der Wiener Medizinischen Fakultät in den Jahren 1969/70 das bestehende Dokumentationssystem entwickelt und 1970 mit der gemeinsamen Dokumentation mehrerer gefäßchirurgischer Zentren Österreichs begonnen [42].

Das seither in praktischer Anwendung befindliche und nur geringfügig verbesserte Dokumentationssystem ist primär operationsbezogen, erst sekundär patientenbezogen. Als Dokumentationsbeleg wird für jede Gefäßoperation ein vierseitiger Bogen verwendet, der die morphologische Ausgangssituation, die detaillierte chirurgische Technik, die klinisch wichtigen Informationen für die Ausgangssituation und das unmittelbare postoperative Ergebnis enthält. Auf einem zweiten Bogen erfolgt das streng auf die jeweilige Operation bezogene Spätergebnis, hinsichtlich Funktion und Extremitätenerhaltung. Die Eingabe der Belege erfolgte anfangs über Lochkarten, seit Ende 1984 direkt über Bildschirm.

Die Speicherung der Variablenbezeichnungen, permanenten Definitionen und Daten erfolgte bis vor kurzem auf Band in Form eines BMDP-Files [8]. Seit 1984 sind die Daten als SAS-Datei [28] im Direktzugriff, wobei die Dokumentationen für jeden Patienten bzw. für jeden Eingriff am Bildschirmgerät abrufbar sind – unter Verwendung der SAS-FSP Software. Statistische Analysen des gefäßchirurgischen Krankengutes werden unter Verwendung der BMDP [8] und SAS [28] -Kommandosprache durchgeführt. Das System SAS erleichtert dabei speziell die Analyse komplexer Datenstrukturen (Patientenverläufe). Neben diesen verbreiteten statistischen Programmpaketen werden auch selbstentwickelte FORTRAN-Programme [33] für Spezialprobleme eingesetzt. Mehrfarbige graphische Veranschaulichungen statistischer Ergebnisse werden durch das Graphikpaket SAS-Graph [29] ermöglicht.

Um patientenweise Analysen zu ermöglichen, wird auch bei Folgeoperationen für denselben Patienten dieselbe Patientennummer vergeben. Das Ausfüllen der Dokumentationsbögen erfolgt am zweckmäßigsten durch den Operateur beim Diktat des Operationsbefundes und dauert dann nur einige Minuten. Der Entlassungsbefund muß beim Abschließen der Krankengeschichte durch den Stationsarzt ergänzt werden. Die Nachuntersuchungsbögen werden bei der Kontrolle des Patienten in der Ambulanz ausgefüllt, die Einberufung des Patienten erfolgt im Rahmen des klinischen Nachuntersuchungssystems NASOK [32] computergestützt. Beim Abspeichern der Dokumentationsbelege wird auf Vollständigkeit und Richtigkeit der eingegebenen Daten geprüft, logische Zusammenhänge zwischen einzelnen Teilen der Dokumentationsbelege werden kontrolliert und sinnwidrig ausgefüllte Belege zurückgewiesen. Es wird eine Fehlerliste mit Angabe des Fehlers sowie eine Liste der in die Datenbank aufgenommenen Informationen ausgedruckt. Schließlich stehen die früher angeführten Funktionen für das Dokumentationssystem zur Verfügung. Sterbedaten gelangen samt den ICD-verschlüsselten Todesursachen in jährlichen Abständen mit Routineprogrammen vom österreichischen Bundesrechenzentrum mittels Magnetband in die allgemeine medizinische Datenbank [11] der Klinik und weiter in die Gefäßdokumentation. Dies ermöglicht nicht nur statistische Analysen der posttherapeutischen Lebensdauer, sondern hilft auch das Einberufen verstorbener Patienten zur Nachuntersuchungen zu vermeiden.

Im Angioarchiv waren im Mai 1985 insgesamt 5224 Operationen von 3159 Patienten festgehalten.

B. Beurteilung der Ergebnisse gefäßchirurgischer Operationen

Zur Beurteilung der Ergebnisse nach Gefäßrekonstruktionen hat sich neben der Information über das unmittelbare Resultat hinsichtlich Operationserfolg und Komplikationen für den Patienten die Erstellung von Funktionskurven in Analogie zu Absterbekurven durchgesetzt [40] und ermöglicht einen statistischen Vergleich zwischen verschiedenen Patientengruppen. Im Gegensatz zu prospektiven Studien ist eine Vergleichbarkeit bei retrospektiven Studien vielfach nur bedingt gegeben, da die Patientenkollektive hinsichtlich ihrer Erkrankung und morphologischen Ausgangssituation vielfach nicht identisch sind; es handelt sich um ein bewußt selektioniertes und aufgrund differenzierter Voraussetzungen bewußt chirurgisch verschieden behandeltes Patientengut. Die Definition der Ausgangssituation, der Beschreibung der therapeutischen Maßnahmen und der Beurteilung des Operationserfolges sollten daher in der Publikation erscheinen.

I. Einfluß der Ausgangssituation

1. Morphologie

Obwohl gesichert ist, daß die Morphologie der Ausstrombahn ein ganz wesentliches Kriterium für das Ergebnis einer Gefäßrekonstruktion unter sonst völlig identen Bedingungen darstellt, ist es bis jetzt nicht gelungen, eine einheitliche Klassifizierung der Ausstrombahn zu erstellen. Die Einteilung in 0/1/2/3 Unterschenkelgefäße offen oder verschlossen zwingt zu einer oft verfälschenden Schematisierung, da Verschlüsse verschieden weit distal liegen und hochgradige Stenosen in analoger Weise wirksam sein können. Ein indirekter Anhaltspunkt zur Beurteilung des Krankengutes in dieser Hinsicht könnte der Prozentsatz der nicht behebbaren Sofortverschlüsse sein, der, abgesehen vom technischen Einfluß einen Hinweis auf die Zusammensetzung des Krankengutes geben könnte. Auch die Morphologie im Bereich der Rekonstruktion selbst (gute oder schlechte Vene, Endar-

Tabelle 9.1. Anteil der Patienten im Stadium III/IV bei typischen Rekonstruktionen im Femoralisbereich im eigenen Krankengut

Endarteriektomie	($n=798$)	39%
Venenbypass kurz	($n=303$)	44%
Venenbypass lang	($n=294$)	56%
Nabelschnurvenenbypass	($n=107$)	74%
Profundaplastik	($n=476$)	77%
Venenbypass crural	($n=189$)	82%

teriektomien in guter oder wechselnder Schicht) ist von prognostischer Bedeutung, aber schwer zu kategorisieren.

2. Präoperatives Stadium

In Analogie zur Morphologie ist auch das klinische Stadium ein Maßstab für das Ausmaß arteriosklerotischer Veränderungen und hat damit einen deutlichen Einfluß auf die Prognose. Dieser Einfluß betrifft sämtliche Rekonstruktionsverfahren, allerdings Operationen im Beckenbereich deutlich geringer als in der Peripherie distal des Leistenbandes [43]. Da die Indikationsstellung für verschiedene technische Verfahren stark unterschiedlich ist (Tabelle 9.1), ist das Stadium beim Vergleich von Gefäßoperationen besonders zu berücksichtigen.

3. Operationsrisiko – Einfluß von Begleiterkrankungen, Alter und Geschlecht

Eine Erfassung des Operationsrisikos für den Einzelfall ist schwierig und eine Schematisierung der Funktionseinschränkungen verschiedener Organe bisher nicht in befriedigender Weise gelungen. Vielfach kann somit nur aufgrund der Komplikationsrate und Letalität im Rahmen der Sofortergebnisse ein Rückschluß auf die im Krankengut vorliegenden Risikofaktoren erfolgen. Das numerische Patientenalter spielt zwar im Einzelfall keine definierbare Rolle, dennoch sind generell Patienten über dem 70. Lebensjahr hinsichtlich der perioperativen Mortalität und Morbidität vor allem durch kardiale und pulmonale Komplikationen einem wesentlich höheren Risiko ausgesetzt. Dies betrifft jedoch nur allgemein interne und nicht lokale Komplikationen im Bereich der Gefäßrekonstruktion, auf deren Häufigkeit ein Einfluß des Alters weder für die Sofort- noch für die Spätergebnisse nachgewiesen werden konnte [45, 46]. Ebenso hat das Geschlecht des Patienten keinen Effekt auf die Spätergebnisse (Abb. 9.1). In das

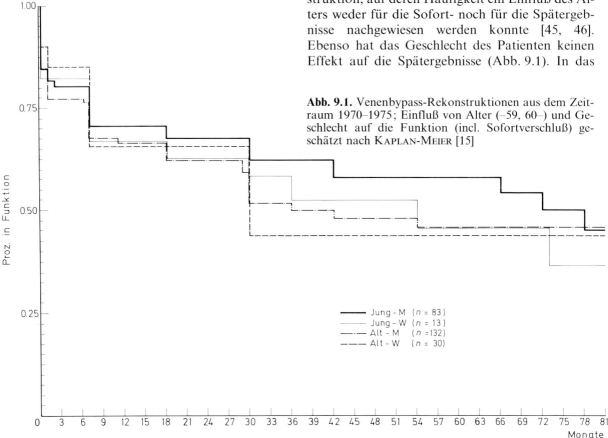

Abb. 9.1. Venenbypass-Rekonstruktionen aus dem Zeitraum 1970–1975; Einfluß von Alter (–59, 60–) und Geschlecht auf die Funktion (incl. Sofortverschluß) geschätzt nach KAPLAN-MEIER [15]

Operationsrisiko ist schließlich auch die Amputationsrate mit einzubeziehen.

II. Sofort- und Spätergebnisse

1. Art der Berücksichtigung des Sofortverschlusses

Der Sofortverschluß ist eine häufige gefäßchirurgische Komplikation, der einen wesentlichen Einfluß auf die Ergebnisse hat. Die Sofortverschlußrate ist allerdings kein absolutes Kriterium für die Prozeßqualität des gefäßchirurgischen Zentrums, da sie sehr stark von der Indikationsstellung abhängt. Gerade aus diesem Grund muß bei Ergebnisberichten die exakte Information über die Sofortverschlußrate vorhanden sein.

In vielen Fällen ist eine erfolgreiche Korrektur des Sofortverschlusses durch eine neuerliche Operation möglich. Dieses Kollektiv – das allerdings wiederum eine Patientengruppe mit eher ungünstigerer Prognose darstellt – kann nun in die Gruppe der primär gelungenen Rekonstruktionen einbezogen werden oder auch nicht. Die entsprechende Vorgangsweise ist anzugeben. Zur besseren Vergleichbarkeit ist es zweckmäßig, die primär gelungenen Rekonstruktionen als eigene Gruppe zu vergleichen bei gleichzeitiger Information über das Schicksal der Patienten mit Sofortverschluß.

2. Stadiumwechsel durch die Operation

Ziel des chirurgischen Eingriffes ist die Verbesserung der Symptome, die in der Regel mit der Funktion der Rekonstruktion parallel geht. In Einzelfällen ist die Verbesserung allerdings nicht ausreichend, es muß trotz funktionierender Rekonstruktion amputiert werden. Auch dieser Aspekt ist zur Beurteilung der Operation einzubeziehen.

3. Objektivierung durch angiologische Messungen

Das einzige objektive Kriterium der Durchblutungsverbesserung ist die Erfassung der Ergebnisse durch angiologische Messungen, die über das Kriterium – Rekonstruktion offen oder verschlossen – hinausgeht. Es handelt sich dabei um die Bestimmung des distalen Perfusionsdruckes oder andere Methoden der peripheren Durchblutungsmessung. Es soll jedenfalls nicht nur ausgesagt werden, ob der Verschluß behoben werden konnte oder nicht, sondern auch in welchem Ausmaß diese Verbesserung in der Peripherie wirksam wurde.

4. Stadiumwechsel nach Rezidivverschluß, Möglichkeiten des Rezidiveingriffes

Da letztlich doch ein erheblicher Teil der Patienten – nach femoro-poplitealen Rekonstruktionen etwa $1/3$ – langfristig mit einem Rezidivverschluß rechnen muß, ist in die Langzeitbeurteilung eines Rekonstruktionsverfahrens der Stadiumwechsel nach Auftreten des Reverschlusses miteinzubeziehen, gleichzeitig aber auch die Möglichkeit eines neuerlichen Rezidiveingriffes zu berücksichtigen. Im eigenen Krankengut zeigt sich überraschenderweise, daß zumindest global gesehen, nach Eingriffen im Oberschenkelbereich und längerer Funktion ein Rezidivverschluß meist eine Rückkehr in das präoperative Stadium bewirkt bzw. sogar gelegentlich mit einer Besserung der Symptomatik im Vergleich zur Situation vor der ursprünglichen Gefäßoperation einhergeht. Kann nach einem Rezidivverschluß eine neuerliche Rekonstruktion durchgeführt werden, so ist für den Patienten und die Funktionsfähigkeit seiner Extremität auch die Gesamtfunktion sämtlicher Rekonstruktionen maßgebend und somit ein wesentliches Beurteilungskriterium der chirurgischen Therapie.

5. Vollständigkeit der Nachuntersuchung

Aus wahrscheinlich guten Gründen wird von vielen Autoren verzichtet anzugeben, welcher Prozentsatz der Patienten überhaupt nachuntersucht wurde. In der Regel fehlen wahrscheinlich mindestens 10–15%. Abgesehen von den fehlenden Informationen über die Verstorbenen – die Mortalität bei einem länger zurückliegenden gefäßchirurgischen Krankengut liegt etwa bei 30–50% –, die wahrscheinlich einer eher ungünstigen Patientengruppe zuzuordnen sind, ergibt sich die wesentliche Frage: Sind die Ergebnisse bei den Patienten, die nicht nachuntersucht werden konnten, eher günstig oder eher ungünstig. Sind es

(a) Patienten, die beschwerdefrei sind und deshalb auf eine Nachuntersuchung verzichten, oder
(b) sind es Patienten, denen es nach einem Rezidivverschluß schlecht geht, die an einer neuerlichen Operation nicht mehr interessiert sind, die etwa in einem anderen Krankenhaus amputiert werden

mußten und denen daher am Kontakt mit dem Erstoperateur nichts gelegen ist.

Eine stichprobenartige Abklärung dieses Aspektes wäre jeweils zweckmäßig.

6. Gehfähigkeit, Rehabilitation, Spätamputation

Da es sich beim gefäßchirurgischen Eingriff letztlich um eine symptomatische Therapie handelt, sollte der Eingriff an der Verbesserung der Symptomatik beurteilt werden, an der Verlängerung der Gehstrecke, Verschwinden des Ruheschmerzes. Es sollen durch die Operation keine Restsymptome – Schwellung, Schmerzen, Ulzera – erzeugt werden, durch die der Vorteil der verbesserten Durchblutung wieder wettgemacht wird. Bei amputierten Patienten wäre der Prozentsatz der Rehabilitierten und die Gehfähigkeit mit Prothese nach Unter- oder Oberschenkelamputationen anzugeben.

7. Zusätzliche Probleme der Beurteilung

Die Ergebnisse verschiedener Autoren für das gleiche therapeutische Verfahren weisen scheinbar beträchtliche Unterschiede auf. Eine der Ursachen dafür mag das Vorliegen zu kleiner Stichproben sein. Darüber hinaus ist anzunehmen, daß gute Ergebnisse eher veröffentlicht werden als ungünstige, so daß aus der Literatur eine eher optimistische Beurteilung der Ergebnisse abzuleiten ist, dies besonders bei Vergleichen von neuen Therapieverfahren. Es gibt aber auch noch zusätzliche Ursachen:

(a) Unterschiede sind lediglich vorgetäuscht, und zwar durch eine unterschiedliche Indikationsstellung, ein Einbeziehen verschiedener Zeitabschnitte, innerhalb der sich die chirurgische Technik verbessert hat, und eine Änderung des Krankengutes in verschiedenen Beobachtungszeiträumen (Abb. 9.2). Im eigenen Krankengut konnte nachgewiesen werden, daß sich im Laufe der Jahre eine beträchtliche Verschiebung des Krankengutes ins Stadium III/IV, bzw. in eine Altersgruppe von über 70jährigen (derzeit 34%) mit entsprechendem Einfluß auf die Ergebnisse findet [45, 46]. Es ist daher die Zusammensetzung des Krankengutes zu beachten und unter Umständen durch Stratifizierung zu korrigieren (Abb. 9.3).

b) Unterschiede in den Ergebnissen können tatsächlich bestehen und durch die verschiedene Prozeß- und Strukturqualität verursacht werden. Trotz der weitgehenden Standardisierung gefäßchirurgischer Operationen und die technische Kompetenz verschiedener gefäßchirurgischer Zentren sind solche Unterschiede möglich, wobei eine Objektivierung durch Angiologen und Röntgenologen zu einer Objektivierung der Ergebnisse beitragen könnte.

C. Statistische Bearbeitung

I. Grundsätzliche Überlegungen

Statistische Argumentation ist immer in ein Modell eingebettet [39], nämlich in die vereinfachte Abbildung der Realität in Form von Elementen und Beziehungen zwischen diesen. Die Problemadäquatheit einer statistischen Beschreibung wird durch das zugrunde gelegte Modell bestimmt.

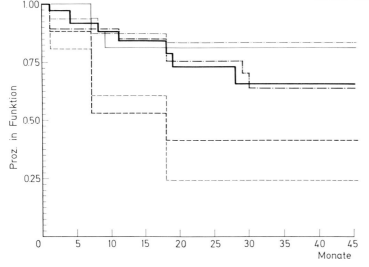

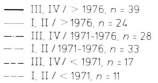

Abb. 9.2. Femoropopliteale Venenbypass-Rekonstruktion; Einfluß von Stadium (I, II bzw. III, IV) und Operationsperioden (–1970, 1971–1976, 1977–) auf die Funktion ohne Sofortverschluß, geschätzt nach KAPLAN-MEIER [15]

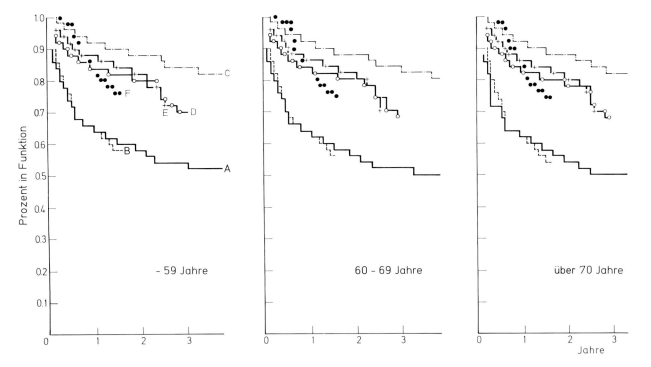

Abb. 9.3. Funktionskurven für den femoro-poplitealen Venenbypass (n=240) ohne Sofortverschluß stratifiziert nach Jahresintervallen und dem klinischen Stadium für drei verschiedene Altersgruppen (–59, 60–69, 70–), A=–1970, St. II, B=–1970, St. III/IV, C=1971–76, St. II, D=1971–76, St. III/IV, E=1977–83, St. II, F=1977–83, St. III/IV

Weiter kann die Verallgemeinerbarkeit klinisch-statistischer Analyseergebnisse durch ein nach bekannten oder unbekannten Faktoren selektiertes Krankengut eingeschränkt sein [26].

Verläßliche statistische Aussagen setzen eine im wesentlichen fehlerfreie und lückenlose Dokumentation voraus.

Während die Aufgabe der deskriptiven Statistik in der Reduktion der Information aus Beobachtungsdaten auf aussagefähige Kenngrößen, Tabellen oder graphische Darstellungen liegt, ermöglicht die induktive Statistik Schlüsse aufgrund von beobachteten Zufallsstichproben auf nicht vollständig beobachtete zugehörige hypothetische Grundgesamtheiten. Der Schluß auf die Grundgesamtheit kann auf zwei Arten erfolgen:

(1) durch Angabe eines Konfidenzbereiches, der z.B. mit 95% einen „wahren" Parameter der Grundgesamtheit überdeckt,
(2) durch Einsatz eines statistischen Tests zur Prüfung, ob eine gegebene Nullhypothese mit einem Datensatz verträglich ist.

Ist die Wahrscheinlichkeit (meist mit p bezeichnet) sehr klein, daß die in einer Stichprobe realisierten oder noch größere Abweichungen von der Aussage der Nullhypothese beobachtet werden können – bei Annahme der Gültigkeit dieser Hypothese – wird sie zugunsten einer Alternativhypothese verworfen. Bei diesem Vorgehen wird dabei sowohl ein Fehler 1. Art (die Nullhypothese fälschlicherweise zu verwerfen) mit der Wahrscheinlichkeit p (oder α) in Kauf genommen, wie auch ein Fehler 2. Art (fälschlicherweise die Nullhypothese beizubehalten) mit der Wahrscheinlichkeit β. Daher werden beobachtete Therapieunterschiede durch möglichst kleine α-Wahrscheinlichkeiten, beobachtete Therapieäquivalenzen durch möglichst kleine β-Wahrscheinlichkeiten gesichert.

Statistische Analysen können konfirmativen Charakters sein – etwa die gezielte Prüfung der zentralen Hypothese einer Therapiestudie – oder in explorativer Weise anhand kleiner p-Werte oder deskriptiv erfaßter Auffälligkeiten Hypothesen erst erzeugen.

Die folgenden Ausführungen können nur einen kleinen Überblick über statistische Verfahren geben und sollen die Lektüre eines statistischen Handbuches [1, 27, 47] nicht ersetzen.

II. Statistische Verfahren

1. Die Beurteilung dichotomer Variablen

Der Zusammenhang einer dichotomen Variablen (z.B. Sofortverschluß, Geschlecht) mit einer qualitativen Variablen wird mit χ^2-Tests für Kontingenztafeln geprüft. Die Verallgemeinerung zur simultanen Prüfung des Zusammenhanges von mehr als 2 Variablen führt zu loglinearen Modellen. Zur Prüfung der Abhängigkeit einer dichotomen Variablen von einer ordinalen Variablen (z.B. Alter, Schmerzintensität, Laborparameter) eignet sich meist der U-Test. Zur Darstellung der Abhängigkeit einer dichotomen Variablen als Funktion mehrerer Faktoren steht die logistische Regression zur Verfügung. Die Beschreibung von Zusammenhängen mit dichotomen Kriterien erfolgt mit Prozentsätzen, Medianen, Quantilen und mit Stab- bzw. Blockdiagrammen (Abb. 9.4–9.6).

2. Die Beurteilung der Funktionsdauer von Gefäßrekonstruktionen

Da zum Analysezeitpunkt des Untersuchungskollektivs in der Regel sowohl noch Patienten am Leben sind als auch die Funktion der Gefäßrekonstruktion noch nicht bei allen Patienten sistiert hat, müssen spezielle Verfahren [18, 38] für „zensierte" (d.h. nicht vollständig beobachtbare) Variable zum Einsatz gelangen. Die Beschreibung des Überlebensverhaltens bzw. der Verteilung zensierter

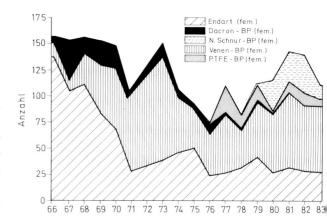

Abb. 9.5. Häufigkeitsentwicklung typischer Eingriffe im Femoralisbereich

Funktionsdauern erfolgt entweder, wie schon 1960 von STOKES u. Mitarb. [40] zur Beurteilung von Gefäßoperationen vorgeschlagen, durch Sterbetafeln oder genauer mit Kaplan-Meier-Schätzungen [15]. In beiden Fällen wird die Wahrscheinlichkeit noch zu leben bzw. eine intakte Gefäßrekonstruktion zu beobachten als Funktion des seit der Therapie (oder Diagnose) verstrichenen Zeitintervalls tabellarisch oder graphisch dargestellt. Die Gefährdung des Patienten hinsichtlich Tod oder Gefäßverschluß im Zeitablauf wird mit Hazardfunktionen beschrieben (Abb. 9.7). Als zugehörige Tests zur Prüfung eines möglicherweise unterschiedlichen Verhaltens von Vergleichsgruppen können die

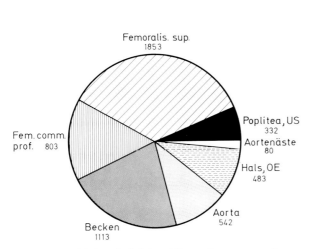

Abb. 9.4. Zahl der Gefäßeingriffe nach Körperregionen im Kreisdiagramm

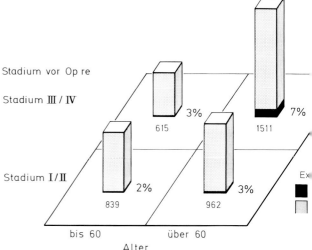

Abb. 9.6. Abhängigkeit der Letalität von Alter und Stadium bei Gefäßrekonstruktionen (Stabdiagramm)

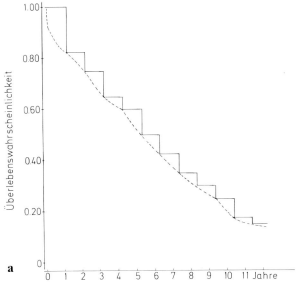

Abb. 9.7a. Charakterisierung des Überlebensverhaltens von Patienten nach Gefäßrekonstruktionen im Beckenbereich mit (**a**) Kaplan-Meier Schätzung (-----), und lifeTable (——), (**b**) Hazard-Funktion. Die Altersverteilung dieser Patienten ist durch die folgenden Quantile beschrieben: $x_{0,1}=47{,}4$ $x_{0,25}=56{,}8$ $x_{0,5}=64{,}6$ $x_{0,75}=70{,}7$ $x_{0,9}=75{,}9$. (Ein Quantil x_p gibt Auskunft bei welchen Werten aufsteigend geordneter Beobachtungen ein Anteil p erreicht wird)

Tests nach MANTEL [21], nach BRESLOW [3] bzw. nach GEHAN [10] empfohlen werden. Während Mantels Test sensibler auf Spätergebnisse reagiert, decken die beiden letzteren Tests Unterschiede im Frühverhalten mit größerer Wahrscheinlichkeit auf.

Um bei heterogenem Patientenmaterial schärfere und unverfälschtere Resultate zu erhalten, empfielt sich häufig die Technik der Stratifikation für die erwähnten Verfahren.

Zur Analyse der Abhängigkeit einer zensierten von einer ordinalen Variablen stehen die Tests nach BROWN u. Mitarb. [4], O'BRIAN [22] und SCHEMPER [37] zur Verfügung. Der Einfluß mehrerer Variablen auf die Funktions- bzw. Überlebenszeit im Sinne einer mathematischen Funktion wird mittels Regressionsmodellen vom Cox-Typ [5] dargestellt. Sie basieren auf Voraussetzungen, die jeweils zu prüfen sind.

Bei derartigen Analysen werden Funktionszeiten inklusive Sofortverschluß (mit der Funktionszeit 0) gewertet und analysiert, was der Situation entspricht, wie sie sich letztlich dem Patienten stellt. Soll aber der Einfluß der therapeutischen Maßnahmen einzig auf die längere Funktion untersucht werden, kann es auch sinnvoll sein, Funktionszeiten ohne Sofortverschlüsse zu analysieren.

Zum Vergleich eines Studienkollektivs mit einer nach Alter und Geschlecht entsprechenden Normalbevölkerung hinsichtlich des Sterbeverhaltens stehen relative Überlebenskurven [9] zur Verfügung (Tabelle 9.2).

Sämtliche der hier angegebenen Verfahren sind zwar konzeptionell einfach und für den Gefäßchirurgen in ihren Resultaten unmittelbar interpretierbar, die Handhabung sollte jedoch trotzdem dem Biostatistiker vorbehalten bleiben [20], der sowohl seine Erfahrung in die Interpretation der Resultate einbringt, als auch mit den Gefahren statistischer Schlußlogik [17] vertraut ist. Darüber hinaus kann er die unumgängliche Mühe der Abwicklung über elektronische Rechenanlagen abnehmen und für hier nicht näher diskutierte Spezialfragen sein Wissen und seine Programme einsetzen.

III. Klinische Studien

Für klinische Studien [25, 36, 41] steht ein spezielleres statistisches Instrumentarium zur Verfügung. Die wichtigsten Funktionen des Statistikers im Rahmen klinischer Studien sind:

(1) Berechnung eines benötigten Stichprobenumfanges, um einen vorgegebenen Therapieunter-

Tabelle 9.2. Relative Überlebensfunktionen (Normierung des Sterbeverhaltens eines Studienkollektivs – Pat. mit Gefäßrekonstruktionen im Beckenbereich wegen chronischer Verschlußkrankheit 1971–1985 – auf das einer Referenzbevölkerung)

Intervall	(1)	(2)	(3)	(4)	(5)	(6)	(7)	(8)	(9)	(10)	(11)
Sterbetafel:											
1. Jahr	1003	62	972,0	163	0,17	0,04	4,56	1,00	1,00	1,00	35,75
2. Jahr	778	48	754,0	61	0,08	0,04	2,01	0,83	0,97	0,86	30,40
3. Jahr	669	40	649,0	61	0,09	0,04	2,14	0,76	0,93	0,82	28,57
4. Jahr	568	40	548,0	37	0,07	0,05	1,40	0,69	0,90	0,77	26,39
5. Jahr	491	27	477,5	50	0,10	0,05	1,99	0,65	0,86	0,75	25,11
6. Jahr	414	15	406,5	26	0,06	0,06	1,11	0,58	0,82	0,70	23,33
7. Jahr	373	16	365,0	33	0,09	0,06	1,45	0,54	0,79	0,69	22,78
8. Jahr	324	23	312,5	21	0,07	0,07	0,99	0,49	0,75	0,66	21,15
9. Jahr	280	24	268,0	23	0,09	0,07	1,17	0,46	0,71	0,64	19,69
10. Jahr	233	21	222,5	23	0,10	0,08	1,29	0,42	0,68	0,62	17,78
11. Jahr	189	12	183,0	17	0,09	0,09	1,07	0,38	0,64	0,59	15,89
12. Jahr	160	12	154,0	13	0,08	0,09	0,90	0,34	0,60	0,57	14,47
13. Jahr	135	18	126,0	7	0,06	0,10	0,55	0,31	0,57	0,55	12,75
14. Jahr	110	13	103,5	6	0,06	0,11	0,53	0,30	0,53	0,55	11,28
15. Jahr	91	15	83,5	3	0,04	0,12	0,31	0,28	0,50	0,56	9,78
16. Jahr	73	22	62,0	2	0,03	0,13	0,26	0,27	0,47	0,58	7,82
17. Jahr	49	19	39,5	3	0,08	0,14	0,56	0,26	0,43	0,60	5,34
18. Jahr	27	20	17,0	2	0,12	0,15	0,81	0,24	0,40	0,60	2,48

Bedeutung der Spalten:
(1) Anzahl der Patienten, die ein Intervall beginnen
(2) Anzahl der Patienten, die in einem Intervall „verloren" wurden
(3) Anzahl der Patienten, die in einem Intervall dem Sterberisiko ausgesetzt sind
(4) Anzahl der in einem Intervall verstorbenen Patienten
(5) bedingte Sterbewahrscheinlichkeit in einem Intervall: (4):(3)
(6) bedingte Sterbewahrscheinlichkeit in einem Intervall (Normalpopulation)
(7) relative Sterbekurve: (5):(6)
(8) Überlebenswahrscheinlichkeit bis zum Beginn eines Intervalls
(9) Überlebenswahrscheinlichkeit bis zum Beginn eines Intervalls (Normalpopulation)
(10) relative Sterbekurve: (8):(9)
(11) Anzahl der erwarteten Sterbefälle in einem Intervall: (3):(6)

Zweiseitiger (einseitiger) Test auf abweichendes Sterbeverhalten des Studienkollektivs von der Referenzbevölkerung:
Bei gleichmäßiger Gewichtung des Zeitverlaufes: $p=0,0000$ ($p=0,0000$)
Bei gleichmäßiger Gewichtung der Patienten: $p=0,0000$ ($p=0,0000$)

Zur Berechnung wurden die 1979 für Österreich geltenden Alters- und Geschlechtsspezifischen rohen Sterbewahrscheinlichkeiten herangezogen (Österr. Stat. Zentralamt, 1980)

schied mit geforderten Fehler-Wahrscheinlichkeiten 1. und 2. Art aufdecken zu können.

(2) Festlegung des Randomisierungsvorganges: Das gewählte Verfahren der „zufälligen" Zuteilung von Patienten zu den Therapiegruppen soll unbekannte Störeinflüsse ausgleichen und sowohl die Gruppenumfänge als auch die prognostischen Faktoren auf die Therapiegruppen balancieren. Besonders bewährt hat sich dabei das Verfahren von POCOCK u. SIMON [24], das für den praktischen Einsatz von SCHEMPER [34] als on-line Computerprogramm installiert wurde.

(3) Die Gestaltung des Datenerfassungsvorganges sowie die Durchführung von geplanten Zwischenauswertungen mit der möglichen Konsequenz eines Studienabbruches fallen ebenso in den Funktionsbereich eines Statistikers wie die statistische Hauptauswertung samt Hilfestellung bei Interpretation und Darstellung der Ergebnisse.

Damit ein Leser des Berichts oder der entsprechenden Publikation die Ergebnisse einer Studie für sich als verbindlich betrachten kann und nicht nur die unmittelbar beteiligten Ärzte Konsequenzen aus den Resultaten ziehen, sollte der Bericht u.a. folgende Punkte enthalten [7]:

(1) Beschreibung sämtlicher Bedingungen, denen

die Aufnahme der Patienten in die Studie unterworfen war
(2) Angabe der Organisation und Technik der Randomisierung bei Therapiestudien.
(3) Quantifizierung der Vollständigkeit der Verlaufsbeobachtungen und Angabe der Gründe für verlorene Patienten.
(4) Resultate von Teststärkeanalysen.
(5) Angabe der eingesetzten statistischen Verfahren.
(6) Quantifizierung der empirischen Basis (z.B. in Verlaufsstudien die Zahl der Patienten, die zumindest k Zeiteinheiten beobachtet wurden).

Die vorangegangenen Ausführungen sollten nicht zuletzt zeigen, daß sich das Fach Medizinische Statistik mit arithmetischen Fragen nur zum Teil beschäftigt, hingegen sich primär in den Dienst der Logik der empirischen Forschung stellt [12, 13, 16]. Mit einem Zitat von MAINLAND [19] soll nochmals die Statistik ins rechte Licht gerückt werden: "Research workers' widespread lack of understanding of the rationale of statistical techniques, and the frequent use of statistical tests as a substitute for thoughtful investigational design, meticulous work, and repetition of experiments, justify the antagonism to statistics exhibited by some experimenters. To one who has had personal experience of the way in which statistical thinking, as distinct from statistical arithmetic, can promote good investigation, this perversion of statistics is lamentable."

Die grundsätzlichen wissenschaftlichen und klinischen Fragestellungen in der Gefäßchirurgie haben sich in den letzten Jahren kaum geändert. Schwerpunkte sind weiterhin die Frage der Indikationsstellung zur Operation, die Ausdehnung des Eingriffes hinsichtlich größerer oder geringerer Radikalität und die Wahl der Rekonstruktionstechnik und des Gefäßersatzes hinsichtlich des Risikos, des Sofortergebnisses sowie des Spätergebnisses, bzw. unter Umständen auch der Gesichtspunkt der Erhaltung der Extremität durch eine Reihe von Operationen. Um sämtliche relevanten Daten in den Informationsprozeß einzubeziehen würde bei den derzeitigen Anwendungsmöglichkeiten der elektronischen Datenverarbeitung sehr viel dafür sprechen, eine Dokumentation gefäßchirurgischer Eingriffe auf nationaler und internationaler Basis durchzuführen. Das an der Wiener Klinik verwendete System könnte dazu dienen, die bisherigen Erfahrungen zu nützen. Im eigenen Bereich konnte jedenfalls gezeigt werden, welch große Vorteile die unmittelbare Anwendung statistischer Verfahren im Rahmen eines EDV-gestützten Dokumentationssystems bringt.

LITERATUR

1. Armitage P (1971) Statistical methods in medical research. Blackwell, Oxford
2. Breslow N (1978) Perspectives on the statistican's role in cooperative clinical research. Cancer 41:326–332
3. Breslow N (1970) A generalized Kruskal-Wallis test for comparing K samples subject to unequal patterns of censorship. Biometrika 57:579–594
4. Brown BW, Hollander M, Korwar RM (1974) Nonparametric tests of independence for censored data, with applications to heart transplant studies. In: Proschan F, Serfling RJ (eds) Reliability and biometry. SIAM, Philadelphia, pp 327–354
5. Cox DR (1972) Regression models and life tables. J R Stat Soc B 34:187–220
6. Cutler SJ, Ederer F (1958) Maximum utilization of the life table method in analyzing survival. J Chronic Dis 8:699–713
7. Dersimonian R, Charette LJ, McPeck B, Mosteller F (1982) Reporting on methods in clinical trials. N Engl J Med 306:1332–1337
8. Dixon WJ, Brown MB, Englman L, Frane JW, Hill MA, Jennrich RI, Toporek JD (1982) BMDP statistical software. University of California Press, Berkely
9. Ederer F, Axtell LM, Cutler SJ (1961) The relative survival rate: A statistical methodology. Natl Cancer Inst Monogr 6:101–121
10. Gehan EA (1965) A generalized Wilcoxon test for comparing arbitrarily singly censored samples. Biometrika 52:203–223
11. Grabner H, Leihanec J (1976) Das universelle Dokumentationssystem im Rahmen des Informationssystems WAMIS. EDV Medizin Biol 7:53–56
12. Griesser G (1965) Heilkunde und Statistik – Mensch und Zahl. Methods Inf Med 4:114–120
13. Griesser G (1967) Zur Methodik der wissenschaftlichen Arbeit in der Allgemeinmedizin. Med Welt 47:2801–2807
14. Jacobson JH, Karipineni RC, Weisberg M, Radna R (1980) Description of an universal data entry and retrieval program for vascular surgeon. Surgery 88:766–774
15. Kaplan EL, Maier P (1958) Nonparametric estimation from incomplete observations. J Amer Statist Ass 53:457–481
16. Koller S (1963) Die Aufgaben der Statistik und Dokumentation in der Medizin. Dtsch Med Wochenschr 40:1917–1924
17. Koller S (1963) Systematik der statistischen Schlußfehler. Methods Inf Med 3:113–117
18. Lawless JF (1982) Statistical models and methods for lifetime data. Wiley, New York
19. Mainland D (1960) The use and misuse of statistics in medical publications. Clin Pharmacol Ther 1:411–422

20. Mainland D (1965) We wish to hire a medical statistican. Have you any advice to offer? JAMA 193:289–193
21. Mantel N (1966) Evaluation of survival data and two new rank order statistics arising in its consideration. Cancer Chemotherapy Reports 50:163–170
22. O'Brien P (1978) A nonparametric test for association with censored data. Biometrics 34:143–250
23. Plecha FR, Avellone JC, Beren EG, DePalma RG, Hertzer NR (1979) A computerized vascular registry: Experience of the Cleveland Vascular Society. Surgery 80:826–835
24. Pocock SJ, Simon R (1975) Sequential treatment assignment with balancing for prognostic factors in the controlled clinical trial. Biometrics 31:103–115
25. Pocock, SJ (1983) Clinical trials. Wiley, Chichester New York Brisbane Toronto Singapore
26. Rümke ChL (1970) Über die Gefahr falscher Schlußfolgerungen aus Krankenblattdaten (Berkson's Fallacy). Methods Inf Med 9:249–254
27. Sachs L (1974) Angewandte Statistik, 4. Aufl. Springer, Berlin Heidelberg New York
28. SAS Institute Inc (1982) SAS User's Guide: Basics. Cary, North Carolina
29. SAS Institute Inc (1981) SAS/Graph User's Guide, Cary, North Carolina
30. SAS Institute Inc (1982) SAS User's Guide: Statistics. Cary, North Carolina
31. SAS Institute Inc (1982) SAS/FSP User's Guide. Cary, North Carolina
32. Schemper M, Funovics J, Puchner M (1981) Computergestützte Patientennachsorge – Darstellung eines Modells und Bericht über 40 Monate Funktionsdauer. In: Adlassnig KP, Dorda W, Grabner G (Hrsg) Medizinische Informatik. Oldenbourg, Wien München, S 69–75
33. Schemper M (1981) Eine Programmsammlung zur statistischen Analyse zensierter Überlebenszeiten. Statistical Software Newsletter 7:118–121
34. Schemper M (1982) Randomisierung für kontrollierte Therapiestudien. Wien Klin Wochenschr 94:604–609
35. Schemper M, Dorda W (1983) Integrierte Datenverarbeitung für klinische Studien. EDV Med Biol 14:65–77
36. Schemper M, Scheiber V (1984) Statistische Standards für klinische Langzeitstudien. Wien Klin Wochenschr 96:361–370
37. Schemper M (1984) Analysis of associations with censored data by generalized Mantel and Breslow tests and generalized Kendall correlation coefficients. Biom J 3, 308–318
38. Schemper M (1984) A survey of permutation tests for censored survival data. Commun Statist A 13 1655–1665
39. Stachowiak H (1973) Allgemeine Modelltheorie. Springer, Wien
40. Stokes JM, Slugg WL, Butcher HR (1963) Standard method of assessing relative effectiveness of therapies for arterial occlusive diseases. Ann Surg 157:343–350
41. Victor N, Dudeck J, Broszio EP (Hrsg) (1981) Therapiestudien. Springer, Berlin Heidelberg New York
42. Wagner O (1973) Das Dokumentationssystem der Österr. Ges. für Gefäßchirurgie – Aufbau, Struktur und praktische Anwendung. In: Denck H, Koch G, Piza F, Wagner O (Hrsg) Intestinale Durchblutungsstörungen. Egermann, Wien, S 211–226
43. Wagner O (1978) Chirurgische Behandlung der arteriellen Durchblutungsstörungen der unteren Extremität – Therapeutische Erfolgsbeurteilung. Med Klin 73:1183–1191
44. Wagner O, Schemper M (1983) Gefäßchirurgie – der chronische Gefäßverschluß der unteren Extremität: Schwerpunkte chirurgischer Forschung. Chirurg 54:211–220
45. Wagner O, Schemper M (1983) Chronische Durchblutungsstörung der unteren Extremität. Einfluß des Alters auf Sofort- und Spätergebnisse nach Gefäßrekonstruktion. In: Bünte H, Rühland D (Hrsg) Arterielle Durchblutungsstörungen im hohen Lebensalter. Schattauer, Stuttgart New York. Ergebnisse der Angiologie, Bd 27, S 193–202
46. Wagner O, Kretschmer G, Piza F, Polterauer P, Schemper M (1984) Hat das Patientenalter einen Einfluß auf die Spätergebnisse von Gefäßrekonstruktionen bei chronischer Durchblutungsstörung der unteren Extremität? In: Piza F, Mavosi L (Hrsg) Angiologie und Geriatrie. Robidruck, Wien, S. 221–229
47. Weber E (1980) Grundriß der biologischen Statistik, 8. Aufl. Fischer, Stuttgart

10 Postoperative Komplikationen

10.1 Sofort-, Früh- und Spätkomplikationen nach Gefäßrekonstruktion und ihre Behandlung (Blutung, Verschluß)

K.L. LAUTERJUNG

INHALT

A. Blutung 161
   I. Technische Fehler 161
   II. Prädisponierende Faktoren 163
   III. Blutungsgefahren bei speziellen gefäßchirurgischen Eingriffen 163
B. Sofort-, Früh- und Spätverschlüsse 165
   I. Der Sofortverschluß 165
   II. Der Frühverschluß 166
   III. Der Spätverschluß 166
   Literatur 170

A. Blutung

Tritt eine Blutung infolge eines gefäßchirurgischen Eingriffs auf, so läßt häufig schon der Zeitpunkt des Auftretens auf die Ursache der Blutung schließen. Es ist daher sinnvoll, Blutungen in der Gefäßchirurgie hinsichtlich ihres zeitlichen Auftretens in intraoperative, frühpostoperative und spätpostoperative Blutungen zu differenzieren. So sind Anastomosen- und Nahtkomplikationen in Form eines Aneurysma spurium oder ein Infekt fast immer die Ursachen einer spätpostoperativen Blutung (s.S. 173, 178). Auch Prothesendefekte können hier die Ursache sein. Die im Vergleich zu ähnlich großen Eingriffen der Allgemeinchirurgie 2–3 mal häufiger zu erwartenden Blutungskomplikationen in der Gefäßchirurgie sind in der überwiegenden Zahl der Fälle intraoperativ und frühpostoperativ zu erwarten [11]. Die Ursachen hierfür lassen sich in 2 Gruppen einteilen:

(1) Technische Fehler,
(2) Prädisponierende Ursachen.

I. Technische Fehler

Bei den technischen Fehlern, die zur intra- oder frühpostoperativen Blutung führen, muß zwischen fehlerhafter Präparationstechnik und fehlerhaften Techniken der Behandlung von Naht bzw. Anastomose unterschieden werden. Technische Fehler können allerdings auch erst dann zur intra- oder frühpostoperativen Blutung führen, wenn gleichzeitig prädisponierende Faktoren, wie Gerinnungsschäden oder Hypertonus, gleichzeitig auftreten.

1. Blutungen bei der Präparation

Sie entstehen meist bei traumatisierender Präparationstechnik. Sie sind weniger Folge von Verletzung des freizulegenden Gefäßes selbst, als von Verletzungen abgehender arterieller Gefäße oder begleitender Venen. Insbesondere beim Umfahren des freizulegenden Gefäßes ist die Wahl des Instruments von Bedeutung. An Stelle einer Overholtklemme ist die Verwendung eines weniger spitzen Instruments beim Umfahren von Gefäßen zu empfehlen. Auch kann das Anschlingen mit einem Bändchen, wie z.B. bei der Präparation des Bauchaortenaneurysmas, ganz unterlassen werden. Die Freipräparation der Arterie von der Begleitvene kann besonders dann zu Blutungen führen, wenn beide Gefäße wegen anatomisch bedingter Nähe und reaktiver Veränderung ihrer Gefäßwände miteinander verklebt sind. Auch bei umsichtigem Präparieren kann es hierbei zu Einrissen, besonders der Venenwand, kommen [23]. Die Versorgung eines solchen venösen Defekts durch Naht ist zumeist schwierig und kann infolge der Fixierung der Vene an der Arterie zu weiteren Einrissen führen. In solchen Situationen ist es ratsam, mit der Präparation der Vene von der Arterie stets proximal und distal der Adhäsion zu beginnen, um die Arterie auch dort zuerst für das Anschlingen zu umfahren. Besonders schwierig wird die Präparation der Gefäße im Narbengewebe bei Zweieingriffen. Hier hat es sich als vorteilhaft erwiesen, auf stumpfe Präparationstechniken zu verzichten und die Gefäße oder Prothesenstrecken mit dem Skalpell aus dem Gewebe „freizuschnitzen".

Ebenfalls instrumentell bedingt entstehen Blutungen bei der Herstellung eines Gewebetunnels in der Leiste oder der Kniekehle zum späteren Durchzug einer arteriellen Umgehung. Kornzangen oder Stahlrohre sollten erst dann angewandt werden, wenn vorher ein Tunnel mittels vorsichtiger stumpfer Fingerpräparation geschaffen wurde. Dieses Vorgehen wird nur dann erschwert, wenn die bidigitale Präparation nicht in der richtigen Gewebeschicht erfolgte.

Nicht immer zu vermeiden und oft nicht sofort zu erkennen sind trotz vorsichtigen Vorgehens arterielle Gefäßwandläsionen mit nachfolgender intra- oder frühpostoperativer Blutung nach Verwendung des Ringstrippers zur Desobliteration. Gerade bei stark verkalkten Gefäßen ist die Gefahr einer Perforation erhöht. In diesen Fällen kann es angezeigt sein, ein anderes Verfahren zu wählen (s. S. 393).

Läsionen, die bei der Verwendung des Fogarty-Katheters entstehen, entziehen sich ebenfalls zumeist einer sofortigen Erkennung. Im Bereich der Unterschenkelstrombahn auftretende Blutungen nach Perforation oder Wandberstung können oft nur durch eine intraoperative Kontrollangiographie entdeckt werden; sie verlangen dann eine sofortige Intervention, da nach dieser instrumentellen Läsion und Blutung oft eine Verlegung der Strombahn infolge eines Intimaeinrisses oder einer Placqueablösung auftreten kann. Sind solche Komplikationen auch bei größter Vorsicht nicht immer vermeidbar, so empfiehlt es sich doch, beim primären Einführen des Ballonkatheters grundsätzlich auf den Stahldrahtmandrin zu verzichten und den Ballon nur mit einer geeigneten Spritze aufzublähen. Schwer gleitende Einmalplastikspritzen lassen hier einen wohldosierten Füllungsdruck des Ballons nicht zu und sollten gegen Glas- oder Metallspritzen ausgetauscht werden [3, 7].

2. Blutungen bei fehlerhaften Naht- und Anastomosentechniken, Blutungen aus Stichkanälen

Blutungen aus Stichkanälen sind im strengen Sinne nicht als Komplikationen zu werten, da sie meist nach 5–10minütiger Kompression – vorzugsweise mit einfacher Kompresse – zum Stehen kommen. Vor zu frühzeitigem Umstechen ist zu war-

nen. Meist verschlimmert eine Zusatznaht die Situation. Ist auch nach längerem Tamponieren oder mittels einer zusätzlichen Einzelnaht keine Blutstillung zu erreichen, so liegt als Ursache häufig eine Störung im Gerinnungssystem vor. Nur die adäquate Substitution von Gerinnungsfaktoren bzw. Neutralisation von Heparin schafft hier Abhilfe. Schwierigkeiten können allerdings auch dann auftreten, wenn trotz meßbarer Normalität der Blutgerinnung eine Störung der Thrombozytenfunktion durch präoperative Gabe von Aggregationshemmern aufgetreten ist. Solche Komplikationen lassen sich nur durch frühzeitiges Absetzen der Medikation vor der Operation verhindern. Leitsymptom einer solchen Gerinnungsstörung sind auch die intraoperativ auftretenden kapillären Blutungen, die oft einen Zweiteingriff mit Hämatomausräumung nach sich ziehen. Bei der heutigen vermehrten Anwendung von Aggregationshemmern sind Patienten immer präoperativ gezielt nach ihrer Einnahme zu befragen. Wegen ihrer Langzeitwirkung ist auf ein genügend langes Intervall (3–7 Tage) zwischen Absetzen der Therapie und Operationszeitpunkt zu achten.

3. Blutungen aus Naht und Anastomose

Blutungen aus Naht und Anastomose können sowohl intraoperativ (z.B. nach Freigabe der arteriellen Strombahn) als auch in der frühen postoperativen Phase auftreten. Ihre Ursachen lassen sich fast immer auf technische Defekte bei der Herstellung der Naht oder der Anastomose zurückführen. Ein zu großer Stichabstand der Arteriennaht oder ein Kalibermißverhältnis von Prothese und Arterie mit konsekutiver „Tütenbildung" sind die häufigsten Ursachen; sie werden meist schon intraoperativ erkannt. Zusätzliche Nähte, vorzugsweise nach erneutem Abklemmen, werden in den Fällen notwendig, in denen die Blutung nicht innerhalb von 5–10 Minuten unter Kompression sistiert.

Treten Blutungen in der frühpostoperativen Phase auf, so können dafür die gleichen technischen Mängel die Ursache sein. Eine während der Operation bestehende arterielle Hypotension mit postoperativ einsetzender Normo- oder Hypertension maskiert diesen technischen Fehler ebenso, wie das Einreißen der Naht bei dünner, fragiler Gefäßwand.

Besonders bei kniegelenksübergreifenden Umgehungen ist das postoperative Aus- und Einreißen der Anastomosennaht bei Umlagerung des Patienten aus der zumeist in leichter Beugestellung gelagerten unteren Extremität eine, wenn auch seltene Komplikation, die zudem noch durch intraoperative Kontrolle (Beugung – Streckung) sicher vermieden werden kann [13].

II. Prädisponierende Faktoren

Prädisponierende Faktoren einer schwer zu beherrschenden intra- und frühpostoperativen Blutung sind neben einem postoperativ auftretenden Hypertonus bei Vorliegen eines technischen Fehlers Störungen im Gerinnungssystem. Die Gerinnungsstörung kann kongenital oder erworben sein. Man kann davon ausgehen, daß bei erwachsenen Patienten ohne Vorgeschichte einer Gerinnungsstörung – besonders nach vorausgegangenen Operationen – eine kongenitale Gerinnungsstörung unwahrscheinlich ist. Eine Überprüfung des Gerinnungssystems ist dennoch eine unabdingbare Voraussetzung eines geplanten gefäßchirurgischen Eingriffs. Im allgemeinen reichen als Routineuntersuchungen dafür die Bestimmung von *Thromboplastinzeit, partieller Thromboplastinzeit, Thrombinzeit* und Anzahl der *Thrombozyten* aus.

Intra- und frühpostoperative Blutungen aufgrund einer Hämostasestörung lassen sich in fast allen Fällen auf 3 Ursachen zurückführen:

(1) Zu hohe Gabe von Antikoagulantien intra- und postoperativ,
(2) Verdünnung der Gerinnungsfaktoren durch Zufuhr großer Mengen alten Blutes,
(3) Verbrauchskoagulopathie durch Schock, Infektion und Sepsis.

Diese Störungen bedürfen nach ihrer Erkennung – unter Umständen durch weitergehende Untersuchungen der Einzelfaktoren des Gerinnungssystems – einer *sofortigen* Substitution oder Neutralisation, um ein Perpetuieren des Blutungsmechanismus mit dadurch möglicher Verstärkung des Gerinnungsdefekts zu verhindern [21].

III. Blutungsgefahren bei speziellen gefäßchirurgischen Eingriffen

1. Eingriffe an der Arteria carotis (s.S. 488)

Das Auftreten einer Blutung – meist frühpostoperativ – ist entweder durch eine Schwellung des Halses oder durch vermehrte Förderung von Blut durch einen im Operationsfeld belassenen Drain zu erkennen. Zwei Gründe machen eine möglichst frühzeitige Intervention nach *sofortiger* Reintubation, Hämatomausräumung und Suche nach der Blutungsursache zwingend notwendig:

(1) Bei abwartender Haltung des Operateurs kann die weitere Zunahme des Hämatoms mit Verdrängung der Trachea eine dann notwendige Intubation erschweren oder sogar unmöglich machen.

(2) Das Belassen eines Hämatoms begünstigt die Entstehung eines Infekts mit möglicher Arrosion der Naht und konsekutiver, nicht beherrschbarer Blutung.

Als Ursache der Blutung findet sich meist ein Leck im Bereich der arteriellen Naht, welches während der Operation bei bestehender Normo- oder Hypotension nicht entdeckt wurde. Der bei ca. 10% der operierten Patienten sich entwickelnde Hypertonus bei Ausleiten der Narkose oder im Aufwachraum führt dann zur Blutung. Auch Aus- oder Einreißen der Nähte können hierdurch begünstigt werden [20]. Das Abrutschen der Ligatur der V. facialis, die meist intraoperativ durchtrennt wurde, kann ebenfalls durch die postoperative Situation des Patienten hervorgerufen werden. Durch Abhusten und das dadurch hervorgerufene Valsalva-Manöver kann der Venendruck Werte des arteriellen Systemdruck übersteigen. Ein Übernähen des Lecks, unter Umständen bei Fadenriß eine neue Anlage der Naht oder eine erneute Unterbindung des Venenstumpfes wird in diesen Fällen notwendig.

Um einem Wundinfekt vorzubeugen, sollte die Reintervention unter perioperativem Antibiotikaschutz geschehen. Hämatome aufgrund diffuser Blutungen wegen intraoperativer Heparinisierung sind selten, da eine subtile Blutstillung nach Neutralisation des Heparins immer angestrebt wird. Allerdings können zu spät abgesetzte Aggregationshemmer, in Verbindung mit der Heparinisierung, zu diffusen und auch bei Reintervention schwer stillbaren Blutungen führen. In diesen Fällen helfen oftmals nur die ausreichende Drainage der Wunde und ein Druckverband. Bei Einlegen der Drainagen sowohl bei Erst- als auch bei Reoperation ist wegen der Gefahr der mechanischen Verletzung darauf zu achten, daß die meist rigiden Drainageschläuche (Redon) keinen Kontakt mit Vene oder Arterie oder sogar der Naht haben. Aus gleichem Grund verbietet sich in der Regel die Anwendung von Sog an den Drainagen.

2. Eingriffe an Arteriae subclavia et vertebralis

Eingriffe an den supraaortalen Ästen werden vornehmlich von einem supraklavikulären Zugang aus durchgeführt. Nur in Fällen, in denen mehr als einer der drei supraaortalen Äste stenosiert oder verschlossen ist, kommt eine Freilegung des Aortenbogens, vorzugsweise durch mediane Sternotomie, in Frage. Typische Blutungskomplikationen sind hier meist operationstechnisch oder durch Unübersichtlichkeit des Zugangs bei supraklavikulärem Vorgehen direkt intraoperativ bedingt. Blutungen bei supraklavikulärer Präparation der Gefäße verlangen ein umsichtiges Vorgehen, da bei auftretender arterieller Blutung der proximale Teil der Arterie wegen Unübersichtlichkeit instrumentell schwer zu erreichen ist. Treten hier Schwierigkeiten auf, die arterielle Blutung zu kontrollieren, so sollte nicht gezögert werden, sich durch eine mediane Sternotomie einen besseren Überblick zu verschaffen. Blutungen bei Verletzung der Begleitvenen stehen meist durch temporäre Tamponade. Erst wenn sie nicht zur Blutstillung führt, kann – allerdings selten – eine Durchtrennung der Klavikula mit nachfolgender Naht der proximalen V. subclavia notwendig werden. Die Vereinigung der Klavikula erfolgt danach durch Osteosynthese (s.S. 547) [17].

3. Thorakale Aorta

Blutungen nach gefäßchirurgischen Eingriffen an der thorakalen Aorta sind im Vergleich zu Blutungen nach Eingriffen an der abdominalen Aorta leichter zu erkennen. Postoperative Verbreiterung des Mediastinum, kontinuierlicher Blutverlust aus der Thoraxdrainage, röntgenologische Anzeichen des persistierenden Hämothorax bei Abfall von Hb und Hämatokrit erleichtern die Diagnose. Kann schon die Versorgung von Blutungen aus Abgängen von Interkostalarterien oder vieler kleiner Gefäße im Mediastinum nach Operation eines größeren thorakalen Aneurysmas intraoperativ schwierig sein, so besteht auch noch postoperativ die Gefahr der Nachblutung aus diesen Gefäßen, die zur Zeit der Operation nicht bluteten. Auch durch den Pulsationsdruck des Aneurysmas erodierte Wirbelkörper können nach Operation des Aneurysmas verstärkt bluten und eine intraoperative Blutstillung erschweren. In solchen Situationen stehen dem Operatuer folgende Mittel zur Blutstillung zur Verfügung: Tamponade, Naht, Knochenwachs, Infrarotkoagulation. Voraussetzung sind allerdings ein intaktes Gerinnungssystem, das auch intraoperativ durch ein gut funktionierendes Labor engmaschig kontrolliert werden muß, und eine funktionierende Blutbank, die die Bereitstellung von Blut, Gerinnungskomponenten und u.U. Warmblut gewährleisten kann. Die Wahrscheinlichkeit, daß nicht technische Fehler, sondern Gerinnungsschäden aufgrund des manchmal hohen Blutverlustes zu Blutungen aus Naht und umgebendem Gewebe führen, ist hoch. Sie ist um so höher, wenn im Falle einer thorakalen Aortenruptur Begleitverletzungen wie Frakturen oder Leber- und Milzruptur, zum Blutverlust geführt haben.

4. Abdominale Aorta

Eine aortale Blutung kann schon bei der Präparation eines infrarenalen Bauchaortenaneurysmas auftreten. Ist eine sofortige Kontrolle der Blutung durch Abklemmen der Aorta an typischer Stelle infrarenal wegen unübersichtlicher Verhältnisse im Operationsgebiet nicht ohne weiteres möglich, so kann dann ein rasches Abklemmen der Aorta direkt unterhalb des Zwerchfells oder oberhalb der Nierenarterien angezeigt sein, bis nach weiterer Präparation die Aorta infrarenal sicher abgeklemmt werden kann (s.S. 318).

Auch die einfache Kompression der Aorta gegen die Wirbelsäule, entweder digital oder mit einem großen gestielten Tupfer proximal der Rupturstelle kann einen größeren Blutverlust verhindern. Ebenso kann das Einführen eines Ballonkatheters in die Aorta helfen, um den proximalen Zufluß zu unterbinden (s.S. 318).

Das Abklemmen der thorakalen Aorta durch separate Thorakotomie ist ein ebenfalls empfohlenes Vorgehen; da es aber zeitaufwendig ist, empfehlen wir ein derartiges Vorgehen bei massiver Blutung nicht.

Das Aneurysma selbst sollte grundsätzlich erst dann präparatorisch angegangen werden, wenn ein Abklemmen der Aorta proximal und distal des Aneurysmas sichergestellt ist. Dazu ist es in der Regel nicht notwendig, die Aorta proximal anzuschlingen. Diese Operationsphase bedingt eine erhöhte Gefahr einer intraoperativen Blutung infolge Zerreißung größerer Lumbalarterien oder Venen. Die Präparation beidseits des Gefäßes reicht zum Ansetzen einer Klemme aus. Vollständige Okklusion der Aorta kann durch Druck der Klemme gegen die Wirbelsäule erreicht werden.

Auch die Iliakaarterien müssen aus gleichen Gründen nicht umfahren werden. Eine anteriore und laterale Präparation der Aa. iliacae ist ausreichend, um eine Klemme zu setzen. Eine venöse Blutung aus den Iliakavenen infolge präparatorischer Trennung von Vene und Arterie kann dadurch vermieden werden. Diese Gefahr besteht besonders im Bereich der rechten A. iliaca comm., an deren Hinterwand die V. iliaca fast immer verwachsen ist. Falls es doch intraoperativ zu Einrissen der Vene kommt, ist die Versorgung des Risses durch fortlaufende Naht mit 6/0 Prolene die Methode der Wahl. Blutfreiheit des Operationsfeldes wird dabei durch vorübergehende leichte Kompression der Vene proximal und distal des Defekts mittels größerer gestielter Tupfer erreicht. Gleiches gilt für Einrisse der V. cava inf., die im Bereich des distalen Aneurysmasackes meist die stärksten Verwachsungen mit der Aorta aufweist [18]. Grundsätzlich sind zum Ersatz der Bauchaorta hochporöse Allotransplantate vorzuziehen. Bei rupturierten Bauchaortenaneurysmen oder nach blutverlustreichen Operationen an der Bauchaorta aber sollten feinporige, gewebte Prothesen vorzugsweise verwendet werden. Eine Vorgerinnung bei unter Umständen schon bestehenden Gerinnungsschäden kann dann entfallen. Auch ist eine postoperative Blutung aus der Prothese durch gesteigerte Fibrinolyse dann weniger wahrscheinlich.

Frühpostoperative Blutungen nach Eingriffen an der Bauchaorta unterscheiden sich von anderen Blutungskomplikationen durch die Schwierigkeit ihrer frühzeitigen Erkennung und rechtzeitigen Reintervention. Die Inspektion des Bauchumfanges ist zur Diagnose einer persistierenden Blutung selten hilfreich, zum einen wegen des oft geblähten Abdomens und wegen der großen Aufnahmefähigkeit des Retroperitoneal- und Peritonealraumes. Zum anderen können größere Mengen Blut vom Retroperitonealraum aufgenommen werden, mit nachfolgender Tamponade der Blutungsquelle, ohne daß eine chirurgische Intervention notwendig wäre. Aus diesen Gründen wird von vielen Chirurgen auf die Drainage des Abdomens verzichtet. Allerdings ist in Einzelfällen eine passagere Drainage der Bauchhöhle für 2–3 Tage durchaus zu empfehlen, da sie zur frühzeitigen Indikationsstellung für den Reeingriff beitragen kann. Inwieweit eine chirurgische Intervention angezeigt sein kann, ist vor allem vom Verlauf der Blutwerte (Hämoglobin, Hämatokrit) und von der Menge des zu substituierenden Bluts abhängig; so muß von Fall zu Fall entschieden werden. Für den Erfolg kann entscheidend sein, daß der Erstoperateur, der die Situation bei der Erstoperation am besten beurteilen kann, die Indikation zum Reeingriff stellt und ihn nach Möglichkeit auch selbst durchführt.

5. Aortailiakale Gefäße, femoro-popliteale Gefäße

Postoperative Blutungen im Bereich der iliakalen und femoro-poplitealen Gefäßabschnitte sind im allgemeinen leichter zu erkennen, an Schwellung, Hautverfärbung oder bei durchgeführter Drainage an der erhöhten oder persistierenden Blutung. Meistens sind technische Fehler bei der Naht der Anastomose die Ursache. Auch abgerutschte Unterbindungen an Seitenästen einer Venenumgehung nach Freigabe des Blutstroms kommen in Frage. Diese Blutungskomplikationen zwingen weniger wegen des Blutverlustes zur Reintervention als vielmehr wegen der Beseitigung des infektionsgefährdeten Hämatoms, das zusätzlich zu distalem Frühverschluß führen kann.

Intraoperativ angiographisch nachgewiesene Blutungen im Bereich der Unterschenkelstrombahn, hervorgerufen durch Perforation nach Embolektomie mittels Ballonkatheters, sind deswegen sofort chirurgisch zu explorieren. In solchen Fällen ist sonst mit einer Beeinträchtigung der peripheren Durchblutung durch Dissektion zu rechnen.

B. Sofort-, Früh- und Spätverschlüsse

Wie bei den Blutungskomplikationen läßt sich aus dem Zeitpunkt eines Verschlusses nach einem gefäßchirurgischen Eingriff häufig auf die Verschlußursache schließen. Die Reverschlüsse lassen sich zeitlich in Sofort-, Früh- und Spätverschlüsse gliedern. Entsprechend dem zeitlich unterschiedlichen Auftreten dieser Komplikationen ist auch das chirurgische Vorgehen zu planen.

I. Der Sofortverschluß

Ein Sofortverschluß liegt definitionsgemäß dann vor, wenn der Verschluß entweder intra- oder postoperativ innerhalb der ersten 24 Stunden eintritt. Ursachen sind meist Fehler in der Operationstechnik oder Indikationsstellung. Als technische Fehler des Sofortverschlusses kommen 3 Möglichkeiten in Betracht:

(1) Thrombosierung bzw. Embolisierung der peripheren Strombahn während der Operation,
(2) Herstellen eines peripheren Strombahnhindernisses infolge Dissektion der Intima oder Ablösung eines Placques,
(3) Einengung der Zu- oder Abstrombahn.

Fehlerquellen der Indikationsstellung können sein:
(1) Inadäquate Ausflußstrombahn,
(2) Inadäquater Zufluß,
(3) Herstellung eines Umgehungskreislaufes bei inadäquatem Druckgefälle.

II. Der Frühverschluß

Es ist zweckmäßigerweise definiert als der postoperative Verschluß, der nach dem Zeitpunkt eines möglichen Sofortverschlusses bis ein Jahr nach der Operation auftritt [23].

Dieser Art der Verschlüsse können technische und indikatorische Fehler bei dem Ersteingriff zugrunde liegen. Sie waren entweder zunächst nicht so schwerwiegend oder führten in Folge der begleitenden Antikoagulationsbehandlung nicht zu einem Sofortverschluß. Die Wahrscheinlichkeit, daß der Verschluß darauf zurückzuführen und nicht Ausdruck der progredienten Grunderkrankung ist, nimmt naturgemäß mit dem zeitlichen Abstand von der Erstoperation ab.

III. Der Spätverschluß

Verschlüsse, die erst ein Jahr nach der Erstoperation auftreten, werden im allgemeinen als Spätverschlüsse definiert. Sie lassen sich nosologisch vorwiegend auf eine Progredienz der Grunderkrankung oder auf gewebliche Veränderungen von Umgehungskreisläufen zurückführen..

1. Diagnostik

a) Sofortverschluß. Der Verdacht auf einen Sofortverschluß liegt meist dann vor, wenn nach arterieller Rekonstruktion und Freigabe des Blutstroms in der abhängigen Strombahn entweder kein Puls oder im Vergleich zur kontralateralen Seite ein abgeschwächter Puls tastbar ist. Die adäquate diagnostische Maßnahme zur raschen Sicherstellung der Diagnose ist ein intraoperativ durchgeführtes Angiogramm. In gleicher Narkose kann dann die Ursache des Sofortverschlusses erkannt und beseitigt werden. Nicht zu empfehlen ist bei Verdacht auf einen Sofortverschluß die Beendigung der Operation mit postoperativer Angiographie. Der dadurch bedingte Zeitverlust verlängert unnötig die Ischämiezeit, fördert die Appositionsthrombose und erhöht das Risiko des Eingriffs durch die erneut notwendige Narkose. Wenn eine intraoperative Angiographie nicht möglich ist, z.B. nach Rekonstruktion der supraaortalen Äste, sind zur Diagnostik eines Sofortverschlusses Pertubations- bzw. Flußmessung Methoden der Wahl [19].

b) Früh- und Spätverschlüsse. Zur Erkennung des Früh- bzw. Spätverschlusses sind die diagnostischen Maßnahmen die gleichen wie die der Erstuntersuchung bei einem arteriellen Verschlußleiden. Die Angiographie ist auch hierbei unabdingbare Voraussetzung für exakte Diagnose und Lokalisation, aber auch für adäquate chirurgische Maßnahmen. Die arterielle Strombahn proximal der ersten chirurgischen Intervention als auch die gesamte distale Strombahn sind hierbei darzustellen.

2. Verschlüsse nach speziellen Eingriffen

a) Supraaortale Äste, hirnversorgende Arterien. Die häufigsten ischämischen Komplikationen nach Eingriffen an der A. carotis sind auf operationstechnische Schwierigkeiten oder Fehler zurückzuführen mit nachfolgender Thrombose oder Embolie.

Die schon bei der Präparation der A. carotis mögliche Loslösung thrombotischen oder ulzerösen Materials ist in der Regel durch mechanisch schonendes Präparieren zu verhindern. Es ist daher zu empfehlen, erst dann mit der ausreichenden Präparation der A. carotis comm. ext. und int. fortzufahren, wenn die A. carotis comm. nach Anschlingen abgeklemmt wurde. Das Abklemmen der Arterie hat mit weichen Gefäßklemmen zu erfolgen. Eine Schädigung der Gefäßwand, besonders der A. carotis int. begünstigt die Entstehung einer Spätstenose. Beim Einlegen eines intraluminalen Shunts ist eine Embolisation und Dissektion zu vermeiden. Bei der Desobliteration des stenosierenden Placques darf keine distale Intimastufe entstehen; ist eine solche Stufe zu erkennen, wird sie durch Naht fixiert (s. S. 484) [12].

Nach der Desobliteration und nach Verschluß der Arteriotomie darf die nun dünnere und elastischere Gefäßwand der A. carotis int. keine Knickstenose aufweisen. Andernfalls sollte diese durch Resektion des elongierten Abschnittes oder durch verkürzende Plikatur der Arterie behoben werden [9, 20]. Da bei Direktnaht der Arteriotomie immer die Gefahr einer hämodynamisch ungünstigen Rekonstruktion besteht, ist die Arteriotomie in der Regel mittels venöser Erweiterungsplastik zu verschließen. Ein in der frühen postoperativen Phase sich entwickelndes neurologisches Defizit kann, muß aber nicht der Hinweis auf einen Sofortverschluß sein.

Während eine geringgradige postoperative Verschlechterung eines präoperativ bestandenen neurologischen Defizits sich meist spontan zurückbilden kann – somit keine Indikation für einen Reeingriff darstellt –, sollte bei einem postoperativen neu aufgetretenen größeren neurologischen Defizit sofort an einen Sofortverschluß gedacht werden. Häufigste Ursache der zerebralen Ischämie ist die akute Thrombose im Bereich der Endarteriektomie, auch wenn arteriographisch oder bei einer Reoperation keine Ursache gefunden werden kann. Patienten, die postoperativ nach zunächst völliger neurolgischer Unauffälligkeit ein progredientes neurologisches Defizit entwickeln, sollten in der Regel sofort, ohne angiographische Diagnosestellung reexploriert werden. Die unterbrochene zerebrale Durchblutung ist möglichst rasch wiederherzustellen, bevor eine zerebrale Erweichung bzw. ein permanenter Hirnschaden eintritt.

Mit der frühzeitigen Reintervention ist so ein roter Infarkt zu vermeiden. Verzögert sich der Reeingriff über 2 Stunden nach Eintreten des Ereignisses, so hat die Reintervention meist das gleiche Risiko wie ein Eingriff bei Patienten im Stadium III der zerebrovaskulären Insuffizienz. Operationstaktisch ist die Reexploration des Operationsgebietes, die Eröffnung der Angioplastik und die Entfernung des thrombotischen Materials u.U. mit Hilfe des Fogarty-Katheters angezeigt (s. S. 489).

Als Ursachen für die Thrombose kommen fast immer die o.a. technischen Schwierigkeiten in Frage [23].

Spätverschlüsse und Stenosen (s. S. 490). Sie werden nach den gleichen Kriterien der zerebrovaskulären Insuffizienz diagnostiziert, die zum Ersteingriff führten. Auch das Operationsverfahren unterscheidet sich kaum von dem des Ersteingriffs.

b) *Aortenbogenarterien*
Sofort- und Frühverschlüsse. Bei der Desobliteration von Abgangsstenosen und Verschlüssen der Aortenbogenarterien ist darauf zu achten, daß auch der Thrombus aus dem Aortenbogen, bei Ausklemmen der supraaortalen Arterie aus der Aorta, mit Sicherheit mitentfernt werden muß. Dadurch ist eine zentrale Embolie nach Wiedereröffnen des Gefäßes sicher zu vermeiden. Postoperativ auftretende zerebrale und brachiale Ischämiezeichen sind fast immer ein Hinweis auf eine Embolisation.

Spätverschlüsse und Stenosen. Später auftretende Ischämiezeichen können Hinweise auf eine Restenosierung sein – entwender Ausdruck einer Progredienz der Grundkrankheit oder von stenosierendem Narbengewebe. Hierbei ist vor einer erneuten Operation stets die Stenose angiographisch zu sichern. Da die Reintervention bei Restenosen mit erneuter Thrombendarteriektomie und Erweiterungsplastik technisch schwierig und für den Patienten belastend sein kann, ist dabei meist ein Prothesenbypass zwischen den supraaortalen Ästen vorzuziehen (s.S. 524).

c) *Thorakale Aorta*
Sofort- und Frühverschluß. Nach Operation thorakaler Aortenaneurysmen werden sehr selten sofortige postoperative Verschlüsse der abhängigen Strombahn bei Aneurysmen arteriosklerotischer oder sypilitischer Genese beobachtet. Ursachen sind meist nach distal ausgeschwemmte intraaneurysmatische Thromben oder verschlepptes arteriosklerotisches Material eines ulzerierenden Placque. Bei Embolisierung in mesenteriale Gefäße können daraus Minderperfusionen der intraabdominalen Organe bis hin zur intestinalen Gangrän entstehen. Wegen des an sich oft schon schweren postoperativen Verlaufes mit Zeichen der Minderperfusion intestinaler Organe – die sich allerdings meist als Folge der intraoperativen Minderdurchblutung deuten lassen – gelingt die postoperative Diagnose entweder selten oder oft zu spät. Früher und erfolgreicher dagegen können Thrombosen und Embolien der unteren Extremitäten erkannt und durch einfache Thrombektomie oder frühe postoperative Embolektomie behandelt werden. Hierbei ist stets die konventionelle Angiographie (u.U. transaxillär, um die Anastomose nicht zu gefährden) zur Diagnosesicherung durchzuführen.

Spätkomplikationen. Nach Ausschaltung thorakaler Aneurysmen und prothetischem Ersatz sind operationstypische Spätkomplikationen im Sinne von Stenosen und Verschlüssen nicht zu erwarten. Nur nach Operation der Coarctatio aortae werden Restenosen beobachtet. Sie lassen sich fast immer auf unzureichende Resektion des stenosierten aortalen Abschnitts zurückführen, als Folge nicht ausreichender Mobilisation der zu anastomosierenden Aortenenden. Wird eine Reoperation wegen Stenosierung notwendig, so kann eine erneute Resektion wegen Narbenbildung im Anastomosengebiet oder wegen extrem erweiterter Interkostalarterien technisch schwierig sein. In diesen Fällen ist die Umgehung mittels einer Prothese von der linken A. subclavia zur Aorta descendens vorzuziehen [4].

Intestinale Symptome, wie abdominaler Schmerz im Sinne einer Claudicatio abdominalis, können nach erfolgreicher Operation der Coarctatio aortae auftreten. Bei postoperativ persistierender arterieller Hypertonie verschwinden meist die intestinalen Symptome mit der medikamentösen Behandlung des Hypertonus. Führt eine antihypertensive Therapie nicht zum Erfolg, so ist auch einmal eine postoperativ sich entwickelnde Arteriitis der intestinalen Gefäße anzunehmen, die bis zum intestinalen Infarkt führen kann. Eine Notfallindikation kann angezeigt sein [10, 15, 16].

d) Nierenarterien (s.S. 643)

Sofort- und Frühverschlüsse. Sofort- und Frühverschlüsse nach Eingriffen an den Nierenarterien sind fast ausnahmslos Folgen technischer Schwierigkeiten und Fehler bei der Operation. Sowohl bei der transaortalen Thrombendarteriektomie bei Abgangsstenosen, als auch bei der distalen Thrombendarteriektomie in Verbindung mit einer aortalen Umgehungsanastomose kann die nicht entdeckte Ablösung einer Intimastufe zum Sofortverschluß führen. Im Falle des transaortalen Vorgehens ist die Wahrscheinlichkeit, daß diese Dissektion intraoperativ nicht entdeckt wird, höher. Eine intraoperative Angiographie kann diese Komplikation ausschließen. Knickstenosen nach zu lang gewählten aortorenalen Umgehungsanastomosen zeigen sich oft erst nach Freigabe des Blutstroms. Sie sind sofort, entweder durch Kürzung oder Neuimplantation zu beheben. Auch achsenverdrehte und zu kurze Transplantate, die eine Knickstenose durch distalen Zug an der Nierenarterie bewirken, sind so zu behandeln.

Spätverschlüsse. Die häufigsten Ursachen der Spätkomplikationen sind Thrombose des Transplantates und Nahtstenose. Sie entstehen meist durch einen zu großen Anastomosenwinkel zwischen Aorta und Transplantat oder Nierenarterie und Transplantat. Die dadurch bewirkten Turbulenzen im Bereich der Anastomose begünstigen die Entstehung der Thrombose. Das gleiche gilt für stenosierende Anastomosen durch fehlerhafte Nahttechnik oder Anastomosennaht bei Kalibermißverhältnis der Gefäße. Diese Komplikationen lassen sich nur durch Reanastomosierung oder Erweiterungsplastik beheben [8].

e) Abdominale Aorta und aortoiliakale Strombahn

Sofort- und Frühverschlüsse. Nach Eingriffen an der abdominalen Aorta und den Iliakagefäßen auftretende Sofort- und Frühverschlüsse lassen sich fast alle auf indikatorische Fehler oder technische Schwierigkeiten zurückführen. Sie sind bei elektiven Eingriffen mit präoperativer Angiographie der prä- und poststenotischen Gefäße, eher vermeidbar, als bei Notfalleingriffen, z.B. der Ausschaltung eines Bauchaortenaneurysmas im Stadium der Penetration oder Perforation. Die Maßnahmen zur Verhinderung eines Sofort- oder Frühverschlusses entsprechen den allgemein gültigen Regeln der Gefäßchirurgie. So ist bei Abklemmen der Aorta darauf zu achten, daß eine Thrombose der peripheren, nun minderperfundierten Strombahn durch Gabe von Heparin in die Peripherie verhindert wird (s. dort). Ein intraoperativ nachgewiesener Rückstrom aus den distalen Gefäßen kurz vor Beendigung einer aortoiliakalen Anastomose beweist keinesfalls das Fehlen einer distalen Thrombose oder Embolie infolge ausgeschwemmten thrombotischen Materials. Die Therapie der Wahl ist die Thrombektomie mittels Fogarty-Katheter am besten via A. femoralis comm. Dissektionen bei offener Endarteriektomie oder Anastomosennaht an der aortalen und iliakalen Strombahn können durch chirurgische Sorgfalt meist vermieden werden. Bei dringlicher Operationsindikation und fehlender arteriographischer Darstellung der peripheren Strombahn ist ein Sofort- oder Frühverschluß dann möglich, wenn der arterielle Abstrom nach Rekonstruktion wegen präoperativ nicht nachgewiesener Stenosen oder Verschlüsse ungenügend ist. Die gleiche Situation kann bei elektiven Eingriffen entstehen, bei denen ein Strombahnhindernis wegen schlechter angiographischer Darstellung entweder nicht erkannt oder in seinem Ausmaß unterschätzt wurde. In beiden Situationen hilft nur entweder die Beseitigung des Hindernisses oder die Verlängerung der Umgehungsanastomose nach distal über das Hindernis hinaus. Die Ursache einer solchen Komplikation wird oft erst postoperativ diagnostiziert. Sie ist aber nach Möglichkeit durch intraoperative Angiographie nachzuweisen und unverzüglich operativ zu korrigieren, bevor Appositionsthromben den Reeingriff unnötig komplizieren. Grundsätzlich sollten beide Leistenregionen bei geplantem einseitigem Eingriff an den Iliakaarterien zu einer Operation in der „gesunden" Leistenregion vorbereitet werden, da auch im Falle der einseitigen Operation thrombotisches Material auf die kontralaterale Seite verschleppt werden kann. Meist sind es aber technische Schwierigkeiten bzw. Fehler bei Herstellung der distalen Anastomose, wobei eine stenosierende Nahtreihe oder eine Knickstenose bei zu langer Prothese den Durchfluß reduziert. Beides kann neben insuffizienter Hämodynamik zum Sofortverschluß führen.

Spätverschlüsse. Spätverschlüsse nach aortoiliakaler Rekonstruktion verursachen seltener akute Symptome arterieller Durchblutungsstörungen. Die Reintervention ist meist nicht dringlich, es besteht genügend Zeit für eine ausreichende Diagnostik. Nur wenn die Ursache des Reverschlusses durch Arteriographie dargestellt werden kann, ist auch eine adäquate und erfolgreiche Reintervention möglich. Die Ursachen der späten Rethrombose im aortoiliakalen Bereich sind, wie auch nach Rekonstruktionen in anderen Gefäßgebieten, zahlreich und vielgestaltig; sie unterscheiden sich nur qualitativ von den Ursachen, die zum Frühverschluß führen. Ein Reeingriff hängt im wesentlichen von folgenden Voraussetzungen ab:

(1) Der Art des Ersteingriffes (Endarteriektomie, prothetische Umleitung).
(2) Dem Zustand der potentiellen zuführenden und abführenden Gefäße für eine geplante neue Umgehungsanastomose.
(3) Den Schwierigkeiten, die Gegend des Ersteingriffs gut darzustellen.
(4) Dem Risiko der Reintervention.

Nach einer Thrombendarteriektomie der Iliakastrombahn — offen, halb offen oder geschlossen — ist eine zweite Thrombendarteriektomie in der Regel nicht angezeigt. Der Zweiteingriff sollte im allgemeinen eine Umgehungsanastomose sein, die das voroperierte Gebiet überbrückt [5, 6]. Gleiches gilt prinzipiell nach zuerst durchgeführter Umgehungsanastomose, unabhängig vom gewählten prothetischen Material beim Ersteingriff. In den meisten Fällen dürfte die distale Anastomose der Grund für die Thrombose des gesamten Prothesenschenkels sein. Deshalb ist die alleinige Korrektur dieser Anastomose mit konsekutiver Thrombektomie des Prothesenschenkels selten ausreichend und nicht von dauerhaftem Ergebnis. Daher ist die Überbrückung der distalen Anastomose mit autologer Vene (u.U. des kontralateralen Beins) die Methode der Wahl. Falls dabei gelenksübergreifende Umgehungsanastomosen notwendig werden, sollten zusammengesetzte Umgehungsanastomosen verwendet werden, d.h. z.B. Dacronoder PTFE-Prothesen im Bereich des Oberschenkels, Vene im Bereich des Kniegelenkes. In der gleichen Sitzung sind mögliche Stenosen des Ausflußtraktes mitzukorrigieren.

Technisch wird dabei folgendermaßen vorgegangen: Zuerst wird der distale Prothesenschenkel gekürzt, dann der gesamte verbleibende Prothesenschenkel thrombektomiert, die Prothese mit geeignetem Material verlängert und weiter distal angeschlossen. In geeigneten Fällen sollte auch an eine extraanatomische Umgehung (s.S. 557) gedacht werden. So ist u.U. bei einseitigem Verschluß der Iliakastrombahn bei gefährdeten Patienten eine extraanatomische Umgehung im Sinne einer femoro-femoralen oder axillofemoralen Umgehung vorzuziehen [1, 22].

f) Femoro-poplitealer und kruraler Abschnitt. Den Verschlüssen liegen die gleichen Ursachen zugrunde, wie den entsprechenden Verschlüssen anderer Gefäßabschnitte. Technische Schwierigkeiten und Fehler, Fehleinschätzungen der distalen Strombahn und Progredienz der Grunderkrankung sind häufige Ursachen. Im Bereich des femoro-poplitealen und kruralen Abschnittes ist — wegen des relativ geringen Kalibers der aufnehmenden Gefäße einer Umgehungsanastomose — die Wahrscheinlichkeit einer Überschätzung der Qualität der Abstrombahn naturgemäß höher. Klarheit über den Erfolg der Operation erbringt vor allem die intraoperative Angiographie. Ist das Empfängergefäß distal der Anastomose stenosiert, so ist die Umgehungsanastomose über diese Stenose hinaus zu verlängern. Das vorzuziehende Material zur Umgehungsanastomose ist körpereigene Vene (u.U. vom anderen Bein), besonders dann, wenn gelenksübergreifende Umgehungen angelegt werden müssen. Erst als zweite Wahl sind in solchen Fällen weiche, ringverstärkte PTFE-Prothesen zu wählen.

Reicht die Länge des autologen Materials nicht aus, um eine kniegelenksübergreifende Umgehung herzustellen, so kann das Transplantat auch aus einer Prothese und der autologen Vene zusammengesetzt werden. Dabei ist das Kniegelenk am besten mit einem Venentransplantat zu überbrücken.

Eine weitere Möglichkeit ist auch das „Zweisprungsverfahren", bei dem eine Umgehung mit prothetischem Material von der Leiste bis zu einem (u.U. thrombendarteriektomierten) Teil der A. femoralis superf. vor dem Kniegelenk hergestellt wird; die kniegelenksübergreifende Umgehung kann dann mit einem kürzeren autologen Venentransplantat von der A. femoralis superf. zur A. poplitea durchgeführt werden [6].

Die schonende Behandlung der Vene, Vermeidung stenosierender Unterbindungen ihrer Seitenäste und Achsendrehfehler bei der Verlegung beugen dem Früh- und Spätverschluß vor. Wie bei Reverschlüssen im Bereich der aortoiliakalen Gefäße ist auch beim Reverschluß nach Umgehungsanastomose im femoro-poplitealen oder kuralen Abschnitt die Verlängerung der Umgehung nach distal bis zu einer geeigneten Unterschenkelarterie vorzuziehen. Läßt das vor dem Reeingriff angefertigte Angiogramm einen insuffizienten Abstrom in das Empfängergefäß erkennen, so kann einem erneuten Verschluß u.U. durch eine distale arteriovenöse Fistel, zwecks Erhöhung des Durchflusses durch das Transplantat, vorgebeugt werden [14].

Ist eine Korrektur eines Reverschlusses nach Rekonstruktion der Strombahn im femoro-poplitealen und kruralen Abschnitt nicht mehr möglich, so kann u.U. durch eine Profundaplastik die Durchblutung der Extremität verbessert werden [2].

LITERATUR

1. Blaisdell FW (1970) Aorto-iliac arterial substitution utilizing subcutaneous grafts. Ann Surg 172:775
2. Bernhard VM (1977) Profundaplasty. In: Rutherford RB (ed) Vascular surgery. Saunders, Philadelphia London Toronto
3. Dainko EA (1972) Complications of the use of the Fogarty Cath. Arch Surg 102:79
4. Diethrich EB (1973) Complications of procedures of the aortic arch and the thoracic aorta. In: Beebe UG (ed) Complications in vascular surgery, Bd 131. Lippincott, Philadelphia Toronto, p 150
5. van Dongen RJAM (1983) Aortoiliakale Rekonstruktionen. In: Carstensen G (Hrsg) Intra- und postoperative Komplikationen. Springer, Berlin Heidelberg New York
6. van Dongen RJAM (1980) Reinterventionen wegen Rezidivverschlüssen nach rekonstruktiven Eingriffen am Aorta-iliaca- und Femoralis-Poplitea-Abschnitt (operative Taktik und Technik). Langenbecks Arch Chir 352:183–188
7. Fogarty ThJ (1977) The technique of thrombectomy and other uses of the fogarty catheter. In: Rutherford RB (ed) Vascular surgery. Saunders, Philadelphia London Toronto
8. Foster JH, Dean RH (1973) Complications of visceral arterial procedures. Complications associated with the operative treatment of renovascular hypertension. In: Beebe HG (ed) Complications in vascular surgery. Lippincott, Philadelphia Toronto, p 171
9. Imparato AM, Lin JPT (1967) Vertebral arterial reconstruction: Internal plication and vein patch angioplasty. Ann Surg 166:213
10. Lepley D Jr, Flemma RJ, Mullen DC (1981) Complications of surgery of the heart and adjacent great vessels. In: Complications in surgery and their management, Fourth Edition. Saunders, Philadelphia London Toronto Sydney, pp 367–421
11. Linder FA, Encke A (1966) Die postoperative Nachblutung in der allgemeinen Chirurgie. Langenbecks Arch Klin Chir 316:50
12. Lusby JR, Wylie EJ (1983) Complications of carotid endarterectomy. Symp. on complications of common procedures. Surg Clin North Am – 63/6:1293
13. Müller-Wiefel H (1983) Femoropopliteale Rekonstruktion. In: Carstensen G (Hrsg) Intra- und postoperative Komplikationen. Springer, Berlin Heidelberg New York, S 96
14. Orend KH, Kortmann H, Abendroth D, Becker HM (1985) Die adjunktive AV-Fistel beim femorokruralen Bypass. Fortschr Med 30/46:750
15. Reid HC, Dallechy R (1958) Infarction of ileus following resection of coarctation of aorta. Br J Surg 45:625
16. Ring DM, Lewis FJ (1956) Abdominal pain following surgical correction of coarctation of the aorta. A Syndrom. J Thorac Surg 31:718
17. Rob ChG, Beebe HG (1973) Complications of extracranial cerebrovascular procedures. In: Hugh G, Beebe MD (eds) Complications in vascular surgery. Lippincott, Philadelphia Toronto, p 151
18. Rutherford RB (1977) Infrarenal aortic aneurysms. In: Rutherford RB (ed) Vascular surgery. Saunders, Philadelphia London Toronto, p 639
19. Sandmann W, Peronneau P, Kremer K (1983) Carotischirurgie und Pertubationsmessung. In: Carstensen G (Hrsg) Intra- und postoperative Komplikationen. Springer, Berlin Heidelberg New York Angio 2:277
20. Sandmann W (1983) Supraaortische Rekonstruktionen. In: Carstensen G (Hrsg) Intra- und postoperative Komplikationen. Springer, Berlin Heidelberg New York, S 80
21. Silver D (1977) Anticoagulant therapy. In: Rutherford (ed) Vascular surgery. Saunders, Philadelphia London Toronto, p 301
22. Trimble IR (1972) Criteria for femoro-femoral bypass. In: Rutherford RB (ed) Vascular surgery. Saunders, Philadelphia London Toronto (Ann Surg 175:985)
23. Vollmar J (1975) Rekonstruktive Chirurgie der Arterien. Thieme, Stuttgart

10.2 Infektion in der Gefäßchirurgie

F. PIZA

INHALT

A. Allgemeine Problematik 171
B. Prophylaxe 171
C. Diagnostik 172
D. Komplikationen der Infektion 173
E. Allgemeine Therapie 173
F. Chirurgische Lokaltherapie 173
G. Umleitungstherapie 175
H. Ausblick 177
   Literatur 177

A. Allgemeine Problematik

Infektionen nach operativen Eingriffen stellen eine typische Komplikation in der Chirurgie dar. In der Gefäßchirurgie haben sie aus Gründen der schwerwiegenden Folgeerscheinungen eine besondere Bedeutung. Sie sind mit Recht gefürchtet, da für den Patienten nicht selten eine Bedrohung für die betroffene Extremität – ja für das Leben – besteht, und der endgültige Ausgang auch in den Händen des erfahrenen Gefäßchirurgen nicht immer absehbar ist.

Wichtig ist, daß auf dem Gebiet der Gefäßchirurgie einer *oberflächlichen* Infektion gegenüber einer solchen in der Tiefe ein anderer Stellenwert zukommt als in der Allgemeinchirurgie, da die Fortleitung der Infektion in die Tiefe bereits die Ursache von Komplikationen sein kann. Daraus folgt, daß eine schützende Gewebeschicht zwischen rekonstruiertem Gefäß und subkutanem Areal oder auch dem Darm wichtig ist, um eine oberflächliche Infektion (z.B. der Haut, wie sie am häufigsten in der Leistengegend beobachtet wird) von tieferen Schichten abzuhalten. Die Zwischenschaltung von retroperitonealem Gewebe oder Omentum – etwa zwischen der implantierten Aortenprothese und dem Duodenum bzw. Dünndarm – kann daher bereits als ein wesentlicher Schritt zur Vermeidung einer aortoenteralen Fistel betrachtet werden. Wechselschnitte mit Bevorzugung verschiedener Gewebsschichten sind aus gleichen Gründen zur Abdeckung des Operationsgebietes zu bevorzugen [6].

Die Leiste als die von Infektionen am meisten betroffene Region zeigt in verschiedenen Zusammenstellungen ein Verhältnis von oberflächlicher zu tiefer Infektion etwa von 2 bzw. 3:1. Sie ist daher wegen der Nähe der Gefäßloge zur Haut ein gutes Beispiel für ein differenziertes und schichtweises Vorgehen. Eine quere Hautinzision sowohl während der Präparation als auch beim Wundverschluß erschwert das Fortschreiten einer Infektion von außen.

Während oberflächliche, nicht mit der Gefäßrekonstruktion zusammenhängende Infektionen den üblichen Behandlungsregeln in der Chirurgie unterworfen sind, ergeben die *tiefen* Infektionen Probleme, welche die Abhandlung ihrer Erkennung und Behandlung in einem eigenen Kapitel rechtfertigen. Bei Kunststoffimplantaten an der Aorta und ihren Ästen ohne prophylaktische Antibiotikagabe wurde eine Infektionshäufigkeit von 1,34% bis zu 6% beobachtet.

B. Prophylaxe

Je weitreichender die tiefe Infektion einer gefäßchirurgischen Operation ist, desto größer wird die Bedeutung ihrer Vermeidung. Anämie, Hypovolämie, Hypoxie, Diabetes mellitus, Fettsucht, schlechter Ernährungszustand, Kortisontherapie, interkurrente Infektionen u.a. werden als Risikofaktoren hierfür angegeben [4]. Die Infektionshäufigkeit von Kunststoffimplantaten zur Shuntanlegung für die Dialyse bei chronischer Urämie bis zu 19% ist hierfür ein nennenswertes Beispiel. Lokale Maßnahmen beinhalten die konsequente

Einhaltung antiseptischer Maßnahmen der Haut sowie die Beobachtung strenger Asepsis unter Einbeziehung der lokalen Verhältnisse im Operationsteam und im Operationsbereich. Auch die Vermeidung ausgedehnter präoperativer, invasivdiagnostischer Maßnahmen im Operationsgebiet – vor allem im Leistenbereich – ist hier ebenso zu berücksichtigen, wie die Vermeidung von postoperativen Hämatomen, Lymphfisteln und Hautnekrosen (s. Gelenks-, Herzchirurgie etc.).

Ob lokale, latente Infekte bei peripheren Nekrosen im Stadium IV für die Entstehung einer Infektion in der Leiste eine statistisch relevante Rolle spielen, läßt sich schwer beweisen [12, 13]. Akute Stadien der Zirkulationsstörung mit lokaler Inflammation und aufsteigender Lymphangitis bzw. Lymphadenitis sind aber grundsätzlich potentielle Gefahrenherde für eine proximale Infektion. Diese sollten zumindest vorbehandelt und damit einer allgemeinen Prophylaxe zugeführt werden.

Die Anlegung der distalen Kunststoffanastomosen oberhalb statt unterhalb des Leistenbandes zur Vermeidung der Infektionsfolgen in der Leistengegend kann als chirurgische Infektionsprophylaxe bezeichnet werden, weil eben die Leistenregion bevorzugt von Infektionen befallen wird.

Allgemeine Maßnahmen beinhalten in erster Linie die systemische Anwendung von Antibiotika. Hier gibt es erst in den letzten Jahren auch im Bereich der Gefäßchirurgie randomisierte Studien, die für die Wirksamkeit einer Antibiotikaprophylaxe sprechen [12, 13]. Es hat sich dabei gezeigt, daß die perioperative Anwendung mit Beginn knapp vor oder während der Operation – über 2–3 Tage weitergeführt – ihre volle Wirksamkeit gewährleistet, die durch kombinierte, lokale Anwendung von Antibiotika nicht mehr wesentlich gesteigert werden kann]12]. Das Dominieren der Staphylokokken und das Vorkommen auch grammnegativer Keime – vor allem in der Leiste – lassen die Anwendung von Breitbandantibiotika sinnvoll erscheinen [2].

Obwohl die alleinige lokale Antibiotikaprophylaxe ebenfalls Wirksamkeit zeigte [12], sollte vor allem bei Kunststoffimplantationen mit der Keimverschleppung beim Tunnellieren einer systemischen Anwendung von Antibiotika der Vorzug gegeben werden. In den meisten Fällen ist die Implantation der Zeitpunkt der Kontamination [4]. Für Spätinfektionen kommt dann in erster Linie der Blutweg in Betracht. Hinsichtlich des Wirkungsgrades einer lokalen Prophylaxe nach systemischer, intravenöser Gabe des Antibiotikums liegen Untersuchungen über Vergleiche von Serum- und lokalen Wundsekretspiegeln vor [11]. Diese zeigen, daß die Keimwirkung in den ersten Stunden am größten ist [15], allerdings direkt abhängig von der lokalen Gewebedurchblutung bzw. von der Art des Gewebes sowie von der Art des Antibiotikums. Die lokale Ischämie beeinträchtigt den lokalen Wundsekretspiegel des Antibiotikums offenbar beträchtlich. Ob eine unterschiedliche Adhärenz von Bakterien an verschiedenem Prothesenmaterial eine klinische Relevanz hat, muß zunächst offenbleiben, obwohl es bereits positive Berichte über eine Antibiotikaanreicherung in der Aortenwand gibt [11].

Ein weiterer Schritt in Richtung der lokalen Infektionsprophylaxe ist die Herstellung von Gefäßprothesen mit lokaler Antibiotikabindung. So zeigen experimentelle Untersuchungen eine beträchtliche Infektionsresistenz.

C. Diagnostik

Die oberflächliche Infektion zeigt Rötung und Schwellung am Ort der Inzision. Ob eine tiefe Infektion im Bereiche der Aorta bzw. der Beckenarterienetage vorliegt, erfordert demgegenüber den Einsatz diagnostischer Hilfsmittel. Eine derartige Infektion kann zu jedem beliebigen Zeitpunkt auftreten, bei 128 analysierten Fällen durchschnittlich 7 Monate postoperativ; das längste beobachtete Zeitintervall betrug 7 Jahre und 3 Monate.

Zunächst ist das Vorhandensein einer Fistel besonders in der Leistenregion ein sicherer Hinweis auf eine chronische Infektion – vor allem bei Verwendung von Kunststoffen. Durch eine röntgenologische Fisteldarstellung gelingt meist der Nachweis der tiefen Infektion um die Prothese.

Die Feststellung von Luft- oder Flüssigkeitsansammlungen um die Gefäßprothese im Sonogramm bzw. Computertomogramm, ein ausgeweitetes Nierenbecken, beim i.v.-Urogramm, ein verwaschener Psoasschatten oder eine umschriebene Ausweitung im Anastomosenbereich als Zeichen drohender Ruptur in der Angiographie können neben den klinischen Zeichen wie Schmerzen, Fieber, Leukozytose, erhöhte Senkung etc. wichtige Hinweise sein, eine lokale Infektion anzunehmen. Hervorzuheben ist die Szintigraphie mit Indium 111 markierten Granulozyten, die in der Hand Erfahrener eine sehr hohe Treffsicherheit zur Lokalisation einer tiefen Infektion aufweist. In Einzelfällen wird auch einmal trotz negativer Probepunktion eine operative Probefreilegung des fraglichen Kunststoffbereiches die letzte diagnostische Möglichkeit sein, um eine Infektion sicher ausschließen zu können.

D. Komplikationen der Infektion

Als *frühe Komplikationen* der lokalen Infektion gelten lokale *Abszeßbildung, Blutung, Gefäßthrombose* und schließlich die *Sepsis*. Als *Spätkomplikation* gilt das *falsche Aneurysma* infolge einer septischen Nahtinsuffizienz [8].

Der *Abszeß* mit oder ohne Einbeziehung der Rekonstruktionsstelle kann so lange nach den Regeln der septischen Chirurgie behandelt werden, als keine Blutung auftritt.

Die akute Nahtinsuffzienz mit zunehmender Schwellung und *Blutung* nach außen (auch als Folge eines falschen Aneurysmas) stellt die schwerste Akutkomplikation dar und sollte daher so früh wie möglich behandelt werden. Hier kann im Frühstadium die Angiographie wertvolle Hinweise geben.

Wenn *Thrombosen* in infizierten Prothesen auftreten, ist die Gefahr der Bakteriämie groß, die ja von den infizierten Thromben als optimaler Nährboden ausgeht. Das gleiche gilt auch für Blindsäcke von Fremdkörpern, die nach Ligaturen zurückbleiben. In diesen Fällen wird eine radikale Sanierung nur durch komplette Ausräumung des Implantates möglich sein.

Die *Sepsis* als Endstadium in der Entwicklung einer Lokalinfektion gefährdet das Leben des Betroffenen ernstlich. Sie zu verhindern bzw. zusammen mit der Lokalsanierung erfolgreich zu behandeln, stellt die höchsten Ansprüche an Ausbildung und Erfahrung des Gefäßchirurgen.

Erwähnt werden soll hier noch, daß späte *endogene Infektionen* von Kunststoffen grundsätzlich möglich sind und mit der praktisch nie abgeschlossenen Pseudointimabildung der Innenschicht erklärt werden. Unter Berücksichtigung dieser Beobachtungen muß ein Prothesenträger auf Infekte aller Art auch zu einem späteren Zeitpunkt achten und sie rasch behandeln lassen. Allerdings dürfte eine homogene abgeschlossene Pseudointimabildung auch einen gewissen Schutz gegen hämatogene Infektionen einer Prothese darstellen.

Perforationen in Hohlorgane sind selten, von allen Komplikationen ist das Krankheitsbild der sekundären *aortoduodenalen* bzw. *-intestinalen Fistel* mit *Blutung* in den Darmtrakt – die gefährlichste Komplikation einer lokalen Infektion. Sie ist mit einer hohen Letalität behaftet (71%), weil auch bei technisch gelungener Auflösung dieser Fistel und Deckung der Aorta eine definitive Ausheilung erst abzuwarten bleibt. Es sind mehrere disponierende Faktoren für die Entwicklung dieser sekundären Fisteln angegeben worden: Rezidiveingriffe, inadäquate Retroperitonealisation des Kunststoffes, falsches Aneurysma, Niereninfarkte mit Sepsis u.a. Eine der wichtigsten Ursachen aber dürfte die lokale Infektion sein. 75% der Fisteln befinden sich im Bereiche der oberen gastrointestinalen Endoskopie, was die Wichtigkeit dieser Untersuchung bei einer Blutung zeigen soll. Die anschließende Aortographie – vor allem bei negativen Endoskopiebefunden – kann zusätzlich ein falsches Aneurysma aufdecken. Noch einmal betont werden soll daher an dieser Stelle die primäre Deckung jeder Naht an der Aorta mit reichlich Bindegewebe, wenn möglich in zwei Schichten, vor allem gegen das Duodenum und den proximalen Dünndarm hin.

E. Allgemeine Therapie

Allgemeine Maßnahmen wie die Gabe von *Antibiotika* unter der Berücksichtigung eines Antibiogrammes (Feststellung von resistenten Keimen bzw. eines Hospitalismus), werden wohl in allen Fällen einer bereits vorliegenden chirurgischen Infektion Anwendung finden. Die Antibiotikum-Therapie wird aber aufgrund der besonderen lokalen Problematik infizierter Gefäßrekonstruktionen selten ohne zusätzliche lokale Maßnahmen durchgeführt werden können. Letztere stehen daher im Vordergrund und *allgemeine* Maßnahmen können nur den Zweck haben, die lokale Infektion regional einzudämmen, unter Kontrolle zu halten oder eine bereits bestehende Bakteriämie bzw. Sepsis mitzubehandeln. Aus dieser Abgrenzung geht hervor, daß der *Lokaltherapie* ein besonders wichtiger Stellenwert zukommt.

F. Chirurgische Lokaltherapie

Die Lokalmaßnahmen sind abhängig von der Lokalisation, von den sekundären Komplikationen einer rezidivierenden Blutung, von der Art der primären Rekonstruktion, von der Zahl der Anastomosen, vom Allgemeinzustand des Patienten und schließlich der Erfahrung des Gefäßchirurgen. Ob eine Infektion im Anastomosenbereich oder im Verlauf einer Prothese etabliert ist, oder ob die Infektion virulent ist bzw. eine Septikämie mit wahrscheinlicher Keimabsiedlung in der Pseudointima u.a. vorliegt, entscheidet ebenso über die Art der chirurgischen Maßnahmen wie eine im Rahmen einer Infektion bereits aufgetretene Blutung, die den Allgemeinzustand des Patienten entscheidend verschlechtert und zur Dringlichkeit mahnt. Die Berücksichtigung des Allgemeinzustandes wiederum grenzt eine Unterscheidung zwischen alleiniger Gliedmaßenerhaltung und bereits notwendiger Lebenserhaltung besser zugunsten letzterer ab. Der erfahrene Gefäßchirurg wird *weniger schematisch* als individuell vorgehen und die verschiedenen Behandlungsmöglichkeiten dem besonderen Fall anpassen.

Ein kardinales Problem – vor allem der infizierten Arterienprothesen – die in einer Frequenz von durchschnittlich 1–2% angegeben werden – ist die Sanierung der Infektionen *einerseits* (Entfernung von Fremdmaterial, Drainagespülung) und die Verhinderung einer Amputation durch Akutischämie der Extremität als Folge der lokalen Sanierungsmaßnahmen (lokale Umstechung) *andererseits*.

Die neuerliche Rekonstruktion im infizierten Gebiet ist ein Beispiel für diese Überlegung und soll beide Ziele erreichen helfen: 1. Sanierung der Infektion durch Entleerung des Abszesses, Entfernung von Kunststoff – wenn möglich auch partiell – als Dauererhalter der Keimbesiedelung und lokale Spüldrainage. 2. Gleichzeitige Wiederherstellung der Strombahn mit Hilfe autologen Materials, vorwiegend durch Venen. Die Verwendung von resorbierbarem atraumatischen Nahtmaterial wird dieses Vorgehen weiter erleichtern. Wir selbst und andere haben dieses kombinierte Vorgehen *bei lokaler Infektion ohne Blutung* sowohl im Becken als auch im Femoralisbereich erfolgreich durchführen können. In ähnlicher Weise wird die *Spüldrainage* bei lokalem Abszeß allein nur zur Anwendung kommen können, wenn keine Blutung vorliegt und der Allgemeinzustand des Patienten gut ist. Sie kann dann auch im Bereiche einer Aortenanastomose durchaus zu guten Resultaten führen, wie wir im Falle eines Koliabszesses im Bereiche der proximalen Bifurkationsprothese mit Ausheilung nach mehrjähriger Beobachtung gesehen haben. Es muß bei der Spüldrainage darauf geachtet werden, daß durch eine lokale Flüssigkeitsbilanz ein kontinuierlicher Strom der Spülflüssigkeit durch die infizierte Wunde nachgewiesen werden kann (Abb. 10.2.1). Die Spülung wird 2–3 Tage fortgesetzt, die Drainage 3–5 Tage belassen. Die Möglichkeit der Einlegung von PMMA-Ketten soll hier Erwähnung finden.

Ein wichtiges Verfahren – vor allem in Rumpfnähe – stellt die Deckung infizierter Gefäßbereiche mit *Omentum majus* dar [3]. Es wird vom Querkolon isoliert, auf die linke oder rechte A. gastroepiploica gestielt [1], so verlängert und durch eine Öffnung im Mesocolon transversum entweder retroperitoneal oder nach inguinal in den proximalen Oberschenkel geschlagen (Abb. 10.2.2, 10.2.3). Durch die Umhüllung mit diesem gut durchbluteten Gewebe kann ebenfalls zusammen mit einer lokal und allgemein angewendeten Antibiotikabehandlung eine Ausheilung der Infektion und eine Aufrechterhaltung der Zirkulation erreicht wer-

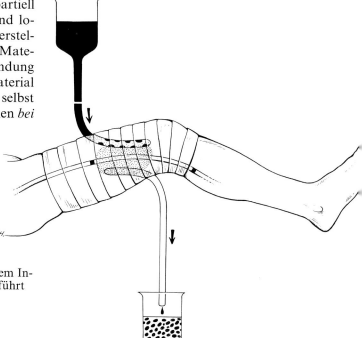

Abb. 10.2.1. Die lokale Spüldrainage wird aus einem Infusionsbesteck mit Hilfe der Schwerkraft durchgeführt

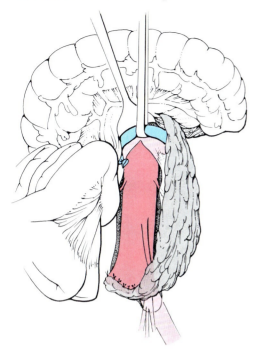

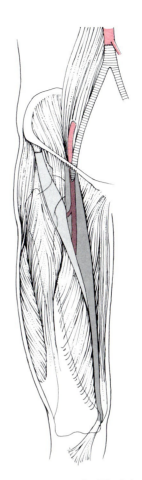

Abb. 10.2.2. Deckung eines infizierten Aortenstumpfes und einer infizierten Inguinalrekonstruktion mit Hilfe des gestielten Omentum majus

Abb. 10.2.3. Deckung der infizierten Leiste mit dem proximal abgetrennten und nach medial verschobenen M. sartorius (LEGUIT u. VAN BERGE HENEGOUWEN [10]

den. Einem ähnlichen Gedanken folgt die Transposition des M. sartorius [10] und die Verwendung anderer Gewebe im Oberschenkelbereich bei Infektionen in der Leiste [10] bzw. die Deckung der infizierten Stelle mit einem Lappen aus dem Unterbauch. Ob es im späteren Verlauf durch die beträchtliche lokale Vermehrung von Bindegewebe nach Ausheilung der Infektion zur narbigen Schrumpfung der rekonstruierten Strombahn kommt, muß abgewartet werden. Dies beeinträchtigt nicht den positiven Akuteffekt dieser Methoden, ein Sekundäreingriff im allerdings dann nicht mehr infizierten Bereich kann folgen.

G. Umleitungstherapie

Die lokale Sanierung durch radikale Unterbrechung der arteriellen Zirkulation (lokale Umstechung und Ligatur im infizierten Gebiet) mit meist offener Wundbehandlung unter Abwarten der Granulation und eventueller Sekundärnaht wird mit der sofortigen Wiederherstellung der Zirkulation durch *extraanatomische* Umleitungsoperationen in nicht infiziertem Gebiet kombiniert, wobei der sterile Akt immer als erster durchgeführt werden soll (s. S. 557).

Es soll hier wiederholt werden, daß die Notwendigkeit einer Strombahnwiederherstellung zum selben Zeitpunkt der lokalen Sanierung der Infektion vom Grad der zu erwartenden Ischämie abhängt. Eine operative Unterbrechung der Femoralarterie im Adduktorenbereich muß keine komplette Ischämie mit einer Indikation zur Sofortrevaskularisation zur Folge haben. Dies erleichtert die Situation vor allem für den Patienten, der die Revaskularisation als Zweiteingriff nach Abheilung der Infektion in einem besseren Allgemeinzustand abwarten kann. Hier ist die Anwendung von Ameroid- bzw. Laminaria-Ringen zu erwähnen, die durch langsame Schwellung eine fortschreitende Kompression der infizierten Prothese mit der Möglichkeit der Ausbildung eines Kollateralkreislaufes bewirken. Die dann schließlich verschlossene Prothese kann in einem Sekundärakt entfernt werden, ohne daß eine extraanatomische Umleitung benötigt wird. Notwendige Umstechungen im Aorta- oder

Inguinalbereich werden allerdings ein zweizeitiges Vorgehen im größeren Intervall praktisch nicht ohne Gefährdung der Extremitäten möglich machen.

Für die Umgehung der infizierten Aortenprothese (Mortalität etwa 48%) sind daher der *axillofemorale Bypass*, für die Umgehung der Leiste der Weg durch das *Foramen obturatorium* die am meisten verwendeten Verfahren. Andere Umleitungsverfahren wie die Neuimplantation einer Bifurkationsprothese infradiaphragmal an die Aorta (Abb. 10.2.4) oder an die Aorta ascendens mit Führung des Kunststoffes durch die Rektusscheide sind Einzelfälle geblieben. Das taktische Vorgehen für den Synchroneingriff – vor allem bei Infektion mit Blutung – lautet also:

(1) extraanatomische Umleitung nach den Grundsätzen einer sterilen Gefäßoperation und
(2) radikale Sanierung des Infektionsherdes mit Entfernung von allem Fremdmaterial und Anlegung einer Drainage.

Eine systemische Antibiotikagabe wird hier eine doppelte Wirkung haben, nämlich eine Prophylaxe für das neue Rekonstruktionsgebiet und eine Therapie für das infizierte Gebiet bei eventuell bestehender Sepsis.

Obwohl die sofortige Umleitungsoperation für den Patienten im septischen und hämorrhagischen Schock eine zusätzliche Belastung darstellt, ist sie in Kauf zu nehmen, wenn man bedenkt, welche katastrophalen Folgen infolge Intoxikation durch ischämische Nekrosen eine beidseitige komplette Ischämie beider Beine bis in die Hüftregion nach Aortenligatur mit einer Mortalität von etwa 72% hat. Das kleinere Risiko ist die sofortige Revaskularisation, obwohl sie in Anbetracht des reduzierten Allgemeinzustandes dieser Patienten immer noch eine durchschnittliche Mortalität von 40% aufweist. Mit dem Aufzeigen dieses Dilemmas soll ja nur neuerlich auf das häufig fatale Schicksal dieser Patienten hingewiesen werden, welches auch dann eintritt, wenn die Sanierung in einem Akt technisch gelingt. Die in der Literatur angegebenen Mortalitätszahlen sind verschieden, weil sie von verschiedenen Variablen abhängen: Ausdehnung der Infektion, Lokalisation des Kunststoffes, Einbeziehung der Anastomosen, Transplantatthrombose etc. Zu schwerwiegend sind eben in diesen Fällen die Organschäden in der Folge von Arteriosklerose, Blutung und Sepsis. Obwohl die infizierte *Leiste* günstigere Voraussetzungen mit sich bringt, weil ihre Sanierung technisch leichter durchführ-

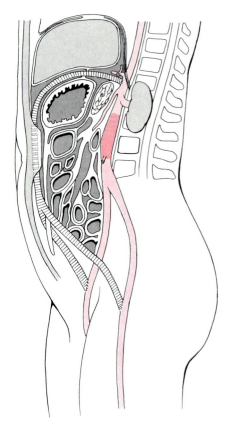

Abb. 10.2.4. Infradiaphragmale Umgehung einer Infektion der infrarenalen Aorta durch die vordere Bauchwand

bar ist, sind die Probleme nicht grundsätzlich verschieden. Auch hier werden lebenserhaltende Überlegungen rasch in den Vordergrund treten müssen.

Hingegen sind bei den *distalen Lokalisationen* einer Infektion die Probleme des hämorrhagischen oder septischen Schocks geringer (Mortalität etwa 9,9%). Die technischen Möglichkeiten, einen distalen Anschluß im nicht infizierten Gebiet zu finden, sind aber seltener gegeben, so daß hier eine Amputation im Falle einer Blutung mit Infektion eine relativ sichere lebenserhaltende Maßnahme darstellt.

Als Therapie der Wahl einer *sekundären* aortointestinalen Fistel ist die extraanatomische Umleitung und Exstirpation des Fremdkörpers zu nennen. Bei einer *primären* derartigen Fistel infolge einer spontanen Aneurysmaperforation in den Darm hingegen kann ein Fistelverschluß im Darmbereich mit Aneurysmaresektion und Bifurkationsimplantation aufgrund vorliegender günstiger Erfahrungen durchaus empfohlen werden.

Eine Infektion nach Gefäßrekonstruktion gefährdet in erster Linie die Extremität und in zweiter Linie das Leben des Patienten. Sehr oft ist die Grenze zwischen beiden sehr schmal und ihre Überschreitung durch den Chirurgen kostet dem Patienten das Leben. Hier im geeigneten Zeitpunkt taktisch richtige Entscheidungen zu treffen, gehört zur verantwortungsvollen Erfahrung und zum technischen Können des Chirurgen schon bei der Planung des Ersteingriffes. Da diese Komplikationen nicht allzu häufig auftreten, ist jeder Gefäßchirurg gut beraten, rechtzeitig einen Erfahrenen heranzuziehen, um die richtige, dem Einzelfall angepaßte Entscheidung nicht zu versäumen. Schematische Entscheidungen, wie sie in Lehrbüchern angegeben werden, sind einerseits taktisch notwendig, andererseits müssen sie nicht immer den so verschiedenen Besonderheiten eines Einzelfalles entsprechen. Deshalb kommt einer gut organisierten Prophylaxe sowie einer sehr differenzierten Therapie der Infektionen nach Arterienrekonstruktionen so große Bedeutung zu.

H. Ausblick

Fortschritte in der Prophylaxe lassen sich in folgenden Punkten formulieren:

(1) Verbesserung der chirurgischen Betriebsorganisation (OP-Einheit, postoperative Station bzw. Intensivstation),
(2) ausreichende Ausbildung in Chirurgie und ihren Nebenfächern,
(3) eingeführte Antibiotikaprophylaxe bei Kunststoffen,
(4) weitere Verbesserung der Kunststoffe zur Verbesserung der Pseudointimabildung mit Vermeidung von Dissektionen und einer besseren Ausbildung einer Barriere am Kunststoff gegen Ansiedlung von Keimen,
(5) Kunststoffe mit lokaler Antibiotikabindung.

Fortschritte in der Therapie ergeben sich

(1) aus der weiteren Verbesserung der diagnostischen Möglichkeiten (Ultraschall, Szintigraphie, Angiographie u.a.),
(2) ausreichende Ausbildung in der Gefäßchirurgie – vor allem unter Einbeziehung der Therapie der Komplikationen,
(3) keimspezifische Antibiotika mit geringeren Nebenwirkungen.

Die organisatorische und technische Aufwendigkeit der Therapie der tiefen Infektionen in der Gefäßchirurgie einerseits, sowie ihre zweifelhafte Prognose hinsichtlich Verlust der Extremität bzw. Gefährdung des Lebens andererseits, rechtfertigen alle oben genannten Maßnahmen auch unter Berücksichtigung ökonomischer Aspekte mehr als ausreichend.

LITERATUR

1. Alday ES, Goldsmith HS (1972) Surgical technique for mental lengthening based on arterial anatomy. Surg Gynecol Obstet 135:103
2. Cherry K, Hollier L (1983) Prophylactic antibiotics in vascular Surgery. Pittmann, London, p 10
3. Van Dongen RJAM (1983) Vascular protection in reconstructive arterial surgery. In: Liebermann-Meffert D, White H (eds) The greater omentum. Springer, Berlin Heidelberg New York, p 266
4. Goldstone J, Effeney D (1980) Prevention of arterial graft infections. Grune & Stratton, Orlando, p 491
5. Greco R, Harwey R (1980) The role of antibiotic bonding in the prevention of vascular prostetic infections. Ann Surg 195:167
6. Kessler W (1982) Infektprophylaxe bei arterieller Gefäßrekonstruktion durch queren Leistenschnitt. Angio 5:15
7. Kolb R, Piza F, Thettner O, Tizian C (1975) Gefäßrekonstruktion im infizierten Gebiet unter gezielter Chemotherapie. Acta Chir Austriaca 7:12
8. Koning J, Van Dongen RJAM (1981) Treatment of infection after arterial reconstructive procedures. J Cardiovasc Surg 22:291
9. Kretschmer G, Polterauer P, Piza F, Jantsch H (1983) Vorläufige Erfahrungen mit der biologischen Omentumumhüllung als Therapieverfahren infizierter Läsionen in der Gefäßchirurgie. Langenbecks Arch Chir 359:123
10. Leguit P, Van Berge Henegouwen D (1983) The sartorius muscle transposition in the treatment of deep wound infection after vascular surgery in the groin. VASA 12:151
11. Mutch D, Richards G, Brown R, Mulder D (1982) Bioactive antibiotic levels in the human aorta. Surgery 92:1068
12. Pitt H, Postier R, MacGowan W, Frank L, Surmak A, Sitzman J, Bonchier-Hayes D (1980) Prophylactic antibiotics in vascular surgery. Ann Surg 192:355
13. Salzmann G (1983) Infektionsprophylaxe in der Gefäßchirurgie durch perioperative Antibiotikagabe. Ergebnisse einer prospektiven randomisierten Studie. Angio 5:225
14. Sugerman B (1982) In vitro adherense of bacteria to prosthetic vascular grafts. Infection 10:1
15. Walterbusch G, Saathoff M, Hawarich A, Mlasowsky B (1983) Die Abdichtung poröser Gefäßprothesen – eine Gelegenheit zur lokalen Antibiotikaapplikation? Angio 5:239

10.3 Nahtaneurysmen

H.M. BECKER und H. KORTMANN

INHALT

A. Ursachen 178
B. Diagnostik 179
C. Indikationen 179
D. Lagerung 180
E. Technik der Nahtaneurysmafreilegung . . . 180
F. Rekonstruktionstechniken 180
    I. Thorakale Aorta 180
    II. Abdominale Aorta 180
    III. Arteria femoralis 184
G. Postoperative Komplikationen 184
    Literatur 184

A. Ursachen

In der Pionierzeit der Gefäßchirurgie waren Nahtaneurysmen eine relativ häufige Spätkomplikation (3–24%) nach prothetischem Gefäßersatz. Die Mehrzahl dieser Anastomosenrupturen waren auf eine vorzeitige Materialermüdung von Nahtfäden (Seide!) und Prothesenfaser bzw. Textur zurückzuführen [1, 2, 3, 6, 7]. Mit der qualitativen Verbesserung dieser Produkte (Dacron- und PTFE[1]-Prothese, Polyester- und Polypropylen-Fäden) wurde das Auftreten von späten Nahtaneurysmen selten [2, 17]. Neben diesen materialbedingten Ursachen sind biologische Eigenschaften und operationstechnische Verfahren bekannt, die das Auftreten von Nahtaneurysmen begünstigen: Die unterschiedliche Elastizität von Wirtsarterie und eingewachsener Prothese, das sogenannte „compliance mismatch", verursacht eine besonders intensive mechanische Beanspruchung der Anastomose [9].

Im Nahtbereich soll die Desobliteration oder Endarteriektomie der erkrankten und arteriosklerotisch veränderten Wirtsarterie, wenn überhaupt, möglichst sparsam durchgeführt werden. Ist wegen ausgedehnter plaqueförmiger Verkalkung eine nahezu zirkuläre Desobliteration unumgänglich, so ist bei der anschließenden Anastomosennaht möglichst viel Wand von der Wirtsarterie zu fassen. An großen Gefäßen hat sich hier die teleskopartige Anastomose bewährt: Mit der Naht wird die Prothese in das Gefäßlumen etwas hineingezogen und verstärkt so den Gefäßwandsaum. Günstige hämodynamische Eigenschaften einer Anastomose sind eine weitere Voraussetzung zur Vermeidung von Nahtrupturen. Eine spitzwinkelig angelegte langstreckige und ellipsenförmige End-zu-Seit-Anastomose ermöglicht einen hohen Fluß mit nur geringen Strömungsturbulenzen [11, 12, 18] (s. S. 43). Eine Hypertonie und eine Störung der Blutgerinnung, besonders in der frühen postoperativen Phase, sollen zusätzlich die Entwicklung von Nahtaneurysmen begünstigen [1, 14]. Das mykotische Aneurysma, in der Regel Folge mangelnder intraoperativer Asepsis, ist eine schwere Komplikation, deren Sanierung fast immer die Entfernung der Prothese mit Unterbrechung der rekonstruierten Gefäßstrombahn und ggf. extraanatomischem Bypass zur Folge hat (s. S. 557).
70–80% aller Nahtaneurysmen sind in der Leistenregion lokalisiert [10, 11, 13]. Für die hohe Inzidenzrate sind drei Ursachen zu nennen: Die Prothesen werden an die Femoralarterie in den meisten Fällen End-zu-Seit anastomosiert. Das eingewachsene starre Prothesenrohr ist den Scher- und Biegekräften des Hüftgelenks ausgesetzt. Die Leistengegend besitzt aufgrund ihrer benachbarten Regionen und der zahlreichen Lymphgefäße eine erhöhte Infektanfälligkeit [11, 12, 16, 18]. Demgegenüber sind Nahtaneurysmen in der Beckenetage, im Popliteabereich, an der Aorta und an den supraaortalen Gefäßen sehr viel seltener [5, 8]. In Konsequenz dieser vielfach belegten statistischen Beobachtung bevorzugen wir bei Prothe-

---
[1] PTFE = Polytetrafluoräthylen (Teflon)

senimplantationen wegen einer aneurysmatischen Erkrankung der Aortengabel stets den iliakalen Anschluß.

Als Prothesenmaterial verwenden wir heute im aorta-iliakalen Abschnitt die gestrickte Doppelvelour-Dacron-Prothese; die gewebte Dacronprothese bevorzugen wir immer dann, wenn aufgrund der Begleitumstände (hohes Alter, schlechter Allgemeinzustand, seltene Blutgruppe, Gerinnungsstörung, Notfalleingriff) eine primäre Dichtigkeit verlangt wird. Die fehlende feste Vernarbung zwischen Wirtsarterie und Prothese erfordert nicht resorbierbares, dauerhaftes Nahtmaterial. Hier haben sich die synthetischen Fäden aus Polyester und Polypropylen bewährt. Unterhalb des Leistenbandes ist die autologe Vene der beste Gefäßersatz. Pseudoaneurysmen sind wegen der vollständigen Verheilung der Naht zwischen Wirtsarterie und autologem Transplantat eine Seltenheit [18]. Bei nicht verfügbarer Vene hat sich heute weltweit gerecktes PTFE als prothetischer Gefäßersatz durchgesetzt. Bisher gibt es keinen Anhalt dafür, daß PTFE im Vergleich zu Dacron mit einer höheren Inzidenzrate für Nahtaneurysmen belastet ist [2].

Ein Aneurysma spurium kann sich an jeder Gefäßnaht entwickeln. Nach alleiniger Endarteriektomie und autologem Gefäßersatz wird es nur selten beobachtet [18]. Ebenso sind Nahtaneurysmen nach Rekonstruktionen an den supraaortalen Arterien eine Rarität [8]. An der Aorta ascendens ist die Möglichkeit zur Entwicklung eines Nahtaneurysmas wegen des fehlenden tamponierenden periaortalen Gewebes kaum gegeben. Das postoperative pulsierende Hämatom führt hier, falls nicht rechtzeitig erkannt, zur Perikardtamponade. Nahtaneurysmen im Bereich der deszendierenden thorakalen Aorta werden oft erst durch Verdrängungssymptome benachbarter Nerven (N. phrenicus, N. laryngeus recurrens) oder durch Hämoptysen bei Einbruch in das Bronchialsystem erkannt. Aortointestinale Fisteln sind schwere Komplikationen der sonst vielfach asymptomatischen Anastomosenaneurysmen der abdominalen Aorta. Die Symptomatik reicht vom intermittierend auftretenden okkulten Blutverlust bis zur schweren mit einem Entblutungsschock einhergehenden intestinalen Blutung [2, 4]. Typischerweise kann bei der diagnostischen Endoskopie die Blutungsquelle nicht ausfindig gemacht werden. Anastomosenaneurysmen der Beckenarterien können durch Kompression der benachbarten Venen zur venösen Abflußstörung oder Thrombose des betroffenen Beines führen. Der expansiv pulsierende Tumor eines Aneurysma spurium nach Gefäßnaht an den Femoralarterien darf nicht mit einem Leistenabszeß verwechselt werden.

B. Diagnostik

Die Diagnostik von Nahtaneurysmen ist im Bereich der Extremitätenarterien vielfach allein durch Palpation eines pulsierenden Tumors im Anastomosengebiet möglich. Nahtaneurysmen im Verlauf der Aorta, Nieren- und Viszeralarterien sowie der Beckengefäße sind mit den nichtinvasiven modernen bildgebenden Verfahren wie Sonographie und Computertomographie fast immer darstellbar. Für die operative Korrektur ist besonders im Bereich kleiner Arterien eine Angiographie wünschenswert. Problematisch kann die Diagnose kleiner aortointestinaler Fisteln sein. Hier ist eine divertikelartige Randkontur der Aorta im Angiogramm pathognomonisch.

C. Indikationen

Das Auftreten und schnelle Fortschreiten einer akuten Nahtdehiszenz mit Ausbildung eines pulsierenden Hämatoms ist äußerst schmerzhaft und muß als Notfalleingriff unverzüglich angegangen werden. Bei Verzögerungen kommt es zur trophischen Störung des benachbarten Gewebes, so daß Wundnekrosen und Infektionen für die nachfolgende Gefäßrekonstruktion befürchtet werden müssen. Besonders schnelles Handeln erfordert die Blutung aus einer undichten Naht an den Halsgefäßen. Es besteht akute Erstickungsgefahr und der Patient muß unverzüglich intubiert und dann der Operation zugeführt werden. Wenig Zeit für die Diagnostik bleibt auch bei der akut blutenden aortointestinalen Fistel oder bei einer Nahtinsuffizienz der Aorta ascendens. Liegt bei passender Anamnese eine entsprechende Symptomatik vor, rechtfertigt hier schon der Verdacht die umgehende Laparotomie bzw. Thorakotomie. Chronisch entstandene Nahtaneurysmen sind durch einen Wall von fibrosiertem Gewebe, Fibrin und wandadhärenten Schichtthromben geschützt. Da sie sowohl rupturieren als auch embolisieren können, ist die Indikation zur elektiven Ausschaltung bei Diagnosestellung gegeben.

D. Lagerung

Die Ausschaltung von Nahtaneurysmen erfolgt in der Regel vom gleichen Zugang wie die Voroperation. Deshalb werden Eingriffe an der infrarenalen Aorta, den Becken- und Leistengefäßen in Rückenlage durchgeführt. Muß die suprarenale Aorta (Abschnitt IV) oder die thorakale Aorta freigelegt werden, so wird die Halbseitenlagerung nach CRAWFORD bevorzugt, wobei Becken und Abdomen in Rückenlage und der Oberkörper des Patienten in rechts seitlicher oder halbseitlicher Drehung gelagert werden. Für die erneute Freilegung supraaortaler Arterien wird die entsprechende typische Lagerung gewählt. Dies gilt in gleicher Weise für die Rezidiveingriffe an den Extremitäten.

E. Technik der Nahtaneurysmafreilegung

Nach Exzision der Hautnarbe wird man versuchen, den arteriellen Ein- und Ausstrom jenseits des Aneurysmas freizulegen und anzuschlingen. Dies ist 2–4 cm ober- und unterhalb des Aneurysmasacks in der Regel gut möglich. Nach proximaler und distaler Blutungskontrolle erfolgt die Freilegung des Aneurysma spurius. Im Falle besonders massiver Vernarbungen von vorhergehenden Eingriffen kann das Aneurysma nach Darstellung direkt eröffnet werden, wobei Zu- und Abstrom mittels Ballonkatheter (Fogarty-Katheter) von innen blockiert werden. Dieses Verfahren der intraluminalen Ballonblockade bietet sich speziell im Bereich kleinerer Gefäßbifurkationen an, wie z.B. der Femoralisgabel, wenn die A. profunda femoris wegen starker Vernarbung nur äußerst schwierig darstellbar ist (s. Abb. 3c, d). An der Aorta und den großen Arterien wird man jedoch wegen des höheren Blutverlustes stets versuchen, vor Spalten des Aneurysmasacks den Blutzustrom zu unterbrechen. Vom eröffneten Aneurysmasack aus kann die Anastomose Schritt für Schritt mit dem Skalpell freigelegt werden. Man bewegt sich in der Dissektionszone nahe der Arterie, damit Venen- und Nervenverletzungen vermieden werden.

F. Rekonstruktionstechniken

I. Thorakale Aorta

Nach anterolateraler Thorakotomie wird die thorakale Aorta zunächst proximal des Aneurysmas freigelegt. Ist das Nahtaneurysma dicht unterhalb des Aortenbogens lokalisiert, so kann die Präparation wegen des Ursprungs der A. subclavia, die notfalls geopfert werden muß, und der den Aortenbogen kreuzenden N. vagus und N. laryngeus recurrens, die unbedingt geschont werden sollten, Schwierigkeiten bereiten (s.S. 543). Die distale Aortenexposition ist nach Spalten der Pleura leicht möglich. Erst nach proximaler und distaler Blutungskontrolle wird das Pseudoaneurysma freipräpariert. Eine gute Narkoseführung mit subtiler Senkung der Nachlast unter peinlichster Vermeidung einer Reduktion der Vorlast ist Voraussetzung für den Verzicht auf Shunt- oder Bypass-Verfahren während der Abklemmphase. Bei schwierigen anatomischen Verhältnissen sollte jedoch mit dem Einsatz dieser Hilfsmittel nicht gezögert werden. Eine vorausgegangene Hämoptoe ist immer verdächtig auf eine Aneurysmapenetration in die Lunge. Meistens ist das Sechsersegment des linken Lungenunterlappens betroffen. Nach präliminarer teils stumpfer teils scharfer Separation der beiden Strukturen ist im Anschluß an die Wiederherstellung der Strombahn in der Regel die entsprechende Lungensegmentresektion notwendig. Aus dem eröffneten Aneurysma werden Blutthromben ausgeräumt und die insuffiziente Naht dargestellt. Aorta und Prothese werden im Anastomosengebiet reseziert, anschließend die Gefäßkontinuität wiederhergestellt. Dieses Rekonstruktionsprinzip gilt für alle zentralen und peripheren Aneurysmen. Nur in Einzelfällen darf bei kleiner umschriebener Nahtdehiszenz und stabiler Arterienwand die Anastomose nachgenäht werden. Die derartig neuangefertigte Anastomosennaht soll allerdings in der operativen Behandlung von Nahtaneurysmen die Ausnahme bleiben.

II. Abdominale Aorta

Nahtaneurysmen der abdominalen Aorta (Abb. 10.3.1a) werden transabdominal durch eine mediane Laparotomie vom Xiphoid unter Linksumschneidung des Nabels bis zur Symphyse dargestellt. Der Dünndarm wird nach rechts lateral weggehalten. Typischerweise kann durch das falsche

10.3 Nahtaneurysmen

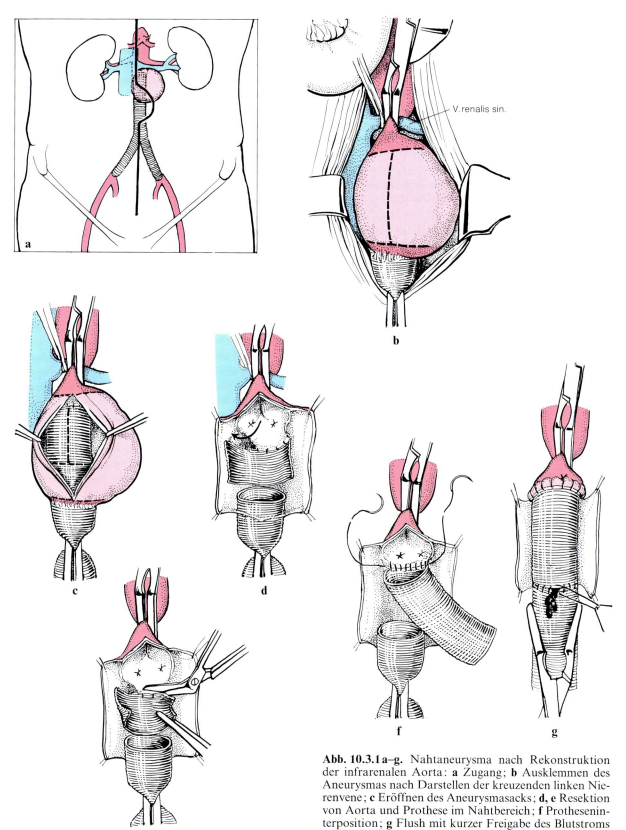

Abb. 10.3.1 a–g. Nahtaneurysma nach Rekonstruktion der infrarenalen Aorta: **a** Zugang; **b** Ausklemmen des Aneurysmas nach Darstellen der kreuzenden linken Nierenvene; **c** Eröffnen des Aneurysmasacks; **d, e** Resektion von Aorta und Prothese im Nahtbereich; **f** Protheseninterposition; **g** Flush mit kurzer Freigabe des Blutstroms vor Knüpfen der distalen Naht

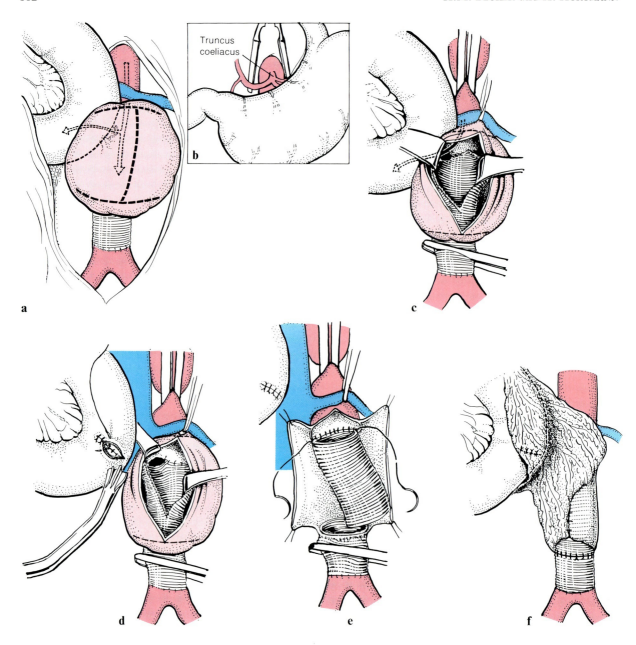

Aneurysma an der proximalen Aorta das Duodenum in der pars ascendens, kurz vor der Flexura duodeno-jejunalis arrodiert sein, so daß eine aortointestinale Fistel vorliegt (Abb. 10.3.2a, c). Wenn die Diagnose gesichert ist, wird zunächst keine weitere Freilegung vorgenommen, sondern die Aorta suprarenal, am besten sogar kranial des Truncus coeliacus, zur Abklemmung freigelegt (Abb. 10.3.2b). Hierzu wird das Omentum minus durchtrennt und die Aorta zwischen den Zwerchfellschenkeln präpariert. Bei einem hohen Abgang des Truncus coeliacus empfiehlt es sich, die sehnige

Abb. 10.3.2. a Nahtaneurysma mit aortoduodenaler Fistel nach Rekonstruktion der abdominalen Aorta; **b** Abklemmen der Aorta oberhalb des Truncus coeliacus zwischen den Zwerchfellschenkeln; **c** Eröffnen von Aneurysmasack und Prothese; **d** quere zweireihige Naht des Duodenalwanddefektes nach vorausgegangener Exzision; **e** Rekonstruktion durch Protheseninterponat; **f** gestielter Netzzipfel zwischen proximaler Anastomose und Duodenum

10.3 Nahtaneurysmen

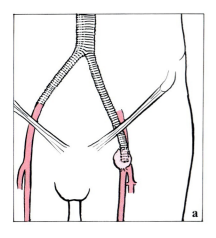

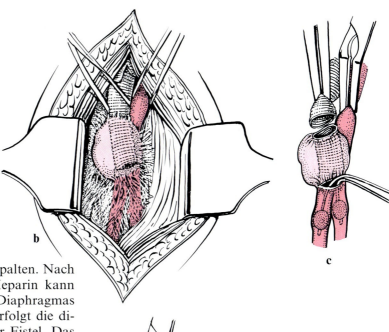

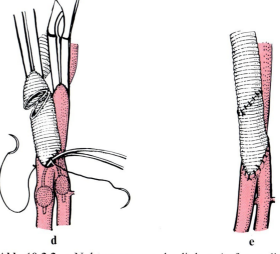

Umrahmung des Hiatus aorticus zu spalten. Nach systemischer Antikoagulation mit Heparin kann die Aorta unmittelbar unterhalb des Diaphragmas abgeklemmt werden. Anschließend erfolgt die distale Blutungskontrolle unterhalb der Fistel. Das Aneurysma wird eröffnet und die Fistel vom Aortenlumen her dargestellt (Abb. 10.3.2c). Der freigelegte Duodenalwanddefekt wird mit einer zweireihigen Naht verschlossen (Abb. 10.3.2d). Liegt keine aortointestinale Fistel vor, so kann nach Darstellen der linken Nierenvene und nur geringer aortennaher Dissektion die Gefäßklemme in vielen Fällen noch infrarenal gesetzt werden (Abb. 10.3.1b). Vor Rekonstruktion der Aorta empfiehlt es sich, das Operationsfeld mit einer antiseptischen Lösung zu spülen (z.B. 4 g Chloramin auf 1000 ml handwarmer 0,9%iger Natriumchlorid-Lösung). Die Prothese und ggf. auch die Aorta werden im Anastomosengebiet reseziert (Abb. 10.3.1c, d, e) und die Kontinuität durch ein Dacroninterponat wiederhergestellt (Abb. 10.3.1f, g, 10.3.2e). Bei der fortlaufenden Naht sollen mindestens 5 mm vom Aortensaum miterfaßt werden. Dieses Vorgehen sichert eine feste Verankerung der Naht im Aortengewebe und primäre Bluttrockenheit im Anastomosenbereich. Prothese und Duodenum müssen durch ein scheidendes Gewebepolster, am besten einen gestielten Zipfel des großen Netzes, isoliert werden (Abb. 10.3.2f). Falls die Anastomose am proximalen infrarenalen Aortenstumpf wegen des zerreißlichen vernarbten Gewebes ausnahmsweise nicht gelingt, werden die Nierenarterien mit einem Carrel-Patch exzidiert und im Anschluß an die suprarenale End-zu-End-Anastomose in die Prothese End-zu-Seit reimplantiert. Zu Beginn der renalen Ischämiezeit injizieren wir kalte heparinhaltige physiologische Kochsalzlösung (4° C,

Abb. 10.3.3. a Nahtaneurysma der linken A. femoralis; **b** Präparation des Aneurysmasacks und proximales Anschlingen von Prothese und Arterie; **c** Blutungskontrolle: proximal durch Gefäßklemmen, distal im Falle unzureichender Präparationsmöglichkeiten durch zwei eingeschobene Fogarty-Katheter; **d, e** Rekonstruktion durch Protheseninterponat

1000 E Heparin/20 ml 0,9%ig NaCl) in die beiden Nierenarterien.

Im Falle eines infizierten Anastomosenaneurysmas wird der proximale Aortenstumpf durch eine 2×0 fortlaufende Dacronnaht verschlossen, die mit einem gestielten Netzzipfel zusätzlich gesichert wird (Abb. 10.3.2f). Das gesamte synthetische Prothesenmaterial muß entfernt und die Beckenarterien mit einer 2×0 Dacronnaht verschlossen werden. Ein möglichst schon vor Eröffnen der Bauchdecken angelegter beidseitiger axillofemoraler Bypass aus 8 mm gewebten Dacronprothesen ersetzt die Blutbahn zu den Beinen.

III. Arteria femoralis

Das häufige infrainguinale Nahtaneurysma (Abb. 10.3.3a) wird durch eine femorale Inzision, die man weit nach kranial führt, freigelegt. Es empfiehlt sich, die Prothese zuerst oberhalb des pulsierenden Tumors aufzusuchen. Liegt eine End-zu-Seit-Anastomose vor, muß zur vollständigen Blutungskontrolle auch die proximale A. femoralis comm. oder – suprainguinal – nach Durchtrennen des Leistenkanals die A. iliaca ext. freigelegt werden (Abb. 10.3.3b). Es folgt die distale Exposition der A. femoralis superf. und der A. profunda femoris. Im Falle sehr starker Vernarbungen kann man auf die distale Freilegung verzichten und das Prinzip der intraluminalen Ballonblockade anwenden (Abb. 10.3.3c, d). Nach systemischer Antikoagulation mit 10000 E. Heparin, proximaler und distaler Blutungskontrolle wird der Aneurysmasack eröffnet, die Anastomose dargestellt und in Höhe der Naht durchtrennt. Nach Anfrischen der Arterienwand und Resektion des ausgerissenen Prothesenendes wird die Kontinuität durch ein Kunststoffinterponat wiederhergestellt. Zunächst erfolgt die Naht zwischen Wirtsarterie und Interponat, dann die End-zu-End-Anastomose zwischen beiden Prothesen (Abb. 10.3.3d, e). Kurz vor Abschluß der distalen Gefäßnaht werden etwaige Ballonkatheter entfernt und die Naht komplettiert. Zur Schonung benachbarter Strukturen wird der Aneurysmasack nur so weit reseziert, wie es zur guten Übersicht notwendig ist. Eine Wundspülung, das Einlegen einer Redondrainage für 24 Std und der schichtweise Wundverschluß mit vollständiger subkutaner Deckung der Prothese nach Antagonisierung des Heparins beendet den Eingriff.

G. Postoperative Komplikationen

Postoperative Komplikationen nach Beseitigung eines Nahtaneurysmas unterscheiden sich nicht von denen nach rekonstruierenden Eingriffen an den Arterien. Die Tatsache jedoch, daß es sich um einen Zweiteingriff handelt, erhöht das Risiko der lokalen Nachblutung (in der Regel Sickerblutung aus Narbengewebe, das eine kurzfristige, sorgfältige Drainierung erfordert). Eine perioperative Antibiotikaprophylaxe soll das erhöhte Risiko einer sekundären Wundheilung mindern [15].

Literatur

1. Baird RJ, Doran ML (1964) The false aneurysm. Can Med Assoc J 91:281
2. Becker HM, Stelter WJ, Kortmann H, Heberer G (1983) Anastomotic arterial aneurysms. Thorac Cardiovasc Surg 31:2
3. Clator H, Birch L, Cardwell ES, Zimmer SL (1956) Suture line rupture of nylon aortic bifurcation graft into small bowel. Arch Surg 73:947
4. Cooley DA, Wukasch DC (1979) Aorto-duodenal fistula. In: Cooley DA, Wukasch DC (eds) Techniques in vascular surgery. Saunders, Philadelphia London Toronto, pp 241–243
5. Courbier R, Larranaga J (1982) Natural history and management of anastomotic aneurysms. In: Bergan JJ, Yao JS (eds) Aneurysms: diagnosis and management. Grune & Stratton, New York, pp 567–580
6. Cutler ED, Dunphy JE (1941) The use of silk in infected wounds. N Engl J Med 244:101
7. Emmrich K, Herbst M, Trenckmann H, Schulz HG, Wohlgemuth B (1982) Severe late complications after operative correction of aortic coarctation by interposition of prosthesis. J Cardiocasc Surg 23:205
8. Giessler R, Gehl H, Heberer G (1968) Das Nahtaneurysma nach alloplastischem Gefäßersatz. Langenbecks Arch Chir 322:992
9. Hollier LH, Batson RC, Cohn J (1980) Femoral anastomotic aneurysms. Ann Surg 191:715
10. Knox NG (1976) Peripheral vascular anastomotic aneurysms: A fifteen-year experience. Ann Surg 183:120–123
11. Knudson JA, Downs AR (1978) Reoperation following failure of aorto-femoral reconstruction. Can J Surg 21:316
12. Nunn DB, Rao N, Renard A (1975) Anastomotic aneurysm. Am Surg 41:281
13. Richardson JV, McDowell HA (1975) Anastomotic aneurysms following arterial grafting: A 10-year experience. Ann Surg 184:179–182
14. Salzmann EW (1965) The limit of heparin therapy after arterial reconstruction. Surgery 57:131
15. Salzmann G (1982) Perioperative antibiotic prophylaxis in vascular surgery. Thorac Cardiovasc Surg 30:36
16. Smith RF, Szilagyi DE (1961) Healing complications with plastic arterial implants. Arch Surg 82:14
17. Starr DS, Weatherford SC, Lawrine GM, Morris GC (1979) Suture material as a factor in occurence of anastomotic false aneurysms: analysis of 26 cases. Arch Surg 114:412
18. Szilagyi DE, Smith RF, Elliot JP, Hageman JH, Dall'Amo CA (1975) Anastomotic aneurysms after vascular reconstruction: Problems of incidence, etiology and treatment. Surgery 78:800–816

10.4 Störungen der männlichen Sexualfunktion nach operativen Eingriffen im aortoiliakalen Bereich

O. Thetter, A. von Hochstetter
und R.J.A.M. van Dongen

INHALT

A. Einleitung und Problemstellung 185
B. Vaskuläre Ursachen 185
C. Neurogene Ursachen 185
D. Physiologie der männlichen Sexualfunktion 186
E. Neuro-Anatomie der männlichen Sexualfunktion 188
F. Diagnostik 190
G. Operationstechnik zur Vermeidung von postoperativen Sexualstörungen 191
H. Der retromesenteriale Zugang zur Aortenbifurkation zur Schonung des Plexus hypogastricus superior 192
    I. Zugang von links (transperitoneal) . . . 192
   II. Zugang von rechts (transperitoneal) . . 193
  III. Retroperitoneal-retromesenterialer Zugang 193
I. Zusammenfassung 194
        Literatur 195

A. Einleitung und Problemstellung

Mit fortschreitender Entwicklung der modernen Gefäßchirurgie werden zunehmend auch bei jüngeren Patienten rekonstruktive Eingriffe im Bereich der abdominellen Aorta vorgenommen, wobei postoperativ bei einem nicht unbeträchtlichen Prozentsatz von Patienten – die Literatur nennt bis zu 88% – Potenzstörungen bemerkt werden, die präoperativ nicht bestanden hatten. Potenzstörungen nach Operationen im aortoiliakalen Bereich werden jedoch fast allgemein als unvermeidliche Konsequenz einer die Beine erhaltenden Operationstechnik hingenommen und gegenüber dem Patienten auch vertreten. Diese postoperativen Störungen der männlichen Sexualfunktion sind in der Mehrzahl der Fälle entweder *vaskulärer* oder *nervaler* Genese.

B. Vaskuläre Ursachen

Seit Leriche 1940 das nach ihm benannte Syndrom des thrombotischen Verschlusses der Aortenbifurkation beschrieb, ist die Notwendigkeit eines ausreichenden Flows im Bereich des Iliacainterna-Stromgebietes für die Erektionsfähigkeit des Penis bekannt. Das Nachlassen der erektilen Funktion bei Patienten mit aortoiliakalen Verschlußprozessen kann bereits 12–18 Monate vor dem Auftreten von Durchblutungsbeschwerden der unteren Extremitäten einsetzen.

Vaskulär bedingte Potenzstörungen, die nach operativen Eingriffen im Aortenbifurkationsbereich auftreten, müssen daher durch intra- bzw. perioperativ verursachte Veränderungen der Hämodynamik der Beckenstrombahn erklärt werden. Dadurch kommt es in den meisten Fällen zu einer Minderdurchblutung der A. iliaca int. und ihrer Äste (A. pudenda int., A. dorsalis penis). Eine ausreichende Durchblutung dieses Stromgebietes ist jedoch für eine stabile Erektion des Penis von entscheidender Bedeutung.

C. Neurogene Ursachen

Bezüglich der neurogen bedingten Potenzstörungen ist der eingehende Bericht von Whitelaw u. Smithwick, 1951 [20] über Störungen der Sexualfunktion nach therapeutischer Entfernung verschiedener Abschnitte des Grenzstranges von Interesse. Die Autoren berichten, daß eine hohe lumbale Sympathektomie – mit bilateraler Exzision der Grenzstrangganglien Th 12, L1 und L2 – das Auftreten einer Erektionsstörung zur Folge habe.

Hingegen müsse bei Denervation der Grenzstrangganglien L2 und L3 sowie des Plexus hypogastricus sup. mit Ejakulationsstörungen im Sinne einer „retrograden Ejakulation" gerechnet werden, wobei jedoch die Erektion erhalten bleiben könne. Auch die Durchtrennung des sympathischen Plexus präaorticus solle je nach Höhe der Läsion einen Verlust der Erektion oder der regelrechten Ejakulation bewirken.

Diese Publikation wurde in den folgenden Jahren in erster Linie in der gefäßchirurgischen Literatur häufig zitiert und hat die Vorstellung verbreitet, es gäbe eine lumbale Sympathikusbahn für die Erektion. Die Erklärungsversuche der Autoren für die von ihnen beobachteten Erektionsstörungen nach Sympathektomie entsprechen jedoch nicht den herrschenden physiologischen Erkenntnissen, wonach die Erektion vom sakralen Parasympathikus gesteuert wird [3]. Es ist allgemein anerkannt, daß der essentielle Motor für die Erektion des Penis im unteren Sakralmark liegt und nur über die „Nervi erigentes" (S2, S3, S4) am Erektionsorgan und seinen Gefäßen wirksam wird [3]. Diese im kleinen Becken liegenden nervalen Strukturen können jedoch bei den angegebenen operativen Eingriffen im allgemeinen nicht verletzt werden. Auch zeigten spätere Publikationen, daß nach gleichartigen Eingriffen, postoperativ in erster Linie Störungen der Ejakulation und nicht der Erektion auftraten [1, 6, 8, 13, 16].

Harris u. Jepson [4] berichteten 1965 von einer Gruppe präoperativ potenter Patienten mit Leriche-Syndrom, bei der in 33% der Fälle erst postoperativ eine „Impotenz" aufgetreten war. Diese Tatsache schien insofern verwunderlich, als die Gefäßrekonstruktion in allen Fällen zu einer deutlich besseren Durchblutung der Beckenstrombahn geführt hatte. Diese Autoren äußerten als erste die Vermutung, daß es bei Operationen im Bifurkationsgebiet zur Verletzung des hier gelegenen sympathischen Nervengeflechtes komme.

Nach Weinstein u. Machleder [19] stehen Art und Häufigkeit der postoperativen neurogenen Sexualstörungen in direktem Zusammenhang mit dem Ausmaß des präparativen Vorgehens im aortoiliakalen Bereich. Die Autoren kommen dabei zur Überzeugung, daß dafür die Läsion des sympathischen Plexus hypogastricus sup. verantwortlich sei. Für diese Annahme sprechen auch Beobachtungen, daß ein operatives Vorgehen mit besonderer Schonung des Plexus hypogastricus im Bereich der terminalen Aorta, postoperative Störungen der Ejakulationsfähigkeit auf ein Mindestmaß herabzusetzen vermag. So fand Vroonhoven [17] 1977 bei 38 Patienten, die ohne besonderer Beachtung der Integrität des Plexus hypogastricus im aortoiliakalen Bereich operiert worden waren, in bis zu 46% der Fälle postoperative Ejakulationsstörungen. Diese Komplikationsrate konnte in einer zweiten Gruppe von 37 Patienten, bei der eine vorsichtige Operationstechnik die Verletzung des Plexus zu vermeiden suchte, deutlich gesenkt werden, und zwar bei Aneurysmaresektionen von 46% auf 20% und bei Klaudikatio-Patienten von 18% auf 11%.

Pircher u. Mitarb. [11] haben 1978 über das bisher größte Patientengut berichtet. Von 318 Patienten waren 148 präoperativ potent. Bei zwei Vergleichsgruppen mit Implantation einer aortobifemoralen Kunststoffprothese konnte in der Gruppe, bei der zur Schonung des sympathischen Plexus auf eine völlige Skelettierung der Aorta verzichtet worden war, eine Reduktion der postoperativen Sexualstörungen von 90% auf 25% erzielt werden.

Unklar und verwirrend in den klinischen Berichten über postoperative Sexualstörungen ist, daß die globalen Begriffe „Potenzstörung" und „Sexualstörung" nicht aufgeschlüsselt werden. Abgesehen davon, daß die Orgasmuskomponente meist unerwähnt bleibt, werden Erektion und Ejakulation nur selten als solche genannt.

D. Physiologie der männlichen Sexualfunktion

Die Genitalfunktionen beim Menschen umfassen verschiedenartige Reflexe mit komplexen zeitlichen Abfolgen, an denen nicht nur sympathische und parasympathische, sondern auch somatische Reflexbögen beteiligt sind. Die noch sehr unvollständigen Kenntnisse und Vorstellungen über die Genitalreflexe beim Manne stammen von Untersuchungen gesunder Menschen sowie von Patienten, deren Rückenmark in den thorako-lumbo-sakralen Zentren dieser Reflexe geschädigt worden war. Zusätzliche Erkenntnisse wurden aus Versuchen an verschiedenen Tieren gewonnen [14, 18].

Der sexuelle Reaktionsablauf beim Manne besteht im wesentlichen aus 3 Phasen:

Erektion
Emission
Ejakulation

Erektion. Die Erektion des Gliedes entsteht im wesentlichen durch eine Dilatation der Arterien in den Corpora cavernosa penis und dem Corpus spongiosum urethrae über cholinerge parasympathische Neurone in den Nn. pelvici. Die steigende Füllung hindert zunehmend den Abfluß der Venen aus dem Schwellkörper, wo diese die Tunica albuginea durchtreten und begünstigt somit die Schwellung des Gliedes.

Der Mechanismus der Erektion erfolgt über folgende 6 Schritte [18]:

(1) Relaxation der Ebnerschen Kissen. Dadurch kommt es zu einem Abfall des arteriellen Widerstandes in den Arterien des Schwellkörpers.
(2) Dilatation der arteriellen Gefäße. Dies bewirkt einen erhöhten Druck und Flow in den Corpora cavernosa.
(3) Verschluß der arteriovenösen Shunts, wodurch ein schnelles Abfließen aus dem arteriellen System verhindert wird.
(4) Erschlaffung der glatten Muskulatur in den Corpora cavernosa.
(5) Schluß der venösen Klappen, die die Füllung des Schwellkörpers ermöglichen.
(6) Streckung der Gefäße, wodurch eine Erhöhung von Druck und Flow erleichtert wird.

Visuelle, olfaktorische, auditorische sowie somatoaesthetische Einflüsse, erregen über den Cortex cerebri, das limbische System und den Hypothalamus, das spinale Erektionszentrum. Dieses liegt im Sakralmark in Höhe S2 bis S4. Die sensiblen peripheren Afferenzen entstehen durch Berührung der Haut des äußeren Genitale sowie der dicht gelagerten Mechanorezeptoren der Glans penis. Sie werden über Fasern des N. pudendus in das parasympathische, spinale Erektionszentrum in den Sakralsegmenten S2, 3, 4 geleitet. Die eigentliche Erektion wird ausschließlich durch die parasympathischen Nn. erigentes aus den Nn. pelvici herbeigeführt. HABIB [3] hat durch die elektrische Stimulation der Wurzeln, S2, S3 oder S4 eine Erektion an paraplegischen Patienten auslösen können.

Nach der eindeutigen Meinung der Physiologie sind bleibende neurogene Erektionsstörungen nach Operationen nur nach Verletzung der aus dem Sakralmark stammenden parasympathischen Nn. erigentes zu erwarten. Eine lumbale sympathische Bahn im Plexus hypogastricus ist für eine echte Erektion bisher nicht festgestellt worden. Bei Operationen im aortoiliakalen Bereich werden diese parasympathischen Nn. erigentes nicht tangiert. Sie verlaufen in der Tiefe des kleinen Beckens vor dem Kreuzbein und seitlich der Ampulla recti. Somit müssen wohl andere Ursachen für das Auftreten von postoperativen Erektionsstörungen angenommen werden. Am wahrscheinlichsten sind hämodynamisch bedingte Ursachen, die zu einer Minderdurchblutung des Corpus cavernosum führen.

Emission und Ejakulation. Die „Ejakulation" im früher gebrauchten, weiteren Sinne wird heute besser unterteilt in die viszero-motorische Emission und die somato-motorische eigentliche Ejakulation.

Unter der seminalen *Emission* versteht man den Erguß von Samenflüssigkeit aus Nebenhoden, Samenleiter, Bläschendrüsen und Prostata in die hintere Harnröhre. Dies geschieht durch Kontraktion der glatten Muskulatur dieser Gebilde, wobei zugleich auch der Blasenhals durch den Sphinkter vesicae int. verschlossen wird. Dadurch wird eine „retrograde Ejakulation" in die Blase verhindert. Die Innervation erfolgt über sympathische Neurone aus dem thorako-lumbalen Übergangsbereich. Dieser Vorgang wird durch Fasern aus dem sympathischen Emissionszentrum (TH12 bis L2) gesteuert, die vom Grenzstrang aus über den Plexus hypogastricus sup. et inf. zu den Sexualorganen im Becken verlaufen.

Bereits 1858 konnte I.L. BUDGE [1] zeigen, daß die elektrische Stimulation des hypogastrischen Plexus nicht nur eine Kontraktion des inneren Blasensphinkters, sondern auch der Vesiculae seminales und der Ductus deferentes bewirkt. Eine Erektion hat BUDGE bei diesen Versuchen nicht feststellen können. Eine postoperativ fehlende Ejakulation bzw. eine fehlende Emission, die naturgemäß eine Impotentia generandi bedeutet, erklärt sich somit durch das Fehlen der sympathischen Innervation zum Zeitpunkt des Orgasmus [19].

Die eigentliche „ejaculatio seminis" wird hingegen durch parasympathische Afferenzen aus der Urethra int. und der Prostata (über Nn. pelvici zum Sakralmark), wie auch durch sympathische Afferenzen aus Nebenhoden, Ductus deferentes und Samenbläschen (über die Plexus hypogastrici zum thorakolumbalen Übergangsmark) ausgelöst. Die „Ejakulation des Samens" aus der vorderen Harnröhre erfolgt letztlich durch klonische Kontraktionen der Mm. bulbocavernosi, ischiocavernosi und des M. sphincter urethrae ext. Diese Muskel werden vom genitalsomatomotorischen Teil des N. pudendus aus dem parasympathischen Ejakulationszentrum im Sakralmark (S2 bis S4) innerviert.

E. Neuro-Anatomie der männlichen Sexualfunktion

Zur Anatomie des Plexus hypogastricus (Abb. 10.4.1).

Die eindeutige Abhängigkeit der Ejakulation und somit der männlichen Fertilität vom lumbalen Grenzstrang und den Plexus hypogastrici, fordert deren Schonung bei Eingriffen im aortoiliakalen Bereich [16]. Die bisher veröffentlichte Literatur bietet jedoch keine ausreichenden Hinweise zur sicheren Vermeidung einer entsprechenden iatrogenen Schädigung der Sexualfunktion [7].

Der etwa X-förmige sympathische Plexus hypogastricus sup. bildet sich in Höhe der Aortenteilung im wesentlichen aus zwei Strängen, die aus starken viszeralen Ästen des kranialen lumbalen Grenzstranges (L1, L2) stammen und neben der Aorta aus der Tiefe hervortreten, um sich spitzwinkelig vor der Aorta zu vereinigen. Zusätzlich erhält er präaortal absteigende zarte Fasern vom Plexus solaris und aortico-renalis sowie aus dem kaudalen lumbalen Grenzstrang. Das etwa 1 cm breite bandförmige Nervengeflecht („N. praesacralis") zieht median über die Aortengabel, oft auch etwas links davon über die linke A. iliaca comm. und senkt

Abb. 10.4.1. Schematische Ansicht des infrakolischen Situs mit der aortoiliakalen Gabel: Pfeil 1. Transperitoneal-retromesenterialer Zugang: man dringt vom Recessus intersigmoideus aus in das Extraperitoneum ein, wendet sich nach rechts zwischen A. mesenterica inf. und Plexus hypogastricus sup. einerseits sowie Aorta und V. cava inf. andererseits, um vor der V. cava inf. durch das Peritoneum parietale hindurch in die Bauchhöhle zu gelangen. Beim Ziehen am Sigma nach ventral und rechts oben wird mit der A. mesenterica inf. auch der Plexus hypogastricus von der Aortenbifurkation abgehoben. Pfeil 2. Direkt transperitonealer Zugang: man durchstößt neben dem rechten Rand des Plexus hypogastricus das Peritoneum nach links, um den Plexus und die A. mesenterica inf. zu unterfahren. Pfeil 3. Retroperitoneal-retromesenterialer Zugang zum Plexus hypogastricus. Der Gummizügel liegt hinter dem Rektum und den beiden Plexus hypogastrici inf. sowie vor den Nn. erigentes und der A. rectalis inf.

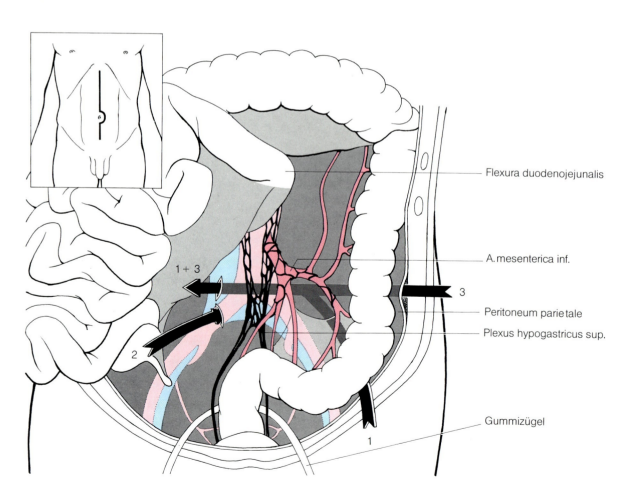

10.4 Störung der männlichen Sexualfunktion nach operativen Eingriffen

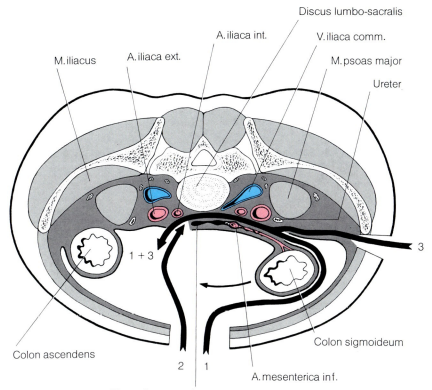

Abb. 10.4.2. Schematischer Querschnitt durch den Bauch in Höhe des sakralen Überganges: Beiderseits im Winkel zwischen M. psoas major und dem Discus lumbo-sacralis liegen die Vasa iliaca (V. iliaca comm., A. iliaca ext., A. iliaca int.), dahinter Nervenstränge des Plexus lumbo-sacralis und ventral auf dem M. psoas major, der Ureter. Vor der Wirbelsäule und zwischen den Vasa iliacae liegt der Plexus hypogastricus sup., durch vegetative Nervenfasern und Bindegewebe mit der A. mesenterica inf. verbunden

sich vor der gleichnamigen Vene und schließlich vor dem Promotorium in das kleine Becken hinab. Dabei spaltet sich der Plexus in seine beiden Schenkel (Plexus hypogastricus dext. et sin.), die ins pararektale Fettgewebe eintreten, um – gleichsam am Mastdarm reitend – nach vorne unten zum Beckenboden zu ziehen. Hier bilden sie beiderseits die lumbale sympathische Wurzel des ganglionären Plexus pelvicus. Die parasympathischen Wurzeln hingegen kommen im Becken aus der 2.–4. Sakralwurzel des Plexus ischiadicus und bilden die Nn. erigentes.

Distal vom Ursprung der A. mesenterica inf., wo die beiden lumbalen Hauptwurzeln des Plexus hypogastricus sup. an die Vorderseite der Aorta zu dem X-förmigen Plexus zusammentreten, ist dieser mit seinen beiden Hauptwurzeln und seinen beiden Ästen durch das subperitoneale Bindegewebe zu einer deutlich palpablen, am Peritoneum fest haftenden Membran zusammengefaßt. Diese ist von ihrer Unterlage (Aorta, Vasa iliaca comm. sin. und Promontorium) leicht abhebbar. Allerdings können dabei zarte Rami splanchnici lumbales aus dem kaudalen Teil des lumbalen Grenzstranges mit bisher nicht bekannter Funktion abreißen. Der Plexus liegt dabei rechts von der A. rectalis sup., die neben ihm und mit ihm bindegewebig verbunden senkrecht ins Becken hinabsteigt. Gemeinsam mit dem Nervenband des Plexus hypogastricus sup. ist weiterhin auch die A. rectalis sup. und die A. sigmoidea und überhaupt das gesamte Astgebiet der A. mesenterica inf. in der Schicht der sekundären Verwachsung von Mesenterium und hinterer Bauchwand von der Unterlage abhebbar.

F. Diagnostik

Im Rahmen der Voruntersuchungen und der Planung eines rekonstruktiven gefäßchirurgischen Eingriffes im Beckenbereich ist es von Wichtigkeit, eine genaue Anamnese der Sexualfunktion zu erheben. Diese soll Aufschluß geben über die Frequenz des Geschlechtsverkehrs und über die Fähigkeit, eine Erektion zu erreichen und aufrechtzuerhalten. Weiters sollte das Ausmaß der Erektion bzw. die Stabilität des erigierten Penis ebenso dokumentiert werden, wie Störungen oder Fehlen der Ejakulation. Falls Potenzstörungen schon vor der geplanten Operation angegeben werden, sollten diese in bezug auf ihre psychischen, organischen aber auch eventuellen iatrogenen Ursachen abgeklärt werden.

Die Trennung der psychischen von der organischen Impotenz kann durch Nachweis der nächtlichen Spontanerektionen relativ einfach mit Hilfe des sogenannten „Stamp ring test" erfolgen. Perforierte Briefmarkenstreifen, um den Penis angebracht, werden bei den nächtlichen, unbewußten Erektionen in der REM-PHASE des Schlafes zerrissen und beweisen die Erektionsfähigkeit des Penis. Diese Erektionsphasen sind zusätzlich noch durch nächtliche penile Tumeszenzmessungen (NPT-Messungen) objektivierbar. Werden durch diese Methoden nächtliche Erektionen nachgewiesen, so sind die vom Patienten berichteten Erektionsstörungen psychischer Natur und nicht organisch bedingt [18].

Zur Objektivierung einer vaskulär bedingten Erektionsstörung stehen uns mehrere Untersuchungsmethoden zur Bestimmung des Corpus-cavernosum-Flows zur Verfügung [2, 5, 12].

(1) Impedanz – Plethysmographie
(2) Pulsvolumenregistrierung (arterieller Penismitteldruck)
(3) Transcutane-Doppler-Ultraschall-Technik (systolischer Penisblutdruck (PBI))
(4) Aortographie
(5) Subselektive Angiographie von A. iliaca int. und A. pudenda int.
(6) Phalloarteriographie

Von den nicht invasiven Methoden ist die transkutane Doppler-Ultraschall-Technik zur Bestimmung des arteriellen Penisblutdruckes wohl die einfachste und verläßlichste [12]. Sie gibt uns die Möglichkeit, mit Hilfe einer Dopplersonde und schmalen Blutdruckmanschette den Druck in den beiden Aa. dorsales penis zu messen. Die Relation des Penisdruckes zum Blutdruck der A. brachialis wird in Form des Penis-Brachialis-Index (PBI = RR penis/RR brachialis) angegeben. Ein Absinken des PBI unter 0,6 bedeutet eine vaskulär bedingte Impotentia coeundi.

Von besonderer Bedeutung ist die postoperative Messung, da sie über die Auswirkung unserer rekonstruktiven Maßnahmen auf die Durchblutung des Iliaka-interna-Stromgebietes Aufschluß gibt.

Die wichtigste präoperative Maßnahme ist die angiographische Abklärung der Beckenzirkulation. Die konventionelle Aortographie reicht meist zur kontrastreichen Darstellung der Iliakalgefäße aus. Manchmal ist es jedoch notwendig, die A. iliaca int. subselektiv zu füllen, um die A. pudenda int. deutlicher darzustellen. Eine neue Methode zur Darstellung der die corpora cavernosa versorgenden Penisarterien stellt die von MICHAL [10] beschriebene Phalloarteriographie dar. Sie dient zur Abklärung des morphologischen Gefäßstatus des Penis und ist deshalb eine wichtige Voraussetzung für eine eventuell zu erwägende mikrochirurgische Revaskularisation des Corpus cavernosum [9].

Es soll festgehalten werden, daß unter Umständen eine einzelne offene A. iliaca int. für eine normale Erektion ausreicht. Andererseits aber kann diese einzige frei durchgängige A. iliaca int. einen retrograden Flow zeigen, wenn die gleichseitige A. iliaca comm. verschlossen ist. Hier besteht somit ein Anzapfmechanismus, also ein A. iliaca-ext.-Steal-Syndrom. Dies führt dazu, daß eine bereits bestehende Erektion während des Koitus durch die vermehrte Muskelarbeit der unteren Extremität wieder verfällt. Eine solche Impotentia coeundi ist meist rückgängig zu machen, wenn der Zustrom in die A. iliaca int. chirurgisch wieder hergestellt wird, wobei natürlich die autonome Innervation des Genitales geschont werden muß.

Die Objektivierung rein neurogen bedingter Störungen der Sexualfunktion wird Aufgabe des Neurologen bzw. Urologen sein. Bei bestehenden Defekten ist neben einer neurologischen auch eine komplette urodynamische Untersuchung angezeigt, um Lokalisation und Grad der Läsion zu präzisieren. Folgende neurologische Zeichen sollten überprüft werden: Der Sehnen- und Oberflächenreflex, das Babinski'sche Zeichen, der Kremasterreflex, der Perinealreflex, die Sensibilität des äußeren Genitale sowie die Analmotilität. Der positive Bulbo-cavernosus-Reflex bestätigt die Integrität des Reflexbogens zwischen Glans penis, dem sensiblen N. pudendus, den sakralen Marksegmenten S2 bis S4 und dem motorischen N. pudendus. Eine differenzierte Untersuchung von Prostataexprimat und Urin nach Masturbation gibt uns Aufklärung über das Ausmaß einer gestörten Emission. Bei einer retrograden Ejakulation finden sich Spermatozoen und Fructose im Urin.

G. Operationstechnik zur Vermeidung von postoperativen Sexualstörungen

Die Operationstechnik bei Eingriffen im aortoiliakalen Bereich hat sich nach folgenden Erkenntnissen zu richten:

(1) Für die *Erektion* muß ein ausreichender Druck und Flow im A. iliaca-interna-Gebiet gewährleistet sein. Die entscheidende nervale Komponente der Erektion, der sakrale Parasympathikus, liegt bei unserem Vorgehen nicht im Operationsgebiet.
(2) Für die *Ejakulation* ist die sympathische Innervation aus den obersten Wurzeln des Plexus hypogastricus sup. essentiell und muß daher geschont werden.

Vermeidung von vaskulär bedingten Sexualstörungen

Da für eine stabile Erektion die Durchblutung des A. iliaca-interna-Stromgebietes unabdingbar ist, müssen rekonstruktive gefäßchirurgische Maßnahmen im aortoiliakalen Bereich auch unter diesem Gesichtspunkt geplant werden. Es ist insbesondere daran zu denken, daß Umleitungsverfahren so gewählt bzw. durchgeführt werden sollten, daß ein ausreichender Druck und Flow in der A. iliaca int. gewährleistet wird.

In welches Dilemma die *konventionelle* gefäßchirurgische Technik kommen kann, zeigen die Abb. 10.4.3 und 10.4.4: Beide rekonstruktiven Maßnahmen zur Versorgung des Verschlußprozesses im aortoiliakalen Bereich – offene Endarteriektomie (Abb. 10.4.3) und Bypass (Abb. 10.4.4) – verursachen höchstwahrscheinlich eine postoperative Sexual-Dysfunktion. Die Endarteriektomie und Streifenplastik verbessert wohl die Durchblutung der Iliakalgefäße und damit die Erektionsfähigkeit, jedoch wird dabei in den meisten Fällen

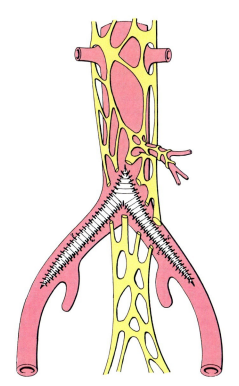

Abb. 10.4.3. Y-Streifenplastik im Bifurkationsbereich mit Gefährdung des Plexus hypogastricus sup.

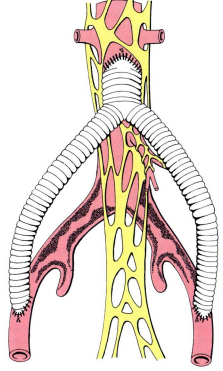

Abb. 10.4.4. Aortobifemoraler Dacron-Bypass (End-Seit). Beziehung zum Plexus hypogastricus sup.

der Plexus hypogastricus sup. durchtrennt, was einen Verlust der Ejakulation zur Folge hat [15].

Dagegen kann die Implantation eines Kunststoffbypasses zwar eine Verletzung der vegetativen Fasern vermeiden, aber nach Umleitung des Blutstromes wird die stenosierte A. iliaca int. wegen des nun stagnierenden Flusses im Beckenstromgebiet komplett thrombosieren und daraus eine vaskulär bedingte Störung der Erektionsfähigkeit resultieren.

Die Form der Anastomose, End-zu-Seit oder End-zu-End, spielt eine ganz entscheidende Rolle für die Beckendurchblutung und somit auch für die Erektionsfähigkeit des Penis. Generell kann gesagt werden, daß der End-zu-Seit-Anastomose unter diesem Gesichtspunkt der Vorzug zu geben ist.

Da bei proximaler End-zu-End-Anastomose eines aortofemoralen Y-Bypasses ein antegrader Flow ins Becken nach Durchtrennung der distalen Aorta nicht mehr gegeben ist, wird es zum völligen thrombotischen Verschluß der arteriosklerotisch veränderten Beckengefäße kommen (Abb. 10.4.5). Die proximale End-zu-Seit-Anastomose eines aortoiliakalen oder aortofemoralen Bypasses kann hingegen u.U. eine Internadurchblutung aufrecht erhalten, vor allem dann, wenn eine zusätzliche TEA der A. iliaca comm. bis zum Internaabgang angeschlossen wird. Ähnliches gilt für die distale End-zu-Seit-Anastomose. Auch diese bringt eine Besserung der Beckendurchblutung, sofern eine retrograde Perfusion in die A. iliaca int. möglich ist oder durch Desobliteration von A. iliaca ext. und int. möglich gemacht wird.

Ein besonderes Augenmerk sollte auf eine subtile Operationstechnik gelegt werden. Brüskes Freipräparieren der Gefäße und umständliches Manipulieren an einem Bauchaortenaneurysma birgt die Gefahr der Embolisierung, nicht nur in die Peripherie, sondern auch in das A. iliaca-interna-Stromgebiet. Aus diesem Grund sollte das Gefäß so früh wie möglich nach distal mit einer nicht traumatisierenden Klemme verschlossen werden.

Auch die intraoperative Entstehung von Stagnationsthromben in der ausgeklemmten A. iliaca int. muß durch Gabe von Heparin verhindert werden. Schließlich empfiehlt es sich, vor dem endgültigen Anastomosen- bzw. Gefäßnahtverschluß eine ausgiebige Spülung mit Kochsalz durchzuführen und sämtliche Gefäßabschnitte zu „flushen", um alle Koagula und atheromatösen Bruchstücke auszuschwemmen [2].

H. Der retromesenteriale Zugang zur Aortenbifurkation zur Schonung des Plexus hypogastricus superior

Vermeidung von neurogen bedingten Sexualstörungen

I. Zugang von links (transperitoneal)

Zieht man das Sigma mit dem Mesosigmoideum ventrokranialwärts, dann spannt sich der Übergang des mesenterialen in das parietale Bauchfell an. Durchtrennt man nun hier in Höhe des Recessus intersigmoideus das Peritoneum medial vom linken Ureter, dann wird durch sukzessiven Zug am Sigmoid gemeinsam mit den Arterien des Sigmoids und des Rektums auch der Plexus hypogastricus sup. bogenförmig abgehoben. Dieser Gefäßnervenbogen spannt sich zwischen dem Ursprung der A. mesenterica inf. und der Hinterwand des Rektums aus und kann nun in querer Richtung *von links nach rechts* unterfahren werden, um so das Gebiet der Aortenbifurkation ohne Plexusschädigung übersichtlich freizulegen (Abb. 10.4.1 und 10.4.2).

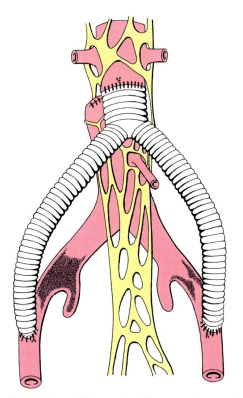

Abb. 10.4.5. Aortobifemoraler Bypass mit proximaler End-End-Anastomose

II. Zugang von rechts (transperitoneal)

Zur Darstellung des Plexus hypogastricus sup. *von rechts* her durchtrennt man lediglich das Peritoneum medial vom rechten Ureter über die rechten Aa. iliacae comm. et ext. und tastet sich vorsichtig subperitoneal entlang der A. iliaca comm. nach medial und kranial, bis man die rechte Kante des Plexus bzw. seines rechten lumbalen Schenkels deutlich fühlt. Von hier können nun der Plexus hypogastricus sup. und mit ihm zusammen die A. rectalis sup. von der Unterlage abgehoben werden. Auf diese Weise wird also auch von der rechten Seite die Aortenbifurkation ohne Verletzung von sympathischem Gewebe frei zugänglich.

III. Retroperitoneal-retromesenterialer Zugang

Auch der retroperitoneale Zugang zur terminalen Aorta vermag bei entsprechendem vorsichtigen Abschieben des Peritonealsackes den Plexus hypogastricus sup. durch Abheben von der Aortengabel zu schonen. Allerdings ist dieses Vorgehen schwieriger durchzuführen und gestattet lediglich das Freilegen eines kurzen Abschnittes des aortoiliakalen Überganges, da dieser nach kranial durch die nach ventral ziehende lumbale Wurzel des Plexus begrenzt ist.

Bei all diesem Vorgehen kann natürlich keine Rücksicht auf die feinen kaudalen lumbalen Zuflüsse zum Nervenband des Plexus hypogastricus inf. genommen werden. Sie sind aber offenbar von keiner wesentlichen Bedeutung für die hier zu erörternden Probleme.

Der Zugang zur terminalen Aorta hat vor allem die beiden lumbalen Hauptwurzeln des Plexus hypogastricus zu berücksichtigen, die seitlich der Schlagader in Höhe der A. mesenterica inf. deutlich sichtbar werden. Kranial vom Abgang der A. mesenterica inf. ist die Aorta im intermesenterialen Teil bezüglich des Plexus aorticus leichter zugänglich, da hier die vom Plexus solaris absteigenden Längszüge leicht zur Seite geschoben werden können.

Bei Implantation einer Bifurkationsprothese im Beckenbereich oder bei jedem anderen aortoiliakalen oder aortofemoralen Bypass sollte grundsätzlich die proximale Anastomose so kranial wie möglich oberhalb des Ursprungs der A. mesenterica inf. angelegt werden. Hier vor der Aorta und zwischen den beiden wichtigen Wurzeln des Plexus hypogastricus liegen nur wenige und unbedeutende Fasern des Plexus hypogastricus. Trotzdem gilt auch hier kranial von der A. mesenterica inf. der Grundsatz, jede unnötige Dissektion des die Aorta bedeckenden Gewebes zu vermeiden.

Auch die distalen Prothesenschenkel des Bypass können über den oben beschriebenen Zugang zu den Iliakalgefäßen ohne Schädigung von autonomem Gewebe anastomosiert werden.

Durch den retromesenterialen Zugang wird jede Form der Endarteriektomie mit oder ohne Streifenplastik, sowohl im Bereich der Beckengefäße, wie auch im Bifurkationsbereich und bis unmittelbar unter den Abgang der A. mesenterica inf. problemlos möglich.

Unser Bemühen, den sympathischen Plexus zu schonen und den Flow der Beckenarterien zu erhalten, kann selbstverständlich nur im Rahmen eines elektiven, also geplanten chirurgischen Eingriffes wirksam werden. Bei *rupturiertem Aneurysma* wird hingegen das schnelle Anlegen der Aortenklemme ohne Rücksicht auf die oben angeführten Überlegungen aus vitalen Gründen notwendig sein. Potenzstörungen nach Aneurysmaresektionen sind daher auch in einem sehr hohen Prozentsatz anzutreffen.

Bei elektiver und nicht notfallmäßiger Operation eines *Aortenaneurysmas* können solche Folgen durch verschiedene Maßnahmen vermieden werden. Zur Vermeidung einer distalen Embolisierung aus dem Aneurysmasack empfiehlt es sich, als erstes die beiden Aa. iliacae comm. zu klemmen, bevor Manipulationen am Aneurysma vorgenommen werden und die proximale Klemme gesetzt wird. Dann wird, nach Inzision des Peritoneums, der präaortische Plexus und seine distale Fortsetzung gemeinsam mit der A. mesenterica inf. und ihren Ästen bogenförmig abgehoben und somit die Aortenbifurkation übersichtlich freigelegt. Man kann nun dorsal des Plexus den Aneurysmasack gefahrlos nach kranial bis knapp unter den Abgang der A. mesenterica inf. freilegen, wo die beiden lumbalen Wurzeln des Plexus hypogastricus sup. vor die Aorta ziehen. Erst kranial dieser Wurzeln ist die weitere Freilegung des Aneurysmas in der Medianen möglich. Nach schonendem Beiseiteschieben der präaortalen Plexusfasern soll die Inzision der Aorta nur an der *rechten Vorderseite* erfolgen (Abb. 10.4.6), um das besonders dichte Nervengeflecht am Abgang der A. mesenterica inf. unter allen Umständen zu schonen. Nach Eröffnung des Aneurysmas wird das Ostium der A. mesenterica inf. von innen umstochen. Auf keinen

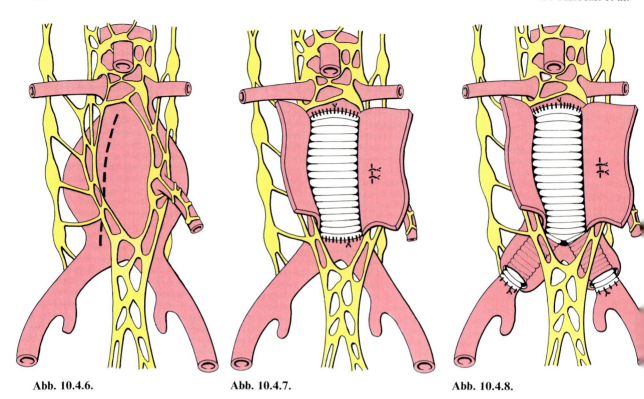

Abb. 10.4.6.

Abb. 10.4.7.

Abb. 10.4.8.

Fall soll jedoch versucht werden, den Aneurysmasack zu resezieren. Dieser muß in situ verbleiben und wird über der implantierten Prothese wieder vernäht (Abb. 10.4.7). Falls das Aneurysma die Iliakalgefäße einbezieht, können die Prothesenschenkel durch die erhaltenen Iliakalsäcke durchgezogen und über der Iliakagabel oder weiter distal anastomosiert werden (Abb. 10.4.8).

Abb. 10.4.6. Aortenaneurysma. Beziehung zum Plexus hypogastricus sup. Schonung desselben durch eine rechtsparamediane Inzision

Abb. 10.4.7. Protheseninterposition nach Aneurysmaresektion mit Schonung des Plexus hypogastricus sup. Der Abgang der A. mesenterica inf. ist von innen umstochen

Abb. 10.4.8. Interposition einer Y-Prothese nach Aneurysmaresektion. Die Prothesenschenkel sind durch die erhaltenen Iliakaarterien durchzogen und distal End-End anastomosiert

I. Zusammenfassung

Die Beachtung von Störungen der männlichen Kohabitations- und Zeugungsfähigkeit gewinnt in zunehmendem Maße an Bedeutung. Aus der langen Liste der organischen Ursachen von Störungen der Sexualsphäre verdienen einige Punkte das besondere Interesse der Gefäßchirurgie. Primäre Potenzstörungen sind meist im Rahmen einer generalisierten Arteriosklerose anzutreffen und als solche nur in sehr beschränktem Maße operativ behebbar. Hingegen können isolierte Verschlußprozesse im Bereich der Beckengefäße und hier vor allem im Versorgungsgebiet der A. iliaca int. heute einer operativen Korrektur zugeführt werden. Neben der Wiederherstellung eines ausreichenden Flows in die A. iliaca int. durch entsprechende gefäßchirurgische Maßnahmen, sind in den letzten Jahren Rekonstruktionsmethoden zur Revaskularisierung des Corpus cavernosum angegeben worden [19, 20], die eine mikrochirurgische Technik voraussetzen.

Potenzstörungen, die nach Operationen im aortoiliakalen Bereich auftreten, sind seit langem bekannt, jedoch im wesentlichen ohne Konsequenz geblieben. Diese Tatsache mag durch die besondere Problematik der Anamneseerhebung im Intimbereich begründet liegen. Durch die modernen, nicht-invasiven Meßmethoden ist es jedoch heute möglich, die Erektionsfähigkeit eindeutig zu dokumentieren. Damit kann eine Abgrenzung gegenüber psychogenen Störungen erfolgen und die prä-

und postoperative Bestimmung der Genitaldurchblutung das chirurgische Ergebnis kontrollieren.

Bei gefäßchirurgischen Maßnahmen im Beckenbereich sollte heute neben dem primären Ziel, den Zustrom zu den Extremitätenarterien zu verbessern, auch die ungestörte Hämodynamik des A. iliaca-interna-Stromgebietes beachtet werden. Bei exakter Beurteilung des angiographischen Befundes und entsprechender Planung der operativen Taktik, ist es in einem hohen Prozentsatz möglich, hämodynamisch bedingte Potenzstörungen zu beheben bzw. zu vermeiden.

Im Gegensatz zu den hämodynamisch-vaskulären Ursachen sind postoperative Potenzstörungen aufgrund neurogener Schädigung irreversibel. Dies ist vor allem bei der retroperitonealen Lymphadenektomie, bei der Spondylodesis ant. und insbesondere bei Eingriffen im aortoiliakalen Bereich zu bedenken, wobei mit der Verletzung von sympathischem Gewebe gerechnet werden muß. Durch den retromesenterialen Zugang zur Aortenbifurkation ist ein schonendes Abheben und Beiseiteschieben von präaortalem sympathischen Nervengewebe möglich. Dadurch sind wir nun in der Lage, die Komplikationsrate der Ejakulationsstörungen auf ein Mindestmaß herab zu setzen.

LITERATUR

1. Budge JL (1858) Über das Centrum genitospinale des Nervus sympathicus. Virchows Arch 15:115–126
2. DePalma RG (1980) Impotence as a complication of aortic reconstruction. In: Bernhard VM, Towne JB (eds) Complications in vascular surgery. Grune & Stratton, New York
3. Habib HN (1967) Experience and recent contributions in sacral nerve stimulation for voiding in both human and animal. Br J Urol 39:73–82
4. Harris JD, Jepson RP (1965) Aorto-iliac stenosis: A comparison of two procedures. Aust NZ J Surg 34:211–214
5. Kempczinski RF (1979) Role of vascular diagnostic labor in the evaluation of male impotence. Am J Surg 138:278–282
6. Leiter E, Brendler H (1967) Loss of ejaculation following bilateral retroperitoneal lymphadenectomy. J Urol 98:373–378
7. Maresca C, Ghafar W (1980) The presacral nerve (plexus hypogastricus superior). Anat Clin 2:5–12
8. May AG, DeWeese JA, Rob CG (1969) Changes in sexual function following operation on the abdominal aorta. Surg 65:41–47
9. Michal V, Kramar R, Pospichal J, Hejhal L (1977) Arterial epigastrico-cavernous anastomosis for the treatment of sexual impotence. World J Surg 1:515–520
10. Michal V, Pospichal J (1978) Phalloarteriography in the diagnosis of erectile impotence. World J Surg 2:239–248
11. Pircher W, Stegemann B, Rühland D, Schomacher PH (1978) Potenz nach aorto-femoralem Bypass. Sexualmedizin 7:309–310
12. Queral LA, Flinn WR, Bergan JJ, Yao JST (1979) Sexual function and aortic surgery. In: Bergan JJ, Yao JST (eds) Surgery of the aorta and its body branches. Grune & Stratton, New York
13. Sabri S, Cotton LT (1971) Sexual function following aortoiliac reconstruction. Lancet 2:1218–1219
14. Scharfetter F (1982) Neurology of male fertility disorders. In: Bandhauer K, Frick J (eds) Disturbances in male fertility. Handbuch der Urologie. Encyclopedia of Urology, Vol. XVI. Springer, Berlin Heidelberg New York
15. Spiro M, Cotton LT (1970) Aorto-iliac Thrombo-Endarteriectomy. Br J Surg 57:161–168
16. Thetter O, v Hochstetter A, van Dongen RJAM (1982) Neurogene Störungen der männlichen Sexualfunktion nach Eingriffen im aorto-iliacalen Bereich und deren Vermeidung durch den retromesenterialen Zugang. Angio 4/4:171–177
17. van Vroonhoven Th JMV (1977) Sexual dysfunction after aortoiliac surgery. Vasa 6:226–229
18. Wagner G, Green R (1981) Impotence. Physiological, psychological, surgical diagnosis and treatment. Plenum Press, New York
19. Weinstein MH, Machleder HI (1975) Sexual function after aorto-iliac surgery. Ann Surg 181:787–790
20. Whitelaw GP, Smithwick RH (1951) Some secondary effects of sympathectomy. N Engl J Med 245:121–130

11 Anästhesie in der Gefäßchirurgie

H. Kuppe und E. Martin

INHALT

A. Einleitung 197
B. Präoperative Befunderhebung und
   Risikoeinschätzung 197
      I. Koronare Herzkrankheit 197
     II. Arterielle Hypertonie 198
    III. Herzinsuffizienz 199
    IV. Zerebrovaskuläre Vorerkrankung . . . 200
     V. Risikoeinschätzung der Patienten . . . 200
C. Anästhetika und Kreislaufwirkungen 201
D. Anästhesie bei Patienten mit koronarer
   Herzerkrankung 202
E. Monitoring 203
F. Anästhesie bei Eingriffen an der Aorta . . . 204
      I. Physiologische Veränderungen bei
        Eingriffen an der Aorta 204
     II. Anästhesiologisches Vorgehen bei
        Eingriffen an der Aorta 205
G. Anästhesie bei akuten arteriellen Verschlüssen 206
H. Anästhesie bei venösen Verschlüssen 207
I. Anästhesie bei Eingriffen an der Arteria
   carotis 207
      I. Pathophysiologische Veränderungen . . 207
     II. Faktoren der Sauerstoffversorgung . . . 208
    III. Anästhesiologisches Vorgehen bei
        Eingriffen an der Karotisstrombahn . . 208
K. Postoperative Überwachung 209
   Monitoring im postoperativen Verlauf . . . 210
   Literatur 211

Tabelle 11.1. Klassische Risikofaktoren

Lebensalter	Diabetes mellitus
Geschlecht	Obesitas
Hypertonus	Hyperurikämie
Hyperlipoproteinämie	Inaktivität und
Zigarettenabusus	genetische Faktoren

A. Einleitung

Die obliterierende Arteriosklerose ist in ihrer koronaren, zerebralen und peripheren Manifestationsform bei der Bevölkerung Westeuropas und Nordamerikas eine der häufigsten Ursachen einer erhöhten perioperativen Morbidität und Mortalität. Die genaue Ursache der arteriellen Verschlußkrankheit ist noch ungeklärt. Doch besteht kein Zweifel, daß für die Entwicklung und Progression des Grundleidens bestimmte Risikofaktoren von ausschlaggebender Bedeutung sind (s. Tabelle 11.1).

Bei den Patienten, die sich einem gefäßchirurgischen Eingriff unterziehen müssen, entspricht häufig das biologische Alter nicht dem kalendarischen Alter. Die Multimorbidität dieser Patienten mit eingeschränkten Organfunktionen ist dabei als Folge der einwirkenden Risikofaktoren zu sehen.

Die genaue präoperative Kenntnis der Ausgangsbedingungen der Herz-Kreislauffunktion im Rahmen der präoperativen anästhesiologischen Befunderhebung und die Therapie der korrigierbaren Störungen bestimmt entscheidend den Operationserfolg in der Gefäßchirurgie.

B. Präoperative Befunderhebung und Risikoeinschätzung

I. Koronare Herzkrankheit

Die koronare Herzerkrankung repräsentiert ein klinisches Syndrom aus Angina pectoris, Koronarinsuffizienz und Myokardinfarkt. Zu den wesentlichen Folgeerkrankungen und Komplikationen zählen Herzinsuffizienz, Papillarmuskeldysfunktion, Herzwandaneurysma, Herzrhythmusstörungen und plötzlicher Herztod.

Die perioperative Mortalität der Patienten mit koronarer Herzerkrankung ist auf das 2–3fache erhöht. Patienten mit koronarer Herzerkrankung sind besonders anfällig für eine perioperative myokardiale Ischämie. Ereignisse während der Anästhesie können durch eine Störung des Gleichgewichts zwischen Sauerstoffangebot und Sauerstoffbedarf des Myokards eine Ischämie induzieren.

Für das anästhesiologische Vorgehen bei Gefäßpatienten ist es entscheidend, das Ausmaß der kardiovaskulären Schädigung zu erkennen. Hieraus können unter Umständen auf die eingeschränkte myokardiale Funktion Rückschlüsse gezogen werden, die entscheiden, ob durch eine präoperative medikamentöse Vorbehandlung die kardiale Leistungsfähigkeit verbessert werden kann. Die Indikation zu einem invasiven Monitoring ergibt sich aus der präoperativen Befunderhebung und der Diagnose der bestehenden Vorerkrankung. Auch asymptomatische Patienten können bereits eine erheblich reduzierte kardiale Funktionsleistung aufzeigen.

Eine koronare Herzerkrankung muß vermutet werden, auch wenn keinerlei klinische Symptome vorhanden sind und nur prädisponierende Faktoren auszumachen sind. Das Risiko für kardiale Komplikationen ist bei Rauchern verdoppelt, bei der Kombination von Rauchen und Hypertension ergibt sich ein 4fach erhöhtes Risiko und ein 8faches, wenn Rauchen, Hypertension und eine Hyperlipoproteinämie gegenwärtig sind]8]. Die Diagnose der koronaren Herzerkrankung beruht auf der Angabe von Angina pectoris oder der elektrokardiographischen Bestätigung einer myokardialen Ischämie. Angina wird dabei oft als retrosternale schmerzhafte Sensation oder Druckgefühl beschrieben, dabei sollten der Frequenz und der Dauer der Attacken Aufmerksamkeit geschenkt werden. Bei Patienten mit instabiler Angina pectoris und eingeschränkter Belastungsfähigkeit kann das operative Risiko dem der Patienten mit einem frischen Infarkt gleichgesetzt werden. Durch die klinisch dominierenden Zeichen der peripheren Gefäßerkrankung mit Claudicatio intermittens und der entsprechenden ischämiebedingten Schmerzsymptomatik kann unter Umständen eine begleitende koronare Herzerkrankung in vielen Fällen übersehen werden.

Das Risiko eines Herzinfarktes ist nach der Framingham Studie eng mit den pathologischen EKG-Veränderungen verknüpft. Die Zeichen der Linkshypertrophie gehen den Fällen eines kardiovaskulären Todes in 45% der Fälle voraus und sind mit einem mehr als 10fachen Risiko eines plötzlichen Herztodes verbunden. Extrasystolen sind dabei häufig die Ursache dieses plötzlichen Herztodes bei bestehender linksventrikulärer Dysfunktion. Deren Behandlung sollte, wenn möglich schon vor dem chirurgischen Eingriff durchgeführt werden.

Entscheidend für die Diagnose einer latenten Koronarinsuffizienz ist das Belastungs-EKG. Trotz schwerer Koronarveränderung ist das Ruhe-EKG in 50% der Fälle unauffällig. Die ischämischen Veränderungen finden sich am häufigsten in den Ableitungen V4–V6. Dabei gilt eine Streckenveränderung von 0,1 mV als direkter Hinweis für eine myokardiale Ischämiereaktion. Aber auch hier liegt der Anteil falsch negativer Befunde immer noch bei 20–30% [28]. Eine persistierende Angina pectoris nach einem Myokardinfarkt erhöht die postoperative Morbidität und Mortalität um das 2–4fache. Veränderungen der Wandspannung wie z.B. Akinesie und Dyskinesie werden häufig bei Patienten mit koronarer Herzerkrankung durch die Ventrikulographie beobachtet oder durch nichtinvasive Techniken wie das Echokardiogramm erfaßt.

Eine weitere Besonderheit zeigen Patienten mit koronarer Herzerkrankung. Sie verfügen über eine verminderte Blutvolumenregulation und zeigen häufig ein Defizit des Plasmavolumens trotz eines normalen Erythrozytenvolumens. Daher haben Patienten mit einer koronaren Herzerkrankung einen relativ hohen Hämoglobinwert, wobei das zirkulierende Plasmavolumen erniedrigt ist. Die hohe Hämoglobinkonzentration ist nur das Ergebnis einer sogenannten „hypovolämischen" Hämokonzentration. Während einer perioperativ durchgeführten Infusionstherapie kommt es daher sehr häufig zu raschen Abfällen des Hb- und des Hämatokritwertes, so daß eine engmaschige Kontrolle von Hb und Hk bei diesen Patienten erfolgen sollte.

Fortschritte in der Anästhesie haben die Inzidenz des Reinfarktes von nahezu 100% im Jahre 1962 auf 6% im Jahre 1978 reduziert [8, 29]. Wird jedoch ein chirurgischer Eingriff innerhalb der ersten 3 Monate bzw. 4. bis 6. Monate nach einem Infarkt vorgenommen, liegt die perioperative Infarktrate bei 36% bzw. 26%. In einer prospektiven Studie von Rao konnte durch invasives kardiales Monitoring diese Reinfarktrate von 36 bzw. 26% auf 5,7 bzw. 2,3% gesenkt werden [23]. Die Langzeitprognose der Patienten mit begleitenden Erkrankungen, wie arterieller Hypertension, Arrhythmien oder vorübergehendem Nierenversagen ist schlecht.

II. Arterielle Hypertonie

Bei einem hohen Prozentsatz (bis 60% der chirurgischen Patienten) wird eine schwere arterielle Hypertension mit Werten >180/100 mmHg vorgefunden, wobei ein diastolischer Blutdruck von über 100 mmHg den entscheidenden pathologischen Parameter darstellt. Eine geringgradig ausgeprägte Hypertension mit diastolischen Werten zwischen 90 und 100 mmHg ohne Zeichen einer kardialen, renalen oder zerebrovaskulären Beteiligung scheint die Häufigkeit postoperativer Komplikationen nach chirurgischen Eingriffen nicht zu erhöhen. Die Häufigkeit von kardiovaskulären Komplikationen ist proportional dem Ausmaß der Hypertension [5, 23]. Dabei wird in 50% dieser Patienten die Diagnose Hypertonie nicht gestellt. 50% der diagnostizierten Patienten sind nicht behandelt und 50% der behandelten Patienten werden inadäquat therapiert. Die arterielle Hypertension bei Gefäßpatienten ist nur ein Faktor für die erhöhte Letalität dieser Patientengruppe, wobei der Herzinfarkt bei hypertonen Patienten entscheidend die Höhe dieser Komplikation bestimmt. Eine Analyse der zur Letalität führenden Faktoren ergibt eine hohe Inzidenz des Myokardinfarkts um 60%, 30–40% der Patienten versterben an zerebrovaskulären Komplikationen und 10% an anderen Ursachen [5].

Die kardialen Komplikationen der arteriellen Hypertension sind koronare Herzerkrankung, und linksventrikuläre Hypertrophie. Die zerebralen Komplikationen der arteriellen Hypertension beinhalten transitorisch-ischämische Attacken und größere zerebrovaskuläre Ereignisse. Eine renale Funktionseinschränkung kann ebenfalls durch die Hypertension verursacht sein. Zur Erfassung dieser Manifestation sind die Harnstoff- und Kreatininwerte heranzuziehen, wobei erst bei einer etwa 70%igen Funktionseinschränkung signifikant erhöhte Werte auftreten. Serumelektrolyte, Harnstoff und Kreatinin sollten daher zusammen mit der Kreatininclearance erhoben werden. Weiterhin sind sorgfältige Urinanalysen notwendig, ebenso ist dem Hinweis auf eine erhöhte Proteinurie Aufmerksamkeit zu schenken.

90% der hypertensiven Patienten leiden an einem primären oder essentiellen Hypertonus. Es sollte immer versucht werden, die Genese des Hypertonus zu erfassen. Dabei sollten die renalen oder möglichen endokrinen Ursachen ausgeschlossen werden. Die Behandlung der arteriellen Hypertension führt einerseits zu einer möglichen längeren Lebenserwartung und reduziert andererseits die Häufigkeit der kardialen, zerebrovaskulären und renalen Komplikationen. Genaue Kenntnisse der Pharmakologie der antihypertensiven Medikamente sind notwendig, da einige Medikamente z.B. die Thiazide eine Hyperurikämie und Hyperglykämie erzeugen können. Jegliches Absetzen von antihypertensiven Medikamenten kann unter Umständen eine schwere hypertensive Krise hervorrufen. Deshalb ist es notwendig, die Applikation bis zum Operationstag weiterzuführen [21].

Auch das plötzliche Absetzen von Beta-Blokkern als Antihypertensiva kann eine Angina pectoris aggravieren. Untersuchungen über Beta-Blokker und deren Absetzen 24–48 Stunden vor der Operation führten zur Kreislaufinstabilität und zu einem erhöhten Risiko für Arrhythmien und hypertensiven Krisen [26]. Die Weiterführung der Beta-Blockertherapie ist bei gefäßchirurgischen Patienten daher indiziert [14, 15]. Diese Substanzen haben einen protektiven Effekt auf das Myokard, indem sie sowohl die Herzfrequenz als auch den arteriellen Druck senken. Im Tierexperiment reduzierten sie nach Koronarokklusion das Ausmaß der ischämischen Schädigung [17] und sie sollen beim Menschen die negativ inotrope Wirkung der Anästhetika auf das Myokard reduzieren [8].

III. Herzinsuffizienz

Die Diagnose und Behandlung der Herzinsuffizienz vor einem elektiven chirurgischen Eingriff ist notwendig, da ein Rechts- oder Linksherzversagen eine schwerwiegende Komplikation im Rahmen des chirurgischen Eingriffes darstellt. Nach Ansicht einiger Autoren [8] soll durch die Gabe von Digitalis vor der Operation die negativ inotrope Wirkung der Anästhetika auf das Myokard reduziert werden. Anzumerken ist jedoch, daß nur bei Herzinsuffizienz und Vorhofflimmern oder -flattern einige Autoren die perioperative Gabe von Digitalis als gerechtfertigt ansehen [28]. Durch die präoperative Gabe von Digitalis soll die Arrhythmieneigung, besonders der schnellen supraventrikulären Rhythmusstörungen reduziert werden [20]. Andere Autoren fanden bezüglich des Auftretens von Arrhythmien eine unveränderte oder sogar erhöhte Häufigkeit [5]. Das Risiko der digitalisinduzierten Arrhythmien ist bei Elektrolytstörungen und bei metabolischer Alkalose erhöht. Daher sollte Digitalis nur bei Vorliegen einer klinisch manifesten Herzinsuffizienz bis zum Vorabend appliziert werden. Die routinemäßige Gabe von Digitalis vor Operationen, insbesondere vor großen abdominellen und intrathorakalen Eingriffen muß kritisch betrachtet werden. Digitalis wird nicht zur Kompensation der negativ inotropen Effekte der Anästhetika eingesetzt.

IV. Zerebrovaskuläre Vorerkrankung

Die Befunderhebung sollte sorgfältig durchgeführt und etwaige Ereignisse mit vorübergehender neurologischer Funktionsbeeinträchtigung erfaßt werden. Transitorisch-ischämische Attacken sind oft von kurzer Dauer. Bei Stenosen im Bereich der Karotisstrombahn treten kurzfristige Hemiparesen auf, des öfteren begleitet von einer Hemianopsie. Bei Stenosen der Vertebralisstrombahn sind die häufigsten klinischen Erscheinungen Schwindelanfälle und wiederholte Fallneigung.

Während einer länger bestehenden hypotensiven Phase kann es intraoperativ zur Ausbildung eines zerebralen Infarktes kommen [13]. Neben dem postoperativ auftretenden Myokardinfarkt ist die Prognose des postoperativen Schlaganfalles mit einer Letalität von 50% sehr hoch [22]. Die Mortalität bei Patienten mit zerebrovaskulären Vorerkrankungen, die sich einem koronarchirurgischen Eingriff unterziehen müssen, ist beachtlich. Wird der koronarchirurgische Eingriff und die Desobliteration der Karotisstrombahn in der gleichen Operation durchgeführt, so lassen sich die Häufigkeit kardialer und zerebrovaskulärer Komplikationen minimieren [22]. Dies sollte bei Patienten mit zerebrovaskulären Vorerkrankungen und korrigierbaren Koronarstenosen berücksichtigt werden.

V. Risikoeinschätzung der Patienten

Eine sorgfältig durchgeführte präoperative Befunderhebung ermöglicht nicht nur, die Diagnose zu erhärten, sondern auch die Schwere und das Ausmaß der kardiovaskulären Vorerkrankung im Hinblick auf die erhöhte perioperative Morbidität und Mortalität des Patienten zu erfassen. Die Tabelle 11.2 zeigt eine Punkteskala zur Erfassung postoperativ kardialer Komplikationen nach GOLDMANN [11], die eine präoperative Risikoeinschätzung für nichtkardiochirurgische Eingriffe ermöglicht. Sie spielen eine entscheidende Rolle in der sicheren Handhabung der Patienten mit koronarer Herzerkrankung und arterieller Hypertension. Die möglichen Gefahren der Betarezeptorenblockade sollten jedoch nicht ignoriert werden. Bei Patienten mit Herzinsuffizienz, Störung der AV-Überleitung, Asthma oder Anämie ist die Betablocker-Therapie kontraindiziert.

Gelegentlich auftretende Bradykardien nach Aufhebung der neuromuskulären Blockade mit Neostigmin sind bei Patienten mit bestehender Dauermedikation beobachtet worden [8].

Die hohe Inzidenz der lebensbedrohlichen Komplikationen während Anästhesie bei Patienten mit kardiovaskulären Vorerkrankungen kann aus Tabelle 11.3 entnommen werden. Häufiger scheint die Narkoseführung und die unmittelbar postoperative Phase unproblematisch. Die gravierenden kardialen Komplikationen ereignen sich in aller Regel nicht in der unmittelbar frühen postoperativen Phase. Außer der gründlichen Befund-

Tabelle 11.2. Präoperative Risikoeinschätzung nach GOLDMAN [11]

Kriterien	Punkteskala
1. Anamnese	
1. Alter ≥ 70 Jahre	5
2. Abgelaufener Herzinfarkt innerhalb des letzten halben Jahres	10
2. Körperliche Untersuchung	
1. Galopprhythmus	11
2. Aortenstenose	3
3. EKG	
1. Kein Sinusrhythmus	7
2. Mehr als 5 ventrikuläre Extrasystolen (Stde ?)	7
4. Allgemeinstatus	
$pO_2 < 50$ mmHg, $pCO_2 > 50$ mmHg, $K < 3,0$, $HCO_3 < 20$ mval/l, Harnstoff > 50 oder Kreatinin > 3,0 mg/dl, abnorme SGOT, chronische Lebererkrankung	3
5. Operation	
1. Intraperitonealer, thorakaler Eingriff	3
2. Notfalleingriff	4

Tabelle 11.3. Multifaktorieller Risikoindex mit Auswirkung auf perioperative kardiale Komplikationen

Klassifizierung	Punkte	Keine oder geringe Komplikationen (%)	Lebensbedrohliche Komplikationen (%)	Kardiale Todesursachen %
I	0–5	532 = 99	4 = 0,7	1 = 0,2
II	6–12	295 = 93	16 = 5	5 = 2
III	13–25	112 = 86	15 = 11	3 = 2
IV	25	4 = 22	4 = 22	10 = 56

erhebung vor Operationsbeginn mit entsprechender Vorbereitung und der sorgfältigen intraoperativen Überwachung müssen die Patienten vor allem längerfristig in der postoperativen Phase engmaschig überwacht werden, um Häufigkeit und Schweregrad der kardialen Komplikationen zu reduzieren.

C. Anästhetika und Kreislaufwirkungen

Es gibt zahlreiche Studien, die die Einflüsse der Anästhetika auf das Herz- und Kreislaufsystem untersucht und bewertet haben [3]. Bei Analyse dieser Befunde sollte folgendes berücksichtigt werden: Es besteht eine Interaktion zwischen der Medikation und den verwendeten Anästhetika, wobei sowohl additive als auch potenzierende, aber auch gegenläufige Wirkungseffekte möglich sind. Hervorzuheben ist jedoch die intraindividuelle Ansprechbarkeit der Patienten auf die verschiedenen Anästhetika und deren kardiovaskulärer Wirksamkeit. So bedarf es vor allem der sorgfältigen Überwachung des Hydratationszustandes, dem Alter und dem Ausmaß der vorliegenden Nebenerkrankungen, um unter Berücksichtigung der Pharmakologie die applizierten Anästhetika entsprechend gezielt und dosisreduziert zu verabreichen.

Grundsätzlich reduzieren, dosisabhängig, volatile Anästhetika und die zur intravenösen Narkoseeinleitung verwendeten Pharmaka die Kontraktilität des Herzens. Einige wirken direkt auf die Widerstands- und Kapazitätsgefäße oder verändern deren Reaktion auf adrenerge Stimuli. Im Vergleich volatiler Anästhetika und intravenöser Narkotika scheint für die ersteren die bessere Steuerbarkeit dieser Substanzen, andererseits für die intravenösen Narkotika die sichere Abschirmung des Patienten gegenüber operativem Streß zu sprechen.

Bei den zur Narkoseeinleitung verwendeten Barbituraten kommt es neben einer Verminderung der Kontraktilität zu einer Reduktion der Füllungsdrucke und insgesamt zu einem verminderten Sauerstoffverbrauch des Herzens. Die alleinige Gabe von Fentanyl als Einleitungsanästhetikum hat sich nicht bewährt. Die Kombination von Fentanyl z.B. mit Diazepam zur Induktion hat weiten Anklang gefunden. Die ausreichende Analgesie, verbunden mit einer leichten Reduktion des arteriellen Druckes, des Herzzeitvolumens und der Füllungsdrucke des Herzens sind hierbei als günstig zu bezeichnen.

Von der Vielzahl der Induktionsanästhetika zeigt Etomidate die geringste Beeinflussung des kardiovaskulären Systems. Bei gefäßchirurgischen Eingriffen werden überwiegend volatile Anästhetika zur Narkoseführung eingesetzt. Durch die Kombination von geringen Mengen an Analgetika (z.B. Fentanyl) und volatilen Anästhetika wie Enfluran, Halothan und Isofluran kann eine adäquate Abschirmung vor sympathikoadrenergen Reaktionen und eine entsprechende Narkosetiefe aufrechterhalten werden [7]. Für die volatilen Anästhetika sprechen die festgestellte Reduktion des myokardialen Sauerstoffverbrauches bei entsprechender Dosierung und die beobachtete Erhöhung der Koronarreserve. Andererseits muß in kritischen Situationen (massiver Blutverlust) die additive Wirkung einer verminderten Kontraktilität sowohl durch Hypovolämie, als auch durch die Anästhetika berücksichtigt werden. Die volatilen Anästhetika führen in kritischen Situationen schnell zu einer erheblichen, jedoch reversiblen Myokarddepression. Das Ausmaß einer schweren ischämischen Schädigung kann nach tierexperimentellen Untersuchungen unter Inhalationsanästhetika reduziert werden. Alle volatilen Anästhetika erzeugen konzentrationsabhängig eine Verminderung der Herzleistung. Bei Enflurane und Isoflurane sind die vermehrte Dilatation der Arteriolen und die verminderte Arrhythmieneigung als vorteilhaft anzusehen. Bei vergleichenden Betrachtungen zeigen die intraoperativ applizierten Analgetika, wie Fentanyl und Morphin auf die linksventrikuläre Funktion eine minimale Wirkung. Die kontraktilitätsdepressive Potenz der verschiedenen Analgetika ist in Tabelle 11.4 dargestellt.

Bezüglich der Steuerbarkeit jedoch lassen sich die Inhalationsanästhetika erheblich einfacher ein-

Tabelle 11.4. Determinanten des myokardialen Sauerstoffangebots und des myokardialen Sauerstoffverbrauchs

Myokardiales Sauerstoffangebot	Myokardialer Sauerstoffverbrauch
Koronarer Perfusionsdruck Koronarer Gefäßwiderstand Sauerstoffgehalt: Hb paO_2 SaO_2	Myokardiale Kontraktilität Linksventrikuläre Wandspannung Herzfrequenz Äußere Herzarbeit (Herzzeitvolumen mal mittlerer arterieller Druck)

setzen. Morphin wird bei eingeschränkter linksventrikulärer Funktion in einer Dosierung von 0,5–3 mg/kg Körpergewicht verwendet. Fentanyl zeigt in einer Dosierung von 0,0015–0,007 mg/kg eine minimale Kreislaufbeeinflussung mit einem ausreichenden Schutz vor adrenergen Stimuli. Eine postoperative Analgesie wird durch die i.v. applizierten Anästhetika über die unmittelbare postoperative Phase ermöglicht. Im Gegensatz hierzu klingen die Inhalationsanästhetika rasch ab, so daß häufig auf eine intravenöse Analgetikatherapie mit den sich daraus unter Umständen ergebenden nachteiligen Nebenwirkungen übergegangen werden muß. Eine eventuell notwendige Antagonisierung der intravenösen Analgetika mit Naloxon beinhaltet jedoch erhebliche Nachteile, da diese Substanz bei bestehender Herzinsuffizienz ein Lungenödem verursachen kann.

D. Anästhesie bei Patienten mit koronarer Herzerkrankung

Das Ziel einer risikoreduzierten Anästhesietechnik besteht in möglichst geringer Beeinträchtigung der Ventrikelfunktion und der Prävention einer myokardialen Ischämie. Bei Vorliegen einer koronaren Herzerkrankung ist grundsätzlich eine erweiterte Befunderhebung notwendig. Neben der klinischen Belastungsfähigkeit des Patienten sollten genaue Angaben über kürzlich abgelaufene Infarkte erhoben werden, da ein klarer Zusammenhang zwischen abgelaufenem Infarkt und perioperativer Mortalität gefunden wurde [11, 23]. Überdies sollten die augenblickliche Medikation und die Effektivität der Therapie überprüft werden. Aus den präoperativ erfaßten Befunden kann eine klinische Klassifizierung der Patienten erfolgen. Dabei können die Patienten mit koronarer Herzerkrankung primär in zwei Kategorien eingeteilt werden.

(1) Patienten mit Zeichen und Symptomen einer koronaren Herzerkrankung und guter linksventrikulärer Funktion in Ruhe und
(2) Patienten mit Zeichen und Symptomen einer koronaren Herzerkrankung und verminderter linksventrikulärer Funktion unter Belastung.

Diese Einteilung hat sich klinisch bewährt. Der wesentliche Unterschied der beiden Patientengruppen liegt in ihrer unterschiedlichen Antwort auf Streßbelastung. Beide Gruppen zeigen suffiziente linksventrikuläre Funktion in Ruhe. Einige dieser

Tabelle 11.5. Mögliche Indikationen und Kontraindikationen für die Regionalanästhesie

1. Indikationen für die Regionalanästhesie
 1. Dringliche Eingriffe bei nicht nüchternen Patienten
 2. Stoffwechselschäden, Leber- und Nierenerkrankung
 3. Diabetes mellitus
 4. Deutliche Einschränkung der Lungenfunktion

2. Relative Indikationen
 1. Herzinsuffizienz und kardiovaskuläre Erkrankungen
 2. Zerebrovaskuläre Erkrankungen

3. Absolute Kontraindikationen
 1. Unkooperativer Patient
 2. Fehlende Erfahrung des Anästhesisten bei der Durchführung der Regionalanästhesie und der Behandlung möglicher Zwischenfälle
 3. Hypovolämie
 4. Hämorrhagische Diathesen
 5. Infektion der Punktionsstelle
 6. Allergie gegen Lokalanästhetika

4. Relative Kontraindikationen
 1. Schwere Allgemeininfektion
 2. Neurologische Erkrankungen
 3. Bestimmte Begleiterkrankungen (schwere Hypertonie und Anwendung der Spinal- bzw. Periduralanästhesie)
 4. Herzinsuffizienz, kardiovaskuläre Erkrankung und zerebrovaskuläre Vorerkrankungen

Patienten leiden unter Angina pectoris, einem länger bestehenden Hypertonus, jedoch ohne Zeichen einer chronischen linksventrikulären Funktionseinschränkung. Erst unter Belastung kann eine verminderte kardiale Auswurfleistung beobachtet werden [4].

In der Aufrechterhaltung eines Gleichgewichts zwischen myokardialem Sauerstoffangebot und -bedarf zur Vermeidung einer myokardialen Ischämie, wird das wesentliche Ziel einer sicheren und schonenden Anästhesietechnik gesehen.

In Tabelle 11.5 sind die wesentlichen Determinanten des myokardialen Sauerstoffangebots und des Sauerstoffverbrauchs aufgezeigt. Dieses Gleichgewicht kann einerseits durch die Vermeidung von Hypotension, Hypertension und Hypoxie und durch die medikamentöse Steuerung der Determinanten des myokardialen Sauerstoffverbrauchs (Herzfrequenz, Preload, Afterload, Kontraktilität) aufrechterhalten werden. Dabei erscheinen Herzfrequenz und diastolischer Füllungszustand eine wesentliche Rolle zu spielen. Zahlreiche Untersucher haben gezeigt, daß der myokardiale

Sauerstoffverbrauch pro Herzschlag in einem physiologischen Bereich unter unverändertem Pre- und Afterload konstant bleibt. Der deletäre Effekt von Tachykardien liegt in der Verminderung der Füllungsdauer in der Diastole und in der verminderten diastolischen koronaren Perfusionszeit. Ein erhöhtes Preload steigert nicht nur den myokardialen Sauerstoffverbrauch, sondern verschlechtert auch die Perfusion in den endokardialen und subendokardialen Schichten. Durch eine gezielte medikamentöse Beeinflussung der Determinanten eines erhöhten myokardialen Sauerstoffverbrauchs kann eine myokardiale Ischämie vermieden werden.

Die präoperativ bereits durchgeführte medikamentöse Therapie sollte, wie bereits betont, bis zum Operationszeitpunkt weitergeführt werden, da auch viele der Medikamente intraoperativ eingesetzt werden. Zum Erreichen dieses Zieles, nämlich Verhinderung einer myokardialen Ischämie soll ein ausreichend tiefes Anästhesiestadium mit adäquater Reflexblockade bei stabiler Hämodynamik angestrebt werden. Es gibt derzeit keine gesicherten Anhaltspunkte dafür, daß bestimmte Anästhetika oder Anästhesietechniken bei Patienten mit kardiovaskulären Vorerkrankungen bevorzugt Anwendung finden. Eine allgemein gültige Empfehlung für ein bestimmtes Anästhesieverfahren bei gefäßchirurgischen Patienten kann daher nicht gegeben werden. Bei der Auswahl des Narkoseverfahrens sind für einen elektiven operativen Eingriff einige entscheidende Kriterien zu berücksichtigen:

(1) Art und Lokalisation des Eingriffes
(2) Aktueller Allgemeinzustand des Patienten
(3) Dringlichkeit des Eingriffes
(4) Notwendigkeit einer postoperativen Schmerztherapie

Bei einer Reihe gefäßchirurgischer Operationen scheinen die Regionalanästhesietechniken im Bereich der unteren Extremitäten und des unteren Abdomens Vorteile zu bieten (geringe Beeinträchtigung der vitalen Funktion wie Atmung, Bewußtsein und Kreislauf, wirksame intraoperative Schmerzblockade, frühzeitige Mobilisation des Patienten, Verbesserung der regionalen Durchblutung). Eine Aufstellung über Indikationen und Kontraindikationen der Regionalanästhesie wird in Tabelle 11.6 gegeben.

Unter dem Aspekt, daß gefäßchirurgische Patienten schwerwiegende Nebenerkrankungen und ein hohes Alter aufzeigen, scheint die Indikationsstellung für ein Regionalverfahren eingeschränkt

Tabelle 11.6. Relative kontraktilitätsdepressive Potenz verschiedener Analgetika nach STRAUER [28]

	Äquianalgetische Dosen (mg)	Potenz	Blutkonzentrationen, die eine 50%ige Depression der Kontraktilität bewirken (µg/ml)	Relative kontraktilitätsdepressive Potenz
Morphin	10	1	2000	1
Fentanyl	0,1–0,2	50–100	50–100	2–4
Piritramid	5–10	1–2	1000	1–2
Pentazocin	30	0,3	50	60
Meperidin	70	0,1–0,2	100	100–200
Tilidin	100	0,1–0,4	400	10–50

zu sein. So kommt es, besonders unter Spinalanästhesie bei diesen Patienten mit einer chronischen isotonen Dehydrierung durch die Verminderung des peripheren Widerstandes unter der Regionalblockade zu einem bedrohlichen Abfall des Blutdrucks und damit zu einer Abnahme des Herzminutenvolumens. Das Auftreten von Angina pectoris-Anfällen bis hin zum Kammerflimmern als Folge einer myokardialen Ischämie sind z.B. beschrieben worden. Die Anwendung von Regionalanästhesieverfahren muß daher insgesamt bei dieser Patientengruppe sehr sorgfältig und kritisch erhoben werden. Es wurde bislang durch keine klinische Studie bestätigt, daß die Mortalität durch Regionalverfahren wie Spinalanästhesie und Periduralanästhesie im Vergleich zu einer Allgemeinanästhesie gesenkt wurde.

E. Monitoring

Grundsätzlich steht bei der Überwachung dieser Patientengruppe wegen der Nebenerkrankung das kardiovaskuläre System im Vordergrund. Die zur Zeit einzige klinische nicht invasive Methode für die Entdeckung einer Ischämie liegt in der Verwendung der II. bzw. V_5-Ableitung im EKG. Rechtzeitiges Erkennen und eine gezielte Therapie stehen im Mittelpunkt der Bemühungen des Anästhesisten. Es muß jedoch darauf hingewiesen werden, daß die ST-Veränderungen im EKG relativ späte Zeichen einer Myokardischämie darstellen.

Die Auswirkungen der Ischämie auf die linksventrikuläre Funktion sind in Abb. 11.1 wiedergegeben.

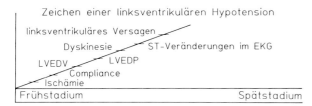

Abb. 11.1. Zeitliches Auftreten der Zeichen einer linksventrikulären Hypotension

Aufgrund dieser Tatsachen kommt daher den Füllungsdrucken des Herzens eine besondere Bedeutung zu. Präoperativ ermittelte Werte bei elektiven Eingriffen können als Richtlinie für das intraoperative Monitoring herangezogen werden. Bei großen gefäßchirurgischen Eingriffen ist es daher angezeigt, nicht nur den rechtsventrikulären Füllungsdruck (ZVD), sondern auch den linksventrikulären Füllungsdruck mittels Pulmonaliskatheter zu erfassen, da durch das operationstechnische Vorgehen mit einer erheblichen myokardialen Belastung (Clamping, Declamping) zu rechnen ist. Eine weitere Möglichkeit zur Erfassung und Beurteilung der aktuellen hämodynamischen Situation besteht in der Erstellung sogenannter Ventrikelfunktionskurven. Setzt man die linksventrikuläre Auswurfleistung gemessen als Herzindex zum linksventrikulären Füllungsdruck in Beziehung, so erhält man eine augenblickliche Frank-Starling-Kurve des Patienten. Eine große Bedeutung für die intraoperative Überwachung bezüglich der Volumentherapie hat die Erfassung dieser Ventrikelfunktionskurven für die Bestimmung der myokardialen Volumenbelastbarkeit und die Steuerung der Vasodilatatorentherapie. Die Diagnose einer beginnenden Linksherzinsuffizienz kann mit der kontinuierlichen Registrierung des pulmonal-kapillären Verschlußdruckes frühzeitig gestellt und die Therapie frühzeitig begonnen werden. Durch das erweiterte Monitoring läßt sich somit die Therapie beim Risikopatienten optimieren. Medikamentös stehen verschiedene Substanzen zur Verfügung, vorwiegend werden Vasodilatantien und Kalziumantagonisten eingesetzt. Natriumnitroprussid und Nitroglyzerin sind die am häufigsten verwendeten Mittel in der Behandlung von hypertensiven Krisen mit erhöhten linksventrikulären Füllungsdrucken.

F. Anästhesie bei Eingriffen an der Aorta

I. Physiologische Veränderungen bei Eingriffen an der Aorta

Myokardinfarkt, Nierenversagen und Hirninfarkt sind die Hauptursache der postoperativen Morbidität und Mortalität bei Patienten, die sich einem Eingriff an der Aorta unterziehen müssen. Stabiler Kreislauf, kontrollierte Volumentherapie, adäquate Narkosetiefe und die Kontrolle der Nierenfunktion sind die wesentlichen Richtgrößen der intraoperativen Überwachung. Durch die plötzliche Erhöhung des peripheren Widerstandes nach Okklusion der Aorta kommt es bei latent insuffizienten Patienten zu einem erheblichen Anstieg des arteriellen Mitteldruckes und zu einer akuten Erhöhung der linksventrikulären Nachlast mit der Gefahr des akuten Linksherzversagens. Die erhöhte linksventrikuläre Nachlast führt zu einem Anstieg des myokardialen Sauerstoffverbrauchs. Als Ausdruck für die Funktionsverschlechterung des linken Ventrikels kommt es zu einem Abfall des Herzindex. Die Druckverhältnisse im rechten Ventrikel bleiben dabei nahezu unverändert [25]. Zu der bereits erwähnten Nachlasterhöhung addiert sich ein Anstieg des Sauerstoffverbrauchs durch die erhöhte linksventrikuläre Wandspannung. Nach Okklusion der Aorta können Arrhythmien und ST-Streckenveränderungen als Ausdruck einer myokardialen Ischämie auftreten [24].

Mögliche Therapiekonzepte zur Prävention der Ischämie sind in Tabelle 11.7 aufgezeigt. Vasodilatatoren haben einen festen Platz in der Behandlung des akuten Linksherzversagens. Durch die Abnahme des peripheren Widerstandes kommt es zu einer Nachlastreduktion (Senkung des mittleren Aortendruckes), der linksventrikuläre enddiastolische Druck fällt ab und das Schlagvolumen nimmt dabei zu.

Dieses Therapiekonzept ist erprobt für Nitroprussid-Natrium, Nitroglyzerin, Hydralazin, Aminophyllin und Urapidil. Wegen der großen therapeutischen Breite wird Nitroglyzerin bevorzugt. Nach Nitroglyzerininfusion kommt es zu einer Normalisierung des pulmonalkapillären Verschlußdruckes. Dieser soll dabei auf den präoperativ erfaßten Wert eingestellt werden. Insgesamt wird durch die Reduzierung der Vorlast und der Nachlast das Gleichgewicht zwischen Sauerstoffangebot und Sauerstoffverbrauch erheblich beeinflußt.

Tabelle 11.7. Therapeutisches Vorgehen bei Ischämie

Klinische Ursachen und Folgen der Ischämie	Behandlung
Erhöhter arterieller Blutdruck	1. Veränderung der Narkosetiefe 2. Vasodilatatoren 3. Betablocker
Erhöhte Herzfrequenz	1. Veränderung der Anästhesietiefe 2. Volumentherapie 3. Betablocker
Erhöhter CVP oder PCWP	1. Vasodilatatoren 2. Flüssigkeitsrestriktion 3. Diuretika 4. Positiv inotrope Substanzen
Hypotension	1. Veränderung der Anästhesietiefe 2. Volumentherapie 3. Positiv inotrope Substanzen 4. Flüssigkeitsrestriktion 5. Vasopressoren
Arrhythmien	1. Veränderung der Anästhesietiefe 2. Elektrolytkontrolle 3. Antiarrhythmika 4. Betablocker 5. Kalziumantagonisten

Weiterhin kommt es nach Okklusion der Aorta zu einer Abnahme der Nierendurchblutung, zu einer Umverteilung des intrarenalen Blutflusses von der Rinde zum äußeren Mark. Inwieweit sich eine entwickelnde tubuläre Nekrose durch die Gabe von Mannit beherrschen läßt, ist nicht geklärt. Die prophylaktische Gabe von hyperosmolaren Lösungen oder Diuretika vor Clamping wird klinisch unterschiedlich gehandhabt.

Nach Wiedereröffnung der peripheren arteriellen Strombahn kommt es häufig zu deutlichen Hypotensionen – als Declampingschock beschrieben – die entweder auf eine relative Hypovolämie oder eine eingeschränkte arteriell-venöse Compliance des Gefäßsystems infolge einer lokalen Azidose zurückzuführen sind [19, 24]. Auch werden freigesetzte vasoaktive Substanzen wie Bradykinin, Serotonin, Prostaglandine als Faktoren des Declampingschocks angeschuldigt. Die häufigste Veränderung ist eine ausgeprägte metabolische Azidose und ein nicht immer adäquates zirkulierendes Blutvolumen. Erhöhte H-Ionen Konzentrationen im peripheren Gefäßbett verhindern die vasokonstriktorische Antwort und führen zu einer Vasodilatation im peripheren Strombett mit daraus resultierender Hypotension. Inwieweit es zu einer Freisetzung von direkt myokarddepressiven Faktoren aus dem peripheren Strombett kommt, ist nicht geklärt. Die persistierende Hypotension kann zu einem hypoxischen Myokardversagen oder einer andauernden inadäquaten Koronarperfusion führen.

Die Häufigkeit der akut auftretenden Hypotension kann durch eine graduelle Freigabe der Aortenstrombahn reduziert werden. Eine enge Kooperation zwischen Chirurgen und Anästhesist ist dabei notwendig. Durch sorgfältiges Monitoring, frühzeitige Korrektur der Störung des Säure-Basenhaushaltes, Aufrechterhaltung eines adäquat zirkulierenden Volumens und eventuell medikamentöser Unterstützung vasopressorischer Substanzen wird das Ausmaß des Declamping-Syndroms vermindert. Durch die Erfassung der linksventrikulären Füllungsdrucke kann eine erhöhte Volumenbelastung des Patienten vermieden werden. Eine gezielte Hämodilution führt zu einer Reduktion der Blutviskosität und verbessert die Mikrozirkulation bei der obliterierenden Arteriosklerose. Ein weiteres Ziel ist die Aufrechterhaltung der Nierenfunktion durch ein adäquates Blutvolumen. Jede vorübergehende Veränderung des renalen Blutflusses kann zu einem Parenchymschaden mit einer möglichen Rindennekrose führen. Zwei Gesichtspunkte stehen bei der Aufrechterhaltung der Nierenfunktion im Vordergrund: Die Aufrechterhaltung eines adäquat zirkulierenden Blutvolumens und eine mögliche Unterdrückung sympathikoadrenerger Aktivitäten und der damit verbundenen Hormonfreisetzung. Die erhöhte sympathikoadrenerge Aktivität setzt das antidiuretische Hormon ADH frei. Inwieweit durch eine thorakale epidurale Blockade die Nierenfunktion stabiler gehalten werden kann, ist umstritten.

II. Anästhesiologisches Vorgehen bei Eingriffen an der Aorta

Eingriffe an der Aorta können elektiv oder müssen als lebensbedrohlicher Notfalleingriff durchgeführt werden. Grundsätzlich wird bei den elektiven Eingriffen folgendes Vorgehen empfohlen:

(1) EKG-Monitoring
(2) Intravenöse großlumige Zugänge zur Volumentherapie

(3) Kontinuierliche Registrierung des arteriellen Blutdruckes über die A. radialis
(4) Zentraler Venenkatheter
(5) Eventuell Pulmonaliskatheter
(6) Blasenkatheter zur Registrierung des Harnzeitvolumens
(7) Magenschlauch

Des weiteren sollten ausreichende Blutkonserven bei einer notwendigen Massivtransfusion bereitgestellt werden.

1. Vorgehen bei rupturiertem Aneurysma

Patienten mit einem penetrierenden bzw. rupturierten Aneurysma sind extrem hypovolämisch, haben oft längere Transportzeiten hinter sich und bieten klinische Zeichen eines hämorrhagischen Schockzustandes mit eventuellen Zeichen einer beginnenden akuten respiratorischen Insuffizienz.

Eine schnelle Befunderhebung des Basislabors ist notwendig. Das Legen aller venösen und arteriellen Zugänge sollte vor Einleitung der Narkose in Lokalanästhesie erfolgen. Die Bereitstellung von ausreichenden Mengen von Vollblut, Erythrozytenkonzentraten und Fresh Frozen Plasma ist angebracht, ein Ausgleich des Blutvolumens sollte nach Möglichkeit vor der Anästhesie angestrebt werden.

Wenn dies nicht möglich sein sollte, so stellt die sofortige chirurgische Intervention die einzige Möglichkeit dar, die bestehende massive Blutung zum Stillstand zu bringen. Bei penetrierenden Aneurysmen sollte die Narkoseeinleitung erst am Op-Tisch nach sterilem Abwaschen des Patienten durchgeführt werden. Durch plötzliche Veränderungen des intraabdominellen Druckes nach Relaxation, aber auch bereits durch die Schmerzausschaltung kann bei penetrierenden Aneurysmen ein bedrohlicher Blutdruckabfall erfolgen. Retroperitoneale Hämatome können einen Ileus mit dem hohen Risiko der Aspiration induzieren. Der Anästhesist sollte daher die Technik der Ileuseinleitung anwenden. Die bestehende Hypovolämie und die verminderte Gewebsperfusion führen zur metabolischen Azidose, die unbedingt ausgeglichen werden sollte. Dabei muß unbedingt auf die möglicherweise auftretende Hypokaliämie beim Azidoseausgleich geachtet werden. Durch den Einsatz des Cell Savers (Autotransfusion) können die Massivtransfusion von homologem Blut und die sich hieraus ergebenden Komplikationen reduziert werden.

2. Vorgehen bei dissezierten thorakalen Aneurysmen

Die Mehrzahl dieser Fälle wird zunächst konservativ mit kontrollierter Hypotension therapiert. Ist ein chirurgisches Vorgehen indiziert, ist dabei die Abklemmzeit ein entscheidender Faktor. Bei Abklemmzeiten über 20 Minuten muß mit irreversiblen Schädigungen des Rückenmarks im Sinne eines Spinalis anterior Syndroms oder einer nicht reversiblen Schädigung der Nieren gerechnet werden. Um das Risiko einer myokardialen Ischämie oder zerebralen Schädigung zu minimieren, wird in aller Regel wegen des exzessiven Druckanstieges bei Abklemmen der thorakalen Aorta und den sich hieraus ergebenden Folgen während der Abklemmzeit eine kontrolliert induzierte „Hypotension" unter Nitroprussid-Natrium durchgeführt. Nitroprussid-Natrium (30) ist durch seinen sofortigen Wirkungseintritt und die gute Steuerbarkeit ein Medikament der 1. Wahl, da nach eigener Beobachtung die Anwendung von Nitroglyzerin bezüglich der gewünschten Drucksenkung bei thorakalem Abklemmen sich erheblich schwierig gestaltete. Die postoperative Schmerztherapie und eine adäquate antihypertensive Therapie kann eventuell über eine thorakale Epiduralanästhesie ermöglicht werden.

G. Anästhesie bei akuten arteriellen Verschlüssen

Ursache der akuten Verschlüsse ist die Ablösung eines muralen Thrombus. Die anästhesiologischen Probleme ergeben sich aus der kardiovaskulären Vorerkrankung der Patienten. Der reaktive Druckanstieg nach akutem Verschluß der Beckenstrombahn kann zu einer Erhöhung des myokardialen Sauerstoffverbrauchs führen und eine linksventrikuläre Insuffizienz auslösen. Die durch den Gefäßverschluß bedingte, meist nicht korrigierte metabolische Azidose kann nach der Freigabe der Strombahn zu einer irreversiblen Hypotension führen. Der Ausgleich der metabolischen Azidose steht ganz im Vordergrund der Behandlung. In jedem Fall müssen sehr sorgfältig der Elektrolythaushalt überwacht und gegebenenfalls substituiert werden, da bei länger bestehender Ischämie mit einem Tourniquet-Syndrom gerechnet werden muß. Gefürchtet sind vor allem die postischämischen Hyperkaliämien, die unter Umständen zum irreversiblen Herzstillstand führen können. Engmaschige Kaliumkontrollen, eventuell Einsatz von Glukose-Insulin-Infusion und eine graduelle Freigabe der arteriellen Strombahn sollten als Vorsichtsmaßnahme getroffen werden. Die Blutverluste sind in der Regel nicht sehr ausgeprägt, so daß die Versuche, eine bestehende Hypotension durch die Volumengabe zu korrigieren, zu einer iatrogen bedingten Linksherzinsuffizienz führen können. Die Registrierung des zentralen Venendruckes scheint bei latent insuffizienten Patienten daher notwendig, da in diesem Zusammenhang Patienten in einem ausgeprägten dehydrierten Zustand angetroffen werden. Grundsätzlich sollten hier bei allen Gefäßpatienten beim Vorliegen oder Verdacht einer koronaren Herzerkrankung Hämatokritwerte um 35 bzw. Hämoglobinwerte um 12 g% nicht unterschritten werden.

Bei Mesenterialverschlüssen stehen die Zeichen der Darminfarzierung und des Ileus meist im Vordergrund der klinischen Symptomatik.

Hieraus ergibt sich das anästhesiologische Vorgehen, das primär die Aspiration zu verhindern sucht. Grundsätzlich gelten jedoch die gleichen Vorbereitungsmaßnahmen wie sie in oben beschriebenen Abschnitten dargestellt wurden.

H. Anästhesie bei venösen Verschlüssen

Die iliofemorale Thrombektomie ist der Notfalleingriff bei akutem Verschluß der Beckenstrombahn. Das chirurgische Trauma ist bei dem Eingriff als gering einzustufen, der Blutverlust kann jedoch erheblich sein. Das gefürchtete Ablösen eines Thrombus mit der Gefahr einer Lungenembolie während der chirurgischen Präparation kann möglicherweise durch eine sitzende Lagerung zum einen oder durch eine Beatmung mit hohen positiv endexspiratorischen Drucken minimiert werden. Die Auswirkungen des hohen endexspiratorischen Druckes auf die Hämodynamik ist hierbei zu berücksichtigen (Hypotension, verminderte Leber- und Nierendurchblutung). Die Registrierung des zentralen Venendruckes und die Beobachtung der Beatmungsdrucke ist daher dringend notwendig, um eine abgelaufene Lungenembolie frühzeitig zu erfassen. Das Monitoring des pulmonalarteriellen Druckes stellt ein optimiertes Verfahren dar, ist aber keine absolute Indikation.

I. Anästhesie bei Eingriffen an der Arteria carotis

I. Pathophysiologische Veränderungen

Karotisstenosen treten meist im höheren Lebensalter auf, wobei das männliche Geschlecht mit über 80% beteiligt ist. Aufgrund der Multimorbidität weist dieses Patientenkollektiv ein erhöhtes anästhesiologisches Risiko auf. Die arterielle Hypertension mit einem erhöhten systolischen Druck ist ein wesentlicher Faktor für die Auslösung eines ischämisch zerebralen Insultes (1). Neurologische Defekte ereignen sich dabei bei 6–8% der Patienten. Die Ursache liegt in der Ablösung eines atheromatösen Plaques bei der chirurgischen Präparation. Dabei werden auch die akuten Schwankungen des arteriellen Druckes für das Ausmaß des neurologischen Defizites mitangeschuldigt [1]. Nachdem die Patienten nach dem zerebralen Ereignis zum Teil noch mit persistierenden neurologischen Ausfällen operiert werden, beinhaltet das operative Vorgehen ein hohes Risiko einer weiteren Verschlechterung des neurologischen Ausgangsbildes. Die meisten Patienten, die sich einem Eingriff an der A. carotis unterziehen, sind ältere Patienten mit einem generalisierten Gefäßleiden. Durch die arteriosklerotischen Gefäßveränderungen ist die Fähigkeit des Gefäßsystems zur Autoregulation aufgehoben. Die zerebrale Perfusion wird abhängig vom systemischen Druck. Eine auftretende Hypotension limitiert damit die Sauerstoffversorgung des Gehirns. Zur gleichen Zeit wird durch eine verminderte Flußgeschwindigkeit des Blutes die Gefahr einer Thrombose mit Obstruktion der intrakraniellen Strombahn erhöht. Eine postoperativ auftretende Hypertension erhöht das Risiko einer Blutung mit daraus sich entwickelndem Hirninfarkt [9]. Eine Hypertension mit Werten über 200 mmHg wird bei 33% der Patienten vorgefunden [1]. Von einigen Autoren wird die präoperative Gabe von Beta-Blockern oder Kalziumantagonisten empfohlen. Die Genese der intraoperativ auftretenden Hypertension ist nicht bekannt. Die Ursache scheint die Denervation des Karotissinus zu sein [9]. Die Infiltration des Karotissinus mit 1%iger Lidokainlösung scheint nicht nur die Hypertension und Bradykardie zu beeinflussen, sondern auch die Inzidenz postoperativ auftretender hypertensiver Reaktionen.

Eine ausreichende Narkosetiefe soll durch eine Reduktion des Sauerstoffbedarfs bei nicht vorgeschädigten Hirnzellen eine protektive Wirkung ausüben. Das Sauerstoffangebot sollte daher zu allen Zeitpunkten den metabolischen Bedürfnissen angepaßt werden. Dabei scheint die Gabe von 100% Sauerstoff nicht routinemäßig erforderlich. Die kontrollierte Beatmung garantiert eine ausreichende Oxygenierung und eine genaue Einstellung des Kohlensäurepartialdruckes auf präoperativ ermittelte Werte sollte dabei angestrebt werden. Während der Okklusion der A. carotis hängt die Sauerstoffversorgung von der Wirksamkeit des intrakraniellen Kollateralkreislaufes ab [16]. Der Stumpfdruck der A. carotis int., der Druck, der nach Okklusion der A. carotis int. distal der Klemme gemessen wird, erscheint als Hinweis für eine ausreichende kollaterale Versorgung, ist aber kein genauer Indikator für den kollateralen Fluß im ischämischen Bezirk. Der systemische arterielle Druck, der Kohlensäurepartialdruck und die Narkose beeinflussen das Verhältnis von Karotis-Okklusionsdruck und dem regionalen Blutfluß. Der noch akzeptable Wert des Okklusionsdruckes wird bei 60 mmHg veranschlagt. Die zerebrale venöse Sauerstoffsättigung scheint nach Ansicht einiger Autoren ein genauerer Parameter der Effektivität der Kollateralversorgung zu sein.

II. Faktoren der Sauerstoffversorgung

Für die Aufrechterhaltung einer möglichen Autoregulation scheint es wesentlich, daß der arterielle Druck innerhalb der physiologischen Werte des einzelnen Patienten gehalten wird. Eine geringe Anhebung des Druckes um 15–20% des Ausgangswertes erscheint manchen Autoren vorteilhaft [6]. Nicht geklärt ist die Frage, inwieweit es wirklich zu einer Verbesserung der ischämischen Bezirke unter induzierter Hypertension kommt. Außerdem sollten Vasopressoren bei Koronarpatienten mit äußerster Vorsicht eingesetzt werden. Eine weitere Verbesserung der Perfusion scheint durch die Reduktion der Blutviskosität möglich zu sein. Inwieweit die Gabe von niedermolekularen Dextranen die Sauerstoffversorgung in den vorgeschädigten Gefäßarealen verbessert, ist nicht geklärt [9].

Eine Hyperkapnie erhöht den zerebralen Blutfluß; übersteigt der arterielle Kohlensäurepartialdruck 45 mmHg, ist die Autoregulationsmöglichkeit aufgehoben. Es kommt zu einem intrazerebralen Steal-Phänomen im ischämischen Bezirk. Durch anaeroben Metabolismus kommt es in der vorgeschädigten Region zu einem Anstieg der H-Ionenkonzentration und zur Vasomotorenparalyse, mit dem Verlust der Ansprechbarkeit auf pCO_2-Änderungen. Der Blutfluß soll dabei in die Gebiete mit dem geringsten Widerstand geleitet werden. Das Ausmaß der Umverteilung ist abhängig von der Vasodilatation in den betreffenden Gefäßgebieten und von der Kapazität des Kollateralkreislaufes und der möglichen Flowerhöhung der anderen Gefäße. Günstige Auswirkungen einer Hyperventilation auf die Hirndurchblutung sind jedoch eher fraglich, weil ischämisch vorgeschädigte Hirnareale ihre CO_2-Ansprechbarkeit verloren haben und deshalb durch das intrazerebrale Steal-Phänomen es noch zu einer weiteren Umverteilung kommt [2, 9].

Außerdem steigt das intrakranielle Volumen an, die Autoregulationsfähigkeit der Gefäße nimmt ab und die Okklusionsdruckwerte werden kleiner, so daß hieraus eine verminderte Perfusion resultiert. Im Einzelfall ist nicht bekannt, wie die Gefäße im ischämischen Bezirk auf die CO_2-Änderungen reagieren und inwieweit eine Verminderung des Kohlensäurepartialdruckes die globale Hirndurchblutung senkt.

III. Anästhesiologisches Vorgehen bei Eingriffen an der Karotisstrombahn

In Narkose wird der Sauerstoffverbrauch reduziert. Eine weitere Herabsetzung der Stoffwechselleistung kann durch die Gabe von Barbituraten erreicht werden. Die Effektivität einer pharmakologischen Protektion des Gehirns gegen ischämische Schädigung durch die Gabe von Barbituraten ist jedoch noch keineswegs gesichert. Die Herabsetzung des zerebralen Metabolismus bietet einen gewissen Schutz gegen lokale Ischämien, aus diesem Grund wird in vielen Zentren ein Bolus von 4–5 mg/kg Thiopental vor Karotisabklemmung gegeben [18].

Welche Narkotika bei Karotiseingriffen am günstigsten sind, ist nicht geklärt. Halothane und Enflurane führen zu einer zerebralen Vasodilatation; die untere Grenze der Hemisphärendurchblutung wird unter Normoventilation bei 15–18 ml/100 g/min angegeben. In den meisten Zentren werden geringe Konzentrationen von Halothane oder Enflurane zusammen mit Lachgas-Sauerstoff empfohlen. Auch unter Fentanyl und Dehydrobenzperidolgabe konnte kein signifikanter Anstieg des zerebralen Blutflusses und des Karotisstumpfdruckes nachgewiesen werden. Das all-

Tabelle 11.8. Anästhesiologisches Vorgehen bei TEA der Karotis

Sorgfältige Anamnese
1. Erfassung der Multimorbidität
2. Medikamentöse Einstellung bzw. Fortführung der antihypertensiven, Betablocker- oder Digitalistherapie

Aufrechterhaltung der zerebralen Perfusion
1. Vermeidung von Hypotension und Bradykardie
2. Normokapnie
3. Shuntanlage

Monitoring
1. EKG
2. Arterielle Druckmessung, kontinuierlich
3. EKG wenn möglich
4. Karotisstumpfdruck
5. (Zerebraler Blutfluß und sensorisch evozierte Potentiale)

Engmaschige postoperative Überwachung
1. Aufrechterhaltung einer Normotension
2. Freie Atemwege (Nachblutung)
3. Neurologische Verlaufsbeobachtung

gemein übliche anästhesiologische Vorgehen bei Thrombendarterektomien ist in Tabelle 11.8 wiedergegeben.

Die Allgemeinanästhesie sollte einen ausreichenden Schutz durch effiziente Blockade der sensorischen und autonomen Reflexe bieten. Dabei ist die kardiovaskuläre Stabilität der entscheidende Faktor. Ein frühzeitiges Erwachen nach Narkose sollte angestrebt werden, um etwaige neurologische Veränderungen rechtzeitig beurteilen zu können. Die Lokalanästhesie wird von einigen Autoren bei Eingriffen an der A. carotis als vorteilhaft angesehen [31]. Die theoretischen Vorzüge liegen in der minimalen kardialen bzw. respiratorischen Beeinträchtigung der Patienten und der Möglichkeit, eventuell neurologische Veränderungen unmittelbar zu registrieren. Insgesamt scheint jedoch die Allgemeinanästhesie befriedigender, da eine erhebliche Streßminderung erreicht wird. Eine potentielle blutungsbedingte Atemwegsobstruktion kann unter Allgemeinanästhesie besser beherrscht werden.

Durch die Gabe von 10000 E. Heparin vor Okklusion wird der zerebrale Blutfluß verbessert. Um eine ausreichende Sauerstoffversorgung während der Okklusion der A. carotis zu gewährleisten, wird von vielen Chirurgen ein Shunt eingelegt. Derzeit gibt es kein eindeutiges Kriterium, welcher Patient einen Shunt benötigt. Die Messung des Karotisstumpfdruckes ist kein zuverlässiges Kriterium. Nur durch die Messung der regionalen Hirndurchblutung und der betroffenen Hemisphäre oder durch eine vollständige EEG-Registrierung kann die Indikation für die Einlage eines Shunts abgeklärt werden [16]. Die Ergebnisse führen sowohl mit, als auch ohne routinemäßige Shuntanwendung in den verschiedenen operativen Zentren zu gleichen Resultaten.

Von zweifelhaftem Wert ist der Versuch, die neurologischen Komplikationen durch die Gabe von 3 × 8 mg Dexamethason zu reduzieren. Derzeit gibt es keine Möglichkeit, eine Ablösung von atheromatösem Material zu verhindern. Nur durch ein schonendes chirurgisches Vorgehen kann diese bedrohliche Komplikation minimiert werden.

K. Postoperative Überwachung

Die postoperative Behandlung ist als integraler Bestandteil im Gesamttherapiekonzept anzusehen, dessen Umfang normalerweise bereits präoperativ, spätestens jedoch intraoperativ erkannt werden muß und zu bestimmen ist. Bei der Vielzahl präexistenter Risikofaktoren kommt der Narkoseführung, der ausreichenden Volumensubstitution, der Überwachung und Behandlung sowohl der kardialen als auch respiratorischen Funktion und des Stoffwechsels neben dem eigentlichen operativen Vorgehen große Bedeutung zu. Der Schwerpunkt der Bemühungen in der postoperativen Phase wird darin liegen, die Auswirkungen der akuten Störung so exakt wie möglich zu erkennen und sie ausreichend und gezielt zu therapieren.

Die Möglichkeiten postoperativer Komplikationen sind vielfältig, wobei erfahrungsgemäß die Ausleitungsphase nach Beendigung der Operation

Tabelle 11.9. Postoperative Komplikationen

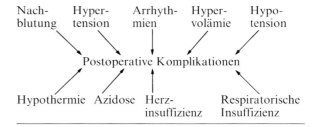

die erste kritische postoperative Phase für den Patienten darstellt.

Sie ist gekennzeichnet durch eine erhöhte adrenerge Reaktion des Patienten unmittelbar nach Extubation. Als Ursachen sind zu diskutieren: Die Abnahme der Narkosetiefe, die Zunahme der Schmerzempfindung, eine nicht ausreichende Oxygenierung und gleichzeitig bestehende Hyperkapnie und die zusätzlich auftretende erhöhte Katecholaminausschüttung nach induzierter Hypotension mit Vasodilatoren. Hypertensive Blutdruckwerte und Tachykardien sind in dieser Phase bei engmaschiger Überwachung sehr häufig zu beobachten und stellen für den koronarkranken Patienten in der Regel eine kritische Situation dar. Die Narkoseausleitung dieser Patienten sollte daher besonders sorgfältig durchgeführt werden.

Die Übergangsphase vom Operationssaal zum Aufwachraum stellt eines der schwächsten Glieder in der postoperativen Überwachungskette dar. Die Komplikationsmöglichkeiten im Aufwachraum sind vielfältig, können jedoch in Komplikationen eingeteilt werden, die häufig auftreten und in solche, die selten beobachtet werden.

Nachblutungen sind in der Regel selten, treten sie auf, können sie insbesonders bei Karotisoperationen akut lebensbedrohlich werden, da eine Reintubation unter Umständen äußerst schwierig werden kann und jederzeit die Gefahr eines hypoxischen Herzstillstandes besteht. Grundsätzlich muß daher bei der Überwachung von Patienten nach Karotisdesobliteration auf das Auftreten eines Stridor geachtet werden. Häufiger, und im postoperativen Verlauf von großer Bedeutung, sind die zu beobachtenden hypertensiven Krisen nach Operationen.

Ursachen für die postoperativ gehäuft auftretenden Arrhythmien sind in erster Linie Elektrolytstörung, Anämie, Hypoxie und Hypovolämie. Die Kontrolle von Kalium, Hämoglobin bzw. Hämatokritwert, der Blutgase und die Messung des zentralvenösen Druckes kann helfen, die Ursachen zu erfassen und sie entsprechend zu therapieren. Auch hypertensive Krisen sind häufig mit Rhythmusstörungen vergesellschaftet; in diesen Fällen ist die Anwendung antihypertensiver Medikamente angezeigt. Die anderen für eine Arrhythmie in Frage kommenden Ursachen wie Herzinsuffizienz, Lungenembolie, Atelektase und Pneumonie sind eher selten, bedürfen aber dann einer intensiven Therapie.

Nach Aneurysmaoperationen treten häufig Hypovolämien auf. Sie lassen sich zum Teil durch die intraoperativ eingesetzten vasodilatorischen Substanzen erklären, werden aber auch zum Teil auf die zu gering veranschlagten Blutverluste zurückzuführen sein.

Zur besseren Überwachung und Steuerung der Volumentherapie hat sich bei diesen Patienten das Legen eines Pulmonaliskatheter sowohl intra- als auch postoperativ bewährt.

Eine präoperativ eingeleitete medikamentöse Behandlung mit Digitalis, Beta-Blockern, Nitropräparaten und Antihypertensiva muß entsprechend weitergeführt werden. Postoperativ soll die Therapie erst dann fortgesetzt werden, wenn eine bestehende Hypovolämien, Anämie und hypertensive Krisen korrigiert und die Kreislauffunktion stabilisiert worden sind.

Obwohl sehr unterschiedliche Meinungen über die Notwendigkeit oder den Nutzen einer postoperativen Nachbeatmung zu finden sind, werden die Patienten nach Y-Prothesen routinemäßig nachbeatmet. Die Beatmungsdauer liegt durchschnittlich bei 18–24 Stunden. Die Notwendigkeit der Nachbeatmung ergibt sich aus der Vielzahl der bestehenden Risikofaktoren. Es ist bekannt, daß gerade im Alter, bei Übergewicht, bei starken Rauchern, bei starken Schmerzen im Abdomen einerseits die funktionelle Residualkapazität abnimmt, andererseits die Verschlußkapazität zunimmt. Übersteigt die Verschlußkapazität die funktionelle Residualkapazität, entwickeln sich Atelektasen mit der Folge von Ventilations- und Perfusionsstörungen. Weiterhin wird durch die Inhalationsanästhetika, aber auch durch Analgetika die Atemstimulation wesentlich vermindert und zwar in einer Phase, in der die Hypoxie kein seltenes Ereignis ist.

Die Frage muß zur Zeit offenbleiben, ob durch die Nachbeatmung eine postoperative Pneumonie verhindert werden kann. Dennoch ist unbestritten, daß es für Patienten ein höheres Risiko bedeutet, bei einer Hypothermie nach einer Massentransfusion, bei Anwendung kreislaufwirksamer Medikamente wegen einer eingeschränkten kardialen Funktion auch noch der Gefahr einer respiratorischen Insuffizienz ausgesetzt zu sein.

Monitoring im postoperativen Verlauf

Eine allgemein verbindliche Aussage ist kaum zu treffen. Nach GREENBERG [12] sollte ein im Umfang und Häufigkeit gestaffeltes Monitoring für Patienten verschiedener Risikogruppen durchgeführt werden.

11 Anästhesie in der Gefäßchirurgie

Tabelle 11.10a. Basismonitoring

Intensivstation	Labor
Blutdruck, Puls	Serumelektrolyte
Atemfrequenz	Blutzucker
Körpertemperatur	Hb und Hk
Flüssigkeits- und Volumenzufuhr	Blutgasanalyse
Urinproduktion	Thoraxröntgenbild
Blut- und Flüssigkeitsverluste	

Tabelle 11.10b. Erweitertes Monitoring

Intensivstation	Labor
Beatmungsgrößen	Venöse O_2-Sättigung
ZVD	Serum und Urinosmolarität
Arterieller Druck	Elektrolyte
Neurologie	Leukozyten und Thrombozyten
	Gerinnung, Laktat
	Gesamteiweiß, KOD
	Enzyme

Tabelle 11.10c. Differenziertes Monitoring

Intensivstation	Labor
1. Messungen über Pulmonaliskatheter	Spezialuntersuchungen
2. Intrakranielle Druckmessung	

Die erste Stufe der Überwachung, das Basismonitoring, soll dazu dienen, die Stabilität der Organfunktionen bzw. Abweichungen zu definieren. Häufigkeit und Umfang der Messungen werden nach der Operation und der Ausgangslage des Patienten variieren (Tabelle 11.10a).

Die zweite Stufe – das erweiterte Monitoring – ist angezeigt, wenn präexistente Risikofaktoren und die Art der Operation pathologische Abweichungen von Organfunktionen erwarten lassen (Tabelle 11.10b).

Prinzipiell werden die im Basismonitoring erwähnten Größen häufiger bestimmt. Zusätzlich wird die Überwachung mehr invasiv erfolgen müssen, z.B. über einen zentralvenösen Katheter. Im allgemeinen werden Patienten mit Y-Prothesen in dieser Stufe einzuordnen sein. Immer dann, wenn schwere hämodynamische Störungen zu erwarten oder aufgetreten sind oder ein manifestes Organversagen vorliegt, ist die dritte Stufe des Monitorings angezeigt (Tabelle 11.10c)

Die Bemühungen, den Zustand des Patienten präoperativ zu definieren und wenn nötig zu bessern, der operative Eingriff selbst und die Anästhesie werden letztendlich nur erfolgreich sein, wenn es gelingt, den Patienten auch über die postoperative Phase komplikationsarm hinwegzubringen. Ein in Abhängigkeit von den vorausgegangenen Ereignissen definiertes Monitoring ist Voraussetzung, um therapeutische Maßnahmen effektiv und gezielt einzusetzen.

Bei großen gefäßchirurgischen Eingriffen hat sich die routinemäßige Nachbeatmung bewährt. Aufwachraum und Intensivtherapie haben die Aufgabe, stufenweise die maximale Belastung des operativen Eingriffes abzubauen, eine vitale Gefährdung zu erkennen und zu verhinden und den operativen Erfolg auch zu einem Erfolg für den Patienten werden zu lassen.

Aus diesen dargelegten Ausführungen muß nochmals betont werden, daß der Anästhesist bei diesen gefäßchirurgischen Patienten durch eine präoperative gezielte Befunderhebung, entsprechende intraoperative Überwachung und sorgfältige postoperative Betreuung die Komplikationsrate dieser multimorbiden Patienten minimieren kann. Die Narkose bei gefäßchirurgischen Patienten ist eine ständige Herausforderung.

LITERATUR

1. Asiddao CB, Donegan JH, Whitezell RC, Kalbfleisch JH (1982) Factors associated with perioperative complications during carotid endarterectomy. Anaesth Analg 61:631
2. Baker WH, Rodman JA, Barnes RW, Hoyt JL (1976) An evaluation of hypocarbia and hypercarbia during carotid endarterectomy. Stroke 715:451
3. Bland JHL, Lowenstein E (1976) Effect of halothane on myocardial ischaemia. Anesthesiology 45:287
4. Braunwald E (1971) Control of myocardial oxygen consumption: physiologic and clinical considerations. Am J Cardiol 27:146
5. Bulpitt CJ, Beilin LJ, Clifton P, Coles EC, Dollery CT, Gear JSS, Harper GS, Johnson BF, Munro-Faure AD (1979) Risk factors for death in treated hypertensive patients. Lancet 2:134
6. Fan FC, Chen RYZ, Chien S, Correll JW (1981) Bypass blood flow during carotid endarterectomy. Anaesthesiology 55:305
7. Francis CM, Lowenstein E, Davis WL, Foex P, Ryder WA (1980) Effect of halothane on the performance of myocardium supplied by a narrowed artery. Br J Anaesth 52:236
8. Foex P (1981) Preoperative assessment of the patients with cardiovaskular disease. Br J Anaesth 53:731
9. Frost EAM (1981) Anaesthetic management of cerebrovaskular disease. Br J Anaesth 53:745
10. Goldman L, Caldera DL (1979) Risks of general anesthesia and elective operation in the hypertensive patient. Anaesthesiology 50:185
11. Goldman L, Nussbaum SR, Southwick FS, Korgstar D, Murray B, Burke DS, O'Malley TA, Gorrol AH, Caplan CH, Nolan J, Carabello B, Slater EF

(1977) Multifactoral index of cardiac risk in noncardiac surgical procedures. N Engl J Med 297:845
12. Greenberg AG, Peskin GW (1978) Monitoring in the recovery room and surgical intensive care unit. In: Saidman LJ, Tysmith N (eds) Monitoring in anesthesia. Wiley, New York, p 221
13. Grundy BL, Sanderson AC, Webster MV (1981) Hemiparesis following carotid endarterectomy: Comparison of monitoring methods. Anesthesiology 55:462
14. Howat DDC (1981) Cardiac disease, anesthesia and operation of the cardiac patient. Br J Anaesth 43:288
15. Kaplan JA, Wells PH (1981) Early diagnosis of myocardial ischemia using the pulmonary arterial catheter. Anesth Analg 60:789
16. McKay RD, Sundt TH, Michenfelder JD, Gronet GA, Messick JH, Sharbrough FW, Piepgras DG (1976) Internal carotid artery stump pressure and cardial blood flow during carotid endarterectomy. Anesthesiology 45:390
17. Manners JB, Walters FJM (1979) Beta adrenoceptor blockade and anaesthesia. Anaesthesia 34:3
18. Michenfelder JD, Theye RA (1973) Cerebral protection by thiopental during hypoxia. Anesthesiology 39:510
19. Modig J, Kolstad K, Wigren A (1978) Systemic reactions to tourniquet ischaemia. Acta Anaesth Scand 22:609
20. Moss JJ, Schwartz PJ (1979) Sudden death and the idiopathic long Q-T syndrome. Am J Med 66:7
21. Prys-Roberts C (1979) Hemodynamic effects of anesthesia and surgery in renal hypertensive patients receiving large doses of beta-receptor antagonists. Anesthesiology 51:122
22. Prys-Roberts C (1981) Cardiovascular monitoring in patients with vascular disease. Br. J Anaesth 53:767
23. Rao TLK, Jacobs KH, El-Etr AA (1983) Reinfarction following anesthesia in patients with myocardial infarction. Anesthesiology 59:6
24. Reiz S, Peter T, Rais O (1979) Hemodynamic and cardiometabolic effects of infrarenal aortic common iliac artery declamping in man, an approach to optimal volume loading. Acta Anaesthesiol Scand 23/6:579
25. Schmucker P, Franke N, Vogel H, Martin E, Ackern K van, Laubenthal H, Becker HM (1982) Hämodynamische Veränderungen bei der Operation infrarenaler Bauchaortenaneurysmen. Anaesthesist 31:155
26. Slogoff S, Keats AS, Ott E (1979) Preoperative propanolol therapy and aortocoronary bypass operation. JAMA 240:1487
27. Sorensen HB, Engell HC (1978) Preoperative haemodynamic evaluation of patients submitted for major surgery. Acta Anaesthesiol Scand 22:391
28. Strauer BE (1982) Fortschritte der kardiovaskulären Pathophysiologie. In: Peter K, Jesch F (Hrsg) Inhalationsanaesthesie heute und morgen. Springer, Berlin Heidelberg New York, S 63
29. Tarhan S, Moffitt EA, Taylor WE (1972) Myocardial infarction after general anaesthesia. JAMA 220:1451
30. Taylor TH, Styles H, Lamming AJ (1970) Sodium nitroprusside as hypertensive agent in anaesthesia. Br J Anaesth 42:859
31. Whittemore AD (1980) Carotid endarterectomy an alternative approach. Arch Surg 180:940

Spezieller Teil

12 Gefäßmißbildungen

12.1 Atypische Coarctatio aortae

G. HEBERER und H. DENECKE

INHALT

A. Spezielle Gesichtspunkte zur Ätiologie und Anatomie 215
B. Indikationen 216
C. Lagerung und operativer Zugang 216
D. Technik der Freilegung und Rekonstruktion 217
    I. Thorako-abdominaler Bypass 217
    II. Anschluß der Nierenarterien 220
    III. Interpositionsverfahren 222
E. Reinterventionen 223
    Literatur 223

A. Spezielle Gesichtspunkte zur Ätiologie und Anatomie

Der klinische Begriff „atypische Coarctatio aortae" beschreibt – im Gegensatz zur „typischen" Aortenisthmusstenose – die in den Abschnitten II–V gelegenen Stenosen ohne Berücksichtigung ihrer Ätiologie. Sie zu klären, kann im Einzelfall schwierig sein. Sie ist für Indikation und Rekonstruktionsbehandlung daher auch von geringerer Bedeutung. Am häufigsten sind entzündliche Krankheitsbilder wie Takayasu-Aortitis, Aorto-Arteriitis und granulomatöse Aortitis [5, 6, 7]. Bestimmte hypoplastische Formen werden auch als angeborene Defekte angesehen [3, 4, 8]. Hierfür sprechen dann makro- und mikroskopisch fehlende postentzündliche Wandveränderungen und langstreckige Hypoplasien größerer Gefäßbezirke.

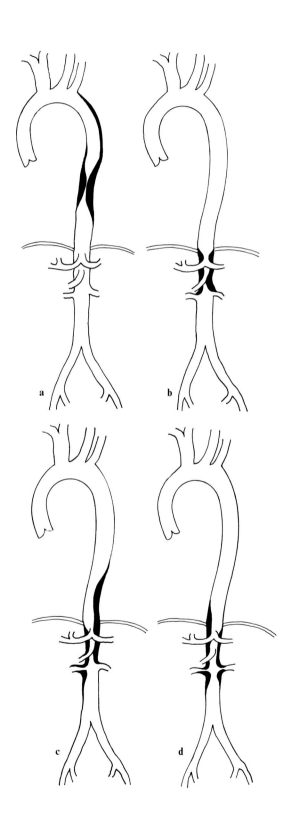

Abb. 12.1.1 a–d. Coarctatio aortae: Häufigste Stenoseformen. **a** Stenose im Abschnitt III. **b** Stenose im Abschnitt IV. **c** Stenose Abschnitt III/IV mit einseitiger Nierenarterienstenose. **d** Stenose Abschnitt III/IV mit beidseitiger Nierenarterienstenose

Für die Wahl des Operationsverfahrens dagegen ist die Kenntnis der Klinik, der Lokalisation und der Ausdehnung der Stenosen entscheidend. UENO (1967) hat hierfür eine topographische Einteilung angegeben, die in erster Linie für die häufige Takayasu-Aortitis gilt (Abb. 12.1.1 [11]). Das darin genannte Aortenbogensyndrom (Typ I), Stenosen der Aa. renales ohne Befall der Aorta, sowie infrarenale Stenosen ohne Hochdruck kommen bei der Aortitis vor, gehören aber nicht zu dem klinischen Begriff der „atypischen Coarctatio aortae". Abb. 12.1.1 zeigt die im klinischen Krankengut am häufigsten angetroffenen thorako-abdominalen Aortenstenosen.

B. Indikationen

Die klinischen Symptome der atypischen Coarctatio aortae entstehen infolge der Minderdurchblutung der poststenotischen Organgebiete. Ausgedehnte Kollateralkreisläufe können allerdings Organfunktionen kompensieren. So weisen z.B. abgeschwächte oder aufgehobene Pulse der unteren Extremitäten nicht unbedingt auf eine klinische oder funktionell manifeste Mangeldurchblutung hin. Mit einer Claudicatio ist nur in etwa 14% zu rechnen [3].

Hauptsymptom und gleichzeitig wichtigste Operationsindikation ist der infolge Minderdurchblutung der Nieren erhöhte arterielle Blutdruck. Die Nierenarterien sind zu 33–80% vom stenosierenden Prozeß mitbetroffen. Häufig liegen beidseitige Stenosen vor [4, 5]. Ist die Aortenstenose suprarenal lokalisiert, so entspricht der Hochdruck dem einer beidseitigen Nierenarterienstenose („One-Kidney-hypertension" vom Typ: Zwei Nieren – zwei Stenosen). Die Reninausschüttung ist hierbei chronisch supprimiert. Diese Form des renovaskulären Hochdrucks kann durch einen einfachen thorako-abdominalen Bypass mit distaler Anastomose auf das infrarenale Aortensegment korrigiert werden. Voraussetzung für einen Operationserfolg ist allerdings, daß der Hochdruck noch nicht infolge intrarenaler Veränderungen fixiert ist.

Liegt eine juxtarenale Aortenstenose mit Minderdurchblutung nur einer Nierenarterie vor, so handelt es sich um eine Hypertonie wie bei einseitiger Nierenarterienstenose („Two-Kidney-hypertension" vom Typ: Zwei Nieren – eine Stenose). Neben der Korrektur der aortalen Verengung müssen zusätzliche Stenosen in der Nierenarterie selbst ebenfalls revaskularisiert werden. Eine zusätzlich unterhalb der Nierenarterienabgänge gelegene Aortenstenose im Abschnitt V wird funktionell bedeutungsvoll, wenn sie für den Blutstrom vom distalen Anschluß eines thorako-abdominalen Bypasses her ein Hindernis darstellt. Dann kann sie für einen postoperativen peristierenden renovaskulären Hochdruck verantwortlich sein.

Zusätzliche Stenosen von Viszeralarterien führen klinisch nur selten zu echten Angina intestinalis-Symptomen.

Die Indikation zur Revaskularisation einer atypischen Coarctatio aortae ist infolge schlechter Spontanprognose der Erkrankung stets gegeben [7]. Die Haupttodesursachen bei den meist jüngeren Patienten sind Herzversagen und Apoplexie als Folge des arteriellen Dauerhochdruckes.

C. Lagerung und operativer Zugang

Günstigster Zugang für das thorako-abdominale Vorgehen ist der Zugang nach CRAWFORD in links angehobener Halbseitenlagerung (Abb. 12.1.2a). Die Schnittführung verläuft im Unterbauch median, vom Nabel zum linken Rippenbogen und in den 7. Interkostalraum. Der Rippenbogen wird durchtrennt, ebenfalls das darunterliegende Zwerchfell dorsolateral bis zum Hiatus tendineum. Der N. phrenicus mit seinen ausstrahlenden Ästen bleibt mit dem Hauptanteil des Zwerchfells medialseitig. Abdominal werden die Milz, das linke Kolon und die linke Niere mit dem Darmkonvolut nach medial – rechts – abgedrängt. Damit ist Übersicht über die gesamte Aorta vom A. subclavia-Abgang bis zu den Aa. iliacae geschaffen. Diese Exposition ist für die distale Anastomose bzw. die Rekonstruktion der abdominalen Aorta von dorsolateral her besonders günstig.

12.1 Atypische Coarctatio aortae

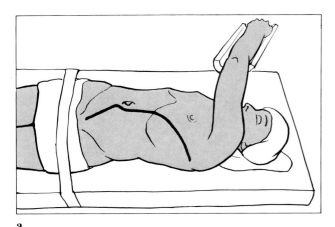

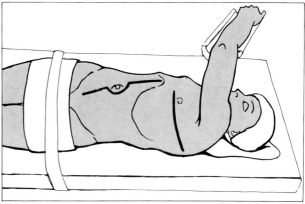

Abb. 12.1.2a, b. Lagerung und Zugang. **a** Nach CRAWFORD in Halbseitenlage rechts; **b** getrennter thorakaler und abdominaler Zugang

Wenn Thorax und Abdomen getrennt eröffnet werden sollen, wird in Halbseitenlage im 5. Interkostalraum eingegangen (Abb. 12.1.2b). Nach Abdrängen der Lunge nach medial ist die deszendierende Aorta gut dargestellt. Der Bauchraum wird durch einen großen Medianschnitt eröffnet. Der Schnitt muß bis zum Proc. xyphoideus reichen, insbesondere, wenn eine Revaskularisation im Bereich der Nierenarterien vorgesehen ist. Wie bei der Darstellung zur Nierenarterienrevaskularisation werden Querkolon und großes Netz nach oben, das Dünndarmkonvolut in feuchten Tüchern nach rechts verlagert (s.S. 632). Bewährt hat sich der breite Haken nach VOLLMAR, der die Mesenterialwurzel von der Aorta weghält.

Bei hochreichenden Stenosen der Aorta descendens oder bei einem Eingriff in einfacher Rückenlage ist die Aorta ascendens für den Ansatz der proximalen Anastomose zu wählen. Die Freilegung erfolgt transsternal durch Medianschnitt (1). Ebenfalls durch Medianschnitt wird die infrarenale Aorta für die distale Anastomose dargestellt.

D. Technik der Freilegung und Rekonstruktion

I. Thorako-abdominaler Bypass

Der Anschluß an die thorakale Aorta bietet technisch keine besonderen Schwierigkeiten. Genäht wird mit geflochtenem oder monofilem Faden der Stärke 3×0. Gewebtes Prothesenmaterial wird bevorzugt. In der Regel wird die Aorta nach Freipräparation ausgeklemmt und die Anastomose auf die Vorderwand gesetzt (Abb. 12.1.3a). Eventuell genügt aber auch die seitliche Ausklemmung (Abb. 12.1.3b). Nach Abdichten der Anastomose wird die Prothese am Hiatus des Zwerchfells nach abdominal durchgezogen. Dazu wird bei getrenntem thorakalem und abdominalem Zugang paraaortal links ein Kanal durch das Zwerchfell, bzw. das Retroperitoneum dorsal des Pankreas geschaffen (Abb. 12.1.3c).

Die distale End-zu-Seit-Anastomose an die abdominale Aorta erfolgt infrarenal auf den Abschnitt V (Abb. 12.1.3d). Ist das Aortenlumen normal weit, so kann es in Längsrichtung ausgeklemmt werden. Oft ist die Aorta jedoch in diesem Abschnitt noch leicht hypoplastisch oder wandverdickt. Dann ist die vollständige Ausklemmung mit gerader, halbgebogener oder runder Gefäßklemme proximal und distal der Ansatzstelle vorzuziehen. Je nach Ausdehnung der Veränderungen nach di-

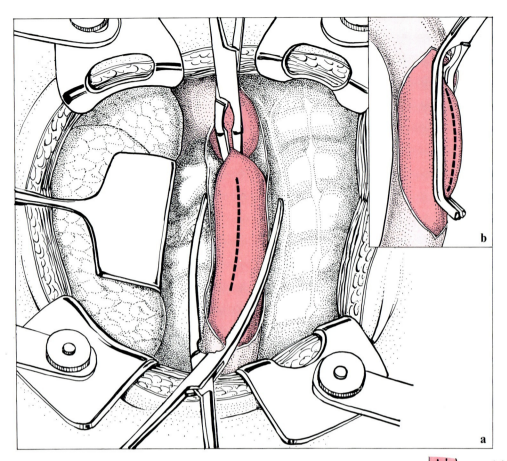
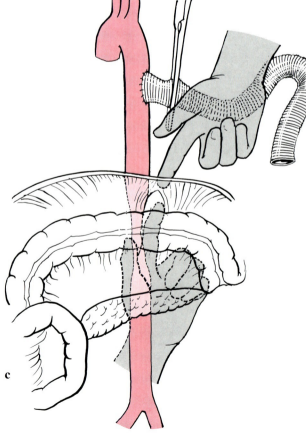

Abb. 12.1.3a–e. Thorako-abdominale Revaskularisation (getrennter thorakaler und abdominaler Zugang). **a** Ausklemmen der thorakalen Aorta an der Vorderwand für die proximale Anastomose. **b** Längsausklemmung der thorakalen Aorta für die proximale seitliche Anastomose. **c** Dissektion des Zwerchfells für den retroperitonealen Prothesendurchzug. **d** Distale Anastomosierung auf den infrarenalen Aortenabschnitt. **e** Für die thorakale Anastomose kann auch die Aorta ascendens gewählt werden (nach transsternalem Zugang).

12.1 Atypische Coarctatio aortae

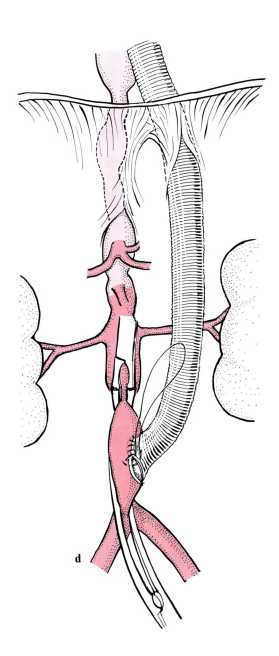
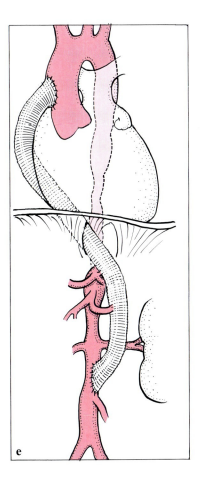

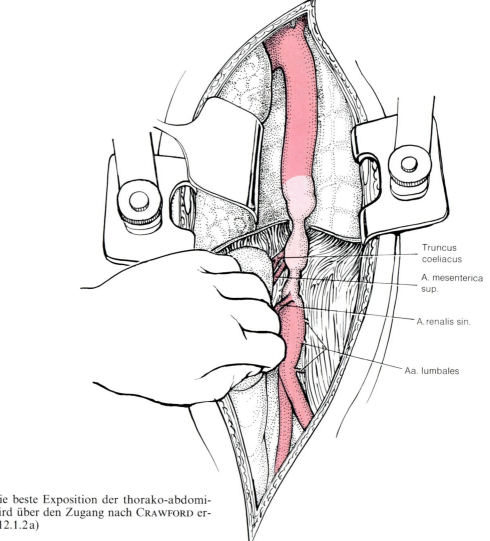

Abb. 12.1.4. Die beste Exposition der thorako-abdominalen Aorta wird über den Zugang nach CRAWFORD erreicht (s.Abb. 12.1.2a)

stal müssen ggf. Aa. iliacae oder Aa. femorales mittels Bifurkationsprothese angeschlossen werden. Wir mußten einen solchen distalen Anschluß nur bei 2 von 19 Patienten anwenden.

Auch für den Aszendo-abdominalen Bypass muß ein transdiaphragmaler Kanal geschaffen werden (Abb. 12.1.3e). Dieses Manöver entfällt beim durchgehenden Zugang nach CRAWFORD, der ohnehin die beste Exposition der thorako-abdominalen Aorta bietet (Abb. 12.1.4) (s.a.S. 325, 367).

II. Anschluß der Nierenarterien

Wie die Indikation so erfolgt auch die Technik der Revaskularisation der Nierenarterien nach denselben Prinzipien, wie sie für die chirurgische Behandlung des renovaskulären Hochdrucks gelten (s.S. 634f.). Ist durch die Blutumleitung zur infrarenalen Aorta eine normale Nierendurchblutung gesichert, so genügt der einfache thorakoabdominale Bypass. Dies ist der Fall, wenn für den retrograden aortalen Blutfluß weder unterhalb noch auf Höhe der Nierenarterienabgänge (interrenal bzw. juxtarenal) funktionell wirksamen Stenosen vorliegen. Stenosen der Nierenarterien selbst müssen durch Interposition oder Bypass

12.1 Atypische Coarctatio aortae

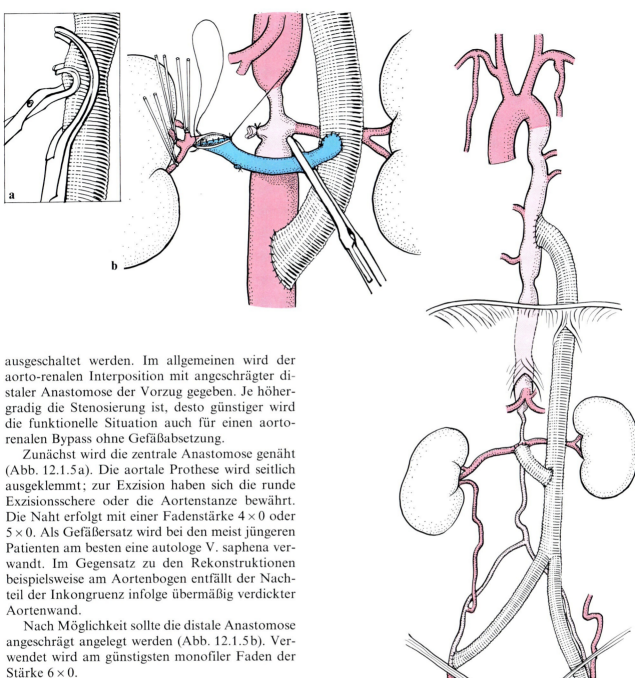

ausgeschaltet werden. Im allgemeinen wird der aorto-renalen Interposition mit angeschrägter distaler Anastomose der Vorzug gegeben. Je höhergradig die Stenosierung ist, desto günstiger wird die funktionelle Situation auch für einen aorto-renalen Bypass ohne Gefäßabsetzung.

Zunächst wird die zentrale Anastomose genäht (Abb. 12.1.5a). Die aortale Prothese wird seitlich ausgeklemmt; zur Exzision haben sich die runde Exzisionsschere oder die Aortenstanze bewährt. Die Naht erfolgt mit einer Fadenstärke 4×0 oder 5×0. Als Gefäßersatz wird bei den meist jüngeren Patienten am besten eine autologe V. saphena verwandt. Im Gegensatz zu den Rekonstruktionen beispielsweise am Aortenbogen entfällt der Nachteil der Inkongruenz infolge übermäßig verdickter Aortenwand.

Nach Möglichkeit sollte die distale Anastomose angeschrägt angelegt werden (Abb. 12.1.5b). Verwendet wird am günstigsten monofiler Faden der Stärke 6×0.

Die Ausklemmung der Nierenarterie gelingt leicht, wenn es sich um eine abgangsnahe Stenose infolge des entzündlichen Prozesses an der Aortenwand handelt. Liegt die Stenose weiter peripher, so werden die Segmentarterien mit aufgequollenen, geschmeidig gemachten Catgutfaden umfahren und angeschlungen.

Beidseitige Nierenarterienstenosen werden beidseitig in einer Sitzung revaskularisiert, z.B. in Form einer Brückenplastik (s.S. 638).

Abb. 12.1.5a–c. Anschluß der Nierenarterien. **a** Exzision der Prothese für die zentrale Anastomose. **b** Bei langstreckigen Nierenarterienstenosen wird eine peripher weite Anastomose durchgeführt. **c** Möglicher Anschluß beider Nierenarterien über ein gemeinsames Protheseninterponat

Die speziellen Verfahren der Nierenarterienrevaskularisation richten sich im Einzelfall nach den vielen Variationen der Gefäßerkrankung. Bei einem 23-jährigen Patienten konnten wir beide Nierenarterien über den Anschluß des nichtstenosierten juxtarenalen Aortensegmentes revaskularisieren (Abb. 12.1.5c). Die Korrektur einer Nierenarterienstenose durch transkutane angioplastische Dilatation ist zu erwägen ([10], s.S. 124). Zumindest beim Ersteingriff geben wir jedoch stets dem gleichzeitigen gefäßchirurgischen Anschluß den Vorzug.

III. Interpositionsverfahren

Nur mit dem Zugang nach CRAWFORD ist der Ersatz, aber auch die direkte Erweiterung der Aortenhinterwand im stenosierten Abschnitt technisch möglich. Dies bedeutet, daß die distale Anastomose im Sinne einer Erweiterungsplastik auf den stenosierten Abschnitt gelegt wird (Abb. 12.1.6). Der Rückfluß aus den Organarterien (Aa. renales, Tr. coeliacus, A. mesenterica sup.) wird – nach

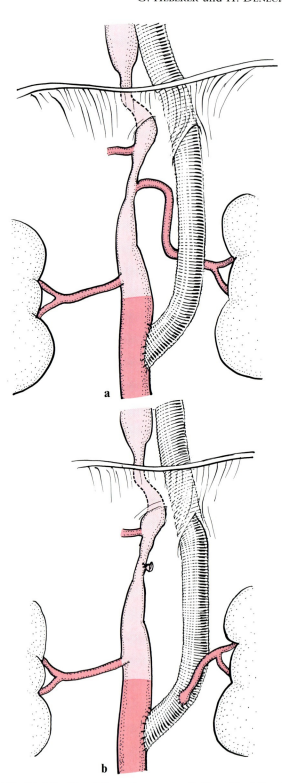

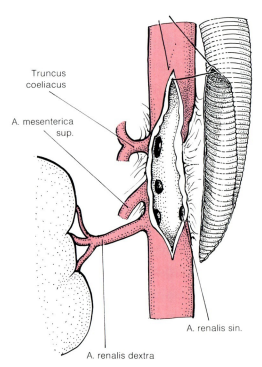

Abb. 12.1.6. Distale Anastomose als Erweiterungsplastik in den Abschnitten IV und evtl. V

Abb. 12.1.7. a Persistierender renovaskulärer Hochdruck nach aorto-aortalem Bypass. Fortbestehende Minderdurchblutung der linken Niere trotz thorako-abdominalem Druckausgleich. **b** Reinsertion der linken Nierenarterie in den Prothesenbypass

lokaler Heparinisierung – am günstigsten mit Ballonkathetern nach Fogarty verhindert. Genügt es infolge der Art der Stenosierung nicht, den Aortenabschnitt mittels dorsaler Plastik zu erweitern, so sind die Organarterien einzeln anzuschließen. In diesem Fall kann die Aorta anstelle eines Bypass auch durch Interposition ersetzt werden (s.S. 327). Dieses Verfahren ist insbesondere dann indiziert, wenn gleichzeitig aneurysmatische Veränderungen vorliegen [1]. Im eigenen Krankengut hatten bei allen 19 Patienten jedoch stets nur stenosierende Formen der Erkrankung bestanden.

Die therapeutische Notwendigkeit, Tr. coeliacus oder A. mesenterica sup. zu revaskularisieren, ist selten gegeben [5]. Daher sind den Verfahren der direkten Erweiterung durch eine angeschrägte distale Anastomose oder – wenn der prothetische Aortenersatz notwendig ist – zumindest der Insertion der Viszeralarterienabgänge mittels eines großen Aortenstreifens aus der Vorderwand der Vorzug zu geben (s.S. 329).

E. Reinterventionen

Für einen persistierenden Hochdruck sind entweder eine verbliebene oder eine neuentwickelte Minderdurchblutung verantwortlich (Abb. 12.1.7a). Bei der Erstoperation kann bereits ein intrarenal fixierter Hochdruck vorgelegen haben. Es kann auch eine zusätzlich vorhandene funktionell wirksame Stenose nicht revaskularisiert worden sein. Angiographieverfahren sowie direkter oder indirekter Nachweis der Reninaktivität klären die Frage einer funktionell wirksamen Stenose und damit die Indikation zum erneuten Eingriff. Im Einzelfall kann zur Revaskularisation die Reinsertion einer Nierenarterie (Abb. 12.1.7b), die aortorenale Interposition oder ein iliako-renaler Bypass in Frage kommen.

Zur Behandlung von Nahtaneurysmen wird auf Kap. 10.3 verwiesen.

LITERATUR

1. Crawford ES, Crawford JL (1985) Diseases of the aorta. Williams and Wilkins, Baltimore London
2. Denecke H (1979) Renovaskulärer Hochdruck, Klinische Untersuchungen zur Spätprognose nach operativer Behandlung und tierexperimentelle Studien zu intrazellulären Elektrolytkonzentrationen. Med Habil (München)
3. Heberer G, Schildberg FW, Becker HM, Stelter WJ, Zumtobel V (1975) Die typische suprarenale Aortenstenose als Ursache eines juvenilen Hypertonus. Dtsch Med Wochenschr 100:649
4. Hejhal L, Heinal J, Firt P (1973) Coarctation of the abdominal aorta. J Cardiovasc Surg 14:168
5. Liu Y-Q, Diu J-H (1984) Aorta-Arteritis: A collective angiographic experience 244 cases. Inter Angio 3:487
6. Lupi-Herrera E, Sanchez-Torres G, Marenshamer J, Misireta J, Horwitz S, Vela JE (1977) Takayasu's arteritis. Clinical study of 107 cases. Am Heart J 93:94
7. Marooka S, Ito I, Yamaguchi H, Takeda T, Saito Y (1972) Follow-up observation of aortitis syndrome. Japn Heart J 13:201
8. Saveuse N, Goupil-Colliard M, Bacourt F, Tscherdakoff P (1983) Coarctations de l'aortae abdominale: Diagnostic, pathogénie, treitement médical ou chirurgical. Presse Mcd 12:1475
9. Scott HW, Dean RH, Boerth R, Sawyers JL, Meacham P, Fisher D (1979) Coarctation of the abdominal aorta. Ann Surg 189:746
10. Tan AT, Chia BL, Tan LK, Gwee HM (1983) Successful angioplasty of renal artery stenosis due to aorto-arteritis. Cardiology 70:213
11. Ueno A, Avane Y, Wakabayachi A, Shimuzu K (1967) Sucessful operated obliterative brachiocephalic arteritis (Takayasu) associated with the elongated coarctation. Japn Heart J 8:538

12.2 Fehlbildungen im Bereich der Arteria iliofemoralis

J. GREEBE und R.J.A.M. VAN DONGEN

INHALT

A. Spezielle Embryologie	224
B. Spezielle pathologische Anatomie	225
C. Indikationen zu rekonstruktiven Eingriffen	228
D. Zugang und Freilegung	228
E. Rekonstruktionstechniken	228
Literatur	230

A. Spezielle Embryologie

Um die Fehlbildungen im Bereich der A. iliofemoralis zu verstehen, müssen einige embryologische Details vorausgeschickt werden. Die Entwicklung der Blutgefäße nimmt ihren Anfang aus einem bereits bestehenden vaskulären Netzwerk [4]. Daraus entstehen dann durch Zusammenschmelzung verschiedene große Gefäßstämme [5, 11].

Aus der A. umbilicalis, einem Ast der dorsalen Aorta, entwickelt sich ein Seitenast, die sogenannte A. axialis, die an der dorsalen Seite des Embryos lateral des N. ischiadicus verläuft (Abb. 12.2.1). An dieser A. axialis können in einem späteren Stadium drei Abschnitte unterschieden werden: ein proximaler (die A. ischiadica), ein mittlerer (die A. poplitea profunda) und ein distaler Abschnitt (die embryonale A. interossea). Aus der A. umbilicalis entwickelt sich proximal des Abgangs der A. axialis später die A. iliaca ext. (Abb. 12.2.2).

Aus der A. iliaca ext. entspringen die A. epigastrica inf. und der proximale Teil der A. femoralis. Ein großer Stamm, der sich aus dem ventral gelegenen Rete femorale entwickelt, bildet den mittleren Abschnitt der A. femoralis (Abb. 12.2.2). Ihr distaler Abschnitt entsteht aus einem durch den Hiatus tendineus retrograd verlaufenden Ramus communicans sup. (Abb. 12.2.2).

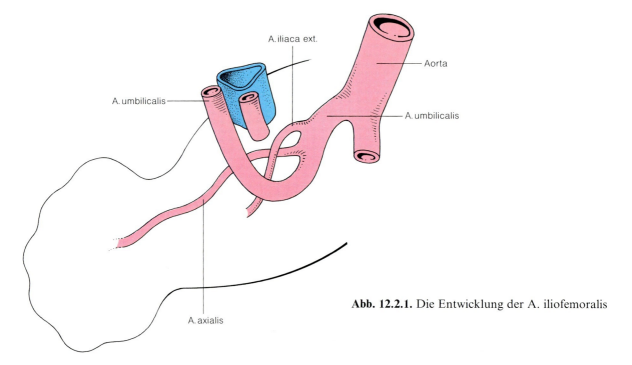

Abb. 12.2.1. Die Entwicklung der A. iliofemoralis

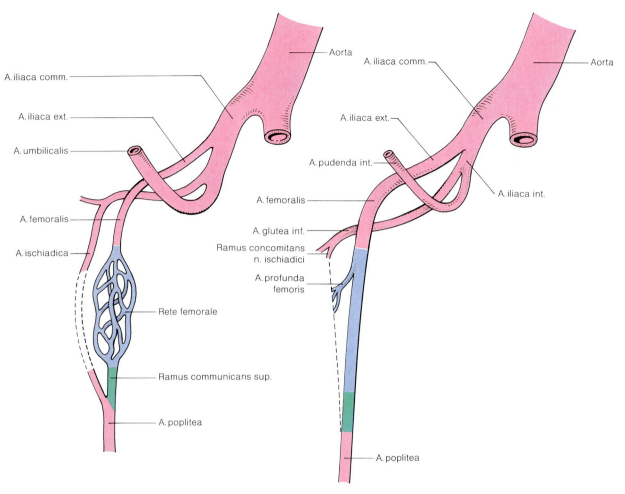

Abb. 12.2.2. Die Entwicklung der A. iliofemoralis

Abb. 12.2.3. Die Bildung der erwachsenen A. iliofemoralis

Aus dem Rete femorale entsteht noch ein zweiter großer Ast der A. femoralis, die A. profunda femoris. Ihre Endäste sind die Rete der A. ischiadica, die gleichzeitig mit der Ausbildung dieser Femoralgefäße zum größten Teil verschwinden (Abb. 12.2.3).

Der proximale Abschnitt der A. ischiadica bleibt erhalten als A. glutea inf. mit dem R. concomitans nervi ischiadici. Die A. poplitea profunda wird später zum proximalen Abschnitt der A. poplitea des Erwachsenen.

Nach der Geburt, wenn die Blutzirkulation über die Plazenta entfällt, wird das Kaliber der A. iliaca int. zunehmend kleiner, die A. iliaca ext. ist dann die direkte Fortsetzung der A. iliaca comm.

B. Spezielle pathologische Anatomie

Zahlreiche kongenitale arterielle Mißbildungen im Bereich des Beckens und der unteren Extremitäten sind in der Literatur beschrieben [10, 12]. Nur drei Anomalien führen zu Beschwerden [1, 3, 5, 6, 7, 8, 9]. Diese drei Formen sind:

(a) Aplasie: Die Anlage der Arterie fehlt ganz (Abb. 12.2.4).

(b) Atresie: Die Arterie ist anwesend, besitzt jedoch kein Lumen. Es besteht nur ein Gefäßstrang (Abb. 12.2.5).

(c) Hypoplasie: Die Arterie ist anwesend und hat auch ein Lumen, ist jedoch extrem kleinkalibrig (Abb. 12.2.6). Kombinationen von mehreren Formen können bei ein und demselben Patienten vorkommen (Abb. 12.2.7).

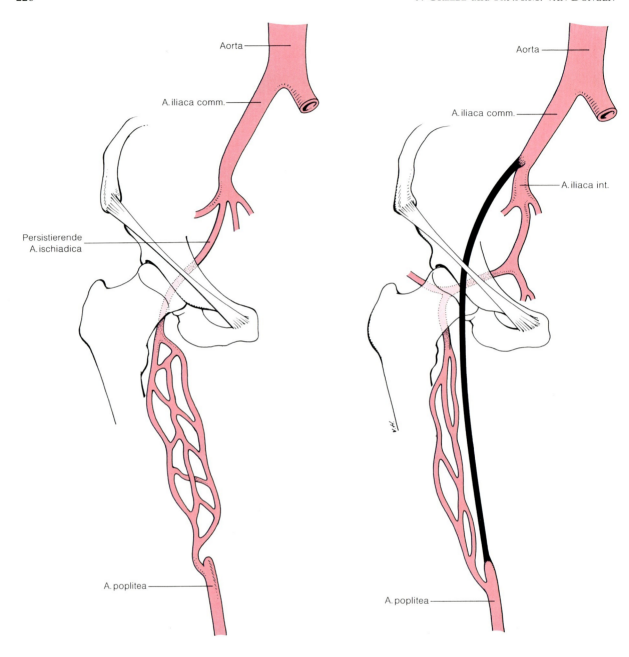

Abb. 12.2.4. Aplasie der A. iliofemoralis

Abb. 12.2.5. Atresie der A. iliofemoralis

12.2 Gefäßmißbildungen im Bereich der Arteria iliofemoralis

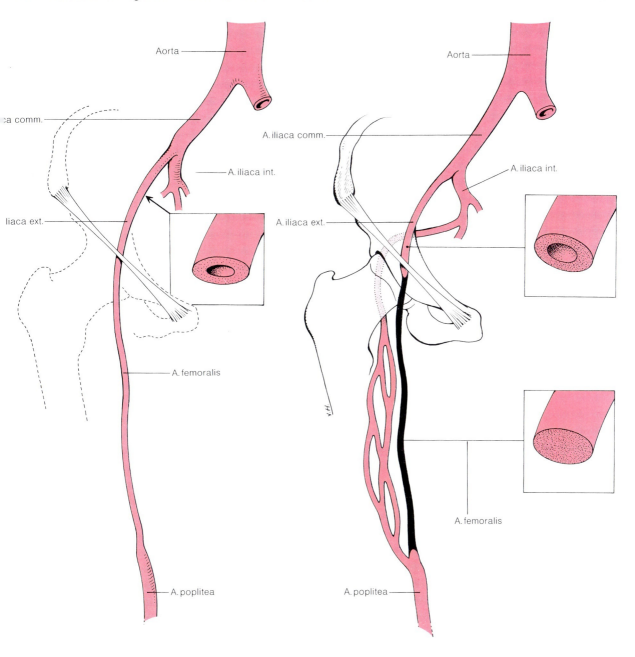

Abb. 12.2.6. Hypoplasie der A. iliofemoralis

Abb. 12.2.7. Hypoplasie der A. iliaca ext. und Atresie der A. femoralis

C. Indikationen zu rekonstruktiven Eingriffen

Die Indikation zu einer operativen Rekonstruktion leitet sich von dem klinischen Bild ab. Im asymptomatischen Stadium, wenn also die Mißbildung ein Zufallsbefund ist, besteht fast nie eine Indikation zur operativen Korrektur.

In den Stadien III und IV ist eine zwingende Operationsindikation vorhanden.

Im Stadium II kann eine Rekonstruktion indiziert sein, abhängig von dem Ausmaß der Hypotrophie und der Verkürzung des Beines, den Gehbeschwerden und dem Alter des Patienten. Im Falle einer schweren Hypotrophie oder Verkürzung ist auch im jungen Alter eine Rekonstruktion indiziert. Falls nur eine leichte Claudicatio intermittens besteht, kann der rekonstruierende Eingriff aufgeschoben werden, bis das Erwachsenenalter erreicht ist.

D. Zugang und Freilegung

Der Zugang zu und die Freilegung der A. iliaca und A. femoralis werden in Kapitel 17 beschrieben (s. S. 391, 392, 404) (Abb. 12.2.8).

Erst nach der Freilegung kann genau festgestellt werden, ob es sich um eine Aplasie handelt oder um eine der anderen Formen der Mißbildung.

Bei einer Aplasie findet man keine Arterienanlage (Abb. 12.2.9). Im Falle einer Atresie sieht man an der Stelle der normalen Arterie einen dünnen Strang ohne Lumen (Abb. 12.2.10). Bei einer Hypotrophie handelt es sich um eine zu kleinkalibrige Arterie mit einem engen Lumen an der Stelle der normalen Arterie. Nie sind die atretischen oder hypoplastischen Gefäße ektopisch gelagert.

E. Rekonstruktionstechniken

Bei den Gefäßmißbildungen im Bereich der A. iliofemoralis kommen nur die Bypassverfahren in Betracht und diese unterscheiden sich in keiner Weise von denjenigen, die bei den Mehretagenverschlüssen angewendet werden (s. S. 444). Vorzugsweise wird man die pathologischen Strecken mit einem V. saphena magna-Transplantat überbrücken. Ein solches autologes Venentransplantat wächst mit

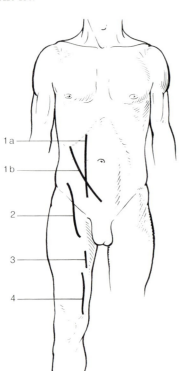

Abb. 12.2.8. Zugangswege zur A. iliofemoralis. (1a) Rechtsseitiger pararektaler Bauchlängsschnitt. (1b) Rechtsseitiger schräger Unterbauchschnitt. (2) Inguinalschnitt rechts. (3) Zwischenschnitt. (4) Supragenualschnitt

Abb. 12.2.9. Die Lage der Aa. iliacae comm. und int. ▷ mit Fehlen der A. iliaca ext.

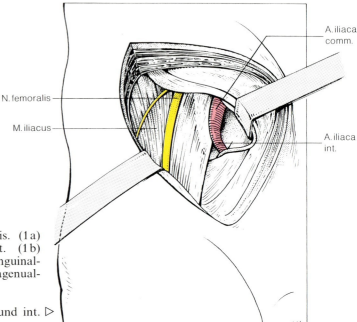

12.2 Gefäßmißbildungen im Bereich der Arteria iliofemoralis

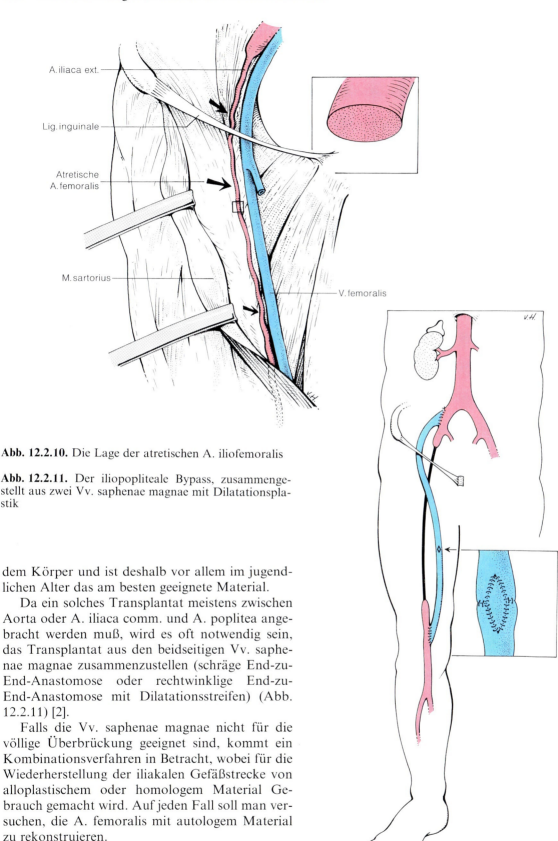

Abb. 12.2.10. Die Lage der atretischen A. iliofemoralis

Abb. 12.2.11. Der iliopopliteale Bypass, zusammengestellt aus zwei Vv. saphenae magnae mit Dilatationsplastik

dem Körper und ist deshalb vor allem im jugendlichen Alter das am besten geeignete Material.

Da ein solches Transplantat meistens zwischen Aorta oder A. iliaca comm. und A. poplitea angebracht werden muß, wird es oft notwendig sein, das Transplantat aus den beidseitigen Vv. saphenae magnae zusammenzustellen (schräge End-zu-End-Anastomose oder rechtwinklige End-zu-End-Anastomose mit Dilatationsstreifen) (Abb. 12.2.11) [2].

Falls die Vv. saphenae magnae nicht für die völlige Überbrückung geeignet sind, kommt ein Kombinationsverfahren in Betracht, wobei für die Wiederherstellung der iliakalen Gefäßstrecke von alloplastischem oder homologem Material Gebrauch gemacht wird. Auf jeden Fall soll man versuchen, die A. femoralis mit autologem Material zu rekonstruieren.

Wenn überhaupt kein autologes Material vorhanden ist, ist man gezwungen, die ganze Strecke mit einer Gefäßprothese zu überbrücken.

Ist keine arterielle Rekonstruktion möglich, so kann versucht werden, die Längendifferenz zwischen den beiden Beinen auszugleichen. Im jungen Alter verwendet man dazu das „Stapling" der distalen Epiphyse des Femurs mit der Absicht, das Längenwachstum des gesunden Beines zu hemmen. Im Erwachsenenalter kommt eine der orthopädischen Verkürzungstechniken in Betracht.

LITERATUR

1. Cowie ThH, the Hellar NJ, the Lean N, Smith G (1960) Unilateral congenital absences of the external and femoral arteries. Br J Radiol 33:520
2. van Dongen RJAM (1970) A photographic atlas of reconstructive arterial surgery
3. Dumanian AV, Frahm CHJ, Benchik FA, Wooden ThF (1965) Intermittent claudication secondary to congenital absence of iliac arteries. Arch Surg 91:604
4. Evans HM (1909) On the development of the aorta, cardinal and umbilical veins and the other blood vessels of vertebral embryos from capillaries. Anat Rec 3:498
5. Greebe J (1977) Congenital Anomalies of the iliofemoral Artery. J Cardiovasc Surg 18:317–323
6. Howard JM, Gaudelock WJ, Couwes CM (1957) Congenital atresia of the external iliac artery. Arch Surg 75:296
7. Kunst AB (1971) Hypoplasia van de arteria iliofemoralis. N T v G 115:307
8. Kunst AB, Zimmerman AE (1970) Congenital hypoplasia of the iliofemoral artery. J Cardiovasc Surg 11:393
9. Rob CG, Owen K (1958) Congenital hypoplasia of the iliac arteries. Postgrad Med J 34:391
10. Senior HD (1918/1919) An interpretation of the recorded arterial anomalies of the human leg and foot. J Anat 53:130
11. Senior HD (1919) The development of the arteries of the human lower extremity. Am J Anat 25:55
12. Senior HD (1925) An interpretation of the recorded arterial anomalies of the human pelvis and thigh. Am J Anat 36:1

12.3 Angeborene arterielle und arteriovenöse Dysplasie

R.J.A.M. VAN DONGEN

INHALT

A. Einleitung 231
B. Indikationen zur Behandlung 231
C. Präoperative Untersuchungen 232
D. Behandlungsmethoden 233
    I. Totalexstirpation 233
    II. Ligatur der afferenten Arterie 233
    III. Operationen am venösen System . . . 233
    IV. Skelettierung der Stammgefäße . . . 233
    V. Resektion der Stammarterie und Ersatz
       durch Prothese oder Transplantat . . . 234
    VI. Perkutane Transkatheterembolisation . . 234
    VII. Operative Embolisation,
        Kombinationsverfahren 234
E. Richtlinien und Besonderheiten bei der
   Behandlung von Angiodysplasien
   verschiedener Lokalisation 236
    I. Stromgebiet der Arteria carotis externa . 237
    II. Schultergürtel- und Oberarmbereich . . 237
    III. Stromgebiet der Arteria iliaca interna und
       Arteria profunda femoris 238
    IV. Hand-, Finger-, Fuß- und Zehbereich . . 238
F. Postoperative Komplikationen 239
G. Reinterventionen 239
       Literatur 239

A. Einleitung

Bei den Angiodysplasien handelt es sich um Kombinationsmißbildungen. Es sind Polydysplasien mit arteriellen, venösen, kapillären und lymphatischen Komponenten. Nicht nur die Gefäßsysteme nehmen an der Pathologie teil, sondern auch alle anderen Gewebe: Haut, Weichteile, Knochen, Knorpel und Nerven. Eine Angiodysplasie ist grundsätzlich eine Panhistie. Die Klassifikation der klinischen Bilder basiert jedoch hauptsächlich auf dem meist im Vordergrund stehenden Gefäßsystem [10, 11, 13, 16, 19].

Die Behandlung der angiodysplastischen Mißbildungen ist manchmal eine palliative, symptomatische oder kosmetische (Reduzierung einer Längendifferenz der Extremitäten, Varizen-Operation, Exstirpation von Hämangiomen, Lymphangiomen und anderen an der Körperoberfläche lokalisierten Gefäß- und Weichteilproliferationen). Die meist zweckentsprechenden therapeutischen Maßnahmen beziehen sich jedoch auf die arteriellen Komponenten der Mißbildung, auf die arterielle Hypervaskularisation, die Gefäßwucherungen und insbesondere auf die pathologischen arteriovenösen Kurzschlüsse. Zielsetzung der Behandlung ist nicht nur die Ausschaltung aktiver a.-v. Fisteln und der Gefäßproliferationen durch Resektion und induzierte Obliteration, sondern auch die Minimierung der Hypervaskularisation. Die angiodysplastischen Veränderungen, die sich auf das venöse System beschränken, eignen sich nicht für diese therapeutischen Maßnahmen.

B. Indikationen zur Behandlung

Bei allen angiodysplastischen Mißbildungen, bei denen das arterielle System pathologisch mitbeteiligt ist, kann eine perkutane oder operative Behandlung in Erwägung gezogen werden, gleichgültig, ob es sich um dysplastisch veränderte Arterien, um hämangiomatöse Gefäßwucherungen, um eine Hypervaskularisation oder um a.-v. Kurzschlußverbindungen handelt.

Die Behandlung ist besonders indiziert, wenn hämodynamisch relevante arteriovenöse Kurzschlüsse nachweisbar sind, wie z.B. beim F.P.Weber-Syndrom. Die Gefäßmißbildungen bei diesem Syndrom verursachen Wachstumstörungen (Riesenwuchs) und können zu monströsen Verunstaltungen und Funktionsuntüchtigkeit von Gliedmaßen führen. Druckschädigung benachbarter Nerven löst manchmal unerträgliche Schmerzen aus. Die arteriovenösen Kurzschlüsse können Rückwirkungen auf den Gesamtkreislauf haben und Ursache einer Herz- und Gefäß-Dekompensation sein. Manchmal entstehen Geschwüre der Haut durch Druck der unterliegenden Venektasien. Blutentzug aus distal gelegenen Gliedmaßen kann zu Gangrän führen. Die angiomatösen Gefäßproliferationen können Weichteile und Skelett in solcher Weise zerstören, daß der Eindruck eines Malignoms entsteht. Manchmal ist eine Amputation das einzige und letzte Mittel, den Patienten von seinem Leiden zu befreien [9].

Die Behandlung dieser Gefäßmißbildung ist indiziert in allen Fällen, wo die Anwesenheit aktiver a.-v. Kurzschlüsse zu einer der genannten Komplikationen geführt hat. Dabei ist die wichtigste Zielsetzung, durch Ausschaltung der a.-v. Verbindungen die Hämodynamik zu normalisieren und das Shuntvolumen zu reduzieren.

Aber auch bei allen asymptomatischen, hämodynamisch relevanten a.-v. Fisteln sind Maßnahmen zur Ausschaltung dieser Verbindungen und der dysplastischen Gefäße angezeigt. Es gibt keine effektive konservative Behandlung und keine Spontanheilung. Im Gegenteil, es besteht eine nicht voraussehbare Progressionstendenz der Gefäßwucherungen mit der Gefahr späterer Komplikationen in der Form von Druckgeschwüren, Gangrän oder Nervenschädigung. Wenn solche Komplikationen einmal aufgetreten sind, sind die Aussichten auf eine vollständige Heilung erfahrungsgemäß wesentlich schlechter.

Die Behandlung soll möglichst frühzeitig erfolgen. Je länger abgewartet wird, um so ausgedehnter wird der Satellitkreislauf und die Schädigung der beteiligten Gewebe. Durch eine frühzeitige Behandlung können auch die sekundären Begleiterscheinungen, wie der Riesenwuchs in Zaum gehalten werden.

Bei vielen der sog. gemischten Angiodysplasien der Extremitäten sind venöse und lymphatische Veränderungen mit einer Dysplasie der Arterien kombiniert. In solchen Fällen sind nicht alle Arterien der Extremität pathologisch verändert. Meistens zeigt nur eine einzige Arterie, z.B. eine der drei Unterschenkelarterien, eine Pathologie. Obliteration dieser einzigen Arterie mit allen ihren Verzweigungen kann angezeigt sein, unabhängig von der Frage, ob a.-v. Fisteln nachweisbar sind.

C. Präoperative Untersuchungen

Zur Beantwortung der Frage, ob hämodynamisch relevante a.-v. Fisteln vorliegen oder nicht, ist die quantitative Bestimmung des Shuntvolumens, die in jedem Isotopenlaboratorium durchgeführt werden kann, unerläßlich. Eine seitenvergleichende Sauerstoffsättigungsbestimmung im venösen Blut der betroffenen und gegenseitigen Extremität soll nicht unterlassen werden, ist jedoch weniger aussagekräftig. Auch andere Untersuchungen, wie eine Doppler-Ultraschall-Untersuchung, die Venenverschlußplethysmographie, Thermographie, Thermodilution, Isotopenclearancemethoden usw. bieten keine eindeutigen Aussagen.

Eine kardiologische Untersuchung, u.a. mit Bestimmung des Herzminutenvolumens und Schlagvolumens, soll nicht unterbleiben. Entscheidend für die Planung und Durchführung der operativen und perkutanen Behandlung sind technisch einwandfreie Arteriogramme. Der ganze dysplastische Gefäßbezirk soll arteriographisch so detailliert abgeklärt werden, daß genau beurteilt werden kann, welche Gefäße geopfert werden können und welche geschont werden müssen. Um einen klaren Einblick in die anatomischen Verhältnisse zu erhalten, müssen die Arteriogramme folgenden Anforderungen entsprechen:

- Die Arterien müssen scharf und kontrastreich dargestellt werden. (Die digitale Subtraktionsangiographie ist absolut ungeeignet!)
- Die Projektion soll in solcher Weise stattfinden, daß die morphologischen Verhältnisse gut erkennbar sind (Unterarm in Supination, Unterschenkel in Innenrotation, Hand und Fuß flach auf dem Röntgentisch, Fuß auch in seitlichem Strahlengang).
- Stereoskopische Bilder oder Aufnahmen in mehreren Strahlenrichtungen tragen dazu bei, die morphologischen Verhältnisse besser zu erkennen.
- Das angiodysplastische Gebiet ist wie ein Blutschwamm! Eine relativ große Kontrastmittelmenge soll unter hohem Druck injiziert werden.
- Damit die wichtige arterielle Frühphase erfaßt wird, soll die Bildfolge anfangen, ehe das Kontrastmittel das pathologische Gebiet erreicht.
- Eine schnelle Bildfolge ist erforderlich, vor allem in der Anfangsphase.
- Arteriographische Aufnahmen der zubringenden Arterien und der benachbarten Gefäßetagen sind erforderlich.

12.3 Angeborene arterielle und arteriovenöse Dysplasie

- Wenn die a.-v. Dysplasie sich im Unterarm- oder Unterschenkelbereich befindet, sollen zusätzlich *alle* Unterarm- und Unterschenkelarterien *selektiv* dargestellt werden, damit festgestellt werden kann, welchen Anteil in der Durchblutung des angiomatösen Gebietes jede Arterie hat.
- Dieselbe selektive Katheterfüllung der verschiedenen Unterarm- und Unterschenkelarterien ist erforderlich, wenn die Gefäßanomalie sich im Bereich der Hand oder des Fußes befindet.

Besonders anspruchsvolle Anforderungen müssen gestellt werden, wenn die a.-v. Dysplasie sich im Hand- oder Fußbereich befindet. Detaillierte Angiogramme sind von ausschlaggebender Bedeutung, um entscheiden zu können, welche dysplastischen Gefäße exstirpiert oder embolisiert werden können, und welche geschont werden müssen, um eine Ischämie der Finger oder der Zehen zu vermeiden.

D. Behandlungsmethoden

In der Vergangenheit wurden viele operative Behandlungen vorgeschlagen. Eine einzelne davon kann als kurativ bezeichnet werden. Einige andere haben palliativen Wert. Die meisten sind sinnlose Eingriffe.

I. Totalexstirpation

Die einzige kurative Therapie ist die totale Beseitigung des gesamten angiodysplastischen Gefäßkonvoluts mit allen a.-v. Kurzschlüssen, aber eine derartige Behandlung ist nur selten möglich, z.B. beim sog. Angioma racemosum der Kopfschwarte. Wenn man in solchen Fällen die fistelspeisenden Arterien (A. frontalis, A. supraorbitalis, A. temporalis, A. auricularis post. und A. occipitalis) beidseitig ligiert und sämtliche ektatische Fistelgefäße exstirpiert, bedeutet das eine definitive Heilung. Auch bei lokalisierten tumorösen angiodysplastischen Läsionen in anderen Körperregionen kann man durch Totalexstirpation eine Heilung erreichen [11].

II. Ligatur der afferenten Arterien

Eine Ligatur der afferenten Arterie(n) ist ein sinnloser Eingriff, der jedoch bedauerlicherweise immer wieder durchgeführt wird. Auch wenn man arteriographisch festgestellt hat, daß die dysplastischen und arterio-venösen Gefäßveränderungen sich im Stromgebiet einer einzigen Arterie befinden, ist die Unterbindung dieser Arterie vollkommen nutzlos. Über Kollateralen wird die Durchblutung der angiodysplastischen Region in kürzester Zeit von benachbarten Arterien übernommen. Wenn es sich um eine a.-v. Dysplasie im Stromgebiet einer Unterarm- oder Unterschenkelarterie handelt, wird eine zusätzliche distale Ligatur empfohlen, aber selbstverständlich hat das keinen Einfluß auf das Ergebnis. Immer wieder wird die Ligatur einer Hauptarterie im Schulter-, Oberarm-, Becken-, oder Oberschenkelbereich durchgeführt. Ein solcher Eingriff ist absolut zwecklos und sollte sogar als Behandlungsfehler betrachtet werden [2, 12, 15].

III. Operationen am venösen System

Eingriffe an den abführenden Venen (Beseitigung der varikösen Venen, Verödung der Varizen, Unterbindung der Venen und andere Operationen an der efferenten Seite des angiodysplastischen Bezirks) beeinflussen das Shuntvolumen kaum, und außerdem nur kurzdauernd. Als therapeutische Maßnahmen sind solche Eingriffe zwecklos. Als kosmetische Operation kann die Varizenentfernung angewandt werden, aber man muß damit rechnen, daß sich in den meisten Fällen kurzfristig neue Phlebektasien bilden.

IV. Skelettierung der Stammgefäße

In den letzten 10 Jahren wird die von MALAN [12] suggerierte und von VOLLMAR [20] als „Skelettierungsoperation" propagierte Methode oft bei kongenitalen a.-v. Dysplasien an den Extremitäten angewandt. Dabei werden alle Äste der arteriellen und venösen Hauptgefäße im Bereich der Gefäßmißbildung über eine lange Strecke unterbunden und eventuell durchtrennt. Die Ernährung der angiomatösen Gewebe ist hierbei nicht gefährdet, weil sich Kollateralen von den benachbarten Körperregionen aus entwickeln. Diese übernehmen die Durchblutung der Gewebe, leider auch der Fistelkonvolute, die unverändert anwesend bleiben. Zwar ist das Shuntvolumen durch die langstreckige Skelettierung unmittelbar nach der Operation reduziert, aber nach einiger Zeit, manchmal schon nach einigen Wochen oder Monaten, ist die Durchblutung der Fistelgefäße vollständig von den benachbarten und manchmal weiter entfernten Körperteilen übernommen und damit nimmt das Shuntvolumen wieder zu [3, 5]. Man kann diese neuen Kollateralen arteriographisch nachweisen. Man kann auch das Fortschreiten der Mißbildung an der Extremität feststellen, denn es bilden sich nicht nur neue arterielle Kollateralen, sondern auch venöse. Die oberflächliche Varikosis breitet sich aus. Manchmal nehmen auch die Beschwerden zu. Eine neue Skelettierung der höheren und tieferen Gefäßetagen kann dann vorgenommen werden, wieder mit einem vorübergehenden Erfolg, aber auf die Dauer sind die Ergebnisse der alleinigen Skelettierung unbefriedigend.

Ein zusätzlicher Nachteil ist, daß diese Methode nur im Bereich der größeren Gliedmaßenarterien angewandt werden kann. Die Skelettierung der Unterarm- und Unterschenkelarterien erfordert einen großen präparatorischen Einsatz und die Ergebnisse sind entmutigend. Arteriovenöse Fisteln in anderen Körperregionen eignen sich überhaupt nicht für diese Behandlung.

V. Resektion der Stammarterie und Ersatz durch Prothese oder Transplantat

Als Alternative zur Skelettierungsoperation kommt die langstreckige Resektion der Hauptarterie mit Ersatz durch eine Prothese (A. subclavia, A. iliaca comm. und ext.) oder durch ein Venentransplantat (A. brachialis, A. femoropoplitea) in Betracht [9]. Durch dieses Verfahren werden nicht nur die von der Hauptarterie abgehenden, fistelspeisenden Äste ausgeschaltet, sondern auch die Bildung von neuen Gefäßsprossen verhindert (Vasa vasorum? Kleine übersehene Seitenäste?), die nach einer Skelettierung im Bereich der Gefäßmißbildung von der Hauptarterie abzweigen. Die Entwicklung der Kollateralen von den benachbarten Gefäßbezirken findet jedoch ungehindert statt, so daß diese Behandlungsart keine Vorteile bietet.

VI. Perkutane Transkatheterembolisation

Die perkutane Transkatheterembolisation ermöglicht es, die Gefäße des pathologischen Bezirks selbst zu embolisieren und damit das gesamte dysplastische Gefäß-Konvolut auszuschalten [6, 7, 8, 14, 15, 17, 18]. Diese Methode, die in den letzten Jahren einen großen Aufschwung genommen hat, hat den Vorteil, daß eine manchmal schwierige und langdauernde Operation vermieden wird, und daß es meistens möglich ist, im Falle eines Rezidivs die Behandlung zu wiederholen. Andererseits gelingt es nur selten, durch die alleinige Transkatheterembolisation sämtliche pathologischen Gefäße durch Thrombosierung zu obliterieren [4]. Das Einführen eines Katheters in die feinsten Äste ist nicht möglich. Viele Äste sind für den Katheter nicht erreichbar. Selektives Einführen eines Katheters in die Äste einer bogenförmigen Arterie ist kaum möglich. Größere Äste können zwar mit Giantorco-Federn blockiert werden, aber die dahinter gelegenen Gefäßwucherungen werden nicht thrombosieren, da sie von zahlreichen Nebenästen weiter gespeist werden. Außerdem verbaut man sich die Möglichkeit einer Wiederholung der Embolisation. So werden viele, manchmal ausgedehnte Teile des angiomatösen Gebietes nicht obliteriert werden können. Diese bleiben unverändert durchblutet und proliferieren weiter. Die alleinige Katheterembolisation erbringt in den meisten Fällen nur einen Teilerfolg, und dann nur einen vorübergehenden.

VII. Operative Embolisation, Kombinationsverfahren

Um ein befriedigendes und dauerhaftes Behandlungsergebnis zu erlangen, genügt es nicht, die afferenten und efferenten Gefäße zu unterbrechen, die Blutzufuhr und -abfuhr auszuschalten. Es genügt auch nicht, Teile der dysplastischen Gefäßwucherung durch Katheterembolisation zu obliterieren. Zielsetzung bei der Behandlung der arteriellen und arteriovenösen Dysplasien muß es sein, sämtliche pathologischen Gefäße zu eliminieren, gegebenenfalls den gesamten arteriovenösen Gefäßbezirk möglichst weitgehend aus der Zirkulation auszuschalten, und die pathologischen Gefäße eines solchen angiomatösen Komplexes selbst durch eine induzierte Thrombosierung zu obliterieren.

12.3 Angeborene arterielle und arteriovenöse Dysplasie

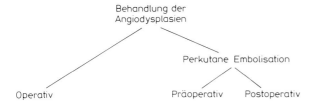

Abb. 12.3.1. Behandlungsschema bei arteriellen und arteriovenösen Dysplasien

1. Behandlungskonzept

Das Behandlungskozept beinhaltet nicht nur ein operatives Kombinationsverfahren, sondern auch ein perkutanes Vorgehen (Abb. 12.3.1).

Der operative Teil besteht aus folgenden Komponenten: (1) Möglichst weitgehende Exstirpation der dysplastischen Gefäße und des angiomatösen Gewebes. (2) Embolische Obliteration sämtlicher verbleibender Gefäße des pathologischen Gebietes über alle fistelspeisenden Seitenäste der Hauptarterie. (3) Skelettierung der Stammgefäße über eine lange Strecke.

Präoperativ wird eine perkutane Katheterembolisation durchgeführt, wobei kleine feste Partikel in die fistelspeisenden Seitenäste mit dem Ziel eingebracht werden, möglichst viele kleine Gefäße des angiomatösen Komplexes zu obliterieren. Dadurch wird erreicht, daß der Blutverlust beim nachfolgenden operativen Vorgehen, und vor allem bei der Entfernung des pathologischen Gewebes, geringer ist. Außerdem wird das nachfolgende Einbringen des Embolisationsmaterials während der Operation erleichtert, weil der Gegendruck reduziert ist. Das Embolisationsmaterial dringt weiter in die kleinsten Gefäße im Zentrum des angiomatösen Bezirks ein. Wenn sich bei der postoperativen Kontrollarteriographie herausstellt, daß noch angiomatöse Gefäße durchgängig sind, wird perkutan nachembolisiert. Auch spätere Rezidive werden mittels perkutaner Katheterembolisation obliteriert.

2. Embolisationsmaterial

Für die Embolisation werden, je nach Weite und Größe der zu embolisierenden Gefäße, verschiedene Materialien verwendet:

– flüssiges oder halbflüssiges Material, wie polymerisierende Substanzen, kolloidale Flüssigkeiten oder Eigenblutkoagula, hergestellt mit Epsilon-Aminokapronsäure; in ausgesuchten Fällen kann Human-Fibrinkleber als Embolisationsmaterial verwendet werden
– kleine feste Partikel, insbesondere Polyvinylalkohol-Granulae, und
– Teflon- oder Silikon-Sphären mit Diameter von 1–3 mm.

3. Embolisationstechnik

Vor der Operation bekommt der Patient einen Harnblasenkatheter. Die Stammarterie, von deren Seitenästen aus der angiomatöse Komplex gespeist wird, soll über eine lange Strecke freigelegt werden, wobei alle abgehenden Seitenäste geschont werden. Sie werden mit Zügeln versehen. So weit die anatomischen Verhältnisse es erlauben, wird angiomatöses Material möglichst weitgehend entfernt.

Aufgrund der Arteriogramme wird beurteilt, welche Seitenäste für die Embolisation in Betracht kommen. Abb. 12.3.2 zeigt das Embolisationsgerät.

Das Einbringen des Embolisationsmaterials findet mit Hilfe von speziell angefertigten Kanülen statt, die nach Längsarteriotomie des Hauptstammes transluminal in die verschiedenen Seitenäste eingeführt und mit Hilfe von Zügeln fixiert werden (Abb. 12.3.3). Der eine Schenkel eines vorgeschalteten Dreiwegesystems ist mit einem durchsichtigen Kunststoffbehälter, der das Embolisationsmaterial enthält, verbunden. An dem anderen Schenkel ist eine Druckinfusion angeschlossen. Das ganze System von Behälter, Verbindungsröhrchen, Hähne und Kanüle muß unbedingt stufenlos sein, da sonst die Partikel ins Stocken geraten.

Für das Einbringen der Teflon- und Silikon-Kügelchen sollen Systeme mit verschiedenem Innendurchmesser zur Verfügung stehen, in Übereinstimmung mit dem Durchmesser der Kügelchen, die für die Embolisation gewählt werden.

Mit Hilfe einer Spritze wird das Embolisationsmaterial langsam in das Dreiwegesystem vorgeschoben, wo es von dem Flüssigkeitsstrom mitgeschleppt wird. Auf diese Weise wird erreicht, daß die Embolisationspartikel verteilt und einzeln in die Embolisationskanüle geraten und von dort aus unter Druck des Flüssigkeitsstroms in die pathologischen Gefäße, bzw. fistelspeisenden Arterienäste eingebracht, gleichsam „geschossen", werden. Sie

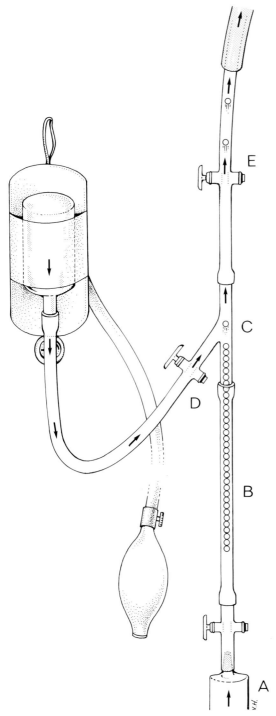

Abb. 12.3.2. Embolisationsgerät. Das Embolisationsmaterial, das sich in einem Kunststoffbehälter (*B*) befindet, wird mit Hilfe einer mit Flüssigkeit gefüllten Spritze (*A*) langsam vorgeschoben. Sobald ein Partikel bei Punkt (*C*) anlangt, wird es vom Flüssigkeitsstrom (*D*) unter Druck mitgenommen und über eine Spezialkanüle (*E*) tief in die angiomatöse Wucherung hinein „geschossen". Alle Teile des Systems (Behälter, Verbindungsröhrchen, Hähne und Kanüle) gehen stufenlos ineinander über

können ungehindert bis in die kleinsten Gefäße im Zentrum der angiomatösen Wucherung durchdringen.

Wichtig ist, daß während des Einbringens des Embolisationsmaterials der Gegendruck möglichst niedrig ist. Durch die präoperative Katheterembolisation ist der Gegendruck schon herabgesetzt. Der Gegendruck kann noch weiter reduziert werden, indem man während des Einbringens des Materials die Stammarterie möglichst weit nach proximal abklemmt, gegebenenfalls mit einem intraluminal eingeführten Ballonkatheter blockiert (Abb. 12.3.3).

Nachdem die ganze angiomatöse Wucherung auf diese Weise über alle in Betracht kommenden Seitenäste embolisiert ist, wird die Arteriotomie des Hauptstammes mit feinstem atraumatischem Nahtmaterial verschlossen.

Es folgt die Skelettierung der Stammvene. Erst dann werden über eine möglichst lange Strecke alle nicht embolisierten Seitenäste der Stammarterie beim Abgang ligiert. Die Seitenäste selbst werden durch Einspritzen von flüssigem oder halbflüssigem Embolisationsmaterial obliteriert, wobei auch vom Fibrinkleber Gebrauch gemacht werden kann.

Bei den sog. gemischten Angiodysplasien, wobei nur Mikrofisteln oder gar keine a.-v. Fisteln nachgewiesen worden sind, kann es angezeigt sein, die Hauptarterie (eine der Unterschenkel- oder der Unterarmarterien) mit ihren sämtlichen Seitenästen zu obliterieren. Das Kaliber der zu obliterierenden Arterie ist manchmal so klein, daß auf die Benutzung des Embolisationssystems verzichtet werden muß. Es hat sich in solchen Fällen bewährt, die Embolisation durchzuführen mit Hilfe eines Polyäthylen-Röhrchens, das möglichst tief in das Gefäß hineingeschoben wird. Das flüssige oder halbflüssige Embolisationsmaterial wird unter Druck eingespritzt, wobei das Röhrchen langsam zurückgezogen wird. Auf diese Weise gelingt es nicht nur, das Hauptgefäß, sondern auch die feinsten Seitenäste weitgehend zu obliterieren.

E. Richtlinien und Besonderheiten bei der Behandlung von Angiodysplasien verschiedener Lokalisation

Das Vorgehen bei der Embolisation ist weitgehend von der Lokalisation der angiodysplastischen Veränderungen abhängig. Die anatomischen Verhält-

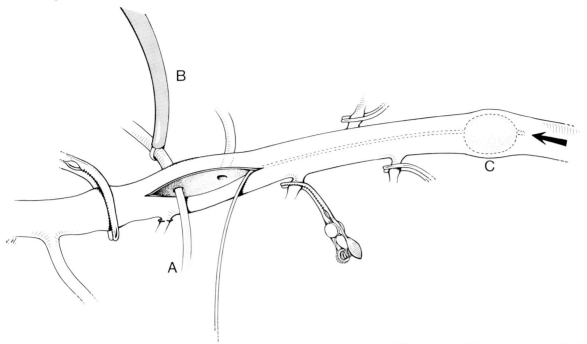

Abb. 12.3.3. Die Embolisationskanüle (*A*) wird nach Längsarteriotomie des Hauptstammes transluminal in die verschiedenen Seitenäste eingeführt und mit Hilfe eines Zügels (*B*) („Vesselclud") fixiert. Der Hauptstamm selbst wird mit einem intraluminal eingeführten Ballonkatheter (*C*) möglichst weit nach proximal blockiert macht wird. Während des Einbringens des Embolisationsmaterials wird der Ursprung der A. carotis ext. abgeklemmt. An der kontralateralen Seite werden nur die gleichnamigen zur Dysplasie führenden Äste embolisiert, nicht die benachbarten.

nisse der Arterien, in deren Stromgebiet die Angiodysplasie sich befindet, machen es erforderlich, Variationen in der Taktik und Technik der Embolisation anzubringen. Bei jeder Lokalisation soll auf Details, die mit anatomischen Verhältnissen zusammenhängen, geachtet werden. Einige häufig vorkommende Lokalisationen sollen eingehend behandelt werden.

I. Stromgebiet der Arteria carotis externa

Dysplasien im Stromgebiet der A. carotis ext.-Äste werden immer auch von der kontralateralen Seite aus gespeist. Die Behandlung soll immer beidseitig vorgenommen werden.

Aufgrund der detaillierten Angiogramme soll bestimmt werden, welche Äste der A. carotis ext. zur Füllung der angiodysplastischen Wucherung beitragen. Nach Freilegung der Karotis-Bifurkation und der Verzweigungen der A. carotis ext. werden die zur Mißbildung führenden Äste und die zwei benachbarten Äste alle selektiv embolisiert, wobei (mit Ausnahme der A. linqualis) ausschließlich von Silikon-Sphären Gebrauch ge-

II. Schultergürtel- und Oberarmbereich

Im Schultergürtel- oder Oberarmbereich werden hauptsächlich a.-v. Dysplasien vom Typ F.P.Weber angetroffen. Sie werden nicht nur von der A. axillaris und A. brachialis, sondern auch von den Ästen der A. subclavia und proximalen Unterarmarterien gespeist. Außerdem nehmen oft die Interkostalarterien über die A. thoracica lat. an der Durchblutung der Gefäßwucherung teil. Mit der Absicht, eine ausgedehnte Freilegung der Arterien zu vermeiden, werden in allen Fällen zuerst die A. thoracica int., die Trunci thyreocervicalis und costocervicalis, die Aa. transversa colli und suprascapularis und alle kleineren Äste der A. subclavia perkutan embolisiert. Auf dieselbe Weise werden die Aa. collaterales sup. und inf., und die Aa. recurrentes radialis und ulnaris, und wenn möglich, auch die A. interossea recurrens perkutan obliteriert, wobei überwiegend Polyvinylalkohol-Granulae verwendet werden. Bei der nachfolgenden Operation werden die A. axillaris und die proximale Hälfte der A. brachialis über ihre ganze Länge freigelegt. Dysplastische, manchmal aneurysmatisch erweiterte Abschnitte der Seitenäste werden weitgehend reseziert. Alle zur a.-v. Mißbildung führenden Äste werden zuerst mit Eigenblutkoagula und Fibrinkleber und anschließend mit Polyvinylalkohol-Granulae und Silikon-Kügelchen embolisiert. Der A. thoracica lat. wird besondere Aufmerksamkeit gewidmet.

Anschließend findet die langstreckige Skelettierung der Hauptgefäße statt, wobei die Seitenäste nach peripher mit Fibrinkleber obliteriert werden.

III. Stromgebiet der Arteria iliaca interna und Arteria profunda femoris

Bei Patienten mit einer a.-v. Dysplasie im Stromgebiet der A. iliaca int. sind immer viele andere Arterien aus naher und entfernter Umgebung mitbeteiligt: die Äste der A. iliaca ext., auch der Gegenseite, die kontralaterale A. iliaca int. mit ihren Ästen, die unteren Lumbalarterien, die A. sacralis media und sogar die A. mesenterica inf. über die A. rectalis sup. und die unteren Äste der A. profunda femoris. Umgekehrt sind, wenn die angiodysplastische Läsion sich im Stromgebiet der A. profunda femoris befindet, immer alle Äste der A. iliaca int. an der Durchströmung beteiligt, insbesondere die A. glutea inf. Aber auch die Äste der A. iliaca ext. tragen zur Fistelspeisung bei. Besonders kompliziert werden die Verhältnisse, wenn die Angiodysplasie sowohl durch die A. iliaca int. als auch von der A. profunda femoris mit Blut versorgt wird. Immer sind dann mehrfache operative und perkutane Behandlungen notwendig, um den ganzen Fistelkomplex auszuschalten und zu obliterieren.

Die Behandlung soll in zwei Sitzungen stattfinden und besteht aus folgenden Unterteilen. Während der ersten Operation werden die kontralaterale A. iliaca ext. und der proximale Teil der A. iliaca int. freigelegt. Die A. iliaca ext. wird skelettiert und ihre Äste mit Polyvinylalkohol-Granulae embolisiert. Auch die Zweige des vorderen Astes der A. iliaca int., die an der Durchblutung des angiodysplastischen Gebietes beteiligt sind, werden einzeln embolisiert, wobei von Eigenblutkoagula, Polyvinylalkohol-Granulae und Silastic-Sphären Gebrauch gemacht wird. Während des etwa zwei Wochen später durchgeführten Eingriffes findet dieselbe Behandlung an der erkrankten Seite statt, wobei jedoch alle Verzweigungen der A. iliaca int. embolisiert werden. Außerdem werden die gleichseitige A. profunda femoris und ihre Äste in gleicher Weise behandelt.

IV. Hand-, Finger-, Fuß- und Zehenbereich

Die Behandlung einer a.-v. Dysplasie ist nur dann zufriedenstellend, wenn die Gefäßwucherung selbst total obliteriert und trotzdem die Durchblutung der peripheren Gewebe gewährleistet ist. Für die Behandlung der a.-v. Erkrankungen im Hand-, Finger-, Fuß- und Zehenbereich hat diese Bedingung eine besondere Bedeutung. Bei diesen peripher lokalisierten Mißbildungen kann nur dann ein gutes Ergebnis erwartet werden, wenn sämtliche dysplastischen Gefäße ausgeschaltet werden, bis an die Grenze der Ischämie! Wird diese schmale Grenze überschritten, können die Folgen für die Durchblutung der Finger oder Zehen ernsthaft sein.

Detaillierte Angiogramme sind von ausschlaggebender Bedeutung. In allen Fällen wurde auf präoperative Transkatheterembolisation verzichtet.

Wenn die Gefäßwucherung sich im Bereich der Hand oder eines oder mehrerer Finger befindet, werden der distale Abschnitt der Unterarmarterie der erkrankten Handhälfte und der entsprechende Handbogen mit seinen Ästen (Aa. metacarpeae palm. bzw. Aa. digit. palm. comm.) freigelegt. Manchmal müssen beide Handbogen mit ihren Abzweigungen freipräpariert werden. Aufgrund der Angiogramme und des Operationsbefundes muß dann in jedem einzelnen Fall beurteilt werden, welche Äste ligiert, welche reseziert, und welche embolisiert werden müssen, um die Durchblutung des erkrankten Gebietes möglichst weitgehend auszuschalten und die Gefäße des pathologischen Komplexes selbst zu obliterieren, wobei man bedenken muß, daß bestimmte Gefäße außerhalb der Wucherung erhalten bleiben müssen, um die Durchblutung der Finger nicht zu gefährden. Nur wenn man dabei sorgfältig arbeitet und genauestens vorgeht, gelingt es, eine a.-v. Mißbildung der Hand und sogar eines Fingers erfolgreich zu behandeln.

A.-v. Gefäßmißbildungen im Bereich des Fußes oder der Zehen werden in gleicher Weise behandelt. Eine präoperative perkutane Embolisation findet nicht statt. Genau wie bei den Angiodysplasien im Hand- und Fingerbereich wird nach Freilegen der entsprechenden Arterien (distale Unterschenkelarterien, A. plantaris med. oder lat. mit Arcus plantaris bzw. A. dorsalis pedis mit A. arcuata) aufgrund des örtlichen Befundes und der Arteriogramme beurteilt, wie man vorgehen soll, welche Gefäße ligiert, entfernt oder embolisiert werden können und welche belassen werden müssen.

F. Postoperative Komplikationen

Komplikationen, die nach dem Kombinationsverfahren erwartet werden können, sind von zweierlei Art.

Ischämische Komplikationen können sich nach Behandlung von Angiodysplasien in Hand-, Finger-, Fuß- und Zehbereich ereignen, wenn nicht auf die Erhaltung einiger Arterien außerhalb des pathologischen Gebietes geachtet wird, die für die Durchblutung der Finger und Zehen erforderlich sind. Die Versorgung der Peripherie muß gewährleistet sein.

Es kann nicht genügend davor gewarnt werden, solche distal lokalisierten Gefäßmißbildungen zu embolisieren, wenn nicht einwandfreie Angiogramme zur Verfügung stehen. Das „blind" Embolisieren peripher lokalisierter Angiodysplasien ist nicht mehr zu empfehlen.

Auch wenn man über perfekte Arteriogramme verfügt und bei der Operation sorgfältig solche Äste schont, die für die Durchblutung der Finger und Zehen unentbehrlich sind, kann in Ausnahmefällen eine ischämische Komplikation auftreten, jedoch nur dann, wenn vor der Behandlung schon eine ischämische Läsion in Form einer Nekrose oder Gangrän vorhanden ist. Gerade distal lokalisierte Dysplasien, die schon zu ischämischen Läsionen geführt haben, sollen mit besonderer Sorgfalt behandelt werden. Beschränkte Amputationen im Grenzzonenbereich können in solchen Fällen erforderlich sein.

Selten sind die neurologischen Komplikationen im Sinne einer Funktionsstörung der peripheren Nerven, vor allem des N. peroneus und des N. ischiadicus. Sie sind zweifellos ischämisch bedingt (Embolisation der A. profunda femoris, bzw. der A. glutea inf.). Die Ausfallerscheinungen, die entstehen, sind selten komplett und meistens vorübergehend.

G. Reinterventionen

Nach der Embolisationsbehandlung einer Angiodysplasie ist eine regelmäßig durchgeführte Kontrollangiographie von wesentlicher Bedeutung. Eine solche Kontrolluntersuchung soll schon einige Wochen nach der Behandlung durchgeführt werden. Eventuell vorhandene Reste der Gefäßmißbildung werden gleichzeitig mit perkutaner Katheterembolisation behandelt.

Auch für später angiographisch festgestellte Rezidive kommt an erster Stelle eine perkutane Embolisation in Betracht. Meistens handelt es sich um Äste, die aus benachbarten Gefäßbezirken zu angiomatösen Veränderungen im Randgebiet der ursprünglichen Gefäßmißbildung führen. Diese Äste können auf einfache Weise perkutan embolisiert werden. Nach einem einwandfrei durchgeführten Kombinationsverfahren kommen solche Reszidive relativ selten vor.

LITERATUR

1. Dongen RJAM van (1983) Therapie der angeborenen arteriovenösen Angiodysplasien unter besonderer Berücksichtigung der operativen Embolisation. Angio 5:169
2. Dongen RJAM van (1985) Angeborene arterio-venöse Dysplasie: Behandlungsindikation, angiographische Dokumentation, kombinierte percutane und operative Behandlung. Chiururg 56:65
3. Ehrenfeld WK (1976) Diskussionsbemerkung. Surgery 79:11
4. Elliot JP Jr, Hageman JH, Szilagyi E, Ramakrishnan V, Bravo JJ, Smith RF (1980) Arterial embolization. Problems of source, multiplicity, recurrence, and delayed treatment. Surgery 88:833
5. Florack G, Sandmann W, Müller H, Lerut J, Kremer K (1980) Arteriovenöse Fisteln – Möglichkeiten und Grenzen der operativen Behandlung. Angio 2:47
6. Frileux C, Blonstein A (1976) Embolisation therapeutique pour anévrisme cirsoide récidive de la main. J Mal Vasc 1:47
7. Grace DM, Pitt DF, Gold RE (1976) Vascular embolization and occlusion by angiographic techniques as an aid or alternative to operation. Surg Gynecol Obstet 143:469
8. Joyce PF, Sundaram M, Afzal Riaz M, Wolverson MK, Barner HB, Hoffmann RJ (1980) Embolisation of extensive peripheral angiodysplasias. Arch Surg 115:665
9. Konrad EA, Stiegler H, Meister P, Becker HM (1980) Das P.F. Weber-Syndrom; Umschriebener Riesenwuchs der unteren Extremität mit kongenitalen arteriovenösen Fisteln. Vasa 9:331
10. Malan E, Puglionisi A (1964) Congenital angiodysplasias of the extremities; generality and classification; venous dysplasias. J Cardiovasc Surg 5:87
11. Malan E, Puglionisi A (1965) Congenital angiodysplasias of the extremities; arterial, arterial and venous, and haemolymphastic dysplasias. J Cardiovasc Surg 6:255
12. Malan E (1965) Surgical problems in the treatment

of congenital arteriovenous fistulae. J Cardiovasc Surg Supplementary issue: 251
13. May R, Nissl R (1970) Beitrag zur Klassifizierung der „gemischten Angiodysplasien". Fortschr Röntgenstr 113: 170
14. Natali J, Merland JJ (1976) Superselective arteriography and therapeutic embolisation for vascular malformations (angiodysplasias). J Cardiovasc Surg 17: 465
15. Olcott C, Newton TH, Stoney RJ, Ehrenfeld WK (1976) Intra-arterial embolization in the management of arteriovenous malformations. Surgery 79: 3
16. Pratesi F (1972) Classification of angiopathic diseases of the limbs. Folia Angiologica 20: 193
17. Rickets RR, Finck E, Yellin AE (1978) Management of major arteriovenous fistulas by arteriographic techniques. Arch Surg 113: 1153
18. Stillman RM, Powers JC, Fitzgerald JF (1977) Cosmetic excision of an isolated extracranial arteriovenous malformation using Gelfoam embolization. Br J Surg 64: 784
19. Vollmar JF (1974) Zur Geschichte und Terminologie der Syndrome nach F.P. Weber und Klippel-Trenaunay. Vasa 3: 321
20. Vollmar JF, Stalker CG (1976) The surgical treatment of congenital arteriovenous fistulas in the extremities. J Cardiovasc Surg 17: 340

13 Periphere und abdominale Arterienverletzungen

A. ZEHLE

INHALT

A. Allgemeiner Teil 241
    I. Einleitung 241
    II. Diagnostik 242
    III. Erstversorgung 243
    IV. Operationstechnik und Begleittherapie 243
    V. Gefäßverletzungen bei Kindern 246
    VI. Begleitverletzungen 246
B. Spezieller Teil 248
    I. Verletzungen der extrakraniellen, extrathorakalen Hirngefäße 248
    II. Verletzungen der Gefäße der oberen Extremität 250
    III. Abdominale Arterienverletzungen . . . 252
    IV. Verletzungen der Gefäße der unteren Extremität 255
C. Folgezustände 258
    I. Rethrombose 258
    II. Infektion 259
    III. Tourniquet-Syndrom, Kompartment-Syndrom 259
    IV. Arterielles Aneurysma, pulsierendes Hämatom 260
    V. Arteriovenöse Fistel 260
    Literatur 262

A. Allgemeiner Teil

I. Einleitung

Peripheren Gefäßverletzungen kommt sowohl wegen einer drohenden vitalen Gefährdung des Patienten, als auch wegen eines möglichen irreversiblen Sekundärschadens an den Extremitäten oder am Gehirn, die eine spätere funktionsgerechte Rehabilitierung unmöglich machen, eine besondere Bedeutung zu.

Sie kommen als Unfallfolge in 0,9–4% der Fälle [15, 21, 19] vor. Allerdings ist ihre Häufigkeit im Rahmen von Polytraumen mit rund 7–10% deutlich höher [22, 63].

Rund $^1/_3$ der Arterienverletzungen sind Folge kardiologischer oder radiologischer Diagnostik und seltener auch operativer Eingriffe [24].

Im Kriege ist eine durchschnittliche Häufigkeit von Arterienverletzungen von 2–2,4% zu verzeichnen. Im Vietnamkrieg entfielen von 1000 Gefäßverletzungen 5% auf die Karotiden, 34% auf die oberen und 57% auf die unteren Extremitäten. Lediglich 4% der Verletzungen betrafen Thorax und Abdomen [45]. Ein Überblick über die Verteilung peripherer Gefäßverletzungen gibt Tabelle 13.1.

Tabelle 13.1. Verteilung ziviler und militärischer Arterienverletzungen – Sammelstatistik [3, 10, 44, 45, 49, 61]

	zivile Verletzungen		militärische Verletzungen	
	n	%	n	%
A. carotis int./comm.	68	4,4	50	5,0
A. vertebralis	6	0,4		
A. subclavia	67	4,4	8	0,8
A. axillaris	75	4,8	59	5,9
A. brach./cub.	219	14,2	283	28,3
A. radialis/uln.	187	12,1		
Aorta/truncus brachioc. thorac.	62	4,0	3	0,3
A. hepatica/tr. coel.	9	0,6		
A. lienalis	3	0,2		
A. mes. sup./inf.	19	1,2		
A. renalis	30	1,9		
Aorta abdominalis	52	3,4	3	0,3
A. iliaca comm./ext.	171	11,1	26	2,6
A. iliaca int.	9	0,6		
A. femoralis comm.	135	8,8	46	4,6
A. profunda femoris	24	1,6		
A. femoralis superf.	221	14,4	305	30,5
A. poplitea	95	6,2	217	21,7
A. tibialis ant. post. et peronea	85	5,5		
	1537		1000	

RICH [45] gibt lediglich Verletzungen größerer Arterien an, so daß hier Angaben über Unterarm- und Unterschenkelverletzungen fehlen

Nach HEBERER [19] ist zu unterscheiden zwischen perforierenden und nicht perforierenden, sowie offenen und geschlossenen Arterienverletzungen. Die scharfe perforierende Verletzung durch Schuß, Stich, Schnitt, durchspießende Fremdkörper und Knochenfragmente führt vom kleinen Einriß oder Einschnitt über die glatte Querdurchtrennung bis zur ausgedehnten Zerreißung mit größerem Substanzverlust.

Die *nicht perforierenden* Arterienverletzungen entstehen vorwiegend durch Kontusion, z.B. bei Knochendislokation infolge von Frakturen oder Luxationen und führen zur Binnenschädigung der Arterie mit Blutungen in die Gefäßwand, Intimaeinrissen mit sekundärem thrombotischen Verschluß oder zur traumatischen Dissektion. Eine Kompression durch ein subfasziales Hämatom oder Ödem, dislozierte Knochenfragmente oder Gipsverbände können zur Mangeldurchblutung und sekundären Thrombose führen.

Indirekte Verletzungen sind Einrisse und Rupturen durch Überdehnung (z.B. die Aortenruptur bei Dezelerationstrauma). Selten ist der traumatische Arteriospasmus [16, 21, 63].

Als *Folgezustände* von Gefäßverletzungen sind arterielle Thrombose, pulsierendes Hämatom, arterielle Aneurysmen und arteriovenöse Fisteln von klinischer Bedeutung (Tabelle 13.2).

Tabelle 13.2. Klassifikation der Arterienverletzungen [nach 21, 33, 69]

I. Direkte Verletzungen
1. Scharfes Trauma
   a) Schnitt, Stich, Schuß
   b) iatrogen (Angiographie, Herzkatheter, Operation, ia. Injektion)
2. Stumpfes Trauma
   a) Kontusion (Thrombose)
   b) Kompression (Hämatom, Frakturen)
   c) Konstriktion (schnürender Verband)

II. Indirekte Verletzungen
1. Überdehnungsriß
2. Dezeleration (Aorta thoracica)
3. Arteriospasmus

III. Folgezustände
1. Akute Thrombose
2. Infektion
3. Peripheres Ödem, Tourniquet-Syndrom
4. Pulsierendes Hämatom
5. Arterielles Aneurysma
6. Arteriovenöse Fistel

II. Diagnostik

Bei jeder tieferen offenen und jeder schweren stumpfen Verletzung der Gliedmaßen sollte durch die klinische Untersuchung im Rahmen der Erstversorgung eine Arterienverletzung ausgeschlossen werden.

Liegt eine *offene penetrierende* Arterienverletzung vor, ist die Diagnose in der Regel unter Berücksichtigung des Verletzungsmechanismus und des Wundverlaufes leicht zu stellen. Ein größeres Hämatom oder eine profuse Blutung können jedoch fehlen, wenn sich die Enden der verletzten Arterie eingerollt haben und es zu einer frühen Thrombose gekommen ist.

Stumpfe Arterienverletzungen sind schwerer erkennbar. Eine periphere Ischämie distal der Verletzung ist hier entscheidend für die Diagnose. Fehlende periphere Pulse mit Sensibilitätsverlust und Verlust der Spontanbewegung machen die Verletzung eines Extremitätengefäßes wahrscheinlich. Hautfarbe, -temperatur und die Venenfüllung geben wesentliche zusätzliche Hinweise.

Differentialdiagnostisch ist ein Arteriospasmus und eine Minderdurchblutung im Verletzungsschock auszuschließen.

Eine wesentliche diagnostische Hilfe stellt die *Doppleruntersuchung* dar. Im Bereich der extrakraniellen Gefäße kann am Verlauf der Strömungsrichtung der A. supraorbitalis und im Extremitätenbereich durch Messung des Dopplerdruckes im Verhältnis zur gesunden A. brachialis eine wesentliche Entscheidungshilfe gewonnen werden. Bei peripheren Gefäßverletzungen der Extremitäten wird typischerweise der Druck über der A. radialis/ulnaris, bzw. über der A. tibialis ant./post. gemessen. Nicht meßbare oder um 50% erniedrigte Dopplerdrucke an der verletzten Extremität gegenüber dem systemischen Blutdruck machen eine Gefäßverletzung wahrscheinlich. Bei klinischem Verdacht auf das Vorliegen einer Gefäßverletzung ist deshalb heute die Doppleruntersuchung zur Beurteilung eines Schwerverletzten unentbehrlich.

Falls eine klare klinische Indikation wegen profuser Blutung oder massiver Hämatombildung zur operativen Freilegung eines verletzten Gefäßes besteht, ist eine *Arteriographie* präoperativ meist entbehrlich und kann eine unnötige Verlängerung der Ischämiezeit bedingen. Es sollte dann aber an die intraoperative Angiographie gedacht werden (Dokumentation und Beurteilung der Korrektur, Ausschluß von Simultanläsionen). Ist die Diagnose einer Gefäßverletzung jedoch anhand der genannten klinischen Kriterien nicht ausreichend sicher zu stellen und besteht trotz Schockbehandlung eine periphere Ischämie weiter, so sollte innerhalb von 2–3 Std eine arteriographische Abklärung erfolgen. Insbesondere von Bedeutung ist die Angiographie bei vermuteter peripherer Ischämie, stumpfem Bauchtrauma und begleitenden Frakturen der Extremitäten an Prädilektionsstellen (suprakondyläre Oberarmfraktur, suprakondyläre Oberschenkelfraktur, Tibiakopffraktur und Unterschenkelfraktur) [36, 39, 56].

III. Erstversorgung

Bei massiver Blutung ist eine sofortige provisorische Blutstillung am Unfallort obligat.

Bei Verletzungen der *Karotiden* oder der A. subclavia ist durch digitale Kompression nur in begrenztem Umfang eine Blutstillung möglich. Die Prognose wird entscheidend von der Geschwindigkeit der Verlegung in eine Klinik bestimmt, die zur Versorgung derartiger Verletzungen befähigt ist.

Bei *Verletzungen der Extremitäten* werden mehrere Methoden temporärer Blutstillung angewandt.

Das „Abbinden" einer Extremität darf wegen drohender Muskel-, Venen- und Nervenschädigung nur erfolgen, wenn keine andere Möglichkeit der Blutstillung realisierbar ist. Unterbleiben soll wegen Erhöhung des Infektionsrisikos und der Traumatisierung der Gefäßstümpfe die Manipulation in der Wunde mit Abklemmen von spritzenden Gefäßen. Keine Voroperation am Unfallort!

Methode der Wahl ist die digitale Kompression zentral oder in Höhe der Verletzung oder eine pneumatische Kompression auf sterilem Verband mit Hilfe z.B. einer Blutdruckmanschette [27], deren Druck oberhalb des systolischen Druckes gehalten wird. Frühzeitige Intubation und Volumenersatz sind wesentliche Maßnahmen, um den Zustand des Patienten zu stabilisieren und ihn der definitiven Versorgung zuführen zu können.

IV. Operationstechnik und Begleittherapie

Eine konservative Therapie von peripheren Gefäßverletzungen ist dann gestattet, wenn eine wesentliche Blutung und eine Ischämie im abhängigen Körperabschnitt fehlen oder die funktionelle Wiederherstellung durch die Rekonstruktion des Gefäßes nicht verbessert würde (z.B. A. axillaris Verletzung bei Plexusausriß ohne periphere Ischämie des Armes).

Die Ligatur peripherer Arterien zieht im Bereich der extrakraniellen Hirngefäße in einem hohen Prozentsatz eine Ischämie der ZNS und im Bereich der Extremitätenarterien eine Amputation nach sich [11, 24 – Tabelle 13.3].

So ist die Rekonstruktion verletzter peripherer Gefäße heute unabhängig von der Lokalisation meist obligat und dringlich, denn die Zeitspanne zwischen Entstehung und definitiver Strombahnwiederherstellung bestimmt neben der Lokalisation und den Begleitverletzungen die Prognose entscheidend.

Bei der Versorgung der peripheren Arterienverletzungen finden die Prinzipien der rekonstruktiven Gefäßchirurgie in Abhängigkeit von der Verletzungsform Anwendung. Hierzu wird auf Kap. 4 verwiesen. Es sollen lediglich die verletzungsspezifischen technischen Grundlagen nochmals präzisiert werden.

Glatte Stichverletzungen werden durch direkte überwendliche Naht mit Stichrichtung von außen nach innen und innen nach außen in Einzelknopftechnik versorgt. Als Nahtmaterial dienen mono-

Tabelle 13.3. Prozentualer Anteil ischämischer Schädigungen des zentralen Nervensystems und parenchymatöser Organe oder von Amputationen im Bereich der Extremitäten nach Arterienligaturen [3, 9, 11, 24]

% *Ischämie des ZNS*		% *Amputationen*	
Tr. bracheo-coephalicus	5	A. subclavia	29
A. carotis comm.	14–24	A. axillaris	43
A. carotis int.	40	A. brachialis (cran.)	56
A. vertebralis	5	A. brachialis (caud.)	26
		A. radialis	5
		A. ulnaris	1,5
% *Organischämie*		A. rad. et uln.	39
Tr. coeliacus	0	A. iliaca comm.	54
A. hepatica comm.	<10	A. iliaca int.	0
A. hepatica propr.	12	A. iliaca ext.	47
A. hepatica sin.	36	A. femoralis comm.	81
A. hepatica dextra	<10	A. profunda femoris	0
A. mesenterica sup.	100	A. femoralis superf.	55
A. mesenterica inf.	1,5	A. poplitea	73
A. renalis	100	A. tibialis ant.	8,5
		A. tibialis post.	13,6
		A. peronea	14,3
		A. tibialis ant. et post.	69
		A. tibialis post. et peronea	40

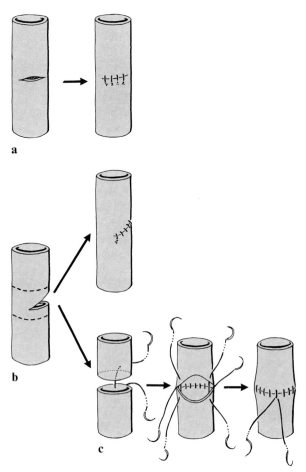

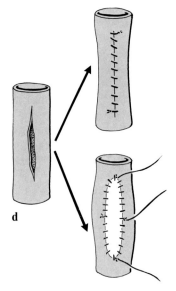

Abb. 13.1 a–d. Technik der operativen Versorgung verletzter peripherer Arterien. **a** Glatte, quer verlaufende Schnittverletzung. OP-Technik: Überwendliche Naht in Einzelknopftechnik. Nahtmaterial: 6×0 monophiles Polyamid (Prolene) oder monophile Polyglukolsäure (PDS). **b** Schräg verlaufende größere Schnittverletzung. Technik: fortlaufende überwendliche Naht, Eckfäden mit Stichrichtung von innen nach außen. Nahtmaterial: doppelt armiertes monophiles Polyamid, Stärke 6×0. Alternativ: Resektion und End-zu-End-Anastomose. **c** Längsverlaufende Schnittwunde. Technik: direkte fortlaufende Naht (wie 1b), alternativ: Venenstreifenplastik. Nahtmaterial: wie 1b. **d** Stumpfe Gefäßverletzung mit Intimaeinrollung. Technik: Längsinzision, Intimafixation, Venenstreifenplastik. Alternativ: Resektion und End-zu-End-Anastomose oder Resektion und Veneninterposition. Nahtmaterial: wie 1b

phile armierte Gefäßnähte der Stärke 5×0–7×0 (Abb. 13.1 a). Größere querverlaufende Schnittverletzungen können zwischen Eckfäden fortlaufend vernäht werden (Abb. 13.1 b). Ist wegen unregelmäßigen Schnittverlaufs eine direkte Naht nicht möglich, so kann eine begrenzte Resektion des Gefäßes im allgemeinen mit einer End-zu-End-Anastomose versorgt werden (Abb. 13.1 b). Bei längsverlaufenden Verletzungen ist es lediglich bei lumenweiten Gefäßen und glattem Schnittrand möglich, eine direkte Naht auszuführen. Meist ist es jedoch sinnvoller, eine Venenstreifenplastik vorzunehmen (Abb. 13.1 c).

Stumpfe, nicht perforierende Gefäßverletzungen mit Intimaeinrollung erfordern entweder eine Freilegung des geschädigten Bereiches durch großzügige Längsinzision, Intimafixation und Versorgung der Inzision durch einen Venenstreifen oder eine Resektion des traumatisierten Abschnittes mit Interposition (Abb. 13.1 d).

Bei kleineren Gefäßen mit einem Durchmesser von weniger als 5 mm sollten Längsrisse grundsätzlich mit einer Venenstreifenplastik versorgt werden (Abb. 13.2 a). Bei stärkerer Traumatisierung der Arterie oder vollständiger Durchtrennung sollte nach der angeschrägt erfolgenden Resektion die End-zu-End-Anastomose in Einzelknopftechnik mit monophilem Nahtmaterial der Stärke 6×0 und 7×0 vorgenommen werden (Abb. 13.2 b). Eine Erweiterung der Anastomose ist auch mit Hilfe der Anastomosentechnik nach VAN DONGEN (Abb. 13.2 c) möglich. Einen Überblick über die angewandten Techniken in wesentlichen Arbeiten des Schrifttums gibt Tabelle 13.4.

Neben den gegebenen technischen Hinweisen gelten für die Versorgung von peripheren Gefäßverletzungen folgende Grundsätze:

(1) Durchführung der Rekonstruktion so früh als möglich. Bei längerer Ischämiezeit droht ein postoperatives Ödem oder bei mehr als sechsstündiger Ischämiezeit ein Tourniquet-Syndrom.

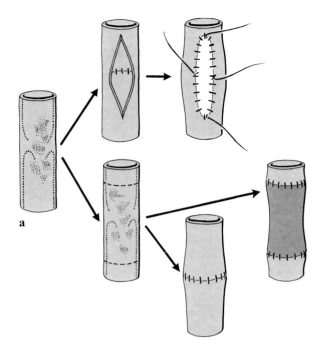
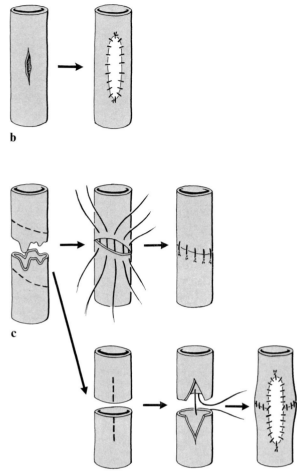

Abb. 13.2a–c. Technik der operativen Versorgung kleinlumiger peripherer Arterien. **a** Längsverlaufende Stichwunde. Technik: Venenstreifenplastik, Nahtmaterial: 7×0 doppelt armiertes monophiles Polyamid (Prolene) mit kleiner Nadel (BV 1). Einzelnahttechnik. Stichabstand 1 mm. **b** Gefäßabriß. Technik: angeschrägte Resektion und End-zu-End-Anastomose in Einzelnahttechnik. **c** Alternativ: an der Vorderseite Längsinzision an beiden Endigungen. Naht der Hinterwand in Einzelnahttechnik End-zu-End und Erweiterung der Vorderwand mittels Venenstreifenplastik (van Dongen-Technik)

Tabelle 13.4. Operationstechnik bei Gefäßverletzungen

OP-Technik	Zivile Verletzungen [3, 10, 44, 57]		Militärische Verletzungen [45]	
	n	%	n	%
Seitliche Naht	190	26	87	9
End-zu-End-Anastomose	260	35	377	38
Veneninterpos. o.-bypass	114	15	459	46
Gefäßprothese	32	4	4	0,4
Thrombektomie, Patchplastik	34	5	–	–
Intimafixation	3	0,4	–	–
Ligatur	63	9	15	1,5
Sonstige/unbestimmt	40	5	58	6
	736		1000	

(2) Ausreichende Freilegung und Mobilisierung des verletzten Gefäßes, um das Ausmaß der Traumatisierung richtig einschätzen und eine spannungsfreie Annäherung der Gefäßstümpfe gewährleisten zu können.

(3) Verwendung der autologen V. saphena magna der unverletzten Extremität, falls eine primäre End-zu-End-Anastomose nicht möglich ist. Alternativ kommen bei größeren Arterien unter Inkaufnahme eines höheren Infektionsrisikos Dacrondoppelvelourprothesen und bei kleineren Arterien dünnwandige PTFE-Prothesen bevorzugt in Frage.

(4) Vor der Reanastomosierung sollte eine distale behutsame Thrombektomie mit dem Forgaty-Katheter in allen Fällen ungeachtet des beobachteten Rückstromes vorgenommen und die zu anastomosierenden Arterienendigungen vorsichtig dilatiert werden (Alternative: intraop. Angiographie zur Kontrolle der Peripherie).

(5) Die besten Langzeitergebnisse werden mit End-zu-End-Anastomosen in Einzelknopftechnik erzielt [71].

(6) Eine regionale distale und proximale Heparinisierung ist erforderlich (z.B. 5000 IE Heparin in 100 ml 0,9%ige NaCl lösen und hiervon 10–20 ml nach proximal und distal injizieren).

(7) Größere Begleitvenen sollen wenn möglich zusätzlich wiederhergestellt werden.

(8) Sämtliche Interponate sollen mit gesundem Gewebe bedeckt oder falls dies nicht möglich erschein, extraanatomisch geführt werden.

(9) Die verletzte Extremität ist postoperativ ausreichend ruhig zu stellen.

(10) Eine frühzeitige Fasziotomie, insbesondere bei gleichzeitigem Muskel- und Knochentrauma oder längerer Ischämiezeit, ist wesentlich.

V. Gefäßverletzungen bei Kindern

Kindliche Gefäßverletzungen zeigen eine zunehmende Häufigkeit und bedeuten für den kindlichen Organismus mit geringer Kompensationsmöglichkeit größerer Blutverluste eine ernste Gefährdung. Die Letalität liegt bei 13%, allerdings für rein periphere Gefäßverletzungen bei 0%. Häufigste Lokalisation ist die A. brachialis und die A. femoralis superf. [38].

Bei *Kleinkindern* gelingt die Versorgung von Extremitätenarterien wegen ihrer außerordentlichen Wandkontraktilität selten [42].

Die gute spontane Kollateralisierung gestattet allerdings Ligaturen in Bereichen, wo beim Erwachsenen eine Gangrän mit hoher Wahrscheinlichkeit droht. Allerdings bleibt das Längenwachstum der entsprechenden Extremität zurück [22, 38, 60]. Es wird deshalb empfohlen, eine sekundäre Rekonstruktion vor dem letzten Wachstumsschub vorzunehmen, falls dies primär nicht oder nur mit unbefriedigendem Ergebnis möglich war [42].

Bei *älteren Kindern* werden Gefäßverletzungen analog zu den Verletzungen Erwachsener rekonstruiert. Hierbei müssen jedoch folgende Grundsätze beachtet werden:

(1) Jeder Verdacht auf eine arterielle Gefäßläsion, die sich beim Jugendlichen oft nur in einem Kältegefühl und kurzdauernder Schmerzsymptomatik äußern kann, sollte angiographisch abgeklärt werden.

(2) Die Rekonstruktion sollte dann innerhalb der Zeitspanne der Ischämietoleranz erfolgen.

(3) Eine mikrochirurgische Nahttechnik (Lupenbrille/Mikroskop – monophiles Nahtmaterial der Stärke 10×0–7×0) ist erforderlich. Die Anastomose soll in Einzelknopftechnik und spannungsfrei, d.h. in Länge und Weite dehnbar angelegt werden. Ein Venenbypass oder eine Interposition kann daher etwas länger bemessen werden, als beim Erwachsenen üblich. Eine fortlaufende zirkuläre Naht führt beim weiteren Wachstum zur Stenosierung.

(4) Kunststoffprothesen sollten grundsätzlich nicht bzw. nur bei vitaler Indikation eingesetzt werden.

(5) Regelmäßige Kontrolluntersuchungen bis zum Abschluß des Längenwachstums sind erforderlich, um Anastomosenschrumpfungen erfassen und vor dem Auftreten von Wachstumsstörungen korrigieren zu können [22, 42].

VI. Begleitverletzungen

Die enge anatomische Nachbarschaft von Arterien, Venen und Nerven, insbesondere im Bereich der Extremitäten, läßt Verletzungen dieser Strukturen häufig gemeinsam auftreten. Tabelle 13.5 faßt die Angaben mehrerer Autoren über die Häufigkeit von Begleitverletzungen bei arteriellen Traumen zusammen. Eine scharfe Gefäßdurchtrennung, verbunden mit zusätzlichem stumpfem Gefäßtrauma und ausgedehnten Begleitverletzungen, ist für Schußverletzungen hoher Projektilgeschwindigkeit typisch.

Tabelle 13.5. Häufige Begleitverletzungen peripherer Gefäßtraumen

	Gefäß-verletzungen n	Begleitverletzungen		
		Knochen Gelenke n	Vene n	Nerv n
Drapanas [10]	226	19	93	23
Heberer [21]	118	39	52	19
Linder [33]	145	20	104	36
Smith [58]	127	24	51	57
	616	102 (17%)	300 (49%)	135 (22%)
Rich [45]	1000	285 (28%)	377 (38%)	424 (42%)

1. Venenverletzungen

Venenverletzungen finden sich im Kriege als Begleitverletzungen arterieller Traumen in 38–24% [45], im Frieden werden je nach der im betreffenden analysierten Krankengut überwiegenden Art der Traumatisierung 14–66% angegeben [3].

Eine Unterbindung von Begleitvenen ist nur distal von Kniegelenk und Ellenbeuge gestattet, proximal hiervon muß rekonstruiert werden. Die Priorität der Versorgung wird unterschiedlich beurteilt. Der Vorteil einer primären Versorgung der Arterie liegt in der Verkürzung der Ischämiezeit, nachteilig kann eine stärkere periphere venöse Stauung und eine venöse Blutung nach der Öffnung der arteriellen Strombahn sein. Falls es zeitlich vertretbar ist, sollte man deshalb der Venenrekonstruktion den Vorzug geben. Einzelheiten der venösen Rekonstruktion sind in Kap. 27.1 beschrieben.

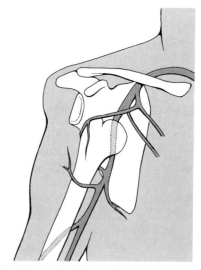

Abb. 13.3. Stumpfes Überdehnungstrauma der A. axillaris bei vorderer Schultergelenksluxation

2. Nervenverletzungen

Nervenverletzungen werden im Kriege in 27–42% [45] als Begleitverletzungen von arteriellen Traumen beobachtet und übertreffen dabei die Quote ziviler Nervenverletzungen, die im Mittel bei 22% liegt. Diese Begleitverletzungen sollten in einer Sitzung mit den Gefäßverletzungen definitiv behandelt werden. Die Funktionsfähigkeit der verletzten Extremität wird in höherem Maße von einer erfolgreichen Wiederherstellung der nervalen Funktion abhängen als von der Gefäßrekonstruktion.

Die Ergebnisse primärer Nervennähte unter Anwendung der erforderlichen Technik mit Hilfe des Operationsmikroskops sind wesentlich besser als diejenigen einer sekundären Rekonstruktion. Eine primäre Wiederherstellung ist jedoch nur vertretbar, wenn der Zustand des Patienten eine entsprechende Verlängerung der Operationszeit ohne weiteres zuläßt.

3. Weichteil-, Knochen- und Gelenkverletzungen

Wesentlich für die Beurteilung der Prognose einer Extremität sind auch ausgedehntere *Weichteilschäden* (Dekollement, Muskelquetschung, Bandzerreissungen). Diese kommen vornehmlich bei stumpfem Trauma in einer Frequenz von ca. 26–29% [3] vor. Durch diese Verletzungen ist insbesondere die Infektionsgefährdung der arteriellen Rekonstruktion erheblich gesteigert.

Bei *Luxationen* kommt es selten zu einem stumpfen Überdehnungstrauma benachbarter Arterien (Abb. 13.3). Beispiele hierfür sind die vordere Schulterluxation oder die Luxatio erecta [29], die Ellenbogengelenksluxation und die Kniegelenksluxation [33]. Ist eine derartige Luxation von einer peripheren Ischämie begleitet, sollte zunächst die behutsame Reposition erfolgen. Tritt hiernach keine unmittelbare Verbesserung der peripheren Durchblutung ein, sind Angiographie und Freilegung des betreffenden Gefäßes erforderlich.

Bei schwerer Gelenkverletzung mit der Notwendigkeit aufwendiger Rekonstruktionen hat die Versorgung der Arterie Vorrang. Das Gelenk kann gegebenenfalls primär nur temporär ruhig gestellt werden, um in zweiter Sitzung ohne Zeitdruck rekonstruiert werden zu können.

Frakturen kommen in 17–28% (Tabelle 13.5) als Begleitverletzungen peripherer Gefäßtraumen vor, ja haben diese häufig mittelbar ausgelöst. Sie können zur Anspießung, Überdehnung mit Intimaeinriß und -einrollung oder gar zum Abriß von Arterien führen. Prädestiniert sind gelenknahe Frakturen langer Röhrenknochen, wie die suprakondyläre Oberarm- und Oberschenkelfraktur [12, 70].

Bezüglich der Abstufung des operativen Vorgehens wird teilweise empfohlen, zunächst das Gefäß zu rekonstruieren, um die periphere Ischämie so kurz als möglich zu halten. Andererseits wird wegen der Gefahr der Traumatisierung des rekonstruierten Gefäßes durch eine nachfolgende Wiederherstellung des Knochens eine Verlängerung der Ischämiezeit in Kauf genommen und die knöcherne Wiederherstellung als erster Schritt empfohlen [48, 58, 70]. Dieses Vorgehen hat sich weitgehend durchgesetzt. Lediglich bei längerer vorbestehender Ischämiezeit sollte von diesem Grundsatz abgewichen und die Arterie zunächst rekonstruiert werden [16]. Alternativ könnte die arterielle Durchblutung durch einen temporären intraluminalen Shunt gewährleistet werden [14].

Unter den Methoden der anzuwendenden Osteosynthese ist im Kriege die externe Fixation wegen des geringeren Infektionsrisikos vorzuziehen [46]. Auch im zivilen Bereich wird dieser Osteosynthesetechnik, besonders bei längerer Ischämiezeit, gelegentlich der Vorzug gegeben [17]. Allgemein üblich ist die Versorgung der Knochenverletzung nach den Prinzipien der AO [1, 65] mit internem Osteosynthesematerial.

Die genannten Weichteil-, Gelenk- und Knochenverletzungen ziehen besonders bei schweren stumpfen geschlossenen Traumen die Aufmerksamkeit in einem Umfange auf sich, daß teilweise die Verletzung der Arterien übersehen oder zu spät erkannt wird. Dies ist der Hauptgrund für die Amputationsquote von 28–50% dieser Kombinationsverletzungen [13, 70]. Die ungünstige Prognose kann wesentlich gebessert und die Amputationsquote erheblich gesenkt werden, wenn bei Kombinationstraumen stets an eine Arterienverletzung gedacht wird [22].

B. Spezieller Teil

I. Verletzungen der extrakraniellen, extrathorakalen Hirngefäße

1. Arteria carotis communis, externa und interna

Verletzungen der A. carotis und ihrer Äste sind selten, überwiegend handelt es sich um scharfe Verletzungen. In 50% ist die A. carotis comm. betroffen [2], zu je 25% die A. carotis ext. und int. [67].

Bei der Klinikaufnahme besteht bei ca. 20% der Patienten ein schweres, bei 10% ein leichtes und bei 70% kein neurologisches Defizit [2, 67]. Patienten mit Hypotonie und akuter Blutung bei vermuteter Karotisverletzung sollten einer sofortigen operativen Therapie zugeführt werden. Die lebensrettende Blutstillung hat Vorrang vor diagnostischen Maßnahmen. Eine Verzögerung der operativen Revision kann neben der Gefahr der Verblutung nach außen oder in den Brustkorb auch zur tödlichen Atemwegskompression führen.

Bei einem scharfen und bei jedem schweren stumpfen seitlichen Trauma des Halses sollte eine Karotisverletzung in die diagnostischen Überlegungen mit einbezogen werden, insbesondere wenn ein großes Hämatom, ein Hornerscher Symptomenkomplex oder neurologische Ausfälle kontralateral nachweisbar werden [31, 35]. Hier wird bei stabilem Kreislauf und fehlender Atemwegskompression die Diagnostik ergänzt durch die zerebrale Ultraschall-Doppler-Untersuchung.

Bei Wunden oberhalb des Kieferwinkels und unterhalb der Klavikula sollte eine Arteriographie durchgeführt werden [34], wobei wennmöglich von der digitalen Subtraktionsangiographie (DSA) Gebrauch gemacht werden sollte [47]. Besteht ein schwerer neurologischer Schaden, so sollte durch eine Computertomographie geklärt werden, ob sich bereits Nekrosen darstellen.

Folgende *Richtlinien* für die Versorgung von Karotisverletzungen sind allgemein akzeptiert:

(1) Bei fehlendem neurologischen Defekt soll rekonstruiert werden. Eine Ligatur darf nur ausnahmsweise bei technisch nicht rekonstruierbarer hoher Internaverletzung vorgenommen werden. Durch die Rekonstruktion wird in über 91% ein gutes Resultat erzielt, während ohne Wiederherstellung dies nur in 66% der Fälle zu erwarten ist [67].

(2) Auch bei neurologischen Ausfallserscheinungen (Hemiplegie, Aphasie, kurze Bewußtlosigkeit soll rekonstruiert werden. 34% der Patienten bessern sich, während dies ohne Wiederherstellung lediglich bei 14% der Fall ist [67].

(3) Im Schock oder Koma mit Bewußtlosigkeit ist die Prognose so schlecht, daß teilweise zur Ligatur geraten wird. Trotz unterschiedlicher Auffassung [5, 29] betont UNGER [67], daß es keinen statistisch belegbaren Grund gebe, auch hier auf die Rekonstruktion zu verzichten.

Die Ligatur ist indiziert bei Patienten: ⓐ wenn beim komatösen Patienten kein prograder Fluß mehr nachweisbar ist [67], ⓑ bei ausgedehnter computertomographisch nachweisbarer Zerstörung des Gehirns, ⓒ wenn die Rekonstuktion technisch unmöglich ist.

Die Freilegung der Karotiden erfolgt evtl. in Erweiterung einer bestehenden Wunde, durch eine Längsinzision vom Ohrläppchen bis zum Jugulum (Abb. 13.4a). Unter Lateralverschiebung des M. sternocleidomastoideus und der V. jugularis mit Durchtrennung nach medial ziehender Venenäste werden die Karotiden freigelegt (s. S. 481). Die A.

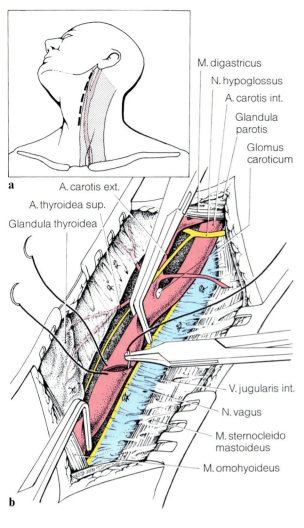
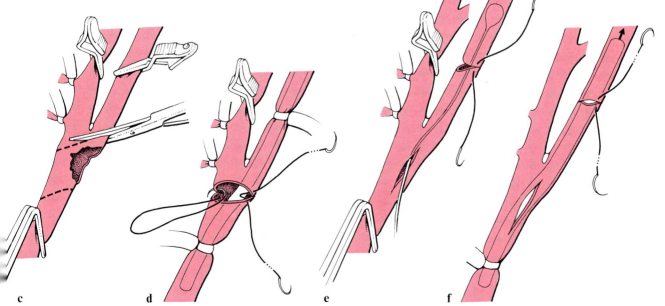

Abb. 13.4a–f. Operationstechnik bei Verletzungen der A. carotis. **a** Schnittführung als Zugang zur A. carotis comm., ext. und int. **b** Verletzung der A. carotis comm. Technik: fortlaufende überwendliche Naht. Stichrichtung der Eckfäden von innen nach außen. Keine protektiven Maßnahmen erforderlich. Nahtmaterial: 6×0 monophiles doppelt armiertes Nahtmaterial (Prolene, PDS) Stichabstand ca. 1 mm. **c** unregelmäßig berandete Verletzung der Karotisgabel mit Substanzverlust. Technik: Resektion der geschädigten Gefäßwand als 1. Schritt. **d** Einlegen eines intraluminalen Shuntes und End-zu-End-Anastomose. Die Naht beginnt mit einer hinteren Ecknaht und erfolgt fortlaufend überwendlich beidseitig nach vorn. Nahtmaterial wie 4b als 2. Schritt. **e** Verletzung der A. carotis int. nahe der Schädelbasis. Von einer Hilfsinzision im Bereich der Karotisgabel aus kann ein Fogarty-Katheter vorgeschoben und die A. carotis int. geblockt werden. Danach Naht der Verletzung (Technik wie 4b). **f** Verletzung der A. carotis int. oberhalb der Gabel. Von einer Hilfsinzision im Bereich der Karotisgabel kann ein intraluminaler Shunt eingeführt werden. Wird der Shunt ausreichend dicklumig gewählt, so wird ein Rückfluß über die A. carotis int. verhindert. Die Verletzung kann dann ohne Abklemmung der A. carotis int. versorgt werden

carotis ext. kann ligiert werden. Die Aa. carotis comm. und int. werden rekonstruiert.

Technisch ist in den meisten Fällen von Verletzungen der *A. carotis comm.* eine direkte Naht möglich (Abb. 13.4b). Außer einer Heparinisierung sind hier protektive Maßnahmen nicht erforderlich.

Bei im Karotisgabelbereich gelegenen Verletzungen sollte, falls eine Resektion erfolgen muß, ein intraluminaler Shunt verwandt werden (Abb. 13.4c, d) (s. S. 485).

Handelt es sich um eine Verletzung nahe der Schädelbasis, die sich oberhalb der Verletzungsstelle nicht abklemmen läßt, so kann die Arterie von einer Hilfsinzision im Bereich der Karotisgabel aus mit einem Fogarty-Katheter geblockt werden (Abb. 13.4e). Alternativ ist es bei kleinerer hochliegender Verletzung auch möglich, einen intraluminalen Shunt, der das Lumen der peripheren A. carotis int. vollständig ausfüllt, von der Karotisgabel nach kranial zu schieben. Es bedarf dann keiner peripheren Gefäßblockade oder Abklemmung, über den Shunt ist die intrazerebrale Durchblutung gesichert (Abb. 13.4f).

2. Verletzungen der Arteria vertebralis

Es handelt sich um sehr seltene Gefäßverletzungen mit einer relativen Häufigkeit von 1%. Nach der Ligatur soll es in 8% zu Schäden am ZNS kommen [11]. Die Exploration der A. vertebralis erfolgt im proximalen Abschnitt in gleicher Form wie für die A. subclavia im distalen Verlauf durch einen Längsschnitt entlang des M. sternocleidomastoideus. Eine Wiederherstellung wird nur ausnahmsweise möglich sein, die Unterbindung ist die Therapie der Wahl.

II. Verletzungen der Gefäße der oberen Extremität

1. Arteria subclavia

Verletzungen der A. subclavia sind wegen der geschützten Lage des Gefäßes selten (Tabelle 13.1).

Sie können entstehen durch Schuß- und Stichverletzungen (scharfes Trauma), bei der Klavikulafraktur und Fraktur der 1. Rippe infolge Anspießung durch das distale Fragment sowie durch eine massive Hyperextension des Armes (stumpfes Trauma). Letztere ist allerdings dann meist mit einem Plexusausriß kombiniert, so daß hier die Indikation zur Rekonstruktion der Arterie bei fehlender hochgradiger Ischämie nicht absolut ist [8].

Bei massivem Hämatom im Bereich des Schlüsselbeins und fehlendem Puls der A. axillaris, bestätigt durch eine meßbare Blutdruck- oder Dopplerdruckdifferenz, ist die Diagnose leicht zu stellen. Dennoch können Subklaviaverletzungen übersehen werden, da die gute Kollateralfunktion im Schulterbereich in der Regel die periphere Ischämie des Armes mildert. Die Angiographie in Form einer Aortenbogendarstellung mittels Seldinger-Katheter oder transvenöser digitaler Subtraktionsangiographie (DSA) sichert die Verdachtsdiagnose.

Für die Versorgung von Verletzungen im *ersten Drittel* der A. subclavia ist eine proximale Freilegung erforderlich, um das Gefäß an seinem Abgang aus dem Truncus brachiocephalicus bzw. auf der linken Seite aortennah abklemmen zu können. Die Exploration des Anfangsteiles der A. subclavia erfolgt rechts mittels einer supraklavikulären Querinzision mit Durchtrennung des klavikulären und sternalen Ansatzes des M. sternocleidomastoideus und einer oberen Sternotomie. Links mittels einer Thorakotomie im 2. ICR (s. Kap. 15.5).

Bei *distalen Verletzungen* kann die Arterie an der Durchtrittsstelle zwischen den Mm. scaleni von einem hockeyschlägerförmigen supraklavikulären Schnitt aus freigelegt werden, wobei auf die Äste des Plexus cervicalis besonders zu achten ist. Der Arm ist anzulagern, damit die Klavikula möglichst kaudal liegt.

Der *periphere Verlauf* des Gefäßes läßt sich durch eine quere unmittelbare infraklavikuläre Inzision mit Spaltung der Pektoralismuskulatur darstellen. Der Arm muß hierbei ausgelagert werden, um das Schlüsselbein anzuheben. Diese Inzision kann bis in die Axilla hineingeführt werden unter Durchtrennung des M. pectoralis major und minor, doch erscheint es sinnvoller, die A. axillaris von einem gesonderten bogenförmigen Schnitt in der Axilla aus freizulegen und die Pektoralismuskulatur zu untertunneln. Bei umschriebenen Verletzungen ist die direkte Naht, oder, falls dies nicht ausreichend sicher genug erscheint, die Resektion mit anschließender End-zu-End-Anastomose die Methode der Wahl [8, 37].

In seltenen Fällen ist ein Bypass erforderlich, wofür die autologe V. saphena magna primär in Betracht kommt. Die Letalität dieser seltenen Arterienverletzungen wird zwischen 0% [70] und 25% [10] angegeben. Bei Ligatur der Arterie ist mit einer Amputationsrate von 29% zu rechnen

(Tabelle 13.3), nach Rekonstruktion liegt sie bei ca. 6% [10].

2. Arteria axillaris

Neben Schuß- und Stichverletzungen kommt als *Ursache* von Traumen der A. axillaris auch die vordere Schulterluxation und die Luxatio erecta mit einer Inzidenz von 810:1 [17] in Frage. Es liegt dann meist eine Intimaläsion mit nachfolgender Thrombosierung vor. Die relative *Häufigkeit* von Verletzungen der A. axillaris beträgt im Frieden und im Kriege 5–6% peripherer Gefäßverletzungen (Tabelle 13.1).

Die *Diagnostik* bereitet bei der oberflächlichen Lage der Arterie unter Berücksichtigung des Verletzungsmechanismus meist keine Schwierigkeiten.

Die *Freilegung* des Gefäßes erfolgt durch eine bogenförmige Inzision in der Axilla, die in den Sulcus bicipitalis med. hineinläuft. Der Arm ist abduziert (Abb. 13.5a, b). Wegen der in diesem Bereich ungenügenden Kollateralisierung ist eine *Wiederherstellung* unbedingt erforderlich. Nach einer Ligatur liegt die Amputationsrate bei 43% (Tabelle 13.3).

Die direkte Rekonstruktion ist in $^2/_3$ der Fälle möglich. Bei $^1/_3$ der Patienten muß eine V. saphena magna Interposition erfolgen [37]. Bei sehr niedriger Letalität liegt die Amputationsrate nach Rekonstruktion bei 0–8% [10, 37].

3. Arteria brachialis

Verletzungen der A. brachialis entstehen durch Schuß- und Stichwunden (Messerstich, Glasscherben) und durch stumpfe Gewalteinwirkung im Zusammenhang mit Frakturen des Oberarmschaftes. Die relative *Häufigkeit* beträgt 18% im Frieden und 29% im Kriege (Tabelle 13.1). Die Amputationsrate wird je nach den bestehenden Begleitverletzungen bei einer Ligatur des Gefäßes mit 26% angegeben [19]. Eine Wiederherstellung ist deshalb erforderlich. Lediglich bei inkompletter Ischämie darf diese wegen der relativ guten Kollateralisation aufgeschoben werden [3].

Die *Freilegung* erfolgt durch Längsinzision im Sulcus bicipitalis med., wo das Gefäß in ganzer Ausdehnung palpabel ist. Bei der Präparation ist auf den N. medianus zu achten, der in der Mitte des Oberarmes direkt vor der Arterie liegt (Abb. 13.7a, b). Nach der Wiederherstellung, entsprechend den obengenannten Prinzipien, ist mit einer Amputationsrate von 3–6% [10] zu rechnen.

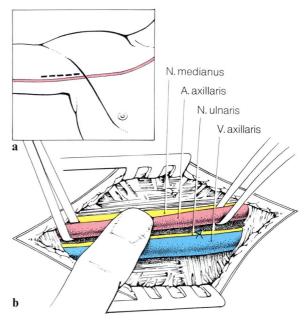

Abb. 13.5. a Schnittführung zur Freilegung der A. axillaris. **b** Situs nach Durchtrennung von Haut und Subkutangewebe. Die A. axillaris ist angezügelt

Die distale A. brachialis (A. cubitalis) kann neben der Möglichkeit einer scharfen Verletzung im Rahmen einer suprakondylären Oberarmfraktur durch das periphere Fragment erfaßt und erheblich traumatisiert werden (Abb. 13.6). Bezogen auf die genannten Frakturen hat diese Verletzung zwar nur eine Inzidenz von 560:1 [17], ihre besondere Bedeutung erhält sie jedoch als für Kinder typische Gefäßverletzung mit einer relativen Häufigkeit bis zu 22% unter den kindlichen peripheren Gefäßverletzungen [2]. Bleibt eine Versorgung aus, so droht die Amputation in 25% [19] und besonders bei Kindern die gefürchtete Volkmannsche Kontraktur.

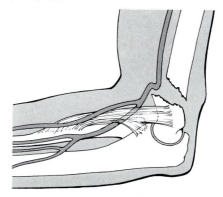

Abb. 13.6. Traumatisierung der distalen A. brachialis im Rahmen einer suprakondylären Oberarmfraktur

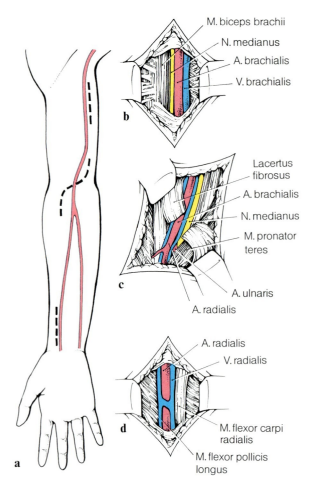

Abb. 13.7. a Schnittführung zur Freilegung prädisponierter Arterien im Bereich des Armes. **b** Freilegung der A. brachialis im Sulcus bicipitalis med. **c** Regio cubitalis. Der Lacertus fibrosus ist durchtrennt. Der M. pronator teres verdeckt die A. ulnaris distal ihres Abgangs. **d** Freilegung der distalen A. radialis

Die Freilegung der distalen A. brachialis erfolgt durch eine S-förmige Schnittführung in der Ellenbeuge (Abb. 13.7c). Der Lacertus fibrosus wird durchtrennt. Die Arterie liegt unmittelbar darunter. Setzt der M. pronator teres einige Zentimeter über dem medialen Epikondylus an, bedeckt er die Arterie und muß entsprechend mobilisiert werden.

Die operative *Therapie* besteht in einer Längsinzision mit Intimafixation und Erweiterung durch einen schmalen Venenstreifen. Alternativ kommt eine Resektion mit End-zu-End-Anastomose in Frage. Bei Kindern sind mikrochirurgische Nahttechniken (Lupenbrille, entsprechendes Instrumentarium und Nahtmaterial der Stärke 7×0) anzuwenden.

4. Unterarmarterien

Verletzungen der Unterarmarterien zählen mit 27% (Tabelle 13.1) zu den häufigsten peripheren Gefäßverletzungen. Neben Schnitt- und Stichwunden, häufig auch in suizidaler Absicht vorgenommen, kommen schwere scharfe und stumpfe Traumen mit Frakturen der Unterarmknochen ursächlich in Frage. Lokalisiert sind diese Verletzungen vorwiegend im Handgelenksbereich (Abb. 13.7a, d).

Bei Durchtrennung einer der beiden Unterarmarterien kann eine Ligatur erfolgen, die auch die häufigste Behandlungsmethode darstellt. Periphere Durchblutungsstörungen resultieren lediglich in 1–5% [11]. Falls eine Wiederherstellung ohne Schwierigkeit möglich ist, z.B. bei glatter Durchtrennung der peripheren A. radialis, ist der Rekonstruktion der Vorzug vor der Unterbindung zu geben. Die Erhaltung der Funktion dieses Gefäßes kann in späterer Zeit wesentlich sein.

Obligat ist die Rekonstruktion wenigstens einer Unterarmarterie bei Verletzungen von A. radialis und A. ulnaris. Nach Ligatur oder bei nicht erfolgreicher Wiederherstellung beträgt die Amputationsrate 39% [9]. Die Versorgung soll durch direkte Naht, Resektion und End-zu-End-Anastomose oder Veneninterposition erfolgen. Wegen des geringen Kalibers kommt hierfür die periphere V. saphena magna in Frage. Mikrochirurgische Nahttechnik ist erforderlich.

III. Abdominale Arterienverletzungen

Etwa 30% aller Polytraumen weisen heute stumpfe oder scharfe abdominelle Verletzungen auf. Dennoch beobachteten HEBERER et al. [22] bei 407 polytraumatisierten Patienten, von denen 118 laparotomiert werden mußten, nur bei 3 Patienten Verletzungen der A. abdominalis und ihrer großen Äste. TREDE [63] sah bei 424 Patienten mit einem Polytrauma nur 5 abdominale Gefäßverletzungen, die hier stets die A. renalis betrafen.

Trotz ihrer Seltenheit sind ausgedehnte Gefäßverletzungen für die Mehrzahl der Todesfälle nach scharfem oder stumpfem Trauma des Abdomens verantwortlich. Ihre Letalität liegt bei 30–60% in Abhängigkeit von Ort und Art der Verletzung. Die Letalität steigt auf das 3fache, wenn statt eines singulären Gefäßtraumas multiple intraabdominelle Verletzungen vorliegen [26]. Die Symptomatik ist durch das begleitende Schockgeschehen geprägt. Rund 50% dieser Patienten erreichen die Klinik ohne messbaren Blutdruck [26, 32, 40].

Folgende Regeln sollten bei der Prophylaxe und Therapie der Schockfolgen beachtet werden:

(1) Massivtransfusionen sollten mindestens im Verhältnis 4:1 durch Gabe von gefrorenem Frischplasma ergänzt werden.
(2) Autotransfusionen (z.B. Hämonetics cell saver) sollten durch Gaben von Frischplasma, Frischblut oder Thrombozytenkonzentraten ergänzt werden.
(3) Eine Hypothermie unter 32° C muß vermieden werden durch Gabe angewärmten Blutes und Verwendung einer Wärmematte auf dem Operationstisch. Infusionen sollen auf 40° C vorgeheizt und diese Lösungen auch zur Abdominallavage verwandt werden.
(4) Ein ph-Wert unter 7,20 muß durch Ringer-Lactat Infusionen und ggf. Bicarbonatgaben vermieden werden.
(5) Als operative Sofortmaßnahmen kann, um den Blutverlust bei der nachfolgenden Laparotomie zu senken, mit einer tiefen linksseitigen anterolateralen Thorakotomie begonnen und die distale thorakale Aorta gedrosselt werden [26, 32].

Die Arbeitsgruppe von MOORE [26, 40] empfiehlt dieses Vorgehen für Patienten, die nach Primärbehandlung einen Herzstillstand erleiden oder deren Blutdruck trotz entsprechender Therapie nicht über 80 mm Hg steigt.

1. Aorta abdominalis

Penetrierende Schuß- oder Stichverletzungen der A. abdominalis führen durch massive Blutung in der Regel zum sofortigen Tod. Aufgrund dieser Tatsache finden sich im Bericht von DE BAKEY [9] bei über 1000 militärischen Arterienverletzungen nur 12 Traumen der Aorta abdominalis, die die gefäßchirurgische Behandlungseinheit erreichten. Die Prognose ist besonders ungünstig bei Aortenverletzungen mit Verbindung zur freien Bauchhöhle, während bei dorsaler Verletzung das Retroperitoneum eine temporäre Tamponade gewährleisten kann. Stumpfe Verletzungen der Aorta, hervorgerufen durch kleinflächig auftreffende Gewalt (Aufprall des Lenkrades, des Sicherheitsgurtes- „seat-belt-aorta" [4], Gewehrkolbenschlag) sind 10fach seltener als scharfe Läsionen [7] und rufen über Dissektion und Thrombose eine Verschlußsymptomatik hervor. Iatrogen kann die Aorta im Rahmen von Bandscheibenoperationen oder Angiographien verletzt werden.

Nur bei stabilen Kreislaufverhältnissen bleibt Zeit für eine eingehendere *Diagnostik*, wobei heute mit den modernen Ultraschallverfahren in kürzester Zeit die Lokalisation großer Hämatome vorgenommen und damit die Höhe der Verletzungen eingeschätzt werden kann. Die Computertomographie und die Angiographie, wenn möglich in Form der digitalen Subtraktionsangiographie, können ergänzend angewandt werden, wenn ausreichend Zeit zur Verfügung steht.

Den besten *operativen* Zugang bietet die ausgedehnte mediane Laparotomie. Diese Schnittführung kann ggf. durch eine mediane Sternotomie auch nach kranial erweitert werden. Nach Einsetzen des Rochard-Hakens und eines breiten queren Wundspreizers ist die gesamte Aorta abdominalis gut zugänglich. Die *diaphragmale* Aorta wird subhepatisch nach Spaltung des kleinen Netzes von rechts freigelegt. Die tiefere suprarenale „viszerale" Aorta ist am besten zugänglich durch eine Mobilisation des linken Kolonrahmens, der nach rechts geschlagen wird (Abb. 611 ff.). Von diesem Zugang aus werden die Verletzungen der oberen abdominalen Aorta, des Truncus coeliacus und der linken Nierenarterie versorgt.

Die rechte Nierenarterie, insbesondere wenn der Verdacht auf eine Mitverletzung der V. cava oder der Nierenvene besteht, wird von rechts freigelegt, indem der rechte Kolonrahmen nach links geschlagen wird.

Für die *infrarenale* Aorta bietet sich der typische Zugang bei Eingriffen wegen arteriellen Verschlußleidens an mit Luxation des Dünndarms nach rechts und Inzision des Retroperitoneums unmittelbar links lateral des Duodenum.

Unter digitaler Kompression der Verletzungsstelle wird so die Aorta freigelegt. Eine subtile laterale Präparation kann entfallen, wenn die kraniale Abklemmung mit einer geraden Gefäßklemme möglich ist. Von kaudal hat sich eine bogenförmig abgewinkelte und gekröpfte Gefäßklemme bewährt, mit der dorsal der Verletzung abgehende Lumbalarterien gefaßt werden können. Die Aorta wird durch dieses Vorgehen nicht so stark komprimiert wie beim Ansetzen einer Satinski-Klemme, was die Versorgung der Verletzung erleichtert.

Als Rekonstruktionsverfahren kommt meist die direkte Naht, ggf. mit Venenpatchplastik zur Anwendung, wahrscheinlich auch deshalb, weil Patienten mit ausgedehnteren, eine kompliziertere Versorgung erfordernden Verletzungen die Klinik nicht mehr erreichen.

Durchschlagen Verletzungen die Aorta, so darf nicht versäumt werden, auch die Hinterwand zu rekonstruieren. Ggf. muß eine Versorgung der Hinterwand nach Längsinzision der Vorderwand von vorn erfolgen.

Die Ergebnisse der Behandlung abdomineller Aortenverletzungen sind mit einer Letalität von 50–60% [3, 26, 32] belastet. Mit 75–90% besonders hoch ist die Letalität der Verletzungen im Bereich der „viszeralen" Aorta. Verletzungen der infrarenalen Aorta haben nach der Rekonstruktion mit einer Letalität von 53% eine etwas günstigere Prognose [26, 32].

2. Truncus coeliacus/Arteria hepatica

Verletzungen des Truncus coeliacus und der A. hepatica machen unter den abdominalen Arterientraumen rund 10% aus. Allgemein haben sie eine Häufigkeit von 0,6% unter den Arterienverletzungen.

Der operative Zugang ist der gleiche wie zur Aorta abdominalis. Die Gefäße werden dann subhepatisch nach Spaltung des kleinen Netzes und Präparation im Ligamentum hepato-duodenale freigelegt. Der Truncus kann unmittelbar am Abgang ohne Gefahr unterbunden werden [11]. Auch nach Unterbindung der A. hepatica comm. ist mit ischämischen Komplikationen in weniger als 10% zu rechnen. LIM [32] stellte in einer Sammelstatistik von 345 Patienten eine Gesamtmortalität von 3,7% durch ein sekundäres Leberversagen fest. Der Unterbindung der A. hepatica propria soll in 12%, bei Ligatur der A. hepatica sin. soll in 36% ein ischämisches Leberversagen folgen [11]. Wenn technisch möglich sollten die peripheren Leberarterienverletzungen deshalb rekonstruiert werden. Bei Unterbindung der A. hepatica propria oder der A. hepatica dextra sollte zusätzlich cholezystektomiert werden (postoperatives Gallenblasenempyem begünstigt durch sekundäre Schockfolgen). Rekonstruktionsprinzipien sind die laterale Naht, die Venenstreifenplastik oder Veneninterposition. Die ischämische Toleranzzeit der Leber wird mit 30 min angegeben [48], doch gilt dies nur für die Totalunterbrechung des Zustroms zur Leber. Bei der Rekonstruktion, die in der Regel mehr Zeit in Anspruch nehmen wird, sollte deshalb auf die Erhaltung der Pfortaderdurchblutung während der Abklemmzeit geachtet werden.

3. Arteria mesenterica superior/inferior

Die beiden Intestinalarterien sind ebenfalls mit rund 10% an den abdominalen Gefäßtraumen beteiligt. Ihre Verletzung geht meist mit schweren Begleitverletzungen an Pankreas, Darm und Mesenterium einher. Eine Unterbrechung des Hauptstammes der A. mesenterica sup., führt zu einer ausgedehnten Darmischämie, da Kollateralen ausser bei chronisch arteriellen Verschlußleiden fehlen. Eine Rekonstruktion ist deshalb unumgänglich. Auch beim Dünndarm ist die warme Ischämiezeit mit rund 1 Std [48] kurz. Eine erfolgreiche Wiederherstellung ist jedoch auch noch nach 2–3 Std möglich.

Die Rekonstruktion erfolgt durch seitliche Naht, Venenstreifenplastik oder einen aortomesenterialen Venenbypass. Nach der Gefäßrekonstruktion kann die Darmdurchblutung mittels intraoperativer Ultraschalldopplerkontrolle oder durch Injektion eines fluoreszierenden Farbstoffes im UV-Licht geprüft werden [7]. Obligat ist trotz Anwendung dieser Technik eine sekond-look-Operation innerhalb von 24 Std, da eine segmentäre Darmischämie und -nekrose im postoperativen Verlauf vor Eintritt fataler Komplikationen nicht mit ausreichender Sicherheit erkennbar ist. Die Letalität der Verletzungen der A. mesenterica sup. ist auch wegen der meist schweren Begleitverletzungen mit 33–57% [7, 32] hoch.

Die A. mesenterica inf. kann unmittelbar am Abgang ohne Folgen unterbunden werden, soweit die übrigen Mesenterialarterien frei durchgängig sind.

4. Arteria renalis

Verletzungen der Nierenarterien treten vorwiegend im Zusammenhang mit schweren stumpfen Bauchtraumen auf. Neben einem direkten Trauma kann auch durch „contre coup"-Wirkung die Nierenarterie überstreckt und der Verschluß durch einen Innenschichtschaden mit appositioneller Thrombose ausgelöst werden.

Mit 1,9% von 1583 Gefäßtraumen (Tabelle 13.1) sind Nierenarterienverletzungen selten, doch machen sie rund 14% der abdominalen Gefäßverletzungen aus. Diagnostische Hinweise können Flankenschmerz, Hämaturie oder eine im Frühurogramm stumme Niere geben. Gesichert wird die Diagnose durch die Aortographie, am schonendsten in der DSA-Technik. Die geringe ischämische Toleranz der Niere von weniger als

1 Std zwingt jedoch zu höchster Eile und verbietet zeitraubenden diagnostischen Aufwand, so daß bei hinreichendem Verdacht laparotomiert werden sollte.

Inbezug auf Details der operativen Exploration wird auf das entsprechende Kapitel verwiesen (s. S. 627 ff.).

In Abhängigkeit von zusätzlich vorliegenden Parenchym- oder Nierenvenenverletzungen muß entschieden werden, ob eine Rekonstruktion sinnvoll und technisch möglich ist oder die primäre Nephrektomie erfolgen muß.

Ein Rekonstruktionsversuch darf zwar auch außerhalb der ischämischen Toleranzzeit erfolgen, da Nieren über Kapselgefäße erhalten und ihre Arterien in günstigen Einzelfällen noch nach Tagen erfolgreich wiederhergestellt werden können [53, 66]. Er sollte jedoch bei gesunder kontralateraler Niere nur dann unternommen werden, wenn die Patienten kreislaufstabil sind. Die hohe Letalität (s. unten) zwingt zur Prüfung, ob die gegenüber der Nephrektomie zusätzliche Verlängerung der Operationszeit verantwortet werden kann.

Für eine Rekonstruktion günstig sind ein präoperativ im Angiogramm oder intraoperativ nachgewiesener Nierenarterienfluß und einfache Läsionen bei penetrierenden Traumen. Intraoperativ kann die Ischämiezeit verlängert und die Nierendurchblutung geprüft werden, indem man eine Perfusion der Niere über einen intraluminalen Katheter mit einer gekühlten Lösung (25 cc niedrigmolekulares Dextran + 25 cc Ringerlösung + 1000 IE Heparin bei 4° C) vornimmt. Entfärbt sich die Niere komplett, so können größere Infarkte oder der Abriß von Polarterien ausgeschlossen werden. Anderenfalls ist mit unvollständiger Revaskularisation, nachfolgendem nephrogenem Hochdruck und sekundärer Nephrektomie zu rechnen, die dann mit einer Wahrscheinlichkeit von 85% [66] erfolgen muß.

Als *Rekonstruktionsverfahren* kommen die laterale Naht, die Venenstreifenplastik, die Veneninterposition, ggf. auch als aortorenaler Bypass in Frage. (s. S. 634 ff.)

Die Ergebnisse sind mit einer Letalität von 37% [66] belastet. Insgesamt können nur 10% der Nieren mit Nierenarterienverletzungen und rund 40% der Nieren mit erfolgter Gefäßrekonstruktion erhalten werden.

5. Arteriae iliacae

Trotz der anatomisch geschützten Lage weiter Teile der Aa. iliacae in der Tiefe des kleinen Beckens sind Verletzungen der Iliakalarterien relativ häufig (Tabelle 13.1, 30% unter den abdominalen Arterienverletzungen [26]).

Stumpfe Verletzungen sind Folge von direkter Gewalteinwirkung in und oberhalb der Leiste und von Beckenfrakturen. Unter scharfen Verletzungen kommt gerade im distalen Abschnitt iatrogenen Schäden eine größere Bedeutung zu. Verletzungen bei der Angiographie und bei operativen Eingriffen wie Appendektomien, gynäkologischen und orthopädischen Operationen (Hüftgelenksersatz) sind beschrieben.

Die Ligatur der A. iliaca comm. erfordert in 53,8% und der A. iliaca ext. in 46,7% eine Amputation [11]. Auch schwerste Nekrosen im Gesäßbereich sind beschrieben. Eine Wiederherstellung ist also obligatorisch.

Die Freilegung des Gefäßes erfolgt entweder transperitoneal von einer medianen oder paramedianen Inzision aus oder extraperitoneal von einem Schrägschnitt in der Flanke, der bis in die Leiste hinein verlängert werden kann und so einen sehr guten Überblick vor allem über die A. iliaca ext. gibt.

Rekonstruktionsprinzipien sind die direkte Naht, die Venenstreifenplastik und die V. saphena Interposition. Trotz der relativ guten Zugänglichkeit und des für eine rasche Wiederherstellung günstigen Gefäßkalibers ist die Letalität mit 30–40% [3, 24, 26] hoch. Hierfür sind vor allem die häufigen begleitenden Venenverletzungen verantwortlich, die gerade im kleinen Becken zu schwer stillbaren Blutungen Anlaß geben.

IV. Verletzungen der Gefäße der unteren Extremität

1. Arteria femoralis comm.

Wegen ihrer Länge von nur 5 cm und der relativ geschützten Lage besitzen Verletzungen der A. femoralis comm. lediglich eine relative *Häufigkeit* von 5% (Tabelle 13.1). Im zivilen Bereich sind Stich-, Schuß- und iatrogene Verletzungen ursächlich verantwortlich zu machen. Zwar ist lediglich mit einer Häufigkeit von 0,12% im Rahmen von Katheteruntersuchungen der Gefäße oder des Herzens mit einer Gefäßverletzung zu rechnen [25], doch betreffen etwa 50% sämtlicher iatrogener Gefäßverletzungen die A. femoralis comm. [25].

Zu stumpfen Traumen kommt es im Rahmen von Pfählungs-, Fahrradlenker- und Schlittenverletzungen.

Bei scharfen Verletzungen führen Blutung und Hämatombildung, bei stumpfen Traumen die periphere Ischämie bei diesem oberflächlich liegendem Gefäß leicht zur *Diagnose*. Außer der routinemäßig erfolgenden Ultraschall-Doppleruntersuchung sind zusätzliche diagnostische Maßnahmen nur selten erforderlich.

Die *Exploration* ist von der Behandlung des arteriellen Verschlußleidens her bekannt (s. S. 404). Bei starker Blutung empfiehlt es sich, von einem extraperitonealen Zugang oberhalb des Leistenbandes aus zunächst die A. iliaca ext. freizulegen, um die Blutung kontrollieren zu können.

Bevorzugte Methode der *Wiederherstellung* sind die direkte Naht, die Exzision traumatisierter Gefäßwandanteile und die Naht unter Verwendung einer Venenstreifenplastik. Seltener kommen End-zu-End-Anastomose oder Interposition in Frage. Hierzu kann die V. saphena magna, falls ihr Durchmesser wesentlich kleiner als derjenige der A. femoralis comm. ist, so umgestaltet werden, daß zwei Venensegmente gleicher Länge längs gespalten und an ihren Längskanten miteinander vernäht werden. Es entsteht so ein Transplantat doppelten Umfanges [70]. Wird die A. femoralis comm. ligiert, so ist mit einem Verlust der Extremität in über 80% zu rechnen (Tabelle 13.3). Die Revaskularisierung ist meist erfolgreich. Einzelne Todesfälle sind dem Verblutungs-, Volumenmangelschock oder schweren Begleitverletzungen zuzuordnen [3].

2. Arteria profunda femoris

Die A. profunda femoris wird für relativ unverletzlich gehalten [45]. Ereignet sich jedoch eine Verletzung dieses Gefäßes, so sollte es wiederhergestellt werden [24]. Eine Unterbindung kann trotz tastbarer Fußpulse zu einem weitgehenden Untergang der Oberschenkelmuskulatur mit Nierenversagen und letalem Ausgang führen [24].

3. Arteria femoralis superficialis

Mit einer *Häufigkeit* von 20% im Frieden und 30% im Kriege kommt Verletzungen der A. femoralis superf. eine besondere zahlenmäßige Bedeutung zu. Schuß- und Stichverletzungen und hierunter die sogenannte „Ausbeinverletzung" des Metzgers, Quetschverletzungen im Berufsleben und insbesondere die häufig mit Frakturen verbundenen stumpfen Verletzungen bei Motorradunfällen sind wesentliche *Ursachen*.

Die klinischen *Symptome* sind in Abhängigkeit von der Ätiologie unterschiedlich. Die spritzende Blutung bei scharfem Trauma bedarf der sofortigen Therapie ohne weitere Diagnostik. Jede geschlossene Oberschenkelfraktur erfordert die angiologische Untersuchung zum Ausschluß stumpfer Gefäßverletzungen. Kälte, Blässe, Pulslosigkeit können durch ein bestehendes Schockgeschehen fehlgedeutet werden oder auch durch eine Kollateralisierung verdeckt sein. Die Angiographie ist in Zweifelsfällen unbedingt indiziert [48]. Die Freilegung des Gefäßes erfolgt entlang des ventralen Randes des M. sartorius durch ausgedehnte Längsinzision. Der proximale und distale gesunde Gefäßabschnitt müssen dargestellt werden, ggf. ist eine Spaltung des Adduktorenkanals möglich (Abb. 13.8a, b).

Entsprechend der Ausdehnung des Gefäßtraumas können direkte Naht, End-zu-End-Anastomose oder V. saphena Interposition, entnommen von der gesunden Extremität, als Rekonstruktionsverfahren angewandt werden. Begleitende Venenverletzungen müssen erkannt und situationsgerecht entweder vor oder nach der Arterienverletzung rekonstruiert werden (Abb. 13.8c).

Eine Ligatur stellt keine Alternative zur Rekonstruktion dieses Gefäßabschnittes dar. Es ist mit einer Amputationsrate von 55% zu rechnen (Abb. 13.2 [11, 13]). Die Ergebnisse der Rekonstruktion sind gut. BURR [3] gibt bei 26 Unfallverletzten mit Verletzungen der A. femoralis superf. 3 Todesfälle infolge ursächlichen Schockgeschehens, Staphylokokkensepsis und Fettembolie, sowie Lungenkomplikationen an. Von den 23 Überlebenden konnten im Spätverlauf bei einer Amputation und einer Defektheilung 21 als geheilt eingestuft werden.

4. Arteria poplitea

Verletzungen der A. poplitea sind wegen einer relativen Häufigkeit von 20% im Kriege und 10–20% in zivilen Statistiken [59] bedeutsam.

Ursächlich kommen stumpfe Traumen, wie die hintere Kniegelenksluxation, die Epiphysenlösung des distalen Femurendes, die suprakondyläre Oberschenkel- und Tibiakopftrümmerfraktur in Frage. Die Häufigkeit begleitender Gefäßverlet-

13 Periphere und abdominale Arterienverletzungen

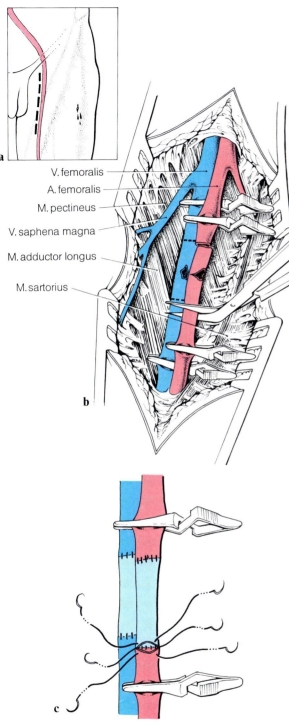

Abb. 13.8. a Schnittführung zur Darstellung der proximalen A. femoralis superf. Leitlinie ist die Verbindung von Leistenbandmitte zum Condylus tibialis femoris. Leitmuskel ist der M. sartorius! **b** Der M. sartorius ist nach außen gezogen, die tiefe Faszie durchtrennt. Der Adduktorenkanal ist noch erhalten und kann bei Bedarf gespalten werden. **c** Versorgung der verletzten A. u. V. femoralis durch Veneninterponat.

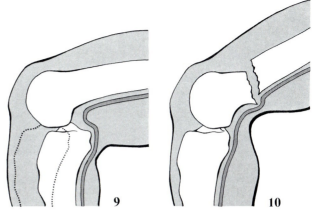

Abb. 13.9. Stumpfes Trauma der A. poplitea bei hinterer Kniegelenksluxation

Abb. 13.10. Stumpfes Trauma der A. poplitea bei suprakondylärer Oberschenkelfraktur

zungen bei diesen Traumen wird mit 23% angegeben [3] (Abb. 13.9, 13.10).

Scharfe Traumen wie Schußverletzungen sind in Mitteleuropa selten, machen jedoch im Krankengut von SNYDER [59] 75% der 110 zusammengestellten Kniegelenkstraumen aus.

Die *Ligatur* der A. poplitea führt wegen des schlechten und häufig ebenfalls in Mitleidenschaft gezogenen Kollateralnetzes in 73–75% der Fälle zur Amputation [9, 12].

Die frühzeitige Erkennung einer Verletzung der A. poplitea ist deshalb besonders wichtig weil gerade hier die Ischämiedauer eine entscheidende Rolle für die Prognose spielt [22].

Offene Traumen im Kniegelenksbereich sollten sofort operativ versorgt und hierbei eine Gefäßverletzung ausgeschlossen oder gesichert und rekonstruiert werden. Geschlossene Traumen bedürfen bei klinischem Verdacht auf eine Gefäßverletzung der umgehenden Angiographie, damit die Rekonstruktion innerhalb von 6 Std erfolgen kann.

Als Zugang zum ersten Popliteasegment wird ein medialer Längsschnitt analog zur Freilegung der A. femoralis superf. gewählt (Abb. 13.11, s. S. 406). Das distale Popliteasegment wird von einer Längsinzision entlang der medialen Tibiakante aus freigelegt. Der M. gastrocnemius wird weggehalten und die Sehne des M. semitendinosus und des M. gracilis scharf durchtrennt. Die Inzision läßt sich nach proximal und distal erweitern, so daß das zweite Popliteasegment oder die Trifurkation dargestellt werden können (Abb. 13.11a, b). Dieser Zugang, der als Standardverfahren re-

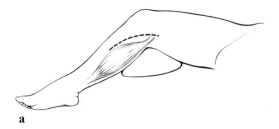

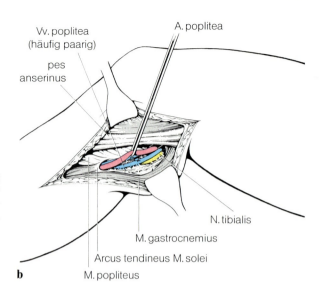

Abb. 13.11. a Freilegung der distalen A. poplitea. Schnittführung vom Condylus tibialis femoris entlang der Innenkante der Tibia. **b** Nach Durchtrennung der Faszie ist die Arterie teilweise von den paarigen Vv. popliteae bedeckt und vorsichtig von den Venen und dem N. tibialis freizupräparieren

konstruktiver Arterienchirurgie gilt, ist dem dorsalen Zugang mit S-förmigem Hautschnitt in der Fossa poplitea, wie er bei der operativen Versorgung von kleineren Popliteaaneurysmen gewählt wird (s. S. 291f.), vorzuziehen.

Als Rekonstruktionsprinzip kommen die eingangs genannten Verfahren zur Anwendung, bevorzugt jedoch die V. saphena Interposition oder ggf. ein V. saphena Bypass, wobei stets die V. saphena magna des gesunden Beines verwandt werden soll, um den venösen Abstrom des verletzten Beines nicht zu gefährden. Außerdem ist eine Begleitläsion der ipsilateralen V. saphena magna so ohne Bedeutung für die art. Wiederherstellung. Trotz Rekonstruktion betrug im Vietnamkrieg die Amputationsrate bei Popliteaverletzungen noch 29% [9]. Zivile Statistiken haben teils ähnliche, teils etwas bessere Resultate [12, 15].

Wesentlich ist die Erkennung begleitender Venenverletzungen und deren Rekonstruktion (s. Kap. 27.1). Weiterhin sollte stets eine Fasziotomie vorgenommen werden (s. Kap. 24.3). Durch beide Maßnahmen können die Ergebnisse der Rekonstruktion von Gefäßverletzungen dieses Abschnittes entscheidend verbessert werden [12, 24, 37, 59].

5. Unterschenkelarterien

Isolierte Verletzungen einer Unterschenkelarterie dürfen ohne Rekonstruktion durch Ligatur versorgt werden. Bei isolierten Verletzungen der A. tibialis ant. wird eine Amputationsrate von 8,5% und der A. tibialis post. von 14% angegeben [11], doch sind die Eigenheiten der diesen Angaben zugrunde liegenden Auswertung von Kriegsverletzungen wohl eher hierfür verantwortlich, als die Gefäßverletzung per se. Sind jedoch alle drei Unterschenkelarterien betroffen, so muß rekonstruiert werden, da sonst eine Amputation in 70% der Fälle droht [9]. Dieser Verletzungstyp ist jedoch selten und kommt in der Regel nur bei traumatischen Amputationen vor (s. Kap. 14.). Zu ihrer Versorgung sind spezielle Erfahrungen in der mikrochirurgischen Replantationstechnik neben der Kenntnis der Zugänge erforderlich. Auf die Einzelheiten soll wegen der Seltenheit dieser Verletzungen und der Darstellung der Replantationstechnik im Kapitel 14 hier nicht näher eingegangen werden.

Ein langer V. saphena Bypass an die distale A. tibialis post. scheint die günstigsten Ergebnisse aufzuweisen [16].

C. Folgezustände

I. Rethrombose

Rethrombosierungen im Frühverlauf nach rekonstruktiver Behandlung von Gefäßverletzungen sind abhängig von der Schwere der Begleitverletzung. Je ausgedehnter die Gewebstraumatisierung ist, z.B. bei Schußverletzungen hoher Projektilgeschwindigkeit, um so höher ist die Rethrombosierungsrate anzusetzen [16]. So beträgt sie im Kriege 19,3% (193 von 1000 Patienten) mit einer Amputationsrate von ca. 25% [45]. In zivilen Statistiken ist diese Komplikation mit 1,4–9,2% wesentlich seltener [44, 53].

Kann aufgrund klinischer Kriterien eine Rethrombosierung vermutet werden, so ist eine frühe Reangiographie erforderlich. Bestätigt sich die Diagnose, so muß anhand des klinischen Zustandes entschieden werden, ob eine Nachoperation riskiert werden kann, oder ob, um das Leben des Patienten nicht zu gefährden, primär amputiert werden soll [16].

Das spezielle operative Vorgehen hängt von der Art der primären Rekonstruktion ab und ist im Einzelfall festzulegen. Etwa die Hälfte der eingetretenen frühen Reverschlüsse sind rekonstruierbar [42].

Für Diagnostik, Indikationsstellung und Therapie von Spätverschlüssen gelten die Grundsätze der Behandlung des chronischen arteriellen Verschlußleidens. Bei nachweisbarer klinischer Symptomatik spricht für eine Rekonstruktion von Spätverschlüssen nach Gefäßverletzungen insbesondere, daß Begleitverletzungen zwischenzeitlich abgeheilt sind und ein in der Regel gesundes arterielles Gefäßsystem vorliegt, das eine erneute Rekonstruktion chancenreicher erscheinen läßt, als dies beim fortgeschrittenen arteriellen Verschlußleiden der Fall ist.

II. Infektion

Unter antibiotischer Prophylaxe und schonender Operationstechnik ist die Infektionsrate arterieller Rekonstruktionen heute niedrig, sie ist von ca. 3% [20] auf unter 1% gesunken.

Nach Gefäßverletzungen wird die Infektion des Transplantates begünstigt durch die im Rahmen der Verletzung erfolgte Kontamination der Wunde mit einer häufig ausgedehnten Gewebszerstörung, sowohl durch das Trauma, als auch durch die posttraumatische Ischämie mit nachfolgenden Muskelnekrosen. Nach eingetretener Infektion werden die Patienten vornehmlich gefährdet durch eine Gefäßruptur mit massiver Blutung. Nach Kriegsverletzungen ist mit dieser lebensbedrohlichen Komplikationskette in ca. 4,6% zu rechnen [45]. Nach zivilen Arterienverletzungen liegt die Infektionsrate bei ca. 3,5% [44].

Zur Prophylaxe ist im Rahmen der Primärversorgung eine sorgfältige Wundreinigung, die Exzision devitalisierten Gewebes, die Drainage und eine adäquate postoperative Ruhigstellung erforderlich.

Als Implantate sollten, wenn irgendmöglich nur Anteile der autologen V. saphena magna und nur in Ausnahmefällen eine alloplastische Gefäßprothese, wie die PTFE-Prothese, verwandt werden, wenn sie durch gesundes Gewebe abgedeckt werden kann [21, 22]. Ggf. ist ein extraanatomischer Gefäßverlauf zu wählen.

Eine breite antibiotische Therapie für einige Tage ist ratsam. Diese sollte auch gegen Anaerobier gerichtet sein.

Bei eingetretener tiefer Wundinfektion ist die Wunde breit zu öffnen und chirurgisch zu revidieren. Anschließend kann eine Saug-Spül-Drainage angelegt werden. Kommt es zur infektionsbedingten Gefäßruptur oder lag diese primär vor, so ist die proximale und distale Ligatur der Arterie vorzunehmen, das Wundgebiet entweder geschlossen mittels Saug-Spül-Drainage zu behandeln oder eine offene Wundbehandlung durchzuführen. Die periphere Durchblutung ist mittels eines extraanatomischen Bypasses, der durch nicht infiziertes Gebiet geführt wird, wieder herzustellen (s. auch Kap. 10.2). Bei peripheren Gefäßverletzungen mit massiv infizierten Gewebsnekrosen und sekundär infizierter Gefäßrekonstruktion ist häufig der Entschluß zur rechtzeitigen Amputation für den weiteren Krankheitsverlauf entscheidend.

Eine Anaerobierinfektion (z.B. Gasbrand) muß unbedingt zum frühestmöglichen Zeitpunkt erkannt und die entsprechenden Maßnahmen ergriffen werden.

III. Tourniquet-Syndrom, Kompartment-Syndrom

Die Unterbrechung der peripheren Durchblutung führt zu erheblichen Schädigungen an den abhängigen Organsystemen. Bereits nach 30 min Ischämiedauer können Parästhesien und Hypästhesien als Ausdruck beginnender Nervenschädigungen auftreten und nach 12 Std Ischämiedauer zu irreversiblen Sensibilitätsausfällen führen.

Störungen der Muskelfunktion sind nach 2stündiger Ischämiedauer bereits nachweisbar und führen nach 4–12 Std zum kompletten Funktionsausfall, der bei über 12stündiger Ischämiedauer meist irreversibel ist.

Unter dem Begriff des Tourniquet-Syndroms werden im allgemeinen Auswirkungen auf den Organismus zusammengefaßt, die dann auftreten, wenn nach längerer Ischämiedauer (über 4–6 Std) eine Extremität wieder durchblutet wird. Für die allgemeinen Folgen ist der Einstrom von Kalium, sauren Stoffwechselprodukten und Myoglobin in den Organismus und die durch das periphere Ödem bedingte Hämokonzentration verantwortlich [24, 62]. Hyperkaliämie, Azidose und Volumenmangel können über eine schwerwiegende Herz- und Nierenfunktionsstörung bis zum Herzstillstand oder Nierenversagen führen. Therapeutisch hat sich ein ausreichender Volumenersatz, die rechtzeitige Gabe von Bicarbonat und Dopamin bewährt.

Lokal führt das postischämische Ödem zu einem Anstieg des subfaszialen Gewebsdruckes von 0–5mm Hg auf Druckwerte von über 40mm Hg [52]. Hierdurch werden Blutumlauf und Funktion der betroffenen Muskulatur zusätzlich beeinträchtigt (Kompartment-Syndrom), ohne weitere Maßnahmen drohen Muskelnekrosen und entsprechende Spätschäden [28]. Prädestiniert für die Ausbildung eines Kompartment-Syndroms ist der Unterschenkel und hier die Tibialis ant. Loge [64]. Die Entwicklung ist jedoch auch an den oberen Extremitäten im Bereich der Unterarmbeuger und in anderen Muskellogen der unteren Extremität möglich. Therapeutisch müssen abschnürende Verbände gespalten werden. Eine stärkere Hochlagerung ist zu vermeiden, da hierdurch die periphere Durchblutung weiter verschlechtert würde. Therapie der Wahl ist die Fasziotomie mit breiter Eröffnung der entsprechenden Kompartimente [43].

Bei Gefäßverletzungen, insbesondere im Bereich der A. poplitea, sollte primär eine Dekompression in Form einer Fasziotomie vorgenommen werden. Die Haut soll beim ausgeprägten Kompartment-Syndrom nicht verschlossen werden. Sie bleibt offen und wird sekundär plastisch versorgt (s. auch Kap. 24.3).

IV. Arterielles Aneurysma, pulsierendes Hämatom

Echte arterielle Aneurysmen als Folge von Gefäßverletzungen sind zwar beschrieben worden [3], jedoch so selten, daß sie praktisch keine Rolle spielen. Die Versorgung erfolgte entsprechend den Grundsätzen der Aneurysmachirurgie. Wesentlich häufiger ist nach Stich- oder Splitterverletzungen das „falsche Aneurysma" oder „pulsierende Hämatom".

Im lockeren perivaskulären Gewebe sammelt sich bei verschlossenem Stichkanal nach außen ein Hämatom, gerinnt in der Peripherie, behält aber einen turbulent durchströmten Kern. Typisch ist diese Verletzungsfolge auf iatrogener Basis im Leistenbereich nach Herzkatheterisierungen oder Katheterangiographie.

Die Versorgung ist zu beginnen mit der proximalen und distalen Freilegung des betroffenen Gefäßes. Nach dessen Abklemmung wird das falsche Aneurysma eröffnet, ggf. abgetragen und die meist kleine Perforationsstelle der Arterie in der Regel durch eine direkte Naht verschlossen. Alternativ kommt eine Exzision des traumatisierten Gefäßabschnittes und eine Venenstreifenplastik in Frage.

V. Arteriovenöse Fistel

Traumatische arteriovenöse Fisteln entstehen zu 90% im Kriege durch Granat- und Bombensplitterverletzungen [68], im Zivilleben sind Stich-, Schuß- oder iatrogene Verletzungen verantwortlich.

Wesentliche Spätfolgen sind eine periphere Minderdurchblutung [24, 27], oft bis zum Herzen reichende zentrale Gefäßektasien an den zuführenden Arterien und abführenden Venen und eine durch chronisch Volumenbelastung bedingte myogene Herzdilatation und -insuffizienz [27].

Traumatische arteriovenöse Fisteln kommen überall dort vor, wo Arterie und Vene in unmittelbarer Nachbarschaft verlaufen und gemeinsam verletzt werden können. In einer Sammelstatistik über 593 arteriovenöse Fisteln [19] ist die A. femoralis in 24%, die A. carotis in 8%, die A. axillaris in 6% und die A. brachialis in 5% betroffen.

Zu unterscheiden sind „unkomplizierte" Fisteln mit geringgradig veränderten zu- und abführenden Gefäßen, im Fistelbereich unmittelbar aneinander liegenden Gefäßwänden oder kurzem engen Fistelkanal von Fisteln mit dazwischengeschaltetem falschem Aneurysma oder aneurysmatischer Degeneration der betroffenen Gefäße.

Die Diagnose ist bei entsprechendem Verdacht auch im Frühverlauf leicht zu stellen. Bei hämodynamisch wirksamen Fisteln der Extremitäten fehlt das pulssynchrone „Maschinengeräusch" nie. Die Kompression führt bei ausgeprägtem Shuntvolumen und langer Adaptation des Organismus zu Pulsverlangsamung und Blutdruckanstieg (Nikoladoni-Branhamsches Zeichen).

Wesentlich ist heute die Ultraschall-Doppleruntersuchung als Ergänzung zur klinischen Prüfung und Auskultation. Gesichert wird die *Diagnose* durch eine Arteriographie. Hierbei beginnt sich die digitale Subtraktionsangiographie mit intravenöser Injektionstechnik zu bewähren [30]. Mit die-

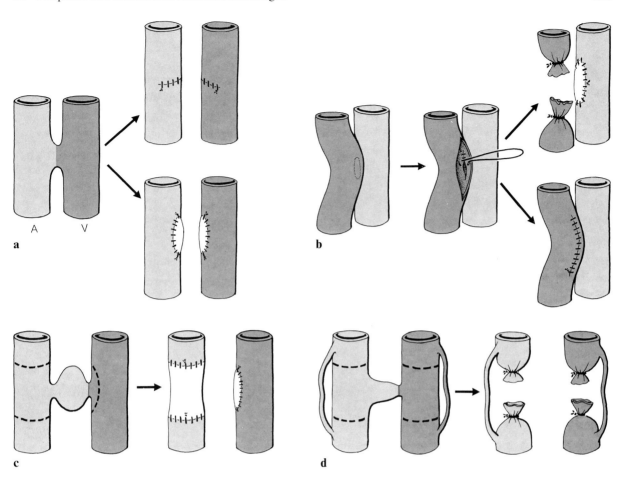

sem Verfahren gelingt der Fistelnachweis und es kann, falls erforderlich, zur weiteren präoperativen Abklärung eine selektive Angiographie in zweiter Linie vorgenommen werden.

Die Indikation zur Beseitigung einer posttraumatischen arteriovenösen Fistel ist wegen der drohenden lokalen und allgemeinen Folgen generell gegeben [18, 19, 23, 41, 68, 70]. Bei der operativen Behandlung ist sehr subtil zu präparieren, da durch die Dünnwandigkeit der Venen und die Brüchigkeit der Arterie in Verbindung mit unfallbedingten Indurationen die anatomische Orientierung erschwert ist und es zu massiven Blutungen kommen kann. Zunächst sollten stets die zu- und abführenden Gefäße freipräpariert und angeschlungen werden, um bei Bedarf sofort eine ausreichende Blutstillung erzielen zu können [41].

Das einfachste operative Vorgehen besteht in der Durchtrennung des Fistelganges und der seitlichen Naht von Arterie und Vene. Ist ein Verschluß ohne Stenosierung des Gefäßlumens nicht möglich, so erfolgt der Verschluß mittels einer Venenstreifenplastik (Abb. 13.12a).

Abb. 13.12a–d. Operative Versorgung arteriovenöser Fisteln (nach 25, 49). **a** Arteriovenöse Fistel mit kurzem Fistelkanal. Durchtrennung der Fistel und direkte Naht von Arterie und Vene. Alternativ: Rekonstruktion beider Gefäße mittels einer Venenstreifenplastik. **b** Arteriovenöse Fistel mit zwischengeschaltetem falschen Aneurysma. Resektion der Arterie und V. saphena Interposition. Versorgung der Vene mit Streifenplastik. **c** Transvenöse Naht einer arteriovenösen Fistel. *Re. oben:* bei kleinlumigen peripheren Gefäßen kann die Vene ligiert werden. *Re. unten:* bei größeren Gefäßen erfolgt die direkte Naht der Vene nach der transvenösen Arteriennaht. **d** Bramannsche Methode der vierfachen Ligatur und Fistelexzision. Nur für periphere Fisteln geeignet

Bei isoliertem falschem Aneurysma zwischen den Gefäßen muß dieses reseziert und danach entschieden werden, ob eine seitliche Naht möglich ist, oder ob die Arterie reseziert und mittels eines Transplantates ersetzt werden muß (Abb. 13.12b). Finden sich darüber hinaus Elongationen oder Aneurysmen der betroffenen Gefäße, so muß deren Ausmaß das weitere Vorgehen bestimmen. Ist nur die Arterie aneurysmatisch verändert, wird ihre Kontinuität nach Resektion der Fistel und des Aneurysmas entweder durch direkte End-zu-End-Naht oder durch ein Transplantat (Vene, Gefäßprothese) wiederhergestellt. Venöse Aneurysmen können reseziert und bei größerem Venenkaliber durch einen bovinen Heterograft, bei kleinerem Kaliber durch eine V. saphena magna ersetzt werden.

Die transvenöse Naht der arteriellen Fisteleröffnung nach MATAS-BICKHAM ist bei kleinkalibrigen Gefäßen (Unterarm, Unterschenkel), bei denen sich eine seitliche Längsnaht der Arterie verbietet, und bei größeren Arterien angezeigt, wenn es nicht gelingt, eine mit der Umgebung stark verbackene Arterie ausreichend freizupräparieren (Abb. 13.12c [19]). Die Brammansche Methode der vierfachen Ligatur und Fistelexzision sollte nur bei kleineren Gefäßen angewandt werden, oder dann, wenn durch ausreichende Kollateralisation die periphere Durchblutung gesichert und der Aufwand zur Erhaltung von Arterie und Vene nicht gerechtfertigt erscheint. Proximal von Kniegelenk und Ellenbeuge verbietet sich dieses Verfahren (Abb. 13.12d [19, 41]).

Frühere Zurückhaltung bei der Indikationsstellung für die Spätoperation arteriovenöser Fisteln mit bereits eingetretener kompensierter, relativer und schwerer Herzinsuffizienz (Stadieneinteilung nach ASCHENBRENNER) ist heute nicht mehr gerechtfertigt. Ziel sollte auch hier die Wiederherstellung aller rekonstruierbarer Gefäße, also auch der betroffenen Vene sein [18].

LITERATUR

1. Allgöwer M, Border JR (1983) Management of open fractures in the multiple trauma patient. World J Surg 7:88–95
2. Bergentz SE, Bergquist D, Ericsson BF (1983) Vascular trauma. Acta Chir Scand 149:1–10
3. Burri P (1973) Traumatologie der Blutgefäße. Huber, Bern Stuttgart Wien
4. Clyne CAC, Ashbrooke EA (1985) Seat-belt aorta: isolated abdominal aortic injury following blunt trauma. Br J Surg 72:239
5. Cohen A, Brief D, Mathewson C (1970) Carotid artery injuries. Am J Surg 120:120–214
6. Cooley DA, Wukasch DC (1979) Techniques in vascular surgery. Saunders, Philadelphia
7. Courcy PA, Brotman S, Oster-Granite ML, Soderstrom CA, Siegel JH, Cowley RA (1984) Superior mesenteric artery and vein injuries from blunt abdominal trauma. J Trauma 24:843–845
8. Criado FJ, Wilson TH (1981) Axillary artery injuries: importance of early recognition. Injury 12:491–494
9. De Bakey ME, Simeone FA (1946) Battle injuries of the arteries during the second world war, an analysis of 2471 cases. Ann Surg 123:534–579
10. Drapanas T, Hewitt RL, Weichert RF, Smith AD (1970) Civilian vascular injuries: a critical appraisal of three decades of management. Ann Surg 172/3:351–360
11. Ehrichs E (1983) Die Unterbindung großer Gefäße. In: Eisemann B (Hrsg) Prognose chirurgischer Erkrankungen. Enke, Stuttgart
12. Fabian TC, Turkleson ML, Connelly TL, Stone HH (1982) Injury to the popliteal artery. Ann J Surg 143:225–228
13. Fischer H (1977) Gefäßverletzungen. Akt. Traumatol 7:221–226
14. Flint LM (1976) Injuries to major vessels: an overview of current concepts. Heart Lung 5/2:301–304
15. Franke F (1981) Erfahrungen bei arteriellen Gefäßverletzungen. Angio 3:313–316
16. Gaspar MR (1981) Arterial trauma. IN: peripheral arterial disease, 3rd edn, pp 124–157
17. Gaudernack T (1977) Periphere Gefäßverletzungen. Unfallheilkunde 80:515–521
18. Heberer G (1961) Probleme der Spätoperation traumatischer arterio-venöser Fisteln. Langenbecks Arch Chir 298:354–363
19. Heberer G, Rau G, Löhr HH (1966) Aorta und große Arterien. Springer, Berlin Heidelberg New York
20. Heberer G, Zehle A, Chorus A (1971) Wundheilungsstörungen in der rekonstruktiven Arterienchirurgie. Chirurg 42:337–346
21. Heberer G (1972) Verletzungen der Gliedmaßenschlagadern. Langenbecks Arch Chir 332:307–315
22. Heberer G, Becker HM, Dittmer H, Stelter WJ (1983) Vascular injuries in polytrauma. World J Surg 7:68–79
23. Heerklotz I, Basche S, Großmann K, Lauten A (1982) Klinisches und angiographisches Erscheinungsbild der traumatischen peripheren arteriovenösen Fisteln. Z Gesamte Inn Med 37,2:777–780
24. Heinrich P, Oschatz R, Willenberg E (1982) Arterienverletzungen. Urban u. Schwarzenberg, München Wien Baltimore
25. Janisch K, Bürger K, Hübner R (1974) Iatrogene Gefäßverletzungen. Dtsch Ges Wesen 29:1366–1368
26. Kashuk JL, Moore EE, Millikan JS, Moore JB (1982) Major abdominal vascular trauma-a unified approach. J Trauma 22/8:672–677
27. Kremer K (1959) Chirurgie der Arterien. Thieme, Stuttgart
28. Lanz U (1982) Folgezustände des Kompartmentsyndroms an der unteren Extremität. Langenbecks Arch Chir 358:237–242
29. Ledgerwood AM, Mullins RJ, Lucas CE (1980) Primary repair vs ligation for carotid artery injuries. Arch Surg 115:488–493
30. Leininger RG, Hillmann BJ, Pond GD (1982) Digital intravenous angiographic diagnosis of post-traumatic arteriovenous fistula. Urol Radiol 4:251–253
31. Lieckweg WG, Greenfield LJ (1978) Management of penetrating carotid arterial injury. Ann Surg:587–592
32. Lim RC, Trunkey DD, Blaisdell FW (1974) Acute abdominal aortic injury. Arch Surg 109:706–711

33. Linder F, Vollmar J (1965) Der augenblickliche Stand der Behandlung von Schlagaderverletzungen und ihrer Folgezustände. Chirurg 2:55–63
34. Lundy LJ, Mandal AK, Sister MAL, Alexander JL (1978) Experience in selective operations in the management of penetrating wounds of the neck. Surg Gynecol Obstet 147:845–848
35. Mavroudis C, Roon AJ, Baker CC, Thomas AN (1980) Management of acute cervicothoracic vascular injuries. J Thorac Cardiovas Surg 80:342–34
36. Mc Donals EG, Goodmann PHL, Winestock DP (1975) The clinical indications for arteriography in trauma to the extremity. Arch Surg 116:45–47
37. Mc Namara JJ, Rief DK, Beasley W, Wright JK (1969) Vascular injury in vietnam combat casualties. Ann Surg 178:143–147
38. Meagher DP, Defore WW, Mattox KL, Harberg FJ (1979) Vascular trauma in infants and children. J Trauma 19:532–536
39. Menzoian JO, Doyle JE, Lo Gerfo FW, Cantelmo N, Weitzmann AF, Sequiera JC (1983) Evaluation and management of vascular injuries of the extremities. Arch Surg 118:93–95
40. Millikan JS, Moore EE (1985) Critical factors in determining mortality from abdominal aortic trauma. Surg Gynecol Obstet 160:313–316
41. Müller-Wiefel H (1979) Arteriovenöse Fistel. In: Breitner B (Hrsg) Operationslehre, Eingriffe an den Arterien, Bd IV/I. Urban & Schwarzenberg, München Wien Baltimore, S 149–151
42. Navarre JR, Cardillo PJ, Gorman JF, Clark PM, Martinez BD (1982) Vascular trauma in children and adolescent. Am J Surg 143:229–231
43. Oestern HJ, Echtermeyer V (1982) Behandlung des Kompartmentsyndroms und Ergebnisse. Langenbecks Arch Chir 358:227–232
44. Perry MO, Thal ER, Shires GT (1971) Management of arterial injuries. Ann Surg 173:403–408
45. Rich NM, Baugh JH, Hughes CW (1979) Acute arterial injuries in vietnam: 1000 cases. J Trauma 10:359–369
46. Rich NM, Metz CHW, Hutton JE, Baugh JH, Hughes W (1971) Internal versus external fixation of fractures with concomitant vascular injuries in vietnam. J Trauma 11:463–473
47. Russel JB, Watson TM, Modi JR, Lambeth A, Summer DS (1983) Digital subtraction angiography for evaluation of extracranial carotid occlusive disease: comparison with conventional arteriography. Surgery 94:604–611
48. Sandmann W (1984) Gefäßverletzungen. In: Kremer K, Müller E (Hrsg) Die chirurgische Poliklinik. Thieme, Stuttgart New York
49. Sharma PVP, Babu SC, Shah PM, Clauss RH (1985) Changing patterns in civilian arterial injuries. J Cardiovasc Surg 26:7–11
50. Schlosser V, Spillner G, Urbaniy B (1981) Schußverletzungen des cariovasculären Systems. Angio 3:299–304
51. Schlosser V, Kuner EH, Spillner G (1978) Ursache von Gefäßverletzungen bei alloplastischen Hüftgelenksersatz. Chirurg 49:180–183
52. Schmidt-Neuerburg KP (1982) Diagnose und Differentialdiagnose des Kompartmentsyndroms. Langenbecks Arch Chir 358:221–226
53. Schneiders H, Medrano J, Böttcher J (1976) Zur Diagnostik und Behandlung von Gefäßverletzungen. Unfallheilkunde 79:241–249
54. Schweiberer L, Dambe LT, Klopp F (1978) Die Mehrfachverletzung: Schweregrad und therapeutische Richtlinien. Chirurg 49:608–614
55. Shaftan GW (1983) The initial evaluation of the multiple trauma patient. Surgery 7:19–25
56. Sirinek KR, Levine BA, Gaskill HV, Root HD (1981) Reassessment of the role of routine operative exploration in vascular trauma. J Trauma 21:339–344
57. Sirinek KR, Gaskill HV, Dittmann I, Levine BA (1983) Exclusion angiography for patients with possible vascular injuries of the extremities – A better use of trauma center resources. Surgery 94,4:598–603
58. Smith RF, Elliott JP, Hagemann JH, Szilagyi DE, Xavier AO (1974) Acute penetrating arterial injuries of the neck and limbs. Arch Surg 109:198–205
59. Snyder WH (1982) Vascular injuries near the knee: An updated series an overview of the problem. Surgery 91:502–506
60. Steiner E, Flora G (1977) Wachstumsstörungen nach Gefäßverletzungen bei Jugendlichen. Wien Med Wochenschrift 127:745
61. Stelter WJ, Kortmann H (1981) Gefäßverletzungen und arteriovenöse Fisteln. In: Heberer G, Schweiberer L (Hrsg) Indikation zur Operation, 2. Aufl. Springer, Berlin Heidelberg New York, S 317–322
62. Stock W, Geppert E, Zehle A (1975) Das Tourniquet-Syndrom als bedrohliche Komplikation nach Embolektomie bei Sattelembolie. Thoraxchir 23:324–329
63. Trede H, Thiele HH, Hagmüller E, Reiber M (1985) Begleitverletzungen an Gefäßen bei Polytrauma. In: Ungeheuer E (Hrsg) Das Polytrauma. Urban & Schwarzenberg, München Wien Baltimore
64. Tscherne H (1982) Das Kompartmentsyndrom. Langenbecks Arch Chir 358:243–244
65. Tscherne H, Oestern HJ, Sturm J (1983) Osteosynthesis of major fractures in polytrauma. World J Surg 7:80–87
66. Turner WW, Snyder WH, Fry WJ (1983) Mortality and renal salvage after renovascular trauma. Am J Surg 146/6:848–851
67. Unger SW, Tucker WS, Mrdeza MA, Wllons HA, Chandler JG (1980) Carotid arterial trauma. Surgery 87/5:477–487
68. Vollmar J (1964) Traumatische arterio-venöse Fisteln (Erfahrungsbericht über 190 Fälle). Zentralbl Chir 89:1930–1939
69. Vollmar J (1976) Gefäßverletzungen. Chir Gegenwart IV:2–25
70. Vollmar J (1982) Rekonstruktive Chirurgie der Arterien, 2. Aufl. Thieme, Stuttgart New York
71. Wicky B, Largiader J, Pouliadis G, Zollikofer C (1984) Klinische und angiographische Verlaufskontrolle und Gefäßverletzungen großer Extremitätenarterien. Chirurg 55:244–248

14 Replantation peripherer Teile (Mikroreplantation)

E. BIEMER

INHALT

A. Definition und Nomenklatur 265
    I. Amputation 265
    II. Replantation 265
    III. Totale und subtotale Amputation . . . 265
    IV. Makro- und Mikroreplantationen . . . 265
    V. Einteilung der Amputationen an der Hand 266
B. Indikationen zur Replantation 266
C. Technik der Replantation an der Hand . . . 266
    I. Allgemeine Vorbereitungen des Verletzten zur Replantation 267
    II. Die eigentliche Replantation 267
D. Besonderheiten bei verschiedenen Amputationsmechanismen 271
    I. Schnittamputationen 271
    II. Abquetschung 271
    III. Ausrißamputationen 271
    IV. Skelettierungsamputationen 271
    V. Schwere kombinierte Amputationsformen 272
E. Heterotope Replantationen (Primärer Fingeraustausch) 272
F. Physikalische Nachbehandlung 272
G. Mikroreplantationen anderer Teile 272
    I. Skalpierungsverletzungen 272
    II. Gesichtsteile 273
    III. Penisamputationen 273
    IV. Periphere Amputationen am Fuß . . . 273
    Literatur 273

A. Definition und Nomenklatur

I. Amputation

Um von einer *Amputation* reden zu können, müssen alle anatomischen Strukturen ganz oder bis auf geringe Restverbindung vom Körper getrennt sein. Insbesondere darf kein Zeichen einer Durchblutung mehr vorhanden sein.

II. Replantation

Als *Replantation* wird die operative Wiederherstellung der Verbindungen der verschiedensten Strukturen mit dem Körper bezeichnet. Der wichtigste Anschluß ist natürlich die Gefäßverbindung, da nur hierdurch ein Überleben des peripheren Teiles und damit ein Einheilen gewährleistet wird. Heute umfaßt die Replantation aber auch immer die Wiederherstellung aller funktionellen Strukturen so anatomisch gerecht wie möglich. Die Zeitspanne zwischen Amputation und Replantation – also die Periode, wo die Blutzirkulation unterbrochen ist – wird fälschlicherweise oft als *Ischämiezeit* bezeichnet. Genauer ist der Begriff der *Anoxämie*. Diese Periode kann, etwa durch Kühlung auf ca. 4° Celsius, verlängert werden, ohne daß irreversible Schäden eine erfolgreiche Replantation unmöglich machen (bei Fingern fast 24 Stunden). Generell gilt aber, je kürzer die Anoxämiezeit ist, desto besser die Einheilungsrate.

III. Totale und subtotale Amputation

Ein peripherer Teil kann völlig abgetrennt sein, so spricht man von einer totalen Amputation, oder es können noch Restverbindungen, wie etwa Sehnenfasern bestehen. Dies wird dann als subtotale Amputation bezeichnet.

Je nach verbindender Struktur unterscheiden wir:

Typ I   Knochen
Typ II   Strecksehnen
Typ III Beugesehnen
Typ IV Nerven
Typ V   Hautverbindungen

IV. Makro- und Mikroreplantationen

Da wesentliche technische und allgemeinklinische Unterschiede zwischen der Replantation etwa eines Armes und eines Daumens bestehen, unterscheiden wir folgende zwei Gruppen:

(1) Makroreplantationen: zentral des Hand- bzw. Sprunggelenkes.
(2) Mikroreplantationen: distal des Hand- bzw. Sprunggelenkes. Hierzu gehören auch alle sonsti-

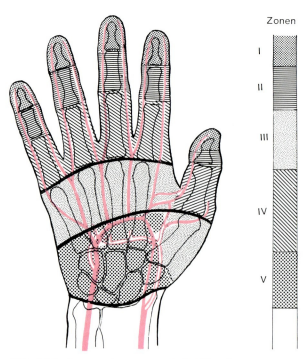

Abb. 14.1. Amputationszonen an der Hand

gen Amputationen wie Skalpierung, Ohr- Nasenabtrennungen und ähnliches, wo eben nur mit Technik der Mikrogefäßchirurgie eine Replantation möglich ist.

V. Einteilung der Amputationen an der Hand

Je nach Amputationshöhe unterscheiden wir an der Hand, an der die meisten Abtrennungen vorkommen, 5 Zonen (Abb. 14.1). Diese Gliederung hat besondere Bedeutung bei der Indikationsfrage und der Technik. Es wird deshalb in den entsprechenden Kapiteln hierauf Bezug genommen.

B. Indikationen zur Replantation

Grundsätzlich besteht heute bei jeder Abtrennung zunächst eine Indikation zur Replantation. Sie wird primär nur eingeschränkt durch einen schlechten Allgemeinzustand des Verletzten oder schwere Begleitverletzungen. Lebensbedrohende Zustände des Verunglückten haben grundsätzlich immer Vorrang gegenüber einer Replantation! Ferner wird sie naturgemäß unmöglich bei zerstörtem oder nicht vorhandenem Amputat.

Zusätzlich zu diesen Kriterien müssen an der Hand noch funktionelle Gesichtspunkte berücksichtigt werden, wie sie sich aus den erreichten Spätergebnissen ergaben:

Absolute Indikationen:

Daumen
mehrere Langfinger
Mittelhand
Hand
Amputationen bei Kindern (eine Einschränkung ergibt sich durch die Spätergebnisse, siehe unten)

Relative Indikationen:

Endglieder
Einzelfinger

Keine Indikationen:

Einzelfinger bei Berufen im Freien (Kälteintoleranz)
Replantation von Einzelfingern bei zerstörtem großem Gelenk (Grundgelenk, Mittelgelenk)

Diese Einteilung ist aber kein starres Schema, sondern dient nur der Orientierung. Prinzipiell sollte besonders bei den beiden letzten Gruppen immer ein Gespräch mit einem erfahrenen Replanteur die letzte Entscheidung fällen. Ästhetische und psychologische Aspekte müssen in die Indikationsstellung mit einfließen.

Die anfängliche Forderung, *Amputationen bei Kindern* immer als eine *absolute Indikation* zu sehen, muß heute revidiert werden. Es zeigte sich, daß replantierte Teile immer eine deutliche *Wachstumsverzögerung* zeigen. Außerdem treten später noch häufig *Deformierungen* durch *Teilschäden der Epiphysen* auf. Hinzu kommt noch, daß Kinder eine sehr große Adaptationsfähigkeit haben und etwa das Fehlen eines Fingers völlig kompensieren können. Stark im Wachstum zurückbleibende oder in Fehlstellung eingeheilte Replantate machen jedoch oft komplizierte Sekundäreingriffe oder Reamputationen notwendig.

C. Technik der Replantation an der Hand

Grundsätzlich umfaßt eine Replantation neben dem Gefäßanschluß auch eine Wiederherstellung aller funktionellen Strukturen. Es wird somit eine einzeitige Versorgung angestrebt. Wenn wegen Zerstörung von Sehnen und Nerven diese nicht versorgt werden können, so sollten bei der Replantation gegebenenfalls Nerventransplantationen oder Nervenverlagerungen bzw. Sehnenverlagerungen durchgeführt werden.

Gegebenenfalls können auch Siliconrods als erster Schritt für eine spätere Sehnentransplantation eingelegt werden. Durch diese weitergehende Erstversorgung wird insgesamt die Behandlungszeit verkürzt und die Zahl der meist sehr schwierigen Sekundäreingriffe vermindert.

I. Allgemeine Vorbereitungen des Verletzten zur Replantation

Nachdem die Indikation zur Replantation geklärt und der Patient über den zu erwartenden Eingriff aufgeklärt wurde, muß ohne Zeitverlust eine allgemeine körperliche Untersuchung folgen. Sie umfaßt

(a) Blutentnahme: Serum-, Elektrolytstatus, Hämoglobin- und Hämatokritbestimmung, Blutgruppenbestimmung und Ermittlung des Gerinnungsstatus. Die Bestimmung dieser Werte ist notwendig, da jede Amputation mit einer meist starken Blutung verbunden ist und evtl. durch Vollnarkose und Infusionstherapie Elektrolytverschiebungen eintreten können. Ferner benötigt man Ausgangswerte bei evtl. notwendiger Heparinisierung.
(b) Anamnese: Chronische Erkrankungen, Medikamenteneinnahme, Blutungsneigungen, Vorliegen eines Diabetes mellitus etc.
(c) Röntgenaufnahme der verletzten Extremität und des Amputates.
(d) Evtl. Ableitung eines EKG bzw. Anfertigung einer Lungenübersichtsaufnahme.
(e) Tetanusprophylaxe.

II. Die eigentliche Replantation

Da wir bis zu 9 oder 10 Stunden an der oberen Extremität unter *Leitungsanästhesie* (Plexus axillaris) operieren, muß der Patient sorgfältig und *bequem gelagert* werden. Günstige Erfahrungen haben wir gemacht, wenn der Patient während der Operation in seinem normalen Stationsbett liegen kann.

Während dieser Vorbereitungen kann bei Totalamputation bereits mit der *Präparation an dem Amputat* begonnen werden. Es werden hierbei alle zu vereinigenden Strukturen sorgfältig dargestellt und markiert, die Arterien mit Clips, die Nerven mit 6 × 0-Nylonfäden, die Beugesehnen bzw. Strecksehnen mit 4 × 0-Nylonfäden.

Zur besseren Übersicht empfehlen wir kleine Längsinzisionen der Haut über den Gefäßnervenbündeln. Die dreieckigen Hautläppchen werden direkt zurückgenäht. Hierdurch entsteht nach der Osteosynthese eine rautenförmige Hautöffnung, die einen guten Überblick über Gefäße und Anastomosen sowie Nervennaht erlaubt.

Ferner werden durch diese Längsinzisionen die zirkulären Narben am Finger unterbrochen (Abb. 14.2).

1. Wundausschneidung und Markierung

Die *Identifizierung und Markierung* – unter Lupensicht – der Strukturen am Amputatstumpf ist äußerst wichtig. Nach der Osteosynthese ist es meist nicht mehr möglich, Gefäße oder Nervenstümpfe aufzufinden. Die eigentliche *Wundausschneidung* erfolgt erst nach dieser Markierung. Sie umfaßt alles geschädigte Gewebe. Als oberster Grundsatz bei der Replantationschirurgie gilt:

nur „gesundes mit gesundem" Gewebe verbinden.

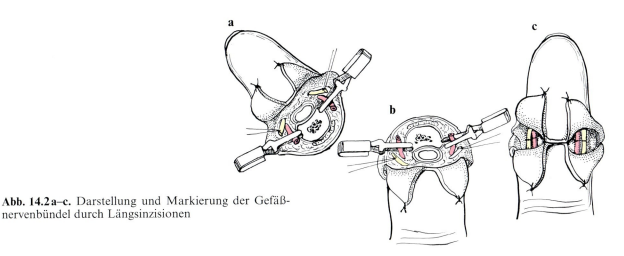

Abb. 14.2a–c. Darstellung und Markierung der Gefäßnervenbündel durch Längsinzisionen

Denn die folgenschwerste Komplikation nach einer Replantation ist eine zirkuläre Weichteilnekrose im Anastomosengebiet.

Die *Kürzung der Gefäßenden bzw. Nervenstümpfe* erfolgt erst unter dem Mikroskop. Durch die stärkere Vergrößerung können hier diese feinen Strukturen besser beurteilt werden.

Um eine direkte Verbindung aller Strukturen zu ermöglichen, ist eine *Knochenkürzung* bzw. Glättung durchzuführen. Eine zu starke Kürzung sollte allerdings besonders am Daumen vermieden werden. Reine Gefäßdefekte sind kein Grund für eine weitere Knochenkürzung, sondern nur eine Indikation zur Mikroveneninterposition. Bei der Replantation an der Hand hat sich folgende *Reihenfolge* bewährt:

(1) Osteosynthese
(2) Naht der Beugesehnen
(3) Naht der Sehnenscheide
(4) Anastomose beider volarer Fingerarterien
(5) Naht der beiden volaren Fingernerven
(6) Naht des Strecksehnenapparates
(7) Anastomose von 1–2 dorsalen Venen pro Finger
(8) Lockere Hautadaption

2. Osteosynthese (Abb. 14.3a–e)

Zentraler intramedullärer Kirschner-Draht (Abb. 14.3a):

Vorteile: Schnellstes Verfahren, einfach, immer anwendbar. Die Rotationsmöglichkeit erleichtert die Gefäßanastomosen. Der Draht ist leicht zu entfernen.
Nachteile: Keine übungsstabile Osteosynthese, keine Rotationsstabilität. Meist müssen Nachbargelenke mitfixiert werden.

Kurze gekreuzte Bohrdrähte (Abb. 14.3b):
Vorteile: Größere Stabilität und Rotationsstabilität. Relativ einfaches und leicht durchzuführendes Verfahren. Leicht entfernbar.
Nachteile: Nicht anwendbar bei stärkeren Infraktionen der Knochen und in Gelenksnähe. Häufig besteht die Notwendigkeit der Mitfixierung von Nachbargelenken. Keine Übungsstabilität.

Transossäre Drahtnähte mit vorübergehender intramedullärer zentraler Kirschner-Draht-Fixierung (Abb. 14.3c):
Vorteile: Gute Kompressions- und Übungsstabilität.
Nachteile: Kompliziertes Verfahren, nur möglich bei gelenksfernen Frakturen. Nicht anwendbar bei ausgedehnten Infraktionen oder Stückbrüchen der Knochen. Das Osteosynthese-Material ist schwer oder gar nicht zu entfernen.

Platten und Schrauben (AO-Kleinfragment-Instrumentarium) (Abb. 14.3d):
Vorteile: Absolute Übungsstabilität.
Nachteile: Meist nur anwendbar im Mittelhandbereich. Nicht anwendbar bei Infraktion oder Stückbrüchen sowie in Gelenksnähe. Ferner muß ein längerer Knochenabschnitt freigelegt werden. Komplizierteres und zeitraubenderes Verfahren: das Material muß in einer zweiten Operation entfernt werden.

Intramedulläre Verschraubung (Abb. 14.3e):
Vorteile: Absolute Übungsstabilität mit guter Kompression.
Nachteile: Nur anwendbar im mittleren Drittel der Phalanx. Nicht möglich bei Infraktionen oder Stückbrüchen. Ein großer Metallkörper, der nicht mehr entfernt werden kann, wird im Knochen belassen (Gefahr einer Metallose).

Entsprechend den vorliegenden Gegebenheiten muß das geeignetste Osteosynthese-Material jeweils individuell ausgesucht werden.

3. Naht der Beugesehnen

Obwohl es sich bei Fingeramputationen um Sehnendurchtrennungen im sogenannten „Niemandsland" nach BUNELL handelt, wird hier eine primäre Rekonstruktion aller Gebilde des Beugesehnenapparates angestrebt. Die tiefe und oberfläche Beugesehne wird mit einer Kessler-Naht bei zusätzlicher Feinadaption genäht (Abb. 14.4). Als Nahtmaterial dient ein 4×0- geflochtener Kunststoffaden mit 2 geraden armierten Nadeln. Zur

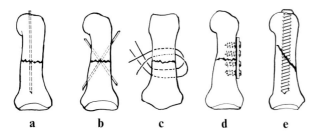

Abb. 14.3a–e. Osteosynthesen bei Replantationen an der Hand: **a** einfacher intramedullärer Kirschner-Draht, **b** gekreuzte Kirschner-Drähte, **c** 2 transossäre Drahtnähte, **d** Miniplatte und Schrauben, **e** intramedulläre Verschraubung

14 Replantation peripherer Teile (Mikroreplantation)

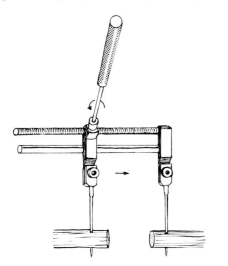

Abb. 14.4. Sehnenadapter nach BIEMER (Fa. Aesculap)

fortlaufenden Feinadaptation wird ein 6–7 × 0-monofiler Nylonfaden bevorzugt. Ebenfalls soll versucht werden, die Sehnenscheide sowie das unter den Sehnen liegende Periost zu adaptieren. Zur Naht werden die beiden Sehnenstümpfe durch einen *Sehnenadapter* nach BIEMER fixiert (Abb. 14.4).

4. Arterienanastomosen

Grundsätzlich sollten immer beide volaren Fingerarterien anastomosiert werden, um die Gesamtzirkulation zu erhöhen. Bei Daumen und Zeigefinger sind die radialen Arterien oft nur sehr schwach oder gar nicht ausgebildet. In solchen Fällen können dann nur die ulnaren Gefäße anastomosiert werden.

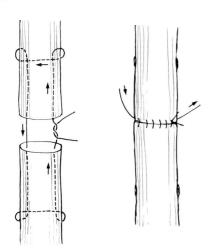

Abb. 14.5. Kessler-Naht mit Feinadaptation der Beugesehne

Zur Gefäßnaht müssen die Stümpfe locker und spannungsfrei gegenüberliegen. Doppelklemmen oder Gefäßadapter finden bei uns in der Klinik keine Anwendung. Die Anastomose wird dann, wie in Kapitel Nahttechnik, ausgeführt.

5. Nervennaht

Die sensiblen Fingernerven lassen sich gelegentlich in 1–3 Faszikel aufgliedern, so daß eine echte interfaszikuläre oder perineurale Naht möglich ist.

Meist werden aber nur 2–3 Epiperineuralnähte gelegt und auf eine weitere Aufgliederung verzichtet (Abb. 14.5). Zur Naht können die Nervenstümpfe analog den Sehnen ebenfalls durch einen *Nervenadapter* nach BIEMER fixiert werden (Abb. 14.6).

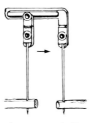

Abb. 14.6. Nervenadapter nach BIEMER (Fa. Aesculap)

Bei Handabtrennungen besteht die Schwierigkeit, die motorischen Anteile des N. medianus und des N. ulnaris entsprechend zusammenzufügen. Bei diesen größeren Nerven sollte immer eine Perineuralnaht der einzelnen Faszikelbündel durchgeführt werden (Abb. 14.7).

6. Naht der Strecksehnen

Nach Vereinigung aller Gebilde auf der palmaren Seite der Hand wird diese gedreht und als erstes dorsalseitig der Strecksehnenapparat wiederhergestellt. Wenn möglich, sollten hier alle Teile mit 4–5 × 0-monofilen Nylonfäden adaptiert werden.

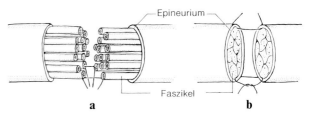

Abb. 14.7. a Interfaszikuläre Naht bei polyfaszikulären Nerven, **b** Epineuralnaht eines oligofaszikulären Nerven

7. Venenanastomosen

Anhand des sich zeigenden Refluxes können 1–2 kräftige Venen pro Finger ausgesucht werden. Sie werden durch Clipse markiert und stabilisiert. Falls kein gegenüberliegender entsprechender Venenstumpf gefunden wird, können auch schräge Verbindungen durch Einsetzen von *Veneninterponaten* hergestellt werden. Wegen der ungepolsterten Lage der Venen zwischen Haut, Strecksehne und Knochen müssen die Nähte der Venen besonders spannungslos sein.

Durch sorgfältige Ligatur oder Koagulation aller übrigen blutenden Venenenden wird erstens eine Nachblutung verhindert und zweitens die Fließgeschwindigkeit in den ein bis zwei Venenverbindungen fast auf eine arterielle Größe erhöht. Wir halten dies für eine gute Prophylaxe zur Vermeidung von venösen Thrombosen. Aus diesem Grunde sind wir auch nicht bestrebt, mehr als zwei funktionstüchtige Venenanastomosen zu schaffen.

8. Hautnaht

Die Hautadaptation geschieht nur mit wenigen Nähten absolut spannungsfrei. Die Anastomosenstellen sollen hierbei bedeckt sein. Es zeigt sich aber, daß es günstiger ist, selbst Veneninterponate unbedeckt zu lassen, als einen Hautverschluß unter Spannung zu erzwingen. Evtl. können freie Hauttransplantate oder lokale Verschiebelappen herangezogen werden.

Zur Vermeidung von zirkulären Narben können kleine Hautinzisionen oder Z-Plastiken eingefügt werden.

9. Verband

Der Verband darf keine einschnürenden zirkulären Touren enthalten.

Wir verwenden Fettgazestreifen, die mit reichlich lockerem Krüll abgedeckt werden. Eine lockere Gazebinde fixiert das Verbandsmaterial. Dies ergibt einen lockeren und saugfähigen Verband. Alle Fingerspitzen müssen unbedeckt bleiben, um eine dauernde Beurteilung zu ermöglichen. Schienen und Gipsverbände verwenden wir grundsätzlich nicht mehr, da wir hier wiederholt Druckschäden gesehen haben (Abb. 14.8).

Der Verband sollte so oft wie nötig und so wenig wie möglich gewechselt werden. Entfernt werden muß aber immer ein vollgebluteter, verkrusteter Verband, da dieser ebenfalls einengend wirken kann.

10. Medikation

Hier darf ich auf das Kapitel Mikrogefäßchirurgie 6.6. verweisen.

11. Postoperative Überwachung

Da die meisten Gefäßthrombosen in den ersten 24 Stunden entstehen, bedarf jede Replantation während dieser Zeit einer *regelmäßigen Überwachung*, um Durchblutungsstörungen rasch zu erkennen und gegebenenfalls zu revidieren. Es lag nahe, hier *apparative Hilfen* einzusetzen. Angewendet wurden Temperaturfühler, Plethysmographie, Dopplergeräte, perkutane PO_2-Messungen, Thermographien etc. Aus unserer Erfahrung sowie weltweit an anderen Zentren ist die *klinische Beobachtung* die sicherste und zuverlässigste. Es sollte deshalb das replantierte Teil alle zwei Stunden durch Inspektion, Nageldruck und Temperaturfeststellung oder nötigenfalls durch Punktion mit einer Lanzette auf die gute Durchblutung kontrolliert werden. Bestehen Zeichen einer Minderdurchblutung oder venösen Stauung müssen zunächst der Verband und die Hautnähte kontrolliert werden, um hier äußere Kompression zu beseitigen. Bessert sich hiernach der Zustand nicht innerhalb kürzester Zeit, besteht eine absolute *Indikation zur Reoperation*.

Kann eine venöse Abflußstauung nicht beseitigt werden, so verbleibt bei besonders wichtigen Handteilen die Möglichkeit, durch regelmäßige Inzision unter einer Heparinisierung das gestaute Teil „ausbluten" zu lassen. Gegebenenfalls können hier auch *Blutegel* eingesetzt werden. Natürlich bedarf es dann einer regelmäßigen Hämoglobin- und Hämatokritkontrolle, da der Blutverlust unter Umständen beträchtlich sein kann.

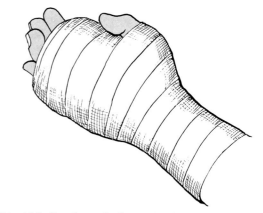

Abb. 14.8. In einem lockeren Verband wird die Hand leicht erhöht gelagert in Supinationsstellung

D. Besonderheiten bei verschiedenen Amputationsmechanismen

I. Schnittamputation

Unter Schnittamputation verstehen wir Verletzungsarten, bei denen es durch schmale, relativ scharfkantige Gegenstände nur zu einer minimalen traumatisierten Zone an der Amputationslinie gekommen ist. Hierzu zählen wir auch normalerweise die am häufigsten auftretenden Kreissägenverletzungen, soweit nur eine schmale traumatisierte Randzone besteht.

Diese Art der Amputation bietet naturgemäß die günstigsten Voraussetzungen für die Replantation: durch eine geringe Knochenkürzung sind meist spannungsfreie Gefäßanastomosen sowie Nerven- und Sehnennähte möglich. Bei *schrägen Abtrennungen*, wie sie häufig am linken Daumen bei Rechtshändern durch Kreissägenverletzungen vorkommen, müssen allerdings die tangential verletzten volaren Gefäße häufig durch Interponate überbrückt werden, um eine zu starke Kürzung des Daumens zu vermeiden.

II. Abquetschung

Bei einer Abquetschung sollte immer die gesamte Quetschzone reseziert werden. Es ist davon auszugehen, daß in diesem Bereich die Gefäßwände so stark geschädigt sind, daß es zu einem Gefäßverschluß aufgrund dieser Intimaläsionen kommt. Ebenso führt eine Nekrose des Weichteilmantels oder der Haut im Anastomosengebiet fast immer zu einer Thrombose. Bei *subtotalen Abquetschungen* wird diese notwendige Resektion wegen des Bemühens, erhaltene Strukturen zu schonen, meist nicht ausgeführt. Besonders bestehende Hautbrücken können wegen ihrer Venenverbindung die Replantation wesentlich erleichtern.

In vielen Fällen sahen wir allerdings, daß diese bestehenden Venenverbindungen soweit geschädigt waren, daß sie wegen späterer Thrombosierung funktionell unwichtig waren. Aus diesem Grunde ist es bei subtotalen Abquetschungen oft günstiger, unter Resektion der gesamten Quetschzone die subtotale Amputation in eine totale glatte Schnittamputation zu ändern und dann erst eine Replantation durchzuführen.

III. Ausrißamputationen

Diese Verletzungsart gilt generell als ungünstigste Voraussetzung für eine Replantation. Die Problematik liegt hier in der unterschiedlichen Abtrennungshöhe der verschiedenen Strukturen.

Nach unseren Beobachtungen sind bei diesen Amputationen die *Beugesehnen* meist weit aus der Unterarmmuskulatur herausgerissen, während die Strecksehnen auf Höhe der Knochenfrakturen durchtrennt sind. Die *Gefäßnervenbündel* werden bei der Verletzung meist ungleichseitig weit herausgezogen, die Nerven fast immer länger als die Gefäße. Die *dorsalen Venen* haben wiederum ihre Abtrennungslinie am Rande des Hautabrisses, der ganz unterschiedlich liegen kann. Am häufigsten ereignen sich diese Ausrißverletzungen am Daumen.

Der *arterielle Anschluß* ist hier in vielen Fällen nur unter Verwendung von Veneninterponaten möglich. Gegebenenfalls ist eine Arterialisierung nur durch Anschluß an den Ramus superf. der A. radialis im Tabatièregebiet möglich. Die meist weit aus dem Unterarm herausgerissene Beugesehne des Daumens kann durch subkutane Verlagerung einer oberflächlichen Beugesehne eines Langfingers primär ersetzt werden. Bei vollerhaltener Thenarmuskulatur und primär durchgeführter Arthrodese im Daumengrundgelenk verbleibt dem Daumen meist aber noch eine gute Funktion ohne Ersatz der Beugesehnen.

Das Problem der *Resensibilisierung* muß individuell gestaltet werden, gegebenenfalls durch Verlagerung eines ulnaren Fingernerven oder durch Anschluß an einen dorsal gelegenen Ast des N. radialis. Auch hierdurch kann eine ausgezeichnete Schutzsensibilität am Daumen erreicht werden.

IV. Skelettierungsamputationen

Skelettierungsverletzungen sind gekennzeichnet durch das Erhaltensein des Skelett- und Sehnenapparates.

Abgezogen bzw. amputiert wird nur der Weichteilmantel. Als Unfallmechanismus kommt z.B. eine Walze in Frage, die die Finger am äußersten Ende erfaßt und durch den Gegenzug des Verunfallten handschuhförmig den Weichteilmantel der Finger abreißt.

Ein anderer Entstehungsmechanismus ist durch das Hängenbleiben an einem Fingerring gegeben. Dieser schiebt den Weichteilmantel herunter.

In beiden Fällen besteht immer eine mehr oder weniger starke *Schädigung der amputierten Hülle* entweder durch die Quetschung zwischen den Walzen oder durch das Zusammenschieben bei der Ringverletzung. Periphere Knochenteile können in verschiedener Länge mit dem Hautmantel abgetrennt werden.

Eine Versorgung solcher zirkulärer Entblößung des Skelettapparates war bisher nur durch gestielte Lappen- oder Muffplastiken in mehreren Operationen möglich. In einigen Fällen werden auch hier die Gefäßnervenbündel mit dem Weichteilmantel über dem Sehnenlager abgetrennt, so daß hier eine echte Replantation möglich ist. Falls sie gelingt, ist meist mit einem sehr guten ästhetischen sowie funktionellen Ergebnis zu rechnen, da der Gelenksehnenapparat unverletzt war.

V. Schwere kombinierte Amputationsformen

Hierunter verstehen wir Amputationsarten, bei denen es sich um eine Kombination zwischen Abquetschung, Ausriß oder um eine zusätzliche Schädigung des Amputates handelt.

Diese Verletzungsformen gehören mit zu den problematischsten in der Replantationschirurgie. Häufig bestehen, abgesehen von der eigentlichen Amputationslinie, noch Gefäßdurchtrennungen weiter distal im Amputat. Bei zusätzlicher massiver Quetschung des ganzen Amputates oder proximaler Anteile des Stumpfes kommt es immer zur massiven Ödembildung und nachfolgenden ausgedehnten Verwachsungen, die das funktionelle Endergebnis stark einschränken. Grundsätzlich ist auch hier zumindest die *Hauptverletzungszone zu resezieren*. Gegebenenfalls müssen großzügig *Veneninterponate* auf der arteriellen sowie auf der venösen Seite eingesetzt werden. In vielen Fällen ist auch eine gleichzeitige *Nerventransplantation* notwendig.

Längere zerstörte Sehnenabschnitte bedürfen einer sekundären Sehnenplastik, die durch Einlage von Siliconrods bereits zum Zeitpunkt der Replantation vorbereitet werden kann.

E. Heterotope Replantationen (Primärer Fingeraustausch)

Während normalerweise ein abgetrennter Teil an seinen ursprünglichen Ort replantiert wird, so müssen gerade bei *Mehrfachamputationen*, wo Teile zerstört oder nicht vorhanden sind, allgemeine Richtlinien der Handrekonstruktion beachtet werden.

Da die Hand in erster Linie ein Greiforgan ist, muß auch immer eine Greiffunktion angestrebt werden. Sind z.B. alle Finger und der Daumen amputiert und das Daumenamputat nicht replantabel, sollte ein Zeigefingeramputat zunächst zum Daumenaufbau verwendet werden. Hierfür eignet sich am besten das Amputat des am ehesten zu entbehrenden Zeigefingers oder sonst ein Teil, welches z.B. durch ein zerstörtes Grundgelenk eine Kontraindikation zur Replantation zeigt.

Als Richtlinie gilt zunächst die Rekonstruktion des Daumens, dann der ulnaren Finger (Ring- oder Kleinfinger) und zuletzt die Wiederherstellung des Zeigefingers.

F. Physikalische Nachbehandlung

Von größter Bedeutung für die spätere Funktion, gerade an der Hand, ist die krankengymnastische und ergotherapeutische Nachbehandlung. Sie läuft bei uns nach folgendem Schema ab, problemlosen Heilungsverlauf vorausgesetzt:

Passive Behandlung: ab 3.–4. Tag
Aktive Behandlung: ab 3. Woche
Vorläufige Übung: nach Entfernung etwaiger Kirschnerdrähte

G. Mikroreplantationen anderer Teile

I. Skalpierungsverletzungen

Hierbei besteht immer eine *absolute Indikation* zur Replantation. Meist geschieht der Abriß auf der Ebene des Periostes. Der Skalp wird zunächst rasiert und gereinigt. Während die Venen meist gut sichtbar auf der Unterlage des Skalps zu finden sind, verlaufen die Arterien in der Subcutis und sind schwieriger zu finden. Geeignet zur Anastomosierung sind die Temporal- und Okzipitalarterien. Es genügt für eine Totalskalpierung die Verbindung von einer Arterie zur Durchblutung des gesamten Skalps. Die häufig angenommene „Wasserscheide" auf der Scheitelhöhe besteht nicht.

II. Gesichtsteile

Gelegentlich kommt es gerade bei Kindern zu Abbißen von Lippen- oder ganzen Mittelgesichtsteilen. Hier müssen entsprechend dem bekannten Arterienverlauf Gefäße aufgesucht werden. Die bisher erreichten Ergebnisse zeigen eine absolute *Replantationsindikation*.

III. Penisamputationen

Dies ist eine sehr seltene Amputationsform, die meist nur bei psychisch kranken Patienten durch Selbstverstümmelung eintritt. Die Gefäße sind groß und leicht aufzufinden. Um eine gute Durchblutung der Glans Penis zu erreichen, sollten immer auch zentrale Gefäße neben den dorsalen Gefäßen verbunden werden. Natürlich ist eine Nervennaht absolute Notwendigkeit.

IV. Periphere Amputationen am Fuß

Distal des Sprunggelenkes kommt es ebenfalls selten zu Abtrennungen. Eine Indikation besteht hier praktisch nur bei glatten Schnittamputationen.

Bei den Zehen sehen wir nur bei isolierter Abtrennung der Großzehe eine relative Indikation aus ästhetischen Gründen.

Bei Mittelfuß- und Fußamputationen muß eine größere Kürzung vermeidbar sein. Ferner muß die Wahrscheinlichkeit einer Resensibilisierung bestehen. Die Gefäße sind hier groß und relativ einfach zu anastomosieren. Alle üblichen Strukturen werden so anatomisch wie möglich versorgt.

LITERATUR

1. Biemer E (1977) Replantation von Fingern und Extremitätenteilen. Technik und Ergebnisse. Chirurg 48:353
2. Biemer E, Duspiva W (1977) Komplikationen bei der Replantation abgetrennter Gliedmaßen, Handchirurgie 9:67
3. Biemer E, Duspiva W, Herndl E, Stock W, Ramatschi P (1977) Early experiences in organising and running a replantation service. Br J Plast Surg 31:9
4. Biemer E, Duspiva W (1978) Erfahrungen nach über 272 Replantationen peripherer Extremitätenteile mit mikrovaskulären Anastomosen. Z Orthop 116:587
5. Biemer E (1979) Indikation zur Replantation peripherer Körperteile (Mikroreplantation). Unfallheilkunde 82:224–231
6. Biemer E, Duspiva W (1980) Rekonstruktive Mikrogefäßchirurgie. Springer, Heidelberg Berlin New York
7. Biemer E, Stock W, Duspiva W (1983) Replantationen an der unteren Extremität. Chirurg 54:361–365
8. Buncke HJ, Buncke CM, Schulz WP (1966) Immediate Nicoladoni procedure in the rhesus monkey, or hallux-to-hand transplantation, utilizing microminiature vascular anastomoses. Br J Plast Surg 19:332
9. Duspiva W, Biemer E, Herndl E, Stock W, Alberti I (1979) Knochenheilung in der Replantationschirurgie der Hand. Fortschr Med 97:953
10. O'Brian BMcC, McLeod AM, Miller GDM, Newing RK, Hayhurst JW, Morrison WA (1973) Clinical replantation of digits. Plast Reconstr. Surg 52:490
11. Meyer VE (1983) Replantationschirurgie der oberen Extremität. Huber, Bern Stuttgart Wien
12. Schmidt-Tintemann U, Biemer E, Duspiva W (1976) Replantationen abgetrennter Finger, Daumen und Hände durch Mikrogefäßchirurgie. Dtsch Ärzteblatt 20:1367
13. Tamai S (1974) Present status and prospect of limb and finger replantation. Surg Diag Traet 6:547

15 Arterielle Aneurysmen

15.1 Arterielle Aneurysmen der extrakraniellen supraaortalen Äste sowie der oberen Extremitäten

D. RAITHEL

INHALT

A. Anatomie und Ätiologie 275
    I. Aneurysmen der supraaortalen Äste . . 275
   II. Aneurysmen der oberen Extremitäten 275
B. Indikationen zur Operation 275
C. Lagerung 276
D. Operative Zugangswege 276
E. Operationstechniken 278
    I. Aneurysmen des Truncus
       brachiocephalicus 278
   II. Aneurysmen der Arteria carotis
       communis 278
 III. Aneurysmen der Karotisgabel und
       Arteria carotis interna 279
 IV. Aneurysmen der Arteriae subclavia und
       axillaris 281
  V. Aneurysmen der Arteria vertebralis . . 282
 VI. Aneurysmen der Arteria brachialis . . 284
VII. Aneurysmen der Arteriae radialis und
       ulnaris 284
F. Intraoperative protektive Maßnahmen –
   Komplikationsmöglichkeiten – Nachsorge . . 284
G. Rezidiveingriffe 285
   Literatur 285

A. Anatomie und Ätiologie

Anatomie: s. Kap. 2.1–2.2 und 7.1, 8 und 10

I. Aneurysmen der supraaortalen Äste

Aneurysmen der A. carotis im extrakraniellen Abschnitt sind sehr selten und beschränken sich hauptsächlich auf A. carotis comm. und A. carotis int. [1, 4–7, 9, 10]. Ätiologisch dominieren die traumatischen Aneurysmen; an zweiter Stelle stehen die arteriosklerotischen. Eine Rarität stellen heute luetische Aneurysmen dar.

Außerdem werden Aneurysmen beobachtet als Folge einer zystischen Medianekrose, einer fibromuskulären Dysplasie oder anderer kongenitaler Anomalien.

II. Aneurysmen der oberen Extremitäten

Aneurysmen der A. subclavia sind relativ häufig und werden meistens verursacht durch eine Halsrippe im Sinne einer poststenotischen Dilatation [2, 3]. Sie sind nur selten arteriosklerotischer Natur. Auch kann einmal eine Lungenspitzentuberkulose mit perisubklavialer Entzündung zum Aneurysma führen. Beim M. Marfan ist die A. subclavia eine der Vorzugslokalisationen.

Aneurysmen der A. brachialis sind meist traumatischen Ursprungs oder Folge einer transbrachialen Katheterangiographie. Verletzungen spielen auch eine Rolle in der Genese der Aneurysmen der Unterarmarterien.

Selten werden Aneurysmen der großen supraaortalen Äste beobachtet in Kombination mit anderen peripheren Aneurysmen.

B. Indikationen zur Operation

Die Indikation zur Operation ist unter Würdigung aller Gesamtbefunde, des Alters sowie des Allgemeinzustandes des Patienten zu stellen.

Im Gegensatz zu zentralen oder peripheren Aneurysmen der unteren Extremitäten steht die thromboembolische Komplikation im Vordergrund; eine Rupturgefahr besteht selten. Aus einer Literaturübersicht von HOBSON et al. [3] geht hervor, daß 68% der Aneurysmen im axillo-subklavialen Bereich peripher embolisierten. 19% der Patienten zeigten eine neurologische Begleitsymptomatik, wobei an erster Stelle die Druckschädigung des Plexus brachialis stand.

Eine *therapeutische Indikation* besteht bei allen Patienten mit embolisierenden Aneurysmen, insbesondere bei Aneurysmen in der arteriellen Einstrombahn des Gehirns. Auch sehen wir eine Indikation zur Operation beim rupturierten und nicht rupturierten Aneurysma, wenn es zur Kompression benachbarter Nervenstrukturen mit entsprechenden neurologischen Ausfällen geführt hat. Beim thrombosierten Aneurysma besteht die Indikation zur Operation nur dann, wenn es zu einer Mangeldurchblutung nachgeschalteter Organbezirke kommt, z.B. zu einer zerebrovaskulären Insuffizienz. Ist die Thrombose asymptomatisch verlaufen, so besteht keine Indikation zur operativen Behandlung eines thrombosierten Aneurysmas.

Ist ein Aneurysma vergesellschaftet mit einer vor- oder nachgeschalteten Stenose der A. carotis, so besteht eine dringliche Indikation zur Operation der beiden Läsionen.

Eine *prophylaktische Indikation* – um den vorgenannten Komplikationsmöglichkeiten vorzubeugen – besteht beim jüngeren Patienten, wenn sich das Aneurysma relativ leicht und mit einem minimalen Risiko exstirpieren läßt.

Zur Beurteilung der Operationsindikation erscheint uns der arteriographische Befund wichtig: ulzeröse Wandunregelmäßigkeiten und thrombotische Wandauflagerungen sollten die Indikation zur Operation positiv beeinflussen (dies gilt insbesondere für Aneurysmen der A. carotis); bei glattbegrenzter Wand kann u.U. abgewartet werden [8].

Aneurysmen, die sich im distalen Abschnitt der extrakraniellen A. carotis int. direkt unterhalb der Schädelbasis befinden, sind schwer zu erreichen und die Wiederherstellung der Strombahn nach Resektion eines solchen Aneurysmas ist problematisch. In solchen Fällen kommen zwei Verfahren in Betracht:

(1) Die Ligatur der proximalen A. carotis int. mit gleichzeitiger Herstellung einer extra-intrakraniellen Anastomose.
(2) Eine „langsame" Ligatur mit Hilfe eines Ameroid-Ringes.

C. Lagerung

Die Eingriffe an den Halsschlagadern werden ausschließlich in Rückenlage durchgeführt, wobei der Kopf des Patienten zur Gegenseite gedreht wird.

Dasselbe gilt für Eingriffe der Aa. subclavia und axillaris. Der Arm des Patienten soll jedoch zusätzlich abduziert gelagert werden, um gegebenenfalls ein Transplantat peripher anschließen zu können.

Die transaxilläre Behandlung eines Subklavia-Aneurysmas wird in Seitenlagerung des Patienten durchgeführt.

Für die Korrektur von Aneurysmen des Ober- und Unterarmes wird der Arm ebenfalls abduziert und auf einen Armtisch in Außenrotation gelagert.

Wichtig erscheint uns, daß an die Möglichkeit einer Korrektur mittels V. saphena-Interposition gedacht wird. Zu diesem Zwecke sind beide Leistenregionen, bis etwa Mitte Oberschenkel, für die Entnahme der V. saphena magna abzudecken.

D. Operative Zugangswege

Die Wahl des Operationsverfahrens und damit des Zuganges richtet sich nach Lokalisation und Größe der Aneurysmen. Prinzipiell ist es wichtig, daß möglichst großzügig freigelegt wird, damit eine risikoarme Korrektur möglich ist [8, 11].

Aneurysmen des Truncus brachiocephalicus werden durch eine mediane Sternotomie versorgt. Das Mediastinum kann durch den Einsatz von Rippensperrern im Bereich des Manubrium sterni breit freigelegt werden. Hierdurch ist ein sicheres Ausklemmen des Abganges des Truncus brachiocephalicus aus der Aorta ascendens (Satinsky-Klemmen) möglich (Abb. 15.1.1 b). Für abgangsnahe Aneurysmen der A. carotis comm. genügt u.U. eine partielle mediane Sternotomie (Abb. 15.1.1 a).

Die *Karotisgabel* wird durch eine Inzision am Vorderrand des M. sternocleidomastoideus mit evtl. Verlängerung nach hinten dargestellt (Abb. 15.1.3 a).

Rechtsseitige Subklaviaaneurysmen werden von einem supraklavikulären Schnitt aus freigelegt, u.U. in Kombination mit partieller medianer Sternotomie (Abb. 15.1.6 a).

Linksseitige Subklaviaaneurysmen erfordern bei zentraler Lage eine Freilegung im 3. ICR, mit Anschlingen von Aorta, A. subclavia, A. vertebralis

5.1 Arterielle Aneurysmen der extrakraniellen supraaortalen Äste

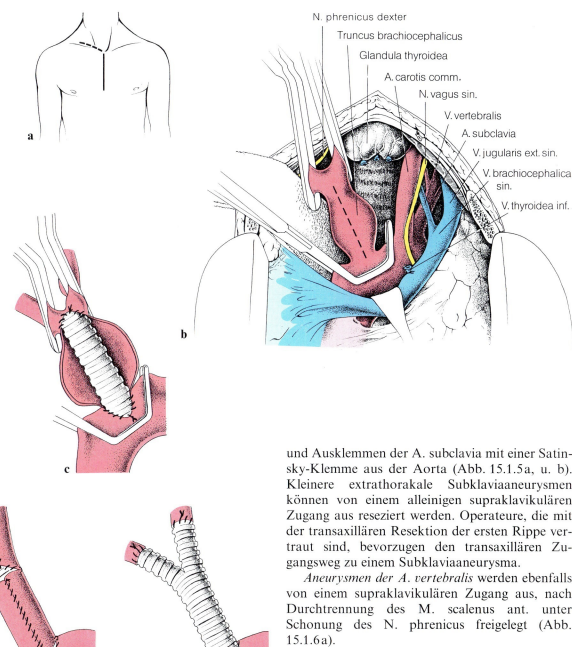

Abb. 15.1.1. a Mediane Sternotomie mit evtl. supraklavikulärer Verlängerung zur Freilegung des Truncus brachiocephalicus. **b** Freilegung des Truncus brachiocephalicus und partielle Ausklemmung aus dem Aortenbogen. **c** Interposition einer geraden Prothese (8 mm). **d** Ummantelung der Prothese. **e** Interposition einer Bifurkationsprothese (14 × 8 mm)

und Ausklemmen der A. subclavia mit einer Satinsky-Klemme aus der Aorta (Abb. 15.1.5a, u. b). Kleinere extrathorakale Subklaviaaneurysmen können von einem alleinigen supraklavikulären Zugang aus reseziert werden. Operateure, die mit der transaxillären Resektion der ersten Rippe vertraut sind, bevorzugen den transaxillären Zugangsweg zu einem Subklaviaaneurysma.

Aneurysmen der A. vertebralis werden ebenfalls von einem supraklavikulären Zugang aus, nach Durchtrennung des M. scalenus ant. unter Schonung des N. phrenicus freigelegt (Abb. 15.1.6a).

Aneurysmen der A. axillaris und des subklavioaxillären Übergangs lassen sich am besten durch einen infraklavikulären Zugang freilegen. Auch ein transaxillärer Zugang mit Resektion der 1. Rippe hat sich bewährt (s. S. 577).

Proximale *A. brachialis-Aneurysmen* werden durch eine Inzision am medialen Oberarm, im Verlauf des Sulcus bicipitalis medialis freigelegt.

Als Zugangsweg für distale Brachialis-Aneurysmen empfiehlt sich die Freilegung durch eine S-förmige Inzision im Bereich der Ellenbeuge, mit Spaltung der Faszie der Bizepssehne.

E. Operationstechniken

I. Aneurysmen des Truncus brachiocephalicus

Die Eingriffe werden unter systemischer Heparinisierung vorgenommen.

Nach medianer Sternotomie erfolgt die Exposition der Aorta ascendens, des Truncus brachiocephalicus sowie der Aa. subclavia und carotis comm. (Abb. 15.1.1 b).

Bei der Präparation ist besonders auf die V. brachiocephalica zu achten, die mit dem Aneurysma verwachsen sein kann.

Der Abgang des Truncus brachiocephalicus wird tangential mit einer Satinsky-Klemme aus der Aorta ascendens ausgeklemmt. Nach Abklemmen der Aa. carotis comm. und rechter A. subclavia erfolgen Eröffnung und Ausräumung des Aneurysmas (Abb. 15.1.1 b).

Das Aneurysma kann in die A. subclavia bzw. A. carotis comm. übergreifen. In diesen Fällen muß eine Bifurkationsprothese (14 × 8 mm) oder eine gerade Prothese (8 mm) in aorto-karotidaler bzw. aortosubklavialer Position interponiert werden (Abb. 15.1.1 c–e).

Wird eine gerade Prothese eingesetzt, so muß jeweils A. subclavia oder A. carotis comm. End-zu-Seit angeschlossen werden.

Die zentrale Anastomose an der Aorta ascendens erfolgt angeschrägt End-zu-Seit; die distale Anastomose sollte angeschrägt End-zu-End angelegt werden.

Nach Naht beider Anastomosen erfolgt die Deckung der Prothese durch Ummantelung mit den zurückbleibenden Partien des Aneurysmas (Abb. 15.1.1 d).

II. Aneurysmen der Arteria carotis communis

Aortenabgangsnahe Aneurysmen der A. carotis comm. lassen sich auf der rechten Seite durch eine partielle mediane Sternotomie korrigieren. Auf der linken Seite ist bei proximaler Lokalisation eine Thorakotomie im 3. ICR erforderlich (Abb. 15.1.2 a).

Bei der Präparation ist wiederum auf eine möglichst großzügige Freilegung zu achten, d.h. das Gefäß muß im gesunden Abschnitt angeschlungen werden, um eine intraoperative zerebrale Embolisation zu vermeiden (Abb. 15.1.2 b).

Selten wird es gelingen, durch eine Kontinuitätsresektion die A. carotis comm. wieder ohne Spannung zu anastomosieren. Der sicherste Weg ist die Interposition einer 8 mm Prothese in karotido-karotidaler Position (Abb. 15.1.2 c).

Ein autologes Saphenasegment sollte in dieser Position – wegen des zu geringen Kalibers – nicht verwendet werden.

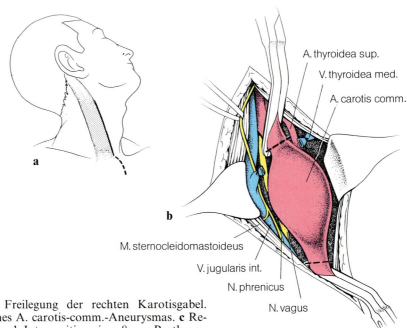

Abb. 15.1.2. a Freilegung der rechten Karotisgabel. **b** Darstellen eines A. carotis-comm.-Aneurysmas. **c** Rekonstruktion durch Interposition einer 8 mm Prothese

5.1 Arterielle Aneurysmen der extrakraniellen supraaortalen Äste

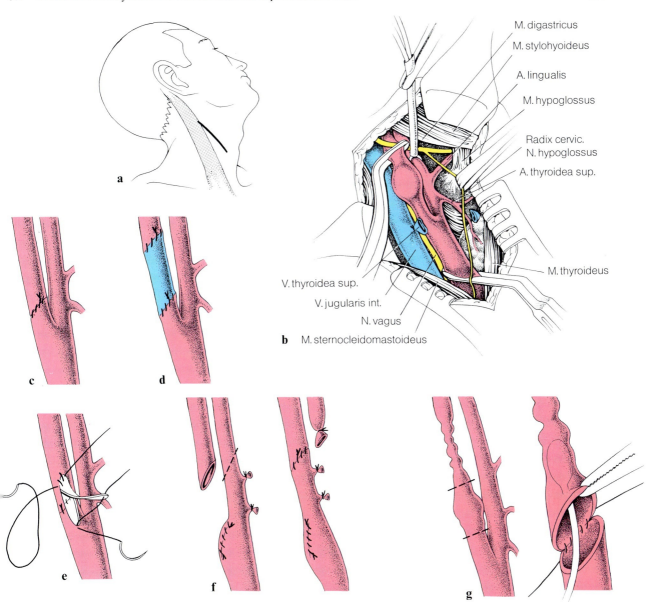

Abb. 15.1.3. a Freilegung der Karotisgabel. **b** Darstellen eines A. carotis-int.-Aneurysmas. **c** Karotisteilresektion mit termino-terminaler Anastomose. **d** Interposition eines V. Saphenasegments in karotidaler Position. **e** Karotisteilresektion mit partieller Hinterwandnaht und Patchverschluß der Vorderwand. **f** Resektion des A. carotis-Aneurysmas mit Naht des proximalen Stumpfes und Absetzen der A. carotis ext. mit Reimplantation der Interna in den proximalen Externaanteil. **g** Karotisteilresektion mit Internadilatation und termino-terminaler Reanastomosierung der A. carotis int.

III. Aneurysmen der Karotisgabel und Arteria carotis interna

Bei der Freilegung der Karotisgabel muß evtl. der Hautschnitt kranial nach hinten verlängert werden, um eine genügende Exposition zu erzielen (Abb. 15.1.3a).

Es erfolgt zunächst das Anschlingen der A. carotis comm., dann der Externa mit den proximalen Seitenästen und ganz zuletzt der A. carotis int. (Abb. 15.1.3b). Damit es bei der Mobilisation des Karotisgabel-Aneurysmas nicht intraoperativ zu einer Mikroembolisation bei unsachgemäßer Manipulation kommt, ist auch hier wiederum bei der Präparation extreme Vorsicht geboten.

Je nach Größe des Aneurysmas kommt eine *Totalexstirpation* mit End-zu-End-Anastomose oder Transplantat-Interposition in Frage (Abb. 15.1.3 c, d).

Ein Kunststofftransplantat sollte in dieser Position nicht implantiert werden. Falls es nicht gelingt, durch Resektion des Aneurysmas und End-zu-End-Anastomose die Gefäßkontinuität wiederherzustellen, ist die Interposition eines Saphenatransplantats anzuraten (Abb. 15.1.3 d).

Nicht empfehlenswert ist eine komplette Exzision von großen Aneurysmen, da deren Wand häufig an den umgebenden Nervenstrukturen adhärent ist.

Bei der Korrektur von A. carotis-Aneurysmen ist weiterhin darauf zu achten, daß häufig ein Zu- oder Abstromhindernis in Form eines arteriosklerotischen Plaques vorliegt. Diese Stenosen sind bei der Korrektur zu berücksichtigen.

Die Kontinuitätsresektion von Karotisgabel-Aneurysmen mit End-zu-End-Anastomose kann zu Nahtstenosen führen. Um eine spannungsfreie Anastomose zu erreichen, hat sich die Durchtrennung von A. carotis int. und ext. bewährt. Die kranialen Stümpfe dieser beiden Arterien werden partiell an der Hinterwand vernäht, unter Inzision der Vorderwand. Dieser gemeinsame Einstromtrichter wird dann End-zu-End mit der A. carotis comm. anastomosiert; die Vorderwand wird im Sinne einer Streifenplastik versorgt (Abb. 15.1.4a–d).

Eine Alternative ist die Transplantat- oder Protheseninterposition nach Absetzen der A. carotis ext. (Abb. 15.1.4 e).

Schwierigkeiten kann die kraniale Kontrolle im Internabereich bereiten. Hier hat sich uns die temporäre Okklusion mittels eines Fogarty-Ballonkatheters bewährt.

An der Karotisgabel und der A. carotis int. bieten sich noch andere Rekonstruktionsmethoden an:

1. Kontinuitätsresektion

Nach Abklemmen der Zu- und Abstrombahn erfolgt die Resektion des Aneurysmas. Die A. carotis int. wird angeschrägt End-zu-End mit 6×0 Einzelknopfnähten anastomosiert (Abb. 15.1.3 b, c). Dies gilt für kleine sakkuläre Aneurysmen. Besonders ist darauf zu achten, daß die A. carotis int. von perivaskulärem Bindegewebe befreit wird, um eine spannungsfreie Anastomose zu gewährleisten. Allzugroße Spannung im Anastomosenbereich führt unweigerlich später zur Restenose.

Bei zu großer Spannung läßt sich eine Kontinuitätsresektion erreichen durch Absetzen der A.

Abb. 15.1.4. a Resektion des Karotisgabelaneurysmas. **b–d** Wiederherstellung der Gefäßkontinuität durch Bildung eines gemeinsamen Ostiums aus Aa. carotis int. und ext. und Reanastomosierung mit Patchplastik der Vorderwand. **e** Rekonstruktion eines Karotisgabelaneurysmas durch Interposition einer Prothese zwischen Aa. carotis comm. und int. und Absetzen der A. carotis ext.

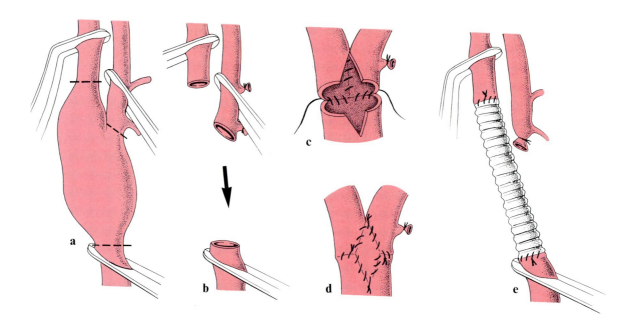

carotis int. an der Karotisgabel und Übernähen des proximalen Internastumpfes. Der distale Stumpf der A. carotis int. wird mit dem proximalen Abschnitt der durchtrennten A. carotis ext. End-zu-End anastomosiert (Abb. 15.1.3f).

2. Saphena-Interposition

Gelingt die Kontinuitätsresektion nicht, so sollte ein autologes Saphenasegment interponiert werden (Abb. 15.1.3d). Nach Exzision des Aneurysmas (bei größeren Aneurysmen unter Belassung der Hinterwand) wird ein autologes Saphenasegment in End-zu-End-Technik interponiert. Bei den Anastomosen ist darauf zu achten, daß die Inkongruenz der Lumina – zumindest an der A. carotis comm. – ausgeglichen wird. Dies geschieht entweder durch eine angeschrägte End-zu-End-Anastomose oder besser durch eine Erweiterung der Vorderwand mit Hilfe eines kleinen Venenstreifens.

Zu diesem Zweck werden Aa. carotis comm. und int. an der Vorderwand längsinzidiert. Die Hinterwand wird halbzirkulär mit fortlaufender Naht vernäht. Dann erfolgt das Einnähen eines autologen Venenstreifens zur Erweiterung der Anastomose (Abb. 15.1.3e).

Es hat sich bewährt, daß zunächst die kraniale Anastomose hergestellt wird. Dies gelingt einfacher mit einem frei beweglichen Transplantat.

Bei der fibromuskulären Dysplasie kann neben der Resektion von sakkulären Aneurysmen die Dilatation der nachgeschalteten kranialen A. carotis int. in Frage kommen (Abb. 15.1.3g). Vor Komplettierung der kranialen Anastomose wird daher die nachgeschaltete enggestellte A. carotis int. vorsichtig mit sog. Koronardilatatoren (Garrett-Sonden) aufgedehnt.

IV. Aneurysmen der Arteriae subclavia und axillaris

Die Korrektur zentraler Subklaviaaneurysmen erfolgt auf der linken Seite durch eine Thorakotomie im 3. ICR, auf der rechten Seite durch eine totale oder partielle mediane Sternotomie mit Erweiterung der Inzision nach supraklavikulär rechts.

Bewährt hat sich die Korrektur durch eine Protheseninterposition (8 mm) in End-zu-End-Technik. Eine komplette Exzision eines größeren Aneurysmas ist nicht anzuraten. Wir bevorzugen es, die Hinterwand zu belassen und die interponierte Prothese mit der zurückbleibenden Wand des Aneurysmas zu ummanteln (Abb. 15.1.5a, b).

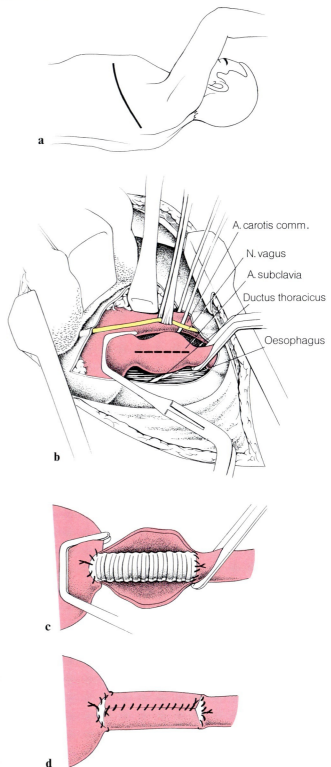

Abb. 15.1.5. a Freilegung der A. subclavia im 3. ICR. **b** Freilegung der linken A. subclavia durch partielles Ausklemmen mit Satinsky-Klemme aus dem Aortenbogen. **c** Interposition einer Prothese. **d** Ummantelung der Prothese

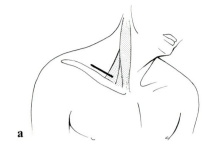
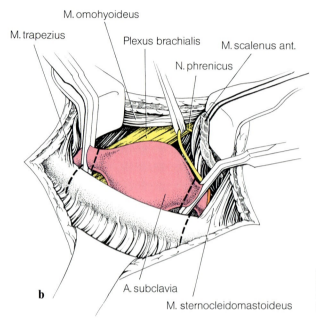
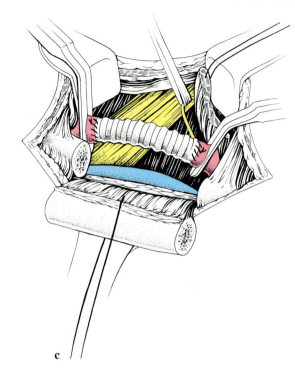

Abb. 15.1.6. a Supraklavikulärer Zugang zur Darstellung eines peripheren Subklaviaaneurysmas. **b** Darstellen des Subklaviaaneurysmas. **c** Interposition einer Prothese in subklavio-subklavialer Position

Die Korrektur peripherer Subklavia- bzw. axillo-subklavialer Aneurysmen findet vorzugsweise auf transaxillärem Wege statt. Die Technik wird auf S. 582 abgehandelt.

Als Alternative kommt bei der Behandlung solcher Aneurysmen der supraklavikuläre Zugang u.U. mit Durchtrennen der Klavikula in Betracht (Abb. 15.1.6a–c). Vielfach genügt eine Klavikulotomie an Stelle einer Klavikularesektion, um einen ausreichenden Überblick zu erzielen.

Nach Durchtrennen des Platysmas und des klavikulären Ansatzes des M. sternocleidomastoideus erfolgt die Dissektion nach medial Richtung V. jugularis. Der N. phrenicus wird nach medial abgedrängt. Die Durchtrennung des M. scalenus ant. erlaubt eine gute Darstellung der A. subclavia mit dem Aneurysma.

Nach lateral ist man limitiert durch den Plexus brachialis (Hakenzug). Nach medial besteht die Gefahr der Schädigung des N. recurrens und auf der linken Seite zusätzlich die des Ductus thoracicus.

Zur Behandlung von Axillarisaneurysmen bzw. Aneurysmen des subklavio-axillären Übergangs ist es nicht unbedingt erforderlich, die Klavikula zu resezieren. Durch eine infraklavikuläre Inzision kann nach Resektion des Aneurysmas eine Prothese oder ein Venentransplantat interponiert werden (Abb. 15.1.7a, b).

Haben die Aneurysmen der A. subclavia und der A. axillaris bereits zu einer peripheren Embolisation geführt, so kann in der gleichen Sitzung eine Embolektomie, evtl. in Kombination mit einer Sympathektomie vorgenommen werden.

V. Aneurysmen der Arteria vertebralis

Extrakranielle Vertebralisaneurysmen sind eine Rarität und meist traumatischen Ursprungs.

Die Freilegung erfolgt von einem supraklavikulären Zugang aus analog der A. subclavia-Freilegung. Wenn eine Rekonstruktion nicht erforderlich ist, genügt die einfache Ligatur der A. verte-

5.1 Arterielle Aneurysmen der extrakraniellen supraaortalen Äste

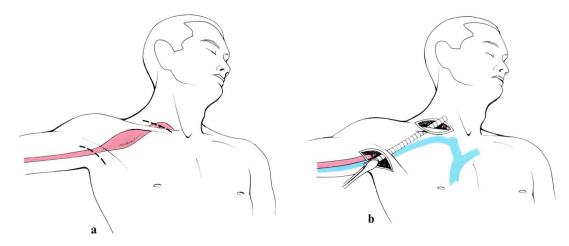

Abb. 15.1.7. a Supraklavikulärer und axillärer Zugang zur Darstellung eines Subklaviaaneurysmas. **b** Protheseninterposition in subklavio-axillärer Position

bralis am Abgang aus der A. subclavia und cranial des Aneurysmas (Abb. 15.1.8 a, b).

Falls eine Wiederherstellung der A. vertebralis erforderlich ist (Stenose oder Verschluß der gegenseitigen A. vertebralis), so ist es empfehlenswert, die A. vertebralis distal des Aneurysmas zu durchtrennen und den distalen Vertebralis-Stumpf in die A. carotis comm. zu reimplantieren. Die A. vertebralis wird in solchen Fällen am besten durch eine Längsinzision am Vorderrand des M. sternocleidomastoideus freigelegt. Zwischen V. jugularis einerseits und A. carotis comm. und N. vagus andererseits wird in der Tiefe die V. vertebralis freigelegt und zwischen Ligaturen durchtrennt. Hinter der durchtrennten Vene befindet sich die A. vertebralis. Diese kann mühelos in Richtung A. subclavia bis zum Aneurysma freipräpariert werden. Dort wird die A. vertebralis durchtrennt. Der proximale Stumpf wird ligiert, der periphere Stumpf wird End-zu-Seit mit der A. carotis comm. anastomosiert.

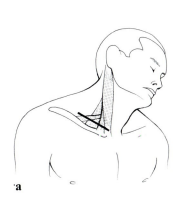
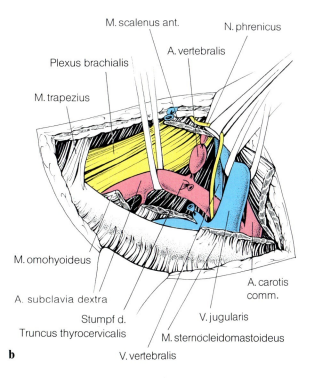

Abb. 15.1.8. a Supraklavikulärer Zugang zur Darstellung der A. vertebralis. **b** A. vertebralis-Ligatur bei A. vertebralis-Aneurysma

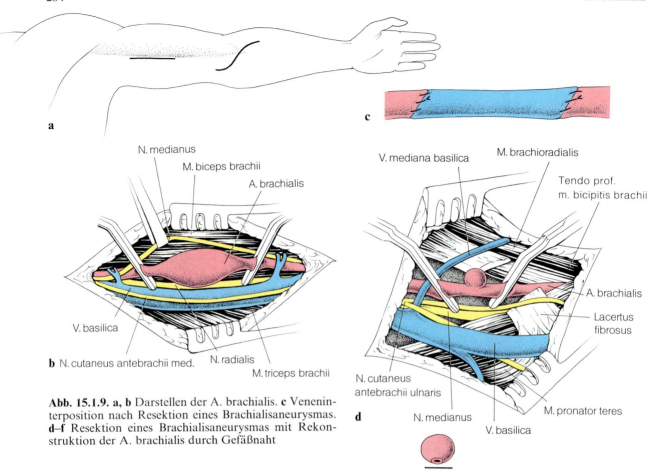

Abb. 15.1.9. a, b Darstellen der A. brachialis. **c** Veneninterposition nach Resektion eines Brachialisaneurysmas. **d–f** Resektion eines Brachialisaneurysmas mit Rekonstruktion der A. brachialis durch Gefäßnaht

VI. Aneurysmen der Arteria brachialis

Kleinere A. brachialis-Aneurysmen lassen sich durch eine Kontinuitätsresektion beseitigen (Abb. 15.1.9a, b).

Bei größeren Aneurysmen ist eine Veneninterposition vorzuziehen, um eine spannungsfreie Anastomose zu gewährleisten. Für diese Fälle kann als Transplantat eine Armvene entnommen werden (Abb. 15.1.9c).

Beim Aneurysma spurium kann es gelingen, nach Ausräumen desselben die Arterie mit einer Einzelknopfnaht zu übernähen. Meist müssen jedoch auch hier Teile der Arterienwand reseziert werden (Abb. 15.1.9d–f).

VII. Aneurysmen der Aa. radialis und ulnaris

Nach Ausschaltung durch Ligatur können diese reseziert werden. Eine Kontinuitätsresektion ist nur dann nötig, wenn die Parallelarterien verschlossen sind.

F. Intraoperative protektive Maßnahmen – Komplikationsmöglichkeiten – Nachsorge

Zur Aufrechterhaltung der Gehirndurchblutung bei der Korrektur extrakranieller Aneurysmen der A. carotis gelten dieselben Kriterien wie für die gesamte Karotischirurgie [8]. Nach unserer Ansicht kommt der Sicherung konstanter Kreislaufparameter während der Abklemmung die größte praktische Bedeutung zu. Einen intraluminalen Shunt verwenden wir heute in der Karotischirurgie nicht mehr.

Wird ein Shunt benutzt, so hat sich technisch folgendes Vorgehen bewährt:

Nach Abklemmen der A. carotis, Eröffnen und Ausräumen des Aneurysmas, wird zunächst ein Transplantat über den Shunt geschoben. Der Shunt selbst wird dann zuerst proximal in die A. carotis eingeführt und nach Durchspülen mit dem pulsierenden Blutstrahl in der kranialen A. carotis mit einem Tourniquet fixiert.

Bei liegendem Shunt werden dann die kraniale und die kaudale Anastomose gefertigt. Vor Komplettierung der proximalen Anastomose wird der Shunt wieder entfernt.

Wichtigste Komplikationsmöglichkeiten sind:

(1) die ischämische Hirnschädigung
(2) die zerebrale bzw. periphere Embolie
(3) die Rethrombose
(4) lokale Nerven und Begleitgefäßschädigungen

Obwohl die Mehrzahl der Patienten eine Abklemmung der A. carotis ohne besondere protektive Maßnahmen verträgt, sind in einem geringen Prozentsatz – trotz Anwendung eines intraluminalen Shunts – ischämische Hirnschädigungen zu beobachten. Eine Reintervention ist bei gesicherter Durchgängigkeit der Rekonstruktion nicht erforderlich. Die Behandlung ist rein konservativ, d.h. nach den Richtlinien bei zerebraler Mangeldurchblutung.

Durch unsachgemäße Manipulation kann es intraoperativ zu einem Abschwemmen von Gerinnseln in den zerebralen Kreislauf bzw. in die Extremitätenperipherie kommen.

Hier ist nur im Bereich eines Armarterienverschlusses eine Embolektomie mit dem Fogarty-Ballonkatheter möglich.

Um diese Embolisationen zu vermeiden, sollten die Aneurysmen möglichst wenig manipuliert werden. Zu- und Abstrombahn müssen großzügig freigelegt werden.

Kommt es zu einem Frühverschluß auf dem Boden einer Rethrombose, so sollte unverzüglich revidiert werden, um nachgeschaltete Ischämien zu verhüten. In der Regel handelt es sich um operationstechnische Fehler im Anastomosenbereich.

Lokale Nervenschädigungen entstehen meist durch Hakenzug. Verletzungen von Begleitgefäßen lassen sich durch sachgemäße Präparation verhindern.

Nachsorge: Nur in den wenigsten Fällen ist postoperativ eine Antikoagulation anzuraten.

G. Rezidiveingriffe

Die Indikation zum Rezidiveingriff ist gegeben bei einer Verschlechterung der peripheren Durchblutungssituation nach Behandlung eines Aneurysmas der oberen Extremitäten, nach Korrektur eines extrakraniellen Aneurysmas der supraaortalen Äste dann, wenn transitorisch-ischämische Attacken beobachtet werden.

In jedem Falle hat eine angiographische Abklärung der Rekonstruktionsverhältnisse zu erfolgen. Die Indikation zur Reintervention ist gegeben, wenn sich ein Verschluß des Transplantats zeigt, bzw. eine hochgradige Enge im Anastomosenbereich, welche zum Totalverschluß führen könnte.

Das Vorgehen erfolgt analog der primären Gefäßrekonstruktion. Die Freilegung im ursprünglichen Operationsgebiet ist sicher problematisch im Bereich der A. carotis und aortenbogenabgangsnaher Aneurysmen. Das Risiko der Verletzung von Begleitstrukturen ist hoch.

Operationstechnisch ist ein Auswechseln des Transplantats zu empfehlen. Von einer alleinigen Streifenplastik im stenosierten Anastomosenbereich ist bezüglich des Spätergebnisses abzuraten.

LITERATUR

1. Beall AC, Crawford ES, Cooley DA, DeBakey M (1962) Extracranial aneurysms of the carotid artery. Report of seven cases. Postgrad Med 32:93
2. Hobson RW, Sarkaria J, O'Donnell J, Neville W (1979) Atherosclerotic aneurysms of the subclavia artery. Surgery 85:358
3. Hobson RW, Israel MR, Lynch ThG (1982) Axillo-subclavian arterial aneurysms. In: Bergan JJ, Yao JST. (eds) Aneurysms – diagnosis and treatment. Grune & Stratton, New York
4. Johnson JN, Helsby CR, Stell PM (1980) Aneurysm of the external carotid artery. J Cardiovasc Surg 21:105
5. Kaupp HA, Haid SP, Juravy MN, Bergan JJ, Trippel OH (1972) Aneurysms of the extracranial carotid artery. Surgery 72:946
6. McCollum CH, Wheller WG, Noon GP, DeBakey ME (1979) Aneurysms of the extracranial carotid artery. Twenty-one years experience. Am J Surg 137:196
7. Perdue GF, Pellegrine RV, Arena S (1981) Aneurysms of the high internal carotid artery: A new approach. Surgery 89:268
8. Raithel D (1977) Cerebrale Insuffizienz durch extracranielle Gefäßverschlüsse. perimed-Verlag, Erlangen
9. Rhodes EL, Stanley JC, Hoffmann GL, Cronenwett JL, Fry WJ (1976) Aneurysm of extracranial carotid arteries. Arch Surg 111:339
10. Trippel OH, Haid SP, Kornmesser TW, Bergan JJ (1982) Extracranial carotid aneurysms. In: Bergan JJ, Yao JST (eds) Aneurysms diagnosis and treatment Grune & Stratton, New York
11. Vollmar J (1982) Rekonstruktive Chirurgie der Arterien. Thieme, Stuttgart New York

15.2 Aneurysmen der unteren Extremität

H. DENECKE und E. PRATSCHKE

INHALT

A. Spezielle Anatomie 286
B. Indikationen 286
C. Lagerung und operativer Zugang 287
    I. Arteria iliaca communis-Aneurysma,
       Arteria iliaca interna-Aneurysma 287
    II. Arteria femoralis communis-Aneurysma 287
    III. Arteria femoralis superficialis-Aneurysma 287
    IV. Arteria poplitea-Aneurysma 287
D. Technik der Freilegung und der Rekonstruktion 289
    I. Arteria iliaca-Aneurysma 289
    II. Arteria iliaca interna-Aneurysma 289
    III. Arteria iliaca externa-Aneurysma . . . 289
    IV. Arteria femoralis communis-Aneurysma 289
    V. Arteria femoralis superficialis-Aneurysma 291
    VI. Arteria poplitea-Aneurysma 291
E. Postoperative Komplikationen und
   Reinterventionen 293
   Literatur 293

A. Spezielle Anatomie

Die wahren Aneurysmen der unteren Körperstrombahn treten solitär oder im Rahmen einer allgemeinen, dilatierenden Gefäßerkrankung in Verbindung mit Aneurysmen anderer Lokalisation auf. Sie sind fast ausschließlich arteriosklerotischer Natur.

A. iliaca-Aneurysmen sind überwiegend mit solchen der Aorta vergesellschaftet. Bei Aneurysmen der A. femoralis wie bei Aneurysmen der A. poplitea ist die Gegenseite häufig mitbetroffen. 40–70% dieser Aneurysmen treten bilateral auf und sind bis zu 80% mit Aneurysmen anderer Gefäßabschnitte, wie insbesondere der Aorta, kombiniert [3, 6, 7, 10]. Für die spezielle Anatomie ergeben sich bezüglich des Gefäßverlaufes keine Besonderheiten gegenüber stenosierenden Prozessen. Verdrängende oder komprimierende Aneurysmen führen jedoch zu Adhäsionen und Indurationen in der Umgebung. Die ausgiebige Freipräparation kann daher eine Gefährdung der benachbarten Strukturen (z.B. Venen, Nerven, Ureter) bedeuten.

Deshalb ist der Verzicht auf die völlige Freilegung eine Besonderheit der Aneurysmachirurgie. In vielen Fällen genügt die Teilresektion und die Wiederherstellung der Strombahn in Insertionstechnik oder im Umleitungsverfahren.

B. Indikationen

Die Operationsindikation zur Ausschaltung eines Aneurysma im Becken-Extremitätenbereich ist gegeben durch die Thromboemboliegefahr mit nachfolgender Ischämie. Im eigenen Krankengut hatten bereits 57 (31%) von 184 Aneurysmen der unteren Extremitäten (Becken-Extremitätenstrombahn) präoperativ zur Thromboembolie geführt. Bei 16% mußte amputiert werden. Der Erhalt des Unterschenkels war also nur bei jedem zweiten der präoperativ embolisierten Patienten möglich. Im Gegensatz zu den großen Aneurysmen der Aorta ist die Rupturgefahr der Aneurysmen im Extremitätenbereich geringer [9]. Deswegen können hier kleine, spindelförmige Aneurysmen zunächst beobachtet werden, wenn deutliche allgemeine Risikofaktoren vorliegen. Hierzu steht mit der Sonographie ein hervorragendes Verfahren zur Verfügung, um die Größenzunahme oder eine etwaige Thrombenbildung exakt beurteilen und kontrollieren zu können.

Beidseitige Aneurysmen werden metachron angegangen, selbstverständlich an der symptomatischen Extremität zuerst. Liegen Aneurysmen verschiedener Gefäßabschnitte vor, so muß die Indikation in der Reihenfolge der speziellen Dringlichkeit gestellt werden.

15.2 Aneurysmen der unteren Extremität

Rupturgefährdete Aneurysmen beispielsweise der Aorta bedürfen wegen der größeren Vitalgefährdung des Patienten vorrangig der Ausschaltung. Diese Gefährdung wird auch ersichtlich aus der Tatsache, daß die Operationsletalität des A. poplitea-Aneurysma beispielsweise wesentlich durch pop. Rupturen aortaler Aneurysmen bedingt ist [8].

Die präoperative Angiographie ist bei allen Aneurysmen unverzichtbar, um Operationsplanung und Ausmaß der Revaskularisation beurteilen zu können. Entscheidend für ein gutes Revaskularisationsergebnis ist die Aufnahmefähigkeit der distalen Strombahn [5].

C. Lagerung und operativer Zugang

I. Arteria iliaca communis-Aneurysma, Arteria iliaca interna-Aneurysma

Der transperitoneale Zugang mittels großen Medianschnittes wird bei kombinierten Aorten-Beckenarterienaneurysmen gewählt und unterscheidet sich nicht vom Zugang für andere Rekonstruktionen in diesem Gefäßabschnitt (s. S. 391). Das gleiche gilt für den extraperitonealen Zugang zu einseitigen A. iliaca-Aneurysmen (s. S. 392). Die Schnittführung liegt gleichseitig pararektal und soll knapp bis zum tiefsten Punkt des Rippenbogenrandes heranführen. Die Faszie des M. obliquus ext., des M. obliquus int. und des M. transversalis wird gespalten, der M. rectus mit dem Peritonealsack nach medial abgedrängt. Bei der stumpfen Präparation des Peritonealsackes aus der Fossa iliaca soll darauf geachtet werden, entlang des M. psoas nicht zu weit lateral und dorsal zu präparieren. Die Wundhöhle würde sonst unnötig vergrößert werden. Am Spreizer werden 2 verschieden lange Backen eingesetzt, nach medial hin die tiefere Valve (Abb. 15.2.1 a, b).

Der Ureter kreuzt oberhalb der Iliakagabel. Auf die V. iliaca muß besonders geachtet werden, da sie häufig fest am Aneurysma anliegt und daher leicht verletzt werden kann.

Mit dem extraperitonealen Zugang läßt sich die distale Aorta, die gesamte Beckenstrombahn und der A. iliaca int.-Abgang gut darstellen. Soll die gesamte Beckenstrombahn durch ein Interponat ersetzt werden, so muß für den distalen Ansatz an der A. femoralis comm. die Leiste gesondert eröffnet werden (s. Zugang dort).

II. Arteria femoralis communis-Aneurysma

Die Hautinzision wird in Längsrichtung über die Leistenfurche (etwa 6 cm oberhalb bis etwa 6 cm distal) und etwas lateral des Leistenpulses gelegt (Abb. 15.2.3a). Meist ist das pulsierende Gefäß als Leitlinie gut tastbar. Bei sehr adipöser Bauchdecke muß die Inzision in Haut und Subkutis gelegentlich noch höher geführt werden.

Das Lymphknotenpaket wird nach medial abgedrängt. Bei scharfer Gewebsdurchtrennung sollte zur Verhütung postoperativer Fisteln sorgfältig ligiert werden. Die A. profunda femoris wird auf 1–2 cm isoliert; dazu muß eine kleine, konstant abgangsnahe Vene durchtrennt und ligiert werden. Für hochsitzende Aneurysmen ist die gesonderte Freilegung der A. iliaca ext. extraperitoneal durch einen suprainguinalen Schnitt notwendig.

III. Arteria femoralis superficialis-Aneurysma

Aneurysmen der A. femoralis superf. werden durch direkte Schnittführung über dem Arterien- bzw. Aneurysmaverlauf freigelegt. Im allgemeinen sind diese Aneurysmen langstreckig. Dann erfolgt die Freilegung von 2 getrennten Inzisionen über der Femoralisgabel (Längsschnitt in der Leiste) und dem unteren Femoralisabschnitt proximal des Kniegelenkes (Abb. 15.2.4a).

IV. Arteria poplitea-Aneurysma (Abb. 15.2.5a, b)

Der mediale Zugang ist der am häufigsten gewählte. In Rückenlage wird das Kniegelenk durch unterlegte Tücher in etwa 30° abgewinkelt. Es ist günstig, so zu unterlegen, daß das Kniegelenk zumindest nach medial weitgehend frei hängt. Damit entfällt der Kompressionseffekt auf das Operationsgebiet von unten her.

Besonders für große Aneurysmen ist dieser Zugang vorteilhaft. Die Inzisionen erfolgen ober- und unterhalb des Kniegelenkes. Unter Schonung der V. saphena magna werden kleinere Äste ligiert. Nach Absetzen der Insertion des M. sartorius muß die tiefe Faszie dorsal der Tibia inzidiert werden. Im Fettgewebe der Fossa poplitea findet man jetzt das Gefäßnervenbündel. Die Vene – oft gedoppelt – liegt in der Regel der Arterie bzw. dem Aneurysma dicht an und muß sehr sorgfältig abpräpariert werden. Dieser Zugang gewährt die Exposition des proximalen A. poplitea-Drittels bzw. des oberen Aneurysmahalses. Zur guten Exposition hat sich uns hier der zweizinkige Gilby-Spreizer bewährt. Für den Zugang zum distalen Anschluß wird der mediale Schenkel des M. gastrocnemius nach unten gezogen. Nach Abdrängen des M. soleus liegt wiederum das Gefäßnervenbündel frei. Auch in dieser Position ist der zweizinkige Gilby-Spreizer vorteilhaft. Im distalen Popliteadrittel bestehen keine größeren Gefäßabgänge. Die Freilegung gestaltet sich damit einfach.

Das frühe Abklemmen bzw. die frühe Ligatur zur Verhinderung intraoperativer Embolisation hat sich bestens bewährt. Soll noch weiter distal der Abgang der A. tibialis ant. dargestellt werden, so muß er mediale Schenkel des M. gastrocnemius sowie der tibiale Ansatz des M. soleus teilweise gespalten werden. Dieser Zugang mit je einer Inzision zum oberen und zum unteren Popliteadrittel erlaubt es, die durchgehende mediale Freilegung mit Durchtrennung des M. gracilis, des M. semitendinosus und den M. semimembranosus als auch des medialen Kopfes des M. gastrocnemius zu vermeiden.

Kleinere Aneurysmen der A. poplitea können auch von dorsal angegangen werden. Hierzu liegt der Patient in Bauchlage, das Fußgelenk ist mit einer Rolle unterstützt. Für die Inzision ist die Schnittführung von lateral oben quer durch die Kniekehle nach medial unten am günstigsten (ent-

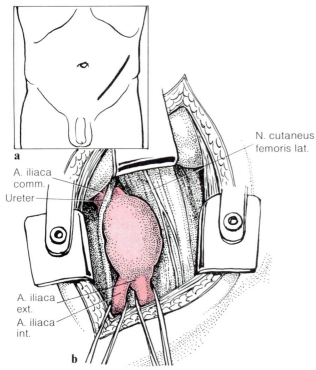

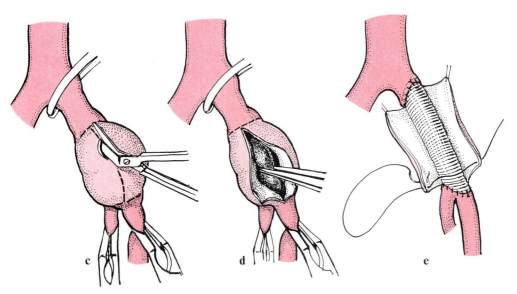

Abb. 15.2.1 a–e. A. iliaca comm.-Aneurysma. **a** Schnittführung in der gleichseitigen Flanke bis an den tiefsten Punkt des Rippenbogens. **b** Darstellen der A. iliaca comm. durch extraperitonealen Zugang. Der Peritonealsack ist nach medial und oben abgedrängt. Medial sitzt die tiefere Valve des Spreizers. **c** Nach lokaler Heparinisierung werden zuerst distal, dann proximal die Klemmen gesetzt; das Aneurysma wird längs eröffnet. **d** Ausräumen von thrombotischem Material. Türflügelartig werden proximal und distal quere Inzisionen an die Vorderwand gelegt. Die hintere Zirkumferenz bleibt stehen (Schonung der Vene, besserer Halt der Nähte, raschere Präparation). **e** Nach Beendigung der Anastomosennähte (Hinterwand in Insertionstechnik) wird die überstehende Aneurysmawand teilreseziert. Deckung der Prothese mit fortlaufender Naht

lang des Gefäßverlaufes!) (Abb. 15.2.6a). Möglich ist auch eine einfache Längsinzision. Mit der Spaltung der hinteren Popliteafaszie zwischen den beiden Muskelköpfen liegt die Fossa poplitea mit dem Fettgewebe und dem Gefäßnervenbündel frei (Abb. 15.2.6b). Die nach distal evtl. kreuzenden Nervenäste müssen sorgfältig isoliert und geschont werden. Schwierig kann die Freipräparation der V. poplitea bzw. der V. saphena parva sein.

D. Technik der Freilegung und der Rekonstruktion

I. Arteria iliaca-Aneurysma

In der Regel besteht ein deutlicher Aneurysmahals am Iliacaabgang, so daß hier – ähnlich wie beim Bauchaortenaneurysma kurz unterhalb der Nierenarterien – an der Bifurkation eine günstige Anastomosierungsmöglichkeit besteht (Abb. 15.2.1c). Die distale Aorta muß jedoch so weit freigelegt werden, daß sie nach oben weit ausgeklemmt werden kann. Denn oft machen stark ausgeprägte arteriosklerotische Plaques die knappe Ausklemmung der A. iliaca unmöglich. Die Hinterwand des Aneurysmas wird nicht vollständig freigelegt. Sie verbleibt in situ. Bei geringerem präparatorischen Aufwand wird die Traumatisierung der anliegenden Vene hierdurch vermieden. Die frühe distale Abklemmung zur Vermeidung von abgleitenden Embolien ist wichtig [5]. Der Aneurysmasack wird an der Vorderwand längs, dann proximal und distal quer eröffnet. Es resultiert eine türflügelartige Inzision. In der Regel muß das Gefäß weder für die obere noch für die untere Anastomose vollständig durchtrennt werden. Bei dünnen Gefäßwänden ist es sogar wichtig, die Hinterwand zu belassen. Damit ist für eine zuverlässige Naht mehr „Wandmasse" gewonnen. Je nach Größe des Aneurysmas werden die freien Wandanteile gekürzt bzw. teilreseziert. Zur abschließenden Prothesendeckung mit Hilfe der „Türflügel" sollte aber genügend Material stehen bleiben (Abb. 15.2.1c–e).

Die nahe am Aneurysma liegende Beckenvene muß nicht nur bei der queren Inzision, sondern auch bei der nachfolgenden Naht sorgfältig geschont werden.

Das günstigste Revaskularisationsverfahren ist die Protheseninterposition. Die Naht erfolgt mit 3/0 oder 4/0 nicht resorbierbarem Faden von einer geknüpften Hinterwand aus beiderseits fortlaufend nach vorne zu. Je kleiner das Gefäß bzw. der Anastomosendurchmesser, desto größer ist der strömungstechnische Vorteil einer angeschrägten Anastomosierung (s. S. 61f.). Der Prothesenschenkel wird im Aneurysmalumen unter dem Ureter durchgezogen. Die distale Anastomose wird ebenfalls schräg angelegt. Nach Möglichkeit soll diese Anastomose in die Iliakagabel führen, so daß die Perfusion auch der A. iliaca int. erhalten bleibt (Abb. 15.2.1e).

II. Arteria iliaca interna-Aneurysma

Die Ligatur bzw. die Ausschaltung eines Aneurysmas der A. iliaca int. kann einseitig durchgeführt werden. Bei beidseitigem Verlust der Durchblutung im A. iliaca int.-Stromgebiet ist das Risiko ausgedehnter Nekrosen in der Becken- und Glutealregion groß. Diese verlaufen immer letal. Deshalb muß immer wenigstens eine Seite – z.B. durch Prothesenanschluß – revaskularisiert werden (Abb. 15.2.2a–c).

III. Arteria iliaca externa-Aneurysma

Isolierte Aneurysmen im Bereich der Aa. iliacae ext. sind selten. In der Regel handelt es sich in diesem Bereich um langstreckige Aneurysmen, die in die A. iliaca comm. hineinreichen oder mit Bauchaortenaneurysmen vergesellschaftet sind. Hier muß die Anastomosierung der Aortenbifurkationsprothese unterhalb des Leistenbandes an den Aa. femorales comm. erfolgen. Die aufnehmende Arterie wird von einem gesonderten Schnitt in der Leiste freigelegt. Auf die Erhaltung wenigstens einer A. iliaca int. ist unbedingt zu achten.

IV. Arteria femoralis communis-Aneurysma

In diesem Bereich werden Aneurysmen am günstigsten durch Prothesenmaterial (z.B. Doppelvelour 6 oder 8 mm Durchmesser) überbrückt. Dabei soll der Anschluß der A. profunda femoris immer angestrebt werden (Abb. 15.2.3b, c) und die möglichst weit angeschrägte Anastomose in die A. profunda femoris auslaufen. Die Anastomose wird am günstigsten in Insertionstechnik durchgeführt (Abb. 15.2.3d–f). Häufig ist die A. femoralis superf. thrombosiert. Ein Ausräumungsversuch

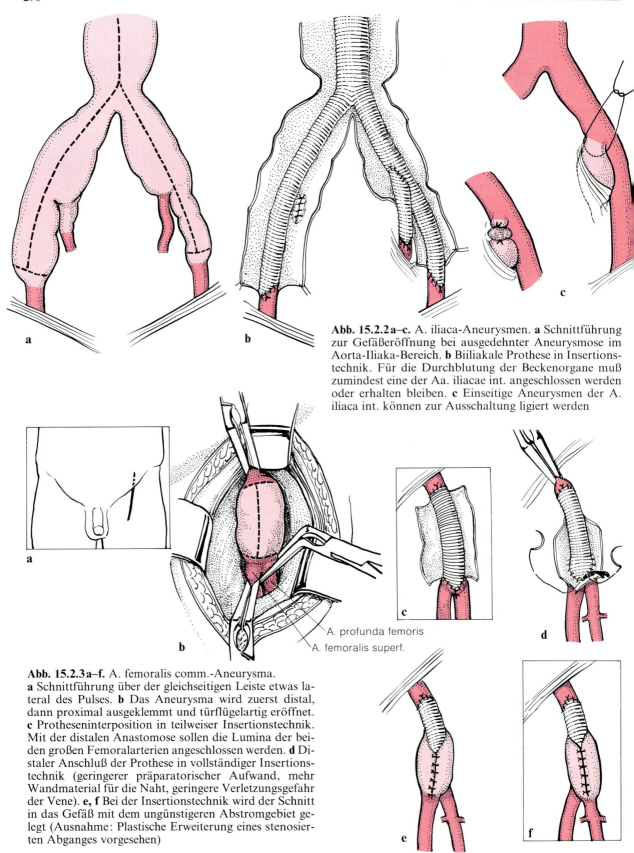

Abb. 15.2.2 a–c. A. iliaca-Aneurysmen. **a** Schnittführung zur Gefäßeröffnung bei ausgedehnter Aneurysmose im Aorta-Iliaka-Bereich. **b** Biiliakale Prothese in Insertionstechnik. Für die Durchblutung der Beckenorgane muß zumindest eine der Aa. iliacae int. angeschlossen werden oder erhalten bleiben. **c** Einseitige Aneurysmen der A. iliaca int. können zur Ausschaltung ligiert werden

Abb. 15.2.3 a–f. A. femoralis comm.-Aneurysma.
a Schnittführung über der gleichseitigen Leiste etwas lateral des Pulses. **b** Das Aneurysma wird zuerst distal, dann proximal ausgeklemmt und türflügelartig eröffnet. **c** Protheseninterposition in teilweiser Insertionstechnik. Mit der distalen Anastomose sollen die Lumina der beiden großen Femoralarterien angeschlossen werden. **d** Distaler Anschluß der Prothese in vollständiger Insertionstechnik (geringerer präparatorischer Aufwand, mehr Wandmaterial für die Naht, geringere Verletzungsgefahr der Vene). **e, f** Bei der Insertionstechnik wird der Schnitt in das Gefäß mit dem ungünstigeren Abstromgebiet gelegt (Ausnahme: Plastische Erweiterung eines stenosierten Abganges vorgesehen)

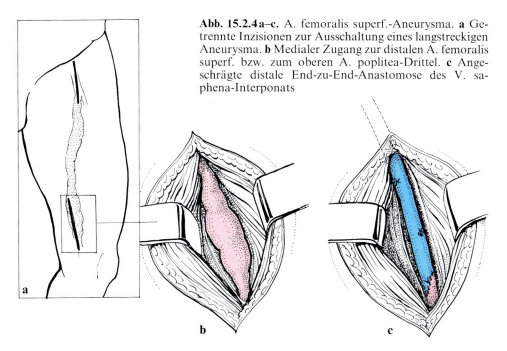

Abb. 15.2.4 a–c. A. femoralis superf.-Aneurysma. a Getrennte Inzisionen zur Ausschaltung eines langstreckigen Aneurysma. b Medialer Zugang zur distalen A. femoralis superf. bzw. zum oberen A. poplitea-Drittel. c Angeschrägte distale End-zu-End-Anastomose des V. saphena-Interponats

sollte dann unternommen werden. Gelingt dies, dann kann die Anastomose an beide Femoralislumina gelegt werden. Das günstigste Nahtmaterial ist nichtresorbierbarer Faden der Stärke 5/0 oder 6/0.

Ist eine obere Anastomose an der A. iliaca ext. notwendig, so kann das Leistenband eingekerbt werden. Für höhere Anastomosen erfolgt die Darstellung der A. iliaca ext. oberhalb des Leistenbandes von einem gesonderten Schnitt aus.

V. Arteria femoralis superficialis-Aneurysma

Kleine Aneurysmen der A. femoralis superf. werden reseziert und möglichst durch ein V. saphena-Interponat überbrückt. Größere und insbesondere langstreckige Aneurysmen müssen ausgeschaltet und durch ein Interponat von der Femoralisgabel bis zur proximalen A. poplitea ersetzt werden.

Auch hier ist wegen der Gefahr der Embolisierung die frühe distale Abklemmung des Gefäßes erforderlich (Abb. 15.2.4 a–c).

VI. Arteria poplitea-Aneurysma

Nur sehr kleine Aneurysmen der A. poplitea werden vollständig reseziert und dies auch nur, wenn die Isolierung leicht gelingt. Meist sind jedoch die umgebenden Strukturen (V. poplitea, Nerv) adhärent, was die Gefahr von Läsionen durch die Freipräparation bedingt. Damit würde das Thrombose- und Lumgenembolierisiko erhöht. Deswegen wird das umgebende Venennetz nur insoweit abpräpariert und ligiert, als es der Zugang zum Ausklemmen, zur Ligatur oder zum Eröffnen des Aneurysmasackes notwendig macht. Bei beiden Zugangsarten (von dorsal oder von medial) wird zunächst distal abgeklemmt (Abb. 15.2.5 b und 15.2.6 b). Beide Anastomosen werden angeschrägt und End-zu-End angelegt (Abb. 15.2.5 c–e und 15.2.6 e). Das günstige Material ist die V. saphena. Gelenküberschreitend können aber auch Doppelvelourprothesen oder ringverstärktes Goretex-Material (8 mm/6 mm) verwandt werden. Größere Aneurysmen werden umgangen oder aber teilreseziert, wobei die Prothese dann in das eröffnete Lumen plaziert wird (Abb. 15.2.6 c–d). Abgehende Arterienäste werden von innen umstochen. Damit vermeidet man auch Unterbindungen von Kollateralen, die bei der Freipräparation des Aneurysmas von außen ligiert werden müßten und beispielsweise bei thrombosierten Aneurysmen für die Erhaltung der Extremität essentiell sein könnten.

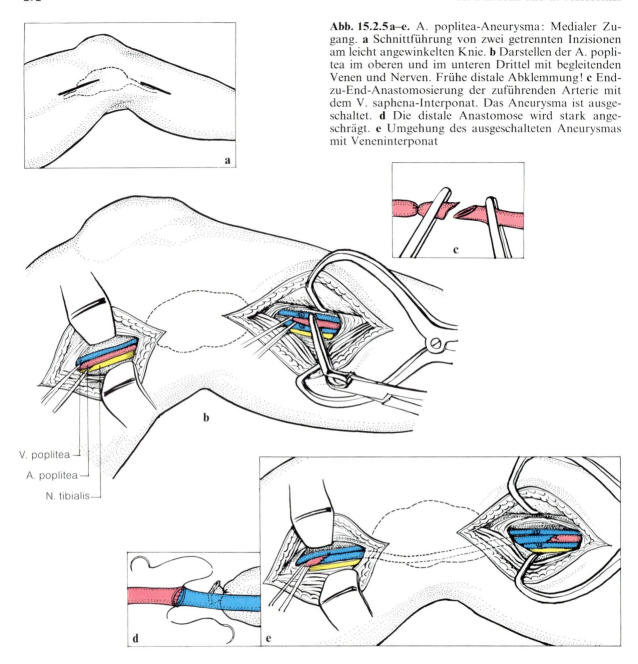

Abb. 15.2.5 a–e. A. poplitea-Aneurysma: Medialer Zugang. **a** Schnittführung von zwei getrennten Inzisionen am leicht angewinkelten Knie. **b** Darstellen der A. poplitea im oberen und im unteren Drittel mit begleitenden Venen und Nerven. Frühe distale Abklemmung! **c** End-zu-End-Anastomosierung der zuführenden Arterie mit dem V. saphena-Interponat. Das Aneurysma ist ausgeschaltet. **d** Die distale Anastomose wird stark angeschrägt. **e** Umgehung des ausgeschalteten Aneurysmas mit Veneninterponat

Große Aneurysmen werden aber günstiger vom medialen Zugang ober- und unterhalb des Gelenkes angegangen. Die Anastomosen werden mit 5/0 oder 6/0 Prolene angeschrägt im oberen oder unteren Popliteadrittel angelegt.

Das Aneurysma wird entweder umgangen oder das Transplantat durch den Aneurysmasack plaziert. Vor Beendigung der distalen Naht muß die Abstrombahn mit dem Fogarty-Katheter auf abgeschwemmte Thromboembolien revidiert werden. Gegebenenfalls kann eine intraoperative Angiographie das Operationsergebnis dokumentieren und periphere Verschlüsse (Embolie) aufdecken. Der Wundverschluß kann ohne Einlage einer Redondrainage erfolgen, wenn auf eine sorgfältige Blutstillung geachtet wurde. Durchtrennte Muskelanteile werden mit Nähten wieder fixiert; dies ist jedoch nur nach der durchgehenden Popliteafreilegung von medial notwendig.

15.2 Aneurysmen der unteren Extremität

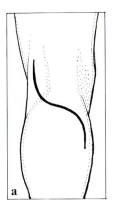
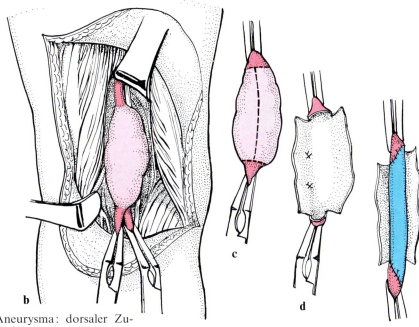

Abb. 15.2.6a–e. A. poplitea-Aneurysma: dorsaler Zugang. **a** Hautschnitt von lateral oben nach medial unten. **b** Nach vorsichtiger Darstellung distalwärts werden die abführenden Gefäße früh abgeklemmt. **c** Türflügelartige Eröffnung und Teilresektion des Aneurysma. **d** Die Umstechung der Arterienabgänge von innen erspart die Freipräparation und die Traumatisierung von Venen oder Nerven die dem Aneurysma anliegen. **e** Stark angeschrägte Anastomosen des V. saphena-Interponates

E. Postoperative Komplikationen und Reinterventionen

Die meisten postoperativen Komplikationen sind durch Abschwemmung thrombotischer Materialbröckel bedingt. Vor Beendigung der distalen Anastomose sollte deswegen stets die Überprüfung der Abstrombahn mit dem Fogarty-Katheter erfolgen (bei Unklarheiten muß die intraoperative Angiographie angeschlossen werden). Zur Vermeidung einer Thrombose im ausgeklemmten Stromgebiet ist intraoperativ die systemische (5000–10000 E i.v.), besser zusätzlich noch die lokale Heparinisierung des Abstromgebietes (5000 E Heparin auf 100 ml 0,9%ige Kochsalzlösung; 20 ml ins ausgeklemmte Gefäß instilliert) erforderlich. Das Abstromgebiet ist von Bedeutung. Eine deutliche Neigung zur Blutgerinnung ist besonders bei großen Aneurysmen klinisch bekannt. Die Therapie von Spätkomplikationen wie beispielsweise falscher Nahtaneurysmen unterscheidet sich nicht von derjenigen nach Eingriffen wegen stenosierender Gefäßveränderungen.

LITERATUR

1. Cooley DA, Wukasch DC (1979) Techniques in vascular surgery. Saunders, Philadelphia London Toronto
2. Eisenmann JJ (1967) The isolated iliac artery aneurysm. Vasc Surg 1:202
3. Graham LM, Zelenock GB, Whitehouse WM, Erlandson EE, Dent TL, Lindenauer SM, Stanley JC (1980) Clinical significance of arteriosclerotic femoral artery aneurysms. Arch Surg 115:502
4. Heberer G, Reidemeister JChr (1974) Aneurysmen und Elongationen der Arterien. In: Heberer G, Rau G, Schoop W (Hrsg) Angiologie, 2. Aufl. Thieme, Stuttgart, S. 555
5. Heberer G, Rau G (1966) Aorta und große Arterien. Springer, Berlin
6. Kremen J, Manzoian JO, Carson JD, Bush HL, Lo Gerfo FW (1981) Atherosclerotic aneurysms of the superficial femoral artery: a literature review and report of six additional cases. Am Surg 47:338
7. Lowry SF, Kraft RO (1979) Isolated aneurysms of the iliac artery. Arch Surg 113:1289
8. Madden JL (1964) Atlas of techniques in surgery, 2. Ed. Appleton Century Crofts, New York
9. Vollmar J (1975) Rekonstruktive Chirurgie der Arterien, 2. Aufl. Thieme, Stuttgart
10. Whitehouse WM, Akefield TW, Graham LM, Kazmers A, Zelenock GB, Cronenwett JL, Dent TL, Lindenauer SM, Stanley JC (1983) Limb-threatening potential of arteriosclerotic popliteal artery aneurysms. Surgery 93:694
11. Wychulis AR, Spittell JA, Wallace RB (1970) Popliteal aneurysms. Surgery 68:942

15.3 Aneurysmen der viszeralen Arterien

D.P. van Berge Henegouwen
und R.J.A.M. van Dongen

INHALT

A. Einleitung 294
B. Aneurysmen der Arteria lienalis 294
   I. Prävalenz, Pathologie, Indikationen . . 294
   II. Behandlung von Aneurysmen der Arteria
      lienalis 295
C. Aneurysmen der Arteria hepatica 296
   I. Prävalenz, Pathologie, Indikationen . . 296
   II. Behandlung von Aneurysmen der Arteria
      hepatica 297
D. Aneurysmen des Truncus coeliacus 299
   I. Prävalenz, Pathologie, Indikationen . . 299
   II. Behandlung von Truncus-coeliacus-Aneu-
      rysmen 299
E. Aneurysmen der Arteria renalis 300
   I. Prävalenz, Pathologie, Indikationen . . 300
   II. Behandlung von Aneurysmen der Arteria
      renalis 300
F. Aneurysmen der Arteria mesenterica superior 300
   I. Prävalenz, Pathologie, Indikationen . . 300
   II. Behandlung von Aneurysmen der Arteria
      mesenterica superior 301
   III. Aneurysmorrhaphie 301
G. Aneurysmen der pankreatiko-duodenalen Ar-
   kade 303
   I. Prävalenz, Pathologie 303
   II. Behandlung von Aneurysmen der pankrea-
      tiko-duodenalen Arkade 303
H. Aneurysmen der Arteria gastrica, der ilealen Ar-
   terien und der Arteria mesenterica inferior . . 303
   I. Prävalenz, Pathologie 303
   II. Behandlung 303
      Literatur 304

A. Einleitung

Die meisten Aneurysmen der viszeralen Arterien werden zufällig im asymptomatischen Stadium entdeckt, wozu die routinemäßige Angiographie in der Diagnostik von gefäß-, gastroduodenalen und onkologischen Erkrankungen beigetragen hat. Den Patienten gefährden sie durch ihre mögliche Ruptur und die Gefahr, in den Aneurysmen gebildete Thromben nach distal zu embolisieren.

Die Notwendigkeit ihrer konservativen oder operativen Behandlung wird unterschiedlich bewertet [2, 11, 15, 17]. Da Genese, Symptomatologie und Behandlung von Aneurysmen bei jeder Lokalisation unterschiedlich sind, ist eine Diskussion jeder einzelnen Arterie sinnvoll und erforderlich.

Die Häufigkeit von Viszeral-Arterien-Aneurysmen beträgt bei der Obduktion 0,1%. Die Häufigkeitsverteilung in bezug auf die verschiedenen Arterien zeigt Tabelle 15.3.1.

B. Aneurysmen der Arteria lienalis

I. Prävalenz, Pathologie, Indikationen

Aneurysmen der viszeralen Arterien betreffen mit 58% am häufigsten die A. lienalis. Bereits 1770 berichtete Beaussier [1] über ein Aneurysma der A. lienalis. Insgesamt sind bisher etwa 1 500 sol-

Tabelle 15.3.1. Verteilung der Aneurysmata im Bereich viszeraler Arterien (%)

A. lienalis	51
A. hepatica	17
A. renalis	12
A. mesenterica sup.	7
Aa. jejunales, iliales et colicae	5
Aa. gastricae et gastroepiploicae	3,9
Aa. gastroduodenalis et pancreaticoduodenales	0,4
Truncus coeliacus	3,5
A. mesenterica inf.	0,01

15.3 Aneurysmen der viszeralen Arterien

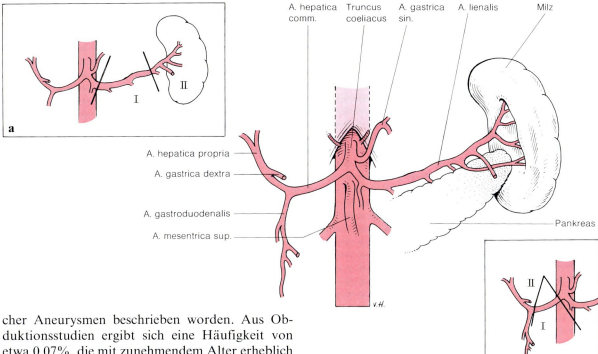

Abb. 15.3.1 a, b. Anatomie der Intestinalarterien. **a** Bei Lokalisation des Aneurysmas der A. lienalis im Bereich I: Resektion mit Ligatur der an- und abführenden Arterien. Im Bereich II: Splenektomie. **b** Bei Aneurysmen der A. hepatica comm. (Bereich I) reicht eine Resektion ohne Rekonstruktion meistens aus. Aneurysmen der A. hepatica propria (Bereich II) benötigen eine Rekonstruktion (Aortohepatika Bypass)

cher Aneurysmen beschrieben worden. Aus Obduktionsstudien ergibt sich eine Häufigkeit von etwa 0,07%, die mit zunehmendem Alter erheblich ansteigt. Im früheren Schrifttum finden sich zahlreiche Mitteilungen über rupturierte Milzarterienaneurysmen bei schwangeren Frauen. Betroffen waren fast immer Multipara mit sechs oder mehr Schwangerschaften. In den Publikationen der jüngeren Zeit werden dagegen häufiger Aneurysmen bei Patienten in höherem Alter beschrieben. Es ist anzunehmen, daß diese Veränderung des Patientengutes auf der Verringerung der Zahl von Schwangerschaften pro Frau beruht.

Ätiologisch wird die Mediadegeneration für wesentlich erachtet. Bei den sakkulären Aneurysmen nimmt man an, daß hormonale Veränderungen während der Schwangerschaft zu einer irreversiblen Schädigung der Gefäßwand führen, die dann im Verlauf weiterer Schwangerschaften zunimmt. BOIJSEN u.Mitarb. [3] sind der Meinung, daß die Möglichkeit zu funktionellen arterio-venösen Anastomosen in der Milz bei diesem Entstehungsmechanismus eine Rolle spielen kann. Einen Zusammenhang zwischen fibromuskulärer Dysplasie und Mediadegeneration sehen STANLEY u.Mitarb. [13, 14]. Im höheren Lebensalter gewinnt die zweite wichtige Ursache, die Arteriosklerose, an Bedeutung. Kongenitale oder mykotische Aneurysmen der A. lienalis sind dagegen selten [5, 9, 14].

Die Rupturfrequenz von Aneurysmen der A. lienalis ist gering und liegt bei 3% [6]. Die der Ruptur vorangehende Krankheitsphase ist häufig durch ein expansives Wachstum des Aneurysmas mit Zunahme von Bauchbeschwerden, unter Umständen auch peritonealen Reizerscheinungen, gekennzeichnet. Auch das Prankreas kann mitbetroffen sein. Die Letalität des rupturierten Milzarterienaneurysmas ist hoch. Im früheren Schrifttum wurden 100% angegeben, in der jüngeren Zeit etwa 25% [14].

II. Behandlung der Aneurysmen der Arteria lienalis

1. Lagerung

Rückenlagerung mit Anhebung der linken Seite. Grundsätzlich gibt es abhängig von der Lokalisation zwei Behandlungsmöglichkeiten: 1. die Splenektomie, 2. die Resektion des Aneurysmas mit Ligatur der zu- und abführenden Arterien (Abb. 15.3.1a). Wir beschreiben nur die Resektion des Aneurysmas.

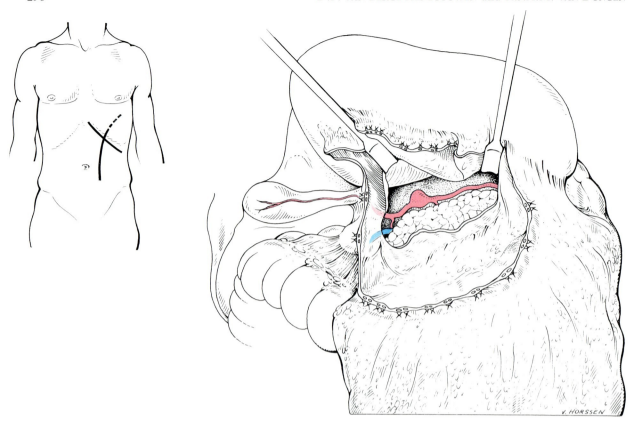

Abb. 15.3.2. Nach der Eröffnung des Omentum majus ist das Aneurysma der A. lienalis meist gut zu palpieren und freizupräparieren

2. Zugangsweg

Verlängerte subkostale Inzision links, wobei die Ausdehnung des Hautschnittes der mehr medialen oder lateralen Lokalisation des Aneurysmas entsprechen sollte (Abb. 15.3.2 u. s. S. 610).

3. Intra-abdomineller Zugang

Die Bursa omentalis wird entlang der Curvatura major eröffnet. Die Äste der A. gastroepiploica werden zwischen Ligaturen durchtrennt. Bei der Präparation hält man sich entlang der Magenkurvatur, da weiter kaudal die Vaskularisation des Kolon gefährdet ist. Die Aa. gastricae breves im lateralen Bereich sollten geschont werden. In der Bursa omentalis palpiert man dann hinter dem oberen Rand des Pankreas die A. lienalis, wobei sich das Aneurysma oft leicht lokalisieren läßt. Proximal und distal des Aneurysmas wird die A. lienalis freigelegt und ligiert. Speziell zu beachten sind kleine Arterienäste, welche aus der A. lienalis in das Pankreas ziehen und ebenfalls ligiert werden müssen. Ist die Resektion des Aneurysmas wegen seiner Lage im Pankreasgewebe schwierig, soll man sie nicht erzwingen, da hierdurch das Risiko einer Pankreasfistel oder einer postoperativen Pankreatitis eingegangen wird. Bei sehr medial lokalisierten Aneurysmen ist die Eröffnung des Omentum minus erforderlich (Abb. 15.3.2).

C. Aneurysmen der Arteria hepatica

I. Prävalenz, Pathologie, Indikationen

Aneurysmen der A. hepatica sind mit einer Frequenz von 20% aller viszeralen Arterienaneurysmen am zweithäufigsten. Sie sind wegen ihrer hohen Rupturgefahr gefürchtet. In früheren Zeiten wurden überwiegend mykotische Aneurysmen diagnostiziert. Solche sieht man nach Einführung der Antibiotika seltener [5]. Bei der Ätiologie spielen neben der Arteriosklerose die Mediadegeneration und das Trauma die führenden Rollen. Auch bei dem Krankheitsbild der Periarteriitis nodosa werden in dieser Arterie gehäuft Aneurysmen angetroffen [14, 16]. Die Rupturgefahr des Hepatica-Aneurysmas wird mit 44 bis 80% angegeben, wobei die Letalität bei diesem Ereignis außerordentlich hoch ist.

Die Art der Behandlung hängt davon ab, ob das Aneurysma die A. hepatica comm. oder die A. hepatica propria betrifft (Abb. 15.3.1 b). Im ersten Fall ist die Durchblutung der Leber über Kollateralen der A. gastroduodenalis und der pankreatiko-duodenalen Arkaden garantiert, so daß eine Aneurysmaresektion ohne Gefäßrekonstruktion möglich ist. Ist dagegen die A. hepatica propria in den aneurysmatischen Prozeß einbezogen, so muß die Leberdurchblutung wieder hergestellt werden.

Intrahepatische Aneurysmen sind nur sehr schwer zugänglich. Unter Umständen kommt eine proximale Ligatur in Kombination mit einer Embolisierung des Aneurysmas in Frage. Voraussetzung bei all diesen Behandlungsmethoden ist jedoch, daß man präoperativ genauestens über die lokale Blutversorgung orientiert ist. Mittels Isotopenuntersuchung kann man feststellen, welchen Anteil die A. hepatica und welchen Anteil die V. portae für die Durchblutung und die Sauerstoffzufuhr der Leber haben. Abhängig von dieser Verteilung kann dann in schwierigen Fällen, z.B. bei intrahepatischen Aneurysmen, eine Embolisation vorgenommen werden.

II. Behandlung von Aneurysmen der Arteria hepatica

1. Zugangswege

Die Freilegung der A. hepatica comm. sowie der proximalen A. hepatica propria gelingt durch eine rechtsseitige subkostale Inzision mit einer Verlängerung zur linken Körperhälfte. Ein zweiter Zugang ist die rechtsseitige pararektale thorako-phreniko-Laparotomie. Durch kranio-dorsale Luxation der Leber kann so bis weit in den Leberhilus, sogar bis in das Leberparenchym, präpariert werden.

2. Aneurysmen der Arteria hepatica communis

Das Omentum minus wird entlang der Curvatura minor des Magens eröffnet (Abb. 15.3.3). Oft ist das Aneurysma jetzt palpabel. Proximal wird der Abgang der A. hepatica comm. vom Truncus coeliacus dargestellt und angezügelt. Distal werden die A. hepatica propria, die A. gastroduodenalis und die A. gastrica dextra freigelegt sowie angezügelt. Die A. hepatica propria liegt im Lig. hepatoduodenale und wird von der V. porta sowie von dem Ductus choledochus umrahmt. Nach Darstel-

Abb. 15.3.3. Nach Eröffnung des Omentum minus Freipräparation der A. hepatica comm. mit Aneurysma

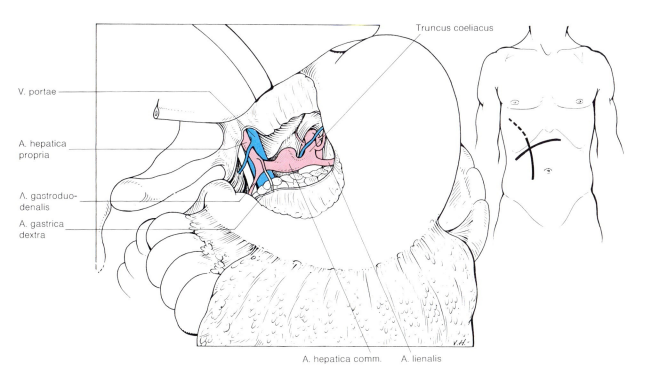

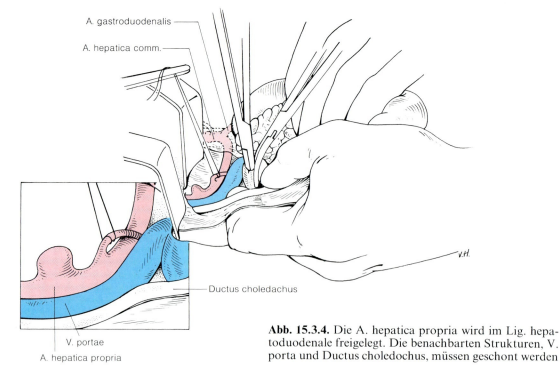

Abb. 15.3.4. Die A. hepatica propria wird im Lig. hepatoduodenale freigelegt. Die benachbarten Strukturen, V. porta und Ductus choledochus, müssen geschont werden

lung der Gefäßverhältnisse kann die A. hepatica comm. proximal und distal vom Aneurysma unterbunden werden. Das Aneurysma wird dann reseziert. Die Kollateralzirkulation über die pankreatiko-duodenalen Arterien und die A. gastro-duodenalis reicht für die Leberdurchblutung aus.

3. Aneurysmen der Arteria hepatica propria

Zu ihrer Darstellung wählt man den suprakolischen Zugang. Im Leberhilus wird zunächst das Lig. hepato-duodenale freigelegt. Die A. hepatica propria liegt in seinem dorso-medialen Teil. Bei Freilegung der Arterie müssen daher zunächst der Ductus choledochus und dann die V. porta identifiziert werden (Abb. 15.3.4). Im proximalen Bereich werden zuerst die A. hepatica comm., die A. gastroduodenalis und die A. gastrica dextra mit passageren Ligaturen bzw. Torniquets versehen. Das Aneurysma selbst muß wegen der Zerreißungsgefahr sehr vorsichtig freigelegt werden, insbesondere, wenn es sich um mykotische Aneurysmen handelt. Distal vom Aneurysmasack wird die A. hepatica über eine Strecke von mindestens zwei Zentimetern freigelegt, so daß eine End-zu-End-Anastomose mit einem venösen Interponat hergestellt werden kann.

Im weiteren Operationsverlauf stellt man sich dann die Bauchaorta in ihrem proximalen infrarenalen Bereich dar (s. S. 611, siehe Abb. 15.3.4). Die Entnahme einer verwendbaren V. saphena magna sollte vorher stattgefunden haben. Sie wird End-zu-Seit in die infrarenale Aorta anastomosiert, wozu diese zuvor mit zwei senkrechten Klemmen ausgeklemmt worden ist. In ihre rechte Vorderwand wird ein ovales Loch von etwa 7 mm Durchmesser geschnitten, was auch mit Stanzgeräten möglich ist. Die Anastomose selbst stellt man mit einer 6×0 fortlaufenden Naht her. Bei der Präparation des Venenendes für die Anastomose soll man dafür Sorge tragen, daß möglichst eine trichterförmige Einmündung erzielt wird, um Spätaneurysmen als Folge eines schlechten Einflußtraktes zu vermeiden. Die Aortenstrombahn wird dann freigegeben und das Venentransplantat abgeklemmt.

Die Tunnellierung zwischen der infra-renalen Aorta und dem Lig. hepato-duodenale wird stumpf vorgenommen. Hierzu sucht sich der Zeigefinger der rechten Hand einen Weg oberhalb der V. renalis sin. und kaudal der A. mesenterica sup. ventral vom Caput pancreaticum in den Bereich des geöffneten Lig. hepato-duodenale (s. S. 226). Nach leichtem Aufdehnen des Tunnels mit dem

Zeigefinger der linken Hand wird das Venentransplantat im aufgedehnten Zustand durchgezogen. Die A. hepatica propria wird proximal vom Aneurysma mit einer Ligatur unterbunden, eine kleine Bulldogklemme setzt man so distal wie möglich in die Nähe der Aufzweigung der A. hepatica popria. Das Aneurysma wird inzidiert und soweit wie möglich reseziert. Werden hierbei umliegende Strukturen gefährdet, sollte man dies nicht erzwingen. Die distale A. hepatica popria wird an der ventralen Seite etwa 1 cm eingeschnitten. Das Venentransplantat wird auf die richtige Länge gebracht, es erfolgt dann die Anastomosierung mit 7×0 Nahtmaterial, wobei mit dem kavaseitigen Winkel begonnen wird. Nach Freigabe der Zirkulation wird die Strömung mittels Dopplersonographie oder elektromagnetischer Fluß-Messung kontrolliert. Die Operation in diesem Bereich wird beendet mit Plazierung einer Drainage und Bedeckkung des Bypasses mit umgebendem retroperitonealen Gewebe.

Abb. 15.3.5. Aneurysma des Truncus coeliacus. Zwischen Aorta und einem Aneurysma des Truncus coeliacus ist verhältnismäßig wenig Platz zur Abklemmung, deshalb sollte vorher die Aorta oberhalb und unterhalb gut freipräpariert werden

D. Aneurysmen des Truncus coeliacus

I. Prävalenz, Pathologie, Indikation

Aneurysmen des Truncus Coeliacus entwickeln sich meistens aus poststenotischen Dilatationen bei einer arteriosklerotischen oder kongenitalen Stenose am Abgang des Truncus aus der Aorta. Andere, seltenere Ursachen sind Lues, Traumata oder entzündliche Erkrankungen. Bei der Indikationsstellung zur operativen Behandlung muß das Risiko der hohen Rupturgefährdung gegen das Risiko des Eingriffes abgewogen werden. Angiographisch ist vorher sicherzustellen, daß die A. mesenterica sup. und die pankreatiko-duodenale Arkade intakt sind. In diesen Fällen reicht nämlich eine Ausschaltung des Aneurysmas ohne weitere Rekonstruktion aus.

II. Behandlung von Truncus-coeliacus-Aneurysmen

1. Lagerung

Halbseitenlagerung mit Anhebung der linken Seite (s. S. 610).

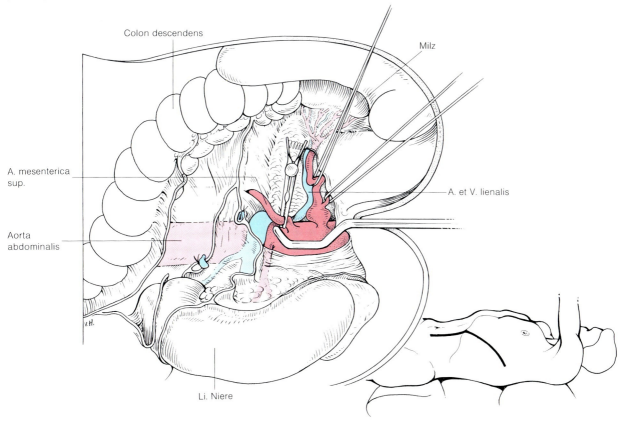

2. Zugangsweg

Linksseitige thorako-phreniko-Laparotomie (s. S. 610).

3. Intra-abdominaler Zugang

Nach Durchtrennung von Haut, Subkutis und Faszie des M. transversus sowie Fortsetzung der Schnittführung durch den Rippenbogen und die Interkostalmuskulatur wird das Zwerchfell inzidiert. Flexura lienalis, Milz und Pankreas werden mobilisiert und zusammen mit dem Magen nach medialwärts gehalten (s. Abb. 22.5a–c, S. 613). Die linke Nierenvene liegt im Boden des Operationsfeldes. Die Aorta ist jetzt gut zu palpieren. Kranial der linken Nierenvene wird das periaortale Gewebe durchtrennt und die Aorta wird mit den Abgängen von A. mesenterica sup. und Truncus coeliacus freipräpariert. Hierbei kann die Darstellung des Aneurysmahalses schwierig sein, da der Truncus direkt der Vorderwand der Aorta aufliegt (Abb. 15.3.5). Daher ist es wichtig, sich die proximale Aorta vorher so weit darzustellen, daß notfallmäßig abgeklemmt werden kann. Des weiteren sollten alle vom Truncus entspringenden Arterien peripher freipräpariert und angezügelt werden. Zur Behandlung des Aneurysmas reicht meistens eine Resektion mit Unterbindung der zurückbleibenden Arterienstümpfe aus. Der Kollateralkreislauf über die pankreatiko-duodenalen Arterien hat in der überwiegenden Zahl der Fälle schon vorher die Ernährung der Oberbauchorgane übernommen. Liegt aber ein Verschluß oder eine hochgradige Stenose der A. mesenterica sup. vor, so soll rekonstruiert werden. Hierzu sind zwei Verfahren möglich. Zunächst der A. hepatica-Bypass zwischen Aorta und A. hepatica comm. (s. S. 620) oder die Implantation der A. lienalis in die Aorta (s. S. 616). Das Operationsgebiet wird mit einer Drainage entlastet. Den retroperitonealen Zugang verschließen Einzelknopfnähte. Das Zwerchfell vernähen wir mit einem fortlaufenden resorbierbaren Faden. In den Thorax wird eine Bülau-Drainage eingelegt, die äußeren Wunden werden in der üblichen Weise geschlossen.

E. Aneurysmen der Arteria renalis

I. Prävalenz, Pathologie, Indikationen

Aneurysmen der A. renalis findet man bei einer von 9000 Obduktionen. Ursachen sind Arteriosklerose, fibro-muskuläre Dysplasie sowie seltener Periarteriitis nodosa und Traumata. In 15% der Fälle sind die Aneurysmata doppelseitig vorhanden. Die Indikation zur operativen Behandlung hat hauptsächlich den Gedanken zur Grundlage, eine mögliche Embolisation in die Nieren auszuschalten. Die Rupturgefahr ist dagegen niedrig [15].

II. Behandlung von Aneurysmen der Arteria renalis

Lagerung und Zugangsweg werden im Kapitel Nierenarterien beschrieben (S. 627). Bei kleinen sakkulären Aneurysmata genügt eine Abtragung mit nachfolgender Streifenplastik. Bei größeren und fusiformen Aneurysmen ist die Resektion notwendig mit nachfolgender Zwischenschaltung eines V. saphena magna-Interponates. Dieses wird zunächst im Bereich der Leiste entnommen und dann Seit-zu-End an die distale Bauchaorta anastomosiert (s. S. 637). Nach Ausklemmung des Aneurysmas wird dieses reseziert. Die Niere wird dann mit Heparin/Kochsalz-Lösung oder gekühlter 10%iger Glukoselösung gespült. Den distalen Nierenarterienstumpf dehnt man mit Bulldog-Klemmen leicht auf und schneidet ihn für die End-zu-End-Anastomose schräg zurecht. Diese wird dann mit einer 7×0 fortlaufenden Naht hergestellt. Nach Freigabe der Zirkulation erst vernäht man die abgeklemmte proximale Nierenarterie. Bei dem rechtsseitigen Nierenarterienaneurysma erfolgt die Rekonstruktion nach den gleichen Prinzipien. Der Bypass wird ventral der V. cava inf. verlegt.

F. Aneurysmen der Arteria mesenterica superior

I. Prävalenz, Pathologie, Indikationen

Das Aneurysma der A. mesenterica sup. ist selten. Im Schrifttum sind etwas mehr als 100 beschrieben [5]. Im Gegensatz zu den anderen viszeralen Arterien-Aneurysmen ist die Genese in fast der Hälfte mykotisch. Man sollte deshalb an die Möglichkeit eines Aneurysmas der A. mesenterica sup. dann denken, wenn bei einem Patienten mit einem pulsierenden Tumor und einem Stenosegeräusch im Oberbauch ein Krankheitsbild mit septischen Temperaturen vorausgegangen ist. Auch Patienten, bei denen man anderenorts mykotische Aneurysmen diagnostiziert hat, sollten gezielt angiographisch im Bereich der A. mesenterica sup. untersucht werden. DE BAKEY und COOLEY [4] beschrieben die erfolgreiche Resektion eines Aneurysmas der A. mesenterica sup. mit Unterbindung der Arterienstümpfe. Diese Behandlungsmethode kann nur Verwendung finden, wenn die Kollateralzirkulation zwischen den proximal vom Aneurysma gelegenen jejunalen Arterien und den ilealen Ästen distal vom Aneurysma ausreichend vorhanden ist. Zur Abklärung dieser Frage sind gute selektive Angiographien der A. mesenterica sup. notwendig [2]. Bei der mykotischen Genese ist es wichtig, die verursachenden Mikroorganismen präoperativ zu identifizieren. Hier hilft unter Umständen die genaue Anamnese, wobei die Primärerkrankung mit ihren charakteristischen Erregern richtungsweisend sein kann. Früher dominierten Streptokokken. Heute haben sich Staphylococcus-aureus-Infektionen in den Vordergrund geschoben. Auch andere Mikroorganismen wie Gonokokken, Salmonellen und Bakteroides, wurden aus Mesenterika-Aneurysmen gezüchtet. MREYEN [8] beschrieb sogar ein mykotisches Aneurysma der A. mesenterica sup. auf tuberkulöser Basis.

II. Behandlung von Aneurysmen der Arteria mesenterica superior

1. Lagerung

Rückenlagerung in Trendelenburg-Position.

2. Zugangsweg

Der Standardzugang ist die mediane transperitoneale Laparotomie. Bei sehr proximaler Aneurysmalage kann ein linksseitiger thorako-phreniko-abdominaler Zugang vorteilhaft sein (s. S. 613). In seltenen Fällen empfiehlt sich ein rechtsretroperitonealer Zugang. Die beiden retroperitonealen Zugangswege gleichen den Zugangswegen zu der linken oder rechten Nierenarterie (s. S. 631).

Bei der am häufigsten vorkommenden Lage des Aneurysma in der Radix mesenteriae wird die mediane Laparotomie ausgeführt. Der gesamte Dünndarm wird nach rechts kranial verlagert, wobei die Radix mesenteriae an der rechten Seite im Operationsfeld liegt. Meistens kann das Aneurysma palpiert werden. Nun wird der proximale Stamm der A. mesenterica sup. freipräpariert und angezügelt. Gleiches folgt für den distalen Anteil. Erst dann wird das Aneurysma selbst freipräpariert. Da es sich meistens um mykotische Aneurysmen handelt, muß mit einer Perforation während dieser Präparation gerechnet werden. Technisch am schwierigsten ist es, evtl. vorhandene jejunale Äste aus dem Aneurysma freizupräparieren und anzuzügeln sowie abzuklemmen.

Hat die angiographische Darstellung eine gute Kollateralfüllung des distalen Strombereichs der A. mesenteria sup. gezeigt, reicht eine Unterbindung aller Gefäßverbindungen des Aneurysmas sowie eine partielle Resektion aus. Wichtig ist die anschließende intraoperative Kontrolle der Darmdurchblutung. Deshalb sollten zuerst alle vom Aneurysma ausgehenden Seitenäste vorübergehend abgeklemmt werden. Mit Hilfe der Dopplersonographie kann dann festgestellt werden, ob in der ilealen oder jejunalen Arkade eine ausreichende Restdurchblutung besteht. Kommen hierüber Zweifel auf, so sollte man keine Resektion ausführen, sondern das Verfahren der Aneurysmorrhaphie anwenden [6].

III. Aneurysmorrhaphie

Nach Ausklemmung wird das Aneurysma eröffnet (Abb. 15.3.6a). Die wandständigen Thromben werden entfernt und ausgespült. In der Tiefe läßt sich meistens das ursprüngliche Gefäßlumen mit einer normalen endothelialen Auskleidung der A. mesenterica sup. erkennen (Abb. 15.3.6b). Mit Einzelknopf-Matratzen-Nähten wird jetzt das Lumen so zugenäht, daß die normale Weite einer A. mesenterica sup. verbleibt (Abb. 15.3.6c). Resorbierbares Nahtmaterial wird empfohlen. In gleicher Weise werden noch ein bis zwei Schichten über diese Matratzennaht angelegt (Abb. 15.3.6d, e).

Nach Einlegen einer Drainage wird das Peritoneum über der Aneurysmorrhaphie verschlossen.

Jetzt wird die Vitalität der einzelnen Dünndarmabschnitte untersucht. Bei klar erkennbarer Ischämie müssen partielle Dünndarmresektionen ausgeführt werden.

Bei unklaren Verhältnissen ist eine „Second look"-Operation zwölf bis vierundzwanzig Stun-

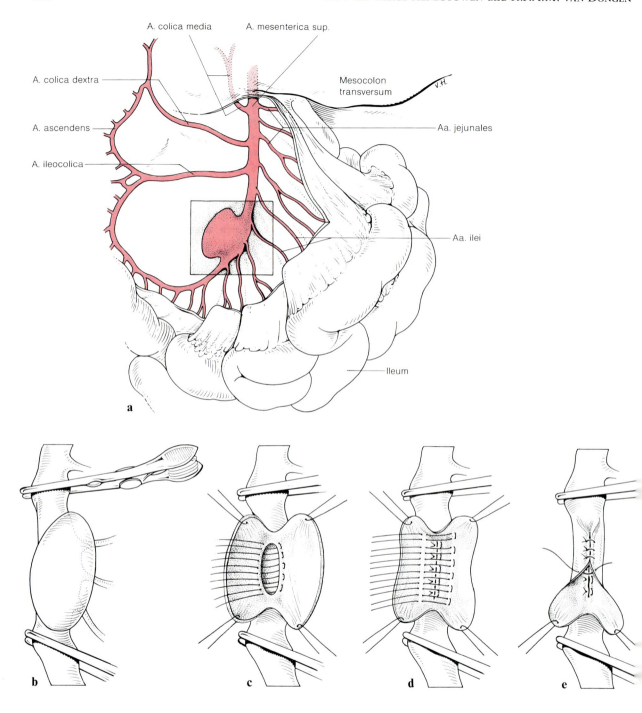

Abb. 15.3.6. a Aneurysmorrhaphie bei mykotischen Aneurysmata der A. mesenterica sup. **b** Abklemmung. **c** Erste Schicht Matratzennähte. **d** Zweite Schicht Matratzennähte. **e** Dritte und letzte Schicht Einzelknopfnähte

den später erforderlich. Die Vitalität des Dünndarms kann so besser beurteilt werden, die Konsequenzen sind u.U. dann zu ziehen.

G. Aneurysmen der pankreatiko-duodenalen Arkade

I. Prävalenz, Pathologie

Aneurysmen dieser Arterien werden nur selten beschrieben. Im gesamten Schrifttum sind etwa 40 Krankheitsfälle bekannt. Neben der Arteriosklerose als häufigste Ursache werden die fibromuskuläre Dysplasie, Traumata, ein penetrierendes Ulcus duodeni und rezidivierende chronische Pankreatitiden beschrieben.

II. Behandlung von Aneurysmen der pankreatiko-duodenalen Arkade

1. Lagerung

Rückenlage mit Knick in Höhe des thorako-lumbalen Übergangs.

2. Zugangsweg

Oberbauchquerschnitt.

3. Intra-abdomineller Zugang

Bei Aneurysmen, die in der anterioren pankreatiko-duodenalen Arkade lokalisiert sind, sollte man den suprakolischen Zugangsweg wählen (siehe Abb. 12.6, S. 614). Eine mehr rechtsmediale Eröffnung des Lig. gastro-colicum ist erwünscht. Bei Aneurysmen der A. gastro-duodenalis ist die Öffnung des Omentum minus der beste Zugang. Für Aneurysmen der posterioren pankreatiko-duodenalen Arkade empfiehlt sich die Duodenummobilisation nach KOCHER (s. Abb. 29.9, S. 615).

Sehr schwierig wird die Präparation, wenn das Aneurysma teilweise oder ganz im Pankreas eingebettet ist. Gehen angiographisch keine Äste vom Aneurysmabereich aus, so ist die Unterbindung von zu- und abführenden Arterien ausreichend. Gehen dagegen von dem Aneurysmagebilde ein oder mehrere Äste ab, so muß zusätzlich in dem Aneurysma eine Thrombose induziert werden [2].

In allen Fällen sollte man eine aufwendige Präparation im Pankreasgewebe vermeiden. Sehr häufig löst man sonst eine postoperative Pankreatitis oder eine Pankreasfistel aus, wobei letztere im Bereich des freipräparierten Gefäßes zu einer massiven Arrosionsblutung führen kann. Obwohl komplette und partielle Pankreatektomien beschrieben sind, ist das nach unserer Meinung nur in Extremsituationen erforderlich.

Rekonstruktionen in diesem Bereich sind wegen des sehr ausgeprägten Kollateralkreislaufs unnötig. Die Operation wird beendet mit einer Drainage im Operationsbereich, die so lange liegen bleibt, bis keine Produktion mehr abgeleitet wird. Es empfiehlt sich, die Flüssigkeit dieser Redon-Drainage – abhängig von deren Qualität – auf Amylase zu kontrollieren.

H. Aneurysmen der Arteria gastrica, der ilealen Arterien und der Arteria mesenterica inferior

I. Prävalenz, Pathologie

Aneurysmen der obigen Lokalisation sind extrem selten und werden nur sporadisch beschrieben [5, 14]. In der Mehrzahl der Fälle werden sie anläßlich einer Angiographie zufällig entdeckt. Rupturen kommen kaum vor. Ätiologisch kommt eine Vielzahl der zuvor genannten Faktoren in Frage, wobei allerdings kongenitale Aneurysmen hier etwas häufiger vorzukommen scheinen.

II. Behandlung

Aneurysmen dieser Lokalisation sind ausreichend mit Resektion und Unterbindung der zu- und abführenden Arterien behandelt. Wichtig ist hierbei, daß nach Ausschaltung des Aneurysmas die Vitalität der im Stromgebiet liegenden Organe geprüft und notfalls eine Darmresektion ausgeführt wird.

Aneurysmen der A. mesenterica inf. werden im Prinzip auf gleiche Weise behandelt. Hier ist es für das operative Vorgehen wichtig, daß bei gleichzeitigen A. mesenterica-sup.-Verschlüssen oder Verschlüssen der beiden Aa. iliacae int. Schwierigkeiten mit der Durchblutung des Colon descendens und Sigmas entstehen können.

LITERATUR

1. Beaussier M (1770) Sur un aneurysme de l'artere splenique dont les parios se sont ossifes. J Med (Toulouse) 32:157
2. Van Berge Henegouwen DP, Koning J, Padmos M, Barwegen MGMH, Schwilden ED (1980) Aneurysmen der intestinalen Arterien. Angio 4/2:259–268
3. Boijsen E, Efsing H-O (1969) Aneurysms of the splenic artery. Acta Radiol [Diagn] (Stockh) 8:29–41
4. De Bakey ME, Cooley DA (1953) Succesful resection of mycotic aneurysm of superior mesenteric artery: Case report and review of literature. Am Surg 19:202
5. Deterling RA Jr (1971) Aneurysms of the visceral arterie. J Cardiovasc Surg 12:309
6. Matas R (1888) Traumatic aneurysm of the left brachial artery: Incission and partial excission of sac: Recovery. Phila Med News 53:452
7. McNamara MF, Basksi KB (1982) Mesenteric artery aneurysms. In: Bergan JJ, Yao JST (eds) Aneurysms, diagnosis and treatment. Grune and Stratton, New York (pp 385–485)
8. Mreyen FM (1960) Mycotic aneurysm. Arch Chir Neerl 12:180
9. Pernot JHM (1970) A patient with multiple aneurysms of the splenic artery. Arch Chir Neerl 22:165
10. Slors JMF, Taat CW, van Berge Henegouwen DP, Mallonga ET (1982) Rupture of an aneurysm of the middle colic artery. Neth J Surg 34:174–177
11. Spanes PK, Kloppedal EA (1974) Aneurysms of the gastroduodenal and pancreaticoduodenal arteries. Am Surg 127:345
12. Spittel JA, Fairbarn JF, Sheps SC et al. (1961) Splentic artery aneurysms. Surg Clin North Am 41:1121–1126
13. Stanley JC, Fry WJ (1974) Pathogenesis and clinical significance of splenic artery aneurysms. Surgery 76:898
14. Stanley JC, Thompson NW, Fry W (1970) Splanchic artery aneurysms. Arch Surg 101:689
15. Tham G, Ekelund T, Olin et al. (1983) Renal artery aneurysms. Ann Surg 348–352
16. Weaver DH, Fleming RJ, Barnes WA (1968) Aneurysms of the hepatic artery: The value of arteriography in surgical management. Surgery 64:891
17. Westcott JL, Ziter FM (1973) Aneurysms of the splenic artery. SGO 136:541

15.4 Aneurysmen der Aorta abdominalis

F.W. Schildberg und A. Valesky

INHALT

A. Nicht rupturiertes infrarenales
   Bauchaortenaneurysma 305
      I. Spezielle Anatomie 305
      II. Spezielle Diagnostik 306
      III. Operationsindikationen 306
      IV. Lagerung 306
      V. Operativer Zugang 307
      VI. Technik der Freilegung des infrarenalen
         Bauchaortenaneurysmas 308
      VII. Ausklemmen und Eröffnen des
         Aneurysmas 309
      VIII. Technik der Gefäßrekonstruktion . . . 309
      IX. Verschluß des hinteren Peritoneum . . 314
      X. Versorgung von Sonderformen des
         infrarenalen Bauchaortenaneurysmas . . 315
      XI. Alternative Behandlungsverfahren . . 316

B. Rupturiertes infrarenales
   Bauchaortenaneurysma 317
      I. Häufigkeit und Rupturlokalisation . . 317
      II. Spezielle diagnostische Maßnahmen . . 317
      III. OP-Indikationen 317
      IV. Möglichkeiten zur präoperativen
         Blutungskontrolle 318
      V. Operatives Vorgehen 318
      VI. Ruptur des Aneurysmas in den Magen-
         Darm-Trakt 320
      VII. Ruptur des Aneurysmas in die V. cava
         inferior 320
      VIII. Postoperative Komplikationen 320
         Literatur 321

A. Nicht rupturiertes infrarenales Bauchaortenaneurysma

I. Spezielle Anatomie

Aneurysmen der Aorta abdominalis entwickeln sich in 95–98% im infrarenalen Aortenabschnitt. Häufig liegen zusätzlich aneurysmatische Erweiterungen der Beckengefäße vor. Als Hauptursache für die Aneurysmabildung ist die Arteriosklerose mit einem Anteil von über 95% anzusehen.

Die bevorzugte Lokalisation des arteriosklerotischen Bauchaortenaneurysmas im Abschnitt V der Aorta wird als Folge unterschiedlicher Ursachen erklärt. Der Nachweis einer erhöhten kollagenolytischen Aktivität [5] in der Aneurysmawand und die vermehrte Ablagerung von Cholesterin und Lipiden [4] im infrarenalen Aortensegment sind Hinweise für eine lokale Stoffwechselstörung. Eine weitere wichtige Rolle bei der Entstehung des Bauchaortenaneurysmas soll auch der Bifurkationswinkel spielen [15]. Die bei Arteriosklerose häufig zu beobachtende Elongation der Aorta führt zu einer Spreizung der Bifurkation und damit zu einer Abstumpfung des Bifurkationswinkels. Hierdurch werden die Pulswellen stärker reflektiert als bei einem unveränderten Gefäß mit spitzem Bifurkationswinkel. Als weitere Ursache gilt die besondere topographisch-anatomische Lage des infrarenalen Aortensegmentes, das relativ frei von stützenden Nachbarorganen und Geweben ist. Für diese Annahme spricht, daß sich Aneurysmen meist nach links in Richtung des geringsten retroperitonealen Widerstandes entwickeln. Einer Entwicklung des Aneurysmas nach rechts stellen die Radix mesenterii und V. cava inf. ein gewisses Hindernis entgegen.

Zu den weniger häufigen Aneurysmaformen zählt das sogenannte inflammatorische Bauchaortenaneurysma, das bei 3–5% aller arteriosklerotischen Aneurysmen vorliegt. Ob es sich dabei um eine Spielform der Arteriosklerose oder um eine eigene Erkrankung handelt, ist bisher noch nicht klar. Noch seltener sind syphilitische und mykotische Aneurysmaformen. Sehr selten sind Aneurysmen, wie sie im Zusammenhang mit peripheren arteriovenösen Fisteln entstehen können. Hierdurch kann es durch die Flußsteigerung zu einer aneurysmatischen Umwandlung der zentralen Gefäße einschließlich der Bauchaorta kommen. Diese Veränderungen bilden sich nach Beseitigung der peripheren AV-Fisteln meist nicht zurück [24].

II. Spezielle Diagnostik

Das abdominelle Aortenaneurysma kann häufig bereits durch Inspektion und Palpation erkannt werden. Eine Beschränkung des Aneurysmas auf den Abschnitt V der Aorta darf angenommen werden, wenn es palpatorisch vom Rippenbogen abgrenzbar ist. Die Ultraschalluntersuchung ermöglicht in über 95% der Fälle den Aneurysmanachweis [16]. Die Röntgenübersichtsaufnahme des Abdomens im seitlichen Strahlengang mit Nachweis des typischen Kalkschattens in der Aneurysmawand hat wegen der geringeren diagnostischen Treffsicherheit in letzter Zeit an Bedeutung verloren. Eine weitere wenig invasive diagnostische Methode stellt die Computertomographie (ohne und mit Kontrastmittelgabe) dar, die den sicheren Aneurysmanachweis ermöglicht und eine Reihe wichtiger Informationen für die spätere operative Versorgung gibt. Hierdurch kann die Ausdehnung des Aneurysmas festgestellt und damit die Frage nach einer Beteiligung des Abschnittes IV der abdominellen Aorta beantwortet werden. Auch Lageanomalien der V. cava inf. oder der linken Nierenvene (retroaortale Lage) sind computertomographisch erkennbar. Besondere klinische Bedeutung hat die Computertomographie bei symptomatischen Bauchaortenaneurysmen, da sie durch den Nachweis bzw. Ausschluß eines retroperitonealen Hämatoms die Frage nach einer gedeckten Ruptur beantwortet. Damit kann die notfallmäßige Versorgung von symptomatischen nicht rupturierten Aneurysmen, die mit einer wesentlich höheren Letalität als der elektive Eingriff belastet ist, vermieden und die Operation nach entsprechender Vorbereitung der Patienten durchgeführt werden [22]. Dies gilt insbesondere für das häufig mit Flanken- und Rückenschmerzen einhergehende inflammatorische Bauchaortenaneurysma. Diese Aneurysmaform, die wegen erheblicher Verschwielungen mit den angrenzenden Organen operationstechnisch nicht immer unproblematisch ist, kann im Computertomogramm bereits präoperativ an der typischen, oft mehrere Zentimeter dicken kontrastmittelaufnehmenden (Angio-CT) perianeurysmalen Gewebeschicht erkannt werden [23].

Wegen der beim infrarenalen Bauchaortenaneurysma häufig vorkommenden Miterkrankung der Nierenarterien ist eine präoperative angiographische Darstellung dieser Gefäßprovinz zu fordern [20]. Sie ist in der Regel am einfachsten mit Hilfe der DSA-Technik möglich. Bei zusätzlichem Verdacht auf eine AVK der unteren Extremitäten oder bei Verdacht auf eine Hufeisenniere ist die konventionelle Angiographie auch heute noch die diagnostische Methode der Wahl. Durch die thrombotische Auskleidung der Aneurysmawand kann im Angiogramm häufig ein normal weites und scheinbar unverändertes Aortenlumen vorgetäuscht werden. Die fehlende Darstellung der Lumbalarterien ist dann als Hinweis für das Vorliegen eines Bauchaortenaneurysmas zu werten.

III. Operationsindikationen

Die Ruptur eines Aneurysmas ist die schwerwiegendste und häufigste Komplikation. Seltener sind ein thrombotischer Verschluß oder eine embolische Streuung von Thrombenmaterial aus dem Aneurysma mit nachfolgender peripherer Ischämie. Zahlreiche Untersuchungen zur Prognose von Patienten mit Bauchaortenaneurysma zeigen, daß die Sterblichkeit im Spontanverlauf 2–3mal höher ist als bei Patienten, die operativ behandelt wurden [2]. Wegen der Rupturgefahr sollten alle Aneurysmaträger operiert werden, wenn nicht schwerwiegende Kontraindikationen, wie z.B. eine therapierefraktäre Herzinsuffizienz, eine globale pulmonale Insuffizienz oder ein Endstadium eines Krebsleidens vorliegen. Die Rupturgefahr steigt zwar mit zunehmendem Aneurysmadurchmesser, im Einzelfall kann aber keine sichere Aussage über die Rupturwahrscheinlichkeit gemacht werden, da auch kleine Aneurysmen rupturieren können [9]. Dies gilt auch für Patienten im 7. und 8. Lebensjahrzehnt, die heute ohnehin den Hauptteil dieses Krankengutes darstellen.

Operationspflichtige Manifestationen der Arteriosklerose im Bereich der supraaortalen Äste oder der Koronararterien sollten vor Operation des Bauchaortenaneurysmas versorgt werden. Unter entsprechenden Voraussetzungen ist ein einzeitiges Vorgehen zu diskutieren.

IV. Lagerung

Zur operativen Versorgung des infrarenalen Bauchaortenaneurysmas wird in der Regel der transabdominelle Zugang gewählt. Der Patient befindet sich in Rückenlage. Von Vorteil ist eine leichte Reklination des Oberkörpers mit Drehpunkt zwischen Nabel und Processus xyphoideus. Die Leistenregion sollte immer als mögliches OP-Gebiet betrachtet und dementsprechend vorberei-

15.4 Aneurysmen der Aorta abdominalis

tet werden. Eine leichte Außenrotation der Oberschenkel mit Beugung im Kniegelenk erleichtert, falls erforderlich, die Freilegung der Leistengefäße zum femoralen Prothesenanschluß.

V. Operativer Zugang

Zugänge zur infrarenalen Aorta sind die mediane oder quere Laparotomie (Abb. 15.4.1). Wegen der günstigeren Sichtverhältnisse im Bereich der gesamten Aortoiliakalregion und dem rascheren Zugangsweg wird die mediane Laparotomie vom Processus xyphoideus bis zur Symphyse meist bevorzugt. Die quere Laparotomie, die oberhalb oder unterhalb des Nabels durchgeführt werden kann, bietet allerdings den Vorzug einer postoperativ weniger gestörten respiratorischen Funktion.

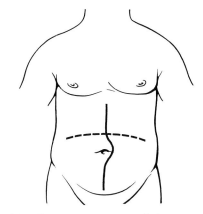

Abb. 15.4.1. Zugangswege zum infrarenalen Bauchaortenaneurysma – mediane oder quere Laparotomie

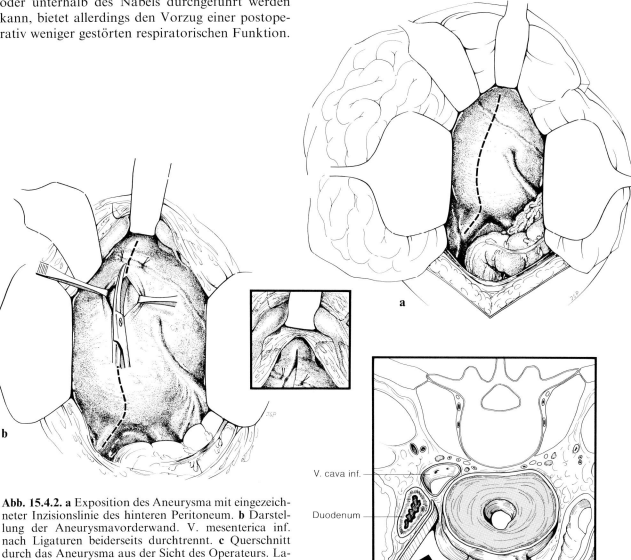

Abb. 15.4.2. a Exposition des Aneurysma mit eingezeichneter Inzisionslinie des hinteren Peritoneum. **b** Darstellung der Aneurysmavorderwand. V. mesenterica inf. nach Ligaturen beiderseits durchtrennt. **c** Querschnitt durch das Aneurysma aus der Sicht des Operateurs. Lagebeziehungen zu Duodenum (pars ascendens) und V. cava inf.

VI. Technik der Freilegung des infrarenalen Bauchaortenaneurysmas

1. Exposition des Operationssitus

Zur Exposition des Aneurysmas werden Radix mesenterii und Dünndarmschlingen in ein feuchtes Tuch eingeschlagen und nach rechts oben verlagert. Eine Eindämmung der Wärmeverluste wird durch zusätzliche Abdeckung des Dünndarmkonvolutes mit einer Plastikfolie erreicht. Nach Mobilisation der Flexura duodeno-jejunalis werden links und rechts vom Aneurysma ein breiter und nach kranial zwei schmale Haken eingesetzt. Hiermit ist eine übersichtliche Darstellung des gesamten infrarenalen Aortenabschnittes möglich (Abb. 15.4.2a).

2. Präparation des Aneurysmas

Peritoneum und periaortales Gewebe werden über dem Aneurysma zur Schonung der A. mesenterica inf. und der Gefäßarkade, die das linke Kolon versorgt, rechts von der Mittellinie bis auf die Adventitia des Aneurysmas inzidiert (Abb. 15.4.2b). In diesem Niveau läßt sich in der Regel eine gute avaskuläre Dissektionszone finden, die eine teils stumpfe, teils scharfe Freilegung der vorderen Zirkumferenz des Aneurysmas gestattet (Abb. 15.4.2c). Die Inzision wird nach kranial bis zur kreuzenden Nierenvene im Abstand von etwa 1 cm zum Duodenum verlängert. Bei größeren Aneurysmen ist die Durchtrennung der V. mesenterica inf., die den infrarenalen Aneurysmaabschnitt kreuzt, oft von Vorteil. Die Inzision nach distal erfolgt in Richtung rechte Beckenarterie. Hierdurch können für die Durchblutung des linken Kolons notwendige Gefäßarkaden der A. mesenterica inf. und für die Potenz wichtige Nervengeflechte geschont werden (s.S. 185f.). Eine quere Schnittführung ist im Bifurkationsbereich möglichst zu vermeiden.

3. Darstellung der proximalen Aorta (sog. „Aneurysmakragen")

Die Darstellung des unterschiedlich langen unveränderten infrarenalen Aortenabschnittes erfolgt teils durch scharfe, teils durch stumpfe Dissektion, bis zur linken Nierenvene. In 1–2% der Fälle ist mit einer retroaortalen Lage der linken Nierenvene zu rechnen. Die bei Aneurysmaträgern häufig zu beobachtende Elongation der infrarenalen Aorta führt zu einer Abhebung des Aneurysmakragens von der Wirbelsäule, was meist ein müheloses Umfahren der Aorta mit dem Finger zuläßt (Abb. 15.4.3a). Dieses Manöver schafft günstige Bedingungen für eine Abklemmung der proximalen Aorta in querer Richtung, die häufig eine übersichtlichere Anastomosennaht ermöglicht als die Abklemmung in sagittaler Richtung. Eine zirkuläre Mobilisation der Aorta sollte allerdings nur durchgeführt werden, wenn dies mühelos gelingt. Bei sehr großen, knapp an die Nierenarterienabgänge heranreichenden Aneurysmen oder entzündlichen Veränderungen im Retroperitoneum ist der sagittalen Abklemmung ohne komplette zirkuläre Mobilisation der Aorta der Vorzug zu geben. Bei der Freipräparation des Aneurysmahalses sind atypisch lokalisierte Nierenarterien zu beachten. Sie lassen sich im unveränderten Aortenabschnitt meist problemlos erhalten, einzelne in der Aneurysmawand selbst lokalisierte Nierenarterien können mit einem Patch aus dem Aneurysma für die spätere Reimplantation in die Prothese exzidiert werden. Polarterien sollten nur bei kleinem Gefäßkaliber ligiert werden, da nur dann der Parenchymverlust funktionell ohne Bedeutung ist.

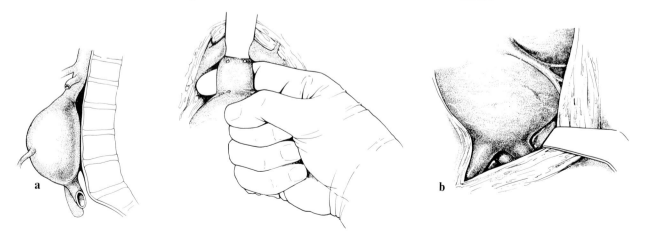

Abb. 15.4.3. a Darstellung der proximalen Aorta und digitale Untertunnelung. **b** Darstellung der distalen Aorta und Aortenbifurkation

4. Darstellung von distaler Aorta und Beckengefäßen

Die Darstellung der distalen Aorta und der proximalen Beckenstrombahn erfolgt von der retroperitonealen Dissektionslinie. Das gesamte vor der Aortenbifurkation liegende Gewebe wird in der Ebene der Gefäßadventitia en bloc mobilisiert und kulissenartig nach links abgehoben (Abb. 15.4.3b). Damit wird eine gute Übersicht ohne wesentliche Schädigung für die Potenz wichtiger Nervengeflechte erreicht [21]. Eine zirkuläre Präparation der distalen Aorta oder der Aa. iliacae comm. mit Anschlingen dieser Arterienabschnitte ist meist nicht erforderlich. Für die distale Blutungskontrolle genügt es, wenn $^2/_3$ der vorderen Zirkumferenz der großen Beckengefäße dargestellt werden. Bei aneurysmatischen und obliterierenden Gefäßerkrankungen der Beckenstrombahn werden die Gefäße distal dieser Veränderungen freipräpariert. Wenn in Einzelfällen eine zirkuläre Mobilisation der Gefäße zweckmäßig erscheint, erfolgt dies am einfachsten von der sichtbaren rechten Beckenvene aus, da hier am leichtesten die Schicht zwischen Vene und Arterie aufgesucht und damit intraoperative Verletzungen vermieden werden. Die Darstellung der Beckenstrombahn distal des Abgangs der A. iliaca int. erfolgt über eine zusätzliche Inzision des Peritoneum im Bereich der Beckenschaufel. Auf der linken Seite ist dies meist erst nach Lösung der fötalen Verwachsungen zwischen Sigma und lateraler Bauchwand möglich.

VII. Ausklemmen und Eröffnen des Aneurysmas

Der Aneurysmakragen wird je nach Umfang der vorausgegangenen Präparation entweder in querer oder in sagittaler Richtung knapp unterhalb des Abgangs der beiden Nierenarterien abgeklemmt. Nach ursprungsnaher Abklemmung der A. mesenterica inf. werden die Klemmen zur Kontrolle der Rückblutung in Abhängigkeit vom Zustand der Beckengefäße gesetzt (Abb. 15.4.4a). Bei auf die Aorta und Bifurkation beschränkten Prozessen ist eine Abklemmung der Aa. iliacae comm. zweckmäßig. Ein zusätzliches Aneurysma im Bereich der A. iliaca comm., das meist bis zum Abgang der A. iliaca int. reicht, macht eine getrennte Abklemmung von A. iliaca int. und ext. notwendig. Die Eröffnung des Aneurysmas erfolgt durch einen Längsschnitt, der zur Schonung des Abgangs der A. mesenterica inf. rechts von der Mittellinie angelegt wird. Nach Ausschälen des thrombotischen Materials en bloc werden Blutungen aus den Lumbalarterien mit kräftigen Umstechungsligaturen versorgt (Abb. 15.4.4b, c). Hierbei ist wegen der meist ausgeprägten Arteriosklerose vor Umstechung häufig eine lokale Desobliteration erforderlich. Nach Kontrolle der Rückblutung aus den Lumbalarterien wird die proximale Aorta mit dem Finger ausgetastet und die Arteriotomie bis zum unveränderten infrarenalen Aortensegment verlängert. Die Inzision nach distal muß wegen der arteriosklerotischen und aneurysmatischen Veränderungen der Aorta meist bis unmittelbar an die Bifurkation erfolgen. Bei einer aneurysmatischen Mitbeteiligung der Beckenstrombahn wird die Inzision von der Aorta über die veränderte Beckenstrombahn bis in den für die Prothese anschlußfähigen Arterienabschnitt fortgesetzt. Restthromben können durch lokale Spülungen sowie periphere und zentrale Flushmanöver entfernt werden.

VIII. Technik der Gefäßrekonstruktion

1. Prothesenmaterial

Gestrickte Doppelvelourprothesen aus Dacron haben sich bisher am besten und längsten bewährt. Je nach Ausdehnung der aneurysmatischen und arteriosklerotischen Veränderungen im Aortoiliakalbereich kommen Rohr- oder Y-Prothesen zum Einsatz. Während bei nicht rupturierten Bauchaortenaneurysmen überwiegend gestrickte Prothesen als Gefäßersatz zur Anwendung kommen, werden im Rupturstadium wegen der drohenden Gerinnungsstörungen meist gewebte Prothesen eingesetzt, die nicht wie gestrickte Prothesen vorgeclottet werden müssen. Die schlechtere Einheilung der gewebten Prothesen wird hierbei in Kauf genommen. Neuerdings stehen auch gestrickte Prothesen, die ohne Preclotting primär dicht sind, zur Verfügung. Inwieweit sich andere Materialien wie PTFE durchsetzen werden, können erst klinische Erfahrungen über einen längeren Zeitraum zeigen.

2. Proximale Anastomose

a) Standardvorgehen. Die infrarenale Aorta wird in Höhe des kranialen Arteriotomiewinkels in ihrem ventralen Abschnitt semizirkulär inzidiert (Abb. 15.4.4d). Die Hinterwand bleibt dabei meist in ihrer Kontinuität erhalten. Nur in besonderen

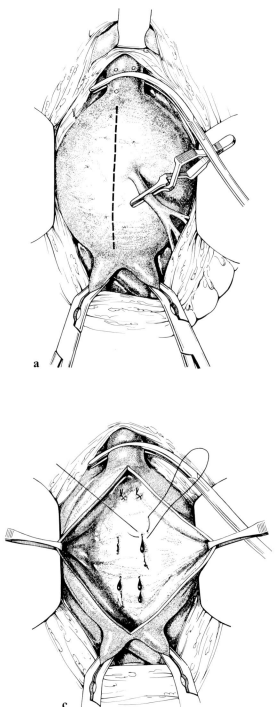
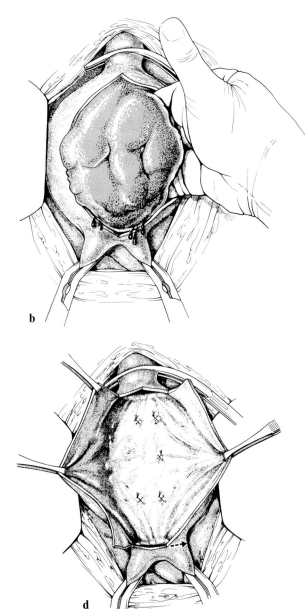

Abb. 15.4.4. a Aneurysma ausgeklemmt. Inzisionslinie eingezeichnet. **b** Entfernung des thrombotischen Materials. **c** Umstechung der blutenden Lumbalarterien. **d** Semizirkuläre Inzision der Aorta im Bereich des Aneurysmakragens und in Höhe der Bifurkation. Aortenhinterwand deutlich, leicht wulstförmig vorspringend

Fällen (s. Abb. 15.4.6) ist zur übersichtlicheren Naht der Hinterwand eine komplette Durchtrennung der Aorta zu empfehlen. Der Durchmesser der Prothese sollte möglichst dem Aortenlumen angeglichen werden, was durch den Einsatz eines Meßgerätes erleichtert wird. Die Anastomose wird in fortlaufender Nahttechnik mit 4 × 0 nicht resorbierbarem monofilem Nahtmaterial angelegt (Abb. 15.4.5). Nur bei hochgradig arteriosklerotisch veränderten Gefäßen empfiehlt sich die Wahl eines stärkeren Nahtmaterials mit größerer Nadel. Allerdings müssen hierbei häufiger Stichkanalblu-

15.4 Aneurysmen der Aorta abdominalis

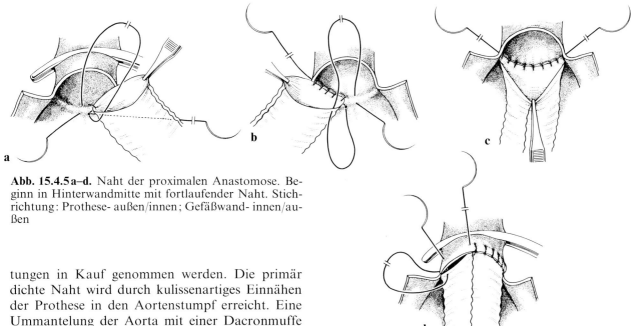

Abb. 15.4.5a–d. Naht der proximalen Anastomose. Beginn in Hinterwandmitte mit fortlaufender Naht. Stichrichtung: Prothese- außen/innen; Gefäßwand- innen/außen

tungen in Kauf genommen werden. Die primär dichte Naht wird durch kulissenartiges Einnähen der Prothese in den Aortenstumpf erreicht. Eine Ummantelung der Aorta mit einer Dacronmuffe ist bei dieser Anastomosentechnik nach unseren Erfahrungen nicht notwendig.

b) Suprarenale Abklemmung. Bei sehr großen Aneurysmen, die unmittelbar bis an die Nierenarterienabgänge heranreichen, ist häufig eine suprarenale Abklemmung erforderlich. Die Übersicht wird durch ausgiebige Mobilisation der linken Nierenvene nach Durchtrennung der V. spermatica bzw. ovarica verbessert. In seltenen Fällen ist auch eine Durchtrennung der linken Nierenvene erforderlich (Abb. 15.4.6). Hierbei müssen allerdings die von den Gonaden und Nebennieren kommenden Venenäste geschont werden, um den venösen Abluß aus der linken Niere nicht zu beeinträchtigen. Wegen des oft bis zu den Nierenarterienabgängen reichenden Thrombenmaterials ist zur Vermeidung einer Embolisierung vor suprarenaler Abklemmung eine Abklemmung der Nierenarterien zweckmäßig. Nach Eröffnung des Aneurysmas kann dann unter Sicht thrombektomiert, die Nierenarterienabgänge eingesehen und die Rückblutung aus den Nierenarterien geprüft wer-

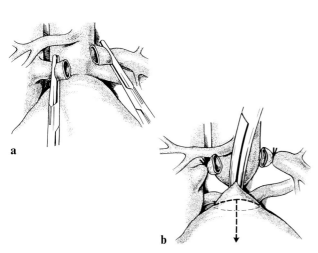

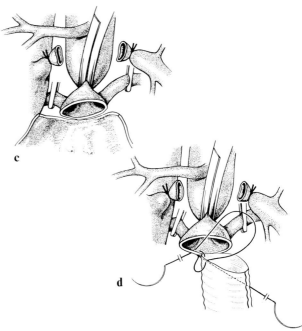

Abb. 15.4.6a–d. Suprarenale Abklemmung bei Interposition einer Rohrprothese (Nierenvene durchtrennt)

den. Zur Anastomosennaht ist hierbei oft die zirkuläre Durchtrennung der Aorta von Vorteil, da die Aortenhinterwand meist auf der Wirbelsäule fixiert ist. Die Durchtrennung ermöglicht ein Abheben der Aortenhinterwand von der Wirbelsäule, was eine exakte Anastomosennaht in unmittelbarer Nähe der Nierenarterienabgänge wesentlich erleichtert (Abb. 15.4.6).

3. Distaler Anschluß

a) Allgemeine Bemerkungen. Bei der operativen Behandlung des infrarenalen Bauchaortenaneurysmas wird die Implantationsfrequenz von Rohrprothesen im Verhältnis zu Y-Prothesen mit 0–85% angegeben. Der wesentliche Grund hierfür sind Unterschiede in der Indikation. Ein Aneurysma mit unverändertem distalen Aortenabschnitt ist für die Interposition einer Rohrprothese zweifelsohne am besten geeignet. Diese Gefäßsituation findet sich allerdings nur sehr selten. Häufig liegen zusätzlich noch arteriosklerotische Veränderungen oder Dilatationen der Beckenstrombahn vor. Aufgrund guter Erfahrungen bei Implantation von Rohrprothesen mit im Vergleich zur Implantation von Y-Prothesen signifikant niedrigerer Letalität haben wir, wenn keine klinisch manifeste arterielle Verschlußkrankheit vom Beckentyp vorlag, sowohl bei arteriosklerotischen Veränderungen an der Aortenbifurkation als auch der Beckenstrombahn eine Rohrprothese eingesetzt. Auch Dilatationen der Beckenstrombahn stellten mit Ausnahme von Aneurysmen keine Kontraindikation für die Interposition einer Rohrprothese dar. Der Anteil an Rohrprothesen war daher in unserem Krankengut mit 45% relativ hoch. Die Spätergebnisse (N = 100) waren gut; bei einer Nachbeobachtungszeit von bis zu 6 Jahren war bisher noch kein Reeingriff wegen AVK oder Aneurysmabildung im Beckenbereich erforderlich. Eine Aneurysmabildung der Beckengefäße oder eine klinisch manifeste AVK vom Beckentyp machen allerdings den Einsatz einer Y-Prothese notwendig.

b) Rohrprothese. Bei Aneurysmen mit alleiniger Beteiligung der distalen Aorta wird die Arteriotomie meist bis zur Aortenbifurkation durchgeführt. Vom distalen Winkel der Arteriotomie wird dann die Aorta in Bifurkationshöhe semizirkulär inzidiert (s. Abb. 15.4.4d). Die Kontinuität der Aortenhinterwand bleibt hierbei erhalten. Stärkere arteriosklerotische Veränderungen der Aortenbifurkation können durch limitierte Desobliteration beseitigt werden. Eine Knickbildung der Prothese wird vermieden, wenn die distale Anastomose bei gebeugtem Oberkörper und möglichst straff angespannter Prothese angelegt wird. Die Anastomosennaht erfolgt wie bei der proximalen Anastomose (Abb. 15.4.7).

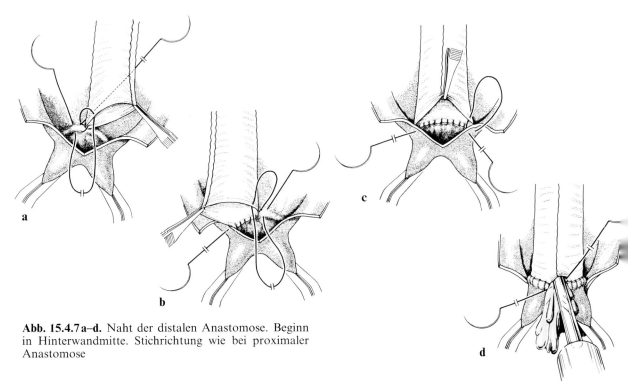

Abb. 15.4.7 a–d. Naht der distalen Anastomose. Beginn in Hinterwandmitte. Stichrichtung wie bei proximaler Anastomose

15.4 Aneurysmen der Aorta abdominalis

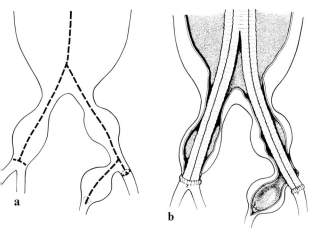
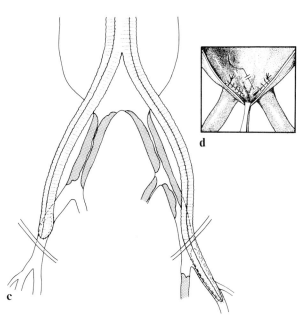
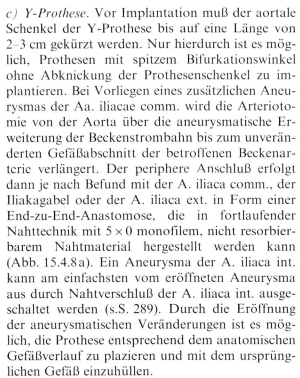

Abb. 15.4.8. a, b Distaler Anschluß bei aneurysmatischen Veränderungen in der Beckenstrombahn. A. iliaca int. sin. von innen verschlossen. **c, d** Distaler Anschluß bei AVK der Beckenstrombahn (A. iliaca ext., A. femoralis comm. und A. femoris profunda)

c) Y-Prothese. Vor Implantation muß der aortale Schenkel der Y-Prothese bis auf eine Länge von 2–3 cm gekürzt werden. Nur hierdurch ist es möglich, Prothesen mit spitzem Bifurkationswinkel ohne Abknickung der Prothesenschenkel zu implantieren. Bei Vorliegen eines zusätzlichen Aneurysmas der Aa. iliacae comm. wird die Arteriotomie von der Aorta über die aneurysmatische Erweiterung der Beckenstrombahn bis zum unveränderten Gefäßabschnitt der betroffenen Beckenarterie verlängert. Der periphere Anschluß erfolgt dann je nach Befund mit der A. iliaca comm., der Iliakagabel oder der A. iliaca ext. in Form einer End-zu-End-Anastomose, die in fortlaufender Nahttechnik mit 5 × 0 monofilem, nicht resorbierbarem Nahtmaterial hergestellt werden kann (Abb. 15.4.8a). Ein Aneurysma der A. iliaca int. kann am einfachsten vom eröffneten Aneurysma aus durch Nahtverschluß der A. iliaca int. ausgeschaltet werden (s.S. 289). Durch die Eröffnung der aneurysmatischen Veränderungen ist es möglich, die Prothese entsprechend dem anatomischen Gefäßverlauf zu plazieren und mit dem ursprünglichen Gefäß einzuhüllen.

Bei Vorliegen einer AVK vom Beckentyp wird das distale Aortenlumen vom eröffneten Aneurysma aus mit einer fortlaufenden Naht verschlossen und die beiden Prothesenschenkel meist mit der A. iliaca ext. in End-zu-Seit-Technik anastomosiert. Eine End-zu-End-Anastomose sollte nur dann durchgeführt werden, wenn die A. iliaca int. wegen eines Verschlusses nicht mehr retrograd durchblutet werden kann. Ausgedehnte arteriosklerotische Prozesse in der Beckenetage machen einen inguinalen Anschluß und bei Oberschenkelverschlußprozessen eine zusätzliche Revaskularisation der A. profunda femoris notwendig (Abb. 15.4.8c, d). Vor Beendigung der distalen Anastomose wird der periphere und zentrale Zustrom geprüft. Nach vorausgegangener systemischer Heparinisierung und einer nicht zu langen Operationszeit ist in der Regel keine Thrombektomie erforderlich. Die Freigabe des Blutstromes kann insbesondere bei Rohrprothesen aber auch bei Y-Prothesen zu einem Blutdruckabfall führen, der allerdings durch eine kontinuierliche intraoperative Herzkreislaufüberwachung und -therapie vermieden werden kann [27] (s.S. 205).

4. Reimplantation der A. mesenterica inferior (Abb. 15.4.9)

Klinische Kriterien für die Notwendigkeit der Reimplantation der A. mesenterica inf. sind ein schwacher Rückstrom aus der A. mesenterica oder Zeichen einer Kolonischämie nach aortennaher Abklemmung der A. mesenterica inf. Genauere Aussagen bezüglich der Kolondurchblutung sind bei Messung des Stumpfdruckes der A. mesenterica möglich [11]. In der Regel kann davon ausgegangen werden, daß eine Ligatur der ohnehin häufig durch Thromben verschlossenen Arterie keine Ischämie des linken Kolon zur Folge hat. Eine Schonung der Gefäßarkaden im Mesokolon

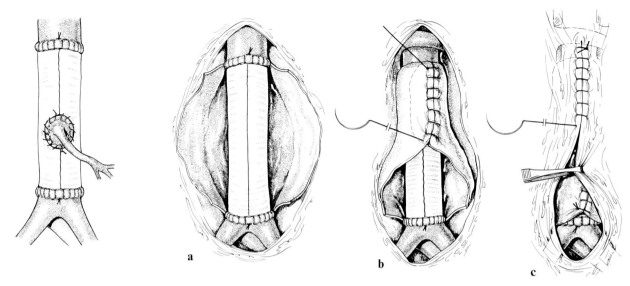

Abb. 15.4.9.
Reimplantation der
A. mesenterica inf.

Abb. 15.4.10. a Situs nach Interposition einer Rohrprothese. **b, c** Einhüllung der Prothese in den Aneurysmasack und Verschluß des Retroperitoneum

sigmoideum kann durch aortennahe Ligatur erreicht werden. Die Reimplantation sollte bei offenem und großkalibrigem Gefäß nach vorausgegangenen Eingriffen am linken Kolon oder nach Ausschaltung von Aneurysmen der A. iliaca int. durchgeführt werden. Die Reimplantation der A. mesenterica erfolgt am günstigsten nach Fensterung der Prothese durch Einnähen der mit einem Aortenpatch exzidierten Arterie.

5. Versorgung von Nierenarterienstenosen

Die Indikation zur gleichzeitigen Korrektur von Nierenarterienstenosen ist bei der elektiven Versorgung von Bauchaortenaneurysmen prinzipiell gegeben, da hierdurch zusätzliche postoperative Morbiditätsfaktoren von seiten einer renovaskulären Hypertonie oder einer Niereninsuffizienz reduziert werden können. Eine Rekonstruktion der Nierenarterien kann durch direkte Thrombendarteriektomie mit Streifenplastik oder durch ein Umleitungsverfahren erfolgen. Ein Venenbypass vom unveränderten Aortenabschnitt oder eine venöse Brückenplastik bei beidseitigen Nierenarterienstenosen stellen unter Berücksichtigung der Langzeitergebnisse die günstigsten Operationsverfahren dar [20] (s.S. 638). Von der Mehrzahl der Chirurgen werden letztere Verfahren allerdings bei gleichzeitiger Versorgung von Bauchaortenaneurysmen noch nicht eingesetzt. Zur Verkürzung der Operationszeit kommt daher meist ein Bypass mit alloplastischem Material zum Einsatz. Hierbei werden überwiegend Dacron-Doppelvelourprothesen mit Durchmesser von 6 oder 7 Millimetern mit dem aortalen Prothesenschenkel und der poststenotischen Nierenarterie anastomosiert.

IX. Verschluß des hinteren Peritoneum

Die implantierte Prothese (Abb. 15.4.10a) wird am besten durch fortlaufende Naht vollständig in den Aneurysmasack eingehüllt (Abb. 15.4.10b). Bei großen Aneurysmen ist vor Nahtverschluß des Aneurysmasackes eine partielle Resektion der Aneurysmawand zweckmäßig. Hierbei ist auf bluttrockene Schnittränder zu achten. Noch freiliegende Prothesenabschnitte, wie sie im Bereich der Anastomosen auftreten können, müssen durch periaortales Gewebe sorgfältig umhüllt werden, da diese Maßnahme, insbesondere im Bereich der proximalen Anastomose, die beste Prophylaxe gegen die Ausbildung einer aorto-duodenalen oder aorto-enteralen Fistel darstellt. Abschließend wird die Flexura duodeno-jejunalis an der Ablösungsstelle refixiert und das hintere Peritoneum mit einer fortlaufenden Naht verschlossen (Abb. 15.4.10c). Die Einlage einer Drainage ist nicht erforderlich.

X. Versorgung von Sonderformen des infrarenalen Bauchaortenaneurysmas

1. Mykotisches oder bakterielles Aneurysma

Der Anteil mykotischer Aneurysmen im Bereich der abdominellen Aorta wird mit etwa 1% angegeben. Als Krankheitserreger sind meist Staphylokokken und Salmonellen nachzuweisen. Das bevorzugte Vorgehen bei einem präoperativ als mykotisch diagnostizierten Bauchaortenaneurysma ist die primäre Anlage eines subklavio-bifemoralen Bypasses und die Ligatur oder noch besser die Entfernung des infizierten Aortenabschnittes in zweiter Sitzung (s.S. 557f.). Bisher sind nur wenige erfolgreich operierte Fälle bekannt.

2. Aneurysma bei Hufeisenniere

a) Spezielle Anatomie. Bei der Hufeisenniere sind die unteren Nierenpole von linker und rechter Niere in Höhe des 4. LWK in unterschiedlicher Breite miteinander verschmolzen (Abb. 15.4.11 a). In der Regel liegt dieses Gewebe vor der Aorta und der V. cava, kann aber auch hinter diesen Gefäßen gelegen sein. Die Ureteren entspringen im oberen Anteil jeder Niere und verlaufen vor dem Isthmus. Nur ungefähr 50% dieser Hufeisennieren verfügen über eine normale arterielle Gefäßversorgung. In 25% der Fälle werden die Nieren von einzelnen und in weiteren 25% von multiplen, aus dem Aneurysma abgehenden Arterien versorgt [19].

b) Operatives Vorgehen. Das operative Vorgehen wird von der arteriellen Blutversorgung der Niere bestimmt. Bei normaler arterieller Versorgung kann die Ausschaltung des Aneurysmas und die Rekonstruktion nach Mobilisation und Anhebung der Gewebebrücke in üblicher Weise erfolgen. Häufig besteht die Verschmelzungszone nur aus einem fibrösen Gewebestreifen, der zur besseren Übersicht ohne Schaden durchtrennt werden kann. Einzelne aus dem Aneurysma abgehende Arterien, die die Niere und die Verschmelzungszone zwischen den beiden Nieren versorgen, können mit einem Patch ausgeschnitten und in die Prothese reimplantiert werden (Abb. 15.4.11 b). Auf eine Implantation kann verzichtet werden, wenn stark arteriosklerotisch veränderte und stenosierte Gefäße vorliegen, die nur den Isthmus oder den unteren Nierenpol versorgen. Eine Versorgung der Niere durch multiple Arterien stellt im allgemeinen bezüglich der Erhaltung der Nierenfunktion eine inoperable Gefäßsituation dar. Bei besonders großen und symptomatischen oder rupturierten Aneurysmen wird man trotzdem die OP-Indikation stellen und damit auch eine chronischen Niereninsuffizienz in Kauf nehmen.

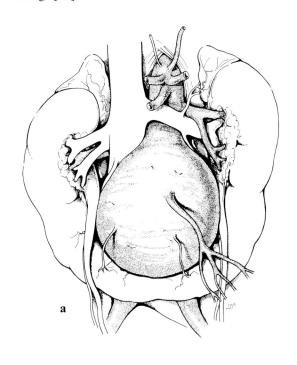
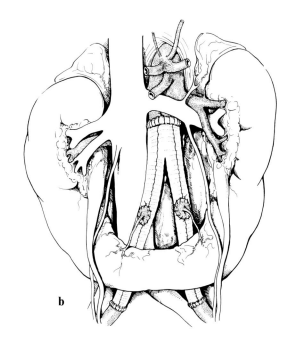

Abb. 15.4.11. a Infrarenales Bauchaortenaneurysma bei Hufeisenniere. **b** Zustand nach Resektion eines infrarenalen Bauchaortenaneurysmas bei Hufeisenniere und Interposition einer Y-Prothese mit Reimplantation von Nierenarterien

3. Inflammatorisches Bauchaortenaneurysma

a) Spezielle Anatomie. Als inflammatorisches Bauchaortenaneurysma wird im Schrifttum ein infrarenales Bauchaortenaneurysma bezeichnet, das von einer derben perianeurysmalen Gewebevermehrung umgeben ist. Diese Gewebevermehrung, die histologisch einer retroperitonealen Fibrose gleicht, kann oft eine Dicke von mehreren Zentimetern erreichen und den gesamten Retroperitonealraum vom Nierenhilus bis in das kleine Becken ausfüllen [26]. Als Komplikationen der fibrotischen Umwandlung des Retroperitoneums sind Kompressionen aller retroperitoneal gelegenen Strukturen möglich, wobei die Ureteren am häufigsten betroffen sind. Im Gegensatz zu der bei großen Aneurysmen typischen Verlagerung der Ureteren nach lateral kommt es bei inflammatorischen Aneurysmen häufig zu einer Verlagerung der Ureteren nach medial. Klinisch klagen die Patienten über heftige Schmerzen im Rücken, so daß eine Abgrenzung gegenüber einem gedeckt rupturierten Aneurysma schwierig ist. Durch den computertomographischen Nachweis der typischen perianeurysmalen Gewebeverdichtung, die reichlich Kontrastmittel aufnimmt, kann ein inflammatorisches Bauchaortenaneurysma bereits präoperativ diganostiziert werden [23]. Die Kontrastmittelaufnahme ist durch den histologisch nachgewiesenen Gefäßreichtum des fibrotischen Gewebes zu erklären [23].

b) Operationsindikation. Die Indikation zur operativen Ausschaltung ist wegen der Rupturgefahr, die zwar geringer als beim typischen arteriosklerotischen Aneurysma sein soll [26], und der Gefahr der Obstruktion benachbarter Strukturen wie Ureteren und Darm, grundsätzlich gegeben. Eine konservative Behandlung mit Kortison [7] erscheint vor dem Hintergrund einer möglichen Ruptur nicht unproblematisch.

c) Operative Versorgung. Die operative Versorgung des Aneurysmas ist wegen der meist massiven Verschwielungen mit Duodenum, linker Nierenvene und Ureteren erheblich erschwert. Duodenalverletzungen bei zu dichter Präparation am Duodenum mit konsekutiver Protheseninfektion und aortoduodenaler Fistel werden als Komplikation angegeben. Zur Vermeidung von Verletzungen retroperitonealer Strukturen, wie Duodenum, linker Nierenvene und Ureteren sollen Aneurysma und Aneurysmahals zur Abklemmung so wenig wie möglich freipräpariert werden. Insbesondere ist darauf zu achten, daß ein Teil der fibrotischen Massen am Duodenum belassen wird. Nach Eröffnung des Aneurysmas kann im Bereich des Aneurysmakragens meist eine Schicht zwischen Aorta und Fibrose gefunden werden, die eine übersichtliche Darstellung der Aorta und nötigenfalls auch der Nierenarterien ermöglicht, so daß in Abhängigkeit von der Ausdehnung des Befundes nach infra- oder suprarenaler Abklemmung die proximale Anastomose angelegt werden kann. Das Schicksal der bei der Operation belassenen fibrotischen Massen im weiteren postoperativen Verlauf ist nicht geklärt. Allgemein wird ein Fortschreiten oder zumindestens eine Persistenz der Fibrose angenommen und bei Einbeziehung der Ureteren mit Harnabflußstörungen eine zusätzliche Ureterolyse und intraabdominelle Verlagerung der Ureteren empfohlen [1]. Neuere Erfahrungen zeigen allerdings, daß sich nach alleiniger Ausschaltung des Aneurysmas und Interposition einer Prothese die retroperitoneale Fibrose häufig zurückbildet und die Harnabflußstörungen nach passagerer Schienung der Ureteren im Laufe von Monaten verschwinden [1, 23]. Eine zusätzliche Kortisontherapie wurde bei verzögerter Rückbildung der Fibrose empfohlen. Eine Ureterolyse und intraabdominelle Verlagerung der Ureteren sollte demnach immer erst nach Versagen der zuletzt genannten Behandlungskonzepte erfolgen.

XI. Alternative Behandlungsverfahren

Zur Behandlung funktionell inoperabler Patienten mit sehr großen und symptomatischen Aneurysmen werden mehrere alternative Behandlungsverfahren angegeben. Das Einführen eines dünnen Drahtes in das Aneurysma, der sich hier knäuelartig aufrollt, soll die Aneurysmawand verstärken [13, 17]. Häufig kommt es hierbei auch zu einer Thrombosierung des Aneurysmas. Ein weiteres Verfahren zur Ausschaltung des Aneurysmas ist die Ligatur der iliakalen Ausstrombahn, die dann häufig eine Thrombosierung des Aneurysmas zur Folge hat. Hierbei muß vorher ein subklavio-bifemoraler Bypass angelegt werden. Weiterhin können über Katheter eingebrachte Kunststoffe [6, 12] oder Thrombin [3] eine Thrombosierung des Aneurysmas bewirken. Mit diesen Methoden liegen bisher überwiegend nur Einzelbeobachtungen vor. Die Ergebnisse zeigen aber, daß mit diesen Maßnahmen auch bei funktionell inoperablen Patien-

B. Rupturiertes infrarenales Bauchaortenaneurysma

I. Häufigkeit und Rupturlokalisation

Die Aneurysmaruptur ist die häufigste und schwerwiegendste Komplikation des infrarenalen Bauchaortenaneurysmas. Die Rupturgefahr steigt zwar mit zunehmendem Durchmesser des Aneurysmas, jedoch können auch kleinere Aneurysmen rupturieren. In Sektionsstatistiken [9] weisen 17% der rupturierten und nicht operativ versorgten Aneurysmen einen Durchmesser von weniger als 4 cm auf. Die Ruptur erfolgt, wie eine Zusammenstellung (N = 274) der Literatur zeigt, bei 88% der Patienten ins Retroperitoneum, bei 7,3% in die freie Bauchhöhle, bei 2,2% ins Duodenum und bei weiteren 2,2% in die V. cava inf. (Abb. 15.4.12).

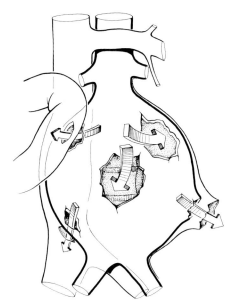

Abb. 15.4.12. Rupturlokalisationen des infrarenalen Bauchaortenaneurysmas (Sammelstatistik aus 10 Publikationen)

II. Spezielle diagnostische Maßnahmen

Die Symptomatik ist gekennzeichnet durch die klassische Trias Bauchschmerzen, pulsierender Tumor und Schockzustand. Bei den seltenen Rupturlokalisationen Duodenum und V. cava steht die abundante gastrointestinale Blutung mit hämorrhagischem Schock bzw. die akute kongestive Herzinsuffizienz mit Maschinengeräusch über dem Abdomen im Vordergrund. Die für die Ruptur typischen Symptome wie Bauch- oder Rückenschmerzen, pulsierender Tumor und Schockzustand kommen in unterschiedlicher Häufigkeit vor, weshalb die Diagnostik nicht immer nur auf die klinische Symptomatik beschränkt werden kann. Während früher bei nicht sicher palpablem Aneurysma die Röntgenuntersuchung des Abdomens zur Diagnosesicherung eingesetzt wurde, stehen heute mit der Sonographie und Computermographie zwei diagnostische Hilfen zur Verfügung, die einen sicheren Aneurysmanachweis gestatten. Dies bedeutet jedoch nicht, daß diese Untersuchungen prinzipiell bei jedem Rupturverdacht eingesetzt werden sollen. Eindeutige Rupturzeichen erfordern die sofortige Operation ohne jede verzögernde Diagnostik. Bei nicht sicher palpablem Aneurysma kann mit Hilfe der Sonographie innerhalb weniger Minuten das Aneurysma mit fast 100%iger Treffsicherheit nachgewiesen werden. Der Rupturnachweis gelingt mit dieser Methode allerdings nur bei einem Teil der Patienten. Die Computertomographie wird im Rupturstadium wegen der hiermit meist verbundenen zeitlichen Verzögerung noch kontrovers diskutiert, da hierdurch auch bei günstigen personellen und räumlichen Verhältnissen die dringliche Operation um 20–25 Minuten verzögert wird. Sie sollte deshalb nur begrenzt, z.B. bei kreislaufstabilen Patienten, durchgeführt werden, da sie durch den Nachweis des retroperitonealen Hämatoms eine sichere Rupturdiagnose ermöglicht.

III. OP-Indikationen

Die Indikation zur Operation wird im Rupturstadium von der Mehrzahl der Chirurgen aufgrund der infausten Prognose als absolut angesehen. Ein Ausschluß von einer operativen Behandlung wegen eines zu schlechten Allgemeinzustandes erscheint in Anbetracht fehlender therapeutischer Alternativen nicht gerechtfertigt.

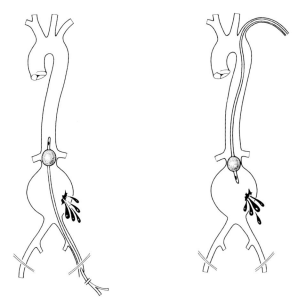

Abb. 15.4.13. Blutungskontrolle mit transfemoral oder transbrachial eingeführten Ballonkathetern

IV. Möglichkeiten zur präoperativen Blutungskontrolle

Durch transbrachiale oder transfemorale Einführung von Ballonkathetern (Abb. 15.4.13) kann bereits präoperativ die Blutung reduziert oder gestoppt werden [14, 18]. Ein erheblicher Nachteil dieser Methode ist allerdings der bisher noch zu hohe Zeitaufwand für die richtige Plazierung des Katheters.

V. Operatives Vorgehen

1. Kontrolle der proximalen Aorta

Der wichtigste Schritt bei der operativen Versorgung ist die schnelle Kontrolle der proximalen Aorta. Hierfür kommen je nach Erfahrung unterschiedliche Verfahren in Betracht.

a) Abklemmen der thorakalen Aorta. Ein Abklemmen der thorakalen Aorta wird heute von den meisten Chirurgen wegen der Ausweitung des Eingriffes durch die Thorakotomie nicht mehr durchgeführt.

b) Subdiaphragmale Abklemmung. Die subdiaphragmale Abklemmung der Aorta ist eine von vielen Chirurgen bevorzugte Methode (Abb. 15.4.14). Die hierbei notwendige zusätzliche Präparation mit der Gefahr einer Ösophagusverletzung sowie der Zeitaufwand müssen als Nachteile betrachtet werden.

c) Direkte Darstellung und Kontrolle der Blutung. Eine bewährte und häufig eingesetzte Methode ist die direkte Darstellung der infrarenalen Aorta. Nach Eröffnung des hinteren Peritoneums (Abb. 15.4.15a) kann der proximale Aortenabschnitt durch stumpfe Präparation mit der Hand entlang der Aneurysmawand sehr schnell dargestellt werden (Abb. 15.4.15b). Das Hämatom, das zu einer Dissektion der retroperitonealen Strukturen führt, erleichtert dieses Vorgehen. Die Gefahr einer Verletzung der linken Nierenvene ist dabei eher gering einzuschätzen. Kommt es bei diesem Vorgehen zur freien Ruptur, kann der Operateur – evtl. nach kurzer infrakolischer manueller Kompression der Aorta – durch den Wanddefekt oder eine Arteriotomie den Daumen oder Mittelfinger der rechten Hand in das Lumen des Aneurysmakragens einführen und die Blutung stoppen (Abb. 15.4.16a). In dieser Situation wird dann entweder die proximale Aorta über dem eingeführten Finger weiter dargestellt und abgeklemmt oder mit einem Ballonkatheter blockiert (Abb. 15.4.16b).

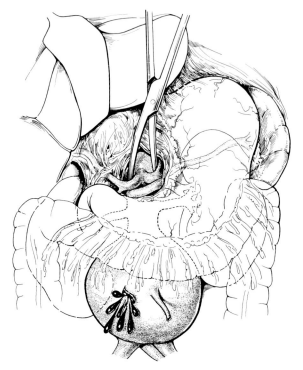

Abb. 15.4.14. Subdiaphragmale Abklemmung der Aorta

15.4 Aneurysmen der Aorta abdominalis

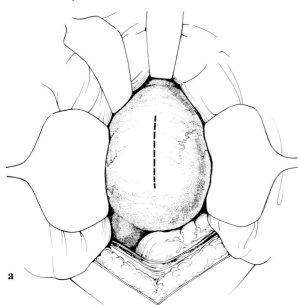

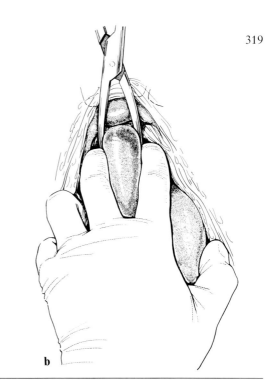

Abb. 15.4.15. a Aspekt eines rupturierten Aneurysmas mit Inzisionslinie des hinteren Peritoneums. **b** Fingerdissektion beim rupturierten Bauchaortenaneurysma zur Darstellung der proximalen Aorta

d) Instrumentelle Kompression. Für die passagere Kompression der proximalen Aorta werden eine Reihe von Kompressionsgeräten angegeben. Als Nachteil dieser Methode ist die Gefahr einer Pankreas- oder Ösophagusquetschung anzusehen.

2. Flankierende Maßnahmen

Neben einer raschen Kontrolle der proximalen Aorta sind die Beherrschung bzw. Vermeidung von Gerinnungsstörungen und eines zu hohen Blutverlustes für das endgültige Ergebnis entscheidend. Diese Probleme werden verringert durch Belassen des retroperitonealen Hämatoms, die Verwendung von niedrig- oder nicht-porösen Prothesen, Verzicht auf Heparin, die frühzeitige Gabe von Thrombozytenkonzentraten sowie die Autotransfusion. Von besonderer Bedeutung ist eine intraoperative, am besten durch ein invasives Monitoring gesteuerte Herzkreislauftherapie, wobei die Volumentherapie ganz im Vordergrund steht. Hierdurch konnte in den letzten Jahren die Letalität weltweit entscheidend gesenkt werden (s. S. 205) [8, 27].

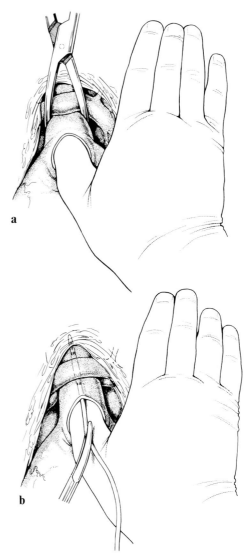

Abb. 15.4.16. a Notfallmäßige Okklusion des Aortenlumens mit dem Daumen und Abklemmung der supraaortalen Aorta. **b** Blutungskontrolle der proximalen Aorta durch Ballonkatheter

VI. Ruptur des Aneurysmas in den Magen-Darm-Trakt

Die Ruptur in den Magen-Darm-Trakt erfolgt am häufigsten im Bereich der Pars caudalis des Duodenum, da dieser Darmabschnitt eine enge topographische Beziehung zur Bauchaorta hat und durch seine retroperitoneale Fixation der Druckwirkung des unter ihm entstehenden Aneurysmas nicht genügend ausweichen kann. Bei Vorliegen von Adhäsionen können, wenn auch seltener, der Magen oder tiefere Dünndarmabschnitte betroffen sein. Das Zeitintervall zwischen Beginn der Blutung und Verblutungstod würde in mehr als 60% der Fälle für eine chirurgische Therapie ausreichen [25]. Wegen der aortoduodenalen Fistel und der Schwierigkeit der Präparation in diesem Gebiet ist eine subdiaphragmale Darstellung der Aorta zur Abklemmung empfehlenswert. Wenn auch die bisher mitgeteilte Anzahl chirurgisch erfolgreich versorgter Patienten mit dieser Rupturlokalisation gering ist, zeigen gerade die jüngsten Erfahrungen, daß die aortoduodenale Aneurysmaruptur nach Verschluß des Defektes im Duodenum in der üblichen Standardtechnik mit einer Gefäßprothese versorgt werden kann. Von 11 derart behandelten Patienten [10] wurde auch im Langzeitverlauf keine einzige Protheseninfektion beobachtet. Demnach kann bei der primären aortoduodenalen Fistel auf das bei der sekundären aortoduodenalen Fistel übliche Vorgehen mit Nahtverschluß der Aorta und extraanatomischem Bypass zur Wiederherstellung der Durchblutung der unteren Körperregion zugunsten einer anatomischen Rekonstruktion verzichtet werden. Eine perioperative Antibiotikaprophylaxe ist hierbei besonders empfehlenswert.

VII. Ruptur des Aneurysmas in die V. cava inferior

Diese Rupturlokalisation ist bei etwa 2% der Patienten zu beobachten. Aufgrund der herznahen arteriovenösen Fistel kommt es in kurzer Zeit zur Herzinsuffizienz. Das klinische Bild zeigt neben Rücken- und abdominellen Beschwerden eine zunehmende venöse Stauung im Gebiet der V. cava inf. und eine progressive Herzinsuffizienz. Bei Auskultation des Abdomens ist in über 80% der Fälle das typische Maschinengeräusch zu hören.

Die operative Versorgung erfolgt am besten vom eröffneten Aneurysma aus. Die Blutung aus der V. cava ist meist durch Kompression mit dem Finger kontrollierbar. Bei besonders großer Fistel kann die V. cava oberhalb und unterhalb der Fistel mit Stieltupfern komprimiert werden. Ein Verschluß der Fistel wird durch direkte Naht vom Aortenlumen aus erreicht.

VIII. Postoperative Komplikationen

1. Allgemeine Komplikationen

Die postoperativen Komplikationen nach operativer Versorgung von Bauchaortenaneurysmen wie Nachblutungen oder Gefäßverschlüsse entsprechen denen nach anderen gefäßchirurgischen Eingriffen. Eine stärkere Nachblutung oder ein Gefäßverschluß machen die sofortige operative Revision erforderlich. Verschlüsse dieser großkalibrigen Rekonstruktionen sind allerdings selten.

2. Ischämie des linken Kolon

Eine seltene, wenn auch schwerwiegende Frühkomplikation ist die Ischämie des linken Kolon, die von der Kolitis bis zur Nekrose des gesamten linken Kolon führen kann. Unter Berücksichtigung der Durchblutungsverhältnisse des linken Kolon während der Aneurysmaresektion (siehe „Spezielle Anatomie") wird diese Komplikation fast immer zu vermeiden sein. Tritt sie dennoch ein, sollte möglichst vor Totalnekrose mit Perforation die Kolonresektion durchgeführt werden.

3. Aortoduodenale Fistel (s.S. 182)

Eine seltene, sehr schwerwiegende Spätkomplikation ist die aortoduodenale Fistel. Als wichtigste Entstehungsursache wird ein zu inniger Kontakt zwischen Prothese und Intestinum angenommen. Hierbei kommt es durch Arrosion des Intestinums zu einer Infektion des Prothesenlagers und einer Arrosion meist der oberen Anastomose. Bei Auftreten dieser Komplikation ist die Entfernung der Prothese, der Nahtverschluß der Aorta und ein subklavio-bifemoraler Bypass zur Erhaltung der Durchblutung der unteren Körperregion das sicherste Vorgehen. Wenn keine abundante Blutung vorliegt, kann der subklavio-bifemorale Bypass primär angelegt werden. Die Entstehung einer aortoduodenalen Fistel wird aber weitgehend vermieden, wenn bei der Erstoperation eine sorgfältige Abdeckung der Prothese mit Aneurysmawand und periaortalem Gewebe erfolgt.

LITERATUR

1. Bainbridge BT, Woodward DAK (1982) Inflammatory aneurysms of the abdominal aorta with associated uretic obstruction or medial deviation. Cardiovasc Surg 23:365
2. Baker AG, Roberts B (1970) Long-term survival following abdominal aortic aneurysmectomy. JAMA 212:445
3. Berguer R, Schneider J, Wilner HI (1978) Induced thrombosis of inoperable abdominal aortic aneurysm. Surgery 84:425
4. Bomberger RA, Zarins ChK, Glagov S (1980) Medial injury and hyperlipidemia in development of aneurysms or atherosclerotic plaques. Amer Coll Surg; Surg Forum XXXI:338
5. Butsuttil RW, Abou-Zamzam AM, Machleder HI (1980) Collegenase activity of the human aorta. Arch Surg 115:1373
6. Carrasco H, Parry CE (1982) Transcatheter Embolization of abdominal aortic aneurysms. AJR 138:729
7. Clyne CAC, Abercrombie (1977) Perianeurysmal retroperitoneal fibrosis: Two cases responding to steroids. Br J Urol 49:463
8. Crawford ES, Saleh SA, Babb JW, Glaeser DH, Vaccaro PS, Silvers A (1981) Infrarenal abdominal aortic aneurysm. Factors influencing survival after operation performed over a 25-year period. Ann Surg 193:699
9. Darling RC, Messina CR, Brewster DC, Ottinger LW (1977) Autopsy study of unoperated abdominal aortic aneurysms: the case for early resection. Circulation 56:II-161
10. Daugherty M, Shearer GR, Ernst CB (1979) Primary aortoduodenal fistula: Extra-anatomic vascular reconstruction not required for successful management. Surgery 86:399
11. Ernst CB, Hagihara PF, Daugherty ME, Griffen WO Jr (1978) Inferior mesenteric artery stump pressure: A reliable index for safe IMA ligation during abdominal aortic aneurysmectomy. Ann Surg 187:641
12. Goldman ML, Sarrafizadeh MS, Philip PF, Karmody AM, Leather RP, Parikh N, Powers SR (1980) Bucrylate embolization of abdominal aortic aneurysms: An adjuvant to nonresective therapy. AJR 135:1195
13. Hicks GL, Rob C (1976) Abdominal aortic aneurysm wiring: An alternative method. Am J Surg 131:664
14. Hyde GL, Sullivan DM (1982) Fogarty catheter tamponade of ruptured abdominal aortic aneurysms. Surg Gynecol Obstet 154:197
15. Lallemand RC, Goslings RG, Newman DL (1973) Role of the bifurcation in atheromatosis of the abdominal aorta. Surg Gynecol Obstet 137:987
16. Otto R (1978) Fehldiagnose bei oberflächlichem Verlauf der Aorta. Nachweis mit Ultraschall. Chirurg 49:46
17. Peacock JH, Brown GJA (1968) Wiring in the treatment of aortic aneurysms. Br J Surg 55:344
18. Rendl K-H, Prenner K, Paulowitz H-P (1981) Die atypische Behandlung eines abdominellen Aortenaneurysmas unter speziellen Indikationen. Angio 3:89
19. Sidell PF, Pairolero PC, Payne WS, Bernatz PE, Spittell JA Jr (1979) Horseshoe kidney associated with surgery of the abdominal aorta. Mayo Clin Proc 54:97
20. Schwilden E-D, van Dongen RJAM (1976) Behandlung von abdominellen Aorten-Aneurysmen in Kombination mit ein- oder beidseitigen Nierenarterienstenosen. VASA 5:47
21. Thetter O, v Hochstetter A, van Dongen RJAM (1982) Neurogene Störungen der männlichen Sexualfunktion nach Eingriffen im aorto-iliacalen Bereich und deren Vermeidung durch den retromesenterialen Zugang. Angio 4:171
22. Valesky A, Liepe B, Lütten C (1985) Möglichkeiten zur Verbesserung der Behandlungsergebnisse beim rupturierten infrarenalen Bauchaortenaneurysma. Angio 2:41
23. Valesky A, Liepe B, Gmelin E, Sellin D, Schildberg FW (1984) Neuere Aspekte zur Diagnostik und Therapie des inflammatorischen Bauchaortenaneurysmas. Chirurg 55:464
24. Vollmar J (1960) Zentrale Gefäßektasien bei lange bestehenden arteriovenösen Fisteln. Langenbecks Arch Klin Chir 194:627
25. Voyles WR, Moretz WH (1958) Rupture of aortic aneurysms into gastrointestinal tract. Surgery 43:666
26. Walker DI, Bloor K, Williams G, Gillie (1972) Inflammatory aneurysms of the abdominal aorta. Br J Surg 59:609
27. Whittemore AD, Clowes AW, Hechtman HB, Mannick JA (1980) Aortic aneurysm repair. Reduced operative mortality associated with maintenance of optimal cardiac performance. Ann Surg 192/3:414

15.5 Thorako-abdominale Aneurysmen

G. HEBERER und H. STIEGLER

INHALT

A. Spezielle Anatomie 322
B. Indikationen 324
C. Lagerung und Operation 325
    I. Aneurysma thoraco-abdominale 325
    II. Aneurysma thoraco-abdominale bei intaktem Abschnitt IV 333
    III. Aneurysma thoracale mit Beteiligung des proximalen Abschnittes IV 335
    IV. Aneurysma der kaudalen Aorta thoracalis bis Abschnitt V 338
    V. Aneurysma in Abschnitt IV und V . . . 338
    VI. Aneurysma in Abschnitt IV 338
    VII. Berücksichtigung anatomischer Varianten 340
D. Postoperative Nachbehandlung und Komplikationen 340
    Literatur 341

A. Spezielle Anatomie

Die operative Therapie thorako-abdominaler Aneurysmen setzt die gleichen anatomischen Kenntnisse voraus, wie sie bei Eingriffen an den jeweiligen Teilabschnitten (thorakale Aorta, suprarenale und infrarenale abdominale Aorta) notwendig sind. Besonders hervorzuheben ist jedoch die Gefäßversorgung des Rückenmarkes. Während bei einem Teileingriff an der thorakalen oder abdominalen Aorta der jeweilige segmentale Zufluß des belassenen Gefäßabschnittes unberührt bleibt und – intakte Längsgefäße vorausgesetzt – eine Rückenmarksischämie verhindert, gefährdet der thorako-abdominale Gefäßersatz die arterielle Versorgung des Rückenmarkes durch die Ausdehnung des Eingriffes. Zahlreiche Varianten, physiologische Gefäßkaliberschwankungen in den Längsterritorien und die Schwierigkeit, präoperativ angiographisch die arterielle Gefäßversorgung des Rückenmarkes zu dokumentieren, erschweren die präoperative Planung. Die Kenntnis der arteriellen Gefäßversorgung und ihre präoperative funktionelle Beurteilung ist jedoch die Voraussetzung für eine individuelle Prognose bezüglich der schwer-

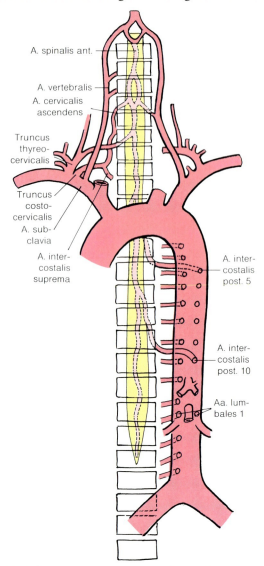

Abb 15.5.1. Schematische Darstellung der Blutzuflüsse zum Rückenmark (Nach PISCOL 1972)

15.5 Thorako-abdominale Aneurysmen

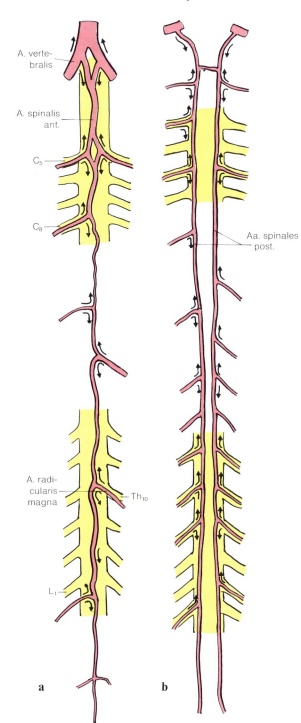

wiegenden Komplikation einer postoperativen Paraplegie.

Die A. spinalis ant. entsteht durch den Zusammenfluß der beiden Aa. spinales ant. aus den Aa. vertebrales in Höhe C1–C3. Sie zieht in oder neben der Fissura mediana ventralis bis zum Filum terminale. Dabei zeigt sie erhebliche Kaliberschwankungen (Durchmesser im Halsmark 0,5 mm, Brustmark 0,34 mm, Lendenmark 1 mm). Auch kurzfristige Gefäßunterbrechungen (bis 5 mm) werden besonders im Zervikalabschnitt beschrieben (Abb. 15.5.1, 15.5.2). Der arterielle Zufluß zu dieser großen, Variationen unterliegenden Längsarterie erfolgt nicht in jedem Segment. Entsprechend sind die Kompensationsmöglichkeiten beim Ausfall eines größeren zufließenden Gefäßes eingeschränkt. Wichtigster Zufluß mit einem Durchmesser bis zu 1,2 mm ist die A. radicularis magna. Sie liegt in 73% der Fälle links und kann zwischen den Segmenten Th6 und L5 vorkommen. In 62% findet sie sich in Höhe Th9–Th12 (12% Th6–Th8, 26% ab L1) und ist damit das wichtigste Versorgungsgefäß der Intumescentia lumbalis. Dabei hat sie im wesentlichen nur Anteil an der ventralen Gefäßversorgung des Rückenmarkes.

Die dorsale Versorgung ist mit der paarigen Anordnung der Aa. spinales post. günstiger. Deren segmentale Zuflüsse eröffnen trotz kleineren Kalibers mehr Chancen für die Kompensation von Verschlüssen (Abb. 15.5.3). So ist der ventrale Rückenmarksanteil häufiger durch Ischämie bedroht [8, 9, 11, 13].

Hier kommt dem Erhalt der A. radicularis magna wegen ihrer Größe hoher Stellenwert zu. Die Sicherung ihres Zuflusses und des Zuflusses weiterer segmentaler Gefäße durch reimplantierte aor-

Abb. 15.5.2. Die Längsarterien des Rückenmarkes und ihre Zuflüsse (*a* ventral, *b* dorsal). Man beachte die Kaliberschwankungen. (Nach Jellinger u. Piscol 1972)

Abb. 15.5.3. Gefäßversorgung des Rückenmarksquerschnittes. Die Grenzzone (schraffiert) der ventralen und dorsalen Versorgung ist bei arteriosklerotisch-bedingter Minderdurchblutung besonders durch Ischämie gefährdet. (Nach v. Lanz/Wachsmuth 1982)

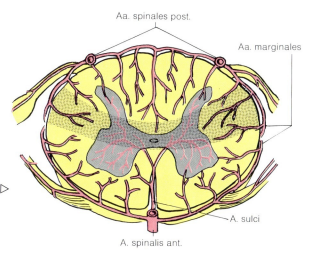

tale Segmentabgänge bietet die größte Chance, eine Paraplegie zu verhindern (CRAWFORD u. CRAWFORD 1984; bei 313 Patienten in 2% Paraplegie [3]).

B. Indikationen

Die thorakale Aorta wird in 3 Abschnitte eingeteilt (s. S. 342). Diese, für operationstaktische Überlegungen notwendige Einteilung ist deshalb wichtig, da eine aneurysmatische Mitbeteiligung von Abschnitt I und II in aller Regel eine Operation in hypothermem Kreislaufstillstand mit der Herz-Lungen-Maschine erfordert (s. S. 765). Hier sollen nur Aneurysmen mit intakter Aorta ascendens und normalem Aortenbogen besprochen werden. Ferner werden die abdominellen suprarenal gelegenen Aneurysmen dargestellt, da die viszeralen Gefäßabgänge dieser Aneurysmen gemeinsame anatomische und operationstechnische Charakteristika aufweisen, wie sie beim ausgedehnten thorako-abdominalen Aneurysma besprochen werden.

Die *Prognose* eines thorako-abdominalen Aneurysmas unterscheidet sich in ihrem Spontanverlauf nicht von den Aneurysmen der jeweiligen Teilabschnitte. In jedem Fall droht die Ruptur (in Pleurahöhle, Ösophagus, Duodenum, V. cava inf., Retroperitoneum, intraperitonealer Raum), die sich meist durch Penetration (Thoraxschmerz, Rückenschmerz) ankündigt (s. S. 344).

Rechtfertigt die drohende Ruptur eine Operation auch u.U. bei mehrfachen Risikofaktoren, so ist im asymptomatischen Stadium ein sorgfältiges Abwägen notwendig. Insbesondere ist die Wertigkeit einzelner Risikofaktoren abzuschätzen und eine eventuell präoperative medikamentöse Verbesserung anzustreben (s. S. 102). CRAWFORD berichtet über folgende Häufigkeiten der Risikofaktoren in seinem großen Kollektiv thorako-abdominaler Aneurysmen [3]:

25% KHK
18% Hypertonie
22% obstruktive Lungenerkrankung
12% periphere arterielle Verschlußkrankheit

Die Risikofaktoren beeinflussen nicht nur die Operationsindikation per se; sie sind auch oft die entscheidenden Faktoren, die die Größe des Eingriffes begrenzen. So kann bei einem Hoch-Risikopatienten mit einem thorako-abdominalen Aneurysma im Abschnitt III, IV und V die Gefäßrekonstruktion auf den Abschnitt III begrenzt werden, wenn eindeutig thorakale Penetration vorliegt (Klinik, CT!) und eine alle Abschnitte umfassende Rekonstruktion bei zu hohem Risiko nicht vertretbar ist. Gerade eine solche – sicherlich nicht unproblematische Indikation – bedarf einer guten interdisziplinären Zusammenarbeit. Folgende Aspekte erscheinen bei der präoperativen Planung wesentlich:

Präoperative Maßnahmen

(1) Prüfen der allgemeinen Operabilität (s. S. 197). Dazu gehören auch Belastungs-EKG und Lungenfunktion.

(2) Gute radiologische Dokumentation von Lokalisation und Ausmaß des Aneurysmas (a. *konventionelle Angiographie*, evtl. mit selektiver Darstellung einzelner viszeraler Gefäßabgänge; b. *digitale arterielle Subtraktionsangiographie*, damit Einsparung von Kontrastmittel, z.B. bei erhöhtem Kreatinin. Die nach venöser Kontrastmittelapplikation durchgeführte digitale Subtraktionsangiographie ergibt für die präoperative Planung keine ausreichende Bildqualität; c. *Computertomogramm*, in der Regel mit Kontrastmittel). Wenn möglich, sollte die Gefäßversorgung des Rückenmarkes, d.h. im wesentlichen der Abgang der A. radikularis magna, zur Darstellung kommen. Ist dies nicht möglich, so muß intraoperativ das Gefäß mit dem stärksten Reflux im thorako-lumbalen Übergang als A. radikularis magna identifiziert und reanastomosiert werden. Es sollten auch anatomische Varianten und begleitende Verschlußkrankheiten zu erkennen sein (z.B. zeigen 20% der Patienten mit Aneurysmen im Abschnitt IV gleichzeitig Verschlußprozesse, die eine Revaskularisation erforderlich machen; ebenso sind Begleitaneurysmen, z.B. der A. iliaca int. präoperativ zu diagnostizieren). Diese Informationen beeinflussen ganz wesentlich die Operationstechnik und sind in die Operationsstrategie zu integrieren.

(3) Wird der Eingriff elektiv vorgenommen, so ist über 2–3 Tage ein präoperatives Training mit einem Respirator (z.B. Bird) zu empfehlen. Dabei ist dem Patienten die Atemtechnik zu erklären und die Bedeutung seines Engagements nach der Operation nahezubringen. Gleichzeitig ist die Arbeit mit dem Respirator auch eine ideale Simulation für das Abtrainieren vom Beatmungsgerät – hier hilft Wissen und Kooperation des Patienten ganz wesentlich, diese kritische postoperative Phase zu überwinden.

Intraoperative Maßnahmen

(1) Grundsätzlich sind kurze Abklemmzeiten bei Reduzierung der Anastomosenzahl anzustreben. Ferner sollte der Operationsablauf so gestaltet sein, daß die Freigabe der Perfusion nach dem jeweiligen Organanschluß erfolgt. Dies gilt insbesondere für die Leber, deren Ischämietoleranz (bei normaler Leberfunktion bis max. 60 min) präoperativ schwer abzuschätzen ist, da sensible Testmethoden fehlen.

(2) Optimales Monitoring (arterieller Druck, Druckregistrierung über Pulmonalis-Katheter, regelmäßige Blutgasanalysen, besonders bei beidseitig getrennter Intubation und Atelektase einer Lunge). Auch der Einsatz eines Cell-Savers ist obligat (s. S. 206).

Postoperative Maßnahmen

Eingriffe dieser Größenordnung setzen eine postoperative intensivmedizinische Betreuung voraus mit großer Erfahrung in Diagnostik und Therapie kardiopulmonaler, hepatischer und renaler Erkrankungen. Dies betrifft in gleicher Weise die Wasser- und Elektrolytbilanzierung (Überwässerung, Polyurie!) wie auch das Erkennen einer hepatischen Insuffizienz mit der Notwendigkeit einer Substitution von z.B. Gerinnungsfaktoren.

C. Lagerung und Operation

Die operative Versorgung hängt vor allem von der Lokalisation und Ausbreitung des Aneurysmas ab.

Wir unterscheiden:

I. Aneurysma thoraco-abdominale
II. Aneurysma thoraco-abdominale bei intaktem Abschnitt IV
III. Aneurysma thoracale mit Beteiligung des proximalen Abschnittes IV
IV. Aneurysma der kaudalen Aorta thoracalis bis Abschnitt V
V. Aneurysma in Abschnitt IV und V
VI. Aneurysma im Abschnitt IV
VII. Berücksichtigung anatomischer Varianten

I. Aneurysma thoraco-abdominale

1. Lagerung und operativer Zugang

Die Linksthorakotomie erfolgt in schräger Rechts-Seitenlagerung des Patienten. Der Thorax sollte sich dabei in 60°-Rotation zum Becken befinden (Abb. 15.5.4). Im Gegensatz zur strengen Rechts-Seitenlagerung beim alleinigen thorakalen Eingriff ist durch die Torsion zwischen Thorax und Becken eine gute abdominelle Exposition möglich. Auch der Zugang zu den Leistengefäßen bereitet keine Schwierigkeiten.

Nach Inzision im 6. ICR (1–2 ICR tiefer als bei der ausschließlichen Thorakotomie) wird anterolateral thorakotomiert. Die Interkostalmuskulatur wird elektrisch am Rippenoberrand durchtrennt und die Pleura über ca. 1 cm eröffnet. Um bei der weiteren Durchtrennung der Pleura parietalis eine Verletzung der Lunge zu vermeiden, wird diese mit einem kleinen Tupfer weggehalten. Nach Eröffnen der Pleurahöhle wird der Rippenspreizer einge-

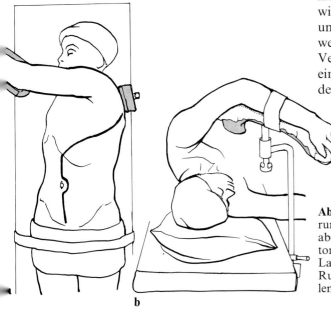

Abb. 15.5.4a, b. Thorako-abdominale Halb-Seitenlagerung nach CRAWFORD (thorakale Halb-Seitenlagerung, abdominelle Rückenlage). Die antero-laterale Thorakotomie wird über den linken Rippenbogen zur medianen Laparotomie verlängert. Um ein „Verwinden" des Rumpfes zu erreichen, sollte statt der strengen thorakalen Seitenlage die Halb-Seitenlage vorgezogen werden

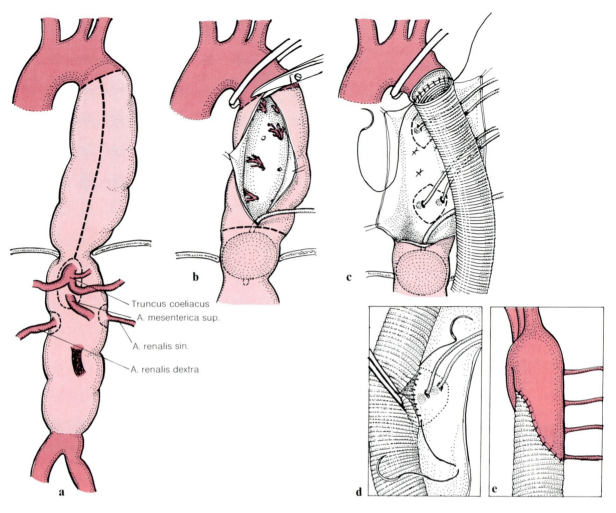

- Truncus coeliacus
- A. mesenterica sup.
- A. renalis sin.
- A. renalis dextra

setzt. Im Gegensatz zur alleinigen Thorakotomie wird der Schnitt ventral nicht bis zum Rippenansatz geführt, sondern zwischen linker Medioklavikularlinie und Sternummitte über den Rippenbogen zur medianen Laparotomie erweitert. Nach Durchtrennen des Rippenbogens mit der Rippenschere wird das Diaphragma bis zum Hiatus der Aorta eingekerbt. Dieser Präparationsschritt erfordert besondere Sorgfalt, da es am Hiatus leicht zu einer Verletzung der dünnen Aneurysmawand kommen kann; die folgende Blutung ist dann kaum mehr zu beherrschen.

Es folgt die Mobilisation der linken Kolonflexur. Durchtrennt man das Lig. triangulare sin. der Leber und das Lig. phrenico-colicum, so lassen sich Magen, Dünn- und Dickdarm, Leber, Milz und Pankreasschwanz nach rechts verlagern, der retroperitoneale Verlauf der Aorta ist bis unterhalb der Nierenarterienabgänge darstellbar. Die Präparation des thorakalen Abschnittes geschieht am einfachsten bei Atelektase der linken Lunge.

Dies ist über einen Doppellumentubus leicht zu erreichen, bedarf jedoch kurzfristiger O_2-Kontrollen. Wir das AV-Shuntvolumen kritisch, so kann mit einer geraden Gefäßklemme die linke A. pulmonalis abgeklemmt und die linke Lunge so von der Perfusion ausgeschaltet werden.

2. Aneurysmaresektion und Rekonstruktion

Wegen der Größe des Eingriffes wird auf eine systemische Heparinisierung verzichtet. Heparin wird lediglich in verdünnter Form (je 1 000 I.E.) in die später abgeklemmten Gefäße (viszerale Äste, distale Aorta abdominalis) injiziert.

Nach Darstellung der thorakalen Aorta folgt ein kurzer Vorlauf mit einem peripheren Vasodilatans und das probeweise Abklemmen der Aorta unmittelbar nach dem Abgang der linken A. subclavia. Dabei ist der Pulmonalisdruck zu beobachten. Es empfiehlt sich, langsam abzuklemmen, um den Druckanstieg, z.B. mit Natrium-Nitroprussid,

15.5 Thorako-abdominale Aneurysmen

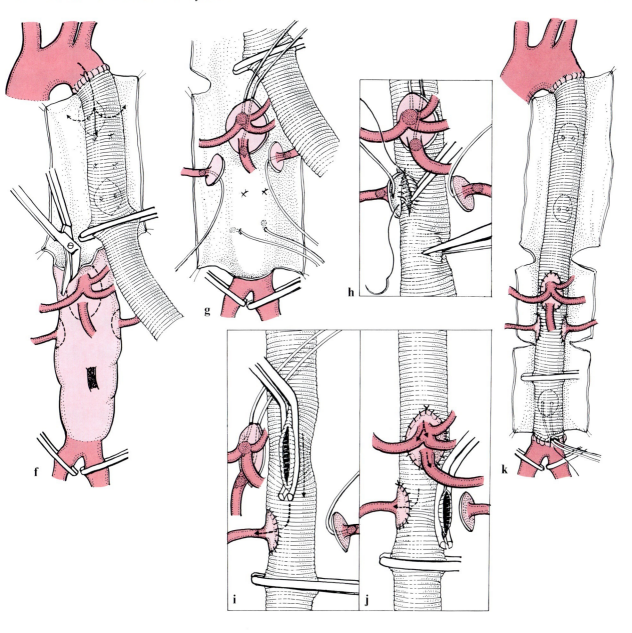

Abb. 15.5.5 a–k. Ersatz eines thorako-abdominalen Aneurysmas. **a** Ausdehnung des Aneurysmas, Inzision, trichterförmige Exzision der viszeralen Gefäßabgänge. **b** Eröffnen des thorakalen Aneurysmas. **c** Herstellen der proximalen End-zu-End-Anastomose. Die Lokalisationen der zu anastomosierenden thorakalen 2 segmentalen Gefäßabgänge, die den stärksten Reflux zeigen, sind angedeutet. Die übrigen Interkostalgefäße sind transaortal umstochen. **d** Anastomosierung der Prothese mit einem thorakal abgehenden Gefäßpaar, das durch Fogarty-Katheter gebockt ist. **e** Alternativ zu **c** und **d** kann bei intakter dorsaler Aortenwand eine schräge End-zu-End-Anastomose versucht werden. **f** Freigabe des Blutstromes, so daß die segmentalen Gefäßabgänge perfundiert werden. Darstellen der trichterartig zu präparierenden viszeralen Gefäßabgänge. **g** Der Blutverlust wird durch Blockadekatheter reduziert. **h** Anastomosierung der rechten A. renalis. Die trichterförmige Gefäßöffnung ist durch ovaläre Prothesenexzision zu berücksichtigen (eine Inzision der Prothese ist nicht ausreichend!). **i** Freigabe der Durchblutung der rechten Niere und Anastomosierung von Truncus coeliacus und A. mesenterica sup. in Ausklemmtechnik (hier ebenso Prothesenexzision). **j** Unter Ausklemmtechnik Anastomosierung der linken Nierenarterie. Die Prothesenexzision muß lateralseitig erfolgen, um ein Abknicken der A. renalis zu verhindern. **k** Anastomosierung eines lumbalen Gefäßsegmentes, dann Nähen der distalen Anastomose; die noch blockierenden Fogarty-Katheter werden unmittelbar vor Beendigung der Anastomose entfernt

abzufangen (s. S. 204f.). Ist der erste Druckanstieg zu unvermittelt, so sollte die Klemme wieder eröffnet werden. Ein zweiter Versuch schließt sich nach höherer Natrium-Nitroprussid-Gabe an. Die distale thorakale Aorta wird ebenfalls mit einer geraden Gefäßklemme abgeklemmt und das Aneurysma längs eröffnet (Abb. 15.5.5a, b). Distal kann die Klemme durch einen großlumigen, blockierenden Fogarty-Katheter ersetzt werden, wenn möglich so, daß eine – sicherlich eingeschränkte – Perfusion der Viszeralgefäße von retrograd erfolgen kann. Blutende Interkostalgefäße werden transluminal mit einer Kreuznaht versorgt. Stärkere retrograde Blutungen aus den Interkostalgefäßen werden jedoch mit Hilfe kleinlumiger Fogarty-Katheter gestillt. Dabei ist die Stärke der Blutung ein sicherer Hinweis für die Wichtigkeit des Segmentabganges im Hinblick auf die arterielle Versorgung des Rückenmarkes.

Nach proximaler Anastomosierung mit einer gewebten Dacron-Prothese (Durchmesser 20–22 mm) (Abb. 15.5.5c) werden die 2, mit Blockade-Kathetern versehenen dorsalen Aortensegmente nach entsprechender Exzision aus der Prothese in diese reimplantiert (Abb. 15.5.5d). Bei dieser fortlaufenden Naht (3 × 0 Mersilene) wird auf eine Isolierung der Aortensegmente verzichtet, da dies einerseits zeitaufwendig ist und andererseits die Gefahr einer retroaortalen Gefäßverletzung besteht. Die Naht muß daher sicher die gesamte Aortenwand transluminal fassen. Nach Entlüften folgt die Freigabe der Interkostalgefäße (Abb. 15.5.5f) [3, 4].

Alternativ kann, je nach Wandverhältnissen, die proximale Anastomose so gewählt werden, daß ein langer dorsaler Aortenwandanteil stehen bleibt, aus dem die vorher beschriebenen Interkostalgefäße abgehen. Es entsteht eine schräge End-zu-End-Anastomose unter Wegfall der segmentalen thorakalen Reimplantation (Abb. 15.5.5e).

Ist der thorakale Aortenabschnitt rekonstruiert, so folgt die Revaskularisation der viszeralen Abgänge. Bei schlechten Wandverhältnissen werden sie trichterartig aus der Aneurysmawand exzidiert, wobei die Zusammenfassung der beiden Abgänge von Truncus coeliacus und A. mesenterica sup. die Zahl der Anastomosen reduziert und Zeit spart (Abb. 15.5.5f). Bei sehr großen Aneurysmen kann dies unmöglich sein, so daß eine Einzelreimplantation notwendig wird. Klemmen distal der Bifurkation verhindern einen retrograden Blutverlust; statt traumatisierender Klemmen sollten die viszeralen Gefäße nach Heparininstillation mit einem Fogarty-Katheter obturiert werden. Die Reimplantation geschieht dann in der Reihenfolge: rechte A. renalis, Truncus coeliacus und A. mesenterica sup., linke A. renalis (Abb. 15.5.5g–k). Dabei wird schrittweise nach Fertigstellen jeder Anastomose die Perfusion freigegeben. Dazu wird primär die Klemme am viszeralen Gefäß entfernt. Der retrograde Fluß entlüftet und spült evtl. vorhandene kleine Thromben heraus. Erst dann sollte der orthograde Zufluß geöffnet werden. Tangentiales Ausklemmen bei der Reimplantation von Truncus coeliacus und A. mesenterica sup. sowie der linken A. renalis sichert den arteriellen Zustrom zu bereits angeschlossenen Gefäßen (Abb. 15.5.5g–j). Nach Fertigstellen der viszeralen Anastomosen wird zuletzt ein kraniales lumbales Gefäßsegmentpaar reimplantiert, um die arterielle Versorgung des Rückenmarkes auch kaudal zu sichern. Auch hier empfiehlt es sich, das Gefäßpaar mit dem größten Reflux zu verwenden [2, 6, 7].

Alternativ zu dieser Technik, bei der die viszeralen Gefäßabgänge aus der Aortenwand trichterförmig exzidiert werden, kann auch hier – analog zum Anschluß segmentaler Gefäßabgänge – das Insertionsverfahren nach Crawford durchgeführt werden. Während das zuerst beschriebene Verfahren immer möglich ist, evtl. mit Interponaten zwischen viszeralem Gefäß und aortaler Prothese – setzt die Insertionstechnik eine einigermaßen intakte Aortenwand im Bereich der viszeralen Gefäßabgänge voraus [3, 5]. Dieses Verfahren, das weniger Anastomosen benötigt, hat jedoch eine spezielle Schnittführung bei der Eröffnung des abdominellen Aneurysmas zur Voraussetzung. Die thorakale Inzision wird nach links geführt und zieht dorsal der linken A. renalis nach kaudal (Abb. 15.5.6a). Da die linke Niere ebenso mobilisiert wird, kann die ventrale Aneurysmawand aufgeklappt und mit Haltefäden geöffnet werden (Abb. 15.5.6b). Die jeweiligen Ostien sind gut zu überprüfen. Nach Heparin-Instillation wird der Reflux mit Blockadekatheter gestoppt (Abb. 15.5.6c). Die Prothese wird angepaßt und längs ovalär reseziert, so daß bereits die erste abdominelle Aortenanastomose die Kontinuität mit Truncus coeliacus, A. mesenterica sup. und rechter A. renalis wieder herstellt. Auch dies erfordert eine subtile, die ganze Aortenwand von innen fassende Nahttechnik. Über ein zweites, in die Prothese exzidiertes Ostium folgt die Reimplantation der linken A. renalis.

Die distale Anastomose – hier sind je nach Ausdehnung des Aneurysmas in der Beckenetage viele

15.5 Thorako-abdominale Aneurysmen

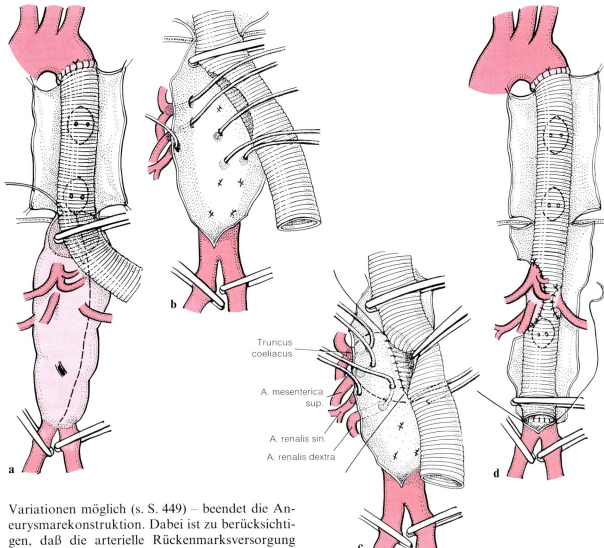

Variationen möglich (s. S. 449) – beendet die Aneurysmarekonstruktion. Dabei ist zu berücksichtigen, daß die arterielle Rückenmarksversorgung auch über Äste der Aa. iliacae int. erfolgt. Deshalb erfordert ein evtl. notwendiger Anschluß dieser Gefäße (s. S. 290) große Sorgfalt (Abb. 15.5.6d).

Mit der distalen Anastomosennaht ist die Aneurysmarekonstruktion beendet. Vor der Freigabe des orthograden Blutstromes wird durch Entfernen der distalen Klemmen entlüftet. Bei Wegnahme der zentralen Klemme ist auf den Blutdruck zu achten. Selbst bei seitengetrennter sukzessiver Freigabe der Beckengefäße ist ein zu rasches Absinken des Blutdruckes möglich. Es muß dann erneut abgeklemmt und die schnelle Elimination von Natrium-Nitroprussid abgewartet werden.

Nach Beendigung des Eingriffes wird die Prothese thorakal mit dem Aneurysmamantel umhüllt und die Pleura parietalis rekonstruiert. Die Naht des Zwerchfells erfolgt am besten von abdominal. Zur Vermeidung pulmonaler Komplikationen und

Abb. 15.5.6 a–d. Ersatz eines thorako-abdominalen Aortenaneurysmas in der Technik nach CRAWFORD. **a** Ausschaltung des thorakalen Aneurysmas wie unter 15.5.5 a–f beschrieben. Die abdominale Aneurysmaeröffnung wird jedoch linksseitig dorsal vorgenommen. **b** Die ventrale und links laterale Gefäßwand wird nach rechts aufgeklappt, retrograder Blutverlust wird durch blockierende Katheter verhindert. **c** Große ovaläre Exzision der Prothese nach Anpassen. Die Anastomose umfaßt den Abgang von Truncus coeliacus, A. mesenterica sup. und rechter A. renalis. Bei dieser Insertionstechnik wird auf das trichterförmige Ausschneiden der Gefäßabgänge verzichtet. Subtile, die gesamte Gefäßwand fassende Naht. Voraussetzung ist jedoch ausreichend verwendbares intaktes Aortenwandmaterial. **d** Die linke Nierenarterie ist nach separater Prothesenexzision in Ausklemmtechnik eingenäht, die distale Anastomose wird nach Revaskularisation eines lumbalen Gefäßsegmentes fertiggestellt

abdominaler Hernien ist eine exakte Rekonstruktion notwendig. Der schichtweise Thoraxverschluß geschieht nach Einlegen von 2 großlumigen Thoraxdrainagen. Zuvor muß die Lunge gebläht werden, bis alle atelektatischen Bezirke wiedereröffnet sind. Abdominal wird das Retroperitoneum verschlossen, die ausgelagerten Organe werden sorgfältig reponiert.

Die grundsätzliche Frage, ob bei dieser Form der Rekonstruktion ein passagerer Bypass notwendig ist oder nicht, ist weiterhin Gegenstand der Diskussion. Für einen Bypass (z.B. von der linken A. subclavia zur rechten A. femoralis comm. (s. S. 331)) spricht die Tatsache, daß während der Aneurysmarekonstruktion die Durchblutung der viszeralen Organe und des Rückenmarkes unter dem Schutz eines Bypass noch am besten erhalten bleibt. Im Gegensatz zu dieser Technik erfolgt die Gefäßrekonstruktion ohne Bypass daher unter größerem Zeitdruck.

CRAWFORD, der 313 Patienten ohne Bypassverfahren operierte, hat die größte Paraplegieinzidenz in der Gruppe mit abdomino-thorakalem Gefäßersatz (d.h. im Abschnitt III, IV und V), insbesondere in der Gruppe mit begleitender arterieller Verschlußkrankheit (bei 63 Patienten 10% Paraplegie). Bleibt jedoch ein längerer thorakaler Abschnitt ohne Rekonstruktion, so sinkt die Paraplegiehäufigkeit auf 0% (bei 84 Operierten [3]).

Deshalb halten wir eine Ablehnung des passageren Bypass a priori nicht für gerechtfertigt. Er sollte dort angewendet werden, wo die segmentale Rückenmarksperfusion durch die vorraussichtliche Größe der Aneurysmarekonstruktion erheblich eingeschränkt wird. Dann ist jedoch auch eine segmentale Reinsertion zu fordern.

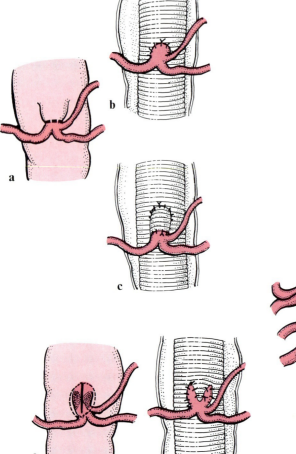
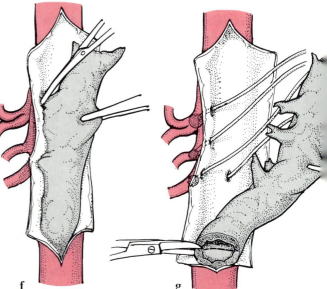

Abb. 15.5.7 a–g. Varianten der viszeralen Gefäßabgänge. **a** Das Aneurysma reicht in den viszeralen Gefäßabgang hinein (hier Truncus coeliacus). **b** Das aneurysmatische stammnahe Gefäßsegment wird reseziert, die Anastomose erfolgt direkt oder **c** über Interposition zwischen aortaler Prothese und Viszeralarterie. **d** Der Gefäßabgang ist durch arteriosklerotische Plaques stenosiert. **e** Ist eine lokale, peripher stufenlose Thrombendarteriektomie nicht möglich, kann das Gefäß längs eröffnet, offen desobliteriert und mit der zungenförmig exzidierten aortalen Prothese im Sinne einer Erweiterungsplastik anastomosiert werden. **f** Ausgeprägte arteriosklerotische Veränderungen können bei der Technik nach CRAWFORD in toto entfernt werden. Hier ist darauf zu achten, daß die Thrombendarteriektomie nach peripher stufenlos erfolgt. **g** Das Thrombendarteriektomie-Material wird distal abgesetzt, der retrograde Blutverlust an den Viszeralarterien mittels Blockadekatheter verhindert

3. Zusätzliche Maßnahmen bei Miterkrankung der viszeralen Gefäßabgänge

Reicht das Aneurysma in einen viszeralen Gefäßabgang hinein, so ist die aneurysmatische Gefäßstrecke zu resezieren. Die Herstellung der Kontinuität erfolgt dann mit direkter Reimplantation des distalen Gefäßstumpfes oder mit einem Interponat (Abb. 15.5.7a–c).

Eine begleitende Abgangsstenose kann durch direkte Desobliteration beseitigt werden. Um eine nahtbedingte Stenose zu vermeiden, sollte die Prothese keilförmig exzidiert werden, so daß die Reimplantation im Sinne einer Erweiterungsplastik erfolgen kann (Abb. 15.5.7d, e).

Auch die großflächige Thrombendarteriektomie der Aortenwand mit Desobliteration der jeweiligen Äste ist möglich. Bei dieser Technik ist auf das stufenlose Ende des Desobliterates zu achten, das aus dem jeweiligen viszeralen Gefäß gewonnen wird. Das Übersehen einer Stufe kann zum Abheben der Intima und zur Thrombose führen (Abb. 15.5.7f, g).

4. Bypassverfahren

Bypassverfahren, die eine arterielle periphere Perfusion während der thorakalen und viszeralen Rekonstruktion ermöglichen, sind mittels verschiedener Techniken möglich. Sie sollten die Operationszeit möglichst gering verlängern und bei der Rekonstruktion nicht hinderlich sein.

Dieser Forderung kommt am ehesten das von SELLE [12] beschriebene Verfahren entgegen, der als passageren Bypass einen 9 mm Gott-Shunt verwendet. Proximal ist dieser Shunt nicht in die Aorta, sondern über die linke A. subclavia in den Aortenbogen einzuführen. Der periphere Anschluß erfolgt über die rechte A. femoralis comm. Tourniques verhindern eine Dislokation an den Anschlußstellen (Abb. 15.5.8a).

Nach Abklemmen der proximalen thorakalen Aorta erfolgt die Perfusion der distalen Aorta retrograd. Die Gefäßrekonstruktion kann in gleicher Weise durchgeführt werden wie oben beschrieben.

Ist das Aneurysma sehr groß, wählt man statt des orthotopen Gefäßersatzes den heterotopen. Dabei bietet sich folgendes Verfahren an:

Die Exposition der Gefäße erfolgt in gleicher Weise wie bei der Crawford-Technik (s. S. 325f.). Zusätzlich werden die Gefäße in beiden Leisten freigelegt, eine gewebte Dacron-Bifurkationsprothese links femoral anastomosiert und nach kranial

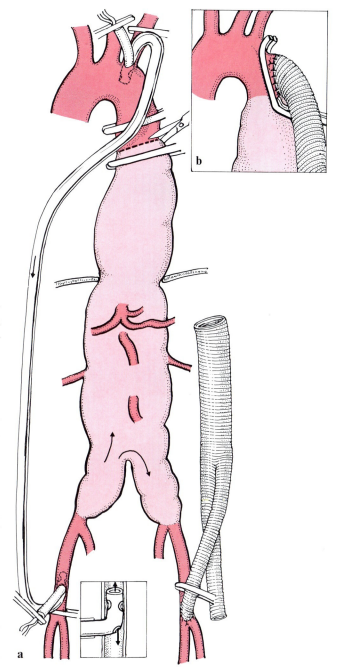

Abb. 15.5.8a, b (Legende s. S. 333)

durch ein Rohr verlängert (z.B. 22 mm Dacron gewebt). Dann wird die proximale End-zu-End-Anastomose fertiggestellt. Es folgen die Entfernung des temporären Shuntes und die Freigabe des Protheseninterponates bei proximal abgeklemmtem rechten Prothesenschenkel (Abb.

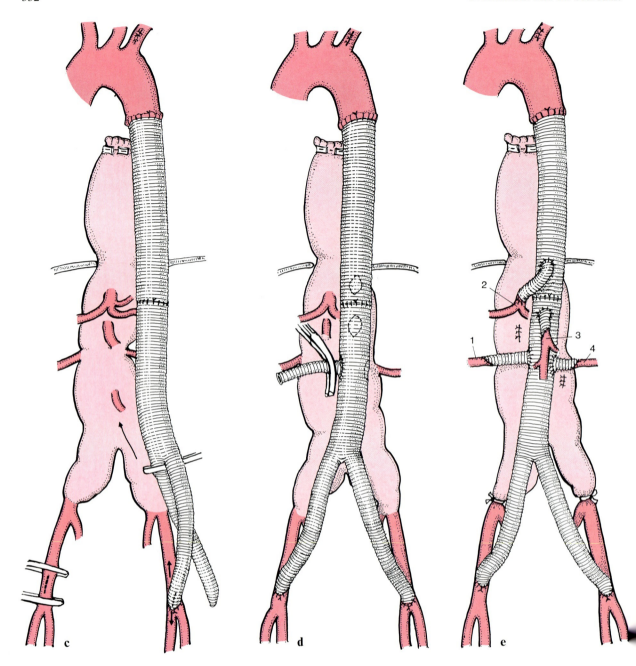

Abb. 15.5.8 a–e. Ausschaltung eines thorako-abdominalen Aortenaneurysmas mittels Bypassverfahren. **a** Der temporäre Bypass wird über die linke A. subclavia in den Aortenbogen plaziert und an die rechte A. femoralis comm. angeschlossen. Die abdominale und thorakale (Rückenmark!) Perfusion erfolgt nun retrograd. Eine Y-Prothese wird mit dem linken Schenkel in die A. femoralis comm. sin. End-zu-Seit eingenäht und ausgeklemmt. **b** Besteht ausreichend Platz an der thorakalen Aorta, so kann das temporäre Bypassprinzip verlassen werden. Die proximale Anastomose kann in Seit-zu-End-Technik angelegt werden, die Fortführung geschieht über die Plazierung der Y-Prothese. Wählt man die strömungsgünstigere proximale End-zu-End-Anastomose, so empfiehlt sich zuerst das Einbringen der Y-Prothese. **c** Unter dem Schutz des temporären Bypasses wird die Y-Prothese nach proximal durch 2 End-zu-End-Anastomosen verlängert. Der temporäre Bypass wird entfernt, der rechte Prothesenschenkel abgeklemmt. Abdominale und thorakale Durchblutung erfolgen wiederum retrograd. **d, e** Anastomosierung des rechten Prothesenschenkels mit der rechten A. femoralis comm. In Ausklemmtechnik – meist sind Interponate erforderlich – werden die viszeralen Gefäße angeschlossen. Reihenfolge: (1) rechte A. renalis; (2) Truncus coeliacus; (3) A. mesenterica sup.; (4) linke A. renalis. Die aortalen Gefäßabgänge werden übernäht. Durch Ligaturen oberhalb des A. iliaca int.-Abganges wird das Aneurysma definitiv ausgeschaltet, nachdem es proximal bereits durch Matratzennähte verschlossen wurde. Nachteil dieses Verfahrens ist die Thrombosierung im belassenen Aneurysma mit der Gefährdung der Rückenmarksdurchblutung

15.5.8c), der End-zu-Seit mit der rechten A. femoralis comm. anastomosiert wird. Alternativ ist bei gut erhaltenem Gefäßabschnitt nach dem Abgang der A. subclavia auch eine End-zu-Seit-Anastomose möglich (Abb. 15.5.8b). Mit der Ausklemmtechnik ist ein passagerer Bypass überflüssig. Von Nachteil sind jedoch die Turbulenzen durch den ungünstigen Anastomosenwinkel. Die Reinsertion der viszeralen Gefäße erfolgt in der Reihenfolge: rechte A. renalis, Truncus coeliacus, A. mesenterica sup., linke A. renalis (bei Einzelanschluß). Da bei belassenem Aneurysma meist mehrere Protheseninterponate (Dacron, 8 mm ⌀) erforderlich sind, sollte die Ischämiezeit durch primäre Prothesen-Prothesennaht in Ausklemmtechnik verkürzt werden (Abb. 15.5.8d). Die End-zu-End-Anastomose mit dem viszeralen Gefäßstumpf schließt sich nach Anschrägen der Anastomosenenden an, die Exzisionsstellen in der Aneurysmawand werden fortlaufend übernäht (Abb. 15.5.8e). Nach Fertigstellung aller viszeralen Anastomosen wird das Aneurysma endgültig durch Ligatur der Aa. iliacae comm. ausgeschaltet. Dies führt zur völligen Thrombosierung des Aneurysmas; eine Ischämie

des Rückenmarkes kann dann die Folge sein. Da thorakal und lumbal zumindest je ein paariger Gefäßabgang reanastomosiert werden sollte, erscheint der direkte Aortenersatz nach CRAWFORD, in modifizierter Kombination mit der passageren Bypasstechnik, günstiger.

5. Aneurysmen im Bereich der Abschnitte IV und V nach früher reseziertem thorakalen Aneurysma

Das Fortschreiten der aneurysmatischen Grunderkrankung kann zu einer operativen Korrektur im Abschnitt IV und V nach früherer Operation eines thorakalen Aneurysmas zwingen (Abb. 15.5.9 a–c).

Dieser Eingriff erfolgt in gleicher Lagerung und mit identischem Zugang wie beim primär zu versorgendem thorako-abdominalen Aneurysma (s. Abb. 15.5.4). Sind beim Ersteingriff Segmentgefäße nicht reanastomosiert worden, so kommt dem Anschluß von lumbalen Segmentgefäßen besondere Bedeutung zu. Der Eingriff selbst lehnt sich in der technischen Durchführung an die zuvor beschriebene Darstellung an. Auch hier sind Einnaht der viszeralen Gefäße bei Längseröffnen der Aorta, wie auch Einzelanastomosen nach trichterförmiger Exzision der Gefäßabgänge möglich.

Da der Thoraxeingriff eine Reintervention darstellt, ist besonders auf das Vermeiden von Lungenparenchymverletzungen zu achten. Sie müssen sorgfältig übernäht werden, um das Risiko eines Protheseninfektes und größerer Luft-Shuntvolumina zu vermeiden; letztere erschweren die postoperative Beatmung erheblich.

II. Aneurysma thoraco-abdominale bei intaktem Abschnitt IV

Die operative Behandlung dieses Aneurysmas sollte über die thorako-abdominale Lagerung vorgenommen werden (Abb. 15.5.4). Nach Thorakotomie im 6. ICR erfolgt zunächst die Darstellung des thorakalen Aneurysmaabschnittes. Endet dieses oberhalb des Diaphragmas, kann hier eine Klemme angesetzt werden; die Verlängerung des Hautschnittes mit Durchtrennung des Rippenbogens ist dann nicht erforderlich. Mit der thorakal implantierten Rohrprothese (auch hier Reimplantation eines Segmentabganges proximal und distal) kann der Eingriff in einem ersten Schritt beendet werden. Das infrarenale Aneurysma wird dann ohne Durchtrennung des Zwerchfelles über eine

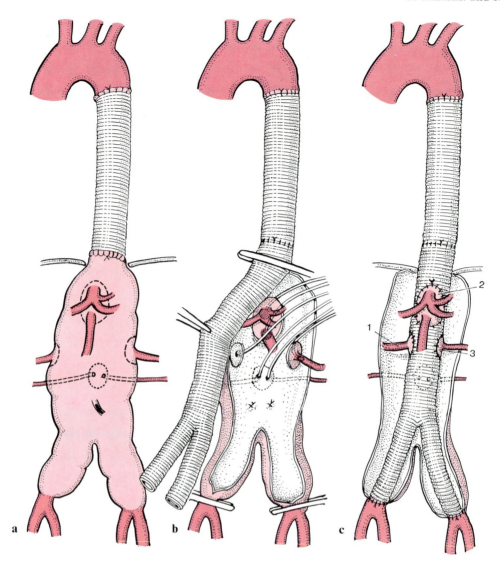

Abb. 15.5.9 a–c. Ausschaltung eines abdominalen Aortenaneurysmas nach vorhergegangenem thorakalem Gefäßersatz. **a** Ausdehnung des Aneurysmas, trichterförmige Exzisionsstellen der viszeralen Gefäßabgänge. **b** Unter Resektion der alten distalen Anastomose wird die Y-Prothese proximal anastomosiert. Die viszeralen Gefäßabgänge sind exzidiert, Blockadekatheter verhindern eine retrograde Blutung. **c** Definitive Durchführung der viszeralen Anastomosierung. Reihenfolge: (1) rechte A. renalis; (2) Truncus coeliacus und A. mesenterica sup.; (3) linke A. renalis. Auf ein lumbales Gefäßsegment mit gutem Reflux sollte besonders geachtet werden, da beim thorakalen Ersteingriff keine Interkostalgefäß-Anastomosierung erfolgte

mediane Laparotomie angegangen (s. S. 307). Ein solches Vorgehen ist jedoch nur gerechtfertigt, wenn das kaudale Ende des thorakalen Aneurysmas gut abgrenzbar ist und noch ausreichend Platz für eine oberhalb des Zwerchfelles zu setzende Klemme bleibt (Abb. 15.5.10). Bestehen geringste Zweifel an der Aneurysmaausdehnung, sollte die Thorakotomie in der zuvor beschriebenen Weise (s. S. 325) über den linken Rippenbogen nach abdominal erweitert werden. Nach Durchtrennung des Zwerchfelles bis zum Hiatus aorticus kann dann der proximale Abschnitt IV aufgesucht und das kaudale Aneurysmaende dargestellt werden. Auch hier empfiehlt sich ein passagerer Bypass. Je nach peripherer Aneurysmaausdehnung ist der distale Bypassanschluß, z.B. iliakal, durchführbar.

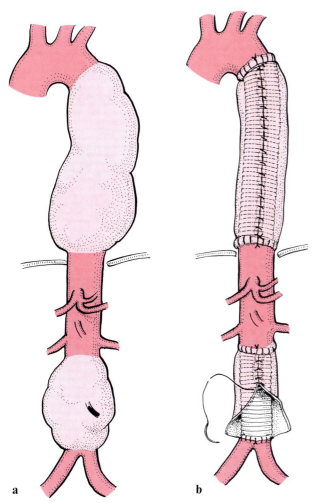

Abb. 15.5.10a, b. Thorakales und infrarenales Aortenaneurysma. **a** Situs. **b** Ausschaltung in der Interpositionstechnik. Ummantelung der Prothese mit Aneurysmawand

III. Aneurysma thoracale mit Beteiligung des proximalen Abschnittes IV

Dieses Aneurysma endet unmittelbar oberhalb des Abganges vom Truncus coeliacus. Es reicht somit in die Zwerchfellebene hinein und ist von einem thorakalen Zugang allein nicht ausreichend darzustellen. Seine Versorgung erfolgt in Interpositionstechnik (s. Abb. 15.5.10). Hierzu ist die thorakoabdominale Lagerung des Patienten Voraussetzung (s. Abb. 15.5.4).

Alternativ hierzu ist auch ein intraluminaler Prothesenersatz möglich: Je nach Aneurysmalänge wird dabei die intraluminale Prothese durch Anastomosierung zweier an den Enden ringverstärkter Dacronprothesen vorbereitet. Der proximale Ring wird mit 3 durch Teflonstreifen verstärkte Nähte in die proximale Aorta teleskopartig hineingezogen. Nach Knoten der 3 Haltefäden wird ein breites Band um die Aortenwand geknotet, so daß dieses in die ringförmige Vertiefung der Prothese zu liegen kommt. Gleiches gilt für die distale Anastomose (Abb. 15.5.11a–e). Dort wird vor der periaortalen Ligatur entlüftet. Vorteil dieser Technik ist die kurze aortale Abklemmzeit. Nachteile sind:

(a) Es wird kein Segmentabgang reanastomosiert. Eine sorgfältige transluminale Durchstechungsligatur der Segmentabgänge ist obligat.

(b) Die Prothese ist nur an 3 Stellen proximal fixiert. Die breite periaortale Ligatur kann je nach Wandbeschaffenheit einschneiden; auch eine Blutung zwischen Prothese und alter Aneurysmawand (im Sinne einer Pseudo-Dissektion) wurde beschrieben.

Reicht das Aneurysma tief in den Abschnitt IV hinein, so ist weder eine intraluminale Prothese noch ein Aneurysmaersatz mittels der Technik nach Abb. 15.5.10 möglich. Hier bietet sich ein modifiziertes Verfahren an:

Von einem thorako-abdominalen Zugang werden Magen, Milz, Pankreasschwanz, linke Kolonflexur, linker Leberlappen und linke Niere nach rechts verlagert. Die Schnittführung der thorakalen Arteriotomie wird nach links lateralisiert und dorsal um die linke Nierenarterie herumgeführt. So lassen sich die Aneurysmawand aufklappen und die viszeralen Gefäßabgänge darstellen. Nach proximaler Naht der Anastomose (mit den segmentalen Gefäßabgängen) wird die Prothese in einer langen angeschrägten End-zu-End-Naht anastomosiert. Ihre dorsale Zunge reicht bis unter die beiden Nierenarterienostien. Sie dürfen bei der

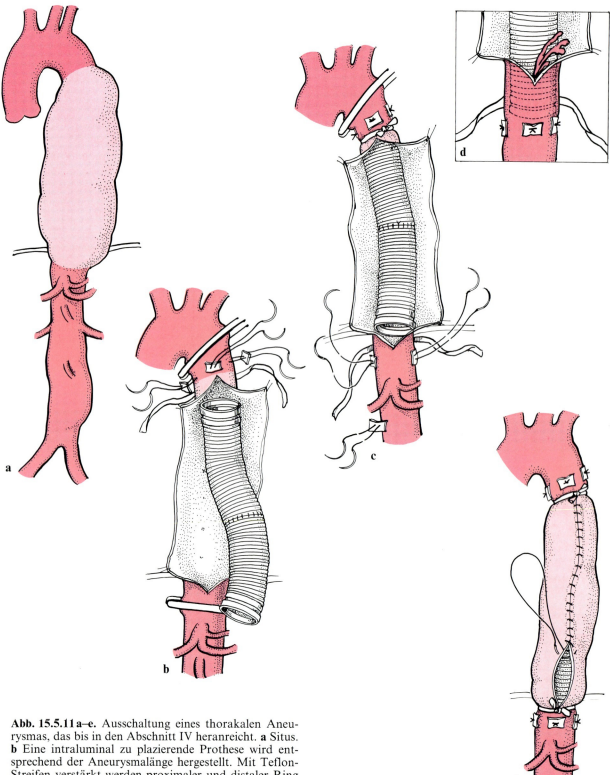

Abb. 15.5.11 a–e. Ausschaltung eines thorakalen Aneurysmas, das bis in den Abschnitt IV heranreicht. **a** Situs. **b** Eine intraluminal zu plazierende Prothese wird entsprechend der Aneurysmalänge hergestellt. Mit Teflon-Streifen verstärkt werden proximaler und distaler Ring eingenäht. **c** Ein breites Band wird über der Führungsrinne des Ringes geknotet. **d** Vor der Stromfreigabe wird von distal her entlüftet. **e** Ummantelung der Prothese mit Aneurysmawand

15.5 Thorako-abdominale Aneurysmen

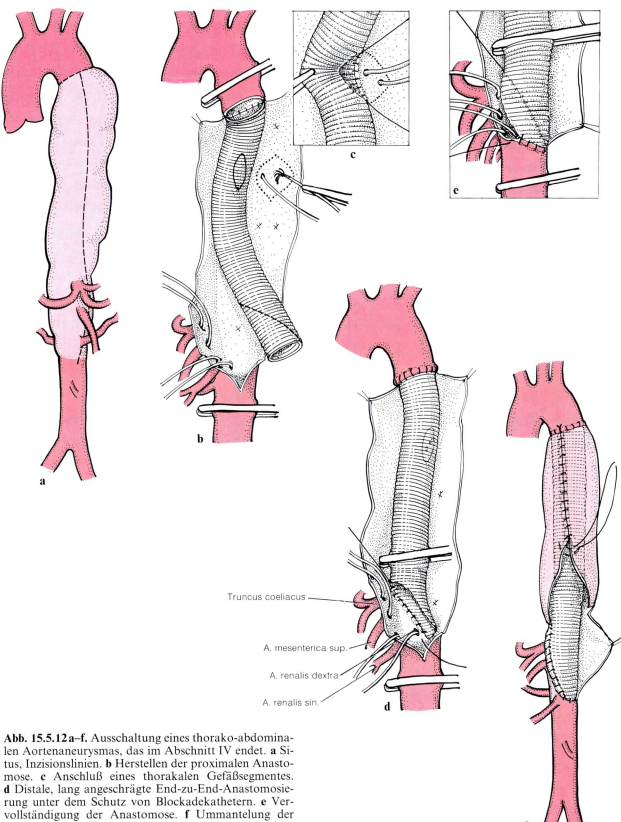

Abb. 15.5.12 a–f. Ausschaltung eines thorako-abdominalen Aortenaneurysmas, das im Abschnitt IV endet. **a** Situs, Inzisionslinien. **b** Herstellen der proximalen Anastomose. **c** Anschluß eines thorakalen Gefäßsegmentes. **d** Distale, lang angeschrägte End-zu-End-Anastomosierung unter dem Schutz von Blockadekathetern. **e** Vervollständigung der Anastomose. **f** Ummantelung der Prothese

rechts und links lateral hochgeführten Anastomose nicht eingeengt werden (Abb. 15.5.12a–f).

Vorteil dieser Technik ist, daß alle viszeralen Gefäßabgänge mit einer Anastomose angeschlossen werden. Die aneurysmatischen Wandveränderungen dürfen jedoch nicht zu ausgeprägt sein.

IV. Aneurysma der kaudalen Aorta thoracalis bis Abschnitt V

Entspricht die Ausdehnung des Aneurysmas der in Abb. 15.5.13, so ist für die operative Therapie eine thorako-abdominale Lagerung und abdominelle Erweiterung des thorakalen Zuganges mit Durchtrennung des Rippenbogens links erforderlich. Das Zwerchfell wird bis zum Aneurysma durchtrennt, das Retroperitoneum von links her freigelegt (s. S. 613). Die weitere Rekonstruktion ist auf S. 326ff. beschrieben. Da ein großer thorakaler Abschnitt intakt ist, kann unter Umständen auf eine Segmentreimplantation lumbal verzichtet werden. Finden sich jedoch angiographische Hinweise auf einen lumbalen Zufluß zum Rückenmark (lumbal gelegene A. radicularis magna), so sollte diese reanastomosiert werden, vor allem dann, wenn auch im thorakalen Abschnitt arteriosklerotische Veränderungen eine angiographische Darstellung der Segmentgefäße verhindern.

Keinesfalls sollte man versuchen, dieses Aneurysma von einem alleinigen abdominalen Zugang aus zu operieren. Zwar kann nach Durchtrennen der Zwerchfellschenkel ein großer thorakaler Aortenabschnitt dargestellt werden. Eine solche Präparation erfolgt jedoch entlang einer arteriosklerotischen Gefäßwand, die jederzeit einreißen kann. Die folgende dramatische Blutung ist dann von abdominal her nicht mehr zu beherrschen.

V. Aneurysmen in Abschnitt IV und V

Hier kommt der exakten präoperativen Diagnostik bezüglich der Aneurysmaausdehnung wesentliche Bedeutung zu. Dabei ist es gerechtfertigt, primär abdominal (aber in thorakoabdominaler Lagerung) zu eröffnen. Das Retroperitoneum wird bis auf den Aneurysmasack gespalten, das Duodenum nach rechts mobilisiert, die linke Nierenvene eventuell zwischen 2 Ligaturen durchtrennt [1, 10] und die viszeralen Gefäßabgänge ventral dargestellt. Es empfiehlt sich, zuvor die Aorta im Bereich der Zwerchfellschenkel freizulegen und sie mit einer geöffneten Klemme zu sichern. Dann ist auch die Frage zu beantworten, ob der abdominale Zugang ausreicht. Die Aneurysmaresektion und anschließende Rekonstruktion folgt wie in Abb. 15.5.14 beschrieben.

VI. Aneurysma im Bereich des Abschnittes IV

Prinzipiell werden die seltenen Aneurysmen im Abschnitt IV in gleicher Weise versorgt wie in Abb. 15.5.13 und 15.5.14 dargestellt. Abbildung 15.5.15 demonstriert eine Ausnahme, da dieses Aneurysma von der dorsalen Aortenwand aus-

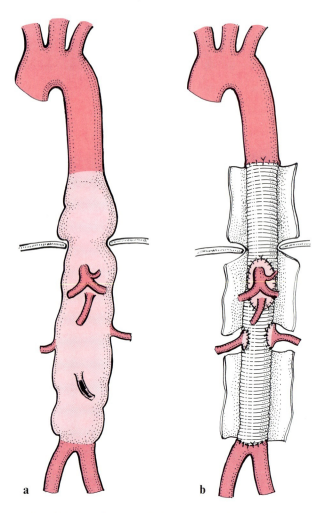

Abb. 15.5.13a, b. Ausschaltung eines thorako-abdominalen Aortenaneurysmas, das von tief thorakal bis in die Bifurkation heranreicht. a Situs. b Definitive Versorgung nach trichterförmiger Exzision der viszeralen Gefäßabgänge. Hier ist alternativ ebenso die Technik nach CRAWFORD möglich (s. Abb. 15.5.6)

15.5 Thorako-abdominale Aneurysmen

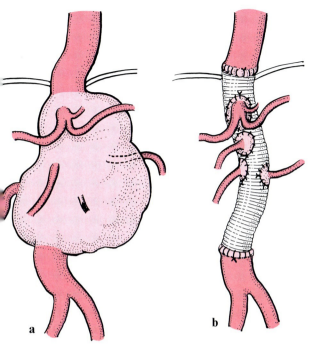

Abb. 15.5.14a, b. Abdominelles Aortenaneurysma im Abschnitt IV und V. **a** Situs. **b** Zustand nach Ausschaltung und Reanastomosierung der viszeralen Gefäße (s. Abb. 15.5.5)

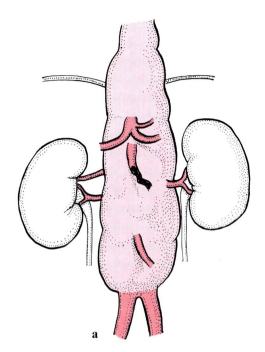

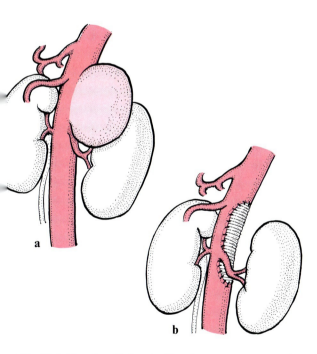

Abb. 15.5.15a, b. Abdominelles Aortenaneurysma im Abschnitt IV. **a** Situs. **b** Bei der seltenen dorsalen Aneurysmalage kann unter Erhalt der viszeralen Gefäßabgänge das Aneurysma reseziert und der Defekt mit einem Dacronstreifen verschlossen werden

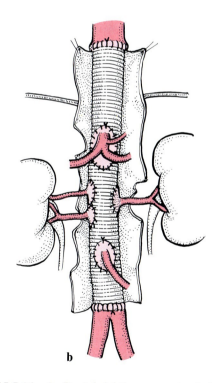

Abb. 15.5.16a, b. Berücksichtigung anatomischer Varianten. Eine zusätzliche Nierenpolarterie muß reimplantiert werden. Ist die A. mesenterica sup. verschlossen, so kommt der Reanastomosierung der A. mesenterica inf. wesentliche Bedeutung zu (Riolansche Anastomose) (s. S. 609)

geht und den Bereich der viszeralen Gefäßabgänge freiläßt (Abb. 15.5.15).

Die Darstellung dieses Aortenabschnittes geschieht über einen abdominellen Zugang, bei dem ähnlich der Crawford-Exposition die linke Niere, Magen, Milz, linke Kolonflexur, linker Leberlappen, Duodenum und Pankreasschwanz nach rechts verlagert werden. Ein Dacronstreifen verschließt den Defekt. Eingriffe in dieser Region gefährden lumbale Venen, die bei einer Blutung schwer zu lokalisieren sind und Nachblutungen verursachen können. Deshalb bietet sich alternativ auch die transaortale Fixierung des Dacronstreifens an.

VII. Berücksichtigung anatomischer Varianten

Anatomische Varianten im Bereich der viszeralen Gefäßabgänge sind häufig. Sie sind präoperativ mittels Angiographie zu erfassen, da sie die operative Strategie entscheidend beeinflussen (Abb. 15.5.16).

Folgende anatomische Varianten seien genannt:

(a) Zusätzliche Nierenpolarterien: sie müssen dargestellt und reimplantiert werden, da deren Ligatur zur partiellen Nierenischämie mit sekundärer Hypertonie oder Niereninsuffizienz führt.

(b) Verschluß der A. mesenterica sup., Vorhandensein der Riolanschen Anastomose. Diese, bei begleitender arterieller Verschlußkrankheit mögliche Variante erfordert eine Reinsertion der A. mesenterica inf.; sie sichert die Dünndarmdurchblutung über die Riolansche Anastomose (s. S. 609).

(c) Eine aus der Aorta abdominalis direkt abgehende A. hepatica comm. erfordert eine zusätzliche Reanastomosierung (weitere Varianten s.S. 17).

D. Postoperative Nachbehandlung und Komplikationen

Wegen der Größe des Eingriffes ist ein kontinuierliches Monitoring (Blutdruck, EKG, Blutgasanalysen) notwendig, dieses erfolgt postoperativ auf der Intensivstation. Unmittelbar postoperativ muß eine Röntgen-Thoraxaufnahme die Ventilation aller Lungenabschnitte beweisen. Hinweise für Atelektasen erfordern eine intensive Bronchialtoilette und kurzfristig erhöhte Beatmungsdrucke. Dieses Vorgehen ist die primär wichtigste Maßnahme, um die trotz aller antibiotischer Möglichkeiten gefährliche Pneumonie bei den meist nachbeatmeten Patienten zu verhindern.

Wegen der hohen Strömungsgeschwindigkeiten sind Thrombosen im prothetischen Gefäßersatz selten; an sie muß jedoch besonders bei ausgeprägter Arteriosklerose gedacht werden. Grundsätzlich ist eine Low-Dose-Heparinisierung mit 300 IE Heparin/h zu empfehlen. Bei 6stündlicher postoperativer Bilanzierung sind Funktionsstörungen der Nieren schnell zu erkennen. Diese können sich infolge längerer Abklemmzeiten als Polyurie äußern. Sie kann über 1–2 Tage bestehen und schließlich zur Normurie führen. Hier sind regelmäßige Elektrolytkontrollen und Messungen des ZVD sowie des Pulmonalisverschlußdruckes (über Swan-Ganz Katheter) notwendig. Die Polyurie kann jedoch auch in einer Oligurie enden, die schließlich zur Hämofiltration oder Hämodialyse zwingt (Gefahr der Überwässerung). Hier muß auch frühzeitig an einen thrombotischen Verschluß der A. renalis gedacht und dieser angiographisch (digitale Subtraktionsangiographie) oder nuklearmedizinisch ausgeschlossen werden.

Funktionsstörungen der Leber sind nach längeren Abklemmzeiten ebenfalls möglich, besonders bei Lebervorerkrankungen. Sie kündigen sich durch einen Ikterus an (es ist jedoch auch an einen Überlagerungseffekt bei Massentransfusionen zu denken). Ferner steigen die Leber-spezifischen Enzyme an, die Cholinesterase fällt. Störungen der Gerinnung können hinzukommen, die eine gezielte Substitution erforderlich machen. Wesentlich in diesem Zusammenhang ist, daß eine solch geschädigte Leber ganz besonders empfindlich auf eine Hypoxie reagiert, die z.B. beim Abtrainieren von der Beatmungsmaschine entstehen kann.

Ganz besonders schwierig ist die Beurteilung der postoperativen Darmdurchblutung. Sie wird erschwert durch die für die Beatmung notwendige Sedierung. Hinweise für eine Darmischämie sind: Hyperperistaltik mit folgender Paralyse. Diese Befunde sollten angiographisch abgeklärt werden. Bestehen intraoperativ Zweifel an der Darmdurchblutung, so muß eine Second-look-Operation innerhalb von 48 Stunden durchgeführt werden.

An wichtigen Komplikationen, die jeweils ein differenziertes Vorgehen notwendig machen, sind zu nennen: Myokardinfarkt, Nachblutung, Protheseninfekt (selten) und Querschnittlähmung.

Insbesondere die Querschnittlähmung, die je nach Art der Aortenrekonstruktion unterschiedlich häufig auftritt [3], wiegt schwer. Ihre partielle und komplette Form gehört deshalb ganz besonders in das Aufklärungsgespräch mit dem Patienten.

Der thorako-abdominale Gefäßersatz gehört zu den großen Herausforderungen der rekonstruktiven Gefäßchirurgie. Zwar zeigen große Statistiken eine Letalität von 7% und eine Häufigkeit der Paraplegie um 2%. Diese für die Größe des Eingriffes guten Ergebnisse sind jedoch nur bei ausgewogener Indikationsstellung sowie großer Erfahrung in der operativen Technik und in der postoperativen Nachsorge zu erzielen (bezüglich Eingriffe an Aorta ascendens und Aortenbogen sei auf Band VI/2 „Herz und herznahe Gefäße" verwiesen).

LITERATUR

1. Cooley DA, Wukasch DC, Lick RF (1980) Gefäßchirurgie: Indikationen und Technik. Schattauer, Stuttgart New York
2. Crawford ES (1973) Thoraco-abdominal and abdominal aortic aneurysms involving renal, superior mesenteric and celiac arteries. Ann Surg 179:763
3. Crawford ES, Crawford JL (1984) Diseases of the aorta. Williams & Wilkins, Baltimore London
4. Crawford ES, Rubio PA (1973) Reappraisal of adjuncts to avoid ischemia in the treatment of aneurysms of descending thoracic aorta. J Thor Cardiovasc Surg 66:693
5. Crawford ES, Synder DM, Cho GC, Roehm JOF (1978) Progress in treatment of thoracoabdominal and abdominal aortic aneurysms involving celia, superior mesenteric and renal arteries. Ann Surg 188:404
6. DeBakey ME, Creech O Jr, Morris GC (1956) Aneurysm of thoracoabdominal aorta involving celiac, superior mesenteric and renal arteries: Report of four cases treated by resection and homograft replacement. Ann Surg 144:549
7. DeBakey ME, Crawford ES, Garrett HE (1965) Surgical considerations in the treatment of aneurysms of the thoraco-abdominal aorta. Ann Surg 162:650
8. Jellinger K (1966) Zur Orthologie und Pathologie der Rückenmarksdurchblutung. Springer, Wien New York
9. v Lanz T, Wachsmuth W (1982) Praktische Anatomie, 2. Bd, 7. Teil, Richenbacher J, Landolt AM, Theiler K: Rücken. Springer, Berlin Heidelberg New York
10. Papadopoulos CD, Manoli A, Sobel A (1971) Surgical-treatment of thoraco-abdominal aneurysms. J Cardiovasc Surg 12:456
11. Piscol K (1972) Die Blutversorgung des Rückenmarkes und ihre klinische Relevanz. Springer, Berlin Heidelberg New York
12. Selle JG, Robicsek F, Daugherty HK, Cook JW (1978) Thoracoabdominal aortic aneurysms. Ann Surg 189:158
13. Spencer FC, Zimmermann JM (1950) The influence of ligation of intercostal arteries on paraplegia in dogs. Surg Forum 9:430

15.6 Aneurysmen und Rupturen der thorakalen Aorta

W.J. STELTER und G. HEBERER

INHALT

A. Spezielle Anatomie und Vorbemerkungen . . 342
B. Indikationen zu rekonstruktiven Eingriffen 344
C. Lagerung 345
D. Operativer Zugang 345
E. Operationstechnik 347
    I. Aneurysmafreilegung der Aorta descendens 347
    II. Aortenabklemmung, Aneurysmaeröffnung 347
F. Intraoperative Maßnahmen 350
    I. Einfache Abklemmung 350
    II. Temporärer externer Shunt 350
    III. Temporärer interner Shunt 351
    IV. Atriofemorale Pumpenumleitung
        (Linksherzbypass) 352
G. Rekonstruktionsverfahren 353
    I. Direkte Naht 353
    II. Verschluß mit Prothesenstreifen 353
    III. Interposition einer Prothese 354
    IV. Intraluminale Protheseninterposition . . 356
    V. Prothesenumleitung 356
H. Komplikationen 356
    I. Präoperative Komplikationen 356
    II. Intraoperative Komplikationen 358
    III. Postoperative Komplikationen 358
    Literatur 359

A. Spezielle Anatomie und allgemeine Vorbemerkungen

Eine spezielle Einteilung der thorakalen Aorta in die Abschnitte I–III ist für Operationstaktik und -technik zweckmäßig, da die Rekonstruktionsverfahren vom jeweils betroffenen Abschnitt bestimmt werden. Erkrankungen der *Aorta ascendens* (Abschnitt I) können nur ausnahmsweise ohne Einsatz der Herz-Lungen-Maschine behandelt werden, z.B. wenn sackförmige Aneurysmen oder Aneurysmen nach Verletzungen eine tangentiale Ausklemmung erlauben. Sie werden im Band Herzchirurgie (VI/2, S. 575 ff) behandelt. Bei Erkrankungen des *Aortenbogens* (Abschnitt II) wird überwiegend der orthotope Aortenbogenersatz im hypothermen Kreislaufstillstand unter Einsatz der Herz-Lungen-Maschine angewandt [3, 4, 14]. Bei umschriebenen Läsionen, insbesondere im Bereich des *distalen Aortenbogens*, können auch modifizierte Umwandlungsverfahren ohne Hilfe der Herz-Lungen-Maschine eingesetzt werden [9, 17] (Abb. 15.6.3). Voraussetzung aber ist ein gesunder Aortenabschnitt oberhalb der Aortenklappe von mindestens 5 cm, der partiell ausgeklemmt werden kann. Der Abschnitt III, die *Aorta descendens*, schließt den Abgang der A. subclavia sin. mit ein, da man diesen Abschnitt ohne kritische Unterbrechung der zerebralen Durchblutung ausklemmen kann.

Von großer praktischer Bedeutung für eine mögliche Aortenabklemmung ist die *Topographie des Aortenbogens* mit Übergang in den Abschnitt III (Abb. 15.6.1 d, e). Die Aorta ascendens entspringt rechts und etwas dorsal der A. pulmonalis. Sie liegt bis kurz vor dem Ursprung des Truncus brachiocephalicus innerhalb des Perikardsackes. Die ersten Zentimeter oberhalb des Klappenringes sind auf der rechten Seite vom Herzohr, vorne und links von einem Wulst aus Muskel und epikardialem Fett und der A. pulmonalis bedeckt, die bis fast zur Ebene der Koronarostien gut abpräpariert werden können. Die Aorta verläuft nach vorne und leicht nach rechts. Sie bildet dann einen Bogen, bevor aus dem Übergang in den horizontalen, nach links geschwungenen Anteil konusförmig der Truncus brachiocephalicus entspringt. Die Konvexität der Aorta ascendens liegt zum größten Teil intraperikardial und kommt besser zum Vorschein, wenn die Aorta von der V. cava sup. nach links abgehoben wird (vgl. Abb. 15.6.3a) – ggf. mit Hilfe eines Bändchens, das man nach stumpfer Tunnelierung um diesen gefäßfreien Abschnitt schlingt. Sie kann dann auch partiell ausgeklemmt werden. Aus der Konvexität des fast horizontal von vorne rechts nach dorsal links verlaufenden Abschnittes II entspringen die drei Aortenbogenäste, die im weichen Mediastinalgewebe stumpf dargestellt werden können. Die nur kurzstreckige Konkavität des Aortenbogens reitet auf dem rechten Hauptast der A. pulmonalis. Das Perikard bedeckt den Anfangsteil der A. pulmonalis und die Aorta ascendens. Zwischen A. pulmonalis und Aorta unter der Konvexität des Aortenbogens bildet sich an der perikardialen Umschlagsfalte ein Rezessus, der kurz vor dem Lig. Botalli endet. Aneurysmen der deszendierenden Aorta oder des distalen Bogens können in diesen Rezessus penetrieren. Gelingt es nicht, beim Umfahren des Aortenbogens diesen Rezessus abzudrängen, muß man das Perikard im Bereich dieses Rezessus unter Umständen eröffnen, dann die Rückwand des Rezessus durchbohren, um den Aortenbogen proximal der A. subclavia sin. zu umfahren (Abb. 15.6.1e). Dorsal und rechts von der sich teilenden A. pulmonalis liegt der linke Tracheobronchialwinkel dem proximalen Aortenbogen am Abgang des Truncus brachiocephalicus an.

Weiter distal am Aortenbogen, rechts von der A. subclavia sin. liegt dann der weiche Ösophagus am Aortenbogen. Dann folgt, zwischen Ösophagus und Aorta aufsteigend und von rechts der A. subclavia folgend, der Ductus thoracicus. Die Adventitia des dorsalen und linken, noch bogenförmigen Teiles der deszendierenden Aorta um den Ursprung der A. subclavia strahlt in Fasern der prävertebralen Faszie ein. Diese Fasern muß man am dorsalen, in Richtung der linken Schulter offenen Winkel zwischen A. subclavia und Aorta nach Abdrängen der Aorta nach vorne rechts wandnah einschneiden (Abb. 15.6.1d, e). Dann kann man dicht an der Aortenwand stumpf präparierend an die dorsale und rechte Seite des Aortenbogens gelangen, dabei Ductus thoracicus, Ösophagus und Trachea abdrängen, bis man einer gebogenen Klemme bzw. dem Finger begegnet, die von ventral und proximal des Lig. Botalli unter die Bogenkonkavität, evtl. durch den Perikardrezessus eingeführt wurden (Abb. 15.6.1e). Es entspringen keine größeren Arterienäste aus der Konkavität oder Rückseite des Aortenbogens.

Die Bronchialarterien entspringen aus der Aorta descendens distal des Lig. Botalli, nach ventral gehen die Äste für den linken Hauptbronchus und die Bifurkation ab, während der rechte Hauptbronchus von rechts aus Ästen der A. subclavia versorgt wird. Die beiden ersten linken Interkostalarterien entspringen dem Truncus costocervicalis, der der linken A. subclavia entstammt; erst die dritte Interkostalarterie entspringt in genügendem Abstand zum Ursprung der A. subclavia und nimmt mit den weiteren Interkostalarterien einen schrägen Verlauf nach oben außen, da die Aorta in ihrem embryonalen Längenwachstum hinter den Wirbelkörpersegmenten zurückbleibt [9]. Im weiteren Verlauf der Aorta descendens ist unter den mehr waagrecht verlaufenden Interkostalarterien gegebenenfalls auf besonders kräftige Äste zu achten, die als Zustrom für das sehr variable Versorgungsnetz der A. spinalis in Frage kommen (s.S. 323). Über die proximale Konvexität der Aorta descendens zieht von links kommend parallel zum Bogen ein größerer Venenast und verbindet die aufsteigende V. hemiazygos mit dem Kavasystem (s.S. 15). Er muß beim Freilegen der Aorta lateral des linken N. vagus durchtrennt und ligiert werden. Von großer Bedeutung bei der Darstellung des Aortenbogens von links ist der Verlauf des N. vagus sin. mit N. recurrens und des N. phrenicus. Der N. phrenicus, weiter vorne gelegen und vor dem Lungenhilus ziehend, ist meist dicht unter der Pleura zu erkennen. In der Pleurakuppel dicht dorsolateral davon, aber mehr in der Tiefe der rechten Vorderseite der A. subclavia folgend, zieht der N. vagus von vorne um den Aortenbogen (Abb. 15.6.1d). Nachdem er, häufig schon kranial der Aorta, den Ramus recurrens abgegeben hat, zieht er dorsal des Lungenhilus nach unten und kann hier bei Abheben der Lungenwurzel gut erkannt werden. Der Ramus recurrens biegt distal des Lig. Botalli um die Aorta. Man kann ihn leicht bei der Abklemmung der Aorta in diesem Bereich verletzen, worüber die Patienten vor elektiven Eingriffen aufzuklären sind.

Die Operationstaktik wird nicht nur von der topographischen Ausdehnung, sondern wesentlich auch von der Form des Aneurysma bestimmt. Gewisse Bedeutung hat eine Unterscheidung zwischen sackförmigen, meist sehr umschriebenen, und spindelförmigen, häufiger ausgedehnteren Aneurysmen. Die *sackförmigen*, besonders rupturgefährdeten Aneurysmen können unter Umständen leichter durch partielles Ausklemmen der Aorta oder, im Bereich des Aortenbogens, unter Anwendung des Umwandlungsverfahrens ausgeschaltet werden, während für die Ausschaltung *spindelförmiger* Aneurysmen in der Regel eine komplette Abklemmung ausgedehnter Aortenabschnitte erforderlich ist.

Von praktischer Bedeutung ist auch die *Ätiologie*. Eine gewisse Sonderstellung nehmen traumatische und dissezierende Aneurysmen ein. Den *traumatischen Aneurysmen* liegt in aller Regel eine sehr umschriebene Wandzerstörung der Aorta (Aneurysma falsum!) durch einen queren Einriß unmittelbar oder wenige Zentimeter distal des Abgangs der linken A. subclavia zugrunde; die Aortenwand ist jenseits dieses umschriebenen Defektes von normaler Beschaffenheit, und die Patienten sind im allgemeinen frei von arteriosklerotischen Begleiterkrankungen [19]. Das *Aneurysma dissecans* (s. S. 360) entsteht auf dem Boden einer akuten Aortendissektion (primäre Blutung in die Media) durch Dilatation der verbliebenen Wandschichten. Diese Dilatation kann umschriebene Aortenabschnitte erfassen, während die Dissektion selbst noch weiter reicht. Im akuten Dissektionsstadium kann es in einer Region zur Ruptur der äußeren Wandschicht mit Verblutung kommen, noch bevor sich eine ausgeprägte aneurysmatische Dilatation ausgebildet hat. Das chronische Aneurysma dissecans verhält sich dagegen eher wie ein spindelförmiges, z.B. arteriosklerotisches Aneurysma; die chronische Dissektion, die noch weiter reichen und auch andere Abschnitte erfassen kann, wird dabei zuweilen erst bei der Operation entdeckt und kann die Ausschaltung technisch sehr erschweren.

B. Indikationen zu rekonstruktiven Eingriffen

Die Indikation zur Ausschaltung eines thorakalen Aortenaneurysma ist stets zu überprüfen, um drohenden Komplikationen wie Ruptur oder Kompression von Nachbarstrukturen zuvorzukommen. Thromboembolische Komplikationen sind bei thorakalen Aneurysmen, wahrscheinlich infolge des hohen Durchflußvolumens, nur von geringerer Bedeutung. Im thorakalen Bereich muß die Gefahr dieser möglichen Komplikationen sorgfältig gegen das Operationsrisiko abgewogen werden. Indikationen werden daher hauptsächlich vom klinischen Stadium (asymptomatisch/symptomatisch; penetrierend/gedeckt/perforiert), der Aneurysma*form* und der Ätiologie beeinflußt.

Besonders rupturgefährdet sind *sackförmige* Aneurysmen. Die Indikation bei spindelförmigen-arteriosklerotischen Aneurysmen, oft im hohen Lebensalter oder mit vorhandenen Risikofaktoren, ist besonders kritisch zu stellen; sie werden in der Regel nur operiert, wenn sie sehr groß, d.h. mindestens das Doppelte des Durchmessers der „normalen" Aorta proximal und distal erreichen oder symptomatisch werden. *Traumatische falsche Aneurysmen* im Isthmusbereich sind dagegen im allgemeinen auch im asymptomatischen Stadium zu operieren. Der Nachweis von Wandverkalkungen in relativ kleinen traumatischen Aneurysmen, auch eine scheinbare Stabilität ihrer Größe über einen längeren Beobachtungszeitrum darf nicht zum Abwarten verführen [18, 19]. Bei einer *akuten Aortendissektion* im Bereich der Aorta descendens empfehlen wir zunächst den Versuch einer konservativen Therapie mit kontrollierter Blutdrucksenkung und medikamentöser Analgesie. Ist hierdurch keine Schmerzfreiheit zu erzielen, persistieren oder treten neue klinische bzw. röntgenologische Zeichen der Expansion oder Penetration (Thoraxübersicht, Ergußbildung, CT!) auf, sollte nach Ausschluß von Kontraindikationen der gefährdete Aortenabschnitt ausgeschaltet werden [17]. Für die Operationsindikation hat sich als wertvolles diagnostisches Hilfsmittel die Computertomographie mit Kontrastmittelgabe bewährt, da sie Größenzunahme und Penetrationsareale gut erkennen läßt.

Bei *akuter Dissektion* der thorakalen Aorta (s.S. 362) kann es zur Ischämie von Viszeralorganen der Extremitäten infolge Verlegung des wahren Lumens mit den entsprechenden Arterienabgängen kommen. Hier ist unter Umständen die dringliche Operationsindikation gegeben. Dabei ist die Entscheidung schwierig, ob man entweder im thorakalen Bereich die Aorta prothetisch ersetzt und an der distalen Anastomose wahres und falsches Lumen wieder vereinigt oder im abdominalen Bereich eine „Fensterungsoperation" zur Perfusion beider Lumina durchführt. Durch eine abdominale Fensterung kann die Ruptur meist nicht verhindert werden; daher ist diese Operation in letzter Zeit in den Hintergrund getreten. Das *asymptomatische Aneurysma dissecans* wird wie das arteriosklerotische Aneurysma behandelt und sollte in der Regel nur bei drohender Ruptur (Größe!) oder Symptomen (Kompression) operiert werden (s.S. 362).

Traumatische Aortenrupturen betreffen überwiegend die deszendierende Aorta im Isthmusbereich, wenige Zentimeter distal des Ursprungs der linken A. subclavia und meistens unmittelbar distal des Lig. Botalli (Rupturen „loco typico"). Patienten mit den selteneren Rupturen der Aorta ascendens oder des Aortenbogens sterben in noch höherem Prozentsatz an der Unfallstelle und haben für die Klinik praktisch keine Bedeutung. Durch die in der Regel quere Ruptur aller Wandschichten entsteht ein sogenanntes pulsierendes Hämatom; nach 6 Wochen spricht man definitionsgemäß von einem traumatischen Aneurysma.

Bei Nachweis einer traumatischen Aortenruptur besteht die Indikation zur dringlichen Aortenrekonstruktion, da erfahrungsgemäß jederzeit, auch bei scheinbar stabiler Situation, die tödliche Ruptur in ein Nachbarhohlorgan (Pleura, Lunge, Bronchus, Ösophagus) erfolgen kann. Wenn der klinische Zustand des Verletzten es erlaubt, müssen bei entsprechendem Verdacht (weites Mediastinum; Hypertonie an den oberen Extremitäten; Druckdifferenz zwischen oberer und unterer Extremität, beides bekannt als sogenanntes Pseudokoarktationssyndrom) durch eine gezielte Diagnostik die Ruptur und ihre Lokalisation möglichst eindeutig dokumentiert werden. Bei Mehrfachverletzten müssen die Prioritäten der Versorgung beachtet werden: Die Behandlung von Abdominal- und Schädelhirnverletzungen hat in der Regel Vorrang vor der Rekonstruktion der thorakalen Aorta. Extremitätenverletzungen können bei Gefäßbeteiligung mit starker Blutung oder drohender irreversibler Ischämie ebenfalls gelegentlich Priorität beanspruchen. Das Risiko bei Versorgung einer frischen Aortenruptur wird hauptsächlich durch die Schäden der Begleitverletzungen (an erster Stelle Abdominal- und Schädeltrauma) bestimmt [18].

Als Hauptrisikofaktor für alle Eingriffe an der deszendierenden Aorta hat zweifellos die koronare Herzkrankheit zu gelten. Bei entsprechenden Hinweisen hat präoperativ eine gezielte Abklärung, ggf. mit Hilfe der Koronarangiographie, zu erfolgen. Es gilt zu prüfen, ob *vor* der Rekonstruktion der Aorta descendens mit der hierbei nicht immer vermeidbaren Linksherzbelastung die Indikation zur Myokardrevaskularisation in erster Sitzung gegeben ist. In der Regel können Koronarbypass-Operationen und Rekonstruktion der Aorta descendens aus Gründen des Zugangs *nicht in einer Sitzung* vorgenommen werden. Bei einem symptomatischen penetrierenden Aneurysma der Aorta descendens kann man allerdings wegen der Perforationsgefahr, vor allem auch während der extrakorporalen Zirkulation (Heparinisierung! retrograde Perfusion!) einmal gezwungen sein, unter Inkaufnahme des koronaren Risikos zuerst das Aneurysma auszuschalten.

Hämodynamisch wirksame (Doppler-Sonographie!) Stenosen der Hirnstrombahn sollten *vor* der Aneurysma-Operation abgeklärt und in erster Sitzung korrigiert werden, zumal man bei Aorteneingriffen mit erheblichen operationsbedingten Blutdruckschwankungen rechnen muß.

C. Lagerung

Für die Linksthorakotomie wird der Patient streng auf die rechte Seite gelagert (Abb. 15.6.1 a–c). Das Becken wird durch eine dorsale Stütze und einen unterpolsterten Gurt fixiert. Dabei ist zu bedenken, daß Femoral- oder Beckenarterie für eine mögliche Kanülierung nicht mehr zugänglich sind. Ist dies erforderlich, so ist eine andere Lagerung, ähnlich wie für einen thorako-abdominalen Zugang, zu wählen (s.S. 325). Der linke Arm wird locker auf einer Schiene fixiert (Abb. 15.6.1 a, b). Wird er zu stramm, zu hoch oder kranial über dem Kopf auf einer Schiene gelagert, so kann das sich abhebende Schulterblatt im Wege sein; auch können beim Abknicken des Operationstisches Überdehnungen von Muskulatur oder Nerven um das Schultergelenk auftreten. Unter die rechte Achsel wird ein kleines Polster gelegt, um Druckschäden des rechten Armplexus zu vermeiden. Zur besseren Fixierung und um den hochgelagerten linken Arm zu entlasten, ist eine weitere Stütze im Nacken empfehlenswert, insbesondere wenn der Tisch um seine Längsachse nach links, d.h. zum Rücken des Patienten gedreht werden soll.

D. Operativer Zugang

Als Zugang zu der gesamten Aorta descendens, aber auch zum Aortenbogen ist eine breite Thorakotomie im 4. oder 5. ICR links optimal (Abb. 15.6.1 a). Dabei wird der Hautschnitt kaudal um die Schulterblattspitze geführt (Abb. 15.6.1 a). Der M. latissimus wird möglichst weit kaudal eingekerbt und der M. serratus möglichst weit kaudal durchtrennt, um die jeweils von kranial kommende Gefäß- und Nervenversorgung wenig zu beeinträchtigen. Die Interkostalmuskulatur wird am Rippenoberrand elektrisch durchtrennt. Um einen besseren Überblick zu schaffen, kann man die beiden zu spreizenden Rippen mit der Spezialschere dorsal, wenn nötig, auch ventral die untere Rippe in ihrem knorpeligen Ansatz durchtrennen. Durch schrittweises Öffnen der eingesetzten Rippenspreizer erhält man eine gute Übersicht über die gesamte thorakale Aorta.

Für die Darstellung der Aorta von links hat sich bewährt, die linke Lunge von der Beatmung auszuschließen und atelektatisch werden zu lassen. Hierzu muß der Patient bei Operationsbeginn mit einem Doppellumentubus intubiert werden! Dabei tritt praktisch keine kritische Sauerstoffuntersättigung durch einen Shunt in der nicht beatmeten Lunge auf. Sollte dies jedoch der Fall sein, könnte der Stamm der A. pulmonalis mit gerader Gefäßklemme oder Bulldog-Klemme temporär verschlossen werden.

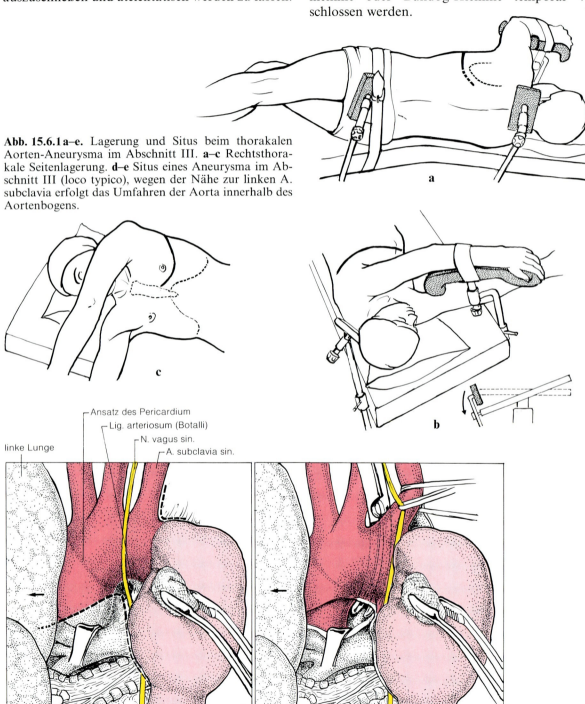

Abb. 15.6.1 a–e. Lagerung und Situs beim thorakalen Aorten-Aneurysma im Abschnitt III. **a–c** Rechtsthorakale Seitenlagerung. **d–e** Situs eines Aneurysma im Abschnitt III (loco typico), wegen der Nähe zur linken A. subclavia erfolgt das Umfahren der Aorta innerhalb des Aortenbogens.

Zur besseren Darstellung des Aortenbogens und der Aorta descendens kann die laterale Thorakotomie durch eine obere Sternotomie erweitert werden. Für ein modifiziertes Umwandlungsverfahren (s. unten) genügt es, die intraperikardial freigelegte Aorta ascendens partiell auszuklemmen. Erfahrungsgemäß reicht in der Regel die laterale Thorakotomie hierzu aus, da man die bogenförmig verlaufende Aorta ascendens etwas nach links in die Klemme hineinziehen kann (vgl. Abb. 15.6.3a).

E. Operationstechniken

I. Aneurysmafreilegung der Aorta descendens

Die Lunge, in ein feuchtes Tuch eingeschlagen, wird nach rechts und kaudal gehalten, ohne das Herz zu komprimieren. Die Aorta kann distal des Aneurysmas zumeist leicht und daher zuerst freigelegt werden. Nach Längsinzision der Pleura mediastinalis kann sie stumpf umfahren, gegebenenfalls auch angeschlungen werden. Hierbei sichtbar werdende Interkostalarterien kann man durch ein Tourniquet aus dickem eingeweichten Catgut temporär oder durch Clips permanent verschließen, um eine stärkere Blutung nach Aneurysmaeröffnung aus den Arterienostien zu vermeiden (Abb. 15.6.2a–d). Danach beginnt das schwierigere, unter Umständen gefährlichere Freilegen proximal des Aneurysmas am distalen Aortenbogen. Nach Anschlingen des N. phrenicus sowie der A. subclavia sin. wird die Pleura mediastinalis über der oberen Aorta descendens inzidiert, der Ramus communicans der V. azygos mit Klemmen gefaßt und durchtrennt. Am Lungenhilus entlang nähert man sich von kaudal dem Aortenbogen; dabei kommen das Lig. Botalli und weiter kaudal und dorsal der N. vagus zum Vorschein. Das Lig. Botalli kann vorsichtig durchtrennt werden. Die Enden sind gegebenenfalls zu übernähen. Man gerät von kaudal, unter Abdrängen des Perikardrezessus, unter die Aortenbogenkonkavität. Gelingt dies wegen eines auslaufenden und womöglich in den Perikardrezessus penetrierenden Aneurysmasackes nicht, ist das Perikard im Rezessus zu eröffnen und weiter proximal zwischen Aortenbogen und A. pulmonalis zu durchbohren (Abb. 15.6.1e). Gleichzeitig präpariert man dicht an der Aortenwand vom Winkel distal des Abgangs der A. subclavia oder weiter proximal von oben zwischen A. subclavia und A. carotis comm. sin. kommend nach unten und rechts, bis der Aortenbogen nach proximal hin zu umfahren ist (Abb. 15.6.1e). In diesem Bereich entspringen keine Arterienäste. Hat man ein Bändchen um den Aortenbogen an der Konkavität zwischen A. carotis comm. sin. und A. subclavia geschlungen, gelingt es leicht, ein zweites Band distal der A. subclavia sin. – vom Winkel zwischen A. subclavia und Aorta descendens kommend – um den Aortenbogen zu plazieren. Besteht eine A. lusoria distal der A. subclavia sin., so wird sie umfahren und angezügelt. Sie kann dann leicht mit einer Gefäßklemme verschlossen werden.

Bei traumatischer Ruptur der Aorta descendens (loco typico) verfährt man prinzipiell in gleicher Weise. Die Pleura mediastinalis über dem mutmaßlichen Aortendefekt wird möglichst lange unangetastet gelassen. Die Sicht ist unter Umständen erschwert durch ein ausgeprägtes Hämatom entlang der gesamten Aortenwand, durch das man sich nicht in der Lokalisation des Defektes beirren lassen darf.

Nach Freilegen eines kurzen Abschnittes der distalen Aorta descendens, so daß hier jederzeit ein Abklemmen möglich ist, empfiehlt es sich, die in der Regel in der Pleurakuppel identifizierbare A. subclavia sin. anzuzügeln, von hier aus den Aortenbogen proximal davon freizulegen und wie beschrieben zu umfahren. So kann nach freier Ruptur bei pulsierendem Hämatom rasch und sicher abgeklemmt werden.

II. Aortenabklemmung und Aneurysmaeröffnung

Durch Anzügeln besonders im Bogenbereich wird die Aortenabklemmung wesentlich erleichtert. Die Abklemmung kann jedoch im Notfall auch ohne Anschlingung erfolgen. Proximal sind möglichst kräftige Klemmen zu verwenden, da unmittelbar nach Abklemmung hohe Drucke entstehen können. Die Klemmenbranchen können unter erhöhtem Druck auseinanderweichen, was durch Nachsetzen einer zweiten gleichgeformten Klemme verhindert werden kann. Das Abklemmen hat langsam zu erfolgen, um den Anästhesisten Zeit zu geben, den möglicherweise exzessiven Blutdruckanstieg durch geeignete vasodilatierende Pharmaka (s.S. 206) zu kompensieren [8]. Wenn möglich, sollte die proximale Klemme *distal* der linken A. subclavia angesetzt oder – nach vorübergehender Abklemmung im Aortenbogen – möglichst

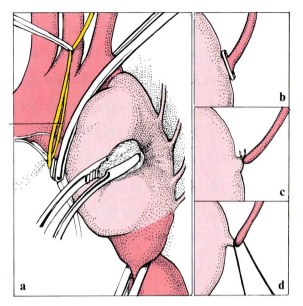

Abb. 15.6.2 a–h. Aneurysmafreilegung und Eröffnung. **a** Proximales und distales Abklemmen, durch Aneurysmamobilisation können die Interkostalabgänge dargestellt werden. **b–d** Versorgung einer Interkostalarterie durch Clip, Ligatur, Haltebändchen, **e** Aussaugen des eröffneten Aneurysmas, die türflügelartige Erweiterung ist eingezeichnet. **f** Blutstillung einer retrograd blutenden Interkostalarterie durch transluminale Kreuzstichnaht. **g** Eröffnetes Aneurysma vor Protheseninterposition. **h** Proximale Abklemmung mit einer querliegenden rechtwinklig abgebogenen Aortenklemme: Die Klemme ist schwieriger zu plazieren, die Aortenrückwand ist übersichtlicher.

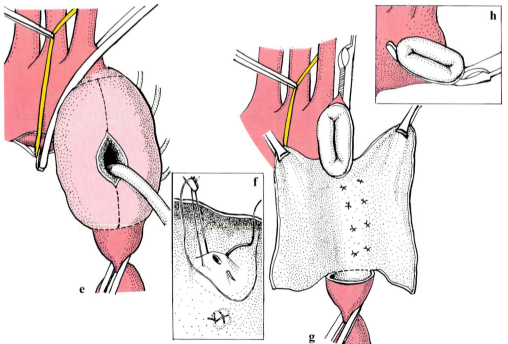

bald nach distal umgesetzt werden, um damit die von der A. subclavia ausgehenden Kollateralen freizugeben. Beim Setzen einer leicht plazierbaren, nur wenig gebogenen Klemme (Abb. 15.6.2a, e, g) kann u.U. an der Rückwand der proximalen Aortenmanschette ein schwer einsehbarer Zwickel entstehen (Abb. 15.6.2g); dies kann man durch queres Anlegen einer rechtwinklig gebogenen Gefäßklemme vermeiden (Abb. 15.6.2h), diese läßt sich aber schwieriger plazieren.

Das Aneurysma wird in seiner Mitte längseröffnet, rasch ausgesaugt und vom Lumen aus inspiziert. Die primäre Eröffnung kann zunächst klein sein, um sich zuerst einen Überblick vom Lumen aus zu verschaffen und brauchbare Wandanteile zu erhalten (Abb. 15.6.2e). Dies gilt besonders für traumatische Aneurysmen nach querem Einriß, wo noch erhaltene Aortenstümpfe unter Umständen nicht weit auseinandergewichen sind. Die Öffnung wird dann unter Sicht erweitert (Abb. 15.6.2e);

15.6 Aneurysmen und Rupturen der thorakalen Aorta

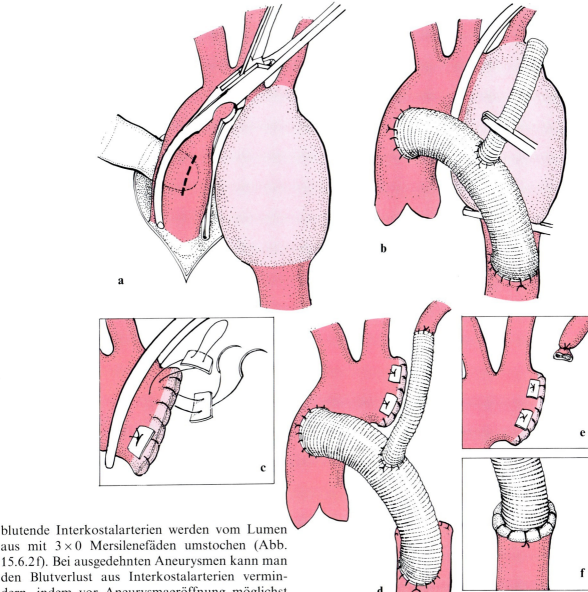

blutende Interkostalarterien werden vom Lumen aus mit 3×0 Mersilenefäden umstochen (Abb. 15.6.2f). Bei ausgedehnten Aneurysmen kann man den Blutverlust aus Interkostalarterien vermindern, indem vor Aneurysmaeröffnung möglichst viele, nach links verlaufende Interkostalarterien von außen aufgesucht und ligiert werden (Abb. 15.6.2b, c, d). Man kann gegebenenfalls auch eine weitere Klemme auf das Aneurysma setzen. Diese Klemme wird dann schrittweise nach Umstechung der erreichbaren Ostien vom Lumen aus nach distal umplaziert und der Aneurysmasack weiter eröffnet, tiefere Interkostalarterien können umstochen werden. Der Längsschnitt in die Aneurysmawand wird proximal und distal T-förmig erweitert, um eine jeweils anastomosierbare Aortenmanschette zu gewinnen. Genügend Wandmaterial ist hierbei zu belassen, um den weitgreifenden Nähten der Anastomose ausreichend Verankerung und Abdichtung zu gewähren (Abb. 15.6.2g).

Abb. 15.6.3a–f Atypisches Vorgehen bei weit nach proximal reichendem Aneurysma. **a** Vor kompletter Aortenbogenabklemmung wird eine Prothesenumleitung von der Aorta ascendens zur Aorta descendens gelegt. Zum Ausklemmen eines geeigneten Abschnittes wird die intraperikardial gelegene Aorta ascendens durch retroaortal liegenden Finger nach links in die Klemme gehoben. **b** Situs nach Einnaht des Ascendo-Descendo-Bypasses, der Anschluß für die linke A. subclavia wurde bereits zuvor fertiggestellt. **c** Doppelte weitgreifende Naht des proximalen Aortenstumpfes, Sicherung durch U-Nähte mit Teflon-Verstärkung. **d** Situs nach Aneurysmaresektion und Anschluß der linken A. subclavia. **e** Die ausschließliche Subklavialigatur ist als schlechtere Alternative einzuordnen. **f** Die distale Anastomose kann auch in End-zu-End-Technik angelegt werden.

Bei traumatischer Ruptur sollte das pulsierende Hämatom nach Aortenabklemmung zunächst nur durch eine kleine Stichinzision bei Einschnitt der Adventitia eröffnet und rasch abgesaugt werden. Dann darf das umgebende Mediastinal- und Adventitiagewebe nur so weit eingeschnitten werden, daß eine weitere Verletzung der Aortenränder vermieden wird, da diese für eine eventuelle direkte Naht geschont werden sollten.

F. Intraoperative Maßnahmen

Durch herznahe Abklemmung der thorakalen Aorta entstehen Linksherzüberlastung und Herzversagen, sowie eine Ischämie der unteren Körperhälfte. Während ein Nierenversagen eher reversibel ist, muß man mit der gefürchteten Rückenmarksischämie in 3–6% rechnen, ganz unabhängig von den möglichen protektiven Maßnahmen (s. S. 371) [2, 5, 6, 8, 10, 11, 15, 17].

I. Einfache Abklemmung

Bei einfacher Abklemmung der thorakalen Aorta ist mit leicht steuerbaren Vasodilatantien die andernfalls exzessiv ansteigende Nachlast zu senken. Am besten hat sich Natrium-Nitroprussid bewährt. Dabei sollte der Blutdruck proximal der Klemme auf übernormale Werte gesenkt werden, da der kollaterale Zustrom zur unteren Körperhälfte dann rein druckpassiv erfolgt. Eine *Hypovolämie* ist zu vermeiden; sie ist unter laufenden Vasodilatantien schwer zu erkennen und kann zu einer Verminderung des Herz-Minuten-Volumens mit resultierender Mangeldurchblutung jenseits der Klemme führen. Die Herzleistung kann am besten mittels Rechtsherz-Einschwemmkatheter und Registrierung von linksventrikulärem Füllungsdruck und Herz-Minuten-Volumen überwacht werden. Bei idealer Narkoseführung und Volumenzufuhr wird das Herz-Minuten-Volumen während der Abklemmungsphase sogar ansteigen [18].

Eine regionale oder systemische Heparinisierung ist in der Regel nicht erforderlich. Die Verwendung von Nitroglyzerin hat sich weniger bewährt, da hierdurch in der hohen erforderlichen Dosierung unter Umständen auch die Vorlast und damit das Herz-Minuten-Volumen *gesenkt werden können*. Die Zufuhr des Vasodilatans muß einige Minuten vor der Abklemmung beginnen und rechtzeitig vor Klemmenöffnung unterbrochen werden [18].

II. Temporärer externer Shunt
(Abb. 15.6.4 und 15.6.5)

Als Alternative zur einfachen Abklemmung wird noch oft ein temporärer externer Shunt aus heparinüberzogenem Schlauchmaterial bevorzugt [11]. Dabei werden proximal der späteren Abklemmung Aorta ascendens oder Aortenbogen, distal Aorta descendens, A. iliaca oder A. femoralis kanüliert. An der Aorta wird eine zweifache Tabaksbeutelnaht durch oberflächliches tangentiales Einstechen einer 2×0 geflochtenen Mersilenenaht mit atraumatischer Nadel angelegt, die Fäden werden jeweils durch ein Gummiröhrchen gezogen (Tourniquet). Im Zentrum dieser Nähte erfolgt eine entsprechend große Längsstichinzision (Abb. 15.6.4b), die durch Fingerkompression temporär bis zur raschen Einführung des kanülenförmigen Schlauchendes abgedichtet wird. Nach Anziehen und Fixation des Tourniquets mittels Klemme (Abb. 15.6.4c) wird der Kanülierungsschlauch mit 1–2 Ligaturen an den Tourniquet fixiert (Abb. 15.6.4a). Durch einen Seitenarm wird der Schlauch entlüftet (Abb. 15.6.4a). Es ist keine systemische Heparinisierung erforderlich. Die distale Kanülierung an der Aorta erfolgt nach gleicher Technik oder retrograd via A. iliaca oder A. femoralis. Zur Dekanülierung (Abb. 15.6.4d–f) ist die Aortenwand einschließlich Kanüle mit einer gebogenen Gefäßklemme zu fassen. Sie wird nach raschem Entfernen der Kanüle bis zur ersten oder zweiten Raste vorsichtig geschlossen, um Intima- oder Plaque-Einrisse zu vermeiden. Es empfiehlt sich, eine zweite Klemme gleicher Krümmung bereitzuhalten, gegebenenfalls nachzusetzen, um ausreichend Platz für die überwendliche Aortanaht mittels monofilem 3×0 oder 4×0 Polypropylenfaden zu haben. Die Nahtreihe kann doppelt fortlaufend, hin- und rücknähend, angelegt werden. Alternativ – jedoch weniger sicher – kann man mit Hilfe der liegenden Tabaksbeutelnähte die Öffnung auch zuziehen und zusätzlich mit monofilem Faden fortlaufend übernähen.

15.6 Aneurysmen und Rupturen der thorakalen Aorta

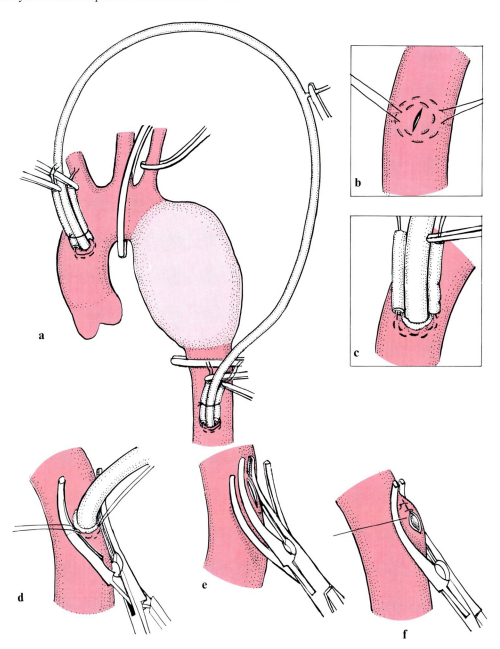

Abb. 15.6.4a–f. Anlage eines temporären externen Kanülen-Shunts. **a** Endgültiger Situs. **b** Anlegen einer 2fachen Tabaksbeutelnaht. **c** Nach Einbringen des Shunts wird dieser über Tourniquets abgedichtet. **d** Dekanülieren der Aorta. **e** Ist die primär gesetzte Klemme etwas abgerutscht, so kann unter dieser eine zweite gesetzt werden. **f** Verschluß der Arteriotomie durch fortlaufende Naht.

III. Temporärer interner Shunt

Die Anwendung eines dickkalibrigen internen Shunts, über den die Gefäßprothese zuvor übergestreift werden muß, wird selten angegeben. Die Handhabung ist schwierig und nahe den Aortenbogenästen mit der Gefahr der Embolisierung verbunden. Außerdem wird die Anlage der Anastomosen stark behindert. Wir sahen in seinem Gebrauch keinen Vorteil und können ihn daher nicht empfehlen.

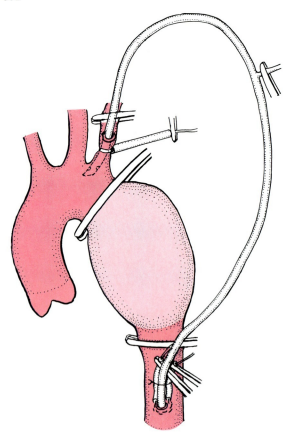

Abb. 15.6.5. Alternativ ist auch ein temporärer externer Kanülen-Shunt von der linken A. subclavia zur Aorta descendens möglich.

IV. Atriofemorale Pumpenumleitung (Linksherzbypass)

Eine Umleitung vom linken Vorhof zur A. femoralis war früher die gebräuchlichste protektive Maßnahme (vgl. Herzband). Hierbei ist kein zwischengeschalteter Oxygenator erforderlich. Der Patient ist jedoch zu heparinisieren, was mit gewissen Nachteilen verbunden sein kann (höhere Rate von Blutungskomplikationen, Einblutungen in die Lunge). Die Perfusionsmenge soll bei 1–2 l/min liegen. Die Regelung der Perfusionsmenge und Abstimmung auf die Hämodynamik, insbesondere bei Störungen der Herzleistung, macht häufig auch erfahrenen Kardiotechnikern Schwierigkeiten [9]. Daneben werden auch noch andere Umleitungsverfahren erfolgreich angewandt, z.B. die femoro-femorale Umleitung mit oder ohne Oxygenator, auf die hier nicht weiter eingegangen werden soll.

Zur Überprüfung und Gewährleistung einer ausreichenden Durchblutung peripher der Abklemmung wurden Druckmessungen in der A. femoralis oder die Kontrolle von kortikal abgeleiteten, an den unteren Extremitäten erzeugten evoked potentials als Parameter für die Funktionsfähigkeit des Rückenmarks angegeben. Diese Maßnahmen haben sich in der klinischen Routine nicht durchgesetzt und können nicht allgemein empfohlen werden [2, 5, 10, 15].

Neben den Maßnahmen zur Rückenmarksprotektion verdienen Verfahren zur Einsparung von Fremdblut Erwähnung, die sich bei geplanten, aber auch besonders bei notfallmäßigen Operationen bewährt haben:

(a) Bei jüngeren herzgesunden Patienten (traumatisches Aneurysma, Aortenruptur) ist eine *isovolämische Hämodilution* möglich. In der Hand erfahrener Anästhesisten ist sie vor allem auch in Notfallsituationen in modifizierter Form ein Weg, um Zeit bis zum Eintreffen geeigneter Vollblutkonserven (Warmblut, Fischblut), zu überbrücken. Dabei wird auf die zeitaufwendige präoperative Blutentnahme verzichtet, der Blutverlust sorgfältig durch bis zu 1000 ml Dextran oder Hydroxyäthyl-Stärke und danach Albumin und kristalloide Lösungen im Überschuß ersetzt. Durch Verbesserung der Mikrozirkulation ist auch eine verbesserte kollaterale Zirkulation jenseits der Abklemmung zu erwarten.

(b) Durch konsequente Absaugung ausgetretenen, auch teilweise bereits geronnenen Blutes in ein vorbereitetes Reservoir und Verarbeitung zu hochwertigen gewaschenen Erythrozytenkonzentraten im sogenannten Cell-saver können ca. 80% der Erythrozyten dem Organismus wieder zugeführt werden. Plasmatische Gerinnungsfaktoren sind jedoch getrennt zu geben.

Empfehlenswert ist die Anwendung eines Cell-savers im allgemeinen, gegebenenfalls auch die Kombination mit einer Hämodilution bei Beachtung der entsprechend bekannten Voraussetzungen (Koronarreserve!). Es ist dabei keine systemische Heparinisierung erforderlich.

Bei Einsatz eines Linksherzbypass oder anderer Pumpenumleitungen mit der hierbei erforderlichen Heparinisierung kann das austretende Blut über separate Saugerpumpen in Reservoirs abgesaugt und zurückgegeben werden.

Die *Bentley-Pumpe* wird von uns nicht mehr eingesetzt; Nachteile sind die erforderliche volle Heparinisierung und die schlechte Qualität des retransfundierten Blutes.

G. Rekonstruktionsverfahren

I. Direkte Naht

Eine direkte Naht der thorakalen Aorta ist nur nach Abtragung *sackförmiger* Aneurysmen möglich, wenn die Aorta mit entsprechend geformter Klemme partiell ausgeklemmt werden kann. Man beläßt einen genügend breiten Saum der Aneurysmabasis für die weitgreifende fortlaufende Naht. Als Nahtmaterial hat sich 3×0 monofiles Polypropylen in doppelter fortlaufender überwendlicher Nahtreihe bewährt (s. Abb. 15.6.4f: Übernähung der Aortenkanülierungsöffnung). Eine *Direktnaht* ist meist bei der traumatischen Aortenruptur möglich, auch wenn das Ereignis bereits mehrere Tage zurückliegt (Abb. 15.6.6d und 15.6.9). Beim traumatischen Aneurysma ist sie nur ausnahmsweise durchführbar [18].

Die Direktnaht gelingt leichter, wenn die Aorta nicht in der gesamten Zirkumferenz gerissen und daher weniger weit auseinandergewichen ist. Bei unübersichtlicher und schwieriger Darstellung der Aortenränder zögere man nicht, durch einen Scherenschlag die partielle in eine komplette zirkumferentielle Ruptur zu verwandeln (Abb. 15.6.9a), die sich übersichtlicher direkt nähen läßt. Es kommt darauf an, daß der Assistent die in der Klemme gefaßten und infolge ihrer Eigenelastizität auseinanderweichenden Aortenstümpfe gut und diszipliniert approximiert, bis die ersten Nähte der Rückwand gestochen sind. Die Naht erfolgt fortlaufend überwendlich mit Hilfe eines 3×0- oder bei jüngeren Patienten 4×0-Polypropylenfadens, der auch möglichst viel vom bei der Freilegung belassenen Adventitiagewebe mitfassen soll. Bei Verwendung dieses glatten doppelt armierten Fadenmaterials kann ein initialer Knoten unterbleiben; es werden zunächst die Ränder der Rückwand überwendlich von innen gestochen und dann durch Anziehen des leicht elastischen Fadens ausreichend adaptiert (Abb. 15.6.9b–d). Hierbei resultiert lediglich am Ende ein einziger Knoten, der wegen der Fadenglätte fünf- bis siebenfach geknüpft werden soll (Abb. 15.6.9e). Vor Beendigung der Naht sollte, wie immer, der Rückstrom und Zustrom geprüft werden (Flush); eine Entlüftung des Nahtgebietes ist nicht erforderlich, eine Thrombenbildung nicht zu befürchten.

II. Verschluß mit Prothesenstreifen
(Abb. 15.6.6)

Besteht nach Abtragung eines sackförmigen Aneurysmas nur ein partieller Wanddefekt der Aorta, so kann der Defekt mit einem entsprechend zugeschnittenen Streifen aus gestricktem Dacron-Velour-Material verschlossen werden, wenn keine direkte Naht möglich ist. Dies kommt für sackförmige Aneurysmen mit relativ schmaler Basis oder traumatische Aneurysmen aufgrund kleiner partieller zirkumferentieller Wandeinrisse in Frage (Abb. 15.6.6a). Der Defekt, der für eine Direktnaht zu groß ist, erfordert aber zur besseren Übersicht in der Regel eine komplette Aortenabklem-

Abb. 15.6.6a–d. Rekonstruktion der Aorta nach Ruptur im Abschnitt III (loco typico). **a** Darstellen des Defektes. **b** Kulissenartiges Einnähen eines Dacronstreifens. **c** Situs nach Dacronstreifen-Einnaht. **d** Alternativ kann bei frischer Ruptur auch eine Aortendirektnaht durchgeführt werden.

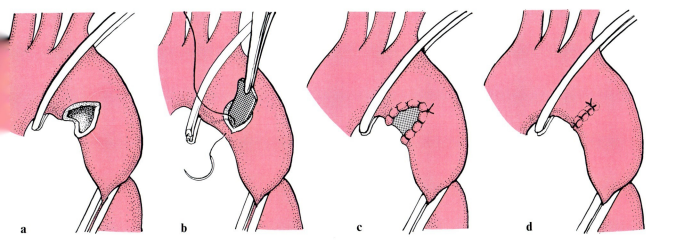

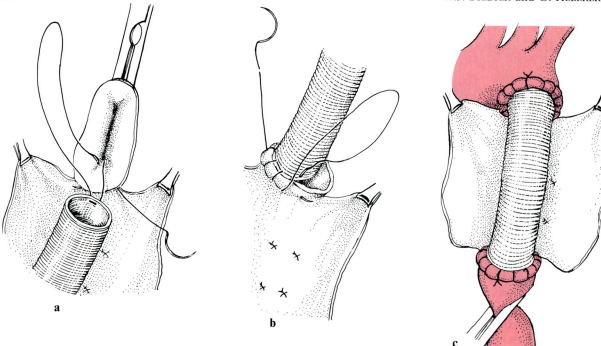

mung proximal und distal des Aneurysmas. Zur besseren Verankerung und Abdichtung empfiehlt sich, den Streifen kulissenartig in das Lumen zu nähen, so daß die belassene Aortenwand sich wulstartig über den knapp gefaßten Patchrand legt (Abb. 15.6.6b, c). Als Nahtmaterial für Dacron-Prothesen bevorzugen wir geflochtenes Dacronmaterial der Stärke 3×0, das durch Gewebeumwachsung eine dauerhafte Verankerung garantiert. Vor Beendigung der Naht werden Rück- und Zustrom geprüft (Flush). Eine Entlüftung des Nahtgebietes ist nicht erforderlich, Thrombenbildung nicht zu befürchten.

III. Interposition einer Prothese (Abb. 15.6.7)

Für spindelförmige Aortenaneurysmen ist die Protheseninterposition das am meisten geübte Rekonstruktionsverfahren. Für ältere Patienten (arteriosklerotische Aneurysmen) oder Risikopatienten (Aneurysmaruptur, drohender Gerinnungsdefekt) kann gewebtes Dacron empfohlen werden, das primär abdichtet, und bei der hohen Durchflußrate auch im Spätergebnis den porösen gestrickten oder gestrickten Velourprothesen gleichwertig ist. Nur bei jüngeren Patienten (traumatisches Aneurysma, Aortenruptur) bevorzugen wir Dacron-Velour, das bei dem hohen Durchfluß sehr rasch abdichtet. Es empfiehlt sich, das Prothesenkaliber nicht zu groß zu wählen, so daß die relativ knapp gefaßten

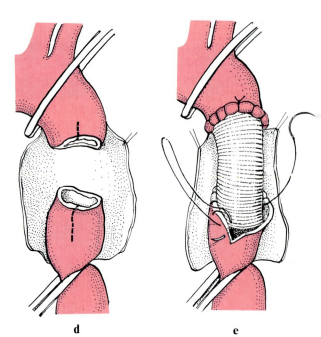

Abb. 15.6.7a–e. Interposition einer Rohrprothese. **a** Proximale End-zu-End-Anastomose mit doppelt armierter Nadel. **b** Um die Aortenrückwand sicher zu fassen, kann die distal mobile Prothese hochgehoben werden. **c** Interponierte Rohrprothese, der seitlich überstehende Aneurysmamantel wird teilreseziert und schließlich über der Prothese fortlaufend vernäht. **d** Sind die rupturierten Ränder retrahiert, empfiehlt sich eine Erweiterungsplastik nach Längsinzision der Vorderwand. **e** Einnaht des Interponates.

15.6 Aneurysmen und Rupturen der thorakalen Aorta

Prothesen kulissen- und teleskopartig in die intakten Aortenmanschetten eingenäht werden können (Abb. 15.6.7c). Beim Eröffnen des Aneurysmasackes und T-förmigen Zuschneiden der Aortenmanschetten hat man genügend Wandmaterial zu belassen, das sich beim Anziehen der sorgfältig gelegten Fäden wulstförmig abdichtend über den Prothesenrand legt, damit eine sichere Verankerung gewährleistet ist (Abb. 15.6.7a, b). Bei traumatischen Aneurysmen infolge eines zirkulären Aortenabrisses liegen die Stümpfe häufig retrahiert und etwas eingerollt im Aneurysmasack. Um dabei eine Nahtstenose zu vermeiden, bei der Anastomosierung einen besseren Überblick und Platz für die teleskopartige Anastomose zu haben, empfiehlt sich, diese Manschetten an der Vorderseite etwas längs einzuschneiden, aufzuklappen und so die Prothese (gegebenenfalls leicht angeschrägt) hineinzunähen (Abb. 15.6.7d, e). Nach der Anastomosennaht wird die Prothese abgeklemmt und die Naht durch kurzes Öffnen der distalen Aortenklemme auf Dichtigkeit, besonders auf der später schwer zugänglichen Rückseite, geprüft. Manchmal hat man nur einen schmalen Aortensaum für eine großzügig weitgreifende Naht hinter einer distal der A. subclavia angesetzten Aortenklemme, wenn das Aneurysma unmittelbar hinter dieser Arterie beginnt. Die Klemme muß dann für die Dauer der Anastomose proximal der A. subclavia angesetzt (Abb. 15.6.1e und 15.6.3b) und die A. subclavia getrennt abgeklemmt werden. Nach Beendigung der proximalen Anastomose wird die Klemme nach distal der A. subclavia umgesetzt, um dieses wichtige Gefäß für die kollaterale Restperfusion der unteren Körperhälfte freizugeben. Besteht eine seltene A. lusoria mit Abgang distal der linken A. subclavia, so ist sie bei größeren Aneurysmen unter Umständen nur schwer von außen zur getrennten Abklemmung freizulegen. In solchen Situationen kann ihr Ostium nach Eröffnen des Aneurysmasackes vom Lumen aus durch Einlegen eines mit Absperrhahn versehenen Ballonkatheters (Fogarty-Katheter) so lange abgedichtet werden, bis die Naht knapp distal dieses Ostiums durchgeführt ist. Gegebenenfalls muß der Katheter durch das Lumen der Prothese eingeführt werden. Nach Überprüfen auf Anastomosendichtigkeit wird die Aortenklemme auf die Prothese umgesetzt, die A. subclavia wieder durchströmt. Bei Durchführung der distalen Anastomose können Interkostalarterien unter Umständen dadurch geschont werden, daß eine sehr schräg angesetzte Klemme oder – besser – eine rechtwinklig gekrümmte Aortenklemme genügend Vorderwand freiläßt, die in Frage kommenden rückwärtigen Ostien aber mitverschließt. Die entsprechend angeschrägte Prothese kann dann zungenförmig auf die

Abb. 15.6.8a–d. Intraluminale Protheseninterposition. **a** Tiefersitzendes Aneurysma im Abschnitt III. **b** Die vorbereitete intraluminale Prothese wird eingeführt, zuvor wurden um die Aorta Bändchen gelegt. **c** Die intraluminale Prothese ist plaziert, proximal ist das Bändchen abdichtend geknüpft, distal wird dies vorbereitet. **d** Nach proximalem und distalem Einbinden des Interponates wird dieses vom Aneurysmamantel eingescheidet.

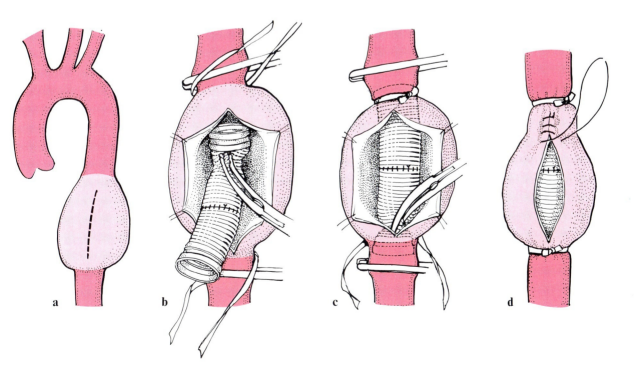

entstandene Öffnung genäht werden, wobei mehr von der meist gut erhaltenen Rückwand stehen bleibt. Als Nahtmaterial bevorzugen wir geflochtenes Dacron der Stärke 3×0, das durch Gewebeumwachsung eine dauerhaftere Verankerung garantiert.

IV. Intraluminale Protheseninterposition
(Abb. 15.6.8)

Um die Anastomosierung bei thorakalen Aneurysmen zu erleichtern, wurde ein alternatives Verfahren entwickelt: Die Aorta wird proximal und distal im gesunden Abschnitt angeschlungen und dort abgeklemmt. Dann wird das Aneurysma durch Längsinzision eröffnet. Eine vorgefertigte Dacron-Prothese mit dacronüberzogenen starren eingekerbten Ringen wird eingebracht, die um die Aorta gelegten Bändchen werden abdichtend über den Ringen geknüpft. Die Längsinzision wird dicht über der Prothese vernäht. Dieses Verfahren mit guten Langzeitergebnissen hat sich noch nicht allgemein durchgesetzt; seine eigentlichen Vorteile dürften bei der Behandlung der akuten Dissektion mit dem bekanntermaßen sehr fragilen und schwer nähbarem Gewebe liegen. Als Nachteil kann angeführt werden, daß – wie generell bei Anwendung von Nähapparaten – die Anastomose dem vorgefertigten Fabrikat angepaßt werden muß, was unter Umständen bei der großen Variabilität der zuweilen bizarren Aneurysmaformen auf Schwierigkeiten stoßen kann (Abb. 15.6.8a–c) [1, 12].

In jüngster Zeit wurde über erfolgreiche *transfemorale endoluminale Implantationen* von Prothesen berichtet, die sich der gesunden Aortenwand fest anschmiegen und im Bereich des Aneurysmas eine sichere Wandabdichtung gewährleisten. Dieses interessante Verfahren bedarf zur Zeit noch einer breiteren klinischen Erprobung.

V. Prothesenumleitung (Abb. 15.6.3)

Wenn eine Abklemmung der Aorta und Protheseninterposition nicht möglich oder zu gefährlich erscheint, kann man nach partiellem Ausklemmen der gesunden proximalen und distalen Aorta eine Prothesenumleitung jeweils mit End-zu-Seit-Anastomose anlegen. Danach wird das Aneurysma – gegebenenfalls schrittweise – abgeklemmt und die Wand teilweise abgetragen. Die Aortenstümpfe werden weitgreifend doppelt übernäht. Dieser Verschluß kann unter Umständen durch U-förmig gestochene und mit Prothesenstreifen unterlegte und dadurch vor Einschneiden gesicherten Nähten verstärkt oder abgedichtet werden (Abb. 15.6.3c, d) [18, 7].

An die Umleitung können über Protheseninterponate auch größere Arterienäste, z.B. die A. subclavia links (Abb. 15.6.3d), angeschlossen werden. Das Verfahren kann auch durch Anlage einer distalen End-zu-End-Anastomose modifiziert werden (Abb. 15.6.3d, f). Beispielsweise kann bei einem ausgedehnten Aneurysma mit Ursprung unmittelbar distal der linken A. subclavia vom linksthorakalen Zugang aus zunächst eine Prothese End-zu-Seit an die Aorta ascendens anastomosiert werden. Die Aorta descendens wird dann kurz oberhalb des Zwerchfells abgeklemmt, durchtrennt und eine distale Anastomose – angeschrägt wie auf S. 349 beschrieben – angelegt (Abb. 15.6.3f). Danach wird schrittweise retrograd das Aneurysma abgeklemmt und die Aorta obliteriert, gegebenenfalls bis proximal der linken A. subclavia, die über ein Interponat an die Umleitung angeschlossen wird (Abb. 15.6.3e, b). Als Prothesenmaterial empfiehlt sich gewebtes Dacron der Stärke 18–22 mm, als Nahtmaterial geflochtenes Dacron der Stärke 3×0 und zur Aortenübernähung der Stärke 2×0.

H. Komplikationen

I. Präoperative Komplikationen

1. Kompression des linken Hauptbronchus (und der Trachea)

Kompression des Bronchialsystems mit rezidivierenden Retentionspneumonien kann zur Operation eines Aortenaneurysmas zwingen. Nach Ausschalten des Aneurysmas und Entlastung der Wand vom arteriellen Druck ist in der Regel die Kompressionsursache beseitigt, die betreffenden Wandabschnitte des Bronchialsystems werden fest. Selten muß bei ausgeprägter Chondromalazie unter Umständen ein Bronchusanteil reseziert werden. Ist der periphere Lungenabschnitt durch den chronischen Infekt zerstört, sollte er reseziert werden.

15.6 Aneurysmen und Rupturen der thorakalen Aorta

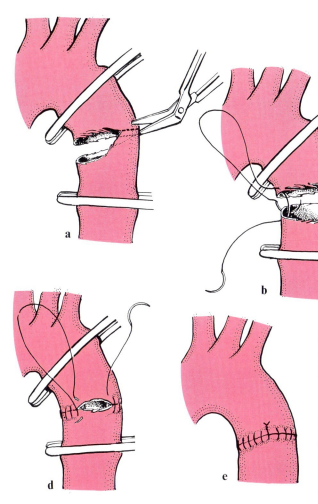

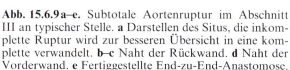

Abb. 15.6.9a–e. Subtotale Aortenruptur im Abschnitt III an typischer Stelle. **a** Darstellen des Situs, die inkomplette Ruptur wird zur besseren Übersicht in eine komplette verwandelt. **b–c** Naht der Rückwand. **d** Naht der Vorderwand. **e** Fertiggestellte End-zu-End-Anastomose.

2. Aneurysmaperforation

Patienten mit Perforation eines Aortenaneurysmas können nur überleben, wenn Thromben den Defekt temporär abdichten und wenn Zeit für die Vorbereitung der dringlichen Operation bleibt. Die Blutung kann in Mediastinum, Pleura, Lunge oder in die Hohlorgane Trachea, linker Bronchus oder Ösophagus erfolgen. In seltenen Fällen erreicht eine Perforation aus dem Abschnitt III über den zwischen Aortenbogen und A. pulmonalis reichenden Rezessus das Perikard und führt zur Perikardtamponade. Bei der Abklärung (Endoskopie, Angiographie, CT) der entsprechenden „Signalsymptome" (Hämothorax, Hämatemesis, Hämoptoe) ist darauf zu achten, daß die Blutungsquelle infolge temporärer Abdichtung nicht erkennbar sein muß, was über die Dringlichkeit eines möglichen Eingriffes nicht täuschen darf. Daher kann man unter Umständen gezwungen sein, den Eingriff ohne Kenntnisse der exakten Lokalisation der Perforation zu beginnen. Erlaubt es der klinische Zustand, so sollte durch entsprechende Diagnostik (Angio-CT, Angiographie) wenigstens Lokalisation und Abgrenzung des Aneurysmas mit der *wahrscheinlichsten* Perforationsstelle soweit gesichert sein, daß man die Wahl des Zuganges treffen kann. In der Umgebung der Perforation ist die Übersicht infolge des Hämatoms oder starker Verwachsungen häufig erschwert. Es empfiehlt sich, die Aorta zunächst entfernt davon, unter Umständen ohne anzuzügeln, soweit darzustellen, daß sie notfalls abgeklemmt werden kann. Besteht ein großes Hämatom um die Aorta, welches das weiche Bindegewebe von der Aortenwand abgehoben hat, kann die notfallmäßige Darstellung im unübersichtlichen Operationsgebiet am raschesten und atraumatischsten durch digitale Dissektion erfolgen. Die Aorta wird mit den tastenden Fingern komprimiert und provisorisch abgeklemmt. Die Rekonstruktion erfolgt dann wie oben beschrieben, wobei nach Eröffnung des Aneurysmasackes und besserer Übersicht über die Aneurysmaausdehnung unter Umständen die Klemmen umgesetzt werden können.

3. Perforation in die Lunge

Perforationen in das Lungenparenchym mit Einblutungen erfordern unter Umständen eine entsprechende Lungenresektion (atypische Teilresektion, Lobektomie). Segmentresektionen sind technisch aufwendiger und daher in Notfallsituationen nicht zu empfehlen.

4. Perforation in einen Bronchus

Bronchusdefekte werden angefrischt und mit allschichtiger resorbierbarer Einzelknopfnaht (Dexon oder Vicryl, Stärke 2 × 0 oder 3 × 0) verschlossen. Sind Lungenabschnitte peripher der Perforationsstelle durch chronische Obstruktion und Infiltration zerstört, so ist eine entsprechende Resektion zu empfehlen [8].

5. Perforation in den Ösophagus

Perforationen in den Ösophagus sollen bis in 10% der tödlichen Rupturen thorakaler Aortenaneurysmen auftreten und stellen eine besondere Herausforderung dar: Einmal muß die Aneurysmawand als infiziert angesehen werden und zum anderen führt selbst eine zweireihige Naht des Ösophagusdefektes mit Deckung durch gestielten Pleuralappen oft zum Mißerfolg. Daher wird empfohlen, die Aneurysmawand mit Ausnahme der Dorsalfläche möglichst vollständig zu entfernen, um die Retention infizierter Flüssigkeit um die Prothese zu verhindern. Auch ist an die Entfernung des Ösophagus zu denken. Bei schlechtem klinischen Zustand des Patienten wird er kollar ausgeleitet und an der Kardia abgesetzt. Anschließend wird eine jejunale Ernährungsfistel angelegt, um den Magen für die spätere Rekonstruktion zu erhalten. Bei gutem klinischen Zustand kann der Magen auch einmal sofort unter Erhalt der gastroepiploischen Gefäße hochgezogen und mit dem Ösophagus oberhalb des Aortenbogens anastomosiert werden. Das Operationsfeld wird mehrfach gespült. Die orthotope Rekonstruktion ist beim Ersteingriff im allgemeinen – analog zum Vorgehen bei aortoduodenaler Fistel – komplizierten und aufwendigen extraanatomischen Umleitungen vorzuziehen; sie ist mit keinem erhöhten Infektionsrisiko verbunden. Das extraanatomische Vorgehen (Bypass von der Aorta ascendens zur Bauchaorta mit anschließender Entfernung der Deszendensprothese und Blindverschluß der Aortenstümpfe) bleibt für einen eventuellen späteren Eingriff bei eingetretener Infektion vorbehalten (s. S. 567) [16].

II. Intraoperative Komplikationen

Bei Ausschaltung von traumatischen Aneurysmen mit zuweilen eingerollten narbigen Aortenrändern kann an der Anastomose eine Stenosierung auftreten, wenn die Wand nicht an der Vorderfläche längsinzidiert wird (Abb. 15.6.7d). Dies ist an der schwachen Pulsation distal der Anastomose und einem deutlich tastbaren Schwirren zu erkennen. Mäßiges Schwirren und Druckgradienten von 20–30 mmHg systolisch können toleriert werden; sie gleichen sich häufig in der späteren postoperativen Phase aus. Bei höheren Druckgradienten ist entweder die Anastomose unter Längsschlitzen der Aorta neu anzulegen oder – wenn man eine erneute komplette Aortenabklemmung vermeiden will – ein Prothesenbypass der Stärke 8–10 mm jeweils End-zu-Seit von der linken A. subclavia zur distalen Aorta anzulegen.

Thrombenbildung in der Aorta distal der Klemme ist praktisch nicht zu befürchten; durch kurzes Öffnen der Klemmen vor Beendigung der Anastomose kann man mögliche Thromben ausspülen.

III. Postoperative Komplikationen

Revisionsbedürftige Nachblutungen sind an ständiger, nicht nachlassender oder sogar zunehmender Entleerung aus den großkalibrigen Thoraxdrainagen (Charrier 28–32) zu erkennen. Bei entsprechendem Verdacht (Volumenverlust) und *fehlender* Entleerung aus den Drainagen empfiehlt sich in den ersten postoperativen Stunden eine erneute Röntgenkontrolle des Thorax, wodurch ein Koagulothorax rasch nachzuweisen ist. Man zögere nicht mit der Revision! Die Blutung hat meist ihren Ursprung von verletzten Interkostalarterien, von der Dissektionsfläche um das Aneurysma oder von der teilresezierten Aneurysmawand.

Postoperative thrombotische Strombahnverschlüsse sind bei dem hohen Durchflußvolumen der Aorta nicht zu befürchten.

Am Ende der Operation sind stets eine Kontrolle der peripheren Pulse und Inspektion der Extremitäten (Thromboembolie?) obligat.

LITERATUR

1. Berger RL, Romero L, Chaudhry AG, Dobnik DB (1983) Graft replacement of the thoracic aorta with a sutureless technique. Ann Thorac Surg 35:231–239
2. Coles JG, Wilson GJ, Sima AF, Klement P, Tait GA (1982) Intraoperative detection of spinal cord ischemia using somato-sensory cortical evoked potentials during thoracic aortic occlusion. Ann Thorac Surg 34:299–306
3. Crawford ES, Vaccaro PS (1982) Aneurysms of the transverse aortic arch. In: Bergan GJ, Yao JST (eds) Aneurysms, diagnosis and treatment. Grune and Stratton, New York, pp 131–150
4. Crawford ES, Snyder DM (1983) Treatment of aneurysms of the aortic arch. J Thorac Cardiovasc Surg 85:237–246
5. Cummingham JN, Laschinger JC, Merkin HA, Nathan JM, Colvin J, Ransohoff J, Spencer FC (1982) Measurement of spinal cord ischemia during operations upon the thoracic aorta. Initial Clinical experience. Ann Surg 196:285–296
6. De Bakey ME, McCollum CH, Graham JM (1978) Surgical treatment of aneurysms of the descending thoracic aorta: long term results in 500 patients. J Cardiovasc Surg 19:571
7. Ergin MA, O'Connor JV, Blanche C, Griepp RB (1983) Use of stapling instruments in surgery for aneurysms of the aorta. Ann Thorac Surg 36:161–166
8. Gelman S, Reves JG, Fowler K, Samuelson PN, Lell WA, Smith LR (1983) Regional blood flow during cross-clamping of the thoracic aorta and infusion of sodium nitroprusside. J Thorac Cardiovasc Surg 85:287–291
9. Heberer G, Rau G, Löhr HH (1966) Aorta und große Arterien, Springer, Berlin Heidelberg New York
10. Laschinger JC, Cummingham JN, Nathan JM, Knopp EA, Cooper MM, Spencer FC (1983) Experimental and clinical assessment of the adequacy of partial bypass in maintenance of spinal cord blood flow during operations on the thoracic aorta. Ann Thorac Surg 36:417–426
11. Lawrence GH, Hessel EA, Sauvage LR, Krause AH (1977) Results of the use of the TDMAC-heparin shunt in the surgery of aneurysms of the descending thoracic aorte. J Thorac Cardiovasc Surg 73:393–398
12. Lemole GM, Strong MD, Spagna PM, Karmilowicz NP (1982) Improved results for dissecting aneurysms. Intraluminal sutureless prothesis. J Thorac Cardiovasc Surg 83:249–255
13. Lerberg DB, Bahnson HT (1982) Surgical treatment of thoracic aortic aneurysms. In: Bergan JJ, Yao JST (eds) Aneurysms, diagnosis and treatment. Grune and Stratton, New York, pp 119–129
14. Livesay JJ, Cooley DA, Reul GJ, Walker WE, Frazier OH, Duncan JM, Ott DA (1983) Resection of aortic arch aneurysms: a comparison of hypothermic techniques in 60 patients. Ann Thorac Surg 36:19–28
15. Roberts AJ, Michaelis LL (1979) The use of bypass techniques and other forms of organ protection during thoracic aortic cross-clamping. In: Bergan JJ, Yao JST (eds) Surgery of the aorta and its body branches. Grune and Stratton, New York, pp 109–127
16. Snyder DM, Crawford ES (1983) Successful treatment of primary aorto-esophageal fistula resulting from aortic aneurysm. J Thorac Cardiovasc Surg 85:467–463
17. Stelter WJ, Schildberg FW, Imig H (1981) Arterielle Aneurysmen. In: Zencker R, Deucher F, Schink W (Hrsg) Chirurgie der Gegenwart, Bd 7. Urban und Schwarzenberg, München Wien Baltimore, S 1–48
18. Stelter WJ, Becker HM, Heberer G (1983) Rupturen und traumatische Aneurysma der Aorta. Chirurg 54:135–142
19. Williams TE, Vasko JS, Kakos GS, Cattaneo SM, Meckstroth CV, Kilman JW (1980) Treatment of acute and chronic traumatic rupture of the descending aorte. World J Surg 4:545–552

15.7 Aneurysma dissecans

H.M. BECKER und K.W. JAUCH

INHALT

A. Spezielle Anatomie und Klassifikation . . . 360
B. Indikationen zu rekonstruktiven und
   palliativen Eingriffen 362
C. Lagerung 363
D. Operativer Zugang 363
E. Operationstechniken 364
   I. Protheseninterposition 364
   II. Thorako-abdominaler Aorten-Bypass . . 366
   III. Thorako-abdominaler Aortenersatz nach
        CRAWFORD 367
   IV. Fensterungsoperationen 369
   V. Neuere operative Techniken 370
F. Postoperative Nachbehandlung und
   Komplikationen 371
   Literatur 372

A. Spezielle Anatomie und Klassifikation

Dissezierende Aortenaneurysmen entstehen durch eine Blutung im Bereich der Vasa vasorum mit Hämatombildung und sekundärem Intimaeinriß. Ausgangspunkt ist dabei in etwa 65% die Aorta ascendens knapp oberhalb der Aortenklappe und in etwa 20% die Aorta descendens knapp distal des Abgangs der A. subclavia im Bereich des Lig. ductus botalli. Der Aortenbogen selbst ist in etwa 15% Ausgangspunkt der Dissektion. Eine besondere Disposition zur Aufsplitterung der Aortenwand im Mediabereich besteht beim Marfan-Syndrom, bei der Coarctatio aortae und – selten – bei den verschiedenen Formen einer Aortitis. Häufigste Grunderkrankung ist jedoch die Arteriosklerose bei Hypertonie. Nach dem akuten Intimaeinriß kann es zum Fortschreiten der Dissektion bis in die Beckenarterien kommen, wobei die Dissektion meist links posterolateral liegt. Dies bedeutet, daß im abdominalen Bereich oft die linke Nierenarterie mit disseziert und vom falschen Lumen her durchblutet wird. Der Kopf der Dissektion reicht in etwa 50% bis in die Bauchaorta und kann dort zu einer Obstruktion und Ischämie der rechten A. iliaca comm. führen (s. Abb. 15.7.1a). Eine weitere Komplikationsmöglichkeit ist die Ruptur der Außenschicht mit akutem Blutungsschock und je nach Lokalisation Ausbildung eines Hämoperikards oder Hämothorax. Bei einer Reruptur in das wahre Lumen können zwei komplette Lumina aufgefunden werden (Abb. 15.7.1c). Diese Reruptur ist dann oft mit Besserung der Ischämiesymptomatik oder der Penetrationsbeschwerden verbunden. Eine weitere Komplikationsmöglichkeit besteht in einer Thrombosierung des Gefäßlumens.

Die Einteilung der Aortendissektion nach ihrer Lokalisation ist von entscheidender Bedeutung für Indikation, operationstaktisches Vorgehen und Rekonstruktionstechnik. Die Einteilung nach DE-BAKEY [8] orientiert sich an der Eintrittsstelle der intramuralen Blutung und an der Ausdehnung nach peripher (Abb. 15.7.1a–c). Die Ausdehnung der Dissektion nach kaudal ist bei Typ I und III äußerst variabel und bedingt daher ein vielfältiges klinisches Bild. Der Nachteil dieser Einteilung besteht jedoch darin, daß Intimarisse anderer Lokalisation nicht berücksichtigt sind und nur von einer orthograden Dissektion in Richtung des Blutstroms ausgegangen wird. Die retrograd sich entwickelnden Dissektionen können hier nicht eingeordnet werden. Ebenso können akute Dissektionen ohne auffindbare Eintrittspforte nicht zugeordnet werden; diese machen in Obduktionsstatistiken bis über 10% aus [9].

Aufgrund dieser Nachteile und ausgehend von therapeutischen Überlegungen setzt sich heute die sogenannte Stanford-Klassifikation [7] durch. Die Eintrittsstelle der Dissektion bleibt unberücksichtigt, die Zuordnung erfolgt allein aufgrund der befallenen Aortenabschnitte. Typ A beinhaltet eine

15.7 Aneurysma dissecans

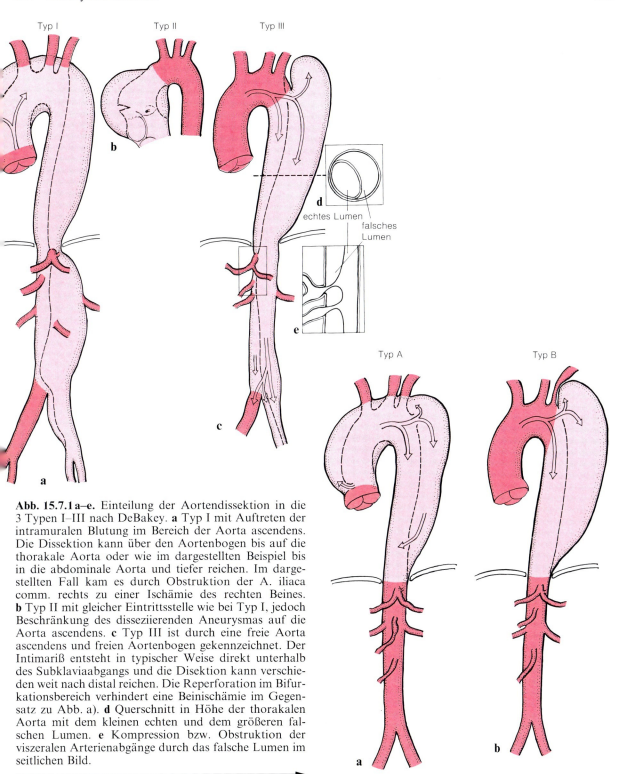

Abb. 15.7.1 a–e. Einteilung der Aortendissektion in die 3 Typen I–III nach DeBakey. **a** Typ I mit Auftreten der intramuralen Blutung im Bereich der Aorta ascendens. Die Dissektion kann über den Aortenbogen bis auf die thorakale Aorta oder wie im dargestellten Beispiel bis in die abdominale Aorta und tiefer reichen. Im dargestellten Fall kam es durch Obstruktion der A. iliaca comm. rechts zu einer Ischämie des rechten Beines. **b** Typ II mit gleicher Eintrittsstelle wie bei Typ I, jedoch Beschränkung des disseziierenden Aneurysmas auf die Aorta ascendens. **c** Typ III ist durch eine freie Aorta ascendens und freien Aortenbogen gekennzeichnet. Der Intimariß entsteht in typischer Weise direkt unterhalb des Subklaviaabgangs und die Disektion kann verschieden weit nach distal reichen. Die Reperforation im Bifurkationsbereich verhindert eine Beinischämie im Gegensatz zu Abb. a). **d** Querschnitt in Höhe der thorakalen Aorta mit dem kleinen echten und dem größeren falschen Lumen. **e** Kompression bzw. Obstruktion der viszeralen Arterienabgänge durch das falsche Lumen im seitlichen Bild.

Abb. 15.7.2 a, b. Stanford-Klassifikation der Aortendissektion in Typ A und Typ B [7]. **a** Dissektion unter Mitbeteiligung von Aorta ascendens und Aortenbogen. Der ursprüngliche Ausgangspunkt (Aorta ascendens, retrograde Dissektion von Aorta descendens aus) bleibt unberücksichtigt. **b** Bei Typ B ist die Aorta ascendens nicht mitbetroffen; die Dissektion kann wie bei Typ A auf die thorakale Aorta beschränkt sein oder auch in die abdominale Aorta hineinreichen.

Dissektion der Aorta ascendens, während Typ B die Dissektion der Aorta descendens bezeichnet, wobei der distale Aortenbogen evtl. retrograd mitbetroffen sein kann (Abb. 15.7.2a, b).

B. Indikationen zu rekonstruktiven und palliativen Eingriffen

Das Stadium einer Dissektion ist von entscheidender Bedeutung für Indikation und Wahl des Operationsverfahrens. Von einem akuten Aneurysma dissecans wird vom Beginn klinischer Symptome bis zum Ablauf der 2. Woche gesprochen. Nach dem 14. Tag wird die Aortendissektion als chronisch bezeichnet. Gelegentlich wird sie in der 3. und 4. Woche subakut genannt [12]. Je frischer das Stadium, d.h. je akuter die Symptomatik, desto größer die tödliche Rupturgefahr auch ohne Ausbildung eines aneurysmatischen Falschkanals. Bei der chronischen Aortendissektion ist eine Rupturgefahr des Falschkanals nur bei sackförmiger Aneurysmabildung gegeben. Daher verhält sich das chronische Aneurysma dissecans wie ein spindelförmiges bzw. sackförmiges arteriosklerotisches Aneurysma.

Die *Dissektion vom Typ A* im Bereich der Aorta ascendens erfordert *im akuten Stadium* nahezu immer ein sofortiges chirurgisches Eingreifen, da eine Aorteninsuffizienz oder Herzbeuteltamponade droht und die Letalität über 90% innerhalb von 4 Wochen beträgt. Bei Ersatz der Aorta ascendens ist zumeist auch der Aortenklappenersatz unter Einsatz einer Herz-Lungen-Maschine erforderlich, weshalb Typ A im Band Herzchirurgie (VI/2, S. 576 ff.) behandelt wird.

Die Aortendissektion Typ B kann jedoch auch ohne Einsatz einer Herz-Lungen-Maschine operiert werden. Das therapeutische Procedere bei der *akuten Dissektion vom Typ B* wird heute noch weltweit kontrovers diskutiert, mit unterschiedlicher Indikationsstellung für chirurgisches oder konservatives Vorgehen [3, 6, 7, 12, 14, 15]. Retrospektive Studien konnten zeigen, daß die Prognose von Patienten mit unerkanntem und unbehandeltem Aneurysma dissecans Typ B erheblich günstiger ist als die von Patienten mit Typ A, vorausgesetzt, die akute Phase wird überlebt [11, 12]. 70–80% der konservativ behandelten überleben die akute Phase bei Dissektion Typ B ohne eine chirurgische Behandlung. Dabei scheint die Überlebensrate besser zu sein, wenn angiographisch das falsche Lumen nicht oder nur sehr verspätet dargestellt werden kann, ein Hinweiszeichen, das für eine konservative Behandlung spricht.

Die gedeckte oder freie Ruptur mit Ausbildung eines Hämothorax muß jedoch ohne Aufschub als Notfalleingriff operativ behandelt werden, da eine alternative Therapie nicht vorhanden ist.

Wenn die konservative Behandlung zu keiner Schmerzfreiheit führt und die Dissektion fortschreitet, sowie wenn unter der konservativen Behandlung Komplikationen der Dissektion auftreten, besteht ebenfalls eine Indikation zur Operation. Dabei handelt es sich bei den Komplikationen um Obstruktion der Aortenäste mit Ischämie im Bereich der Nieren, der Extremitäten oder der Eingeweide, sowie des ZNS (Unruhe oder Somnolenz) (Abb. 15.7.1e). Eine weitere Indikation zur Operation besteht dann, wenn Kontraindikationen gegen die antihypertensive und negativ inotrope Medikation vorhanden sind. Insgesamt kann man davon ausgehen, daß etwa 20–30% aller primär ausreichend konservativ behandelten Patienten Komplikationen entwickeln, die eine Operation notwendig machen. Die günstigeren Ergebnisse der jüngsten Publikationen lassen dabei im subakuten Stadium eine Tendenz zur Aufgabe der zurückhaltenden Indikationsstellung erkennen. Feste Regeln für eine optimale Behandlungsform liegen jedoch aufgrund der Vielfalt der Dissektionen und der Symptomatik nicht vor.

Bei der *chronischen Dissektion Typ B* wird die Indikation zur chirurgischen Intervention insgesamt zurückhaltend gestellt. Wir sehen eine Indikation nur bei Patienten, die Symptome entwickeln, die eindeutig auf die Dissektion zurückgeführt werden müssen, sowie bei Ausbildung und Expansion des Falschkanals im Sinne einer Aneurysmabildung (Abb. 15.7.1d). Meist bestehen dann thorakale oder lumbale Rückenschmerzen wie beim penetrierenden arteriosklerotischen Aneurysma. Es sind jedoch mannigfaltige Symptome beschrieben, die auf eine Vergrößerung oder Penetration aneurysmatisch veränderter Falschlumina zurückgeführt werden können. Insbesondere bei sackförmiger Aneurysmabildung muß bei einer Größenzunahme bis zu 10 cm oder mehr mit einer drohenden Ruptur gerechnet werden. Bei asymptomatischen Patienten ohne aneurysmatische Ausbildung des Falschkanals besteht aufgrund eines fehlenden Rupturrisikos keine Operationsindikation.

C. Lagerung

Ist die Aortendissektion auf den Abschnitt III der thorakalen Aorta begrenzt, wird der Patient auf die rechte Seite für eine Linksthorakotomie gelagert (Abb. 15.7.3b). Das Becken muß durch eine dorsale Stütze und einen gepolsterten Gurt befestigt werden. Der linke Arm wird hyperabduziert und abgewinkelt auf eine gepolsterte Schiene fixiert. Man berücksichtige, daß bei extremer Hyperabduktion sich das Schulterblatt abhebt und – gerade für die posterolaterale Thorakotomie – im Wege sein kann. Auch kann es durch diese Lagerung beim Abknicken des Operationstisches zu Überdehnungen des Plexus im Schultergelenksbereich kommen. Der rechte Arm wird nach vorne auf eine Schiene gelagert, die rechte Schulter unterpolstert. Die Rechtsseitenlage verhindert den möglichen Zugang zu den abdominalen und Beckengefäßen, auch ist bei einer derartigen Lagerung die Kanülierung der Femoralgefäße nicht möglich. Wird dies gewünscht, insbesondere bei Ausdehnung der Dissektion über die thorakale in die abdominale Aorta und beide Beckenarterien, muß eine andere Lagerung gewählt werden. Dies ist, entsprechend einem thorako-abdominalen Zugang, die rechte Halbseitenlagerung des Thorax, und die Rückenlagerung im Beckenbereich (Abb. 15.7.4a). Es ist die gleiche Lagerung wie zur Operation eines thorako-abdominalen Aortenaneurysmas (s. S. 325). Sie gestattet neben der medianen oder links paramedianen Laparotomie die antero-laterale bis laterale Thorakotomie links bis zur hinteren Axillarlinie.

D. Operativer Zugang

Die Rechtsseitenlagerung ermöglicht den Zugang zur Aorta descendens durch posterolaterale Thorakotomie am Oberrand der 6. oder 7. Rippe. Die Inzision kann ggf. nach vorne erweitert werden. Der M. latissimus dorsi und der M. serratus werden möglichst weit kaudal durchtrennt, damit die von kranial heranziehende Gefäß-Nervenversorgung soweit wie möglich geschont wird. Die Rippenzwischenmuskulatur wird am Oberrand der Rippe elektrisch durchtrennt. Dorsal können die angrenzenden Rippen mit der List'schen Zange eingekerbt werden, damit sie an der entsprechenden Stelle frakturieren. Das gleiche Vorgehen kann ventral an der unteren Rippe im Bereich der Knorpelknochengrenze gewählt werden. Ventral und dorsal wird jeweils ein Rippensperrer eingesetzt. Schrittweises Öffnen verschafft eine gute Übersicht der gesamten descendierenden Aorta vom distalen Aortenbogen bis zum Zwerchfell. Wird lediglich der Zugang zum distalen Aortenbogen, d.h. zum kranialen Teil der Aorta descendens gewünscht – auch beim potentiellen Zugang zum Aortenbogen selbst und zur Aorta ascendens – erfolgt in Halbseitenlagerung (45°, s. thorako-abdominaler Zugang) die anterolaterale Thorakotomie am Oberrand der 3., 4. oder 5. Rippe. Hierbei wird der M. serratus auf der 4. Rippe durchtrennt, der M. latissimus dorsi kann etwas eingekerbt werden, bleibt aber in der Regel voll erhalten. Das Schulterblatt wird dabei in seiner muskulären Verankerung belassen. A. und V. thoracica int. können so geschont werden. Falls das Perikard eröffnet und die Aorta ascendens zugänglich gemacht werden muß, sollten die Gefäße jedoch durchtrennt und die Thorakotomie bis zum Sternum verlängert werden. Dabei wird die Aorta ascendens angeschlungen und durch ein Bändchen etwas nach vorne bzw. links seitlich zur tangentialen Ausklemmung luxiert.

Für die Darstellung der thorakalen Aorta descendens von einer linksseitigen Thorakotomie her hat es sich bewährt, beide Lungenflügel getrennt zu intubieren und dann die linke Lunge von der Beatmung auszuschließen. Die kollabierte linke Lunge kann mit einem Spatel unschwer nach vorne gehalten werden. Dies erleichtert die Freilegung der Aorta und reduziert das Verletzungsrisiko der linken Lungen. Engmaschige Blutgasanalysen, entnommen von der A. radialis des rechten Armes, müssen die adäquate Sauerstoffversorgung nachweisen. Sollte ein arterio-venöser Shunt in der nicht beatmeten Lunge zu einer kritischen Sauerstoffuntersättigung führen, kann der Hauptstamm der A. pulmonalis durch eine Klemme temporär verschlossen werden.

Ist eine abdominale Aortenfreilegung, zu einer Fensterungsoperation oder Rekonstruktion der Visceral-, Nieren- oder Beckengefäße erforderlich, erfolgt die Laparotomie in Rückenlage als Längslaparotomie, unterhalb des Xiphoids beginnend und unter Linksumschneidung des Nabels bis zur Symphyse reichend. Zur besseren Übersicht im Oberbauch kann ein Rochard-Haken verwendet werden. Ist ein Zweihöhleneingriff notwendig (abdominelle Erweiterung nach primärer Thorakotomie, thorakale Erweiterung nach primärer Laparotomie), so sollte die thorakale Halbseitenlagerung gewählt werden. Hierbei läßt sich nach der Längslaparotomie und Durchtrennung des gemeinsamen knorpeligen Rippenanteils der 6. und 7. Rippe am Oberrand der 7. bzw. der 6. Rippe eine anterolaterale Thorakotomie anfügen. Von diesem Zugang aus erfolgt die transdiaphragmale Freilegung der thorako-abdominalen Aorta nach CRAWFORD (s. Abb. 15.7.4a, S. 325).

E. Operationstechniken

I. Protheseninterposition

Ein Ersatz der Aorta descendens bei Aneurysma dissecans Typ B kommt dann in Betracht, wenn die Dissektion weitgehend auf den thorakalen Anteil der Aorta descendens beschränkt ist und der Falschkanal rupturiert oder rupturgefährdet ist (Abb. 15.7.3a). Wird dabei der gesamte erkrankte Abschnitt mit dem Ausgangspunkt der Dissektion ersetzt, so stellt die Protheseninterposition das Verfahren der Wahl dar. Aber auch bei ausgedehnterem Aneurysma und ausschließlichem Ersatz der proximalen Aorta descendens, wo meist die Eintrittsstelle der Dissektion unterhalb der linken A. subclavia liegt, stellt die Protheseninterposition mit distaler Transsektionsnaht ein gutes Verfahren dar. Hierdurch kann sowohl die Rupturgefahr als auch ein Fortschreiten der Dissektion beseitigt werden.

Nach Linksthorakotomie empfiehlt es sich speziell beim Aneurysma dissecans, die Aorta zuerst im Bereich des distalen Aortenbogens freizulegen. Das Anschlingen erfolgt in der beim thorakalen Aortenaneurysma beschriebenen Weise (s. S. 347). Reicht die Dissektion bis zur A. subclavia, so muß man diese getrennt abklemmen. Gleiches gilt für die Aorta proximal der A. subclavia. Entgegen dem üblichen Vorgehen bei einem arteriosklerotischen thorakalen Aortenaneurysma, sollte an der distalen Aorta descendens oberhalb des Zwerchfells die Aorta nicht angeschlungen werden. Vor allem bei einer akuten Dissektion kann die Wand des Falschkanals so brüchig sein, daß allein präparatorische Maßnahmen oder das Hindurchziehen eines Haltebändchens zu einer Ruptur führen. Die dann auftretende schwere Blutung kann dann nicht mehr gestillt werden, wenn das Ansetzen von Klemmen zu einem weiteren Einreißen des Falschkanals führt.

Während am distalen Aortenbogen bzw. am Beginn der Aorta descendens die Aortenabklemmung mit einer kräftigen Klemme erfolgen sollte, wählen wir für das Abklemmen der Aorta im epiphrenischen Abschnitt eine weiche Klemme, es genügt erfahrungsgemäß eine Darmklemme. Diese komprimiert sowohl Falschkanal als auch das wahre Lumen ausreichend, ohne die verletzlichen Wände des Falschkanals aufzureißen. Es erfolgt nach Klemmensetzung die Längsinzision des falschen und des echten Lumens. Retrograde Blutungen aus Interkostalarterien (durch kontinuierliche Absaugung sichtbar gemacht) werden vom Lumen aus mit Umstechungsnähten gestillt (Abb. 15.7.3c). Durch queres Einschneiden beider Lumina etwa 1 bis 2 cm jenseits der am distalen Aortenbogen sitzenden Klemme und Resektion der inneren Wand erfolgt die Darstellung des proximalen Aortenstumpfes (Abb. 15.7.3d). Danach wird die End-zu-End-Anastomose mit einer kalibergeeigneten gewebten oder albumin- bzw. kollagenbeschichteten gestrickten Dacronprothese hergestellt. Durch fortlaufend überwendliche Naht mit monophilem Faden (Propylene 3:0) wird sowohl die Wand des wahren als auch die des falschen Lumens erfaßt. Es erfolgt also im Anastomosenbereich eine Refixation der beiden dissezierten Wandanteile, wobei an der Anastomosennaht ein erheblicher Wandwulst entsteht (Abb. 15.7.3e). Die Erfahrung lehrt, daß die proximale Anastomose deshalb keiner unterstützenden zusätzlichen Nahttechnik bedarf.

Die distale Anastomose wird in gleicher Weise hergestellt. Dabei ergibt sich die Schwierigkeit, daß meistens die Wandanteile des wahren und falschen Lumens weit auseinander klaffen. Gelegentlich müssen zunächst beide Wandanteile aneinander genäht werden (Abb. 15.7.3f).

An der Außenseite des falschen Wandanteiles und ebenfalls zwischen falschem und wahrem Wandanteil kann ein Widerlager aus Teflonfilzen die Naht am Durchschneiden hindern. Es empfiehlt sich, hier keine fortlaufende Naht, sondern Einzelknopfnähte in Matratzentechnik vorzunehmen. Im Einzelfall kann jedoch, wenn der Falschkanal nicht sehr weit ist, die gleiche Anastomosentechnik wie an der proximalen Anastomose vorgenommen werden (Abb. 15.7.3e). Der Wulst führt dabei nicht nur zu einer Abdichtung der Naht, sondern auch zu deren Haltbarkeit. Das Nahtmaterial sollte nicht zu dünn gewählt werden, es empfiehlt sich ein Propylenefaden der Stärke 3:0. Die einzelnen Stiche müssen, insbesondere an der distalen Anastomose, auf ihre Haltbarkeit genau überprüft werden. Falls Zweifel bestehen, ob die

15.7 Aneurysma dissecans

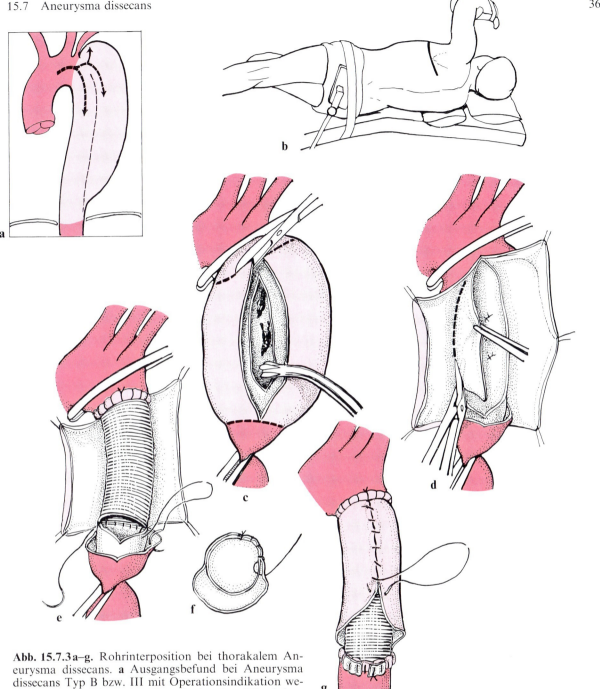

Abb. 15.7.3 a–g. Rohrinterposition bei thorakalem Aneurysma dissecans. **a** Ausgangsbefund bei Aneurysma dissecans Typ B bzw. III mit Operationsindikation wegen Rupturgefahr oder fortschreitender Dissektion. **b** Rechtsseitenlagerung zur posterolateralen Linksthorakotomie. Fixierung des Beckens durch einen gepolsterten Gurt und eine dorsale Stütze, Fixierung des linken Armes in Abduktion auf einer gepolsterten Schiene. **c** Nach Darstellung des erkrankten Aortenabschnitts und Abklemmen proximal und distal Eröffnen des Falschkanals und des wahren Lumens. Die Inzision wird türflügelartig erweitert, blutende Interkostalarterien werden mit Durchstechungsligaturen versorgt. **d** Resektion der überstehenden inneren Wand vor Darstellung des proximalen Aortenstumpfes. Dann Naht der proximalen End-zu-End-Anastomose. **e** Nach Fertigstellung der proximalen Anastomose wird die distale Anastomose fortlaufend überwendlich genäht, wobei eine Refixation der beiden disseziierten Wandanteile erfolgt. Bei weitklaffenden Wandanteilen kann vor der Anastomosennaht eine Adaptationsnaht der beiden Wandanteile erfolgen (**f**). **g** Zum Schutz vor Durchschneiden der Nähte sind einzelne Teflonfilze als Widerlager im Bereich der distalen Anastomose benützt worden. Decken der Prothese mit der Aneurysmawand.

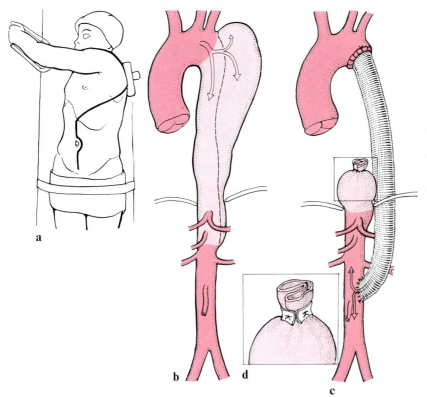

Abb. 15.7.4a–d. Thorakoabdominaler Aortenbypass. **a** Lagerung zum thorako-abdominalen Zugang nach CRAWFORD mit Rückenlagerung im Beckenbereich und rechter Halbseitenlagerung im Thoraxbereich. Verlängerung der medianen Laparotomie zur antero-lateralen Thorakotomie im 7. ICR. **b** Ausgangssituation bei Aneurysma dissecans Typ B bzw. III. **c** Situs nach fertiggestellter proximaler End-zu-End-Anastomose und distaler infrarenaler End-zu-Seit-Anastomose. Der Aortenstumpf im Bereich der Aorta descendens wurde mit 2 Umstechungsligaturen versorgt, die zusätzlich mit Teflonfilzen als Widerlager gesichert werden können (**d**).

Nähte durchschneiden, sind sie mit Teflonfilzen außenseitig zu sichern (Abb. 15.7.3 g). Kurz vor Beendigung der distalen Naht sind der Reflux aus der abdominalen Aorta zu prüfen und evtl. dort liegende Thromben auszuschwemmen. Die Prothese sollte auch vor Blutstromfreigabe entlüftet werden. Eine systemische Heparinisierung ist bei dieser Technik in der Regel nicht erforderlich. Es empfiehlt sich jedoch, mit großer Knopfkanüle in die Aortenperipherie eine heparinhaltige Lösung zu instillieren (1000–2000 E).

Man beschränke sich auf den Ersatz nur der notwendigen proximalen Aortenstrecke, um nicht zu viele Interkostalarterienpaare zu opfern (s. S. 323). Entscheidend ist der Ersatz des Teiles der Aorta, in dem der Intimariß zur Dissektion geführt hat, sowie des rupturgefährdeten ausgebeulten Aneurysmasackes des Falschkanals.

Der Anästhesist muß vor der Fertigstellung der distalen Anastomose rechtzeitig informiert werden, damit die kontrollierte intraoperative Drucksenkung unterbrochen und Volumensubstitution sowie Katecholamine bereitgestellt werden zur Begegnung des Blutdruckabfalls bei Freigabe des Blutstroms in die Peripherie (s. S. 204).

II. Thorako-abdominaler Aorten-Bypass

Ist die Dissektion Typ B beschränkt auf die thorakale Aorta descendens und endet am Zwerchfell bzw. kurz darunter, kann auch ein Umleitungsverfahren gewählt werden. Dessen Nachteil liegt darin, daß es sich um einen Zweihöhleneingriff handelt. Der Vorteil besteht jedoch darin, daß die schwierige distale Anastomose im unteren thorakalen Aortenabschnitt bei dort noch bestehender Dissektion vermieden wird und stattdessen die einfachere End-zu-Seit-Anastomose an der infrarenalen gesunden Aorta durchgeführt werden kann (Abb. 15.7.4c). Man bevorzugt für dieses Verfahren eine Halbseitenlagerung wie beim thorako-abdominalen Vorgehen (s. S. 325) (Abb. 15.7.4a). Die proximale Anastomose wird in der gleichen Weise vorgenommen wie bereits beschrieben (s. S. 364). Ähnlich dem Vorgehen bei der atypischen Coarctatio aortae abdominalis wird die Prothese durch das Zwerchfell dorsalseitig hinter der Aorta und nahe an der Wirbelsäule geführt. Die stumpfe Untertunnelung im Retroperitonealraum erfolgt entweder dorsal des Pankreas und der Nierengefäße, so daß die Prothese im mittleren infrarenalen Aortenabschnitt neben der Aorta zu liegen kommt. Meistens ist es günstiger, sie zwar dorsal des Pankreas im Retroperitonealraum verlaufen zu lassen, sie dann aber an der Mesokolonwurzel über die Nierengefäße (auch über die linke V. renalis) in den freigelegten Retroperitonealraum zu führen und dort an der infrarenalen Aorta schräg end-zu-seit zu anastomosieren. Die Technik ist die gleiche wie bei der operativen Behandlung der atypischen Coarctatio aortae abdominalis (s. S. 217). Der distale Aortenstumpf an der Aorta descendens wird vernäht (Abb. 15.7.4d). Wir bevorzugen die doppelte Ligatur mit Sicherung durch Umstechung, wobei Teflonbändchen verwendet werden.

Zur Vermeidung längerdauernder Ischämie der Oberbauchorgane und der Nieren kann die termino-laterale Anastomose an der infrarenalen Aorta zuerst durchgeführt werden. Danach erfolgt die Prothesenführung transdiaphragmal in den Thorax und schließlich die zirkuläre End-zu-End-Anastomose an der Aorta descendens in Höhe des Lig. Botalli. Dies bedeutet jedoch von vornherein eine Festlegung auf das Bypassverfahren, ohne daß geprüft werden kann, ob nicht doch ein thorakales Rohrprotheseninterponat allein die Ziele der operative Behandlung (Ausschaltung der Rupturstelle und des Dissektionsabschnitts) verwirklichen könnte. Deshalb wird dieses Verfahren immer als Alternative gelten müssen, bei nicht realisierbarem auf den Thorax beschränkten Rohrprothesenersatz.

III. Thorako-abdominaler Aortenersatz nach Crawford

Der thorako-abdominale Aortenersatz ist bei akut auftretender oder progredienter Ischämie der Viszeralorgane und der Nieren bzw. bei trans- oder subdiaphragmaler retroperitonealer Ruptur des Falschkanals angezeigt (Abb. 15.7.5a). Nach rechter Halbseitenlagerung des Thorax und Rückenlagerung des Abdomens und des Beckens erfolgt die Freilegung der Aorta nach CRAWFORD [6] (s. Abb. 15.5.4, s. S. 325). Der medianen Laparotomie folgt die Thorakotomie am Oberrand der 7. bzw. 6. Rippe nach Durchtrennen des knorpeligen Rippenansatzes 7 bzw. 6. Lateral links wird vor dem Colon descendens das parietale Peritoneum inzidiert und das Colon descendens mit der Flexura lienalis nach medial hin abpräpariert. Auch distal wird das Peritoneum vom M. iliopsoas abgelöst und das gesamte Retroperitoneum als Sack

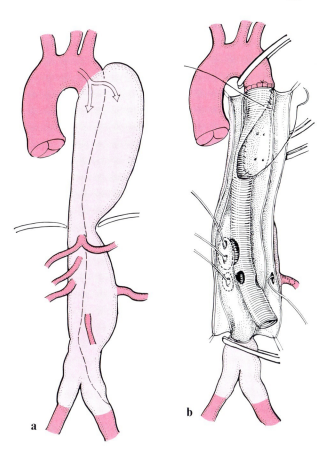

Abb. 15.7.5a, b. Thorako-abdominaler Aortenersatz nach CRAWFORD. **a** Ausgangssituation mit ausgedehntem thorako-abdominalem disseziierenden Aneurysma. **b** Zunächst Fertigstellung der proximalen stark angeschrägten Anastomose, um zuerst einen Blutfluß über die ausgeklemmten thorakalen Interkostalarterien zu ermöglichen. Anschließend schrittweiser Anschluß der Abdominalorgane durch Anastomosierung der trompetentrichterartig aus dem Aneurysma ausgeschnittenen Arterienabgänge.

nach medial hin abgeschoben. Dabei läßt sich distal die Aortenbifurkation und auch die A. iliaca comm. beidseits bis zur Iliakagabelung, auch rechts, darstellen. Nach der Originalbeschreibung von CRAWFORD bleibt die linke Niere im Retroperitoneum liegen und wird nicht nach medial hin abgehoben.

CRAWFORD durchtrennt die linke V. renalis temporär, um sie am Ende des Aortenersatzes wieder zu reanastomosieren. Man kann die Niere allerdings ebenso nach medial hin abheben, wobei dann allerdings die Reimplantation der rechten Nierenarterie Schwierigkeiten bereiten kann. Am Zwerchfell gelingt es in der Regel nicht, das parietale Peritoneum uneröffnet bis zur Aorta hin abzulösen. Einrisse des parietalen Peritoneums stören jedoch nicht, solange es nicht zur Verletzung der Milzkapsel kommt. Derartige Milzkapselverletzungen ziehen in der Regel die Splenektomie nach sich. Das Zwerchfell wird von vorne medial schrittweise bis zum Centrum tendineum zwischen Klemmen durchtrennt und die Muskelanteile ligiert. Ebenso kann vom Centrum tendineum bis zur Aorta schrittweise präpariert werden. Den von der Ventralseite der Aorta einstrahlenden N. phrenicus sollte man schonen. Deswegen sind die Zwerchfellschenkel auch, soweit wie möglich, dorsalseitig an der Aorta zu durchtrennen. Auf diese Weise läßt sich letztlich die gesamte thorako-abdominale Aorta vom distalen Aortenbogen, d.h. dem Ursprung der linken A. subclavia an, bis jenseits der Aortenbifurkation darstellen.

In der Regel muß nur der thorako-abdominale Übergang der Aorta und der daran anschließende abdominale Aortenanteil ersetzt werden. Der distale Teil der Aorta descendens oberhalb des Zwerchfells sollte jedoch dargestellt werden, um hier die Klemmen zu setzen.

Nach der Originalbeschreibung von CRAWFORD wird mit der proximalen Anastomose begonnen (Abb. 15.5.5b). Das hat den Vorteil, daß schrittweise die Abdominalorgane mit ihren Hauptarterien patchartig in den Aortenersatz replantiert werden können. Das Vorgehen entspricht dem thorako-abdominalen Aortenersatz bei nicht disseziiertem Aneurysma (s. S. 326). Die Anastomosentechnik an der Aorta selbst ist jedoch beim Aneurysma dissecans schwieriger, da die Lefzen des wahren und des falschen Lumens meist weit auseinander klaffen. Je akuter die Dissektion, um so eher bevorzuge man eine zusätzliche Fensterung durch keilförmiges Ausschneiden des wahren Lumens und Anastomosierung der Prothese an die Wand des Falschkanals. Die Naht, die mit monofilem Material 2:0 oder 3:0 erfolgen sollte, kann außenseitig mit Teflonfilzen gesichert werden, falls ein Durchschneiden der Nähte droht.

Nach Fertigstellung der proximalen Anastomose erfolgt bei liegender Aortenklemme die schrittweise Replantation der Viszeralorganarterien. Man kann, insbesondere wenn die unpaaren Viszeralarterien Truncus coeliacus und A. mesenterica sup. aus dem falschen Lumen versorgt werden, auf die Einnähung der echten Aortenwand verzichten und patchartig beide Arterien in die Aortenprothese replantieren, wobei ein entsprechendes Stück der Prothese auszuschneiden ist

(Abb. 15.7.5). Man vergewissere sich aber, daß nicht Einengungen oder stenosierende Plaques an den Ostien den Zustrom zu diesen Arterien verhindern. In derartigen Fällen sollte die Ostiumstenose thrombendarteriektomiert werden, wobei in nahezu allen Fällen derartige Stenosen sich nach peripher hin stufenlos ablösen lassen (s. S. 330, Abb. 15.5.7g). Schwierigkeiten macht in der Regel die Replantation eines trompetentrichterartig aus dem Aneurysma dissecans ausgeschnittenen Anteils der rechten Nierenarterie. Nach CRAWFORD sollte deshalb die rechte Nierenarterie zuerst – oder als großer Streifen ausgeschnitten aus dem kranken Aortenanteil zusammen mit der A. mesenterica sup. und Tr. coeliacus – in die Prothese replantiert werden. Erst am Schluß erfolgt die Replantation der ebenfalls trompetentrichterartig aus der kranken Aorta ausgeschnittenen linken Nierenarterie. Die Replantation der A. mesenterica inf. ausdrücklich von CRAWFORD erwähnt, ist nicht erforderlich, wenn die A. mesenterica sup. und die beiden Aa. iliacae int. durchgängig sind. Im Zweifelsfall sollte man sie jedoch replantieren, um sowohl einer Sigmaischämie als auch einer Glutaealischämie vorzubeugen. Nach distal zu kann dann die End-zu-End-Anastomose der Aortenprothese mit dem kurz vor der Bifurkation liegenden distalen Aortenstumpf erfolgen. In den meisten Fällen muß jedoch hier eine Bifurkationsprothese eingesetzt werden, die zumindest die Aortenbifurkation und die Aa. iliacae comm. bis zur Iliakabifurkation beidseits ersetzt, da die Dissektion in der Regel über die Aortenbifurkation hinaus bis in beide Beckenarterien reicht. An der A. iliaca comm. im Iliakabifurkationsbereich jedoch lassen sich falsches und echtes Lumen unschwer wieder vereinen, so daß ein femoraler Anschluß der Bifurkationsprothesenschenkel in der Leiste kaum notwendig wird.

Um die Ischämie der Abdominalorgane möglichst kurz zu halten, stellen wir zuerst die distale Anastomose her. Nach Herstellung der kranialen Anastomose werden schrittweise die Abdominalorgane replantiert. Dabei besteht die Schwierigkeit, die zwischen distaler und proximaler Anastomose gespannte Aortenprothese entsprechend ihrer Achse zu drehen und tangential auszuklemmen, damit die entsprechenden Organarterien an der richtigen Stelle implantiert werden. Dies ist einfacher nach der Originalmethode von CRAWFORD, da die Prothese noch nicht distal verankert ist.

Muß ein längerer Abschnitt auch der thorakalen Aorta descendens ersetzt werden, sollten zur

15.7 Aneurysma dissecans

Vermeidung einer postoperativen Paraplegie zumindest ein oder mehrere Doppelpaare der am distalen Abschnitt der Aorta descendens entspringenden Interkostalarterien in die Prothese replantiert werden (s.S. 326). Oft läßt sich die A. radicularis magna (Adamkiewicz) aus der Tatsache erkennen, daß die entspringende Interkostalarterie besonders großkalibrig ist und nach Eröffnen des Aneurysmas einen starken Reflux zeigt. Nach Crawford sollte sie zuletzt replantiert werden. Dies macht jedoch durch die erforderliche tangentiale Abklemmung der eingesetzten Prothese erhebliche Schwierigkeiten, so daß mehrere Autoren diese Interkostalarterienpaare zuerst replantieren und dann die Implantation der Bauchorganarterien vornehmen.

Ischämiezeiten von 30 bis 40 Minuten für die Organe des Oberbauches und den Darm sowie von 40 bis 60 Minuten für die Nieren sind bei dieser Operationsmethode tolerabel. Sind sämtliche Viszeral- und Nierenarterien angeschlossen, erfolgt, wenn irgend möglich, die Bedeckung der Prothese mit Wandanteilen des Falschkanals. Im Retroperitoneum muß, wie andernorts beschrieben (s.S. 314), die Prothese zweischichtig gedeckt werden. Mit Einzelknopfnähten wird dann das Zwerchfell versorgt und eine Thoraxdrainage eingelegt. Das Colon descendens wird an der seitlichen Bauchwand befestigt, der Retroperitonealraum einfach oder mehrfach drainiert, die Milz zurückverlagert und Thorax sowie Abdomen in der üblichen Weise verschlossen.

IV. Fensterungsoperationen

Die Indikationen zur Fensterungsoperation sind gegeben bei schwerer persistierender und durch andere Methoden nicht behebbarer isolierter Organischämie, insbesondere der Nieren- bzw. der unteren Extremitäten (Abb. 15.7.6 b–d, s.S. 383). Meist ist die Fensterungsoperation beschränkt auf eine Beckenarterie oder die Aortenbifurkation.

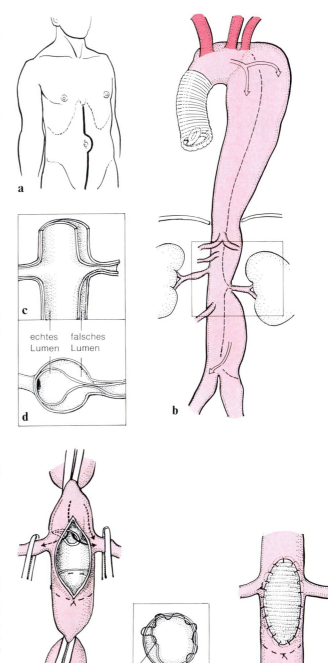

Abb. 15.7.6 a–g. Abdominale Fensterungsoperation bei Nierenischämie. **a** Rückenlagerung zur Längslaparotomie mit Linksumschneidung des Nabels. **b** Ausgangssituation bei einem Patienten mit Zustand nach Aortenklappenersatz und Ersatz der Aorta ascendens bei unverändertem thorako-abdominalen Aneurysma dissecans. Indikation zur Fensterungsoperation wegen Nierenischämie. **c, d** Ischämie der linken Niere durch Kompression der Nierenarterie, die aus dem echten Lumen entspringt. **e** Nach Längsinzision der äußeren Wand wird die Wand des wahren Lumens im Bereich der Nierenarterien reseziert. Die Resektion muß bis proximal der Nierenarterienabgänge erfolgen. Die distal entstehende Stufe wird durch Matratzennähte oder fortlaufende Matratzennaht angeheftet (**f**). **g** Verschluß der Längsaortotomie durch eine Streifenplastik mit Doppelvelour-Dacron.

In Rückenlage erfolgt die Laparotomie vom Xiphoid unter Linksumschneidung des Nabels bis zur Symphyse (Abb. 15.7.6a). Nach Rechtsverlagerung des Dünndarms sowie Kranialverlagerung des Mesokolon und des Colon transversum werden infrarenale Bauchaorta und Aortenbifurkation sowie die A. iliaca comm. beidseitig freigelegt (s.S. 391). Man sollte immer versuchen, die Aorta oberhalb des Nierenarterienabganges so weit freizulegen, daß sie mit einer Klemme verschlossen werden kann. Das Anschlingen der Aorta mit einem Teflonbändchen in diesem Bereich kann bei Vorliegen eines Aneurysma dissecans nicht befürwortet werden, da beim Freilegen und Durchziehen des Bändchens der Falschkanal einreißen kann. Auch sollten breite starke Klemmen verwendet werden, die bei Klemmensetzung den fragilen Wandanteil des Falschkanals nicht aufreißen können. Die Aorta wird dann oberhalb der Bifurkation nach kranial hin längsinzidiert. Müssen beide Nierenarterienostien inspiziert werden, erfolgt die Inzision bis über die Nierenarterienostien hinaus nach kranial, wobei die linke V. renalis mit einem Bändchen leicht nach oben weggehalten werden kann. In der Regel geht zumindest eine Nierenarterie aus dem wahren Lumen ab. Die Nierenarterie, deren Ostium aus dem falschen Lumen entspringt, muß in ihrem Anfangsabschnitt überprüft werden. Es genügt, in das Lumen der Nierenarterien einen mit Dreiwegehahn aufblasbaren und so fixierfähigen Ballonkatheter zur Reduzierung des Blutverlustes einzuführen. Nahezu immer ist der innere Wandanteil aus dieser Nierenarterie stufenlos entfernbar, so daß der Einstrom in die Niere aus dem falschen Lumen ohne Hindernis erfolgt. In dieser Höhe muß dann die Wand des wahren Lumens keilförmig bzw. nach vorne hin dreiecksförmig entfernt werden. Dies geschieht auch nach vorne hin, wenn beide Nierenarterienostien aus dem wahren Lumen entspringen. Es darf sich durch den Blutstrom kein Wandanteil über das Ostium als Verschlußventil legen (Abb. 15.7.6e). Weiter distal wird die zirkuläre Wand des wahren Lumens völlig entfernt (Abb. 15.7.6e). Die distal entstehende Stufe wird durch Matratzennähte oder fortlaufende Matratzennaht (Abb. 15.7.6f) oder auch als fortlaufend überwendliche Naht, teils von innen, teils von außen genäht und dann außen verknotet. Auch hier wähle man monofiles Nahtmaterial der Stärke 2:0 bis 4:0. Sollte die Naht außenseitig gesichert werden müssen, kann man Teflonfilze verwenden. Die Längsaortotomie kann in der Regel direkt verschlossen werden. Nur selten benötigt man eine Streifenplastik, wobei man Doppelvelourdacron oder einen Teflonstreifen (Goretex) wählen kann (Abb. 15.7.6g). Da diese Operation in systemischer Heparinisierung vorgenommen werden sollte, erfolgt nach Freigabe des Blutstromes die Neutralisierung des gegebenen Heparins durch entsprechende Mengen Protamin. Die Fensterung bei Obstruktion der Beckenarterie erfolgt in entsprechender Weise und ist auf S. 383 beschrieben. Nur selten kommt es nach einer akuten Dissektion zur Thrombosierung der Beckenarterien. Sollte es nicht gelingen, durch Thrombektomie die Beckenarterien zu rekanalisieren, muß von einer Längsaortotomie her ein aorto-iliakaler oder aorto-femoraler Bypass zur Normalisierung der Beindurchblutung eingesetzt werden. Als Alternative kann auch ein femoro-femoraler Cross-over Bypass angelegt werden (s.S. 563).

V. Neuere operative Techniken

Um den erheblichen Blutverlust zu reduzieren, der üblicherweise bei Anastomosierung mit einer disseziierten Aorta entsteht, haben mehrere Gruppen [2, 9, 12] eine beringte intraluminale Dacronprothese entwickelt, die ins wahre Lumen eingeführt und dann eingebunden wird [4, 6]. Die Anlage des Bändchens erfolgt außerhalb des falschen Lumens, so daß das falsche Lumen durch das über dem Ring zu knotende Bändchen okkludiert wird. Gerade im Bereich der deszendierenden Aorta kann diese Methode gut angewendet werden (s.S. 355, Abb. 15.6.8). Die Langzeitergebnisse müssen jedoch abgewartet werden, um das Verfahren in das Therapiekonzept der operativen Versorgung der Aortendissektionen einzuordnen. Es scheint, als ob die durchschnittlichen aortalen Abklemmzeiten bei dieser Rekonstruktionsart denen der konventionellen Techniken entsprechen. Über Transplantatmigration, Aortenwandnekrose und -erosion, falsche Aneurysmabildung usw. liegen bisher noch keine schlüssigen Ergebnisse vor. Neuerdings wird auch über externe Verstärkungen von rupturgefährdeten Dissektionsabschnitten berichtet, wie es früher [1] mit unterschiedlichem Erfolg bewerkstelligt wurde. Mit gewebten oder gestrickten Dacrongeweben scheint dies tatsächlich möglich zu sein. Wahrscheinlich betrifft dies eher die Aorta ascendens als die Aorta descendens, da bei der Umhüllung der Aorta descendens die aus ihr entspringenden Interkostalarterienpaare selektiv durchtrennt werden müssen. Dieses Vorgehen kann beim Aneurysma dissecans zum Einreißen des Falschkanals und zur nicht beherrschbaren Blutung führen. Da jedoch die fortschreitende Dissektion mit diesem Verfahren nicht beeinflußt wird, sollte es nur in Ausnahmefällen diskutiert werden.

F. Postoperative Nachbehandlung und Komplikationen

Die direkte postoperative Behandlung der Patienten erfolgt obligatorisch auf der Intensivstation. Neben sorgfältigen Blutdruckkontrollen und einem EKG-Monitoring ist in der Regel eine Nachbeatmung zur besseren Blutoxygenierung erforderlich (s.S. 210). Nachblutungen aus dem Thorax oder im Abdomen müssen gegebenenfalls frühzeitig revidiert werden. Man stelle die Indikation für diese Revisionen weit. Thrombosen im prothetischen Aortenersatz ereignen sich wegen des hohen Durchflußvolumens kaum. Funktionsstörungen der Niere wie Anurie oder Polyurie sind sorgfältig zu behandeln. Eine Anurie kann allerdings auch auf thrombotischen Verschluß der Hauptarterie hinweisen, ein Verdacht, der frühzeitig angiographisch oder organfunktionsspezifisch durch nuklearmedizinische Methoden überprüft werden muß. Das gleiche gilt für Funktionsstörungen der Leber und insbesondere für die akute oder subakute Darmischämie. Der postoperativ auftretende Ikterus ist in der Regel verursacht durch Hämolyse bei Mehrfachtransfusionen. Leberfunktionsuntersuchungen, insbesondere die Cholinesterase, können über das Ausmaß einer ischämischen Leberschädigung Hinweise geben. Eine spezifische Behandlung gibt es leider nicht.

Im sedierten Zustand des Beatmungspatienten lassen sich akute thrombotische Verschlüsse der Darmarterien kaum erkennen. Klinische Merkmale wie Hyperperistaltik kurz nach der Operation, gefolgt von einer Paralyse etwa 5–8 Stunden nach der Operation, sollten Anlaß geben zur angiographischen Kontrolle der Darmdurchblutung. Ein akuter thrombotischer postoperativer A. mesenterica-sup.-Verschluß, glücklicherweise selten vorkommend, wird in der Regel erst durch das auftretende akute Abdomen etwa 24 Stunden später bemerkt. Inwieweit eine exzessive Resektion des gangränösen Darmes eine gute Prognose für ein lebenswertes Leben ermöglicht, muß der behandelnde Chirurg individuell und differenziert entscheiden.

Tabelle 15.7.1. Paraplegiefrequenz (komplett und partiell) und Operationsletalität nach CRAWFORD [5, 6] bei 250 operierten Kranken mit Aneurysma dissecans der Aorta.

	Paraplegie		
	Komplett %	Partiell %	+ %
Aorta-Aszendensersatz			
Akut ($n=19$)	0	0	32
Chronisch ($n=33$)	0	0	9
Aortenbogenersatz			
Akut ($n=7$)	0	0	43
Chronisch ($n=21$)	0	0	19
Aorta-Deszendens-Ersatz			
Akut mit Shunt ($n=6$)	17	0	50
Akut ohne Shunt ($n=16$)	6	0	50
Thorako-abdominaler Aortenersatz			
Akut ($n=11$)	18	9	45
Chronisch ($n=71$)	6	14	8
Totaler Aortenersatz			
($n=3$)	33	33	0
Abdominaler Aortenersatz			
($n=1$)	0	0	0
Sa. ($n=250$)	11 (4,4)	14 (5,6)	46 (18,4)

Die Letalität der operativen Behandlung des Aneurysma dissecans der Aorta ist abhängig von dem Operationsverfahren und dem Stadium der Aortendissektion. Sie schwankt zwischen 0–10% und 50% (Tabelle 15.7.1), und ist verursacht durch Myokardischämie, zerebrale Ischämie, und Blutungskomplikationen, in den vergangenen Jahren mehr durch Ruptur und Perikardtamponade.

Eine weitere typische Komplikation ist die Querschnittslähmung, die als komplette oder partielle Paraplegie bei den unterschiedlichen Aortenrekonstruktionen verschieden häufig vorkommt. Dabei ist ganz offensichtlich ein temporärer Shunt zur Aufrechterhaltung der peripheren Durchblutung, welcher auch immer gewählt wird, für die Paraplegiehäufigkeit ohne Belang (Tabelle 15.7.1).

LITERATUR

1. Abbot DA (1949) Clinical experiences with application of polyethene cellophane upon aneurysms of thoracic vessels. J Thor Surg 18, 435
2. Ablaza SGG, Ghosh SC, Grana VP (1978) Use of a ringed intraluminal graft in the surgical treatment of dissecting aneurysms of the thoracic aorta. J Thorac Cardiovasc Surg 76:390
3. Campbell CD (1981) Aortic dissections. In: Campbell CD (ed) Aortic aneurysms: surgical therapy. Futura, New York
4. Cooley DA, Wukasch DC (1979) Techniques in vascular surgery. Saunders, Philadelphia
5. Crawford ES, Crawford JC, Stowe CL, Safi HJ (1984) Total aortic replacement for chronic aortic dissection in patients with and without Marfan's syndrome. Ann Surg 199:358
6. Crawford ES, Crawford JC (1984/1985) Diseases of the aorta. Williams and Wilkins, Baltimore London
7. Dailey PO, Trueblood HW, Stinson EN, Eurtgrin TF, Shumway NE (1970) Management of acute aortic dissections, Typ A and B. Ann Thorac Surg 10:237
8. DeBakey ME, Henley WS, Cooley DA, Morris GC, Crawford ES, Beall AC (1965) Surgical management of dissecting aneurysms of the aorta. J Thorac Cardiovasc Surg 49:130
9. Dureau G, Villard J, George M, Deliry P, Froment JC, Clermont A (1978) New surgical technique for the operative management of acute dissections of the ascending aorta. J Thorac Cardiovasc Surg 76:385
10. Gurin D, Bulmer IW, Derby R (1935) Dissecting aneurysm of the aorta: diagnosis and operative relief of acute arterial occlusion due to this cause. NY State J Med 35:1200
11. Hirst HE, Johns VJ, Kime SW (1958) Dissecting aneurysms of the aorta: A review of 505 cases. Medicine 37:217
12. Miller DC (1983) Surgical management of aortic dissections. In: Doroghazi R, Slater E (eds) Aortic dissections. McGraw-Hill, New York
13. Shaw RS (1955) Acute dissecting aneurysm: Treatment by fenestration of the internal wall of the aneurysm. N Engl J Med 253:331
14. Wheat MW (1973) Treatment of dissecting aneurysms of the aorta: current status. Prog Cardiovasc Dis 16:87
15. Wheat MW (1980) Acute dissecting aneurysms of the aorta: diagnosis and treatment. Am Heart J 99:373

16 Der akute Extremitätenarterienverschluß

H. Denck

INHALT

A. Allgemeiner Teil 373
    I. Ursachen 373
    II. Folgen 374
    III. Indikationen 374
    IV. Differentialindikationen 374
B. Chirurgische Therapie 374
    I. Wahl des Anästhesieverfahrens . . . 374
    II. Instrumentarium 376
    III. Operative Zugangswege beim akuten
        Extremitätenarterienverschluß 376
    IV. Allgemein gefäßchirurgisches Vorgehen
        beim akuten Extremitätenarterien-
        verschluß 376
    V. Die direkte Embolektomie 379
    VI. Die Fernembolektomie 379
    VII. Thrombektomie bei akuter Extremitä-
        tenarterienthrombose 381
    VIII. Akute Arterienthrombose bei peripherem
        Aneurysma 382
    IX. Fenestration beim akuten Extremitäten-
        arterienverschluß bei Aneurysma
        dissecans oder subintimalem Hämatom 383
    X. Der extraanatomische Bypass beim
        akuten Arterienverschluß 383
    XI. Spezielle Maßnahmen bei akuter
        iatrogener Arterienthrombose 384
C. Folgeeingriffe 384
    I. Kompartmentsyndrom 384
    II. Vorgehen beim Rezidivverschluß . . 384
    III. Ausschaltung der Emboliequelle . . 385
    IV. Wundinfektion 385
    V. Amputation 385
        Literatur 386

A. Allgemeiner Teil

I. Ursachen

Der akute Arterienverschluß kann einerseits bei Verschleppung thrombotischen Materials durch Embolie verursacht sein, andererseits bei einer vorgeschädigten Arterienwand durch akute Arterienthrombose entstehen. Weitere Ursachen akuter Arterienverschlüsse sind Trauma und posttraumatische Gefäßveränderungen, das Aneurysma dissecans, das subintimale Hämatom, spastische Arterienerkrankungen, sowie andere seltenere Vorkommnisse.

Hauptquelle für *arterielle Embolien* ist das *Herz* in 75% bis 94% aller peripheren Embolien [21, 23, 26, 28], wobei sich in den letzten Jahrzehnten eine Verschiebung der Emboliequellen insofern ergab, als früher der rheumatische Klappenfehler und die Vorhofthrombose bei flimmerndem Vitium die häufigste Ursache waren, heute jedoch hinter die Postinfarktembolie von parietalen Herzwandthromben an zweite Stelle gerückt sind [21].

Wenn auch das Herz immer noch als Hauptemboliequelle gilt, so darf die Möglichkeit der sogenannten arterio-arteriellen Embolie nicht vergessen werden [13, 19, 27], deren Häufigkeit wir mit mindestens 10% aller Embolien angeben. Sowohl eine atheromatöse oder aneurysmatische Aorta oder A. iliaca können als Emboliequelle fungieren, ebenso ein Thoracic Outlet-Syndrom für die oberen Extremitäten, ein Popliteaaneurysma für die Unterschenkelarterien etc.

Bei zunehmender ärztlicher Aktivität dürfen iatrogene Emboliursachen nicht vergessen werden. So können Katheteranteile, Abstreifthrombosen, Teile von Fogartykathetern etc. als Emboliursache gefunden werden. Ebenfalls selten werden Geschwulstembolien von malignen Tumoren gesehen, am häufigsten wohl beim Vorhofmyxom, ganz selten bei Lungentumoren [26]. 50% bis 75% aller arteriellen Embolien betreffen die Extremitätenarterien.

Die *akute arterielle Thrombose* im Bereiche der Extremitätenarterien entwickelt sich häufig auf dem Boden arteriosklerotischer ulzeröser oder stenosierender Arterienwandveränderungen, Aneurysmen, sowie bei posttraumatischen Arterienwandschäden, bei subintimalem Hämatom, Intimazerreißung etc.

Beim *Aneurysma dissecans* werden akute Beckenarterienverschlüsse in 26% beobachtet [18]. Intermittierende Zeichen des akuten Arterienverschlusses finden wir bei zystischer *Adventitiadege-*

neration mit Bevorzugung der Arteria poplitea (ATKINS und KEY 1947, zit.n. [26]).

Auch ein anhaltender *Arterienspasmus* kann Ursache eines akuten Extremitätenarterienverschlusses sein. Seit 1981 werden allerdings auch spastische Gefäßreaktionen nach Dihydroergotamin – Heparin im Rahmen der postoperativen (-traumatischen) Thromboembolieprophylaxe beschrieben. Diese vorwiegend im traumatologischen Krankengut auftretende Komplikation betrifft vorwiegend die untere Extremität bei jüngeren Menschen mit einem Durchschnittsalter von 37,3 Jahren [20].

II. Folgen

Distal jedes Arterienverschlusses kommt es zu einer Gewebshypoxie, die je nach Schweregrad früher oder später zur Nekrose führt, wobei der Ischämiegrad naturgemäß von der Hypoxieempfindlichkeit der betroffenen Gewebszelle (1. Nerv, 2. Muskel, 3. Haut) und von der Funktion der Kollateralzirkulation abhängt. Entsprechend der besonderen Hypoxieempfindlichkeit der peripheren Nerven ist die gestörte Oberflächensensibilität ein besonders bedrohliches klinisches Zeichen. Bei fortdauernder ischämischer Schädigung entwickelt sich daraus die Anästhesie. Die Paralyse ist schließlich Ausdruck des schweren ischämischen Isultes und Beginn des Gewebsunterganges [21].

III. Indikationen

Bei akuter kompletter Ischämie ist sofort die Therapieentscheidung zu treffen und alles zu unternehmen, den akuten Arterienverschluß so rasch wie möglich zu beseitigen. Als Erstmaßnahme ist die i.v. Gabe von Heparin (5000–10000 J.E.) erforderlich, um appositionelles Trombenwachstum zu verhindern. Bei inkompletter Ischämie kann unter Verabreichung von Heparin, Schmerzbehandlung und Schockbekämpfung kurze Zeit bis zur vollständigen Abklärung und Untersuchung des Patienten gewartet werden, wobei wir der Meinung sind, daß auch bei inkompletter akuter Ischämie so rasch wie möglich die Therapieentscheidung und Rekanalisation erfolgen soll, da die Entwicklung verhängnisvoller Sekundärthromben speziell im Rahmen eines Schockzustandes nie vorhergesagt werden kann, wodurch irreversible Schäden innerhalb kürzester Zeit auftreten könnten.

Liegt eine klassische Embolie vor, so kann ein mit den Grundlagen der Gefäßchirurgie vertrauter Allgemeinchirurg einen derartigen Eingriff ohne weiteres unter Befolgung der Regeln der Embolektomie durchführen. Liegt der Verdacht auf eine akute Arterienthrombose im Rahmen einer chronischen Verschlußkrankheit oder anderer Verschlußursachen vor, so ist für gewöhnlich eine aufwendige und schwierige Gefäßoperation zur Wiederherstellung der Zirkulation erforderlich. In diesem Fall soll ein voll ausgebildeter Gefäßchirurg zugezogen werden.

IV. Differentialindikationen

Bei kompletter Ischämie sollte die chirurgische Embolektomie bzw. Thrombektomie (schnellstes Verfahren bei akutem arteriellem Verschluß) angestrebt werden. Je zentraler der Verschluß gelegen ist, um so günstiger für die chirurgische Behandlung. Bei peripherer, für die chirurgische Therapie prognostisch ungünstiger Lokalisation, ist heute die lokale Streptokinasetherapie eine echte Alternative [17] (s. S. 109). Bei akuten spastischen Erkrankungen, wie beim Ergotismus, wird zunächst das Weglassen des Medikaments verbunden mit vasoaktiven Pharmaka eventuell unter Zuhilfenahme von Prostagladin zum Erfolg führen können, bei konservativ therapierefraktären Fällen kann auch semiinvasiv mittels transluminaler Arteriendilatation (PTA) erfolgreich vorgegangen werden [20] (s. S. 116). Nur in seltenen Fällen wird eine akute Sympathektomie erwogen werden, wobei diese für gewöhnlich erfolglos bleibt.

Bei der blauen Phlegmasie mit spastischem Arterienverschluß ist die venöse Thrombektomie wohl die Methode der Wahl, um auch den Arterienspasmus zu beheben. Sollte dies nicht möglich sein, kommt eine ausgedehnte Fasziotomie im Unter- und Oberschenkelbereich (Fascia lata) zur Dekompression der hier meist zusätzlich komprimierten Arterie zur Anwendung [4].

B. Chirurgische Therapie

I. Wahl des Anästhesieverfahrens

Bei Patienten mit akutem Extremitätenarterienverschluß handelt es sich meist um kardiale und/oder vaskuläre Risikopatienten, so daß das möglichst

16 Der akute Extremitätenarterienverschluß

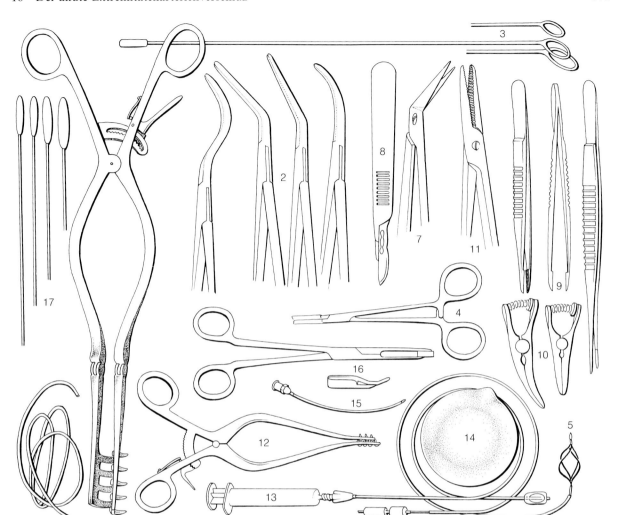

Abb. 16.1. Gefäßchirurgisches Notfallbesteck für Embolektomie aus den Extremitätenarterien. *1* Wundspreizer groß; *2* atraumatische Gefäßklemmen (hier De Bakey-Typ); *3* 1 kleiner Satz Ringstripper; *4* überzogene Péan-Klemmen zum Abklemmen von Prothesenmaterial (akuter Prothesenverschluß); *5* Dormia-Körbchen; *6* Vessel-loops zur Gefäßanschlingung; *7* Gefäßschere gewinkelt; *8* feines Gefäßskalpell; *9* atraumatische Gefäßpinzette; *10* atraumatische Bulldogg-Klemmen; *11* Gefäßnadelhalter; *12* Wundspreizer klein; *13* Fogarty-Katheter in verschiedenen Größen; *14* Porzellanschale für Heparinlösung (5000 I.E./100 ml); *15* Spülkanüle; *16* Minibulldoggklemmen u. Klemmensetzer; *17* 1 Satz von olivenförmigen Gefäßdilatatoren und atraumatisches monofiles Nahtmaterial 5–0 und 6–0

schonendste Anästhesieverfahren anzuwenden ist. Uns hat sich für die Embolektomie die lokale Infiltrationsanästhesie mit 1%igem Novanaest (oder Xylocain) als schonendstes Anästhesieverfahren bewährt. Selbstverständlich ist immer für einen ausreichenden venösen Zugang für Infusion oder Transfusion zu sorgen. Seit wir die Risikopatienten mit akutem Extremitätenarterienverschluß nahezu ausnahmslos in lokaler Infiltrationsanästhesie operieren, ist die Operationsletalität sprunghaft gesunken.

Bei Patienten mit chronischen Arterienveränderungen, bei denen sich nicht eine einfache Embolektomie sondern oft ausgedehnte Thrombektomie oder aufwendige gefäßchirurgische Eingriffe als notwendig erweisen, kann die Lumbale-Spinal-Peridural-Anästhesie empfohlen werden (s. S. 202).

II. Instrumentarium

Das gefäßchirurgische Instrumentarium ist im allgemeinen Teil ausführlich besprochen, hier soll nur jenes „Mini-" Zusatzbesteck dargestellt werden, welches jeder Allgemeinchirurg für die Bewältigung akuter gefäßchirurgischer Probleme wie Embolien, akute Thrombose in der Peripherie, intraoperative Gefäßverletzungen etc. benötigt (Abb. 16.1).

III. Operative Zugangswege beim akuten Extremitätenarterienverschluß

Hier seien nur jene Schnittführungen schematisch dargestellt, die sich zur chirurgischen Behandlung des akuten Extremitätenarterienverschlusses als günstig erwiesen haben. Prinzipiell soll der Zugang distal des peripherst noch tastbaren Pulses angelegt werden. Immer wird man bestrebt sein, den Ort der Wahl, d.h. einen leicht zugänglichen Gefäßabschnitt zu wählen, was seit Einführung der Fernembolektomie [8] so gut wie immer möglich ist (Abb. 16.2a und 16.3a–c).

IV. Allgemein gefäßchirurgisches Vorgehen beim akuten Extremitätenarterienverschluß
(Abb. 16.2 und 16.3)

Die Gefäßpräparation muß nach den allgemeingefäßchirurgischen Regeln möglichst schonend durchgeführt werden, exakte Blutstillung ist wegen der nachfolgenden Antikoagulantienbehandlung notwendig. Gefäßanschlingung, Abklemmung und Blutungskontrolle geschehen nach den üblichen Regeln. Kurz vor dem Abklemmen wird mit 5000 EH Heparin i.v. (bei anderen Autoren auch 10 000 i.v.) antikoaguliert. Die Arteriotomie wird von uns in der Längsrichtung durchgeführt, um – speziell in der Leiste – die im freigelegten Bereich abgehenden großen Kollateralen – z.B. A. profunda femoris – übersichtlich kontrollieren, embolektomieren oder thrombektomieren zu können (Abb. 16.2b–j). Die in Abb. 16.2k gezeigte und von vielen Chirurgen wegen Stenosegefahr der Längsarteriotomie durchgeführte quere Arteriotomie hat nicht nur den Nachteil geringerer Übersichtlichkeit, es besteht auch die Gefahr eines weiteren Einreißens der Arteriotomie durch den aufgeblasenen Fogartykatheter, ja manchmal kommt es zum Abreißen von zarten Arterien, was dann womöglich eine End-zu-End-Anastomose oder gar Gefäßinterposition erforderlich macht. Eine unkontrolliert eingerissene Längsarteriotomie hat dagegen den Vorteil, daß sie in jedem Fall mittels leicht durchzuführender Streifenplastik ohne Lumenverengung verschlossen werden kann (Abb. 16.2l).

Die gefürchteten Nahtstenosen nach Längsinzision lassen sich dadurch vermeiden, daß man bei der Verschlußnaht mit dünnem, monofilem nicht resorbierbaren Faden (6–0) möglichst sparsam die Wand faßt. Selten ist es notwendig, eine Nahtstenose durch Venenstreifenplastik zu schließen, letzteres gelegentlich nach Rezidivoperationen an derselben Stelle.

Zufluß und Rückfluß sind exakt und kontrolliert zu prüfen, lokale Spülungen mit Heparinlösungen (5000 E Heparin auf 100 ml Na Cl) können vor allem nach distal und im Inzisionsbereich durchgeführt werden.

Vor dem Wundverschluß kann eine Redonsaugdrainage eingelegt werden. Da es sich bei Patienten mit akutem Arterienverschluß immer um Patienten mit kardialem und zerebrovaskulärem Risiko handelt, werden die schonendsten Verfahren anzuwenden sein. Der Blutverlust soll durch exakte Präparation und entsprechende Technik möglichst gering gehalten werden, für ausreichenden Blutersatz ist durch Anlage einer ausreichend weiten Kanüle zu sorgen. Auch bei Operationen in Regionalanästhesie muß ein Anästhesist zur Schockbekämpfung und allenfalls doch notwendigen sofortigen Allgemeinnarkose stets anwesend sein.

Postoperativ ist eine Heparinperfusionstherapie erforderlich, die sich nach der PTT-Verlängerung (2–3faches der Norm, d.h. 80–120 sec) richten muß.

Nach 3–5 Tagen folgt die Cumarin-Dauerantikoagulation. Die Heparintherapie muß dabei unter PTT und Quick-Kontrollen ausgeschlichen werden.

Die Mobilisierung nach Thrombektomie oder Embolektomie aus den Extremitätenarterien wird je nach Wundverhältnissen und Allgemeinsituation zwischen 3. und 5. Tag möglich sein. Die Nahtentfernung wird an den oberen Extremitäten zwischen 6. und 8. und an den unteren Extremitäten zwischen 8. und 10. Tag durchgeführt. Prinzipiell sollte in jede Wunde eine Redon-Saugdrainage eingelegt und erst nach Versiegen der Blut- oder Lymphsekretion entfernt werden.

Um die eigenen Ergebnisse stets richtig beurteilen zu können, ist es notwendig, Vergleiche mit

16 Der akute Extremitätenarterienverschluß

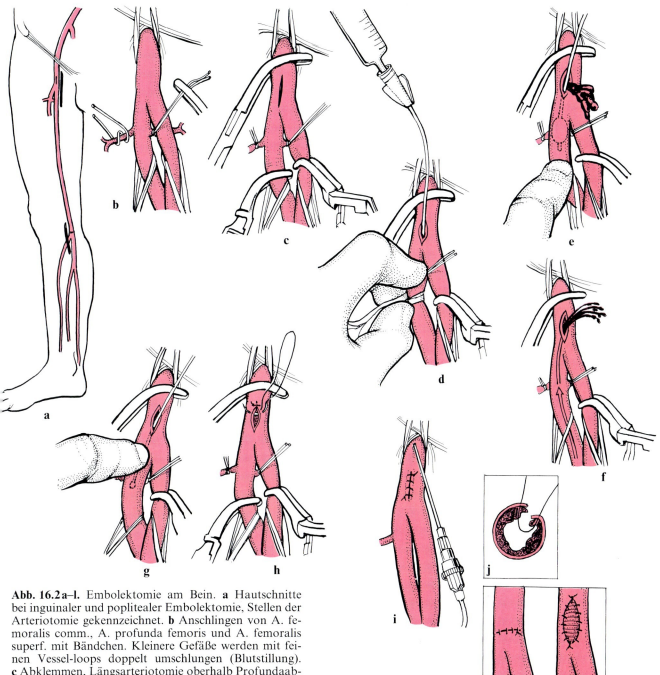

Abb. 16.2 a–l. Embolektomie am Bein. **a** Hautschnitte bei inguinaler und poplitealer Embolektomie, Stellen der Arteriotomie gekennzeichnet. **b** Anschlingen von A. femoralis comm., A. profunda femoris und A. femoralis superf. mit Bändchen. Kleinere Gefäße werden mit feinen Vessel-loops doppelt umschlungen (Blutstillung). **c** Abklemmen, Längsarteriotomie oberhalb Profundaabgang, so daß dieser gut kontrolliert werden kann. **d** Eingehen mit dem Fogarty-Katheter (Größe je nach Gefäßkaliber) in die A. profunda femoris. Mit der linken Hand wird das Gefäß geführt, der Zeigefinger verhindert größeren Blutverlust. **e** Retraktion des Ballonkatheters mit dezentem Wanddruck, thromboembolisches Material quillt aus der Arteriotomie. **f** Prüfen des Rückstromes. **g** Einführen einer Knopfkanüle und Injektion von 1000 I.E. Heparin (= 20 ml der verdünnten Lösung). **h** In gleicher Weise werden A. femoralis comm. und A. femoralis superf. embolektomiert. Die Führung der A. femoralis comm. mit der linken Hand über das angeschlungene Bändchen ist besonders beim Prüfen des Zustromes wichtig, Verschluß der Arteriotomie durch fortlaufende Naht (6–0 Prolene). **i** Kontrolle intraoperativ durch Angiographie. Einstich oberhalb der Arteriotomie ermöglicht Beurteilung der Gefäßnaht. **j** Bei arteriosklerotischen Veränderungen sollte in der Regel die gesamte Wand gefaßt werden. **k** Alternative quere Arteriotomie und Verschluß. **l** Verschluß mit Erweiterungsplastik, z.B. bei Rezidiveingriff (Vene, Dacron)

den Angaben anderer Autoren zu ziehen. Für die Beurteilung des Operationserfolges beim akuten Arterienverschluß wird man die prozentuale Häufigkeit der erreichten vollen oder partiellen Remission zählen sowie die Häufigkeit des Extremitätenverlustes und die operationsbedingte Letalität.

Bei der Durchsicht der einschlägigen Literatur der letzten Jahre [7, 25, 26, 28] und unter Berücksichtigung des eigenen Krankengutes (n seit 1970 = 3200) kann bei der einfachen Embolektomie innerhalb der 10 Stundengrenze mit einer vollen Restitution in mehr als 70% der Operierten gerechnet werden, bei 10% gelingt nur eine Teilremission, die Amputationsrate liegt bei rund 5% und die Letalität ebenfalls bei 5%. Diese, verglichen mit früheren Angaben, ausgezeichneten Ergebnisse verschlechtern sich sprunghaft bei längerer Verschlußdauer auf höchstens 50–60% volle Remission mit Ansteigen der Amputations- und Letalitätsrate auf 10–20%. Noch schlechter liegen die Ergebnisse bei der Thrombektomie von akuten Arterienthrombosen, hier kann höchstens in 50% eine Restitutio erreicht werden, die Amputationsrate liegt über 30% und die Letalitätsrate bei 20% oder mehr.

Eine weitere Verbesserung der Ergebnisse ist hauptsächlich durch Früherkennung und Frühoperation zu erwarten, wobei speziell bei der akuten Arterienthrombose die häufigere Anwendung extraanatomischer Bypass-Verfahren imstande sein wird, die Ergebnisse zu verbessern.

Für den Einzelfall ist eine einfache Qualitätskontrolle möglichst noch intraoperativ wünschenswert. Operieren wir in Lokalanästhesie, so kann dies allein durch die Äußerung des Patienten, daß er nun keine Schmerzen mehr empfinde und seine Zehen wieder bewegen kann, ein wertvoller Hinweis für die erfolgreich gelungene Wiederherstellung der Strombahn sein, auch kann die Palpation der peripheren Pulse durch einen unsterilen Helfer bei entsprechender Abdecktechnik den Erfolg anzeigen.

Wertvoll sind natürlich einfach apparative, intraoperativ ohne Störung der Asepsis und Abdeckung anwendbare Verfahren, wobei sich uns der von Bollinger und Borgis entwickelte Lichtplethysmograph zur fotoelektrischen Registrierung der Änderung der Lichtdurchläßigkeit des Körpergewebes an den Akren mit typischer Pulskurvenschreibung als einfachste Maßnahme bewährt hat.

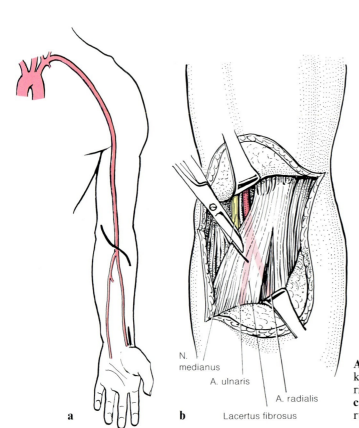
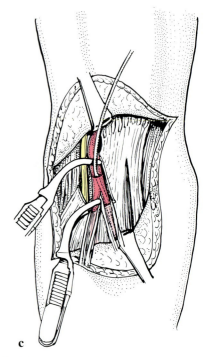

Abb. 16.3a–c. Embolektomie des Armes. **a** Inzisionen kubital und radial. **b** Darstellen der Gefäßgabel (A. ulnaris, A. radialis) durch Einkerben des Lacertus fibrosus. **c** Selektives Eingehen in A. radialis und ulnaris (Fortführung der Embolektomie s. S. 376)

Speziell bei Thrombektomie oder Verdacht auf ungenügende Wiedereröffnung wird die *intraoperative Angiographie* die sicherste Auskunft geben und sie wird bei dieser Indikation durchzuführen sein, um den weiteren Operationsvorgang festzulegen. Der Vergleich zwischen prä- und postoperativer Angiographie kann unseren Operationserfolg dokumentieren. Aus den eingangs angeführten Überlegungen ist aber die routinemäßige Angiographie speziell beim typischen embolischen Verschluß nicht unbedingt erforderlich – in Zweifelsfällen muß sie jedoch empfohlen werden.

V. Die direkte Embolektomie

Bis zur Einführung der Fernembolektomie durch FOGARTY 1963 [8, 9, 10] mußte jeder Embolus am Ort seines Sitzes aufgesucht und entfernt werden. Heute wird die *direkte Embolektomie* dann durchgeführt, wenn der Embolus von dem gewählten Zugang erreicht werden kann, d.h., wenn er zum Beispiel an typischer Stelle der Leistenschlagader am Profundaabgang oder der A. cubitalis sitzt.

In solchen Fällen wird der Embolus über eine einfache Arteriotomie entweder digital exprimiert oder mit einer Faßzange gefaßt und extrahiert.

Man kann die direkte Embolektomie atraumatisch auch mittels Fogarty-Ballonkatheter durchführen, da hier das durch Expression oder Extraktion mögliche Fragmentieren des Embolus zu verhindern ist und der Embolus und allfälliger Sekundärthrombus leicht und atraumatisch entfernt werden können.

Sitzt der Embolus oder ein Teil desselben in der A. profunda femoris, ist er leicht mit Fogarty-Katheter von einer Leisteninzision aus zu entfernen. Es ist wichtig, auf einen guten Reflux auch aus der A. profunda femoris zu achten. Bei zentralem Emboliesitz im Bereiche der A. subclavia, der Aorten- oder Iliakabifurkation wird man den großen Eingriff der direkten Embolektomie nur dann wählen, wenn die unten geschilderte Fernembolektomie in einem Spätfall oder bei fest eingepreßtem oder festhaftendem Embolus technisch nicht möglich ist und man auch durch vorsichtige Lösungsversuche des Embolus mittels Ringstripper (s. S. 75) diesen nicht durch die typisch gewählte Arteriotomie entfernen kann.

In jedem Fall muß durch sorgfältige Prüfung von Zufluß und Rückstrom festgestellt werden, ob neben dem embolischen Verschluß nicht bereits ein Appositionsthrombus zentral oder peripher vor-

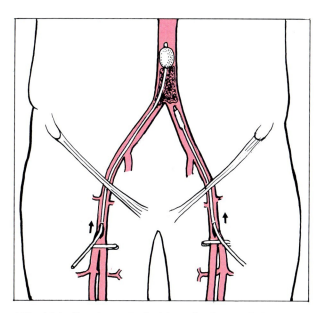

Abb. 16.4. Simultane Embolektomie eines auf der Aortengabel reitenden Embolus. Der primäre Entschluß zum simultanen Vorgehen verhindert sicher die möglichen Folgen einer Embolusfragmentation bei unilateralem Eingriff

liegt, um diesen mit Hilfe des Fogarty-Katheters orthograd und retrograd möglichst vollständig zu extrahieren. Sollte die orthograde Thrombektomie nicht gelingen, kann auch eine retrograde Spülung von der Peripherie aus versucht werden.

Prinzipiell müssen wir uns bei einer chirurgischen Behandlung der arteriellen Embolie darüber im Klaren sein, daß diese Emboli für gewöhnlich an Teilungsstellen von Arterien (Bifurkation (Abb. 16.4), am Abgang der A. profunda brachii, Aufteilung der A. brachialis in die Unterarmarterien, Abgang der A. profunda femoris, Aufteilung der A. poplitea in die Unterschenkelarterien) sitzen und hier auch spontan fragmentiert sein können. Die Sondierung dieser Arterienabgänge in die Peripherie und Suche nach Embolusteilen mit Hilfe des Fogarty-Katheters ist obligat, naturgemäß auch für die volle Wiederherstellung der Arterienzirkulation notwendig.

VI. Die Fernembolektomie (s. auch S. 74)

Bis vor 20 Jahren waren wir meist gezwungen, eine Embolektomie auf direktem Wege durchzuführen und mußten dadurch speziell bei zentralem Embolussitz große Eingriffe in Kauf nehmen. Gelegentlich wurden allerdings erfolgreiche Fernembolektomien auch schon vor der Fogartyära mit dem Dormiakörbchen durchgeführt, die heute geübte Standardmethode ist jedoch die indirekte Fernembolektomie mit der Fogarty-Technik, wobei damit sowohl orthograd als auch retrograd über *eine* den Patienten nicht belastende typische Arteriotomie embolektomiert wird.

Die Abb. 16.2, 16.3 und 16.4 zeigen das typische Vorgehen der Fernembolektomie, wobei sich manchmal für ganz peripher sitzende kleinste Embolien immer noch das Dormiakörbchen bewährt hat, an dem manchmal peripherer gelegene Sekundärthromben haften bleiben und damit entfernt werden können. Bei Spätfernembolektomien kann, wie schon erwähnt, der Embolus so fest haften, daß er mit dem Fogarty-Katheter nicht extrahiert werden kann. Hier hat sich die vorsichtige zusätzliche Anwendung des Ringstrippers zur Lösung von Emboli bewährt.

So einfach die Fogarty-Embolektomietechnik auch scheinen mag, bedarf es doch eines sehr gefühlvollen Vorgehens, um Gefäßwandschäden oder gar iatrogene Fragmentembolien zu vermeiden. So konnten z.B. GOLDBERG u. Mitarb. [12] die Schäden an der Gefäßwand durch zu stark und brutal angewandte Fogarty-Katheter nachweisen, CHIDI und DEPALMA konnten sogar das atherogene Potential des Embolektomiekatheters analog der angewandten Druckwerte exakt nachweisen [3].

Durch forciertes Aufblähen mögliche Intimarisse sind wegen Gefahr der nachfolgenden Dissektion und des dadurch verursachten Rezidivverschlusses unbedingt zu vermeiden (Abb. 16.5 a–d).

Bei forciertem Aufblähen des Ballons mit einer inadäquaten Flüssigkeitsmenge kann dieser zerplatzen und zerreißen und bei peripherer Anwendung embolisieren.

Zum Vermeiden dieser Komplikation ist das Maß des Fogarty-Katheters dem Gefäßdiameter anzupassen, man muß auch bei Fernembolektomie von zentral naturgemäß das größere Kaliber und nach peripher nicht den gleichen Katheter, sondern einen dünner kalibrierten verwenden. Jeder Katheter soll vor Anwendung probeweise vom Operateur gefüllt werden, um das notwendige Gefühl für die richtige Dosierung bei der Extraktion des Embolus oder Thrombus zu bekommen.

Besondere Vorsicht wird bei ganz zarten kindlichen Arterien, aber auch bei alten Menschen mit Verkalkungen und Exulzerationen, geboten sein.

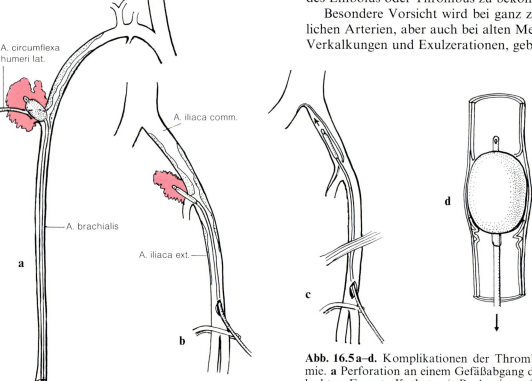

Abb. 16.5 a–d. Komplikationen der Thrombembolektomie. **a** Perforation an einem Gefäßabgang durch fehlgelenkten Fogarty-Katheter (z.B. A. circumflexa humeri lateralis). **b** Perforation prästenotisch bei Arteriosklerose. **c** Wanddissektion. **d** Intimaläsion (zerrissene Lefze kann einschlagen und thrombotischen Rezidivverschluß verursachen)

16 Der akute Extremitätenarterienverschluß

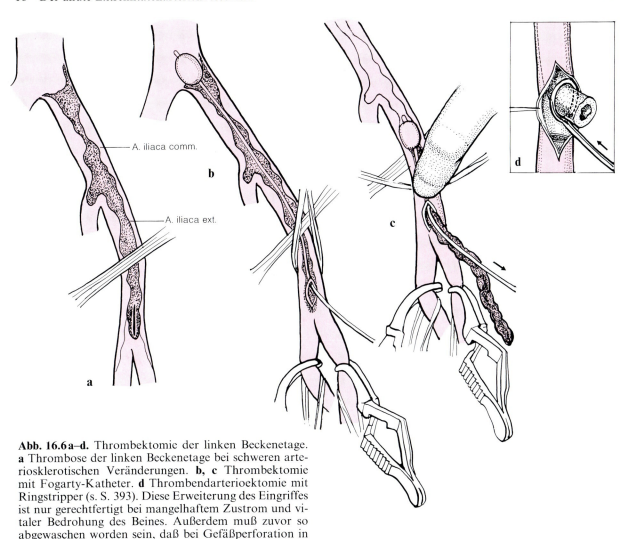

Abb. 16.6a–d. Thrombektomie der linken Beckenetage.
a Thrombose der linken Beckenetage bei schweren arteriosklerotischen Veränderungen. **b, c** Thrombektomie mit Fogarty-Katheter. **d** Thrombendarterioektomie mit Ringstripper (s. S. 393). Diese Erweiterung des Eingriffes ist nur gerechtfertigt bei mangelhaftem Zustrom und vitaler Bedrohung des Beines. Außerdem muß zuvor so abgewaschen worden sein, daß bei Gefäßperforation in der Beckenetage der retroperitoneale Raum schnell eröffnet werden kann (wann immer möglich, sollte dieser Eingriff nach Angiographie *elektiv* angestrebt werden)

VII. Thrombektomie bei akuter Extremitätenarterienthrombose

Wenngleich das Vorgehen der direkten und indirekten Thrombektomie bei akuter Arterienthrombose der Extremitätenarterie dem der Embolektomie entspricht, muß doch der Umstand berücksichtigt werden, daß akute Arterienthrombosen (posttraumatische Ursachen ausgenommen) ihre Ursache in stenosierenden, ulzerativen oder dilatierenden Arteriopathien haben. Wenn man sich zur Thrombektomie bei akuter Arterienthrombose entschließt oder versehentlich einen akuten Verschluß als Embolie operiert, und es findet sich dann doch eine akute Thrombose bei einer vorbestehenden Arterienwandschädigung, soll man sich im akuten Stadium mit der Thrombektomie alleine begnügen, um die persistierenden Wandveränderungen nach Kontrollangiographie planmäßig sanieren zu können. Die Thrombektomie hat also nur den Sinn der akuten Extremitätenerhaltung. *Keinesfalls* soll im akuten Stadium eine *Thrombendarteriektomie* (womöglich blind!) durchgeführt werden, ein derartiges Vorgehen kann durch irreparable Arterienschäden (Dissektion bis Zerreißung) akut zum Extremitätenverlust führen.

Der Ausweg bei akut inoperabel scheinender Arterienthrombose ist bei noch freier distaler Strombahn die Umgehung des thrombosierten Abschnittes durch einen orthotopen oder extraanatomischen Bypass [7, 11].

Die Thrombektomie wird also primär wie die Embolektomie vom Ort der Wahl mit Hilfe des Fogarty-Katheters vorgenommen (Abb. 16.6a–d).

Gelingt dies nicht, können oft festhaftende Thromben durch zusätzliche Anwendung des Ringstrippers gelöst und dann mit dem Fogarty-Katheter gewissermaßen hinter dem Ring entfernt werden. Bei Anwendung des Ringstrippers bei einer akuten Arterienthrombose ist darauf zu achten, daß auch der geringste Widerstand nicht gewaltsam überwunden werden darf, da es sonst zu folgenschweren Intimaverletzungen oder Perforationen kommt. Es darf nur der für die engste Strecke leicht durchgängige Ring verwendet werden. So rasch wie möglich wird nach einer solchen, zur unmittelbaren Extremitätenerhaltung notwendigen Thrombektomie durch Angiographie der endgültig notwendige Eingriff (oder auch PTA) festzulegen sein. Selbstverständlich kann man sich auch durch die intraoperative Angiographie orientieren, um in günstigen Fällen sofort planmäßig zu rekonstruieren.

VIII. Akute Arterienthrombose bei peripherem Aneurysma

Werden bei vermeintlicher Embolektomie oder Thrombektomie immer wieder Thrombenmassen von zentral oder auch von peripher her entfernt und findet man gewissermaßen mit der Thrombektomie kein Ende, besteht der Verdacht auf das Vorliegen eines thrombosierten Aneurysma.

Dies trifft speziell für das poststenotische Aneurysma der A. subclavia (Abb. 16.7a) und das typische arteriosklerotische Aneurysma der A. poplitea zu (s.S. 291).

Man muß in einem derartigen Fall den Thrombektomieversuch abschließen und durch eine Angiographie die Situation klären, um dann, je nach Ischämiegrad und angiographischem Befund, planmäßig gefäßchirurgisch vorzugehen. Bei akuter Extremitätengefährdung sind die sofortige Ausschaltung des Aneurysmas und der Umgehungsbypass bei gleichzeitiger exakter peripherer Thrombektomie und Embolektomie die Methoden der Wahl (Abb. 16.7b).

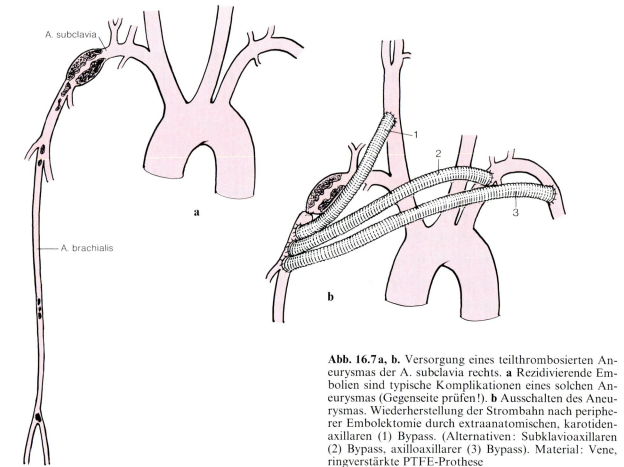

Abb. 16.7a, b. Versorgung eines teilthrombosierten Aneurysmas der A. subclavia rechts. **a** Rezidivierende Embolien sind typische Komplikationen eines solchen Aneurysmas (Gegenseite prüfen!). **b** Ausschalten des Aneurysmas. Wiederherstellung der Strombahn nach peripherer Embolektomie durch extraanatomischen, karotidenaxillaren (1) Bypass. (Alternativen: Subklavioaxillaren (2) Bypass, axilloaxillarer (3) Bypass). Material: Vene, ringverstärkte PTFE-Prothese

IX. Fenestration beim akuten Extremitätenarterienverschluß bei Aneurysma dissecans oder subintimalem Hämatom

Das dissezierende Aortenaneurysma in seiner typischen Form, aber auch ein subintimales Hämatom können zum akuten Extremitätenarterienverschluß führen [11, 18, 27], wobei ein derartiges Ereignis isoliert an den oberen Extremitäten kaum beobachtet wird, sondern meist in Kombination mit zerebraler Ischämie. An den unteren Extremitäten ist es jedoch nicht selten und zwar dann, wenn der Intimaschlauch *eine* A. iliaca verschließt oder sich gar bis in die Leiste und darunter fortsetzt, und hier sowohl A. femoralis superf. als auch A. profunda femoris einengt oder verschließt (Abb. 16.8a). Meist ist ein Hinweis auf ein derartiges Ereignis schon aus der Anamnese und dem klinischen Bild gegeben, indem die Zeichen der Aortendissektion mit Schockzustand, retrosternalem und abdominalem Schmerz vordergründig sind. Wir haben aber auch Fälle beobachtet, die als isolierter Beinarterienverschluß in Erscheinung traten und als Embolie operiert wurden. Die Kenntnis dieser, wenn auch seltenen Möglichkeiten ist wichtig, da hier durch eine einfache Fenestration zumindest die akute Extremitätenischämie behoben werden kann, wenngleich meist im späteren Verlauf die schwere Dissektionssymptomatik zum Versuch der Sanierung des dissezierenden Aneurysmas zwingt. Die Abb. 16.8b–d zeigt einen solchen Arterienverschluß rechts inguinal durch Dissektion der Gefäßwand und die dazugehörige Akuttherapie in Form der Fenestration. Diesen Eingriff führen wir gelegentlich als alleinige Therapie der Dissektion durch, falls eine zunehmende Schocksymptomatik und andere Arterienverschlüsse nicht zum großen Eingriff des totalen oder partiellen Aortenersatzes zwingen (s.S. 360, 369).

In Einzelfällen haben wir auch vermeintliche Embolien in der Leistenregion freigelegt und fanden als Verschlußursache einen vorgewölbten Intimasack, hinter dem es pulsierte (subintimales Hämatom). Auch hier war die einfache Fenestration mit Fixation der distalen Intimastufe meist erfolgreich.

X. Der extraanatomische Bypass beim akuten Arterienverschluß

Gelegentlich läßt sich ein meist mehrere Tage oder auch Wochen alter akuter bzw. subakuter Arte-

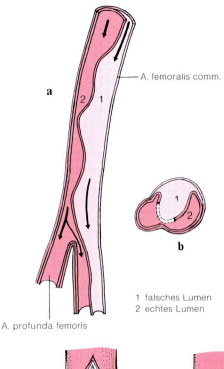

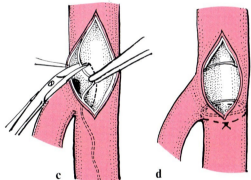

Abb. 16.8a–d. Arterienwanddissektion. **a** Schematische Darstellung der Arterienwanddissektion rechts inguinal, partieller Verschluß des Profundaabganges. **b** Querschnitt in Höhe des Profundaabganges. Die dissizierte Gefäßwand wölbt sich vor die Profundaöffnung. **c, d** Nach Längsarteriotomie wird die dissizierte Gefäßwand fensterartig reseziert (ca. 2 m^2). Der proximale Resektionsrand bleibt, distal muß eine Stufe an die Adventitia fixiert werden

rienverschluß in der bisher geschilderten typischen Weise durch Thrombektomie oder Embolektomie nicht entfernen. Liegen derartige Verschlüsse distal der Axilla oder distal des Leistenbandes, so kann bei offener Peripherie nach vorangegangener Angiographie die entsprechende Rekonstruktion planmäßig durchgeführt werden (s.S. 350ff., 403). Bei nicht akut auf direktem Wege rekonstruierbaren zentralen Verschlüssen der A. subclavia, der Aortenbifurkation bzw. der Beckenschlagadern oder zum Beispiel auch beim akuten Schenkelverschluß einer Bifurkationsprothese, der nicht sofort thrombolysiert oder thrombektomiert werden kann, sollten die wenig eingreifenden rasch und auch in Regionalanästhesie durchführbaren Verfahren der extraanatomischen Umleitung vorrangig durchgeführt werden (s.S. 557ff.). Hier kommt fast ausnahmslos alloplastisches Material, wegen des geringsten Blutverlustes wohl am besten PTFE-Prothesen, zur Anwendung. Das notwendige Kaliber wird sich dem jeweiligen Gefäßdurchmesser anzupassen haben.

Wichtig ist, darauf hinzuweisen, daß eine periphere Embolektomie oder Thrombektomie in jedem Falle durchgeführt werden muß, bis ein ausreichender Reflux festgestellt wird, bzw. ein durch intraoperative periphere Angiographie festgestelltes Hindernis beseitigt oder umgangen ist.

XI. Spezielle Maßnahmen bei akuter iatrogener Arterienthrombose

Durch vermehrte ärztliche Aktivität auf diagnostischem (angiographischem) und intensivtherapeutischem Feld sind iatrogene periphere Arterienthrombosen aber auch Katheterabstreifthrombosen oder -embolien mit akuter Verschlußsymptomatik immer häufiger. Die Prognose ist wegen der meist bis in die Peripherie reichenden Thrombose und wegen des oft nicht sehr augenfälligen Erscheinungsbildes (Intensivpatient) schlecht und die Wiederherstellung der Strombahn bedarf der Zuhilfenahme des gesamten therapeutischen Rüstzeugs bei möglichst geringer allgemeiner Belastung des Patienten.

Einfache Katheterabstreifthrombosen oder Embolien sind durch sofortige Freilegung der Punktionsstelle in typischer oben geschilderter Weise im Frühstadium meist leicht zu entfernen.

Schwierig ist es, wenn zum Beispiel nach blutiger Arteriendruckmessung oder gar nach versehentlicher intraarterieller Applikation schwerst intimareizender Substanzen die gesamte Peripherie thrombosiert ist. Eine allgemein thrombolytische Behandlung ist bei diesen Patienten meist wegen allgemeiner Kontraindikationen nicht möglich und meist auch nicht zielführend, weshalb chirurgische Thrombektomie und lokale thrombolytische Behandlung mit entsprechender Spülbehandlung zu kombinieren sind. Ein interessantes Verfahren für die gleichzeitige Anwendung lokaler thrombolytischer Therapie in niedriger Dosierung haben FADDEN, OCHSNER und MILES [6] angegeben, indem sie einen Venenstreifen, der einen Seitenast enthält, einnähen und in diesen Seitenast einen Katheter einbinden, in den Thrombolytika oder Antikoagulantien mittels Dauerinfusion infundiert werden können. In solchen verzweifelten Fällen, die oft ein gerichtliches Nachspiel haben, sollte man sich an derartige Verfahren erinnern und sie gewissermaßen als ultimo ratio bei drohendem Extremitätenverlust anwenden.

C. Folgeeingriffe

I. Kompartmentsyndrom (s.S. 657)

Bei verzögerter Wiederherstellung der Strombahn kann sich ein postischämisches Kompartmentsyndrom ausbilden, das entsprechender Therapie bedarf (s.S. 657).

II. Vorgehen beim Rezidivverschluß

Nach jeder erfolgreichen Beseitigung eines akuten Arterienverschlusses hat eine exakte postoperative klinische Überwachung mit mehrmals täglicher Kontrolle des Pulsstatus, Doppler-Ultraschall-Blutdruckmessung und Bestimmung des Doppler-Index, eventuell auch akrale Pulsschreibung zu erfolgen. Verschlechtert sich der unmittelbar postoperativ erhobene Befund und besteht auch klinisch der Anhalt für einen neuerlichen Verschluß mit allen Zeichen wie beim Erstverschluß – bei langsamer sich entwickelnder Thrombose eben mitigierter –, wird man (nach vorhergegangener Angiographie) neuerlich freilegen müssen.

Ursachen eines Rezidivverschlusses können sein:

(1) Eine Reembolie, was speziell bei arterio-arteriellen, aber auch bei kardiogenen Embolien unter bestimmten hämodynamischen Voraussetzungen tatsächlich immer wieder am gleichen Gefäß eintreten kann, oder es handelt sich
(2) um operationsbedingte Rezidivthrombosen wie sie bei technischen Fehlern, etwa übersehenen Restthrombosen, Nahtstenosen, sowie durch forcierte Anwendung des Fogarty-Katheters oder Ringstrippers entstandene Intimaläsion verursacht sein können
(3) mangelhafte Antikoagulation

Man wird den Rezidiveingriff nach Berücksichtigung der Allgemeinsituation in Allgemeinnarkose bevorzugen, wird im Operationsbereich neuerlich freilegen, das Gefäß eröffnen, das Hindernis in der oben geschilderten Weise entfernen und das Ergebnis der Strombahnwiederherstellung durch intraoperative Angiographie überprüfen. Auch hat es sich bewährt, die Rearteriotomie, die sich meist nicht stenosefrei verschließen läßt, durch einen kleinen Venenstreifen zu verschließen, oder wenn es sich um technisch nicht behebbare Rethrombosen handelt, gleich einen orthotopen oder extra-anatomischen Bypass anzulegen.

Speziell bei mehrfachen Rezidivembolien an gleicher Stelle oder anderer Lokalisation ist die Ausschaltung der Emboliequelle anzustreben.

III. Ausschaltung der Emboliequelle

Handelt es sich um eine kardiogene Embolie, so ist der Kardiologe und Kardiochirurg zuzuziehen, um die Möglichkeit der Ausschaltung der Emboliequelle etwa eines Vorhofthrombus oder eines Herzwandaneurysmas mit Auflagerungsthrombose anzustreben. Falls dies nicht möglich ist, so wird eine lebenslange Behandlung mit Antikoagulantien oder Aggregationshemmern notwendig sein.

Ebenso ist die Ausschaltung einer vorgeschalteten dilatierenden oder exulzerierten Arterienveränderung anzustreben. Die Diagnose eines Bauchaortenaneurysmas läßt sich bereits unmittelbar postoperativ sonographisch stellen, bei proximaleren Veränderungen der Aorta kommt der Computertomographie und natürlich der Angiographie diagnostische Bedeutung zu. Letztere wird bei Verdacht auf poststenotisches Aneurysma im Rahmen eines Thoracic-Outlet-Syndroms oder eines arterio-sklerotischen Popliteaaneurysma (hier besonders der Seitenvergleich) unentbehrlich sein. Auch hier gilt es bei allgemeiner Eignung die Emboliequelle nach den gefäßchirurgischen Regeln auszuschließen.

IV. Wundinfektion

Da für gewöhnlich bei der Beseitigung eines akuten Arterienverschlusses kein alloplastisches Material verwendet wird und keine größeren Wunden gesetzt werden müssen, ist die Gefahr der tiefen Wundinfektion relativ gering und dieses Ereignis bei Einhaltung der Regeln der Asepsis selten. Prinzipiell wird mit Ausnahme von septischen Embolien keine Antibiotikaprophylaxe zur Anwendung kommen. Sollte es dennoch zur tiefen Infektion (Gefahr einer Arrosionsblutung) Grad III kommen, so sind alle in der Gefäßchirurgie für die Behandlung derartiger Komplikationen angewandten Methoden wie Spül-Saugdrainage, Omentumplastik, oder extra-anatomische Umleitung, dem jeweiligen Krankheitsfall angepaßt, anzuwenden (s.S. 173 ff.).

V. Amputation

Nicht jeder Rekonstruktionsversuch bei akutem Arterienverschluß ist erfolgreich, so daß sich bei Mißerfolgen die Frage der Amputation ergibt. Sie ist indiziert und notwendig bei:

(1) Manifestes Gangrän.
(2) Speziell bei nicht rechtzeitiger Erkennung und Behandlung eines Kompartmentsyndroms kann durch ausgedehnte Haut- und Muskelnekrosen auch bei technisch einwandfreier Wiederherstellung der Strombahn ein „Gefäß-Knochenpräparat" resultieren, wo sekundär rekonstruktive Eingriffe nicht mehr möglich sind und dann trotz gelungener und funktionstüchtiger Rekonstruktion die hohe Amputation durchgeführt werden muß.
(3) Bei inkompletter Thrombektomie kann ein quälender Zustand mit Ruheschmerz ohne manifeste Gangrän die Amputation erzwingen, falls sekundär rekonstruktive Eingriffe nicht mehr möglich sind und die konservative Behandlung erfolglos bleibt (z.B. diabetische Mikroangiopathie).
(4) Eine relative Indikation zur Amputation einer Extremität kann ein schweres Postischämiesyndrom mit Anurie sein.

Spezielle Indikationen und Technik der Amputation sind auf S. 648 abgehandelt.

LITERATUR

1. Baue AE, Mc Clerikn WW (1965) A study of shock, acidosis and the declamping phenomenon. Ann Surg 161:40
2. Bywaters EGL (1944) Ischemic muscle necrosis: crushing injury, traumatic edema, the crush syndrome, traumatic anuria, compressien syndrome a

type of injury seen in air raid casualities followury burial beneath debris. JAMA 124:1103
3. Chidi CC, Depalma RG (1983) Atherogenic potential of the embolectomy catheter. Surgery 83/5:549–557
4. Denk W (1934) Zur Behandlung der arteriellen Embolie. MMW 81:437–439
5. Egan TJ, Daly M (1981) Acute upper limb ischemia in the thoracic outlet syndrome: its correction by axillo-axillary bypass grafting. Angiology 32/9:639–641
6. Fadden Mc PM, Ochsner JL, Mills N (1983) Management of thrombotic complications of invasive arterial monitoring of the upper extremity. J Cardiovasc Surg 24:35–39
7. Field T, Littooy FN, Baker WH (1982) Immediate and long-term outcome of acute arterial occlusion of the extremities. The effect to added vascular reconstruction. Arch Surg 117/9:1156–1160
8. Fogarty TJ, Cranley JJ, Krause ES, Strasser S, Hafner CT (1963) A method for extraction of arterial emboli and thrombi. Surg Gynecol Obstet 116:241–244
9. Fogarty TJ (1967) Catheter technique for arterial embolectomy. J Cardiovasc Surg 8:22–28
10. Fogarty TJ, Daily PO, Shumway NE, Krippaehne WW (1971) Experience with ballon catheter technic for arterial embolectomy. Am J Surg 122:231
11. Gautier R, Gordeeff A, Fourquet JQ, Gelas P, Jacquot C, Fauvage B (1982) Dissection auguè de l'aorte de stade III avec isch'emie abdominale et jambière. Traitement par pontage aortoiliaque et revascularisations digestives. Chirurgie 108/3:228–233
12. Goldberg EM, Goldberg MC, Chowdhury LN, Gould SA (1983) The effects of embolectomy-thrombectomie-catheters and vascular architecture. J Cardiovasc Surg 24:74–80
13. Hagmüller GW, Denck H, Russe F, Veit F (1982) Die aortoarterielle Embolie als Komplikation atheromatöser und aneurysmatischer Veränderungen der distalen Bauchaorta. Angio Arch 3:75–78
14. Haimovici H (1960) Arterial embolism with acute massive ischemic myopathy and myoglobinuria. Surgery 47:739
15. Haimovici H (1979) Metabolic complications of acute arterial occlusions. J Cardiovasc Surg 20:349–358
16. Haimovici H (1979) Muscular, renal, and metabolic complications of acute arterial occlusions: Myonephropathic-metabolic syndrome. Surgery 85/4:461–468
17. Hess H, Mietaschk A (1983) Fibrinolytische Therapie bei den arteriellen Verschlußkrankheiten. Indikation und Ergebnisse. Hämostaseologie 23. Jg, S 2
18. Hirst AE Jr, Johns VJ, Kime SW Jr (1958) Dissecting aneurysm of aorta, Review of 505 cases. Medicine 37:217–279
19. Kealy WF (1978) Atheroembolism. J Clin Pathol 31/10:984–989
20. Kniemeyer HW, Sandmann W, Winter J, Kaschner A, Nüllen H, Noack E (1983) Spastische Gefäßreaktion nach Dihydroergotamin-Komplikationen der postoperativen Thromboembolieprophylaxe. Aktuelle Chir 6/18:199–248
21. Lusby RJ, Wylie EJ (1983) Acute lowers limb ischaemia: Pathogenesis and Management. World J Surg 7:340–346
22. Pratt GH (1954) Cardiovascular Surgery. Kimpton, London
23. Senn A (1963) Die chirurgische Behandlung der akuten und chronischen arteriellen Verschlüsse. Huber, Berlin
24. Shah PM, Clauss RH (1983) Dissecting hematoma presents as acute lower limb ischemia. Diagnostic patient profile and management. J Cardiovasc Surg 24:649–653
25. Sheiner Nm, Zeltzer J, Mac Intosh E (1982) Arterial embolectomy in the modern era. Can J Surg 25/4:373–375
26. Vollmar J (1983) Rekonstruktive Chirurgie der Arterien. Thieme, Stuttgart New York
27. Williams GM, Harrington D, Burdick J, White RI (1981) Mural thrombus of the aorta: an important, frequently neglected cause of large peripheral emboli. Ann Surg 194/6:737–744
28. Wuppermann TH Klinik, Differentialdiagnose und Therapie des akuten Beinarterienverschlusses. Phlebol. Proktol 12:16–20

17 Verschlußprozesse der unteren Körperhälfte

17.1 Aortoiliakale Verschlüsse; hohe Aortenverschlüsse

M. TREDE und H.H. THIELE

INHALT

A. Spezielle Anatomie 387
B. Indikationen zum operativen Eingriff 388
    I. Ätiologie 388
    II. Typische Verschlußformen 389
    III. Indikationen und klinische Stadien . . . 389
C. Lagerung 390
D. Operativer Zugang 390
E. Technik der Gefäßfreilegung 391
    I. Transperitoneale Freilegung der Aorta . 391
    II. Transperitoneale Freilegung der Iliakalgefäße 391
    III. Extraperitoneale Freilegung der infrarenalen Aorta 391
    IV. Extraperitoneale Freilegung der Iliakalgefäße 392
    V. Retromesenterialer Zugang zur Aortenbifurkation 392
F. Rekonstruktionsverfahren 393
    I. Ausschälverfahren 393
    II. Bypassverfahren 395
G. Der hohe Aortenverschluß 399
H. Rezidiveingriffe 400
I. Komplikationen 400
K. Simultaneingriffe 402
    Literatur 402

A. Spezielle Anatomie

Die Aorta tritt in Höhe des 12. Brustwirbels zusammen mit dem Ductus thoracicus durch das Zwerchfell. Danach verläuft sie als Bauchaorta vor der Wirbelsäule, um sich in Höhe des 4. Lendenwirbels – etwas links der Mittellinie – in die beiden Beckenarterien zu teilen.

Die linke Nierenvene überkreuzt die Aorta in Höhe der Nierenarterienabgänge; selten verläuft sie hinter der Aorta und manchmal sogar doppelt sowohl davor als auch dahinter (Abb. 17.1).

Die Bauchaorta wird in einen suprarenalen und einen infrarenalen Abschnitt unterteilt. Das suprarenale Segment hat einen Durchmesser von 24 ± 4 mm bei Männern und 21 ± 3 mm bei Frauen. Das infrarenale Segment wird peripherwärts schmäler und mißt in Höhe der Bifurkation nur noch 19 ± 3 mm (bei Männern) und 17 ± 2 mm (bei Frauen).

Bei der Präparation der infrarenalen Aorta ist vor allem auf die V. cava inf. zu achten, die unmittelbar rechts der Aorta liegt und einige, allerdings seltene Verlaufsanomalien (in 33–16% der Fälle) aufweist [7]. Es gibt gedoppelte Verläufe sowie hohe Überkreuzungen der Aorta mit Verlagerung nach links von der Aorta bis hin zum kompletten Situs inversus (Abb. 17.1.1).

Darüber hinaus gibt es einige mehr oder weniger konstante Aortenäste: Die vierpaarigen Lumbalarterien entspringen weit hinten, was ihre Versorgung bei etwaiger Verletzung erschwert. Beim Umfahren der Aorta muß ebenfalls auf die dahinter querenden 4 linken Lumbalvenen geachtet werden; sie sind dünnwandig und weitlumig.

Der wichtigste unpaarige Ast dieses Aortenabschnitts ist die A. mesenterica inf., die im unteren Drittel etwas links der Mittellinie entspringt und die linke Kolonhälfte versorgt. Dieser Ast sollte, wenn immer möglich, erhalten werden. Allerdings erübrigt sich seine Reimplantation im Falle einer Verletzung fast immer, solange die Riolan'sche Anastomose eine ausreichende Kollateralisierung mit dem Versorgungsgebiet der A. mesenterica sup. gewährleistet [8]. Beweise für eine ausreichende Durchblutung des linken Kolons bringen vor allem sichtbare Pulsationen der Randarkaden am Sigma und die kräftige Rückblutung aus dem Stumpf der versehentlich durchtrennten A. mesenterica inf. [9].

Meist unverzichtbar sind dagegen gelegentlich auftretende akzessorische Nierenarterien einschließlich sog. Polarterien. Diese müssen immer

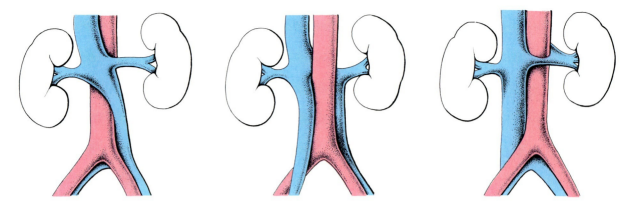

Abb. 17.1.1. Anomalien der V. cava und der Nierenvenen

geschont und eventuell in die Aorta oder einen Bypass reimplantiert werden. In diesem Zusammenhang sei hier noch einmal auf die anatomische Variante einer Hufeisenniere hingewiesen, deren Parenchymbrücke den terminalen Aortenabschnitt bis hin zur Bifurkation überdecken kann.

Aus der Aortenbifurkation entspringt schließlich noch als kleiner, inkonstanter Ast eine präsakrale Arterie.

Die beiden Beckenarterien teilen sich in Höhe des Iliosakralgelenks wiederum in die stärkere A. iliaca ext. und die schwächere A. iliaca int. In Höhe dieser Teilungsstelle überkreuzt der Harnleiter die Gefäße, um dann am Rand des kleinen Beckens zur Blase hinabzuziehen. Die A. iliaca int. gibt parietale und viszerale Äste ab. Unter den letzteren sind die A. hämorrhoidalis media wichtig, die den unteren Mastdarm versorgt, sowie die A. pudendalis int., die in ihren Endaufzweigungen für die Versorgung der genitalen Schwellkörper verantwortlich ist. Die A. iliaca ext. verläuft medial vom M. iliopsoas zur Lacuna vasorum unter dem Leistenband. Kurz davor gehen die A. epigastrica inf. sowie die A. circumflexa ilium prof. ab. Diese Gefäße sowie die sie begleitenden Venen sind besonders beim Durchziehen einer Kunststoffprothese (etwa beim aortofemoralen Bypass) gefährdet und können Ursache heftiger Blutungen sein.

In Höhe der Aortenbifurkation liegt der Zusammenfluß der Beckenvenen zur V. cava inf. Die Beckenvenen verlaufen dorsal und etwas rechts in inniger Nähe zu den Aa. iliacae comm. Hier ist die Gefahr einer venösen Verletzung, etwa bei der zirkulären Präparation der Arterien zur Anschlingung, besonders groß.

Von besonderer anatomischer Bedeutung ist schließlich noch der sympathische Plexus hypogastricus sup., der für die männliche Ejakulationsfähigkeit verantwortlich ist. Dieser Plexus bildet sich in Höhe der Aortenbifurkation aus zwei Strängen, die beiderseits der Bauchaorta aus viszeralen Ästen des lumbalen Grenzstranges hervorgehen. Sein etwa 1 cm breites Geflecht liegt meist mehr über der linken A. iliaca comm. und zieht über die V. iliaca comm. zum Promontorium. Von dort aus treten die Nervenfasern ins Mesorektum ein und bilden dort die lumbale sympathische Wurzel des Plexus pelvicus. Distal des Abganges der A. mesenterica inf. ist der gesamte Plexus im subperitonealen Bindegewebe zu einer deutlich palpablen, am Peritoneum festhaftenden Membran zusammengefaßt. Auf die präparatorische Schonung dieses Plexus ist besonders bei jüngeren Männern zu achten, da sonst schwere Potenzstörungen mit völligem Ejakulationsverlust auftreten können (siehe auch Abschnitt über operative Zugangswege) [21].

B. Indikationen zum operativen Eingriff

I. Ätiologie

Die Arteriosklerose stellt in 90% aller Fälle die Ursache des Verschlußprozesses im aortoiliakalen Abschnitt dar. Wesentlich seltener wird eine Endangiitis obliterans gefunden, die in der Peripherie dann mehr an Gewicht gewinnt. Andere Ursachen, die sog. primäre idiopathische Thrombose (im Rahmen einer familiären Hyperlipidämie), ein postembolischer Verschluß oder posttraumatische Verschlüsse oder die sehr seltenen konnatalen Stenosen und Aplasien fallen zahlenmäßig als Verschlußursache kaum ins Gewicht. Zwar kennt die

Arteriosklerose keine anatomischen Grenzen, aber für praktische Zwecke sind die obliterierenden Veränderungen auf den infrarenalen Aortenabschnitt und die Beckenarterien beschränkt. Sie nehmen in der Regel nach distalwärts zu und manifestieren sich schwerpunktmäßig im Bereich zwischen Abgang der A. mesenterica inf. und der Bifurkation. Das unmittelbar infrarenale Segment bleibt meist weniger befallen und eignet sich deshalb für den Anschluß eines Bypasses.

II. Typische Verschlußformen

Morphologisch lassen sich aortoiliakale Arterienverschlüsse in 4 verschiedene Typen klassifizieren (Abb. 17.1.2). Bei dem am häufigsten vorkommenden Typ I handelt es sich um ein- oder beidseitig auftretende segmentäre Verschlüsse im Bereich der Beckenarterien oder der infrarenalen Aorta. Die isolierten kurzstreckigen Stenosen oberhalb der Bifurkation findet man nicht selten bei Frauen mit angeborener Fettstoffwechselstörung bzw. auffallend kleinkalibrigen Gefäßen.

Bei Typ II liegen multiple beidseitige Stenosen und Verschlüsse im Bereich der Aorta und beider Beckenschlagadern vor.

Bei Typ III sind die Veränderungen isoliert auf den Bifurkationsbereich beschränkt.

Als „Lériche-Syndrom" bezeichnen wir den kompletten Verschluß der Aortenbifurkation.

Bei Typ IV schließlich handelt es sich um den sog. „hohen Aortenverschluß", wobei die Aorta im infrarenalen Segment bis hinauf zu den Nierenarterienabgängen verschlossen ist. Meist entsteht dieser hohe Aortenverschluß durch Appositionsthrombose bei einem Lériche-Syndrom.

Während sich Typ I und Typ III in günstigen Fällen für Ausschälverfahren eignen, sollte bei Typ II und Typ IV immer ein Umgehungsverfahren, in der Regel ein Bifurkationsbypass, gewählt werden. Im übrigen muß man immer damit rechnen, daß die angiographischen Veränderungen beim Typ I und III ein günstigeres Bild vortäuschen, besonders wenn nur in einer a.-p.-Projektion geröntgt wird. In Wirklichkeit, d.h. am offenen Gefäß, erweisen sich die arteriosklerotischen Veränderungen als viel langstreckiger. Deshalb eignen sich nur wenige Fälle vom Typ I und III für die Ausschälung.

III. Indikationen und klinische Stadien

Die Operationsindikation orientiert sich am klinischen Beschwerdebild, an der Lokalisation und Ausdehnung der arteriellen Verschlüsse sowie am Allgemeinzustand des Patienten und an eventuell begleitenden Risikofaktoren.

Während im Stadium II (nach FONTAINE) die Indikation mehr unter individueller Berücksichtigung der subjektiven Beeinträchtigung des Patienten bei Beachtung eventueller Risikofaktoren gestellt wird, steht im Stadium III und IV die Erhaltung der Gliedmaße im Vordergrund. Dies bedeutet, daß im Stadium II zunächst durch entsprechende Vorbereitung optimale Operationsbedingungen geschaffen werden können, während man im Stadium III und IV u.U. den Eingriff auch bei vorhandenen Risikofaktoren durchführen muß. Dies gilt insbesondere für fettleibige Patienten, denen wir im Stadium II immer eine drastische Gewichtsreduktion abverlangen.

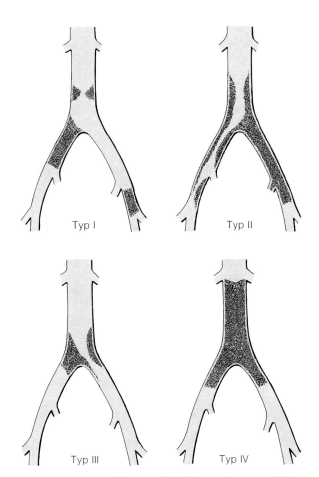

Abb. 17.1.2. Typische Verschlußformen im aortoiliakalen Abschnitt

Insgesamt sind wir der Meinung, daß die guten Langzeitergebnisse (über 80% der Rekonstruktionen sind nach 10 Jahren noch durchgängig) sowie die vertretbar niedrige Operationsletalität (2–5%) eine eher großzügige Indikationsstellung im aortoiliakalen Abschnitt erlauben [1, 2, 5]. Demgegenüber gehen wir im femoropoplitealen Abschnitt wesentlich restriktiver vor.

Bei Mehretagenverschlüssen wird die Gefäßrekonstruktion grundsätzlich von proximal nach distal durchgeführt. Liegen Stenosen im aortoiliakalen Abschnitt vor bei gleichzeitiger Verschlußerkrankung im Oberschenkelsegment, so muß durch angiographische Untersuchung in 2 Ebenen, Dopplersonographie mit Bestimmung des Pulsatilitätsindexes, evtl. auch durch Druck- und Flußmessungen die Relevanz der vorgeschalteten Stenose bestimmt werden. Oftmals genügt hier die Rekonstruktion des aortoiliakalen Abschnitts mit sog. Profundarevaskularisation [13, 15]. Kurzstreckige Segmentstenosen der Beckenarterien werden von uns seit 1980 durch transluminale Dilatation in Lokalanästhesie von der Leiste aus angegangen (s. S. 127). Ist eine derartige Stenose mit einem femoropoplitealen Verschluß vergesellschaftet, so hat sich die simultane Dilatation (der Beckenarterie) und die operative Rekonstruktion (des femoropoplitealen Segments) bewährt.

C. Lagerung

Für alle aortoiliakalen Rekonstruktionsverfahren ist eine normale Rückenlagerung des Patienten mit Beckenhochlage erforderlich. Dabei ist eine mäßige Drehung des Operationstisches nach rechts auf den Operateur zu für die Eingriffe an der tief liegenden Aorta vorteilhaft. Abgewaschen und abgedeckt wird das Operationsfeld von den Brustwarzen bis Oberschenkelmitte. Bei Mehretagenverschlüssen mit evtl. zusätzlich erforderlicher Rekonstruktion der Oberschenkelarterien muß die entsprechende Extremität bis zum Knöchel abgewaschen und abgedeckt werden. Über die Genitalregion wird ein gefaltetes Bauchtuch gelegt. Dieses läßt sich durch eine Klebefolie fixieren, die gleichzeitig beide Leisten abdeckt.

D. Operativer Zugang

Als Zugangswege für aortoiliakale Rekonstruktionen eignen sich folgende Schnittführungen:

Bei transperitonealem Vorgehen:

(1) Großer Medianschnitt in voller Länge vom Xiphosternum bis zur Symphyse mit linksseitiger Umschneidung des Nabels.
(2) Paramedianschnitt links.
(3) Quere infraumbilikale Unterbauchlaparotomie (besonders geeignet für isolierte Verschlußprozesse an der Bifurkation bei schlanken Patienten) (Abb. 17.1.3).

Bei extraperitonealem Vorgehen:

(1) Lateraler Wechselschnitt rechts oder links.
(2) Pararektalschnitt rechts oder links.

Wenn erforderlich, erfolgt die Freilegung der Femoralisgabel in typischer Weise von einer Längsinzision unterhalb des Leistenbandes möglichst lateral der Hauptlymphbahnen. Die Verlängerung derartiger Inzisionen nach cranial mit Durchtrennung des Leistenbandes zur Darstellung der Iliakalgefäße gilt als Ausnahme.

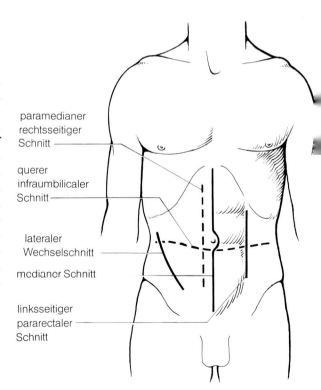

Abb. 17.1.3. Operative Schnittführungen

E. Technik der Gefäßfreilegung

I. Transperitoneale Freilegung der infrarenalen Aorta

Nach Eröffnung der Peritonealhöhle erfolgt zunächst die Exploration aller Abdominalorgane zum Ausschluß zusätzlicher Erkrankungen (z.B. Kolonkarzinom). Dann wird das Querkolon nach kranial angehoben und der gesamte Dünndarm nach rechts eventeriert und bis zum Mesenterialansatz in ein feuchtes Tuch eingeschlagen. Bei sehr schlanken Patienten kann der Dünndarm in der Bauchhöhle belassen und lediglich nach rechts abgedrängt werden.

Wir eröffnen das Retroperitoneum beginnend an der Flexura duodenojejunalis bis zur Höhe der Aortenbifurkation. Um den späteren Verschluß des Retroperitoneums zu erleichtern, erfolgt die Inzision mindestens 1 cm entfernt (links) von der Flexur (Abb. 17.1.4a). Durch Dissektion des präaortalen Lymphknoten- und Fettgewebes läßt sich die Vorderwand der Aorta darstellen. Die Blutstillung erfolgt hier durch Elektrokoagulation.

Die weitere Präparation verläuft links-lateral entlang der Aortenwand unmittelbar auf der Adventitia. Der Abgang der A. mesenterica inf. wird dargestellt und das Gefäß angezügelt. Bei der Präparation der rechts-lateralen Aortenwand ist auf die hier sehr innige Beziehung zur V. cava inf. zu achten. Ist eine offene Ausschälung der Aorta geplant, so müssen die seitlich abgehenden Lumbalarterien ebenfalls angezügelt werden. Besonders gefährlich ist hier die Verletzung von begleitenden Lumbalvenen.

Kranialwärts präparieren wir immer bis zur kreuzenden linken Nierenvene. Nur bei hohen Aortenverschlüssen wird diese angeschlungen und nach kranial luxiert. Dabei muß auf die hier einmündende linke Nebennierenvene (kranial) sowie die V. ovarica s. spermatica (kaudal) geachtet werden (Abb. 17.1.4a). Die weiter links-lateral verlaufende V. mesenterica inf. kann selten einmal, um Platz zu gewinnen, zwischen Ligaturen folgenlos durchtrennt werden.

Nach Präparation der vorderen Aortenzirkumferenz wird nun die Aorta von der V. cava-Seite her kommend vorsichtig mit stumpfen Overholt-Klemmen unterfahren und mit einem Zügel angeschlungen. Die Anschlingung erfolgt immer möglichst weit kranial knapp unterhalb der Nierenarterien. Bei einem hohen Aortenverschluß ist darüber hinaus die suprarenale Darstellung und Anzügelung der Aorta kranial der kreuzenden linken Nierenvene erforderlich. Im Zweifelsfall – d.h. bei schwierigen entzündlichen Verhältnissen oder wenn bei einer Aneurysma-OP Eile geboten ist – verzichten wir auf die komplette Anschlingung der Aorta. Die beidseitige Präparation der Aortenwand unterhalb der Nierenarterienabgänge läßt die Branchen einer kräftigen Gefäßklemme bis zur Wirbelsäule vordringen und einen sicheren Verschluß der Aorta auch ohne Zügel gewährleisten.

II. Transperitoneale Freilegung der Iliakalgefäße

Die Freilegung der rechten Iliakagabel erfolgt nach Inzision des parietalen Peritoneums und eventueller Mobilisierung des Ileozökums kranialwärts. Wir inzidieren das Peritoneum über den tastbaren Gefäßen. Nach Anschlingen der A. iliaca comm. sowie der A. iliaca ext. und leichtem Anheben dieser Gefäße kann die A. iliaca int. ebenfalls vorsichtig von der darunter verlaufenden V. iliaca abgelöst und angezügelt werden.

Auf der linken Seite wird die Iliakagabel nach Mobilisierung des Sigmas sowie des Mesosigmas ebenfalls durch Inzision des parietalen Peritoneums dargestellt. Im Bereich der linken A. iliaca comm. ist besonders auf die Schonung des Plexus hypogastricus zu achten. Auf beiden Seiten muß selbstverständlich der die Gefäße kreuzende Ureter geschont werden.

III. Extraperitoneale Freilegung der infrarenalen Aorta

Zur extraperitonealen Darstellung der infrarenalen Aorta eignet sich der linksseitige Pararektalschnitt besonders gut, bei schlanken Patienten ist auch der Zugang über einen lateralen Wechselschnitt möglich, der die Bauchdecken weniger traumatisiert (Abb. 17.1.4b). Nach stumpfer Mobilisierung des Peritonealsackes wird dieser nach medial weggehalten. Hierbei ist darauf zu achten, daß Ureter und Vasa ovarica am Peritonealsack verbleiben. Durch stumpfe Dissektion kann nach Durchtrennung der A. mesenterica inf. die Aorta bis zur kreuzenden linken Nierenvene dargestellt werden.

Dieser von ROB angegebene Zugang soll bei Risikopatienten mit weniger Belastung und postoperativen Komplikationen verbunden sein [18]. Aus unserer Sicht stellt die mangelnde Übersicht-

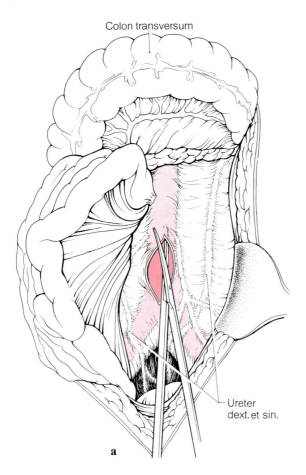

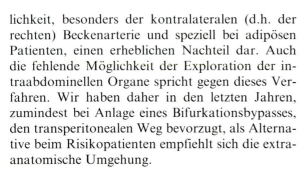

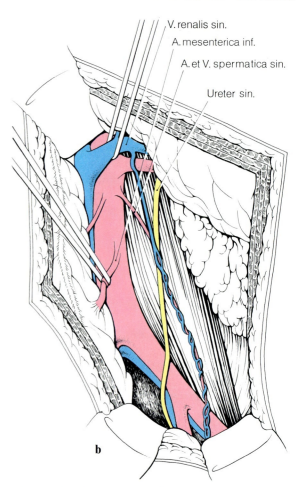

Abb. 17.1.4. a Transperitonealer Zugang zur infrarenalen Aorta, Eröffnung des Retroperitoneums. **b** Extraperitoneale Freilegung der infrarenalen Aorta sowie der linken Beckenschlagader

lichkeit, besonders der kontralateralen (d.h. der rechten) Beckenarterie und speziell bei adipösen Patienten, einen erheblichen Nachteil dar. Auch die fehlende Möglichkeit der Exploration der intraabdominellen Organe spricht gegen dieses Verfahren. Wir haben daher in den letzten Jahren, zumindest bei Anlage eines Bifurkationsbypasses, den transperitonealen Weg bevorzugt, als Alternative beim Risikopatienten empfiehlt sich die extraanatomische Umgehung.

IV. Extraperitoneale Freilegung der Iliakalgefäße

Isolierte Verschlußprozesse im Bereich der Beckenschlagadern lassen sich hingegen übersichtlich auf extraperitonealem Wege von einem rechts- oder linksseitigen Pararektal- oder Wechselschnitt angehen.

Die Präparation und Mobilisierung des Peritonealsacks erfolgt von kranial nach kaudal unter vorsichtiger Ablösung von der Transversusfaszie.

Hierbei ist zu beachten, daß kaudal der Linea semilunaris die Transversusfaszie endet und die Gefahr einer Eröffnung des hier sehr dünnen Peritoneums besonders leicht gegeben ist. Die in der Regel notwendige Kontrolle und Abklemmung der Aortenbifurkation bereitet hierbei keine Schwierigkeiten.

V. Retromesenterialer Zugang zur Aortenbifurkation

Zur Vermeidung der besonders bei jüngeren Patienten sehr belastenden Potenzstörungen nach Eingriffen im aortoiliakalen Abschnitt hat THETTER in jüngster Zeit den retromesenterialen Zugang zur Aortenbifurkation empfohlen [23]

(s. S. 192f.). Bei offener Bauchhöhle wird durch Zug am Sigma nach ventrokranial der Übergang des mesenterialen zum parietalen Peritoneum angespannt. Nach Durchtrennung des Peritoneums medial des linken Ureters läßt sich durch sukzessiven Zug am Sigmoid gemeinsam mit den Sigmoidalarterien auch der Plexus hypogastricus sup. bogenförmig abheben. Dieser Gefäß-Nervenbogen spannt sich zwischen Abgang der A. mesenterica inf. und Hinterwand des Rektums aus und kann in querer Richtung von links nach rechts unterfahren werden, ohne daß es zu einer Plexusschädigung kommt. Auf diese Art und Weise läßt sich die Aortenbifurkation übersichtlich freilegen.

Auch bei retroperitonealem Zugang zur distalen Aorta läßt sich durch vorsichtiges Abschieben des Peritonealsackes der Plexus hypogastricus sup. von der Aortengabel abpräparieren. Allerdings ist hier das Vorgehen technisch schwieriger und gestattet lediglich das Freilegen eines Abschnittes des aortoiliakalen Übergangs, da dieser nach kranial durch die nach ventral ziehende lumbale Wurzel des Plexus begrenzt ist [22].

F. Rekonstruktionsverfahren

I. Ausschälverfahren

Bei der Thrombendarteriektomie wird der Verschlußzylinder entweder offen, d.h. unter Sicht, mit dem Spatel oder beim halb geschlossenen Verfahren nach dem Prinzip „von Gabel zu Gabel" mit dem Ringstripper ausgeschält (VOLLMAR) [27, 28]. Voraussetzung für eine erfolgreiche Ausschälung ist jedoch, daß eine ausreichend gute Schälebene entweder zwischen Media und Lamina elastica int. oder in der äußeren Media innerhalb der Elastica ext. gefunden wird. Eine alle Wandschichten durchsetzende transmurale verkalkende Arteriosklerose eignet sich nicht für dieses Verfahren.

Die Methode ist besonders geeignet für kürzere segmentäre Verschlüsse bei jüngeren Patienten. Das Verfahren ist technisch schwieriger, zeitlich aufwendiger und komplikationsträchtiger (Frühthrombose!) als eine Umgehungsoperation. Die offene Thrombendarteriektomie bietet sich für segmentäre Verschlüsse der *A. iliaca comm.* an. Hierbei ist die Freipräparation der Aortenbifurkation unbedingt erforderlich, um eine gute Kontrolle der proximalen Ausschälebene zu erhalten. Besonderen Wert legen wir darauf, den Abgang der kontralateralen A. iliaca comm. einzusehen, um Dissektionen in dieses Gefäß hinein zu vermeiden. Das distale Ende der Arteriotomie reicht bis in die A. iliaca ext. hinein, um auch hier eine exakte Kontrolle über den A. iliaca int.-Abgang sowie über ein stufenloses Auslaufen der Dissektionsebene zu bekommen [16, 27, 28].

Verschlüsse der A. iliaca int. werden besonders bei jüngeren Patienten zur Vermeidung oder Behebung einer erektilen Impotenz mitkorrigiert.

Die Arteriotomie verschließen wir unter Verwendung einer Streifenplastik, nur bei sehr ektatischen Gefäßen erscheint uns der direkte Verschluß zulässig. Wurde auch in die A. iliaca int. hinein-arteriotomiert, so muß der verwendete Patch y-förmig zugeschnitten werden.

Segmentäre Stenosen und Verschlüsse im Bereich der Aortenbifurkation (Typ III, s. Abb. 17.1.3) werden ebenfalls gelegentlich durch die offene Thrombendarteriektomie behandelt. Besonders bei jüngeren Patienten empfehlen einige Autoren (VAN DONGEN) dieses im Vergleich zum Bifurkationsbypass wesentlich aufwendigere Verfahren als primäre Maßnahme [26]. Hier ist in der Regel ein transperitonealer Zugangsweg erforderlich, die Exposition der beiden Aa. iliacae comm. geschieht unter sorgfältiger Schonung des Plexus hypogastricus sup., wie an anderer Stelle beschrieben. Der Verschluß der Arteriotomie erfolgt durch Einnähen eines zugeschnittenen Kunststoffstreifens, der die Form eines umgekehrten Y aufweist.

Unser Vorgehen bei Verschlüssen und Stenosen der *A. iliaca ext.* richtet sich nach der morphologischen Ausdehnung des Verschlusses. Hierbei erleben wir immer wieder, daß die arteriosklerotischen Veränderungen sich intraoperativ wesentlich ausgeprägter darstellen, als sie vorher in den oft nur in einer Ebene erhältlichen Angiographien imponieren. So endet so manche als Ausschälung begonnene Operation letztlich doch mit der Implantation eines Bypasses.

Bei kurzstreckigen Stenosen und Verschlüssen der A. iliaca ext. führen wir heute als erste Maßnahme eine perkutane transluminale Dilatation durch.

Bei ausgedehnteren Verschlüssen, die eindeutig distal der Iliakagabel enden, hat sich uns nach wie vor die retrograde „blinde" Desobliteration mit dem Schneidering bewährt, die wir von einer Arteriotomie der A. femoralis comm., die bis in die A. femoralis superf. reicht, durchführen.

Hat man jedoch auch nur den geringsten Zweifel über die proximale Grenze der Ausschälung

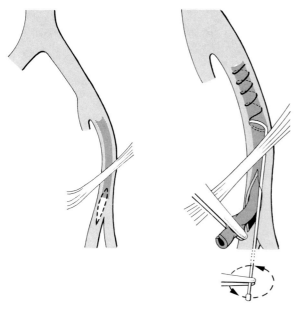

Abb. 17.1.5. Technik der retrograden Ringdesobliteration der A. iliaca ext. (schematisch). A. femoralis superf. und A. profunda femoris nach distal abgeklemmt, Klemmen hier nicht eingezeichnet

bzw. kommt es nicht zum erwünschten vollen Einstrom, so muß die Ilikagabel aufgesucht und freigelegt werden. Die Arteriotomie im Bereich der Iliakagabel wird dann meist das proximale Ende des Ausschälzylinders zeigen und die als retrograde Desobliteration begonnene Operation läßt sich in der Regel als halb geschlossene Thrombendarteriektomie zu einem guten Ende bringen.

Da bei der retrograden Desobliteration immer die Gefahr einer Perforation besteht, muß diese Technik dem Erfahrenen vorbehalten bleiben. Es ist darauf zu achten, daß das Operationsgebiet entsprechend weit abgewaschen und abgedeckt ist, um im Notfall schnell die Aorta bzw. Beckenarterie freilegen zu können. Der Anästhesist muß während dieser Phase der Operation die Puls- und Blutdruckkurve des Patienten besonders engmaschig überwachen (Schockzeichen bei instrumenteller Perforation!).

Bei der retrograden Desobliteration ist es besonders wichtig, den Ringstripper unter gleichzeitigem steten Zug am Dissektionszylinder unter spiralförmigen Bewegungen in der Verlängerung der Gefäßachse nach proximal zu schieben. Reißt der Dissektionszylinder nicht stufenlos in der erwünschten Höhe ab, so muß er hier mit dem Schneidering abgesetzt und evtl. unter Zuhilfenahme eines Fogarty-Katheters geborgen werden (Abb. 17.1.5).

Immerhin gelingt es in einem Großteil der Fälle, mit dieser Technik ohne Eröffnung der Bauchhöhle bzw. des Retroperitoneums bei älteren Risikopatienten einen ausreichenden Einstrom von zentral her zu erzielen. Entscheidend ist hier die „leichte Hand" des Operateurs, nie sollte die retrograde Desobliteration erzwungen werden!

Der Verschluß der Arteriotomie nach Ausschälplastik erfolgt in der Regel durch Einnähen eines Kunststoffstreifens, der nicht zu breit gewählt werden darf. Es kommt sonst zu unphysiologischen Turbulenzen, die ein Grund für Frühthrombosierungen sein können.

Bei Verwendung von längselastischen Dacron-Streifen muß auf die nötige Vorspannung besonders geachtet werden, dieser Gesichtspunkt entfällt hingegen bei Verwendung von PTFE, hier muß der Streifen sehr exakt zugeschnitten werden.

Das Einnähen erfolgt mit doppelt armiertem Kunststoffaden (der Stärke 5:0) durch fortlaufende Naht. Wir beginnen im proximalen Winkel der Arteriotomie und nähen zunächst die dem Operateur abgewandte Seite. Nach Erreichen des distalen Winkels erfolgt die Komplettierung der Naht auf der dem Operateur zugewandten Seite in der Mitte der Arteriotomie (Abb. 17.1.6). Wich-

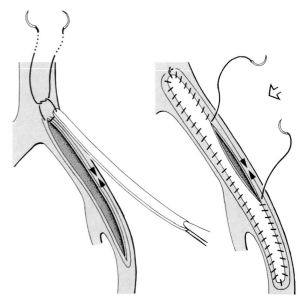

Abb. 17.1.6. Stichtechnik und Fadenführung bei Einnähen eines Erweiterungsstreifens zum Verschluß der Arteriotomie (schematisch). Klemmen sitzen proximal und distal der Arteriotomie; sind hier aus Platzgründen weggelassen

17.1 Aortoiliakale Verschlüsse; hohe Aortenverschlüsse

tig ist eine straffe Fadenführung durch den Assistenten, um Dehiszenzen zu vermeiden. Der Stichabstand richtet sich danach, wieviel vom Streifen bzw. von der Gefäßwand gefaßt wird, die Stichrichtung ist immer Streifen – Gefäß.

II. Bypassverfahren

Standardverfahren bei beidseitigen Verschlüssen und Stenosen im aortoiliakalen Abschnitt ist der Bifurkationsbypass. Den unilateralen aortofemoralen bzw. iliakofemoralen Bypass als Alternative zur Ausschälung bei einseitigen Verschlüssen wenden wir hingegen eher selten an.

Als Zugangsweg für die Implantation einer Bifurkationsprothese bevorzugen wir die transperitoneale Freilegung, da sie eine bessere Übersicht bietet.

Die zentrale Anastomose sollte so hoch wie möglich angelegt werden, d.h. möglichst direkt kaudal des Abganges der Nierenarterien. Diese Anastomose kann entweder als End-zu-End- oder Seit-zu-End-Anastomose erfolgen. Während hämodynamische Prinzipien eher für eine End-zu-End-Anastomose sprechen, erscheint die lang angeschrägte Seit-zu-End-Anastomose (mindestens 4 cm) für die Durchblutung des linken Kolons und der für die Sexualfunktion wichtigen Internaäste günstiger [17].

Besonders zu beachten ist, daß der zentrale Teil der Bifurkationsprothese möglichst kurz gewählt wird, da es sonst zu hämodynamisch ungünstigen Abknickungen der Prothesenschenkel kommt (Abb. 17.1.7).

Nach üblicher Exposition erfolgt die Abklemmung der Aorta nach zentral durch Setzen einer Aortenklemme. Für eine Seit-zu-End-Anastomose reicht es, nach distal eine gerade Gefäßklemme schräg anzusetzen; als Alternative kann die partielle Ausklemmung der Aorta mit einer Satinsky-Klemme erfolgen (Abb. 17.1.8). Vor der endgültigen Abklemmung erfolgt die Instillation von 20 ml verdünnter Heparin-Kochsalz-Lösung (1:100), um eine periphere Thrombosierung zu vermeiden (Abb. 17.1.10a).

Soll die Anastomose als End-zu-End-Anastomose genäht werden, so muß nach Durchtrennung der Aorta zunächst das distale Aortensegment mit fortlaufender 3/0-Naht verschlossen werden, evtl. müssen zusätzlich hier abgehende Lumbalarterien gesondert umstochen werden, wenn sie bei der Durchtrennung eröffnet worden sind.

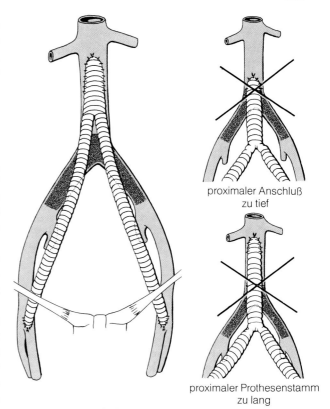

Abb. 17.1.7. Typische Fehler bei der Implantation einer Bifurkationsprothese

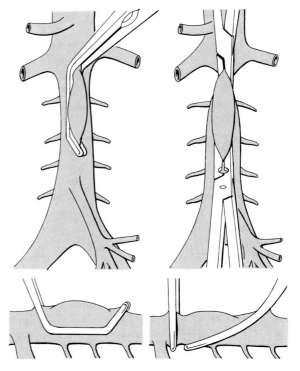

Abb. 17.1.8. Technik der partiellen oder kompletten Aortenabklemmung

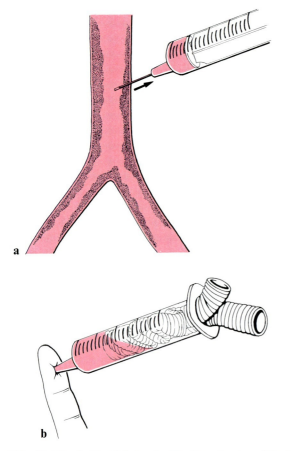

Um unnötige Blutverluste beim Abdichten der Prothese zu vermeiden, entnehmen wir noch vor der Ausklemmung 20 ml Blut direkt aus der Aorta. Mit diesem Blut kann die Prothese bereits weitgehend abgedichtet werden, während die Arteriotomie zur Vorbereitung der Anastomose erfolgt (Abb. 17.1.9 a, b).

Nach Eröffnung der Aorta und eventueller Desobliteration des Anastomosenbezirkes mit dem Gefäßspatel führen wir eine sorgfältige Spülung mit einer im Verhältnis 1:100 verdünnten Heparin-Kochsalz-Lösung durch. Dies dient der Vermeidung einer peripheren Embolisierung. Diese „Desobliteration" sollte sich in der Regel auf die Entfernung von Appositionsthromben und weichen Cholesterinpartikeln beschränken. Eine regelrechte Endarteriektomie ist bei tangentialer Abklemmung kaum möglich und zudem gefährlich (Dissektion nach distal!) (Abb. 17.1.10 a–c).

Nach angeschrägtem Zuschneiden der Prothese beginnen wir die zentrale Anastomose mit doppelt armiertem 4/0-Faden im proximalen Winkel der Arteriotomie. Auch hier wird wieder zunächst die dem Operateur abgewandte Seite der Arteriotomie genäht und anschließend die Naht auf der dem

Abb. 17.1.9 a, b. Vordichten der Prothese in einer 20 ml-Spritze mit Blut

Abb. 17.1.10 a–c. Abklemmung der Aorta nach Heparininstillation, Längsaortotomie und Prothesenzuschnitt ▽

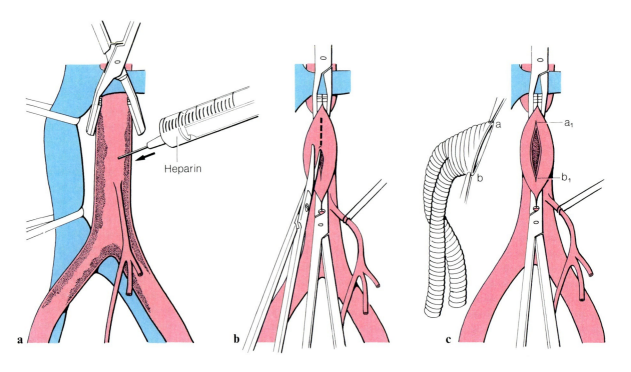

17.1 Aortoiliakale Verschlüsse; hohe Aortenverschlüsse

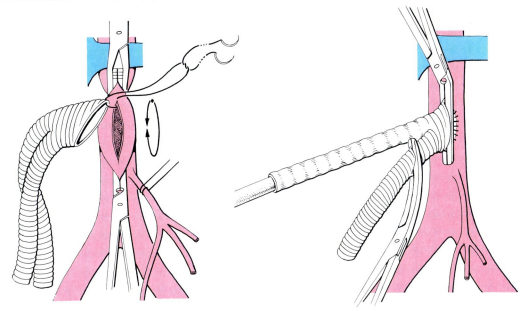

Abb. 17.1.11. Technik der zentralen Seit-zu-End-Anastomose

Abb. 17.1.12. Leersaugen der Prothese

Operateur zugewandten Seite vollendet (Abb. 17.1.11).

Nach Fertigstellung der Anastomose erfolgt die kurzfristige Freigabe des Blutstromes von zentral her zur endgültigen Abdichtung der Prothese. Nachdem die Prothese nun blutdicht ist und auch die zentrale Anastomose keine Undichtigkeiten mehr aufweist, wird die Prothese direkt distal der Anastomose erneut abgeklemmt und mit einem Glassauger von Blutkoageln befreit (Abb. 17.1.12).

Die distalen Anastomosen können entweder im Bereich der Iliakagabel oder von gesonderten Inzisionen in beiden Leisten im Bereich der Femoralisgabel angelegt werden. Dies hängt in erster Linie von der Ausdehnung des Verschlußleidens ab. VAN DONGEN empfiehlt generell die suprainguinale Anastomosierung. Diese kann entweder von der Peritonealhöhle im distalen Abschnitt der Aa. iliacae ext. erfolgen oder von einer zusätzlichen suprainguinalen Inzision mit Spaltung der Aponeurose des M. obliquus ext. parallel zum Leistenband. Nach Durchtrennung der hier kreuzenden Vv. circumflexae ilium prof. und Abpräparation des M. obliquus abdominis int. kann die A. iliaca ext. hier in ihrem suprainguinalen Abschnitt erreicht werden (s. auch Abb. 17.5.3, S. 453).

Zusätzliche arteriosklerotische Veränderungen (Profundabgangsstenose) können von einer gesonderten Leisteninzision aus oder nach distaler Verlängerung der Inzision freigelegt und desobliteriert werden. VAN DONGEN empfiehlt wegen der Infektionsgefahr die Kombination der halbgeschlossenen Endarteriektomie und die Verwendung von Venenstreifen. Wir bevorzugen bei einer Infektionsrate unter 1% im eigenen Patientengut den bifemoralen Prothesenanschluß gegenüber den oben genannten, aufwendigeren Verfahren.

Mit besonderer Sorgfalt hat der Durchzug der Prothesenschenkel in die Leiste zu erfolgen. Die hierzu notwendige Tunnellierung des Retroperitoneums wird zunächst stumpf mit dem Finger von kranial und kaudal her eingeleitet. Die Richtung der stumpfen Präparation wird hierbei durch die (oft verkalkte!) Gefäßachse vorgegeben. Durch anterolaterale Präparation entlang des Arterienstammes kann eine Verletzung der mehr medial verlaufenden Beckenvene vermieden werden. Weiterhin achten wir darauf, daß der Ureter ventral des Prothesenschenkels verbleibt. Nach erfolgter digitaler Tunnellierung wird mit einer von kaudal her eingebrachten Kornzange der Prothesenschenkel so gefaßt, daß er beim Durchziehen nicht torquieren kann; dies wird durch die entsprechenden Markierungen der handelsüblichen Prothesen erleichtert (Abb. 17.1.13a, b).

Nun erfolgt die Arteriotomie der A. femoralis comm. Diese führen wir bis zum Abgang der A. femoris prof., so daß nach Durchführung der An-

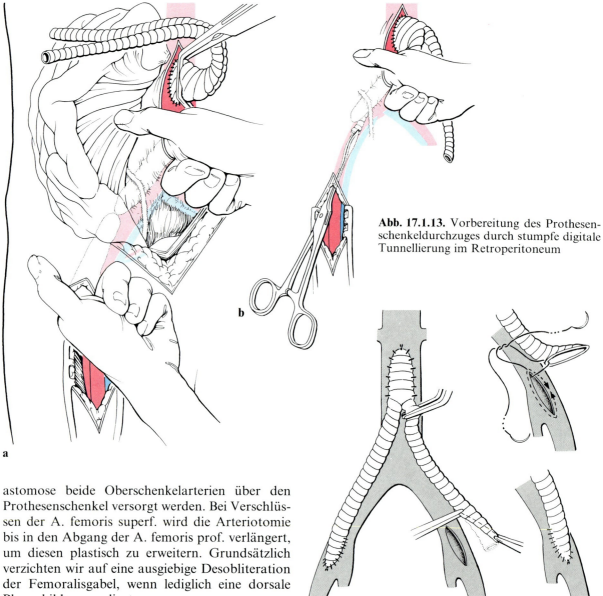

Abb. 17.1.13. Vorbereitung des Prothesenschenkeldurchzuges durch stumpfe digitale Tunnellierung im Retroperitoneum

Abb. 17.1.14. Technik der distalen End-zu-Seit-Anastomose

astomose beide Oberschenkelarterien über den Prothesenschenkel versorgt werden. Bei Verschlüssen der A. femoris superf. wird die Arteriotomie bis in den Abgang der A. femoris prof. verlängert, um diesen plastisch zu erweitern. Grundsätzlich verzichten wir auf eine ausgiebige Desobliteration der Femoralisgabel, wenn lediglich eine dorsale Plaquebildung vorliegt.

Nach exaktem Prothesenzuschnitt führen wir zuerst auf der rechten Seite die distale Anastomose generell als End-zu-Seit-Anastomose durch. Die Naht erfolgt wiederum aus dem kranialen Wundwinkel kommend, zunächst auf der dem Operateur abgewandten Seite und wird dann in der Mitte der dem Operateur zugewandten Seite der Arteriotomie vollendet (Abb. 17.1.14).

Entscheidend für die Durchgängigkeit der Anastomose ist der proximale und der distale Winkel. Wenn hier die Nähte nicht subtil liegen, kann am proximalen Winkel der „run-in" durch die Prothese eingeengt werden; ein Leck an dieser Stelle ist im nachhinein nur schwer zu übernähen. Am distalen Winkel droht eine Einengung der Empfängerarterie („run-off") und diese wird, im Falle eines Lecks, durch zusätzliche Nähte nur noch verschlimmert.

Kurz vor Vollendung dieser distalen Anastomose erfolgt die Spülung des zentralen und rechten Prothesenschenkels (natürlich bei proximal abgeklemmtem linken Schenkel). Ebenso wird der Rückstrom aus der Peripherie durch kurzfristige Freigabe der Superficialis- und Profundaklemmen überprüft.

Nach Fertigstellung zunächst der einen Seite wird zentral die Klemme so umgesetzt, daß die bereits fertiggestellte Seite freigegeben werden kann, danach erfolgt der Anschluß des linken Prothesenschenkels (Abb. 17.1.14).

Zur Prophylaxe zentraler Anastomosenkomplikationen (aortoduodenale Fistel, Anastomosenaneurysma) legen wir (falls vorhanden) das Omentum majus gestielt in Form einer Manschette um die Anastomose herum ins Retroperitoneum [25]. Danach erfolgt der möglichst zweischichtige Verschluß des Retroperitoneums mit fortlaufender resorbierbarer Naht der Stärke 3/0.

Tabelle 17.1.1 zeigt nochmals die einzelnen Schritte bei der Implantation einer Bifurkationsprothese.

G. Der hohe Aortenverschluß

Der sogenannte „hohe Aortenverschluß" (Typ IV, Abb. 17.1.2) erfordert ein differenziertes Vorgehen [4, 6, 19, 31]. Bei direkter Revaskularisation durch einen Bifurkationsbypass ist die Präparation der Aorta bis in den suprarenalen Abschnitt hinein erforderlich. Die Präparation der suprarenalen Aorta wird durch Anzügelung der linken Nierenvene erleichtert. Nach erfolgter Exposition schlingen wir beide Nierenarterien an, um diese für die proximale Desobliteration kurzfristig ausklemmen zu können.

Abb. 17.1.15. Operative Technik bei hohem Aortenverschluß mit passagerer Ausklemmung der Nierenarterienabgänge beidseits

Tabelle 17.1.1. Operationsschritte bei Implantation einer Bifurkationsprothese

1. Punktion der Aorta zur Gewinnung von ca. 20 ml nicht-heparinisierten Blutes.
2. Provisorischer Zuschnitt der Prothese – Kürzen des zentralen Anteils (wenn man dies unter sterilen Kautelen macht, kann aus dem verbliebenen Prothesenrest nochmals Patchmaterial für weitere Eingriffe gewonnen werden).
3. Vordichten der Prothese in einer 20 ml-Spritze mit dem vorher entnommenen Blut.
4. Abklemmen der Aorta.
5. Periphere Heparinisierung.
6. Aortotomie.
7. Desobliteration des für die Anastomose vorgesehenen Aortenabschnittes (Cave: Embolisierung).
8. Exakter Zuschnitt der provisorisch abgedichteten Prothese.
9. Naht der zentralen Anastomose.
10. Kurze Freigabe der Prothese zur endgültigen Abdichtung.
11. Abklemmen der Prothese distal der Anastomose.
12. Aussaugen der Prothese – Überprüfung auf Koagelfreiheit.
13. Vorbereitung der distalen Anastomosen.
14. Tunnellierung des Retroperitoneums.
15. Durchzug der Prothese.
16. Präparation der A. femoralis comm., endgültiger Zuschnitt des Prothesenschenkels.
17. Distale Anastomose zuerst rechts.
18. Freigabe der rechten Seite und Abklemmung des anderen Schenkels.
19. Durchzug und Anschluß des linken Prothesenschenkels.

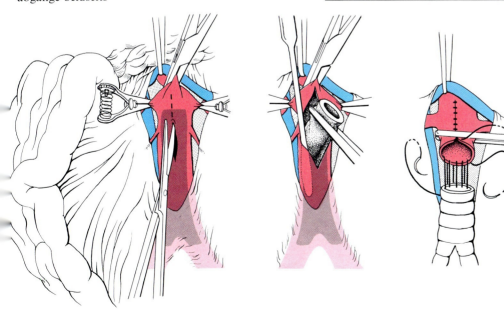

Wir beginnen nach suprarenaler Abklemmung der Aorta sowie gesonderter Ausklemmung beider Nierenarterien mit einer Aortotomie, die etwa 2–3 cm kranial der Nierenarterienabgänge reicht. Nun erfolgt die lokale Desobliteration mit Spatel und Overholt-Klemme. In der Regel handelt es sich um thrombotisches Verschlußmaterial. Beide Nierenarterienabgänge können nur so direkt überprüft und ihre Verlegung durch lockere Gerinnsel verhindert werden.

Nach fortlaufender Naht des proximalen Anteiles der Aortotomie wird die Klemme nach infrarenal umgesetzt. Nun kann nach erfolgter Freigabe der Nierendurchblutung in typischer Weise die End-zu-End- oder End-zu-Seit-Anastomose mit der Bifurkationsprothese erfolgen (Abb. 17.1.15).

Wegen der schwierigen Exposition und der Gefahr einer renalen Schädigung empfehlen wir die direkte Rekonstruktion beim hohen Aortenverschluß nur für jüngere, nicht zu gewichtige Patienten. Beim älteren, adipösen oder Risikopatienten sollte ein extraanatomisches Verfahren (axillo-bifemoraler Bypass) Anwendung finden [3].

H. Rezidiveingriffe

Das Vorgehen bei Rezidiveingriffen hängt von der Art der Voroperation ab. So empfiehlt sich beispielsweise ein transperitoneales Vorgehen in den Fällen, wo eine vorher von extraperitoneal her durchgeführte Thrombendarteriektomie wieder verschlossen ist.

Bei unilateralen Reverschlüssen mit noch „jungfräulicher" kontralateraler Seite kann durch Desobliteration oder Bypassumgehung der noch unberührten Seite die Voraussetzung für eine Cross-over-Revaskularisation der wieder verschlossenen voroperierten Seite geschaffen werden [29].

Muß der Eingriff unumgänglich im voroperierten Gebiet erfolgen, so empfehlen wir unbedingt die Ureterenschienung mit Ureterenkathetern, da die Gefahr einer Ureterläsion bei Reeingriffen in der aortoiliakalen Etage besonders groß ist.

Generell muß man sagen, daß solche Rezidiveingriffe immer mit erheblichen technischen Schwierigkeiten verbunden sind, so daß im Zweifelsfall ein extranatomisches Verfahren bevorzugt werden sollte (s. S. 563).

I. Komplikationen

I. Intraoperative Komplikationen

1. Venöse Verletzung

Kommt es bei der Freilegung der Aorta zu Blutungen aus der V. cava bzw. den Lumbalvenen, so müssen diese zunächst manuell gezielt komprimiert werden. Unter sanfter Kompression (der Venendruck ist niedrig – die Zerreißbarkeit der Venenwand dagegen hoch) stehen diese venösen Blutungen fast immer. Dann läßt sich in der Regel die Blutungsquelle exakt lokalisieren und gezielt mit einem 5:0- oder 6:0-Faden umstechen. Allzu eifriges Absaugen und das „Hineinklemmen" in einen Blutsee führt sehr rasch zu hohen Blutverlusten. Bei Läsionen der V. cava kann diese problemlos tangential ausgeklemmt, und danach der Defekt übersichtlich versorgt werden.

Bei der zirkulären Umfahrung der A. iliaca comm. kann es sehr leicht zur Verletzung der hier sehr innig mit der Arterie verbundenen Beckenvene kommen. Gelingt es hierbei nicht, die Blutung nach den oben geschilderten Kriterien zu übernähen, so muß notfalls die Arterie durchtrennt, nach proximal und distal abpräpariert und danach der venöse Defekt versorgt werden. Abschließend erfolgt dann die direkte End-zu-End-Versorgung des Arteriendefektes.

2. Lumbalarterienverletzung

Kommt es bei der zirkulären Umfahrung der Aorta zur Verletzung einer Lumbalarterie, so läßt sich diese in der Regel durch eine laterale Naht der Aorta umstechen. Gelingt dies nicht, so muß nach vorheriger provisorischer zentraler Abklemmung die Aorta komplett durchtrennt werden, um die Blutung an der Hinterwand zu versorgen. Hierdurch kann die Entscheidung für eine zentrale End-zu-End-Anastomose vorgegeben werden. In der Regel gelingt es jedoch, solche Blutungen gezielt zu umstechen und zum Stehen zu bringen.

3. Intraoperative Darmeröffnung

Die Gefahr einer intraoperativen Darmeröffnung besteht extrem selten einmal bei der Präparation der proximalen Aorta im Bereich der Flexura duodenojejunalis. Wird der Dünndarm hier versehentlich eröffnet, so muß der Defekt sofort zweischichtig übernäht werden. Ist es hierbei zu einer ausgedehnten Kontamination des Retroperitoneums gekommen, so sollte die Implantation einer alloplastischen Prothese nicht mehr durchgeführt werden, sondern auf einen späteren Zeitpunkt verschoben werden. Alternativ kommt bei einem Stadium III oder IV ein extraanatomisches Vorgehen in Frage.

Auch ohne Darmeröffnung sollte die perioperative Gabe eines Antibiotikums bei der Implantation von alloplastischem Material die Regel sein [25].

4. Ureterdurchtrennung

Bei versehentlicher Durchtrennung des Harnleiters wird dieser über einem 8 Charrière-Silikon-Ureterenkatheter End-zu-End reanastomosiert. Die Anastomose erfolgt angeschrägt mit einem resorbierbaren Faden der Stärke 4:0.

5. Prothesenkomplikationen

Bei der Implantation einer Bifurkationsprothese ist darauf zu achten, daß der zentrale Anteil der Prothese möglichst kurz gewählt wird, um hämodynamisch ungünstige Abknickungen der Prothesenschenkel zu vermeiden (s. Abb. 17.1.9). Beim Durchzug der Prothesenschenkel ist darauf zu achten, daß diese nicht zu lang sind, jedoch auch nicht unter zu hoher Spannung stehen. Eine Torquierung kann bei Beachtung der vorhandenen Markierungen in der Regel vermieden werden; tritt sie ein, so kommt es zum Sofortverschluß eines Prothesenschenkels. In solchen Fällen muß entweder ein erneuter unilateraler Bypass implantiert werden oder die Revaskularisation durch einen Crossover-Bypass von der offenen Seite her erfolgen [3, 29].

II. Spätkomplikationen

1. Ureterstenosen

Ursachen für Ureterstenosen nach gefäßprothetischen Eingriffen im aortoiliakalen Abschnitt können Fehllagen des Ureters zwischen Gefäß und Prothese sein, postoperative Hämatome oder Lymphome, Protheseninfekte oder trophische Ureterwandschädigungen [2, 10, 12, 14, 30]. Besteht eine Fehllage des Ureters zwischen Prothese und Gefäß, so ist die Präparation und Durchtrennung der Prothese und ihre Reanastomosierung hinter dem Ureter die Methode der Wahl.

Bei Ureterläsionen mit Urinextravasation kommt es in der Regel zum Protheseninfekt. Hier ist in der Regel die Nephrektomie unumgänglich, da eine Reanastomosierung nicht mehr möglich ist.

Stenosen leichteren Ausmaßes können durch eine langfristige Ureterschienung oft behoben werden, bei ausgeprägter retroperitonealer Fibrosierung empfehlen einige Autoren die Intraperitonealisierung des Harnleiters.

2. Nahtaneurysma

Nahtaneurysmen im Gefolge prothetischer Eingriffe im aortoiliakalen Abschnitt werden in etwa 3% der Fälle nach einer unterschiedlichen Latenzzeit von 3–15 Jahren beobachtet. Zu den Ursachen zählen degenerative Veränderungen der Wirts-Arterie oder eine zu ausgedehnte lokale Thrombendarteriektomie im Rahmen der primären Anastomose. Der früher häufig diskutierte Nahtbruch ist seit Einführung der modernen Fäden nicht mehr so relevant. Wichtig ist sicherlich die mechanische Beanspruchung der Prothese in der Leiste und schließlich kann auch ein lokaler Infekt die Ursache einer solchen pathologischen Dilatation sein [11, 24].

Die Versorgung solcher Aneurysmen ist dann dringlich indiziert, wenn eine deutliche Größenzunahme innerhalb kurzer Zeit aufgetreten ist, oder wenn es bereits zur freien Ruptur gekommen ist. Während Rupturen jedoch eher selten sind, kommt es häufig zur lokalen Thrombosierung mit den Zeichen des akuten Verschlusses bzw. mit der Embolisierung nach peripher.

Bei der operativen Freilegung ist die Präparation oft erschwert durch erhebliche Verschwielungen. Nicht immer ist es möglich, alle Gefäßabgänge übersichtlich zu kontrollieren, so daß zur Blutkontrolle gelegentlich der Einsatz von intraluminal geblockten Fogarty-Kathetern notwendig ist. Die Behandlung besteht in der Regel in der Resektion des Aneurysmas und dem Ersatz durch ein neues alloplastisches Gefäßinterponat. Eine Aneurysmorhaphie ist nur dann sinnvoll, wenn es sich um einen begrenzten Defekt handelt und ein Fehler des Nahtmaterials eindeutig ist (s. S. 178).

K. Simultaneingriffe

Bei transperitonealer Verfahrensweise erfolgt immer zunächst die sorgfältige Exploration der Abdominalorgane. Finden sich hierbei überraschend pathologische Befunde, so muß unter Berücksichtigung der Wertigkeit das weitere Vorgehen entschieden werden. Findet sich beispielsweise ein stenosierendes Kolonkarzinom bei einer Verschlußerkrankung im Stadium II, so empfehlen wir zunächst die Operation dieses Kolonkarzinoms und stellen den Gefäßeingriff auf einen späteren Zeitpunkt zurück.

Ein gleichzeitig vorhandenes Gallensteinleiden sollte durch Cholezystektomie im Anschluß an die Gefäßrekonstruktion und nach sicherem Verschluß des Retroperitoneums kuriert werden.

Auf eine akzidentelle Appendektomie verzichten wir generell, hier fürchten wir die Gefahr der Kontamination mit Darmkeimen.

Veränderungen im Bereich der weiblichen Adnexe, wie Ovarialzysten, sollten jedoch, wenn dies ohne größeren Aufwand möglich ist, gleich mitentfernt werden.

LITERATUR

1. Brewster DC, Darling RC (1978) Optimal methods of aortoiliac reconstruction. Surgery 84:739
2. Carmichael DH, Barnes WF (1979) Obstruction of the ureter due to a false aneurysm. Surgery 86:769
3. Connolly JF, Kwaan JHM, Brownell D, McCart PM, Levine E (1984) Newer developments of extraanatomic bypass. Surg Gynecol Obstet 158:415
4. Corson JD, Brewster DC, Darling RC (1982) The surgical management of infrarenal aortic occlusion. Surg Gynecol Obstet 155:369
5. Crawford ES, Bomberger RA, Glaeser DH, Saleh SA, Russell WL (1981) Aortoiliac occlusive disease: Factors influencing survival and function following reconstructive operation over a twenty-five-year period. Surgery 90:1055
6. McCullough JL, Mackey WC, O'Donnell TF, Millan VG, Deterling RA, Callow AD (1983) Infrarenal aortic occlusion: A reassessment of surgical indications. Am J Surg 146:178
7. Davis RA, Milloy FJ, Anson BJ (1958) Lumbar, renal and associated parietal and visceral veins based upon a study of 100 specimens. Surg Gynecol Obstet 107:1
8. Ernst CB, Hagihara PF, Daugherty ME, Griffen WO (1978) Inferior mesenteric artery stump pressure: A reliable index for safe IMA ligation during abdominal aortic aneurysmectomy. Ann Surg 187:641
9. Ernst CB (1983) Prevention of intestinal ischemia following abdominal aortic reconstruction. Surgery 93:102
10. Frusha JD, Porter JA, Batson RC (1982) Hydronephrosis following aorto-femoral bypass grafts. J Cardiovasc Surg 23:371
11. Giessler R (1980) Anastomosen-Aneurysmen nach synthetischem Gefäßersatz. Chirurg 51:14
12. Henry LG, Bernhard VM (1978) Ureteral pathology associated with aortic surgery: A report of three unusual cases. Surgery 83:464
13. Jones AF, Kempczinski RF (1981) Aortofemoral bypass grafting. Arch Surg 116:301
14. Kleinhans G, Leusmann D, Rühland D (1985) Urologische Komplikationen nach gefäßprothetischen Eingriffen im aortofemoralen Bereich. Chirurg 56:1
15. Mulcare RJ, Royster TS, Lynn RA, Conners RB (1978) Long-term results of operative therapy for aortoiliac disease. Arch Surg 113:601
16. Nash T (1979) Aortoiliac occlusive vascular disease: A prospective study of patients treated by endarterectomy and bypass procedures. Aust NZ J Surg 49:223
17. Pierce GE, Turrentine M, Stringfield S, Iliopoulos J, Hardin CA, Hermreck AS, Thomas JH (1982) Evaluation of end-to-side VS end-to-end proximal anastomosis in aortobifemoral bypass. Arch Surg 117:1580
18. Rob CG (1963) Extraperitoneal approach to the abdominal aorta. Surgery 53:87
19. Rückert U, Trede M, Kersting KH (1974) Der „hohe" Aortenverschluß beim Risikopatienten. Thoraxchirurgie, Bd 22. Thieme, Stuttgart, S 548
20. Sandmann W, Lerut J (1981) Indikation und Therapie der aortoiliacalen Verschlußerkrankung aus chirurgischer Sicht. Chirurg 52:96
21. Scheele J, März D (1981) Potenzstörungen nach aortobifemoralem Prothesen-Bypass. Chirurg 52:168
22. Taheri SA, Gawronski S, Smith D (1983) Paramedian retroperitoneal approach to the abdominal aorta. J Cardiovasc Surg 24:529
23. Thetter O, v Hochstetter A, van Dongen RJAM (1982) Neurogene Störungen der männlichen Sexualfunktion nach Eingriffen im aorto-iliacalen Bereich und deren Vermeidung durch den retromesenterialen Zugang. Angio 4:171
24. Thiele H, Trede M (1979) Postoperative Komplikationen bei chronischen aorto-iliakalen Verschlüssen. Med Klin 74:667
25. Trede M, Rückert U, Laubach K (1977) Septische Gefäßkomplikationen. Prophylaxe und Therapie. Med Welt 28:838
26. Van Dongen RJAM (1970) Photographic atlas of reconstructive arterial surgery. Springer, New York
27. Vollmar J (1975) Rekonstruktive Chirurgie der Arterien. Thieme, Stuttgart
28. Vollmar J, Laubach K, Campana JM (1965) Die chirurgische Behandlung der chronischen Arterienverschlüsse im aorto-iliakalen Gefäßabschnitt. Thoraxchirurgie, Bd 13. Thieme, Stuttgart, S 453
29. Vollmar J (1980) Reinterventionen wegen Rezidivverschlüssen (Becken- und Beinarterien). Chirurg 51:1
30. Wallijn E, Renders G, Vereecken L (1975) Urological complications following aortofemoral bypass graft. Br J Urol 47:617
31. Zehle A, Diederichs D (1973) Hoher Aortenverschluß. Thoraxchirurgie, Bd 21. Thieme, Stuttgart, S 397

17.2 Chronische Verschlußprozesse der Arteria femoropoplitea

F.P. GALL und F. FRANKE

INHALT

A. Spezielle Anatomie 403
   I. Der femoro-popliteale Abschnitt (Oberschenkeltyp) 403
   II. Typische Verschlußlokalisationen an der unteren Körperhälfte 404

B. Indikationen 404

C. Lagerung und operativer Zugang 404
   I. Leiste 404
   II. Arteria femoralis superficialis 406
   III. Arteria poplitea 406

D. Revaskularisationstechnik 408
   I. Die halbgeschlossene Thrombendarteriektomie (TEA) 408
   II. Bypass-Verfahren 409

E. Postoperative Komplikationen, Reinterventionen 412

     Literatur 414

A. Spezielle Anatomie

I. Der femoro-popliteale Abschnitt (Oberschenkeltyp)

Er besteht aus der Endstrecke der A. iliaca ext., der A. femoralis comm. mit ihren Aufzweigungen in A. profunda femoris und A. femoralis superf. sowie der A. poplitea bis an die Unterschenkeltrifurkation.

Die *A. iliaca ext.* stellt die Fortsetzung der A. iliaca comm. dar und verläuft an der medialen Seite des M. psoas major bis zum Ligamentum inguinale. Kurz vor dem Eintritt in die Lacuna vasorum gibt sie, hinter dem Ligamentum inguinale, zwei Äste ab: die A. circumflexa ilium prof. und die A. epigastrica inf. ziehen an der Bauchwand-Innenseite bogenförmig zum Darmbeinkamm nach kranial.

Die *A. femoralis comm.* entspricht der A. iliaca ext. distal des Leistenbandes, verläuft zunächst oberflächlich unter der Oberschenkelfaszie und tritt durch die Fossa iliopectinea hinter den M. sartorius. Bis zur Aufteilung in die A. profunda femoris und A. femoralis superf., gewöhnlich nach 1–6 cm, gibt sie drei konstante Hauptäste ab: die A. circumflexa ilium superf. und A. epigastrica superf. ziehen zur vorderen Bauchwand, die A. pudenda ext. zur Genitalregion.

Die *A. femoralis superf.* als gerade Fortsetzung, erreicht in einer Rinne zwischen M. vastus medialis und der Adduktorengruppe unter dem M. sartorius die Kniekehle. Sie ist etwa 30 cm lang und gibt nur wenige kleine Seitenäste ab. Die wichtigste Kollaterale, die A. genus desc., durchbohrt die Membrana vasto-adductoria und verläuft auf dieser zum Kniegelenk. Nahezu gleichkalibrig wie die A. femoralis superf. ist die A. profunda femoris, wobei der Hauptstamm in 48% lateral, in 40% dorsal, in 10% medial und nur gelegentlich geteilt aus der A. femoralis comm. entspringt. Beim Superfizialisverschluß stellt sich die A. profunda femoris axial in Richtung der A. femoralis comm., wobei durchwegs eine Kalibererweiterung feststellbar ist. Sie versorgt die Oberschenkelmuskulatur und den Oberschenkelknochen (A. circumflexa femoris med. und lat., Ae. perforantes I–III) und stellt das wichtigste Kollateralgefäß zur Umgehung von Femoralisverschlüssen dar. Die Gefäßbrücke des Profundakreislaufes reicht bis zum ersten und zweiten Popliteasegment (Empfängersegment).

Die *A. poplitea* liegt auf der Beugeseite des Knies, medial von Vene und Nerv und reicht bis zum Soleusbogen mit Aufteilung in die Unterschenkelgefäße. Sie ist in der Regel 12–18 cm lang und gibt eine Reihe kleinerer Äste ab, die untereinander ein feines Gefäßnetz (rete articulare genus) bilden. Bei Ligatur der A. poplitea reicht dieser Kollateralkreislauf für eine gute Unterschenkeldurchblutung nicht aus (Amputationsrate 38–72,5%).

II. Typische Verschlußlokalisationen an der unteren Körperhälfte

Ein segmentärer (kurzstreckiger) Verschluß findet sich in 15–20% im Bereich der Endstrecke der A. femoralis superf. im Adduktorenkanal.

Mit einer Häufigkeit zwischen 40% und 65% ist ein langstreckiger Gefäßverschluß im Bereich der gesamten A. femoralis superf., vom Profundaabgang bis zum Adduktorenkanal anzutreffen. Er repräsentiert in der Mehrzahl ein fortgeschrittenes Stadium der arteriellen Verschlußkrankheit.

Ein Wechsel zwischen Stenosen und kurzen Verschlußprozessen findet sich in 15% im Bereich der Ober- bzw. Unterschenkelgefäße. Er ist typisch für die diabetische Gefäßerkrankung und mündet peripher in eine Mikroangiopathie.

Als Besonderheit, auch im Hinblick auf eine Gefäßrevaskularisation, finden sich in etwa 5% bei Ober- und Unterschenkelgefäßverschlüssen offene Abschnitte im Bereich der A. poplitea mit kräftiger Kollateralisation.

Zur Häufigkeitsverteilung von chronischen Verschlußprozessen an der unteren Extremität finden sich folgende Mitteilungen:

Aortoiliakale Verschlüsse (Zustrombahn)	24%
Iliofemorale Verschlüsse	4%
Femoro-popliteale Verschlüsse	50%
Isolierte Popliteaverschlüsse	5%
Krurale Verschlüsse	17%

B. Indikationen

Die Indikationen für rekonstruktive Gefäßeingriffe an der unteren Körperhälfte richten sich ausschließlich nach der Klinik, wobei im Stadium I, nach Fontaine und Leriche, keine Operationsindikation besteht.

Das Ischämiestadium II wird als relative Operationsindikation angesehen, wenn bei limitierender Claudicatio von unter 100 m mit Behinderung der persönlichen und beruflichen Aktivität eine günstige gefäßmorphologische Voraussetzung mit zwei offenen Unterschenkelarterien gegeben ist.

Im Ischämiestadium III und IV mit Ruheschmerzen bzw. lokalisierten oder ausgedehnten Nekrosen besteht eine absolute Operationsindikation.

Eine durchgängige Strombahn proximal und distal des Verschlußprozesses ist Voraussetzung für eine erfolgreiche Revaskularisation. Eine suffiziente Ausstrombahn besteht, wenn angiographisch zwei oder drei offene Unterschenkelstammarterien bis in den Fußbereich dargestellt sind.

Bei knapp suffizienter Ausstrombahn findet sich eine Unterschenkelstammarterie bis zum Fußbereich offen. Eine ungünstige Konstellation besteht beim Verschluß aller Unterschenkelstammarterien. Ist bei einem Femoralisverschluß ein kurzes Segment der A. poplitea mit ausreichender Kollateralisation noch offen, so sollte nur bei fortgeschrittener Ischämie eine isolierte Segmentrevaskularisation durchgeführt werden. Kontraindikationen für eine Gefäßrevaskularisation der unteren Körperhälfte sind nur bei schwersten koronaren, zerebralen und renalen Funktionsstörungen sowie konsumierenden Erkrankungen wie Krebs und schwerem Diabetes mellitus gegeben. Da bei Patienten über 60 Jahre eine Gliedmaßenamputation mit einer Letalität von 25–28% belastet ist, sollte vor jeder Amputation die Möglichkeit einer Gefäßrevaskularisation geprüft werden, auch wenn schwerwiegende Begleiterkrankungen bekannt sind.

C. Lagerung und operativer Zugang

Revaskularisationen der unteren Körperhälfte erfolgen überwiegend in Rückenlage, wobei auf eine Verpackung von Ferse und Sprunggelenk zur Vermeidung von Druckschäden zu achten ist. Das operierte Bein wird in der Hüfte leicht angehoben, abgespreizt und außenrotiert sowie im Kniegelenk gebeugt. Durch isolierte Absenkung der gegenseitigen Beinschiene ist das Operationsfeld leichter zu erreichen.

I. Leiste

Zur Gefäßexposition der A. femoralis comm. und ihrer Aufzweigungen hat sich ein Längsschnitt unterhalb des Leistenbandes, etwa in der Mitte zwischen Spina iliaca ant. sup. und der Symphyse, bewährt (Abb. 17.2.1a). Zu beachten sind die Vasa epigastrica superf. sowie die Vasa circumflexa ilium superf. In der Operationsregion verlaufen:

R. femoralis des N. genitofemoralis,
R. cutaneus ant. des N. femoralis,
R. cutaneus femoris lat.,
N. ilioinguinalis und N. iliohypogastricus

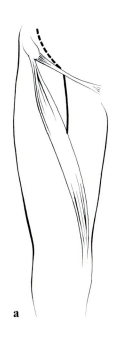
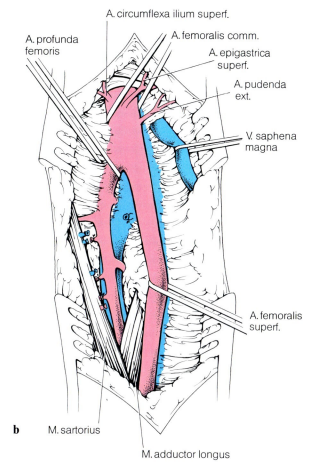

Abb. 17.2.1. a Zugang in der Leistenregion mit Erweiterungsmöglichkeit. **b** Exposition der Femoralisgabel

Bei gleichzeitiger Freipräparation der A. iliaca ext. ist ein S-förmiger Bogenschnitt gegen die Spina iliaca ant. sup. vorzuziehen. Grundsätzlich sollte das Leistenband nicht durchtrennt werden. Bei einer Schnitterweiterung nach kranial sollte die Externusaponeurose, nach Ablösung von der Spina iliaca, in Spaltrichtung durchtrennt werden, wobei Seitenäste aus der A. iliaca ext. (A. epigastrica inf. und A. circumflexa ilium prof.) sowie die entsprechenden Venengruppen zu beachten sind.

Für die tiefe Dissektion auf die A. femoralis comm. ist eine laterale Spaltung des Subkutangewebes unter Schonung und Abschieben der superfizialen und profundalen inguinalen Lymphknoten und Lymphbahnen vorteilhaft. Beschädigte Lymphdrüsen und -bahnen sollten sorgfältig ligiert werden; eine Elektrokoagulation in der Leiste ist zu vermeiden. Nach Spalten der Oberflächenfaszie ist sogleich die A. femoralis erreicht, die auch weiter distal am medialen Rand des M. sartorius aufgesucht werden kann.

Bei Freilegung der Endstrecke der V. saphena magna und ihrer Einmündung in die V. femoralis muß der oberflächliche Ast der A. pudenda ext. durchtrennt werden. Die V. saphena magna und die A. femoralis können ohne Schwierigkeiten vom selben Hautschnitt, aber unterschiedlichen Präparationsebenen, dargestellt werden.

Ein Querschnitt in der Leiste hat sich nicht bewährt, da die Gefäßexposition meist unzureichend ist und keine Erweiterungsmöglichkeit besteht.

Etwa 1–3 QF unterhalb des Leistenbandes ist die Aufzweigung der A. femoralis comm. in den Profunda- und Superfizialisast deutlich am Kalibersprung erkennbar (Abb. 17.2.1b). Normalerweise reicht die Freipräparation der A. profunda femoris bis zum ersten Kollateralabgang für die Anzügelung aus, da hier die Arteriosklerose häufig endet. Ist eine Profundaplastik vorgesehen, so müssen für die Exposition einer weiteren Gefäßstrecke des Profundakreislaufes die Vv. comitantes und die V. circumflexa femoris lat. zwischen Ligaturen durchtrennt werden.

II. Arteria femoralis superficialis

Der M. sartorius dient bei der Freipräparation der A. femoralis superf. als Leitmuskel. Der Hautschnitt verläuft an der Vorderseite des Muskels in der Verlängerung des Leistenschnittes bis nahe an den gut tastbaren Oberschenkelknorren im Kniegelenksbereich (Abb. 17.2.2a). Dabei hat sich auch eine Beugung im Kniegelenksbereich von etwa 30° mit Unterstützung durch gefaltete Tücher bewährt. Nach Spaltung der Oberschenkelfaszie muß zur Gefäßexposition der Sartoriusmuskel nach medial und dorsal abgedrängt werden. Am Übergang der distalen A. femoralis superf. in die A. poplitea verläuft das Gefäß im ca. 5–6 cm langen Adduktorenkanal. Er wird begrenzt von medial durch den M. vastus med. (M. quadriceps femoris), von lateral durch die Adduktoren-Gruppe (M. adductor magnus und longus), kaudal durch den Hiatus tendineus adductorius (Lücke an der Unterkante des sehnigen Ansatzes des M. adductor magnus). Das Dach wird gebildet von der Membrana vasto-adductoria und dem M. sartorius.

Kurz vor dem Eintritt der A. femoralis in die Kniekehle verlassen die A. genus desc. und der N. saphenus die Gefäßnervenscheide und verlaufen vor der Membran oberflächlich zum Kniegelenk (Abb. 17.2.2b, c). Sie müssen bei der Freipräparation unbedingt geschont werden. Für die Gefäßexposition in diesem Bereich sind zahlreiche Kollateralabgänge sowie eine innige Verflechtung mit dem gleichnamigen tiefen Venensystem (häufig gedoppelt) zu beachten.

III. Arteria poplitea

Abhängig von der Lokalisation der Gefäßexposition werden verschiedene Zugangswege zur Kniekehlenarterie verwendet. Für eine supragenuale Gefäßfreilegung wird gewöhnlich der antero-mediale Zugang favorisiert (Abb. 17.2.3a). Die Hautinzision erfolgt im dorsalen Drittel des gut tastbaren Oberschenkelknorrens am Vorderrand des M. sartorius. Die Fortsetzung des Hautschnittes für die weitere Darstellung der Kniekehlenarterie erfolgt antero-medial zur medialen Schienbeinkante. Vor der tiefen Inzision wird der M. sartorius nach dorsal und medial gezogen und der Adduktorenschlitz gespalten. Von hier aus erfolgt die Freipräparation des ersten Popliteadrittels. Ist die Arterie in diesem Bereich für eine Revaskularisation ungeeignet, so sollte zunächst erst das dritte Popliteasegment (siehe später) dargestellt werden, da dessen Exposition ohne große Schwierigkeiten erfolgen kann.

Für das mittlere Popliteadrittel werden, nach schrittweiser Darstellung, der kräftige Sehnenansatz des M. semimembranosus vor der Ansatzstelle am Unterschenkelknorren sowie der mediale Gastroknemiuskopf vor seinem Ansatz am Oberschenkelknorren unterfahren und durchtrennt. Zusätzlich muß auch der Pes anserinus in der Reihenfolge: M. sartorius, M. gracilis und M. semitendinosus dargestellt und durchtrennt werden (Abb. 17.2.3b, c). Die jeweiligen Sehnen- bzw. Muskelansätze sollten mit verschiedenen Fäden für die spätere Naht markiert werden.

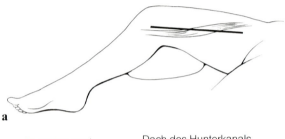
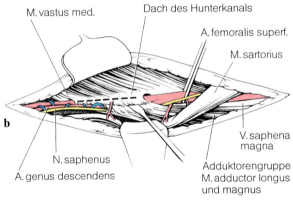
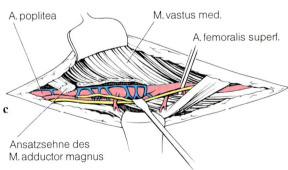

Abb. 17.2.2. a Zugang zur A. femoralis superf. und A. poplitea (proximal). **b, c** Darstellung des Adduktorenkanals und Exposition der A. femoralis superf. und A. poplitea (proximal)

17.2 Chronische Verschlußprozesse der A. femoropoplitea

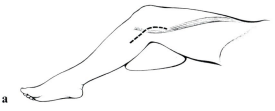

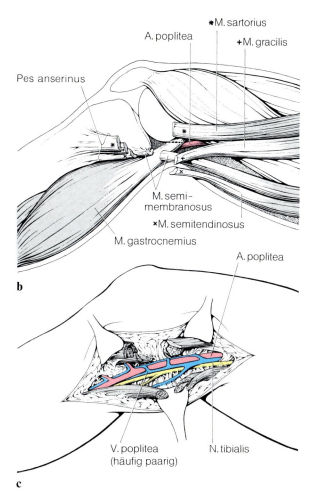

Abb. 17.2.3. a Antero-medialer Zugang zur A. poplitea. **b, c** Exposition des mittleren Popliteadrittels mit Durchtrennung kreuzender Sehnen- und Muskelzüge

Für den Sonderfall einer isolierten Freilegung des mittleren Popliteasegmentes ist ein dorsaler Zugang in Bauchlage des Patienten möglich (Abb. 17.2.4a, b). Zur Vermeidung von Narbenkontrakturen wird ein S-förmiger Hautschnitt angelegt, wobei die Schnittführung kranial medialseitig beginnt, in der Beugefalte nahezu horizontal verläuft, und nach kaudal lateralseitig ausmündet. Nach Spaltung der oberflächlichen Faszie ist auf den N. tibialis zu achten, der nach lateral weggehalten werden sollte. In der Tiefe findet sich die A. poplitea, häufig von einer paarigen Vene umscheidet, zwischen dem M. biceps und dem M. semimembranosus.

Für das Bypass-Verfahren wird die Freilegung des infragenualen Anteils der A. poplitea von einem antero-medialen Zugang favorisiert (Abb.

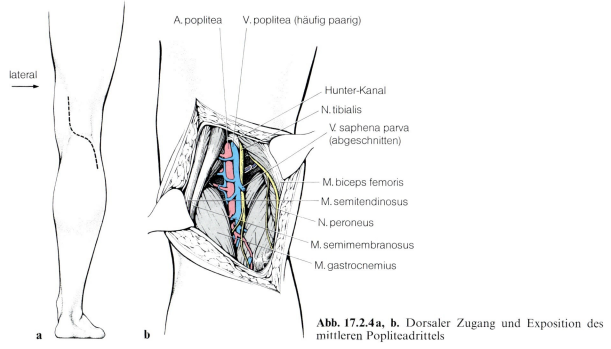

Abb. 17.2.4a, b. Dorsaler Zugang und Exposition des mittleren Popliteadrittels

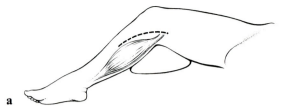

Abb. 17.2.5 a, b. Antero-medialer Zugang und Exposition des distalen Popliteadrittels und der Unterschenkel-Trifurkation

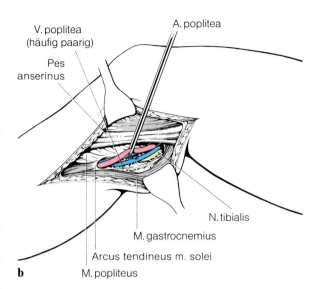

17.2.5a). Dieser Gefäßabschnitt ist nur selten von Verschlußprozessen betroffen, relativ einfach erreichbar und gibt gewöhnlich nur einen kleinen Seitenast ab. Der Hautschnitt erfolgt unmittelbar an der medialen Schienbeinkante. Nach Durchtrennung der Fascia cruris bis zum Pes anserinus kann die Arterie direkt durch stumpfes Abschieben an der Vorderseite des medialen Gastroknemiuskopfes exponiert werden. Wichtig ist die Tatsache, daß die A. poplitea auch hier, meist zwischen zwei Venenbündel eingescheidet, hinter dem Nervus tibialis verläuft. Sobald das Gefäß zirkulär freigelegt ist, kann es angeschlungen und vorgezogen werden (Abb. 17.2.5b). Die weitere Exposition nach kranial und kaudal ist dann leichter und gefahrloser möglich. Dazu müssen die überkreuzenden Vv. tibiales ant. zwischen Ligaturen durchtrennt werden, insbesondere in Höhe des Abgangs der A. tibialis ant. Unmittelbar distal davon verläuft der Arcus tendineus des M. soleus, der zur Exposition der Unterschenkeltrifurkation gespalten wird.

D. Revaskularisationstechnik

I. Die halbgeschlossene Thrombendarteriektomie (TEA)

J. CID DOS SANTOS hat diese Technik 1946 inauguriert, im deutschsprachigen Raum wurde sie insbesondere von VOLLMAR [17] weiterentwickelt. Sie eignet sich an den unteren Extremitäten nur bis in Höhe der A. poplitea, insbesondere bei kurzstreckigen Gefäßverschlüssen im distalen Oberschenkelbereich, und wird heute nur mehr in Ausnahmefällen angewandt. Der betroffene Arterienabschnitt wird distal der Verschlußstrecke auf wenige Zentimeter freigelegt und auf eine Länge von 2–3 cm längs eröffnet (Abb. 17.2.6a–d). Der meist exzentrisch gelegene Verschlußzylinder wird anschließend zirkulär mit einem feinen, spatelartigen Instrument isoliert und durchtrennt. Über den proximalen Intimazylinder kann ein entsprechend dimensionierter Ringstripper gefädelt und unter Anspannung des Intima-Dissektates zirkulär unter

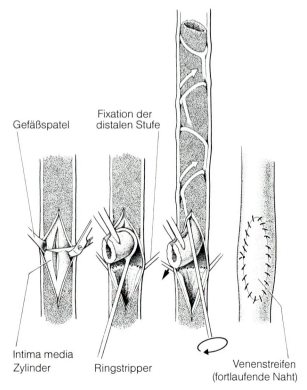

Abb. 17.2.6a–d. Technisches Vorgehen bei der Thrombendarteriektomie mit Patchverschluß

leichtem Druck nach kranial geschoben werden. Am Ende der Intimaveränderungen, meist in Höhe des Profundatrichters, reißt das Dissektat ab und wird entfernt. Eine intraoperative Röntgenkontrolle des dissezierten Arteriensegmentes sowie der Ausflußbahn ist dabei obligatorisch; die Arterioskopie der endarteriektomierten Gefäßstrecke stellt einen zusätzlichen Sicherheitsfaktor dar. Die Arteriotomie wird abschließend durch direkte Naht oder unter Verwendung eines Venenstreifens verschlossen.

Bei langstreckigen Verschlüssen vom Profundaabgang bis zum Adduktorenkanal empfiehlt sich eine zusätzliche zentrale Arteriotomie am Übergang der A. femoralis comm. zur A. femoralis superf., auch zur Kontrolle des Profundaabganges. Grundsätzlich sollte bei diesem Verfahren immer die Sehne des M. adductor magnus, häufig Erstmanifestation des Verschlußprozesses durch Einengung, gespalten werden.

Das Verfahren der TEA wird in 20–30% technisch nicht durchführbar sein oder inkomplett bleiben, insbesondere bei starken Verkalkungen im Mediabereich und bei frischentzündlichen Gefäßerkrankungen. Die Perforationsgefahr wird dabei mit 2,7% angegeben.

II. Bypass-Verfahren

Die Überbrückung eines Gefäßverschlusses in der noch heute üblichen Technik wurde erstmals von KUNLIN (1949) mit körpereigener Vene praktiziert. Vor der Operation kann die Beurteilung der V. saphena magna und deren Markierung beim stehenden Patienten durchgeführt werden. Die Lagerung des Patienten zur Venenentnahme entspricht der zur definitiven Gefäßrekonstruktion. Die Schnittführung zur Entnahme der V. saphena magna entspricht in der Regel der Arterienfreilegung in der Leiste und im Kniegelenksbereich. Durch entsprechenden Hakenzug kann die V. saphena magna ohne spätere Hautnekrosen dargestellt und schrittweise herauspräpariert werden (Abb. 17.2.7). Der Hautschnitt am Ober- bzw. Unterschenkel kann durchgehend oder von kurzen Hautbrücken unterbrochen erfolgen, die Schnittführung wird jeweils nach dem Verlauf der zu präparierenden Vene variiert werden. Einmündende Venenseitenäste müssen dabei sorgfältig zwischen Ligaturen (4×0) durchtrennt werden, die Vene selbst sollte nicht mit Instrumenten gefaßt werden.

Vor der endgültigen Entnahme der V. saphena magna ist, wegen der notwendigen Bypasslänge, das distale Arteriensegment auf Anschlußfähigkeit zu prüfen. Die entnommene Vene wird, über eine am distalen Ende eingeknotete Knopfkanüle, mit einer Heparin-Blutmischung unter niedriger Druckanwendung aufgeblasen. Dabei können das Kaliber (nicht unter 4 mm und optimal zwischen 4 und 6 mm) beurteilt, nicht versorgte Abgänge atraumatisch übernäht, einengende Bindegewebsstränge durchtrennt und ggf. auch kleine Aussackungen durch matratzenartige Nähte korrigiert werden (Abb. 17.2.8 u. 17.2.9 a–d). Alle Kollatera-

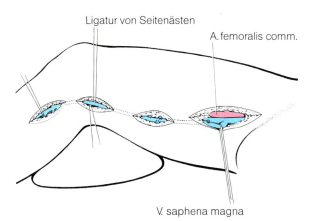

Abb. 17.2.7. Entnahme der V. saphena magna am Oberschenkel-Unterschenkel

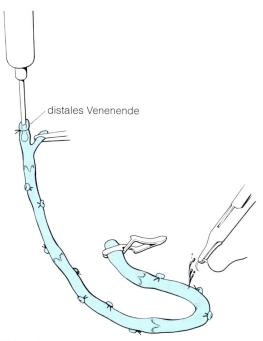

Abb. 17.2.8. Atraumatische Versorgung von Kollateralen am aufgeblasenen Venentransplantat

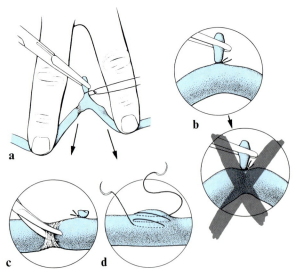

Abb. 17.2.9 a–d. Nachträgliche Korrektur an Kollateralen, Bindegewebssträngen und varikösen Aussackungen

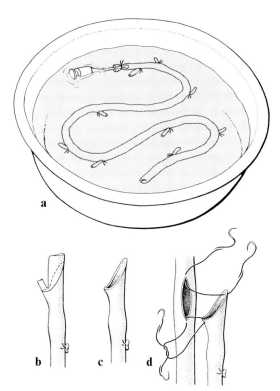

Abb. 17.2.10 a–d. Aufbewahrung des entnommenen Venentransplantates in Blut-Heparin-Lösung und Anmerkung zur Querschnittsvergrößerung am proximalen Venenende

len unmittelbar am distalen Venenende sollten geschont werden, um evtl. später für eine weite proximale Anastomose zur Querschnittsvergrößerung Verwendung zu finden (Abb. 17.2.10 a–d). Die vorübergehende Aufbewahrung der Vene erfolgt am besten in einer Blut-Heparin-Lösung.

Die dilatierte Vene wird anschließend in umgedrehter Richtung (distales Ende in der Leistenregion) orthotop, nahe dem Arterienverlauf, mittels einer Kornzange unter peinlicher Beachtung und Vermeidung einer Torsion an die vorgesehenen Anastomosenbereiche gezogen. Der Tunellierung sollte eine stumpfe Präparation mit den Zeigefingern beider Hände vorausgehen. Für einen Anschluß an das proximale Popliteasegment wird das Transplantat unter den Sartoriusmuskel gelegt. Bei infragenualer Anastomosierung hat sich uns der anschließende Transplantatdurchzug, nach Tunellierung der die Kniegelenksregion überkreuzenden Muskelgruppen (Gastroknemius, Pes anserinus, Semimembranosus), bewährt.

Vor der Arterienabklemmung wird eine systemische Heparinisierung durchgeführt, die bei dichten Anastomosenverhältnissen später nicht antagonisiert werden muß. Grundsätzlich beginnen wir beim Bypass-Verfahren mit der distalen Anastomose, wobei sich für die Darstellung der distalen A. poplitea der infragennale Sperrer nach VAN DONGEN bewährt hat. Nach Längsinzision des Anschlußgefäßes mit einem spitzen Skalpell wird die Arteriotomie mit einer gewinkelten Schere (Potts-Schere) auf 15–20 mm verlängert. Das Gefäßlumen kann durch Zugfäden aufgehalten und zwanglos eingesehen werden (s. Ausschn. Abb. 17.2.11 a–d). Dabei ist in jedem Fall die Ausstrombahn zu kontrollieren und evtl. mit einem feinen Overholt-Klemmchen oder einem Gefäßdilatator aufzubougieren. Das Venentransplantat wird, nach Entfernung der Quetschmarke, längsinzidiert, seitliche Lefzen werden exzidiert und Adventitiareste im vorgesehenen Anastomosenbereich abgeschnitten. Die Anastomosierung erfolgt jeweils zu einem Viertel mit den anfangs gelegten Ecknähten (s. Ausschn. Abb. 17.2.11). Für die exakte Stichführung kann eine eingelegte Sonde in der Ausstrombahn bei der peripheren Anastomose und der Einstrombahn in den Venenbypass bei der proximalen Anastomose dienlich sein. Die Stichrichtung erfolgt grundsätzlich von der Arterienwand zur Vene, bei Verwendung einer Gefäßprothese bevorzugen wir die umgekehrte Richtung. Eine lokale Endarteriektomie empfiehlt sich distal gewöhnlich nicht, proximal werden gelegentlich Korrekturen bei Stenosen des Profundatrich-

17.2 Chronische Verschlußprozesse der A. femoropoplitea

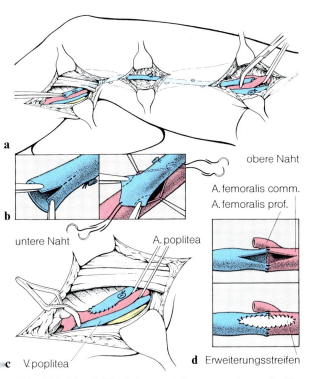

Abb. 17.2.11 a–d. Einziehen und Anastomosieren des Venentransplantates (distales Ende in der Leistenregion, in der Ausschnittsvergrößerung Möglichkeit einer End-zu-End-Anastomose)

Die Revaskularisation eines isolierten Popliteasegmentes mit guter Kollateralisation halten wir grundsätzlich im fortgeschrittenen Ischämiestadium für geeignet. Dabei muß aber auf die Möglichkeit eines reversen Blutstromes im Arteriensegment geachtet werden.

Bei eingeschränkter Ausstrombahn ist zu überprüfen, ob für die distale Anastomose zwei oder mehrere Anschlußgefäße zu verwenden sind (sequential-graft, jump-graft). Dadurch können mehrere Gefäßregionen (A. tibialis ant., A. tibialis post.) oder auch verschiedene Etagen (A. poplitea, A. tibialis post.) revaskularisiert werden (Abb. 17.2.12a, b). Technisch besteht dabei die Möglichkeit, das zusätzliche Anschlußgefäß mit einer Seit-zu-Seit-Anastomose an den Bypass anzuschließen oder das Bypassende über einen belassenen bzw. neuimplantierten Seitenast am Saphenatransplantat Y-förmig in zwei periphere Anastomosen münden zu lassen (s. auch S. 426ff.).

Das Hauptproblem bei peripheren Rekonstruktionen stellt die begrenzte Verfügbarkeit von autologem Venenmaterial dar. Gewöhnlich wird die

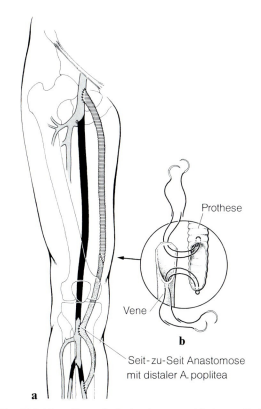

Abb. 17.2.12. **a** Revaskularisation verschiedener Gefäßetagen mit Sequential-graft (A. poplitea und A. tibialis post.). **b** Anastomosentechnik bei Prothesen-Venen-Kombination (Composite-graft)

ters notwendig. Als Fadenmaterial hat sich monophiler, doppelarmierter Faden (in einer Stärke von 5×0 bis 6×0) mit einer C_1 oder BV_1-Nadel bewährt. Nach Beendigung der distalen Anastomose sollte das Venentransplantat nochmals aufgeblasen und leicht gespannt werden. Die bevorzugte Lokalisation der proximalen Anastomose ist die Femoralisgabel, wobei der Anastomosennaht wegen des kleineren Kalibers des Venensegmentes größte Aufmerksamkeit gewidmet werden muß (s. Abb. 17.2.10 – Querschnittsvergrößerung). Die häufig verwendete End-zu-Seit-Anastomose auf die A. femoralis comm. für die Bypassimplantation ist zwar hämodynamisch ungünstiger, ermöglicht aber einen reversen Blutstrom zu noch funktionstüchtigen Kollateralabgängen. Bei Komplettverschluß der A. femoralis superf. hat sich für die kraniale Anastomose die hämodynamisch günstigere End-zu-End Technik an die Schnittlinie der abgetrennten A. femoralis superf. bewährt. Dabei kann auch zwanglos durch einen Dilatationsstreifen (Erweiterungspatch) die Einstrombahn in das Venensegment verbessert werden (s. Abb. 17.2.11).

proximale Anastomose bis in die Femoralisgabel geführt. Nur in Ausnahmefällen, bei traumatischen Gefäßläsionen im Popliteal-Kruralbereich, bei Adduktorenkanalsyndrom (outlet-Syndrom) sowie bei isolierter Rekonstruktion im Poplitealabschnitt (zystische Adventitia-Degeneration, Entrapment-Syndrom), kann bei durchgängiger A. femoralis die proximale Anastomose auch im ersten Poplitealdrittel angelegt werden. Dabei ist der hämodynamisch günstigere, geradlinige Übergang in ein Venensegment in End-zu-End Technik vorzuziehen, da im Gefäßstumpf keine Turbulenzquelle zurückbleibt und die Einstrombahn gegebenenfalls mit einem Erweiterungspatch vergrößert werden kann.

Bei Revaskularisation eines arteriosklerotischen Verschlußprozesses ist die proximale End-zu-Seit-Anastomose im Poplitealbereich zur Erhaltung wichtiger peripher gelegener Kollateralen der bessere Weg. Nach gleichzeitiger, langstreckiger TEA proximal, hat sich die supragenuale Bypass-Anastomosierung für eine periphere Gefäßrekonstruktion allerdings nicht bewährt.

Bei nicht ausreichender Venenlänge (normalerweise 45–50 cm für den Femoralisabschnitt), besteht die Möglichkeit einer Venenstückelung oder die Bypass-Kombination mit einer Kunststoffprothese in End-zu-End-Technik als zusammengesetztes Transplantat (composite-graft; Abb. 17.2.12, Ausschnitt) oder mit Zwischenschaltung eines endarteriektomierten Arteriensegmentes als Zweisprungbypass (hitch-hike graft). Wobei für die letztere Kombination verschiedene Techniken, in Abhängigkeit vom verwendeten Arteriensegment, angegeben wurden (Abb. 17.2.13a–c). Zu beachten ist (bei den Methoden b und c), daß das mit TEA behandelte Arteriensegment eine Schwachstelle darstellt, weil es häufig nach längerer Zeit durch Intimahyperplasie zur umschriebenen Einengung kommt. Grundsätzlich ist bei englumigem Venentransplantat der Zweisprungbypass der Prothesen-Venen-Kombination wegen des unvermeidbaren Kalibersprungs an der Anastomose vorzuziehen.

Durch technische Weiterentwicklungen werden zunehmend mehr Gefäßersatzmaterialien für die periphere Gefäßrekonstruktion angeboten. Grundsätzlich ist die körpereigene Vene Fremdmaterialien vorzuziehen. Bei Rezidiveingriffen und ungeeigneter körpereigener Vene (20–30%) ist im Stadium III und IV für den alleinigen Oberschenkelgefäßersatz alloplastisches Material indiziert. So haben sich PTFE (Polytetrafluoraethylen) und

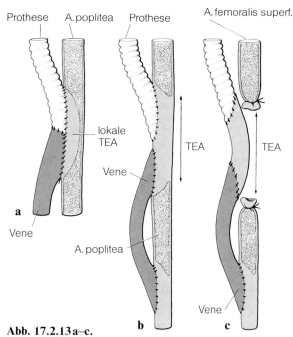

Abb. 17.2.13a–c.
Technische Möglichkeiten für Zweisprung-Bypass

filamentöse, gestrickte Dacronprothesen in diesem Bereich bewährt. Für die Überschreitung des Kniegelenkes ist, zur Vermeidung einer Knickbildung bei der Kniegelenksbeugung, eine Außenverstärkung mittels Ring oder Spirale notwendig, und kommt auch zunehmend häufiger zum Einsatz. Nur mit der Nabelschnurvene (Dardik-graft) ist auch eine Kniegelenksüberschreitung möglich. Für die Anastomosierung mit heterologen Materialien gelten die oben beschriebenen Techniken, wobei ebenfalls zunächst mit der Exposition und Anastomosierung der distalen Anastomose begonnen wird. Große Lumenunterschiede werden bei Verwendung von Kunststoffmaterial durch entsprechendes Zuschneiden einer gewöhnlich 6 mm kalibrierten Prothese, entsprechend der Anastomosenlänge, ausgeglichen.

E. Postoperative Komplikationen, Reinterventionen

Grundsätzlich werden postoperativ für mindestens 24 Stunden Saugdrainagen eingelegt. Bei einer stärkeren *Blutung* ist sofort eine Revision der Anastomosen durchzuführen (s. S. 162). Großer Wert ist auf eine engmaschige postoperative Überwachung von Blutdruck, Puls, Urinausscheidung sowie Substitution und *Ausgleich von Volumen* und Elektrolyten zu legen, da es sich bei den Operierten überwiegend um eine generalisierte Organerkrankung mit häufiger Beteiligung der Herzkranzgefäße, der Nieren sowie des Zerebrums handelt. Nach der peripheren Gefäßrekonstruktion ist eine baldige Frühmobilisation zur Verringerung eines postischämischen Ödems angezeigt. Günstig erscheint eine postoperative Weitstellung der Gefäßperipherie durch Verhinderung einer Auskühlung, z.B. durch Wattebinden.

Nur im Ausnahmefall ist, bei längerdauernder intraoperativer Ischämiezeit eine schwerwiegende Muskelweichteilschädigung mit einem *Logensyndrom* zu erwarten (s. S. 657). Bei zunehmender Gefühllosigkeit, Bewegungsverlust sowie Weichteilspannung im anterioren, fibularen und tibialen Kompartiment ist eine frühzeitige Faszienspaltung zur Dekompression erforderlich.

Jeder *Sofortverschluß* sollte, da ihm fast immer eine mechanische Störung zugrunde liegt, auch chirurgisch korrigiert werden (s. S. 169). Die häufigsten Ursachen sind technische Fehler im Anastomosenbereich, unvollständige Desobliteration bzw. distale Intimastufen, Transplantatfehler oder periphere Embolisierung mit Anschlußthrombose sowie Fehleinschätzung der Zu-, häufiger der Abstrombahn. Durch Anwendung der intraoperativen Angiographie (s. S. 137) nach der Revaskularisation ist die Sofortverschlußrate im femoro-poplitealen (kruralen) Bereich unter 5% zu senken.

Die *Durchgängigkeitsrate* der peripheren Gefäßrevaskularisation ist abhängig vom Ischämiestadium, von der Anzahl offener Unterschenkelstammarterien, der Revaskularisationstechnik und von der Lokalisation der distalen Anastomose. Gute Frühergebnisse sind in 82–100% zu erwarten. Die primäre Amputationsrate ist abhängig vom operativen Gefäßstatus und der Revaskularisationstechnik und liegt heute zwischen 3,1% und 8%.

Die *Letalität* der peripheren Gefäßrekonstruktionen wird zwischen 0,4% und 4% angegeben, wobei schwere operationstechnische Komplikationen nahezu unbekannt sind.

Das größte Problem nach peripheren gefäßchirurgischen Eingriffen stellt die tiefe *Wundinfektion* dar, mit der in 1,5–7,2%, über alle Ischämiestadien verteilt, gerechnet werden muß (s. S. 171). Für eine Ausheilung ist bei Verwendung von alloplastischem Material die komplette Fremdkörperentfernung erforderlich. Bei drohender Ischämie der Extremität kann eine extraanatomische Umleitung, bei Infektionen in der Leiste als Obturatorius-Bypass mit peripherem Anschluß im Kniearterienbereich, erwogen werden. Da neben einer lokalen Infektionsausbreitung auch eine hämatogene Ätiologie in der Frühphase diskutiert wird, ist bei Verwendung von Fremdmaterialien eine perioperative Antibiotikaprophylaxe indiziert.

Von großer Bedeutung ist das *Naht- bzw. Anastomosenaneurysma*, dessen Ursache eine Insuffizienz der Nahtlinien ist (s. S. 178). Die Häufigkeit des Anastomosenaneurysmas ist abhängig von der Exposition der Nahtstelle und von der Revaskularisationsmethode und wird am häufigsten in der Leiste mit 3%, weniger häufig in der Peripherie mit 1,1%, gefunden. Morphologisch handelt es sich dabei immer um ein falsches Aneurysma. Abzugrenzen davon sind Transplantataneurysmen durch mechanische Wandinsuffizienz, wie sie auch im Bereich eines Varizenknotens im Saphenatransplantat gefunden werden können. Das klinische Bild des Nahtaneurysmas ist gekennzeichnet durch eine zunehmend größer werdende, pulsierende Schwellung im Bereich einer Gefäßanastomose bzw. einer Gefäßnaht. Da es keine Spontanheilung gibt und nahezu 20% den Chirurgen im Stadium der Ruptur erreichen, sollte jedes falsche Aneurysma frühzeitig diagnostiziert und operativ korrigiert werden. Ziel der Behandlung ist die Aneurysmateilresektion mit Kontinuitätswiederherstellung. Häufig muß dabei eine Gefäßresektion mit Anastomosenneuanlage unter Verlängerung des Transplantates vorgenommen werden. Beim Vorliegen einer Wundinfektion darf nur körpereigenes Material verwendet werden, wobei kontinuierliche Spül-Saug-Drainagen, die Omentumplastik sowie das Einlegen von antibiotikahaltigen Ketten sich bewährt haben.

Die *Durchgängigkeitsraten* nach Bypassoperationen im femoro-poplitealen Bereich, nach der Life-Table-Methode, schwanken in Abhängigkeit vom Transplantatmaterial, vom Anschlußgefäß und dem präoperativen Ischämiestadium. Nach drei Jahren werden Offenraten um 72% nach femoro-poplitealem Venenbypass (stadienabhängig zwischen 68% und 77%), nach Velourprothesen von 55%, nach PTFE-Prothesen von 65% und nach Nabelschnurvenen von 67% angegeben. Die Fünf-Jahres-Durchgängigkeitsraten für Venenbypassverfahren betragen durchschnittlich 65% für den femoro-poplitealen Abschnitt, 48% für den femoro-kruralen Bypass und 43% für femoro-popliteale Prothesenrekonstruktionen.

LITERATUR

1. Van Dongen RJAM (1970) Photographic atlas of reconstructive arterial surgery. Springer, New York
2. Friedmann P, De Laurentis DA, Rhee SW (1976) The sequential femoropopliteal bypass graft. Am J Surg 121:452
3. Gall FP (1969) Die Rekonstruktion arterieller Verschlußerkrankungen der Beine durch Transplantation der Vena saphena magna. Materia Medica Nordmark 11:623
4. Heberer G (1979) Aktuelle Fragen der rekonstruktiven Gefäßchirurgie. Straube, Erlangen
5. Heilmann F, Franke F, Gall F (1977) Revascularisation beim Unterschenkelarterienverschluß. Dtsch Med Wochenschr 102:659
6. Imparato AM, Kim GE, Chu DS (1973) Surgical exposure for reconstruction of the proximal part of the tibial artery. Surg Gynecol Obstet 136:453
7. Kahle W, Leonhardt H, Platzer W (1973) Taschenatlas der Anatomie. Thieme, Stuttgart
8. Kunlin J (1949) Le traitment de l'arterite obliterant par le greffe veineuse. Arch Mal Coeur 42:371
9. Leitz KH (1981) Zugangswege in der Gefäßchirurgie. Springer, Berlin Heidelberg New York
10. Linton RR, Wirthlin LS (1973) Femoropopliteal composite Dacron and autogenous vein bypass grafts. Arch Surg 107:748
11. Mehta S (1980) A statistical summary of the results of femoro-popliteal bypass surgery. In: Gore WL (ed) Flagstaff, Arizona
12. Raithel D (1974) Periphere Durchblutungsstörungen. In: Wieck HH (Hrsg) Zerebrale und periphere Durchblutungsstörungen. Aesopus
13. Rühland D, Bünte H, Cramer B (1979) Vorteile modifizierter Polytetrafluoroethylene-Prothesen für den arteriellen Gefäßersatz. Chir Praxis 26:587
14. Schlosser V, Herdter F, Spillner G, Ahmadi A (1977) Neue Transplantat-Materialien in der rekonstruktiven Arterien-Chirurgie. Fortschr Med 95:1012
15. Stockmann U (1982) Der femoro-crurale Bypass. In: Denck H, Hagmüller GW, Brunner U (Hrsg) Arterielle Durchblutungsstörungen der unteren Extremitäten. TM-Verlag, Bad Oeynhausen
16. Vogt B (1981) Gefäßverletzungen mit besonderer Berücksichtigung der peripheren Arterientraumatologie. Huber, Bern Stuttgart Wien
17. Vollmar J (1982) Rekonstruktive Chirurgie der Arterien. Thieme, Stuttgart

17.3 Chronische Verschlußprozesse der Unterschenkelarterien

R.J.A.M. van Dongen und F. Franke

Inhalt

A. Einleitung 415
B. Spezielle Anatomie 415
C. Indikationen zur Revaskularisation 417
D. Arteriographische Voraussetzungen 417
E. Lagerung 417
F. Operativer Zugang 418
G. Technik der Unterschenkel- und Fußarterien-
    Freilegung 418
    I. Distale Arteria poplitea und Truncus ti-
      biofibularis 418
    II. Arteria tibialis posterior und proximale
       Plantararterien 419
    III. Arteria tibialis anterior und Arteria dorsa-
        lis pedis 421
    IV. Arteria fibularis 423
H. Technische Besonderheiten 424
    I. Wahl der Anastomosenstelle 424
    II. Atraumatische Freilegung 424
    III. Herstellung des Tunnels 424
    IV. Abklemmung 425
    V. Bypassmaterial 425
    VI. Herstellung der Anastomose 425
    VII. Durchziehen des Transplantates 425
I. Hilfsmaßnahmen zur Verbesserung der femoro-
    cruralen Bypasstransplantatdurchströmung 426
    I. Multiple distale Anastomosen 426
    II. Distale a. v.-Fistel 427
    III. Anwendung der P.T.A. 427
J. Alternative femoro-crurale Bypassmethoden 427
    I. Zusammengesetzter Bypass (Composite-
      Graft) 428
    II. Zweisprung Bypass (Hitch-hike-Bypass) 429
    III. Lambda-Verfahren (Jump-Bypass) . . . 429
        Literatur 429

A. Einleitung

Die Grenzen der arteriellen Wiederherstellungsmöglichkeiten sind in den letzten Jahren immer weiter nach peripher verschoben. Diese Entwicklung war in der Chirurgie der Beinarterien am spektakulärsten.

Schon 1960 hatte Palma [18] die ersten Revaskularisationen der Unterschenkelarterien, und zwar der A. tibialis post., durchgeführt. Es dauerte jedoch bis in die siebziger Jahre, ehe die arteriographischen und operationstechnischen Voraussetzungen so weit erfüllt waren, daß zufriedenstellende Ergebnisse erzielt werden konnten.

Viele Faktoren und Neuentwicklungen haben dazu beigetragen.

– Zuerst war es die Qualitätsverbesserung bei der arteriographischen Darstellung der Unterschenkel- und Fußarterien.
– Zweitens: die Perfektionierung von Methoden, mit dem Ziel, den peripheren Widerstand zu reduzieren und dadurch die Bypass-Durchströmung zu verbessern.
– Drittens: die Entwicklung und Anwendung von zuverläßlichen Bypass-Alternativen in solchen Fällen, wo die autologe V. saphena magna nicht für die totale Überbrückung langstreckiger femoropopliteo-cruraler Verschlüsse geeignet ist.

B. Spezielle Anatomie

Die topographische Lage der drei Unterschenkelarterien ist auf den Seiten 24–27 beschrieben und wird in den Abbildungen 17.3.1 a, b, c gezeigt.

Die A. poplitea teilt sich in Höhe des Arcus tendineus m. solei in die Aa. tibialis ant. und post. Die *A. tibialis ant.* durchbohrt die Membrana interossea cruris oder verläuft oberhalb dieser Membran nach vorn und zieht dann unmittelbar auf ihrer vorderen Fläche nach distal. Proximal

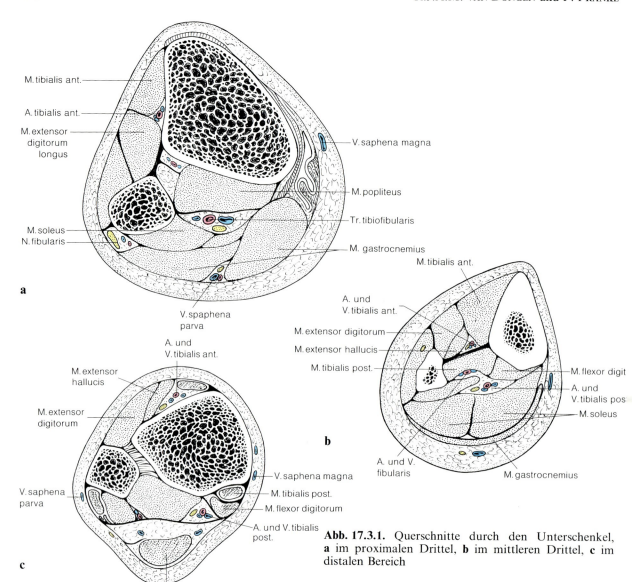

Abb. 17.3.1. Querschnitte durch den Unterschenkel, **a** im proximalen Drittel, **b** im mittleren Drittel, **c** im distalen Bereich

befindet sie sich zwischen M. tibialis ant. und M. extensor digitorum longus, distal zwischen M. tibialis ant. und M. extensor hallucis longus. Weiter abwärts gelangt sie auf die vordere Fläche der Tibia und der Kapsel des oberen Sprunggelenkes. Sie setzt sich als A. dorsalis pedis auf dem Fußrücken fort. Diese unterkreuzt die Sehne des M. extensor hallucis longus und das Retinaculum extensorum und zieht zwischen den Mm. extensores hallucis longus und brevis distalwärts. In Höhe der proximalen Enden der Ossa metatarsalia zweigt die A. arcuata lateralwärts ab. Zwischen Metatarsalia I und II zerfällt die A. dorsalis pedis in den R. plantaris prof. und die A. metatarsea dorsalis I.

Nach Abzweigung der A. tibialis ant. setzt die A. poplitea sich als A. tibialis post. fort. Nach 1–5 cm zweigt von ihr die A. fibularis (peronaea) ab. In der gefäßchirurgischen Literatur wird die A. tibialis post. zwischen ihrem Ursprung und der Abzweigstelle der A. fibularis als *Truncus tibioperoneus oder tibiofibularis* bezeichnet. Erst nach der Abzweigung der A. fibularis wird sie A. tibialis post. genannt.

Die *A. tibialis post.* zieht auf der dorsalen Fläche des M. tibialis post. und in der Rinne zwischen den Mm. flexores digitorum longus und hallucis longus distalwärts, begleitet von dem N. tibialis. Distal läuft sie vor dem medialen Rande der Axillessehne mit einer Kurve zur Gegend hinter und unter dem medialen Knöchel, und liegt dort ungefähr in der Mitte zwischen dem hinteren Rand des Knöchels und dem medialen Rand der Achillessehne. Kurz vor dem Eintritt zwischen den beiden Blätter des Retinaculum mm. flexorum (lig. laciniatum) teilt sie sich in die Aa. plantares med. und lat.

Die *A. fibularis (peronaea)* verläuft auf der hinteren Fläche des M. tibialis post., zwischen ihr und dem M. flexor hallucis longus nahe der Fibula nach distal. Unten gelangt sie auf die Rückseite der Membrana interossea cruris oder der Tibia und löst sich hinter der Kapsel der Sprunggelenke in die Rr. communicantes, Rr. malleolares lat. und Rr. calcanei auf.

C. Indikationen zur Revaskularisation

Eine Revaskularisation der Unterschenkelarterien kann indiziert sein bei Patienten mit Verschlüssen der A. femoropoplitea oder der A. poplitea mit Beteiligung der Unterschenkelarterien. Die Revaskularisation der noch durchgängigen Segmente der Unterschenkelarterien kommt überwiegend in Betracht, wenn es sich um ernsthafte Durchblutungsstörungen handelt, also in den Stadien III und IV. Das Stadium der Claudicatio intermittens ist nur selten eine Indikation für einen solchen revaskularisierenden Eingriff.

Falls sämtliche Unterschenkelarterien verschlossen oder arteriosklerotisch verengt sind, kommt die Revaskularisation der A. dorsalis pedis oder einer der Plantararterien in Frage, aber auch nur, wenn es sich um Patienten mit Ruheschmerzen oder Gangrän handelt.

D. Arteriographische Voraussetzungen

Man soll keine Rekonstruktion der cruralen Arterien durchführen ohne eine einwandfreie arteriographische Darstellung der Unterschenkel- und Fußarterien [2, 3, 13, 17, 21]. Bild und Wirklichkeit müssen miteinander übereinstimmen. Die Bilder sollen eine getreue Darstellung der arteriellen Situation sein.

Zuerst müssen die Arterien scharf und kontrastreich dargestellt werden, damit man beurteilen kann, mit welcher Unterschenkelarterie und mit welchem Segment die Anastomose hergestellt werden muß.

Mittels Aortographie bekommt man fast nie eine zufriedenstellende und brauchbare Darstellung der Unterschenkel- und Fußarterien. Die aortographischen Bilder sind nur dazu geeignet, den Zustand der Einstrombahn zu beurteilen und die Stelle der proximalen Bypass-Anastomose zu bestimmen.

Eine zusätzliche Femoralis-Arteriographie ist unerläßlich für die Darstellung der Unterschenkel- und Fußarterien. Dabei soll man das Kontrastmittel nicht retrograd einspritzen, sondern antegrad. Das Kontrastangebot für die distalen Arterien ist dann viel besser und bedingt mehr Kontrastreichtum.

Man kann dann auch feststellen, ob sich vielleicht im distalen Abschnitt einer noch durchgängigen Unterschenkelarterie eine zusätzliche Verengung befindet, die man mitbehandeln soll.

Außerdem kann man mittels der antegraden Femoralis-Arteriographie die Fußarterien genau beurteilen, auch wenn alle Unterschenkelarterien verschlossen sind.

Das alles ist mit der digitalen Subtraktionsangiographie absolut unmöglich. Die D.S.A. ermöglicht es festzustellen, ob und welche Unterschenkelarterien durchgängig sind; mehr nicht. Sie ist ein Suchtest. Die für die Operation notwendigen Details kann man auf den D.S.A.-Bildern nicht wahrnehmen.

Zweite Bedingung ist, daß die Serie der Bilder des Unterschenkels und Fußes lange fortgesetzt wird, da die Füllung der Unterschenkelarterien oft sehr verzögert stattfindet.

Die dritte Bedingung ist eine richtige Projektion. Wenn man die Beine nach außen rotiert, sind Tibia und Fibula übereinander projiziert, so daß man die Unterschenkelarterien nicht richtig beurteilen und identifizieren kann. Dagegen ist die Beurteilung der Bilder leichter, wenn der Unterschenkel ca. 20° nach innen rotiert ist (Abb. 17.3.2). Die Darstellung wird dann nicht durch die Überprojektion der Knochen gestört. Nur bei Endorotation kann man beurteilen, welche Unterschenkelarteriensegmente noch durchgängig sind, und wie der Zustand dieser Gefäße und der Wände ist.

Will man ausschließlich die A. tibialis post. darstellen, so muß man den Unterschenkel nach außen erotieren.

Die Fußarterien müssen immer in 2 Ebenen mitdargestellt werden.

E. Lagerung

Für die Revaskularisation der A. tibialis post. wird das Bein in Außenrotation gelagert. Die gegenseitige Hälfte des Beckens wird durch ein Kissen angehoben; in Höhe des Kniegelenkes wird das Bein durch ein keilförmiges Kissen unterstützt.

Wenn es sich um rekonstruktive Eingriffe an der A. tibialis ant. und A. fibularis handelt, muß man das Bein abwechselnd endo- und exorotieren können. Der Fuß des im Kniegelenk leicht gebogenen Beines wird gegen eine am Operationstisch fixierte keilförmige Stütze aufgesetzt, so daß das Bein frei nach innen und außen rotiert werden kann. Um die Außenseite des Unterschenkels besser erreichen zu können, empfiehlt es sich, die Beckenhälfte an der Verschlußseite mit einem Kissen leicht anzuheben.

F. Operativer Zugang

Der Truncus tibiofibularis und die A. tibialis post. werden durch einen Längsschnitt an der Margo medialis der Tibia freigelegt (Abb. 17.3.2a). Die Freilegung der proximalen Abschnitte der Aa. plantares erfordern einen bogenförmigen Schnitt hinter dem Malleolus med.

Der Zugangsweg zur A. tibialis ant. befindet sich im Laufe einer Linie, welche die Mitte zwischen Fibulaköpfchen und Tuberositas tibiae mit der Mitte zwischen den beiden Knöcheln verbindet (Abb. 17.3.3a). Die A. dorsalis pedis wird erreicht durch einen Hautschnitt in der Linie, welche die Mitte zwischen den beiden Knöcheln mit dem Spatium interdigitale zwischen erster und zweiter Zehe verbindet. Die Inzision befindet sich lateral der Sehne des M. extensor hallucis longus.

Für die laterale Freilegung der A. fibularis ist ein Hautschnitt über der Fibula oder gerade hinter diesem Knochen erforderlich. Bei dem medialen Zugang zur A. fibularis wird, wie bei der Freilegung der A. tibialis post., von einem Längsschnitt entlang der Margo medialis der Tibia Gebrauch gemacht.

G. Technik der Unterschenkel- und Fußarterien-Freilegung
[1, 14, 16, 20, 22, 23]

I. Distale Arteria poplitea und Truncus tibiofibularis

Medialer Zugang. Der Hautschnitt fängt 1 cm unter und hinter dem Condylus med. des Femurs an und verläuft leicht bogenförmig 1 cm hinter dem posteromedialen Rand der Tibia und parallel zu diesem Rand etwa 10 cm nach distal, wobei die V. saphena magna nach rückwärts gehalten und geschont wird. Die Fascia cruris wird in Längsrichtung gespalten. Diese Inzision wird so weit wie möglich nach oben fortgesetzt entlang dem unteren Rand der Sehne des M. semitendinosus. Es ist nicht notwendig die Sehnen des Pes anserinus zu durchtrennen. Wenn das Kniegelenk flektiert ist, können diese Sehnen leicht nach oben weggehalten werden. Der mediale Kopf des M. gastrocnemius wird von dem M. popliteus gelöst. Auf dem Boden des Raumes zwischen diesen beiden Muskeln stößt man auf das neurovaskuläre Bündel. Der N. tibialis und die V. poplitea werden von der Arterie gelöst und nach hinten gehalten, wobei der infragenuale Sperrer nach van Dongen gute Dienste leistet.

Der Übergang der A. poplitea in den Truncus tibiofibularis befindet sich in dem Arcus tendineus m. solei und wird außerdem von den kreuzenden Vv. tibiales ant. bedeckt. Um diesen Übergang und die Abgangsstelle der A. tibialis ant. zu erreichen wird zuerst der M. soleus von dem medialen Rand der Tibia und dann von der medialen Fläche dieses Knochens gelöst. Der Arcus tendineus wird mit einer rechtwinklig gebogenen Klemme unterfahren und durchtrennt, wodurch die kreuzenden Vv. tibialis ant. sichtbar werden. Diese kurzen und verletzlichen Venen werden einzeln zwischen atraumatischen Durchstechungsligaturen durchtrennt. Der Truncus und der proximale Abschnitt der A. tibialis ant. können jetzt freipräpariert werden. Die Freilegung kann nach distal fortgesetzt werden, wobei eine ausgezeichnete Exposition der proximalen Abschnitte der A. fibularis und der A. tibialis post. erlangt wird.

Lateraler Zugang. Der laterale Zugang zur distalen A. poplitea und zum Truncus tibioperoneus ist auf Seite 421 (Freilegung der A. tibialis ant.) beschrieben.

17.3 Chronische Verschlußprozesse der Unterschenkelarterien

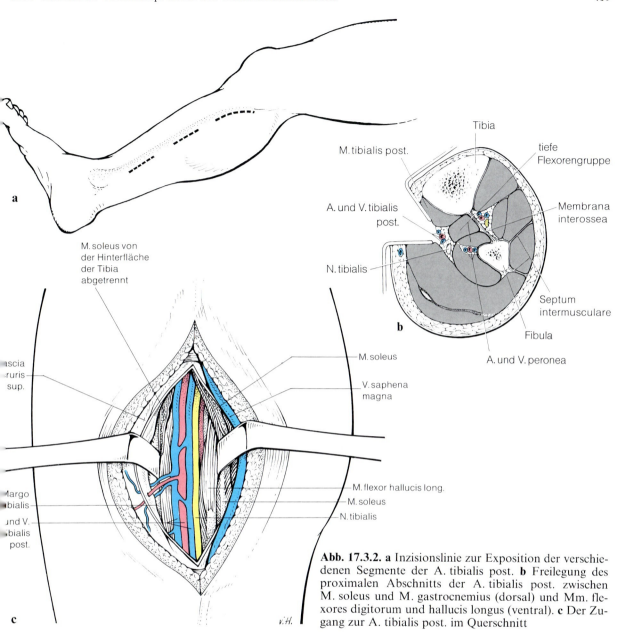

Abb. 17.3.2. a Inzisionslinie zur Exposition der verschiedenen Segmente der A. tibialis post. **b** Freilegung des proximalen Abschnitts der A. tibialis post. zwischen M. soleus und M. gastrocnemius (dorsal) und Mm. flexores digitorum und hallucis longus (ventral). **c** Der Zugang zur A. tibialis post. im Querschnitt

II. Arteria tibialis posterior und proximale Plantararterien

Zur Freilegung der A. tibialis post. im mittleren oder unteren Drittel des Unterschenkels wird (nach Anbringen eines Hautschnittes gerade hinter der medialen Tibiakante, wobei die V. saphena magna geschont wird) die Fascia cruris inzidiert, wodurch der mediale Kopf des M. gastrocnemius freiliegt. Durch Weghalten dieses Muskels wird der M. soleus sichtbar. Dieser Muskel wird in Längsrichtung scharf von der Facies post. der Tibia gelöst und zusammen mit dem M. gastrocnemius nach dorsal weggehalten. Zwischen diesen beiden Muskeln und den Mm. flexores digitorum longus und hallucis longus wird in die Tiefe weiter präpariert, bis das Gefäßnervenbündel erreicht wird (Abb. 17.3.2b, c). Der N. tibialis, der lateral zur A. tibialis post. liegt, soll geschont werden.

Der distale Abschnitt der A. tibialis post. ist nach einem Hautschnitt zwischen Achillessehne und innerem Malleolus leicht zu erreichen. Nach Durchtrennen der tiefen Faszie stößt man auf das Gefäßnervenbündel, wobei der N. tibialis am wei-

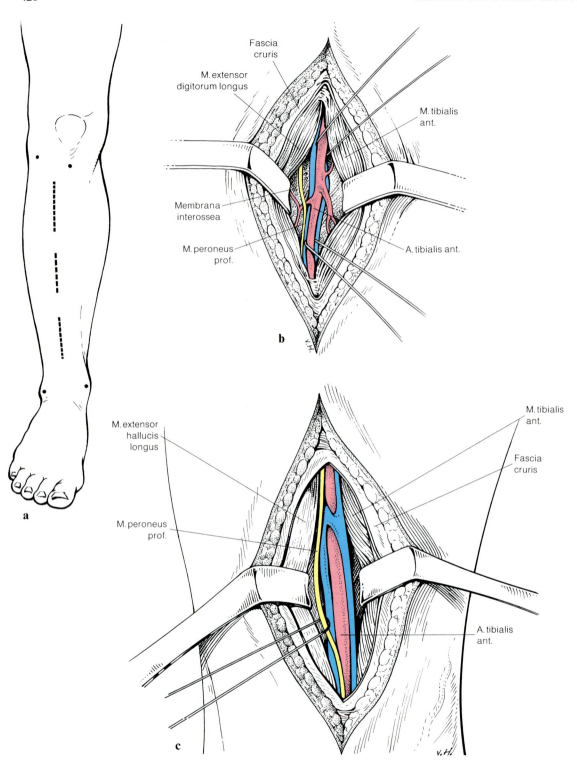

Abb. 17.3.3a–c. Legende s. S. 421

17.3 Chronische Verschlußprozesse der Unterschenkelarterien

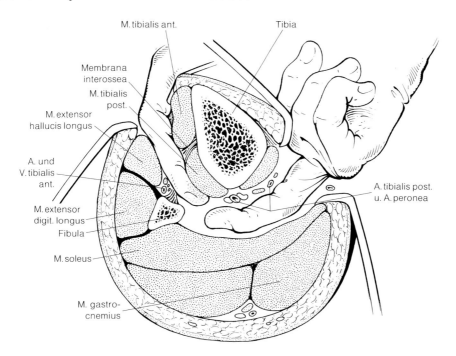

Abb. 17.3.3d

testen dorsal liegt. Die Freilegung kann distalwärts weiter fortgesetzt werden bis die *plantargelegene Verzweigung* erreicht ist. Nach Spaltung des oberflächlichen Blattes des Lig. laciniatum und durch Weghalten der Sehne des M. abductur hallucis nach unten können die proximalen Abschnitte der Plantararterien freigelegt werden.

III. Arteria tibialis anterior und Arteria dorsalis pedis

Nach Hautinzision und Durchtrennung des subkutanen Gewebes wird die Trennlinie zwischen M. tibialis ant. und M. extensor digitorum longus aufgesucht. Um diese Linie zu finden soll man den Fuß im Sprunggelenk bewegen. Bei der Pronation erschlafft der M. extensor digitorum longus, während der M. tibialis ant. angespannt wird. Wenn es auch auf diese Weise nicht gelingt die Trennlinie zu identifizieren, soll man die Faszie dort inzidieren, wo man den lateralen Rand des M. tibialis ant. vermutet, etwa 2 Querfinger lateral der Tibiakante. Der M. tibialis ant. wird nach medial weggehalten; an der medialen Seite der intermuskulären Faszie wird in die Tiefe weiterpräpariert, bis das Gefäßnervenbündel erreicht wird (Abb. 17.3.3b). Der N. peroneus prof., der lateral der Arterie verläuft, soll geschont werden.

Weiter nach distal, im unteren Drittel des

Abb. 17.3.3. a Inzisionslinien zur Exposition der A. tibialis ant. und A. dorsalis pedis. **b** Freilegung der proximalen A. tibialis ant. zwischen M. tibialis ant. (vorne) und M. extensor digitorum longus (hinten). **c** Freilegung der distalen A. tibialis ant. zwischen M. tibialis ant. (vorne) und M. hallucis longus (hinten). **d** Herstellung des Tunnels zwischen A. tibialis ant. durch die Membrana interossea zum infragenualen Raum

Unterschenkels, sucht man die Trennlinie zwischen M. tibialis ant. und M. extensor hallucis longus, was leichter ist. Auch hier erreicht man die A. tibialis ant., indem man der medialen Seite des intermuskulären Septums in die Tiefe präpariert (Abb. 17.3.3b).

Die *A. dorsalis pedis* wird erreicht durch eine Längsinzision, die sich etwa 1 cm lateral der Sehne des M. extensor hallucis longus befindet. Nach Inzidieren der Faszie stößt man auf die medialen Fasern des M. extensor digitorum brevis, welche zur Seite gehalten werden müssen, um die A. dorsalis pedis, welche direkt auf der knöchernen Unterlage liegt, zu erreichen.

Für die Freilegung des proximalen Abschnittes der A. tibialis ant. wählt man am besten den transfibularen Weg, wobei ein 6–8 cm langes Segment der oberen Fibula kurz unterhalb des Fibulaköpfchens subperiostal reseziert wird (Abb. 17.3.4a, b, c, d). Man muß dabei auf den N. peroneus achten,

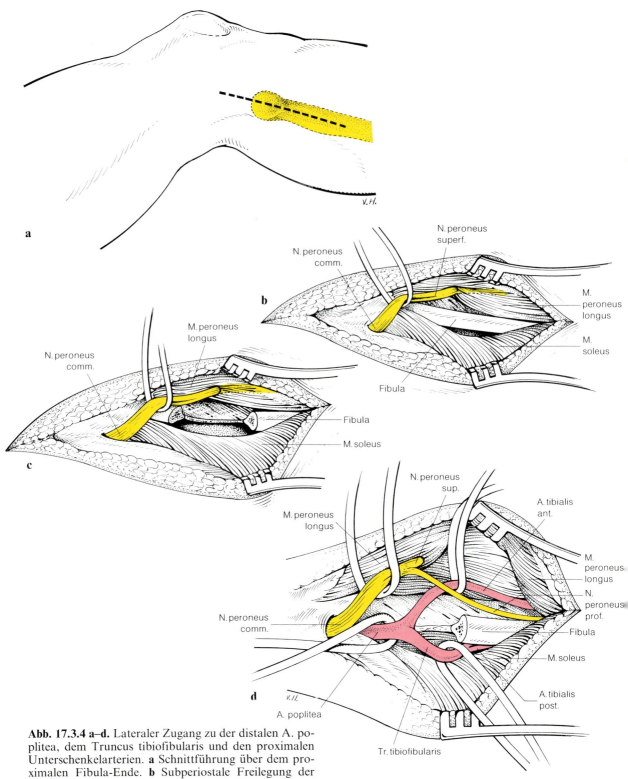

Abb. 17.3.4 a–d. Lateraler Zugang zu der distalen A. poplitea, dem Truncus tibiofibularis und den proximalen Unterschenkelarterien. **a** Schnittführung über dem proximalen Fibula-Ende. **b** Subperiostale Freilegung der proximalen Fibula. **c** Resektion eines Fibulasegmentes unterhalb des Fibulaköpfchens. **d** Nach Durchtrennen des medialen Periostes stößt man auf die distale A. poplitea und die Trifurkation

17.3 Chronische Verschlußprozesse der Unterschenkelarterien

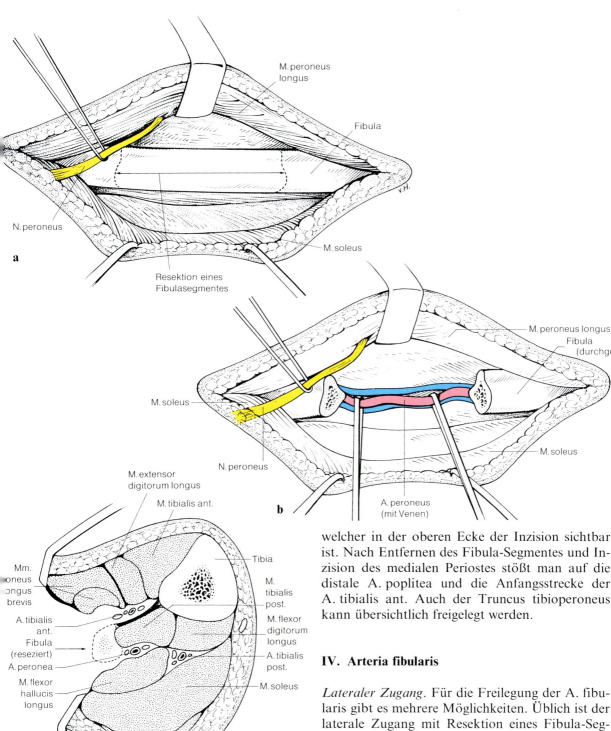

Abb. 17.3.5 a–c. Freilegung der A. fibularis. **a, b** Subperiostale Resektion eines 6–8 cm langen Segmentes, der Fibula. **c** Lateraler Zugang zur A. fibularis im Querschnitt

welcher in der oberen Ecke der Inzision sichtbar ist. Nach Entfernen des Fibula-Segmentes und Inzision des medialen Periostes stößt man auf die distale A. poplitea und die Anfangsstrecke der A. tibialis ant. Auch der Truncus tibioperoneus kann übersichtlich freigelegt werden.

IV. Arteria fibularis

Lateraler Zugang. Für die Freilegung der A. fibularis gibt es mehrere Möglichkeiten. Üblich ist der laterale Zugang mit Resektion eines Fibula-Segmentes [4, 6].

Nach Längsinzision über der Fibula, wobei man den N. peroneus beachten soll, wird der M. peroneus longus nach vorne und der M. soleus nach dorsal weggehalten, wonach ein 6–8 cm langes Segment der Fibula subperiostal reseziert wird (Abb. 17.3.5 a, b, c). Nach Durchtrennung des inneren Periostes wird der M. tibialis post. vorne sichtbar. Die A. fibularis befindet sich zwischen diesem Muskel und dem M. flexor hallucis longus.

Auch die A. tibialis ant., die an der Vorderseite der Membrana interossea verläuft, kann von diesem Zugang aus relativ leicht erreicht werden (Abb. 17.3.5c).

Die A. fibularis kann auch ohne Fibularesektion erreicht werden. Dazu wird die Faszie hinter der Fibula inzidiert. Der M. peroneus longus wird nach vorne, der M. soleus nach dorsal gehalten. Dann wird der M. flexor hallucis longus scharf von der dorsalen Fläche der Fibula abgetrennt, wodurch die A. fibularis erreicht wird. Eine Anastomose zwischen Venentransplantat und A. fibularis ist ohne Mühe möglich. Dieser Zugang ermöglicht jedoch kaum die Herstellung einer zsuätzlichen a.v.-Anastomose; auch die A. tibialis ant. kann so nicht erreicht werden.

Medialer Zugang. Für die Freilegung der A. fibularis von der medialen Seite des Unterschenkels aus wird derselbe Zugang benutzt wie zur Freilegung der A. tibialis post. (s. S. 419) [11]. In der proximalen Unterschenkelhälfte verläuft die A. fibularis parallel zur A. tibialis post., nur etwas tiefer zwischen M. tibialis post. und M. soleus. Weiter nach distal wird der Abstand zwischen beiden Arterien größer, wodurch die Exposition der A. fibularis von der medialen Seite aus schwieriger wird.

H. Technische Besonderheiten

Die Bypassoperation ist das einzige Verfahren, das bei der Rekonstruktion der Unterschenkelarterien erfolgversprechend ist. Eine stenotische Unterschenkelarterie kann mit perkutaner transluminaler Angioplastie behandelt werden, aber die Ergebnisse sind unbefriedigend. Eine Endarteriektomie der Unterschenkelarterien kommt nicht in Frage.

Der Erfolg der Bypassoperationen zu den Unterschenkel- und Fußarterien ist nur gewährleistet, wenn peinlich sorgfältig vorgegangen wird.

I. Wahl der Anastomosenstelle

Aufgrund der arteriographischen Befunde wird entschieden, mit welcher Unterschenkelarterie und an welcher Stelle der distale Anschluß des Bypasstransplantates hergestellt werden soll. Dabei achtet man auf Weite des Gefäßlumens, Glätte der Gefäßwand, Zustand der Ausflußbahn und Zustand des Kollateralkreislaufes.

Wenn man die Wahl zwischen mehreren Unterschenkelarterien hat, wird man die Revaskularisation der A. tibialis ant. oder post. bevorzugen, denn die Ausstrombahn der A. fibularis hat die kleinste Kapazität.

II. Atraumatische Freilegung

Die Freilegung der Unterschenkel- und Fußarterien soll möglichst atraumatisch erfolgen. Da jeder Seitenast mitbestimmend für die Kapazität der Ausstrombahn ist, sollen alle Seitenäste geschont werden, auch wenn sie noch so klein sind.

Nur bei der Bypassoperation zur A. tibialis ant., nach Freilegung von lateral aus, ist es notwendig, einige nach medial abgehende Seitenäste zu durchtrennen. Die Anastomose muß mit der medialen Wand der A. tibialis ant. hergestellt werden, und diese ist nicht zu erreichen, ohne daß das Arteriensegment mit Hilfe der aufgesetzten Bulldog-Klemmen oder durch Ziehen an Haltezügeln 180° nach außen rotiert ist. Diese Rotation ist nur möglich, wenn einige Seitenäste geopfert werden.

III. Herstellung des Tunnels

Das zu verwendende Bypasstransplantat soll durch einen genügend weiten Tunnel von der zu revaskularisierenden Unterschenkelarterie zum infragenualen Raum und von dort durch einen zweiten weiten Tunnel zur supragenualen Region geführt werden, um dort, wenn die A. femoralis superf. einwandfrei durchgängig ist, mit der A. poplitea anastomosiert zu werden. Oft ist die A. femoralis superf. auch arteriosklerotisch verengt oder verschlossen, so daß auch dieses Gefäß mit dem Bypasstransplantat überbrückt werden muß.

Alle Tunnels müssen weit sein. Abknickung und Kompression des Bypasstransplantates sollen vermieden werden. Jeder Tunnel muß bidigital auf

Weite und auf die Anwesenheit von Strängen kontrolliert werden.

a) Zur Arteria tibialis anterior. Bei der Herstellung eines Tunnels zur A. tibialis ant. soll zuerst kranial der geplanten Anastomosenstelle ein weites Fenster aus der Membrana interosseo herausgeschnitten werden. Der dort eingeführte Zeigefinger findet mühelos seinen Weg dorsal des M. tibialis post. und der Tibia zu dem Raum zwischen M. soleus und tiefen Flexoren um in die infragenuale Region zu gelangen (Abb. 17.3.3 d). Der Finger soll dabei nahe der Tibia bleiben.

Wenn ein extraanatomischer (lateraler) Anterior-Bypass geplant ist, wird der Tunnel subkutan lateral des Kniegelenkes hergestellt.

b) Zur Arteria tibialis posterior. Der Tunnel zur A. tibialis post. kann vom infragenualen Raum aus subkutan oder in dem Spalt zwischen M. soleus und M. flexor digitorum longus hergestellt werden. Dabei soll die Fascia cruris im Verlauf des Tunnels gespalten werden.

c) Zur Arteria fibularis. Bei der Herstellung eines Tunnels zwischen A. fibularis und infragenualem Raum findet der Zeigefinger seinen Weg in dem Spalt zwischen M. tibialis post. und Tibia ventral sowie dem M. soleus dorsal.

IV. Abklemmung

Die Unterschenkelarterien sollen nicht angeschlungen und nur mit möglichst weichen Bulldog-Klemmen abgeklemmt werden, damit eine Beschädigung der Arterienwand, und vor allem der Intima, vermieden wird. Eine zu fest schließende Klemme kann Ursache eines Verschlusses sein. Bewährt hat sich die intraluminale Okklusion mit Hilfe kleiner aufblasbarer Ballons.

Die Abklemmung soll erst vorgenommen werden, wenn Maßnahmen getroffen sind, um die Bildung von Thromben in den abgeklemmten Arterien zu verhindern (allgemeine oder örtliche Antikoagulation).

V. Bypassmaterial

Die Wände der Unterschenkelarterien sind dünn und zart, manchmal sehr zerbrechlich. Für die Herstellung einer Anastomose mit diesen zarten Gefäßen soll man vorzugsweise auch nur zarte Transplantate verwenden. Dies bedeutet, daß als Bypassmaterial nur ein Venentransplantat in Betracht kommt, zunächst ein Bypass, dessen distaler Abschnitt eine Vene ist. Dickwandige, weitlumige und steife Prothesen und Bioprothesen sind eigentlich grundsätzlich ungeeignet! [8, 21]

Es ist wichtig, daß die Weite des Bypass auf die Weite der zu revaskularisierenden Unterschenkelarterie abgestimmt ist. Die Unterschenkelarterien haben einen inneren Durchmesser von etwa 2 bis 3 mm. Der innere Durchmesser des Bypasstransplantates darf etwas größer sein, aber nicht viel größer, damit keine hämodynamisch ungünstigen Verhältnisse – insbesondere Turbulenzen – entstehen.

VI. Herstellung der Anastomose

Vorzugsweise soll (mit feinstem Material) eine langstreckige End-zu-Seit-Anastomose zwischen Venentransplantat und Unterschenkelarterie hergestellt werden, so daß der Übergang vom Transplantat zur Arterie allmählich stattfindet, ohne Erweiterung, ohne Verengung, ohne Abknickung, ohne plötzliche Lumendifferenz. Eine End-zu-Seit-Anastomose muß einer End-zu-End-Anastomose vorgezogen werden, weil nach einer seitlichen Anastomose der Abstrom in zwei Richtungen stattfindet, was für die Bypassdurchströmung günstig ist.

VII. Durchziehen des Transplantates

Nachdem die Anastomose vollendet ist, wird der Blutstrom in der diesbezüglichen Unterschenkelarterie wiederhergestellt. Während das distale Transplantatende mit den Fingern zugehalten wird, führt man das mit einem Blut-Heparin-Gemisch prallgefüllte Transplantat mit Hilfe einer von dem infragenualen Raum aus eingeführten Kornzange durch den Tunnel, wobei ein Torquieren vermieden werden muß. Das gefüllte Transplantat soll locker im Tunnel liegen, ohne Spannung.

Nachdem das Transplantat auf dieselbe Weise durch die Kniekehle und eventuell auch durch die Sartorius-Loge geführt ist, wird das Bein im Kniegelenk gestreckt, um die Länge des Transplantates richtig abzumessen. Es folgt die proximale Anastomose, eine langstreckige End-zu-Seit-Anastomose entweder mit der A. poplitea oder mit der A. femoralis comm.

I. Hilfsmaßnahmen zur Verbesserung der femoro-cruralen Bypasstransplantatdurchströmung

Viele Rezidivverschlüsse der cruralen Bypass-Operationen sind dadurch bedingt, daß die Ausstrombahn beschränkt ist. Um die Ergebnisse der cruralen Bypass-Operationen zu verbessern, wurden im Laufe der Jahre verschiedene Methoden entwickelt, die zum Ziel haben, den peripheren Widerstand zu reduzieren und dadurch die Durchströmung des Bypasstransplantates zu erhöhen. Solche Maßnahmen zur Maximierung der Bypassdurchströmung sind besonders dann indiziert, wenn der periphere Widerstand groß ist, also wenn die Ausstrombahn nicht optimal ist. Es gibt 4 Indikationen:

(1) Wenn es sich um eine A. tibialis ant. oder post. handelt, die zwar durchgängig ist, jedoch im peripheren Abschnitt eine Verengung oder einen Verschluß zeigt.
(2) Wenn es sich um eine A. tibialis ant. oder post. handelt, die zwar über ihre ganze Länge durchgängig ist, wobei jedoch die Ausstrombahn im Fußbereich insuffizient ist, die korrespondierende Fußarterie (Arkade) also verschlossen oder verengt ist.
(3) Wenn es sich um die Revaskularisation der A. fibularis handelt, welche a priori eine schlechte Ausstrombahn besitzt.
(4) Wenn beim Verschluß sämtlicher Unterschenkelarterien eine Fußarterie revaskularisiert werden muß, entweder die A. dorsalis pedis oder eine der Plantararterien. Selbstverständlich ist es gerade in solchen Grenzfällen erforderlich, alle Mittel anzuwenden, um die Durchströmung des Bypasstransplantates zu maximieren [20, 23].

Verschiedene solcher Hilfsmaßnahmen bieten sich an.

I. Multiple distale Anastomosen

Durch Einbeziehung mehrerer Gefäßabschnitte, d.h. durch die Herstellung mehrfacher distaler Anastomosen auf cruraler und eventuell poplitealer Ebene kann eine wesentliche Verbesserung der Ausstrombahn erreicht werden [7, 9, 10, 15].

Es gibt verschiedene Methoden um die Revaskularisation mehrerer Unterschenkelarterien zu erreichen.

Sequentieller Bypass. Es ist das Prinzip des sequentiellen Bypass, daß mit einem einzigen Venentransplantat mehrere distale Anastomosen hergestellt werden (Abb. 17.3.6a), z.B. zuerst seit-zu-seit mit einem noch durchgängigen Segment der A. poplitea, dann seit-zu-seit mit einem Segment der A. tibialis ant., währenddessen das Transplantatende weiter nach distal end-zu-seit mit der A. fibularis anastomosiert wird. Meistens werden nur zwei distale Anastomosen hergestellt.

Jump Bypass. Im Prinzip ist der Jump Bypass (oder Lambda Bypass) eine künstlich hergestellte distale Verzweigung. Es wird von einem konventionellen femoro-(popliteo)-cruralen Bypass zu einer noch durchgängigen Unterschenkelarterie ausgegangen (Abb. 17.3.6b). Mit dem Ziel, noch eine weitere Unterschenkelarterie zu revaskularisieren, wird ein zweites Venentransplantat end-zu-seit mit dem distalen Abschnitt des ersten Venenbypasstransplantates anastomosiert; das untere Ende des zweiten Venentransplantates wird zu

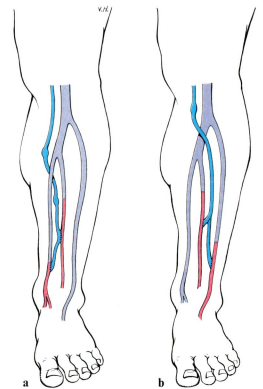

Abb. 17.3.6. a Sequentieller Bypass, zuerst Seit-zu-Seit-Anastomose mit der A. fibularis, dann End-zu-Seit-Anastomose mit der distalen A. tibialis post. **b** Jumpingbypass. (Femoroperonealer Bypass). Ein zweites Venentransplantat wird end-zu-seit mit dem distalen Teil der ersten Bypassvene anastomosiert und führt zur distalen A. tibialis ant.

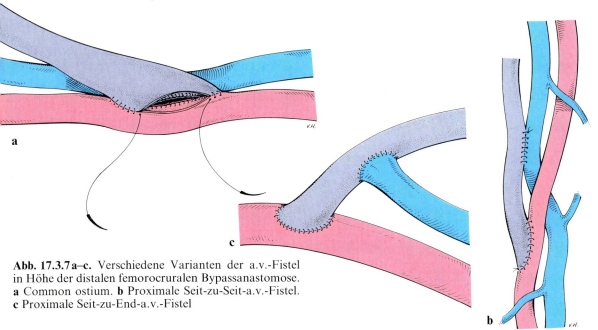

Abb. 17.3.7a–c. Verschiedene Varianten der a.v.-Fistel in Höhe der distalen femorocruralen Bypassanastomose. **a** Common ostium. **b** Proximale Seit-zu-Seit-a.v.-Fistel. **c** Proximale Seit-zu-End-a.v.-Fistel

einer zweiten noch durchgängigen Unterschenkelarterie geführt und dort end-zu-seit angeschlossen.

Das Freipräparieren von zwei cruralen Arterien kann sehr aufwendig sein. Am günstigsten ist die Kombination: A. tibialis post. mit A. fibularis. Beide Arterien können durch denselben Zugangsweg an der medialen Seite des Unterschenkels freigelegt werden (s. S. 419). Die Kombination: A. tib. ant. mit A. fibularis erfordert meist zwei Inzisionen an der lateralen Seite des Unterschenkels. Nur dann, wenn die Anfangsstrecken dieser beiden Arterien revaskularisiert werden müssen, kommt man mit einem solitären transfibularen Zugangsweg aus (s. S. 421). Für die Kombination: A. tibialis ant. und A. tibialis post. müssen zwei Inzisionen gemacht werden, eine an der lateralen, die zweite an der medialen Seite des Unterschenkels (s. S. 419 ff.).

Wenn zusätzlich die distale A. poplitea oder der Truncus tibiofibularis revaskularisiert werden muß, soll man bedenken, daß diese Gefäßabschnitte sowohl von der medialen Seite des Unterschenkels (s. S. 419) als auch von der lateralen Seite (s. S. 421) freigelegt werden können.

II. Distale a.v.-Fistel

Für die Herstellung von multiplen distalen Anastomosen ist die Durchgängigkeit von zwei Arteriensegmenten unterhalb des Kniegelenks erforderlich. Wenn nur ein einziges Segment durchgängig ist, oder wenn der sequentielle und der Jump-Bypass aus anderen Gründen nicht möglich sind, soll man die Herstellung einer distalen a.v.-Fistel in Erwägung ziehen [5, 9, 12].

Für die Anlage eines solchen distalen a.v.-Shunts ergeben sich viele Möglichkeiten. Abb. 17.3.7 zeigt die meist angewandten Methoden. Wichtig ist, daß die Verbindung zwischen Empfängerarterie und Begleitvene nicht zu weit gemacht wird.

III. Anwendung der P.T.A.

Schließlich besteht die Möglichkeit, die Durchströmung eines cruralen Bypass zu verbessern, indem man während der Operation eine vorhandene und erreichbare distale Verengung der Empfängerarterie mittels P.T.A. beseitigt, falls die Länge des verfügbaren Venentransplantates es nicht zuläßt, die distale Anastomose weiter nach peripher zu verlegen. Die Ergebnisse dieser Hilfsmaßnahme sind jedoch unbefriedigend.

J. Alternative femoro-crurale Bypassmethoden

Die totale Überbrückung mit einem Venentransplantat ist die beste Methode, um die Unterschenkel- und Fußarterien zu revaskularisieren. Nicht

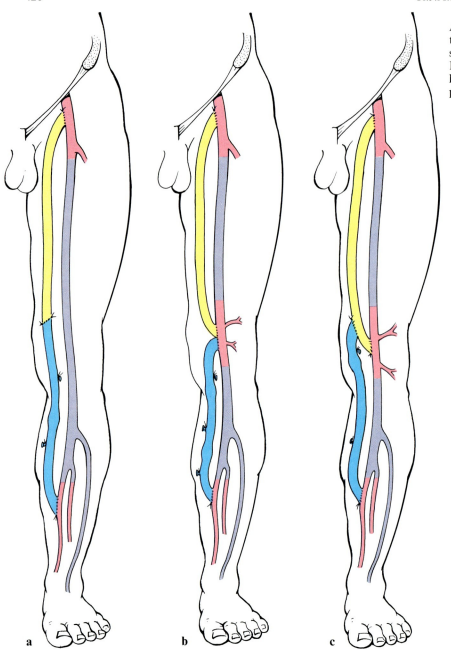

Abb. 17.3.8 a–c. Femoropopliteale Bypass-Alternative. **a** Zusammengesetzter („composite")-Bypass. **b** Zweisprung („Hitchhike")-Bypass. **c** Lambda-(„jumping") Bypass

selten jedoch ist die autologe V. saphena magna zu kurz oder ungeeignet für eine solche totale Überbrückung langstreckiger femoropopliteo-cruraler Verschlüsse. Kunststoff- und Bioprothesen sind grundsätzlich ungeeignet [19, 21]. Auf jeden Fall sind sie dem venösen Transplantat weit unterlegen.

Zielsetzung der alternativen Methoden ist es zu erreichen, daß auf jeden Fall die Überbrückung des Kniegelenkes und die Herstellung der distalen Anastomose(n) mit venösem Material erfolgt [8].

I. Zusammengesetzter Bypass (Composite Graft)
(Abb. 17.3.8 a)

Der zusammengesetzte Bypass – eine Prothese, welche mit einem Venentransplantat verlängert wird – ermöglicht es, langstreckige Verschlüsse zu überbrücken, auch dann, wenn nur ein kurzes Venensegment zur Verfügung ist. Jedoch ist hierbei die End-zu-End-Anastomose zwischen Prothese und Vene der kritische Punkt, insbesondere wenn das zur Verfügung stehende Venensegment englumig ist. Es ist nun einmal nicht möglich eine zuverlässige direkte Verbindung zwischen einer 6 mm weiten, relativ steifen Prothese und einer englumigen, dünnwandigen Vene herzustellen, ohne daß eine Verengung oder Abknickung entsteht.

Es gibt verschiedene Möglichkeiten, um die Lumendifferenz zwischen Prothese und Vene auszugleichen. Abb. 17.3.9 zeigt zwei eigene Methoden [8].

II. Zweisprung Bypass (Hitch-hike-Bypass)
(Abb. 17.3.8 b)

Der Hitch-hike-Bypass (ein kurzer desobliterierter Abschnitt der A. poplitea wird für die Herstellung der Verbindung zwischen Prothese und Vene verwendet) ist ein erfolgreiches Verfahren, das angewendet werden soll, wenn das verfügbare Venensegment englumig ist.

Die Femoralis-Bypassprothese wird mit der oberen Hälfte der Arteritomie in der proximalen A. poplitea anastomosiert, das Venentransplantat mit der unteren Hälfte.

Die A. poplitea wird im Bereich der Arteriotomie über eine kurze Strecke desobliteriert, wobei immer einige Kollateralen geöffnet werden. Bei dieser Methode benötigt man nur ein kurzes Segment der V. saphena magna oder parva oder eine Armvene für die Überbrückung des Kniegelenkes und für den distalen Anschluß.

III. Lambda-Verfahren (Jump-Bypass)
(Abb. 17.3.8 c)

Eine Variation des Zweisprung-Bypass ist das Lambda-Verfahren, wobei das Venensegment end-zu-seit mit der distalen Prothese anastomosiert wird.

Bei dieser Variante wird also eine direkte Anastomose zwischen Venentransplantat und Prothese hergestellt, was vom technischen und hämodynamischen Standpunkt aus betrachtet günstiger ist.

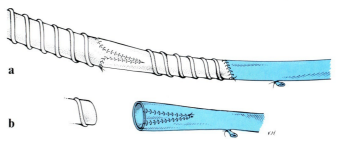

Abb. 17.3.9. a Die proximale 6 mm weite Prothese wird keilförmig mit einem 4 mm weiten Zwischenrohr anastomosiert. Schräge Anastomose zwischen Zwischenrohr und gleichkalibrigem Venentransplantat. **b** Erweiterung des Venentransplantat-Endes mit einem keilförmigen Streifen. Die Lumendifferenz zwischen Prothese und Vene wird so ausgeglichen.

LITERATUR

1. Armour RH (1976) Bypass grafting to the anterior tibial artery Brit. J. Surg. 63:77
2. Auer AI, Hurley JJ, Binnington HB, Nunnelee JD, Hershey FB (1983) Distal tibial vein grafts for limb salvage Arch. Surg. 118:593
3. Baird RJ, Tutassaura H, Miyagishima RT (1970) Saphenous vein bypass grafts to the arteries of the ankle and foot Ann. Surg. 172:1059
4. Dardik H, Ibrahim IM, Dardik II (1977) Femoral tibial-peroneal bypass. The lateral approach and use of glutaraldehyde-tanned umbilical vein Amer. J. Surg. 134:199
5. Dardik H, Sussman B, Ibrahim IM, Kahn M, Svobada JJ, Mendes D, Dardik II (1983) Distal arteriovenous fistula as an adjunct to maintaining arterial and graft patency for limb salvage Surgery 94:478
6. Dardik H (1977) Femoroperoneal bypass Contemp. Surg. 10
7. Deutsch M, Grabenwöger F, Kalman J, Magometschnigg H (1986) Die komplexe Unterschenkelrekonstruktion Angio Archiv 11:83–87
8. van Dongen RJAM, Kromhout JG (1986) Femorocrurale und -pedale Rekonstruktionen; alternative Materialien und Methoden Angio Archiv 11:79–82
9. van Dongen RJAM, Kromhout JG (1986) Hilfsmaßnahmen zur Verbesserung der femoro-cruralen Bypasstransplantatdurchströmung Angio Archiv 11:60–62
10. Edwards WS, Gerety E, Larkin J, Hoyt TW (1976) Multiple sequential femoral tibial grafting for severe ischemia Surgery 80:722
11. Grahams JW, Hanel KC (1981) Vein grafts to the peroneal artery Surgery 89:264
12. Hinshaw DB, Schmidt CA, Simpson JB (1983) Arteriovenous fistula in arterial reconstruction of the ischemic limb Arch. Surg. 118:589
13. Imparato AM, Kim GE, Madayag M, Haveson S (1973) Angiographic criteria for successful tibial arterial reconstructions Surgery 74:830
14. Imparato AM, Kim GE, Chu DS (1973) Surgical exposure for reconstruction of the proximal part of the tibial artery Surg. Gynec. Obstet. 136:453
15. Jarett F (1978) Sequential femoral-tibial bypass grafting for limb salvage Ann. Surg. 188:685
16. Karmody AM, Powers SR, Leather RP (1977) Surgical guidelines for direct anterior tibial bypass Amer. J. Surg. 134:301
17. Kromhout JG, van Dongen RJAM (1986) Femorocrurale Rekonstruktionen; angiographische Voraussetzungen Angio Archiv 11:9–11
18. Palma EC (1960) Treatment of arteritis of the lower limbs by autogenous vein grafts Minerva Cardioangiol. Europ. 8:36

19. Robison JG, Brewster DC, Abbott WM, Darling RC (1983) Femoropopliteal and tibioperoneal artery reconstruction using human umbilical vein Arch. Surg. 118:1039
20. Shieber W, Parks Cl (1974) Dorsalis pedis artery in bypass grafting Amer. J. Surg. 128:752
21. Thompson JE, Garrett WV (1980) The application of distal bypass operations for limb salvage Surgery 87:717
22. Tiefenbrun J, Beckerman M, Singer A (1975) Surgical anatomy in bypass of the distal part of the lower limb Surg. Gynec. Obstet. 141:528
23. Vetra MJ Jr (1982) Pedal artery bypass for limb salvage Surg. Gynec. Obstet. 155:401

17.4 Der in-situ Bypass

J.D. GRUSS

INHALT

A. Einleitung und historische Rückschau 431
B. Operationsindikationen 433
C. Lagerung und operative Zugangswege 433
D. Operationstechnik 434
    I. Präparation der Vene und Klappenzerstörung 434
    II. Obere Anastomose 435
    III. Untere Anastomose 436
    IV. Technische Schwierigkeiten und Besonderheiten 438
E. Intraoperative Angiographie 439
F. Postoperative Komplikationen 440
    I. Der Sofortverschluß 440
    II. AV-Fisteln 441
    III. Der Frühverschluß 441
    IV. Der Spätverschluß 442
    V. Seltene Komplikationen 442
G. Behandlungsergebnisse und Vergleich mit dem klassischen Venenbypass 442
    Literatur 443

A. Einleitung und historische Rückschau

Mit der ersten Gefäßtransplantation am Menschen wurde das Prinzip der in-situ Technik in die Gefäßchirurgie eingeführt. GOYANES [3] überbrückte 1906 in Madrid einen Defekt an der A. poplitea nach Resektion eines Aneurysmas durch die in-situ belassene V. poplitea. Die erste freie Transplantation einer Vene führte LEXER [17] 1907 anläßlich der Resektion eines Aneurysmas der A. axillaris aus. Trotz einer ganzen Reihe von Berichten über erfolgreiche Wiederherstellungseingriffe an der Oberschenkelschlagader [1, 8] in der deutschsprachigen Literatur konnte sich der Venenbypass bis zu der richtungsweisenden Publikation von JEAN KUNLIN [12, 13] 1949 nicht allgemein durchsetzen. Bei dem klassischen Venenbypaß nach KUNLIN [12, 13] wird die gesamte V. saphena magna des homolateralen oder kontralateralen Beines entnommen und umgekehrt orthotop in das arterielle Gefäßsystem reimplantiert. Demgegenüber bleibt die V. saphena magna bei der in-situ Technik soweit wie möglich in ihrem Gewebszusammenhang und wird lediglich im Bereich der proximalen und distalen Anastomose zirkulär frei präpariert. Erste Versuche, die in-situ belassene Vene zur Überbrückung einer verschlossenen Oberschenkelarterie zu verwenden, gehen auf ROB (1960) zurück [9, 10]. ROB und später auch CONNOLLY und STEMMER [2] versuchten, die Venenklappen durch einen von proximal nach distal eingeführten Stripper zu zerreißen. Wegen der hierbei auftretenden Schwierigkeiten mit Wandverletzungen, insbesondere an den Einmündungen von Venenästen, wurde das Verfahren von ROB 1962 wieder aufgegeben. Die weitere historische Entwicklung der in-situ Technik ist praktisch identisch mit der Entwicklung operationstechnischer Verfahren zur möglichst atraumatischen Zerstörung der Venenklappen und mit der Entwicklung des dazugehörigen Instrumentariums. Bis heute hängen hiervon Früh- und Spätergebnisse dieses Eingriffes gleichermaßen ab [7].

Die Grundgedanken der in-situ Methode sind in sich logisch: der weitere proximale Anteil der V. saphena magna wird mit der weiten A. femoralis comm., der engere, distale Anteil der Vene mit der etwa kalibergleichen A. poplitea anastomosiert. Durch die konische Transplantatverjüngung kommt es zu einer Strömungsbeschleunigung im Transplantat von proximal nach distal. Dabei kann durch Wegfall der Klappen im Gegensatz zum klassischen Venenbypass eine physiologische dikrote Strömung erhalten bleiben. Die Schonung der Vasa vasorum schützt vor einer Fibrosierung des Transplantates. Die weitgehende Erhaltung des Endothels in der Vene ist der beste Schutz

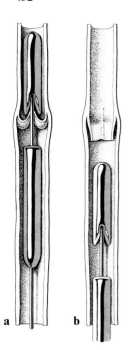

Abb. 17.4.1 a, b. Venenstripper nach HALL. **a** Der zuerst in venöser Strömungsrichtung eingeführte Stripper wird unter drehender Bewegung in entgegengesetzter Richtung zurückgezogen, die V-förmige Basis des kranialen Zylinders hakt in die Klappe ein und **b** zerreißt deren Verankerung

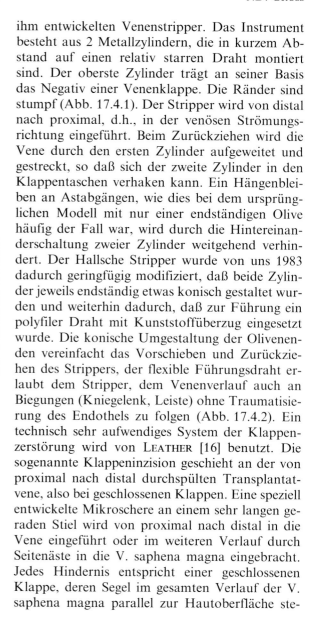

Abb. 17.4.2. Hallscher Venenstripper (modifiz. nach GRUSS)

gegenüber Sofort- und Frühthrombosen. Das von proximal nach distal abnehmende Venenkaliber bedingt Kaliberkongruenz im Anastomosenbereich und erlaubt die Verwendung auch kleinkalibriger Venen mit einem peripheren Durchmesser von weniger als 2,5 mm, die zum klassischen Venenbypass sicher ungeeignet wären. Es ist das Verdienst von K.V. HALL [9, 10], das erste praktikable Verfahren zur Ausschaltung der Venenklappen angegeben und immer wieder publiziert zu haben. Von 1961–1968 wurden von HALL die Venenklappen jeweils von queren Phlebotomien aus aufgesucht und sorgfältig exzidiert. Der größte Nachteil dieses Vorgehens ist der hohe Zeitaufwand, insbesondere bei einer großen Zahl von Venenklappen, wie z.B. bei langen femorokruralen Umleitungsoperationen. Seit 1968 benutzt HALL einen von ihm entwickelten Venenstripper. Das Instrument besteht aus 2 Metallzylindern, die in kurzem Abstand auf einen relativ starren Draht montiert sind. Der oberste Zylinder trägt an seiner Basis das Negativ einer Venenklappe. Die Ränder sind stumpf (Abb. 17.4.1). Der Stripper wird von distal nach proximal, d.h., in der venösen Strömungsrichtung eingeführt. Beim Zurückziehen wird die Vene durch den ersten Zylinder aufgeweitet und gestreckt, so daß sich der zweite Zylinder in den Klappentaschen verhaken kann. Ein Hängenbleiben an Astabgängen, wie dies bei dem ursprünglichen Modell mit nur einer endständigen Olive häufig der Fall war, wird durch die Hintereinanderschaltung zweier Zylinder weitgehend verhindert. Der Hallsche Stripper wurde von uns 1983 dadurch geringfügig modifiziert, daß beide Zylinder jeweils endständig etwas konisch gestaltet wurden und weiterhin dadurch, daß zur Führung ein polyfiler Draht mit Kunststoffüberzug eingesetzt wurde. Die konische Umgestaltung der Olivenenden vereinfacht das Vorschieben und Zurückziehen des Strippers, der flexible Führungsdraht erlaubt dem Stripper, dem Venenverlauf auch an Biegungen (Kniegelenk, Leiste) ohne Traumatisierung des Endothels zu folgen (Abb. 17.4.2). Ein technisch sehr aufwendiges System der Klappenzerstörung wird von LEATHER [16] benutzt. Die sogenannte Klappeninzision geschieht an der von proximal nach distal durchspülten Transplantatvene, also bei geschlossenen Klappen. Eine speziell entwickelte Mikroschere an einem sehr langen geraden Stiel wird von proximal nach distal in die Vene eingeführt oder im weiteren Verlauf durch Seitenäste in die V. saphena magna eingebracht. Jedes Hindernis entspricht einer geschlossenen Klappe, deren Segel im gesamten Verlauf der V. saphena magna parallel zur Hautoberfläche ste-

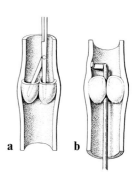

Abb. 17.4.3 a, b. Methoden der Klappeninzision. **a** Klappeninzision mit der Schere. **b** Valvulotomie mit hakenartigem Messer

17.4 Der in-situ Bypass

hen. Die Klappensegel werden jeweils mit einem Scherenschlag inzidiert. Unterhalb des Kniegelenkes verwendet LEATHER zur Klappeninzision ein hakenförmiges Valvulotom, das wiederum von Seitenästen aus eingebracht wird (Abb. 17.4.3). Sehr atraumatisch arbeitet der ebenfalls von LEATHER entwickelte valve cutter, eine aus leichtem Kunststoff hergestellte Doppelolive, die in der Mitte, d.h., am unteren Anteil der distalen Olive ein außerordentlich scharfes, kurzes Messer trägt. Der valve cutter wird in der durchströmten bzw. mit Heparinkochsalzlösung unter Druck aufgefüllten V. saphena magna von proximal nach distal durchgezogen (Abb. 17.4.4).

Da die Permeabilitätsraten nach 2 und 5 Jahren bei Verwendung des Hallschen Strippers in der gleichen Größenordnung liegen wie die von LEATHER bei Verwendung seiner sehr aufwendigen Technik der Klappenzerstörung, müssen Langzeitergebnisse zur endgültigen Beurteilung abgewartet werden. Darüber hinaus sind diese Langzeitergebnisse natürlich gleichermaßen abhängig von der Anastomosentechnik, der intraoperativen Qualitätskontrolle, der Behandlung der Venenäste und nicht zuletzt vom Ausgangsbefund.

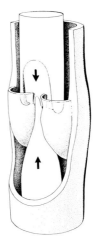

Abb. 17.4.4. Valvulotomie-Katheter nach LEATHER

sen oder Umbilikalvenen der Kaliber 6 und 7 mm überbrückt.

Alle übrigen femoropoplitealen und femorokruralen Verschlußprozesse, d.h., kurzstreckige oder langstreckige Verschlüsse der A. femoralis superf. mit Befall der A. poplitea und/oder Verschlüssen einer oder mehrerer Unterschenkelarterien stellen eine Indikation zum in-situ Bypass dar.

B. Operationsindikationen

Die Indikation zum in-situ Bypass ist die gleiche wie die zur Anlage eines klassischen femoropoplitealen oder femorokruralen Venenbypasses. Rekonstruktionen des femoropoplitealen und femorokruralen Gefäßabschnittes werden überwiegend im klinischen Stadium III und IV vorgenommen. Die Indikation im Stadium II muß individuell und streng überprüft werden. Sie ist nur gegeben bei erheblicher Behinderung im Berufsleben und ernsthafter Beeinträchtigung der allgemeinen Lebensqualität. Bewährt hat sich folgendes Indikationsschema in Abhängigkeit von der Verschlußmorphologie:

Die Ausschälplastik oder Thrombendarteriektomie findet nur noch in seltenen Ausnahmefällen bei ganz umschriebenen Verschlußprozessen Anwendung, sofern sie nicht durch die perkutane intraluminale Dilatation ersetzt werden kann. Segmentäre Verschlüsse zwischen Femoralisgabel und Adduktorenkanal bei unveränderter A. poplitea und freier Ausstrombahn, d.h. bei Durchgängigkeit aller drei Unterschenkelarterien, werden durch orthotope Interposition von PTFE-Prothe-

C. Lagerung und operative Zugangswege

Zum in-situ Bypass wird der Patient in Rückenlagerung gebracht. Der OP-Tisch wird leicht zum Operateur, d.h. zum erkrankten Bein hin gekippt. Die zu operierende Extremität muß völlig frei sein, damit das Kniegelenk im Verlauf der Operation je nach Bedarf gebeugt und gestreckt werden kann. Bei einem peripheren Anschluß an die A. poplitea oder den Truncus tibiofibularis werden distaler Unterschenkel und Fuß mit einem sterilen Tuch eingepackt. Ist ein langer femorokruraler Bypass geplant, dann ist es besser, über den Fuß zwei sterile Gummihandschuhe zu ziehen. Zur Durchführung der intraoperativen Angiographie muß es möglich sein, den OP-Tisch horizontal zu stellen und abzusenken.

Der proximale Anteil der V. saphena magna und die Femoralisgabel werden von einer leicht S-förmigen Inzision in der Leiste dargestellt. Die Schnittführung beginnt oben außen, verläuft schräg über das Leistenband und zieht dann zur medialen Vorderseite des Oberschenkels. Die Lymphknotenkette wird nach lateral verlagert (s. S. 405).

Die distale Inzision wird immer unterhalb des Kniegelenkes als tibialer Längsschnitt angelegt. Bei geplantem Anschluß an das dritte Popliteasegment oder den Truncus tibiofibularis beginnt die Inzision dicht unterhalb des Kniegelenkes. Im übrigen entspricht sie der Höhe des Verschlußendes, bzw. der Höhe der geplanten Anastomose. Die Inzision verläuft jeweils parallel zur medialen Tibiakante und etwa einen querfingerbreit dahinter (s. S. 406f.). Nach dem Hautschnitt wird stets zunächst die V. saphena magna lokalisiert und aufgesucht, um unter allen Umständen eine akzidentelle Läsion des Transplantates zu vermeiden. Der Transplantatanschluß an die A. fibularis wird ebenfalls von einem medialen Längsschnitt aus vorgenommen. Lediglich ein Anschluß an die A. tibialis ant. erfordert die Längsinzision an der Unterschenkelaußenseite wie sie üblicherweise zur Darstellung dieser Arterie angelegt wird.

D. Operationstechnik

I. Präparation der Vene und Klappenzerstörung

Der erste Schritt der Operation ist die Prüfung der V. saphena magna auf Transplantateignung. Hierzu wird in der Regel zunächst ein tibialer Längsschnitt in Höhe der geplanten distalen Anastomose angelegt und die V. saphena magna dargestellt. Zum Anschluß an die A. poplitea halten wir Venen bis zu einem Kaliber von 3 mm, zum Anschluß an eine periphere Unterschenkelarterie Venen bis zu einem Kaliber von 2,5 mm noch für geeignet. Die Vene wird bei diesem ersten Schritt lediglich inspiziert, sie wird nicht berührt und auch noch nicht aus ihrem Gewebszusammenhang gelöst. Eine aszendierende Phlebographie zur Prüfung der Transplantateignung wird nicht vorgenommen, um eine mögliche Transplantatschädigung durch das Kontrastmittel zu vermeiden. Erweist sich das Transplantatkaliber als ausreichend, dann wird als nächstes die Empfängerarterie in der Höhe präpariert, wo sie nach dem Angiogramm anschlußfähig erscheint. Häufig ist dann allerdings wegen Wandveränderungen und Kalkeinlagerungen noch eine weitere periphere Darstellung erforderlich. Für die distale A. poplitea oder den Truncus tibiofibularis wird dann, nach Spaltung der Faszie, der Pes anserinus durchtrennt. Die Empfängerarterie wird zirkulär präpariert und angeschlungen.

Der nächste Schritt ist die Freilegung der Saphena magna-Mündung in die tiefe Beinvene von einem S-förmig geschwungenen Schnitt in der Leiste aus. Dabei ist es unbedingt erforderlich, die V. epigastrica inf. über eine Strecke von 2–3 cm ebenfalls zu präparieren und sorgfältig zu schonen. Ein zweiter hoher Zufluß der V. saphena magna sollte für die intraoperative Angiographie zusätzlich 2–3 cm lang gelassen werden. Die übrigen hohen Zuflüsse und Äste werden jeweils mit 2 Metallclips im Niveau ihrer Einmündung verschlossen und durchtrennt. Bei der Präparation wird die Vene möglichst nicht mit sogenannten atraumatischen Instrumenten berührt, die Manipulation geschieht mit einem angefeuchteten Gummizügel. Die Femoralisgabel wird wie üblich dargestellt, Aa. femoralis comm., superf. und profunda werden angezügelt.

Zur endgültigen Bestimmung der notwendigen Transplantatlänge wird nun nach Blutstromunterbrechung die distale Anschlußstelle durch Längsarteriotomie eröffnet. Die Arteriotomie soll $2^1/_2$–3mal so lang sein wie der Transplantatdurchmesser. Die Gefäßwand wird inspiziert, der Reflux wird kontrolliert und das Gefäß in beiden Richtungen mit Heparinkochsalzlösung aufgefüllt. Zur weiteren Beurteilung der Ausstrombahn wird der distale Gefäßanteil vorsichtig mit einem Fogartykatheter ausgetastet. Bei der Probefreilegung gehen wir in gleicher Weise vor und führen dabei zusätzlich die intraoperative Angiographie durch.

Ist die Höhe des distalen Transplantatanschlusses definitiv bestimmt, so wird die V. saphena magna in diesem Niveau zirkulär präpariert, die Äste und die periphere Vene werden mit Tantalclips verschlossen. Die Vene wird quer eröffnet und die Vorderwand mit einem Haltefaden markiert. Nach Durchspülung der Vene mit Heparinkochsalzlösung wird das Transplantat im oberen Winkel der distalen Inzision digital komprimiert und durch vorsichtige Injektion von Heparinkochsalzlösung leicht aufgedehnt. Am gestreckten Bein wird der Hallsche Stripper, der das Lumen gerade eben noch mühelos passieren kann, von distal her eingeführt und vorsichtig nach proximal vorgeschoben. Dabei darf keinerlei Widerstand gewaltsam überwunden werden. Die Stellung des Klappennegativs am unteren Ende der vorderen Olive kann durch Anbringen einer Kocherklemme am Stripperende markiert werden. Unter digitaler Kontrolle wird die proximale Olive durch die Saphenamündung bis in die V. femoralis comm. vorgeschoben, so daß sich der Stripper beim Zurückziehen sicht-

und tastbar an der Mündungsklappe verhakt und diese zerstören kann. Der Stripper wird langsam in der Saphena zurückgezogen, wobei die Stellung der Kocherklemme die Orientierung des Klappennegativs nach dem Hautniveau erlaubt. Jede Venenklappe ist an einem leichten Widerstand, bzw. Ruck zu spüren. Das Manöver wird mit dem gleichen Stripper zwei- oder dreimal wiederholt, wobei der Winkel der Kocherklemme zur Hautoberfläche leicht variiert wird. In der Regel ist es nach drei Durchgängen möglich, den nächst größeren Stripper einzuführen und mit diesem den Vorgang zu wiederholen. Hierauf wird die Vene noch einmal mit Heparinkochsalzlösung durchgespült und am distalen Ende mit einer Bulldoggklemme verschlossen.

II. Obere Anastomose

Nach Blutstromunterbrechung mit üblichen Gefäßklemmen wird die Femoralisgabel durch Längsarteriotomie eröffnet. Die Beckenarterien, die A. profunda femoris und eine eventuell noch offene Anfangsstrecke der A. femoralis superf. werden mit Heparinkochsalzlösung aufgefüllt. Bei Wandverkalkungen, umschriebenen Stenosen der A. femoralis comm. oder des Profundaabganges ist die offene Thrombendarteriektomie der Anschlußstelle erforderlich. Die V. saphena magna wird exakt im Niveau ihrer Einmündung in die V. femoralis comm. mit zwei großen Metallclips in Längsachse zu ihrem Verlauf verschlossen (Abb. 17.4.5). Nach tangentialer Abtrennung oberhalb der beiden Clips mit einer Pottschen Schere wird das Transplantat zur A. femoralis comm. herübergeschlagen. Bei etwa 80% unserer Patienten hat die V. saphena magna selbst eine ausreichende Länge und kann nach Verlängerung der Phlebotomie an der Unterseite der Vene direkt angeschrägt End-zu-Seit mit der Femoralisgabel verbunden werden. In 20% der Fälle reicht die Länge der V. saphena magna nicht aus. Bei diesen Patienten wird vom Lumen der V. saphena magna aus die Unterseite der V. epigastrica superf. durch Längsphlebotomie eröffnet, so daß ein verlängernder Venenstreifen nach oben entsteht (Abb. 17.4.6). Auf diese Weise gelingt es immer, den Transplantatanschluß an die A. femoralis comm. herzustellen. Wird die V. epigastrica superf. nicht benötigt, so wird sie einfach mit zwei Metallclips an ihrer Basis verschlossen und abgetrennt. Vor der Anastomosierung wird die Saphenamündung überprüft, eventuelle Reste der Mündungsklappe oder einer hohen Klappe werden mit der Pottschen Schere sorgfältig exzidiert. Das Transplantat soll sich jetzt leicht von proximal nach distal mit Heparinkochsalzlösung durchspülen lassen. Bei sehr peripherem Anschluß und Verwendung eines kleinkalibrigen Strippers kann es notwendig sein, in-

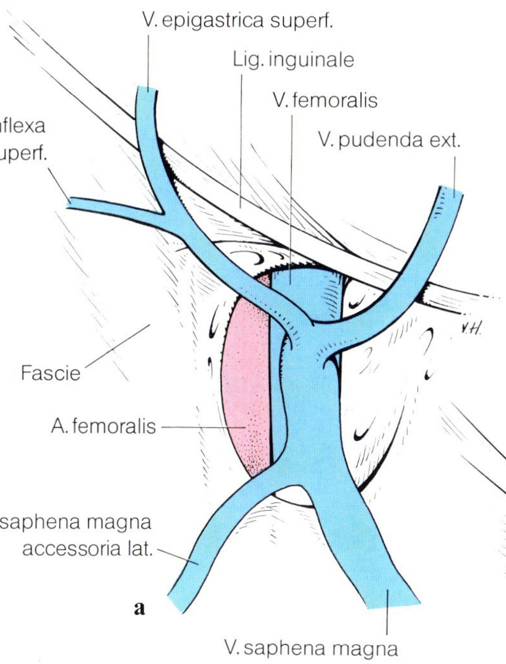

Abb. 17.3.5 a–c. Präparation für die proximale Anastomose. **a** Inguinaler Situs. **b** V. femoralis nach Absetzen der V. saphena magna. **c** Proximales V. saphena magna-Präparat

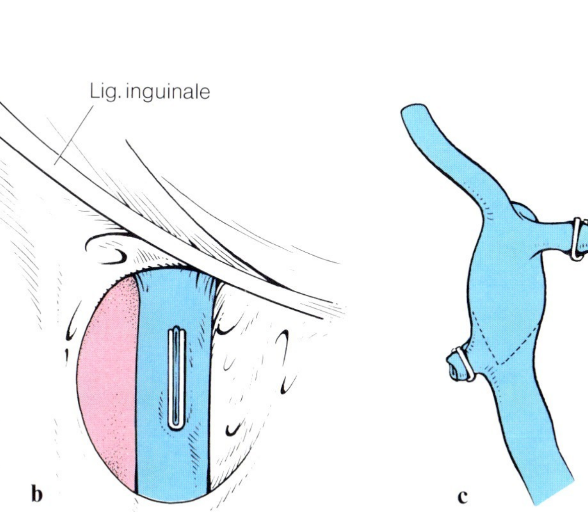

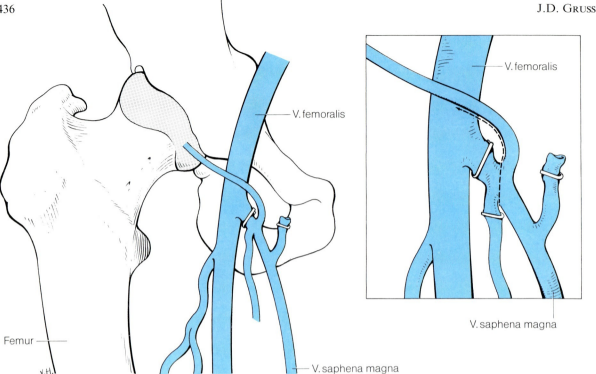

Abb. 17.4.6. Verlängerung des Transplantates durch Miteinbeziehung der V. epigastrica superf. Der 2., lang belassene Venenast dient zum Einbinden der Angiographiekanüle

komplett zerstörte proximale Venenklappen lokal zu exzidieren.

Die Anastomose wird mit zwei doppelt armierten monofilen 5-0-Nähten ausgeführt. Wir beginnen am unteren Winkel, wobei wir zu beiden Seiten jeweils 5 Stiche von der Vene zur Arterie hin ausführen und die beiden Fadenenden sodann mit Bulldoggklemmen belasten. Die zweite Naht beginnt am proximalen Winkel, wobei entweder die proximale Zirkumferenz der V. saphena magna oder das abgerundet zugeschnittene Ende der V. epigastrica superf. im oberen Winkel der Arteriotomie fixiert wird. Die Naht wird sodann fortlaufend überwendlich stets von der Vene zur Arterie hin nach unten, d.h., auf den Operateur zu geführt, und auf beiden Seiten mit dem unteren Faden verknotet. Nach Freigabe des Blutstromes muß am distalen Ende der Vene ein kräftiger Puls tastbar sein.

Zu Beginn unserer Erfahrungen mit dem in-situ Bypass haben wir bei nicht ausreichender Transplantatlänge den proximalen Transplantatanschluß quer End-zu-End oder angeschrägt End-zu-End an den oberen Anteil der A. femoralis superf. mit und ohne Thrombendarteriektomie der Anschlußstelle hergestellt. Die angiographischen Kontrollen unserer ersten einhundert in-situ Bypasse zeigten bei 5 dieser Patienten teilweise filiforme Stenosen dieser Femoralis superf. Segmente, die jeweils durch Venenstreifenplastik korrigiert werden mußten. Die Stenosen sind mit und ohne TEA der Anschlußstelle aufgetreten. Diese Beobachtung hat uns dazu veranlaßt, den proximalen Anschluß stets nur noch End-zu-Seit an die Femoralisgabel unter Einbeziehung der A. femoralis comm. durchzuführen. Bei Rezidivverschlüssen, etwa nach Thrombendarteriektomie oder nach Anschluß einer Bifurkationsprothese in der Leiste, wird die proximale Anastomose unter Umgehung des Narbengebietes mit der A. profunda femoris hergestellt [4, 6].

III. Untere Anastomose

An der A. poplitea (3. Segment) kann der Anschluß je nach den anatomischen Gegebenheiten wahlweise angeschrägt End-zu-Seit oder End-zu-End erfolgen. Die End-zu-End-Anastomose erscheint aus hämodynamischen Gründen dann zweckmäßig, wenn eine hohe Popliteatrifurkation einen sehr steilen Transplantatwinkel vom Subku-

17.4 Der in-situ Bypass

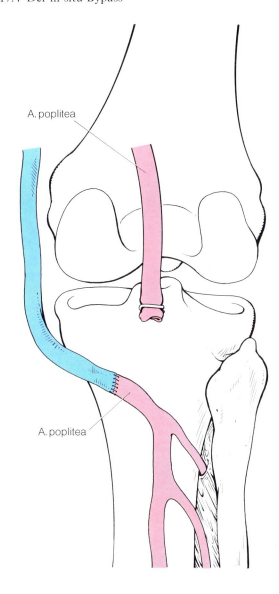

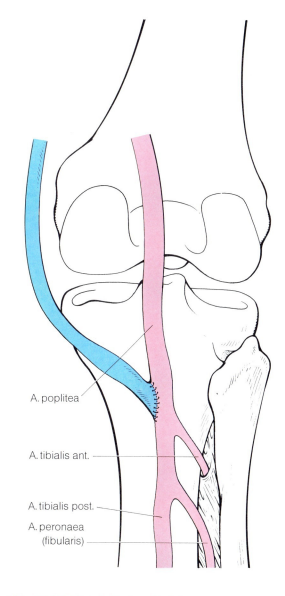

tangewebe zur Arterie hin bedingen würde (Abb. 17.4.7). In diesen Fällen wird die A. poplitea so hoch wie möglich mit zwei Metallclips verschlossen, durchtrennt, und der periphere Anteil dem Venentransplantat bogenförmig entgegengeführt. Die Peripherie wird mit Heparinkochsalzlösung aufgefüllt. Das Transplantat muß am gestreckten Bein in die Tiefe geführt und abgemessen werden, es darf nicht zu sehr gespannt über den Faszienrand verlaufen, um hier nicht abgeknickt zu werden. Das periphere Venenende mit dem Haltefaden, das durch Anfassen mit Pinzetten und durch das Einführen der Stripper mechanisch alteriert wurde, wird immer verworfen. Der Haltefaden dient bis zum Schluß zur Orientierung und damit zur Vermeidung einer Transplantattorsion.

Abb. 17.4.7. Distale End-zu-End-Anastomose

Abb. 17.4.8. Distale End-zu-Seit-Anastomose

Die End-zu-End Anastomose wird nach der Rotationstechnik mit zwei doppelt armierten monofilen 6-0-Nähten hergestellt. Die angeschrägten End-zu-Seit-Anastomosen an das 3. Popliteasegment, den Truncus tibiofibularis, die A. tibialis post. oder die A. fibularis werden, wie bei der proximalen Anastomose beschrieben, genäht (Abb. 17.4.8). Eine Thrombendarteriektomie der peripheren Anschlußstelle vermeiden wir nach Möglichkeit. Bei einem Anschluß an die A. tibialis ant. sind einige Besonderheiten zu beachten:

(1) Die V. saphena magna muß über eine längere Strecke präpariert und aus ihrem Gewebsverband herausgelöst werden.

(2) Das Fenster in der Membrana interossea muß ausreichend groß sein und 2–3 cm oberhalb der peripheren Anschlußstelle liegen.

(3) Auf die Vermeidung einer Transplantattorsion muß besonders geachtet werden, wobei sich der Markierungsfaden wiederum als nützlich erweist.

(4) Die Arteriotomie zum Transplantatanschluß soll so weit wie möglich an der Vorderseite der Arterie angelegt werden, wozu diese mit den beiden Klemmen zur Blutstromunterbrechung leicht nach außen rotiert wird.

Zur Ausführung der Anastomosen an die peripheren Unterschenkelarterien benutzen wir eine Lupenbrille mit $2^1/_2$facher Vergrößerung. Der technisch schwierigste Punkt der peripheren End-zu-Seit-Anastomose sind die ersten Stiche am oberen Anastomosenwinkel. Um eine relative Enge an dieser Stelle zu vermeiden, ist es notwendig, die Vene nur ganz knapp zu stechen und die Adventitia von den Phlebotomierändern zu entfernen. Zeigt sich nach Freigabe des Blutstromes trotz dieser Sorgfalt eine deutliche Stenose, dann sollte die sofortige Korrektur durch das Einnähen eines kurzen autologen Venenstreifens noch in gleicher Sitzung vorgenommen werden. Diese Patchtechnik hat sich uns auch zur Beseitigung leichter Transplantattorsionen bewährt (Abb. 17.4.9).

IV. Technische Schwierigkeiten und Besonderheiten

Stößt man bei der Klappenzerstörung auf ein Hindernis, dann sollten keine Anstrengungen unternommen werden, dieses Hindernis mit dem gleichen, einem kleineren oder einem größeren Stripper zu überwinden. Die V. saphena magna wird von einer kurzen Längsinzision in Höhe des tastbaren Stripperkopfes freigelegt und inspiziert. Hat sich der Stripperkopf in einem Astabgang verfangen, so wird dieser Ast mit 2 Metallclips verschlossen und der Stripper unter Sichtkontrolle weiter nach proximal dirigiert (selten). Handelt es sich um einen umschriebenen postphlebitischen Venenschaden, dann muß die Vene in diesem Bereich zur Beurteilung der Ausdehnung der Schädigung freigelegt werden. Manchmal gelingt die Exzision eines kurzen Segmentes und die angeschrägte End-zu-End-Wiedervereinigung der Vene, in anderen Fällen ist die Interposition eines peripher entnommenen Venenstückes notwendig. Die dritte Möglichkeit einer Stripperperforation haben wir nach dem ersten Erfahrungsjahr mit der in-situ Technik nicht mehr beobachtet. In drei Fällen konnte dieser Schaden einmal durch End-zu-End-Naht, zweimal durch Venenstreifenplastik wieder behoben werden [5, 7].

Ist bei Freigabe des Blutstromes nach Herstellung der proximalen Anastomose peripher kein Puls im Transplantat tastbar, dann kann dies von

Abb. 17.4.9 a–c. Korrektur einer torsionsbedingten Stenose an der distalen Anastomose. **a** Stenose durch Torsion. **b** Quere Venotomie, Detorsion, End-zu-End-Anastomose. **c** Längsvenotomie und Venenstreifenerweiterungsplastik (bei geringer Torsion)

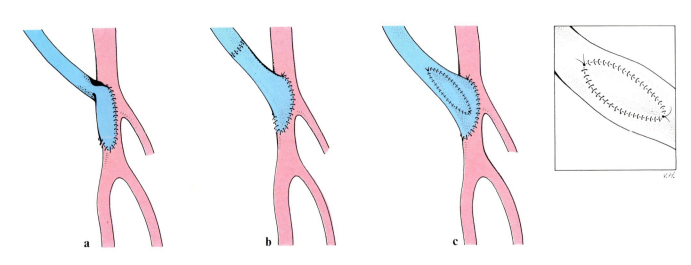

17.4 Der in-situ Bypass

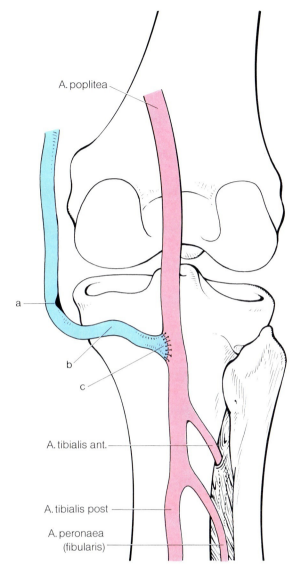

Abb. 17.4.10. Periphere Ursachen für den Transplantatverschluß. (*a*) Abknickung der V. saphena magna am Faszienrand; (*b*) zu langes Transplantat; (*c*) zu hoch angelegte Anastomose (mit ungünstigem Anastomosenwinkel)

schlüpfen des Strippers ermöglicht. Die persistierende Klappe wird mit einer Pottschen Schere sorgfältig exzidiert. Da aus den genannten anatomischen Gründen hierzu meist eine Längsphlebotomie erforderlich ist, muß diese mit einem Venenstreifentransplantat verschlossen werden. Die dritte mögliche Ursache, ein Spasmus der Transplantatvene, kann nur angiographisch erkannt und dann pharmakologisch überwunden werden.

Nach Fertigstellung der peripheren Anastomose wird die arterielle Pulswelle kräftig in die entsprechende Unterschenkelarterie übergeleitet. Verschwindet der periphere Puls, wenn das Bein zur jetzt folgenden Arteriographie gestreckt wird, dann ist die Ursache so gut wie immer eine Abknickung der Vene am proximalen Faszienrand oder am Rand der Membrana interossea bei zu kleinem Fenster. Beides läßt sich durch einen einfachen Scherenschlag korrigieren (Abb. 17.4.10).

Aus zwei Gründen lediglich erscheint uns der Anschluß des in-situ Transplantates an das erste Popliteasegment oberhalb des Kniegelenkes gerechtfertigt:

(1) wenn es darum geht, ein isoliertes Popliteasegment zu revaskularisieren, d.h., wenn keine peripheren Anschlußmöglichkeiten mehr bestehen,

(2) wenn der distale Anteil der V. saphena magna postphlebitisch verändert ist, also kein ausreichend langes Transplantat mehr zur Verfügung steht [4].

In allen übrigen Fällen soll der Bypass infragenual angeschlossen werden, da wir bei unseren ersten Beobachtungen feststellen konnten, daß sich beim Anschluß oberhalb des Kniegelenkes sehr rasch hochgradige degenerative Veränderungen und sogar Verschlüsse im 2. und 3. Popliteasegment entwickelt haben. Es ist von zeitlichem Vorteil, den Eingriff mit zwei getrennten Teams vorzunehmen [4, 7, 11].

E. Intraoperative Angiographie

Die intraoperative Angiographie ist obligat [6]. Dazu wird in den lang gelassenen hohen Saphenaast oder die V. epigastrica inf., wenn diese nicht zur Anastomose benötigt wurde, eine Kunststoffkanüle eingebunden. 50 ml angewärmtes 60%iges Kontrastmittel werden vom Operateur manuell injiziert. Nach Entfernung der Kanüle wird der Venenast mit zwei Metallclips verschlossen.

einer persistierenden funktionstüchtigen Venenklappe herrühren. In einigen Fällen ist dann, durch nochmaliges Eingehen mit dem größtmöglichen Hallschen Stripper, die Venenklappe nachträglich noch zu zerstören. Da meist jedoch eine anatomische Besonderheit vorliegt, gelingt dies nicht immer, so daß auch hier die direkte Freilegung der Vene an der Stelle des palpablen Pulsabbruches erforderlich ist. Als Ursache findet sich meist eine Venenklappe, deren Segel nicht im gleichen Niveau an der Venenwand ansetzen, was ein Durch-

Die Angiographie erlaubt die Beurteilung des Transplantatverlaufes, der Transplantatlänge und des Kalibers. Doppelungen der Vene, Abknickungen am Faszienrand und technische Fehler an der distalen Anastomose werden erkennbar. Sämtliche efferenten Äste der V. saphena magna stellen sich kontrastreich dar, während die afferenten Venenäste lediglich bis zu ihrer ersten schlußfähigen Klappe angefärbt werden. Die intraoperative Angiographie bringt in 22% der Fälle korrekturbedürftige Befunde zur Darstellung (6,7). Dabei handelt es sich in der überwiegenden Mehrzahl um eine scharfe Abknickung des Transplantates am Faszienrand, die durch einfaches Einkerben der Faszie behoben werden kann. Zu lange Transplantate, Anastomosenstenosen, Transplantattorsionen oder periphere Intimadissektionen werden unmittelbar korrigiert (Abb. 17.4.9).

Entgegen der Meinung einiger französischer Autoren [14] halten wir die Unterbrechung aller größeren efferenten (Vv. perforantes) und aller größeren afferenten Venenäste für notwendig. Die Unterbrechung der Venenäste wird erleichtert, wenn vor der Angiographie im Abstand von etwa 10 cm alternierend jeweils eine Moskitoklemme und eine Kanüle an der Oberschenkelinnenseite angebracht werden. Dies erlaubt die exakte Höhenmarkierung der Venenäste, so daß bei palpablem Transplantat lediglich kurze, etwa 2 cm lange Zusatzinzisionen an der Oberschenkel-, bzw. Unterschenkelinnenseite erforderlich sind, um die Venenäste aufzusuchen und mit Clips zu verschließen. Die Denudierung oder zirkuläre Präparation der V. saphena magna wird hierbei sorgfältig vermieden. Übersehene oder belassene Venenäste führen während der ersten postoperativen Tage zu einer umschriebenen schmerzhaften Rötung über dem Venentransplantat und sind an einem lauten Maschinengeräusch zu erkennen. Größere AV-Fisteln können, wenn man sie nicht unterbricht, im weiteren Verlauf stark schmerzhafte Hautnekrosen hervorrufen.

Belassene kräftige Vv. perforantes bergen auf lange Sicht eine weitere Gefahr in sich. Sie führen bei fortschreitender Grunderkrankung mit steigendem peripheren Wiederstand zu einem zunehmenden Steal-Phänomen mit Ableitung des arteriellen Blutes direkt in das tiefe Venensystem und können schließlich eine distale Transplantatthrombose bedingen.

In einzelnen Fällen mit sehr eingeschränkter peripherer Ausstrombahn haben wir in letzter Zeit absichtlich einen oder zwei ganz periphere Venenäste belassen, um ein ausreichendes Strom/Zeitvolumen im Transplantat zu gewährleisten. Es muß bis heute noch offen bleiben, ob sich diese peripheren AV-Fisteln bei extremitäterhaltenden Eingriffen bewähren.

Elektromagnetische Flußmessungen, die parallel zur intraoperativen Angiographie durchgeführt wurden, zeigen, daß die Flußmenge an der proximalen Anastomose in vielen Fällen doppelt so groß ist wie die an der distalen. Die Flußmengen an der proximalen Anastomose liegen bei femoropoplitealen Umleitungen vor Verschluß der Venenäste zwischen 340 und 114 ml/min. Nach dem Verschluß der Venenäste gleichen sich die Flußmengen einander an. Wichtig erscheinen jedoch zwei Beobachtungen hierbei:

(1), daß auch nach Verschluß der Venenäste so gut wie immer proximal ein etwas höherer Fluß gemessen wird als distal,
(2), daß das Strom/Zeitvolumen sich auch proximal nach Verschluß der Äste im Durchschnitt immer leicht verringert.

Die durchschnittliche Flußmenge beim femoropoplitealen in-situ Bypass beträgt an der oberen Anastomose vor der Astunterbrechung 220 ml/min, danach 210 mm/min. Die entsprechenden Werte an der unteren Anastomose sind 160 ml/min, bzw. 195 ml/min. (Unsere Flußmessungen wurden mit dem Flowmeter Nycotron 376 durchgeführt.)

Postoperativ werden alle Patienten, die keine Kontraindikationen aufweisen, mit einem Dicumarolpräparat langfristig antikoaguliert. Patienten, bei denen dies nicht möglich ist, erhalten langfristig $3 \times 0,5$ g Azetylsalizylsäure/d.

F. Postoperative Komplikationen

I. Der Sofortverschluß

Die postoperative Permeabilitätskontrolle beim in-situ Bypass ist einfach und kann vom Patienten selbst und vom Pflegepersonal durch einfache Palpation des Transplantes, am besten in Höhe des Kniegelenkes (feste Unterlage), vorgenommen werden. Der Sofortverschluß am Operationstag oder während der nächst folgenden Tage kann drei Ursachen haben:

(1) eine schlechte allgemeine Kreislaufsituation mit langen hypotonen Phasen, und äußerer Kompression des Transplantates

17.4 Der in-situ Bypass

(2) eine Ausstrombahn mit zu großem peripheren Widerstand,
(3) einen technischen Fehler.

Die ersten beiden Ursachen sind selten, da in-situ Transplantate auch bei stark erniedrigten Blutdruckwerten und bei sehr reduzierter peripherer Strombahn lange permeabel bleiben können. In der überwiegenden Zahl der Fälle findet sich eine operationstechnische, bzw. mechanische Ursache der Sofortthrombose. Zur Beseitigung wird der tibiale Längsschnitt am Unterschenkel wieder eröffnet, die distale Anastomose wird dargestellt und die Transplantatvene im Bereich der Anastomose durch Längsinzision eröffnet. Die Thrombektomie des Bypass mit dem Fogartykatheter muß außerordentlich vorsichtig erfolgen, da bei zu starker Blähung des Ballons nicht nur die Intima, sondern die ganze Venenwand längs einreißen kann. Die Desobliteration ist bei der Sofortoperation technisch einfach. Nachdem voller Einstrom erzielt ist, wird das Transplantat mit Heparinkochsalzlösung aufgefüllt. Bei der Inspektion der Anastomose findet sich als häufigste Ursache eine Intimadissektion jenseits der Anastomose, die sich erst nach längerer Freigabe des Blutstromes entwickelt hat und die deshalb der intraoperativen Angiographie entgangen ist. Weitere Ursachen sind Anastomosenstenosen oder leichte Transplantattorsionen, die zuvor als nicht korrekturbedürftig angesehen wurden. Findet sich keine Erklärung des Sofortverschlusses, dann sollte in jedem Falle auch die proximale Anastomose überprüft werden, da sich auch hier, wenn auch selten, Intimadissektionen entwickeln und zum Transplantatverschluß führen können. In jedem Falle ist die erneute intraoperative Kontrollangiographie durchzuführen, die außerdem dazu geeignet ist, nach der Thrombektomie eine weitere mögliche Ursache des Sofortverschlusses in Form einer übersehenen persistierenden Venenklappe aufzudecken. Zieht man alle diese Möglichkeiten in Betracht, so bleiben doch rund 10% des Bypasses mit Sofortverschluß, nach alleiniger Thrombektomie langfristig permeabel, ohne daß eine mechanische Ursache des Transplantatverschlusses aufgedeckt werden konnte.

II. AV-Fisteln

Zwischen dem 2. und 8. postoperativen Tag können schmerzhafte Rötungen und Schwellungen im Verlauf des Venentransplantates an der Oberschenkel- und Unterschenkelinnenseite auftreten. Auskultatorisch ist über diesen Stellen ein lautes Maschinengeräusch zu hören, so daß die Diagnose einfach ist. Es handelt sich um afferente Venenäste, die wegen intakter Mündungsklappen bei der intraoperativen Angiographie nicht sichtbar geworden sind und die erst nach Dilatation der Vene durch Klappeninsuffizienz hämodynamisch wirksam werden. Diese Äste lassen sich palpatorisch, auskultatorisch und dopplersonographisch sehr exakt lokalisieren, so daß ihre Unterbrechung von kurzen Zusatzinzisionen aus leicht möglich ist. Kleinere Venenäste verschließen sich in der Regel von selbst. Bei größeren droht eine schmerzhafte Hautnekrose mit Infektionsgefahr.

III. Der Frühverschluß

Transplantatverschlüsse, die nach der Klinikentlassung bis zum Ende des 6. postoperativen Monats auftreten, werden behandelt wie Sofortverschlüsse. Außer den oben beschriebenen Ursachen treten zwei weitere hinzu:

(1) fortschreitende Einschränkung der Ausstrombahn (Therapie wie beim chronischen Rezidivverschluß),
(2) Steal-Phänomen durch eine übersehene AV-Fistel. In diesem Falle pulsiert der proximale Anteil des Transplantates bis zur Fistel, der distale Anteil ist thrombosiert. Der Venenast stellt sich nach Thrombektomie bei der intraoperativen Angiographie so gut wie immer als kräftige Perforatorvene dar und kann unterbrochen werden.

IV. Der Spätverschluß

Bei den Transplantatverschlüssen jenseits des 6. postoperativen Monats müssen zwei Verlaufsformen, eine akute und eine chronische, unterschieden werden. Beim akuten Transplantatverschluß bietet sich oft das Bild eines meist kompletten Ischämiesyndroms der Extremität. Bei Klinikaufnahme wird auf angiographische Untersuchungen verzichtet, intramuskuläre Injektionen werden vermieden. Der Patient wird unmittelbar einer fibrinolytischen Behandlung zugeführt. Bei rechtzeitiger Einweisung läßt sich so die Transplantatpermeabilität günstigenfalls in wenigen Stunden wiederherstellen. Der Nachweis erfolgt durch die Palpation und die Dopplerultraschalluntersuchung. Erst danach wird die Angiographie vorgenommen, die die Erkennung und schließlich die Beseitigung der Ursachen des Rezidivverschlusses erlaubt. In Frage kommen hochgradige vorgeschaltete Stenosen der Beckenstrombahn, eine proximale Anastomosenstenose, eine distale Anastomosenstenose sowie Stenosen und Verschlüsse im Bereich der Ausstrombahn. Als dritter Schritt erfolgt die Beseitigung der Ursachen durch Thrombendarteriektomie einer Beckenarterienstenose mit Venenstreifenplastik oder Transplantatüberbrückung, Venenbreitenplastik einer proximalen oder distalen Anastomosenstenose, Bypassverlängerung durch Interposition kurzer Venensegmente, etwa von der distalen Anschlußstelle zur A. tibialis post. oder A. tibialis ant.

Der chronische Rezidivverschluß ist dadurch charakterisiert, daß die Patienten über Wochen und Monate langsam zunehmend ein schweres Ischämiesyndrom der Extremität bis hin zum Stadium IV entwickeln, das Venentransplantat dabei jedoch noch palpabel und mit dem Dopplergerät nachweisbar bleibt. Der endgültige Verschluß führt nicht unbedingt zu einer eindeutigen Verschlechterung des Zustandsbildes.

Der chronische Rezidivverschluß hat selten ein langsam zunehmendes Steal-Syndrom über eine kräftige Perforatorvene zur Ursache, wie oben bereits beschrieben, sondern meist eine zunehmende Einschränkung der peripheren Ausstrombahn bis hin zum vollständigen Verschluß der distalen A. poplitea und der Unterschenkelarterien. Da die Patienten den Rezidivverschluß meist nicht als akutes Ereignis realisieren, kommt die Fibrinolyse häufig zu spät. Eine erfolgreiche Lyse ist nur noch in jedem dritten Fall möglich. Stellt die nachfolgende Katheterangiographie eine Perforatorvene als Ursache dar, dann ist die Korrektur einfach. Weitaus häufiger findet sich jedoch das Bild der vollkommen verschlossenen peripheren Ausstrombahn, die sich auch unter der Lyse nicht wieder eröffnet hat, so daß der Venenbypass lediglich noch den proximalen Anteil der A. poplitea retrograd wieder auffüllt. Eine Korrektur ist dann nur noch möglich, wenn periphere Anteile einer der drei Unterschenkelarterien wieder zur Darstellung kommen. In dieser Situation wird vom anastomosennahen Anteil des in-situ Transplantates eine Bypassverlängerung zur jeweilig offenen Unterschenkelarterie unter Verwendung des distal verbliebenen Saphenasegmentes oder unter Verwendung der V. saphena parva hergestellt. Ist dieses Vorgehen nicht möglich, dann kann bei Wiedereintreten der Transplantatthrombose ebenso wie beim Versagen der Lyse lediglich noch versucht werden, durch Profundaplastik und lumbale Sympathektomie eine Verbesserung der Durchblutungssituation zu erzielen.

V. Seltene Komplikationen

Eine ausgesprochene Seltenheit dürfte die Infektion eines in-situ Transplantates und die Infektion einer Anastomose beim in-situ Bypass sein. Wir selbst konnten diese Komplikation bei rund 500 in-situ Bypassen in keinem Falle beobachten.

Selten ist auch die traumatische Ruptur eines in-situ Transplantates, die wir in einem Falle gesehen haben. Bei Verwendung einer sehr weiten V. saphena magna mit einem proximalen Durchmesser von über 6 mm war es in diesem Falle in 6 Jahren zu einer varikösen Degeneration mit starker Schlängelung des Transplantates gekommen. Eine Sportverletzung führte zur Transplantatruptur mit massiver arterieller Blutung nach außen. Ein Venendurchmesser von 6 mm sollte als oberer Grenzwert für die Verwendbarkeit als in-situ Transplantat angesehen werden.

G. Behandlungsergebnisse und Vergleich mit dem klassischen Venenbypass

Das eigene Krankengut erstreckt sich auf rund 500 in-situ Bypasse. Am Ende des 1. postoperativen Jahres sind noch 87% der Transplantate funktionstüchtig. Nach 2 Jahren beträgt die Permeabilitätsrate 84% (11), nach 5 Jahren 76% (4,7). Die 2 Jahres-Permeabilität wurde in jedem Falle angiographisch überprüft. Diese Ergebnisse sind vergleichbar mit denen anderer Autoren (Tabelle 17.4.1).

Ergebnisse nach 10 Jahren konnten bislang nur von HALL vorgelegt werden [20]. 50% seiner 227 Patienten waren während des Nachbeobachtungs-

Tabelle 17.4.1

Autor	Jahr	2-Jahres-Permeabilität
HALL	1979	87% (Klappenexcision)
ROSTAD	1979	80% (Klappenstripper)
LEATHER	1982	85% (Valve cutter, Valvulotom)
GRUSS	1984	84% (Hall-Stripper)

zeitraumes verstorben. Von den Überlebenden hatten 55% ein noch frei permeables, funktionstüchtiges femoropopliteales oder femorokrurales in-situ Transplantat [5, 15].

Es scheint, daß die Permeabilitätsraten des klassischen Venenbypass beim Vergleich mit dieser Ergebnissen etwas ungünstiger abschneiden (Tabelle 17.4.2).

Tabelle 17.4.2

Autor	Jahr	5-Jahres-Permeabilität
CUTLER et al.	1976	72%
DARLING et al.	1977	72%
STEVENS et al.	1980	57%
REICHLE et al.	1980	60% (fem.-pop.)
REICHLE et al.	1980	47% (fem.-krural)
MÜLLER-WIEFEL et al.	1983	68%
MANNICK	1983	72%

Die 10 Jahres-Permeabilitätsraten vergleichbar mit den Ergebnissen von HALL liegen für den femoropoplitealen Bypass bei 54%, für den femorokruralen bei 42% [7, 18, 19].

Der Vergleich solcher Erfolgsstatistiken muß fragwürdig bleiben und darf nur mit großer Zurückhaltung bewertet werden, da die operativen Patientenkollektive nach Alter, Schweregrad, Risikofaktoren und zusätzlichen therapeutischen Maßnahmen außerordentlich differieren. Die trotz aller Kritik erkennbare Tendenz zugunsten des in-situ Bypass wird durch eine prospektive randomisierte Studie von LEATHER [16] gestützt. In einer Serie von 69 femorokruralen Venentransplantaten an amputationsbedrohten Extremitäten im Stadium IV betrug die kumulative Offenrate nach 12 und 30 Monaten für den in-situ Bypass 93, bzw. 91%, für den klassischen umgekehrten Venenbypass 68, bzw. 63% (P<0,01). Die Studie wurde von der zuständigen Überwachungskommission wegen des eindeutigen Ergebnisses abgebrochen.

LITERATUR

1. Bier A (1915) Chirurgie der Gefäßaneurysmen. Beitr Klin Chir 96:556–559
2. Connolly JE, Stemmer EA (1970) The nonreversed saphenous vein bypass for femoro-popliteal occlusive disease. Surgery 68:602–609
3. Goyanes J (1906) Nuevos trabajos de cirurgia vascular substiticion plastica de las venas o arterioplastica venosa, aplicada como nuevo metodo al tratamiento de los aneurismios. Siglo Mcd 53:546–561
4. Gruss JD, Bartels D, Tsafandakis E, Straubel H, Ohta T, Karadedos C (1981) Bericht über 5 Jahre Erfahrung mit den in-situ Bypass bei femoro-poplitealen Verschlußprozessen. Angio Archiv 1:97–100
5. Gruss JD, Bartels D, Vargas H, Karadedos C, Schlechtweg B (1982) Arterial reconstruction for disease of the lower extremities by the in-situ vein graft technique. J Cardiovas Surg 23:231–234
6. Gruss JD (1983) Intra- und postoperative Angiografie beim femoropoplitealen Vena saphena magna in-situ Bypass. Angio Archiv 5:49–62
7. Gruss JD, Vargas H, Bartels D, Simmenroth HW, Sakurai T (1984) The in situ saphenous vein bypass. Vasa 13:153–158
8. v Haberer H (1916) Kriegsaneurysmen. Arch Klin Chir 107:611–617
9. Hall KV (1962) The great saphenous vein used in-situ as an arterial shunt after extirpation of the vein valves. Surgery 51:492–495
10. Hall KV (1964) The great saphenous vein used in-situ as an arterial shunt after vein valve extirpation. Universitetsforlaget Oslo
11. Karadedos C (1982) Mittelfristige Ergebnisse des femoropoplitealen in-situ Bypass und apparative Untersuchungen zur Modifikation der OP-Indikation und Ergebnisverbesserung. Inauguraldissertation, Marburg
12. Kunlin J (1949) Le traitement de l'artérite oblitérante par la greffe veineuse. Arch Mal Coeur 42:371–374
13. Kunlin J (1951) Le traitement de l'ischémie artéritique par la greffe veineuse longue. Rev Chir 70:206–236
14. Langeron P, Puppinck P (1980) Arterial reconstruction of the lower limb in situ saphenous vein bypass. In: Suy R, Shaw HL (eds) Arterial reconstruction of the lower limb. Medical Education Services, Oxford, pp 79–83
15. Leather RP, Shah DM, Karmody AM (1981) Infrapopliteal arterial bypass for limb salvage: Increased patency and utilization of the saphenous vein used in situ. Surgery 190:1000–1008
16. Leather RP, Karmody AM (1982) The in situ saphenous vein for arterial bypass. In: Stanley JC (ed) Biologic and synthetic vascular protheses. Grune and Stratton, New York London, pp 351–364
17. Lexer E (1907) Die ideale Operation des arteriellen und arteriovenösen Aneurysmas. Arch Klin Chir 83:459–463
18. Mannick JA (1983) Redo arterial surgery following failure of femoro-popliteal reconstructions. XVI World Congress of the International Society of Cardiovascular Surgery in Rio de Janeiro
19. Reichle FA, Martinson K, Rankin P (1980) Infrapopliteal arterial reconstruction in the severely ischemic lower extremity. Ann Surg 191:59–65
20. Rostad H, Hall KV, Dundas P (1979) The great saphenous vein used in situ after vein valve extirpation. J Cardiovasc Surg 20:545–552

17.5 Zwei-Etagenverschlüsse

R.J.A.M. van Dongen

INHALT

A. Einleitung 444
B. Wahl des operationstaktischen Vorgehens – Totalkorrektur versus Profundarevaskularisation 445
    I. Allgemeinzustand des Patienten 446
    II. Schweregrad der Durchblutungsstörung 446
    III. Angiographischer Befund 446
    IV. Präoperative nicht-invasive Meßergebnisse 447
    V. Intraoperative Meßergebnisse 448
C. Klassifikation der Zwei-Etagenverschlüsse – Begriffsbestimmung 448
D. Prinzipien und operationstechnische Besonderheiten der Zwei-Etagenkorrektur 449
    I. Einseitige Zwei-Etagenkorrektur 449
    II. Bilaterale Zwei-Etagenkorrektur 455
    Literatur 456

A. Einleitung

Zwei-Etagenverschlüsse der unteren Extremität führen meistens frühzeitig zu einer hochgradigen peripheren Mangeldurchblutung mit stark beschränkter Gehfähigkeit, Ruheschmerz oder ischämischen Gewebeläsionen. Es besteht also in der Mehrzahl der Fälle eine absolute Indikation zur Gefäßrekonstruktion, sofern nicht wegen weit fortgeschrittener Gangrän eine Amputation unvermeidlich ist.

Grundsätzlich kann man bei den Zwei-Etagenverschlüssen im Becken- und Oberschenkelbereich zwei Formen unterscheiden: die diskontinuierliche Form und die kontinuierliche Form.

Die *diskontinuierliche Form* bildet an sich kein großes Problem. Wenn zwischen dem Beckenarterienverschluß und dem Oberschenkelarterienverschluß eine einwandfrei durchgängige, relativ arteriosklerosefreie Strecke vorliegt, soll man sich bei der ersten Operation auf die Rekonstruktion des proximalen Verschlusses beschränken. Oft wird man danach feststellen, daß die Gehstrecke so zugenommen hat, daß keine Indikation für die Behandlung des distalen Verschlusses mehr besteht. Wenn das nicht der Fall ist und der Patient noch ernsthafte Gehbeschwerden hat, oder wenn Gewebeläsionen nicht abheilen, wird man in zweiter Instanz die Oberschenkeletage wiederherstellen.

Wenn eine der beiden Etagen einen kurzstreckigen Verschluß oder eine kurzstreckige Stenose zeigt, bietet sich die perkutane transluminale Angioplastie als zusätzlicher Eingriff an. Vorzugsweise wird man die transluminale Dilatation der einen und die Rekonstruktion der zweiten Etage während ein und derselben Sitzung vornehmen. Falls jedoch das Operationsteam nicht über die erforderliche Erfahrung verfügt oder die benötigte Röntgenapparatur im Operationssaal fehlt, müssen beide Eingriffe getrennt durchgeführt werden, wobei der Zeitabstand zwischen beiden Eingriffen sorgfältig erwogen werden soll. Wenn man die PTA einige Tage vor dem operativen Eingriff durchführt, wird man in dem Leistenhämatom operieren müssen; dies bedeutet ein höheres Infektionsrisiko. Hinausschieben des operativen Eingriffs bis zur Resorption des Hämatoms, bedeutet einen verlängerten Krankenhausaufenthalt. Außerdem kann dann die Operation als Folge der fibrotischen Veränderungen in der Leiste unangenehm sein. Aus diesen Gründen verdient die Durchführung der PTA am selben Tag kurz vor der Operation den Vorzug. Das Hämatom stört dann nicht und das Infektionsrisiko ist nicht erhöht.

Größer sind die Probleme, wenn es sich um einen *kontinuierlichen Zwei-Etagenverschluß* handelt. Bei der operativen Behandlung derartig ausgedehnter Verschlußprozesse fühlt sich der Operateur immer wieder – wie Odysseus – zwischen Scylla und Charybdis. Einerseits ist er sich durchaus bewußt, daß er im Bestreben, eine totale und hämodynamisch perfekte Wiederherstellung beider Etagen zu erreichen, das dem Patienten zumutbare Operationsrisiko überschreitet, andererseits droht die Gefahr, daß er – aus Angst vor allzu großem Risiko – sich auf die Rekonstruktion der Beckenetage beschränkt und damit eine unzulängliche Operation mit manchmal zweifelhaftem oder unbefriedigendem Ausgang durchführt, wobei vor allem die Heilung peripherer ischämischer Gewebeläsionen unsicher ist. Eigene Erfahrungen bestätigen die Äußerungen verschiedener Autoren, die aufgrund klinisch-hämodynamischer Studien nachgewiesen haben, daß es bei 30–57% der Patienten mit kontinuierlichem Zwei-Etagenverschluß nötig war, in einer späteren zweiten Sitzung die Oberschenkelstrombahn zu rekonstruieren [4, 6, 9, 11].

B. Wahl des operationstaktischen Vorgehens – Totalkorrektur versus Profundarevaskularisation

Bei der Frage der operativen Taktik stehen im wesentlichen zwei Rekonstruktionsprinzipien zur Diskussion:

(1) die relativ kurze, den Patienten wenig belastende und technisch meist relativ einfache alleinige Rekonstruktion der Beckenetage (Profundarevaskularisation) mit niedriger Rezidivverschlußquote, jedoch mit manchmal unsicherem Ausgang oder zumindest subjektiv unvollständigem Ergebnis, und

(2) die zeitlich und technisch sehr aufwendige und den Patienten erheblich belastende, ein- oder zweiseitige Gesamtrekonstruktion mit einem höheren Rezidivverschlußrisiko, jedoch mit der Aussicht auf vollkommene Beschwerdefreiheit und Heilung.

Liegt ein Rezidivverschluß vor, soll man sich zunächst auf die Rekonstruktion der Beckenetage in Kombination mit einer Profundaplastik beschränken, insbesondere, wenn für die Erstoperation die V. saphena magna benutzt wurde.

Viel schwieriger ist die Entscheidung, wenn es sich um einen Ersteingriff handelt.

Zuerst einige allgemeine Betrachtungen zur Wahl des operativen Vorgehens in einem solchen Fall. Es wird oft behauptet, daß man sich bei der Korrektur eines Kombinationsverschlusses vom Becken- und Oberschenkeltyp zuerst auf eine Rekonstruktion der Beckenetage beschränken soll, weil man, wenn der Erfolg ausbleibt, immer noch die Möglichkeit hat, in zweiter Sitzung die distale Gefäßstrecke zu rekonstruieren.

Gegen diese Auffassung sind zweifellos Einwände zu erheben. Erstens ist, wie oben schon erwähnt, der Prozentsatz der Mißerfolge nach alleiniger Beckenrekonstruktion relativ hoch, nämlich 30–57%. Bei allen diesen Patienten muß eine zweite Operation vorgenommen werden. Das bedeutet eine schwere körperliche und seelische Belastung für den Patienten. Und nicht nur für den Patienten, sondern auch für den Operateur. Eine solche zweite Operation hat einen hohen Schwierigkeitsgrad. Auch das Infektionsrisiko ist erhöht. Und dann ist es noch die Frage, ob es je zu einer zweiten Operation kommt. Man muß ja bedenken, daß das Ausbleiben eines Erfolges nach alleiniger Korrektur der Beckenetage in den meisten Fällen bedeutet, daß die Ausstrombahn insuffizient ist, und dies ist gerade der wichtigste Faktor, der zur Reobliteration einer Gefäßplastik führt. Ein schlechtes funktionelles Ergebnis ist manchmal ein schlechtes Omen für die Durchgängigkeit der Gefäßplastik.

Ein Rezidivverschluß bedeutet fast immer Inoperabilität, vor allem, da der Reverschluß meistens auch die A. profunda femoris gefährdet. Es entwickelt sich außerdem häufig eine so ernsthafte Ischämie, daß eine Amputation unumgänglich wird. Man soll sich dessen bewußt sein, wenn man sich zur Teilkorrektur entschließt.

Die Frage, welches Rekonstruktionsprinzip angewandt werden soll, wenn es sich um einen Ersteingriff handelt, kann am besten beantwortet werden aufgrund der Abschätzung verschiedener Kriterien:

– Allgemeinzustand des Patienten,
– Schweregrad der Durchblutungsstörung,
– angiographische Einzelheiten,
– präoperative nicht-invasive Meßergebnisse.

Außerdem gibt es die Möglichkeit, durch intraoperative Messungen während der Operation selbst das Ergebnis einer alleinigen Rekonstruktion der Beckenetage vorherzusagen.

Es muß betont werden, daß die Vorhersagbarkeit des Rekonstruktionsergebnisses nur einigermaßen gewährleistet ist, wenn alle diese Kriterien im Zusammenhang beurteilt und abgewogen werden.

I. Allgemeinzustand des Patienten

Operationen für Zwei-Etagenverschlüsse bedeuten immer eine erhebliche Belastung für den Patienten. Das gilt insbesondere für die doppelseitige Totalkorrektur, eine Operation, die nur selten indiziert ist. Jedoch soll man auch eine einseitige alleinige Rekonstruktion der Beckenstrombahn nur durchführen, wenn der koronare, zerebrale, pulmonale und renale Zustand des Patienten einen solchen Eingriff zuläßt.

Andererseits muß man bedenken, daß die Operationsbelastung einer großen Gliedmaßenamputation um ein Vielfaches höher liegt als die einer eingreifenden Gefäßoperation. Die Operationsletalität einer großen Amputation beträgt etwa 25%, die einer aufwendigen Gefäßplastik 3–10%.

Wenn es sich also um Patienten mit amputationsbedrohten Gliedmaßen (Ruheschmerz, Gangrän) handelt, soll man nicht aufgrund eines nicht optimalen Allgemeinzustandes des Patienten auf eine Gefäßrekonstruktion verzichten. Man soll jedoch dann nur eine solche Operation durchführen, die die besten Chancen für einen Erfolg bietet, und das ist eine Totalkorrektur.

II. Schweregrad der Durchblutungsstörung

In Bezug auf dieses Kriterium können nur allgemeine Richtlinien aufgezeigt werden.

Eine Claudicatio intermittens ist nur eine relative Indikation zur Operation. Nur wenn die Gehstrecke sehr beschränkt ist (kürzer als 100 m), wenn der Patient in seiner persönlichen oder beruflichen Aktivität sehr beeinträchtigt ist oder wenn die Gehbeschwerden in kurzer Zeit rasch zunehmen, soll man sich zur Operation entschließen. Ist das Bein nicht unmittelbar gefährdet, so gibt es keine Einwände gegen eine Teilkorrektur, vor allem nicht, wenn die übrigen Kriterien einen Erfolg nach alleiniger Korrektur der Beckenetage versprechen.

Wenn es sich jedoch um Patienten im Stadium III oder IV handelt, wird man eher eine Entscheidung zu gunsten einer Totalkorrektur treffen.

III. Angiographischer Befund

In früheren Publikationen wurde schon darauf hingewiesen, daß das Spektrum der Verschlußlokalisationen, wie dies auf guten Angiogrammen dargestellt wird, zur Wahl des am meisten in Betracht kommenden Operationsprinzips beitragen kann [3, 10]. Tabelle 17.5.1 zeigt das inzwischen weiter ausgebaute Schema, das sich sehr bewährt hat. Es wird dabei von 4 Konstellationen ausgegangen.

Bei Kombinationsverschlußtyp A handelt es sich um einen Zwei-Etagenverschluß mit guter Durchgängigkeit der A. profunda femoris und mit vorhandenem Kollateralsystem zwischen Profundaästen und A. poplitea, jedoch mit insuffizienter Peripherie. Wenn keine Gangrän vorliegt, ist in solchen Fällen von einer alleinigen Rekonstruktion der Beckenetage meistens ein gutes Ergebnis zu erwarten, so daß man zuerst den Eingriff auf eine Profundarevaskularisation beschränken soll. Falls jedoch eine periphere Gangrän vorliegt, wird eine alleinige Profundarevaskularisation nur selten zur Abheilung der Gangrän beitragen. Eine Totalrekonstruktion ist unter diesen Umständen zu bevorzugen.

Die zweite Kombinationsverschlußform (Typ B) umfaßt dieselbe Konstellation: Verschluß der A. iliaca und der A. femoralis mit guter Durchgängigkeit der A. profunda femoris, jedoch mit insuf-

Tabelle 17.5.1. Wahl des Operationsprinzips bei Verschlüssen der Becken- und Oberschenkelarterien unter Berücksichtigung des angiographischen Befundes

Kombinations-verschlußtyp	A. iliaca und A. fem. popl.	A. prof. femoris	Prof.-popl. Koll.-System	Distale A. popl. Unterosch.-Art.	
A	verschlossen	einwandfrei	vorhanden	insuffizient	keine Gangrän → Prof.-Revask. mit Gangrän → Totalkorrektur
B	verschlossen	einwandfrei	insuffizient	+/−	Gesamtrekonstruktion
C	verschlossen	inadäquat	insuffizient	suffizient	Totalkorrektur
D	verschlossen	einwandfrei	suffizient	einwandfrei	→ Profundarevaskularisation → Gesamtrekonstruktion

fizientem Kollateralsystem der Profundaäste oder mit Verschluß der Empfängersegmente der A. poplitea.

Unabhängig vom Zustand der Unterschenkelarterien ist von einer alleinigen Wiederherstellung der Beckenetage in solchen Fällen kein befriedigendes Ergebnis zu erwarten, sicher nicht, wenn eine Gangrän vorliegt. Dieser Verschlußtyp läßt keine Alternativen bei der Rekonstruktion zu.

Der einzige erfolgreiche und sinnvolle Eingriff ist hier die aufwendige Gesamtrekonstruktion in einer Sitzung. Meistens bedeutet das eine Revaskularisation der A. profunda femoris und der Unterschenkelarterien.

Bei der dritten Kombination (Typ C) handelt es sich um einen kontinuierlichen Zwei-Etagenverschluß mit verschlossener oder erheblich sklerotisch veränderter A. profunda femoris, schlecht entwickeltem Profunda-Poplitea Kollateralsystem, jedoch mit offener Peripherie. Auch bei dieser Kombinationsform ist von einer Profundarevaskularisation (wenn diese überhaupt möglich ist) kein gutes Ergebnis zu erwarten, so daß eine Korrektur beider Etagen bevorzugt werden muß.

Bei der vierten Kombinationsverschlußform (Typ D) (A. profunda femoris, ihre Kollateralen, und die Peripherie sind einwandfrei durchgängig) bieten sich die Alternativen: 1. die alleinige Rekonstruktion der Beckenetage (Profundarevaskularisation) oder 2. die Gesamtrekonstruktion beider Etagen (Wiederherstellung der Profundazirkulation und Rekonstruktion der femoropoplitealen Gefäßstrecke) an.

Die Wahl zwischen diesen beiden operationstaktischen Vorgehen bei dieser Kombination ist im wesentlichen von den in Tabelle 17.5.2 aufgeführten Faktoren abhängig.

Wenn die V. saphena magna nicht als Bypasstransplantat geeignet ist, die A. profunda femoris von guter Qualität und das Profunda-Popliteale-Kollateralsystem reichlich entwickelt sind, wird der Eingriff auf eine definitive Profundarevaskularisation beschränkt. Dies gilt auch, wenn die periphere Strombahn vielleicht nicht so ideal ist oder wenn es sich um einen Rezidivverschluß handelt.

Die einzeitige Totalrekonstruktion beider Etagen muß bevorzugt werden, wenn: wesentliche allgemeine Risikofaktoren fehlen, die V. saphena magna für die Überbrückung geeignet ist, die A. profunda femoris eine zweifelhafte Kapazität besitzt, die Peripherie einwandfrei ist, eine ernsthafte Ischämie mit sehr beschränkter Gehfähigkeit, Ruheschmerz oder Gangrän besteht, deren Heilung durch eine alleinige Profundarevaskularisation zu langwierig oder zweifelhaft erscheint und für das gesellschaftliche oder Berufsleben eine uneingeschränkte Gehfähigkeit notwendig oder erwünscht ist.

IV. Präoperative nicht-invasive Meßergebnisse

Das Gefäßlaboratorium gibt wichtige Entscheidungshilfen zwischen Profundarevaskularisation und Totalkorrektur. Die apparativen Untersuchungen zielen alle darauf, die hämodynamische Wirksamkeit der Verschlußprozesse im aortoiliakalen und femoropoplitealen Bereich zu messen, und festzustellen, welche der beiden Etagen dominiert. Im Grunde genommen geht es darum, vorhersagen zu können, ob eine alleinige Rekonstruktion der Beckenetage erfolgversprechend ist oder nicht.

Obwohl gesagt werden kann, daß über den Wert der verschiedenen Untersuchungen keine Übereinstimmung besteht, können einige Untersuchungen doch mitbestimmend bei der Wahl des Operationsprinzips sein, insbesondere unter Berücksichtigung der schon genannten Kriterien.

Falls aufgrund der Angiogramme Zweifel über die angiographische Wertigkeit der iliakalen Läsion besteht, ist die (invasive) Messung des Druckes in der A. femoralis comm. die meist zuverlässige Untersuchungsmethode, insbesondere wenn der Druckgradient in Ruhe und nach reaktiver Hyperämie bestimmt wird [5]. Ein positiver Befund deutet darauf hin, daß eine alleinige Beckenrekonstruktion in mehr als 90% der Fälle erfolgreich sein wird [2].

Auch die segmentale Blutdruckmessung mit Hilfe der Doppler-Sonographie wird für diesen Zweck empfohlen. Bei Patienten mit hohem Schenkeldruck ist die hämodynamische Wirksamkeit der iliakalen Wandveränderungen gering und

Tabelle 17.5.2. Faktoren, welche die Wahl der Operationstaktik bei Kombinationsverschlußtyp D beeinflussen

---
Soziale Umstände
Verfügbarkeit von geeignetem körpereigenem Rekonstruktionsmaterial
Zugänglichkeit des Operationsgebietes
Wertigkeit der Profundastrombahn
Wertigkeit der peripheren Ausflußbahn
Schwere der Extremitätenischämie
---

deshalb ist von einer proximalen Rekonstruktion kein Erfolg zu erwarten. Für die praktische Anwendung bei Mehretagenverschlüssen ist die Sensitivität dieser Untersuchung jedoch zu gering [1, 2].

Dasselbe gilt für die segmentale Pulsvolumen-Registrierung (PVR) mit einem Luftplethysmographen, die quantitative Analyse der bei der Doppler-Ultraschall-Untersuchung über der A. femoralis comm. registrierte Strömungssignale („Pulsatility Index"), und für die Bestimmung des Profunda-Poplitealen Kollateral-Index [2, 7, 8].

V. Intraoperative Meßergebnisse

Auch intraoperativ können die genannten Messungen dazu beitragen, die Effektivität einer Rekonstruktion der Beckenetage zu bestimmen. Eine Erhöhung des Knöcheldruck-Index um mehr als 0.1 ist ein zuverläßlicher Beweis, daß die Operation klinisch erfolgreich sein wird.

Auch eine intraoperative Verbesserung der plethysmographischen Pulsvolumen-Meßwerte deuten auf einen zu erwartenden Erfolg hin [2].

Die intraoperative kontinuierliche Temperaturmessung kann auch eine Entscheidungshilfe bieten zur Frage, ob eine gleichzeitige Rekonstruktion der Oberschenkeletage notwendig ist oder nicht [12].

Beim Lesen der Literatur bleibt man skeptisch angesichts der Frage, ob man mit Sicherheit vorhersagen kann, wie ein ischämisches Bein auf eine Profundarevaskularisation reagieren wird. Das gilt insbesondere für Stadium IV. Die Ergebnisse der prä- und intraoperativen nicht-invasiven Messungen können nur in Zusammenhang mit den anderen obengenannten Kriterien von Bedeutung sein.

C. Klassifikation der Zwei-Etagenverschlüsse – Begriffsbestimmung

Man soll den Begriff „Zwei-Etagenverschluß" reservieren für solche Gefäßprozesse, die an der A. iliaca und an der A. femoralis superf. Verschlüsse oder signifikant wirksame Stenosen aufweisen. Meistens sind auch die Abgangsstelle der A. profunda femoris, seltener die A. poplitea oder die Unterschenkelarterien betroffen. Auch wenn diese letzten Arterien arteriosklerotisch verändert oder sogar zum Teil verschlossen sind, soll man sich an die Benennung „Zwei-Etagenverschluß" halten und erst dann von einem „Drei-Etagenverschluß" sprechen, wenn eine der Unterschenkelarterien zusätzlich mitrevaskularisiert wird.

Weil die A. poplitea mit der A. femoralis superf. eine anatomische Einheit bildet, soll man auch Verschlußprozesse der A. iliaca und A. femoralis superf. als „Zwei-Etagenverschluß" bezeichnen, wobei auch die A. poplitea arteriosklerotisch verändert oder sogar zum Teil verschlossen sein kann.

Auf die Verteilung der Zwei-Etagenverschlüsse in kontinuierliche und diskontinuierliche wurde auf den Seiten 390 und 444 schon eingegangen.

Zwei-Etagenverschlüsse bestehen manchmal an beiden Seiten. VOLLMAR spricht dann von einem Viererverschluß [13].

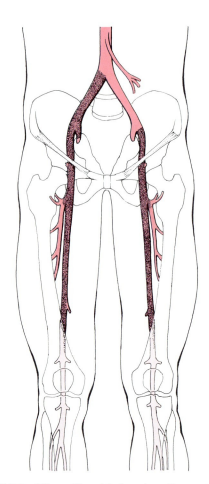

Abb. 17.5.1. Vierer-Verschluß mit offener A. iliaca comm. links. Hier wird die dominierende rechte Seite primär zu korrigieren sein. (Risikominderung durch retroperitoneales Vorgehen der rechten Beckenetage)

Wenn ein solcher Viererverschluß besteht, ist es nicht immer notwendig beide Seiten gleichzeitig zu behandeln. Auch wenn man dabei nur die Beckenetage beidseitig rekonstruiert, ist die Belastung für den Patienten erheblich. Deshalb soll man, wenn es irgendwie möglich ist, beide Seiten gesondert behandeln. Das ist nur möglich, wenn eine der beiden Aa. iliacae comm. durchgängig und weitlumig ist (Abb. 17.5.1). Diese Situation kommt oft vor. Hier soll man keine einzeitige Rekonstruktion an beiden Seiten, z.B. mit einer Bifurkationsprothese, durchführen, sondern sich zuerst beschränken auf eine Korrektur an der dominierenden Extremität. Zu einem späteren Zeitpunkt kann dann die andere Extremität behandelt werden.

Dieser Vorgang hat bedeutende Vorteile. Es wird eine langdauernde, eingreifende Operation eines „Viererverschlusses" mit Eröffnung der Bauchhöhle, Inzisionen in beiden Leisten und manchmal mehreren Inzisionen an beiden Beinen vermieden. Wenn man einseitig operiert, kann man in technischer und hämodynamischer Hinsicht sorgfältiger arbeiten. Außerdem bietet der einseitige Eingriff den Vorteil, daß dabei die Rekonstruktion der Beckengefäße immer auf retroperitonealem Wege stattfinden kann.

D. Prinzipien und operationstechnische Besonderheiten der Zwei-Etagenkorrektur

Bei der synchronen Behandlung der Kombinationsverschlüsse vom Becken- und Oberschenkeltyp finden viele technische Verfahren und Kombinationen von Wiederherstellungsmethoden Anwendung. Es werden nur die wichtigsten behandelt.

I. Einseitige Zwei-Etagenkorrektur

Bei einseitigen Kombinationsverschlüssen kann die Beckenetage mit Thrombendarteriektomie oder mit einem ipsilateralen ggf. gekreuzten alloplastischen Bypassverfahren behandelt werden. Für die femoropopliteale Strecke bietet sich eine für diesen Abschnitt geeignete Wiederherstellungsmethode an, wobei der Rekonstruktion mit einem autologen Venenbypasstransplantat der Vorzug gegeben werden soll.

1. Thrombendarteriektomie der Beckenetage kombiniert mit Venenbypass der femoropoplitealen Strecke

Bei dieser Wiederherstellungsmethode der Becken- und Oberschenketagen wird von drei verschiedenen Rekonstruktionsprinzipien Gebrauch gemacht (Abb. 17.5.2a). Es ist eine Kombination von offener Endarteriektomie mit Streifenplastik (der A. iliaca comm.), halbgeschlossener Endarteriektomie (der A. iliaca ext.) und Venenbypassverfahren (der A. femoropoplitea). Daß für die Rekonstruktion der A. iliaca ext. von der sonst aufgegebenen Methode der halbgeschlossenen Endarteriektomie Gebrauch gemacht wird, hat keinen negativen Einfluß auf das Ergebnis, auch nicht auf das Langzeitresultat. Die A. iliaca ext. ist die einzige Arterie der unteren Extremitäten, die für eine halbgeschlossene Ausschälung in Betracht kommt.

Technik. Nach Pararektalschnitt bis auf das Peritoneum werden die distale Aorta, die A. iliaca comm. und der proximale Abschnitt der A. iliaca ext. retroperitoneal freigelegt, wobei sorgfältig darauf geachtet wird, daß die Fasern des Plexus aorticus abdominalis und des Plexus hypogastricus sup. nicht beschädigt werden. Aus denselben Gründen wird die A. iliaca comm. der Gegenseite nicht freipräpariert. Der Anfangsteil der eventuell noch durchgängigen A. iliaca int. und offene Lumbalarterien werden isoliert und zur Abklemmung vorbereitet. In der Leiste erfolgt die Präparation der A. femoralis comm. und ihrer Bifurkation auf übliche Weise.

Nach Anlegen einer atraumatischen Gefäßklemme an geeigneter Stelle der Aorta oberhalb des A. mesenterica inf.-Abganges und, wenn nötig, Abklemmen der A. iliaca int. mit einer Bulldogklemme, werden die distale Aorta und die proximale A. iliaca comm. durch eine Längsarteriotomie an der anterolateralen Seite geöffnet. Ein doppellumiger intravasaler Okklusionskatheter wird in die A. iliaca comm. der Gegenseite eingeführt und aufgeblasen (Abb. 17.5.2b). Wenn der Patient nicht allgemein antikoaguliert ist, kann eine Stagnationsthrombose der kontralateralen A. iliaca mittels einer Kochsalz-Heparin-Lösung, die durch das zweite Lumen des Katheters distal des Okklusionskatheters unter Druck eingetropft wird, verhindert werden. Ein kleiner intraluminaler Okklusionskatheter wird durch die Arteriotomie in die A. mesenterica inf. eingebracht. Dann wird die Arteriotomie nach distal fortgesetzt bis etwa 2 cm in die Wand der A. iliaca ext.

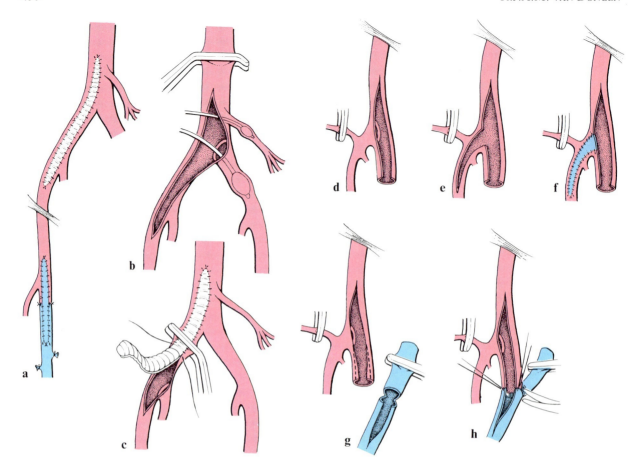

Vom proximalen Teil der Arteriotomie aus wird die Durchgängigkeit der A. iliaca comm. der Gegenseite überprüft, wobei man von einer rechtwinklig gebogenen Klemme Gebrauch macht und mit Hilfe olivenförmiger Dilatatoren kalibriert.

Es folgt die offene Desobliteration der A. iliaca comm., wobei man darauf achtet, daß in der Umgebung des kontralateralen Iliakaostiums ein Intimakragen zurückbleibt, damit keine Dissektion der Intima der kontralateralen A. iliaca comm. stattfinden kann (Abb. 17.5.2b).

Falls ein Verschluß oder eine Verengung der A. iliaca int. vorliegt, wird man versuchen mit Hilfe ovaler Ringstripper dieses Gefäß antegrad auszuschälen. Meistens gelingt es auf diese Weise, die Durchgängigkeit der A. iliaca int. wiederherzustellen.

Die Arteriotomie wird mit einem Kunststoffstreifen verschlossen, wobei im aortalen Abschnitt angefangen wird. Wenn der Streifen bis halbwegs der A. iliaca comm. eingenäht ist, werden die bei-

Abb. 17.5.2a–h. Rekonstruktionsverfahren nach Verschlußlokalisation s. Abb. 17.4.1. **a** Angestrebte Lösung mit retroperitonealem Dacronstreifen, inguinalem Venenstreifen und Venentransplantat. **b** Eröffnung der rechten Beckenetage in die Aorta hinein. Blockadekatheter verhindern retrograden Blutverlust. Nach Desobliteration bleibt links ein Intimakragen zurück (Dissektionsgefahr). **c** Einnaht des Dacronstreifens. **d** Desobliteration des A. femoralis superf.-Abganges. **e** Bei Desobliteration des Profundaabganges ist ausreichende Längsinzision der A. profunda femoris notwendig. **f** Verschluß der Profundaarteriotomie mit Venenstreifen. **g** Vorbereitung des Venentransplantates für die proximale Anastomose. **h** Anastomose des Venenbypasses mit der A. femoralis superf. Danach Einnaht des Venenstreifens in A. femoralis comm. und Venentransplantat

den intraluminalen Okklusionskatheter entfernt. Unmittelbar darauf wird die A. iliaca comm. im proximalen Abschnitt mit einer horizontal aufgesetzten atraumatischen Gefäßklemme verschlossen (Abb. 17.5.2d). Die auf die Aorta angelegte Klemme wird entfernt, wodurch die Durchblutung des kontralateralen Beines wiederhergestellt wird. Der Kunststoffstreifen wird weiter eingenäht bis kurz oberhalb des A. iliaca int.-Abganges.

Es folgt die Wiederherstellung der A. iliaca ext. und A. femoralis comm. Die verschlossene A. femoralis superf. wird etwa 2 cm distal des Profundaabganges quer durchtrennt. Die Vorderwand des A. femoralis superf.-Stumpfes wird längsinzidiert bis in die A. femoralis comm. (Abb. 17.5.2e). Die distale A. femoralis comm. und der Femoralisstumpf werden jetzt offen desobliteriert, wobei man wiederum darauf achtet, daß in der Umgebung des Profundaostiums ein Intimakragen zurückbleibt.

Die A. profunda femoris selbst darf auf keinen Fall antegrad desobstruiert werden. Eine leichte Abgangstenose kann mit olivenförmigen Dilatatoren aufgedehnt werden. Falls eine hochgradige Stenose oder ein Verschluß der proximalen A. profunda femoris vorliegt, sollte eine offene Endarteriektomie des diesbezüglichen Profundaabschnittes vorgenommen werden, nachdem die Wand nach proximal bis in die A. femoralis comm. und nach distal bis in den arteriosklerosefreien Teil der A. profunda femoris inzidiert worden ist (Abb. 17.5.2e). Nach (beschränkter) Desobstruktion wird die Arteriotomie mit einem Venenstreifen verschlossen, der proximal in die eröffnete Vorderwand der A. femoralis comm. endet (Abb. 17.5.2f).

Mit Hilfe ovaler Ringstripper wird jetzt die proximale Hälfte der A. femoralis comm. und die ganze A. iliaca ext. retrograd ausgeschält. Proximal wird die Intima unterhalb des A. iliaca int.-Abganges flach abgeschnitten.

Es folgt die weitere Einnähung des Kunststoffstreifens in die Arteriotomie der A. iliaca (Abb. 17.5.2a). Mit einer weichen Bulldogklemme wird anschließend die A. iliaca ext. im proximalen Abschnitt, aber distal des eingenähten Kunststoffstreifens, verschlossen. Die Klemme auf der proximalen A. iliaca comm. wird entfernt, so daß die A. iliaca int. durchströmt wird.

Als nächster Schritt folgt die Wiederherstellung der femoropoplitealen Verschlußstrecke. Die im Anfang der Operation entnommene V. saphena magna wird distal schräg End-zu-Seit mit einem intakten Segment der postokklusiven Arterienstrecke oberhalb oder unterhalb des Kniegelenkes anastomosiert, und durch einen Tunnel hinter dem M. sartorius bis zur Leistenwunde durchgezogen. Dort wird das Transplantat unter leichtem Druck mit einer Blut-Heparin-Lösung prallgefüllt und angezogen, nachdem die Beugung des Beines im Kniegelenk aufgehoben ist.

In Höhe der geplanten proximalen Anastomose wird die Vene in ihrer halben Zirkumferenz quer inzidiert. Von dieser Querinzision aus erfolgt T-förmig eine ca. $1^1/_2$ cm lange Längsinzision nach distal (Abb. 17.5.2g). Mit Einzelknopfnähten werden die Eckpunkte von Arterie und Vene aneinander fixiert, nachdem eine eventuelle Längendifferenz zwischen der in der Regel weitlumigeren Femoralarterie und der Vene durch keilförmige Exzision der Arteriotomieränder ausgeglichen ist.

Da nun keine Torsion des proximalen Venenendes mehr möglich ist, kann der überflüssige Transplantatteil auf Anastomosenniveau komplett durchtrennt werden (Abb. 17.5.2h).

Mit Hilfe der Eckfäden wird die herzustellende Anastomose so gedreht, daß die Hinterwand nach vorne zu liegen kommt. Dies gelingt nur, wenn der Arterienstumpf an seiner Hinterwand komplett mobilisiert ist.

Die halbzirkuläre Anastomose zwischen Femoralisstumpf und Venentransplantat wird mit Hilfe einer fortlaufenden Naht oder mit Einzelknopfnähten hergestellt. Dann wird die Anastomose durch Rückführung der Eckfäden in ihre Ausgangslage zurückgebracht.

Es folgt die Schließung des Vorderwanddefektes der Anastomose mit einem schmalen Venenstreifen, hergestellt aus dem verbliebenen Restmaterial des Transplantates (Abb. 17.5.2a). Da sich inzwischen in der ausgeschalten A. iliaca ext. Thromben gebildet haben können – trotz Antikoagulation des Patienten – wird kurz vor der Komplettierung der Streifenplastik die proximale Arterienstrecke mit einem Fogarty-Katheter gesäubert.

Wenn der Streifen komplett eingenäht ist, wird durch Entfernung der Klemme, die sich auf der proximalen A. iliaca ext. befindet, der Blutstrom zum Bein freigegeben.

Diese Kombinationsmethode hat vier wichtige Vorteile:

(1) Es wird nur ein Streifen Kunststoffmaterial benötigt.
(2) Es befindet sich kein Kunststoffmaterial in der Leistengegend.
(3) Die Durchgängigkeit der A. iliaca int. und der A. profunda femoris kann auf einfache Weise zusätzlich wiederhergestellt werden. Es handelt sich also um eine richtige Gesamtkorrektur.
(4) Der Übergang von der proximalen Gefäßstrecke in das femoropopliteale Bypasstrans-

plantat findet geradlinig und ohne Turbulenz statt. Die hämodynamischen Voraussetzungen dieser Rekonstruktionsmethode sind also durchaus günstig.

2. Wiederherstellung der Beckenetage mit Kunststoffbypass und der femoropoplitealen Strecke mit Venentransplantat

Die einfachste Methode, einen Zwei-Etagenverschluß zu behandeln bietet das Bypassprinzip, wobei ein aortofemoraler Kunststoffbypass mit einem femoropoplitealen Venenbypass kombiniert wird. Der Übergang von Prothese nach Venentransplantat kann auf verschiedene Arten gestaltet werden.

Nur selten sind die A. femoralis comm. und A. profunda femoris durch einen Thrombus verschlossen, der durch eine Arteriotomie in der A. femoralis comm. leicht entfernt werden kann. Wenn das der Fall ist, kann das distale Prothesenende mit der oberen Hälfte und das proximale Venentransplantatende mit der unteren Hälfte der Arteriotomie anastomosiert werden (Abb. 17.5.3b). Eventuell kann das Prothesenende an die ganze Arteriotomie und die Vene an die Endstrecke der Prothese angeschlossen werden (Abb. 17.5.3c).

Meistens jedoch wird es notwendig sein, die A. femoralis comm. und auch die Anfangstrecke der A. profunda femoris mit Endarteriektomie zu behandeln. Anschließend wird dann meistens ein Zipfel des distalen Prothesenendes in die Wand der A. profunda femoris eingenäht und die Bypassvene mit der Endstrecke der Prothese anastomosiert (Abb. 17.5.3d).

Die Erweiterung der A. profunda femoris mit einem Ausläufer des Prothesenendes ist keineswegs eine zuverläßliche Methode. Empfehlenswerter ist es, die Öffnung in der Wand der A. profunda femoris mit einem Venenstreifen zu verschließen, welche sich bis zur Arteriotomie in der A. femoris comm. fortsetzt und die Prothese ausschließlich mit der A. femoralis comm. zu anastomosieren (Abb. 17.5.3e).

Um die Anwesenheit alloplastischen Materials in der Leistengegend überhaupt zu vermeiden, ist es möglich, das distale Prothesenende proximal des Leistenbandes an die distale A. iliaca ext. anzuschließen. Die Arterienstrecke hinter dem Leistenband muß dann mit halbgeschlossener Endarteriektomie behandelt werden (Abb. 17.5.3a).

Dieses Vorgehen bietet bedeutende Vorteile. Es wird das Risiko einer Infektion nicht nur verringert, sondern es entstehen nach einer solchen suprainguinalen Anastomosierung auch viel seltener Anastomosenaneurysmen als nach konventionellen Anastomosen mit der Arterie in der Leiste.

Sowohl die Anwendung der proximalen End-zu-End Anastomose des Venenbypasstransplantates als auch der suprainguinale Anschluß der Prothese bedeuten wichtige Verbesserungen in der Technik des Bypassverfahrens bei Zwei-Etagenverschlüssen und sollen deshalb ausführlich behandelt werden (Abb. 17.5.3a).

Technik. Nach Pararektalschnitt wird die infrarenale Aorta extraperitoneal freigelegt. Offene Lumbalarterien werden zur Abklemmung vorbereitet.

Die Leistenwunde wird einige Zentimeter weiter als üblich nach kranial fortgesetzt. Die Faszie des M. obliquus ext. wird am Oberrand des Leistenbandes in Faserrichtung gespalten. Das Ligament wird isoliert, mit einem Bändchen angeschlungen und nach kaudal gezogen. Der M. obliquus int. wird von der Innenseite des Leistenbandes abpräpariert und nach oben weggehalten. Die V. circumflexa ilium profunda, welche die Vorderwand der Arterie kreuzt, wird unterfahren, doppelt ligiert und durchtrennt (Abb. 17.5.3f). Mit dem Zeigefinger wird dann das Gewebe von der Vorderwand der A. iliaca ext. abgeschoben. Nach Einsetzen von zwei Langenbeck-Haken und Anheben der Bauchdeckenmuskulatur wird die ganze A. iliaca ext. exponiert (Abb. 17.5.3g).

Nach Ausklemmen eines geeigneten Aortensegmentes und Längsarteriotomie mit Herausschneiden eines ovalen Fensters aus der Aortenwand wird eine Prothese mit einem Durchmesser von 8 mm schräg End-zu-Seit mit der Aorta anastomosiert. Diese Prothese wird dann proximal abgeklemmt; die Abklemmung der Aorta wird aufgehoben.

Als nächster Schritt erfolgt die Wiederherstellung der femoropoplitealen Strecke. Das distal an einem geeigneten postokklusiven Segment der A. poplitea angeschlossene Venenbypasstransplantat wird durch einen Tunnel hinter dem M. sartorius zur Leistenwunde gezogen.

In der Leiste wird die A. femoralis-Bifurkation vorbereitet wie auf Seite 404 beschrieben (Abb. 17.5.3g). Auch jetzt wird von der Arteriotomie in der Vorderwand der A. femoralis comm. aus die Strecke hinter dem Leistenband und die A. iliaca ext. mit Hilfe ovaler Ringstripper möglichst weit nach kranial retrograd desobliteriert.

17.5 Zwei-Etagenverschlüsse

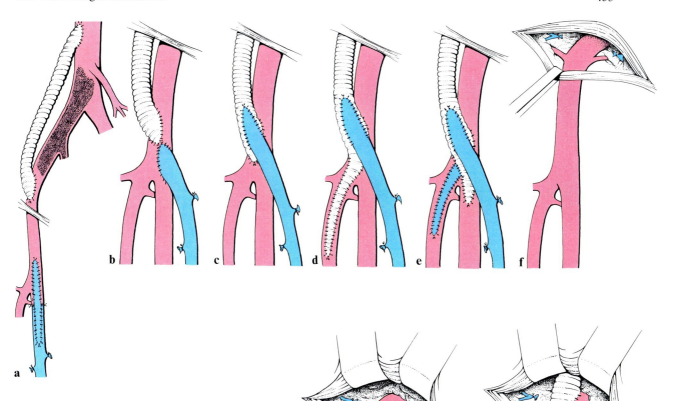

Abb. 17.5.3a–h. Dacron-Bypass in der Beckenetage bei Zwei-Etagenverschluß. **a** Anzustrebende Lösung. **b** Getrennte Anastomosen in der Leiste. **c** Integrierte Anastomosen in der Leiste. **d** Integrierte Anastomosen in der Leiste mit Erweiterungsplastik der A. profunda femoris durch direkten Prothesenausläufer. **e** Integrierte Anastomosen in der Leiste mit isolierter venöser Profunderweiterungsplastik. **f–h** Situs für suprainguinalen Bypassanschluß

Als nächster Schritt wird die A. iliaca ext. so weit wie möglich vom Leistenband entfernt durch eine Längsarteriotomie geöffnet. Es läßt sich dann das schräg zugeschnittene Prothesenende leicht mit dieser Arteriotomie anastomosieren (Abb. 17.5.3h).

Es folgen die halbzirkuläre Anastomosierung zwischen Venentransplantat und Femoralisstumpf und das Einnähen des Venenstreifens in die Anastomose. Durch Entfernung der Klemme auf der proximalen Bypassprothese wird der Blutstrom durch Prothese und Venentransplantat freigegeben (Abb. 17.5.3h).

Ein zusätzlicher Verschlußprozeß in der Anfangstrecke der A. profunda femoris wird behandelt wie auf Seite 464 beschrieben (s. auch Abb. 17.5.2e, f).

Die hier erwähnte Technik der suprainguinalen Anastomose ist kaum aufwendiger und zeitraubender als die übliche Anastomosierung der Prothese mit der A. femoralis comm., hat jedoch den bedeutenden Vorteil, daß sich kein alloplastisches Material in der Leistengegend befindet.

Nachteil des Bypassverfahrens ist, daß ein eventueller Verschlußprozeß der A. iliaca int. nicht mitbehandelt werden kann.

3. Wiederherstellung der Beckenetage mit gekreuztem Kunststoffbypass und der femoropoplitealen Strecke mit Venentransplantat

Wenn der Allgemeinzustand des Patienten keine Bauchoperation zuläßt (auch keine extraperitoneale), ist es möglich, die A. iliaca der Gegenseite als Spender für die Durchblutung des bedrohten Beines zu verwenden, unter der Bedingung, daß die kontralaterale A. iliaca einwandfrei durchgängig ist. Es ist dabei möglich, den transversalen Kunststoffbypass zwischen den beiden Aa. femorales comm. anzubringen. Bessere hämodynamische Verhältnisse werden erlangt, wenn die beiden Anastomosen mit der A. iliaca ext., also oberhalb des Leistenbandes, hergestellt werden. Das hat außerdem den großen Vorteil, alloplastisches Material in den Leisten zu vermeiden (Abb. 17.5.4a).

Technik. Für die Freilegung der distalen A. iliaca ext. der Gegenseite wird eine kleine schräge Inzision oberhalb des Leistenbandes gemacht. Nach Spaltung der Faszie des M. obliquus ext., kurz oberhalb des Leistenbandes, wird die distale A. iliaca ext. erreicht (s.S. 452).

An der Verschlußseite werden die A. femoralis comm. und ihre Bifurkation und die distale A. iliaca ext. freigelegt und vorbereitet (s.S. 404, 452).

Die Rekonstruktion beginnt mit einer Anastomose der Prothese (Durchmesser 8 mm schräg End-zu-Seit) mit der ausgeklemmten distalen A. iliaca ext. der Gegenseite. Es entsteht dabei ein hämodynamisch günstiger Strömungswinkel (Abb. 17.5.4b). Nach Komplettierung dieser Anastomose wird die Prothese in der Nähe der Anastomose abgeklemmt, wonach die Abklemmung der A. iliaca ext. aufgehoben wird.

Mit zwei Fingern der beiden Hände wird ein Tunnel zwischen den beiden distalen Aa. iliacae ext. hergestellt, entweder durch das subkutane Gewebe oberhalb der Symphyse vor den Mm. recti, oder besser durch das Cavum Retzii.

An der Verschlußseite wird vorgegangen wie auf Seite 452 beschrieben. Nach retrograder Endarteriektomie wird die durch den Tunnel gezogene Prothese End-zu-Seit mit der distalen A. iliaca ext. anastomosiert, wobei auch hier wieder ein hämodynamisch günstiger Strömungswinkel angestrebt wird. Die Oberschenkeletage wird anschließend mit einem Venenbypasstransplantat behandelt (Abb. 17.5.4c).

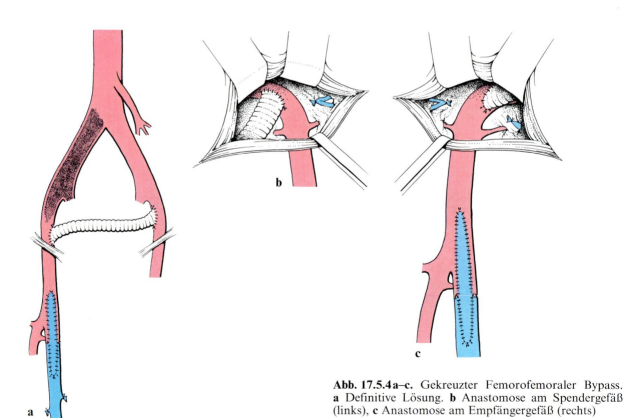

Abb. 17.5.4a–c. Gekreuzter Femorofemoraler Bypass. **a** Definitive Lösung. **b** Anastomose am Spendergefäß (links), **c** Anastomose am Empfängergefäß (rechts)

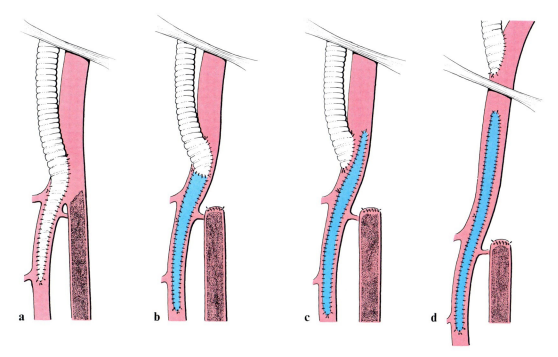

II. Bilaterale Zwei-Etagenkorrektur

Bei beidseitigen Kombinationsverschlüssen der Becken- und Oberschenkeletagen (Viererverschluß) bedeutet eine Gesamtkorrektur an beiden Seiten eine erhebliche Operationsbelastung für den Patienten. Zwingend ist die einzeitige bilaterale Gesamtwiederherstellung nur, wenn die Aa. profundae oder ihre Ausflußbahnen insuffizient und die Beine amputationsbedroht sind. Wenn jedoch die A. profunda femoris gut durchgängig und der Profunda-Popliteale Kollateralkreislauf reichlich entwickelt sind, und wenn die prä- und (intra) operativen Meßergebnisse darauf hinweisen, daß eine alleinige Rekonstruktion der Beckenetagen klinisch erfolgreich sein wird, soll man sich auf eine bilaterale Profundarevaskularisation durch Bifurkationsbypass in Kombination mit beidseitiger Profundaexzisionsplastik beschränken (s.S. 467f.).

Technik. Freilegen der infrarenalen Aorta durch eine Medianlaparotomie. In der Leiste wird beidseitig die A. femoralis comm. und ihre Bifurkation vorbereitet, wobei die A. profunda femoris bis zu einer Stelle freipräpariert wird, wo sie einwandfrei durchgängig ist.

Zuerst wird der aortale Teil der Bifurkationsprothese End-zu-Seit mit der infrarenalen Aorta anastomosiert. Nach Abklemmen der Prothese in der Nähe der Anastomose wird der aortale Blutstrom freigegeben. Die Prothesenschenkel werden retro- und infraperitoneal zu den Leistenwunden geführt.

Abb. 17.5.5 a–d. Anschluß eines Schenkels einer Aortenbifurkationsprothese. **a** Anschluß an der A. femoralis comm. mit Erweiterung der A. profunda femoris (nicht zu empfehlen). **b, c** Erweiterung der A. profunda femoris mit Venenstreifenplastik, Anastomose der Dacronprothese mit A. femoralis comm. **d** supra-inguinaler Anschluß der Prothese

Wie schon erwähnt, ist es nicht empfehlenswert, den Prothesenschenkel mit der A. femoralis comm. zu anastomosieren und die A. profunda femoris mit einem zipfelförmigen Ausläufer der Prothese zu erweitern, wie in Abb. 17.5.5a gezeigt. Mehrere Alternativen kommen in Betracht.

Wenn ein infrainguinaler Anschluß der Prothese bevorzugt wird, kann man nach Komplettierung der Profundaexcisionsplastik die Prothese gesondert mit der A. femoris comm. anastomosieren, am besten lateral von der Streifenplastik (Abb. 17.5.5c). Man kann auch die Prothese an den proximalen Teil der Arteriotomie anschließen. Der Venenstreifen wird dann an dem Rand der Prothese fixiert (Abb. 17.5.5b).

Wählt man den suprainguinalen Anschluß der Prothese, dann ist das nach Komplettierung der Profundaexzisionsplastik und retrograder Ausschälung der proximalen Gefäßstrecke auf einfache Weise möglich durch den auf Seite 452 beschriebenen Zugang (Abb. 17.5.5d).

Sollte es nachträglich nötig sein, ein- oder beidseitig die femoropopliteale Strecke mit einem autologen Venenbypasstransplantat zu behandeln, soll man, um die Operationszeit zu verkürzen, die proximale Anastomose des Transplantates mit der Endstrecke der Prothese herstellen, falls die Prothesenschenkel mit den Femoralarterien in den Leisten anastomosiert sind. Wenn die Prothesenschenkel suprainguinal angeschlossen sind wird das Venentransplantat End-zu-Seit an die A. femoralis comm. angeschlossen.

Bei der Behandlung von Patienten mit Mehretagenverschlüssen sind im wesentlichen zwei Punkte zu beachten:

(1) Man wird sich bemühen, nicht nur eine morphologische Wiederherstellung, sondern auch hämodynamisch möglichst günstige Verhältnisse zu erreichen. Außerdem soll man solche Wiederherstellungsverfahren vermeiden, deren Ergebnisse unbefriedigend sind. Wenn man z.B., um die Operationszeit zu verkürzen, die A. femoralis mit halbgeschlossener Endarteriektomie behandelt, sind die Ergebnisse und vor allem die Langzeitergebnisse unbefriedigend. Es kommt zu Reverschlüssen, die kaum noch operabel sind.

(2) Es ist selbstverständlich, daß bei der Diskussion über die Wahl des Operationsprinzips bei Patienten mit Mehretagenverschlüssen kein starres Konzept bestehen darf. Vielmehr soll man bei jedem Patienten bedächtig abwägen, welche Behandlung die beste sein wird. Jedesmal müssen viele Faktoren berücksichtigt werden, die das operationstaktische Vorgehen bestimmen.

LITERATUR

1. Bone GE, Hayes AC, Slaymaker EE (1976) Value of segmental limb blood pressures in predicting results of aortofemoral bypass. Am J Surg 132:733–738
2. Brewster DC, Perler BA, Robinson JC, Darling RC (1953) Aortofemoral graft for multilevel occlusive disease. Predictors of success and need for distal bypass. Arch Surg 117:1593–1600
3. Dongen RJAM van (1979) Operationstaktik bei Verschlüssen der Becken- und Oberschenkelarterien. Angio 1:10–16
4. Edwards WH, Wright RS (1973) A technique for combined aorto-femoral-popliteal arterial reconstruction. Ann Surg 179:572–578
5. Flanigan DP, Ryan TJ, Williams LR (1984) Aortofemoral or femoropopliteal revascularization? A prospective evaluation of the papaverine test. J Vasc Surg 1:215–223
6. Galland RB, Hill DA, Gustave R (1980) The functional results of aortoiliac reconstruction. Br J Surg 67:344–346
7. Noer I (1978) Preoperative estimation of run off in patients with multiple level arterial obstructions as a guide to partial reconstructive surgery. Ann Surg 188:663–670
8. O'Donnell TF Jr, Lahey SJ, Kelly JJ (1979) A prospective study of Doppler pressures and segmental plethysmography before and following aortofemoral bypass. Surgery 86:120–128
9. Royster TS, Lynn R, Mulcare RJ (1976) Combined aortoiliac and femoro-popliteal occlusive disease. Surg Gynecol Obstet 143:249–252
10. Schwilden E-D, Dongen RJAM van (1979) Zur operativen Taktik beim Zwei-Etagen-Verschluss. Langenbecks Arch Chir 348:87–91
11. Summer DS, Strandness DE Jr (1978) Aortoiliac reconstruction in patients with combined iliac and superficial femoral arterial occlusion. Surgery 84:348–355
12. Trusheim H, Sperling M, Winter G (1979) Über die Behandlung der Zweietagenverschlüsse; Ergebnisse aus den Jahren 1967 bis 1977. Angio 1:32–37
13. Vollmar J (1975) Rekonstruktive Chirurgie der Arterien. Thieme, Stuttgart

17.6 Eingriffe an der Arteria profunda femoris

E.-D. Schwilden und R.J.A.M van Dongen

INHALT

A. Spezielle Anatomie 457
B. Hämodynamische Aspekte 458
C. Definition 460
D. Indikationen 461
E. Lagerung 462
F. Schnittführung 462
G. Technik der Exposition 463
H. Operative Maßnahmen 464
  I. Profundaplastiken 464
  II. Profundarekonstruktionen 472
     Literatur 473

A. Spezielle Anatomie

Die A. profunda femoris ist einer der beiden Endäste der A. femoralis comm., die sich unterhalb des Leistenbandes in die A. femoralis superf. und A. profunda femoris aufteilt. Diese Aufteilungsstelle ist in der Regel in einem Bereich zwischen 1,5 und 5 cm unterhalb des Leistenbandes lokalisiert. In seltenen Fällen kann sie auch nach proximal bis in Höhe des Leistenbandes und nach distal bis zu 10 cm unterhalb des Ligaments verlagert sein. Der Abgang der A. profunda femoris an dieser Aufteilungsstelle ist in etwa der Hälfte der Fälle dorso-lateral und in ca. 40% streng dorsal gelegen. Ein medialer Abgang der A. profunda femoris wird in etwa 10% angetroffen [8, 9]. Eine Doppelanlage mit medialem und lateralem Verlauf ist extrem selten. Die A. profunda femoris und ihre Seitenäste versorgen die ventrale Hüftregion, die tieferen Schichten der Gesäßregion und den Oberschenkel (Abb. 17.6.1). Die ersten Seitenäste der A. profunda femoris sind die Aa. circumflexae femoris med. und lat. Ein Abgang beider Arterien aus der A. profunda femoris in Form eines sog. Truncus profundo-circumflexus perfectus (Abb. 17.6.2a) wird jedoch nur in ca. 50% beobachtet, wobei ein gemeinsamer Ursprung mit anschließender Aufteilung in A. circumflexa femoris lat. und med. (Abb. 17.6.2b) vorkommen kann. Recht inkonstant ist insbesondere der Abgang der A. circumflexa femoris med., der in 30–40% im Bereich der A. femoralis comm. und zwar vorwiegend im Hinterwandbereich (Abb. 17.6.2c) und in 2–3%

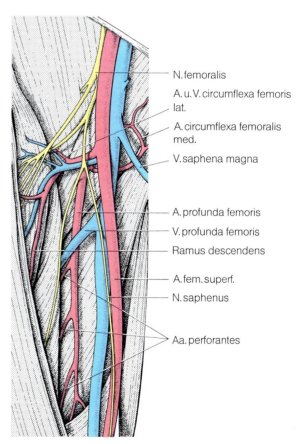

Abb. 17.6.1. Anatomie der Femoralisbifurkation und der A. profunda femoris mit ihren Seitenästen

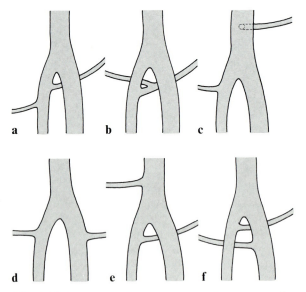

Abb. 17.6.2. Normale Anatomie (**a**) und Varianten (**b–f**) der Abgänge der Aa. circumflexa femoris med. und lat.

im proximalen Abschnitt der A. femoralis superf. (Abb. 17.6.2d) lokalisiert ist [19]. Nach seinem Abgang verläuft dieser Seitenast hinter der A. femoralis superf. medianwärts zwischen den Adduktoren, deren Hauptmuskelarterie er darstellt. Er anastomosiert nach proximal mit der A. obturatoria.

Die wesentlich konstantere A. circumflexa femoris lat. entspringt in ca. 80–90% aus der proximalen A. profunda femoris, während ein atypischer Abgang aus der A. femoralis comm. (Abb. 17.6.2e) in 5–15% und aus der proximalen A. femoralis superf. (Abb. 17.6.2f) in 1–6% beobachtet wird [19]. Sie verläuft dorsal vom M. rectus femoris und M. sartorius nach lateral und teilt sich sehr früh in einen Ramus ascendens, transversus und descendens. Der Ramus ascendens versorgt den M. sartorius, den M. glutaeus medius und den M. tensor fasciae latae. Der Ramus transversus zieht zum Trochanter major. Beide Äste anastomosieren mit den Glutäalarterien und den Endästen der A. circumflexa femoris med..

Der wichtigste Ast als potenielle Kollaterale zur Kompensation von Oberschenkelarterienverschlüssen ist der meist kräftig entwickelte Ramus descendens. Er verläuft unter dem M. rectus femoris nach abwärts, versorgt die Mm. vasti und anastomosiert mit dem Rete articulare genu. Bei atypischem Abgang der A. circumflexa femoris lat. aus der A. femoralis comm. oder der A. femoralis superf. kann er als Kollaterale beim Verschluß der

Ursprungsarterie ausfallen. Ein gemeinsamer Ursprung von A. profunda femoris und beiden Aa. circumflexae femoris ist extrem selten.

In ihrem weiteren Verlauf nach distal zwischen dem M. vastus med. und den Muskeln der Adduktorengruppe lateral der A. femoralis superf. gibt die A. profunda femoris 3–5 Aa. perforantes ab, die nahe der Linea aspera des Femur in die Adduktorenmuskulatur eintreten, sich z.T. in ihr verzweigen und schließlich die Flexorengruppe mit Blut versorgen. Sie anastomosieren untereinander und haben zusätzlich Anastomosen nach proximal mit den Glutäalarterien, der A. obturatoria und der A. circumflexa femoris med. und nach distal mit den Muskelästen der A. poplitea und den Aa. recurrentes der Unterschenkelarterien. Auf diese Weise bildet die A. profunda femoris mit ihren Ästen eine zu den Stammarterien parallel verlaufende Gefäßbrücke, die die Beckenarterien mit der A. poplitea und den Unterschenkelarterien verbindet [11, 12].

Der die A. femoralis comm. begleitende N. femoralis tritt mit dem M. iliopsoas durch die Lacuna musculorum und verläuft von der Fascia iliopectinea bedeckt lateral der Arterie.

Unterhalb des Leistenbandes verzweigt er sich schnell in seine Äste, die sensibel die Haut der Oberschenkelstreckseite und motorisch die Mm. pectineus, sartorius und quadriceps femoris versorgen. Sein Endast, der rein sensible N. saphenus, verläuft mit der A. femoralis superf. nach distal (Abb. 17.6.1) und innerviert die Haut an der tibialen Seite des Unterschenkels und am tibialen Fußrand.

B. Hämodynamische Aspekte

Die A. profunda femoris bleibt als Versorgungsarterie bis auf ihren Anfangsteil auch bei fortgeschrittener Arteriosklerose im übrigen Gefäßsystem häufig von ausgedehnten obliterativen Prozessen verschont und ist deshalb bei femoro-poplitealen Verschlüssen aufgrund ihrer vorgegebenen anatomischen Anastomosen mit den Gefäßen der Kniegelenksregion und des proximalen Unterschenkels die wichtigste Kollateralbahn zur Perfusion von Unterschenkel und Fuß. Eine Ausnahme ist der lange bestehende Diabetes mellitus. Diese Kollateralzirkulation über die A. profunda femoris hat 3 hintereinandergeschaltete, potentielle Schwachstellen (Abb. 17.6.3), deren hämodynami-

17.6 Eingriffe an der A. profunda femoris

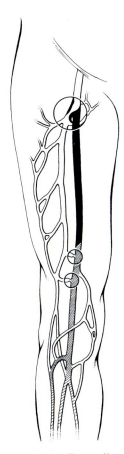

Abb. 17.6.3. Schematische Darstellung der Kollateralkompensation eines Femoro-poplitea-Verschlusses über die A. profunda femoris und ihrer Schwachstellen (○ proximale Profundastenose; o Mündungsstenosen dilatierter Profundakollateralen; /// obliteriertes Empfängersegment von Profundakollateralen)

hinein fortsetzt und hier zu einer Stenosierung führt. Während lange Zeit die operative Beseitigung dieser lokalisierten Plaquestenose meist in Form einer kurzstreckigen Endarteriektomie mit anschließender Ostiumerweiterung als ausreichend für die Wiederherstellung der gestörten Profundaperfusion angesehen wurde, haben die Untersuchungen und geometrischen Analysen von BERGUER [1] zusätzliche neue, bei den rekonstruktiven Eingriffen an der A. profunda femoris zu beachtende, hämodynamische Aspekte aufgezeigt (Abb. 17.6.4):

Im Bereich jeder größeren Gefäßbifurkation und somit auch der Femoralisbifurkation ist der Gesamtquerschnitt der Bifurkationsäste in der Regel größer als der des Stammgefäßes (Abb. 17.6.4a). Bei einem Verschluß der A. femoralis superf. bedeutet diese Gefäßgeometrie, daß im Bereich der Femoralisbifurkation nicht allein die übliche Erweiterung des Gesamtgefäßquerschnittes ausbleibt, sondern die Strombahn zusätzlich am Abgang der A. profunda femoris eine abrupte Reduktion ihres Kalibers erfährt. Somit beginnt, unabhängig von Wandveränderungen der A. pro-

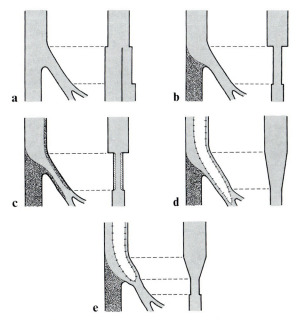

Abb. 17.6.4a–e. Schematische Darstellung der Gefäßgeometrie der Femoralisbifurkation im Normalfall (**a**) und bei Femoro-poplitea-Verschluß mit intakter proximaler A. profunda femoris (**b**), mit pathologisch verändertem Profundasegment (**c**), nach „Profundaplastik" (**d**) und nach kurzstreckiger Ostiumerweiterung der A. profunda femoris (**e**); [modifiziert nach BERGUER et al. [1]]

sche Widerstände sich addieren und somit wesentlich über das kollaterale Kompensationsvermögen dieser Arterie entscheiden.

Die *erste* Schwachstelle sind Abgang und proximaler Abschnitt der A. profunda femoris. Die durch den dorso-lateralen Abgang der A. profunda femoris bedingte Abknickung des Gefäßverlaufes führt im Bereich der Bifurkation zu einem Verlust an kinetischer Energie und damit zu einer Verschlechterung der Hämodynamik. Des weiteren ist dieser Bereich der A. profunda femoris im Gegensatz zum übrigen Gefäß, insbesondere bei femoro-poplitealen Verschlüssen, relativ häufig arteriosklerotisch verändert. In der Regel handelt es sich hierbei um einen Hinterwandplaque der A. femoralis comm., der sich über eine mehr oder weniger kurze Distanz in die A. profunda femoris

funda femoris selbst, an ihrem Abgang eine anatomische Stenose, die erst im Bereich der nächsten größeren Profundaaufzweigung aufgrund der gleichen geometrischen Konsequenzen eine weitgehende Korrektur erfährt (Abb. 17.6.4b). Bei einer zusätzlichen arteriosklerotischen Wandverdickung der A. profunda femoris in diesem Bereich erhöht sich der Stenosegrad entsprechend und verstärkt die hämodynamischen Gesamtauswirkungen (Abb. 17.6.4c). Für die Praxis bedeutet dies, daß eine plastische Erweiterung der A. profunda femoris nur dann hämodynamisch wirksam ist, wenn sie neben den morphologischen Gefäßveränderungen auch die durch den Femoralis superficialis-Verschluß bedingte anatomische Stenose mitbeseitigt, d.h. die größte, geometrisch relevante Gefäßaufzweigung der A. profunda femoris muß in die plastische Erweiterung mit einbezogen werden (Abb. 17.6.4d). Diese Gefäßaufzweigung kann je nach Gefäßanatomie und -morphologie im Bereich der proximalen Seitenäste, der Aa. perforantes oder nicht selten sogar im Bereich der distalsten Aufzweigung der A. profunda femoris lokalisiert sein [4, 7, 17]. Eine alleinige Ostiumplastik der A. profunda femoris oder die Beschränkung der plastischen Erweiterung ausschließlich auf den arteriosklerotisch veränderten Bereich ohne Miteinbeziehung des geometrisch relevantesten Seitenastabganges sind hämodynamisch unzureichend, weil sie die gleichzeitig vorhandene anatomische Stenose nur verkürzen und nicht beseitigen (Abb. 17.6.4e).

Der *zweite*, u.U. limitierende Faktor für eine suffiziente Kollateralzirkulation über das Profundasystem können Mündungsstenosen dilatierter Profundaseitenäste im Bereich des kollateralen Empfängersegmentes der A. poplitea sein [20]. Verantwortlich hierfür ist neben arteriosklerotischen Veränderungen eine auf eine besondere Wandtextur beruhende, fehlende Erweiterungsmöglichkeit der intraluminalen Endstücke dieser Kollateralen.

Der *dritte* und nicht selten entscheidende gefäßmorphologische Faktor für die Effizienz der Kollateralzirkulation über die A. profunda femoris ist schließlich das Vorhandensein oder Fehlen eines offenen Empfängersegmentes der Kollateralen im Bereich der A. poplitea und der Unterschenkelarterien bzw. seine Qualität und Abstromverhältnisse in die Peripherie.

C. Definition

Von den drei für die Kollateralzirkulation über die A. profunda femoris wesentlichen Gefäßveränderungen sind lediglich die im Bereich der A. profunda femoris selbst lokalisierten, hämodynamisch wirksamen Veränderungen einer operativen Therapie zugänglich. Die Eingriffe an der A. profunda femoris werden als „Profundaplastiken", „Profundarekonstruktionen" und „Profundarevaskularisationen" bezeichnet. Die in bezug auf diese Begriffe herrschende terminologische Verwirrung macht eine klare Definition und Zuordnung der verschiedenen Eingriffe erforderlich.

Der Terminus „Profundaplastik" sollte den Eingriffen vorbehalten bleiben, bei denen durch plastische Erweiterung des Profundaabgangs und eines entsprechend langen Abschnittes der A. profunda femoris selbst (s. Hämodynamik) die durch den Verschluß der A. femoralis superf. bedingte anatomische Stenose der A. profunda femoris beseitigt wird. Eine zusätzliche arteriosklerotisch bedingte, organische Stenose wird hierbei durch offene Endarteriektomie im betroffenen Bereich mitbehandelt.

Als „Profundarekonstruktionen" sollten die Eingriffe bezeichnet werden, bei denen eine arteriosklerotisch veränderte A. profunda femoris über eine mehr oder weniger ausgedehnte Distanz durch ein Interponat ersetzt oder einen Bypass überbrückt wird.

Unter dem Begriff „Profundarevaskularisation" werden die Eingriffe verstanden, die einen reduzierten oder aufgehobenen Zustrom zur A. profunda femoris und ihren Ästen verbessern oder normalisieren und die somit nicht direkt an der A. profunda femoris selbst, sondern im vorgeschalteten Bereich der Beckenstrombahn erfolgen. Diese Profundarevaskularisation steht als rekonstruktiver Eingriff im wesentlichen bei 2-Etagenverschlüssen der aorto-iliakalen und femoro-poplitealen Gefäßabschnitte zur Diskussion und hat hierbei zum Ziel, durch Rekonstruktion der proximalen aorto-iliakalen Etage die Profundazirkulation zu verbessern und dadurch den weiterbestehenden Femoro-poplitea-Verschluß über Kollateralen zu kompensieren. Die A. profunda femoris fungiert dabei als alleinige Ausflußbahn der Beckenarterienrekonstruktion. Zur Optimierung dieser Abflußverhältnisse sollte daher eine Profundarevaskularisation immer mit einer Profundaplastik kombiniert werden.

D. Indikationen

Die operativen Eingriffe an der A. profunda femoris in Form einer Profundaplastik oder -rekonstruktion haben zum Ziel, einen Verschluß der A. femoro-poplitea über Kollateralen mehr oder weniger weitgehend zu kompensieren. Der Effekt derartiger Eingriffe hängt neben der technischen und damit hämodynamischen Perfektion der Operation zusätzlich wesentlich vom Kaliber und der Anzahl der distalen Kollateralgefäße und insbesondere ihrer Einmündungstellen und schließlich von der Qualität des distalen kollateralen Empfängersegmentes im Bereich der A. poplitea und der Unterschenkelarterien ab [3, 16]. Als Alternativverfahren steht bei der Indikationsstellung u.U. der femoro-popliteale oder femoro-krurale Bypass zur Diskussion.

Sind die Voraussetzungen für eine Profundaplastik ideal, d.h. bei fehlender Gangrän münden ausgedehnte, dickkalibrige Profundakollateralen in ein nur mäßig oder überhaupt nicht pathologisch verändertes Empfängersegment der distalen A. femoro-poplitea ein, so darf von einer Profundaplastik eine wesentliche Verbesserung der ischämischen Beschwerden erwartet werden [15]. Wegen der relativ kurzen Operationsdauer, der einfachen technischen Durchführbarkeit und der günstigen Langzeitprognose dieses Eingriffs sollte unter dieser Konstellation der Profundaplastik gegenüber dem femoro-poplitealen Bypass der Vorzug gegeben werden. Lediglich eine aus sozialen Gründen notwendige oder erwünschte uneingeschränkte Gehfähigkeit könnte hier die Entscheidung für die distale Bypassplastik beeinflussen.

Sind die morphologischen Voraussetzungen für eine suffiziente Kollateralzirkulation über die A. profunda femoris wegen Einmündungsstenosen der wesentlichsten Kollateralbahnen und pathologischer Veränderungen des kollateralen Empfängersegmentes ungünstig, so ist die Effektivität einer Profundaplastik oder -rekonstruktion wesentlich geringer zu veranschlagen und vor allem die Abheilung einer bereits bestehenden Gangrän sehr in Frage gestellt [18]. Diese ungünstige Konstellation liegt vor allem bei distalen Poplitea- und Trifurkationsverschlüssen vor, an deren Kompensation die A. profunda femoris wegen fehlender Empfängersegmente der Kollateralen nur unwesentlich beteiligt ist. Ist in einer solchen Situation von der angiographischen Konstellation her auch eine femoro-popliteale oder -krurale Bypassplastik

Tabelle 17.6.1. Kriterien bei der Indikationsabwägung Profundaplastik vs femoro-poplitealer oder -kruraler Bypass

1. Allgemeine Risikofaktoren
2. Vorhandenes Rekonstruktionsmaterial
3. Zugänglichkeit des Operationsgebietes (Reeingriff)
4. Schwere der Extremitätenischämie
5. Qualität der Profundakollateralen und ihrer Mündungssegmente
6. Qualität der peripheren Ausstrombahn

möglich, so sollte die Entscheidung, welches Rekonstruktionsprinzip durchgeführt wird, im Einzelfall von den in der Tabelle 17.6.1 angeführten Faktoren abhängig gemacht werden. Ist das allgemeine Operationsrisiko vertretbar, steht geeignetes venöses Rekonstruktionsmaterial zur Verfügung und ist die periphere Ausstrombahn für einen distalen Bypassanschluß von ausreichender Qualität, so ist der femoro-poplitealen oder -kruralen Bypassplastik der Vorzug zu geben. Als Ideallösung ist die gleichzeitige Kombination mit einer Profundaplastik anzusehen (s. S. 469). Bestehen nicht unerhebliche, allgemeine Risikofaktoren, fehlt geeignetes Venenmaterial und sind schließlich aufgrund einer schlechten Ausflußbahn oder technischer Schwierigkeiten bei Rezidiveingriffen die Voraussetzungen für einen distalen Bypassanschluß schlecht, so ist der Profundaplastik der Vorzug zu geben. Diese sollte dann allerdings so ausgedehnt wie möglich bis in die distalsten Aufzweigungen der A. profunda femoris erfolgen. Wenn das angestrebte Ziel dieses Eingriffs, die Abheilung einer Gangrän, u.U. nicht erreicht wird, gelingt es dennoch nicht selten, auch bei diesen ungünstigen Voraussetzungen zumindest die Amputationsgrenze vom Oberschenkelbereich bis unterhalb des Knies zu verlagern. Die Profundarekonstruktionen sind in Erwägung zu ziehen, wenn die arteriosklerotischen Veränderungen bis weit in die Profundaperipherie hineinreichen und das Risiko einer sehr zeitaufwendigen Profundaplastik bis in die distalsten Aufzweigungen hinein nicht vertretbar erscheint. Ferner sind sie im Einzelfall indiziert, wenn lokale technische Schwierigkeiten bei der Endarteriektomie infolge extremer Verkalkungen oder Übergangsprobleme am distalen Endarteriektomieende befürchtet werden müssen, oder wenn aufgrund von Voroperationen die Präparation der gesamten A. profunda femoris als schwierig zu erwarten ist und diese Schwierigkeiten durch isolierte kurzstreckige proximale und distale Freilegungen in nicht operierten Bereichen umgangen werden können. Voraussetzung ist allerdings, daß die übrige morphologische Konstellation des Kollateralkreislaufs über die A. profunda femoris so günstig ist, daß ein Offenbleiben des Bypass erwartet werden kann.

E. Lagerung

Die Eingriffe an der A. profunda femoris werden in Rückenlage durchgeführt. Durch Abspreizen und Außenrotation des Oberschenkels werden die Leistenbeugen entfaltet und dadurch besser zugänglich. Dieser Effekt wird zusätzlich durch Unterlegen eines weichen Kissens unter die kontralaterale Hüfte und Beugung im Kniegelenk verstärkt (Abb. 17.6.5). Zur Vermeidung ischämischer Drucknekrosen während der Operation sollte der Fuß durch einen Watteverband geschützt oder die Auflagestelle der Ferse gepolstert sein. Eine Möglichkeit, die sehr infektanfällige Leistenregion zusätzlich zu schützen, besteht darin, Penis und Skrotum in Mullkompressen einzupacken, mit einem Klebeverband am gegenüberliegenden Oberschenkel zu fixieren und anschließend Anal- und Genitalregion mit einem großen Bauchtuch zu isolieren (Abb. 17.6.5). Erst danach folgt die übliche Abdeckung des Operationsterrains, die bei isolierten Profundaeingriffen vom Unterbauch bis in Höhe des Kniegelenkes reicht und bei geplanten zusätzlichen proximalen oder distalen Rekonstruktionen das entsprechende Gebiet großzügig mit einbezieht.

Bei der Abdeckung muß ebenfalls der Möglichkeit der Entnahme von Venenmaterial Rechnung getragen werden. Venöses Material sollte auf keinen Fall aus der V. saphena magna der Leistenregion entnommen und damit dieses Gefäß geopfert werden. Ist die Durchblutung des kontralateralen Beines weitgehend intakt, so erfolgt die Streifenentnahme aus der V. saphena magna am Innenknöchelbereich dieses Beines. Die Entnahme am gleichen Bein kann bei erheblichen Durchblutungsstörungen zu Wundheilungsstörungen an der Entnahmestelle führen. Für Bypass- oder Interponatrekonstruktionen ist meist die Entnahme der V. saphena magna im Oberschenkelbereich über die Leisteninzision und eine eventuelle zusätzliche distale Hilfsinzision erforderlich. Bei ausreichender Weite kann u.U. auch ein Saphenasegment des Unterschenkels als Rekonstruktionsmaterial Verwendung finden und so die proximale V. saphena magna erhalten werden.

F. Schnittführung

Die Darstellung der Femoralisgabel und der proximalen A. profunda femoris kann über einen Leistenschrägschnitt in der Leistenbeuge oder einen Längsschnitt in der Mitte zwischen Spina iliaca ant. und Symphyse mit leicht bogenförmigem Verlauf in Richtung Spina iliaca ant. erfolgen (Abb. 17.6.6). Der Vorteil des Schrägschnittes besteht in einer wesentlich geringeren Rate von Wundheilungsstörungen, insbesondere von Wundrandnekrosen, sein Nachteil in der begrenzten Darstellung und der problematischen Schnittverlängerung im Falle einer notwendigen, ausgedehnteren distaleren oder proximaleren Freilegung. Er ist in der Regel ausreichend, wenn der Patient nicht zu adipös und die Profundaplastik nicht zu ausgedehnt ist. Der Leistenlängsschnitt hat den Vorteil der problemlosen Schnittverlängerung. Er ermöglicht die Darstellung der gesamten A. profunda femoris bis in ihre distalsten Aufzweigungen und sollte deshalb bei allen Unklarheiten in bezug auf Art und Ausmaß der durchzuführenden Rekonstruktion angewandt werden.

Die isolierte Darstellung der distalen A. profunda femoris erfolgt über eine Längsinzision im medialen Drittel des Oberschenkels über dem M. sartorius (Abb. 17.6.6). Diese zusätzliche Darstellung der A. profunda femoris kommt in Frage für distale Anastomosen einer Profundarekonstruktion (distaler Bypass- oder Interponatanschluß) oder bei Profundarevaskularisationen, bei denen

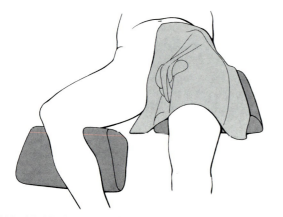

Abb. 17.6.5. Lagerung des Patienten und Isolierung der Skrotal- und Genitalregion für rekonstruktive Eingriffe an der A. profunda femoris

17.6 Eingriffe an der A. profunda femoris

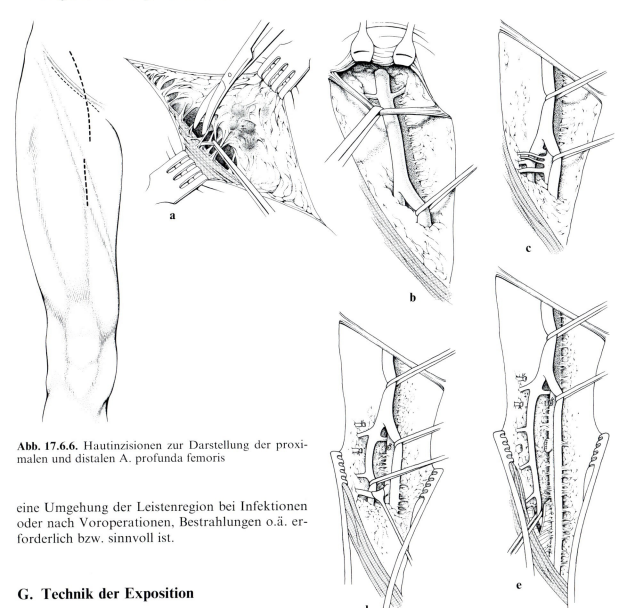

Abb. 17.6.6. Hautinzisionen zur Darstellung der proximalen und distalen A. profunda femoris

Abb. 17.6.7. Technik der Exposition von Femoralisbifurkation und A. profunda femoris

G. Technik der Exposition

Nach Durchtrennung von Haut und Subkutis wird der mediale Rand des M. sartorius aufgesucht und von hier aus das gesamte Fettgewebe mit den darin enthaltenen Lymphknoten nach medial präpariert und verlagert (Abb. 17.6.7a). Hierdurch wird eine Eröffnung der von medial kommenden Lymphgefäße weitgehend vermieden. Eröffnete Lymphbahnen werden sorgfältig ligiert oder mit feinsten Nähten atraumatisch umstochen. Auf diese Weise lassen sich am ehesten hartnäckige postoperative Lymphfisteln mit u.U. Sekundärinfektion vermeiden. Als nächster Schritt erfolgt jetzt die Freilegung der Femoralisgabel, wobei über der tastbaren A. femoralis comm. die Gefäßscheide längs inzi-

eine Umgehung der Leistenregion bei Infektionen oder nach Voroperationen, Bestrahlungen o.ä. erforderlich bzw. sinnvoll ist.

diert und dann die Vorderfläche der A. femoralis comm. freipräpariert wird. Diese Präparation erfolgt in der Regel bis in Höhe des Leistenbandes. Ist eine proximalere Darstellung über das Leistenband hinaus erforderlich, so kann durch Einsetzen von stumpfen Haken unter das Leistenband noch ein Bereich von etwa 2–3 cm zusätzlich zugänglich gemacht werden. Wesentlich vereinfacht wird diese Darstellung der distalen A. iliaca ext., wenn das Leistenband von Muskulatur und Leistenkanal isoliert und nach unten gehalten wird. Nach Durchtrennung der die distale A. iliaca ext. kreuzenden Vv. circumflexae ilium läßt sich die Bauchmuskulatur dann mühelos mit langen Langenbeckhaken nach oben ziehen, wodurch die A. iliaca ext. fast bis zum Internaabgang zugänglich wird (Abb. 17.7.7b). Bei der seitlichen Präparation der A. femoralis comm. ist sorgfältig auf eventuelle Seitenastvarianten (s. S. 23) zu achten, die auf jeden Fall wegen ihrer Kollateralfunktion erhalten werden sollten. Ihre versehentliche Verletzung vor allem im Hinterwandbereich kann zu unangenehmen Blutungen führen. Das Aufsuchen des Profundaabganges selbst und die Präparation der Anfangsstrecke wird durch eine Zügelung der proximalen A. femoralis superf., die entweder an den fehlenden Pulsationen oder am meist deutlichen Kalibersprung identifiziert wird, erleichtert. Unter leichtem, nach medial gerichtetem Zug am Communis- und Superfizialiszügel wird die A. profunda femoris identifiziert und das ihre Vorderwand bedeckende Gewebe inzidiert. Hierbei stößt man in der Regel zunächst auf 1 bis 2 vor der A. profunda femoris verlaufende, dünne Vv. comitantes und dann auf die wesentlich breitere V. circumflexa femoris lat. (Abb. 17.6.7c). Diese Venen werden durchtrennt und mit Durchstichligaturen versorgt. In etwa 3% der Fälle verlaufen sie hinter der A. profunda femoris und können bei der seitlichen Präparation der Arterie versehentlich verletzt werden. In dieser Region kommen dann auch meist die ersten, für die Kollateralzirkulation bedeutenden Seitenäste der A. profunda femoris, nämlich die Aa. circumflexae femoris lat. und med. zur Darstellung. Dann wird der mit Fettgewebe ausgefüllte Raum zwischen den Oberschenkelgefäßen medial und dem M. sartorius lateral am besten mit einem Spreizer aufgedehnt und in der Tiefe die A. profunda femoris nach distal weiterpräpariert. Hierbei kreuzt auf inkonstantem Niveau die sehr großkalibrige V. profunda femoris in ihrem Verlauf zur V. femoralis die Arterie. Sie kann mit einem Lidhäkchen nach unten gezogen werden und so u.U. eine ausreichende Darstellung der A. profunda femoris nach distal ermöglichen (Abb. 17.6.7d). Bei der weiteren Präparation der A. profunda femoris nach distal kann sie bei sonst normalen venösen Abflußverhältnissen durchtrennt werden. Die Stümpfe werden mit atraumatischen Übernähungen gesichert. Die im weiteren Verlauf der A. profunda femoris abgehenden Aa. perforantes werden ebenfalls sorgfältig identifiziert und geschont. Schließlich verschwindet die A. profunda femoris hinter dem M. adduktor longus, der u.U. teilweise gespalten wird (Abb. 17.6.7e). Bei der gesamten Präparation der A. profunda femoris sollte der N. femoralis mit seinen Ästen geschont werden.

Die isolierte, distale Darstellung der A. profunda femoris über eine getrennte Inzision entspricht dem letzten Abschnitt der obigen Präparation. Nach Spaltung der Subkutis wird zwischen dem M. sartorius und den oberflächlichen Oberschenkelgefäßen eingegangen und in der Tiefe im Fettgewebe die A. profunda femoris identifiziert. Als Leitschiene kann hier der Oberrand der Sehnenplatte des M. adduktor longus dienen.

H. Operative Maßnahmen

I. Profundaplastiken

Hierunter werden definitionsgemäß diejenigen Eingriffe an der A. profunda femoris verstanden, bei denen sowohl die durch den Superfizialisverschluß bedingte anatomische als auch die arteriosklerotisch bedingte zusätzliche organische Stenose der A. profunda femoris beseitigt wird mit dem Ziel der Verbesserung der Kollateralkompensation eines Femoro-poplitea-Verschlusses. Unter diesem Gesichtspunkt sind die alleinigen Manipulationen am Profundaostium, z.B. in Form einer antegraden Entfernung eines in den Profundaabgang auslaufenden Skleroseplaques von einer Communisarteriotomie aus (Abb. 17.6.8a) im Sinne einer Profundaplastik unzureichend. Hinzu

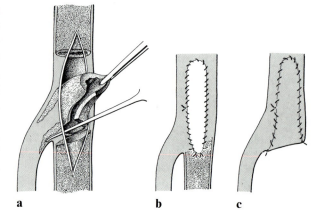

Abb. 17.6.8a–c. Prinzip der antegraden Desobliteration des Profundaostiums (**a**) und Arteriotomieverschluß mit Venenstreifen (**b**) oder gestieltem endarteriektomiertem A. femoralis superfizialis-Lappen (**c**)

17.6 Eingriffe an der A. profunda femoris

kommt, daß der anschließende Verschluß der Communisarteriotomie mit einem Venenstreifen (Abb. 17.6.8 b) oder einem gestielten, hochgeklappten, endarteriektomierten Femoralis superficialis-Lappen (Abb. 17.6.8 c) durch die lokale Erweiterung im Patchbereich den Grad der anatomischen Profundastenose erhöht und damit die Hämodynamik zusätzlich beeinträchtigt. Ebenfalls hämodynamisch unzureichend und somit im Sinne einer Profundaplastik abzulehnen ist die kurze Verlängerung einer Communisarteriotomie in das Profundaostium hinein mit lokaler Endarteriektomie und anschließender Erweiterungsplastik, da hierdurch lediglich die organische Stenose beseitigt, die anatomische dagegen nur verkürzt wird (s. S. 458 f.). Ähnliche hämodynamische Argumente sprechen auch gegen die autologen Bypassplastiken mit der endarteriektomierten proximalen A. femoralis superf. (Abb. 17.6.9 a–c), so daß auch diese Techniken als obsolet anzusehen sind [2, 4, 21]. Die den hämodynamischen Anforderungen einer Profundaplastik genügenden Rekonstruktionen sind somit nur die die gesamte anatomische Profundastenose mit einbeziehenden plastischen Erweiterungen, die je nach Wandbeschaffenheit der Arterie mit einer offenen Endarteriektomie kombiniert werden.

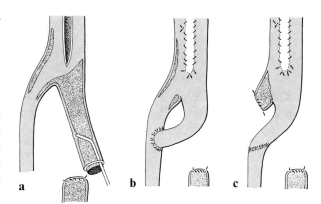

Abb. 17.6.9 a–c. Prinzip des autologen A. femoralis superfizialis-Bypass mit halbgeschlossener Endarteriektomie der proximalen A. femoralis superf. (**a**) und End-zu-Seit (**b**) oder End-zu-End Anastomosierung (**c**) mit der poststenotischen bzw. postokklusiven A. profunda femoris

1. Isolierte Profundaplastiken

a) Streifenerweiterungsplastik. Nach übersichtlicher Darstellung der Femoralisbifurkation und ausreichender Präparation der A. profunda femoris nach distal wird der zu rekonstruierende Bereich ausgeklemmt. Da jeder Seitenast für die Kollateralperfusion von Bedeutung ist, sollte er so wenig wie möglich traumatisiert werden. Für die Abklemmung haben sich unter diesem Gesichtspunkt feine, extrem weich fassende Bulldogklemmen besser bewährt als die im Druck unkontrollierbaren

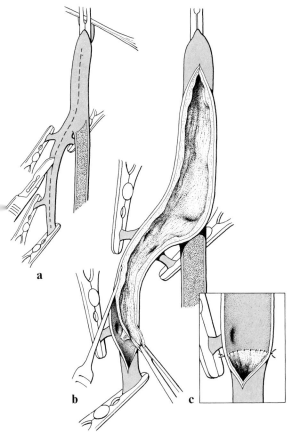

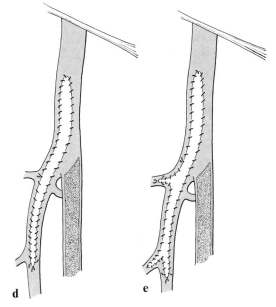

Abb. 17.6.10. Technik der Profundastreifenplastik

Tourniquetfäden. Nach der Ausklemmung wird die A. profunda femoris im mittleren Vorderwandbereich durch Stichinzision eröffnet und von dieser Stichinzision aus die Arteriotomie mit einer Knieschere nach proximal bis in die A. femoralis comm. hinein bis kurz vor die direkt unterhalb des Leistenbandes angelegte proximale Gefäßklemme verlängert. In gleicher Weise wird die A. profunda femoris nach distal bis in den zu rekonstruierenden Bereich hinein inzidiert (Abb. 17.6.10a [1]). Bei dieser Inzision sollten die Seitenastabgänge und der Abgangsbereich der A. femoralis superf. nicht zu dicht tangiert werden. Zur Vermeidung einer Stagnationsthrombose wird die A. profunda femoris distal der Arteriotomie über einen durch das Lumen eingeführten dünnen Katheter mit Heparin-Kochsalzlösung kontinuierlich perfundiert.

Ein im Arteriotomiebereich auslaufender Skleroseplaque bzw. -zylinder wird von distal her mit einem scharfen Löffel oder Dissektor in geeigneter Schicht isoliert und nach proximal in Form einer offenen Endarteriektomie entfernt. Wenn die im Arteriotomiebereich aus der A. profunda femoris entspringenden Seitenäste an ihren Abgängen ebenfalls arteriosklerotisch verengt sind, so sollten alle Anstrengungen unternommen werden, auch den Blutstrom durch diese Gefäße zu normalisieren. In der Regel ist eine antegrade Entfernung des meist nur wenige Millimeter in das Seitenastlumen hineinreichenden Sklerosezylinders unter vorsichtiger Eversion des Seitenastes in das Profundalumen möglich (Abb. 17.6.10b). Gelingt diese antegrade Desobstruktion vom Profundalumen aus nicht, oder reißt der Sklerosezylinder im Seitenast mit einer Intimastufe ab, so sollte vor allem zum Erhalt eines relativ dickkalibrigen Seitenastes dieser vom Profundalumen aus Y-förmig arteriotomiert und eine offene Endarteriektomie unter direkter Sicht durchgeführt werden.

Ist bei durchgehender Sklerose eine geeignete Schichtdissektion im Arteriotomiebereich nicht möglich, so ist es sinnvoll, bei relativ glatter Intima gänzlich auf eine Endarteriektomie zu verzichten. Eine andere Möglichkeit besteht darin, den Sklerosezylinder an der geeignetsten Stelle mit einem Skalpell von distal her anzuschrägen. Die verbleibende distale Intimastufe wird zur Vermeidung einer Dissektion anschließend mit Nähten fixiert (Abb. 17.6.10c) und sollte von der späteren Erweiterungsplastik nach distal etwa 0,5–1 cm überlappt werden. Der Verschluß der Arteriotomie erfolgt mit einem Streifen (Abb. 17.6.10d), der im Falle einer erforderlichen Seitenastarteriotomie an entsprechender Stelle Y-förmig zugeschnitten wird (Abb. 17.6.10e). Als Material findet in der Regel ein Segment der V. saphena magna der Knöchelregion Verwendung. In Ermangelung von venösem Material kann auch ein arterieller Streifen aus einem resezierten und endarteriektomierten Segment der obliterierten proximalen A. femoralis superf. Verwendung finden. Die Erweiterungsplastik mit einem gestielten endarteriektomierten proximalen Superfizialislappen in Form der sog. „Schnabelplastik" (Abb. 17.6.11a, b) ist technisch bedeutend schwieriger und bietet im allgemeinen keine zusätzlichen Vorteile. Sie ist evtl. bei einer Infektion zur Vermeidung von Fremdmaterial in Erwägung zu ziehen. Auf Kunststoffstreifen sollte aufgrund des Gefäßkalibers der A. profunda femoris, ihrer Wandbeschaffenheit, insbesondere nach Endarteriektomie und der Infektanfälligkeit der Leistenregion nicht zurückgegriffen werden.

Eine hämodynamische Schwachstelle stellt bei dieser Form der Profundaplastik der Abgang der

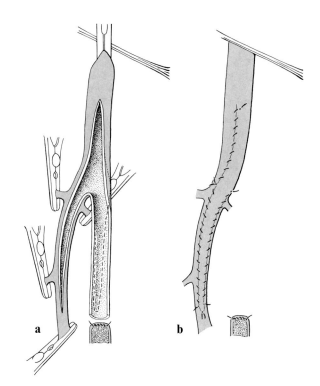

Abb. 17.6.11. Technik der „Schnabelplastik"

---

[1] Zur übersichtlicheren Darstellung der unterschiedlichen Techniken ist in allen Abbildungen der Profundaplastik der Abgang der 1. Perforansarterie als geometrisch relevante Bifurkation angenommen.

17.6 Eingriffe an der A. profunda femoris

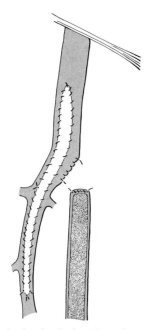

Abb. 17.6.12. Prinzip der hohen Durchtrennung der A. femoralis superf. im Bifurkationsbereich

A. femoralis superf. dar. Er unterhält den hämodynamisch ungünstigen knickförmigen Abgang der A. profunda femoris nach dorsolateral und kann auch nicht selten die im übrigen Bereich technisch meist einfache, offene Endarteriektomie schwierig gestalten. Wird der sich in die A. femoralis superf. fortsetzende sklerotische Intimazylinder direkt am Abgang durchtrennt, kann die verbleibende Intimastufe dissezieren und zu einer lokalen Thrombose führen. Wird der Sklerosezylinder in den Abgang hinein endarteriektomiert, entsteht entweder ein Totraum mit Turbulenzen des Blutstromes oder ein Thrombus mit möglicher Progression in das Lumen der A. femoralis comm. hinein. Mit einer hohen Durchtrennung der A. femoralis superf. an der Bifurkation und Übernähung der Abtrennungsstelle (Abb. 17.6.12) hat man versucht, diesen hämodynamischen Risiken Rechnung zu tragen. Diese Technik ist heute obsolet. Wegen ihrer hämodynamischen Unzulänglichkeiten ist die Streifenerweiterungsplastik nur dann indiziert, wenn die A. femoralis superf. in ihren proximalen Abschnitten noch durchgängig ist und der Erhalt hier entspringender zusätzlicher potentieller Kollateralen zur Kompensation eines distaleren Femoro-poplitea-Verschlusses sinnvoll erscheint.

b) Exzisionsplastiken. Sie unterscheiden sich von der alleinigen Streifenplastik darin, daß durch Exzision der A. femoralis superf. oder A. profunda femoris aus der Bifurkation die lokalen Probleme im Bereich der Femoralisbifurkation wie dorsolaterale Abknickung, Intimadissektion oder lokale Thrombose ausgeschaltet und somit optimale hämodynamische Voraussetzungen geschaffen werden [5].

α) *Profundaplastik mit Exzision des Superfizialisabgangs* (Abb. 17.6.13). Präparation und Ausklemmung des zu rekonstruierenden Bereiches sind mit dem Vorgehen bei der Streifenplastik identisch. Als erster Schritt erfolgt die quere Durchtrennung der A. femoralis superf. etwa 1 cm distal der Femoralisbifurkation (Abb. 17.6.13a). Im Falle einer retrograden Blutung aus dem distalen Stumpf wird dieser atraumatisch übernäht. Der ventromedial abgehende und komplett mobilisierte proximale Superfizialisstumpf wird mit einer Klemme oder Pinzette nach vorne gedreht und dann die A. profunda femoris etwa 1–1 1/2 cm distal der Bifurkation durch Stichinzision eröffnet. Von dieser Stichinzision aus wird dann der Superfizialisstumpf mit einer Knieschere längsovalär umschnitten und die Arteriotomie bis in die proxi-

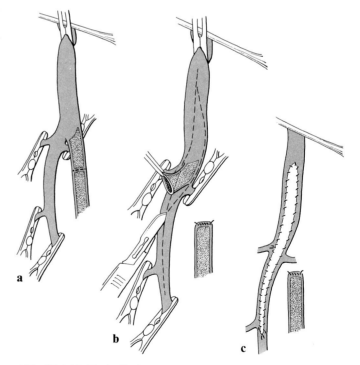

Abb. 17.6.13. Technik der Profundaplastik mit Exzision des Superfizialisabgangs

male A. femoralis comm. hinein verlängert. Bei dieser Exzision des Superfizialisstumpfes ist darauf zu achten, daß nicht durch eine zu ausgedehnte seitliche Umschneidung des Stumpfes eine wesentliche Verschmälerung der Communishinterwand auftritt. Die Arteriotomieverlängerung nach distal erfolgt bis über den geometrisch relevanten Profundaseitenastabgang hinaus (Abb. 17.6.13 b). Genau wie bei der Streifenplastik schließt sich die offene Endarteriektomie an. Der Verschluß des Vorderwanddefektes erfolgt mit einem Venenstreifen (Abb. 17.6.13 c). Ein entsprechender Zuschnitt des Streifens mit zunehmender Verschmälerung nach distal schafft einen konischen Kaliberausgleich von der A. femoralis comm. zur distalen A. profunda femoris und damit eine optimale Gefäßgeometrie. Dieser Kaliberausgleich erfolgt um so gleitender, je länger die Streifenplastik ist.

β) Profundaplastik mit Exzision des Profundaabgangs (Abb. 17.6.14). Diese technisch wesentlich aufwendigere Exzisionsplastik ist nur selten indiziert, und zwar, wenn es bei der Präparation der Femoralisbifurkation zu einer versehentlichen Läsion des Profundaabganges im Hinterwandbereich kommt und deren exakte Versorgung auf technische Schwierigkeiten stößt. Nach entsprechender Präparation und Gefäßabklemmung wird zunächst die A. profunda femoris unterhalb der Bifurkation quer durchtrennt. Die Höhe der Durchtrennung orientiert sich am Ort der Läsion, den Abgängen eventuell zu erhaltender Seitenäste und der Skleroseausdehnung nach distal. Danach wird die A. femoralis superf. ebenfalls quer durchtrennt und zwar etwas distaler als die A. profunda femoris, um so eine spätere spannungsfreie Adaptation der entsprechenden Stümpfe zu gewährleisten (Abb. 17.6.14a). Vom Stumpf der obliterierten A. femoralis superf. aus wird dann der mit einer Klemme nach ventrolateral gedrehte Profundastumpf längsovalär aus der Bifurkation exzidiert und die A. femoralis comm. nach proximal bis knapp unterhalb des Leistenbandes eröffnet. In Übereinstimmung mit der Communisarteriotomie wird dann die A. profunda femoris ebenfalls von ihrem Stumpflumen aus nach distal längsarteriotomiert bis in den für die Plastik vorgesehenen Bereich (Abb. 17.6.14b). Anschließend werden Superfizialisstumpf, A. femoralis comm. und u.U. auch der eröffnete Abschnitt der A. profunda femoris offen endarteriektomiert. Danach werden Profundastumpf und der durch ausgiebige Präparation völlig mobilisierte Superfizialisstumpf ap-

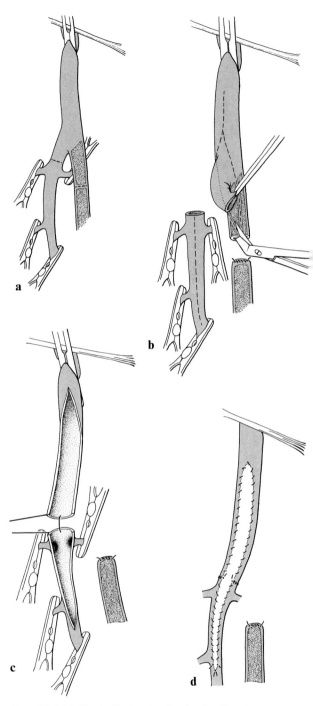

Abb. 17.6.14. Technik der Profundaplastik mit Exzision des Profundaabgangs

proximiert und im Hinterwandbereich mit Einzelknopfnähten vereinigt (Abb. 17.6.14c). Etwaige Lumeninkongruenzen werden durch kleine Keilexzisionen am großlumigeren proximalen Gefäßrand beseitigt. Der verbleibende Anastomosenvorder-

17.6 Eingriffe an der A. profunda femoris

wanddefekt wird anschließend mit einer Streifenplastik verschlossen, wobei auch hier die zunehmende Verjüngung des Streifens einen kontinuierlichen konischen Übergang von der A. femoralis comm. zur distalen A. profunda femoris schafft (Abb. 17.6.14d).

2. Kombinierte Profundaplastiken

a) Profundaplastik und proximale A. femoralis superficialis-Rekonstruktion. Die Kombination einer Profundaplastik und Rekonstruktion einer proximalen A. femoralis superficialis-Stenose erfolgt in der Regel in Form einer offenen Endarteriektomie und anschließender Erweiterungsplastik mit einem Venenstreifen. Nach Darstellung der Femoralisbifurkation und ausreichender Präparation der zu rekonstruierenden Äste nach distal wird die Femoralisbifurkation Y-förmig inzidiert (Abb. 17.6.15a). Die sich anschließende offene Endarteriektomie gestaltet sich in der A. profunda femoris in der Regel einfach, während im distalen Arteriotomiebereich der A. femoralis superf. meist eine Anschrägung und Fixation des nach distal weiterziehenden Sklerosezylinders erforderlich ist. Der Arteriotomiebereich wird anschließend mit einem Y-förmig zugeschnittenen Venenstreifen verschlossen, der die Intimafixationsstelle nach distal etwa um $^1/_2$–1 cm überlappen sollte (Abb. 17.6.15b).

Eine Alternativmöglichkeit zur Y-förmigen Streifenplastik ist die Verlagerung der Femoralisbifurkation nach distal [13]. Hier werden nach Y-

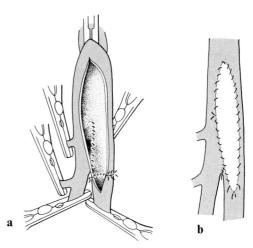

Abb. 17.6.16. Technik der Endarteriektomie der Femoralisbifurkation und ihrer proximalen Aufzweigungen mit distaler Bifurkationsverlagerung durch Hinterwandnaht und Streifenplastik

förmiger Arteriotomie und anschließender Endarteriektomie die medialen Wände der A. profunda femoris und A. femoralis superf. vereinigt und der bestehende Vorderwanddefekt mit einem längsovalen Venenstreifen verschlossen (Abb. 17.6.16a, b).

b) Profundaplastik und femoro-poplitealer Bypass. Bei der Kombination eines femoro-poplitealen oder -kruralen Bypass mit einer Profundaplastik bietet sich als erste Variante die proximale End-zu-End-Anastomose zwischen Bypass und proximalem Superfizialisstumpf mit Y-förmiger Erweiterungsplastik der Anastomosenvorderwand und der A. profunda femoris im Sinne einer Profundaplastik an. Nach distaler Bypassanastomosierung und übersichtlicher Darstellung der Femoralisbifurkation wird die A. femoralis superf. ca. 1 cm unterhalb der Bifurkation quer durchtrennt. Bei retrograder Blutung erfolgt eine Übernähung des distalen Stumpfes. Vom Stumpflumen der A. femoralis superf. aus werden dann die A. femoralis comm. und die A. profunda femoris Y-förmig arteriotomiert und anschließend, falls erforderlich, offen endarteriektomiert. Der zur Leistenregion durchgezogene Bypass wird in Relation zum proximalen Superfizialisstumpf längenmäßig zugeschnitten und anschließend korrespondierend mit der Arteriotomie im Vorderwandbereich nach distal über eine Distanz von 1 $^1/_2$–2 cm längsinzidiert (Abb. 17.6.17a). Danach wird der Bypass semizirkulär mit Einzelknopfnähten mit dem Superfizialisstumpf anastomosiert. Hierbei kann von der sog. „Rotationsmethode" (s. S. 62) Gebrauch ge-

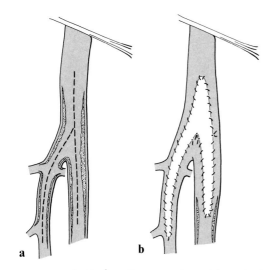

Abb. 17.6.15. Technik der offenen Endarteriektomie der Femoralisbifurkation und ihrer proximalen Aufzweigungen mit Y-förmiger Erweiterungsplastik

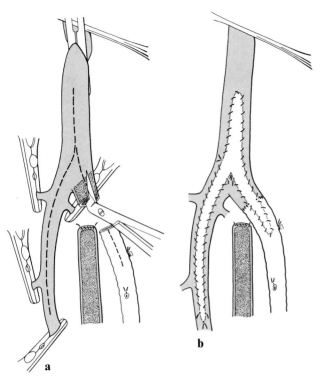

Abb. 17.6.17. Technik der Profundaplastik mit femoropoplitealem Bypassanschluß an die proximale A. femoralis superf.

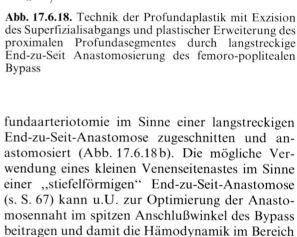

Abb. 17.6.18. Technik der Profundaplastik mit Exzision des Superfizialisabgangs und plastischer Erweiterung des proximalen Profundasegmentes durch langstreckige End-zu-Seit Anastomosierung des femoro-poplitealen Bypass

macht werden. Etwaige Lumendiskrepanzen werden durch keilförmige Exzision am Arteriotomierand ausgeglichen. Der verbleibende Defekt im Vorderwandbereich der Bifurkation wird schließlich mit einem Y-förmigen Streifen verschlossen (Abb. 17.6.17b). Erlaubt das vorhandene Venenmaterial einen Y-förmigen Zuschnitt nicht, kann ebenfalls von 2 Einzelstreifen Gebrauch gemacht werden, die dann im Bereich der A. femoralis comm. Y-förmig miteinander anastomosieren.

Die zweite Rekonstruktionsmethode besteht in der Kombination einer Profundaplastik mit Exzision des Superfizialisstumpfes und anschließender plastischer Erweiterung des proximalen Profundasegmentes über eine End-zu-End-Anastomosierung des Bypass. Das operative Vorgehen im Bereich der Leistenregion ist mit der Superfizialisexzisionsplastik bis zur Streifennaht identisch (s. S. 467). Der verbleibende Vorderwanddefekt (Abb. 17.6.18a) wird anschließend durch eine End-zu-Seit-Anastomosierung des Bypass verschlossen. Hierzu wird der bereits distal anastomosierte Bypass zur Leistenregion durchgezogen und korrespondierend mit dem distalen Ende der Profundaarteriotomie im Sinne einer langstreckigen End-zu-Seit-Anastomose zugeschnitten und anastomosiert (Abb. 17.6.18b). Die mögliche Verwendung eines kleinen Venenseitenastes im Sinne einer „stiefelförmigen" End-zu-Seit-Anastomose (s. S. 67) kann u.U. zur Optimierung der Anastomosennaht im spitzen Anschlußwinkel des Bypass beitragen und damit die Hämodynamik im Bereich der lediglich nach distal verlagerten Bifurkation verbessern.

c) Profundaplastik und aorto-iliakale Rekonstruktion („Profundarevaskularisation"). Die Techniken der Profundaplastik im Zuge einer Profundarevaskularisation hängen weitgehend von der angewandten Rekonstruktionsmethode der Beckenetage ab. Wird bei der Rekonstruktion der Beckenetage eine Endarteriektomietechnik angewandt und bezieht diese den Bereich der A. femoralis comm. mit ein, so bietet sich als technisch einfachste und hämodynamisch sinnvollste Profundaplastik die Exzision des Superfizialisstumpfes an (s. S. 467). Erfolgt die Rekonstruktion der Beckenetage in Form einer Bypassplastik (anatomisch

17.6 Eingriffe an der A. profunda femoris

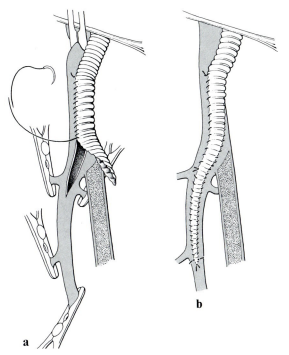

Abb. 17.6.19a, b. Prinzip der hämodynamisch unzureichenden Ostiumerweiterung durch Verlängerung des Prothesenanschlusses in den Profundaabgang hinein (**a**) und der plastischen Erweiterung der A. profunda femoris durch einen zungenförmigen Prothesenausläufer (**b**)

oder extraanatomisch), so genügt die noch vielfach angewandte kurzstreckige Verlängerung der Communisarteriotomie in die A. profunda femoris hinein und ihr Verschluß mit einem kurzen Ausläufer der Prothesenspitze (Abb. 17.6.19a) den hämodynamischen Anforderungen einer Profundaplastik nicht. Die Verlängerung der Profundaarteriotomie über die geometrisch relevante Seitenastbifurkation hinaus und eine Erweiterungsplastik mit einem langen, nasenförmigen Ausläufer der Prothese (Abb. 17.6.19b) beseitigt zwar die anatomische Stenose der A. profunda femoris im Sinne einer Profundaplastik, hat jedoch den Nachteil eines relativ langen Kunststoffstreifens an einem Gefäß, das von seinem Kaliber und seiner Wandbeschaffenheit her in erster Linie für venöses Rekonstruktionsmaterial geeignet ist. Abbildung 17.6.20a demonstriert mit dem Prothesenanschluß an die proximale A. femoralis comm. und dem Verschluß der Profundaarteriotomie mit einem an das Prothesenende Anschluß findenden Venenstreifen die Möglichkeit, diese Problematik zu umgehen. Die gleichzeitige Exzision der A. femoralis superf. aus der Bifurkation sorgt für eine zusätz-

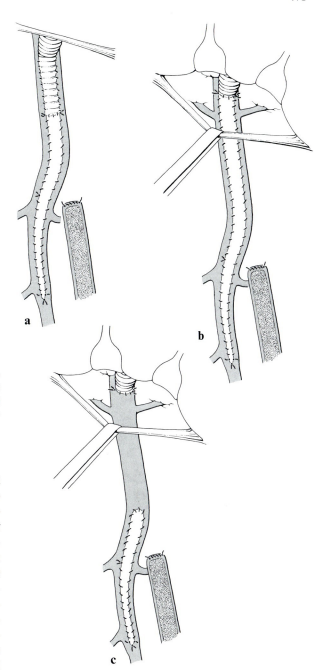

Abb. 17.6.20 a–c. Profundarevaskularisation mit Exzisionsplastik der A. profunda femoris und kontinuierlichem inguinalem (**a**) bzw. suprainguinalem (**b**) und diskontinuierlichem suprainguinalem (**c**) Prothesenanschluß

liche Verbesserung der Abstromverhältnisse. Will man zusätzlich jegliches Kunststoffmaterial im Leistenbereich vermeiden, so wird nach Isolierung des Leistenbandes und Zug der Bauchwandmuskulatur nach kranial (s. S. 452) der Kunststoffbypass oberhalb des Leistenbandes im Bereich der distalen A. iliaca ext. anastomosiert und die venöse Streifenplastik kontinuierlich nach kranial bis zum Prothesenende oberhalb des Leistenbandes fortgeführt (Abb. 17.6.20b). Wenn die A. femoralis comm. nur geringe arteriosklerotische Veränderungen aufweist, können Streifenplastik und Prothesenanastomose auch diskontinuierlich durchgeführt werden (Abb. 17.6.20c). Die gleiche Rekonstruktionsmöglichkeit besteht ebenfalls, wenn das Communissegment zwischen Streifenplastik und Prothesenanschluß mit halbgeschlossener Endarteriektomie behandelt wird.

II. Profundarekonstruktionen

Rekonstruktionen im Bereich der A. profunda femoris überbrücken bzw. ersetzen einen pathologisch veränderten Profundaabschnitt.

1. Femoro-profundaler Bypass

Die technisch einfachste Form ist der femoro-profundale Bypass mit proximaler und distaler End-zu-Seit-Anastomose (Abb. 17.6.21). Hierbei werden die beiden Bypassanschlußstellen entweder gemeinsam durch eine ausgedehnte Längsinzision oder über 2 getrennte Inzisionen in Form eines Leistenschrägschnittes und einer distalen kleinen Längsinzision in Oberschenkelmitte (s. S. 404) dargestellt. Als Bypassmaterial sollte grundsätzlich nur ein Venensegment Verwendung finden. Bei relativ kurzem Bypass ist eine Klappenresektion an der umgestülpten Vene sinnvoll, weil dann das Venensegment lumengerecht und damit hämodynamisch günstiger in nicht umgekehrter Richtung anastomosiert werden kann. Als erstes erfolgt die distale End-zu-Seit-Anastomose. Ist das distale Bypassanschlußsegment dünnkalibrig und zusätzlich spastisch verengt, so wird es vor der Eröffnung vorsichtig zwischen 2 Bulldogklemmen mit Heparin-Kochsalzlösung aufgedehnt. Die Anastomose selbst erfolgt langstreckig, um einen möglichst flachen Einmündungswinkel der Bypassplastik in die distale A. profunda femoris zu erreichen. Der Vorteil dieser distalen End-zu-Seit-Anastomose gegenüber einer distalen Exklusion mit angeschrägter oder halbzirkulärer End-zu-End-Anastomose besteht darin, daß im Anastomosenbereich eventuelle Lumendifferenzen oder ein über den Anastomosenbereich hinausreichender Hinterwandplaque außer acht gelassen werden können, und daß

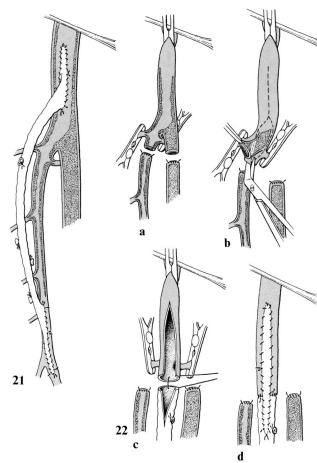

Abb. 17.6.21. Prinzip des femoro-profundalen Bypass

Abb. 17.6.22. Technik des profundo-profundalen Bypass

durch einen retrograden Blutstrom in die proximaleren Profundaabschnitte noch zusätzliche Profundaseitenäste perfundiert werden. Der proximale Anschluß des entweder offen durch den Wundbereich oder durch einen Tunnel zur Leistenregion durchgeführten Venensegmentes erfolgt End-zu-Seit im Bereich der A. femoralis comm. Die hämodynamischen Nachteile dieser technisch einfachen Bypassplastik bestehen darin, daß sie die geometrischen Aspekte der Femoralisbifurkation unberücksichtigt läßt.

2. Profundo-profundaler Bypass (Abb. 17.6.22)

Wesentlich bessere hämodynamische Voraussetzungen bietet der profundo-profundale Bypass mit proximaler End-zu-End-Anastomose zwischen Bypass und Profundastumpf. Hierbei werden A. profunda femoris und A. femoralis superf. etwa 1 cm distal der Bifurkation quer durchtrennt. Sind die Aa. circumflexae femoris noch durchgängig, so erfolgt die Durchtrennung der A. profunda femoris entsprechend distal (Abb. 17.6.22a). Die distalen Stumpfenden werden bei retrograder Blutung atraumatisch übernäht. Vom Stumpflumen der A. profunda femoris aus wird dann der Superfizialisstumpf längsovalär aus der Bifurkation exzidiert und die Arteriotomie bis hoch in die A. femoralis comm. hinein verlängert (Abb. 17.6.22b). In geeigneter Schicht werden dann Profundastumpf und A. femoralis comm. offen endarteriektomiert. Das bereits distal anastomosierte Venensegment wird zur Anastomosierung mit dem Profundastumpf längenmäßig zugeschnitten und im Vorderwandbereich nach distal über eine Distanz von etwa $1\,^1/_2$–2 cm längs inzidiert. Profunda- und Venenstumpf werden dann halbzirkulär mit Einzelknopfnähten anastomosiert (Abb. 17.6.22c). Der Anastomosenvorderwanddefekt wird mit einem Venenstreifen verschlossen (Abb. 17.6.22d), der bei zunehmender Verjüngung einen kontinuierlichen, trichterförmigen Übergang von der A. femoralis comm. in den Venenbypass bedingt.

LITERATUR

1. Berguer R, Higgins RF, Cotton LT (1975) Geometry, blood flow, and reconstruction of the deep femoral artery. Am J Surg 130:68
2. Bernhard VM, Millitello JM, Geringer AM (1974) Repair of the profunda femoris artery. Am J Surg 127:676
3. Boren CH, Towne JB, Bernhard VM, Salles-Cunha S (1980) Profundapopliteal collateral index. Arch Surg 115:1366
4. Cohn HL, Trueblood W, Crawley LG (1971) Profunda femoris reconstruction in the treatment of femoropopliteal occlusive disease. Arch Surg 103:475
5. Dongen van RJAM, Schwilden ED (1974) Die Profundarevaskularisation; alte und neue Methoden. Folia Angiologica 22:222
6. Hersaey FB, Auer A (1974) Extended surgical approach to the profunda femoris artery. Surg Gynecol Obstet 138:88
7. Lawson DW, Gallico GG, Patton AS (1983) Limb salvage by extended profundaplasty of occluded deep femoral arteries. Am J Surg 145:458
8. Lengua F, Pajot A, Fernandez R, Kunlin J (1980) Plaidoyer pour une meilleure terminologie de la chirurgie de l'artère fémorale profonde. J Chir 117:37
9. Lippert H, Pabst R (1985) Arterial variations in man. Bergmann, München
10. Martin P, Renwick S, Stephenson C (1968) On the surgery of the profunda femoris artery. Br J Surg 55:7
11. Martin P, Frawley JE, Barabas AP, Rosengarten DS (1972) On the surgery of atherosclerosis of the profunda femoris artery. Surgery 71:182
12. Martin P, Jamieson C (1974) The rationale for and measurement after profundaplasty. Surg Clin North Am 54:95
13. Menzoian JO (1982) Simultaneous correction of stenosis at the origins of the superficial femoral and deep femoral arteries. Surgery 155:732
14. Morris CG, Edwards W, Woley PA (1961) Surgical importance of the profunda femoris artery. Arch Surg 82:32
15. Myhre HO (1977) The place of profundaplasty in surgical treatment of lower limb atherosclerosis. Acta Chir Scand 143:105
16. Strandness DE (1970) Functional results after revascularisation of the profunda femoris artery. Am J Surg 119:240
17. Taylor LM, Baur GM, Eidemiller LR, Porter JM (1981) Extended profundaplasty. Am J Surg 141:539
18. Towne JB, Bernhard VM, Rollins DL, Baum PL (1981) Profundaplasty in perspective: limitations in the long-term management of limb ischemia. Surgery 90:1037
19. Vaas F (1975) Some considerations concerning the deep femoral artery. Arch Chir Neerl 27:25
20. Vollmar JF, Heyden B, Voss EU (1982) Für und Wider der Profundaplastik. Zentralbl Chir 107:440
21. Waibel PP (1966) Autogenous reconstruction of the deep femoral artery. J Thorac Cardiovasc Surg 7:179

17.7 Service-Operationen an den Extremitätenarterien

J. BRUNNER

INHALT

A. Spezielle Voraussetzungen für das Verständnis von Indikation, Technik und Verlauf 474
B. Grundtechnik für alle Indikationen und Lokalisationen 476
Literatur 476

A. Spezielle Voraussetzungen für das Verständnis von Indikation, Technik und Verlauf

Unter „Service-Operationen" werden umschriebene Korrektureingriffe zur Beseitigung von Stenosen zusammengefaßt, die im Rahmen der bekannten hyalinen oder bindegewebigen Proliferationen im Venenbypass oder nach Endarteriektomie auftreten können [2, 3]. Rechtzeitig ausgeführt, sind sie geeignet, thrombotische Totalverschlüsse abzufangen, autologe Strombahnen möglichst lange funktionstüchtig zu erhalten, und somit gegenüber Kunststoffprothesen alternativ zu stehen. Langstreckige oder polytope Hyperplasien erfordern für den Zweiteingriff eine Brückentechnik; sind die fibrösen Überschußregenerate aber lokalisiert, können sie ebenso lokal ausgeschält werden. Die Abb. 17.7.1a–17.7.4a zeigen die arteriographischen Bilder solcher Stenosen im Schema. Nach kurzen Intervallen zwischen Ersteingriff und Service-Operation (weniger als 3 Monate) erweisen sich die makroskopisch ringförmigen Leisten aus muralen Thromben oder mesenchymalem Bindegewebe aufgebaut. Somit sind sie in diesem Reifungsstadium einer PTA noch zu-

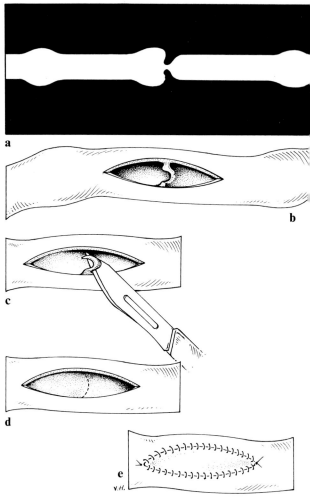

Abb. 17.7.1 a–e. Service-Operation zur Beseitigung einer Rezidivstenose im Verlaufe eines autologen Venenbypasses. **a** Arteriographisches Bild der Rezidivstenose. **b** Exposition der Rezidivstenose. **c** Ausschälung der fibrösen Proliferation. **d** Glättung der Innenschicht ohne verankernde Nähte. **e** Erweiterungsplastik mit autologem Venenstreifen

gänglich. Nach längerem Intervall (mehr als 3 Monate) findet sich in diesen rippen- oder gratförmigen Rezidivstenosen derbes, kollagenes Bindegewebe, welches meistens mit dem Skalpell ausgelöst werden muß. Stumpfe Dissektoren sind dem Indurationsgrad gelegentlich nicht gewachsen. Bei den Stenosen im Verlauf eines *Venenbypasses* handelt es sich durchwegs um zirkuläre Fibrosen, am ehesten um indurierte ursprüngliche Klappenansatzringe (Abb. 17.7.1 b). Stenosen an proximalen oder distalen Anastomosen werden weniger durch Schrumpfungsprozesse, sondern vorwiegend durch das Übergreifen der ortständigen Arteriosklerose auf die Gefäßverbindung hervorgerufen (Abb. 17.7.2b, 17.7.3b). Nach Entfernung bindegewebiger Hypertrophien aus *endarteriektomierten Segmenten* braucht die überschießende Reaktion nicht mehr aufzuflackern, vor allem, wenn die Vernarbungstendenz der „inneren Wunde" bereits abgeklungen ist. In der Verlaufsanalyse sind aber Service-Erweiterungen an Venenbypassen länger durchgängig als nach Endarteriektomien [1].

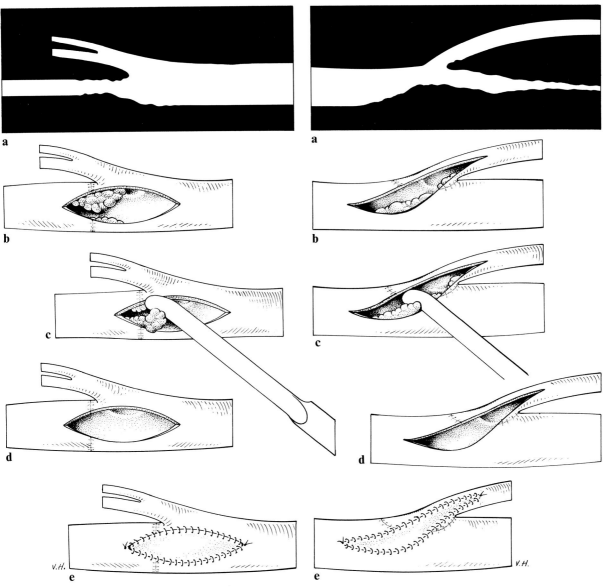

Abb. 17.7.2 a–e. Service-Operation zur Beseitigung einer Rezidivstenose im Bereiche der proximalen End-zu-End-Anastomose eines Venenbypasses. **a–e** Wie Abb. 17.7.1

Abb. 17.7.3 a–e. Service-Operation zur Beseitigung einer Rezidivstenose im Bereiche der distalen End-zu-Seit-Anastomose eines Venenbypasses. **a–e** Wie Abb. 17.7.1

B. Grundtechnik für alle Indikationen und Lokalisationen

Die Rezidivstenose im Venenbypass oder endarteriektomiertem Segment wird über eine Längsarteriotomie dargestellt (Abb. 17.7.1 b–17.7.4 b) und mit dem Skalpell ausgeschält (Abb. 17.7.1 c–17.7.4 c). Eine Verankerung eventueller Abbruchstufen ist nicht nötig, da es sich um haftendes Bindegewebe handelt, dessen Ränder lediglich geglättet werden (Abb. 17.7.1 d–17.7.4 d). Verschluß der Arteriotomie mit autologem Venenstreifen (Abb. 17.7.1 e–17.7.4 e).

In der Nachbehandlung ist eine gezielte medikamentöse Rezidivprophylaxe in diesen zu Wucherungen neigenden Gefäßen wichtig, d.h. Antikoagulantien für Venenbypass, Aggregationshemmer für Endarteriektomien.

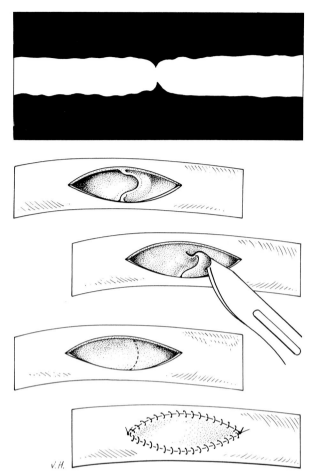

Abb. 17.7.4 a–e. Service-Operation zur Beseitigung einer Rezidivstenose im Verlaufe eines endarteriektomierten Segmentes. a–e Wie Abb. 17.7.1

LITERATUR

1. Brunner U, Leu HJ, Ricklin F (1984) Postrekonstruktive Service-Operationen: Resultat über 4 Jahre. Angio Archiv 6:175
2. Leu HJ, Brunner U (1973) Zur Pathogenese der degenerativen Veränderungen an autologen Venentransplantaten. Dtsch Med Wochenschr 98:2433
3. Leu HJ, Brunner U, Stamm F (1979) Zur Morphologie der Neointima nach Endarteriektomie. Vortrag: 10. Jahrestagung der Oesterreichischen Gesellschaft für Gefäßchirurgie, Krems, 19.–21.11.1978. Kongreßband: Wagner O, Kubiena K (Hrsg) Der Rezidivverschluß nach Gefäßrekonstruktion an der unteren Extremität. Egermann, Wien, S 63

18 Verschlußprozesse an den supraaortalen Ästen

18.1 Verschlußprozesse der Arteria carotis

G. Carstensen und K. Balzer

INHALT

A. Spezielle Anatomie	477
B. Indikationen	478
C. Anästhesie	480
D. Lagerung	481
E. Operativer Zugang	481
F. Technik der Freilegung	482
G. Intraoperative Diagnostik	483
H. Rekonstruktionstechniken	484
I. Endarteriektomie der Arteria carotis interna	484
II. Endarteriektomie der Arteria carotis communis	485
III. Endarteriektomie der Arteria carotis externa	486
IV. Ausgleich der Elongation der Arteria carotis interna	486
V. Ausgleich der Elongation der Arteria carotis communis	487
VI. Verschluß der Gefäßinzision	487
VII. Carotis-externa-Plastik	488
I. Postoperative Komplikationen	488
I. Blutungen	488
II. Nervenschäden	489
III. Infektion	489
IV. Zerebrales Defizit	489
J. Reinterventionen	490
Literatur	490

A. Spezielle Anatomie (s.a.S. 13)

Die Aufzweigungsstelle der A. carotis comm., die Karotisgabel, ist unterschiedlich hoch gelegen. Sie kann zwischen C2 und C5/C6 schwanken, am häufigsten befindet sie sich in Höhe von C4 (Abb. 18.1.1). Die Teilungshöhe wirkt sich auf die Teilungsform aus: bei tiefer Teilung überwiegt die spitzwinklige, bei hoher Teilung die bogenförmige Gabelung [18]. Die A. carotis int. erstreckt sich normalerweise nach lateral, in etwa 8% ist sie medialisiert. Hierdurch kann ihre Freilegung erschwert sein. Meistens verlaufen die Karotisarterien gestreckt, sie können aber auch eine mehr oder weniger stark ausgeprägte Elongation aufweisen, insbesondere die A. carotis int. Es gibt angeborene Elongationen, die bei Kindern zu finden sind, und erworbene Elongationen durch arteriosklerotische Veränderungen. Im vorgerückten Lebensalter sind Elongationen häufiger anzutreffen, die C- oder S-förmig ohne und mit Knickstenose ausgebildet sein und sigmoidale Formen bis zur kompletten Schlingenbildung annehmen können.

Abb. 18.1.1 a–e. Unterschiedliche Höhe und Lage der Karotisgabel (nach v. Lanz/Wachsmuth) [17]. Neben den dargestellten Unterschieden in der Höhe kommen auch alle denkbaren Lageanomalien mit Medialisierung der A. carotis int., Variationen im Verlauf der A. carotis ext. sowie sehr selten auch eine Aplasie der A. carotis int. vor

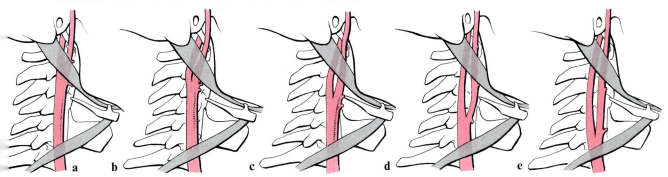

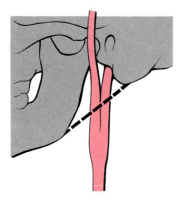

Abb. 18.1.2. Die von BLAISDELL [4] beschriebene gedachte Linie vom Processus mastoideus zum Unterkieferwinkel beschreibt die Grenze für operable Veränderungen im Bereich der A. carotis. Es gelingt zwar, durch zusätzliche Präparationen auch weiter kranial gelegene Gefäßabschnitte darzustellen; jedoch wird der Eingriff hierdurch erheblich erweitert und erschwert

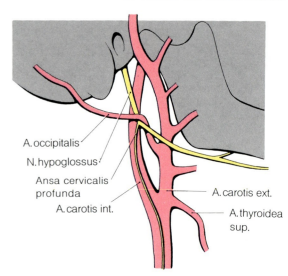

Abb. 18.1.3. Die Kreuzungsstellen des N. hypoglossus, der Ansa hypoglossi und der A. occipitalis bilden oft eine Schere, die die A. carotis int. nach medial verziehen. Hier sind bei Schleudertraumen durch diese Scherenbildung Intimadissektionen mit nachfolgendem thrombotischem Verschluß häufig. Auch eine anlagebedingte Elongation kann durch die Verziehung der A. carotis int. in diesem Bereich hämodynamisch wirksam werden

An der A. carotis int. ist außerdem die fibromuskuläre Dysplasie zu beachten, die die Nahtfähigkeit dieser Arterie erheblich einschränken kann.

Die Grenze der Operabilität im Bereich der Karotisgabel und der A. carotis int. wird durch eine gedachte Linie vom Processus mastoideus zum Kieferwinkel bestimmt (Abb. 18.1.2) [2]. Die Präparation gelingt wohl einige Zentimeter darüber hinaus nach kranial, die Freilegung der A. carotis int. unterhalb der Schädelbasis ist jedoch ein technisch schwieriger und risikoreicher Eingriff. Ersatzweise ist bei einer hohen Karotisläsion der extra-intrakranielle Bypass in Erwägung zu ziehen (s.S. 503). Eine Aplasie der A. carotis int. ist sehr selten.

Die A. carotis ext. zeichnet sich mit ihren Gefäßaufzweigungen durch eine reichhaltige anatomische Variabilität aus. Die A. thyreoidea sup. kann aus der A. carotis comm. oder aus der A. carotis ext. hervorgehen. Die A. occipitalis kreuzt als kräftiger Ast der A. carotis ext. die A. carotis int., in weniger als 0,1% entspringt sie der A. carotis int. Oberhalb der A. occipitalis ist die A. auricularis zu finden. Häufig ist in Höhe der A. occipitalis der N. hypoglossus anzutreffen. Die Abzweigung der Ansa hypoglossi und die Kreuzung mit der A. occipitalis stellen eine Schere dar, die zu einer medialen Verziehung der A. carotis int. führen kann. Daher werden an dieser Stelle bei Schleudertraumen Intimadissektionen gefunden (Abb. 18.1.3).

Topographisch-anatomisch wird das Karotisdreieck durch folgende Begrenzungslinien bestimmt: Nach kranial Mm. biventer (digastricus) mandibulae – venter mandibularis bzw. anterior – bzw. Unterkiefer, nach lateral M. sternocleidomastoideus, nach medial Mittellinie und nach kaudal M. omohyoideus [8].

B. Indikationen

Die Indikation zur Rekonstruktion der Karotisgabel – der A. carotis int. und der A. carotis ext. – ergibt sich aus der Notwendigkeit, die durch Einengungen, Verschlüsse oder Elongationen eingeschränkte Blutstrombahn wiederherzustellen. Im eigenen Krankengut befinden sich etwa 85% aller operablen Veränderungen der supraaortalen Äste in diesem Bereich. Aus Sektionsstatistiken geht hervor, daß $2/3$ aller Schlaganfälle auf extrakranielle Ursachen zurückzuführen sind [12]. Daher muß auf eine rechtzeitige Diagnostik und Auswahl der Patienten, für die ein rekonstruktiver Eingriff in Betracht kommt, besonderer Wert gelegt werden.

Für die Indikation hat sich eine Stadieneinteilung, analog den Fontaine-Stadien an der unteren Extremität, eingebürgert, an der bisher trotz beträchtlicher Vorbehalte festgehalten wird. Das

Stadium I charakterisiert das asymptomatische Stadium, in dem die Operation rein prophylaktisch anzusehen ist. Untersuchungen haben ergeben, daß hier nur bei hohem Stenosegrad auch ein Risiko für einen Schlaganfall besteht, während niedrigere Stenosegrade eher auf das arteriosklerotische Grundleiden mit Gefahr der koronaren Herzkrankheit hinweisen. Die Indikation im Stadium I sollte daher nur bei einem Stenosegrad von 80% und mehr gestellt werden [6, 13, 23]. Eine zusätzliche Bedeutung gewinnt dieses Stadium, wenn irgendeine größere Operation bevorsteht, bei der sich ein Blutdruckabfall ereignen könnte. In diesen Fällen ist es empfehlenswert, nach einer asymptomatischen Karotisstenose zu fahnden und sie bei dem genannten Stenosegrad zuerst zu korrigieren.

Das *Stadium II* ist gekennzeichnet als Stadium der intermittierenden Insuffizienz mit transitorisch-ischämischen Attacken, einer Amaurosis fugax, synkopalen Anfällen oder anderen, auf eine Karotisstenose zu beziehende neurologischen Schäden. Bilden sich die TIA's nicht innerhalb von 24 Stunden zurück (Stadium II a), handelt es sich um ein prolongiertes reversibles ischämisches neurologisches Defizit (PRIND, Stadium II b). Die prospektive Einschätzung dieses Stadiums gegenüber einem definitiven Schlaganfall ist nur bei Nachweis der Ischämie im Computertomogramm möglich. Die Seitenzuordnung läßt sich in der Regel treffen, kann aber auch in zahlreichen Fällen mit globalen Insuffizienzerscheinungen – z.B. Schwindel, synkopaler Anfall, Vergeßlichkeit, psychische Auffälligkeit – fehlen. Gerade hier kann es schwierig sein, das Beschwerdebild mit der zutreffenden extrakraniellen Stenose in Übereinklang zu bringen. Besonders ist auf die ischämische Ophthalmopathie hinzuweisen, die oft nicht erfaßt oder fehlgedeutet wird. Eine eingehende und umfassende Differentialdiagnostik ist anzuraten. Dies gilt zumal beim Verschluß der Gegenseite, wenn ein intrazerebraler Steal-Effekt zu bedenken ist.

Dagegen ist bei typischen Herdsymptomen mit kontralateralen flüchtigen Paresen oder einer Amaurosis fugax die Operationsindikation des hohen Stenosegrades absolut, beim niedrigen Stenosegrad dagegen vom Typ der arteriosklerotischen Wandschädigung abhängig zu machen. Liegen embolisierende Streuherde vor, ist auch hier die Indikation zum operativen Vorgehen unbedingt gegeben [28].

Stadium III („progressive stroke") läßt in der Frühphase nicht erkennen, ob nur der Funktionsstoffwechsel oder bereits der Strukturstoffwechsel geschädigt ist. Die Indikation in diesem Stadium ist daher problematisch und eigentlich nur bei einem akuten A. carotis int.-Verschluß angemessen, wogegen die Stenose bei sehr hohem, also subtotalen Stenosegrad gelegentlich eine Operationsanzeige darstellen kann [22]. Es muß sicher sein, daß die Ursache für das neurologische Defizit extrakraniell zu suchen und nicht durch Verschleppung von embolischem Material bedingt ist. Stets ist die Gefahr vorhanden, durch die Rekonstruktion den anämischen in einen hämorrhagischen Infarkt umzuwandeln.

Das *Stadium IV* des schon eingetretenen Insultes stellt lediglich eine palliative Operationsindikation dar, die frühestens nach narbiger Ausheilung zu erwägen ist. Dennoch kann auch hier in Abhängigkeit von den neurologischen Ausfällen einer erneuten Apoplexie vorgebeugt werden, damit das neurologische Defizit begrenzt gehalten werden.

Bei klar definiertem hohem Stenosegrad und eindeutiger Klinik kann die Indikation auf eine Ultraschall-Doppler-Untersuchung gestützt und unter der Bedingung auf eine Angiographie verzichtet werden, daß ein Computertomogramm vorliegt und Auskunft über einen ischämischen Hirnschaden oder eine andere Hirnerkrankung gibt [1]. Die Erfahrung lehrt, bei einer Karotisstenose einen Hirntumor oder eine Herzkrankheit nicht unberücksichtigt zu lassen.

Als geeigneter Suchtest hat sich die Ultraschall-Doppler-Sonographie bewährt [21], die neben der klinischen Untersuchung einschließlich Auskultation und neurologischem Untersuchungsbefund die Methode der Wahl darstellt, sie ermöglicht recht häufig die endgültige Diagnostik [25].

Das Computertomogramm ist im Stadium I bei der zufällig entdeckten Karotisstenose, die vor einem größeren Eingriff operiert werden soll, gelegentlich entbehrlich. Im Stadium II kann das Computertomogramm bei völliger neurologischer Rückbildung doch gelegentlich kleinere Infarktbezirke zeigen, die normalerweise keine Kontraindikation bedeuten. Im Stadium III ist von der Computertomographie im Laufe der ersten 6–8 Stunden nach einem Schlaganfall keine sichere Aussage zu erwarten, auf die sich eine Operationsindikation gründen läßt. Wichtigere Entscheidungshilfen sind die Bewußtseinslage und der zeitliche Beginn der akuten Symptomatologie. Erhaltenes Bewußtsein und Urteilsfähigkeit des Patienten können für eine Indikation sprechen, der Beginn sollte möglichst nicht länger als 6–8 Stunden zurückliegen [29]. Ein bewußtloser oder erheblich eingetrübter Patient schließt im allgemeinen eine Indikation aus; sie kann nur ausnahmsweise mit einem Computertomogramm in Erwägung gezogen werden [7]. Im Stadium IV geben die Größe des Defektes oder die Anzahl zahlreicher kleinerer Defekte darüber Auskunft, ob eine gefäßchirurgische Rekonstruktion überhaupt noch sinnvoll ist. Bei großem Substanzverlust oder diffus geschädigtem Hirnparenchym ist eine Indikation sehr kritisch abzuwägen und dabei auch das Phänomen einer Luxusdurchblutung in Rechnung zu stellen, die möglicherweise nicht verkraftet wird.

Die Angiographie nimmt unverändert den Rang der wichtigsten diagnostischen Methode für die Indikation zum operativen Vorgehen ein. Alle Zweifelsfälle bedürfen einer solchen angiographischen Klärung, die eine zuverlässige Beurteilung der Wandverhältnisse zuläßt. Diese Bedingung erfüllt die klassische Karotis-Angiographie in zwei Ebenen. Die digitale Subtraktions-Angiographie sollte bei den supraaortalen Ästen als Suchmethode dienen und verstanden werden. Auch eine intraarterielle Kontrastmittelinjektion zur DSA eröffnet nicht immer eine ausreichende Interpretation der Karotisgabel oder höher gelegener Schlingenbildungen mit Knickstenosen. Man hüte sich davor, einen Befund bei flau dargestellter A. carotis als unauffällig zu bezeichnen. In diesen Fällen sollten ergänzend die Ultraschall-Doppler-Untersuchung oder ein Ultraschall-B-Bildverfahren herangezogen werden [19]. Noch besser ist es, die Angiographie mit einer konventionellen Untersuchung in zwei Ebenen zu wiederholen.

Die Angiographie läßt eine Typisierung der Gefäßwandläsion in vielen Fällen zu. Als besonders gefährlich sind atheromatöse Beete oder verruköse Plaques anzusehen, die zu mikroembolischen Streuungen neigen. Die glattwandige hochgradige Karotisstenose hat stets als Vorstufe des Verschlusses zu gelten, sie kann daher auch im asymptomatischen Stadium I operativ behandelt werden [22, 23].

Bei Verdacht auf dysplastische Gefäßprozesse sollte eine Röntgendarstellung erfolgen. Eine fibromuskuläre Dysplasie oder eine Knickstenose können nur mit einem Angiogramm zuverlässig beurteilt werden. Hierfür ist die konventionelle Angiographie in zwei Ebenen besser geeignet als die digitale Subtraktionsangiographie, auch wenn das Risiko der Angiographie nicht außer Acht gelassen werden soll. Es ist in der Hand des Erfahrenen gering, natürlich dennoch vorhanden. Eine Angiographie sollte dann vorgenommen werden, wenn sie für den weiteren Verlauf von Bedeutung ist, d.h., wenn der Patient in eine technisch mögliche operative Korrektur einwilligt und die Voraussetzungen der allgemeinen Operabilität erfüllt sind.

Schließlich ist bei der Indikationsstellung zu bedenken, ob der Patient unter der Wirkung bestimmter Medikamente steht, vor allem unter Antikoagulantien oder Aggregationshemmern [5]. Das Risiko einer perioperativen Blutung wird hierdurch zweifellos erhöht. Muß trotzdem operiert werden, ist auf eine sorgfältige Blutstillung größter Wert zu legen. Eine Überprüfung des Gerinnungsstatus einschließlich der Plasmathrombinzeit ist obligat. Die Blutgruppe sollte gekreuzt sein. Üblicherweise ist ansonsten bei Karotis-Rekonstruktionen eine routinemäßige Bereitstellung von Blutkonserven nicht erforderlich [9, 10].

C. Anästhesie (s.S. 208)

Ein nicht geringer Teil der Patienten gehört dem vorgerückten Lebensalter an, so daß sowohl für die Narkose wie auch für die Operation mit weiteren Risikofaktoren zu rechnen ist. Neben Stoffwechsel- und Lungenfunktionsstörungen verschiedenen Ausmaßes stehen die koronare Herzerkrankung mit oder ohne anamnestisch bekannten Herzinfarkt sowie der Hochdruck mit begleitenden Herzrhythmusstörungen weitaus im Vordergrund. Eine präoperativ begonnene antihypertensive Therapie sollte beibehalten oder komplettiert, und eine Betablocker-Therapie nicht abgesetzt werden. Liegt eine präoperative Digitalisierung vor, sollte sie nicht unterbrochen werden. Eine Digitalis-Therapie vor dem Eingriff zu beginnen, ist nicht sinnvoll, sie kann durch intraoperative Gabe von kontraktilitätsfördernden Medikamenten ersetzt werden. Bei einem unbehandelten Hypertonus und koronarer Herzerkrankung mit ein oder zwei Infarkten in der Anamnese empfehlen sich zur hämodynamisch gesteuerten Behandlung hypertensiver Krisen der Rechtsherz-Katheter nach SWAN-GANZ sowie generell die arterielle Druckmessung als zusätzliche Überwachungsmaßnahme zum EKG (s.S. 202f., 208).

Die Anforderungen an das Anästhesie-Verfahren bestehen in einer geringen kardiodepressiven Nebenwirkung und einer guten Steuerbarkeit der Narkosetiefe. Den Inhalationsanästhetika Halothan und Isofluran ist der Vorzug zu geben. Die stark ausgeprägte Neigung zu hypertensiven Krisen während der Anästhesie erfordert in etwa 30% der Fälle zusätzliche vorübergehende Anwendungen antihypertensiver Medikamente (s.S. 202).

Die arterielle Druckmessung in Kombination mit dem Rechtsherzkatheter erleichtert hierbei die Auswahl zwischen vorlastsenkenden Medikamenten – wie Trinitrosan – und nachlastbeeinflussenden Präparaten – wie Adalat oder Natrium-Nitroprussid –, um ein linksventrikuläres Versagen infolge Druckbelastung zu vermeiden.

Ein starkes Abfallen des systemischen Blutdruckes ist allenfalls bei der Einleitung der Narkose zu erwarten und rasch reversibel. Das Anheben des systolischen Druckes während der Okklusion der A. carotis int. zur Verbesserung der Hirnperfusion ist ineffektiv und mit einem zusätzlichen Risiko von Herzrhythmusstörungen und Neigung zu hypertensiven Krisen verbunden. Während des Eingriffes ist eine mäßiggradige gasanalytisch kontrollierte Hyperventilation aufrecht zu erhalten, wobei der arterielle Sauerstoffdruck bei Werten um 150 mm Hg liegen sollte. Die Einleitung einer Osmo-Therapie intraoperativ vor Okklusion der A. carotis comm. zur Prophylaxe eines Hirnödems ist umstritten. Eine diffuse zerebrale Schädigung durch die Abklemmung ist nur in Ausnahmefällen zu erwarten, und umschriebene Schäden mit perifokaler Ödembildung können durch die Osmo-Therapie nicht behandelt werden.

Die eigentliche Narkoseausleitung sollte möglichst im Aufwachraum erfolgen. Zur Vermeidung postoperativer hypertensiver Krisen ist eine ausreichende Analgesie notwendig. Eine prophylaktische Beatmung ohne Hyperventilation mit gasanalytischer Kontrolle ist bis zur vollen Ansprechbarkeit des Patienten unerläßlich. Postoperativ häufig auftretende hypertensive Krisen bedürfen einer sofortigen Therapie. Neben respiratorischen und kardialen Störungen kommt übrigens als Ursache einer solchen hypertensiven Krise auch eine überfüllte Harnblase in Betracht.

Hochdruckkrisen sind häufig Vorläufer neurologischer Defizite. Unmittelbar postoperativ vorhandene neurologische Ausfälle bedürfen einer Osmo-Therapie und verlangen die Beibehaltung der künstlichen Beatmung mit sorgfältiger Einstellung der Blutdruckwerte. Ohne Beatmung besteht eine Neigung zur kardialen Dekompensation und Ausbildung einer akuten respiratorischen Insuffizienz. Auf eine postoperative Kopfhochlagerung zur Drainage-Behandlung sowie eine Beibehaltung ausreichender Sedierung ist zu achten. Die Übernahme auf eine Intensivstation für die ersten 24 Stunden ist unverzichtbar, da vor allem eine Nachblutung mit erheblicher Weichteilschwellung zu akuten Atemwegsverlegungen führen kann. Meistens ist auch eine Neueinstellung der Hypertonie-Behandlung postoperativ nicht zu umgehen.

D. Lagerung

Operiert wird in Rückenlage mit dorsal gebeugtem und zur Gegenseite gewendetem Kopf. Empfohlen wird gelegentlich – überwiegend von Verfechtern der Operation in Lokalanästhesie – eine halbsitzende Position wie bei der Strumaoperation. Diese Lagerung dürfte aber weitgehend verlassen worden sein; sie ist seitens hämodynamischer Reaktionen – aufgerichteter Oberkörper mit tiefliegenden Beinen und damit Gefahr von Blutdruckabfällen – nicht unproblematisch. Die Desinfektion des Operationsgebietes umfaßt die gesamte Halsseite einschließlich des Unterkieferastes sowie des Ohrläppchens und erstreckt sich nach kaudal bis unterhalb der Klavikula. Bei der Abdeckung sollte das Ohrläppchen als Orientierungspunkt freibleiben (Abb. 18.1.4a).

E. Operativer Zugang

Die Schnittführung muß eine zuverlässige Übersicht über das Operationsgebiet an den Arterien gewährleisten. Hierfür kommt nur eine Inzision am Vorderrande des M. sternocleidomastoideus in Betracht (Abb. 18.1.4a). Besonderheiten der Anatomie sind zu berücksichtigen, vor allem die Höhe der Karotisgabel. Die A. carotis int. muß ausreichend freigelegt werden. In der Regel wird der Schnitt bis in die Höhe des Unterrandes des Ohrläppchens geführt. Eine Inzision ventral des Ohrläppchens ist zu vermeiden, da hierbei der Gesichtsast des N. facialis häufiger geschädigt wird. Die Durchtrennung des N. transversus colli ist nicht vermeidbar, der N. auricularis magnus sollte jedoch geschont werden. Ein Sensibilitätsausfall im Bereich des Ohres wird postoperativ oft als störend empfunden. Nach Durchtrennung des Platysma und der vorderen Halsfaszie wird der M. sternocleidomastoideus mäßig nach dorsolateral gehalten, die V. facialis wird durchtrennt. Die

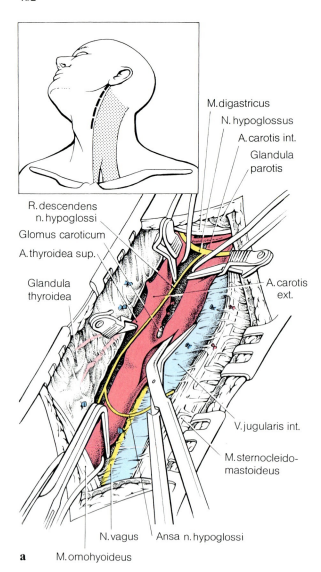
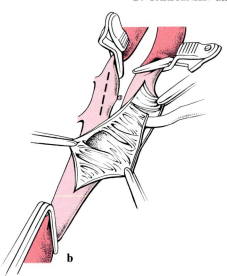

Abb. 18.1.4. a Die Schnittführung erfolgt am Vorderrand des M. sternocleidomastoideus. Andere Schnittführungen für die Freilegung der A. carotis sind obsolet. **b** Nach Eröffnung der Gefäßnervenscheide, Darstellen des N. hypoglossus mit seiner Ansa und ausreichender Freilegung der Arterie wird das Gefäß eröffnet. **c** Die Inzision ist über den arteriosklerotischen Plaques bis in ein gesundes Segment der A. carotis int. und der A. carotis comm. zu führen. Auf Veränderungen im Bereich der A. carotis ext. (gestrichelte Linie) ist zu achten. Sie sind gegebenenfalls durch gesonderte Gefäßinzisionen zu beseitigen

Präparation erfolgt medial der V. jugularis (Abb. 18.1.4b). Das Lymphknotenpaket wird nach lateral verlagert. Hier verläuft an der Medialseite der V. jugularis die Ansa des N. hypoglossus, die geschont werden sollte. Bei Platzmangel kann sie aber auch ohne Schaden durchtrennt werden. Sorgfältig ist auf den meist im hinteren Anteil der Gefäßnervenscheide gelegenen N. vagus zu achten, der anatomische Varianten aufweisen kann. Gelegentlich kann er weiter vorn und sogar in seltenen Fällen über der A. carotis comm. verlaufen. Wird beim Anlegen der proximalen Karotisklemme der N. vagus unbemerkt miterfaßt, ist eine postoperative Parese des N. recurrens die Folge.

Nach Darstellung der A. carotis comm. wird der Bulbus caroticus freigelegt. Hierbei sind unnötige Manipulationen zu vermeiden, um keine Embolisationen auszulösen. Ist mit einem atheromatösen Beet zu rechnen, kann eine frühzeitige Abklemmung der A. carotis comm. einer embolischen Streuung vorbeugen; allerdings wird hierdurch die Sauerstoffversorgung der entsprechenden Hemisphäre herabgesetzt, weshalb diese Maßnahme in erster Linie Risikofällen vorbehalten sein sollte.

F. Technik der Freilegung

Der N. hypoglossus kreuzt von lateral nach medial die A. carotis int.; er verläuft etwa 1 QF unterhalb des Venter ant. des M. digastricus und sollte geschont werden. Bei tiefer Karotisgabel reicht die Freilegung der Arterie bis zum Nerven aus. Liegt die Karotisgabel höher, muß der N. hypoglossus nach medial – oft nach Durchtrennung der Ansa hypoglossi – mobilisiert werden. Gelegentlich kann auch einmal die Durchtrennung der kreuzenden A. occipitalis notwendig werden (Abb. 18.1.3).

18.1 Verschlußprozesse der Arteria carotis

Die Präparation der A. carotis int. gestaltet sich manchmal einfacher, wenn zuvor die A. carotis ext. unmittelbar distal der Gabel mit einem Vesselloop angeschlungen wird. Der Bulbus caroticus läßt sich auf diese Weise besser darstellen. Die Präparation der A. carotis int. wird hierdurch bei medialisiertem Abgang erleichtert. Auf eine ausreichende Freilegung der A. carotis ext. ist Wert zu legen, sie sollte mindestens bis zur ersten Arterienaufteilung erfolgen. In 80% finden sich getrennte Ursprünge der A. thyreoidea sup., der A. lingualis und der A. facialis, in 20% Truncusbildungen [16]. Zu 50% entspringen alle drei Arterien aus der A. carotis ext., in 20% zweigt die A. thyreoidea sup. aus dem Teilungsgebiet der A. carotis comm. ab, in 10% geht sie aus der A. carotis comm. hervor und zwar links viel mehr als rechts sowie bei der Frau häufiger als beim Mann.

Hohe Freilegung der Arteria carotis interna

Manchmal reichen Veränderungen der A. carotis int. bis zur Schädelbasis hinauf. Wenn dieser Befund präoperativ bekannt ist, sollte ein elektiver Eingriff in einem hierfür spezialisierten Zentrum geplant werden, da die Freilegung der A. carotis int. unterhalb der Schädelbasis mit erheblichen Schwierigkeiten verbunden ist.

Notfallmäßig muß aber gelegentlich eine Freilegung bis nahe zur Schädelbasis erfolgen, insbesondere beim Einriß einer Intimaleiste, bei der Ruptur des Gefäßes durch fehlerhafte Nahttechnik oder bei Rezidivoperationen, z.B. nach infizierter Patchplastik.

In diesem Fall muß der vordere Bauch des M. digastricus durchtrennt werden. Der Unterkiefer ist nach vorne zu ziehen. Eine Mobilisierung des Unterkiefergelenkes ist dagegen in der Regel nicht erforderlich. Bei der weiteren Präparation nach kranial stößt man als Leitgebilde auf den M. stylohyoideus, auf dem der N. glossopharyngeus verläuft. Dieser muß sorgfältig geschont werden. Es gelingt, durch vorsichtige Präparation eine Strecke von etwa 3–4 cm der A. carotis int. auf diese Weise zu mobilisieren. In der Regel ist die Präparation bis zur Schädelbasis möglich. Die Abmeißelung des Processus mastoideus ist nicht erforderlich. Dagegen ist die Entfernung des Processus stylohyoideus gelegentlich von Vorteil. Die Nahttechnik an der Eintrittsstelle der A. carotis int. in den knöchernen Kanal ist infolge der schlechten Übersicht schwierig. Ein Veneninterponat läßt sich dennoch fixieren. Hierzu kann der Periostüberzug des Canalis caroticus als Widerlager bei der Naht mitverwandt werden. Die proximale Anastomose erfolgt in der üblichen Technik.

G. Intraoperative Diagnostik

Die intraarterielle Druckmessung in der A. carotis int. nach Abklemmung der A. carotis comm. und der A. carotis ext. kann über die Qualität der Kollateralzirkulation Auskunft geben; sie hilft damit, die Indikation für einen intraluminären Shunt enger zu stellen [20]. Bei einem Rückdruck von mehr als 50 mm Hg ist mit einem ischämischen Defizit durch die Okklusion nicht zu rechnen. Liegt der Rückdruck unter 50 mm Hg oder bei weniger als $1/3$ des mittleren Systemdruckes, wurden Auffälligkeiten im EEG in letzter Zeit auch Veränderungen evozierter Potentiale beobachtet; dann kann die Einlage eines intraluminären Shunts bei nicht ausreichender Umgehungsperfusion über den Circulus arteriosus willisii – besonders beim kontralateralen Karotisverschluß – eine vorbeugende Maßnahme darstellen.

Demgegenüber hat die Flußmessung für die Routineoperation keine wesentliche Bedeutung. Die Ergebnisse vor und nach der Rekonstruktion werden zudem durch die reaktive Hyperämie des Gehirns verfälscht. Bei hochgradiger Stenose oder beim dysplastischen Gefäßsystem kann mit der Flußmessung der Rekonstruktionseffekt annähernd abgeschätzt und dokumentiert werden.

Die Routineanwendung eines EEG während der Operation wird unterschiedlich beurteilt. Im eigenen Krankengut konnte aus dem intraoperativen EEG kein Hinweis auf ein postoperatives neurologisches Defizit mit und ohne Abklemmung sowie eingelegtem Shunt entnommen werden; daher wurde auf die routinemäßige Anwendung eines EEG verzichtet. Möglicherweise liefern evozierte Potentiale in der Zukunft bessere Analysen, die für die Indikationsstellung zur Einlage eines Shunts oder die Dauer der Abklemmung behilflich sein können. Vielleicht erlaubt auch die elektronische Auswertung des EEG bessere Aussagen.

Die Ultraschall-Doppler-Untersuchung kann das Rekonstruktionsergebnis postoperativ gut überprüfen. Mit Hilfe eines sterilen Gummihandschuhs kann die Schallsonde ohne Schwierigkeiten nach Applikation von Kontaktgel in das Operationsgebiet gebracht werden. Sandmann [26] hat die Erfassung der postoperativen Turbulenzbildung mit einem pulsierenden Doppler-Signal empfohlen, das Operationsergebnis kann hiermit festgehalten werden. Bei größeren Turbulenzphänomenen läßt sich ein technischer Fehler erkennen und korrigieren. Diese Methode der Perturbationsmessung ist sensitiver als die intraoperative Kontrollangiographie. Ein statisches Bild in einer Ebene läßt nur eine grobe Einschätzung des Operationsergebnisses zu. Periphere Gefäßveränderungen, in erster Linie nachgeschaltete Stenosen der A. carotis int., sollten präoperativ ausreichend bekannt sein, so daß die intraoperative Angiographie zur Überprüfung der peripheren intrakraniellen Strombahn nur ausnahmsweise angezeigt ist. Das Risiko der Kontrastmittelapplikation ist zu bedenken. Neurologische Komplikationen infolge intraoperativer Angiographie wurden mehrfach beobachtet. Ist die Angiographie unbedingt erforderlich, sollten eine möglichst kleine Kontrastmittelmenge in die A. carotis comm. direkt injiziert und der Befund durch unmittelbare Röntgenkontrolle mit Bild oder Bandaufzeichnung dokumentiert werden. Eine Wiederholung dieser geringen Kontrastmittelinjektion ist nach mehreren Minuten bei Versagen der Technik statthaft.

H. Rekonstruktionstechniken

I. Endarteriektomie der Arteria carotis interna

Die Entwicklung der gefäßchirurgischen Technik zur Rekonstruktion der Karotisgabel war von der Ungewißheit geprägt, wie lange die Blutzufuhr zum Gehirn schadlos unterbrochen werden kann. Auch wenn heute zu diesem Problem ungleich größere Kenntnisse und Erfahrungen vorliegen, ist die Diskussion hierüber jedoch noch nicht abgeschlossen.

Vor Anlegen der Gefäßklemmen wird die systemische Gabe von 5000 I.E. Heparin empfohlen. Es wird aber auch die Ansicht vertreten, auf den Heparinschutz verzichten zu können. Die A. carotis int. wird unter Ausnutzung der Freilegung möglichst weit kranial bzw. im arteriosklerosefreien Segment abgeklemmt, danach die A. carotis ext. und die A. carotis comm. An die A. carotis comm. wird deswegen zuletzt die Klemme angelegt, um durch das Klemmanöver nicht der Ausschwemmung von Gerinnseln oder atheromatösem Material Vorschub zu leisten [24]. Mit einer Stichinzision wird die A. carotis comm. eröffnet, die

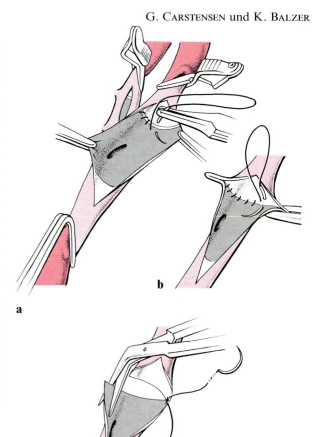

Abb. 18.1.5a–c. Der arteriosklerotische Plaque reißt nicht immer stufenlos an der oberen Zirkumferenz ab (a). In allen Zweifelsfällen empfiehlt es sich, den Plaque quer abzutrennen und die entstehende Intimaleiste durch fortlaufende atraumatische Naht zu fixieren. Hierbei kann zusätzlich durch evertierende Nahttechnik eine schlaffe Gefäßwand gestrafft, eine zusätzlich bestehende Elongation beseitigt werden (b). Bei größeren Elongationen mit Knickstenosen oder Schlingenbildungen ist diese Technik oft nicht ausreichend. Es empfiehlt sich dann die Resektion des elongierten Gefäßsegmentes mit End-zu-End-Anastomosierung der Gefäßstümpfe (c)

Inzision wird in die A. carotis int. verlängert, bis ein arteriosklerosefreies Segment erreicht ist und eine ausreichende Übersicht über den Stenosezylinder besteht. Nach proximal wird die Inzision bis etwa 1–2 QF unterhalb der Gabel vorgenommen. Oft beginnen die lokalen stenosierenden Veränderungen erst unmittelbar in Höhe des Bulbus caroticus. Gelegentlich kann es nötig sein, die Inzision bis weit in die A. carotis comm. zu verlängern.

Bereits jetzt kann der intraluminäre Shunt eingelegt werden. Die Ausräumung ist ohne Shunt technisch einfacher. Ein Risiko ist im allgemeinen nicht zu befürchten, wenn der Shunt erst nach der Ausräumung eingelegt wird.

Die Endarteriektomie erfolgt durch Dissektion des Stenosezylinders mit dem Spatel (Abb. 18.1.4c). Die geeignete Schicht bietet sich im Bereich der Media oder zwischen Media und Adventitia an. Gelegentlich kann die Ausschälung recht schwierig sein, wenn nämlich Aggregationshemmer eingenommen wurden. Nach kranial löst sich der Stenosezylinder oft stufenlos ab, er muß aber sicher ebenso oft zirkulär mit einer kleinen Stufe abgesetzt werden. Diese muß unbedingt angeheftet werden, damit sie nicht vom Blutstrom abgelöst sowie unterspült wird und somit zu einem Gefäßverschluß führen kann (Abb. 18.1.5a). Oft ergibt sich nach der Ausräumung, besonders wenn sie in der Schicht zur Adventitia vorgenommen werden muß, eine mehr oder minder ausgeprägte Elongation, die auf jeden Fall beseitigt werden sollte. Die schlaffe Gefäßwand sollte wieder einen straffen Verlauf erhalten und zwar entweder durch Raffung und Ausstülpung der Hinterwand [14] oder durch Resektion eines Segmentes der Gefäßwand (Abb. 18.1.5b). Die Ausstülpung ist nicht selten mit dem Nachteil verbunden, daß sie zu einer Faltenbildung führt, die sich in das Gefäßlumen vorwölbt. Hierdurch kann die Entstehung eines Frühverschlusses begünstigt werden. Mit einer Segmentresektion sowie Neoanastomosierung der Gefäßstümpfe nach fortlaufender Hinterwandnaht lassen sich bessere strömungsmechanische Verhältnisse erreichen (Abb. 18.1.5c). Die Gefäßlumina sind anzugleichen, hierzu ist manchmal eine Segmentresektion in Längsrichtung an der A. carotis comm. erforderlich. Eine in der distalen A. carotis int. auslaufende Leiste läßt sich meistens stufenlos entfernen [27].

II. Endarteriektomie der Arteria carotis communis

Sie erfolgt unter Fortsetzung der Endarteriektomie der A. carotis int. Wenn der Stenosezylinder mit der verdickten Intima oder auch Media nicht ausläuft, muß er mit einer kleinen Stufe scharf abgesetzt werden. Da diese in Blutstromrichtung liegt, braucht sie nicht angeheftet zu werden. Die retrograde Anwendung des Gefäßstrippers ist mit der Unsicherheit und Gefahr verbunden, daß sich die verdickte Intima nicht stufenlos ablöst oder eine Läsion am Ursprung der Arterie entsteht. Die aortennahe Rekonstruktion der A. carotis comm. wird an anderer Stelle beschrieben (s. S. 52).

Jetzt kann der intraluminäre Shunt eingelegt werden und zwar als einfachstes Verfahren ein mit einem Faden armiertes Polyäthylenröhrchen, das

Abb. 18.1.6a–d. Wo nötig, sollte ein intraluminärer Shunt eingelegt werden. Dieser wird zunächst nach distal eingeführt und nach retrograd geflusht. Bevor er in das proximale Gefäßsegment eingeführt wird, muß durch ein Flush-Manöver sichergestellt sein, daß nicht eventuelle Gerinnsel oder durch das Clamping-Manöver bedingte atheromatöse Wandablösungen in die Peripherie ausgespült werden können. Die Gefäßinzision im Bereich der A. carotis int. sollte mit einer Streifenplastik verschlossen werden. Im Bereich der A. carotis ext. sind direkte Nahttechniken möglich (**b**). **c** Vor Beendigung der Naht im Bereich der Streifenplastik wird der intraluminäre Shunt entfernt. **d** Der Streifen sollte das Gefäßlumen weder aufweiten noch einengen

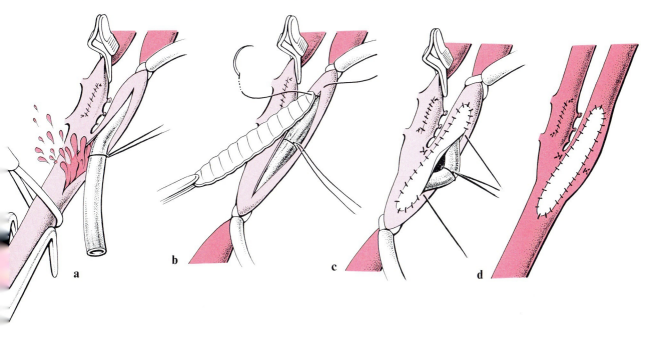

durch außen angelegte Tourniquets elastisch fixiert wird. Das Kunststoffröhrchen kann dem Kaliber des Gefäßes sowie den lokalen Verhältnissen in einfacher Weise angepaßt werden. Es ist billig und wenig störanfällig. Andere Shunt-Modelle werden an anderer Stelle erwähnt (s.S. 52). Prinzipiell beweist die Vielfalt der im Handel befindlichen Shunts, daß es eine ideale Lösung bisher nicht gibt. Im Shunt dürfen sich keine Gerinnsel bilden, auch nicht um ihn herum. Ob der Shunt zuerst nach proximal oder nach distal eingeführt wird, hat keine wesentliche Bedeutung. Man kann wie folgt vorgehen: Zunächst Einführung nach distal, Fixierung des Shunts, retrogrades Flushen, Flushen der A. carotis comm., vorsichtiges Einlegen des Shunts in die A. carotis comm., wobei er keinesfalls in ein atheromatöses Beet geraten darf, und Freigabe des Blutstromes. Zu achten ist darauf, daß durch das Einlegen des Shunts kein Schaden hervorgerufen wird, etwa wenn eine sehr zarte Gefäßwand nebst Intima vorliegt wie bei einer Dysplasie. Dann sollte lieber auf den Shunt verzichtet werden [24]. Die Fixierung darf auch nicht zu stark angezogen werden, weil sonst Intimaschäden entstehen können (Abb. 18.1.6a–d).

III. Endarteriektomie der Arteria carotis externa

Nach Ausräumung der A. carotis int. und der A. carotis comm. sowie Einlegen oder Unterlassen eines Shunts wird der Abgang der A. carotis ext. dargestellt. Auf die einwandfreie Ausräumung der A. carotis ext. ist großer Wert zu legen. Entweder löst sich der Stenosezylinder am Abgang stufenlos ab, so daß sich weitere Maßnahmen erübrigen, oder eine Leiste läuft in die A. carotis int. hinein und läßt sich mit einem Spatel – gelegentlich auch mit einem Ringstripper – stufenlos extrahieren. Vor einer blinden Ausräumung ist dringend zu warnen. Wenn keine saubere Endarteriektomie erreicht wird, bedeutet dies die hohe Wahrscheinlichkeit eines thrombotischen Verschlusses der Arterie. Sie fällt dann als Kollateralbahn aus, für die A. carotis int. können hämodynamisch ungünstige Verhältnisse durch Ungleichheit der Blutmengen in den A. carotis comm. und int. entstehen, die ihrerseits eine Thrombose induzieren. Eine in der A. carotis ext. infolge unkorrekter Ausräumung entstehende Thrombose kann auf die A. carotis int. übergreifen. Es muß daher sichergestellt sein, daß der Stenosezylinder im Bereich der A. carotis ext. stufenlos abgelöst wird. Ist diese Gewißheit

nicht vorhanden, muß die Arterie mit einer zusätzlichen Längsinzision an der Vorderwand eröffnet werden. Unter Sicht des Auges wird dann die verdickte Intima-Media quer abgesetzt und mit einer fortlaufend überwendlichen Naht angeheftet. Normalerweise reicht es aus, die Inzision der A. carotis ext. mit einer direkten Gefäßnaht zu verschließen. Eine Streifenplastik ist nur dann empfehlenswert, wenn sich die Arteriosklerose mit einer Intima-Media-Verdickung bis in die Aufzweigungen ausbreitet, also nach der queren Absetzung eine Stufe zurückbleibt. Dann sollte zum Ausgleich eine Streifenplastik eingenäht werden. Die Durchgängigkeit der A. carotis ext. läßt sich am Vorhandensein des Temporalispulses leicht prüfen (Abb. 18.1.3).

IV. Ausgleich der Elongation der Arteria carotis interna

Elongationen der A. carotis int. stellen eine potentielle Operationsindikation dar. Es können sich Knickstenosen mit einer Behinderung der Blutströmung bei entsprechender Kopfhaltung entwik-

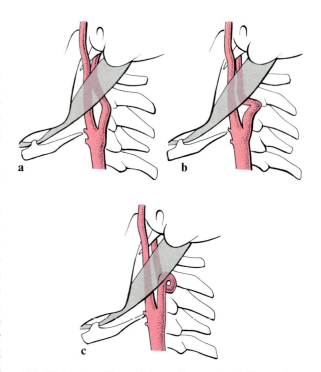

Abb. 18.1.7a–c. Verschiedene Formen der Elongation. **a** C-förmige Elongation ohne Abknickung. **b** Elongation mit Knickstenose (Kinking). **c** Elongation mit Schlingenbildung (Coiling)

keln, außerdem sind Aneurysmen und akute Thrombosen in elongierten Schlingen beobachtet worden. Mit einer evertierenden Naht [14] ist eine Kürzung bis etwa 1,0–1,5 cm möglich, jedoch wegen der Leistenbildung nur bedingt empfehlenswert. Darüber hinaus sollte der Resektion des elongierten Gefäßabschnittes unter Mitnahme der gekrümmten Wandanteile der Vorzug gegeben werden. Dies gilt besonders für Knickstenosen und Schlingenbildungen, im Knick entwickeln sich häufig Intimapolster. Die Hinterwand wird fortlaufend überwendlich mit 6×0 oder 7×0 Fäden genäht. Geringe Kaliberunterschiede können durch die Naht ausgeglichen werden; sind sie stärker ausgeprägt, müssen sie durch Angleichung der Gefäßstümpfe beseitigt werden. Ein Shunt kann zwar vor der Kürzungsoperation eingelegt werden, es kommt jedoch zu Manipulationen des peripheren Gefäßstumpfes mit der Möglichkeit einer Intimatraumatisierung, so daß der Shunt, falls überhaupt nötig, erst nach der Kürzung eingelegt werden sollte. In die Vorderwandinzision beider Gefäßstümpfe wird eine Streifenplastik eingefügt (Abb. 18.1.7 u. 18.1.8).

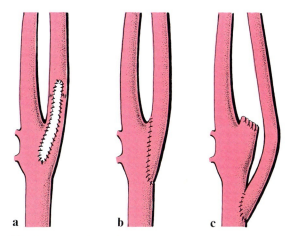

Abb. 18.1.8a–c. Verschiedene Techniken zur Beseitigung einer Gefäßelongation. **a** Zustand nach Resektion des elongierten Gefäßabschnittes, End-zu-End-Anastomosierung der Gefäßstümpfe und Einnähen einer Streifenplastik. Diese Operationstechnik ist stets möglich. **b** Nach Kürzung wird der Stumpf der A. carotis int. im Bereich der Karotisgabel angeschrägt und end-zu-end-neoimplantiert. **c** Nach Durchtrennung der A. carotis int. an ihrem Abgang wird der Ursprung nach proximal verlagert und eine angeschrägte End-zu-Seit-Anastomose durchgeführt. Diese Technik ist nur in Ausnahmefällen empfehlenswert

V. Ausgleich der Elongation der Arteria carotis communis

Bei erheblichen Elongationen aller Arterien, also der Aa. carotis int., ext. und comm., empfiehlt sich eine Segmentresektion der A. carotis comm. unmittelbar unterhalb der Karotisgabel. Hiermit können oft die Aa. carotis int. und ext. ausreichend gestreckt werden. Ist zusätzlich eine Abgangsstenose der A. carotis int. vorhanden, wird von der Karotisgabel in die A. carotis int. inzidiert, die Stenose und gegebenenfalls auch Elongation der A. carotis int. in schon beschriebener Weise behandelt. Nach Segmentresektion der A. carotis comm. wird die Hinterwand fortlaufend überwendlich vernäht (Abb. 18.1.8).

VI. Verschluß der Gefäßinzision

Der Verschluß der Gefäßinzision erfolgt in der Regel durch Einnähen einer Streifenplastik. Hierzu können eine körpereigene Vene – Entnahme aus der V. saphena magna oberhalb des Innenknöchels – oder ein Kunststoffstreifen benutzt werden. Der Streifen ist an die Gefäßkaliber zu adaptieren. Die Nahttechnik darf das aufnehmende Gefäß weder einengen noch erweitern. Natürlich kann eine Inzision der A. carotis int. auch mit einer direkten Gefäßnaht versorgt werden; die Gefahr einer sofortigen oder späteren Einengung der Arterie ist aber nicht zu übersehen. Die Verwendung einer Streifenplastik erhöht die operative Sicherheit. Eingelegte Sonden oder ein Shunt als Platzhalter [24, 25] können für die direkte Nahttechnik hilfreich sein, um einer Einengung des Gefäßlumens vorzubeugen; sie sollten aber nicht überschätzt werden!

Die Streifenplastik wird am oberen und unteren Winkel mit einer Naht fixiert, sodann die Vorder- und Hinterwand von beiden Polen ausgehend genäht. Der vor Beendigung der Naht entfernte intraluminäre Shunt ist hinsichtlich seiner unbeeinträchtigten Durchgängigkeit zu prüfen, die beiden Arterienstümpfe werden durch Klemmenöffnung kontrolliert. Nach Beendigung der Naht wird zuerst die Blutstrombahn der A. carotis ext. freigegeben, dann die Klemme der A. carotis int. entfernt. Wenn zuletzt die Klemme der A. carotis comm. geöffnet wird, sollte in diesem Augenblick die A. carotis int. am Abgang komprimiert werden, damit ein trotz aller Vorsichtsmaßnahmen doch noch vorhandenes embolisches Material nicht in den Interna-, sondern in den Externakreislauf gelangt. Stichkanalblutungen pflegen spontan zu sistieren. Bei dysplastischen oder nach Ausräumung sehr dünnen Gefäßwänden können Blutungen und unvermeidbar auch kleine Einrisse auftreten, die aufgeträufelter Fibrinkleber zuverlässig stillt. Zusätzliche Nähte sind in der Lage, unter Umständen einen Schaden an der Gefäßwand zu vergrößern. Nach Freigabe des Blutstromes weitet sich die A. carotis int. gegenüber dem präoperativen Zustande auf. Kommt eine Dilatation nicht zustande, ist zu erwägen, die Peripherie nach einer Stichinzision im Bereich der Streifenplastik mit dem Fogartykatheter zu erweitern, um nicht durch eine Kaliberdisproportionalität eine Thrombosierung zu begünstigen. Die Sondierung mit dem Fogartykatheter kann ansonsten bei dünnkalibrigen Gefäßlumina oder spastisch enggestellten Gefäßen vorgenommen werden. Da hiermit jedoch ein Endothelschaden verbunden ist, sollte bei einem normalkalibrigen Gefäß auf eine Dilatation verzichtet werden. Nach Einlegen einer Redon-Drainage, die gesondert aus dem Wundgebiet herausgeleitet wird, kann die Gefäßnervenscheide fortlaufend verschlossen werden. Diese Naht ist nicht unbedingt erforderlich, es genügt auch die fortlaufende Naht von Subkutis und Platysma. Die Hautnaht sollte wegen der Gefahr einer Nachblutung ebenfalls durch fortlaufend überwendliche Rückstichnaht mit atraumatischem Nahtmaterial 3 × 0 erfolgen.

VII. Carotis-externa-Plastik

Bei Verschluß der A. carotis int. kann die Revaskularisierung des Externastromgebietes dennoch sinnvoll sein. Dies gilt insbesondere, wenn dopplersonographisch eine Ophthalmika-Kollaterale mit kräftigem retrogradem Fluß zum Circulus arteriosus nachweisbar ist oder wenn ein extra-intrakranieller Bypass geplant wird, um eine Verbesserung des Blutzuflusses zum Spendergefäß zu erreichen. Manchmal ergibt sich die Notwendigkeit zur plastischen Erweiterung der A. carotis ext. auch nach einer Probefreilegung der Karotisgabel, bei der ein zuvor nicht bekannter Carotis int.-Verschluß diagnostiziert wird. Der Eingriff sollte dann mit einer Externaplastik beendet werden.

Zur Durchführung der Externaplastik empfiehlt sich analog der Profundaplastik an der Femoralisgabel die Exzision des verschlossenen Gefäßabganges. Die A. carotis int. wird hierzu distal ligiert und durchtrennt, die Inzision in die A. carotis ext. hineingezogen, überstehende Gefäßwandanteile werden reseziert. Gegebenenfalls wird eine lokale Endarteriektomie durchgeführt. Auch hier muß die Inzision mindestens über den ersten Abgang der A. carotis ext. (wie bei der Profundaplastik) gelegt werden. Der Eingriff wird mit Einnähen eines Venenstreifens oder eines Kunststoffstreifens beendet. Manchmal kann auch ein Teil der resezierten A. carotis int. nach Endarteriektomie als Streifenplastik verwendet werden. Auf einen harmonischen Übergang des kaliberkräftigen Carotis comm.-Gefäßes in die schwachkalibrige A. carotis ext. ist zu achten.

I. Postoperative Komplikationen (s.S. 161 ff.)

I. Blutungen

Häufigste Komplikation nach einer Rekonstruktion der A. carotis ist die Blutung. Wegen der guten Vaskularisierung im Halsbereich und der nicht selten postoperativ auftretenden Blutdruckkrisen stammen Nachblutungen bei einem Großteil der Patienten aus der Haut. Gelegentlich können aber auch Gefäßnähte erneut bluten, so daß sich hieraus die Notwendigkeit einer intensiven Überwachung ergibt. Eine massive Blutung kann durch Verlagerung der Halsweichteile nicht nur die Atmung mechanisch behindern, sondern auch eine Reintubation erheblich erschweren und unter ungünstigen Umständen undurchführbar machen. Deshalb ist eine frühzeitige Reintubation bei Verdacht auf Nachblutung anzustreben. Bei liegendem Tubus und Spontanatmung des Patienten ist weiteres Abwarten u.U. gerechtfertigt. Ist das Ausmaß der Nachblutung jedoch größer, sollte der Patient nach sofortiger Reintubation unter externer Kompression der Wunde in den OP gebracht werden. Dort müssen notfallmäßig die Hautnähte eröffnet werden. Die Blutstillung hat nach den üblichen Kriterien zu erfolgen. Befindet sich die Blutungsquelle im Bereich der Gefäßrekonstruktion, ist sie durch Umstechung oder Auftragen von Fibrinkleber sorgfältig und zuverlässig zu versorgen. Da die Reintervention ein höheres Infektionsrisiko besitzt, sollte in der weiteren Nachbetreuung auch an die Möglichkeit einer septischen Arrosionsblutung gedacht werden (s.S. 173).

II. Nervenschäden

Die Schädigung des N. recurrens – unter 1% im eigenen Krankengut – ist an erster Stelle der postoperativen Nervenschäden zu nennen. Hierbei handelt es sich nicht um eine direkte Verletzung des N. recurrens, sondern um eine Läsion des N. vagus infolge versehentlicher Erfassung bei der Abklemmung der A. carotis comm. oder der A. carotis int. Gelegentlich bestehen nach Direktpunktion der A. carotis comm. zur Angiographie mit einer Nachblutung aus der Punktionsstelle oder gar einem Extravasat so erhebliche Verschwielungen um die A. carotis herum, daß der Verlauf des anatomisch variationsreichen N. vagus kaum zu identifizieren ist. Eine sorgfältige Präparation der A. carotis comm. und des N. vagus verhindert sicher eine Läsion dieses Nerves [24].

Eine Schädigung des im Operationsgebiet gut erkennbaren N. hypoglossus ist selten. Die versehentliche Durchtrennung dieses Nerves ist vermeidbar. Geschieht sie einseitig, ist sie als eher harmlose Komplikation zu bewerten; die Deviation der Zunge ist das einzige Merkmal. Hingegen bedeutet eine doppelseitige N. hypoglossus-Durchtrennung eine ernste Komplikation, weil sie die Spontanatmung nahezu verhindert.

Diese schwerwiegende Komplikation wird daher gegen die gleichzeitige Operation einer doppelseitigen Karotisstenose angeführt. Allerdings ist sie nicht das stärkste Argument gegen eine simultane Rekonstruktion, sondern vielmehr die vorher nicht abzuschätzenden Auswirkungen der veränderten Durchblutung auf das Gehirn.

Eine Schädigung der Ansa hypoglossi bleibt ohne merkbare Ausfälle, ebenso die Durchtrennung des N. transversus colli. Das Taubheitsgefühl infolge einer Schädigung des N. auricularis magnus wird zwar gelegentlich als lästig empfunden, ist aber harmlos. Manchmal werden Neuralgien in den Versorgungsgebieten der durchtrennten Nerven beklagt. Sie können u.U. durch eine Narbenrevision oder Durchtrennung der Nerven am Punctum nervosum behoben werden.

Ein vorübergehender Nervenschaden ist ferner durch Hakenzug mit Kompression des Mundastes des N. facialis möglich. Ähnliches gilt auch für den N. hypoglossus. Diese durch Zug bedingten Läsionen bilden sich meistens innerhalb von drei Monaten, gelegentlich auch sechs Monaten zurück. Eine bleibende Fazialisparese kann sich dann einstellen, wenn der Schnitt in Richtung auf den Kieferwinkel den Nerv direkt durchtrennt. Daher sollte die Inzision weiter nach dorsal hinter das Ohrläppchen verlegt werden.

Selten wird eine Schädigung des N. accessorius beobachtet; sie ist wegen ihrer Auswirkungen stets ernst zu beurteilen. Zustande kommt sie durch Hakendruck in der Tiefe und ist somit vermeidbar.

Eine Schädigung des Glomus caroticum oder des Karotissinusnerves hat postoperativ keine Auswirkungen. Intraoperativ kann die Manipulation im Bereich des Glomus caroticum zu einer Kreislaufdepression und erheblichen Bradykardie führen. Die Infiltration des Karotissinusnervs und des Glomus caroticum mit einem Lokalanästhetikum beseitigt diese Komplikation intraoperativ unmittelbar.

III. Infektion

Ein Infekt nach einer Karotisrekonstruktion ist sehr selten – im eigenen Krankengut bei 2–3/1000. Eine infizierte Kunststoffstreifenplastik kann durch einen Venenstreifen ersetzt werden, sofern die Karotiswand noch nahtfähig ist. Immerhin ist zu bedenken, daß ein Venenstreifen im infizierten Gebiet auch rupturgefährdet sein kann. Um sicher zu gehen, wird das infizierte Gefäßsegment reseziert und durch einen Gefäßersatz mit der V. saphena magna wiederhergestellt. Die Anastomosen werden angeschrägt End-zu-End ausgeführt. Wenn nach den lokalen Verhältnissen die A. carotis ext. reanastomosiert werden kann, sollte dies nicht unterlassen werden.

Ein Infekt ist als eine sehr ernste Komplikation zu werten. Es droht die Blutung, eine spontane Ausheilung kommt nicht in Betracht. Langes Zuwarten führt zu erheblichen Verschwielungen und erschwert den Rezidiveingriff. Eine Blutung kann durch Verdrängung der Weichteile sowohl zu einem akuten Erstickungsanfall führen wie auch infolge Kompression der A. carotis int. zu einer zerebralen Ischämie mit neurologischem Defizit.

IV. Zerebrales Defizit

Die gefürchtetste Komplikation der Karotischirurgie stellt das postoperative neurologische Defizit dar. Große Statistiken belegen eine Häufigkeit von 1–3% [1, 4, 6, 11, 29]. Trotz zahlreicher Untersuchungen können über die Ursachen nur Vermutungen angestellt werden. Im Mittelpunkt der Überlegungen stehen eine Absiedelung von embolischem Material infolge der Präparation an der Karotisgabel oder ein Ischämieschaden durch lange Abklemmzeit. Wahrscheinlich sind ischämische Hirnschädigungen weniger zu befürchten als Mikroembolien. Ob auch durch Umverteilungsstörungen bei nachgeschalteten Gefäßstenosen oder erheblich geschädigten Gefäßprovinzen durch die Luxusperfusion ein neurologisches Defizit ausgelöst werden kann, ist nicht ausgeschlossen, wenngleich im Einzelfall nicht immer zu beweisen.

Tritt ein neurologisches Defizit unmittelbar postoperativ auf, muß zuerst an einen technischen Fehler gedacht und die Durchgängigkeit der Gefäßrekonstruktion überprüft werden. Hierzu genügt die Dopplersonographie. Nur im Zweifelsfall ist eine angiographische Abklärung nötig. Bei Verdacht auf einen postoperativen Gefäßverschluß ist die sofortige Freilegung ohne weitere Diagnostik zur Überprüfung der Gefäßdurchgängigkeit nicht nur vertretbar, sondern ohne Zeitverlust zu fordern. Liegt ein technischer Fehler vor, der zu einem thrombotischen Verschluß geführt hat, muß er zuverlässig beseitigt werden. Der Thrombus ist in toto zu entfernen, bis eine kräftige rückläufige Blutung einsetzt. Dennoch wird ein sofort diagnostizierter und auch behobener thrombotischer Verschluß häufig ein neurologisches Defizit nach sich ziehen, wahrscheinlich weil bereits intrazerebrale Gefäße betroffen sind. Mit dieser Begründung wird die Zuführung von Streptokinase in das distale Gefäßsegment als lokale Thrombolyse empfohlen. Diese Maßnahme ist jedoch mit einem erheblichen Risiko behaftet, das allenfalls dann hingenommen werden könnte, wenn sichergestellt ist, daß der Strukturstoffwechsel noch nicht geschädigt ist. Die routinemäßige Applikation von Streptokinase ist beim postoperativen Verschluß der A. carotis int. nicht zu rechtfertigen.

Nach großen Statistiken enden etwa die Hälfte der zerebralen Defizite im zerebralen Koma und führen zum apallischen Syndrom oder zum Exitus. Die andere Hälfte zeigt mehr oder weniger große neurologische Ausfälle, die teilweise reversibel sein können. Die Quote der postoperativen zerebralen Defizite darf nicht diejenige des Spontanverlaufes überschreiten. Allgemein ist eine obere Grenze von etwa 3% anzunehmen. Beim kontralateralen Karotisverschluß ist das Risiko des zerebralen Defizits größer als bei der einseitigen Karotisstenose. Es ist daher mit einem Neurochirurgen zu erwägen, ob bei einer symptomatisch verschlossenen A. carotis int. und einer asymptomatischen kontralateralen Stenose einem protektiv anzulegenden extra-intrakraniellen Bypass Vorrang vor der Rekonstruktion der kontralateralen Stenose einzuräumen ist.

Ansonsten wären bei den Komplikationen Lymphfisteln, Venen- oder Parotisverletzungen denkbar; sie wurden im eigenen Krankengut nicht beobachtet. Indurationen von Lymphknoten kommen gelegentlich vor.

J. Reinterventionen

In einem Prozentsatz, der je nach Autor zwischen 3–18% liegt [3, 15], entwickeln sich postoperativ nach 1–5 Jahren Rezidivstenosen, die allerdings meist asymptomatisch verlaufen. Die Entstehung dieser Rezidivstenosen entspricht dem Charakter des Grundleidens. Eine hochgradige und hämodynamisch wirksame Rezidivstenose bedeutet eine Operationsindikation; sie ist nicht anders zu bewerten als der Primäreingriff. Die Revision ist durch die Narbenbildung technisch erheblich erschwert, daher risikobehaftet. Es ist vorteilhaft, primär die proximale A. carotis comm. unter Kontrolle zu bringen. Die Rekonstruktion der Rezidivstenose ist nicht immer möglich, es muß dann der gesamte Bereich des endarteriektomierten Gefäßes reseziert werden. Die Interposition eines Venen- oder Kunststofftransplantats erweist sich als erforderlich. Dabei ist zu prüfen, ob die proximalen und distalen Gefäßstümpfe anschlußfähig sind. Die A. carotis ext. läßt sich nicht immer erhalten. Wenn sich herausstellt, daß die A. carotis int. langstreckig hochgradig stenosiert ist, ist es vernünftiger, auf den Anschluß der A. carotis int. zu verzichten und stattdessen die A. carotis ext. zu perfundieren.

Ein Rezidiveingriff erweist sich gelegentlich auch dann als notwendig, wenn ein Nahtaneurysma oder ein Aneurysma des eingepflanzten Venenstreifens auftreten.

LITERATUR

1. Balzer K, Carstensen G (1985) Rekonstruktionen an der A. carotis. Ökonomie der Diagnostik und Ergebnisse. DMW 110:510–512
2. Blaisdell FW, Hall AD, Thomas AN (1966) Surgical treatment of chronic internal carotid artery occlusion by saline endarterectomy. Ann Surg 163:103–111
3. Breslau PJ, Strandness DE (1984) Rezidivstenose

nach karotischer Endarteriektomie. Langenbecks Arch Chir 364:474–475
4. Brott Th, Thalinger K (1984) The practice of carotid endarterectomy in a large metropolitan area. Stroke 15:950–955
5. Canadian cooperative stroke study group (1978) A randomized trial of aspirin and sulfinpyrazone in threatened stroke. New England J Med 299:53–59
6. Chambers BR, Norris JW (1984) The case against surgery for asymptomatic carotid stenosis. Stroke 15:964–967
7. Courbier R (1985) Basis for a classification of cerebral arterial diseases. Current Clinical Practice 22, Excerpta Medica Amsterdam
8. Eastcott HHG (1984) Colour atlas of carotid surgery. Single surgical procedures No. 12. Reuter Verlag Berlin New York
9. Fein J (1984) A history of surgery of cerebrovascular disease. In: Smith R (ed) Strokes and the Extracranial arteries. Raven Press New York
10. Fein JM, Flamm ES (1985) Cerebrovascular surgery. Vol II, Springer, New York Berlin Heidelberg Tokyo
11. Fields WS, Lemak NA (1976) Joint study of extracranial arterial occlusion. X. Internal carotid artery occlusion. JAMA 235:2734–2738
12. Gottstein U (1976) Zur Pathogenese der Hirnischämie unter besonderer Berücksichtigung der Risikofaktoren. Internist 17:1
13. Hennerici M, Rautenberg W, Mohr S (1982) Stroke risk from symptomless extracranial artery disease. The Lancet II, 1180
14. Imperato AM, Linn JPT (1967) Vertebral-arterial-reconstruction: Internal plication and vein-patch-angioplasty Ann Surg 166:213
15. Kortmann H, Krämling HJ, Utz F, Becker HM (1986) Chirurgie der zerebrovaskulären Insuffizienz. Ergebnisse 5 Jahre nach Desobliteration der A. carotis. Münch med Wschr 128:21–24
16. Lang J (1979) Gehirn- und Augenschädel. In: von Lanz T, Wachsmuth W (Hrsg) Praktische Anatomie, Bd. I, Kopf: Teil 1 B. Springer, Berlin Heidelberg New York
17. von Lanz T, Wachsmuth W (Hrsg): Praktische Anatomie, 1. Bd. Teil 2: Hals. Berlin Göttingen Heidelberg, Springer 1955, S. 147
18. Lippert H (1967) Arterienvarietäten. Klinische Tabellen 1–3, 51, Med. Klinik 14, 18, 19 und 21. Urban & Schwarzenberg, München Berlin Wien
19. Matsumoto GH, Rumwell CB (1983) Screening of carotid arteries by noninvasive duplex scanning. Am J Surg 145:609–610
20. Moore WS, Hall AD (1969) Carotid artery back pressure. A test of cerebral tolerance to temporary carotid occlusion. Arch Sur 99:702–709
21. Neuerburg-Heusler D (1984) Dopplersonographische Diagnostik der extracraniellen Verschlußkrankheit. VASA (Suppl) 12:59–70
22. Ringelstein EB, Zeumer H (1984) Die sogen. arteriosklerotische Pseudoocclusion der A. carotis interna: Pathogenetische Aspekte, Diagnostik und Therapie. Angio 6:11–18
23. Roederer GO, Langlois YE, Jäger KA, Primozich JF, Beach KW, Phillips DJ, Strandness E (1984) The natural history of carotid arterial disease in asymptomatic patients with cervical bruits. Stroke 15:605–613
24. Sandmann W (1983) Supraaortische Rekonstruktinen. In: Carstensen G (Hrsg) Intra- und postoperative Komplikationen, Springer, Berlin Heidelberg New York, S. 80–88
25. Sandmann W (1985) Rekonstruktive Chirurgie der supraaortischen Arterien: Fortschritte und Kontroversen. In: Sperling M (Hrsg) Gefäßrekonstruktion und Gefäßersatz im Wandel der letzten 25 Jahre. TM-Verlag Hameln
26. Sandmann W, Peronneau P, Kremer K (1980) Carotischirurgie und Pertubationsmessung. Der Einfluß einer neuen, hämodynamischen, intraoperativen Kontrollmethode auf das Rekonstruktionsgebiet. Angio 2:277
27. Thompson JE, Talkington CM (1982) Carotid endarterectomy. In: Warlow C, Morris PJ (eds) Transient ischemic attacks. Marcel Dekker New York pp 253–282
28. Van Dongen RJAM (1984) Angiographische Pathomorphologie der A. carotis aus chirurgischer Sicht. In: Mahler F, Nachbuhr B (Hrsg) Zerebrale Ischämie. Huber Bern, S. 125–129
29. Vollmar J (1983) Rekonstruktive Chirurgie der Arterien, 3. Aufl. Thieme, Stuttgart

18.2 Verschlußprozesse der Arteria vertebralis

G. CARSTENSEN und K. BALZER

INHALT

A. Allgemeine Vorbemerkungen 492
B. Spezielle Anatomie 492
C. Indikationen zur Rekonstruktion 494
D. Lagerung 494
E. Technik der Freilegung (supraklavikulärer Zugang) 495
F. Intraoperative Diagnostik 496
G. Rekonstruktionstechniken 496
    I. Endarteriektomie des Vertebralis-Abganges 496
    II. Behandlung der Vertebralis-Elongation . 497
    III. Transposition der Arteria vertebralis . . 497
    IV. Bypassmethode bei Stenose oder Elongation 497
    V. Verlagerungsoperation der Arteria vertebralis 497
H. Verschluß der Gefäßinzision 497
I. Besonderheiten bei Operationen der Arteria vertebralis rechts 498
J. Freilegung der A. vertebralis in ihrem knöchernen Kanal 498
K. Rekonstruktion der distalen Arteria vertebralis 498
    I. Anatomie 499
    II. Freilegung 499
    III. Resektion der Arteria vertebralis und End-zu-End-Anastomosierung 499
    IV. Bypass zur distalen Vertebralisarterie . . 499
    V. Verschluß der Inzision 500
L. Postoperative Komplikationen 500
    I. Blutung 500
    II. Lymphfistel 501
    III. Nervenschäden 501
    IV. Infektion 501
    V. Zerebrales Defizit 501
M. Reintervention 502
    Literatur 502

A. Allgemeine Vorbemerkungen

Die A. vertebralis geht aus der A. subclavia hervor und stellt bei einem proximalen Subklaviaverschluß oder einer hochgradigen Stenose ein wichtiges Kollateralgefäß für die Versorgung des gleichseitigen Armes dar. Die häufigste Schädigung des Vertebraliskreislaufes ist nämlich nicht die Einengung bzw. der Verschluß der A. vertebralis selbst, sondern die Umkehrung des Blutstromes in der A. vertebralis bei einer Blockade der vorgeschalteten A. subclavia. Dies als „Subclavian steal syndrom" bezeichnete Krankheitsbild wird im Kapitel 18.4 beschrieben [11, 12].

B. Spezielle Anatomie

Die A. vertebralis entspringt auf beiden Seiten in einer Häufigkeit von 90% der ansteigenden A. subclavia vor dem Truncus thyreocervicalis. Wenngleich die Frequenz der Ursprungsanomalien insgesamt rechts und links gleich groß ist, besteht doch insofern ein erheblicher Unterschied im Verhalten der beiderseitigen anatomischen Varianten, als rechts eine Neigung zur Verlagerung der Aufzweigung nach lateral und links nach medial vorhanden ist. Diese beachtenswerten Grundlagen sind vor allem folgenden Zahlen zu entnehmen: Abgang der A. vertebralis aus der A. subclavia jenseits des Truncus thyreocervicalis rechts 4%, links unter 0,1% und Abgang aus dem Aortenbogen rechts unter 0,1%, links 4%, während sich der Abgang mehr als 2 cm diesseits des Truncus thyrcocervicalis mit 4% rechts – nicht selten aus der Bifurkation des Truncus brachiocephalicus hervorgehend – und 3% links annähernd gleich verhält.

Von zahlenmäßig geringerer Bedeutung sind folgende Spielarten: Ursprung gemeinsam mit dem Truncus thyreocervicalis rechts unter 1%, links 2%; Ursprung aus der A. carotis comm.

18.2 Verschlußprozesse der Arteria vertebralis

rechts unter 1%, links 0%; zweiwurzeliger Ursprung aus Aorta und A. subclavia oder akzessorische Aa. vertebrales – auch aus dem Truncus thyreocervicalis – rechts unter 1%, links 1%. Rechts kommt ein gemeinsamer Verlauf der A. vertebralis mit dem Truncus thyreocervicalis, der A. thyreoidea inf. und dem Truncus costocervicalis in weniger als 1% vor. Links muß damit gerechnet werden, daß die A. vertebralis in 4% ein direkter Ast des Aortenbogens ist – zu 3% vor und zu unter 1% nach der A. subclavia abzweigend [7].

Ob es Aplasien der A. vertebralis – ein- oder gar doppelseitig – gibt, ist ungewiß. Sicher sind sie sehr selten. Hinter vermeintlichen Aplasien können sich anatomische Varianten verbergen. Gefäßchirurgisch ist bedeutsam, daß der Abgang der A. vertebralis meist dorsal gelegen ist.

Die A. vertebralis erreicht den Knochenkanal zu 90% über das Foramen transversarium des 6. Halswirbels. Links scheint der Zugang durch ein anderes Foramen transversarium etwas häufiger zu sein als auf der rechten Seite: C_5 5%, C_4 2%, C_7 2%, C_3 1%. Für die Freilegung wichtig ist die topographisch-anatomische Beziehung der A. vertebralis zu den benachbarten Regionen. Vor dem Gefäß ist die A. subclavia gelegen. Auf der linken Seite befinden sich in dieser Gegend die Einmündung des Ductus thoracicus und hinter der Arterie der Truncus sympathicus mit seinem dritten Halsganglion. Nach dem Eintritt in das Foramen transversarium ist die A. vertebralis gegen Verletzungen gut geschützt; andererseits ist sie für mechanische Belastungen, die die Halswirbelsäule in dieser Höhe betreffen, anfällig.

In Höhe des Atlas bilden die Aa. vertebrales eine Schlinge und vereinigen sich an der Schädelbasis zur A. basilaris, die am vorderen Hirnstamm verläuft und mit den beiden Karotiden die Blutversorgung des Circulus arteriosus Willisii unterhält. Individuell unterschiedlich ausgebildete Arterienverbindungen versetzen sie in die Lage, sich an einer Kollateralversorgung des Gehirns bei einem Karotisverschluß zu beteiligen. Umgekehrt kann bei einem Vertebralisverschluß der Karotiskreislauf kompensatorisch eintreten. Die Suffizienz oder Insuffizienz dieser gegenseitigen Hilfsfunktion ist im Einzelfall nicht genau vorherzusehen. So kann die doppelseitige Thrombose der A. vertebralis sowohl zum Basilarisverschluß mit Stammhirninfarkt und letalem Ausgang führen, als auch unbemerkt ablaufen. Zwischen diesen extremen Möglichkeiten schwankt das neurologische Defizit erheblich (Abb. 18.2.1–18.2.4).

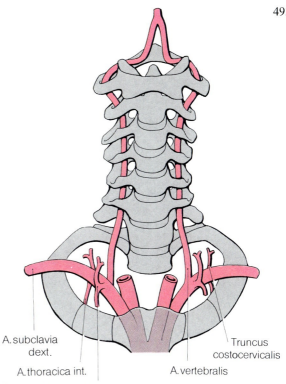

1

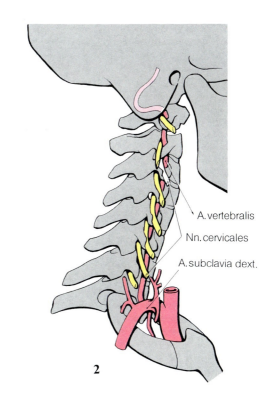

2

Abb. 18.2.1 und 18.2.2. Anatomischer Verlauf der A. vertebralis von vorne (Abb. 1) und seitlich (Abb. 2) nach [2]

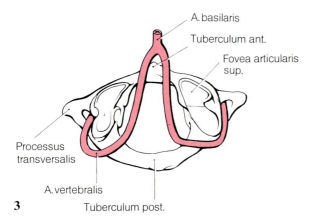

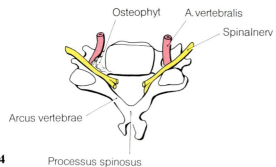

Abb. 18.2.3 und 18.2.4. Anatomische Verhältnisse im Bereich der Atlasschlinge. Man beachte die enge topographische Beziehung zum Spinalnerv

C. Indikationen zur Rekonstruktion

Die vertebrobasiläre Insuffizienz steht nicht nur zahlenmäßig hinter der Karotisinsuffizienz zurück, auch die Klinik ist in der Regel weniger auffällig [1]. Uncharakteristische neurologische Symptome wie ein Drehschwindel oder eine nicht näher definierte Sehstörung sind oft nicht eindeutig einer Gefäßveränderung zuzuordnen, sie können auch Ausdruck anderer neurologischer Krankheiten sein. Am häufigsten werden degenerative Veränderungen der Halswirbelsäule Beschwerden ähnlich einer vertebrobasilären Insuffizienz auslösen. Die Notwendigkeit einer sorgfältigen Differentialdiagnostik ist daher bei der Indikationsstellung zum operativen Vorgehen unbedingt hervorzuheben. An eine gefäßchirurgische Rekonstruktion darf erst gedacht werden, wenn die Differentialdiagnostik ausgeschöpft worden ist.

Dies bedeutet andererseits aber nicht, die vertebrobasiläre Insuffizienz in Vergessenheit geraten zu lassen. Das Krankheitsbild des „Subclavian steal syndroms" ist einfach zu erkennen und seitens der Indikationsstellung klar definiert. Schwieriger verhalten sich Beurteilung und Behandlung isolierter Vertebralisveränderungen [5].

Für eine ausreichende Versorgung des Basilaris-Kreislaufs genügt eine kräftige Vertebralisarterie. Die Indikation zur Gefäßchirurgie ist daher im allgemeinen nur bei doppelseitigen Veränderungen oder bei einer einseitigen Vertebralisstenose und kontralateralem Verschluß zu stellen, es sei denn, daß die Kollateralversorgung über die Karotiden suffizient ist [3, 4].

Die Läsionen betreffen am häufigsten den Abgang der A. vertebralis in Form einer arteriosklerotisch bedingten Stenose, seltener in Gestalt einer hämodynamisch wirksamen Elongation mit Knickstenose. Im Verlauf der A. vertebralis gibt es ebenfalls Stenosen, die arteriosklerotisch oder durch Einengung des knöchernen Kanals infolge einer Unkarthrose bedingt sein können, ferner Elongationen. Im knöchernen Kanal ist die A. vertebralis schlecht zugänglich, daher gewinnen Bypassoperationen zur Atlasschlinge an Bedeutung.

Die Diagnostik der A. vertebralis kann auf eine angiographische Abklärung niemals verzichten. Diese Forderung ist wegen der zahlreichen anatomischen Varianten und des komplizierten Verlaufs der Arterie gerechtfertigt. Außerdem ist die Durchführung eines Computertomogramms anzuraten, um differentialdiagnostisch z.B. tumoröse Prozesse im Kleinhirn oder ausgedehnte Infarktzonen sicher ausschließen zu können.

Zu den Symptomen der vertebrobasilären Insuffizienz gehören neben dem Lage- oder Drehschwindel auch die sogenannte Blitzsynkope (drop attacks), d.h. plötzliches unvermeidbares Hinstürzen mit oder ohne kurzfristigem Bewußtseinsverlust [9, 10], ferner Doppelbilder, transitorische Augenmuskelparesen sowie Gesichtsfeldausfälle bis zur Erblindung. Hierbei werden die neurologischen Ausfälle häufig durch Kopf- und Halsbewegungen ausgelöst.

D. Lagerung

Die Lagerung zur Vertebralisoperation erfolgt wie zur Karotisoperation. Der Kopf wird zur Gegenseite gebeugt und mäßig rekliniert. Wichtig ist das Herabhängen der gleichseitigen Schulter. Diese Maßnahme kann durch Einschieben eines kleinen

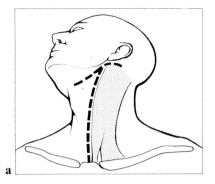

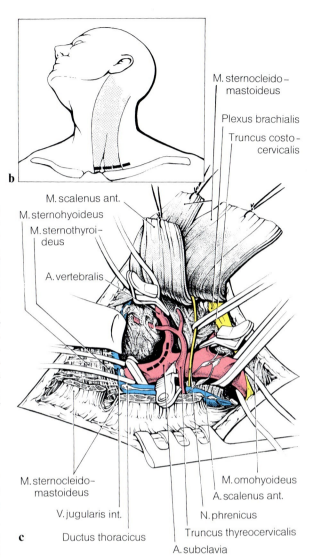

Abb. 18.2.5. **a** Die Freilegung der A. vertebralis kann durch einen anterolateralen oder einen anterioren Zugang im Bereich der Atlasschlinge erfolgen. Der anteriore Zugang erlaubt gleichzeitig die Freilegung der A. carotis und schafft eine bessere Übersicht, während der anterolaterale Zugang auch die Freilegung im Bereich der proximalen A. carotis oder der A. subclavia und des Vertebralisabganges ermöglicht. **b** Empfohlener supraklavikulärer Zugang für die Freilegung der A. vertebralis an ihrem Ursprung sowie anteriorer Zugang für die A. vertebralis im Bereich der Atlasschlinge. **c** Operationssitus nach Durchtrennung von Haut und M. sternocleidomastoideus. Man beachte den über den M. scalenus ziehenden N. phrenicus. Nach Durchtrennung des M. scalenus ant. springt die A. subclavia vor; die A. vertebralis kann in ihrem proximalen Anteil dargestellt werden

Keils zwischen die Schulterblätter erleichtert werden. Die Arme sind bei der Fixation nach unten zu ziehen und am Körper anzulegen. Bei dieser Lagerung ist eine ausreichende Freilegung der A. vertebralis von einem supraklavikulären Zugang in aller Regel gewährleistet. Für den Notfall muß jedoch stets an eine rasche Schnitterweiterung gedacht werden, weshalb die Desinfektion der gesamten Thoraxhälfte einschließlich des Sternums und der Halsseite zu erfolgen hat. Die Ausweitung des Zuganges kann einmal mit Verlängerung der Inzision in Richtung auf eine mediane Sternotomie oder durch eine Klavikula-Durchtrennung erreicht werden (Abb. 18.2.5a).

Die gleiche Lagerung wird auch für die Freilegung der A. vertebralis in Höhe der Atlasschlinge benötigt [2]. Hierbei muß eine ausreichende Rasur der Haupthaare bis zu einer gedachten Linie vom Augenwinkel über die Ohrmuschel bis zur dorsalen Mittellinie erfolgen. Für diese Freilegung ist ebenfalls die gesamte Halsseite einschließlich des supraklavikulären Dreiecks zu desinfizieren, um die entsprechenden Spendergefäße erreichen zu können (Abb. 18.2.5b).

E. Technik der Freilegung (supraklavikulärer Zugang)

Die Hautinzision beginnt einen Querfinger oberhalb der Klavikula am Sternoklavikulargelenk und zieht etwa 10–12 cm nach lateral. Der klavikuläre Anteil des M. sternocleidomastoideus wird durchtrennt. Hier verlaufende Venen müssen unterbunden werden. Der Muskel wird unmittelbar an der Klavikula abgesetzt. Das subkutane Fettgewebe einschließlich der Lymphknoten wird teils stumpf, teils scharf präpariert, bis lateral der V. jugularis der M. scalenus ant. erscheint. Unmittelbar seitlich des M. scalenus ant. zieht der Plexus brachialis nach distal, der sorgfältig geschont werden muß. Am Vorderrand des M. scalenus ant., seltener auf seiner Mitte oder an seiner lateralen Zirkumferenz erstreckt sich der schmale, ebenfalls zu schonende N. phrenicus. Eine doppelte Anlage dieses Nervs (N. phrenicus accessorius) kommt vor, ist aber selten. Die Freilegung des Lymphknotenpaketes nach medial hat auf den Ductus thoracicus zu achten. Falls eine Lymphsekretion einsetzt, müssen fistelnde Lymphgefäße mit Umstechungen exakt versorgt werden. Einen verletzten Ductus thoracicus kann man ohne nachteilige Folgen unterbinden. Hierzu ist im Zweifelsfall unbedingt zu raten, da sich eine Lymphfistel des Ductus thoracicus kaum einmal spontan schließt. Die V. jugularis wird von lateral mobilisiert, eine Anschlingung ist meist nicht erforderlich. Falls doch aus besonderem Grund eine Notwendigkeit besteht, muß an den von dorsal in den Venenwinkel einmündenden Ductus thoracicus sowie an den in der Gefäßnervenscheide verlaufenden N. vagus gedacht werden (Abb. 18.2.5c).

Der nächste Schritt besteht in der Durchtrennung des M. scalenus ant. Unmittelbar unter dem Muskel verläuft die A. subclavia, neben dem Muskel der Plexus brachialis, der bei der Muskeldurchtrennung vorsichtig beiseite zu halten ist. Zu denken ist schließlich an anatomische Anomalien wie eine Halsrippe, die am weiteren Vorgehen zunächst nichts ändert. Der Ansatz des M. scalenus ant. wird unmittelbar an der ersten Rippe durchtrennt. Danach wölbt sich die A. subclavia vor, unter ihr die Pleura, die beim Anschlingen der Arterie nicht verletzt werden darf. Der anatomische Überblick orientiert sich am Truncus thyreocervicalis und am Truncus costocervicalis. Gefäßverletzungen müssen vermieden werden. Blutungen sind wegen der eingeschränkten Übersichtlichkeit des Operationsgebietes schwerwiegende Komplikationen, zumal eine Blutstillung mittels Ausklemmen des Gefäßes zu diesem Zeitpunkt schwierig sein kann. Die A. subclavia wird angeschlungen und nach proximal verfolgt. Der Ursprung der A. vertebralis ist variabel (s.S. 13). Die ungefähre Abgangsstelle ist aus dem Angiogramm geläufig. Entspringt die A. subclavia aus dem Aortenbogen, sollte sie möglichst zentral unterbunden, durchtrennt und an günstiger Stelle replantiert werden, wozu sich der Truncus thyreocervicalis besonders gut eignet. Die begleitende V. vertebralis, die die Arterie nicht selten in Form eines Venengeflechts umgibt, verdient große Aufmerksamkeit, da ihre Blutungen nur schwer unter Kontrolle zu bringen sind. Die A. subclavia wird proximal und distal des Abganges der A. vertebralis ausreichend freigelegt, um über genügend Raum für das Anlegen der Arterienklemmen zu verfügen.

F. Intraoperative Diagnostik

Analog zur Druckmessung in der A. carotis kann nun der Druck in der A. vertebralis gemessen werden, Flußmessungen sind ebenfalls möglich. Diese Meßmethoden sind in diesem Bereich jedoch nicht obligat. Eine EEG-Aufzeichnung, die schon bei der Karotisrekonstruktion wenig Anhaltspunkte für protektive Maßnahmen liefert, ist bei der Vertebralis-Wiederherstellung grundsätzlich nicht erforderlich. Ein intraluminärer Shunt muß niemals eingelegt werden. Dies wäre auch technisch nicht einfach. Lediglich bei doppelseitigem Karotisverschluß und nur einseitig ausgebildeter A. vertebralis kann an die Einlage eines intraluminären Shunts gedacht werden. Die Technik wurde bei der A. carotis beschrieben (s.S. 485), sie unterscheidet sich hiervon nicht.

G. Rekonstruktionstechniken

I. Endarteriektomie des Vertebralis-Abganges

Nach Ausklemmen der A. subclavia – möglichst weit zentral – und der A. vertebralis wird am Abgang des Gefäßes eine Stichinzision vorgenommen, die entgegen der Strömungsrichtung in die A. subclavia und mit der Strömungsrichtung in die A. vertebralis hinein verlängert wird. Der stenosierende Plaque am Abgang des Gefäßes läßt sich mit dem Spatel meist mühelos in der sich anbietenden Dissektionsebene entfernen. Eine Stufenbildung tritt so gut wie nie auf, da der weitere Verlauf der A. vertebralis fast immer frei von arteriosklerotischen Stenosen ist. Nur selten reicht eine Kalkspange weiter nach distal. Läßt sie sich unter Sicht des Auges nicht zuverlässig und stufenlos ablösen, wird die Intimaleiste angeheftet. Die Anwendung eines Ringstrippers ist kontraindiziert, um nicht mehr erreichbaren Intimastufen zu entgehen. Ob eine Aufdehnung des peripheren Lumens mit einem Ballonkatheter empfehlenswert ist, erscheint recht fraglich, wenn der unvermeidbare Endothelschaden in Rechnung gestellt wird.

Wenn die A. subclavia am Abgang der A. vertebralis stenosiert ist, sind entweder eine Ausräumung oder eine Erweiterungsplastik angezeigt. Bei der Desobliteration darf man nicht ungewollt in eine Schicht so nahe der Adventitia geraten, daß eine Schädigung der Gefäßwand mit einer sich nach distal fortsetzenden Dissektion oder gar eine Gefäßruptur drohen. Die A. subclavia ist ein sehr empfindliches Gefäß. Der Eingriff wird mit dem Einnähen einer Erweiterungsplastik aus einem kleinen Venenstreifen oder aus Kunststoff beendet.

II. Behandlung der Vertebralis-Elongation

Es gibt Elongationen der A. vertebralis im proximalen Abschnitt mit einer hämodynamisch wirksamen Knickstenose. Für ihre Beseitigung gelten die gleichen Kriterien, die schon bei der A. carotis dargelegt wurden. Das elongierte Segment, zumal der abgeknickte Anteil, wird reseziert oder durch evertierende Hinterwandnaht gekürzt. Die evertierende Hinterwandnaht [6] hat den Vorteil, daß die Gefäßwand ein gewisses Widerlager bei der Naht bilden, während die direkte Naht bei einer ausgedünnten Gefäßwand schwierig sein kann. Tritt deswegen nach Freigabe des Blutstromes eine Undichtigkeit an der Hinterwand auf, kann deren Versorgung Probleme aufwerfen. Dagegen hat die evertierende Hinterwand den Nachteil einer gewissen Wandstarre mit Leistenbildung, die eine relative Stenose bedeuten kann. Die Inzision wird mit Einnähen einer Streifenplastik verschlossen.

III. Transposition der Arteria vertebralis

Bei betont medialem Abgang der A. vertebralis – etwa aus dem Aortenbogen oder dem proximalen Abschnitt der A. subclavia – ist es technisch einfacher, die A. vertebralis auf ein großes Gefäß des Truncus thyreocervicalis oder seinen Stamm zu transponieren. Die A. vertebralis wird möglichst weit zentral mit einer Durchstichligatur versorgt. Der Truncus thyreocervicalis wird dargestellt, die A. thyreoidea freigelegt, distal unterbunden und durchtrennt. Der Stumpf der A. thyreoidea inf. wird an der Vorderwand mit einer Längsinzision eröffnet, die A. vertebralis dann in üblicher Weise end-zu-end eingepflanzt. Eine Erweiterungsplastik an der Vorderwand wird hinzugefügt. Am Abgang des Truncus thyreocervicalis darf keine Stenose vorliegen, sie wäre gegebenenfalls zu beseitigen.

IV. Bypassmethode bei Stenose oder Elongation

Wenn sehr ungünstige Gefäßverhältnisse am Abgang der A. vertebralis ausgeprägt sind, kann die Anlage eines Venenbypasses die Methode der Wahl sein [2]. Proximal kann der Venenbypass sowohl an einem geeigneten Segment der A. subclavia als auch – wenn dort günstigere Verhältnisse bestehen – an der A. carotis comm. angeschlossen und zur seitlich oder an der Vorderwand inzidierten A. vertebralis geführt werden. Von den lokalen Verhältnissen muß es abhängig gemacht werden, welchem Verfahren der Vorzug zu geben ist. Die Verwendung von Kunststoff ist für dieses Verfahren wegen des in der Regel engen Gefäßkalibers nicht empfehlenswert.

V. Verlagerungsoperation der Arteria vertebralis

Zum Ausgleich von Elongationen mit Abknickungen gab NEUGEBAUER [8] die Durchtrennung des Truncus thyreocervicalis und die Antefixation mit leichter Torquierung der A. subclavia nach vorn bei gleichzeitiger Verlagerung des Gefäßes an. Die Vorteile dieser Methode sollen in einer fehlenden Traumatisierung des Vertebralisverlaufes bestehen. In Einzelfällen mag eine Abknickung der A. vertebralis durch diese Operation korrigiert werden können. Bei Elongationen beträchtlicheren Ausmaßes läßt sich ein genügender Ausgleich durch diese Methode nicht erreichen; außerdem werden ein gesundes Gefäß durchtrennt und die A. subclavia ohne zwingenden Grund aus ihrer anatomischen Position verlagert.

H. Verschluß der Gefäßinzision

In Ausnahmefällen, etwa bei einer Transpositionsoperation, kann eine angeschrägte End-zu-End-Anastomose vorgenommen werden. Ansonsten ist die Erweiterungsplastik selbstverständlich, um einen harmonischen Übergang von der A. subclavia in das Gefäßlumen der A. vertebralis herzustellen. Die Nahttechnik paßt sich mit großer Vorsicht den zarten Gefäßwänden an, zumal nach Ausräumung der A. vertebralis. Eine primäre Bluttrockenheit ist wünschenswert. Ist dies nach Beendigung der Naht nicht der Fall, so sollte auch nicht der volle Blutstrom aus der A. subclavia freigegeben werden. Denn dies könnte ein Einreißen der Stichkanäle begünstigen. Ein minutenlanges Zuwarten nach Auflegen von Gelatinegaze oder Kollagenfließ sowie heißer Kompressen ist unumgänglich. Wenn kleine Stichkanalblutungen bestehen bleiben, ist die Aufträufelung von Fibrinkleber nach erneuter Ausklemmung des Gefäßes sehr vorteilhaft.

Ist die Anastomose bluttrocken, wird das Wundgebiet auf insuffiziente Lymphbahnen überprüft. Sezernierende Lymphgefäße erfordern eine Umstechung; auch hier ist das Aufträufeln von Fibrinkleber zur Stillung der Lymphsekretion sinnvoll und in der Lage, postoperative Komplikationen zu vermeiden. Nach Einlegen einer Redon-Drainage wird der M. sternocleidomastoideus angeheftet. Die Wunde wird schichtweise verschlossen.

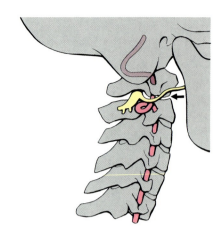

Abb. 18.2.6. Als Orientierungspunkt für die Freilegung der A. vertebralis im Bereich der Atlasschlinge dient das Atlanto-Axialgelenk. Es liegt vorne und medial der A. vertebralis und des Processus transversus

I. Besonderheiten bei Operationen der Arteria vertebralis rechts

Infolge anatomischer Voraussetzungen kann sich die Operationstechnik der rechten von der linken Seite unterscheiden. Die fehlende Kreuzung mit dem Ductus thoracicus sowie der nicht selten mehr distal gelegene Vertebralisabgang gestalten die Präparation rechts einfacher, so daß die Freilegung der A. vertebralis ohne Durchtrennung des M. scalenus ant. bei direktem Zugang lateral der V. jugularis möglich sein kann. Bei proximalem Vertebralisabgang ist als Zugang eine Längsincision am Außenrand des M. sternocleidomastoideus vorteilhaft. Zur Rekonstruktion bietet sich die technisch einfachere Replantation in die Arteria carotis comm. an.

J. Freilegung der Arteria vertebralis in ihrem knöchernen Kanal

Ein rekonstruktiver Eingriff kommt in dieser Gegend nur ausnahmsweise bei angiographisch nachgewiesener Einengung der A. vertebralis im knöchernen Kanal durch eine Unkarthrose oder einem Prolaps von Gefäßanteilen in einen Zwischenwirbelraum in Betracht. Der direkte Zugang erfolgt durch eine Inzision am hinteren Rand des M. sternocleidomastoideus. Unter sorgfältiger Schonung des N. accessorius werden der M. longus colli präpariert, die Querfortsätze der Halswirbelsäule dargestellt. Der knöcherne Kanal wird im betreffenden Segment eröffnet, die A. vertebralis freigelegt. Meist genügt die Beseitigung der knöchernen Kompression zur Wiederherstellung der ungehinderten Blutstrombahn. Gelegentlich können auch in diesem Bereich eine Kürzungsoperation der Arterie oder eine Erweiterungsplastik notwendig sein. Der Eingriff ist technisch schwierig und sollte nur bei betont ausgewählter Indikation vorgenommen werden (Abb. 18.2.6).

K. Rekonstruktion der distalen Arteria vertebralis

Eine Indikation zur Rekonstruktion der A. vertebralis im distalen Abschnitt kann bei hochgelegenen obliterierenden Veränderungen, bei multiplen Stenosen im unteren und mittleren Segment oder bei einer Inoperabilität am Ursprung zu erwägen sein. Ferner kann diese Indikation bei einem Rezidiveingriff, zur Ausschaltung von arteriovenösen Fisteln im Verlauf der Arterie oder bei ihrer Verletzung durch Schleudertraumen in Höhe der Axis gestellt werden [2].

I. Anatomie

Die A. vertebralis ist nur im Bereich der Atlasschlinge einer chirurgischen Korrektur zugänglich. Bevor die beiden Vertebralarterien sich zur A. basilaris vereinen, verlassen sie den knöchernen Kanal, um über den Processus transversus des Atlas zum Foramen magnum zu ziehen.

II. Freilegung

Die Freilegung der distalen Vertebralarterie kann vom anterolateralen oder anterioren Zugang geschehen. Wenn anterolateral vorgegangen werden soll, wird die Inzision nach dorsal mit Durchtrennung des M. sternocleidomastoideus am Processus mastoideus geführt. Auf diese Weise läßt sich die Vertebralarterie distal des Processus transversus des Atlas und der lateralen Verbindung zwischen Atlas und Axis kontrollieren.

Die Inzision für den vorderen Zugang wird nach vorn vor dem Ohr ausgedehnt. Die Schnittführung kann sich bis zur Schädelbasis erstrecken. Zusätzlich ermöglicht die Mobilisierung des Unterkiefers ein erleichtertes Vorgehen zur distalen Vertebralarterie, zur vorderen Wirbelsäule sowie schließlich auch zum unterhalb der Schädelbasis gelegenen Segment der A. carotis int. Der vordere Zugang zur distalen Vertebralisarterie ist insgesamt empfehlenswerter. Beide Inzisionen verlangen eine Durchtrennung des N. auricularis magnus und eine Schnittführung entlang dem Verlauf des N. accessorius.

Ein vorspringender Orientierungspunkt ist das Atlanto-Axialgelenk, das vorn und medial der A. vertebralis sowie des Processus transversus gelegen ist [2]. Die Ansätze des M. longus capitis und des M. scalenus med. werden vom Processus transversus des I., II. und III. Halswirbels entfernt. Das obere zervikale Ganglion wird von lateralen Verwachsungen befreit und nach medial gezogen. Der vordere Ast des II. Zervikalnervs wird durchtrennt. Auf diese Weise gelingt die Freilegung des lateralen Winkels der A. vertebralis im Bereich der Atlasschlinge auf Höhe der Axis und ermöglicht den Anschluß eines Venenbypasses zur distalen A. vertebralis mit dem geringsten Freilegungsaufwand. Dieser Umstand ist deswegen so wichtig, weil die Präparation des medialen Winkels der A. vertebralis mit beträchtlichen Gefahren verbunden ist. Bis hierher reicht gelegentlich der Durasack, der von einem großen Venenplexus überdeckt wird, bei dessen Eröffnung ein erheblicher Blutverlust entstehen kann. Eine Blutstillung ist praktisch nur durch Kompression möglich und damit unsicher.

III. Resektion der Arteria vertebralis und End-zu-End-Anastomosierung

Bei Abknickungen der distalen Vertebralarterie in diesem Bereich kann die Resektion und End-zu-End-Anastomose manchmal ausreichen. In aller Regel ist jedoch einem Bypassverfahren wegen der schlechten Mobilisierbarkeit der Arterie und der Blutungsgefahr der Vorzug einzuräumen [2].

IV. Bypass zur distalen Vertebralisarterie

Der vordere Zugang gestattet die gleichzeitige Freilegung der A. carotis int. von der Karotisgabel bis fast zur Schädelbasis. Sowohl die A. carotis ext. als auch die A. carotis int. können als Spendergefäße für den Bypass herangezogen werden, sofern ein ausreichender Blutzustrom vorhanden ist. Als Bypassmaterial sollte nur eine körpereigene Vene benutzt werden. Ausnahmsweise kann die A. vertebralis selbst als Bypassmaterial verwendet werden, wenn die Arterie unter Eröffnung des knöchernen Kanals nach proximal mobilisiert und in der Mitte ihres Verlaufs am Hals durchtrennt worden ist. Die Ausweitung dieses Eingriffes setzt beträchtliche Kenntnisse auf dem Gebiet der Vertebralischirurgie voraus und schließt erhebliche Komplikationsmöglichkeiten ein. Grundsätzlich kann die A. vertebralis sogar als Spendergefäß für einen Vertebralis-Karotis-Bypass dienen, wenn die A. carotis int. unterhalb der Schädelbasis unterbunden werden muß und die Blutstrombahn wiederhergestellt werden soll. Dieser Weg kann bei einem Tumorleiden am Hals, sonst bei unzugänglichen arteriovenösen Fisteln oder Verschluß der A. carotis comm. in Betracht kommen. In diesen Fällen kann die Situation eintreten, daß die Anlage eines Externa-Interna-Bypasses wegen des ausfallenden Spendergefäßes – nämlich der A. carotis ext. – entfällt und nur eine extraanatomische Umleitung von der A. subclavia zur Verfügung steht. Es sollte daher nicht in Vergessenheit geraten, daß für den erfahrenen Gefäßchirurgen das distale Segment der A. vertebralis zur Aufnahme eines Umgehungs-Transplantates herangezogen werden kann (Abb. 18.2.7a–c).

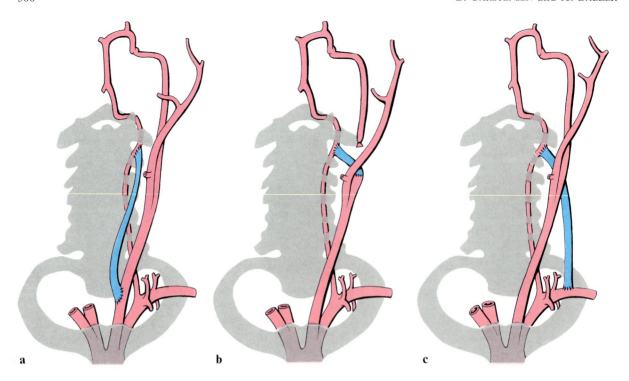

Abb. 18.2.7. a Technik eines Venenbypasses von der A. carotis comm. zur Atlasschlinge bei multiplen stenosierenden Veränderungen im Verlauf der A. vertebralis. **b** Bypass einer verschlossenen A. carotis int. zur Atlasschlinge der A. vertebralis. **c** Venenbypass von der A. subclavia zur Atlasschlinge der A. vertebralis (modifiz. nach CARNEY [2])

V. Verschluß der Inzision

Beim Wundverschluß wird der M. sternocleidomastoideus im Bereich des Processus mastoideus angeheftet. Auf eine ausreichende Bewegungsfreiheit der Bypassvene ist zu achten. Wenn erforderlich, können Teile des Muskels reseziert oder der Ansatz verlagert werden. Die Wunde wird nach Einlegen einer Redon-Drainage mit subkutanen und Hautnähten verschlossen.

L. Postoperative Komplikationen
(s.S. 161 ff.)

Rekonstruktive Eingriffe an der A. vertebralis sind schwierig. Diese Auflage gilt bereits für den proximalen, besonders aber für den distalen Abschnitt. Ausreichende Operationserfahrung beugt Komplikationen vor.

I. Blutung

Eine Blutung nach einer Vertebralisrekonstruktion stammt meistens nicht aus der Anastomose, sondern aus Gefäßen der Nachbarschaft oder der Haut. Diese Blutungskomplikationen sind harmlos. Eine Wundrevision mit ausreichender Drainage beherrscht die Komplikation. Gefährlich wird die Blutung aus dem rekonstruierten Gefäßabschnitt, da bei der Revisionsoperation eine ausreichende Übersicht nur schwerlich zu gewinnen ist. Aus diesem Grunde kann nicht genügend betont werden, daß bei der Vertebralisoperation die Sicherheit der Anastomose oberstes Gebot sein muß. Lieber sollte ein Eingriff unterbleiben, als einen Eingriff unter unzureichenden Bedingungen auszuführen. Die besondere Empfindlichkeit der Gefäße im Bereich des Subklaviabogens ist an dieser Stelle nochmals zu unterstreichen.

Tritt die äußerst fatale Situation einer ausgerissenen Vertebralis-Anastomose oder einer rupturierten Streifenplastik ein, so muß die Inzision – wie beschrieben, sei es durch mediane Sternotomie oder Klavikula-Durchtrennung – ausgiebig erweitert werden, um eine zuverlässige Übersicht, vor allem über den Verlauf der A. subclavia zu erhalten. Der Defekt wird entweder durch Neuanlegung einer Anastomose oder durch Überbrückung mit Transplantaten behoben.

Für eine Blutung nach Rekonstruktion im distalen Bereich der A. vertebralis zeichnet meist der venöse Plexus verantwortlich. Diese Komplikation kann nur durch Kompression bzw. Tamponade versorgt werden. Blutungen aus Stichkanälen oder dem rekonstruierten Gefäßabschnitt können ebenso zuverlässig wie technisch einfach durch Aufträufeln von Fibrinkleber gestillt werden. Die Empfindlichkeit der Gefäße gestattet in diesem Bereich kaum einmal eine erneute Anastomosierung.

II. Lymphfistel

Die Lymphfistel ist die häufigste postoperative Komplikation, besonders bei der linksseitigen Freilegung der proximalen A. vertebralis infolge unbemerkter Verletzung des Ductus thoracicus. Nach einer Vertebralisrekonstruktion wird aus der Redon-Drainage stets Lymphflüssigkeit abfließen. Selbst wenn die Menge dieses Sekretes anfangs erheblich sein sollte, empfiehlt es sich, zunächst etwa drei Tage zuzuwarten. Auch große Lymphfisteln können sich nicht selten spontan schließen. Geschieht dies nicht, ist eine Revision angezeigt. Die Auffindung des fistelnden Lymphgefäßes kann schwierig oder unmöglich sein. Das Absichern von Umstechungsligaturen mit Fibrinkleber ist sinnvoll und empfehlenswert.

III. Nervenschäden

Der Nerv, der bei einer Operation an der proximalen A. vertebralis am häufigsten einen Schaden erleidet, ist der N. phrenicus. Im allgemeinen ist er nicht durchtrennt, sondern durch Traumatisierung infolge Hakendrucks oder Anschlingung geschädigt [1]. Diese Störungen bilden sich so gut wie immer nach 3–6 Monaten vollständig zurück. Eine völlige Durchtrennung des N. phrenicus kann nur dann ausgeglichen werden, wenn ein N. phrenicus accessorius vorhanden ist. Häufig wird in Ruhe keine wesentliche Beeinträchtigung der Lungenfunktion auftreten. Eine Atmungsinsuffizienz bei Belastung ist jedoch regelmäßig eine Folge der Phrenicus-Parese. Die neurochirurgische Rekonstruktion des N. phrenicus verspricht nur geringe Aussicht auf Erfolg.

Geachtet werden muß bei der proximalen Freilegung auch auf den Plexus brachialis. Schäden durch Zerrungen sind zwar stets reversibel; häufig bestehen für lange Zeit ein Gefühl von Mißempfindungen und nicht selten auch ziehende Schmerzen. Die Durchtrennung des Plexus brachialis verlangt eine sofortige Versorgung durch einen ausreichend erfahrenen Operateur. Auf keinen Fall darf Zeit verloren werden.

Gelegentlich kommt es nach einer Vertebralisrekonstruktion wegen des benachbarten III. Zervikalganglions des Truncus sympathicus zu einem Horner'schen Symptomenkomplex, der in den meisten Fällen rückbildungsfähig ist. In etwa 1% ist jedoch mit einer bestehen bleibenden Horner'schen Trias zu rechnen. Daher sollte bei der präoperativen Aufklärung auf diese Komplikation hingewiesen werden.

Eine schwerwiegende Komplikation bedeutet die Durchtrennung des N. accessorius bei einer Freilegung der distalen A. vertebralis. Unbedingt muß sofort eine neurochirurgische Rekonstruktion veranlaßt werden. Die Spätfolgen sind so erheblich, daß sie eine Berufsunfähigkeit hervorrufen können. Die Durchtrennung von sensiblen Nerven wie etwa dem N. auricularis magnus ist zwar bedeutungslos, immerhin sollte der Patient auf einen derartigen Sensibilitätsausfall präoperativ hingewiesen werden. Eine Verletzung des ersten Zervikalganglions des Truncus sympathicus führt in aller Regel zu keinerlei Ausfällen.

IV. Infektion

Eine Infektion nach einer Vertebralisrekonstruktion kommt selten vor und beschränkt sich auf die subkutanen Weichteile. Eine Infektion mit Befall der Anastomose haben wir niemals beobachtet. Die drohende Komplikation nach Infektion ist die Blutung. Ihre Behandlung erfolgt nach den oben beschriebenen Grundsätzen. Eine Sekundärinfektion im Bereich einer rekonstruierten Vertebralarterie mit der Notwendigkeit einer Reintervention wurde von uns nicht beobachtet, ist uns auch aus der Literatur nicht bekannt.

V. Zerebrales Defizit

Ein akuter Verschluß der Vertebralisarterie, z.B. beim Schleudertrauma, kann bei jungen Menschen ernste neurologische Schäden mit Tetraplegie, zerebralem Koma und Hirntod zur Folge haben. Dagegen zieht ein postoperativer Verschluß arteriosklerotisch geschädigter Vertebralisarterien zunächst keine neurologischen Ausfälle nach sich. Erst bei Belastung des Untersuchten werden die präoperativ vorhandenen Symptome, die zur Indikation geführt haben, wieder auftreten. Das Ausmaß der neurologischen Komplikationen hängt von der Suffizienz der Kollateralversorgung ab. Wenn bei Einschränkung des Blutstromes durch die A. carotis int. beiderseits die A. vertebralis das wichtigste Hirngefäß darstellt, sind natürlich ernste Ausfälle bei einem postoperativen Verschluß zu erwarten. Eigene Erfahrungen liegen hierzu nicht vor. Ein einziger Patient bei mehr als 160 Vertebraliseingriffen verstarb nach einer Rekonstruktion. Hierbei konnte die Sektion allerdings ein bisher nicht diagnostiziertes Stammhirngliom aufdecken [1]. Eine Verschleppung von embolischem Material oder eine postoperative Apoplexie haben wir nicht beobachtet.

M. Reintervention

Eine Reintervention ist am Vertebralisabgang nicht nur technisch außerordentlich schwierig, sondern ungewöhnlich komplikationsgefährdet. Einer Reintervention ist in diesem Bereich zu widerraten. Falls eine Indikation gegeben ist, sollte bei einem neuerlichen Verschluß ein Bypassverfahren bevorzugt werden. So kann etwa ein Bypass von der A. carotis zum distalen Segment der A. vertebralis eine Alternative sein. Auch extra-intrakranielle Umleitungen können bei erheblicher neurologischer Symptomatologie erwogen werden.

Bei einem Nahtaneurysma ist allerdings eine Revision unbedingt geboten. Mit einer ausreichenden Freilegung sind proximaler und distaler Subklaviastumpf darzustellen. Das Gefäß wird in toto reseziert und durch einen Kunststoff-Bypass ersetzt. Die Revaskularisierung der A. vertebralis hat der Behebung einer drohenden Subklaviaruptur nachzustehen. Eine eventuelle Bypassoperation kann in zweiter Sitzung vorgesehen werden, da in der Regel ein rekonstruktionsfähiger Gefäßstumpf nicht mehr zur Verfügung steht.

LITERATUR

1. Balzer K, Stöveken HJ, Carstensen G (1982) Die Anzeigestellung zur Operation an der Arteria vertebralis. Langenbecks Arch Chir 356:243–249
2. Carney LA (1981) Vertebral artery surgery: Historical developement basic concepts of brain hemodynamics and clinical experience of 102 cases in: Advances in neurology, Vol. 30: Diagnosis and treatment of brain ischemia, Carney AL, Anderson EM (eds) Raven Press New York, pp 249–282
3. Carstensen G (1978) Die Chirurgische Behandlung der vertebrobasilären Insuffizienz. Röntgen-Bl 31:272–275
4. Carstensen G (1980) Reconstructive Surgery on the Vertebral Artery. Neurosurg Rev 3:113–117
5. De Bakey ME, Crawford ES, Morris GC, Cooley DA (1961) Surgical considerations of occlusive disease of the innominate, carotid, subclavian and vertebral arteries. Ann Surg 154:698–725
6. Imperato AM, Linn JPT (1967) Vertebral-arterial-reconstruction: Internal plication and vein-patch-angioplasty. Ann Surg 166:213
7. Lippert H (1967) Arterienvarietäten. Klinische Tabellen 1–3, 51, Med Klinik 14, 18, 19 und 21. Urban & Schwarzenberg, München Berlin Wien
8. Neugebauer J, Stimmel F (1983) Die operative Beseitigung von Knickbildungen der A. vertebralis. VASA 12:55–58
9. Rieben FW (1973) Zur Orthologie und Pathologie der Arteria vertebralis. Sitzungsberichte der Heidelberger Akademie der Wissenschaften, Mathematisch-naturwissenschaftliche Klasse. Springer-Verlag Berlin Heidelberg New York
10. Rieben FW (1980) Vertebrobasiläre Insuffizienz. Dtsch med Wschr 105:1302–1303
11. Wylie EJ, Effeney DJ (1979) Surgery of the aortic arch branches and vertebral arteries. Surg Clin North Am 59:669–680
12. Wylie EJ, Stoney RJ, Ehrenfeld WK (1980) Manual of vascular surgery, Vol. I. Springer, New York Berlin Heidelberg

18.3 Extra-intrakranielle Anastomosen

H.M. MEHDORN

INHALT

A. Einleitung 503
B. Indikationen zur extra-intrakraniellen Bypass-
   Operation (EIAB) 503
C. Präoperative Diagnostik 505
D. Anästhesie 505
E. Mikrochirurgische Anastomosen 505
   I. Vorbereitung der zu anastomosierenden
      Arterien 505
   II. Nahttechnik 507
   III. Kleben der Anastomose mit Fibrinkleber . 508
   IV. Kleben der Anastomose mit dem Laser . . 508
F. Operationstechnik der Revaskularisation der
   Großhirnhemisphären – EIAB zwischen der Arteria temporalis superficialis und kortikalem Ast
   der Arteria cerebri media 508
   I. Konventionelle Technik 509
   II. Variante I: Schnittführung über der Temporalarterie 513
   III. Variante II: Anastomose in Nähe des
        Hauptstamms der Arteria cerebri media 514
   IV. Variante III: Andere Spenderarterien . . 514
   V. Variante IV: Interposition von Venen . . 515
   VI. Variante V: Enzephalo-Myo-Synangiosen 516
G. Revaskularisation der hinteren Schädelgrube –
   EIAB zwischen der Arteria occipitalis und Arteria cerebelli inferior posterior 517
H. Extra-anatomische Bypass-Verfahren . . . 519
I. Embolektomie der Arteria cerebri media . . . 521
K. Postoperative Überwachung und Nachsorge . . 521
   Literatur 522

A. Einleitung

Seit der Entwicklung mikrochirurgischer Operationsverfahren und ihrer Anwendung in der Neurochirurgie [30] ist es möglich geworden, die Idee von C.M. FISHER (1951) zu verwirklichen, chirurgisch zuverlässig eine Gefäßumleitung bei verschlossener Halsarterie zu schaffen. Diese Operation, die extra-intrakranielle arterielle Bypass-Operation (Synonym: extra-intrakranielle Anastomosen-Operation, abgekürzt hier als EIAB), hat in den letzten Jahren zunehmend Verbreitung gefunden, nachdem YASARGIL sie erstmals 1967 durchgeführt hat. Die Offenheitsraten der extra-intrakraniellen Anastomosen liegen um 95%; dabei kann sich die extrakranielle Spenderarterie, die anfänglich lediglich einen Fluß von ca. 20 ml/min aufweist, postoperativ deutlich erweitern und dann mehr als 150 ml/min Blut in das intrakranielle Strombett liefern.

B. Indikationen zur extra-intrakraniellen Bypass-Operation (EIAB)

Zwei große Indikationsgruppen werden für die EIAB angegeben: Zum einen wird im Sinne einer *prophylaktischen Indikation* empfohlen, eine EIAB dann vorzunehmen, wenn aus therapeutischen Gründen Verschlüsse der A. carotis int. bei Riesenaneurysmen im Bereich der Schädelbasis und Carotis-Sinus-cavernosus-Fisteln oder bei die A. cerebri media ummauernden Tumoren [26] erforderlich werden. Hier soll das Procedere hinsichtlich des zeitlichen Ablaufs der einzelnen Therapiemaßnahmen nicht näher diskutiert werden.

In der Gruppe der Patienten mit „prophylaktischer Indikation" wurden bislang auch die Patienten subsummiert, bei denen eine EIAB durchgeführt wurde, um das Risiko eines Re-Insults nach einem ischämischen Insult oder das eines Insults nach einer Serie von TIA's [19, 31] zu verringern. Die EIAB erschien aufgrund weltweiter neurochirurgischer Erfahrungen im allgemeinen indiziert bei symptomatischen, angiographisch nachgewiesenen Verschlüssen und Stenosen supraaortischer Arterien, die einer gefäßchirurgischen Therapie nicht mehr zugänglich sind (Abb. 18.3.1).

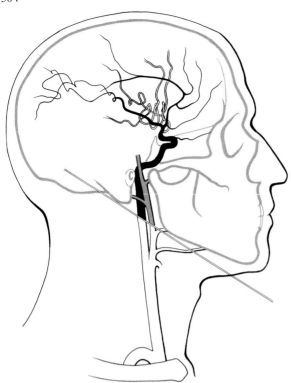

Abb. 18.3.1. Neurochirurgisches Gebiet der zerebralen Revaskularisation oberhalb der Grenzlinie zum gefäßchirurgischen Territorium zwischen Mastoidspitze und Unterkieferwinkel

Auf der Grundlage dieser sehr allgemein gefaßten Indikationsstellung sind in großen neurochirurgischen Serien Patienten mit Verschlüssen der A. carotis int. mit ca. 40% vertreten, in 20% mit Stenosen meist im Siphonabschnitt, der Rest verteilt sich auf Patienten mit Stenosen und Verschlüssen der A. cerebri media sowie mit multiplen Gefäßstenosen oder -verschlüssen [18].

Eine Sondergruppe stellen die Patienten dar, die Symptome der Durchblutungsstörungen im vertebrobasilären Stromgebiet aufweisen. Patienten, deren neurologische Symptome nicht auf angiographisch nachweisbare Stenosen oder Verschlüsse zurückzuführen sind, werden nur dann als Kandidaten für eine EIAB betrachtet, wenn die Symptome auf ein (meist interhemisphärisches, seltener retinales) „Steal-Phänomen" zurückgeführt werden können [13, 17].

Da die EIAB in Analogie zu den gefäßchirurgischen Indikationen für revaskularisierende Operationen der supraaortischen Arterien im wesentlichen als *prophylaktische Maßnahme* angesehen wird, gelten als die günstigsten Kandidaten diejenigen, die lediglich TIA's oder allenfalls einen leichten ischämischen Insult erlitten hatten und deren Gefäßläsion mit einem bestimmten Re-Insultrisiko behaftet ist. So wurden Patienten mit leichten Insulten bei Verschluß der A. carotis int. als gute Kandidaten für eine EIAB angesehen, wenn das kombinierte Mortalitäts- und Morbiditätsrisiko von zerebraler Angiographie und Operation in der Hand des betreffenden Operateurs unter dem Risiko eines ischämischen Insults bei konservativer Therapie bzw. bei Beobachtung des Spontanverlaufs, d.h. unter 4%, lag.

Mittlerweile hat allerdings eine Internationale Kooperative Studie [6] gezeigt, daß die EIAB *in der vorderen Zirkulation* angesichts einer kombinierten operationsbedingten Letalität und Insultmorbidität von 3,1% keine signifikante Verbesserung hinsichtlich des Schlaganfallrisikos gegenüber alleiniger thrombozytenaggregationshemmender Medikation bietet. Diese Aussage gilt naturgemäß nur für das Patientenkollektiv, das aufgrund bestimmter, recht weit gefaßter Kriterien in diese Studie aufgenommen wurde. Gegenstand weiterer Untersuchungen ist gegenwärtig, wie die prophylaktische Indikation bei ischämisch bedingten Hirnfunktionsstörungen besser als in der Kooperativen Studie gesichert bzw. schärfer eingegrenzt werden kann. Die Indikation der Ischämie im Bereich der hinteren Zirkulation ist von der Indikationseingrenzung nicht betroffen, da sie nicht Gegenstand der Studie war.

Die zweite Gruppe der Indikationen beruht auf der klinischen Erfahrung, daß sich bei einigen Patienten unmittelbar postoperativ neurologische Ausfallserscheinungen zurückbilden. Der *therapeutische Wert* der EIAB ist allerdings sehr schwer präoperativ für den einzelnen Patienten abzuschätzen, da keine routinemäßig einsetzbaren verläßlichen Kriterien vorliegen, die es erlaubten, die Lebens- und Funktionsfähigkeit von Hirngewebe zu bestimmen. Daher bleibt Vorsicht gegenüber der alleinigen therapeutischen Indikation zur EIAB angebracht. Aus diesem Grund ergibt sich bei Patienten mit einem schweren abgelaufenen ischämischen Insult nur in Ausnahmefällen eine Indikation zur EIAB. Eine Ausnahme stellt z.B. die ischämische Ophthalmopathie dar, besonders bekannt in der Sonderform der ischämischen Retinopathie, wenn sie noch nicht so weit fortgeschritten ist, daß der Visusverlust irreversibel ist.

C. Präoperative Diagnostik

Die spezielle präoperative Diagnostik umfaßt nach der klinischen Untersuchung (insbesondere: Ausschluß einer floriden kardialen Emboliequelle) als nicht-invasive Untersuchungsmethode die *kraniale Computertomographie*. Diese ist unbedingt erforderlich, um folgende Informationen zu erhalten:

- Lokalisation und Ausmaß der ischämisch bedingten Hirnsubstanzschädigung
- Stadium der Heilung und Vernarbung des Infarktherdes
- Differentialdiagnose des akut aufgetretenen neurologischen Defizits:
  - blutiger Insult – hämorrhagischer Infarkt
  - Hirntumor
  - intrakranielle extra- und intrazerebrale Blutungen

Die *zerebrale Panangiographie* (wenigstens als Drei-Gefäß-Angiographie, üblicherweise in Seldinger-Technik) ist erforderlich, um folgende Gefäßbefunde sichtbar zu machen:

- Gefäßverschlüsse und -Stenosen im extra- und intrakraniellen Bereich
- Grad der Kollateralisierung

Falls vom angiographischen Bild oder von der Dopplersonographie her der Verdacht auf eine möglicherweise spontan sich auflösende Stenose bzw. einen derartigen Verschluß besteht oder ein Intervall zwischen Angiographie und Operation von mehr als 6 Wochen liegt, sollte vor der Operation eine erneute Angiographie erfolgen.

Da der auch nach der Internationalen Studie [6] akzeptierte Wert der EIAB in der Verbesserung der funktionellen Reservekapazität des Hirnkreislaufs besteht, ist es erforderlich, diesen Parameter besser zu erfassen, als dies mit der Angiographie möglich ist. Zusatzuntersuchungen der Hirndurchblutung mittels der Xenon-133-Inhalationsmethode oder der J-Amphetamin-Single-Photon-Emissions-Tomographie werden empfohlen, für die Untersuchung des Hirnstoffwechsels steht die Positron-Emissions-Tomographie zur Verfügung. Leider sind diese Methoden angesichts der apparativen und personellen Erfordernisse noch nicht als Routineuntersuchungsmethoden im Einsatz, sondern wenigen Zentren vorbehalten. Eine andere, weniger aufwendige Untersuchungsmethode zur Bestimmung der Belastungsfähigkeit des Hirnkreislaufs stellt die transkranielle Dopplersonographie mit CO_2-Belastung dar. Mit Hilfe dieser Untersuchungsmethoden sollte es möglich sein, besser als bisher die Patienten auszuwählen, die von einer EIAB profitieren werden.

D. Anästhesie

Die Anästhesie bei der EIAB muß das erhöhte kardiovaskuläre Risiko der Patienten berücksichtigen. Spiraltubus, zentralvenöser Zugang und blutige arterielle Druckmessung sind Routine. Im Gegensatz zu der sonst in der Neurochirurgie üblichen Narkoseführung mit dem Ziel, eine Herabsetzung des intrakraniellen Volumens und Drucks zu erreichen, wird bei der EIAB Normoventilation angestrebt, eher sogar eine Hypoventilation, um eine Gefäßdilatation und somit erhöhte Hirndurchblutung zu erreichen. Das intrakranielle Volumen sollte nicht zu stark sinken, damit das Hirn nicht zurücksinkt und die Anastomosierung erschwert wird.

Ausnahmen hiervon stellen die Anastomosen in der hinteren Schädelgrube dar, wenn von einem subtemporalen Zugang aus die Revaskularisation der rostralen Abschnitte der A. basilaris erfolgt. Für diese Operation ist die Retraktion des Temporallappens erforderlich, die besser vom entwässerten Hirn vertragen wird.

Neuroleptanalgesie hat sich am besten bewährt. In einigen Kliniken werden zur Verbesserung der zerebralen Ischämietoleranz intraoperativ Barbiturate und Steroide gegeben.

E. Mikrochirurgische Anastomosen

Die übliche Anastomose im Rahmen der EIAB stellt die mikrochirurgische End-zu-Seit-Anastomose (ESA) dar, wobei die extrakranielle Arterie in unterschiedlichem Winkel auf die Kortikalarterie anastomosiert wird.

Da die ESA im Kapitel über die mikrochirurgischen Anastomosen ausführlich beschrieben wird (s. S. 94), sollen hier nur einige Besonderheiten dieser Anastomose im Rahmen der EIAB beschrieben werden.

I. Vorbereitung der zu anastomosierenden Arterien

Bei der ESA im Rahmen der EIAB stellt sich das Problem, zwei Arterien unterschiedlichen Kalibers

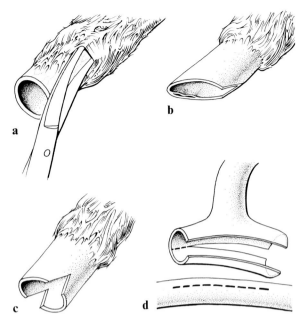
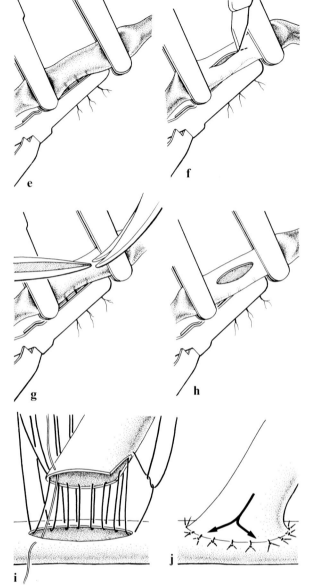

Abb. 18.3.2a–j. Vorbereitung der beiden an der End-zu-Seit-Anastomose zwischen A. temporalis superf. und kortikalem Ast der A. cerebri media beteiligten Arterien. **a** Präparation des Stumpfes der Temporalarterie: Ablösen der Adventitia über die distalen 2–3 mm. **b** Vergrößerung des Durchmessers der Anastomose durch Anschrägen des Stumpfes der Temporalarterie. Beachte: Dissektion der Intima. **c, d** Vergrößerung des Durchmessers der Anastomose durch Fischmaulinzision oder Nutzung einer dichotomen Teilungsstelle der Temporalarterie (n.15). **e** Anlegen der mikrovaskulären Clips an die Kortikalarterie sowie eines weiteren an die perforierenden Äste. **f** Für die Eröffnung der Kortikalarterie wird diese gefaßt, leicht angehoben, mit dem Diamantmesser längs inzidiert, so daß eine ausreichend lange schlitzförmige Öffnung entsteht, **g** oder mit der Mikroschere eröffnet, **h** wobei eine ellipsoide Öffnung entsteht. Nahttechnik: Entweder schrittweises Anlegen von Einzelknopfnaht oder **i** Anlegen mehrerer Nähte, die *anschließend* verknotet werden. **j** Ergebnis der Technik von Abb. 2b

und Wandaufbaus miteinander zu verbinden. Es muß vermieden werden, daß die wandschwache Kortikalarterie durch die starre extrakranielle Spenderarterie verdreht oder abgeknickt wird. Man muß daher besonders darauf achten, daß beide Arterien so aufeinander zulaufen, daß sie zwanglos zu anastomosieren sind.

Für die Anastomosierung muß die Adventitia der extrakraniellen Arterie soweit abpräpariert werden, bis sicher keine Adventitia mehr die Naht behindern und sich in das Lumen der Anastomose legen kann (Abb. 18.3.2a). Die Kortikalarterien haben keine Adventitia, hier ist aber aus dem gleichen Grund darauf zu achten, daß die Arachnoidea über ausreichende Länge eingeschnitten und von der Kortikalarterie abpräpariert ist. Außerdem müssen die Arachnoideafasern von der Kortikalarterie abgetrennt werden, bis sie über mehrere Millimeter mobilisiert werden kann.

Da die beiden an der Anastomose beteiligten Arterien bei guter Bypassfunktion die Tendenz zur Erweiterung haben, muß man von vornherein den Querschnitt der Anastomose ausreichend gestalten. Um dies zu erreichen, sind verschiedene Techniken angegeben worden. Die wohl am häufigsten durchgeführte Technik besteht darin, das Ende der extrakraniellen Spenderarterie anzuschrägen (Abb. 18.3.2b). Dies setzt allerdings voraus, daß sich die meist recht starre Spenderarterie zwanglos so legen läßt, daß das Ende nach Fertigstellung der Anastomose nach proximal zeigt. Sonst entstehen in der Anastomose deutliche Wirbelbildungen mit dem Risiko der verstärkten Ausbildung myointimaler Hyperplasie.

Andere Techniken zur Erweiterung des Anastomosenquerschnitts stellen die Fischmaultechnik (Abb. 18.3.2c) und die gelegentlich sich ergebende Möglichkeit dar, die extrakranielle Spenderarterie an einer dichotomen Teilungsstelle mit der Kortikalarterie zu anastomosieren (Abb. 18.3.2d).

Die Kortikalarterien weisen besonders dicht an ihrem Abgang aus dem Sylvischen Tal viele perforierende Äste auf, die man möglichst erhalten sollte, da ein großer Teil von ihnen funktionell Endarterien darstellt. Will man nun die Anastomose gerade in einem Bereich der Kortikalarterie anlegen, von dem mehrere Äste abgehen, sollte man versuchen, zusätzlich zu den beiden mikrovaskulären Clips, die die Kortikalarterie über 3–5 mm verschließen, einen schmalen temporären Clip an die abgehenden Äste anzulegen, um größere Blutungen in das Operationsfeld zu vermeiden (Abb. 18.3.2e).

Die Inzision in die Kortikalarterie (Abb. 18.3.2f–h) stellt einen der schwierigsten und zugleich für die Qualität der Anastomose wesentlichsten Teilschritt bei der Anastomosierung dar. Besonders bei dünnen Kortikalarterien ist eine einfache, gerade Inzision in Längsrichtung der Kortikalarterie angezeigt, um zu vermeiden, daß durch die Anastomosierung eine Stenosierung der Empfängerarterien hervorgerufen wird. Für diese Technik eignet sich ein Diamantmesser sehr gut. Allerdings ist es dadurch bei der Naht etwas schwieriger, die oft aneinander liegende Vorder- und Hinterwand der Spenderarterie voneinander zu trennen. Um dies zu vermeiden, ist empfohlen worden, eine leicht ellipsoide Exzision der Kortikalarterie durchzuführen [21]. Die Länge der Inzision richtet sich nach dem Durchmesser der extrakraniellen Arterie und sollte ungefähr das Eineinhalbfache desselben betragen. Hat man den Stumpf der Spenderarterie sehr schräg abgeschnitten, kann man einen größeren Faktor wählen.

II. Nahttechnik

Üblicherweise erfolgt die ESA mit Einzelknopfnähten, um

– das Risiko des Fadenbruchs auszuschließen, der katastrophale Folgen haben könnte;
– den „Tabaksbeuteleffekt" zu vermeiden, der beim Zuziehen und Verknoten einer fortlaufenden Naht auftreten kann;
– das Risiko des verzögerten Auftretens des „Tabaksbeuteleffekts" zu vermeiden: Die anastomosierte extrakranielle Arterie hat bei entsprechend guter Bypass-Funktion die Tendenz, sich zu erweitern, so daß dann im Bereich der Anastomose eine Stenose entsteht.

Bei Anlegen der einzelnen Nähte muß die Nadel so geführt werden, daß die Intima, die gelegentlich von der Media der Temporalarterie disseziert (s. Abb. 18.3.2b), wieder mit der Naht angeheftet wird, da sonst thrombogene Taschen in der Gefäßwand entstehen. Um einen besseren Überblick über die beiden Wände zu erhalten, kann man zunächst die Nähte in einem größeren Abschnitt der Zirkumferenz anlegen, *bevor* man sie verknotet (Abb. 18.3.2i, k).

Wenn auch üblicherweise die Hinterwand der Anastomose zunächst genäht wird, kann es gelegentlich doch sinnvoll sein, zuerst die Vorderwand oder zumindest ihre ecknahen Anteile zu nähen, um der Anastomose ausreichend Stabilität zu geben, bevor man sich der Rückwand zuwendet; dies ist besonders der Fall, wenn die Kortikalarterie (bei gerade ausreichend langer Temporalarterie) gedreht werden muß, um die Hinterwand nähen zu können.

Die Anzahl der Einzelknopfnähte richtet sich im wesentlichen nach dem Kaliber der Arterien; meist werden 15–20 Nähte ausreichen. In eigener

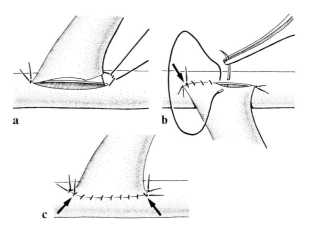

Abb. 18.3.3a–c. Fortlaufende Naht der End-zu-Seit-Anastomose: **a** Anlegen der beiden Ecknähte. **b** Naht der Rückwand von einer neuen Verankerungsnaht aus (Pfeil), **c** Naht der Vorderwand ebenfalls von einer neuen Verankerungsnaht aus (Pfeil); Abschluß der Vorderwandnaht durch Verankerungsnaht, die von der distalen Ecknaht unabhängig ist (Pfeil)

Erfahrung ist für eine derartige konventionelle Anastomose eine Clipzeit der Kortikalarterie von 15–25 Minuten erforderlich, eine Zeit, die vom Hirn wegen der guten Kollateralisierung einzelner Kortikalarterien gut vertragen wird. Weniger Nähte anzulegen verkürzt zwar die Clipzeit der Kortikalarterie, d.h. die Zeit, während der diese Arterie abgeclippt und somit das jeweilige Versorgungsgebiet minderdurchblutet ist, erhöht aber das Risiko der Nahtaneurysmen und der Thrombusbildung im Anastomosenbereich.

Neuerdings sind verschiedene Methoden (Abb. 18.3.3 a–c) angegeben worden, wie bei (fast vollständig) fortlaufender Naht der „Tabaksbeuteleffekt" vermieden werden kann [18, 22]. Im wesentlichen handelt es sich um eine Kombination von fortlaufender und Einzelknopfnaht.

Der Zeitgewinn, der durch diese Techniken erreicht werden soll, wird von den Autoren mit einer Verkürzung der Clipzeit der Kortikalarterie um die Hälfte angegeben.

III. Kleben der Anastomose mit Fibrinkleber

Ebenfalls mit dem Argument des Zeitgewinns und der Verringerung der Clipzeit um 50% ist eine Variation der Anastomosentechnik entwickelt worden: die Klebung mit Fibrin [15, 16]. Bei dieser Technik werden die Ecknähte sowie 2–4 weitere Einzelknopfnähte in der Zirkumferenz angelegt, anschließend erfolgt die Klebung der Zwischenabstände mit Fibrinkleber (Abb. 18.3.4). Bei dieser Technik muß man allerdings darauf achten, die schrittweise gegeneinander zu verklebenden Schnittkanten der Arterien mit der Mikropinzette exakt zu adaptieren, um der Aneurysmabildung im Anastomosenbereich vorzubeugen, die zu tödlichen intrakraniellen Blutungen führen kann.

IV. Kleben der Anastomose mit dem Laser

Die Anastomosierung von Arterien mit der Lasertechnik ist z.Zt. noch in Entwicklung und bislang nur auf die End-zu-End-Anastomose angewandt; vielleicht entwickelt sich diese Technik aber noch zu einer sinnvollen Ergänzung des mikrochirurgischen Repertoires.

Hierzu sind sicher noch Veränderungen der bisherigen Laser-Geräte erforderlich, um die für eine Verschmelzung der beiden Schnittränder der Arterien erforderliche Temperatur über eine ausreichende Eindringtiefe hinweg zu erzielen.

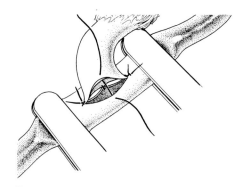

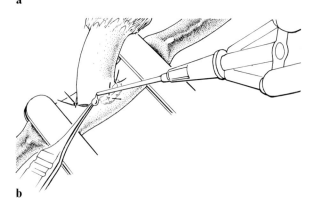

Abb. 18.3.4 a, b. End-zu-Seit-Anastomose mit Fibrinklebung. **a** Anlegen von wenigstens 4 Situationsnähten (2 Ecknähte sowie wenigstens je 1 Naht an jeder Wand). **b** Adaptation der Gefäßlippen in den Zwischenräumen zwischen den Situationsnähten und Fibrinklebung

F. Operationstechnik der Revaskularisation der Großhirnhemisphären – EIAB zwischen der Arteria temporalis superficialis und kortikalem Ast der Arteria cerebri media

Die am häufigsten durchgeführte extra-intrakranielle Anastomose stellt die Anastomose zwischen der A. temporalis superf. und einem kortikalen Ast der A. cerebri media dar. Diese Operation kann unter Medikation von Azetylsalizylsäure vorgenommen werden, wodurch der Schutz der Anastomose vor Thrombosierung erhöht wird; allerdings erfordert dies besonders exakte Blutstillung in allen Schichten, üblicherweise durch bipolare Koagulation.

18.3 Extra-intrakranielle Anastomosen

I. Konventionelle Technik

Der Kopf wird in Kopfschale oder Klemme so gelagert, daß die Schläfengegend horizontal zu liegen kommt. Dabei befindet sich der Patient üblicherweise in Schräglagerung, außer wenn durch die Drehung im Hals eine Stenosierung evtl. elongierter Halsarterien zu befürchten ist; dann sollte auch der Rumpf seitlich gelagert werden.

Nach üblicher Vorbereitung wird ein breitbasiger bogenförmiger temporaler Hautschnitt (Abb. 18.3.5) angelegt, der knapp hinter der Stirnhaargrenze beginnt, seinen Scheitelpunkt am Kreuzungspunkt mit dem angiographisch erkennbaren hinteren Ast der Temporalarterie hat und 1–2 Querfinger hinter dem Ohr endet [19]. Seine Basislinie verläuft knapp oberhalb des Ohres. Durch diese Lappenkonfiguration erreicht man

- ausreichende Länge des für die Anastomose besonders geeigneten hinteren Astes der Temporalarterie;
- Lokalisation der Anastomose in dem Bereich, der am häufigsten eine genügend große Kortikalarterie aufweist [6];
- ausreichende Basis und somit Blutversorgung des Hautlappens, dem seine Hauptversorgung genommen wird. Dadurch wird das Risiko von ischämisch bedingten Wundheilungsstörungen auf ein Minimum reduziert.

Konventionelle Blutstillung im Hautschnitt mittels Kopfschwartenklemmen u.ä. wird ergänzt durch bipolare Koagulation des distalen Endes der Temporalarterie.

Ist der Hautlappen umgeschlagen (Abb. 18.3.6a), wird an der Umschlagfalte der Puls der Temporalarterie gefühlt bzw. dopplersonographisch nachgewiesen; dort beginnend wird der Schläfenmuskel in Faserrichtung eingeschnitten

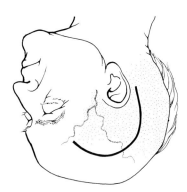

Abb. 18.3.5. Konventionelle Schnittführung bei EIAB für den Karotiskreislauf aus der Sicht des Operateurs: breitbasiger Hautlappen mit Scheitelpunkt über der Temporalarterie

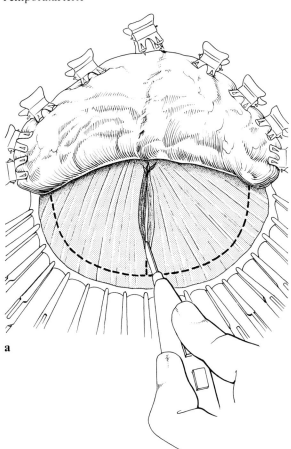
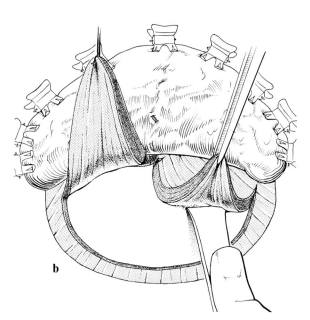

Abb. 18.3.6a, b. Operationssitus nach Umschlagen des Hautlappens. **a** Der Temporalmuskel wird so inzidiert, daß der mittlere Schnitt auf die Temporalarterie hin verläuft. **b** Abschieben und Hochnähen des Temporalmuskels

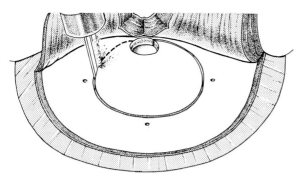

Abb. 18.3.7. Trepanation: Anlegen eines basiswärtigen Bohrlochs und Ausfräsen eines Knochendeckels; Lage der Drillöcher für Knochenhaltefäden

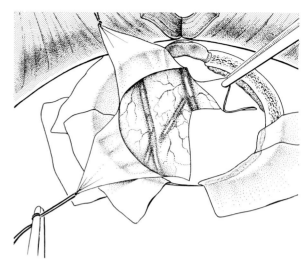

Abb. 18.3.8. Kreuzförmige Inzision der Dura mater, die hochgenäht wird, nachdem zur Blutstillung Fibrinschaumstreifchen unter den Knochen geschoben wurden und der Trepanationsbereich mit Hirnwatte umlegt wurde

und die Schnittführung zum T erweitert, indem parallel zum Hautschnitt der Muskel ca. 1 cm von der Muskel-Periostgrenze entfernt inzidiert wird. Hierdurch erleichtert man den späteren Verschluß. Beide Muskelteile werden vom Schläfenknochen abgeschoben und, mit Haltefäden fixiert, umgeschlagen (Abb. 18.3.6b).

Indem der Hautlappen und damit die Temporalarterie z.B. durch einen Hirnspatel geschützt wird, wird nun ein basiswärtiges Bohrloch angelegt, von dem aus ein Knochendeckelchen ausgefräst wird, das einen Durchmesser von gut 3 cm hat (Abb. 18.3.7). Nach Anlegen von 3 Bohrlöchern für die Knochenhaltefäden werden zur bleibenden Blutstillung zwischen Dura und Knochen feine Streifen von Hämostyptika eingeschoben, anschließend erfolgt die kreuzförmige Inzision der Dura mit Anlegen von Haltefäden (Abb. 18.3.8).

Nun wird das Operationsmikroskop eingesetzt. Eine Kortikalarterie ausreichenden Kalibers, d.h. mit einem Durchmesser von wenigstens 1 mm, wird identifiziert, auf evtl. vorhandene arteriosklerotische Plaques und abgehende Äste geprüft und mit einem Papaverin-getränkten Wattestreifen bedeckt. Zu diesem Zeitpunkt sollte die Arachnoidea noch nicht eröffnet werden, um nicht den Liquorabfluß zu provozieren, der die Hirnoberfläche (besonders bei den Patienten mit Erweiterung der inneren und äußeren Liquorräume) weit unter das Ausgangsniveau sinken ließe.

Abb. 18.3.9 a–d. Präparation der Temporalarterie. **a** Inzision der Fascia temporalis, anschließend **b** Mobilisierung der Temporalarterie aus dem Fettgewebe. **c** Doppelte Unterbindung eines kaliberstarken Astes, der dann durchtrennt wird. **d** Temporalarterie ausreichend weit in die Peripherie präpariert, am distalen Ende mit Clip versehen

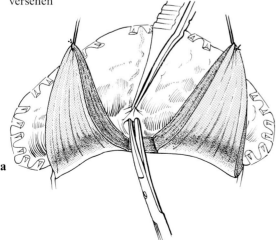

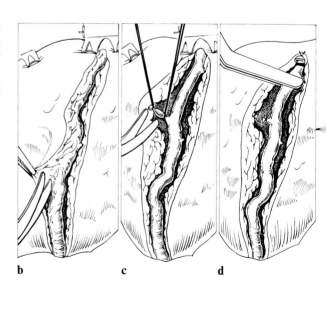

a b c d

18.3 Extra-intrakranielle Anastomosen

Die Präparation der Temporalarterie (Abb. 18.3.9) beginnt am einfachsten in der Nähe der Umschlagfalte des Hautlappens, da man sie hier am ehesten palpieren kann. Da sie zwischen die Blätter der Fascia temporalis bzw. zwischen Fascia temporalis und M. parietotemporalis m. epicranii eingespannt ist, muß man die Faszie über der Arterie durchtrennen, um letztere mobilisieren zu können. Wenn die Faszie über die erforderliche Länge der Arterie inzidiert ist, kann die Temporalarterie schrittweise vollständig mobilisiert werden. Oftmals ist dies entweder durch deutliche Verwachsungen mit der Faszie und/oder durch ausgeprägte Schlängelung der Arterie erschwert. Meist an der konvexen Seite der Schlingen gibt die Arterie Äste ab, die in sicherer Entfernung vom Hauptstamm bipolar koaguliert werden; sind sie zu stark, als daß sie ohne thermische Schädigung der Temporalarterie koaguliert werden könnten, werden sie nach doppelter Ligatur mit 8-0 Faden durchtrennt (Abb. 18.3.9c).

Die von einigen Autoren mit dem Ziel der Umleitung des gesamten Blutes der Temporalarterie in die intrakranielle Strombahn empfohlene Unterbindung des vorderen Astes der Temporalarterie sollte nicht erfolgen, da sich nach eigenen Erfahrungen der anastomosierte Ast der Temporalarterie auch dann gut erweitert, wenn der andere noch zur Kollateralversorgung beiträgt; außerdem werden zum einen natürliche Kollateralen über die A. ophthalmica unterbrochen, zum anderen die eventuell später erforderlich werdende (zusätzliche oder ersatzweise) Anastomosierung des vorderen Astes unmöglich gemacht.

Am Ende der Mobilisierung wird die Arterie distal mit einem Clip unterbunden und peripher von diesem durchtrennt (Abb. 18.3.9d). Ein kurzes distales Ende der Temporalarterie sollte im Faszienschutz verbleiben und koaguliert werden. Diese Technik ist sinnvoll, um später einen einwandfreien Wundverschluß zu ermöglichen; außerdem verhindert man dadurch eine Wundrandnekrose im früheren Verlauf der Temporalarterie.

Die Temporalarterie wird nun für die eigentliche Anastomosierung vorbereitet (Abb. 18.3.10). Die richtige Einschätzung der Länge der ATS sollte berücksichtigen, daß einerseits eine kurze ATS weniger Strömungswiderstand bietet als eine lange und daß eine längere ATS mit dem Risiko des späteren Abknickens behaftet ist. Andererseits ist eine lange ATS leichter zu anastomosieren, da sie besser für die Naht der Hinterwand zu wenden ist, besonders, wenn die Hirnoberfläche durch Abfließen von Liquor zurücksinkt.

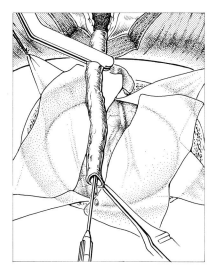

Abb. 18.3.10. Vorbereitung der Temporalarterie für die Anastomose: Umsetzen des Clips von peripher nach zentral und Ausspülen der Arterie mit Heparinlösung, anschließend Präparation der Adventitia über die letzten Millimeter und Anschrägen des Stumpfes.

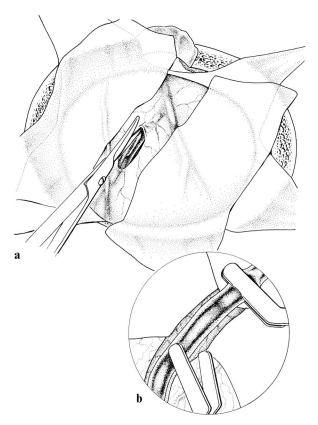

Abb. 18.3.11 a, b. Schutz der Hirnoberfläche durch Gummilaschen und Hirnwatte und Vorbereitung der Hirnrindenarterie für die Anastomose. **a** Präparation der Arachnoidea über mehrere Millimeter. **b** Anlegen der Clips (s. auch Abb. 18.3.2d).

Nachdem die Länge der ATS festgelegt ist, wird die Adventitia über die letzten Millimeter abpräpariert und der Stumpf wie oben (Abschn. E.I.) beschrieben angeschrägt. Der zunächst am distalen Ende gesetzte Clip wird dafür nach proximal gesetzt, anschließend wird das Lumen der Arterie mit einer stumpfen Kanüle kanüliert und mit Heparinlösung irrigiert, um möglichst alle Thromben herauszuspülen.

Um die Anastomosierung zu erleichtern, wird die Hirnoberfläche mit Watten und in unmittelbarer Nähe der Anastomose mit Gummilaschen, die zweckmäßigerweise aus Handschuhen zurechtgeschnitten werden, abgedeckt (Abb. 18.3.10); dadurch erreicht man einen Schutz der Hirnoberfläche vor mechanischer Schädigung sowie eine leichtere Manipulierbarkeit von Nadel und Faden während des Nähens.

Ist die Kortikalarterie nach Inzision der Arachnoidea (Abb. 18.3.11a) und Mobilisierung über ausreichende Länge fertig zur Anastomosierung, werden die temporären Clips mit einem Schließdruck von 15–20 g angelegt. Um eine pralle Füllung der Kortikalarterie zu ermöglichen, wird zunächst der distale und anschließend der proximale Clip gesetzt (Abb. 18.3.11 b).

Ist die Anastomose (wie in Abschn. E.II beschrieben) fertiggestellt (Abb. 18.3.12), werden die Clips der Kortikalarterie in der gleichen Reihenfolge entfernt. Eine gut funktionierende Anastomose kann man daran erkennen, daß

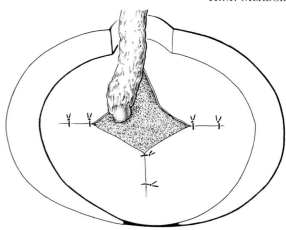

Abb. 18.3.13. Umlegen der Anastomose mit Fibrinschaum und lockerer Duraverschluß

– die Kortikalarterie keine Stenose aufweist
– die Temporalarterie sich sofort retrograd auffüllt
– keine größeren Blutungen aus dem Anastomosenspalt auftreten.

Falls eine dieser Aussagen nicht zutrifft, sollte die Anastomose, evtl. auch von der Innenseite her, inspiziert werden, um einem Verschluß bzw. einer Nachblutung vorzubeugen. Je nachdem muß die Anastomose sofort wieder revidiert bzw. eine Naht nachgesetzt werden.

Bei ordnungsgemäßer Anastomose kann der die Temporalarterie noch verschließende Clip abgenommen werden, anschließend erfolgt die Doppler-Sonographie zur Funktionsbeurteilung der Anastomose (Abb. 18.3.12). Mit den Mikro-Dopplersonden ist es jetzt möglich, die kleinen Hirnrindenarterien getrennt zu untersuchen, um genaue Aussagen über die intrakranielle Verteilung des über die Anastomose zugeführten Blutes zu machen und Turbulenzen im Anastomosenbereich etc. festzustellen [8].

Ist die Anastomose durchgängig, wird sie mit Fibrinschaum umlegt, der mit Moxaverin getränkt ist, um einen lokalen Vasospasmus zu vermeiden (Abb. 18.3.13).

Anschließend erfolgt der schichtweise Wundverschluß (Abb. 18.3.14): Die Dura wird – soweit wegen der Lage der Anastomose möglich – verschlossen, das Knochendeckelchen eingesetzt und mit Haltefäden befestigt. Zuvor ist eine Lücke in dem Knochendeckelchen gebildet worden, um das Risiko eines kompressionsbedingten Verschlußes der Temporalarterie zu vermeiden.

Entsprechend erfolgt der Verschluß der Muskellücke, wobei eine Öffnung für den unbedingt

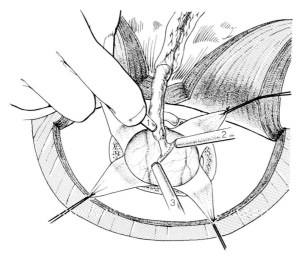

Abb. 18.3.12. Fertiggestellte Anastomose. Operationssitus und Dopplersonographie der Temporalarterie zur Beurteilung der Funktion der Anastomose (Die Zahlen geben die sinnvolle Reihenfolge des dopplersonographischen Untersuchungsgangs an).

18.3 Extra-intrakranielle Anastomosen

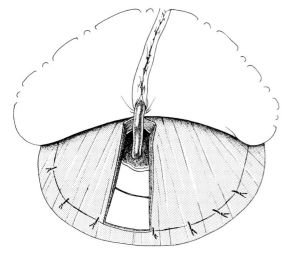

Abb. 18.3.14. Schichtweiser Wundverschluß: Einfügen des Knochendeckelchens, das für den Durchtritt der Temporalarterie und freie Lage der Anastomose verkleinert wurde; Adaptation der Muskelränder unter Belassen einer Lücke für den Durchtritt der Temporalarterie

Abb. 18.3.15a–c. Variante I der EIAB: Schnittführung über der Temporalarterie. **a** Schnittführung aus der Sicht des Operateurs in bezug auf den Verlauf der Temporalarterie. **b** Präparation der Temporalarterie aus der Fascia temporalis. **c** Situs nach Unterbindung der Temporalarterie, Inzision des Temporalmuskels und Trepanation ▽

knick- und stenosefreien Durchtritt der Arterie durch die Faszie bestehen muß.

Nach Einlegen einer Redondrainage und Kontrolle der Bluttrockenheit im Anastomosenbereich wird der Hautlappen wieder zurückgeschlagen, wobei auf einen knickfreien Verlauf der Temporalarterie geachtet werden muß. Die perkutane Doppler-Sonographie erlaubt, die weiterhin einwandfreie Funktion der Anastomose festzustellen [8, 10].

II. Variante I: Schnittführung über der Temporalarterie (Abb. 18.3.15)

Da sich bei den früher angewandten Schnittführungen mit engbasigem Hautlappen häufiger ischämisch bedingte Wundheilungsstörungen ergeben hatten, ist eine andere Operationstechnik beschrieben worden [21]. Hierbei wird der Hautschnitt unmittelbar über der Temporalarterie, deren Verlauf perkutan dopplersonographisch festgestellt worden ist, bzw. in ihrer unmittelbaren Nachbarschaft angelegt (Abb. 18.3.15a).

Dabei ist besonders darauf zu achten, daß die Temporalarterie bei ihrer Freilegung nicht verletzt wird (Abb. 18.3.15b). Bei erhaltener Durchgängigkeit der Arterie wird sie nach ausreichend langer Mobilisierung in einen Moxaverin-getränkten Wattestreifen eingewickelt und beiseite gehalten, damit der Schläfenmuskel inzidiert und abgeschoben werden kann. Selbsthaltende Sperrer oder Fischhaken erlauben es, Haut, Temporalarterie

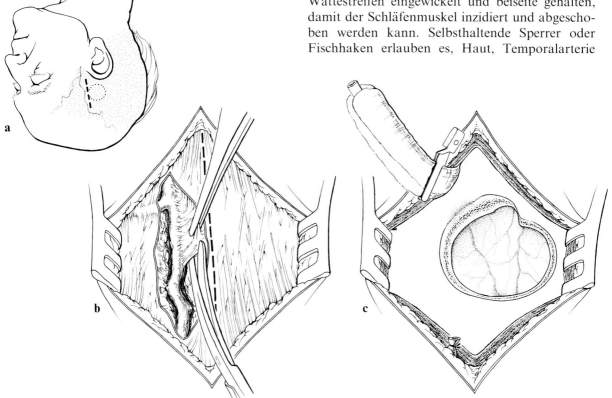

und Muskel beiseitezuhalten, wenn der Knochen trepaniert wird. Ist nach Inzision der Dura eine Kortikalarterie identifiziert worden, die als Empfängerarterie gewählt werden kann, wird die Temporalarterie an ihrem distalen Ende abgeclippt, während der distale Stumpf unterbunden oder bipolar koaguliert wird (Abb. 18.3.15c); anschließend erfolgt die Anastomosierung wie oben beschrieben.

Der Wundverschluß geschieht in üblicher Weise, wobei auch hier wieder darauf zu achten ist, ausreichende Lücken für den Durchtritt der Temporalarterie durch Muskel und Knochen zu schaffen.

III. Variante II: Anastomose in Nähe des Hauptstamms der Arteria cerebri media
(Abb. 18.3.16)

Die konventionelle EIAB führt zu „unphysiologischen" Durchblutungsverhältnissen in der Empfängerarterie, da hier der Blutstrom entgegen der ursprünglichen Richtung fließt, bis er die Aufteilung der A. cerebri med. erreicht hat; von dort aus erfolgt die Bewässerung der übrigen Kortikalarterien in orthograder Richtung. Um evtl. hierdurch bedingte Nachteile hinsichtlich der EIAB-Funktion zu vermeiden, kann man die End-zu-Seit-Anastomose in Nähe des Hauptstamms der A. cerebri med. bzw. unmittelbar auf diesen anlegen. In diesem Fall ist es erforderlich, die Temporalarterie länger als gewöhnlich zu präparieren und das Sylvische Tal nach temporofrontaler oder pterionaler Kraniotomie (Abb. 18.3.16a) soweit nach proximal zu eröffnen, daß man an den Hauptstamm der A. cerebri med. kommt. Selbsthaltende Retraktoren sind erforderlich, um die Hirnlappen zurückzuhalten, außerdem benötigt man Instrumente, die deutlich länger sind als sonst üblich, um der Tiefe der Anastomose gerecht zu werden (Abb. 18.3.16b, c).

IV. Variante III: Andere Spenderarterien
(Abb. 18.3.17)

Gelegentlich ist der hintere Ast der Temporalarterie nicht ausreichend kaliberstark, um als Spenderarterie im Rahmen der EIAB zu dienen. In diesem Fall muß man überlegen, inwieweit die Benutzung des vorderen Astes zur Unterbrechung natürlicher, bereits präformierter Kollateralen führen würde,

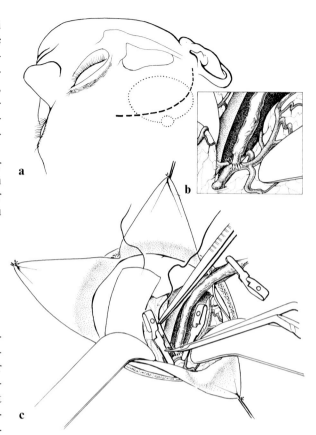

Abb. 18.3.16a–c. Variante II der EIAB: Anastomose in der Nähe des Hauptstamms der A. cerebri media. **a** Schnittführung für pterionale Trepanation unter Erhalt des vorderen Astes der Temporalarterie. **b** Anastomosierung in der Tiefe des Sylvischen Tals. **c** Fertiggestellte Anastomose

oder die A. occipitalis als Spenderarterie in Betracht ziehen [24]. Letztere Arterie bietet sich als extrakranielle Arterie im Rahmen der EIAB an, wenn sie distal der Protuberantia occipitalis ext. noch über ca. 10 cm ausreichendes Kaliber aufweist. Man muß bedenken, daß man sie von einem parieto-okzipitalen Hautlappen aus freilegen und auf eine Kortikalarterie im Angularis-Bereich anastomosieren muß.

Um den vorderen Ast der Temporalarterie freizulegen, zieht man entweder den bogenförmigen Hautschnitt weiter stirnwärts oder legt einen Schnitt über der Arterie an, der dann aber oft, kosmetisch unschön, in der Stirn-Schläfengegend verläuft (Abb. 18.3.17a).

Die Technik der Freilegung der Okzipitalarterie (Abb. 18.3.17b) gleicht im wesentlichen der Freilegung der Temporalarterie, ist jedoch erschwert durch die in diesem Bereich deutlich festere Faszie,

18.3 Extra-intrakranielle Anastomosen

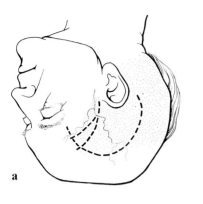
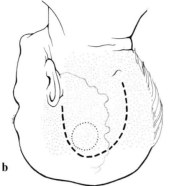
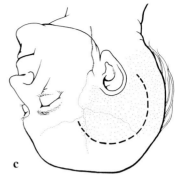
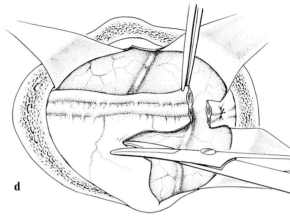

Abb. 18.3.17 a–d. Variante III der EIAB: Alternative Spenderarterien. **a** Schnittführungen bei Benutzung des vorderen Astes der Temporalarterie. **b** Schnittführung und Trepanationsbereich bei Benutzung der Okzipitalarterie, EIAB für den Karotiskreislauf mit Anastomose zwischen A. occipitalis und A. angularis. **c** EIAB unter Benutzung der A. meningea media als extrakranieller Spenderarterie. **d** Präparation der A. und V. meningea aus der Dura

aus der die Arterie herausgelöst werden muß. Da der Puls der Okzipitalarterie wegen der derben Faszie selten im Umschlagbereich des Hautlappens zu palpieren ist, beginnt man die Dissektion meist an der Stelle, an der die Arterie bzw. ihr stärkster Ast den Hautschnitt kreuzt, und verfolgt sie proximalwärts. Dabei gewinnt sie durch viele Äste proximalwärts deutlich an Kaliber. Sie muß für die supratentorielle Revaskularisation nur bis zur Protuberantia occipit. ext. mobilisiert werden.

Da man im Angularisbereich nicht ohne weiteres davon ausgehen kann, in dem üblichen kleinen Trepanationsbereich eine ausreichend starke Kortikalarterie zu finden, empfiehlt es sich, einen knapp handtellergroßen Knochendeckel zu bilden, um eine ausreichende Auswahl an Kortikalarterien zu haben.

Gelegentlich verläuft anstelle der Temporalarterie eine hinter dem Ohr gelegene Arterie, die A. retroauricularis, im Bereich der Temporoparietalregion, deren Präparation aber keine Variation gegenüber der konventionellen Anastomose erfordert.

Der Vollständigkeit halber sei eine weitere Variante der Anastomosenform erwähnt, bei der die A. meningea med. als Spenderarterie gewählt wird (Abb. 18.3.17 c, d). Sie erscheint z.B. bei Konvexitätsmeningeomen indiziert, wenn ein Ast der A. cerebri med. zur Tumorexstirpation unterbunden werden muß und die Meningealarterie als tumorversorgende Arterie übernormal kaliberstark und genügend lang ist; sie erfordert lediglich die Mobilisierung der Meningealarterie mit einem Durastreifen.

V. Variante IV: Interposition von Venen
(Abb. 18.3.18)

Sind die extrakraniellen Spenderarterien in ihrem distalen Abschnitt nicht mehr ausreichend kaliberstark oder stehen aus einem anderen Grund nicht zur Verfügung, kann überlegt werden, inwieweit eine Interposition eines kurzen Stücks z.B. der V. saphena parva zwischen dem Stumpf der Temporalarterie vor dem Ohr, mit dieser Seit-zu-End oder End-zu-End anastomosiert, und der Kortikalarterie möglich ist. Durch diese Interposition von kurzen Venen erreicht man höheren initialen Fluß als bei der konventionellen EIAB und hat eine erheblich größere Freizügigkeit in der Auswahl der kortikalen Empfängerarterie, ja kann sogar in das Territorium der A. cerebri ant. anastomosieren. Der Nutzung kurzer Veneninterponate sollte die erste Überlegung vor Planung der großen extra-anatomischen Bypass-Verfahren (s. Abschn. H.) gelten.

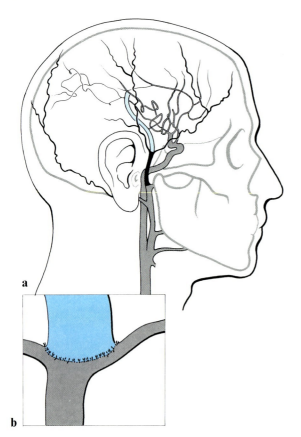

Abb. 18.3.18 a, b. Variante IV der EIAB: Interposition von kurzen Venenstücken. **a** Übersicht: Verlauf des Veneninterponats zwischen Temporalarterie und Kortikalarterie. **b** Seit-zu-End-Anastomose zwischen Temporalarterie und Vene möglichst in der Aufzweigung der Temporalarterie, um einen möglichst großen Anastomosendurchmesser zu erzielen

Die Technik weicht nicht wesentlich von der der konventionellen EIAB ab. Sie erfordert lediglich zusätzlich zwischen der Temporal- bzw. der Okzipitalarterie und der Vene eine Seit-zu-End- oder End-zu-End-Anastomose vor bzw. hinter dem Ohr. Diese erfolgt mit 9-0 monofilem Faden, wobei die Hinterwand der Anastomose mit fortlaufender Naht, die Vorderwand mit Einzelknopfnähten genäht werden kann.

VI. Variante V: Enzephalo-Myo-Synangiosen (Abb. 18.3.19)

Besonders bei Patienten mit Moya-Moya-Erkrankung kann es Schwierigkeiten bereiten, eine Kortikalarterie ausreichenden Kalibers zu finden, die eine sinnvolle Anastomosierung ermöglicht [11, 12]. In diesen Fällen kann man auf die ursprüngliche, indirekte Technik der zerebralen Revaskularisation, die Enzephalomyosynangiose (EMS = Auflegen des Temporalmuskels auf die Hirnoberfläche) bzw. Varianten dieser Technik zurückgreifen.

Ebenso wie nach konventioneller Kraniotomie transdurale arterielle Anastomose im Sinne eines

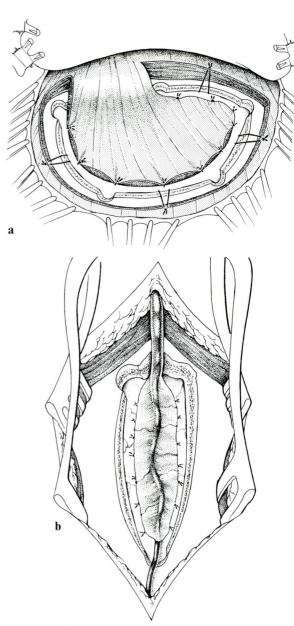

Abb. 18.3.19 a, b. Variante V der EIAB: Enzephalo-Myo-Synangiosen (EMS) **a** Konventionelle EMS durch Auflage des Temporalmuskels, der an der Dura angeheftet wird. **b** EMS, wobei die durchgängig belassene Temporalarterie auf die Hirnoberfläche gelegt und die Fascia temporalis an der Dura fixiert wird

"rete mirabile" entstehen, wachsen einige Monate nach einer EMS-Operation kleine Arterien von dem aufgelegten Muskel auf die Hirnoberfläche und in die darunterliegenden Schichten.

Bei der EMS wird die Dura weit geöffnet und der Temporalmuskel nach sorgfältiger Blutstillung auf die Hirnoberfläche gelegt und mit seinen Rändern an den Durarändern angeheftet (Abb. 18.3.19a). Um das Überwachsen der Arterien auf die Hirnoberfläche zu verbessern, ist vorgeschlagen worden, die Arachnoidea soweit als möglich zu spalten bzw. zu entfernen.

Eine Variante der EMS stellt eine Operation dar, bei der die Temporalarterie, wie in Abschn. E.II. beschrieben, freigelegt wird, in ihrer Kontinuität aber erhalten bleibt und stattdessen selbst oder mit dem Rand der verbleibenden Faszie an den Durarändern angeheftet wird (Abb. 18.3.19b). Durch diese Technik soll der Übertritt von Arterien auf die Hirnoberfläche gegenüber der konventionellen EMS verbessert werden.

In Abwandlung dieser Operationsverfahren ist vorgeschlagen worden, das Omentum majus breitflächig auf die Hirnoberfläche aufzulegen, um die Revaskularisation ischämischer Hirnareale zu ermöglichen.

Entweder wird es als freies, gefäßgestieltes Transplantat auf die Hirnoberfläche gelegt, wobei die A. und V. gastroepiploica mit der A. und V. temporalis superf. vor dem Ohr seit-zu-end anastomosiert werden [12] oder das Netz wird, an den Gefäßen gestielt, soweit mobilisiert, daß es durch einen subkutanen Tunnel vor dem Thorax und hinter dem Ohr geführt und auf die Hirnoberfläche gelegt werden kann [9]. Bei beiden Operationen wird das Omentum an den Rändern der Dura angeheftet.

G. Revaskularisation der hinteren Schädelgrube – EIAB zwischen der Arteria occipitalis und Arteria cerebelli inferior posterior (Abb. 18.3.20)

Für die EIAB in der hinteren Schädelgrube [14, 27, 28] wird der Patient in sitzender Stellung mit Pronation und leichter Drehung des Kopfes, der in der Kopfklammer fixiert wird, operiert. Eine andere Möglichkeit ist die Seitenlagerung mit leicht gedrehtem Kopf, wobei das Gesicht zum Boden schaut.

Von einer Hockeyschlägerinzision aus (Abb. 18.3.20a) wird in der avaskulären Mittellinie in

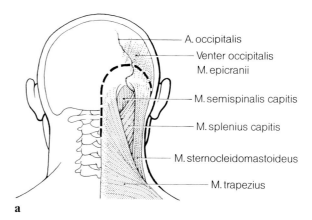

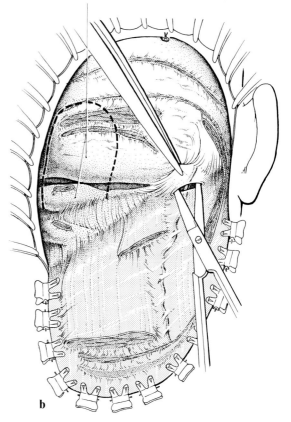

Abb. 18.3.20a–d. EIAB der hinteren Schädelgrube. **a** Hautschnittführung. **b** Inzision der Nackenmuskulatur und Präparation der Okzipitalarterie, beginnend hinter dem Mastoid. Der einseitige Trepanationsbereich über der hinteren Schädelgrube schließt Hemilaminektomie des Halbbogens C 1 ein. **c** Nach paramedianer longitudinaler Inzision der Dura über der Cisterna cerebello-medullaris wird die A. cerebelli inf. post. identifiziert und für die Anastomose vorbereitet, indem eine Gummilasche unterlegt wird. Anschließend erfolgt die Anastomosierung. **d** Fertiggestellte Anastomose zwischen der A. occipitalis und der A. cerebelli inf. post.

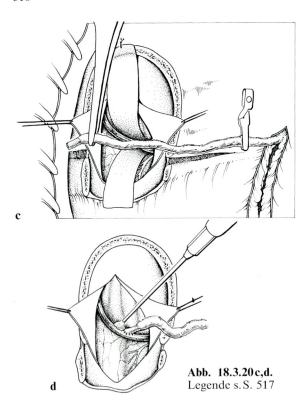

Abb. 18.3.20 c,d. Legende s. S. 517

die Tiefe präpariert und die Muskulatur einseitig vom Bogen C1 und vom Okziput abgetrennt, bis lateral das Mastoid freiliegt. Der aufsteigende Ast der A. occipitalis kann in der Tiefe medial des Mastoids palpiert werden und wird von dort aus so weit als möglich nach distal freipräpariert (Abb. 18.3.20b). Anschließend wird eine kleine einseitige subokzipitale Kraniotomie mit Resektion des Halbbogens C1 vorgenommen, die Dura paramedian eröffnet und die medulläre Schleife der A. cerebelli inf. post. auf ihrem Verlauf zum Vermis identifiziert. Sie wird mobilisiert, mit einer Gummilasche unterlegt (Abb. 18.3.20c, d) und, nachdem die Länge der Okzipitalarterie an den Empfängerort angepaßt und der Stumpf der Arterie vorbereitet ist, durch 2 temporäre Clips verschlossen. Zwischen diesen erfolgt die longitudinale Inzision. Mit 9-0 monofilem Faden erfolgt die End-zu-Seit-Anastomose zwischen der A. occipitalis und der A. cerebelli inf. post. mit Einzelknopfnähten. Wie bereits beschrieben, wird die Anastomose nach Fertigstellung inspiziert und nach Eröffnung der Clips mit Fibrinschaum umlegt. Beim schichtweisen Wundverschluß muß man wiederum darauf bedacht sein, genügend Platz für die Okzipitalarterie zu lassen, ohne dadurch die Sicherheit des Duraverschlusses zu gefährden.

Verschiedene Varianten (Abb. 18.3.21) der Revaskularisation der hinteren Schädelgrube sind – teilweise in Einzelfallbeschreibungen – angegeben worden [1, 2, 3, 4, 28]. Es erscheint demnach möglich, sämtliche Stenosen und Verschlüsse größerer Arterien der vertebrobasilären Zirkulation operativ zu umgehen. Je nach Lokalisation der Stenosen und Verschlüsse werden die A. occipitalis oder die A. vertebralis, ggfls. unter Benutzung von Gefäßinterponaten, zur Revaskularisation der kaudalen Hirnstammanteile (A. cerebelli inf. post.) benutzt oder die A. temporalis superf. zur Revaskularisation der rostralen Hirnstammanteile (A. cerebelli ant., A. cerebelli sup. oder A. cerebri post.). Wenn auch die technischen Probleme dieser sehr schwierigen Operationsverfahren im Prinzip als gelöst erscheinen, bleiben dennoch wesentliche Fragen der Indikationsstellung.

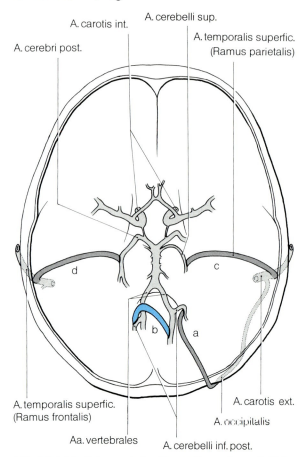

Abb. 18.3.21. Schematische Darstellung der möglichen Revaskularisationen der hinteren Schädelgrube. *a* Zwischen A. occipitalis und A. cerebelli inf. post. *b* Zwischen A. vertebralis und A. cerebelli inf. post. (mit Veneninterponat). *c* Zwischen A. temporalis superf. und A. cerebelli sup. *d* Zwischen A. temporalis superf. und A. cerebri post.

18.3 Extra-intrakranielle Anastomosen

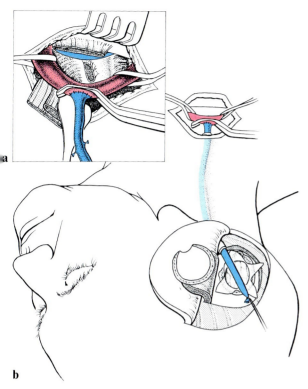

Abb. 18.3.22a, b. Extra-anatomischer Bypass zwischen A. subclavia und A. angularis. **a** Freilegung der A. subclavia vom supraklavikulären Zugang aus und Anlegen der proximalen Seit-zu-End-Anastomose. **b** Freilegung der Kortikalarterie vom parieto-okzipitalen Hautschnitt aus und Verlauf der interponierten Vene

H. Extra-anatomische Bypass-Verfahren
(Abb. 18.3.22, 18.3.23)

Die konventionelle EIAB setzt wie erwähnt eine extrakranielle Spenderarterie voraus, die einen inneren Durchmesser im zu anastomosierenden Abschnitt von wenigstens 1 mm aufweist. Durch eine Vielfalt von Faktoren kann diese Grundvoraussetzung nicht gegeben sein:

- Ausgeprägte Arteriosklerose der Karotisbifurkation mit Befall der A. carotis ext.;
- Verletzung der Temporalarterie, u.U. durch frühere Operationen wie bei Operationen von Aneurysmen;
- besonders bei jungen Frauen vorkommende „spastische Engstellung" der Temporalarterie.

Wenn andere Spenderarterien (s. Abschn. F.III., IV.) ebenfalls nicht zur Verfügung stehen, muß die Möglichkeit von Gefäßinterponaten in Erwägung gezogen werden. Hierzu hat sich als bestes Gefäßersatzmaterial die autologe V. saphena erwiesen, wenn auch vielfältige andere Materialen benutzt worden sind (A. radialis, denaturierte menschliche Nabelschnurarterienprothese; expanded PTFE-Prothese). Die autologe Vene war bereits vor Einführung der Mikrochirurgie von WORINGER und KUNLIN [29] benutzt worden, um einen Bypass zwischen der A. carotis comm. und dem intrakraniellen Abschnitt der A. carotis int. herzustellen. Da aber die Anastomosierung zwischen der Vene und dem intrakraniellen Abschnitt der A. carotis int. technisch schwierig ist und ausgiebige Hirnmanipulationen erfordert, wird heute allgemein die distale Anastomose an einen kortikalen Ast der A. cerebri media angelegt, und zwar meist an den Hauptast der Arterie im Angularis-Bereich, der hier einen inneren Durchmesser von 1,5–2 mm aufweist. Als Gefäß der extrakraniellen Anastomose sind anfänglich die A. carotis ext. und A. carotis comm. ausgewählt worden. Es hat sich aber gezeigt [24], daß es günstiger ist, die Prothese von der A. subclavia aus zu führen, da dann durch einen geraden Verlauf der Prothese eine Rotation des Kopfes weniger Zug auf die Prothese bewirkt.

Diese Operation (Abb. 18.3.22) erfolgt sinnvollerweise in neurochirurgisch-gefäßchirurgischer Zusammenarbeit: Während die Trepanation von einem parieto-okzipitalen Hautschnitt aus vorgenommen wird, erfolgt die Entnahme der V. saphena magna, wobei sie von distal aus bis hin zum Knie präpariert wird, da sie sich hier leicht verengt; dies ist von Vorteil für die Anlage der distalen Anastomose. Die abgehenden Äste der Vene werden unterbunden, lediglich ein proximaler Ast bleibt erhalten, in den eine stumpfe Kanüle zur Heparin-Irrigation eingebunden wird. Die Vene wird bei zugehaltenem distalen Ende mit Heparin-Kochsalz-Lösung leicht aufgedehnt, um Lecks nachzuweisen. Anschließend wird sie in dieser Lösung oder in heparinisiertem Blut aufbewahrt, bis sie implantiert wird. Die dem späteren arteriellen Blutfluß entsprechende Orientierung der Vene wird markiert.

Von einer Hautinzision parallel zur Clavicula erfolgt der typische supraklavikuläre Zugang zur A. subclavia, diese wird freigelegt, doppelt angeschlungen und eine Satinski-Klemme angepaßt. Die Vene wird nun zur proximalen Anastomose vorbereitet, indem das überschüssige Bindegewebe abpräpariert und der Stumpf leicht angeschrägt wird. Nach systemischer Applikation von 5000 I.E. Heparin und Anlegen der Klemme an die A. subclavia erfolgt nach ovaler Exzision die

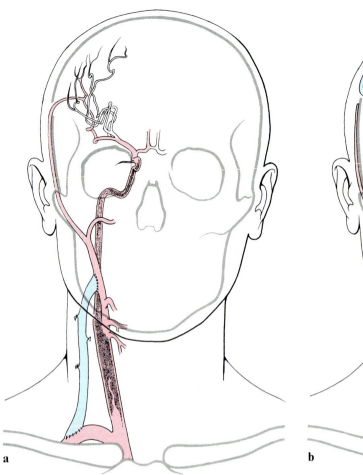
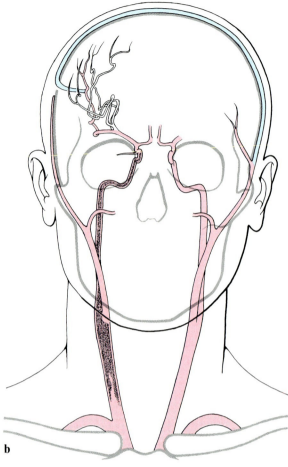

Seit-zu-End-Anastomose zwischen der A. subclavia und dem distalen Ende der V. saphena mit 6-0 Naht.

Nachdem diese Anastomose fertiggestellt und auf Bluttrockenheit überprüft ist, wird von der Kraniotomie aus ein retroaurikulärer subkutaner Tunnel in Richtung auf die proximale Anastomose gebildet. Hierbei ist ein ganz wesentlicher Schritt, die Adhärenzen der Kopffaszie am Knochen scharf so weit zu lösen, daß eine Kompression der Venenprothese zwischen Haut und Schädelknochen auf jeden Fall vermieden wird. Wenn die Vene mittels eines No. 20 French Trokars subkutan nach kranial geführt wird, ist darauf zu achten, daß sie nicht knickt oder verdreht ist. Entsprechend der Lage der distalen Anastomose wird die Länge der Vene adaptiert und ihr Stumpf weit angeschrägt, um eine möglichst breite Anastomose zu bilden. Nun wird die Arachnoidea über der zur Empfängerarterie gewählten Kortikalarterie in ausgiebiger Länge inzidiert und die Arterie mobilisiert. Nach Umlegen der Arterie mit Gummi-

Abb. 18.3.23 a, b. Varianten der extra-anatomischen Bypass-Verfahren. **a** Bei Verschluß der A. carotis comm.: Venenbypass zwischen A. subclavia und A. carotis externa, gefolgt von „konventioneller EIAB", **b** „Bonnet bypass" bei Verschluß der A. carotis comm. und der A. carotis ext. einer Seite, bei fehlenden extrakraniellen Spenderarterien auf dieser Seite: Venenbypass über die Mittellinie zwischen A. temporalis superf. der Gegenseite und einer Kortikalarterie auf der verschlossenen Seite

laschen werden kleinere abgehende Äste der Kortikalarterie mit einem langen, schmalen temporären Clip versorgt, anschließend die Kortikalarterie zwischen zwei ca. 1 cm voneinander entfernten Clips mit einem Diamantmesser längs eröffnet.

Die Anastomosierung wird nach Anlegen der beiden Ecknähte mit eng nebeneinander gesetzten Einzelknopfnähten oder einer Kombination von Einzelknopf- und fortlaufenden Nähten mit 10-0 Nahtmaterial durchgeführt. Die Clipzeit der Kortikalarterie liegt in eigener Erfahrung zwischen 25 Minuten (für fortlaufende Naht) und 45 Minuten (für Einzelknopfnähte).

Falls man meint, die Zeit der Anastomosierung abkürzen zu müssen, kann die Anastomose evtl. weniger dicht genäht und dafür zusätzlich mit Fibrinkleber abgedichtet werden. Die postoperative Durchgängigkeit des Venen-Bypass kann leicht durch Palpation oder mittels Dopplersonographie, auch perkutan, festgestellt werden.

Varianten der zerebralen Revaskularisation mittels Veneninterponaten stellen die Kombination von Venenbypass zwischen A. subclavia und A. carotis ext. und konventioneller EIAB zur Umgehung eines Verschlusses der A. carotis comm. sowie der „bonnet bypass" zwischen der Temporalarterie einer Seite und einer Kortikalarterie der Gegenseite dar (Abb. 18.3.23a, b).

I. Embolektomie der Arteria cerebri media
(Abb. 18.3.24)

Die A. cerebri med. stellt als Endast der A. carotis int. die „Embolieaterie" dar. Wenn sich auch oft Emboli spontan wieder auflösen und somit embolisch bedingte Insulte nicht immer revaskularisierender Therapie bedürfen, so hat es sich dennoch in seltenen Fällen als möglich erwiesen [23], innerhalb des kurzen Intervalls von 4–6 Stunden einen angiographisch nachgewiesenen Embolus aus der A. cerebri med. zu entfernen. Dieses Intervall, in dem CT und Angiographie erfolgen müssen, kann evtl. durch frühe Gabe von Barbituraten verlängert werden.

Zur Embolektomie wird nach kleiner frontotemporaler Kraniotomie die Sylvische Fissur eröffnet und so der Hauptstamm der A. cerebri med. bzw. der Ast der Arterie freigelegt, in dem der Thrombus nachgewiesen worden war und jetzt als dunkles Segment erkennbar wird. Diese Freilegung des Hauptstamms kann durch massive Hirnschwellung erschwert bis unmöglich gemacht werden. Nach temporärer Unterbindung des Hauptstamms und der distalen Äste mit Clips wird ein Ast knapp distal des Thrombus eröffnet und der Thrombus langsam herausgemolken; durch kurzfristiges Öffnen des proximalen Clips spült das Blut von proximal die Thrombusreste heraus. Anschließend werden die distalen Clips schrittweise vorübergehend eröffnet, um die distalen Thrombusanteile herauszuspülen. Nach Irrigation mit Heparinlösung erfolgt der Verschluß der Arteriotomie mit Einzelknopfnähten (7-0 bis 10-0).

K. Postoperative Überwachung und Nachsorge

Nach Beendigung von Operation und Narkose wird der Patient zur Kontrolle möglicher postoperativer hypertoner Krisen oder hypotoner Regulationstörungen über 1 Tag auf der Wachstation betreut. Anschließend kann er, da die EIAB für den Karotiskreislauf mit einer routinemäßigen Dauer von 2 h keine große Belastung für den Patienten darstellt, schnell mobilisiert werden. (Die Opera-

Abb. 18.3.24a–d. Embolektomie bei Embolus im Bereich der A. cerebri media. a Embolus im Hauptstamm der A. cerebri media; Anlage von temporären Clips proximal und distal des Embolus, Inzision der Arterie und Ausspülen/Ausmelken des Embolus. b, c Retrogrades Ausspülen der Embolusreste nach wechselweiser Eröffnung der Clips (s. Pfeile). d Einzelknopfnähte der Arteriotomie und Wegnahme der Clips

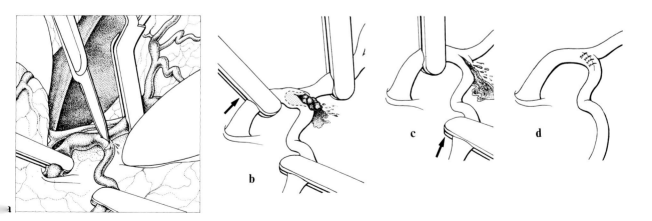

tionsdauer für die EIAB der hinteren Schädelgrube liegt bei 4–5 h, knapp darunter die größeren extra-anatomischen Bypassverfahren.) Die frühe Mobilisierung ist speziell vom Operationsgesichtspunkt empfehlenswert, damit nicht zuviel Liquor bei nicht vollständig verschlossener Dura in den Temporalmuskel einsickert, was zu lokalen Kopfschmerzen führen kann.

Die medikamentöse Therapie erfordert lediglich die unmittelbar postoperativ wieder aufgenommene Gabe von Thrombozytenaggregationshemmern, d.h. Azetylsalizylsäure intravenös, am nächsten Tag oral. Bei Patienten mit Stenosen der A. carotis int. oder der A. cerebri med., die mit einer EIAB versorgt wurden, empfiehlt sich die Gabe von Heparin 3 × 5000 I.E., um den frühzeitigen Übergang der Stenose in einen Verschluß zu verhindern, der als Folge des postoperativ veränderten prä-poststenotischen Druckgefälles auftreten kann. Diese Medikation wird nach einigen Tagen reduziert und endet zum Zeitpunkt der Entlassung, der durch das Ziehen der Fäden bedingt wird, d.h. üblicherweise nach 7 Tagen postop.

An Kontrolluntersuchungen sind im Normalfall lediglich nicht-invasive Untersuchungen erforderlich: Die wesentliche Untersuchung zur Funktionsbeurteilung stellt die perkutane Dopplersonographie [8, 10] dar, mit der man auch semiquantitativ den Grad der Hirnversorgung über die EIAB bestimmen kann. Angiographie ist nur erforderlich, wenn neue Symptome zerebraler Ischämie auftreten, die weitere chirurgische Therapie angezeigt erscheinen lassen.

Komplikationen der EIAB sind, abgesehen von kardialen Komplikationen, die auf die Grundkrankheit Arteriosklerose zurückzuführen sind, Wundheilungsstörungen und operativ verursachte neue, passagere oder permanente neurologische Ausfälle, entweder ischämisch oder durch Hirnblutung bedingt. Letztere Komplikation tritt besonders bei schlecht eingestelltem Hypertonus oder bei EIAB innerhalb der ersten 4 Wochen nach ischämischem Insult auf. Wenn auch einige Autoren für Teilserien eine Letalitätsrate von 0% angeben, liegt sie in großen Serien bei 1,5–2,5% [19, 31]. Die Morbiditätsraten liegen um 2,2%.

In der Folgezeit können neue ischämische Schäden auf der Gegenseite oder im Bereich der vertebrobasilären Zirkulation manifest werden, auch ist ein wesentlicher Teil der postoperativen Letalität durch Myokardinfarkt bedingt. Dies zeigt, daß die Arteriosklerose der Grundprozeß ist, den auch die neurochirurgische Therapie nicht heilen kann. Sie kann aber seine oft lebensbedrohenden Symptome vermeiden oder mildern helfen, um wenn nicht die Lebenserwartung so doch die Lebensqualität zu erhöhen.

LITERATUR

1. Ausman JI, Nicoloff DM, Chou SN (1978) Posterior fossa revascularization: Anastomosis of vertebral artery to PICA with interposed radial artery graft. Surg Neurol 9:281–286
2. Ausman JI, Lee MC, Chater NL, Latchaw RE (1979) Superficial temporal artery to superior cerebellar artery anastomosis for distal basilar artery stenosis. Surg Neurol 12:277–282
3. Ausmann JI, Diaz FG, de los Reyes RA, Pak H, Patel S, Boulos R (1981) Anastomosis of occipital artery to anterior inferior cerebellar artery for vertebrobasilar junction stenosis. Surg Neurol 16:99–102
4. Ausman JI, Diaz FG, de los Reyes RA, Pak H, Patel S, Boulos R (1981) Superficial temporal to proximal superior cerebellar artery anastomosis for basilar artery stenosis. Neurosurgery 9:56–66
5. Chater NL, Spetzler RF, Tonnemacher K, Wilson CB (1976) Microvascular bypass surgery. Part 1: Anatomical studies. J Neurosurg 44:712–714
6. EC/IC Bypass Study Group (1985) Failure of extracranial-intracranial arterial bypass to reduce the risk of ischemic stroke. N Engl J Med 313:1191–1200
7. Fisher CM (1951) Occlusion of the internal carotid artery. Arch Neurol Psych 65:346–377
8. Gilsbach JM (1983) Intraoperative doppler sonography in neurosurgery. Springer, Wien New York
9. Goldsmith HS, Chen WF, Duckett SW (1973) Brain vascularization by intact omentum. Arch Surg 106:695–698
10. Jamjoom ZA, Mehdorn HM, Nahser HC (1983) Comparative study of doppler sonography and angiography in extracranial-intracranial anastomosis. Adv Neurosurg 11:375–383
11. Karasawa J, Kikuchi H, Furuse S, Kawamura J, Sakaki T (1978) Treatment of moyamoya disease with STA-MCA anastomosis. J Neurosurg 49:679–688
12. Karasawa J, Kikuchi H, Kawamura J, Sakaki T (1980) Intracranial transplantation of the omentum for cerebrovascular moyamoya disease: A two-year follow-up study. Surg Neurol 14:444–449
13. Kearns TP, Siekert RG, Sundt TM Jr (1978) The ocular aspects of carotid artery bypass surgery. Trans Am Ophthalmol Soc 76:247–265
14. Khodadad G, Singh RS, Olinger CP (1977) Possible prevention of stroke by microvascular anastomosis in the vertebral basilar system. Stroke 8:316–321
15. Kletter G (1979) The extra-intracranial bypass operation for prevention and treatment of stroke. Springer, Wien New York
16. Kletter G, Matras H, Dinges HP (1978) Zur partiellen Klebung von Mikrogefäßanastomosen im intrakraniellen Bereich. Wien Klin Wochenschr 90:415–419

17. Laurent JP, Lawner PM, O'Connor M (1982) Reversal of intracerebral steal by STA-MCA anastomosis. J Neurosurg 57:629–632
18. Little JR, Salerno TA (1978) Continuous suturing for microvascular anastomosis. Technical note. J Neurosurg 48:1042–1045
19. Mehdorn HM, Hoffman WF, Chater NL (1979) Microvascular neurosurgical arterial bypass for cerebral ischemia: A decade of development. World J Surg 3:197–206
20. Mehdorn HM (1980) Mikroneurochirurgische Therapie der zerebralen Ischämie. Z Allg Med 56:1731–1737
21. Peerless SJ (1975) Techniques of cerebral revascularization. Clin Neurosurg 23:258–269
22. Peerless SJ, Gamache FW Jr, Hunter IG (1981) Continuous suture method for microvascular anastomosis: Technical note. Neurosurgery 8:695–698
23. Piepgras DG, Sundt TM Jr (1982) Operative management of intracranial arterial occlusions and acute ischemic stroke. In: Youmans JR (ed) Neurological surgery. Saunders, vol 3. Philadelphia London Toronto Mexico City Tokyo, pp 1619–1626
24. Spetzler R, Chater N (1974) Occipital artery-middle cerebral artery anastomosis for cerebral artery occlusive disease. Surg Neurol 2:235–238
25. Spetzler RF, Rhodes RS, Roski RA, Likavec MJ (1980) Subclavian to middle cerebral artery saphenous vein bypass graft. J Neurosurg 53:465–469
26. Spetzler RF, Schuster H, Roski RA (1980) Elective extracranial-intracranial arterial bypass in the treatment of inoperable giant aneurysms of the internal carotid artery. J Neurosurg 53:22–27
27. Sundt TM Jr, Piepgras DG (1978) Occipital artery to posterior inferior cerebellar artery bypass surgery. J Neurosurg 48:916–928
28. Sundt TM Jr., Piepgras DG, Houser OW, Campbell JK (1982) Interposition saphenous vein grafts for advanced occlusive disease and large aneurysm in the posterior circulation. J Neurosurg 56:205–215
29. Woringer E, Kunlin J (1963) Anastomose entre la carotide primitive et la carotide intracrânienne ou la sylvienne par greffon selon la technique de la suture suspendue. Neurochirurgie 9:181–188
30. Yasargil MG (1969) Microsurgery applied to neurosurgery. Thieme, Stuttgart. Academic, New York
31. Yasargil MG, Yonekawa Y (1977) Results of microsurgical extra-intracranial arterial bypass in the treatment of cerebral ischemia. Neurosurgery 1:22–24

18.4 Rekonstruktive Chirurgie intrathorakaler supraaortaler Verschlußprozesse

O. THETTER und R.J.A.M. VAN DONGEN

INHALT

A. Einleitung 524
B. Spezielle Anatomie 525
C. Klinische Manifestation 528
D. Indikationen zur Operation 528
E. Operationstechniken 529
F. Operative Zugänge und Technik der
    Gefäßfreilegung 530
    I. Transthorakaler Zugang 530
    II. Extrathorakaler Zugang 533
G. Rekonstruktionsmöglichkeiten 536
    I. Verschlußprozeß im Anfangsteil der
       linken Arteria subclavia 537
    II. Verschlußprozeß im Anfangsteil der
       linken Arteria subclavia in Kombination
       mit einer Stenose des Anfangsteils der
       linken Arteria carotis communis 538
    III. Abgangsstenose der linken Arteria carotis
       communis 539
    IV. Verschlußprozeß im Anfangsteil der
       rechten Arteria subclavia 540
    V. Verschlußprozeß im Truncus
       brachiocephalicus (Arteria anonyma) . . 541
    VI. Multiple Verschlußprozesse im Bereich
       der supraaortalen Äste 542
H. Komplikationen 542
I. Reintervention 542
J. Zusammenfassung 543
    Literatur 543

A. Einleitung

Verschlußprozesse der großen Äste des Aortenbogens und deren operative Behandlung gewinnen in den letzten Jahren zunehmend an Bedeutung, seit durch die modernen angiologischen und angiographischen Untersuchungsmethoden festgestellt werden konnte, daß bei rund 20–30% der Patienten mit klinisch manifester arterieller Durchblutungsstörung des Gehirns eine Verschlußerkrankung im extrakraniellen Abschnitt der supraaortalen Gefäße nachweisbar ist. Während ca. 56% der Verschlüsse und Stenosen im Bereich des Sinus caroticus lokalisiert sind, befinden sich bei über 40% der Patienten die hämodynamisch wirksamen Gefäßveränderungen in den proximalen Segmenten der Aortenbogenäste (Truncus brachiocephalicus, Aa. carotides comm. und Aa. subclaviae) [1]. Die Häufigkeit dieser Erkrankung läßt sich auch aus der Tatsache ersehen, daß 30% der Patienten, die mit einer manifesten peripheren Durchblutungsstörung den Arzt aufsuchen, zusätzliche Gefäßveränderungen im Bereich der supraaortalen Äste aufweisen. Der Stellenwert der Hirndurchblutungsstörungen manifestiert sich darin, daß diese hinter den kardiovaskulären Erkrankungen und malignen Tumoren bereits an der 3. Stelle der Todesfallstatistik stehen.

Ursache der Verschlußprozesse ist in der überwiegenden Mehrzahl die Arteriosklerose. Stenosierende Veränderungen an den Abgängen der Aortenbogenäste durch entzündliche Prozesse – wie beim Takayasu-Syndrom – sind hingegen selten.

Verschlüsse oder Stenosen der supraaortalen Äste lokalisieren sich entweder am Abgang vom Aortenbogen, ohne jedoch das Aortenlumen einzuzuengen, oder an ihrem Anfangsteil. Die distale Ausbreitung ist unterschiedlich, erstreckt sich jedoch kaum weiter als bis zur ersten Gefäßaufteilung.

Am häufigsten sind die Verschlußprozesse im Bereich des Abganges der linken A. subclavia lokalisiert. An zweiter Stelle sind die A. anonyma und zuletzt die beiden Karotishauptäste betroffen [6].

Die Strömungsbehinderungen im Bereich der Aortenbogenäste sind in den meisten Fällen nicht solitär, sondern multipel anzutreffen, weswegen auf eine besonders exakte angiographische Darstellung aller Aortenbogenäste und außerdem der Vertebralarterien zu achten ist, um daraus entsprechende operative Maßnahmen ableiten zu können.

B. Spezielle Anatomie

Die Aorta ascendens entspringt aus dem linken Ventrikel dorsal und rechts der A. pulmonalis und links der V. cava sup. in Höhe des 3. Interkostalraumes. Ihre Vorderfläche wird bis etwa 1 cm unterhalb des Ursprunges des Truncus brachiocephalicus (A. anonyma) vom Perikard bedeckt und beim Erwachsenen vom retrosternalen Fettkörper verdeckt. Die Aorta ascendens bildet mit dem Arcus aortae einen Teil einer Spiralwindung, welche vor der Trachea gegen den rechten ersten Interchondralraum aufsteigt, um dann an ihrer linken Seite zu kreuzen. Der Scheitelpunkt des Aortenbogens liegt in Höhe des Manubrium sterni. Der Aortenbogen wendet sich dann nach links an der Trachea vorbei, dorsalwärts, erreicht die Wirbelsäule am linken Umfang des 4. Brustwirbelkörpers und geht in die Aorta thoracica über (Abb. 18.4.1).

Der nach kranial konvexe Bogen reitet auf dem linken Hauptbronchus. Die Teilungsstelle der A. pulmonalis ist mittels des Lig. arteriosum Botalli mit der Konkavität des Aortenbogens verbunden. Die rechte Pulmonalarterie zieht hinter der Aorta ascendens, die linke vor der Aorta descendens zu dem entsprechenden Lungenflügel. Die Pulmonalarterien kreuzen die beiden Stammbronchien jeweils ventral. Die rechte und linke V. brachiocephalica (V. anonyma) treten antero-lateral zur Arterie in den Thorax ein (Abb. 18.4.2). Die längere linke V. brachiocephalica verläuft vom linken Sternoklavikulargelenk an der Hinterfläche des Manubrium sterni nach medial zum sternalen Ende des 1. Interkostalraumes, um sich hier mit der rechten gleichnamigen Vene zur V. cava sup. zu verbinden. Dabei kreuzt sie von ventral die Ursprünge der drei supraaortalen Äste, die A. subclavia sin., die A. carotis comm. sin. und den Truncus brachiocephalicus (A. anonyma). Durch den fast sagittalen Verlauf des Arcus im Thoraxraum liegen die Abgänge der A. brachiocephalica und der A. carotis comm. sin. oberflächlicher, als der Abgang der A. subclavia sin. Der Ursprung der A. brachiocephalica liegt in Höhe des sternalen Endes des zweiten rechten Rippenknorpels. Der ca. 2 cm lange Stamm verläuft schräg nach oben rechts über den vorderen und rechten Umfang der Trachea gegen die obere Thoraxapertur, um sich hinter dem rechten Sternoklavikulargelenk in die A. subclavia dext. und die A. carotis comm. dext. aufzuteilen.

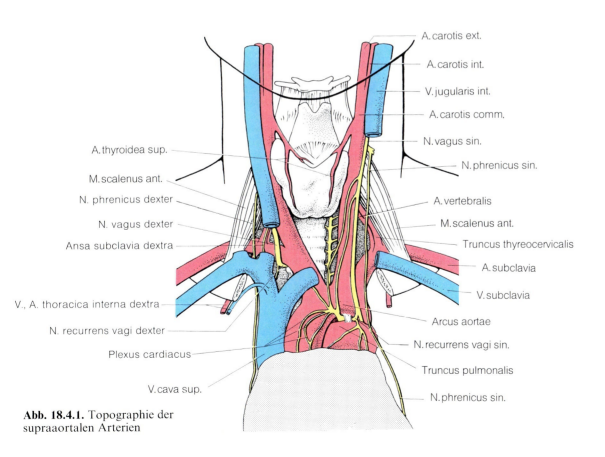

Abb. 18.4.1. Topographie der supraaortalen Arterien

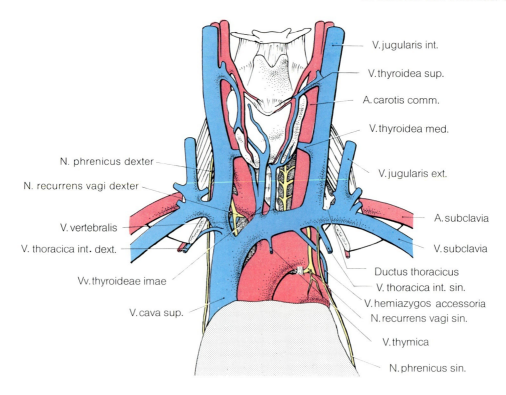

Abb. 18.4.2. Topographie der V. cava und ihrer zuführenden Äste

Während die A. carotis die Richtung der A. brachiocephalica fortsetzt, gelangt die A. subclavia dext. bogenförmig über die Pleurakuppel zur hinteren Skalenuslücke und zur Fossa supraclavicularis. Die A. carotis comm. dext. steigt an der Seitenfläche von Luft- und Speiseröhre, bedeckt vom M. sternocleidomastoideus in die Fossa carotica auf, wo sie sich in ihre beiden Äste teilt.

Unmittelbar nach dem Truncus brachiocephalicus entspringt die A. carotis comm. sin. aus dem Aortenbogen. Sie wendet sich über den vorderen Umfang der Trachea nach links und steigt links von Trachea und Ösophagus durch die obere Thoraxapertur zum Halse auf.

Die linke A. subclavia ist normalerweise der letzte und am weitesten dorsal gelegene Ast des Arcus und verläuft senkrecht aufsteigend und dann bogenförmig über die linke Pleurakuppel zur hinteren Skalenuslücke und Fossa supraclavicularis.

Für den Gefäßchirurgen hat es sich als vorteilhaft erwiesen, die *A. subclavia* in *vier Segmente* zu unterteilen [4, 5], (Abb. 18.4.3).

Das *erste Segment* reicht vom Ursprung der A. subclavia bis zum Abgang der A. vertebralis und der A. thoracica int.

Aus dem *zweiten Segment* entspringen A. vertebralis und A. thoracica int.

Das *dritte, supraklavikuläre Segment* liegt zwischen dem Abgang des Truncus thyreocervicalis und dem kostoklavikulären Raum.

Das *vierte, kostoklavikuläre Segment* befindet sich im Raum zwischen Schlüsselbein und 1. Rippe.

N. vagus und *N. phrenicus* sowie der *Ductus thoracicus* haben eine enge Beziehung zu den großen Gefäßen und können daher bei deren Präparation leicht verletzt werden. Die Nn. vagi (Abb. 18.4.1) treten zwischen A. carotis comm. und V. jugularis int. in den Thoraxraum. Der rechte N. vagus kreuzt an der Vorderseite die A. subclavia unmittelbar nach ihrem Abgang vom Truncus brachiocephalicus. Der abgehende N. recurrens umschlingt das Gefäß von unten, um dorsal in die ösophagotracheale Furche zu gelangen und nach kranial zu ziehen. Der linke N. vagus kreuzt den Arcus aortae am vorderen Umfang und gibt hier den N. recurrens ab, der sich links vom Ductus Botalli um die Konkavität des Arcus schlingt und in der Rinne zwischen Trachea und Ösophagus zum Larynx hochzieht.

18.4 Rekonstruktive Chirurgie intrathorakaler supraaortaler Verschlußprozesse

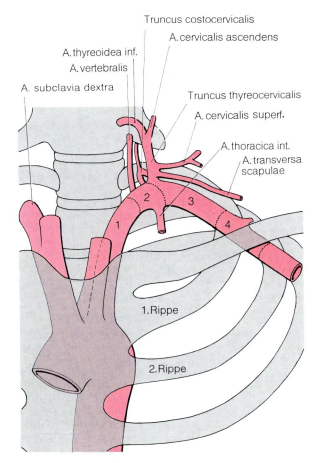

Abb. 18.4.3. Segmenteinteilung der A. subclavia

Die *Nn. phrenici* (Abb. 18.4.1) liegen beidseits auf der Vorderfläche der Mm. scaleni ant in oberen Faszie. Sie treten zwischen A. und V. subclavia in den Thoraxraum ein und kreuzen die A. subclavia ventral, unmittelbar vor ihrem Eintritt in die hintere Skalenuslücke. Sie liegen hier lateral der Nn. vagi. Der rechte N. phrenicus überkreuzt die A. thoracica int. von lateral und ventral und liegt dann lateral der V. brachiocephalica und V. cava sup., um schließlich in der Membrana pleuropericardiaca vor dem Lungenstiel zum Zwerchfell zu ziehen. Der linke N. phrenicus kreuzt ebenfalls die A. thoracica int. latero-ventral und verläuft unter der Pleura mediastinalis über den Arcus aortae zum linken Herzrand.

Die *Ansa subclavia Vieussenii* sollte zur Vermeidung eines postoperativ auftretenden Horner-Syndroms nicht verletzt werden. Die Ansa (Abb. 18.4.1) entspringt aus dem Ganglion cervicale medium des Truncus sympathicus mit zwei Fäden deren ventraler Anteil die A. subclavia lateral des Vertebralisabganges umschlingt, um, wie der dorsale Faden das Ganglion cervicale inf. zu erreichen. Dieses ist meist mit dem ersten Brustganglion zum Ganglion stellatum vereinigt und liegt vor dem Köpfchen der 1. Rippe.

Der *Ductus thoracicus* ist an mehreren Stellen seines Verlaufs von chirurgischem Interesse, da er bei der Präparation der linken A. subclavia verletzt werden kann [16]. Im Winkel zwischen Aortenbogen und Abgang der linken A. subclavia (Abb. 18.4.4) zieht der Ductus thoracicus unter der Pleura in der Lamelle der Fascie des Ösophagus durch die Thoraxapertur in die Basis des Halses und biegt zwischen A. carotis comm. sin. und A. subclavia nach ventral zum linken Venenwinkel, in dessen Bereich er mündet. (Abb. 18.4.2, 18.4.4 und 18.4.3). Der Scheitel seines Mündungsbogens kann hoch in den Hals hinaufreichen und liegt dann medial vom Truncus thyreocervicalis und dem M. scalenus ant. mit dem in seiner Faszie verlaufenden N. phrenicus. Vor seiner Mündung empfängt er meist noch die – durch Lymphknoten unterbrochenen – Trunci jugulares, subclavius und bronchomediastinales. 40% aller intraoperativen Verletzungen des Ductus thoracicus erfolgen im linken oberen Mediastinum. Im Aorta-Subklavia-Winkel wird er bei der Präparation der A. subcla-

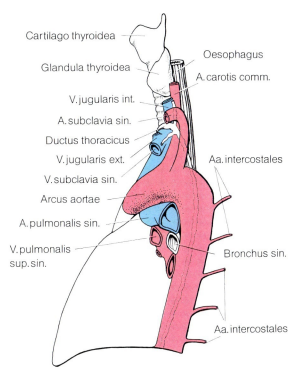

Abb. 18.4.4. Verlauf des Ductus thoracicus

via leicht verletzt. Dies geschieht vor allem dann, wenn man nach Spaltung der Pleura parietalis nicht in unmittelbarem Kontakt mit der arteriellen Gefäßwand bleibt, sondern brüsk in die Tiefe des Mediastinums vordringt.

Eine weitere Möglichkeit der Verletzung des Ductus thoracicus ist im Bereich des seitlichen Halsdreiecks gegeben (Abb. 18.4.12 und 18.4.13). Beim supraklavikulären Zugang zur A. subclavia sind Verletzungen des terminalen Ductus thoracicus (und des N. phrenicus) leicht möglich. Es muß daher bei der Präparation im Bereich der Fossa supraclavicularis nicht nur auf den Brustmilchgang selbst geachtet werden, sondern auch darauf, daß er nicht beim Freilegen der Arterie durch Zug und forciertes Beiseitehalten des Venenwinkels verletzt wird.

Auch bei Eingriffen an der rechten A. subclavia ist auf die Integrität der großen Lymphbahnen (Truncus lymphaticus dexter), im speziellen des Truncus bronchomediastinalis ant. zu achten, der hier in den Venenwinkel mündet. Durch Querverbindungen zum Ductus thoracicus kann aus einem eröffneten rechten Lymphstamm Chylus retrograd aus dem linken System ausfließen und einen Chylothorax verursachen.

C. Klinische Manifestation

Die klinische Symptomatik von Verschlußprozessen der supraaortalen Äste hängt von der Art, der Lokalisation sowie der Ausdehnung und Multiplizität der Gefäßobstruktion ab, wird aber zusätzlich auch vom Zustand der Kollateralzirkulation bestimmt. Dementsprechend kann es zu passageren oder dauernden Durchblutungsstörungen im Versorgungsgebiet der A. subclavia, der A. carotis und A. vertebralis kommen. Bei Verschluß des Truncus können neben den Symptomen der Karotisinsuffizienz gleichzeitig auch Zeichen der vertebro-basilären Insuffizienz und der brachialen Minderdurchblutung beobachtet werden. Verschlüsse oder hochgradige Stenosierungen des Subklaviaabganges bzw. des Truncus proximal des Vertebralisabganges führen besonders bei Belastung der oberen Extremität zur Stromumkehr in der A. vertebralis und somit zum Subclavian-Steal-Syndrom.

Im allgemeinen führen entweder ischämische Beschwerden im Bereich der oberen Extremität oder neurologische Symptome zum Arzt.

D. Indikationen zur Operation

Die Indikation zur operativen Behandlung eines Verschlusses der A. subclavia ist in erster Linie dann gegeben, wenn eine vertebro-basiläre Insuffizienz klinisch relevant und durch Provokationstests reproduzierbar ist. Auch ein isolierter Subklaviaverschluß mit belastungsabhängiger Minderdurchblutung des Armes stellt eine Operationsindikation dar. Hingegen sollten angiographisch nachgewiesene, jedoch symptomlose Verschlußprozesse in diesem Bereich nicht operativ angegangen werden.

Gefäßveränderungen am Truncus brachiocephalicus und im Bereich der A. carotis comm., die zu einer intermittierenden neurologischen Symptomatik geführt haben, sind in allen Fällen eine dringliche Operationsindikation, da nicht abzusehen ist, ob die nächste ischämische Attacke nicht mit einem irreversiblen neurologischen Defizit endet. Hier ist besonders auf die zwar hämodynamisch nicht wirksamen, aber exulzerierten atheromatösen Plaques hinzuweisen, die eine vitale Gefährdung für den Patienten darstellen. Sie sind eine ständige Emboliequelle und somit Ursache von transitorischen ischämischen Attacken (TIA).

Bei der Auswahl eines Operationsverfahrens zur Rekonstruktion von Verschlußprozessen im supraaortalen Bereich wird die Beachtung der Morbidität und Letalität des operativen Eingriffes eine große Rolle spielen. Die in der Literatur der letzten Jahre publizierten Erfahrungen zeigen, daß durch kritische Indikationsstellung sowie durch eine Verbesserung des Prothesen- und Nahtmaterials aber auch der Operationstechnik die postoperativen Ergebnisse beim extrathorakalen Vorgehen keinen Unterschied mehr gegenüber dem eingreifenderen und mit einer höheren Letalität belasteten transthorakalen Vorgehen aufweisen. Die klinischen Erfahrungen, die die experimentellen Ergebnisse von LORD und EHRENFELD [11] bestätigen, geben uns daher die Berechtigung, eine noch gesunde Arterie extrathorakal anzuzapfen, ohne das Auftreten einer neuen Steal-Symptomatik fürchten zu müssen.

Nicht nur bei degenerativ bedingten Verschlüssen, sondern auch beim Takayasu's disease ist ein Rekonstruktionsverfahren anzustreben. Die Überbrückung des Verschlusses soll bis weit in den gesunden Gefäßabschnitt erfolgen, da ein Fortschreiten des Krankheitsprozesses bei den meist noch jungen Patienten zu erwarten ist. Es ist nicht zu empfehlen, den Aortenbogen anzuzapfen, auch dann nicht, wenn bereits ein zweiter Aortenbogenast betroffen ist. Da der Befall eines dritten Astes als ausgesprochene Rarität gilt, ist es durchaus zu vertreten, die gesunde Arterie zur Versorgung der verschlossenen Gefäßbezirke heranzuziehen.

Eine exakte angiographische Darstellung sämtlicher Aortenbogenäste ist für die Planung unseres operativen Vorgehens von entscheidender Bedeutung. Eine unvollständige Kontrastmittelfüllung kann zur Fehleinschätzung der Situation und damit zur Wahl eines nicht adäquaten Rekonstruktionsverfahrens führen. Jedes Gefäß, das als Spenderarterie für einen extraanatomischen Bypass in Betracht gezogen wird, muß angiographisch und dopplersonographisch frei von hämodynamisch wirksamen Veränderungen sein. Diese Forderung bezieht sich nicht nur auf den proximal des Shunt's liegenden Gefäßanteil, sondern selbstverständlich auch auf den distalen Abschnitt.

In Zukunft ist zu erwarten, daß allein durch nichtinvasive Untersuchungsmethoden die Indikation zur Operation gestellt werden kann. Im Moment ist es jedoch noch nicht möglich, auf die morphologische Abklärung des Gefäßstatus zu verzichten. Neben der Katheterangiographie gewinnt in letzter Zeit auch die digitale Subtraktionsangiographie zunehmend an Bedeutung. Diese ermöglicht neben der Gefäßdarstellung auch eine semiquantitative Aussage über die Durchströmung eines stenosierten Gefäßbezirkes („Regions of Interest").

E. Operationstechniken

Der Umstand, daß Verschlußprozesse der supraaortalen Arterien in großlumigen Gefäßen lokalisiert und segmental angeordnet sind [2], prädestiniert diese Erkrankung geradezu für einen gefäßchirurgischen Eingriff. Es kann daher bei guten Abflußverhältnissen in die Peripherie in den meisten Fällen eine vollständige operative Wiederherstellung der Strombahn erreicht werden. Hinsichtlich der Technik des operativen Vorgehens, insbesondere bezüglich der Frage, ob dem transthorakalen oder dem extrathorakalen Vorgehen der Vorzug zu geben ist, gibt es immer noch divergierende Ansichten [6, 7, 8, 10, 12, 14, 17].

Nachdem in den frühen 60iger Jahren das transthorakale Operationsverfahren das vorherrschende Rekonstruktionsprinzip war, erwies sich in der Folge eine Thorakotomie oder Sternotomie nicht unbedingt in jedem Fall als notwendig, wenn offene und von Strömungsbehinderungen freie Gefäße im extrathorakalen Bereich sich als Spendergefäße für einen extrathorakalen Bypass anboten. Im letzten Dezennium war daher ein zunehmender Trend zum extrathorakalen Umleitungsverfahren zu beobachten, da dieses Rekonstruktionsverfahren den schweren Eingriff einer Thorakotomie oder Sternotomie mit den entsprechenden Komplikationen vermeidet und daher auch bei älteren und high-risk-Patienten mit kardiorespiratorischer Insuffizienz durchführbar ist [17].

In der Diskussion um diese unterschiedlichen Verfahren wurde mehrfach die Befürchtung geäußert, daß es z.B. nach Anlegen eines Karotis-Subklavia-Bypasses beim Subclavian-Steal-Syndrom zum Karotisentzugseffekt kommen müsse. Dieser Einwand konnte jedoch durch experimentelle Studien von LORD und EHRENFELD [11] entkräftet werden, die eine Zunahme des Karotisflows proximal der Anzapfstelle messen konnten [17]. Voraussetzung dafür ist natürlich eine Spenderarterie, die frei von hämodynamisch wirksamen proximalen und distalen Stenosen ist.

In einer Zusammenstellung der Ergebnisse der Weltliteratur konnte GRUSS [9] 1978 an 931 Rekonstruktionen eines Subclavian-Steal-Syndroms feststellen, daß durch das extrathorakale Vorgehen die Mortalität von 3,7% beim transthorakalen Zugang auf 0,7% abgesenkt werden konnte. Dieselbe Übersicht zeigt jedoch eindeutig bessere klinische und hämodynamische Ergebnisse beim transthorakalen Vorgehen. Wieweit diese postoperativen Resultate aus den Jahren 1960–1970 auch heute noch Gültigkeit haben, ist ohne Sammelstatistik der letzten Jahre schwer zu sagen. Die Tatsache, daß Prothesen- und Nahtmaterial sowie Operationstechnik seither große Fortschritte gemacht haben, läßt jedoch an die Berichte der letzten Jahre glauben, die – abgesehen von der unverändert unterschiedlichen Mortalitätsrate – von einem gleich guten postoperativen Ergebnis beider Operationszugänge berichten [17]. Auch nach den Erfahrungen der Amsterdamer Gefäßchirurgischen Universitätsklinik [15] sind die klinischen und morphologischen Langzeitergebnisse des extrathorakalen Verfahrens – trotz der ungünstiger erscheinenden Hämodynamik – gleich gut wie beim transthorakalen Vorgehen.

F. Operative Zugänge und Technik der Gefäßfreilegung

I. Transthorakaler Zugang

Beim transthorakalen Vorgehen haben sich im wesentlichen zwei operative Zugangswege, die mediane Sternotomie und die linke postero-laterale Thorakotomie, bewährt.

1. Die mediane Sternotomie

Die Aorta ascendens, die A. anonyma, das proximale Segment der rechten A. subclavia und die intrathorakalen Abschnitte der beiden Karotiden erreicht man am besten über eine mediane totale Sternotomie.

Der Patient liegt in Rückenlage auf dem Operationstisch und der Chirurg steht an der rechten Seite des Patienten. Beim Abdecken mit einer durchsichtigen Folie soll darauf geachtet werden, daß der vordere Anteil des Halses bis zum Unterkieferrand und nach dorsal bis zum Kieferwinkel sowie auch die Supraklavikulargrube zugängig bleiben. Die Hautinzision (Abb. 18.4.5) wird in der Medianen vom Jugulum bis knapp unterhalb des Processus xiphoideus geführt. Falls erforderlich, kann die Inzision nach rechts oder links in die Fossa supraclavicularis oder entlang des medialen Randes des M. sternocleidomastoideus verlängert werden. Mit dem Thermokauter wird das Unterhautzellgewebe und das Periost des Sternum

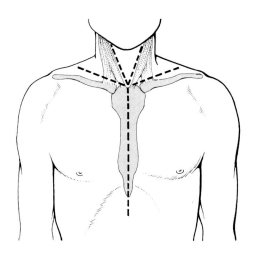

Abb. 18.4.5. Mediane Sternotomie. Hautinzision mit Möglichkeiten der Schnitterweiterung in die Supraklavikular-Grube bzw. entlang des M. sternocleidomastoideus

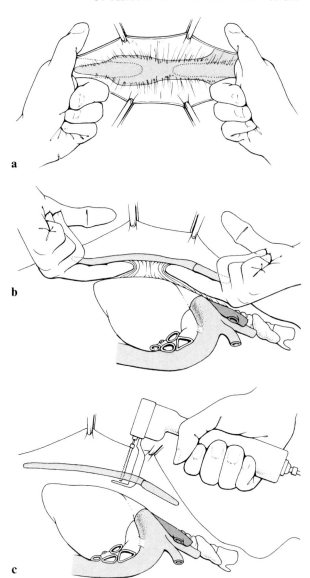

Abb. 18.4.6. a, b Stumpfe digitale Präparation des Retrosternalraumes. **c** Durchtrennung des Sternum mit Säge

durchtrennt. Anschließend wird die Linea alba auf eine kurze Strecke inzidiert und der Processus xiphoideus mit einer kräftigen Schere längs gespalten oder reseziert. In der Fossa jugularis wird das Lig. interclaviculare durchtrennt und mit dem linken Zeigefinger mediastinales Gewebe von der Rückseite des Manubrium sterni stumpf gelöst (Abb. 18.4.6a, b). Ebenso wird von distal die Hinterfläche des Sternum digital oder auch mit Hilfe eines Stieltupfers von präkordialem Gewebe befreit. Dadurch werden Verletzungen bei der Durchtrennung des Sternum vermieden. Die

18.4 Rekonstruktive Chirurgie intrathorakaler supraaortaler Verschlußprozesse

Längsspaltung des Brustbeines erfolgt am einfachsten mit der Sternumsäge oder einer oszillierenden Säge (Abb. 18.4.6c). Die Schnittflächen des Sternum werden zur Vermeidung von Blutungen aus dem Knochenmark mit Knochenwachs versiegelt. Blutende Periostgefäße der Vorder- und Rückfläche des Sternum lassen sich zusätzlich mit dem Kugelaufsatz der Elektrokoagulation stillen.

Mit dem Thoraxsperrer werden die Sternumhälften aufgespreizt und die beiden Pleuraumschlagfalten vorsichtig vom Perikard stumpf abgeschoben, um eine Eröffnung der Pleurahöhlen zu vermeiden. Falls die Pleura einreißt, muß die betreffende Pleurahöhle am Ende des Eingriffes mit einer Thoraxdrainage versorgt werden.

Der im vorderen Mediastinum dem Perikard und den großen Gefäßen aufliegende Thymusfettkörper wird nun reseziert oder zwischen zwei Klemmen gespalten. Dabei muß auf die linke V. brachiocephalica geachtet werden, die das Operationsfeld quer kreuzt und daher leicht verletzt werden kann. Keinesfalls darf sie durchtrennt und ligiert werden. Eine etwaige Blutung aus diesem Gefäß muß mit feiner Naht (Prolene 6/0) versorgt werden. Da diese Vene den Abgang des Truncus brachiocephalicus und der A. carotis comm. sin. verdeckt, muß sie ausreichend mobilisiert und angeschlungen werden, um einen ungestörten Zugang zum Arcus aortae und zu den Aortenästen zu gewährleisten (Abb. 18.4.7).

Soll die Aorta ascendens freigelegt werden, so wird der obere Anteil des Perikards längs gespalten. Die Aorta wird hier stumpf umfahren und angeschlungen, wobei an die Möglichkeit einer Verletzung des hinter der Aorta verlaufenden rechten Pulmonalisastes zu denken ist. Falls auch die distalen Segmente der A. subclavia freigelegt werden sollen, wird die mediane Sternotomie durch eine Hautinzision nach rechts oder links in die Fossa supraclavicularis erweitert (Abb. 18.4.5).

Bei ungenügender Darstellung des kranialen Anteiles des Truncus brachiocephalicus durch die mediane Sternotomie und wenn zusätzlich die kranialen Abschnitte der A. carotis comm. im Halsgebiet freigelegt werden sollen, wird der Schnitt entlang des medialen Randes des M. sternocleidomastoideus nach oben verlängert. Meist ist es notwendig, den sternalen Ansatz des M. sternocleidomastoideus sowie der geraden Halsmuskulatur zu durchtrennen, um die Aufteilung des Truncus brachiocephalicus übersichtlich darzustellen.

Die A. carotis comm. und ihre beiden Äste können aber auch durch eine zusätzliche getrennte Inzision am Vorderrand des M. sternocleidomastoideus dargestellt werden. Muß die gesamte Länge der A. carotis comm. von der Aorta bis zur Karotisaufteilung freipräpariert werden, so wird der Hautschnitt von der Sternotomie ventral des M. sternocleidomastoideus bis in die Höhe des Schildknorpels geführt. Nach Durchtrennung der Subkutis und des Platysma müssen der sternale Ursprung des M. sternocleidomastoideus, des M. sternohyoideus und M. sternothyreoideus, wie auch der die A. carotis comm. überquerende M. omohyoideus durchtrennt werden. Medial des Bulbus der V. jugularis int. gelangt man an die A. carotis comm., die nun bis zur Bifurkation freigelegt wird.

Bei der Präparation der Gefäßabgänge vom Aortenbogen und in deren weiteren Verlauf sind die Nn. phrenici und vagi sowie der Ductus thoracicus zu beachten, die hier leicht geschädigt werden können. Besonders der linke N. phrenicus ist auf dem Aortenbogen leicht zu verletzen, wie auch der linke N. vagus mit dem N. recurrens. Bei der Dar-

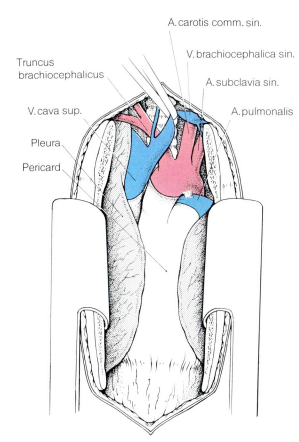

Abb. 18.4.7. Durch Sternotomie darstellbare Gefäße

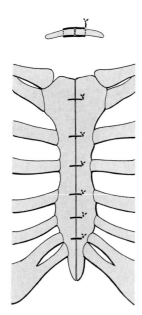

Abb. 18.4.8. Sternum-Drahtnaht

stellung und Durchtrennung des Ansatzes des M. sternocleidomastoideus ist links auf die Einmündung des Ductus thoracicus in den Venenwinkel zu achten, der von kaudal und dorsal kommend sich über die A. subclavia biegt (Abb. 18.4.2, 18.4.4 und 18.4.14).

Der Verschluß der medianen Sternotomie erfolgt mit Drahtnähten oder evtl. mit Sternumbändern (Abb. 18.4.8).

2. Die postero-laterale Thorakotomie links

Der kraniale Anteil der Aorta descendens und der intrathorakale Abschnitt der linken A. subclavia, also Segment 1 [3, 4, 5], werden am besten über eine postero-laterale Thorakotomie im Bett der 4. Rippe erreicht. Auf diesem Weg kann auch der proximale Anteil der linken A. carotis comm. aufgesucht werden.

Der Patient wird in rechter Seitenlage auf dem Operationstisch in einem Winkel von 90° gelagert (Abb. 18.4.9). Das rechte Bein ist etwas angezogen, Hüfte und Kniegelenk sind gebeugt. Das linke Bein ist gestreckt und mit Kissen unterlegt. Mit einem zirkulären Gurt wird die Hüfte am Tisch fixiert. Die Stabilisierung der Lage wird durch seitlich am Tisch befestigte Stützen gewährleistet. Unter die rechte Thoraxseite wird in Höhe der Inzision ein Kissen oder eine aufblasbare Rolle gelegt, um eine Überstreckung der zu operierenden Thoraxhälfte zu erreichen. Vor dem Nahtverschluß des Thorax wird das Kissen entfernt bzw. die Luft aus der Rolle abgelassen. Der rechte Arm liegt rechtwinklig zur Körperachse auf einer Armstütze, zu der der Anästhesist Zugang hat. Der linke Arm wird im Schultergelenk abduziert und nach ventral auf einer Schiene fixiert.

Der Hautschnitt beginnt in der MCL und umkreist die Mamma in einem nach unten konvexen Bogen. Bei Frauen soll dieser Schnitt in der submammären Falte liegen. In der Axillarlinie verläuft die Inzision weiter nach dorsal, um dann im Bogen die Skalpulaspitze in einer Entfernung von ca. 5 cm zu umfahren. Zwischen Wirbelsäule und Margo vertebralis der Skapula wird der Schnitt nach kranial geführt. Nachdem der Drüsenkörper von der Faszie des großen Brustmuskels nach kranial abgelöst wurde, folgt in Höhe der 4. Rippe ventral die Durchtrennung des thorakalen Ansatzes des M. pectoralis major. Nach lateral wird der M. serratus ant. in Faserrichtung gespreizt und der Vorderrand des M. latissimus dorsi dargestellt (Abb. 18.4.10a). Die hier verlaufenden Gefäße müssen zwischen Ligaturen durchtrennt werden.

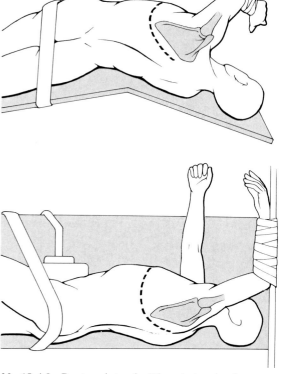

Abb. 18.4.9. Postero-laterale Thorakotomie, Lagerung und Schnittführung

18.4 Rekonstruktive Chirurgie intrathorakaler supraaortaler Verschlußprozesse

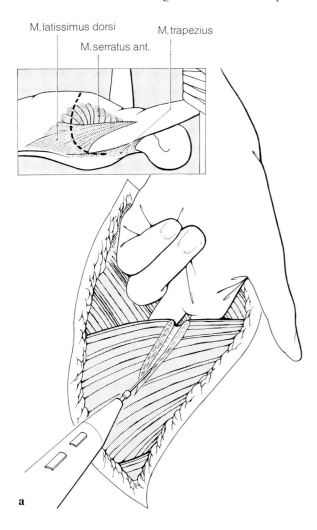

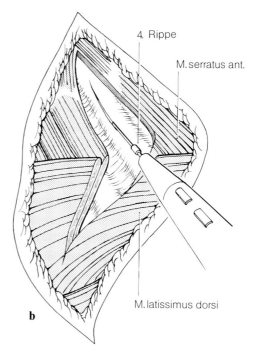

Abb. 18.4.10. a Durchtrennung des M. latissimus dorsi. **b** M. serratus ant. durchtrennt, M. latissimus dorsi eingekerbt; Inzision des Rippenperiost mit elektrischem Messer

Anschließend wird mit dem elektrischen Messer der Muskel über einer Holzsonde durchtrennt. Dorsal ist es manchmal nötig, den M. trapezius und den M. rhomboideus major zusätzlich einzukerben.

Die Skapula wird nach kranial gezogen und die Hand zwischen Thoraxwand und Skapula nach kranial geführt, um die Höhe der Thoraxeröffnung durch Abzählen der Rippen festzulegen. (Die erste tastbare Rippe ist die zweite Rippe.) Es wird nun die 4. Rippe in ausreichender Länge dargestellt und das Periost an der Vorderfäche der Rippe inzidiert (Abb. 18.4.10b). Dann wird die Rippe mit Hilfe eines Raspatoriums aus dem Periostmantel und der Interkostalmuskulatur ausgeschält. Nach Eröffnung der Pleurahöhle im Bett der 4. Rippe werden 1 bis 2 Thoraxsperrer eingesetzt und der Thorax aufgespreizt. Die Thorakotomie kann aber ebensogut nach Durchtrennung der Interkostalmuskulatur im 3. ICR erfolgen.

Die Lunge muß nun nach ventral abgedrängt werden, um den Isthmus aortae darzustellen. Die Pleura parietalis wird anschließend über der Aorta und der linken Subklavia inzidiert. Die Gefäße können nun leicht freipräpariert und mit Bändchen umschlungen werden. Wie oben erwähnt, ist in dieser Region auf die Nn. vagus, recurrens und phrenicus sowie auf den Ductus thoracicus zu achten (Abb. 18.4.2 und 18.4.4).

II. Extrathorakaler Zugang

Falls eine Thorakotomie wegen des hohen Alters oder des schlechten Allgemeinzustandes des Patienten nicht durchführbar erscheint, bietet sich – bei Vorliegen mindestens einer frei durchgängigen Spenderarterie im Hals- und Schulterbereich – ein möglicherweise hämodynamisch etwas ungünstigeres, aber dafür den Patienten weniger belastendes extrathorakales Umleitungsverfahren an. Der operative Zugangsweg ergibt sich aus der jeweils gewählten Operationsmethode. Die Literatur der letzten Jahre stellt eine große Anzahl verschiedener Formen des extrathorakalen Bypassverfahrens zur Auswahl. Neben dem am häufigsten angewandten Karotis-Subklavia-Bypass mit homo- und kontralateraler Überbrückung der Gefäße [14] durch Prothese oder Venentransplantat, kommt auch die direkte Seit-zu-Seit-Anastomose zwischen Subklavia und Karotis (von einem supraklavikulären Zugang aus) in Frage [6]. Eine weitere und erfolgreiche Methode wurde von MEHIGAN und Mitarbeiter [12] vorgeschlagen, wobei ebenfalls von einer supraklavikulären Inzision aus die Subklavia distal des Verschlusses und proximal der Abgangsstelle der A. vertebralis durchtrennt und mittels einer End-zu-Seit-Anastomose in die A. carotis comm. reimplantiert wird.

1. Die supraklavikuläre Freilegung der
A. subclavia und der Arteria carotis communis

Über den supraklavikulären Zugang ist es möglich, die A. carotis comm. sowie die A. subclavia in ihren extrathorakalen Segmenten darzustellen. Auch der intrathorakale Abschnitt, das Segment 1 der A. subclavia, kann durch vorsichtige Präparation soweit sichtbar gemacht werden, daß die Arterie noch vor dem Vertebralisabgang geklemmt und durchtrennt werden kann. Dies gelingt rechts leichter als links, da der Abgang vom Truncus brachiocephalicus rechts höher liegt.

Der Patient liegt auf dem Rücken und hat den Kopf zur Seite gedreht. Ein Kissen liegt unter der homolateralen Schulter. Der Schnitt verläuft 1 cm kranial und parallel der Klavikula. Er reicht vom M. sternocleidomastoideus bis zum Vorderrand des M. trapezius (Abb. 18.4.11). Nach Durchtrennung von Unterhautzellgewebe und Platysma wird die V. jugularis ext. im lateralen Halsdreieck durchtrennt. Der klavikuläre Kopf, manchmal auch der sternale Kopf des M. sternocleidomastoideus, werden ebenso durchtrennt wie der M. sternothyroideus und M. sternohyoideus sowie lateral der M. omohyoideus. Um postoperative Lymphfisteln zu vermeiden, muß auf den in den linken Venenwinkel einmündenden Ductus thoracicus geachtet werden (Abb. 18.4.12 und 18.4.13). Bei unklaren Verhältnissen ist es besser, diesen zu ligieren. Nach sorgfältiger Präparation der Supraklavikulargrube und Wegschieben des präskalenischen Fettgewebes kommt der N. phrenicus an der Vorderfläche des M. scalenus ant. zur Ansicht. Dieser wird mit einem kleinen Stieltupfer zur Seite gehalten. Der Muskel wird dann über einer Holzrille am Ansatz der 1. Rippe mit dem elektrischen Messer durchtrennt. Damit wird die A. subclavia mit ihren Seitenästen, der A. thyreocervicalis und A. thoracica int., sichtbar. Diese Seitenäste müssen ebenso wie die ventral kreuzende V. vertebralis und V. thyreocervicalis ligiert und durchtrennt werden, um die A. subclavia und mit ihr die A. vertebralis ausreichend mobilisieren und umschlingen zu können. Die im medialen Wundwinkel aufsteigende V. jugularis int. wird angeschlungen und nach lateral verzogen. Dadurch kann nun die medial liegende A. carotis comm. unter Schonung des N. recurrens freigelegt werden (Abb. 18.4.12).

Durch diese ausgiebige Durchtrennung von Muskelgewebe und Gefäßen, die jedoch nicht in allen Fällen unbedingt erforderlich ist, wird die A. subclavia so weit hinter dem Sternoklavikulargelenk zugängig, daß sie im ersten Segment geklemmt werden kann. Dazu ist es jedoch notwendig, einen dosierten, nach kranial gerichteten Zug an der angeschlungenen Subklavia auszuüben. Die sicher schließende Klemme muß so angesetzt werden, daß sie nicht mehr abrutschen kann (Abb. 18.4.13).

Die Darstellung und Mobilisierung der extrathorakal erreichbaren Subklaviasegmente ist vor allem bei der Reimplantation (Transposition) der A. subclavia in die A. carotis comm. nötig [12]. Beim karotido-subklavialen Bypass oder bei der Seit-zu-Seit-Anastomose zwischen A. carotis comm. und Subklavia nach EDWARDS u. WRIGHT [6] ist hingegen eine sparsamere Durchtrennung anatomischer Strukturen möglich.

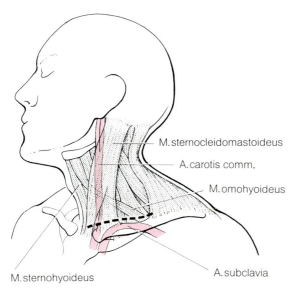

Abb. 18.4.11. Topographie des seitlichen Halsdreiecks und Hautinzision für den supraklavikulären Zugang

18.4 Rekonstruktive Chirurgie intrathorakaler supraaortaler Verschlußprozesse

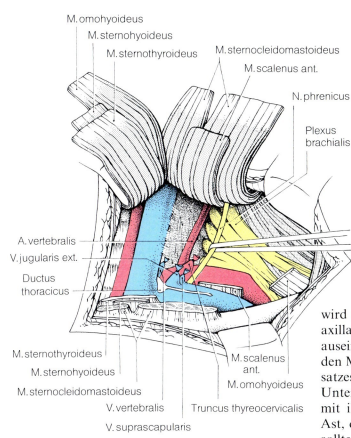

Abb. 18.4.12. Supraklavikuläre Freilegung der Aa. subclavia und carotis comm.

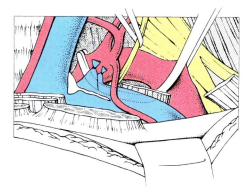

Abb. 18.4.13. Ausklemmen der A. subclavia

Der Subklavia-Subklavia-Bypass [8] erfordert die beidseitige supraklavikuläre Freilegung der A. subclavia. Das Transplantat wird dann subkutan oder submuskulär zur Gegenseite geführt.

2. Der infraklavikuläre Zugang zur Arteria axillaris

Der Karotis-Axillaris-Bypass [13] sowie der Axillaris-Axillaris-Bypass [10] erfordern die Freilegung der A. axillaris in der infraklavikulären Region.

Der Patient liegt auf dem Rücken, wobei der Oberarm leicht abduziert und nach außen rotiert wird. Der Hautschnitt wird im Trigonum deltoideo-pectorale vom Schlüsselbein entlang des medialen Randes des M. deltoideus zum unteren Rand des M. pectoralis major, der vorderen Achselfalte, geführt (Abb. 18.4.14 und 18.4.15). Im Subkutangewebe verläuft zwischen M. deltoideus und M. pectoralis die V. cephalica, die geschont wird und als Leitgebilde zur tiefer gelegenen V. axillaris dient. Die beiden Muskel werden stumpf auseinandergedrängt, worauf man in der Tiefe auf den M. pectoralis minor stößt, der nahe seines Ansatzes am Processus coracoideus abgetrennt wird. Unter dem Fettgewebe wird nun die A. axillaris mit ihrem zweiten Segment freigelegt, wobei ihr Ast, die A. acromio-clavicularis, geschont werden sollte. Medial der Arterie liegt die V. axillaris und lateral der Plexus brachialis. Beim Freilegen des weiter distal gelegenen Arteriensegmentes muß darauf geachtet werden, daß sich hier der Plexus brachialis in seine drei Fasciculi teilt, die die Arterie umgeben.

Der Karotis-Axillaris-Bypass [13] (Abb. 18.4.15) erfordert neben der infraklavikulären Freilegung der A. axillaris eine kleine supraklavikuläre Inzision über dem lateralen Ursprung des M. sterno-

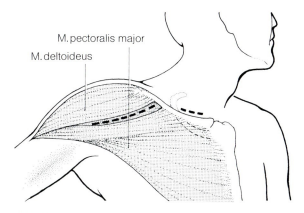

Abb. 18.4.14. Hautinzisionen für den Karotis-Axillaris-Bypass

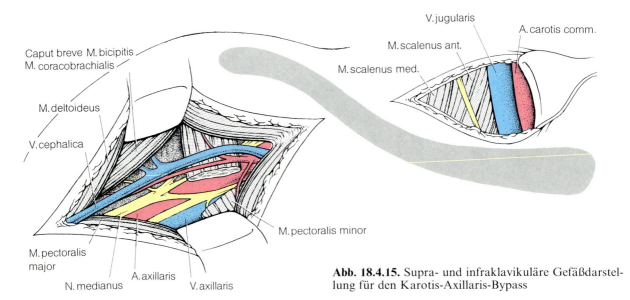

Abb. 18.4.15. Supra- und infraklavikuläre Gefäßdarstellung für den Karotis-Axillaris-Bypass

cleidomastoideus, der durchtrennt wird. Die A. carotis comm. kann nun medial der V. jugularis und ohne Durchtrennung des M. scalenus ant. freipräpariert werden. Der Kunststoffbypass kreuzt im Subkutangewebe die Klavikula, was bei schlanken Patienten problematisch sein kann.

Beim Axillaris-Axillaris-Bypass [10], wird die A. axillaris beidseits in der Mohrenheim'schen Grube dargestellt und der Bypass unter dem M. pectoralis zur Gegenseite durchgezogen. Als letzte Möglichkeit soll noch auf den femoro-axillären Kunststoffbypass hingewiesen werden, der dann Anwendung findet, wenn bei schlechtem Allgemeinzustand keine frei durchgängige supraaortale Spenderarterie zur Verfügung steht. Hierbei ist eine inguinale sowie infraklavikuläre Freilegung des Spender- bzw. Empfängergefäßes notwendig. Die Gefäßprothese wird in der vorderen Axillarlinie subkutan eingelegt und bis zur Leistenbeuge durchgezogen.

3. Transaxilläre Freilegung des
3. und 4. Segmentes der Arteria subclavia

Siehe Seite 582 ff.

G. Rekonstruktionsmöglichkeiten

Hinsichtlich Naht- und Anastomosentechnik sowie der Wahl des Prothesenmaterials wird auf Seite 47 ff., 73 ff. hingewiesen.

Grundsätzlich kommen vier Operationsverfahren bei Verschlüssen im proximalen Abschnitt der supraaortalen Arterien in Betracht:

(1) Die transthorakale Endarteriektomie mit oder ohne Streifenplastik
(2) Die transthorakale Überbrückungs- oder Ersatzplastik
(3) Die extrathorakale Überbrückungsplastik
(4) Die extrathorakale Reimplantationstechnik.

Die Entscheidung, welches Rekonstruktionsverfahren zur Korrektur von Stenosen oder Verschlüssen Anwendung finden soll ist von verschiedenen Faktoren abhängig.

(1) Im Vordergrund stehende Krankheitszeichen:
  (a) Karotisinsuffizienz oder transitorische ischämische Attacke (TIA).
  (b) Vertebrobasiläre Insuffizienz
  (c) Brachialisminderdurchblutung
(2) Lokalisation, Ausdehnung sowie Multiplizität von Stenosen und Verschlußprozessen.
(3) Pathogenese: Degenerativer (Arteriosklerose) oder entzündlicher (Takayasu's disease) Prozeß.
(4) Durchgängigkeit des als Spenderarterie in Frage kommenden benachbarten oder vorgeschalteten Gefäßes.
(5) Morbidität und Letalität des operativen Eingriffes.
(6) Allgemeiner und kardio-respiratorischer Zustand des Patienten.

Entsprechend der Lokalisation der Verschlußprozesse kommen verschiedene Rekonstruktionsmöglichkeiten in Betracht.

I. Verschlußprozeß im Anfangsteil der linken Arteria subclavia

Bei dieser Verschlußlokalisation kommen sowohl extra- als auch intrathorakale Verfahren in Frage:

1. Transthorakales Vorgehen (Abb. 18.4.16)

(1) Endarteriektomie mit oder ohne Erweiterungsplastik mit einem Kunststoffstreifen. Dieser soll bis in die Aorta descendens und über den Ursprung der A. vertebralis hinausreichen (Abb. 18.4.16a).

(2) Resektion des Verschlußsegmentes und Ersatz durch eine Kunststoffprothese. Eine Lumendifferenz zwischen Prothese und Gefäß wird durch eine zipfelförmige Anastomose ausgeglichen. Zusätzlich sollte die 1. Rippe reseziert werden, um ein Einklemmen oder Abknicken des Bypasses zu vermeiden (Abb. 18.4.16b).

(3) Kunststoffbypass von der Aorta descendens zur linken, poststenotischen A. subclavia. Auch hier empfiehlt sich die Resektion der 1. Rippe (Abb. 18.4.16c).

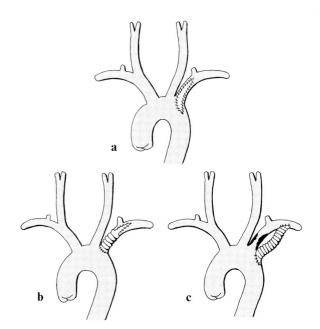

Abb. 18.4.16. Transthorakale Rekonstruktionsmöglichkeiten bei einem Verschlußprozeß in der linken A. subclavia

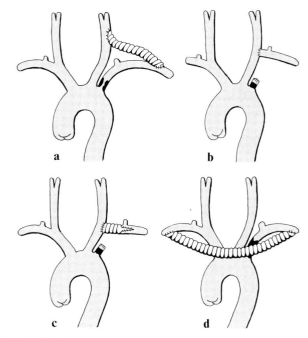

Abb. 18.4.17. Extrathorakale Rekonstruktionsmöglichkeiten bei einem Verschlußprozeß in der linken A. subclavia

N.B.: Bei all diesen Rekonstruktionsmethoden ist an die Möglichkeit einer Verletzung des Ductus thoracicus sowie des N. recurrens im linken oberen Mediastinus zu denken [16] (Abb. 18.4.1, 18.4.2 und 18.4.4).

2. Extrathorakales Vorgehen (Abb. 18.4.17)

(1) Kunststoffbypass von der linken A. carotis comm. zur linken A. subclavia. Der karotido-subklaviale Bypass ist heute sicher die am häufigsten angewandte Bypassmethode (Abb. 18.4.17a). Bei dieser Methode bleiben die atheromatösen Läsionen im proximalen Anteil unbehandelt.

Falls es notwendig ist, die atheromatösen Läsionen im Anfangssegment der A. subclavia auszuschälen, da es bereits zur Embolisierung in die Peripherie gekommen ist, sind die beiden nächsten Methoden indiziert:

(2) Reimplantation der linken A. subclavia in die linke A. carotis comm. ohne *Interposition einer Prothese* (Abb. 18.4.17b).

(3) Reimplantation der linken A. subclavia in die linke A. carotis comm. mit *Interposition einer Prothese* (Abb. 18.4.17c). Auch hier wird eine zipfelförmige distale Anastomose durchgeführt, um die Lumendifferenz zwischen Prothese und Arterie

auszugleichen. Die Interposition einer Kunststoffprothese wird immer dann notwendig sein, wenn sich Wandveränderungen bis in das Segment II oder III der A. subclavia fortsetzen. Das Gefäß ist dann oft zur Implantation zu kurz. Gefäßveränderungen am Vertebralisabgang können zusätzlich endarteriektomiert werden.

(4) Kunststoffbypass von der rechten A. subclavia oder A. axillaris zur linken A. subclavia oder A. axillaris (Abb. 18.4.17d).

Für die Anwendung der beiden letztgenannten Methoden besteht selten eine Notwendigkeit, da fast immer die Möglichkeit für eine der kurzen Bypass-Methoden gegeben ist. Die Resultate solcher langen Kunststoffbypässe sind in erster Linie aus hämodynamischen Gründen weniger gut, als die von kurzen Bypass-Methoden.

N.B.: Wegen seiner unmittelbaren Nachbarschaft zur A. subclavia sin. ist der Ductus thoracicus bei der Isolierung dieser Arterie, sowohl an deren Abgang vom Aortenbogen, wie auch in ihrem weiteren Verlauf bis zum Austritt aus der hinteren Skalenuslücke gefährdet. Dies ist somit auch beim supraklavikulären Zugang zur A. subclavia zu beachten [16].

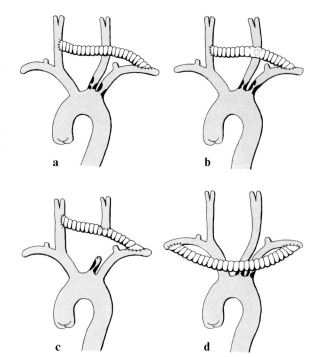

Abb. 18.4.18. Extrathorakale Rekonstruktionsmöglichkeiten bei Verschlußprozessen in der linken A. subclavia *und* linken A. carotis comm.

II. Verschlußprozeß im Anfangsteil der linken Arteria subclavia in Kombination mit einer Stenose des Anfangsteils der linken Arteria carotis communis

Bei diesen Kombinationsstenosen kann die linke A. carotis comm. nicht als Spenderarterie Verwendung finden.

1. Transthorakales Vorgehen

Bei Verschlußprozessen im Anfangsteil der linken A. subclavia, die mit einer Stenose des Anfangsteils der linken A. carotis comm. kombiniert sind, sollten alle intrathorakalen Eingriffe, wie TEA der beiden Arterien oder Bifurkationsprothesen oder Implantation von christbaumartig verzweigten Gefäßprothesen etc. nicht mehr durchgeführt werden, da das extrathorakale Vorgehen wesentlich einfacher ist und bessere Ergebnisse zeigt.

2. Extrathorakales Vorgehen (Abb. 18.4.18)

Folgende extrathorakale Rekonstruktionsmöglichkeiten kommen bei diesen Verschlußlokalisationen in Frage.

(1) Kunststoffbypass von der rechten A. carotis comm. zur linken A. subclavia (Abb. 18.4.18a). Dieses Verfahren dient lediglich zur Behandlung des Subclavian-Steal-Syndroms. Die stenotische A. carotis bleibt bei dieser Rekonstruktionsform unbehandelt. Dieses Vorgehen ist nur dann zu vertreten, wenn keine hämodynamisch bedingte Karotisinsuffizienz besteht und keine TIA's – von einer Emboliequelle in der A. carotis comm. ausgehend – in der Anamnese nachweisbar sind.

(2) Kunststoffbypass von der rechten A. carotis comm. als Spendergefäß zur linken A. subclavia mit seitlicher Anastomose zur A. carotis comm. sin. (Abb. 18.4.18b). Wenn die intraoperative Druck- und Flowmessung eine deutliche Minderdurchblutung der linken A. carotis ergibt, ist zusätzlich zu der unter Ziff. 1 angeführten Operationsmethode eine Seit-zu-Seit-Anastomose mit der linken A. carotis comm. erforderlich. Dieses Verfahren findet also Anwendung bei Patienten mit einer Mischsymptomatik eines Subclavian-Steal-Syndroms und einer zerebralen Durchblutungsinsuffizienz vom Karotistyp. Dieses Vorgehen empfiehlt sich jedoch nicht, wenn der Patient bereits einzelne oder wiederholte transitorische ischämische Attakken durchgemacht hat.

(3) Wenn zusätzlich transitorische Herdsymptome durch Mikroembolien in der Anamnese erhebbar sind, dann muß durch eine Durchtrennung der A. carotis comm. distal der atheromatösen Läsionen und durch Implantation des peripheren Abschnittes der A. carotis comm. in die Prothese die TIA-Emboliequelle ausgeschaltet werden (Abb. 18.4.18c).

(4) Kunststoffbypass von der rechten zur linken A. subclavia bzw. von der rechten zur linken A. axillaris (Abb. 18.4.18d). Auch hier wird nur das Subclavian-Steal-Syndrom behandelt. Auf die schlechteren Ergebnisse dieser Bypassform wurde bereits hingewiesen.

III. Abgangsstenose der linken Arteria carotis communis

1. Transthorakales Vorgehen (Abb. 18.4.19)

(1) Endarteriektomie des stenosierten Gefäßabschnittes (Abb. 18.4.19a). Die Arteriotomie sollte anschließend an die TEA immer mit einem Kunststoffstreifen versorgt werden, der bis in den Aortenbogen und bis in den gesunden Abschnitt der A. carotis reicht. Die Indikation für dieses Verfahren ist die hochgradige Stenose mit Minderdurchblutung der A. carotis bzw. das Vorliegen eines Emboliestreuherdes in diesem Segment. Bei einem durch ein Takayasu's disease verursachten Verschlußprozeß sollte nie eine TEA versucht werden, da bei dieser entzündlichen Erkrankung keine Dissektionsebene auffindbar ist.

(2) Resektion des Verschlußsegmentes und Ersatz durch eine Prothese (Abb. 18.4.19b). Falls eine entzündliche Erkrankung (Takayasu's disease) vorliegt, die eine Endarteriektomie unmöglich macht, sollte das Verschlußsegment reseziert und

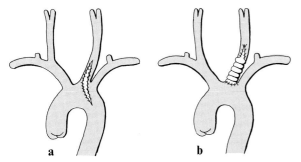

Abb. 18.4.19. Transthorakale Rekonstruktionsmöglichkeiten bei einer Abgangsstenose der linken A. carotis comm.

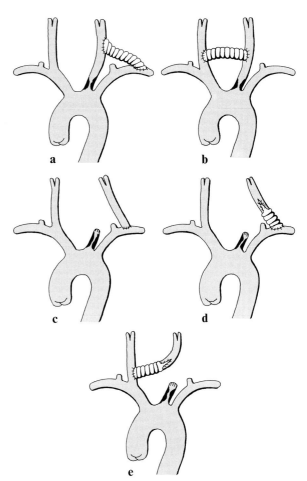

Abb. 18.4.20. Extrathorakale Rekonstruktionsmöglichkeiten bei einer Abgangsstenose der linken A. carotis comm.

durch Interposition einer Prothese ersetzt werden. Auch hier kann eine Lumendifferenz zwischen Prothese und Arterie durch eine zipfelförmige Anastomose ausgeglichen werden.

2. Extrathorakales Vorgehen (Abb. 18.4.20)

Einfacher und risikoärmer als die Anwendung eines transthorakalen Rekonstruktionsverfahrens ist es, von einer der folgenden extrathorakalen Methoden Gebrauch zu machen. In erster Linie kommt eine der beiden benachbarten Arterien, also linke A. subclavia oder rechte A. carotis, als Spendergefäß in Betracht.

(1) Kunststoffbypass von der linken A. subclavia zur linken A. carotis comm. (Abb. 18.4.20a).

(2) Kunststoffbypass von der rechten zur linken A. carotis comm. (Abb. 18.4.20b). Diese ist die ein-

fachste Methode, aber nur dann durchführbar, wenn die rechte A. carotis comm. einwandfrei durchgängig ist.

(3) Reimplantation der linken A. carotis comm. in die linke A. subclavia (Abb. 18.4.20c). Wenn transitorisch ischämische Attacken in der Anamnese erhebbar sind, sollte zur Ausschaltung der Emboliequelle das Gefäß durchtrennt und in die linke A. subclavia implantiert werden.

(4) Reimplantationstechnik mit Interposition einer Vene oder einer Prothese (Abb. 18.4.20d). Wenn die degenerativen Veränderungen an der A. carotis comm. zu langstreckig sind, dann kann die Reimplantation der linken A. carotis comm. in die linke A. subclavia erst nach Verlängerung mittels eines Venen- oder Protheseninterponates durchgeführt werden.

(5) Reimplantation der linken A. carotis comm. in die rechte A. carotis comm. (Abb. 18.4.20e). Auch die Reimplantation der linken A. carotis comm. in die rechte A. carotis comm. wird in den meisten Fällen nach Interposition einer Prothese (oder Vene) durchgeführt. Dieses Verfahren dient ebenfalls zur Ausschaltung einer Emboliequelle bei passageren ischämischen Ausfallserscheinungen in der Anamnese. Diese Bypassform findet insbesondere dann Anwendung, wenn die linke A. subclavia ebenfalls degenerative Veränderungen zeigt und nicht als einwandfrei durchgängig anzusehen ist.

IV. Verschlußprozeß im Anfangsteil der rechten Arteria subclavia

Auch ein Verschlußprozeß der proximalen rechten A. subclavia kann sowohl auf dem trans- als auch auf dem extrathorakalen Weg versorgt werden.

1. Transthorakales Vorgehen (Abb. 18.4.21)

(1) Endarteriektomie mit oder ohne Streifenplastik (Abb. 18.4.21a). Der Streifen soll bis in den Truncus brachiocephalicus und über den Ursprung der A. vertebralis reichen.

(2) Kunststoffbypass von der Aorta ascendens zur rechten A. subclavia (Abb. 18.4.21b). Dieses Verfahren ist im Vergleich zum linken aorto-subklavialen Bypass etwas komplizierter, da die V. cava sup. das Operationsfeld einengt.

2. Extrathorakales Vorgehen (Abb. 18.4.22)

(3) Kunststoffbypass von der rechten A. carotis comm. zur rechten A. subclavia (Abb. 18.4.23). Dieser karotido-subklaviale Bypass stellt, ebenso wie das entsprechende Vorgehen auf der linken Seite, das einfachste und am häufigsten angewandte Verfahren dar.

(4) Reimplantation der rechten A. subclavia in die rechte A. carotis comm. (Abb. 18.4.22b). Dieses Verfahren ist sehr zu empfehlen, da es die Verwendung von Kunststoffmaterial vermeidet.

(5) Reimplantation der rechten A. subclavia in die rechte A. carotis comm. mit Interposition einer Prothese (Abb. 18.4.22c). Wenn die direkte Implantation der rechten A. subclavia in die rechte A. carotis comm. nicht möglich ist, da wegen fort-

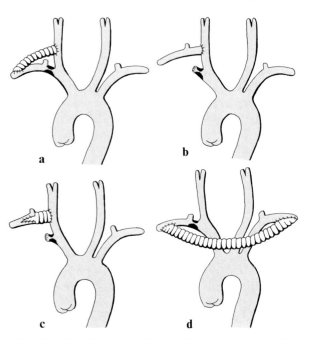

Abb. 18.4.22. Extrathorakale Rekonstruktionsmöglichkeiten bei einem Verschlußprozeß der rechten A. subclavia

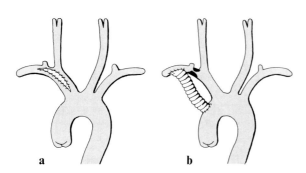

Abb. 18.4.21. Transthorakale Rekonstruktionsmöglichkeiten bei einem Verschlußprozeß der rechten A. subclavia

geschrittener arteriosklerotischer Veränderungen der Stumpf zu kurz wird, kann es notwendig sein, eine Prothese, die zipfelförmig zugeschnitten wurde, zu interponieren.

(6) Der subklavio-subklaviale bzw. axillo-axilläre Bypass sollte wegen der schlechteren Ergebnisse durch den langstreckigen Verlauf und wegen der ungünstigen Hämodynamik nur Ausnahmefällen vorbehalten bleiben (Abb. 18.4.22d).

V. Verschlußprozeß im Truncus brachiocephalicus (Arteria anonyma)

Wenn keine Kontraindikationen bestehen, sollte hier das transthorakale Vorgehen bevorzugt werden.

1. Transthorakales Vorgehen (Abb. 18.4.23)

(1) Endarteriektomie mit Kunststoffstreifen (Abb. 18.4.23a). Nach Ausschälen des Verschlußzylinders sollte immer ein Kunststoffstreifen eingenäht werden, wobei dieser proximal in den Arcus aortae und distal entweder in die A. carotis comm. oder in die A. subclavia oder Y-förmig in beide reichen soll.

(2) Resektion und Protheseninterposition (Abb. 18.4.23b). Bei ausgeprägten arteriosklerotischen Veränderungen bzw. bei einem chronischen Verschluß des Truncus brachiocephalicus kann das Verschlußsegment reseziert und durch eine Prothese ersetzt werden. Das zipfelförmige Ende der Anastomose kann entweder in die A. carotis comm. oder in die A. subclavia oder Y-förmig in beide reichen.

(3) Kunststoffbypass von der Aorta ascendens zur rechten A. subclavia oder zur rechten A. carotis comm. (Abb. 18.4.23c, d)

Alle drei genannten Methoden finden bei Patienten mit einem Subclavian-Steal-Syndrom und bei Minderdurchblutung des Armes Anwendung. Bei der ersten und zweiten Methode, also Endarteriektomie und Resektion des Verschlußsegmentes, wird zusätzlich eine Emboliequelle ausgeschaltet.

Da bei den ersten beiden Methoden, wie auch bei IV/1 sowohl der Truncus brachiocephalicus, als auch die rechte A. carotis und A. subclavia und somit auch die rechte A. vertebralis geklemmt werden müssen, empfiehlt es sich in einer derartigen Situation, von einem intraluminalen Shunt Gebrauch zu machen, um eine intraoperative Minderdurchblutung des Gehirns zu vermeiden.

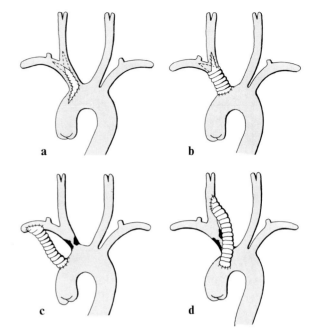

Abb. 18.4.23. Transthorakale Rekonstruktionsmöglichkeiten bei einem Verschlußprozeß des Truncus brachiocephalicus

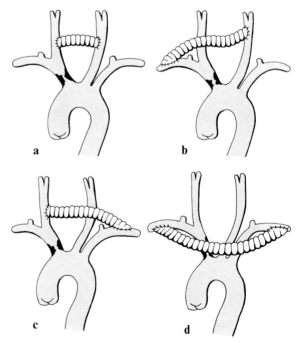

Abb. 18.4.24. Extrathorakale Rekonstruktionsmöglichkeiten bei einem Verschlußprozeß des Truncus brachiocephalicus

2. Extrathorakales Verfahren (Abb. 18.4.24)

Bei Patienten, bei denen eine Sternotomie kontraindiziert ist, kommt eine der folgenden extrathorakalen Operationsmethoden in Betracht. Zuerst zwei Methoden, wobei die linke A. carotis comm. angezapft wird:

(4) Kunststoffbypass von der linken A. carotis comm. zur rechten A. carotis comm. (Abb. 18.4.24a).

(5) Kunststoffbypass von der linken A. carotis comm. zur rechten A. subclavia (Abb. 18.4.24b).

Auch die linke A. subclavia kann als Spenderarterie verwendet werden:

(6) Kunststoffbypass von der linken A. subclavia zur rechten A. carotis comm. (Abb. 18.4.24c).

(7) Kunststoffbypass von der linken A. subclavia zur rechten A. subclavia mit den schon erwähnten schlechten Resultaten (Abb. 18.4.24d).

Die beiden letzten Methoden finden dann Anwendung, wenn die linke A. carotis comm. nicht einwandfrei durchgängig ist und daher nicht angezapft werden kann.

VI. Multiple Verschlußprozesse im Bereich der supraaortalen Äste

Bei Vorliegen multipler Verschlußprozesse kann ein einzelner, frei durchgängiger Aortenast als Spenderarterie herangezogen werden. Von diesem werden über eine Brückenplastik diejenigen verschlossenen Gefäße an den Blutstrom angeschlossen, die einen hohen Druckgradienten aufweisen (Abb. 18.4.25). Es herrscht jedoch im Schrifttum keineswegs Einigkeit darüber, ab welcher Höhe des Drucksprunges eine Anastomosierung mit der Brückenplastik indiziert ist.

Wenn alle supraaortalen Arterien stenosiert oder verschlossen sind, kann die A. femoralis als Spenderarterie Verwendung finden. Diese wird dann in Form des femoro-axillären Kunststoffbypasses zur Versorgung der Aortenäste angezapft.

H. Komplikationen

Als intraoperativ auftretende Komplikation kommt in erster Linie die Blutung in Betracht. Die häufigsten Gründe sind, Gerinnungsstörungen, undichte Prothesen und Blutungen aus Stichkanälen bzw. undichte Nahtstellen an der Anastomosenhinterwand, die schwer zugänglich sein können. Vor allem beim supraklavikulären Zugang zur A. subclavia ist auf eine sichere Klemmung des ersten Segmentes zu achten, da es sonst nach der Durchtrennung des Gefäßes zu bedrohlichen und schwer zu beherrschenden Blutungen in der Tiefe des Thorax kommen kann. Ein solcher Zwischenfall erfordert eine sofortige Notthorakotomie.

Postoperative Nachblutungen sind ebenso zu erwähnen, wie die Rekurrens- und Phrenikusparese. Wenn der D. thoracicus verletzt wurde, muß ein postoperativ auftretender Chylothorax mit einer Thoraxdrainage und Dauerabsaugung behandelt werden. Falls sich die Lymphfistel in 10 Tagen nicht schließt, bleibt keine andere Wahl, als sie operativ zu versorgen.

I. Reintervention

Zum neuerlichen operativen Vorgehen zwingt eine Nachblutung im Operationsgebiet sowie der Früh- oder Spätverschluß eines rekonstruierten Gefäßabschnittes. Falls der Gefäßverschluß durch Palpation, Auskultation oder Dopplersonographie nicht eindeutig nachweisbar ist, wird die angiographische Darstellung dieser Region unabdingbar.

Bei der Revision des Operationsgebietes sollte nicht nur das verschlossene Gefäß oder die Prothese thrombektomiert werden, sondern auch nach den Ursachen und operativen Fehlern gesucht werden, die unbedingt zu beseitigen sind.

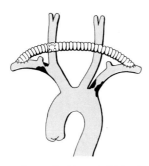

Abb. 18.4.25. a Doppelseitige Subklaviastenose. **b** Saphena-Brückenplastik mit Anzapfen der rechten Karotis

K. Zusammenfassung

Das vorgestellte Behandlungskonzept hat sich im Laufe der letzten Jahre durch ständige Analysen von klinischen und morphologischen Ergebnissen herauskristallisiert. Es liegt in der Natur der Sache, daß nicht für jede angiologisch nachweisbare Veränderung der Durchblutungssituation ein Patentrezept angegeben werden kann. Bei Beachtung der angeführten Maxime können diese jedoch eine Entscheidungshilfe bei der Erstellung der Operationsindikation und der Wahl des optimalen Rekonstruktionsprinzips darstellen.

LITERATUR

1. Crawford ES, De Bakey ME, Morris GC, Howell JF (1969) Surgical treatment of occlusion of the innominate, common carotid, and subclavian arteries: A 10 year experience. Surg 65:17–31
1. De Bakey ME, Morris GC, Jordan GL, Cooley DA (1958) Segmental thrombo-obliterative disease of branches of aortic arch. J A M A 166:988
3. van Dongen RJAM (1972) Chronische Verschlüsse der oberen Extremitäten. Langenbecks Arch Chir 332:325–331
4. van Dongen RJAM, Barwegen MGMH, Koning J (1980) Rekonstruktive Chirurgie der Art. subclavia; transaxillärer Zugang. Angio 2 (2):93–98
5. van Dongen RJAM (1979) Lesions of the subclavian artery: Reconstructive procedures. In: Greep JM, Lemmens HAS, Roos DB, Urschel HC (eds): Pain in shoulder and arm: an integrated view. Martinus Nijhoff Publishers, The Hague/Boston/Londen
6. Edwards WH, Wright RS (1972) Current concepts in the management of arteriosclerotic lesions of the subclavian and vertebral arteries. Ann Surg 175:975
7. Eisenhard HJ, Zehle A, Pichlmaier H (1980) Indikationsstellung und operationstechnisches Vorgehen bei chronischen Verschlüssen des Truncus brachiocephalicus und der A. subclavia im Abschnitt I. Langenbecks Arch Chir 351:161–169
8. Forestner JE, Ghosh SK, Bergan JJ, Conn J (1972) Subclavian-subclavian bypass for correction of the subclavian steal syndrome. Surg 71:136
9. Gruss JD, Karadedos C, Kawai S (1978) Long-term results after surgical treatment of the subclavian-steal-syndrome. Report of 931 cases. 27th International Congress of European Society of Cardiovaskular Surgery. Lyon 28.6.–1.7.1978
10. Lamis PA, Stanton PE, Hyland L (1976) The axillo-axillary bypass graft. Further experience. Arch Surg 111 (12):1353
11. Lord RSA, Ehrenfeld WK (1969) Carotid-subclavian bypass; a hemodynamic study. Surg 66:521–526
12. Mehigan JT, Buch WS, Pipkin RD, Fogarty TJ (1978) Subclavian-carotid transposition for the subclavian steal syndrome. Am J Surg 136 (1):15–20
13. Shumacker HB (1973) Carotid axillary bypass grafts for occlusion of the proximal portion of the subclavian artery. Surg Gynec Obstet 136:447–448
14. Stimmel F, Belian C (1978) Zur Operationstechnik beim karotido-subklavialen Bypass. Zbl Chir 103:1561–1564
15. Thetter O, van Dongen RJAM (1981) Possibilités de reconstruction dans divers processus obstructifs des artères supraaortiques. Med et Hyg 39:4237–4242
16. Thetter O, von Hochstetter A (1980) Der postoperative Chylothorax, eine Komplikation der rekonstruktiven Chirurgie der A. subclavia. Angio 2 (2):109–114
17. Wylie EJ, Ehrenfeld WK (1970) Extracranial occlusive cerebrovascular disease. Diagnosis and management. Saunders, Philadelphia

19 Chronische Verschlußprozesse der Arterien der oberen Extremitäten

H. LOEPRECHT

INHALT

A. Spezielle Anatomie 545
B. Indikationen zur Rekonstruktion chronischer
    Verschlüsse an den oberen Gliedmaßen . . . 545
C. Operative Eingriffe bei Verschluß der distalen
    Arteria subclavia 546
    I. Lagerung und Abdeckung 546
    II. Freilegung der Arteria subclavia 546
    III. Freilegung der Arteria axillaris in der
        Mohrenheimschen Grube 546
    IV. Osteotomie der Klavikula 547
    V. TEA der Arteria subclavia 548
    VI. Bypass 550
D. Operative Eingriffe bei Verschluß der
    Arteria axillaris 551
    I. Lagerung und Abdeckung 551
    II. Freilegung der Arteria axillaris und
        proximalen Arteria brachialis 551
    III. TEA der Arteria axillaris 552
    IV. Venenbypass bzw. Interponat 553
E. Operative Eingriffe bei Verschluß der
    Arteria brachialis 554
    I. Lagerung und Abdeckung 554
    II. Freilegen der Endstrecke der Arteria
        brachialis 554
        Literatur 556

A. Spezielle Anatomie

Die Arterien der oberen Gliedmaße haben für die Rekonstruktion die Besonderheit der nur streckenweise oberflächlichen Lage und damit guten operativen Zugänglichkeit. Insbesondere die Klavikula und die Muskelmasse des M. pectoralis major und minor bieten der Arterie einerseits eine geschützte Lage, sind aber andererseits nur zu häufig extravasaler Lokalisationsfaktor arteriosklerotischer Verschlußprozesse. Hinzu kommt die enge Nachbarschaft zu den Faszikeln des Plexus brachialis, wovon der N. ulnaris und der N. medianus die Arterie begleiten. Demgegenüber ist die A. brachialis in ihrem ganzen Verlauf gut zugänglich im Sulcus bicipitalis med., lediglich begleitet vom N. medianus, welchen die Arterie von medial nach lateral kreuzt. Bezüglich der anatomischen Details darf auf die Darstellung eingangs der Operationslehre verwiesen werden.

B. Indikationen zur Rekonstruktion chronischer Verschlüsse an den oberen Gliedmaßen

Chronische Verschlußprozesse der oberen Gliedmaßen stellen im Gesamtspektrum der arteriellen Verschlußkrankheit nur ein kleines Segment dar. Lediglich 10% aller arteriosklerotischen Verschlußprozesse finden sich an den oberen Extremitäten. Hiervon sind 70% am distalen Unterarm und den Fingerarterien lokalisiert, lediglich 27% im Bereich der Aa. subclavia und axillaris, 2,4% im Bereich der A. brachialis (1). Dominierend sind an den oberen Extremitäten kurzstreckige Verschlüsse, wobei als lokalisatorisches Element physiologische Engen anzusehen sind (z.B. kostoklavikuläres Segment, s.S. 571). Nicht degenerative entzündliche Angiopathien sind häufig Ursache von Verschlußprozessen der A. brachialis. Schließlich kann auch eine unbeachtete stumpfe Arterienverletzung bei Schulter- oder Ellengelenkstrauma eine Belastungsischämie hervorrufen (6).

Die kollaterale Umgehung derartiger Verschlußprozesse ist an den oberen Extremitäten – bedingt durch das rete axillaris und rete cubiti – normalerweise ausgezeichnet, so daß nur in ausgesuchten Fällen eine Operationsindikation besteht. Sie ist vor allem bei Patienten gegeben, die berufsbedingt eine besondere Beanspruchung der oberen Extremität infolge manueller Tätigkeit haben oder bei denen distal noch akrale Verschlußprozesse hinzukommen (3). Auch Mikroembolien aus stenosierten und ulzerös veränderten Gefäßabschnitten können eine Operation erforderlich machen, selbst wenn keine chronische Ischämie vorliegt. Neben der klinischen Indikation steht und fällt die

Operationsindikation mit der angiographisch gesicherten Verschlußausdehnung. Von ausschlaggebender Bedeutung für die Planung eines Eingriffes ist die genaue Analyse des prä- und postokklusiven Gefäßstatus. Dies wird zweifelsohne derzeit am einfachsten durch die transfemorale Katheterangiographie der Armarterien zu erreichen sein (7). Eine wesentliche Bereicherung und Vereinfachung – außerdem für den Patienten mit weniger Belästigung verbunden – stellt die digitale Subtraktionsangiographie (DSA) dar, die zumindest in den zentralen Partien bis zur A. brachialis in vielen Fällen eine ausreichend genaue Detailanalyse zuläßt. Rekonstruktive Eingriffe an Aa. subclavia, axillaris und brachialis erfordern meist eine aufwendige Präparation und mehrere Inzisionen, so daß es im Regelfall angezeigt ist, diesen Eingriff in Intubationsnarkose durchzuführen. Lediglich bei Rekonstruktionen der distalen A. brachialis ist eine Plexusanästhesie sinnvoll und adäquat.

C. Operative Eingriffe bei Verschluß der distalen Arteria subclavia

I. Lagerung und Abdeckung

Zur Korrektur von Verschlußprozessen der distalen A. subclavia im kostoklavikulären Raum ist regelmäßig eine supraklavikuläre und infraklavikuläre Inzision notwendig. Aus diesem Grunde wird der Patient auf dem Rücken gelagert, der Oberkörper leicht angehoben, der Kopf rekliniert und zur Gegenseite gedreht (Abb. 19.1 a). Hierdurch wird die Fossa supraclavicularis breit zugänglich (4,5). Großflächig wird das Hautareal im Bereich der Regio mammaria, Regio axillaris und im lateralen Halsdreieck mit einem Hautdesinfektionsmittel abgestrichen und anschließend steril abgedeckt, wobei die kaudale Tuchgrenze in Höhe der Achselfalte liegt. Median bilden Sternum und Jugulum die Grenze. Nach kranial wird ein Tuch gelegt, welches die Fossa supraclavicularis freiläßt, zum Akromion läuft und von hier aus entlang der Schulterkontur nach kaudal zieht. Es hat sich bewährt, eine Hautinzisionsfolie auf die gut abgetrocknete Hautfläche anzubringen.

Ein alternativer Zugangsweg ist der transaxilläre Zugang, welcher auf S. 577 ausführlich beschrieben ist und den Vorteil hat, daß gleichzeitig die erste Rippe reseziert werden kann.

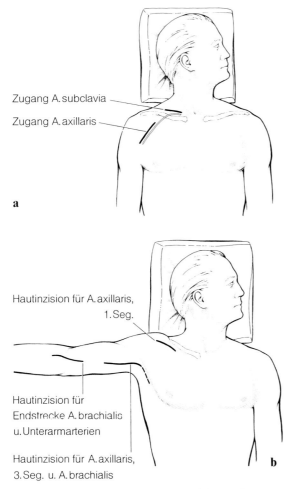

Abb. 19.1. a Lagerung und Hautinzisionen für den Zugang zur Aa. subclavia und axillaris. b Lagerung und Hautinzisionen für den Zugang zur A. brachialis

II. Freilegung der Arteria subclavia

Die Hautinzision erfolgt in der Fossa supraclavicularis parallel zur Klavikula vom lateralen Rand des M. sternocleidomastoideus in einer Länge von etwa 6 cm (Abb. 19.1 b). Bezüglich der Einzelheiten des Zugangs und der Präparation wird auf Seite 535 verwiesen. Für die Rekonstruktion der distalen A. subclavia ist es allerdings nicht erforderlich, den M. scalenus ant. zu durchtrennen, da die Arterie in diesem Segment in ausreichender Länge für eine Anastomose zu mobilisieren ist.

III. Freilegung der Arteria axillaris in der Mohrenheimschen Grube

Schräge Inzision entsprechend dem Verlauf der Mohrenheimschen Grube (Abb. 19.2a). Nach

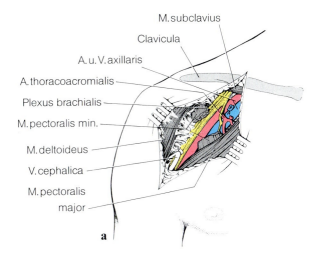
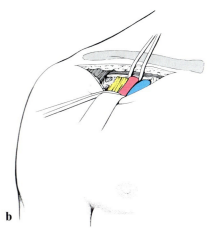

Abb. 19.2a, b. Zugangswege 1. Segment der A. axillaris (5,8). **a** Deltoideo-pektoraler Zugang zur A. axillaris, **b** subklavikulärer Zugang zur A. axillaris

Durchtrennung der Haut und des Subkutangewebes läßt sich am einfachsten entlang der V. cephalica als Leitgebilde in die Tiefe der Mohrenheimschen Grube präparieren. Hierbei wird die V. cephalica nach ventral gezogen und alle von lateral kommenden Seitenäste durchtrennt. Nach Einsetzen eines Sperrers zwischen M. deltoideus und M. pectoralis major läßt sich im lockeren Bindegewebe kaudal der Klavikula normalerweise die Arterie problemlos auffinden. Besondere Sorgfalt ist geboten, um nicht den lateral der Arterie verlaufenden Anteil des Plexus brachialis zu verletzen. Die Arterie wird aus dem periadventitiellen Gewebe befreit und mit einem Zügel angeschlungen. Um eine ausreichend lange und anastomosierungsfähige Strecke der A. axillaris zu erreichen, ist es regelmäßig notwendig, den M. pectoralis minor im Verlauf der Arterie einzukerben bzw. zu durchtrennen. Aus dieser Myotomie resultieren normalerweise keine klinisch relevanten Funktionsstörungen. Nach Einkerben bzw. Durchtrennen des M. pectoralis minor wird im infraklavikulären Abschnitt die A. axillaris auf ca. 5 cm zugängig. Besonders ist dabei auf die A. thoraco-acromialis zu achten, die in diesem Bereich ventromedial aus der A. axillaris abgeht (Abb. 19.2b).

IV. Osteotomie der Klavikula (2)

Der Übergang der A. subclavia in die A. axillaris ist normalerweise durch eine supra- und infraklavikuläre Inzision gut zugänglich, die Zwischenstrecke kann problemlos von diesen Inzisionen überbrückt werden. Lediglich in Ausnahmefällen, wie z.B. bei einem thrombosierten Aneurysma mit erheblicher bindegewebiger Reaktion der Umgebung, kann es u.U. notwendig sein, die Gesamtstrecke der Aa. axillaris und subclavia freizulegen. Die Hautinzision erfolgt in diesem Fall von der Fossa supraclavicularis bogenförmig über die Klavikula hinweg in die Mohrenheimsche Grube (Abb. 19.1a). Wie zuvor beschrieben, wird die A. subclavia zunächst im supraklavikulären Bereich aufgesucht und angezügelt, anschließend in der Mohrenheimschen Grube die A. axillaris. Im Bereich der Klavikula wird das Subkutangewebe bis auf das Periost durchtrennt, der klavikuläre Anteil des M. pectoralis major wird eingekerbt und der M. subclavius durchtrennt (Abb. 19.5a). Mit besonderer Sorgfalt sollte die dorsale Zirkumferenz der Klavikula präpariert oder digital von den Gefäßen abgelöst werden. Insbesondere ist die V. subclavia bei diesem Manöver verletzungsgefährdet. In Höhe der A. subclavia, die die Klavikula hinterkreuzt, wird mit der oszillierenden Säge die Klavikula quer osteotomiert, noch stehende Bindegewebssepten mit der Schere durchtrennt. Mit zwei Einzinkerhaken werden medianer und lateraler Klavikula-Anteil auseinandergezogen und ein Sperrer eingesetzt. Nach dieser Präparation liegen A. subclavia bzw. A. axillaris von der Skalenuslücke bis in die Mohrenheimsche Grube frei.

Nach durchgeführter Rekonstruktion der A. subclavia werden beide osteotomierte Anteile der Klavikula reponiert und in anatomisch korrekter Stellung mit einer der ventralen Kontur angepaßten Rekonstruktionsplatte unter Verwendung von Zugschrauben verplattet (Abb. 19.5d).

V. TEA der Arteria subclavia

Die Ausschälplastik des arteriosklerotischen Verschlußzylinders kann entweder offen erfolgen oder als halbgeschlossene Ringdesobliteration (9). Bei der *halbgeschlossenen Ausschälung* wird zunächst die A. subclavia zentral an der Skalenuslücke mit einer atraumatischen Gefäßklemme abgeklemmt, ebenso die A. axillaris im Bereich der Mohrenheimschen Grube. Im Bereich der A. axillaris (infraklavikulärer Abschnitt) wird nach zusätzlicher Unterbrechung der A. thoraco-acromialis eine ventrale Längsinzision in einer Ausdehnung von 1,5–2 cm durchgeführt (Abb. 19.3a). Eine gleichartige Inzision erfolgt über der ventralen Zirkumferenz der A. subclavia in der Fossa supraclavicularis. Vorsichtig wird nun mit dem Spatel der Verschlußzylinder von der Wand abgelöst und eine adäquate äußere Ausschälebene aufgesucht. Der isolierte Verschlußzylinder wird mit dem Ringstripper aufgefädelt und durch spiralförmige Dissektion unter leichtem Druck bis zur zentralen Inzision ausgelöst. Im Bereich der zentralen Inzision muß nun der auslaufende Zylinder unter glatter Stufenbildung abgetrennt werden. Da hier die Intimastufe in Mitstromrichtung liegt, ist dieser Wandanteil nicht durch Einzelknopfnähte an der Wand zu fixieren. Von ausschlaggebender Bedeutung ist es allerdings bei der halbgeschlossenen Desobliteration, das Ergebnis intraoperativ zu kontrollieren. Dies kann durch Inspektion des Thrombendarteriektomie-Zylinders erfolgen. Hierbei muß insbesondere auf Sprünge in der Ausschälebene geachtet werden. Aus heutiger Sicht ist allerdings die intravasale Beurteilung von wesentlich größerer Bedeutung. Hierbei kann mit einem flexiblen Endoskop (9) die Arterienwand auf der Desobliterationsstrecke intraluminär kontrolliert und dabei zweifelsfrei gesichert werden, ob noch verbliebene Intimalefzen vorhanden sind oder nicht (Abb. 19.4). Der Verschluß der Arteriotomie erfolgt durch jeweils einen kleinen Venenpatch mittels fortlaufender überwendlicher Naht. Vor Komplettieren der Nahtlinie wird jeweils durch kurzes Freigeben der zentralen und peripheren Gefäßklemme ein etwa vorhandenes Stagnationsgerinnsel herausgespült (Abb. 19.3b). Nach schrittweiser Entfernung der Gefäßklemmen wird zur Wunddrainage im supra- und infraklavikulären Bereich jeweils eine Redondrainage eingebracht. Wundverschluß erfolgt im supraklavikulären Anteil durch Naht des Platysma und der Subkutis sowie der Haut. Im infraklavikulären Bereich wird die partiell inzidierte Muskulatur des Pectoralis major durch Einzelknopfnähte adaptiert, anschließend erfolgt der Verschluß der Subkutis und der Haut (Abb. 19.3c).

Zur Durchführung einer *offenen Thrombendarteriektomie* muß der zuvor beschriebene Zugang (s. S. 546) mit Osteotomie der Klavikula erfolgen (Abb. 19.5a). Hierbei liegt die Gesamtstrecke der A. subclavia von der Skalenuslücke bis zur A. axillaris frei. Nach zentraler und distaler Ausklemmung der Arterie erfolgt über die Verschlußstrecke hinweg an der ventralen Zirkumferenz eine Längsinzision. Der Verschlußzylinder wird mit dem Spatel offen ausgelöst, wobei insbesondere darauf zu

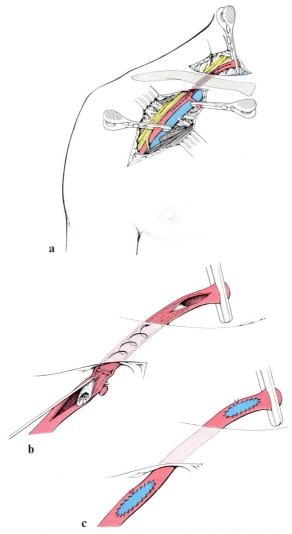

Abb. 19.3a–c. Halbgeschlossene Ausschälplastik der distalen A. subclavia. **a** Inzision supra- und infraklavikular. **b** Technik der Ringdesobliteration der A. subclavia. **c** Nach Desobliteration Verschluß der Arteriotomie jeweils durch einen Venenpatch

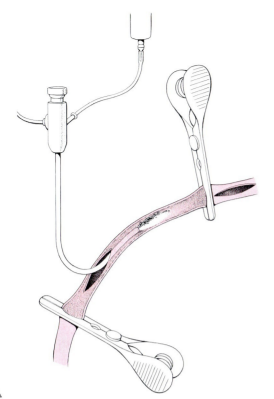

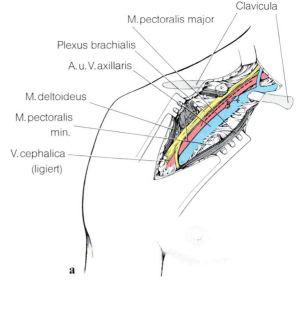

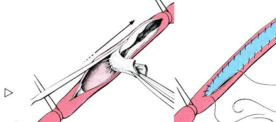

Abb. 19.4. Prinzip der Gefäßendoskopie mit einem flexiblen Endoskop bei gleichzeitiger Spülung (9)

Abb. 19.5 a–d. Offene Ausschälplastik der distalen A. subclavia. **a** Freilegung der A. subclavia und A. axillaris mit Osteotomie der Klavikula (4,5,8). **b** Offene Ausschälplastik der A. subclavia. **c** Verschluß der Arteriotomie durch einen Venenstreifen. **d** Osteosynthese der Klavikula

achten ist, daß bei der Absetzung des Zylinders keine flottierende Intimastufen zurückbleiben (Abb. 19.5b). Die Inzision muß sowohl zentral wie peripher die Intimastufen übergreifen, um zu verhindern, daß es durch Aufstellung der Intimastufe – vor allem an der distalen Absetzungsstelle – zu einer Intimaeinrollung mit nachfolgender Thrombose kommen kann. Die Arteriotomie wird schließlich durch einen Venenstreifen (distale V. saphena magna) verschlossen, der mit fortlaufender überwendlicher Nahttechnik eingenäht wird. Auch hier erfolgt vor Komplettieren der Nahtlinie eine kurze Blutstromfreigabe, um etwa vorhandene Stagnationsgerinnsel auszuspülen. Nach Einlegung von 2 Redondrainagen wird zunächst die Klavikula reponiert und mit einer Rekonstruktionsplatte versorgt (Abb. 19.5c, d). Der weitere Wundverschluß erfolgt analog dem Vorgehen bei getrennten Inzisionen.

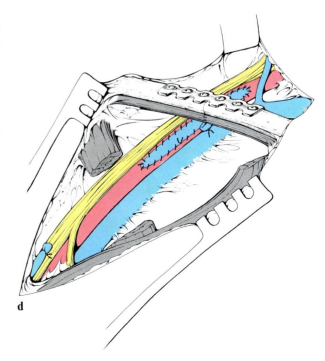

VI. Bypass

Die Ausschälplastik stellt einen verantwortungsvollen Eingriff dar, der einer genauen Überprüfung des intraoperativen Desobliterationsergebnisses bedarf. Vom operationstechnischen Aufwand her ist die Umgehung der Verschlußstrecke wesentlich einfacher durchführbar und deshalb auch in der Mehrzahl der Fälle einer Ausschälplastik vorzuziehen. Der Zugang erfolgt durch eine supra- und infraklavikuläre Inzision (Abb. 19.6), wobei – nach Isolation der Aa. axillaris und subclavia distal im kostoklavikulären Raum – für den Durchzug des Transplantates ein Kanal dorsal der Klavikula gebildet wird. Ist der Durchtritt im kostoklavikulären Raum ausreichend weit, kann das Transplantat problemlos als Bypass durchgezogen werden. Findet sich aber ein relativ enger kostoklavikulärer Raum, ist es sinnvoll, nach zentraler und peripherer Ausklemmung der Arterie diese auf der Zwischenstrecke zu resezieren, so daß für das Transplantat wieder genügend Platz resultiert. Das Lumen der Aa. subclavia bzw. axillaris entscheidet weitgehend über das zu verwendende Transplantatmaterial. Ist die A. subclavia 6 mm und mehr im Durchmesser weit, bietet es sich an, eine Dacronprothese mit Doppelvelourbesatz oder eine PTFE-Prothese zu verwenden. Handelt es sich um eine Arterie von 5 mm und weniger ist es dringend geboten, ein Venentransplantat zu verwenden.

1. Venenbypass

Nach Freilegung der Aa. subclavia und axillaris wird in entsprechender Länge von einer Inzision vor dem gleichseitigen Innenknöchel aus die V. saphena magna in ausreichender Länge entnommen. Nach Entnahme des Transplantates wird dieses um 180° gedreht (Venenklappen!) und mit einer Markierungsklemme versehen. Die Anastomosierung erfolgt bei der Vene zunächst distal, anschließend zentral. Hierbei werden entsprechend der ca. 1,5 cm langen ventralen Inzision der A. axillaris das Venentransplantat in gleicher Länge längs inzidiert und die überstehenden Lefzen abgetrennt. Die Anastomosierung der Vene erfolgt durch fortlaufende Naht mit einem 5-0 bzw. 6-0 monofilen Faden bei fortlaufender Naht. Hierbei hat es sich bewährt, die fortlaufende Naht an der zentralen Inzisionsecke zu beginnen und hier als Distanznaht auszuführen, so daß eine exakt zu beurteilende Stichfolge an der zentralen Anastomosenecke erfolgt (Abb. 19.6a). Anschlie-

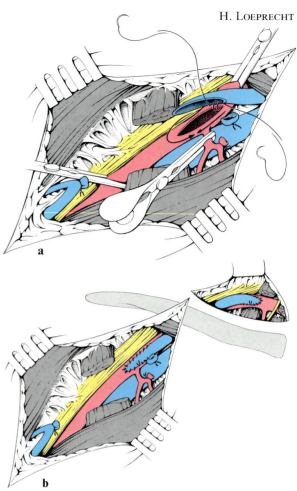

Abb. 19.6a, b. Subklavio-axillärer Bypass – distale Anastomose. **a** End-zu-Seit-Anastomose mit Distanznaht. **b** Fertiggestellte Anastomose

ßend wird der Faden gespannt und die Vene in die zentrale Ecke heruntergeführt. Die fortlaufende Naht erfolgt dann überwendlich zunächst auf der dem Operateur abgewandten Seite, wobei der Faden über die distale Anastomosenecke herumgeführt wird (Abb. 19.6b). Der Verschluß der Reststrecke erfolgt mit dem verbliebenen zweiten Fadenanteil. Anschließend wird bei genauer Ausrichtung der Vene und ohne Verdrehung diese mit einer Kornzange hinter der Klavikula durchgeführt; bei leichter Zugspannung erfolgt der Zuschnitt der Vene. Diese wird zentral in gleicher Weise in eine ventrale Inzision der A. subclavia eingenäht. Auch hier erfolgt vor Beendigung der Nahtlinie eine kurze Blutstromfreigabe (Stagnationsgerinnsel).

Zur Verhinderung einer Bypass-Thrombose empfiehlt van Dongen grundsätzlich die Resektion der 1. Rippe bei transaxillärem Zugang (s. S. 577).

2. Prothese

Bei ausreichend großem Kaliber kann für dieses Segment auch Kunststoff verwendet werden, wobei die Prothesen aus PTFE-Material und Dacron mit Doppelvelourbesatz im Vordergrund stehen. Die Anastomosierung erfolgt in gleicher Weise wie bei der Vene, jedoch ist bei Dacrondoppelvelourprothesen zu beachten, daß es aus operationstaktischen Gründen sinnvoll ist, die zentrale Anastomose zunächst herzustellen, um durch wiederholte kurze Freigabe des Blutstroms eine Abdichtung der Gefäßprothese zu erreichen. Die Gefäßprothesen aus expandiertem PTFE-Material (Gore-Tex, Impra) werden in gleicher Reihenfolge wie die Vene implantiert. Sollte der kostoklavikuläre Raum den Durchzug eines Transplantates nicht sinnvoll erscheinen lassen (Gefahr der Transplantatkompression), muß die Zwischenstrecke der Arterie reseziert werden und zentral wie peripher eine angeschrägte, d.h. nach Möglichkeit 1,5 cm lange End-zu-End-Anastomose erfolgen, die sinnvollerweise ebenfalls in Distanznahttechnik durchgeführt wird (Abb. 19.7).

D. Operative Eingriffe bei Verschluß der Arteria axillaris

I. Lagerung und Abdeckung

Verschlußprozesse der A. axillaris erfordern eine Rekonstruktion vom infraklavikulären Anteil der A. axillaris bis zur A. brachialis. Dies macht es erforderlich, daß der Arm für die Rekonstruktion abgespreizt wird (4,5). Es ist deshalb notwendig, den Patienten in Rückenlage auf den Operationstisch zu bringen, wobei der betroffene Arm rechtwinklig abgespreizt und auf einen separaten Armtisch ausgelagert wird. Großflächig wird dann die Fossa supraclavicularis, die vordere Thoraxwand, die Regio axillaris und der gesamte Oberarm desinfiziert und steril abgedeckt, der Unterarm wird bis zum Ellbogen in ein steriles Tuch eingeschlagen. Der Operateur plaziert sich kaudal des ausgelagerten Armes. Nach steriler Abgrenzung des Operationsgebietes wird die Haut durch eine Inzisionsfolie abgedeckt.

II. Freilegung der Arteria axillaris und proximalen Arteria brachialis

Da bei rechtwinklig ausgelagertem Arm der klavikuläre Ansatz des M. pectoralis major die A. axillaris weitgehend überdeckt, ist es notwendig, infraklavikulär eine parallel zur Klavikula verlaufende Hautinzision durchzuführen (Abb. 19.1) – beginnend medial der Kontur des M. deltoideus in einer Ausdehnung von ca. 8–10 cm. Nach Durchtrennung von Kutis und Subkutis stößt man in der Tiefe auf den M. pectoralis major. Dieser wird parallel zur Klavikula 1 cm kaudal des Ansatzes mit dem Diathermiemesser scharf durchtrennt, kleinere Muskelgefäße werden koaguliert. Nach Einsetzen eines Sperrers läßt sich die A. axillaris meist durch stumpfe Präparation in der Tiefe auffinden, wobei die V. axillaris meist etwas ventromedial verläuft und häufig nach medial gezogen werden muß (Abb. 19.8). Meist ist die Strecke der A. axillaris bei dieser Inzision unzureichend mobilisierbar. Die quer darüber hinwegziehenden Fasern des M. pectoralis minor müssen entweder eingekerbt oder komplett durchtrennt werden, um eine genügende Längsausdehnung der isolierten A. axillaris zu erreichen. Auch hier ist wieder besondere Vorsicht auf die benachbart verlaufenden Faszikel des Plexus brachialis zu achten, um keine intraoperativen Nervenschädigungen, z.B. durch Diathermie oder als Folge der Präparation, hervorzurufen. Die Arterie wird zirkulär isoliert und angezügelt.

Der proximale Anteil der A. brachialis läßt sich im Sulcus m. bicipitis am Oberarm aufsuchen (Abb. 19.8). Diese Furche ist bereits palpatorisch gut zu erfassen. Die Hautinzision wird deshalb vom Sulcus m. bicipitis im proximalen Oberarm-

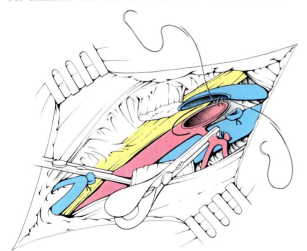

Abb. 19.7. Subklavio-axillärer Bypass. End-zu-End-Anastomose und Situs mit fertiggestellter Anastomose

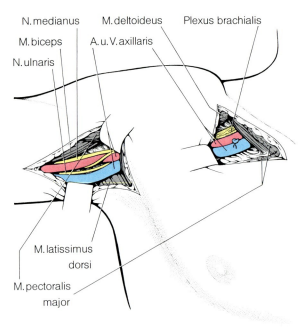

Abb. 19.8. Freilegen der A. axillaris im 1. und 3. Segment (4,5,8)

drittel bogenförmig nach ventral entlang der kaudalen Pectoralis major-Kontur fortgeführt (Abb. 19.1). Nach Durchtrennung von Kutis und Subkutis wird die Faszia brachii gespalten und in die Tiefe des Sulcus m. bicipitis präpariert. Hier verläuft auch der N. cutaneus antebrachii med., der tunlichst geschont werden sollte, um postoperativ Parästhesien und Hyperalgesien zu vermeiden. Als median gelegene Struktur ist hier in der Tiefe die V. brachialis zu finden. Lateral und etwas tiefer von ihr liegt die A. brachialis. In direkter Nachbarschaft verläuft hier der N. medianus, der von der Arterienhülle abgeschoben werden muß. Die A. brachialis wird zirkulär isoliert und angezügelt, ebenso die A. profunda brachii. Die Präparation macht es häufig erforderlich, daß im kranialen Anteil – in Richtung auf die Fossa axillaris – der Rand des M. pectoralis major mit einem Haken kranial verzogen werden muß. Sollte das Operationsfeld für die A. brachialis ungenügend sein, ist es u.U. notwendig, den M. pectoralis major in diesem Bereich einzukerben. Dadurch ist die A. brachialis über eine lange Strecke zugänglich.

III. TEA der Arteria axillaris

Normalerweise kann die Angiographie keine Auskunft darüber geben, ob die Verschlußstrecke der A. axillaris arteriosklerotischer Genese ist oder ob es sich z.B. um eine Arteriitis oder um den Folgezustand nach Trauma handelt. Das hat zur Folge, daß man meist erst intraoperativ entscheiden kann, welches Rekonstruktionsverfahren einzusetzen ist. Vorzug einer Thrombendarteriektomie ist es, daß dieser Eingriff von zwei Inzisionen aus schnell auszuführen ist. Nachteilig wirkt sich allerdings aus, daß nur durch genaue Lumenüberprüfung das Desobliterationsergebnis exakt beurteilt werden kann. Nachdem Aa. axillaris und brachialis freigelegt sind, wird nach zentraler und peripherer Ausklemmung der Arterie sowie der abgehenden Seitenäste eine Längsinzision im infraklavikulären Anteil der A. axillaris durchgeführt, ebenso in der A. brachialis, möglichst in Höhe des Abgangs der A. profunda brachii (Abb. 19.9a, b). Die periphere Inzision muß derart gewählt sein, daß der Verschlußzylinder mittels Spatel von der Wand abzulösen ist, um ihn dann mit dem Ringstripper aufzufädeln und durch Spiraldesobliteration von der Wand abzulösen. Bei diesem Manöver darf kein forciertes oder brüskes Vorwärtsschieben erfolgen, um keine Wandperforation zu riskieren. Nachdem der Verschlußzylinder bis zur zentralen Inzision ausgelöst ist, wird hier durch Abschneiden der Intima ein glatter Übergang hergestellt.

Uns hat es sich sehr bewährt, das Operationsergebnis mit Hilfe der intraoperativen Gefäßendoskopie zu kontrollieren, um zurückgebliebene Intimalefzen – Startpunkt für Rezidivstenosen – zu beseitigen (9). Nach Durchführung der Lumenkontrolle, werden die Arteriotomien jeweils durch ein Venenstreifentransplantat verschlossen. Ent-

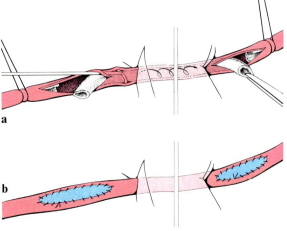

Abb. 19.9a, b. Ausschälplastik der A. axillaris. **a** Halbgeschlossene Ringdesobliteration der A. axillaris, anschließend Verschluß der Arteriotomie durch jeweils einen Venenstreifen (**b**)

weder wird dieses Venentransplantat von der gleichen Inzision aus der V. basilica entnommen oder von einer getrennten Inzision vor dem gleichseitigen Innenknöchel die V. saphena magna in entsprechender Länge reseziert. Die Naht des Venenpatch erfolgt mit 5-0 bzw. 6-0 monofiler Naht in Distanznahttechnik, um an den Anastomosenecken Stenosen zu verhüten. Vor Beendigung der Nahtlinie erfolgt eine kurze Blutstromfreigabe, um vorhandene Stagnationsgerinnsel auszuspülen. Nach exakter Kontrolle auf Bluttrockenheit wird der Eingriff nach Einlage von Redondrainagen und Adaptation des eingekerbten M. pectoralis major durch schichtweisen Wundverschluß beendet.

IV. Venenbypass bzw. Interponat

Die Freilegung der Aa. axillaris und brachialis geschieht in gleicher Weise (Abb. 19.8). Nach Freilegen der Anschlußsegmente der Aa. axillaris und brachialis wird in entsprechender Länge die V. saphena magna bei ausreichendem Kaliber am Unterschenkel entnommen. Sollte durch postthrombotische oder variköse Veränderungen keine brauchbare Vene vorhanden sein, müßte ausnahmsweise auf den zentralen Anteil der V. saphena am Oberschenkel ausgewichen werden. Das entnommene Venensegment wird zwischenzeitlich in einer Schale mit Ringerlösung bei genauer Markierung des zentralen und kaudalen Endes aufbewahrt. Nach Ausklemmen erfolgt die Arteriotomie ventral an der Aa. brachialis und axillaris in einem Bereich, der mit Sicherheit keine stenosierenden Wandanteile mehr enthält. Die um 180° gedrehte Vene wird in entsprechender Länge der vorgesehenen Anastomose inzidiert, überstehende Kanten weiter abgeschnitten. Gleichzeitig wird auch die Arteriotomie leicht ovalär ausgeschnitten, um Überkorrektur und Pseudodilatation zu vermeiden (Abb. 19.10a). In Distanznahttechnik wird die Basis der Vene mit einem 5-0 oder 6-0 monofilen Faden in die zentrale Ecke der Arteriotomie der A. brachialis eingenäht. Danach erfolgt zunächst die Naht der dem Operateur gegenüberliegenden Anastomosenseite durch fortlaufende überwendliche Stichfolge. An der peripheren Anastomosenkante ist darauf zu achten, daß nicht zu viel Wandanteile gefaßt werden, um eine Raffung und damit eine nahtbedingte Stenose zu vermeiden. Nachdem die periphere Anastomosenecke mit der Naht passiert ist, wird der Rest der Verschlußstrecke mit

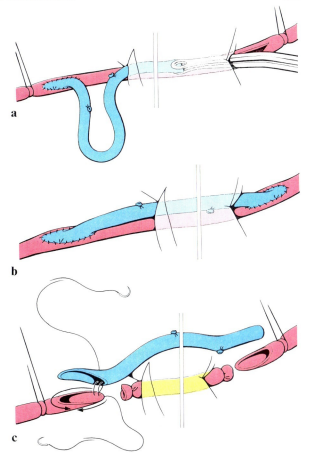

Abb. 19.10a–c. Axillo-brachialer Bypass. **a** End-zu-Seit-Anastomose eines Venenbypass. **b** Situs nach Fertigstellung der Anastomose. **c** End-zu-End-Anastomosierung mit Exklusion der A. axillaris

der zweiten Fadenhälfte von zentral nach peripher vervollständigt und beide Fäden miteinander verknüpft. Anschließend folgt das Abklemmen des inserierten Venentransplantates an der Basis der Anastomose, der Blutstrom wird ins alte Strombett freigegeben. Es ist ratsam, die Vene in dieser Phase mit Heparin-Kochsalzlösung zu füllen und am zentralen Ende mit einer Bulldogklemme zu verschließen. Digital wird von der A. axillaris entlang der belassenen Arterie als Leitgebilde hinter dem Pectoralis minor und Pectoralis major ein Kanal zur A. brachialis gebildet. Mit einer Kornzange, die die markierende Bulldog-Klemme faßt, kann die Vene zur zentralen Inzision durchgeführt werden. Es ist darauf zu achten, daß die Vene nicht zu locker liegt und vor allem keine Torquierung erfolgt, beides kann eine Stenosierung des Transplantates nach sich ziehen. Nach Durchzug der Vene wird unter Beachtung der dorsoventralen Kante die Vene in entsprechender Länge zugeschnitten. Anschließend erfolgt in gleicher Weise mit einem 5-0 oder 6-0 monofilen Faden die Anastomosierung zwischen Vene und peripherer Arteriotomieecke der A. axillaris unter nachfolgendem Straffziehen der Fäden (Adaptierung von Vene und Arterie). Auch hier wird zunächst die vom Operateur abgewandte Anastomosenkante mit fortlaufender Naht hergestellt, wobei diese Naht die zentrale Anastomosenkante überspringt. Mit der zweiten Fadenhälfte wird die Nahtlinie von distal nach zentral komplettiert. Vor Fertigstellung der Naht wird mit kurzer Blutstromfreigabe der Flow kontrolliert. Anschließend kann nach Verknüpfen beider Fäden der Blutstrom definitiv freigegeben werden (Abb. 19.10b). Auch nach einer Bypassoperation sollte man intraoperativ ein Prüfverfahren einsetzen, um sicher zu gehen, daß keine technischen Fehler vorhanden sind, die zu einem Frühverschluß prädestinieren. Die intraoperative Angiographie läßt sich in dieser Gefäßregion relativ schwer durchführen, u.U. geht es mit einem deckenhängenden C-Bogen und eingebauter Kamera. Als Alternative hat sich die intraoperative Flußmessung bewährt, wobei es auf den Flußzuwachs nach Blutstromfreigabe im Verhältnis zum präkonstruktiven Zustand ankommt.

Normalerweise ist diese End-zu-Seit-Technik wegen der einfachen Durchführbarkeit einer End-zu-End-Technik vorzuziehen. Gelegentlich kann es aber vorkommen, daß es bei hochgradig fibröser Wandung oder zerstörter Arterienwand nach versuchter Thrombendarteriektomie unumgänglich ist, die A. axillaris auszuschließen. Die ausgedehnte Präparation und Resektion der gesamten A. axillaris ist aufwendig und bringt keinen Vorteil gegenüber der einfachen Ligatur derselben. Auch hierbei beginnt die Rekonstruktion an der distalen Anastomose, wobei darauf zu achten ist, daß an Arterie und Vene die Anastomose lang angeschrägt erfolgt (ca. 1,5 cm), (nahtbedingte Stenose, Abb. 19.10c). In entsprechender Länge wird die Arterie ventral, das Venentransplantat kaudal inzidiert. Überstehende Kanten des Zuschnitts werden begradigt, um eine Pseudodilatation in der Anastomose zu verhindern. Die Spitze der Arterie wird mit einem 5-0 oder 6-0 monofilen Faden mit der Anastomosenbasis der Vene verbunden und beide Gefäße durch Straffziehen der Fäden adaptiert. Anschließend wird hier der dem Operateur entfernt liegende Faden zuerst benutzt, um die laterale Anastomosenkante zu nähen. Es ist darauf zu achten, daß nicht zu große Stichabstände gewählt werden, um einen Raffeffekt zu vermeiden.

Insbesondere muß an der peripheren Anastomosenecke eine nahtbedingte Stenosierung verhindert werden. Aus diesem Grunde sollte im Bereich der Anastomosenspitze möglichst wenig Material gefaßt werden und die Stichfolge dicht sein. Nach Umrunden der Anastomosenspitze wird mit dem verbliebenen Faden die Restlücke verschlossen und beide Fäden miteinander verknüpft. Nach Fertigstellung der Anastomose wird in gleicher Weise wie bei der End-zu-Seit-Anastomose die Vene mit Ringerlösung gefüllt, ventrale und dorsale Kante werden mit einer Bulldogklemme markiert. Anschließend kann die Vene über den digital gebildeten Tunnel mit einer Kornzange zur zentralen Anastomose verbracht und nach Markierung der benötigten Länge die Vene gekürzt und getrimmt werden. Die zentrale Anastomose erfolgt in gleicher Technik wie die periphere Anastomose. Bezüglich der intraoperativen Überprüfung gilt das zuvor Gesagte.

E. Operative Eingriffe bei Verschluß der Arteria brachialis

I. Lagerung und Abdeckung

Verschlußprozesse der A. brachialis sind meist langstreckig, sie reichen vom Abgang der A. profunda brachii bis knapp zentral des Ellengelenks. Die Begrenzung erfolgt hier meist durch die zahlreichen einmündenden Kollateralen des Rete cubiti. Aus diesem Grunde wird der Arm frei beweglich auf einem Armtisch gelagert (Abb. 19.1a). Der gesamte Arm wird mit Desinfektionsmittel von der Axilla bis zum Handgelenk abgewaschen und steril abgedeckt. Hand und Unterarm werden in einem sterilen Tuch eingewickelt. Nach Abtrocknen der desinfizierten Haut wird eine Inzisionsfolie aufgebracht. Um die Regio cubiti voll zur Entfaltung zu bringen, wird dorsal des Ellengelenks ein zusammengelegtes Tuch als Hypomochlion untergelegt.

II. Freilegen der Endstrecke der Arteria brachialis

Aus dem zuvor Gesagten geht hervor, daß für die Rekonstruktion eine Inzision im Bereich der Anfangsstrecke der A. brachialis durchgeführt werden muß (Zugang zur proximalen A. brachialis

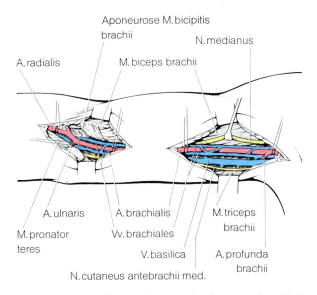

Abb. 19.11. Freilegen der proximalen A. brachialis (4,5,8) und der Endstrecke der A. brachialis in der Fossa cubiti (4,5,8)

wie zuvor beschrieben, s. S. 546), allerdings muß die Hautinzision nicht an der Pektoraliskante weitergeführt werden. Die distale A. brachialis wird von einer bogenförmigen, dem Verlauf der Arterie angepaßten Inzision in der Fossa cubiti aufgesucht (Abb. 19.11). Grundsätzlich könnte auch eine gerade Inzision über der Fossa cubiti durchgeführt werden, jedoch neigen gerade Inzisionen durch Narbenschrumpfung zur Kontraktur. Aus diesem Grunde ist die leicht bogenförmige oder s-förmige Inzision zu bevorzugen. Nach Durchtrennung von Kutis und Subkutis läßt sich das lockere Fettgewebe stumpf abschieben. In wechselnder Ausprägung finden sich hier im Verlauf der Inzision auch die V. basilica und V. mediana cubiti, die zunächst geschont werden sollten. Nach Spalten der Fascia brachii wird die Aponeurose des M. bicipitis brachii durchtrennt. In direkter Nachbarschaft verlaufen hier Äste des N. cutanei antebrachii med., die nach Möglichkeit geschont werden sollten. Nach Durchtrennen der Aponeurose stößt man geringfügig tiefer auf die Endstrecke der A. brachialis. Diese wird zirkulär isoliert und angezügelt. Um sie in voller Länge darstellen zu können, müssen kreuzende Verbindungsäste der Begleitvene der A. brachialis zwischen Ligaturen durchtrennt werden. Bei der Präparation ist besondere Beachtung dem medial der Arterie verlaufenden N. medianus zu schenken, um Begleitverletzungen zu vermeiden. Nach dem Festlegen der proximalen

und distalen Anastomosenhöhe kann ein entsprechend langes Segment der V. saphena magna vom Unterschenkel entnommen werden. Dieses wird um 180° gedreht, beide Enden werden markiert. Die Vene wird bis zur Anastomosierung in einen Topf mit Ringerlösung verbracht. Es erfolgt dann nach zentraler und peripherer Ausklemmung eine ventrale Arteriotomie der A. brachialis (Abb. 19.12a, b). In die Peripherie wird regional Heparin-Kochsalzlösung (1:100) instilliert. Sollte die Arterie spastisch kontrahiert sein, empfiehlt es sich, mit einem Fogarty-Ballonkatheter den distalen Arterienanteil zu sondieren und den Ballon geblockt zurückzuziehen (mechanische Aufweitung). Die entnommene Vene wird nun distal in eine ca. 1,5 cm lange Arteriotomie eingenäht (zuvor kaudale Veneninzision und Trimmen der Kanten). Die basale Kante der Venenanastomose wird in die zentrale Ecke der Arteriotomie eingenäht und nach Strammziehen der Fäden durch fortlaufende Naht die Anastomose hergestellt (besonders in der

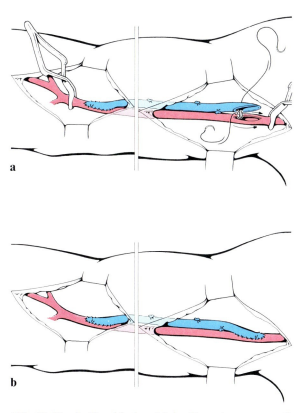

Abb. 19.12a, b. Brachio-brachialer Venenbypass. – **a** distale Anastomose in End-zu-Seit-Technik; Situs mit fertiger distaler Anastomose und subfaszial durchgezogener Vene zur zentralen Anastomose. **b** zentrale Anastomose in End-zu-Seit-Technik, Situs mit fertiggestellter zentraler Anastomose

distalen Kante wenig Wandmaterial fassen und engnähen). Die Restlücke wird wieder durch Naht mit dem zweiten Faden verschlossen und anschließend beide Fäden miteinander verknüpft. Subfaszial wird mit einer Kornzange im Sulcus bicipitalis med. dann ein Kanal gebildet. Anschließend wird von peripher nach zentral die mit Heparin-Kochsalzlösung gefüllte Vene mit der Kornzange in dem neugebildeten Kanal nach zentral durchgeführt (Achten auf Länge und Verdrehung). Nach Zuschnitt der Vene und Trimmen der Kanten wird diese End-zu-Seit in die zentrale Arteriotomie mit 5-0 bzw. 6-0 monofilen Faden eingenäht (Abb. 19.12). Vor definitiver Fertigstellung der Naht werden noch in einer kurzen Blutstromfreigabe evtl. vorhandene Stagnationsgerinnsel ausgespült. Nach Fertigstellung der Naht folgt eine intraoperative Kontrollangiographie, wobei sinnvollerweise die Nadel im Bereich der zentralen Anastomose eingestochen wird und in orthograder Richtung Kontrastmittel injiziert wird. Um größere Nachblutungen aus dem Punktionskanal zu vermeiden, wird die Punktionsstelle mit einer Einzelknopfnaht übernäht. Nach sorgfältiger Blutstillung wird der Eingriff durch Einlegen von Redondrainagen und Naht der Subkutis und Haut beendet. Eine Reinsertion der Aponeurose des M. bicipitis oder Fascia brachii ist unnötig. Aus den eingangs genannten Gründen sind Verschlußprozesse im Bereich der A. brachialis meist auf die Region zentral der Ellengelenksbeuge begrenzt. Sollte in seltensten Fällen auch die Endstrecke der A. brachialis direkt betroffen sein, könnte der Venenbypass über die Fossa cubiti zur A. radialis und ulnaris heruntergeführt werden. Allerdings ist wie bei allen gelenküberschreitenden Transplantaten die Gefahr gegeben, daß durch übermäßiges Abknicken ein Transplantatverschluß provoziert werden kann. Aus diesem Grunde sollten Indikationen zu derart langstreckigen Rekonstruktionen in die Unterarmregion unter genauer Beachtung der klinischen Symptomatik und der medizinischen Notwendigkeit abgewogen werden.

LITERATUR

1. Bollinger A (1979) Funktionelle Angiologie. Lehrbuch und Atlas. Thieme Stuttgart New York
2. Denck H (1976) Chirurgie der peripheren Aneurysmen. In: Vollmar JF (Hrsg) Arteriovenöse Fisteln – dilatierende Arteriopathien, Thieme Stuttgart New York
3. Gross WS, Flanigan P, Kraft RO, Stanley JC (1978) Chronic upper extremity arterial insufficiency. Arch Surg. 113:419–423
4. Haimovici H (1976) The upper extremity. In: Haimovici H (Hrsg) Vascular surgery. McGraw-Hill, New York
5. Leitz KH (1981) Zugangswege in der Gefäßchirurgie. Springer Berlin Heidelberg New York
6. Loeprecht H (1982) Gefäßverletzungen an der Schulter. In: Burri C (Hrsg) Verletzungen des Schultergürtels, Hefte zur Unfallheilkunde 160, Springer Berlin Heidelberg New York
7. Pirker E, Stampfel G (1977) Röntgendiagnostik bei arterieller Durchblutungsstörung der oberen Extremität. VASA 6:289–291
8. Platzer W (1982) Atlas der topographischen Anatomie. Thieme Stuttgart New York
9. Vollmar JF (1982) Rekonstruktive Chirurgie der Arterien. 3. überarbeitete Auflage, Thieme Stuttgart New York

20 Atypische Umleitungsoperationen bei chronischen arteriellen Verschlüssen (Infektionen, Risikopatienten)

H. Müller-Wiefel

INHALT

A. Indikationen 557
B. Supraaortische Region 557
C. Axillo-(bi-)femoraler Bypass 557
D. Iliako-femoraler Überkreuzungsbypass . . . 562
E. Femoro-femoraler Überkreuzungsbypass . . 563
F. Obturator-Bypass 564
G. Lateraler aorto-(bzw. iliako-)femoraler Bypass 567
H. Aorto-aszendo-bifemoraler Bypass 567
I. Subhepatischer aorto-femoraler Bypass . . . 568
K. Lateraler femoro-kruraler Anteriorbypass . . 570
   Literatur 570

A. Indikationen

Atypische Umleitungsoperationen kommen in Form des sog. „extraanatomischen Bypass" immer dann zur Anwendung, wenn ein besonderer Lokalbefund (z.B. Infekt, mehrfache Voroperation, Strahlentherapie, Stomaträger) oder ein ungünstiger Allgemeinzustand des Patienten die direkte insitu-Korrektur eines Arterienverschlusses bzw. die orthotope Bypassführung verbieten oder wenn die Operationsbelastung durch Verzicht auf Eröffnung einer großen Körperhöhle möglichst gering gehalten werden soll.

Die *Indikationsstellung* zum extraanatomischen Bypass muß sich an dem für die einzelnen topographischen Regionen unterschiedlichen Stellenwert der atypischen Umleitungsoperation orientieren, wie er sich aus Letalitätshöhe, Durchgängigkeitsrate und funktionellem Ergebnis im Vergleich mit dem klassischen Verfahren ergibt.

B. Supraaortische Region

Im supraaortischen Bereich findet sich ein deutlicher *Trend zur extrathorakalen Korrektur*. Dies gilt vor allem für die Überbrückung eines zentralen Verschlusses der A. subclavia sin. mit einem karotidosubklavialen Bypass.

Dessen Technik sowie die der weiteren extraanatomischen Umleitungsoperationen in der supraaortalen Region werden im Kap. 18.4. (Supraaortische Äste) auf S. 524ff. beschrieben.

C. Axillo-(bi-)femoraler Bypass

Die Umleitung von den Stammgefäßen der oberen Extremitäten zu jenen der unteren Körperhälfte in einem teils subkutanen, teils subfaszialen Gewebetunnel der lateralen Thorax- und Bauchwand bedient sich in der Regel einer 8 mm weiten Dacron-Velours- oder PTFE-Prothese. Dabei kommen fallweise auch deren äußerlich ring- oder spiralverstärkte Ausführungen als Schutz gegen externe Kompression zum Einsatz.

Allgemeinnarkose ist empfehlenswert, wenngleich auch eine lokale Infiltrationsanästhesie für extreme Fälle denkbar ist.

Als *Spendergefäß* für das zu revaskularisierende Bein wird am zweckmäßigsten die gleichseitige A. subclavia herangezogen. Zusätzlich vorliegende stenosierende Prozesse an den übrigen supraaortischen Gefäßen sind aber mit zu bedenken, so daß in Einzelfällen auch einmal die gekreuzte axillo-mono-femorale Umleitung zur Diskussion steht, wenn sich nicht die Indikation zum axillo-bifemoralen Bypass ergibt. Da die A. subclavia dextra deutlich weniger von Verschlußprozessen betroffen ist als die linke A. subclavia, wird der axillo-(bi-)femorale Bypass überwiegend von der rechten Schulterregion seinen Ausgang nehmen.

Soll die Dauer des Eingriffs nicht durch simultane Freilegung der zentralen und peripheren Anschlußstellen des Bypass von zwei Operationsgruppen verkürzt werden, so beginnt man mit der Exposition der proximalen A. axillaris über einen schrägen oder leicht bogigen infraklavikulären Zugang kaudal der lateralen Schlüsselbeinhälfte bei fast rechtwinkliger Abduktion des Oberarmes (Abb. 20.1). Nach Durchtrennung von Subkutis

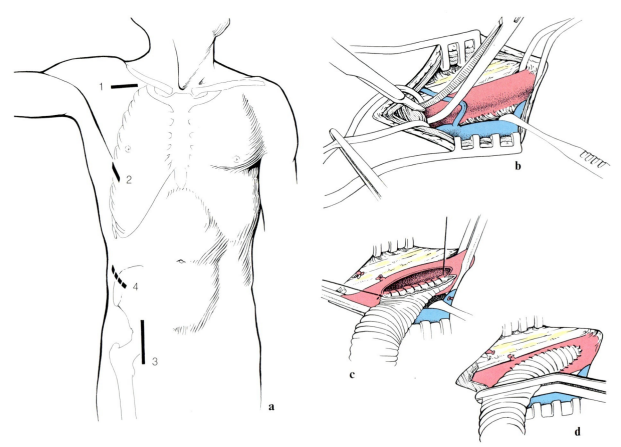

und Faszie folgt die stumpfe Spaltung des M. pectoralis major in Faserrichtung, wobei die pulsierende A. axillaris Orientierungshilfe gibt. Bei Bedarf können zusätzlich die Fasern des im lateralen Wunddrittel gelegenen M. pectoralis minor quer gekerbt werden. A. und V. axillaris werden dann im subpektoralen Fettgewebe isoliert, wobei zunächst die ventral verlaufende Vene angetroffen wird.

Die Arterie ist möglichst weit nach zentral, d.h. bis zu ihrem Hervortreten unterhalb des Schlüsselbeines darzustellen und anzuzügeln. Meist sind Ligatur und Durchtrennung des aus ihr abgehenden Truncus thoracoacromialis für die ausreichende Mobilisierung des Gefäßes erforderlich. Auf die Schonung von Ästen des Plexus brachialis, die im kranial-lateralen Teil des Operationsfeldes verlaufen, ist bei der Präparation zu achten.

Nachdem die freiliegende Arterie auch in ihrem distalen Abschnitt angezügelt ist, erfolgen zentrale und periphere Klemmenanlage sowie eine Längsarteriotomie von etwa 2–2,5 cm an der ventrokaudalen Partie des ersten Drittels der A. axillaris, d.h. kurz hinter deren Hervortreten unterhalb der Klavikula.

Abb. 20.1. a Schnittführungen für die Anlage eines axillo-femoralen Bypass. Der Eingriff beginnt mit der infraklavikulären Inzision (*1*). Von hier führt der subkutane Bypasstunnel zu einer infrapektoralen Inzision (*2*) und weiter zur inguinalen Anschlußstelle (*3*). Im Falle der axillo-bifemoralen Umleitung ist eine weitere Inzision etwas oberhalb des Beckenkammes (*4*) vorzusehen. **b** Die infraklavikulär freigelegte A. axillaris wird möglichst weit nach zentral präpariert und mit zwei Gummizügeln angeschlungen. Evtl. ist die Kerbung der Muskelfasern des M. pectoralis minor für weiteren Platzgewinn erforderlich. **c** Die Ligatur und Durchtrennung der A. thoracoacromialis trägt zur Mobilisierung der Arterie bei. Im Bereich der zentralen Bypassanschlußstelle longitudinale Arteriotomie mit Erweiterung zu einem ovalären Wandfenster. **d** Die zentrale Anastomose soll in einem hämodynamisch günstigen spitzen Winkel gestaltet werden

Dies ermöglicht einen strömungsmäßig günstigen Anastomosenwinkel; Abknickungen oder Verziehungen zwischen Arterie und Prothesenrohr bei späteren Schulter-Armbewegungen des Patienten lassen sich so verhindern.

Bei Verwendung einer Dacronprothese kann jetzt deren mehrmalige Imprägnierung mit gerinnungsfähigem Patientenblut stattfinden, danach schließt sich die lokale Heparinisierung der Armstrombahn an.

Nach Erweiterung der Arteriotomie zu einem ovalären Fenster erfolgt die fortlaufend überwendliche Anastomosennaht mit einem Faden der Stärke 5/0. Auf die vergleichsweise stärkere Vulnerabilität der Wandung der A. axillaris mit der Gefahr des Nahtausrisses sei hingewiesen.

Vorteilhaft ist es, einen monofilen synthetischen Faden vom Typ Prolene zu verwenden, der es bei beengtem Operationssitus erlaubt, zunächst etliche Fadenschlaufen lose vorzulegen und diese dann durch nachträglichen Zug anzuspannen.

Ist die Naht beendet, wird die Prothese nahe der Anastomose abgeklemmt und die arterielle Perfusion des Armes wieder freigegeben. Bedarfsweise läßt sich jetzt durch kurzzeitiges Klemmenöffnen das Prothesenrohr zur weiteren Abdichtung nochmals mit Blut auffüllen.

Die Vorbereitung der *distalen Anschlußstelle* erfolgt mit der für die Freilegung der Femoralisgabel üblichen Technik (s. S. 404) von einer longitudinalen Inzision aus. Diese soll im Bereich von Haut und Subkutis etwa 3 cm nach kranial über das Leistenband hinausgehen. Die distale Begrenzung ergibt sich aus der jeweiligen Ausdehnung des vorliegenden arteriellen Verschlußleidens (Abb. 20.2).

Die Verlagerung der Prothese zur Leiste beginnt mit einer etwa 5 cm langen, quer zwischen vorderer und mittlerer Axillarlinie und etwa in Höhe des sechsten Interkostalraumes verlaufenden Inzision. Von dieser aus wird in stumpfer Präparation mit dem Finger oder einer gebogenen Kornzange der zur kranialen Wunde ziehende Gewebe-

Abb. 20.2. a Nach Herstellung der zentralen Anastomose wird zwischen infraklavikulärer Inzision und Hilfsinzision am Unterrand des M. pectoralis bidigital in stumpfer Präparation der Weichteiltunnel zum Prothesendurchzug geschaffen. Anschließend erfolgt die weitere Präparation des Implantatlagers mit Tunnelierbesteck von der Leiste zur subpektoralen Inzision.
Insert: Im kaudalen Anteil kann die Prothese entweder subkutan oder im Bereich der Muskulatur der Flanke verlaufen. Hierzu wird das Tunnelierbesteck ventral des Leistenbandes oder nach einer Inzision im M. obliquus abdominis ext. in die Muskulatur geführt.
b Prothesendurchzug durch den präparierten Gewebetunnel mit Hilfe einer Kornzange. **c** Schema zum optimalen Verlauf des axillo-femoralen Bypass, der kranial möglichst weit ventral an die A. axillaris angeschlossen wird und dann im Bereich der Thorax-Flankenpartie innerhalb der mittleren Axillarlinie verläuft. Eine zu weit nach ventral geführte Prothesenstrecke läuft Gefahr, beim Überkreuzen des Rippenbogenrandes abgeknickt zu werden

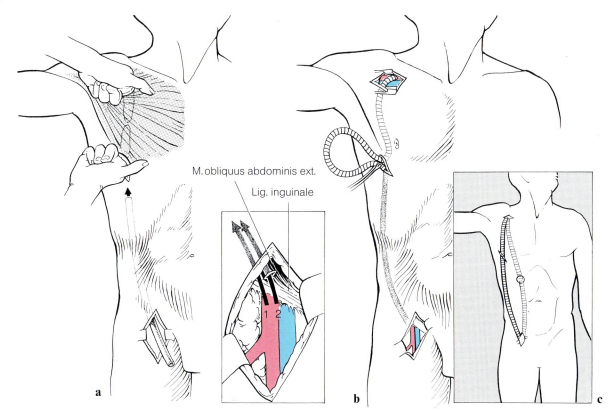

tunnel geschaffen. Dabei arbeitet sich der Zeigefinger der anderen Hand simultan in kranio-kaudaler Richtung zwischen M. pectoralis major und M. pectoralis minor, bzw. im Falle der erfolgten Kerbung des letzteren zwischen M. pectoralis major und der äußeren Thoraxwand auf die Hilfsinzision vor.

Beim späteren *Durchzug* des Implantates durch diesen Tunnel ist darauf zu achten, daß sich keine Torsion des Prothesenrohres einstellt und dieses vor allem so verlegt wird, daß kein zu starker Zug auf die zentrale Anastomose bzw. die A. axillaris ausgeübt wird. Anderenfalls besteht später bei kraftvoller Arm- oder Schulterbewegung des Patienten die Gefahr des Prothesenausrisses mit Blutung oder Ausbildung eines Aneurysma spurium.

Ein zu lang gewähltes Rohr kann dagegen bei Adduktion des Armes zur Abknickung führen und Anlaß zu thromboembolischen Komplikationen sein.

Ob die von der A. axillaris abgehende Prothese zur Vermeidung einer venösen Kompression ventral oder dorsal der V. axillaris geführt wird, ergibt sich aus dem jeweiligen Situs.

Für die weitere Prothesenverlegung zur peripheren Anschlußstelle in der Leiste bedient man sich gerne eines Tunnelierbestecks, kann aber auch weiter mit einer langen und etwas gebogenen Kornzange arbeiten, falls man eine weitere kurze Hilfsinzision auf halber Höhe zwischen Leiste und Rippenbogen vorsieht.

Als Implantatlager zwischen Rippenbogenrand und Leisteninzision sind sowohl ein weiterhin subkutaner Tunnel, wie von uns bevorzugt, als auch eine Verlaufsstrecke unter- bzw. innerhalb des M. obliquus abdominis ext. gebräuchlich. Im letzteren Falle wird dazu das Leistenband etwas gekerbt, die Externusaponeurose scharf eröffnet und das Tunnelierbesteck in dieser Ebene nach kranial geführt.

Besonderes Augenmerk ist darauf zu richten, daß der Bypass an der lateralen Rumpfpartie ausreichend weit nach dorsal plaziert wird, um eine Abknickung des Prothesenrohres an seiner Kreuzung mit dem Rippenbogen zu vermeiden. Zum anderen ist, wie schon erwähnt, die Prothesenlänge korrekt zu bestimmen. Sollte der Operationstisch zur Erleichterung der Arbeit im proximalen infraklavikulären Abschnitt eingeknickt und mit seinem Kopfteil angehoben sein, so empfiehlt es sich, den Patienten für die endgültige Längenzumessung der Prothese wieder in einer voll gestreckten Position zu lagern.

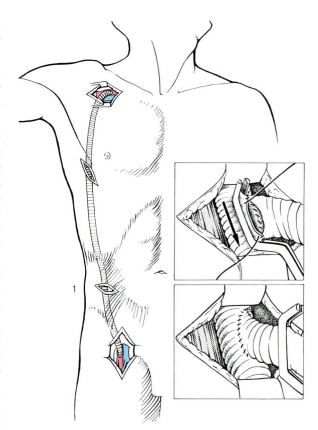

Abb. 20.3. Erweiterung der axillo-femoralen Bypassführung zur axillo-bifemoralen Umleitung. Die bereits mit Blut durchströmte einseitige Prothesenstrecke wird von einer Hilfsinzision oberhalb des Beckenkammes (*1*) freigelegt und mit einer schräg zur Gegenseite führenden Prothesenstrecke gleichen Kalibers termino-lateral anastomosiert

Vor der endgültigen langstreckigen Verlegung der Prothese im Weichteiltunnel kann durch nochmaliges kurzes Öffnen der nahe der zentralen Anastomose angelegten Gefäßklemme die Durchspülung des Implantatrohres mit Blut und die anschließende Auffüllung mit Heparin-Kochsalzlösung erfolgen.

Die periphere Anastomose des Bypassrohres in der Leiste bzw. am proximalen Oberschenkel hat sich in Form und Technik den Veränderungen an der Femoralisgabel anzupassen und wird überwiegend termino-lateral mit der A. femoralis comm. und der A. profunda femoris herzustellen sein. Hinsichtlich weiterer Einzelheiten sei auf S. 454 verwiesen.

Ist bei axillo-femoraler Umleitung ein Leistenanschluß, beispielsweise wegen hier vorhandenen Infektes, unmöglich, so kann man das oben be-

20 Atypische Umleitungsoperationen bei chronischen arteriellen Verschlüssen

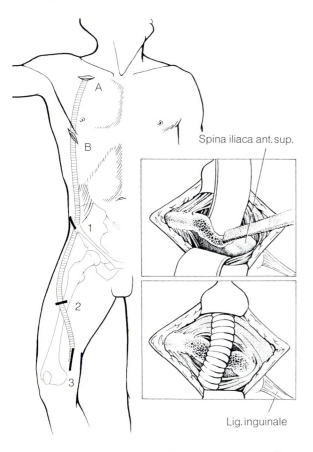

Abb. 20.4. Verlängerung zum femoro-poplitealen Übergang: Hierzu wird nach Anlegung der klassischen Inzisionen (*A, B*) eine Hilfsinzision etwas oberhalb des Beckenkammes nahe des Spina iliaca ant. sup. erforderlich (*1*). Hier muß der Beckenkamm eingekerbt werden, damit die kreuzende Prothese geschützt verläuft und keine Abknickung erfährt. Von dort aus kann über die Streckseite des Oberschenkels unter Verwendung einer weiteren Hilfsinzision (*2*) die Prothese zur distalen Anschlußstelle des Bypass (*3*) geführt werden

Ein oder zwei weitere kurze Hautschnitte auf der Streckseite des Oberschenkels in halber Höhe erleichtern dann die subkutane Bypassführung zur distalen Anschlußstelle in Höhe des Adduktorenkanals bzw. der Anfangsstrecke der A. poplitea (s. S. 406).

Ist auch die kontralaterale untere Extremität in derselben Sitzung zu revaskularisieren, so kommt die *axillo-bi-femorale Umleitung* in Betracht. Der zuvor beschriebene Eingriff wird hierfür so erweitert, daß nach Freigabe des Blutstroms durch den axillo-femoral geführten Bypass das pulsierende Prothesenrohr von einer weiteren Inzision etwas oberhalb der Spina iliaca ant. sup. freigelegt und kranial und kaudal angezügelt wird (Abb. 20.3).

Für den Anschluß der sich schräg zur Gegenseite abzweigenden Bypass-Strecke wird von me-

schriebene Vorgehen *variieren* und die Prothese bis über die Hüftregion hinaus weiterhin an der lateralen Körperpartie laufen lassen. Dann wird sie erst an der Grenze von proximalem und mittlerem Oberschenkeldrittel über die Streckseite der Extremität zur Oberschenkelinnenseite geführt (Abb. 20.4).

Hierzu wird in der mittleren Axillarlinie über dem Beckenkamm eine Hilfsinziszion nötig, von der aus der Implantattunnel zu der weiter kranial liegenden Inzision am Pektoralisunterrand hergestellt wird. Es folgt eine muldenförmige Kerbung des Beckenknochens, damit das Prothesenrohr gegen Abknickung geschützt weiter zur Oberschenkelaußenseite ziehen kann.

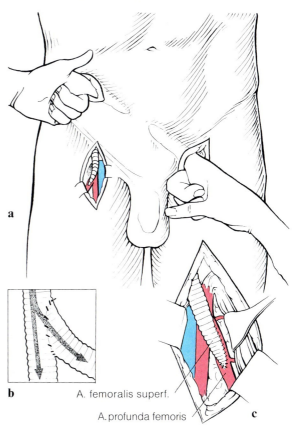

Abb. 20.5. a Herstellen eines subkutanen Gewebetunnels für den axillo-bifemoralen Bypass durch bidigitale Tunnelierung von der Leiste und der suprainguinalen Inzision aus. **b** Der schräg zur Gegenseite führende Bypassabzweiger soll in einem strömungsmäßig günstigen spitzen Winkel angebracht werden. **c** Falls erforderlich, kann die zur gegenseitigen Leiste führende Prothese weit auf die A. profunda femoris geführt werden, so daß hier der Effekt einer Profundaplastik möglich wird

dial her eine Satinsky-Klemme tangential an das bereits durchströmte Prothesenrohr angelegt, dieses über etwa 1,5–2 cm längs inzidiert und die Inzision zu einem ovalären Fenster erweitert. Die termino-laterale Anastomosierung mit dem angeschrägten Ende einer Gefäßprothese gleichen Kalibers schließt sich an.

Nach Entfernung der Satinsky-Klemme und Umsetzen auf den anastomosennahen Abschnitt des Prothesenabzweiges erfolgen die Freilegung der Leistenregion der Gegenseite sowie die bidigitale Präparation – evtl. unter Zuhilfenahme einer gebogenen Kornzange – des quer über den Unterbauch ziehenden Weichteiltunnels. Ein subkutaner Verlauf ist auch hier am zweckmäßigsten, wenngleich ein präperitonealer Weg gleichfalls in Frage kommt. Bei letzterem ist besonders sorgfältig auf die Vermeidung einer Bauchfelleröffnung bzw. Blutung durch Muskelgefäßläsionen während des blinden Tunnelierens zu achten (Abb. 20.5).

Eine *Alternative* besteht darin, auf den allerdings hämodynamisch günstigeren spitzwinkligen Abgang des zur Gegenseite ziehenden Bypassabzweigers zu verzichten. Dann ist innerhalb der Leistenwunde mit etwa rechtwinkligem Abgang termino-lateral an die kranio-kaudale Bypassstrecke anzuschließen (Abb. 20.6).

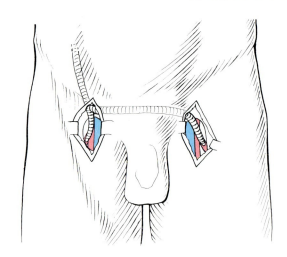

Abb. 20.6. Kommt ein suprainguinaler Abgang des suprasymphysären Prothesenastes nicht in Betracht, so kann die Querverbindung auch im Bereich der Leisteninzision latero-terminal erfolgen, wobei dann allerdings ein mehr rechtwinkliger Abgang resultiert

D. Iliako-femoraler Überkreuzungsbypass

Diese Bypassform dient der extraanatomischen Umgehung eines veränderten Beckenarterienabschnitts und hat eine ausreichende Förderleistung der Schlagadern auf der Spenderseite zur Voraussetzung.

Der Eingriff beginnt mit der Freilegung der A. iliaca ext. von einer schrägen oder leicht bogigen, etwa 8–10 cm langen Schnittführung einige Querfingerbreiten kranial des Leistenbandes. Nach Spalten der Bauchwandmuskulatur in Faserrichtung wird der Bauchfellsack nach medial-kranial abgedrängt, die A. iliaca ext. unter Schonung der begleitenden Vene mit proximalem und distalem Zügel angeschlungen und dann mit zwei Klemmen abgeklemmt.

Es folgen die Längsarteriotomie über etwa 2–3 cm und die Herstellung einer termino-lateralen Anastomose mit dem abgeschrägten Ende einer durchweg 8 mm weiten Gefäßprothese unter Verwendung einer fortlaufend überwendlichen Naht (Abb. 20.7).

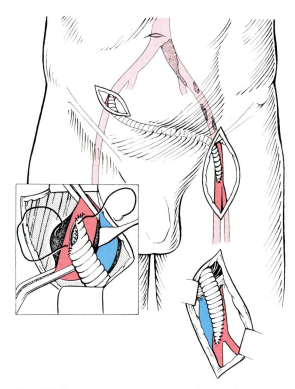

Abb. 20.7. Suprasymphysärer querer Bypass in Form der iliaco-femoralen Umleitung mit S-Konfiguration. Die A. iliaca ext. wird von einer suprainguinalen Inzision extraperitoneal freigelegt. Strömungsgünstiger, spitzwinkliger terminolateraler Anschluß der Prothesenbahn, welche durch die Weichteile der vorderen Bauchwand zur kontralateralen Leiste in einem zumeist subkutanen Tunnel führt

Das Implantat – im Falle der Verwendung einer Dacronröhre nach vorheriger Abdichtung durch Imprägnation mit Patientenblut – wird dann etwas nach ventral und kaudal geführt. Es gelangt durch einen – wie für den axillo-bifemoralen Bypass bereits beschrieben – in stumpfer bidigitaler Präparation geschaffenen Gewebetunnel zu dem in der kontralateralen Leiste freigelegten und die spätere periphere Anastomose tragenden Arterienabschnitt.

Auch für die quere iliako-femorale Umleitung empfiehlt sich in erster Linie eine subkutane Bypassführung, so daß die Prothese auf der Empfängerseite ventral von M. obliquus abdominis ext. und Lig. inguinale in das Operationsgebiet der Leiste gelangt (Abb. 20.8).

Daneben ist aber auch ein mehr dorsal gelegener, d.h. durch die Muskulatur der unteren Bauchwand bzw. unmittelbar präperitoneal ziehender Bypassverlauf gebräuchlich. Hierbei gelangt dann die Prothese – analog zum aorto-femoralen Bifurkationsbypass – hinter dem Leistenband zu ihrer distalen Anschlußstelle.

E. Femoro-femoraler Überkreuzungsbypass

Gibt man aus hämodynamischen Gründen beim sogenannten suprasymphysären Cross-over-Bypass meist dem S-förmigen iliako-femoralen Verlauf den Vorzug, so kommt die C-Konfiguration der femoro-femoralen Umleitung immer dann zur Anwendung, wenn auf der Spenderseite vorhandene Veränderungen der Femoralisgabel oder des

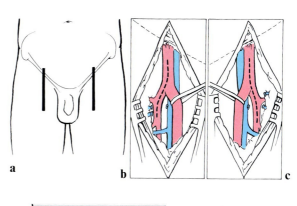

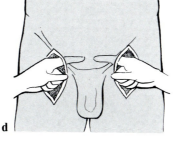

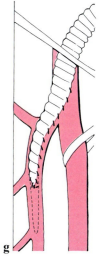

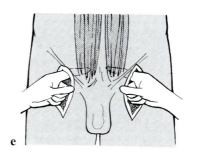

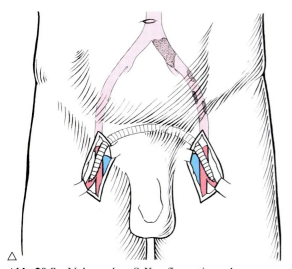

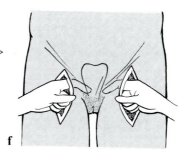

Abb. 20.8. Neben der S-Konfiguration des suprapubischen Cross-over-Bypass kommt auch eine C-förmige Umleitung (Bild) von der einen Femoralisgabel zur anderen in Betracht. Dieses Vorgehen eignet sich für die simultane Korrektur von Femoralisgabelveränderungen beider Seiten

Abb. 20.9 a–g. Verschiedene Schritte des Ablaufs einer femoro-femoralen Bypassanlage in C-Konfiguration bei bilateralen Femoralisgabelstenosierungen: Hautschnitte (**a**), Situs der Gefäße in der Leiste (**b, c**). Der Prothesenverlauf kann in einem subkutanen Tunnel (**d**) oder aber zwischen Peritoneum und Rektusmuskulatur (**e**) erfolgen. Alternativ ist auch ein perinealer Weg (**f**) denkbar. Bypassanastomose mit dem Profundastamm (**g**)

Profundastammes mitkorrigiert werden sollen (Abb. 20.9).

Nach Freilegung beider Leistenregionen erfolgt auf der Spenderseite die sich aus dem lokalen Befund ergebende Korrektur, z.B. Ausschälung der Femoralisgabel oder langstreckige Arteriotomie des Profundastammes zwecks Profundaplastik. Für die termino-laterale Anastomosierung wird das Ende einer 8 mm weiten (gelegentlich 6 mm Weite) Gefäßprothese gegebenenfalls so abgeschrägt, daß eine länger auslaufende Zunge zur erweiternden Streifenplastik für die A. profunda femoris dienen kann. Der bimanuell mit den Zeigefingern von beiden Leistenwunden aus und dicht kranial der Symphyse zu präparierende Implantattunnel kann entweder einen subkutanen Verlauf nehmen oder dorsal der Rektusmuskulatur durch das Cavum Retzii ziehen.

Der Prothesenanschluß auf der Empfängerseite erfolgt je nach lokalen und angiographischen Befunden an die A. femoralis comm. oder an die A. profunda femoris als durchweg termino-laterale, seltener termino-terminale Anastomose.

Sollten lokale Gegebenheiten eine suprapubische Prothesenführung nicht zulassen, so kann die subkutane Verlegung des Implantates durch einen perinealen bzw. kaudal von Skrotalansatz und Peniswurzel verlaufenden Tunnel einen Ausweg darstellen.

F. Obturator-Bypass

Diese Umleitungsform wird in erster Linie zur aseptischen Umgehung einer infizierten Leiste eingesetzt und kennt neben der Standardtechnik *eine ganze Reihe von Modifikationen*, mit denen man dank der Flexibilität des Bypassprinzips den unterschiedlichsten Lokalbefunden gerecht werden

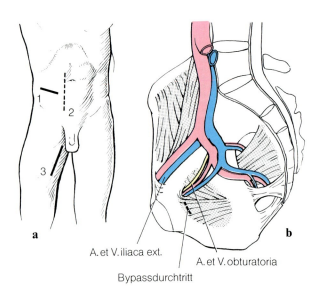
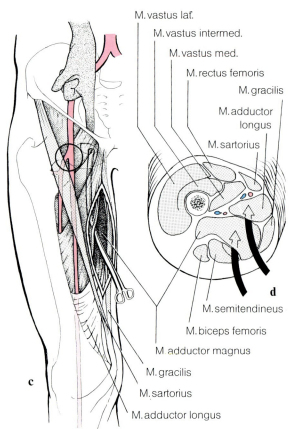

Abb. 20.10. a Schnittführungen für den Obturatorbypass. Die zentrale Anschlußstelle im Bereich der Beckenstrombahn wird von einer schrägen bzw. bogigen (*1*) oder einer longitudinalen (*2*) Inzision vorgenommen. Der periphere Anschluß im Bereich der A. femoralis superf. wird an der Medialseite des proximalen bzw. mittleren Oberschenkels erfolgen. **b** Schema zur Topographie der Iliakalgefäße, der Vasa obturatoria und der Durchtrittsstelle für den Bypass im Bereich der Membrana obturatoria. **c** Nach Herstellung des zentralen Bypassanschlusses wird der Prothesenkanal in stumpfer Präparation geschaffen. Während sich die Finger der linken Hand auf der pelvinen Seite des Foramen obturatum befinden, wird von kaudal eine längere gebogene Kornzange hochgeführt und mit dieser die Membran perforiert. **d** Die tunnelierende Kornzange kann dabei zwei Wege nehmen, nämlich zwischen M. adduktor magnus und M. adduktor longus sowie dorsal des M. adduktor magnus. Letzteres ist dann der Fall, wenn der distale Anschluß erst an die A. poplitea erfolgen soll

kann. Das Grundprinzip besteht darin, daß von den zentralen Spendergefäßen des aortalen oder iliakalen Abschnitts eine Ersatzstrecke nicht ventral des vorderen Schambeinastes verläuft, sondern das Foramen obturatum passiert und weiter kaudal Anschluß an die Arterienstrecke des Oberschenkels erfährt.

Für den proximalen Zugang wird auf trans- oder retroperitonealem Wege (Einzelheiten s. S. 391 f.) die Beckenstrombahn dargestellt und beispielsweise die A. iliaca comm. angezügelt. Der distale Zugang erfolgt über eine longitudinale Inzision an der Innenseite des mittleren Oberschenkeldrittels mit Freilegung und Anzügelung der A. femoralis superf. (Abb. 20.10).

Nach Herstellung der zentralen Anastomose zwischen Beckenarterie und Prothese (Kaliber 6–8 mm je nach geplantem peripherem Anschluß) in bekannter Weise wird einerseits vom suprainguinalen Operationssitus aus und andererseits von der geschaffenen Oberschenkelinzision aus der Weichteiltunnel für den Bypassdurchzug geschaffen.

Dabei orientiert man sich von kranial kommend am querverlaufenden oberen Schambeinast, an dessen kaudalem Rand die Membrana obturatoria und die ihr aufliegende Muskulatur zu ertasten sind. Die palpable, aus der A. iliaca int. abgehende A. obturatoria kann dabei wegleitend sein. Die Durchtrittsstelle des Bypass soll medial der Vasa obturatoria liegen, um hier keine Läsionen zu setzen, die zu schlecht stillbaren Blutungen führen können.

Hat der stumpf präparierende Zeigefinger des Operateurs die Membran mit der beabsichtigten Durchtrittsstelle erreicht, so wird ihm von kaudal kommend über die mediale Inzision am Oberschenkel eine leicht gebogene Kornzange, den Weichteilmantel der Extremität stumpf tunnelierend, entgegengeführt. Mäßige Beugung und Außenrotation des Beines im Hüftgelenk erleichtern diesen Vorgang.

Das Hochführen der Kornzange erfolgt in der zwischen M. adductor longus und magnus gelegenen Schicht, wenn der Bypass in die distale A. femoralis superf. münden soll. Liegt dagegen eine ausgedehntere Infektion vor oder ist die A. femoralis superf. nicht für den peripheren Anschluß geeignet, so empfiehlt es sich, die Kornzange einen Weg dorsal des M. adductor magnus nehmen zu lassen, um die Prothese direkt zum Anfangsabschnitt der A. poplitea unter Umgehung des Adduktorenkanals ziehen zu lassen. In jedem Falle ist darauf zu achten, daß die Spitze der Kornzange beim Vorschieben nicht zu weit nach ventral abweicht und dabei ungewollt eine inguinale Infektzone eröffnet.

Hat die Kornzange mit ihrer Spitze die Membrana obturatoria erreicht, so wird letztere unter sichernder Führung des Fingers von der pelvinen Seite her stumpf perforiert. Nur selten sind hierbei zusätzliche kurze Scherenschläge notwendig.

Das Klemmenmaul erfaßt das distale Ende der bereits anastomosierten Prothese und zieht diese dann unter Vermeidung einer Torsion und ohne nennenswerte Spannung durch das ausreichend weit gehaltene Perforationsloch der Membran. Der Bypass wird durch die Oberschenkelweichteile zur distalen Operationswunde geführt. Hier wird er termino-lateral mit der A. femoralis superfic. in bekannter Weise anastomosiert.

Soll der distale Anschluß aber mit der A. profunda femoris erfolgen, so wird letztere in ihrem mittleren Abschnitt von einer Inzision an der Ventro-lateralseite des Oberschenkels freigelegt (s. S. 462). Der Bypass wird von der bereits geschaffenen Zugangsstelle an der Ventromedialseite in bogigem Verlauf über die Vorderseite des Oberschenkels subkutan herübergeführt. Als Bypassmaterial eignet sich in einer solchen Situation am besten körpereigene V. saphena magna. Alternativ kann eine extern-ringverstärkte PTFE-Prothese (z.B. Gore-tex RTW) Verwendung finden.

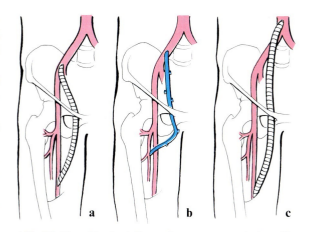

Abb. 20.11. a Fertigstellung der extranatomischen Umleitung durch das Foramen obturatum unter Umgehung der Femoralisgabel in der Leiste. b Obturatorbypass zur A. profunda femoris unter Umgehung der Leistenregion. c Als zentraler Anschluß für den Obturatorbypass kommen auch die A. iliaca comm. oder die Aorta abdominalis in Betracht

Aber auch hinsichtlich des zentralen Bypassanschlusses ergeben sich für den Einzelfall Variationen. Ist beispielsweise die Beckenarterie ungeeignet, so kann die Prothese ihren Ausgang auch von der distalen Aorta nehmen, die dazu auf transperitonealem oder auch retroperitonealem Weg freigelegt wird (Abb. 20.11).

Ist bei implantierter aorto-bifemoraler Bifurkationsprothese eine Infektion mit Sicherheit nur auf den inguinalen Anschlußbereich begrenzt, so kann der bifurkationsnahe Prothesenschenkel auf transperitonealem Weg freigelegt, durchtrennt und termino-terminal mit der extraanatomisch durch das Foramen obturatum ziehenden neuen Prothesenbahn anastomosiert werden (Abb. 20.12).

Auch kann sich die Notwendigkeit ergeben, den zentralen Anschluß eines Obturator-Bypass auf der kontralateralen Seite an die Beckenstrombahn, z.B. an die A. iliaca ext. vorzunehmen. Das Vorgehen entspricht dann anfänglich jenem des iliakofemoralen Cross-over-Bypass (s. S. 562) (Abb. 20.13).

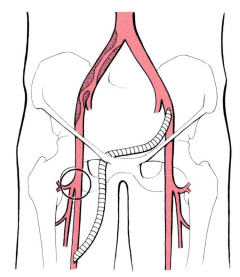

Abb. 20.13. Obturatorbypass von der gegenseitigen Beckenstrombahn ausgehend bei stärkerer Stenosierung der gleichseitigen Iliakalgefäße

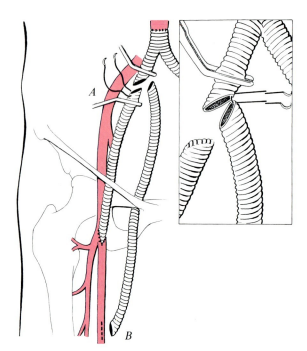

Abb. 20.12. Vorgehen für die extraanatomische Umleitung durch das Foramen obturatum bei auf die Leiste begrenztem Infektbezirk im Falle einer bereits implantierten aorto-bifemoralen Kunststoffprothese. Die alte Prothese wird gabelnahe schräg durchtrennt (*A*). Der distale Anschluß des Obturatorbypass ist mit *B* gekennzeichnet

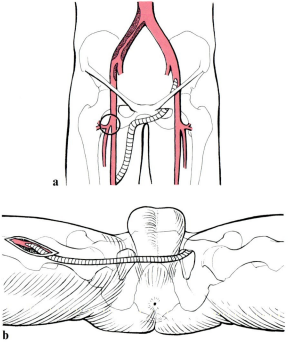

Abb. 20.14. a Verbietet sich bei querem Obturatorbypass die Prothesenführung durch das Foramen obturatum der zu revaskularisierenden Seite, so kann als Durchtrittsöffnung auch das Foramen obturatum der Spenderseite gewählt werden. **b** Der Bypass verläuft dann perineal subskrotal zur Femoralarterie der Gegenseite

Schließlich kann eine Variante darin bestehen, daß bei kontralateralem zentralem Bypassanschluß die Prothese bereits auf dieser Körperhälfte durch das Foramen obturatum geführt wird. Sie verläßt dann den intrapelvinen Raum und verläuft auf perinealem Weg zur Ventromedialseite des zu revaskularisierenden Oberschenkels, wo die Anastomosierung mit der A. femoralis superf. folgt (Abb. 20.14).

G. Lateraler aorto-(bzw. iliako-)femoraler Bypass

Fallen die oben beschriebenen extraanatomischen Umleitungen über das Foramen obturatum mit ihren verschiedenen Anschlußstellen und Verlaufsstrecken aus, so kann bei fehlender Möglichkeit einer axillo-femoralen Bypassanlage auf die Blutumleitung von der terminalen Aorta bzw. der A. iliaca comm. zur Oberschenkelstrombahn zurückgegriffen werden (Abb. 20.15).

Nach zumeist transperitonealer Freilegung der zentralen Anschlußstelle an der Bauchschlagader oder Beckenarterie wird hier in bekannter Weise eine termino-laterale Anastomose mit der als Bypass dienenden Gefäßprothese hergestellt. Diese Anschlußstelle liegt am zweckmäßigsten im Bereich der ventro-lateralen Zirkumferenz des Arterienrohres.

Nach bogiger Verlegung durch den Retroperitonealraum und einen in stumpfer Präparation geschaffenen Tunnel durch die Muskellagen der Flanke gelangt der Bypass in den Subkutanraum zu einer Hilfsinzision in Höhe des Beckenkammes etwa im Bereich der mittleren Axillarlinie.

Von dieser Inzision wird eine Kerbung des Beckenkammes vorgenommen, wie dies weiter oben bereits für den verlängerten axillo-femoralen Bypass beschrieben wurde. Die weitere Bypassführung zur A. profunda femoris bzw. zur A. femoralis superf. erfolgt vom Beckenkamm aus nach distal in subkutanem Verlauf (s. S. 560).

H. Aorto-aszendo-bifemoraler Bypass

Kann bei zwingender extraanatomischer Umgehung des Bauchraumes und gleichzeitigen supraaortischen Veränderungen kein axillobifemoraler Bypass angelegt werden, so kommt als Ausweg die *Umleitung unmittelbar von der Aorta ascendens aus* in Betracht.

Über eine mediane Sternotomie in ganzer Länge wird nach Blutstillung und Einsetzen des Thoraxspreizers die Aorta ascendens im oberen Mediastinum so weit freigelegt, daß an ihrer Ventralseite eine Satinsky-Klemme abrutschsicher angelegt werden kann. Die Aortotomie von 1,5–2 cm Länge wird zu einem ovalären Fenster erweitert und danach die termino-laterale Anastomose mit der nach kaudal führenden, 8 mm (bis 10 mm) weiten Prothese in fortlaufender Nahttechnik hergestellt (Fadenstärke: 3/0) (Abb. 20.16).

Dieser Teil des Eingriffs ist der verantwortungsvollste. Es muß unter allen Umständen vermieden werden, daß die Satinsky-Klemme während des Anastomosiervorganges abrutscht oder sich die Ränder der Aortotomie unter der Klemme zurückziehen. Um ungute Hebelwirkungen durch Übertragung von Herzaktionen auf die Klemme zu mindern, empfiehlt es sich, daß diese vom Assistenten an ihrem Handgriff gefühlvoll gehalten wird. Sollte es dennoch zu einem Abrutschen oder gar einem weiteren Wandeinriß der Aorta kommen, so versucht man zunächst, durch Fingerdruck der massiven Blutung Herr zu werden und dann eine größere Klemme mit weiterem Maul nachzusetzen. Auch an die Abdichtung der Wand-

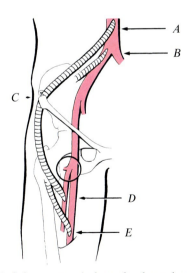

Abb. 20.15. Schema zur Anlage des lateralen aorto-femoralen Bypass. *A* und *B* geben die zentral möglichen Anschlüsse an Aorta abdominalis oder Beckenstrombahn an. Bei lateralem Verlauf ist eine Kerbung des Beckenkammes (*C*) empfehlenswert. Der periphere Anschluß des Bypass kann entweder auf die mittlere A. profunda femoris (*D*) oder auf die mittlere A. femoralis superf. (*E*) erfolgen.

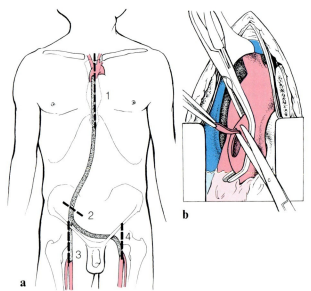

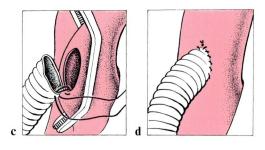

Abb. 20.16. a Schnittführungen für die Anlage einer extranatomischen Umleitung von der Aorta ascendens zu beiden Leistengefäßen. **b** Nach medianer Sternotomie und Freilegen der Aorta ascendens wird eine Satinsky-Klemme auf der Ventralseite der Aorta abrutschsicher angebracht. **c, d** Eine 1,5–2 cm lange Aortotomie wird zu einem ovalären Fenster erweitert und eine 8–10 mm weite Kunststoffprothese termino-lateral anastomosiert

öffnung durch einen ins Aortenlumen eingeführten und dann aufgeblasenen Fogarty-Ballonkatheter sei für diese Situation erinnert (Abb. 20.17).

I. Subhepatischer aorto-femoraler Bypass

Ausgedehnter Verwachsungsbauch und zentraler Anastomoseninfekt nach klassischer aorto-bifemoraler Prothesenumleitung stellen zwei Indikationen für diese Form des extraanatomischen Bypass dar.

Über eine mediane oder auch bogig-quere Laparotomie wird die *subdiaphragmale Aorta als zentrale Anschlußstelle* aufgesucht, wobei man das Omentum minus in ausreichender Länge eröffnet. Der Ösophagus läßt sich etwas nach lateral abdrängen und die Aorta dann soweit isolieren, daß eine Satinsky-Klemme – eventuell nach vorheriger Anzügelung des Gefäßrohres – tangential in kaudo-kranialer Richtung angelegt werden kann. Der ausreichend lange Stamm einer Bifurkationsprothese – bedarfsweise nach vorheriger Verlängerung durch ein zusätzliches Segment einer gleichweiten Röhrenprothese – wird danach in typischer Weise terminolateral mit der an ihrer Ventralseite ovalär gefensterten Aorta anastomosiert (Abb. 20.18).

Der Prothesenstamm wird danach subhepatisch durch die freie Bauchhöhle auf die vordere Bauchwand zugeführt. Hier erfolgt auf der abdominellen

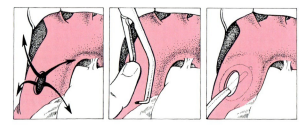

Abb. 20.17. Vorgehen bei Blutungskomplikation während der Anastomosierung mit der Aorta ascendens. Blutungskontrolle durch Fingerdruck, Nachsetzen einer größeren Satinsky-Klemme oder provisorische transluminale Abdichtung durch Einführen eines aufblasbaren Ballonkatheters

Seite eine ausreichend weite Inzision des Peritoneum und der dorsalen Partie der rechten Rektusscheide; in dieser verläuft der weitere Bypass. Für die Herstellung des Gewebetunnels wird etwa an der Kreuzung zwischen rechter Mamillarlinie und der Interspinallinie von einer Hautinzision das vordere Blatt der Rektusscheide eröffnet, der Muskel mit einer Kornzange stumpf durchfahren, und das Ende der Kornzange zur kranialen, von abdominell vorgenommenen Öffnung geführt.

Man erfaßt nun die beiden Prothesenschenkel mit der Kornzange und zieht sie aus der Unterbauchinzision hervor, von wo aus sie einen subkutanen Verlauf zu beiden Leisten nehmen. Das Vorgehen hierfür entspricht dem beim axillo-bifemoralen Bypass geschilderten.

20 Atypische Umleitungsoperationen bei chronischen arteriellen Verschlüssen

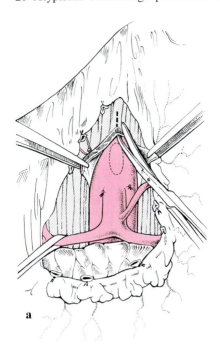

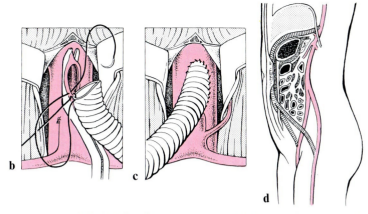

Abb. 20.18. a Freilegen der subdiafragmalen Aorta für den subhepatischen Bypass. Nach Eröffnung des Omentum minus Aufsuchen des Truncus coeliacus und Spalten der Zwergfellschenkel. Markierung der Aortotomie – Erweiterung zu ovalem Fenster. **b, c** Herstellen einer termino-lateralen Anastomose zwischen der suprazöliakalen Aorta und einer 8 mm weiten Kunststoffprothese. **d** Schema des Verlaufes der gegabelten Prothese mit peripherem Anschluß in beiden Leisten

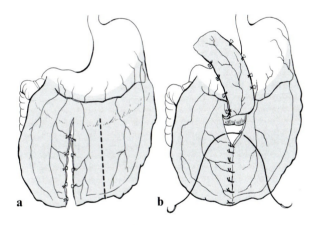

Abb. 20.19a, b. Herstellen einer Netzmanschette für die Umhüllung des subhepatisch liegenden Prothesenabschnittes. **a** Markierung der Trennlinien innerhalb des Omentum majus. Schrittweise Durchtrennung des großen Netzes unter entsprechenden Ligaturen. **b** Ein ausreichend breiter Streifen des Omentum majus ist isoliert und kann nach kranial hochgeschlagen werden. Wiedervereinigung der Netzränder. Der hochgeschlagene Netzzipfel dient der Umhüllung der Prothese und deren biologischer Abdeckung gegen Baucheingeweide

Abb. 20.20. Schema zum Verlauf des lateralen Anteriorbypass bei femoro-kruraler Rekonstruktion. Nach Herstellung der distalen Anastomose wird der Bypass in einem subkutanen Tunnel zwischen lateralem Femurcondylus und äußerem Patallarand zu einer Hilfsinzision handbreit oberhalb des Kniegelenkes an der Ventrolateralseite des Oberschenkels geführt und von hier subkutan zur Femoralisgabel geleitet

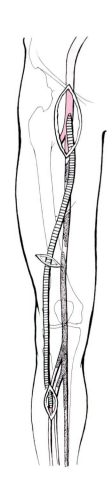

Der in seinem subhepatischen Verlauf frei in der Bauchhöhle liegende Prothesenabschnitt wird abschließend mit einer *Netzmanschette* aus dem Omentum majus umhüllt und so durch vitales Gewebe gegen die Eingeweide abgegrenzt (Abb. 20.19).

K. Lateraler femoro-kruraler Anteriorbypass

Manchmal muß bei einer Revaskularisation des Unterschenkels auf die orthotop durch die Kniekehle führende Umleitung zur Endstrecke der A. poplitea oder zu einer der kruralen Arterien verzichtet werden. Dann ergibt sich für den *Bypass zur A. tibialis ant.* die Möglichkeit, die Prothese bzw. das autogene Venentransplantat an der Lateralseite des Kniegelenkes zwischen Patellarand und äußerem Femurkondylus bei subkutanem Verlauf den Übergang vom Ober- zum Unterschenkel finden zu lassen (Abb. 20.20).

Nach Herstellung der distalen Anastomose mit der A. tibialis ant. auf der Lateralseite des Unterschenkels wird mit der Kornzange in stumpfer Präparation ein Subkutantunnel zu einer Hilfsinzision an der Ventrolateralseite des distalen Oberschenkels etwa handbreit oberhalb der Kniescheibe hergestellt; durch diesen wird Implantat abknickungsfrei und ohne Torsion hochgeführt.

Der weitere Weg zur Leiste erfolgt ebenfalls subkutan, wobei die Tunnelierung mittels Kornzange oder auch Tunnelierinstrument stattfinden kann. Der inguinale Bypassanschluß erfolgt in bekannter Weise (s. S. 411) mit der Femoralisgabel.

LITERATUR

1. Bergan JJ, Conn J (1971) Alternative methods in arterial reconstruction. Surg. Clin. N. Amer. 51:85
2. Bergan JJ, Yao JST (eds) (1980) Operative techniques in vascular surgery. Grune & Stratton, New York
3. Blaisdell FW, Hall AD, Lim RC, Moore WC (1970) Aortoiliac arterial substitution utilizing subcutaneous grafts. Ann. Surg. 172:775
4. Haimovici H (ed) (1976) Vascular surgery – principles and techniques. Mc Graw-Hill, New York
5. Hershey FB, Calman CH (1973) Atlas of vascular surgery. Mosby, St.Louis
6. Linton RR (1973) Atlas of vascular surgery. Saunders, Philadelphia
7. LoGerfo FW, Johnson WC, Corson JD (1977) A comparison of the late patency rates of axillobilateral femoral and axillo unilateral femoral grafts. Surgery 81:33
8. Müller-Wiefel H (1974) Iliaco-femoroprofundaler Obturator-Bypass mittels Vena saphena magna. Act. Chir. 9:15
9. Müller-Wiefel H (1978) Eingriffe an den Arterien. In: Gschnitzer F, Kern E, Schweiberer L (Hrsg) Chirurgische Operationslehre – Breitner, Bd. IV/1. Urban & Schwarzenberg, München
10. Rutherford RB (ed) (1977) Vascular surgery. Saunders, Philadelphia
11. Vollmar JF (1982) Rekonstruktive Chirurgie der Arterien, 3. Aufl. Thieme, Stuttgart New York
12. Wylie EJ, Stoney RJ, Ehrenfeld WK (1980) Manual of vascular surgery, Vol I. Springer, New York Heidelberg Berlin

21 Kompressionssyndrome

21.1 Neurovaskuläre Kompressionssyndrome an der oberen Thoraxapertur und ihre vaskulären Komplikationen

M.G.M.H. BARWEGEN und R.J.A.M. VAN DONGEN

INHALT

A. Anatomische und funktionelle Verhältnisse bei den verschiedenen Kompressionssyndromen   571
   I. Halsrippensyndrom   571
   II. Scalenus-anterior-Syndrom   572
   III. Scalenus-minimus-Syndrom   573
   IV. Kostoklavikuläres Kompressionssyndrom   573
   V. Pectoralis-minor-Syndrom oder Hyperabduktionssyndrom   574
B. Vaskuläre Komplikationen beim neurovaskulären Kompressionssyndrom   574
   I. Murale Thrombenbildung aufgrund der lokalen Gefäßwandläsionen   574
   II. Poststenotische Aneurysmabildung   575
   III. Thrombotischer Verschluß des geschädigten oder aneurysmatisch erweiterten Gefäßes   575
C. Indikationen zur operativen Behandlung   575
D. Operativer Zugang   576
E. Lagerung   576
F. Technik der transaxillären Rippenresektion   577
G. Technik der transaxillären Halsrippenresektion   582
H. Technik der transaxillären Rekonstruktion der Arteria subclavia   582
   Literatur   584

A. Anatomische und funktionelle Verhältnisse bei den verschiedenen Kompressinssyndromen

Das neurovaskuläre Kompressionssyndrom der oberen Thoraxapertur faßt alle Syndrome zusammen, die durch neurogene, arterielle und venöse Kompression im Schultergürtelbereich verursacht werden. Die anatomischen und funktionellen Verhältnisse in diesem Gebiet können an mehreren Stellen Ursache einer Kompression des Gefäßnervenstranges sein [1]. Abhängig vom Niveau der Ursache und dem Kompressionsmechanismus unterscheidet man gewöhnlich folgende Syndrome:

(1) Halsrippensyndrom
(2) Scalenus-anterior-Syndrom
(3) Scalenus-minimus-Syndrom
(4) Kostoklavikuläres Kompressionssyndrom
(5) Pectoralis minor Syndrom oder Hyperabduktionssyndrom

I. Halsrippensyndrom

Bei dem Halsrippensyndrom können A. subclavia und Plexus brachialis, aber nicht die V. subclavia komprimiert werden (Abb. 21.1.1). Es gibt viele Formen von Halsrippen

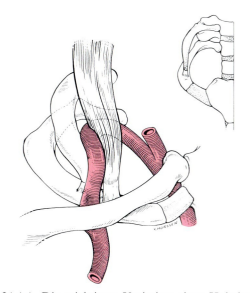

Abb. 21.1.1. Die wichtigste Variation einer Halsrippe. Kompression der A. subclavia ist möglich an der Stelle, wo die Arterie über die Halsrippe reitet und durch den M. scalenus ant. gegen die Rippe komprimiert wird

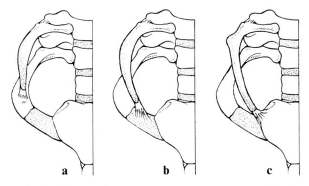

Abb. 21.1.2 a–c. Die drei häufigsten Formen einer Halsrippe. **a** Eine Halsrippe, die fibrös mit dem knöchernen Abschnitt der ersten Rippe verbunden ist. **b** Eine unvollständige Halsrippe, die knorplig mit der ersten Rippe verbunden ist. **c** Die komplette Halsrippe, die bis zum Manubrium sterni reicht

(a) Ein langer processus transversus des 7. Halswirbels, der in der Pathogenese dieses Syndroms wahrscheinlich nicht von Bedeutung ist.
(b) Eine rudimentäre Halsrippe, deren laterales Ende jedoch nicht über das dorsale Tuberkulum hinausreicht.
(c) Eine Halsrippe, die frei endet oder fibrös mit dem knöchernen Abschnitt der ersten Rippe verbunden ist (Abb. 21.1.2a).
(d) Eine unvollständige Halsrippe, die knorplig mit der ersten Rippe verbunden ist (Abb. 21.1.2b).
(e) Die komplette Halsrippe, die bis zum Manubrium sterni reicht (Abb. 21.1.2c).

Bei den meisten kompletten Halsrippen ist das Tuberculum m. scaleni ant. stark aufgeworfen. Die Arterie reitet gerade hinter diesem Tuberkulum auf der Halsrippe und wird dadurch abgeknickt und komprimiert. Außerdem verlagert die Halsrippe den Arteriendurchtritt durch die Skalenuslücke nach oben und vorne, wodurch eine gleichzeitige Kompression der Arterie gegen die M. scalenus ant.-Sehne erfolgt. Auch der Plexus brachialis wird nach oben und vorne gedrückt und dadurch abgeknickt und komprimiert.

II. Scalenus-anterior-Syndrom

Beim Scalenus-anterior-Syndrom nimmt man eine Kompression der Arterie und des Plexus zwischen M. scalenus ant. und scalenus med. an. Das Skalenus-Dreieck ist zu eng und wird durch Anspannen der Skalenusmuskeln noch enger. Es ist jedoch die Frage, ob lediglich das Anspannen dieser Muskeln eine Kompression der Arterie verursachen kann. Es ist viel mehr anzunehmen, daß die erste Rippe durch das Anspannen der Skalenusmuskeln nach oben gezogen wird, wodurch der kostoklavikuläre Raum verengt wird, so daß eine kostoklavikuläre Kompression entsteht (Abb. 21.1.3).

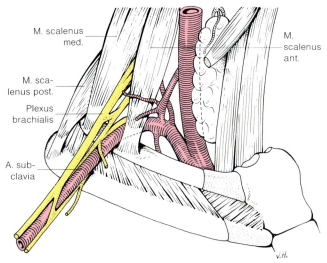

Abb. 21.1.3. Die Anatomie der oberen Thoraxapertur und des Gefäßnervenbündels, das durch das Skalenus-Dreieck die obere Thoraxapertur verläßt

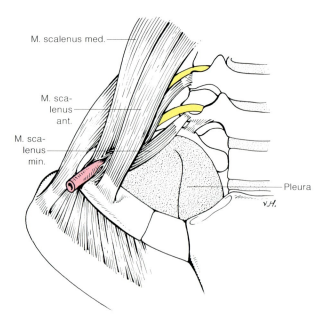

Abb. 21.1.4. Kompression der A. subclavia, die quer durch den M. scalenus minimus verläuft

III. Scalenus-minimus-Syndrom

Das Scalenus-minimus-Syndrom (Abb. 21.1.4) wird verursacht durch den M. scalenus minimus, der vom Proc. Transversum des 6. und 7. Halswirbels zur ersten Rippe zieht und zwischen M. scalenus ant. und medius an der ersten Rippe inseriert. Dieser Muskel ist sehr variabel. Gelegentlich besteht an seiner Stelle nur ein fibröses Band, das Lig. costopleurovertebrale (Abb. 21.1.5). Weil der M. scalenus minimus im Skalenus-Dreieck zwischen Arterie und Plexus verläuft, wird die ohnehin schon enge Skalenuslücke noch weiter verengt. Manchmal läuft die Arterie quer durch den Muskel, wodurch bei Anspannen die Arterie komprimiert wird.

IV. Kostoklavikuläres Kompressionssyndrom

Beim kostoklavikulären Syndrom wird der Gefäßnervenstrang zwischen erster Rippe und Klavikula komprimiert (Abb. 21.1.6). Die Klavikula und erste Rippe mit ihrer gemeinsamen Fixation am Manubrium sterni bilden eine Art Schere. Bei Abduktion des Armes rotiert die Klavikula über eine Distanz von ca. 2,5 cm über die erste Rippe nach hinten. Der ursprünglich schon enge kostoklavikuläre Raum wird dadurch noch weiter verengt. Normalerweise ist der Tonus der Schultermuskulatur im Stande, die Klavikula vom Gefäßnervenstrang abzuheben. Beschwerden werden erst verursacht, wenn dies nicht mehr der Fall ist, z.B. bei Hypotonus der Schultergürtelmuskulatur oder als Folge

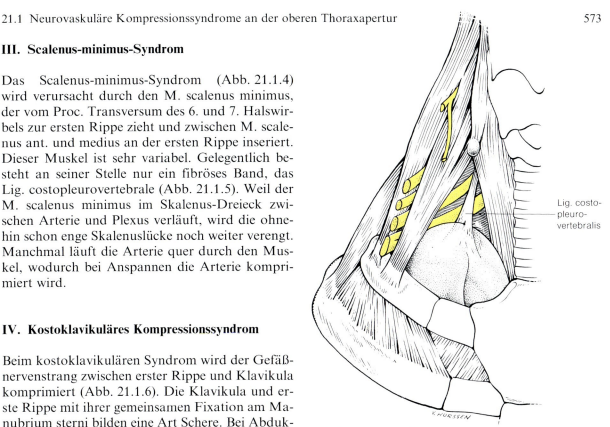

Abb. 21.1.5. Das Lig. costopleurovertebrale, das die Lungenkuppe fixiert und sehr vielförmig sein kann, verursacht gelegentlich eine Kompression des Gefäßnervenstranges

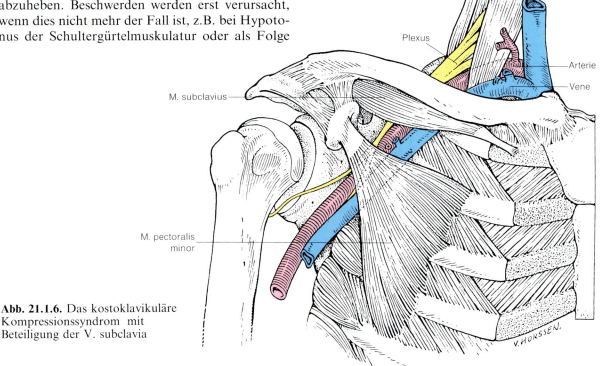

Abb. 21.1.6. Das kostoklavikuläre Kompressionssyndrom mit Beteiligung der V. subclavia

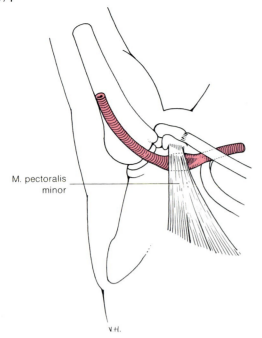

Abb. 21.1.7. Die weiter nach distal lokalisierte Kompression der A. subclavia durch die Sehne des M. pectoralis minor

eines zunehmenden Gewichtes des Armes. Die Ätiologie ist sehr komplex und fast nie auf eine einzelne Ursache zurückzuführen.

V. Pectoralis-minor-Syndrom oder Hyperabduktionssyndrom

Beim Hyperabduktions- oder Pectoralis-minor-Syndrom wird der Gefäßnervenstrang bei Heben des Armes durch die Sehne des M. pectoralis minor und seinem Ansatz am Proc. coracoideus um fast 90° abgewinkelt und kann dadurch u.U. komprimiert werden (Abb. 21.1.7). Wie bereits erwähnt, findet bei der Abduktion des Armes gleichzeitig eine Verengung des kostoklavikulären Raumes statt, so daß hier zusätzlich eine kostoklavikuläre Kompression mit im Spiel ist.

Schließlich kann eine Kompression des Gefäßnervenstranges im Schultergürtelbereich auch verursacht werden durch eine schlecht geheilte Fraktur der ersten Rippe oder der Klavikula, durch eine Exostose der ersten Rippe, durch eine Fusion der ersten Rippe mit der zweiten Rippe oder durch andere angeborene oder akquirierte Mißbildungen (Abb. 21.1.8).

B. Vaskuläre Komplikationen beim neurovaskulären Kompressionssyndrom

Die drei wichtigsten *arteriellen Komplikationen* sind [2, 3]:

(1) Murale Thrombenbildung auf den lokalen Gefäßwandläsionen
(2) Poststenotische Aneurysmabildung
(3) Thrombotischer Verschluß des geschädigten oder aneurysmatisch erweiterten Gefäßes

I. Murale Thrombenbildung aufgrund der lokalen Gefäßwandläsionen

Die murale Thrombenbildung entsteht durch lokale Beschädigung der Gefäßwand als Folge der wiederholten Kompression der Arterie. Auf den ulzerösen Intimaläsionen bilden sich Thromben, die sich lösen können und periphere embolische Verschlüsse verursachen. Eine arterielle Läsion

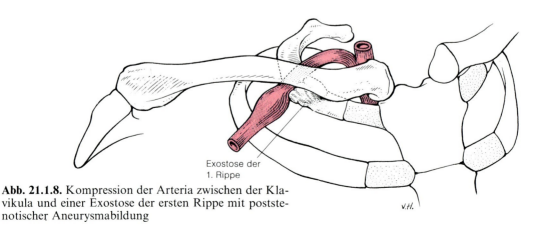

Abb. 21.1.8. Kompression der Arteria zwischen der Klavikula und einer Exostose der ersten Rippe mit poststenotischer Aneurysmabildung

durch Kompression im kostoklavikulären Raum macht sich gewöhnlich zuerst durch das Auftreten von peripheren Embolien in den Fingerarterien bemerkbar und wird nicht selten irrtümlich als Raynaud-Syndrom gedeutet.

II. Poststenotische Aneurysmabildung

Das poststenotische Aneurysma der A. subclavia entwickelt sich als Folge von Strömungsturbulenzen nach Einengung und Abknickung des Gefäßes im Bereich der Halsrippe oder im kostoklavikulären Raum (Abb. 21.1.8). Innerhalb von diesen Aneurysmen bilden sich meistens größere Thromben, die sich lösen können und embolische Verschlüsse der Ober- und Unterarmarterien verursachen. Das Subklavia-Aneurysma selbst bleibt meistens asymptomatisch. Das erste Symptom ist in der Mehrheit der Fälle ein akuter Verschluß einer Arterie der oberen Extremität.

III. Thrombotischer Verschluß des geschädigten oder aneurysmatisch erweiterten Gefäßes

Die dritte ernsthafte Komplikation ist der akute Verschluß der A. subclavia. Dieser Verschluß entsteht durch Wandschädigung mit muraler Thrombenbildung oder durch Thrombosierung eines poststenotischen Aneurysmas. In diesen Fällen besteht die Gefahr, daß ein lokalisierter Verschluß sich durch Appositionsthrombose nach distal oder nach proximal oder in beide Richtungen ausbreitet (s. S. 545 f.).

Distale Progression kann zur Ischämie der Finger oder Hand führen; Ausdehnung in proximaler Richtung gefährdet die A. vertebralis und beim rechtsseitigen Subklaviaverschluß sogar das Stromgebiet der A. carotis.

Venöse Komplikationen. Durch die wiederholte Kompression des Gefäßnervenstranges kann auch die V. subclavia geschädigt werden, wodurch eine akute Achselvenenthrombose, das Paget-von-Schrötter-Syndrom oder „thoracic-inlet-Syndrom", entsteht (Abb. 21.1.9). Auch diese Thrombose kann sich nach proximal und distal ausdehnen. Dabei sind Lungenembolien relativ selten zu beobachten. Eine Phlegmasia coerulea dolens mit Gangrän der oberen Extremität ist extrem selten beschrieben worden.

C. Indikationen zur operativen Behandlung

Die Behandlung des neurovaskulären Kompressionssyndroms kann konservativ oder operativ sein [1, 4, 6]. Eine konservative Behandlung könnte man versuchen bei leichten bis mittelschweren Symptomen. Sie besteht in der Vermei-

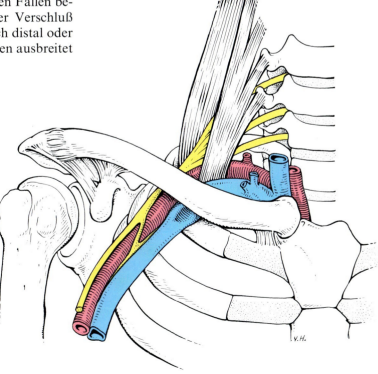

Abb. 21.1.9. Beim kostoklavikulären Kompressionssyndrom werden nicht nur die Arterie und der Plexus, sondern auch die V. subclavia komprimiert

dung von bestimmten Bewegungen und Haltungen und in einem physiotherapeutischen Übungsschema zur Stärkung des Tonus von Hals- und Schultermuskulatur und zur Besserung der Körperhaltung. Diese konservative Therapie verhindert jedoch nicht das Entstehen von arteriellen und venösen Komplikationen. Bei Patienten ohne Beschwerden und ohne Zeichen arterieller oder venöser Komplikationen besteht in der Regel keine Operationsindikation.

Eine Indikation zur operativen Beseitigung der Kompression besteht bei Patienten mit ernsthaften Beschwerden, die nach konservativer Therapie keine Besserung zeigen. Wenn Zeichen einer der vaskulären Komplikationen vorhanden sind, ist die operative Behandlung immer indiziert. Halsrippen und knöcherne Anomalien der oberen Thoraxapertur, wie z.B. eine abnormale erste Rippe, eine Exostose der ersten Rippe, Fusion der ersten und zweiten Rippen und überschießende Kallusbildung nach Fraktur der Klavikula, bilden ein wesentlich größeres Risiko für das Entstehen vaskulärer Komplikationen. In diesen Fällen besteht eine dringliche Operationsindikation, auch wenn noch keine vaskulären Komplikationen aufgetreten sind.

Kompression der V. subclavia in der oberen Thoraxapertur ist bei ernsthaften Beschwerden und deutlichem phlebographischem Befund eine Operationsindikation. Bei einem thrombotischen Verschluß der V. subclavia kann die Behandlung operativ oder konservativ sein. Bei der Behandlung der Thrombose der V. axillaris gibt es mehrere Möglichkeiten. Außer konservativer oder thrombolytischer Therapie, ist in manchen Fällen eine venöse Thrombektomie möglich. Unseres Erachtens muß nach gelungener venöser Thrombektomie zugleich die erste Rippe reseziert werden, um die Ursache der Thrombose zu beseitigen und einer frühen Rezidivthrombose vorzubeugen. Aufgrund dieser Überlegung sollte auch nach gelungener Lyse die erste Rippe reseziert werden. Über die Indikation zur Resektion der ersten Rippe nach konservativer Behandlung der Axelvenenthrombose sind die Meinungen nicht eindeutig. Unseres Erachtens ist jedoch auch hier eine Rippenresektion erforderlich, um eine ungestörte Rekanalisation der V. subclavia und eine ungestörte und ausreichende Bildung des Kollateralkreislaufes im kostoklavikulären Raum zu ermöglichen.

D. Operativer Zugang

Als Zugangsweg zur oberen Thoraxapertur stehen mehrere Möglichkeiten zur Verfügung. Durch den supraklavikulären Zugang ist nur der vordere Anteil der ersten Rippe zu erreichen; die Rippe kann nicht genügend weit nach dorsal reseziert werden. Der infraklavikuläre Zugang hat den gleichen Nachteil. Eine Kombination von supra- und infraklavikulären Inzisionen bietet, wenn die Klavikula durchtrennt oder teilweise reseziert wird, einen guten Zugang zur A. subclavia und zum vorderen Teil der ersten Rippe. Der hintere Teil der ersten Rippe ist jedoch nicht zu erreichen ohne großes Risiko für den Plexus brachialis. Beim Kompressionssyndrom der oberen Thoraxapertur ist es jedoch von wesentlicher Bedeutung, daß auch der Plexus brachialis dekomprimiert wird. Deshalb muß auch der hintere Teil der ersten Rippe reseziert werden. Die einzige Methode, die auch einen guten Zugang zum dorsalen Teil der ersten Rippe bietet, ist das transaxilläre Vorgehen [1, 4, 6]. Der transaxilläre Zugang bietet mehrere Vorteile: Der Zugang ist relativ einfach. Es brauchen keine Muskeln und knöcherne oder andere vitale Strukturen durchtrennt zu werden, sondern nur die Haut und das subkutane Gewebe. Die neurovaskulären Strukturen sind gut darzustellen und zu identifizieren. Die Wundheilung ist gut und das kosmetische Resultat ist ausgezeichnet. Der wichtigste Vorteil ist jedoch, daß durch die transaxilläre Inzision nach Resektion der ersten Rippe bzw. der Halsrippe und ersten Rippe der gesamte Gefäßnervenstrang freiliegt, wodurch eine genaue Inspektion möglich ist. Auch eine eventuell erforderliche arterielle Rekonstruktion ist ohne weiteres möglich. Eine zusätzliche thorakale Sympathektomie ist durch diesen Zugang mühelos durchzuführen.

E. Lagerung

Die transaxilläre Resektion der ersten Rippe und der Halsrippe wird in Seitenlage durchgeführt. Der Patient liegt ganz auf einer Seite, mit dem unteren Bein abgewinkelt (Abb. 21.1.10). Ein Kissen befindet sich zwischen den beiden Knien. Becken und Rücken werden gestützt. Der untere Arm liegt etwas in Anteversion und Außenrotation und kann somit für Blutdruckmessung und Infusion verwendet werden. Der Arm der erkrankten Seite wird

21.1 Neurovaskuläre Kompressionssyndrome an der oberen Thoraxapertur

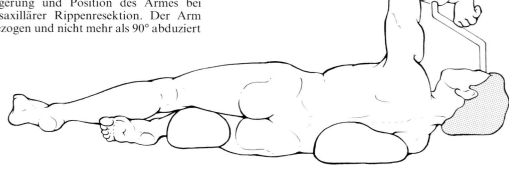

Abb. 21.1.10. Lagerung und Position des Armes bei linksseitiger transaxillärer Rippenresektion. Der Arm wird nicht hochgezogen und nicht mehr als 90° abduziert

abduziert und am Bogen aufgehängt (Abb. 21.1.11). Um Überdehnung des Plexus vorzubeugen soll darauf geachtet werden, daß der Arm nicht hyperabduziert (nicht weiter als 90–100°) und nicht zu hoch eleviert wird. Hochhalten des steril eingepackten Armes durch einen Assistenten ist nicht unbedingt erforderlich. Durch Hochziehen des Armes wird die Wunde tiefer und weniger übersichtlich und zu kräftiges Hochziehen kann sogar eine Plexusüberdehnung verursachen.

F. Technik der transaxillären Rippenresektion

Die bogenförmige Inzision liegt im Bereich der Achselhaargrenze in Höhe der dritten Rippe (Abb. 21.1.12). Liegt die Inzision zu hoch, können die Achsellymphbahnen und Drüsen beschädigt werden, wodurch Wundheilungsstörungen entstehen können. In der mittleren Axillarlinie verlaufen im Subkutangewebe die A. thoracalis lat. und die V. thoracoepigastrica, die geopfert werden. Das subkutane Fettgewebe wird durchtrennt, wobei man direkt auf die Thoraxwand zugeht (Abb. 21.1.13a, b). Der Vorderrand des M. latissimus dorsi und der Hinterrand des M. pectoralis major werden freipräpariert (Abb. 21.1.14). Beim Freilegen des M. latissimus dorsi-Randes muß man darauf achten, daß der N. thoracicus longus und der N. thoracodorsalis, die unter dem Rand des M. latissimus dorsi verlaufen, sorgfältig geschont werden. Wenn die Thoraxwand erreicht ist, wird das lockere Fettgewebe der Achselhöhle zu-

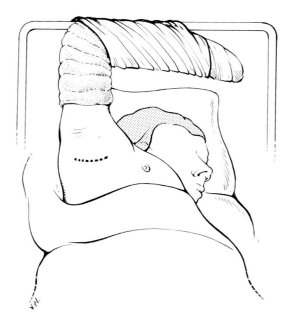

Abb. 21.1.11. Der Arm wird gepolstert mit Watte und ohne Zug in 90° Abduktion aufgehängt

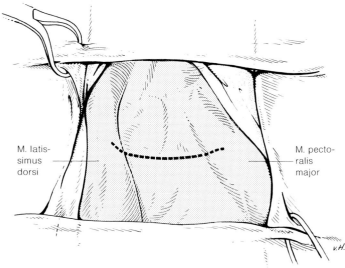

Abb. 21.1.12. Der Hautschnitt befindet sich in Höhe der dritten Rippe

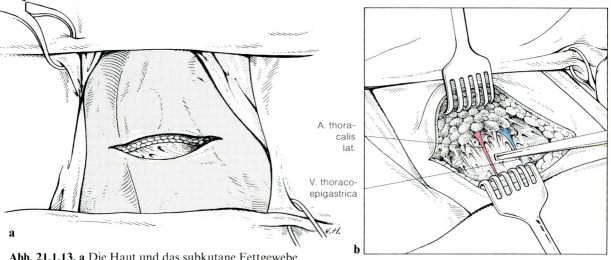

Abb. 21.1.13. a Die Haut und das subkutane Fettgewebe werden bis auf die Thoraxwand durchtrennt. **b** Die A. thoracalis lateralis und die V. thoracoepigastrica werden geopfert

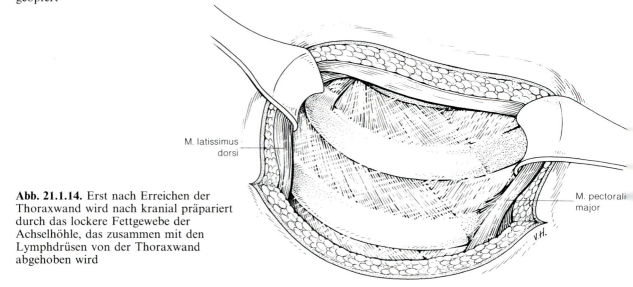

Abb. 21.1.14. Erst nach Erreichen der Thoraxwand wird nach kranial präpariert durch das lockere Fettgewebe der Achselhöhle, das zusammen mit den Lymphdrüsen von der Thoraxwand abgehoben wird

sammen mit den Lymphdrüsen nach proximal abgeschoben und von der Thoraxwand abgehoben. Über der Thoraxwand wird nach kranial präpariert, in die Richtung der ersten Rippe. Der N. intercostobrachialis, der vom zweiten Interkostalraum zur Axilla verläuft, wird, wenn möglich, geschont (Abb. 21.1.15). Durchtrennung dieses Nervs verursacht eine Anästhesie der Axilla und der dorsalen Seite des Oberarmes. Die Vasa intercostales sup., welche die Interkostalmuskulatur des 1. Interkostalraumes durchbohren, werden unterbunden und durchtrennt. Die Achselhöhle und die erste Rippe sind jetzt übersichtlich dargestellt. Ventral kann die V. subclavia identifiziert werden und in der Mitte die A. subclavia und der Plexus. Sobald man den Plexus identifizieren kann, ist es wichtig, die Spannung zu überprüfen. Wenn die Spannung auf dem Plexus zu groß ist, bedeutet das, daß der Arm zu stark hochgezogen ist; er muß gelockert werden. Von ventral nach dorsal sind jetzt sichtbar (Abb. 21.1.16)

- das Lig. costoclaviculare,
- die Sehne des M. subclavius,
- die V. subclavia,
- der M. scalenus ant.,
- die A. subclavia,
- der Plexus brachialis und schließlich
- der M. scalenus medius, der an der Innenwand der ersten Rippe dorsal vom Tuberculum scaleni

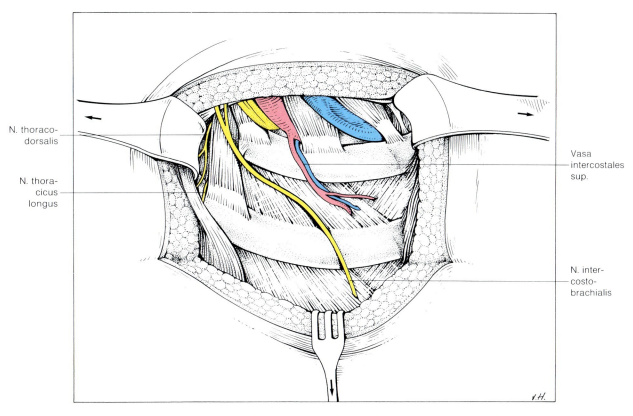

Abb. 21.1.15. Die Vasa intercostales sup. werden unterbunden und durchtrennt. Der N. intercostobrachialis wird, wenn möglich, geschont

Abb. 21.1.16. Von ventral nach dorsal sind das Lig. costoclaviculare, die Sehne des M. subclavius, die V. subclavia, der M. scalenus ant., die A. subclavia, der Plexus brachialis, der M. scalenus med., der M. scalenus post., der N. thoracodorsalis und der N. thoracicus longus ersichtlich
▽

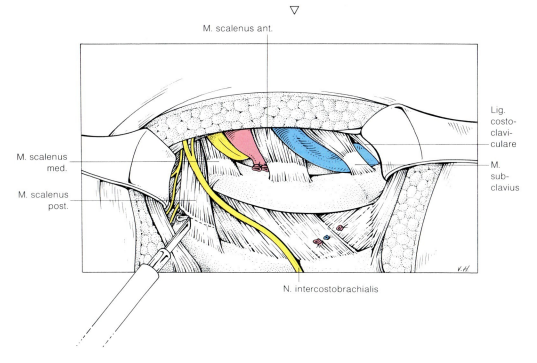

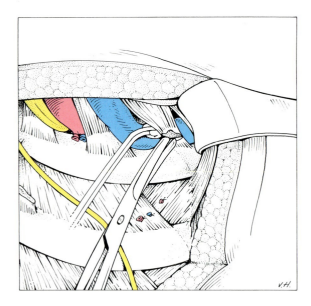

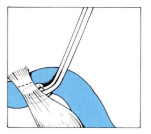

Abb. 21.1.17. Beim Durchtrennen der Subklaviussehne werden die V. subclavia und der Plexus mit Stieltupfer weggehalten

ansetzt. Ganz dorsal verläuft der M. scalenus post. zur zweiten Rippe. Jetzt ist auch festzustellen, ob ein M. scalenus minimus existiert.

Alle diese Muskelansätze werden besser sichtbar und sind besser zu erreichen, wenn der Operateur mit der linken Hand die zweite Rippe kräftig nach innen drückt.

Zuerst wird der M. scalenus post. von der zweiten Rippe und der M. scalenus med. von der ersten Rippe gelöst, wodurch der hintere Teil der ersten

Rippe und der Plexus besser dargestellt werden können. Ganz vorne wird die Subklavius-Sehne bis zum Manubrium sterni durchtrennt, wobei man die V. subclavia mit einem kleinen Stieltupfer von der Subklavius-Sehne abpräpariert und zur Seite hält (Abb. 21.1.17). Der nächste Schritt ist die Durchtrennung des M. scalenus ant. An seiner ventralen Seite befindet sich die V. subclavia und am Hinterrand verlaufen die A. subclavia und der Plexus brachialis. Wenn diese beiden Strukturen vorsichtig mit einem Stieltupfer zur Seite gehalten werden, kann der Ursprung des M. scalenus ant. mit einer rechtwinklig gebogenen Klemme unterfahren werden. Erst wenn man ganz sicher ist, daß Arterie und Vene nicht lädiert werden können, wird der Muskel 1 cm oberhalb des Tuberculum scaleni durchtrennt (Abb. 21.1.18). Mit einem rechtwinklig gebogenen Raspatorium werden alle restlichen Muskelfasern und Bindegewebestränge, die sich noch an der ersten Rippe befinden, entfernt, wobei jedoch das Periost der ersten Rippe sorgfältig geschont wird (Abb. 21.1.19).

Im ersten Interkostalraum wird die Interkostalmuskulatur zuerst diathermisch und dann mit der Schere bis auf die Pleura durchtrennt (Abb. 21.1.20a). Nach vorne reicht die Inzision bis ans Sternum, nach dorsal bis an den Processus transversus. Mit dem Finger wird die Pleura weiter stumpf von der Innenfläche der ersten Rippe abgeschoben (Abb. 21.1.20b).

Anschließend werden mit einem abgewinkelten Raspatorium alle Muskeln und Bindegewebereste extraperiostal von der ersten Rippe abgeschoben, wobei vor allem die vorderen und hinteren Teile der ersten Rippe gesäubert werden. Die erste Rippe ist jetzt ganz isoliert und kann reseziert werden. Dazu verwendet man am besten eine 45° gebogene Rippenschere nach Beaujean. Beim Durchtrennen am vorderen Ende ist die Schere so

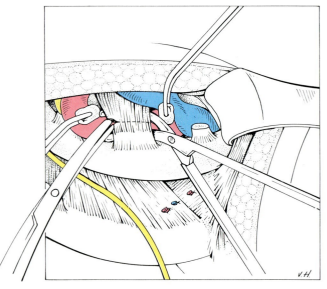

Abb. 21.1.18. Der M. scalenus ant. wird mit einer rechtwinklig gebogenen Klemme unterfahren und erst dann 1 cm oberhalb des Tuberculum scaleni durchtrennt

Abb. 21.1.19. Mit einem rechtwinklig gebogenen Raspatorium werden alle restlichen Muskelfasern und Bindegewebestränge extraperiostal von der ersten Rippe gelöst

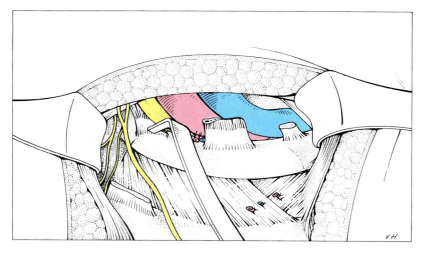

Abb. 21.1.20. Die Interkostalmuskulatur wird diathermisch durchtrennt (**a**) und die Pleura wird stumpf mit dem Zeigefinger von der Innenfläche der ersten Rippe abgeschoben (**b**)

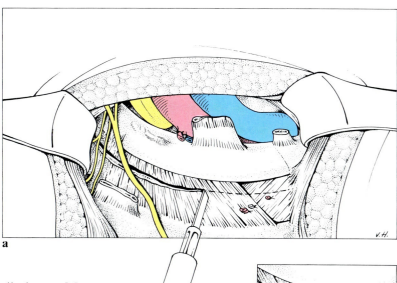

anzusetzen, daß erstens die Rippe direkt am Manubrium sterni durchtrennt wird und zweitens die Rippe mit einem Scherenschlag ganz durchtrennt wird. Die Schere wird etwas schräg angesetzt, so daß der ganze Innenrand der ersten Rippe auf jeden Fall entfernt wird (Abb. 21.1.21 a). Beim Durchtrennen der Rippe am hinteren Ende muß darauf geachtet werden, daß die erste thorakale Wurzel nicht mitgefaßt wird. Wenn man den Plexus mit einem Nervenspatel nach hinten hält, kann die erste Rippe ohne Gefahr möglichst weit nach hinten durchtrennt werden (Abb. 21.1.21 b). Nach Resektion der ersten Rippe wird kontrolliert, ob scharfe oder spitze Unebenheiten entstanden sind. Wenn dies der Fall ist, müssen diese unbedingt reseziert werden, um einer Beschädigung des Gefäßnervenstranges durch Armbewegungen nach der Operation vorzubeugen. Zweitens werden Arterie und Vene genau kontrolliert und zurückge-

bliebene Bindegewebestränge reseziert. Die Arterie wird genau auf Erweiterungen und Wandverdickkungen überprüft.

Wenn sich herausstellt, daß die Pleura unabsichtlich geöffnet wurde, wird man nicht versuchen das Loch zu schließen. Die Öffnung kann sogar besser erweitert werden, so daß Blut und andere Flüssigkeiten ungehindert in die Pleurahöhle abfließen können. Es ist wichtig, daß sich kein Hämatom im Wundgebiet entwickelt. Die Organisa-

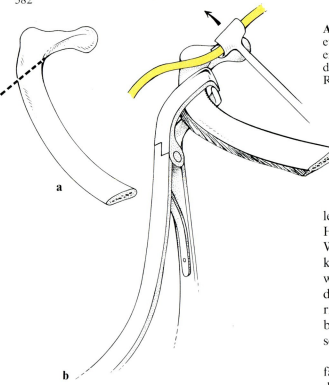

Abb. 21.1.21. a Die Rippenschere wird vorne und hinten etwas schräg angesetzt, so daß der ganze Innenrand der ersten Rippe entfernt wird. **b** Die erste thorakale Wurzel des Plexus brachialis wird bei der Durchtrennung der Rippe mit einem Nervenspatel nach dorsal gehalten

tion eines solchen Hämatoms führt zur fibrösen Einkapselung des Gefäßnervenstranges, wodurch neue Kompressionsbeschwerden auftreten können. Zusätzlich wird ein Redon-Drain zurückgelassen. Der aufgehängte Arm wird etwas gelockert, wodurch die Wunde fast zufällt. Nur Subkutis und Haut werden geschlossen. Zur Vermeidung einer Adduktionskontraktur wird der Arm nach der Operation in 90° Abduktion gelagert. Mobilisation erfolgt am ersten postoperativen Tag.

G. Technik der transaxillären Halsrippenresektion

Lagerung und operativer Zugang sind dieselben wie bei der transaxillären Resektion der ersten Rippe (Abb. 21.1.22). Die Durchtrennung des M. scalenus post., des M. subclavius, des M. scalenus und der Interkostalmuskulatur, sowie das weitere Freipräparieren der ersten Rippe erfolgt auf dieselbe Weise, wie bei der Resektion der ersten Rippe beschrieben wurde. Auch der M. scalenus ant., der bei Anwesenheit einer Halsrippe immer schlecht entwickelt und manchmal sogar rudimentär ist, wird durchtrennt.

Hinter dem aufgeworfenen Tuberculum m. scaleni ant. sieht man jetzt den vorderen Teil der Halsrippe und seinen Ansatz an der ersten Rippe. Wenn die A. subclavia und der Plexus mit einem kleinen Stieltupfer nach ventral gehalten werden, wird die Halsrippe in ihrem weiteren Verlauf nach dorso-kranial sichtbar. Manchmal verlaufen Halsrippe und hinterer Teil der ersten Rippe so dicht beieinander, daß es schwierig ist, den Spalt zwischen beiden Knochen zu fühlen.

Ehe man mit der Freilegung der Halsrippe anfängt, soll man die erste Rippe ventral und dorsal durchtrennen. Wenn der Operateur die erste Rippe dann mit einer auf ihr aufgesetzten Faßzange zu sich zieht, wird die Halsrippe besser zugänglich. Dann kann die Halsrippe mit schmalen Raspatoria aus ihrer Umgebung gelöst und freipräpariert werden bis zum Proc. transversus C 7. Beim Freilegen der Halsrippe ist auch wieder auf die untere Wurzel des Plexus brachialis zu achten, die über die Halsrippe reitet. Wichtig ist, daß beim Freilegen der Halsrippe immer der Plexus mit einem kleinen Stieltupfer nach ventral gehalten wird, so daß die Raspatoria ihn nicht beschädigen können. Wenn die Halsrippe ganz freigelegt ist, wird sie in den Gelenkflächen mit dem 7. Halswirbel durchtrennt. Dazu eignet sich am besten eine schlanke, spitze, gerade oder leicht gebogene Knochenschere. Das Präparat – erste Rippe zusammen mit Halsrippe – wird dann entfernt. Der Wundverschluß erfolgt wie auf S. 581 beschrieben (Abb. 21.1.23).

H. Technik der transaxillären Rekonstruktion der Arteria subclavia

Die transaxilläre Freilegung der A. subclavia ist bis heute fast nicht im Schrifttum erwähnt worden. Es gibt viele Zugangswege für die Wiederherstellung der A. subclavia: supra- und infraklavikuläre

21.1 Neurovaskuläre Kompressionssyndrome an der oberen Thoraxapertur

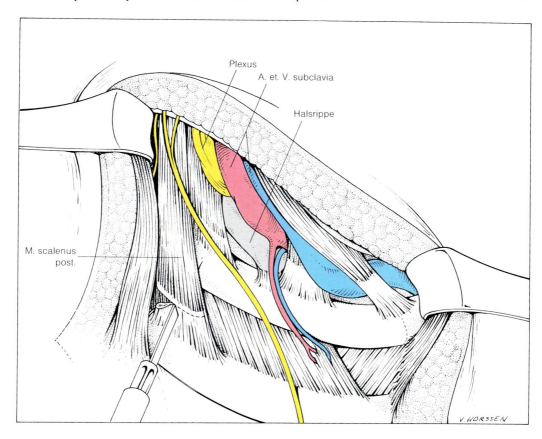

Abb. 21.1.22. Bei der transaxillären Halsrippenresektion wird die Achselhöhle in gleicher Weise wie bei der ersten Rippenresektion dargestellt

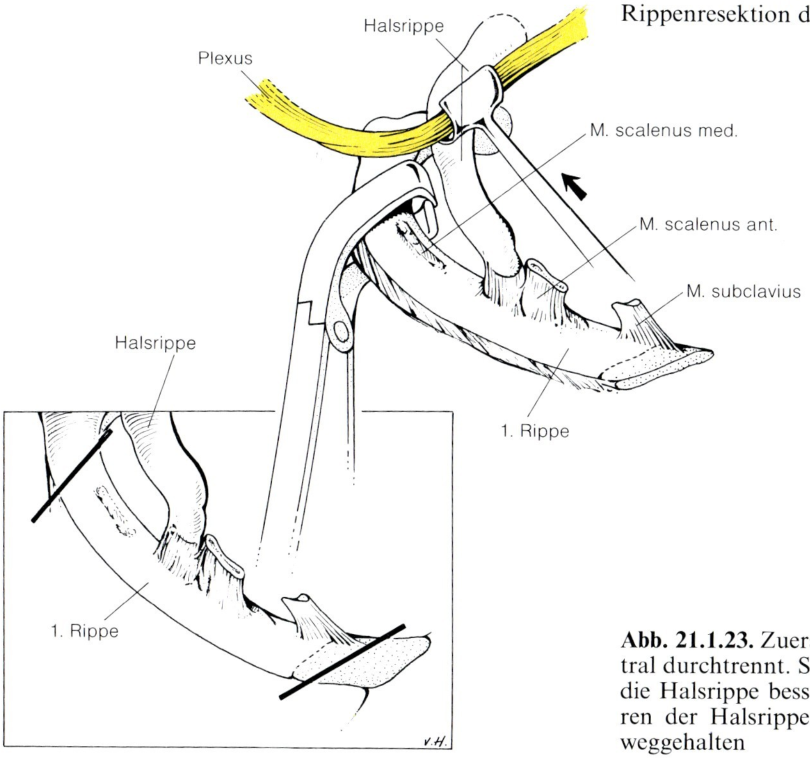

Abb. 21.1.23. Zuerst wird die erste Rippe dorsal und ventral durchtrennt. Sie wird nach außen gezogen, wodurch die Halsrippe besser zugängig wird. Beim Freipräparieren der Halsrippe wird der Plexus von der Halsrippe weggehalten

oder die Kombination von beiden mit oder ohne Klavikuladurchtrennung oder Resektion. Für den Zugang zum A. subclavia-Abschnitt vom Ursprung der A. vertebralis bis an die A. brachialis ist das alles nicht notwendig. Der transaxilläre Zugang bietet eine gute Übersicht, weniger Risiko und Blutverlust, eine bedeutend geringere postoperative Morbidität und Mortalität und ein viel besseres kosmetisches Resultat.

Eine weitere wichtige Erwägung ist, daß es durch andere Zugangswege nicht oder unter Umständen nur mit viel Aufwand möglich ist, die Ursache für die pathologischen Veränderungen in diesem Abschnitt der A. subclavia, nämlich eine Halsrippe oder die erste Rippe, zu entfernen.

Bei pathologischen Befunden, die auf den Subklavia-Abschnitt distal des Vertebralisabganges beschränkt bleiben, sind Lagerung und Zugangsweg die gleichen wie bei der Resektion der Hals- und ersten Rippe. Entnahme eines venösen Transplantates der V. saphena magna aus der Leiste ist in dieser Lagerung notfalls durchaus möglich, aber eine vorhergehende Entnahme der Vene in Rückenlagerung ist zu bevorzugen. Die Operation fängt mit der bereits erwähnten Resektion der Hals- und ersten Rippe an. Nach Entfernung der beiden Rippen wird die A. subclavia identifiziert und freipräpariert. Die Seitenäste, die erhalten bleiben, werden doppelt umschlungen. Kreuzende Äste der V. subclavia werden doppelt unterbunden und durchtrennt. Die A. subclavia kann durch diesen Zugang immer bis an die Ursprungsstelle der A. vertebralis, bzw. der A. thoracica int. freigelegt werden. Nicht selten ist es sogar möglich, die A. subclavia bis proximal dieser beiden Seitenäste freizulegen, wobei allerdings an der rechten Seite auf den N. recurrens geachtet werden muß.

Nach distal kann die Arterie bis weit in die Achselhöhle verfolgt werden; wenn notwendig kann die A. brachialis durch eine zweite Inzision im Sulcus m. bicipitis med. am Oberarm zwischen N. medianus und ulnaris freigelegt werden. Meistens erfolgt die proximale Durchtrennung der A. subclavia kurz nach dem Vertebralis-Abgang. Die A. subclavia muß dann gerade vor dem Vertebralis-Abgang abgeklemmt werden. Das ist von dem axillären Zugang aus ohne Schwierigkeiten möglich, genauso wie die Abklemmung der A. vertebralis und der A. thoracica int. Auch die Herstellung einer Anastomose mit dem proximalen Subklavia-Abschnitt bietet keine Schwierigkeiten. Für den Gefäßersatz ist ein Segment der V. saphena magna aus der Leiste das bevorzugte Material. Nur wenn die A. subclavia sehr weitlumig ist, oder wenn kein geeignetes Venenmaterial zur Verfügung ist, kommt ein Kunststoffgefäß in Betracht. Nach der Rekonstruktion wird ein Saugdrain eingelegt und die Wunde verschlossen.

Die Nachbehandlung besteht aus Immobilisation der betroffenen Extremität in 90° Abduktion auf einem Kissen im Bett. Am 6. Tag erfolgt die Mobilisation. Der Arm wird noch 5 Tage in einer Armschlinge getragen. Schulterübungen unter Leitung eines Physiotherapeuten werden bis max. 90° Abduktion durchgeführt.

LITERATUR

1. Roos DB (1971) Experience with first rib resection for thoracic outlet syndrome. Am Surg 173:429
2. Barwegen MGMH, Dongen RJAM van, Schwilden ED (1980) Arterial complications of the thoracic outlet syndrome. Angio 2:103
3. Dorazio RA, Ezzet F (1979) Arterial complications of the thoracic outlet syndrome. Am J Surg 138:246
4. Roos DB (1966) Transaxillary approach for first rib resection to relieve thoracic outlet syndrome. Am Surg 163:354
5. Dongen RJAM van, Barwegen MGMH, Koning J (1980) Rekonstruktive Chirurgie der Arteria subklavia, transaxillärer Zugang. Angio 2:93
6. Dongen RJAM van (1984) Klinische Diagnostik und operative Erfahrung mit dem transaxillären Zugang beim TOS. In: Hase U, Reulen H-J (Hrsg) Läsionen des Plexus brachialis. de Gruyter, Berlin New York, S 177

21.2 Kompressionssyndrom des Truncus coeliacus

E.-D. Schwilden

INHALT

A. Definition 585
B. Spezielle Anatomie 586
C. Indikationen zur operativen Therapie 586
D. Lagerung und Schnittführung 587
E. Exposition des Truncus coeliacus 587
F. Intraoperative Diagnostik 588
G. Operative Maßnahmen 588
    I. Ligamentdurchtrennung und Plexusresektion 588
    II. Gefäßrekonstruktionen 590
        Literatur 592

A. Definition

Unter dem sogenannten „Zöliakakompressionssyndrom" versteht man ein abdominelles Krankheitsbild, dem eine externe Kompression des Truncus und seiner umgebenden Strukturen durch das Lig. arcuatum med. des Diaphragma zugrunde liegt. Ursache hierfür ist eine anatomische Disproportion zwischen Hiatus aorticus und dem Abgang des Truncus coeliacus [2, 3, 6, 8]. Den Kompressionsmechanismus zeigt Abb. 21.2.1.

Die Auswirkungen dieser Kompression werden unterschiedlich sowohl im Sinne einer gestörten Hämodynamik [1, 2, 4, 10] als auch im Sinne einer mechanischen Irritation des Plexus coeliacus [5, 6, 7] interpretiert. Beide Versionen entbehren bisher einer fundierten pathophysiologischen Grundlage, so daß auch die hin und wieder geäußerte Skepsis in Bezug auf die Existenz des Krankheitsbildes [9, 12] verständlich ist. Aus diesem Grunde wäre es sinnvoll, für das Krankheitsbild nicht den ausschließlich eine vaskulär-ischämische Ätiologie suggerierenden Terminus „Zöliakakompressionssyndrom", sondern Begriffe wie „Neurovaskuläres Kompressionssyndrom des Hiatus aorticus" oder „Ligamentum arcuatum-Syndrom" zu verwenden [11].

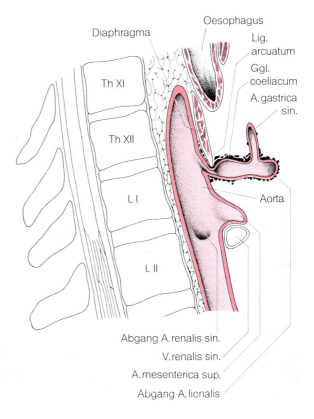

Abb. 21.2.1. Sagittaler Schnitt durch Wirbelsäule und Aorta in Höhe der Abgänge des Truncus coeliacus und der A. mesenterica sup. mit exzentrischer Kompression des Truncus coeliacus und seiner umgebenden Strukturen durch das Lig. arcuatum med. des Diaphragma

B. Spezielle Anatomie (Abb. 21.2.2)

Der Ursprung des Truncus coeliacus aus dem Vorderwandbereich der Aorta liegt in etwa 80% der Fälle zwischen dem unteren Drittel des 12. Brustwirbelkörpers und etwa der Mitte des 1. Lendenwirbelkörpers. Ein abnormaler, in der Regel höherer Ursprung auf dem Niveau oder oberhalb des 12. Brustwirbelkörpers wird bei Sektionen in etwa 20% der Fälle beobachtet. Der Truncus, dessen Länge zwischen wenigen Millimetern und etwa 4 cm variieren kann, teilt sich in der Regel in die A. hepatica comm. und A. lienalis auf. In 90% der Fälle hat er als 3. Ast die A. gastrica sin., die meist solitär aus dem proximalen Truncus entspringt. Ein gemeinsamer Ursprung dieses Gefäßes mit der A. hepatica comm. und A. lienalis in Form eines Tripus wird nur in etwa 25% beobachtet. Als Rarität mit einer Häufigkeit von etwa 10% nimmt die A. gastrica sin. ihren Ursprung direkt aus der Aorta oder aus einem der Truncusäste (A. hepatica comm. oder A. lienalis). Die beiden Aa. phrenicae inf. entspringen mit etwa gleicher Häufigkeit entweder im Truncusabgangsgebiet direkt aus der Aorta oder aus dem proximalen Truncus coeliacus.

Der Anfangsteil der abdominalen Aorta und der Ursprungsort des Truncus coeliacus werden seitlich begrenzt von den medialen Schenkeln des Diaphragma, die an den 1. bis 3. Lendenwirbeln entspringen und zwischen sich den Aortenschlitz freilassen. Zwischen ihnen spannt sich vor der Aorta das sogenannte Lig. arcuatum med. als Sehnenbogen aus. Auf der Vorderwand der Aorta liegt, den Ursprung des Truncus und die Anfangsabschnitte seiner Äste weitgehend umfassend, der Plexus coeliacus. Dieses größte sympathische Geflecht des Körpers nimmt die Nn. splanchnici majores auf, die aus dem 5. bis 9. Ganglion thoracale entspringen, über die Seiten- und Vorderflächen der unteren Brustwirbelkörper verlaufen und schließlich nach ihrem Durchtritt durch das Zwerchfell im Ganglion coeliacum enden. Hinzu kommen ferner parasympathische Fasern aus dem N. vagus.

Die meist halbmondförmigen Ganglien des Plexus sind im linksseitigen Aortenbereich häufig miteinander verschmolzen, während rechts noch mehrere kleinere Ganglien zu identifizieren sind. Die Ganglien selbst sind mit zahlreichen Fasern, die den Truncusabgang und seine Äste umschlingen, untereinander verbunden. Vom Plexus selbst aus ziehen die Nervengeflechte dann entlang den Arterien zu den entsprechenden Organen.

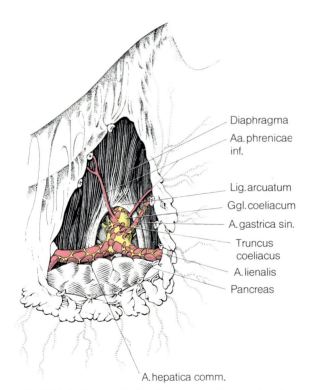

Abb. 21.2.2. Anatomie des Truncus coeliacus mit seinen proximalen Aufzweigungen und Seitenästen, dem Hiatus aorticus und dem zöliakalen Nervengeflecht bei Aufsicht von vorne durch das kleine Netz

C. Indikationen zur operativen Therapie

In Ermangelung einer eindeutigen pathophysiologischen Erklärung des Krankheitsbildes und damit auch in Ermangelung eines fundierten Therapiekonzepts sollte die Diagnose eines „Ligamentum arcuatum-Syndroms" erst gestellt und insbesondere seine operative Therapie erst dann in Erwägung gezogen werden, wenn andere als Ursache für die Beschwerden häufiger vorkommende abdominelle Erkrankungen weitgehend ausgeschlossen werden.

Sind die vom Patienten geklagten Beschwerden vor allem im Vergleich zur echten, vaskulär bedingten Angina intestinalis völlig atypisch und fehlen zudem noch angiographische Hinweise im Sinne von Kollateralen für eine hämodynamische Wirksamkeit der Kompression, so scheint eine mechanische Irritation des Plexus coeliacus am ehesten für die Symptome verantwortlich zu sein [11]. Hier ist in der Regel neben der Spaltung des Ligaments eine zusätzliche weitgehende Resektion des geschädigten Plexus mit gleichzeitiger periarterieller Sympathektomie der proximalen Truncusäste sinnvoll. Eine Gefäßrekonstruktion ist auch bei Weiterbestehen eines Druckgradienten nach der Spaltung nicht grundsätzlich erforderlich und auch als alleinige operative Maßnahme wahrscheinlich nicht sinnvoll.

Sind die vom Patienten geklagten Beschwerden typisch für eine Angina intestinalis und unter Umständen noch zusätzlich kombiniert mit vaskulär bedingten morphologischen Sekundärveränderungen eines Bauchorgans, muß eine vaskuläre Insuffizienz im Truncusstromgebiet und seiner Äste angenommen werden [11]. Hier ist die Wiederherstellung normaler Strömungsverhältnisse indiziert. Wird diese durch alleinige Spaltung des Lig. arcuatum med., z.B. bei fehlender Aufweitung der Stenose oder bei bereits erfolgtem Verschluß nicht erreicht, so ist eine Truncusrekonstruktion erforderlich. Zum Ausschluß einer zusätzlichen neurogenen Komponente der Beschwerden sollte eine gleichzeitige Plexusresektion mit durchgeführt werden.

D. Lagerung und Schnittführung

Bei der operativen Therapie des „Ligamentum arcuatum-Syndroms" sollte der Eingriff, wenn möglich, auf einen transabdominalen Zugang beschränkt bleiben. Im wesentlichen kommen die bei der Rekonstruktion der Viszeralarterien angegebenen Zugangswege in Frage (s.S. 610).

Am geeignetsten ist der mediane Oberbauchlängsschnitt. Alternativmöglichkeiten sind der rechtsseitige Paramedianschnitt oder der Oberbauchquerschnitt. Der linksseitige thorakoabdominale Zugang mit Zweihöhleneröffnung sollte nur Ausnahmesituationen vorbehalten bleiben, z.B., wenn ein proximaler, aortaler Transplantatanschluß erwünscht und über einen ausschließlich abdominalen Zugang nicht bewerkstelligt werden kann. Bis auf letzteren erfolgen sämtliche Zugänge in Rückenlage. Wichtig ist, bei der Lagerung des Patienten und Abdeckung des Operationsterrains Vorsorge zu treffen, daß, falls erforderlich, für die Truncusrekonstruktion ein Venensegment entnommen werden kann (s.S. 610).

E. Exposition des Truncus coeliacus

Nach Eröffnung des Abdomens und seiner sorgfältigen Exploration zum Ausschluß anderer intraabdomineller Erkrankungen erfolgt die Exposition des Truncus coeliacus entweder durch das Lig. hepatogastricum oder das Lig. gastrocolicum (Abb. 21.2.3).

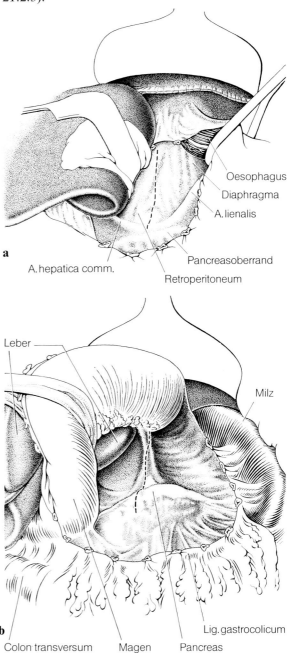

Abb. 21.2.3a, b. Zugangswege zum Truncus coeliacus durch das kleine Netz (**a**) und durch das Lig. gastrocolicum (**b**)

Beim Zugang durch das Omentum minus (Abb. 21.2.3 a) wird zunächst das Lig. triangulare sin. der Leber durchtrennt und der mobilisierte linke Leberlappen vorsichtig umgeklappt und mit einem breiten Spekulum nach rechts gezogen. Danach wird das Lig. hepatogastricum möglichst im gefäßfreien Bereich gespalten; kreuzende Gefäße werden doppelt ligiert. Die links seitlich das Operationsfeld begrenzenden Strukturen von Ösophagus und Magen werden nach links unten gehalten. Ein Anschlingen des Ösophagus mit einem kräftigen weichen Gummischlauch kann diese Manipulation erleichtern. Hierdurch kommt das Retroperitoneum mit den darunter liegenden Strukturen des Pankreasoberrandes, den hinteren Diaphragmaabschnitten und dem Truncus mit seinen Ästen und dem umgebenden Nervengeflecht ins Gesichtsfeld.

Der aufwendigere Zugang durch das Lig. gastrocolicum (Abb. 21.2.3 b) beginnt mit der Skelettierung der großen Magenkurvatur etwa in Magenmitte. Kardiawärts werden die Vasa gastrica brevia zwischen Ligaturen durchtrennt und der Fundus des Magens vom Diaphragma gelöst. Durch Verlagerung des Magens nach rechts, die durch einen Gummizügel erleichtert wird, und Abdrängen des Kolons nach unten, kommt das Retroperitoneum im Bereich des Hiatus aorticus mit den darunter liegenden Strukturen im Truncusbereich zur Darstellung.

F. Intraoperative Diagnostik

Vor der kompletten Freilegung des Truncus coeliacus und der Entscheidung zum weiteren operativen Vorgehen erfolgt die Überprüfung der hämodynamischen Wirksamkeit der Truncusstenose. Neben der subjektiven Beurteilung der Pulsationen in den Truncusästen und dem Nachweis eines eventuellen Schwirrens über der Stenose, erfolgt die objektive, quantitative Beurteilung der gestörten Hämodynamik durch vergleichende blutige Blutdruckmessung in der Aorta und einem poststenotischen Zöliakaast (A. hepatica comm. oder A. lienalis). Im Falle einer angiographisch nachgewiesenen Kollateralzirkulation über die Pankreasarkaden und die A. gastroduodenalis muß diese vor der Ermittlung des Druckgradienten abgeklemmt werden. Die vergleichende Kontrollmessung nach Spaltung des Bandes entscheidet zusammen mit der Klinik und der Angiographie über eine eventuell erforderliche Gefäßrekonstruktion. Elektromagnetische Flußmessungen vor und nach Spaltung des Ligaments geben eine quantitative Aussage über die therapiebedingte Zunahme des Stromvolumens. Um durch die lokalen Manipulationen bedingte Gefäßspasmen auszuschalten, empfiehlt sich vor den Messungen die intraarterielle Gabe eines gefäßerweiternden Medikaments. Im Falle einer erforderlichen Rekonstruktion dokumentiert die abschließende Druck- und Flußmessung nach der Rekonstruktion die hämodynamische Intaktheit der Anastomose.

G. Operative Maßnahmen

I. Ligamentdurchtrennung und Plexusresektion (Abb. 21.2.4)

Nach Spaltung des Retroperitoneums in Längsrichtung beginnt die Präparation des Truncus coeliacus und seiner umgebenden Strukturen mit der Darstellung und Anschlingung der am einfachsten zugänglichen Seitenäste, nämlich der A. hepatica comm. und A. lienalis am Oberrand des Pankreas (Abb. 21.2.4a). Unter engem Kontakt mit der Gefäßwand werden die Arterien zentralwärts in Richtung auf den Truncus coeliacus freipräpariert und die umgebenden Strukturen des Plexus coeliacus abpräpariert. Die proximalen ersten $1-1^{1}/_{2}$ cm der A. gastrica sin. werden ebenfalls skelettiert und denerviert. Zu achten ist auf eine eventuelle vom Truncus nach hinten abgehende Anomalie in Form der sogenannten „Bühler'schen Anastomose". Nach Darstellung und proximaler Denervierung der 3 Truncushauptäste erfolgt die weitere Präparation im Truncusvorderwandbereich. Das den Truncus bedeckende Nervengeflecht wird reseziert (Abb. 21.2.4b). Sorgfältig ist hierbei auf die eventuell aus dem Truncus abgehenden Aa. phrenicae inf. zu achten, die bei versehentlicher Durchtrennung ins retroperitoneale Gewebe zurückschlüpfen und unter Umständen zu unangenehmen Blutungen führen können.

Häufig sind bei dieser Präparation keine eindeutigen Nervenfasern und Ganglienstrukturen zu erkennen, sondern der gesamte Truncus ist mit einer fibrotischen Masse bedeckt, die die Präparation erheblich erschwert. Besondere Vorsicht bei der Präparation ist bei einer poststenotischen Dilatation des Truncus geboten, weil dann die dünnwandige Truncusvorderwand besonders leicht verletzt werden kann.

21.2 Kompressionssyndrom des Truncus coeliacus

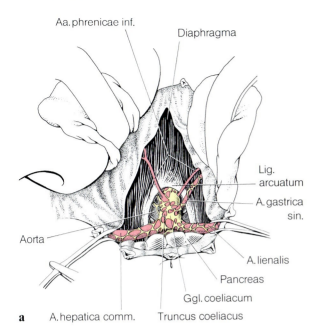

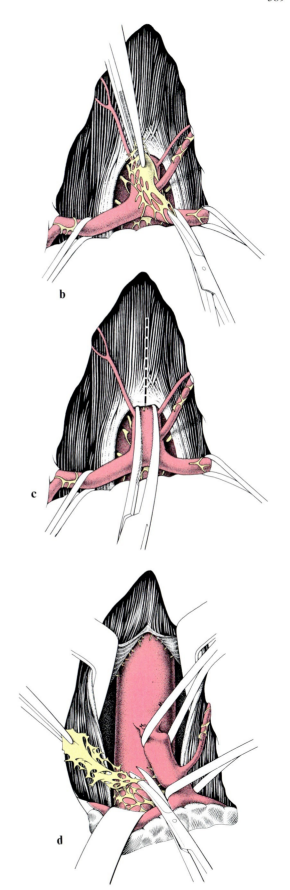

Abb. 21.2.4 a–d. Technik der Ligamentdurchtrennung und Plexusresektion. **a** Nach Spaltung des Retroperitoneums Beginn der Präparation des Truncus coeliacus und seiner umgebenden Strukturen mit Anschlingung von A. hepatica comm. und A. lienalis am Pankreasoberrand. **b** Skelettierung und periarterielle Sympathektomie der proximalen Truncusäste und Plexusresektion im Truncusvorderwandbereich. **c** Durchtrennung des Lig. arcuatum med. und Längsspaltung der hinteren Zwerchfellschenkel. **d** Entfernung des zöliakalen Nervengeflechtes zwischen Truncus- und Mesenterica superior-Abgang

Bei dieser aortenwärts gerichteten Präparation stößt man schließlich auf das Lig. arcuatum med. des Diaphragma, das meist als straffes Band über den Truncus ausgespannt ist. Das Band wird mit einer Präparierklemme vorsichtig unterfahren und zwischen den Klemmenbranchen weit nach proximal mit einem Skalpell scharf gespalten (Abb. 21.2.4c). Am Truncusoberrand bleibt nach der Spaltung als Residuum der Kompression meist eine deutliche Schnürfurche sichtbar. Nach Spaltung des Ligaments werden Aortenvorder- und -seitenwand im Truncusabgangsbereich ebenfalls freipräpariert und das umgebende Nervengewebe entfernt. Als letzter Schritt erfolgt schließlich unter Mobilisierung des Pankreasoberrandes und Beiseitehalten des Truncus mit einem Zügel die Resektion des Plexus coeliacus zwischen Truncus- und Mesenterica superior-Abgang (Abb. 21.2.4d).

Vor der über das weitere Vorgehen entscheidenden Druck- und Flußmessung kann bei weiterbestehender Schnürfurche am Truncusoberrand zwischen 2 Bulldogklemmen der Versuch einer vorsichtigen intraluminalen Stenosenaufdehnung des komprimierten Segments mit Heparin-Kochsalzlösung unternommen werden.

II. Gefäßrekonstruktionen

Im Falle einer erforderlichen Truncusrekonstruktion bzw. Revaskularisation können in Abhängigkeit vom Zugang, lokalen Faktoren wie engem Rippenbogen, Adipositas usw. und der anatomischen Situation im Abgangsbereich des Truncus coeliacus folgende Rekonstruktionsmethoden zur Anwendung kommen:

1. Stenosenresektion und Transplantatinterposition (Abb. 21.2.5)

Hierfür ist die Darstellung eines ausreichend langen Aortensegmentes oberhalb des Truncusabganges erforderlich, die durch eine großzügige Inzision der muskulären hinteren Zwerchfellschenkel erreicht werden kann. Bei Adipositas oder engem Rippenbogen kann diese Aortenpräparation auf erhebliche technische Schwierigkeiten stoßen und unter Umständen nur auf thorakoabdominalem Wege möglich sein. Die Belastung des Zweihöhleneingriffes ist jedoch nur dann vertretbar, wenn lokale anatomische Verhältnisse, Voroperationen oder ausgedehnte arteriosklerotische Veränderungen der distalen Bauchaorta eine andere Rekonstruktion nicht sinnvoll erscheinen lassen. Zu achten ist bei der Präparation auf eventuelle, aus der Aorta entspringende Aa. phrenicae inf. und unter Umständen nach hinten abgehende, tiefe Interkostalarterien.

Die Ausklemmung des Aortensegmentes für die Transplantatanastomose kann komplett oder tangential erfolgen. Die tangentiale Abklemmung garantiert zwar eine Weiterperfusion der unteren Körperhälfte und insbesondere der Nieren, ist jedoch oft sehr schwierig und wegen der Möglichkeit eines Abgleitens der Klemme nicht ungefährlich. Sicherer und bei zügiger Anastomosierung auch in Bezug auf die Unterbrechung der Nierenperfusion vertretbar ist die komplette Ausklemmung des Aortensegmentes (Abb. 21.2.5a). Nach ovalärer Exzision der Aortenvorderwand erfolgt die Transplantatanastomose. Als Transplantatmaterial sollte bevorzugt ein Segment der V. saphena magna Verwendung finden. Nach Fertigstellung der proximalen Anastomose wird das Transplantat an der Anastomose abgeklemmt und die Aortenzirkulation freigegeben. Der Truncus coeliacus wird dann durchtrennt, der proximale Stumpf übernäht und das distale Ende mit dem längenmäßig zurechtgeschnittenen Transplantat End-zu-End anastomosiert (Abb. 21.2.5b).

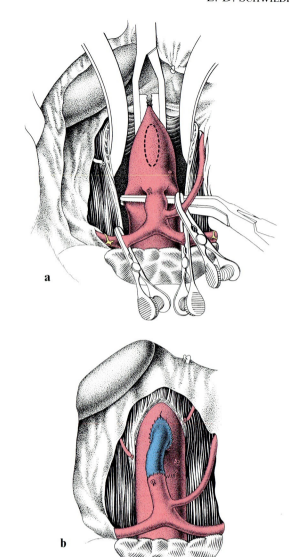

Abb. 21.2.5a, b. Technik der Stenosenresektion und Transplantatinterposition. **a** Nach kompletter Ausklemmung der Truncusäste und des isolierten distalen thorakalen Aortensegmentes wird die Aortenvorderwand durch längsovaläre Exzision eröffnet. **b** Zustand nach proximaler Truncusstumpfübernähung und Transplantatinterposition mit proximaler End-zu-Seit-Anastomose mit der Aorta und distaler End-zu-End-Anastomose mit dem durchtrennten Truncus coeliacus

2. Bypassplastik von der proximalen Aorta

Hier sind Zugang, Darstellung des Aortensegmentes und proximale Bypass-Anastomose identisch mit dem Vorgehen bei der Transplantatinterposition. Der distale Bypassanschluß erfolgt nach Ausklemmung eines entsprechend langen Segmentes End-zu-Seit entweder mit dem Truncus selbst oder einer seiner Aufzweigungen, der A. hepatica comm. oder A. lienalis.

3. Stenosenresektion und Reimplantation (Abb. 21.2.6)

Eine Stenosenresektion und Reimplantation des Truncus in die Aorta auf höherem Niveau wird meistens durch die zu überbrückende Distanz unmöglich gemacht und erfordert in der Regel ein Interponat (s.o.). Die Möglichkeit einer direkten Reimplantation des Truncus in die Aorta unterhalb seines Abganges, hängt von der Länge des Aortensegmentes zwischen Truncus coeliacus- und Mesenterica sup.-Abgang ab, die zwischen einigen Millimetern und 2 cm schwanken kann. Bei ausreichend langem Segment zur Schaffung eines neuen Ostiums in der Aorta wird nach kompletter oder tangentialer Ausklemmung des entsprechenden Segmentes im Aortenvorderwandbereich zwischen Truncus- und Mesentericaabgang ein neues, ovaläres Ostium aus der Aorta exzidiert. Der Truncus selbst wird durchtrennt und proximal mit einer Durchstechungsligatur oder Übernähung verschlossen. Am distalen Stumpf wird die Stenose reseziert und das poststenotische Segment in die Aorta reimplantiert.

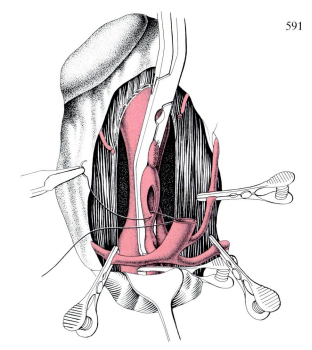

Abb. 21.2.6. Technik der Stenosenresektion und Truncusreimplantation. Nach tangentialer Aortensegmentausklemmung und ovalärer Vorderwandexzision der Aorta zwischen den Abgängen des Truncus coeliacus und der A. mesenterica sup. erfolgt die Reimplantation des durchtrennten Truncus coeliacus in die Aorta in Form einer End-zu-Seit-Anastomose

4. Stenosenresektion und End-zu-End-Anastomose (Abb. 21.2.7)

Diese Rekonstruktionsmethode ist durchführbar, wenn proximal der Kompressionsstelle ein ausreichend langes, normalkalibriges Truncussegment vorhanden ist, mit dem nach Stenosenresektion der distale Truncus wieder anastomosiert werden kann. Die alleinige proximale Abklemmung des Truncus ist für eine übersichtliche Resektion der Stenose und Anastomosierung der Truncuslumina nicht ausreichend. Genau wie bei der Reimplantationsmethode muß auch hier der gesamte Abgangsbereich des Truncus mit einem aortalen Segment ausgeklemmt werden (Abb. 21.2.7a). Danach erfolgt die Stenosenresektion und die zirkuläre End-zu-End-Vereinigung der Truncusstümpfe

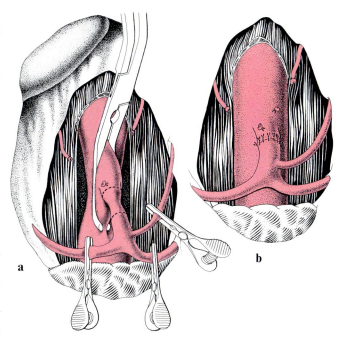

Abb. 21.2.7a, b. Technik der Stenosenresektion und End-zu-End-Anastomose. **a** Nach tangentialer oder kompletter Ausklemmung des Aortensegmentes im Truncusabgangsbereich und Abklemmung der Truncusäste wird das pathologisch veränderte Truncussegment reseziert. **b** Die Truncusstümpfe werden End-zu-End mit Einzelknopfnähten anastomosiert

(Abb. 21.2.7b). Bei diskrepanten Lumina kann eine entsprechende Anschrägung am kleinkalibrigeren Stumpf erfolgen.

5. Bypassplastiken von der distalen Aorta

Das technisch einfachste und risikoloseste Verfahren zur Rekonstruktion einer Truncusstenose ist der Venen-Bypass von der infrarenalen Aorta zu einem der Truncusäste. Bei eindeutiger präoperativer Indikation zur Rekonstruktion (z.B. Truncusverschluß), kann auf die aufwendige Präparation der Truncusregion verzichtet werden und der Bypass-Anschluß an die A. hepatica comm. oder A. lienalis erfolgen. Die Technik ist identisch mit derjenigen bei arteriosklerotischen Truncusverschlüssen (s. S. 619).

6. In-situ-Bypassplastiken

Patienten mit einem Zöliakakompressionssyndrom haben in der Regel das Sklerosealter noch nicht erreicht. Aus diesem Grunde ist die Milzarterie dieser Patienten meist intakt. Da zudem der stenosierende Prozeß die Aufteilungsstelle des Truncus in die A. hepatica und A. lienalis meist unbeeinflußt läßt und damit auch den Blutstrom von der A. lienalis zur A. hepatica nicht beeinträchtigt, kann ebenfalls ein aortolienaler In-situ-Bypass in Erwägung gezogen werden. Der Nachteil dieser Rekonstruktionsmethode besteht in der sehr zeitaufwendigen Präparation eines entsprechend langen Milzarteriensegmentes am Pankreasoberrand. Die Technik entspricht der In-situ-Bypassplastik beim arteriosklerotischen Truncusverschluß (s. S. 618).

7. Endarteriektomien

Eine direkte offene oder transaortale Endarteriektomie des Truncus coeliacus steht beim Zöliakakompressionssyndrom in der Regel nicht zur Diskussion, da die Stenose meist durch eine fibrös verdickte Intima bedingt und somit eine Schichtdissektion mit entsprechender Endarteriektomie in der Regel nicht durchführbar ist.

LITERATUR

1. Carey JP, Stemmer EA, Connolly JE (1969) Median arcuate ligament syndrome. Arch Surg 99:441
2. Cleator I, Macpherson A, Fraser G (1971) Coeliac artery compression. Int Roy Coll 16:96
3. Curl JH, Thompson NW, Stanley JC (1971) Median arcuate ligament compression of the celiac and superior mesenteric arteries. Ann Surg 173:314
4. Drapanas T, Bron KM (1966) Stenosis of the celiac artery. Ann Surg 164:1085
5. Dunbar JD, Molnar W, Beman F, Marable SA (1965) Compression of the celiac trunk and abdominal angina. Am J Roentgen 95:731
6. Harjola PT (1963) A rare obstruction of the celiac artery. Ann Chir Gynec Fenn 2:547
7. Klink DD (1973) Celiac axis compression syndrome. Wis Med J 69:133
8. Marable SA, Molnar W, Beman FM (1966) Abdominal pain secondary to celiac axis compression. Am J Surg 111:493
9. Plate G, Eklöf B, Vang J (1981) The celiac compression syndrome: myth or reality. Arch Chir Scand 147:201
10. Schmidt H, Schimanski K (1967) Die Stenose der Arteria coeliaca – ihre Diagnose und klinische Bedeutung. Fortschr Röntgenstr 106:1
11. Schwilden ED (1980) Zur Problematik des Zöliakakompressionssyndroms. Angio 2:251
12. Szilagyi DE, Rian RL, Elliott JP, Smith RF (1972) The celiac artery compression syndrome: does it exist? Surgery 72:849

21.3 Kompressionssyndrom der Arteria poplitea

R.G.M. BIEMANS

INHALT

A. Spezielle Anatomie 593
B. Klassifikation des Kompressionssyndroms . . 594
    I. Nach Insua 594
    II. Sonstige Kompressionsarten 595
C. Indikationen zur Operation 596
D. Lagerung und operativer Zugang 596
E. Technik der Freilegung 598
F. Intraoperative Diagnostik 598
G. Operationstechniken 598
    I. Dekompression 598
    II. Rekonstruktion 599
Literatur 599

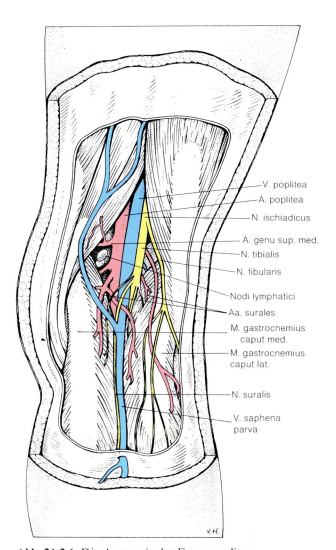

Abb. 21.3.1. Die Anatomie der Fossa poplitea

A. Spezielle Anatomie

Die A. femoralis superf. tritt in der Fossa poplitea proximal und medial von dem N. ischiadicus als A. poplitea aus dem Canalis adductorius aus (Abb. 21.3.1). Die Arterie verläuft zentral durch die Fossa intercondylica. Zusammen mit der Vene und dem N. tibialis zieht sie zum unteren Rand des M. popliteus und teilt sich dort in die A. tibialis und den Truncus tibiofibularis. Während ihres Verlaufes durch die Fossa poplitea gibt die Arterie eine wechselnde Anzahl Äste ab (Aa. surales), sowie einige wichtige kollaterale Arterien, nämlich die Aa. sup. und inf. lat. und med. genus, die das Rete articulare genus mit Blut versorgen. In Höhe des Gelenkspaltes wird an der ventralen Seite die zum Kniegelenk verlaufende A. media genus abgegeben.

Distal in der Fossa poplitea bilden die Vv. tibiales die V. poplitea, oft finden sich auch zwei Vv. popliteae. Zwischen den Gastroknemiusköpfen liegt in einer Duplikatur der Fascia cruris die V. saphena parva. Diese perforiert in abwechselnder Höhe die Faszie, um in die tiefer gelegene V. poplitea auszumünden (s.S. 729). Weiter nimmt die V. poplitea die Vv. geniculares auf, welche die Aa. sup., inf., lat. und med. genus zweifach begleiten.

Kranial in der Fossa poplitea liegt die Arterie medial und der N. tibialis lateral von der V. poplitea. Während ihres Verlaufes durch die Fossa poplitea kommt die Arterie allmählich weiter ventral der Vene zu liegen, der N. tibialis bedeckt die Vene an der dorsalen Seite. Arterie und Venen sind in eine gemeinsame Bindegewebsscheide eingeschlossen, die vor allem kaudal in der Fossa poplitea leicht erkennbar ist.

B. Klassifikation des Kompressionssyndroms

I. Nach Insua

Infolge abnormaler anatomischer Beziehungen zwischen der A. und eventuell auch der V. poplitea einerseits und den Muskeln in der Fossa poplitea andererseits, kann durch Kontraktion der Muskeln eine Kompression des Gefäßes auftreten. Bei jeder Plantarflexion wird die A. poplitea komprimiert, wodurch die Durchblutung des Unterschenkels intermittierend reduziert wird, was zu sekundären Veränderungen der Gefäßwand und zur Claudicatio intermittens führen kann.

INSUA, YOUNG und HUMPHRIES [12] haben 1970 die wechselnden Beziehungen zwischen Arterie und Muskeln in vier Gruppen eingeteilt (Abb. 21.3.2). In den ersten beiden Gruppen verläuft die A. poplitea medialseitig. In den beiden anderen Gruppen befindet sich die Arterie zwar in der normalen Position, wird jedoch durch sich in der Fossa poplitea kreuzende Strukturen komprimiert. Alle kongenitalen anatomischen Mißbildungen sind in dieser Klassifikation unterzubringen.

Die Insua-Klassifikation des Kompressionssyndroms der A. poplitea ist wie folgt:

Typ 1: Die A. poplitea verläuft medial über die dorsale Seite des Caput mediale des M. gastrocnemius, um danach ventral des Muskels wieder ihre normale Position einzunehmen. In anderen Fällen läuft die Arterie durch den Caput mediale [13]. In einzelnen Fällen folgt die Vene der Arterie in ihrem abnormalen Verlauf. Die Muskulatur zeigt keine Abweichungen.

Abb. 21.3.2 a–e. Mögliche anatomische Varianten in der ▷ Fossa poplitea. **a** Normale Position der A. und V. poplitea und der umgebenden Muskulatur (s. Abb. 21.3.1). **b** Anomalie Typ 1 a. **c** Anomalie Typ 1 b. **d** Anomalie Typ 2 a. **e** Anomalie Typ 2 b

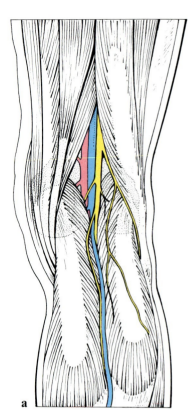

a

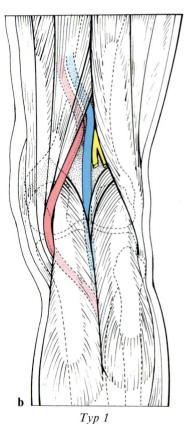

b

Typ 1

Typ 1a: Der Caput mediale des M. gastrocnemius ist kraniolateral verschoben. Die Arterie verläuft in der gleichen Weise wie bei Typ 1, die Deviation ist jedoch geringer. Auch hier kann die Vene der Arterie folgen [14].

Der überwiegende Teil der beschriebenen Kompressionsmechanismen gehört den Typen 1 nach INSUA an.

Typ 2: Der Ansatz des medialen Gastroknemiuskopfes hat einen abnormalen lateralen Ausläufer oder es ist ein abnormal verlaufender M. plantaris vorhanden. In beiden Fällen kann das betreffende Muskelgewebe die Arterie komprimieren, obwohl der Verlauf der Arterie keine Deviation aufweist.

Typ 2a: Muskelzüge, die am Condylus femoris lat. entspringen, inserieren am medialen anstatt zentral am lateralen Gastroknemiuskopf. Auch hier wird eine normal verlaufende A. poplitea durch einen abnormal lokalisierten Muskelzug komprimiert.

II. Sonstige Kompressionsarten

HOHMANN [11] beschreibt einen Patienten, bei dem die A. poplitea durch einen abnormalen motorischen Ast des N. tibialis zum Caput med. der Mm. gastrocnemii komprimiert wurde. Die Kompression hatte eine Thrombose der Arterie verursacht.

Sowohl DOWNS [8] wie BAKER [1] beschrieben eine erworbene Form. In beiden Fällen wurde ein infragenualer Bypass medial des M. gastrocnemius angelegt, was eine Kompression verursachte. Nach Durchschneidung des Caput med. nahm das Transplantat die normale Position ein. Die Patienten waren danach beschwerdenfrei.

Eine exzessive Hypertrophie des M. gastrocnemius kann zu einer Claudicatio intermittens Anlaß geben. Die hypertrophischen Muskelköpfe komprimieren bei der Kontraktion die A. poplitea. Dabei kann es auch zur Kompression der V. poplitea kommen [2, 3, 18].

Die V. poplitea kann einen abnormalen Verlauf zeigen, dies findet man meist mit einer ebenfalls abnormal verlaufenden A. poplitea [10, 17]. Nur

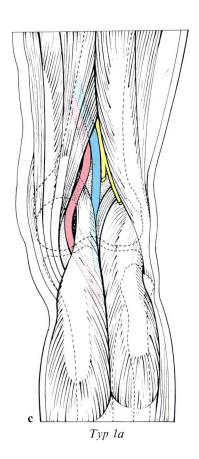
Typ 1a

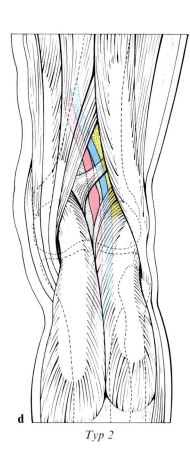
Typ 2

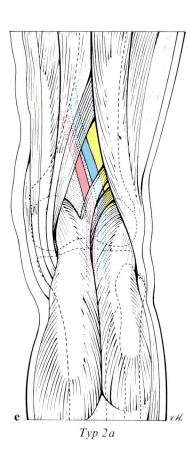
Typ 2a

einmal wurde von einer Kompression der V. poplitea infolge eines abnormalen Verlaufes berichtet, wobei die Arterie sich in der normalen Position befand [6].

C. Indikationen zur Operation

Die Behandlung des Kompressionssyndroms ist immer operativ. Die morphologischen Veränderungen der Gefäßwand beschränken sich zwar im Anfangsstadium noch auf eine Proliferation der Intima und Media. Die anfänglich reversible Stenose wird aber schließlich irreversibel. Es entstehen ulzeröse Intimaschäden mit wandständigen Thrombosen, die auf die Dauer zu einem völligen Verschluß führen können. Dabei kann appositionelles Thrombuswachstum zur völligen Verlegung der peripheren Strombahn führen.

Zudem kann die Kompression der Arterie zur Bildung eines poststenotischen Aneurysmas führen, an dessen Innenwand sich murale Thromben entwickeln können. Sowohl die Thromben an der Wand des Aneurysmas als auch an den ulzerösen Intimaveränderungen können eine Embolie mit peripheren Verschlüssen verursachen.

Da diese genannten Komplikationen nahezu regelmäßig zu erwarten sind, muß die Behandlung möglichst frühzeitig erfolgen. Am günstigsten geschieht dies zu einem Zeitpunkt, an dem nur die Beseitigung des Kompressionsmechanismus notwendig ist. Erweist sich eine Rekonstruktion als erforderlich, so ist diese bei Jugendlichen im allgemeinen wegen des guten Zustandes der zu- und abführenden Gefäße leichter möglich. Wird der Kompressionsmechanismus doppelseitig nachgewiesen, ist auch das asymptomatische Bein operativ zu behandeln.

D. Lagerung und operativer Zugang

Operative Eingriffe an der A. poplitea sowie an den anatomischen Strukturen, die den Kompressionsmechanismus hervorrufen können sowohl über einen dorsalen als auch über einen medialen Zugang durchgeführt werden. Solange es sich lediglich um die Beseitigung des Kompressionsmechanismus handelt – eventuell unter Begleitung lokaler Gefäßwandveränderungen –, ist der dorsale Zugang zu der A. poplitea zu bevorzugen. Der Patient wird in Bauchlage auf den Operationstisch gelegt, wobei die Füße frei bleiben, so daß die passive Dorsalflexion des Fußes während dem Eingriff unbehindert möglich ist (Abb. 21.3.3).

Das dorsale Vorgehen erlaubt eine gute Übersicht über die abnormalen Verhältnisse und somit über die zahlreichen Anomalien, die hier auftreten können. Nicht nur grobe Abweichungen, wie atypische Lagerungen des Caput med. des M. gastrocnemius, sondern auch kleinere akzessorische Muskelbündel oder abnormale Bänder sind aus dorsaler Sicht leichter erkennbar. Diese Kompressionsmechanismen sind beim medialen Vorgehen schwerer zu erkennen.

Auch Komplikationen wie lokale Gefäßwandläsionen und poststenotische Aneurysmenbildung, die noch nicht zu einem totalen Verschluß geführt haben, sind über einen dorsalen Zugang gut zu behandeln. Die Operation in Bauchlage ermöglicht eine gleichzeitige Behandlung des kontralateralen Beines [15].

Seit HAMMING [9] 1959 den ersten bekannten jungen Patienten mit einem Kompressionssyndrom mittels einer S-förmigen Inzision erfolgreich operativ behandelt hat, hat diese Methode allgemein Eingang gefunden. Die Inzision beginnt an der Stelle, wo die A. poplitea aus dem Canalis adductorius heraustritt. Die Lokalisierung dieses Punktes wird durch ein leichtes Abbiegen des Knies erleichtert, wodurch die Pulsation der A. poplitea palpabel wird (Abb. 21.3.4). Die Inzision

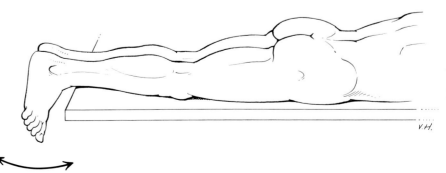

Abb. 21.3.3. Lagerung des Patienten bei dorsalem Zugang zur A. poplitea. Die Kniegelenke sind gestreckt. Passive Dorsalflexion des Fußes ist unbehindert möglich

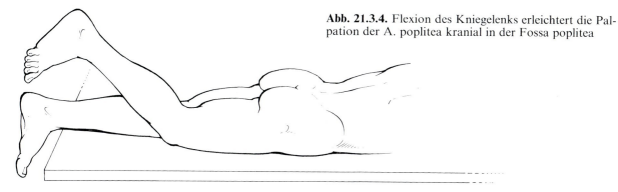

Abb. 21.3.4. Flexion des Kniegelenks erleichtert die Palpation der A. poplitea kranial in der Fossa poplitea

verläuft von dort vertikal nach distal bis zur Höhe des Gelenkspaltes, biegt dann über ein paar Zentimeter lateralwärts ab und verläuft danach wieder kaudalwärts bis etwa dort, wo die beiden Gastroknemiusköpfe zusammenkommen (Abb. 21.3.5). Die Faszie wird über einen Längsschnitt eröffnet, welcher zentral zwischen den Kondylen verläuft (Abb. 21.3.6). Dabei ist auf den manchmal unmittelbar subfaszial gelegenen N. tibialis und dessen Äste zu achten, die zum Caput med. und lat. der Mm. gastrocnemius und soleus führen. Daneben gibt es einen wichtigen sensiblen Ast, den N. cutaneus surae med.

Ist bereits ein totaler Verschluß entstanden, kann eine Rekonstruktion über größere Strecken, z.B. ein Bypassverfahren, in der üblichen Weise in Rückenlage vorgenommen werden. Bei Rekonstruktion über größere Strecken hat das mediale Vorgehen außerdem den Vorteil, daß ein venöses Transplantat der V. saphena magna in ausreichender Länge entnommen werden kann, ohne daß dabei die Lage des Patienten geändert werden muß.

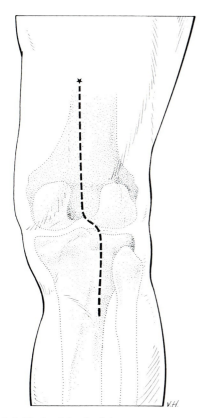

Abb. 21.3.5. Verlauf der Inzision von Haut und Subkutis

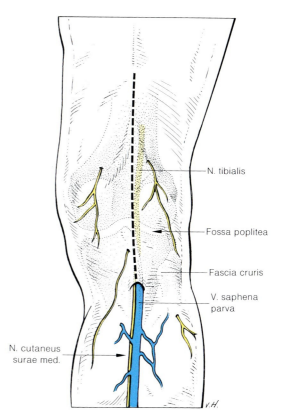

Abb. 21.3.6. Verlauf der Inzision der Fascia poplitea

E. Technik der Freilegung

Für das weitere Vorgehen lassen sich nur allgemeine Richtlinien angeben, die der angetroffenen anatomischen Variation anzupassen sind. Das Fett- und Bindegewebe der Fossa poplitea ist entsprechend dem Verlauf des Gefäßnervenstranges zu durchtrennen. Eine etwaige Exploration in medialer oder lateraler Richtung ist über den Boden der Fossa poplitea vorzunehmen. So lassen sich die Nn. lymphatici popliteales und die zugehörigen Lymphbahnen schonen. Die Exploration erfolgt zwischen der palpablen A. poplitea kranial und distal der V. saphena parva, die beim Zusammenkommen von Caput med. und lat. des M. gastrocnemius in das Operationsgebiet gelangt und in abwechselnder Höhe die Faszie passiert. Diese Vene dient als Leitstruktur zur Freilegung der V. poplitea. Die V. saphena parva liegt subfaszial meist sehr oberflächlich. Sie wird auf der ganzen Strecke durch den N. cutaneus surae med. begleitet, der sorgfältig geschont wird. Distal der Fossa poplitea ist das Freilegen oft am schwierigsten, weil die Nerven und Blutgefäße sich hier stärker verzweigen und oft übereinander gelegen sind. Oberflächlich ist der N. tibialis mit den verschiedenen Ästen erkennbar, er bedeckt teilweise die V. poplitea. Hinter der V. poplitea und etwas mehr medial liegt die Arterie. Weiter kranial liegt die Arterie medial der Vene, während der N. ischiadicus oder der N. tibialis lateral der Vene verläuft. Müssen tiefer gelegene Strukturen, wie z.B. der M. popliteus, exploriert werden, ist es empfehlenswert, erst das neurovaskuläre Bündel zu mobilisieren und danach das Freipräparieren entlang der A. poplitea fortzusetzen.

F. Intraoperative Diagnostik

Mittels Palpation wird die Beschaffenheit der Gefäßwand beurteilt. Die intraoperative Arteriographie kann Hinweise über das Maß der Stenosierung geben, nachdem die Dekompression erfolgt ist. Dazu ist jedoch zu bemerken, daß das anfängliche Vorhandensein einer Stenose noch nicht impliziert, daß diese bleibenden Charakter hat. Es ist bekannt, daß sich beim Kompressionssyndrom der A. poplitea die peripheren Pulsationen noch geraume Zeit nach dem Eingriff normalisieren können. Ist die Gefäßwand jedoch sehr verändert, oder findet man eine aneurysmatische Veränderung oder einen Verschluß vor, so wird eine Rekonstruktion notwendig sein.

Zu der intraoperativen Diagnostik gehört auch die sorgfältige Untersuchung der Lage der Arterien und auch der Venen gegenüber den übrigen Strukturen in der Fossa poplitea. Dabei ist auf eine abnormale Position des medialen Gastroknemiuskopfes oder eines Teils davon, auf zwischen den Gastroknemiusköpfen verlaufende akzessorischen Muskelbündel, auf die Position des M. plantaris und des M. popliteus gegenüber den Gefäßen und auf die Existenz fibröser Bänder in der Tiefe der Fossa poplitea, zu achten. DARLING [7] machte auf die Möglichkeit aufmerksam, während der Operation durch passive Dorsalflexion des Fußes einen Kompressionsmechanismus nachzuweisen. So läßt sich auch eine durch Hypertrophie des M. gastrocnemius verursachte Kompression nachweisen [18].

G. Operationstechniken

I. Dekompression

Die Behandlung des Kompressionssyndroms der A. poplitea besteht vorzugsweise in der Beseitigung des Kompressionsmechanismus, meist genügt eine einfache Myotomie. Das Blutgefäß (in der Regel die Arterie, manchmal die Vene) wird mittels Durchschneidung der überlagernden Muskelmasse freigelegt – fast immer des Caput med. des M. gastrocnemius. Im Falle anderer Anomalien werden überlagernde akzessorische Muskelbündel oder fibröse Bänder durchtrennt. Danach wird das Blutgefäß in eine normale Position gebracht und das durchschnittene Muskelgewebe reponiert oder eventuell fixiert. Das Nähen des Gastroknemiuskopfes kann unterbleiben, ohne daß dies zu einem Funktionsverlust führt. Abnormale Muskelbündel und fibröse Bänder werden möglichst weit reseziert. Ist eine reine Muskelhypertrophie die Ursache des Kompressionsmechanismus, werden die einander zugewandten Seiten der Gastroknemiusköpfe teilweise entfernt. Auch bei lokalisierten Veränderungen der Gefäßwand im Sinne einer Verdickung oder bei einer mäßigen Reststenose ist eine einfache Myotomie ausreichend. Es kann jedoch einige Monate dauern, bevor die peripheren Pulse tastbar, bzw. wieder völlig normal sind. In Einzelfällen bleiben die peripheren Pulse nicht palpabel, während der Patient dennoch beschwerdenfrei lebt [4, 5, 18].

II. Rekonstruktion

Bei ausgedehnten Gefäßveränderungen über größere Strecken wird der mediale Zugang bevorzugt und die A. poplitea mit einem infragenualen Bypass überbrückt (Technik s.S. 409f.).

Bei der Behandlung lokal stenosierender Gefäßwandläsionen über dem dorsalen Zugang kann von der Endarteriektomie in Kombination mit einer venösen Streifenplastik Gebrauch gemacht werden, wobei vorzugsweise ein Segment der V. saphena parva verwendet wird. Die Ergebnisse dieser Methode lassen jedoch zu wünschen übrig, so daß man in letzter Zeit das pathologische Gefäßsegment reseziert und durch ein venöses Interponat – in normaler Position zwischen den Strukturen der Fossa poplitea – ersetzt. In der Regel wird es notwendig sein, dazu ein Segment der V. saphena magna zu benutzen. Eventuell kann aber auch von der V. saphena parva Gebrauch gemacht werden.

Ein Aneurysma der A. poplitea ist völlig auszuschalten, wobei die Kontinuität mit Hilfe eines venösen Interponates oder Umgehungstransplantates wiederhergestellt wird (s.S. 291).

Eine zusätzliche lumbale Sympathektomie ist dort zu diskutieren, wo die peripheren Pulse postoperativ fehlen. Ist die Ischämie jedoch geringfügig, so ist dieser Eingriff überflüssig, da eine allmähliche Verbesserung der Zirkulation ohne Sympathektomie zu erwarten ist.

LITERATUR

1. Baker WH, Stoney RJ (1972) Acquired popliteal entrapment syndrome. Arch Surg 105:780–781
2. Biemans RGM, Bockel JH van (1977) Popliteal artery entrapment syndrome. Surg Gynecol Obstet 144:604–609
3. Bouhoutsos J (1980) Popliteal artery entrapment syndrome. Vasc Surg 14:365–374
4. Brightmore TGJ, Smellie WAB (1971) Popliteal artery entrapment. Br J Surg 58:481–484
5. Carter AE, Eban R (1964) A case of bilateral developmental abnormality of the popliteal arteries and gastrocnemius muscles. Br J Surg 51:518–522
6. Connell J (1978) Popliteal vein entrapment. Br J Surg 65:351
7. Darling RC, Buckley CJ, Abbott WM, Raines JK (1974) Intermittent claudication in young athletes. J Trauma 14:543–552
8. Downs AR, siehe Diskussion Insua JA und M, Ref 12
9. Hamming JJ (1959) Intermittent claudication at an early age, due to an anomalous course of the popliteal artery. Angiology 10:369–371
10. Hamming JJ, Vink M (1965) Obstruction of the popliteal artery at an early age. J Cardiovas Surg 6:516–524
11. Hohmann FR (1974) Chirurgie van de arteria poplitea. Thesis Leiden. Steens, Schiedam
12. Insua JA, Young JR, Humphries AW (1970) Popliteal artery entrapment syndrome. Arch Surg 101:771–775
13. Laubach K, Trede M, Perera R, Saggau W (1973) Das Kompressionssyndrom der A poplitea. Chirurg 44:74–77
14. Rich NM, Hughes CW (1967) Popliteal artery and vein entrapment. Am J Surg 113:696–698
15. Rich NM (1982) Popliteal entrapment and adventitial cystic disease. Surg Clin North Am 62:449–465
16. Servello M (1962) Clinical syndrome of anomalous position of the popliteal artery. Circulation 26:885–890
17. Turner Edmondson H, Crowe JA (1972) Popliteal arterial and venous entrapment. Am Surg 38:657–659
18. Van Bockel JH, Biemans RGM (1976) Popliteal artery entrapment; claudication during youth. Arch Chir Neerl 28:251–260

21.4 Das Kompressionssyndrom des Arcus tendineus musculi solei („Soleus-Syndrom")

O. THETTER

INHALT

A. Das Soleus-Syndrom 600
B. Topographie des Ausganges der Fossa poplitea 600
C. Klinik und Diagnostik 601
D. Therapie 602
    Literatur 602

Kompressionssyndrome der Poplitealregion werden in den meisten Fällen bei jungen, gesunden Männern beobachtet, die plötzlich über zunehmende Beschwerden im Unterschenkelbereich im Sinne einer Claudicatio intermittens klagen [4]. Oft treten diese Beschwerden nach längerer sportlicher Betätigung oder forciertem Training auf. In den letzten Jahren wurden diese Syndrome auch mehrfach bei Joggern und Freizeitathleten nachgewiesen [6]. Als Ursache der Beschwerden ist eine Kompression der A. poplitea anzusehen, die durch eine abnorme anatomische Beziehung zwischen Arterie und Muskulatur im Bereich der Fossa poplitea verursacht wird [2, 3, 5]. In der überwiegenden Mehrzahl der Beobachtungen ist der Verlauf der A. poplitea durch einen nicht der Norm entsprechenden Ursprung des medialen Kopfes des M. gastrocnemius verändert [1]. Die Verlagerung des Gefäßes bewirkt eine Knickbildung und vor allem eine stetige mechanische Alteration der Gefäßwand, die bei Sportausübung noch zusätzlich verstärkt wird.

Durch die chronische Traumatisierung der Arterie kommt es zu Intimaläsionen und damit zu Thrombenauflagerungen, die letztlich zum thrombotischen Verschluß des Gefäßes führen können.

In Ergänzung des Kapitels über das Kompressions-Syndrom der A. poplitea soll es Aufgabe dieses Beitrages sein, auf einen weiteren Kompressionsmechanismus im Kniekehlenbereich hinzuweisen, der nicht nur eine solitäre Kompression der Arterie, sondern des gesamten Gefäßnervenbündels bewirkt.

A. Das Soleus-Syndrom

Bei Sportarten, die besonders die Wadenmuskulatur beanspruchen, kann eine starke Schwellung und Hypertrophie des M. soleus dazu führen, daß der Sehnenbogen des Muskels (Arcus tendineus musculi solei), A. und V. poplitea sowie den N. tibialis an deren Eintritt in den Canalis popliteus komprimiert. Dadurch kommt es nicht nur, wie bei den übrigen Kompressionsmechanismen, zu einer chronisch mechanischen Schädigung der Arterie, sondern zusätzlich auch noch von Vene und Nerv. Dies kann letztlich zum arteriellen und venösen Verschluß sowie zur Schädigung des N. tibialis führen.

B. Topographie des Ausganges der Fossa poplitea

A. und V. poplitea sowie der N. tibialis liegen tief im Fettgewebe der Kniekehle verborgen und ziehen in der langen Diagonalen dieses rautenförmigen Raumes nach distal. Sie überkreuzen das Planum popliteum femoris, liegen dann auf der hinteren Wand der Kniegelenkkapsel und zuletzt unmittelbar auf dem M. popliteus. Am unteren Rand des M. popliteus gelangt das Gefäßnervenbündel unter dem Sehnenbogen des M. soleus in den Canalis popliteus, an dessen engem Eingang diese Strukturen durch kurzfaseriges Bindegewebe festgehalten werden [8, 9].

Der M. soleus entspringt an der hinteren Fläche des Fibulaköpfchens und an der Hinterfläche des proximalen Fibuladrittels sowie von der Linea poplitea der Tibia. Beide Knochenursprünge werden durch den Arcus tendineus musculi solei miteinander verbunden. Dieser Sehnenbogen dient ebenfalls als Ursprung des Muskels und bildet mit dem Unterrand des M. popliteus ein Tor, den Canalis popliteus, durch den die Vasa poplitea und der N. tibialis ziehen. Diese natürliche Enge kann nun durch Anschwellen oder Hypertrophie des M. soleus und des M. popliteus eine zusätzliche Einschränkung der Lichtung erfahren, wodurch das neuro-vaskuläre Bündel abgeschnürt wird. Arterie, Vene und Nerv spannen sich hierbei über die Soleus-Sehnenarkade, wie die Saite einer Geige über den Steg (Abb. 21.4.1).

C. Klinik und Diagnostik

Die Klinik dieser Sonderform des Popliteal-artery-entrapment-Syndroms ist im wesentlichen durch Beschwerden im Sinne einer Claudicatio intermittens oder einer akuten Extremitäten-Ischämie gekennzeichnet. Zusätzlich werden noch venöse Abflußstörungen sowie Parästhesien und Schwächegefühl im Unterschenkelbereich beschrieben.

In den meisten Fällen werden solche Patienten erst zu einem Zeitpunkt zur Beobachtung kommen, wenn bereits eine akute Ischämie des Unterschenkels aufgetreten ist. Der Patient wird anamnestisch eine in den letzten Wochen zunehmende Beschwerdesymptomatik im Sinne einer Claudicatio, vor allem bei sportlicher Betätigung, angeben.

Bei der Aufnahmeuntersuchung ist der Fuß blaß und kalt, die Fußpulse fehlen. Die klinische Untersuchung, die Dopplersonographie und letztlich die Angiographie zeigen dann einen Verschluß der A. poplitea etwas unterhalb der Gelenkslinie des Kniegelenks.

Falls noch kein arterieller Verschluß vorliegt, kann der Kompressionsmechanismus durch Provokationstests nachgewiesen werden. Ein deutlicher Hinweis auf ein Entrapment-Syndrom ist gegeben, wenn bei Streckung des Knies und kräftiger Plantar-Flexion die Fußpulse verschwinden und es zum Abfall des Dopplerdruckes kommt.

Beim akuten, angiographisch nachgewiesenen Verschluß der A. poplitea eines jungen Patienten wird heute zunehmend versucht, mittels der Katheterlyse den thrombotischen Verschluß zu beheben.

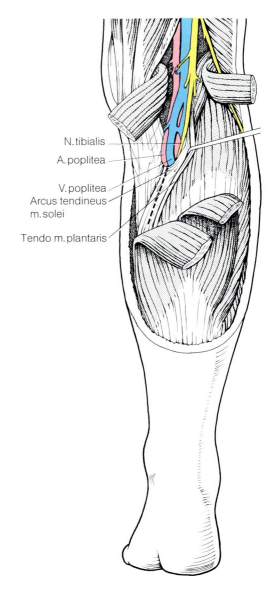

Abb. 21.4.1. Regio poplitea beim Arcus-Soleus-Syndrom. Gestrichelte Linie zeigt operatives Vorgehen mit Spaltung des Arcus und Ablösen des Soleus-Ansatzes von der Tibiahinterkante

Dies gelingt in diesen Fällen auch relativ schnell. Beim Zurückziehen des Katheters entsteht dann jedoch der Eindruck einer elastischen Enge in diesem Bereich. Eine Angiographie über den in der A. femoralis liegenden Katheter zeigt bei Streckung des Knies und Plantar-Flexion des Fußes die Kompression der A. poplitea. Nach Beendigung der Lysebehandlung kommt es jedoch in den meisten Fällen wieder zur segmentalen Thrombose der A. poplitea mit einer neuerlichen Ischämie des Unterschenkels.

Die neurologische Untersuchung des Patienten soll ein Elektromyogramm bzw. die Nervenleitgeschwindigkeitsmessung mit einbeziehen. Hier werden schon bei noch erträglichen Beschwerden deutliche Hinweise für eine Kompression des N. tibialis nachweisbar sein.

Da der Kompressionsmechanismus beidseits bestehen kann, sollte unbedingt auch auf der kontralateralen, klinisch noch nicht auffälligen Seite eine Kompression des Gefäßnervenbündels ausgeschlossen werden.

D. Therapie

Die Indikation zur Operation ist immer dann gegeben, wenn ein Entrapment-Syndrom diagnostiziert wurde. Nur der operative Eingriff ermöglicht eine kausale Therapie, die darin besteht, eine Dekompression der Arterie bzw. im Falle des Soleus-Syndroms auch der begleitenden Vene und des Nerven zu erreichen.

Die Claudicatio-Beschwerden eines jungen Patienten sollten immer an ein Entrapment-Syndrom denken lassen und ein Hinweis dafür sein, daß die Gefahr einer ischämischen Schädigung besteht. Ist es bereits zum thrombotischen Verschluß gekommen, so sollte so schnell wie möglich die Regio poplitea freigelegt werden. Im Frühstadium des Verschlusses ist es unter Umständen noch möglich, die Durchgängigkeit des Gefäßes wieder herzustellen. Falls das Gefäß jedoch bereits eine irreversible Schädigung zeigt oder eine Desobliteration nicht mehr möglich ist, dann ist es notwendig, diesen Gefäßabschnitt zu resezieren und durch ein Veneninterponat zu ersetzen.

Selten wird es möglich sein, bereits präoperativ den genauen Kompressionsmechanismus zu diagnostizieren.

Beim Soleus-Syndrom wird die A. poplitea über den medialen Zugang freigelegt (s.S. 406). Der Patient liegt auf dem Rücken und das Bein wird in der Hüfte angewinkelt und nach außen rotiert. Das Knie ist gebeugt und wird mit sterilen Kissen unterstützt, so daß es intraoperativ beweglich bleibt. Der mediale Zugang ermöglicht es immer, die gesamte A. poplitea und wenn nötig, die vorgeschaltete A. femoralis superf., wie auch die Unterschenkelarterienabgänge freizulegen. Zur Darstellung des 3. Pipliteasegmentes und der Trifurkation genügt die Inzision der Haut 1 cm dorsal der medialen Tibiakante. Nach Spaltung der Faszie wird der mediale Gastroknemius nach hinten weggeschoben. In der Tiefe kann dann das auf dem M. popliteus liegende Gefäßnervenbündel freipräpariert, angeschlungen sowie die Gefäße beurteilt werden. Beim Soleus-Syndrom findet sich dann ein mächtig hypertrophierter M. soleus, der mit seinem Arcus tendineus das Gefäßnervenbündel an den Unterrand des M. popliteus und den Bindegewebekomplex im spatium interosseum tibio-fibulare drückt.

Das thrombotisch verschlossene Gefäß ist durch einen nach peripher konisch zulaufenden Thrombus kolbig aufgetrieben. Der N. tibialis zeigt u.U. eine gut sichtbare Schnürfurche.

Zur Korrektur des Kompressionsmechanismus des Soleus-Syndromes muß der Canalis popliteus erweitert werden. Dies kann durch das Ablösen des Ursprunges des M. soleus von der Tibiahinterfläche erreicht werden.

Zusätzlich wird noch die Soleus-Sehnenarkade gespalten. Durch dieses Vorgehen ist einerseits die Enge beseitigt, andererseits kann die Trifurkation der A. poplitea dargestellt werden. Falls die Thrombektomie des verschlossenen Gefäßes nicht mehr durchführbar ist oder schwere degenerative Veränderungen vorliegen [7], kommt nur mehr die Resektion des verschlossenen Segmentes und die Interposition eines autologen V. saphena-Transplantates in Frage.

LITERATUR

1. Delaney TA, Gonzales LL (1971) Occlusion of popliteal artery due to muscular entrapment. Surgery 69:97–101
2. Ezzet F, Yettra M (1971) Bilateral popliteal artery entrapment. J Cardiovasc Surg 12:71
3. Haimovici H, Sprayregen S, Johnson F (1972) Popliteal artery entrapment by fibrous band. Surgery 72:789–792
4. Ikeda M, Iwase T, Ashida K, Tankawa H (1981) Popliteal artery entrapment syndrome. Am J Surg 141:726–730
5. Love JW, Whelan TJ (1965) Popliteal artery entrapment syndrome. Am J Surg 109:620–624
6. Madigan RR, Mc Campbell BR (1982) Thrombosis of the popliteal artery in a jogger. J Bone Joint Surg [Am] 64:1490–1492
7. Palma EC (1978) The Soleus syndrome. J Cardiovasc Surg 19:615–622
8. Sieglbauer F (1927) In: Lehrbuch der normalen Anatomie des Menschen. Urban und Schwarzenberg, Berlin Wien
9. Toldt C, Hochstetter F (1928) In: Anatomischer Atlas 1. und 2. Band, 14. Aufl. Urban und Schwarzenberg, Berlin Wien

21.5 Kompressionssyndrom der Arteria brachialis

R.G.M. BIEMANS

INHALT

A. Spezielle Anatomie 603
B. Indikationen zur Operation 605
C. Operative Behandlung 605
   Literatur 605

A. Spezielle Anatomie

In Höhe des Ellbogengelenkes befinden sich 3 Muskelgruppen innerhalb eines starren, durch Skelett und Fascia brachii gebildeten Raumes (Abb. 21.5.1). Bei Beugung des Ellbogengelenkes schieben sich der M. biceps und der M. brachialis gewissermaßen zwischen die beiden Muskelgruppen, die radial und ulnar zur Fossa cubiti – Muskelbäuche der Strecker und Beuger von Hand und Unterarm – gelagert sind (Abb. 21.5.2 u. 21.5.5). Je mehr Muskeln sich kontrahieren, umso mehr nimmt das Volumen der Muskelbäuche zu. Der Lacertus fibrosus, ein aponeuroseähnlicher Ausläufer der Bizepssehne, spannt dabei noch zusätzlich den ulnaren Teil der Faszie, die den M. pronator teres bedeckt. Dabei kann die A. brachialis zwischen dem M. pronator teres und dem Lacertus fibrosus durch Hypertrophie der Muskulatur komprimiert werden. Es entwickeln sich keine

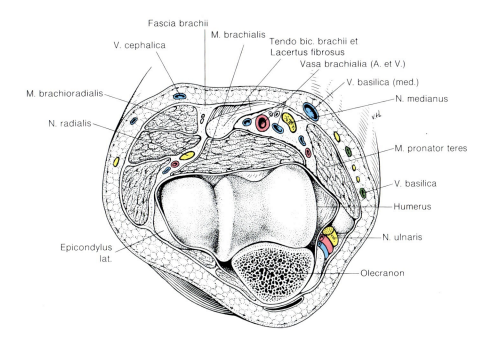

Abb. 21.5.1. Querschnitte in Höhe des Ellenbogengelenkes. Die A. brachialis, umgeben durch Muskelgruppen, innerhalb des durch Skelett und Fascia brachii gebildeten starren Raumes

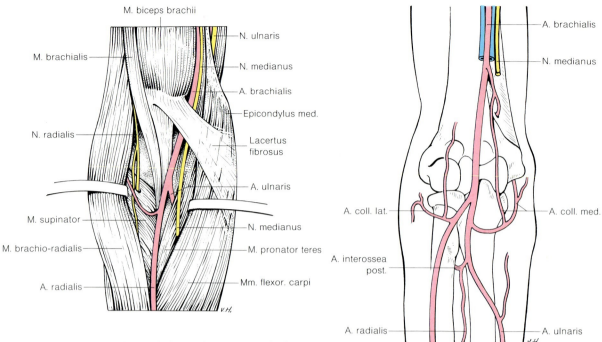

Abb. 21.5.2. Die radiär und ulnar gelagerten Muskelbäuche, dazwischen die Mm. biceps brachii und brachialis. Im lockeren Gewebe der Fossa cubiti liegt die A. brachialis

Abb. 21.5.3. Die arterielle Zirkulation verläuft überwiegend volar der Knochen und innerhalb der Fascia brachii

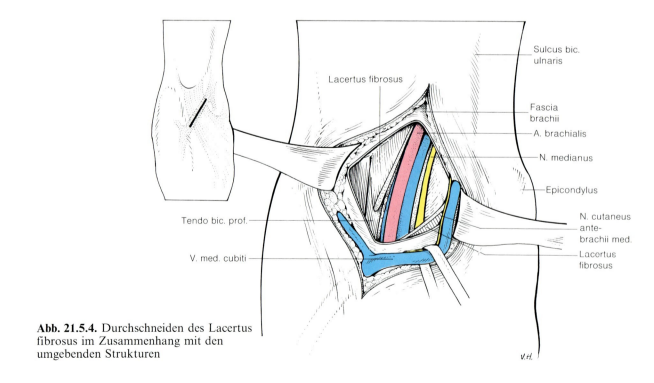

Abb. 21.5.4. Durchschneiden des Lacertus fibrosus im Zusammenhang mit den umgebenden Strukturen

21.5 Kompressionssyndrom der Arteria brachialis

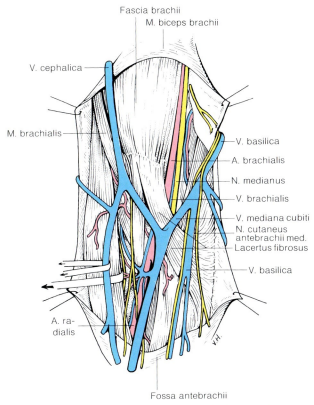

Abb. 21.5.5. Wie Abb. 21.5.2, jedoch mit Angabe der Position der umgebenden Strukturen, die bei der Behandlung geschont werden müssen

Kollateralen, da die wichtigsten potentiellen kollateralen Bahnen volar verlaufen und somit durch den gleichen Mechanismus beeinträchtigt werden (Abb. 21.5.3). Eine venöse Obstruktion tritt nicht auf, weil ein unbehinderter venöser Abfluß extrafaszial möglich ist.

B. Indikationen zur Operation

Das Kompressionssyndrom der A. brachialis trifft auffallend muskulöse Männer, die über viele Jahre Schwerarbeit mit den Armen verrichtet haben. Eine Indikation zur Durchtrennung der Lacertus fibrosus besteht bei Beschwerden wie ziemlich schnell auftretende Ermüdungserscheinungen von Hand- oder Armmuskeln, die außerdem manchmal von Reiz- oder übermäßigen Kälteerscheinungen in den Händen begleitet werden. Der Puls der A. brachialis verschwindet unmittelbar peripher des Lacertus bei starker Anspannung der Hand- und Unterarmmuskulatur in Kombination mit einer kräftigen Ellbogenbeugung (Simulation des Bewegungsablaufes bei der Arbeit). Der Provokationstest kann auch unter Angiographie erfolgen.

C. Operative Behandlung

Die Behandlung ist einfach und beruht auf einer Dekompression der A. brachialis mittels Durchschneidung des Lacertus fibrosus. Der Eingriff kann in örtlicher Betäubung durchgeführt werden und zwar an der Stelle, an der sich die A. brachialis und der beim Anspannen palpable Lacertus fibrosus kreuzen (Abb. 21.5.4). Die subkutan verlaufende V. mediana cubiti und die Äste des N. cutaneus antebrachii med. werden dabei sorgfältig geschont. Nach Freilegung des Lacertus fibrosus in voller Breite wird dieser über der A. brachialis vorsichtig durchschnitten, wobei darauf zu achten ist, daß Arterie und N. medianus nicht verletzt werden.

LITERATUR

1. Biemans RGM (1977) Brachial artery entrapment syndrome. J Cardiovas Surg 18:367–371
2. Biemans RGM (1984) The Popeye syndrome-brachial artery entrapment as a result of muscular hypertrophy. Neth J Surg 36:103–106
3. Lanz T von, Wachsmuth W (1959) Praktische Anatomie, Bd I, Teil 3, 2. Aufl. Springer, Berlin Göttingen Heidelberg

22 Die rekonstruktiven Eingriffe an den Viszeralarterien

R.J.A.M. van Dongen und E.-D. Schwilden

INHALT

A. Spezielle Anatomie 607
B. Indikationen zu rekonstruktiven Eingriffen . . 608
    I. Im Bereich des Truncus coeliacus und der Arteria mesenterica superior 608
    II. Im Bereich der Arteria mesenterica inferior und Arteria iliaca interna 609
    III. Frage der Mehrfach-Rekonstruktion . . 609
C. Lagerung 609
D. Operativer Zugang 610
E. Technik der Viszeralarterien-Freilegung . . . 611
    I. Aorta 611
    II. Abgänge des Truncus coeliacus und der Arteria mesenterica superior 612
    III. Arteria hepatica und Arteria lienalis . . 614
    IV. Arteria mesenterica superior-Stamm . . 615
F. Intraoperative Diagnostik 616
G. Rekonstruktionstechniken 616
    I. Die offene Thrombendarteriektomie . . 616
    II. Transsektion mit Reimplantation in die Aorta 616
    III. In-situ-Bypass-Plastiken 618
    IV. Bypass-Plastiken 619
    V. Rekonstruktion von Doppelverschlüssen 622
H. Postoperative Komplikationen 623
I. Reinterventionen an den Viszeralarterien . . 623
    Literatur 624

A. Spezielle Anatomie

Zur Blutversorgung des Gastrointestinaltraktes tragen 4 Arterien bei: Truncus coeliacus, A. mesenterica sup., A. mesenterica inf. und schließlich als einzige nicht ausschließlich an der Blutversorgung des Intestinums beteiligte Arterie, die A. iliaca int. (Abb. 22.1).

Der *Truncus coeliacus,* der mit seinen Ästen der Blutversorgung der Oberbauchorgane dient, entspringt aus der Vorderseite der Aorta in Höhe des 12. Brust- bzw. des 1. Lendenwirbelkörpers. Seine Länge variiert in der Regel zwischen 0,5 und 4 cm, kann jedoch bis zu 6 cm betragen. Ein echter Tripus, d.h. eine gleichzeitige Aufteilung in drei Äste (A. hepatica comm., A. lienalis, A. gastrica sin.), wird nur in 25% der Fälle gefunden. Häufiger ist eine Bifurkation bestehend aus A. lienalis und A. hepatica comm. anzutreffen, während die A. gastrica sin. als solitärer Seitenast weiter proximal entspringt. Variable Äste des Truncus sind die Aa. phrenicae inf.

Der stärkste Ast ist die *A. lienalis,* die bis auf wenige Ausnahmen immer aus dem Truncus entspringt und zwar rechts von der Mittellinie der Aorta. Sie kreuzt die Aorta und verläuft dann kranial der Milzvene in engem Kontakt zum Pankreas nach links. Ihr Verlauf zum Pankreas selbst ist variabel. In 90% der Fälle liegt sie am Oberrand des Pankreas, in 8% retropankreatisch und in 2% präpankreatisch. Ein hervorstechendes Charakteristikum der Milzarterie ist ihre mehr oder minder starke Schlängelung, wodurch das Gefäß auf das Dreifache gestreckt werden kann. Dieses wird in mehr als 85% der Fälle beobachtet. Die Seitenäste der A. lienalis zeigen viele Variationen, was ihren Ursprung, ihr Kaliber, ihr Versorgungsgebiet und ihre Topographie betrifft. So weit man hierbei von normaler Anatomie sprechen kann, entspringen aus der A. lienalis von zentral nach peripher konstant folgende Äste:

(1) A. pancreatica dorsalis,
(2) A. pancreatica magna,
(3) Ra. pancreatici,
(4) A. gastroepiploica sin.,
(5) Aa. gastricae breves,
(6) Aa. terminales sup. und inf.

Inkonstante Äste sind eine obere bzw. untere Polarterie, eine akzessorische A. gastrica sin. und die A. phrenica inf.

Der zweite im Hinblick auf eine Revaskularisation wichtige Ast des Truncus coeliacus ist die *A. hepatica.* In ihrem Verlauf nach rechts gibt sie in Höhe des Pylorus die A. gastroduodenalis ab, verläuft dann – mit der A. gastrica dextra als Seitenast – als A. hepatica propria weiter und teilt sich im Leberhilus in eine rechte, linke und gelegentlich in eine mittlere Leberarterie auf. Der Ursprung der A. hepatica dextra aus der A. mesenterica sup. (ca. 15%) bzw. aus einer akzessorischen rechten Leberarterie gleichen Ursprungs haben für die Revaskularisation keine Bedeutung.

Die *A. mesenterica sup.* entspringt an der Vorderseite der Aorta zwischen dem 12. Brust- und 2. Lendenwirbelkörper. Sie verläuft zunächst retropankreatisch, kreuzt dann die Pars horizontalis des Duodenums, sowie den Proc. uncinatus des Pankreas und tritt schließlich in die Mesenterialwurzel ein. Der erste konstante Seitenast ist die A. pankreatico-duodenalis inf. Diese besteht entweder aus einem gemeinsamen Stamm mit späterer Aufteilung in einen anterioren und posterioren Ast oder sie nimmt a priori ihren Ursprung in Form von 2 Ästen aus der A. mesenterica sup. Vor ihrem Eintritt in die Radix mesenterii (dicht unterhalb des Abgangs der A. pankreatico-duodenalis inf.) gibt die A. mesenterica sup. als nächsten Ast die A. colica media nach rechts ab. Diese entspringt nur in etwa 45% der Fälle als solitäres Gefäß. Ansonsten hat sie einen gemeinsamen Stamm mit der A. colica dextra. In ihrem nach links konvexen Verlauf zum rechten unteren Abdominalquadranten gibt die A. mesenterica sup. als weitere Äste nach rechts die A. colica dextra und die A. ileocolica, nach links die Aa. jejunales und Aa. ilei.

Die *A. mesenterica inf.* entspringt links aus der Vorderwand der Aorta, etwa in Höhe des 3. Lendenwirbels, 3–5 cm oberhalb der Aortenbifurkation. Der Stamm der Arterie verläuft über eine Distanz von 2–4 cm nach distal, parallel der Aorta und gibt dann nach oben ihren ersten Seitenast, die A. colica sin. ab. Im weiteren Verlauf, schräg nach links abwärts folgen mehrere Äste zum Sigmoid. In ihrem Endabschnitt wird sie schließlich zur A. rectalis sup., die über die perirektalen Anastomosen mit der A. rectalis media in Verbindung steht. Diese Arterie ist entweder ein direkter Seitenast der *A. iliaca int.* oder eine Abzweigung der die Beckenorgane versorgenden Iliaca-Aufzweigungen.

B. Indikationen zu rekonstruktiven Eingriffen

I. Im Bereich des Truncus coeliacus und der Arteria mesenterica superior

Eine eindeutige *therapeutische Operationsindikation* besteht bei allen Patienten mit den klinischen Symptomen einer Angina intestinalis und nachgewiesenem Verschluß bzw. Stenose der A. mesenterica sup. und/oder des Truncus coeliacus [4, 13, 14, 28]. Die Operation ist hier indiziert, einmal um den Patienten von seinen Beschwerden zu befreien, zum anderen, um einem Mesenterialinfarkt

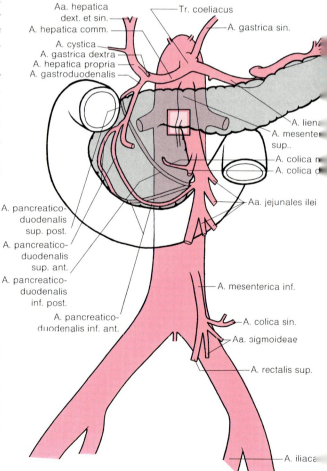

Abb. 22.1. Anatomie der Intestinalarterien. Die oberen Intestinalarterien zeigen viele Variationen, die jedoch für die rekonstruktiven Eingriffe kaum von Bedeutung sind. Die gezeichnete Anatomie der A. mesenterica sup.-Äste zeigt eine oft angetroffene Variation. Meistens entspringt die A. pancreatico-duodenalis inf. als erster Ast aus der A. mesenterica sup. vor der A. colica media, wie im Text beschrieben und im Kästchen angedeutet

vorzubeugen. Da es bisher keine objektiven Untersuchungen gibt, die belegen, daß ein asymptomatischer Viszeralarterienverschluß in der Regel zum Infarkt führt, besteht auch keine grundsätzliche Indikation zur prophylaktischen Rekonstruktion [2, 6, 7, 12, 17, 22, 24]. Eine *prophylaktische Rekonstruktion* sollte jedoch – vorausgesetzt, die Kriterien der allgemeinen Operabilität sind optimal erfüllt – durchgeführt werden:

(1) Wenn es sich um Doppelverschlüsse oder Doppelstenosen handelt. Da hierbei das gesamte Intestinum meist nur noch von einer einzigen Arterie versorgt wird, kann der zusätzliche Ausfall dieser unersetzlichen Kollateralen (z.B. durch Progression des Grundleidens oder hypotone Zustandsbilder verschiedener Ursache (kardial, operativ) deletäre Folgen für den Darm haben.
(2) Wenn gleichzeitig andere intraabdominal gelegene korrekturbedürftige Verschlußprozesse vorliegen. Bei dieser Indikation wird davon ausgegangen, daß ein vorausgegangener Eingriff das Operationsgebiet bei einer später eventuell indizierten Viszeralarterien-Rekonstruktion nur schwer zugänglich macht und damit das Operationsrisiko erheblich erhöht.
(3) Wenn Operationen erforderlich sind, bei denen die Unterbindung einer als Kollaterale fungierenden Arterie erforderlich ist. Hier handelt es sich in der Regel um die A. mesenterica inf. bzw. um deren Seitenast, die A. colica sin. Ihre Unterbindung, z.B. bei einer Aortenaneurysmaresektion mit gleichzeitigem Verschluß der A. mesenterica sup., kann u.U. für die Darmdurchblutung fatale Folgen haben.
(4) Wenn eine Nierenarterien-Rekonstruktion zur Behandlung einer renovaskulären Hypertonie erfolgt. Hier kann die Funktionstüchtigkeit des Kollateralkreislaufs von einem Erfordernishochdruck abhängig sein, so daß eine Blutdrucknormalisierung folgenschwere Auswirkungen auf die Kollateralzirkulation haben kann.

II. Im Bereich der Arteria mesenterica inferior und Arteria iliaca interna

Rekonstruktionen der A. mesenterica inf. und/oder A. iliaca int. werden unter dem Gesichtspunkt der therapeutischen Indikation praktisch nie durchgeführt, da ein singulärer Verschluß in diesen Bereichen als Ursache einer Angina intestinalis bisher nicht bekannt ist. Bei Kombination mit Verschlußprozessen des Truncus coeliacus und/oder der A. mesenterica sup. hat deren Rekonstruktion absolut den Vorrang. Lediglich eine Abgangsstenose der A. mesenterica inf. kann u.U. ergänzend in Form einer einfachen offenen Thrombendarteriektomie mit Patchplastik korrigiert werden. Unter dem Gesichtspunkt der Prophylaxe steht bei diesen Gefäßen weniger die Rekonstruktion eines stenosierenden Gefäßes, als vielmehr der Erhalt einer als Kollaterale fungierenden Arterie im Vordergrund. Diese Situation betrifft in erster Linie die rekonstruktive Aortenchirurgie bei Aneurysmen oder aortoiliakalen Verschlußprozessen. Im Falle eines gleichzeitigen Verschlusses der A. mesenterica sup. fungiert die A. mesenterica inf. dann als wichtige Kollaterale, sie darf auf keinen Fall unterbunden werden.

Ähnliches gilt für die beiden Aa. iliacae int., deren komplette Ausschaltung bei einer Aneurysmaresektion mit gleichzeitiger Unterbindung der A. mesenterica inf. die linksseitige Kolondurchblutung in Gefahr bringen kann.

III. Frage der Mehrfach-Rekonstruktionen

Es liegen ausreichend Erfahrungen darüber vor, daß bei Mehrfachverschlüssen die alleinige Rekonstruktion einer Arterie ausreichend ist, um den Patienten von seinen Bauchbeschwerden zu befreien. In der Regel wurde hierbei der A. mesenterica sup. der Vorzug gegeben, obwohl ihre Priorität bisher nicht einwandfrei erwiesen ist. Dem steht gegenüber, daß der Rezidivverschluß nach singulärer Rekonstruktion in der Regel zu neuerlichen Beschwerden, wenn nicht gar zum Infarkt führt. Nach Doppelrekonstruktion bleiben die Patienten hingegen meist asymptomatisch und es besteht nicht die Gefahr eines Infarktes, auch wenn eine der beiden Gefäßplastiken thrombosiert. Vielleicht sollte man deshalb die Doppelrekonstruktion bevorzugen: 1. wenn dem Patienten eine Verlängerung der Operation zumutbar ist, 2. der Eingriff sich technisch nicht als zu schwierig gestaltet und 3. das venöse Rekonstruktionsmaterial optimal ist.

C. Lagerung

Die rekonstruktiven Eingriffe an den Viszeralarterien werden, wenn man sich ausschließlich auf den transabdominalen Zugang beschränkt, in Rückenlage durchgeführt.

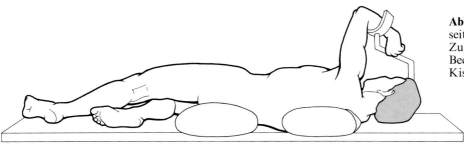

Abb. 22.2. Lagerung beim linksseitigen abdomino-thorakalen Zugang. Linke Thorax- und Beckenhälften werden durch Kissen angehoben

Zur Entnahme der V. saphena magna sollten beide Leistenregionen bis etwa in Oberschenkelmitte zugänglich sein. Günstig erweist sich eine leichte Außenrotation der Oberschenkel mit Beugung im Kniegelenk. Wichtig ist, daß beide Leisten abgedeckt werden, da u.U. die V. saphena magna auf der einen Seite nicht brauchbar ist. Sind lediglich Patchplastiken erforderlich, so sollte das Venensegment nicht aus der Leiste mit Aufopferung der Vene, sondern im Bereich der Knöchelregion aus der V. saphena magna entnommen werden. Hierfür ist eine entsprechende Abdeckung erforderlich.

Beim abdomino-thorakalen Zugang bewährt sich eine leichte Seitendrehung des Patienten nach rechts mit Anhebung der linken Thoraxhälfte durch ein Kissen und gleichzeitiger Elevation des linken Armes (Abb. 22.2). Bei relativ dicken Patienten kann durch diese Lagerung u.U. der Zugang zur V. saphena magna in der Leistenregion erschwert werden. Hier sollte die Entnahme der Vene dann vor der Lagerung zur abdomino-thorakalen Inzision durchgeführt werden.

D. Operativer Zugang

Als Zugangswege zu den Viszeralarterien kommen mehrere Inzisionen in Frage (Abb. 22.3):

1. Medianer Oberbauchlängsschnitt,
2. Paramedianer Oberbauchlängsschnitt rechts,
3. Pararektaler Oberbauchlängsschnitt rechts,
4. Rippenbogenrandschnitt links,
5. Oberbauchquerschnitt,
6. Linksseitiger thorako-abdominaler Schnitt.

Der mediane, paramediane und pararektale Oberbauchlängsschnitte und der Oberbauchquerschnitt sind in gleicher Weise für die Reimplantations-, die venösen Bypass- und die Brückenplastiken geeignet. Sind gleichzeitige Rekonstruktionen im aortoiliakalen Bereich geplant, so sollte Längsschnitten der Vorzug gegeben werden, während bei gleichzeitiger Nierenarterienrekonstruktion ein Querschnitt geeigneter erscheint.

Für die In-situ-Bypassplastik mit der A. lienalis kann bei weiter unterer Thoraxapertur und nicht allzu dickem Patienten ein linksseitiger ausgedehnter Rippenbogenrandschnitt ausreichend sein. Bei Schwierigkeiten ist er in einfacher Weise nach rechts zu erweitern. Günstiger, vor allen Dingen bei korpulenten Patienten, ist für die In-situ-Bypassplastik mit der A. lienalis eine kleine thorakoabdominale Inzision im Bereich des 8. Interkostalraumes. Zum besseren Zugang wird hierbei das Zwerchfell lediglich über eine kurze Distanz eingekerbt.

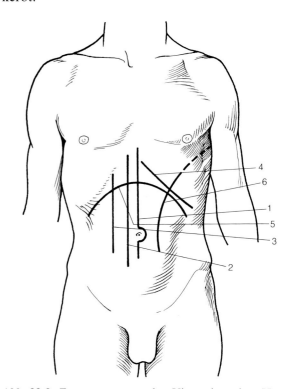

Abb. 22.3. Zugangswege zu den Viszeralarterien. Hautinzisionen. *1* Medianer Oberbauchlängsschnitt, *2* rechtsseitiger paramedianer Oberbauchlängsschnitt, *3* rechtsseitiger pararektaler Oberbauchlängsschnitt, *4* Rippenbogenrandschnitt links, *5* Oberbauchquerschnitt, *6* linksseitiger thorako-abdominaler Schnitt

Offene Thrombendarteriektomien mit oder ohne Patchplastiken der Viszeralarterienabgänge fordern ebenso wie von der thorakalen Aorta ausgehende Bypassplastiken einen linksseitigen thorako-abdominalen Zugang mit Spaltung des Diaphragmas bis zum Hiatus. Die Freilegung sollte auf jeden Fall transabdominal und nicht ausschließlich extraperitoneal erfolgen, da hierbei die immer erforderliche sorgfältige Untersuchung des gesamten Abdomens möglich ist.

E. Technik der Viszeralarterien-Freilegung

I. Aorta

Die Exposition der infrarenalen Aorta kann auf infrakolischem oder auf suprakolischem Wege erfolgen.

Bei der infrakolischen Freilegung (Abb. 22.4a) wird das Querkolon angehoben und der gesamte Dünndarm nach rechts eventriert. Nach Mobilisie-

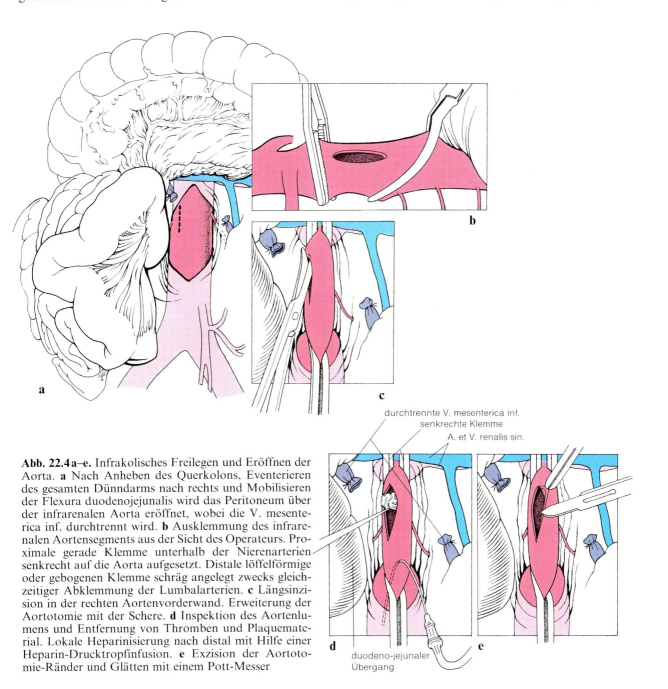

Abb. 22.4a–e. Infrakolisches Freilegen und Eröffnen der Aorta. **a** Nach Anheben des Querkolons, Eventerieren des gesamten Dünndarms nach rechts und Mobilisieren der Flexura duodenojejunalis wird das Peritoneum über der infrarenalen Aorta eröffnet, wobei die V. mesenterica inf. durchtrennt wird. **b** Ausklemmung des infrarenalen Aortensegments aus der Sicht des Operators. Proximale gerade Klemme unterhalb der Nierenarterien senkrecht auf die Aorta aufgesetzt. Distale löffelförmige oder gebogenen Klemme schräg angelegt zwecks gleichzeitiger Abklemmung der Lumbalarterien. **c** Längsinzision in der rechten Aortenvorderwand. Erweiterung der Aortotomie mit der Schere. **d** Inspektion des Aortenlumens und Entfernung von Thromben und Plaquematerial. Lokale Heparinisierung nach distal mit Hilfe einer Heparin-Drucktropfinfusion. **e** Exzision der Aortotomie-Ränder und Glätten mit einem Pott-Messer

rung der Flexura duodenojejunalis eröffnet man das Retroperitoneum über der Vorderfläche der Aorta zwischen den Abgängen der Nierenarterien und der A. mesenterica inf. Die kreuzende V. mesenterica inf. kann hierbei ohne weiteres durchtrennt werden.

Die suprakolische Freilegung erfolgt entweder von links oder von rechts (s.S. 633).

Ausreichend für die Ausklemmung und Anastomosierung ist die Präparation der vorderen Aortenzirkumferenz über eine Distanz von etwa 4–5 cm. Eine Mobilisierung der gesamten Aortenzirkumferenz, einschließlich der segmentären Lumbalarterien, ist nicht erforderlich.

Bei der Aortenabklemmung hat man die Wahl zwischen der partiellen und der totalen Okklusion. Eine partielle Abklemmung (z.B. mit einer Satinskyklemme) ist für eine optimale Anastomosierung mit der A. mesenterica sup. oder einem Venensegment in der Regel nicht ausreichend, da die Aortenöffnung unübersichtlich bleibt und eine exakte Stichführung erschwert wird.

Besser ist die Anastomosierung bei kompletter Okklusion, die mit Hilfe zweier senkrecht angelegter Klemmen erfolgt. Besteht hierbei weiter ein Reflux aus Lumbalarterien, so kann man distal eine löffelförmige oder gebogene Klemme ansetzen, die die Lumbalarterien gleichzeitig mit ausklemmt (Abb. 22.4b). Zur Vermeidung einer distalen Thrombosierung ist eine intraoperative systemische bzw. lokale Heparinisierung der distalen Aorta erforderlich (Abb. 22.4d).

Nach Abklemmung wird die Aorta im Bereich der geplanten Anastomosenstelle je nach geplanter Rekonstruktion quer, längs oder schräg inzidiert (Abb. 22.4c). Günstiger als eine Inzision ist meist die Exzision eines etwa 3 × 8 mm messenden Wandanteils. Das Aortenlumen wird inspiziert und u.U. von Plaquematerial gesäubert (Abb. 22.4d). Gleiches gilt für die Ränder des Fensters, die eventuell zusätzlich mit einem kleinen Pott-Messer zu glätten sind (Abb. 22.4e). Muß die Aortenfreilegung und Abklemmung auf thorakalem Niveau oder im Bereich der Abgänge des Truncus coeliacus, der A. mesenterica sup. erfolgen, so kommt wegen des Risikos neurologischer oder renaler Ausfallserscheinungen nur die tangentiale Ausklemmung in Frage [1].

II. Abgänge des Truncus coeliacus und der Arteria mesenterica superior

Nach linksseitiger thorako-abdominaler Inzision (Abb. 22.5a) werden Kolon, Milz und Pankreas mobilisiert und zusammen mit dem Magen medialwärts gehalten. Die Niere und die linke Nierenvene im Boden des Operationsfeldes als Leitschiene benutzend, wird dann die Präparation in Richtung auf die Aorta fortgesetzt (Abb. 22.5b). Die Abgänge des Truncus coeliacus und der A. mesenterica sup. werden isoliert und angeschlungen (Abb. 22.5c). Die distale Präparation der beiden Stämme erfolgt ausreichend weit in den sklerosefreien Bereich hinein. Die Aorta selbst wird nur so weit freipräpariert, wie es für ihre tangentiale Ausklemmung (incl. der Abgänge des Truncus coeliacus und der A. mesenterica sup.) ohne Beeinträchtigung der Nierenzirkulation notwendig ist (Abb. 22.5c). Gleichzeitig sollte eine ausreichend lange Arteriotomie von den Viszeralarterien bis in die Aortenwand hinein möglich sein.

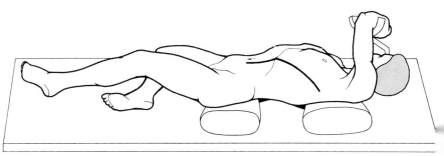

a

22 Die rekonstruktiven Eingriffe an den Viszeralarterien 613

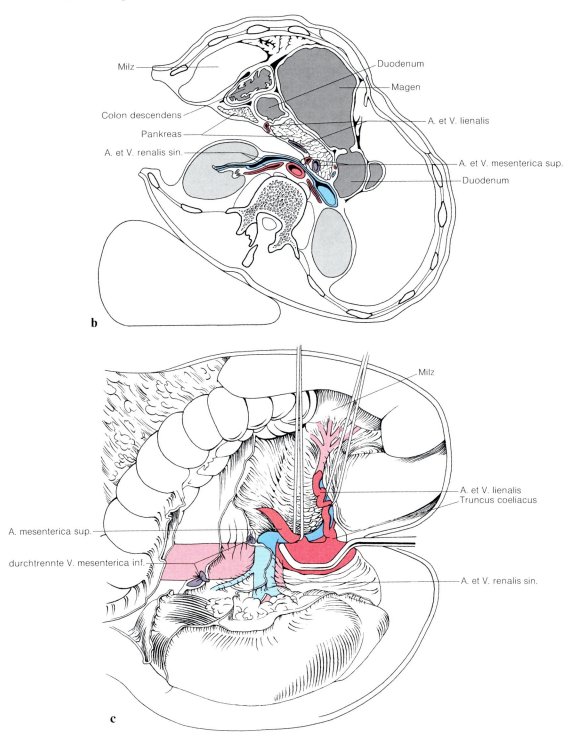

Abb. 22.5 a–c. Linksseitiger thorako-abdominaler Zugang zu den Abgängen des Tr. coeliacus und der A. mesenterica sup. **a** Lagerung des Patienten mit Kissen unter den linken Thorax- und Beckenhälften. Pararektaler Oberbauchschnitt links mit Fortsetzung in den 7. Interkostalraum. **b** Nach Durchtrennen des Zwerchfells und Inzision des Peritoneums lateral des Colon descendens wird die linke Kolonhälfte zusammen mit Milz und Pankreas nach rechts abpräpariert, wobei die linke Nierenvene im Boden des Operationsfeldes als Leitschiene dient. Fortsetzung der Präparation bis Aorta und Abgänge des Tr. coeliacus und der A. mesenterica sup. ausreichend freigelegt sind. **c** Isolieren und Anschlingen des Tr. coeliacus und der A. mesenterica sup. aus der Sicht des Operateurs. Tangentiale Abklemmung der Aorta in Höhe der Abgänge der beiden oberen intestinalen Arterien

III. Arteria hepatica und Arteria lienalis

Die Präparation der A. hepatica erfolgt durch das kleine Netz im Lig. hepatoduodenale (Abb. 22.6). Hierbei wird die Serosa im Bereich des Ligaments gespalten und die in der Regel kranial vom Ductus choledochus und ventral der V. portae gelegene Arterie freipräpariert. A. gastroduodenalis und A. gastrica dext. werden mit passageren Tourniquet-Ligaturen versehen. Vor der Arteriotomie hat sich eine vorsichtige Aufdehnung des zur Anastomose ausgeklemmten Arteriensegmentes bewährt. Das Lumen der Arterie kann hierbei u.U. auf mehr

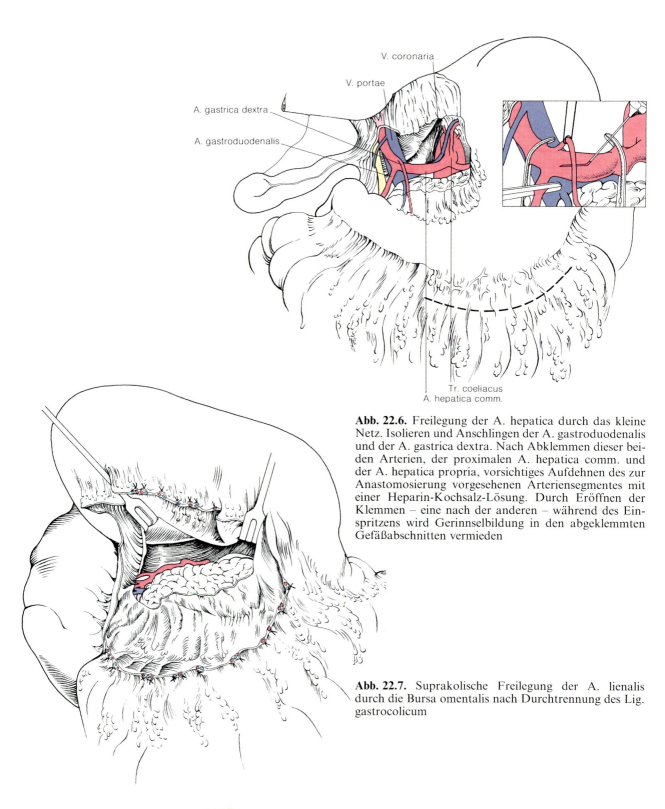

Abb. 22.6. Freilegung der A. hepatica durch das kleine Netz. Isolieren und Anschlingen der A. gastroduodenalis und der A. gastrica dextra. Nach Abklemmen dieser beiden Arterien, der proximalen A. hepatica comm. und der A. hepatica propria, vorsichtiges Aufdehnen des zur Anastomosierung vorgesehenen Arteriensegmentes mit einer Heparin-Kochsalz-Lösung. Durch Eröffnen der Klemmen – eine nach der anderen – während des Einspritzens wird Gerinnselbildung in den abgeklemmten Gefäßabschnitten vermieden

Abb. 22.7. Suprakolische Freilegung der A. lienalis durch die Bursa omentalis nach Durchtrennung des Lig. gastrocolicum

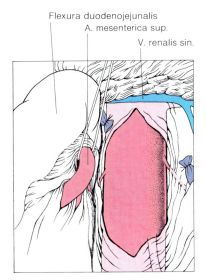

Abb. 22.8. Infrakolische Freilegung der A. mesenterica sup. Nach Hochlagern des Querkolons und Eventration des gesamten Dünndarms wird die A. mesenterica sup. in der Wurzel des Mesenteriums aufgesucht

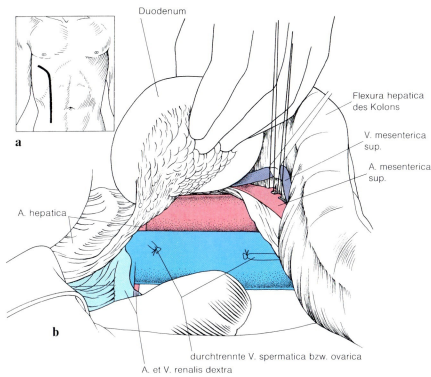

Abb. 22.9a, b. Rechtsseitige retro- oder suprakolische Freilegung der A. mesenterica sup. und der infrarenalen Aorta. **a** Rechtsseitiger pararektaler Oberbauchschnitt mit kurzstreckiger Erweiterung über den Rippenbogen hinaus in den 7. Interkostalraum. **b** Freilegung der A. mesenterica sup. aus der Sicht des Operators. Nach Mobilisieren und Anheben des Colon ascendens mit Flexura hepatica und des Duodenums mit Pankreaskopf wird die V. cava erreicht. Durchtrennen der V. spermatica, bzw. V. ovarica dextra. Identifizieren und Freipräparieren der A. mesenterica sup. an der Rückseite des Mesenteriums. Freilegen der infrarenalen Aorta im Boden des Operationsfeldes links der V. cava inf.

als das Doppelte erweitert werden, was die Anastomosierung wesentlich erleichtert.

Die Freilegung der A. lienalis erfolgt von suprakolisch her durch die Bursa omentalis mit temporärer Durchtrennung des Lig. gastrocolicum (Abb. 22.7). Die Milzarterie wird in der Regel am Oberrand des Pankreas, bei retropankreatischem Verlauf u.U. auch von unterhalb des Pankreas aus aufgesucht. Die Mobilisierung des zur Anastomosierung erforderlichen Segmentes erfolgt mittels Durchtrennung der Pankreasäste, deren Stümpfe sorgfältig mit kleinen Umstechungsligaturen versorgt werden sollten. Eine Mobilisation des Pankreasschwanzes kann die Präparation der Arterie erleichtern.

IV. Arteria mesenterica superior-Stamm

Für die Freilegung des A. mesenterica sup.-Stammes kommen, abgesehen vom oben beschriebenen linksseitigen thorako-abdominalen Zugang, zwei Wege in Betracht: der infrakolische und der rechtsseitige retro- oder suprakolische [16].

Bei der infrakolischen Freilegung (Abb. 22.8) wird das Kolon hochgelagert und der gesamte Dünndarm nach rechts eventriert. Beim Aufsuchen der A. mesenterica sup. hat sich die Palpation des Gefäßes in Höhe des Pars inferior des Duodenums bewährt. Gelingt diese palpatorische Identifizierung der Arterie nicht, so wird das Peritoneum an der Kreuzungsstelle des mesenterialen Gefäßstranges mit der Pars inferior des Duodenums eröffnet und die Arterie durch vorsichtige Dissektion des Gewebes aufgesucht. Identifizierte Seitenäste können hierbei als Leitschiene dienen. Berücksichtigt man bei der Präparation, daß der Mesenterialvenenstamm rechts der Arterie liegt, so lassen sich unnötige Verletzungen der begleitenden Venen vermeiden. Auch im Bereich der A. mesenterica sup. kann eine vorsichtige Aufdehnung des Gefäßes vor der Arteriotomie und Anastomosierung von Nutzen sein.

Bei der rechtsseitigen retro- oder suprakolischen Freilegung des A. mesenterica sup.-Stammes (Abb. 22.9a, b) wird das Peritoneum entlang der lateralen Umschlagfalte des Colon ascendens gespalten und das Duodenum nach Kocher mobilisiert. Kolon und Duodenum werden nach medial geschlagen. Die Vorderfläche der V. cava wird freigelegt und die V. spermatica dext. bzw. V. ovarica dext. am Ursprung zwischen Ligaturen durchtrennt. Nachdem der horizontale Teil des Duodenums aus der Umgebung freipräpariert ist, kann an der Rückseite des Mesenteriums die A. mesenterica sup. durch bidigitale Palpation identifiziert werden. Sie wird möglichst weit proximalwärts freipräpariert und angeschlungen. Alle nach links abgehenden jejunalen Äste versieht man mit passageren Tourniquet-Ligaturen.

Im Boden des Operationsfeldes kann links der V. cava der infrarenale Aortenabschnitt mühelos erreicht und freigelegt werden [5].

F. Intraoperative Diagnostik

Durch Palpation überprüft man den Gefäßverschluß, den Grad der Gefäßstenose und macht sich ein Bild von der Beschaffenheit der Arterienwand distal des Verschlußprozesses. Dann wird der Druck in der Aorta, im postokklusiven Arteriensegment und in den nicht okkludierten Intestinalarterien gemessen. Schließlich werden quantitative Strommessungen in den verschiedenen Intestinalarterien und in den großen Kollateralbrücken (A. gastroduodenalis, Riolansche Arkade) vorgenommen.

G. Rekonstruktionstechniken
[9, 10, 11, 15, 18, 19, 20, 25, 26]

I. Die offene Thrombendarteriektomie

Diese Methode wurde historisch zuerst angewandt. Vom Prinzip her, ist sie für kurzstreckige und meist abrupt in die fest fixierte normale Intima übergehenden Stenosen bzw. Verschlüsse sehr geeignet.

Den sichersten Zugang und die beste Übersicht ergibt der linksseitige thorako-abdominale Weg. Er hat allerdings den Nachteil eines Zweihöhleneingriffes und liefert Schwierigkeiten bei der gleichzeitigen Korrektur von ausgedehnten aortoiliakalen Verschlußprozessen [3].

Die ausschließlich transabdominale Exposition des Truncus coeliacus (durch das Omentum minus) und des A. mesenterica sup.-Abganges (infrakolisch bzw. durch die Bursa omentalis) vermeidet zwar die Eröffnung der Thoraxhöhle, ist jedoch nicht empfehlenswert. Das Freipräparieren dieser Gefäße selbst ergibt keine allzu große Schwierigkeiten. Jedoch erfordert die ausreichende und übersichtliche Freilegung der entsprechenden Aortensegmente einen relativ großen präparatorischen Einsatz. Hinzu kommt, daß die Abklemmung der Aorta an diesen Abgangsstellen nicht ohne Risiko ist. Die riskante und unsichere Aortenabklemmung erlaubt meist nicht, den erforderlichen Dilatationsstreifen ausreichend weit in die Aortenwand einzunähen.

Aus diesen Gründen ist das Verfahren der offenen Thrombendarteriektomie mit Streifenplastik nur noch für die Wiederherstellung einer Abgangsstenose der A. mesenterica inf. und der seltenen, distal im Stamm gelegenen Stenosen der A. mesenterica sup. geeignet.

II. Transsektion mit Reimplantation in die Aorta

Eine andere Methode, die keine schwierige Darstellung der Abgänge des Truncus coeliacus und der A. mesenterica sup. erfordert, ist die Transsektion der Gefäße distal des Verschlusses mit Implantation in die Aorta. Beim Truncus coeliacus ist diese Reimplantation nur auf höherem Niveau, d.h. in die thorakale Aorta möglich. Der Nachteil ist der ausgedehnte Zugang auf abdomino-thorakalem Wege. Aus diesem Grunde kommt dieses Rekonstruktionsprinzip fast nur für die A. mesenterica sup. und die A. mesenterica inf. in Frage [21].

Bei der A. mesenterica sup. wird deren peripherer Stumpf nach der Transsektion End-zu-Seit mit der infrarenalen Aorta anastomosiert. Für dieses Verfahren eignen sich sowohl der infrakolische Zugangsweg (Abb. 22.8 u. 22.10a–d) als auch die links- und rechtsseitigen retrokolischen Methoden zur Freilegung der A. mesenterica sup. und der infrarenalen Aorta (Abb. 22.5, 22.9 u. 22.13).

Ist die direkte Reimplantation der A. mesenterica sup. nur unter erheblicher Spannung möglich, so kann man ein Segment interponieren (Abb. 22.10a–d). Als Interpositionsmaterial sollten ausschließlich Segmente der V. saphena magna

22 Die rekonstruktiven Eingriffe an den Viszeralarterien

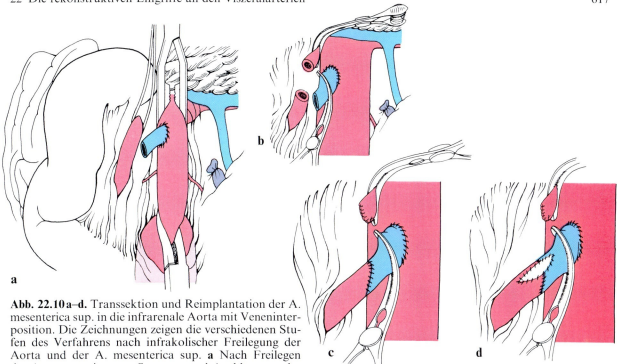

Abb. 22.10 a–d. Transsektion und Reimplantation der A. mesenterica sup. in die infrarenale Aorta mit Veneninterposition. Die Zeichnungen zeigen die verschiedenen Stufen des Verfahrens nach infrakolischer Freilegung der Aorta und der A. mesenterica sup. **a** Nach Freilegen des A. mesenterica sup.-Stammes und Ausklemmen des infrarenalen Aortenabschnittes wird das Venentransplantat, dessen Ostium plastisch erweitert ist, mit einem Fenster in der rechten Aortenvorderwand anastomosiert. **b** Abklemmen des Veneninterponats nahe der Anastomose und Freigabe der Aortendurchblutung. Durchtrennen der A. mesenterica sup. distal des Verschlusses. **c** Herstellung der Anastomose zwischen distalem A. mesenterica sup.-Stumpf und Veneninterponat. Übernähen des proximalen A. mesenterica-Stumpfes. **d** Einnähen eines venösen Dilatationsstreifens in die distale Anastomose

Abb. 22.11 a, b. Reimplantation der A. mesenterica inf. in eine Aortenbifurkationsprothese nach Resektion eines Aortenaneurysmas. **a** Exzision des Ursprungs der A. mesenterica inf. mit einem Carrel-Patch aus der Aortenwand. **b** Reimplantation der A. mesenterica inf. in die linke Vorderwand der tangential abgeklemmten Aortenbifurkationsprothese
▽

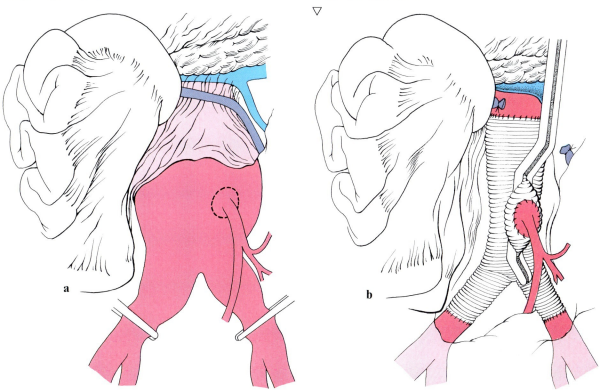

Verwendung finden, deren Ostien mit Hilfe von verschiedenen Techniken erweitert werden können (Abb. 22.17). Anstelle der Venensegmente können auch autologe Arterientransplantate aus der A. lienalis oder A. iliaca ext., die dann durch eine Prothese ersetzt werden, interponiert werden. Segmente der A. iliaca int. sollte man nicht verwenden, da hierbei eine wesentliche Kollateralen-Spenderarterie unterbrochen würde. Voraussetzung für diese Reimplantationstechniken ist eine relativ gute Wandbeschaffenheit der infrarenalen Aorta im Implantationsbereich.

Zuerst erfolgt die End-zu-Seit Anastomose zwischen infrarenaler Aorta und Interponat (Abb. 22.10a). Nach Abklemmung des Interponats nahe der Anastomose wird die Aortendurchblutung nach distal freigegeben (Abb. 22.10b). Erst jetzt wird die A. mesenterica sup. distal des Verschlusses durchtrennt und der proximale Stumpf atraumatisch übernäht (Abb. 22.10c). Die End-zu-End Anastomose zwischen dem längenmäßig exakt abgemessenen Transplantat und dem distalen A. mesenterica sup.-Stumpf erfolgt entweder schräg oder s-förmig, oder halbzirkulär mit einem venösen Dilatationsstreifen (Abb. 22.10d).

Die Reimplantation ist die Methode der Wahl zur Erhaltung einer als Kollaterale fungierenden A. mesenterica inf. (Abb. 22.11a, b). Entscheidend ist, daß vor der Durchtrennung dieses Gefäßes erkannt wird, daß es als bedeutende Kollateralarterie fungiert. In diesem Fall sollte es z.B. bei einem Aortenaneurysma, nicht an seiner Ursprungsstelle aus der Aorta durchtrennt, sondern mit einem Carrel-Patch aus der Aorta exzidiert werden. Auf diese Weise kann man sich die Reimplantation in die Aortenbifurkationsprothese, bei der die implantierte Prothese tangential abgeklemmt wird, erheblich erleichtern.

III. In-situ-Bypass-Plastiken

Der in-situ-Bypass mit der A. lienalis eignet sich wegen der Länge der Milzarterie sowohl für die Revaskularisation des Truncus coeliacus als auch der A. mesenterica sup. Voraussetzung ist, daß die Milzarterie über ein gehöriges Kaliber verfügt und frei von arteriosklerotischen Veränderungen ist. Hierüber können ein gutes präoperatives Angiogramm und intraoperative Druck- und Strommessungen eine Aussage geben. Eine eventuell langwierige vergebliche Dissektion kann so vermieden werden.

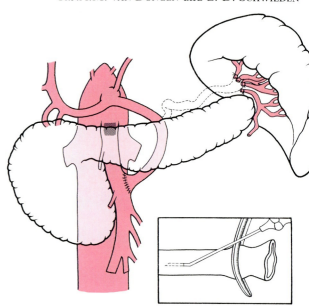

Abb. 22.12. Lieno-mesenterialer in-situ-Bypass zur Revaskularisation der A. mesenterica sup. Freipräparieren der A. lienalis über ihre ganze Länge und Durchtrennen in den Milzhilusästen. Füllung mit einer Heparin-Lösung. Durchzug der freipräparierten Arterie vor oder hinter dem Pankreas und Anastomosieren mit der infrakolisch freigelegten A. mesenterica sup.

Zur Durchführung der Bypass-Plastiken wird die Milzarterie von ihrem Ursprung aus dem Truncus bis zum Milzhilus freipräpariert (Abb. 22.12). Sie wird dann im Hilus und zwar in den Ästen durchtrennt, so daß die inzidierte Verzweigung für die Anastomose verwendet werden kann. Eine Entfernung der Milz ist in der Regel nicht erforderlich. Die isolierte Arterie sollte nach proximal zur Vermeidung einer Thrombose mit Heparinlösung aufgefüllt und atraumatisch abgeklemmt werden. Die freipräparierte Milzarterie wird dann vor oder hinter dem Pankreas durch einen Tunnel in der Mesenterialwurzel in den infrakolischen Bereich geleitet. Hierbei sind Abknickungen und Torsionen zu vermeiden. Bei Verschluß des Truncus coeliacus erfolgt hier eine End-zu-Seit Anastomose des trichterförmig erweiterten Endes der Milzarterie mit der infrarenalen Aorta (lieno-aortaler in-situ-Bypass). Voraussetzung ist jedoch eine freie Passage des Blutes von der A. lienalis, vorbei am Truncus-Verschluß, zur A. hepatica.

Bei einem Verschluß der A. mesenterica sup. kann die A. lienalis für die Revaskularisation dieser Arterie verwendet werden, indem das trichterförmig gestaltete Ende der Milzarterie End-zu-Seit mit der A. mesenterica sup. distal des Verschlusses anastomosiert wird (lieno-mesenterialer in-situ-

Abb. 22.13a–c. Aorta-mesenterica sup.-Bypassplastik mit Hilfe eines Venentransplantates nach rechtsseitiger retrokolischer Freilegung der A. mesenterica sup. und der infrarenalen Aorta. **a** Nach Ausklemmen des infrarenalen Aortenabschnittes und Exzision eines Fensters aus der rechten Aortenvorderwand, wird die Anastomose mit dem plastisch erweiterten Ostium des Venentransplantates hergestellt. **b** Abklemmen des Venenbypass-Transplantates nahe der Anastomose und Freigabe der Aortendurchströmung. Längsinzision an der Rückseite der mit Hilfe der Gefäßklemmen rotierten A. mesenterica sup. **c** Herstellung der distalen End-zu-Seit Anastomose zwischen Transplantat und A. mesenterica sup.

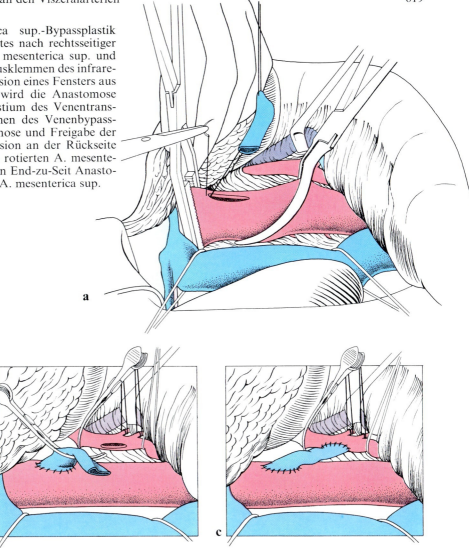

Bypass) (Abb. 22.12). Voraussetzung ist, daß die Durchgängigkeit des Truncus coeliacus und der A. lienalis einwandfrei ist.

IV. Bypass-Plastiken

Das zeitsparendste und technisch einfachste Vorgehen zur Rekonstruktion eines proximalen A. mesenterica sup.- oder Truncus coeliacus-Verschlusses ist das Bypassverfahren.

Bei einem Verschluß der A. mesenterica sup. verläuft der Bypass von der rechten Vorderfläche der infrarenalen Aorta zur Rückseite der A. mesenterica sup., die beide retrokolisch erreicht werden (Abb. 22.13a–c). Zuerst erfolgt der Anschluß mit der infrarenalen Aorta in gewohnter Weise. Dabei soll das Ostium des Venentransplantates unbedingt mit Hilfe einer der in Abb. 22.17 gezeigten Techniken erweitert werden. Zur exakten Plazierung der End-zu-Seit Anastomose an der Rückseite der Mesenterialarterie (meist proximal oder in Höhe des Abgangs der A. colica media) kann diese vor der Arteriotomie mit Hilfe der Gefäßklemmen rotiert werden. Da die beiden Arterien im Bypassbereich in kurzer Distanz parallel nebeneinander verlaufen, muß die Bypass-Plastik extrem kurz sein. Ein zu langer Bypass neigt nach Zurückverlagerung des Gekröses in die Bauchhöhle zur Abknickung. Die zur Vermeidung derartiger Komplikationen bisweilen propagierte Plazierung beider Anastomosen mit einem zu langen Bypass und anschließender Kürzung durch Resektion des mittleren Segmentes scheint uns routinemäßig ebenso wenig vertretbar, wie der leichter abmeßbare proximale Bypassanschluß an die A. iliaca.

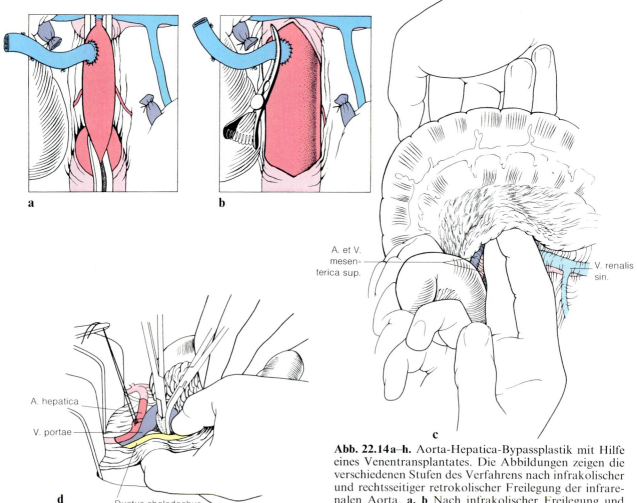
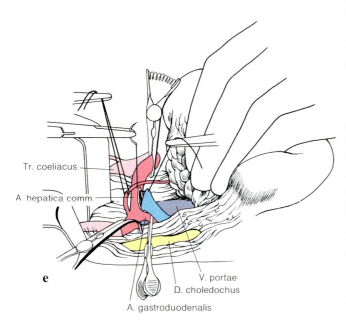

Abb. 22.14a–h. Aorta-Hepatica-Bypassplastik mit Hilfe eines Venentransplantates. Die Abbildungen zeigen die verschiedenen Stufen des Verfahrens nach infrakolischer und rechtsseitiger retrokolischer Freilegung der infrarenalen Aorta. **a, b** Nach infrakolischer Freilegung und Ausklemmung der infrarenalen Aorta wird das plastisch erweiterte Ende des Venentransplantates mit einem Fenster in der rechten Vorderwand der infrarenalen Aorta anastomosiert. Nach Fertigstellung der Anastomose wird das Venentransplantat nahe der Anastomose abgeklemmt und die Aortendurchblutung freigegeben. **c** Bimanuelle Herstellung des Tunnels zwischen infrakolischem Operationsfeld und Bursa omentalis hinter dem Isthmus des Pankreas, entlang dem Anfangsteil der A. mesenterica sup. **d** Das Lig. hepatoduodenale aus der Sicht des Operateurs. Der Tunnel endet zwischen Ductus choledochus und V. portae, wo durch vorsichtige Dissektion Raum für den Venenbypass geschaffen wird. **e** Herstellung der Anastomose zwischen Venenbypass-Transplantat und distaler A. hepatica comm. direkt proximal der Abzweigung der A. gastroduodenalis. **f** Operationssitus im Lig. hepatoduodenale nach Fertigstellung der Anastomose zwischen Venentransplantat und distaler A. hepatica comm.. **g** Herstellung der Anastomose zwischen Venentransplantat und infrarenalem Aortenabschnitt nach rechtsseitiger retrokolischer Freilegung der Aorta aus der Sicht des Operateurs. **h** Vom retrokolischen Operationsgebiet aus, wird das Transplantat zur A. hepatica comm. geführt. Dazu wird durch vorsichtige Dissektion im Lig. hepatoduodenale ein Tunnel zwischen Ductus choledochus und V. portae hergestellt

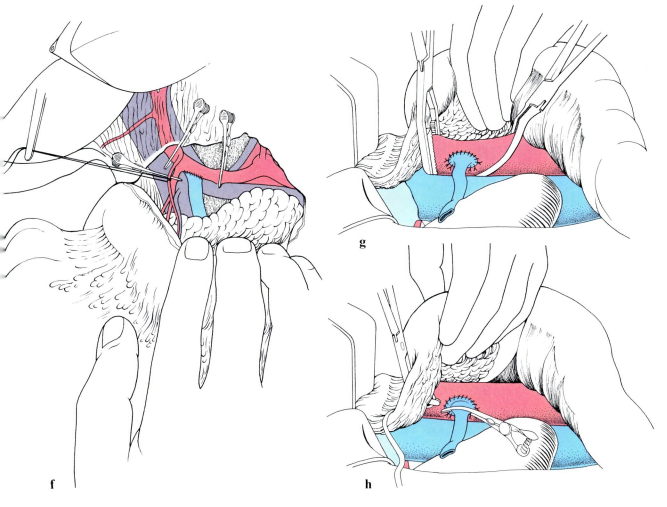

Zur Revaskularisation des Coeliacus-Stromgebietes kann die Bypassplastik entweder von der thorakalen oder infrarenalen Aorta ihren Ursprung nehmen. Vorteile eines thorakalen Abgangs sind:

(1) günstige Hämodynamik mit stumpfem Abgangswinkel des Bypasstransplantates aus der Aorta,
(2) die meist kaum veränderte thorakale Aortenwand und
(3) die Ausschaltung des Risikos der Arrosion des Intestinums durch die Plastik.

Der Nachteil ist der ausgedehnte abdominothorakale Zugang. Deshalb bevorzugen wir grundsätzlich den abdominalen Zugang. Die einzigen Ausnahmen bilden eine für eine Anastomose absolut ungeeignete infrarenale Aorta oder eine Voroperation in diesem Bereich. Hier bedeutet die aufwendige und schwierige Präparation im Schwielengewebe ein zusätzliches, nicht unerhebliches Risiko, das durch den thorakalen Bypassanschluß umgangen werden kann. Als eventuelle alternative Donorarterien können in solchen Fällen noch die Beckengefäße mit ihren hämodynamischen Nachteilen dienen.

Beim ausschließlich abdominalen Zugang erfolgt die proximale Anastomose des Venenbypasstransplantates, dessen Ostium zuvor durch eine Plastik erweitert worden ist (Abb. 22.17), End-zu-Seit mit der infrarenalen Aorta, welche infrakolisch (Abb. 22.14a, b) oder rechts retrokolisch (Abb. 22.14g, h) freigelegt wird. Nach Abklemmung des Bypasstransplantates erfolgt dann wieder die Freigabe des Aortenblutstroms. Zum distalen Anastomosenanschluß sind die Äste des Truncus coeliacus geeigneter als Stamm selbst, weil ihre Freilegung bedeutend einfacher ist. Der Bypass selbst wird in einem leichten Bogen retropankreatisch zur A. hepatica oder zur A. lienalis geführt. Bei infrakolischer Freilegung der Aorta wird der erforderliche Tunnel zur A. hepatica geschaffen,

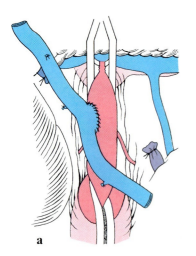 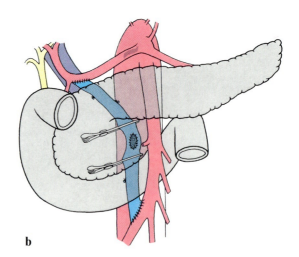

Abb. 22.15a, b. Venöse Brückenplastik zur Behandlung von Doppelstenosen bzw. -verschlüssen der A. mesenterica sup. und des Tr. coeliacus nach infrakolischer Freilegung der infrarenalen Aorta. **a** Das venöse Transplantat, dessen Klappen zuvor reseziert sind (Abb. 22.16), wird zuerst Seit-zu-Seit mit einem schrägovalen Fenster in der rechten Wand der infrarenalen Aorta anastomosiert. **b** Getrennte Abklemmung der beiden Brückenarme nahe der Aorta und Freigabe der Aortendurchblutung. Führung des oberen Brückenarmes retropankreatisch zur A. hepatica comm. und des unteren Brückenschenkels zur A. mesenterica sup. Beide distalen Anastomosen werden schräg End-zu-Seit hergestellt

indem man stumpf mit 2 Fingern von infrakolisch und von der Bursa omentalis aus das Gewebe zwischen Aorta und Pankreas in Höhe des Abgangs der A. mesenterica sup. disseziert (Abb. 22.14c). Der Tunnel zur A. hepatica comm. erfordert eine Dissektion zwischen V. portae und Ductus choledochus (Abb. 22.14d). Beim Durchzug des Bypasstransplantates ist peinlichst eine Drehung oder Abknickung zu verhindern. Der distale Anschluß erfolgt End-zu-Seit entweder mit der A. lienalis oder mit der A. hepatica comm. (Abb. 22.14e, f). Voraussetzungen für eine Anastomose mit der A. lienalis sind, daß:

(1) dieses Gefäß nicht arteriosklerotisch verändert ist und
(2) daß der obliterierende Truncusprozeß nicht über die Aufteilungsstelle hinausreicht und somit die Zirkulation von der A. lienalis zum Leberstromgebiet behindert.

Bestehen Zweifel an der hämodynamischen Intaktheit der A. lienalis, so sollte in jedem Fall dem Anschluß an die A. hepatica comm. der Vorzug gegeben werden [27].

V. Rekonstruktion von Doppelverschlüssen

Bei der Rekonstruktion von Doppelstenosen bzw. -verschlüssen der A. mesenterica sup. und des Truncus coeliacus können grundsätzlich alle zuvor beschriebenen Rekonstruktionsmethoden in Kombination zur Anwendung kommen. In unserer Klinik hat sich in derartigen Situationen am besten die sog. venöse Brückenplastik bewährt (Abb. 22.15).

Nach Darstellung der Anastomosen-Anschlußstellen mit den Viszeralarterien, wobei die A. mesenterica sup. infrakolisch, oder besser rechts retrokolisch freigelegt werden kann, wird das infrarenale Aortensegment freipräpariert und ausgeklemmt. Aus der rechten Wand der infrarenalen Aorta wird ein schräg ovales Fenster exzidiert und dessen Ränder von arteriosklerotischen Veränderungen gesäubert. Die wegen der unterschiedlichen Länge der Brückenschenkel an der Hinterwand exzentrisch längs inzidierte Venenbrücke wird Seit-zu-Seit mit der Aorta anastomosiert (Abb. 22.15a). Nach Fertigstellung der Anastomose wird mit Oliven, aus beiden Richtungen eingeführt, die Weite des Einstroms in die jeweiligen Schenkel überprüft. Beide Schenkel der Brücke werden dann getrennt, nahe der Aorta abgeklemmt und die Aortendurchblutung nach distal freigegeben. Die Brückenarme werden anschließend genau wie die Bypassplastiken zu den entsprechenden Segmenten der A. mesenterica sup. und des Truncus coeliacus (A. hepatica, A. lienalis) geführt und hier End-zu-Seit anastomosiert (Abb. 22.15b).

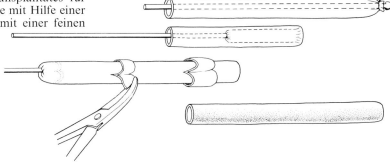

Abb. 22.16. Vorbereitung des Venentransplantates für die Brückenplastik. Umstülpen der Vene mit Hilfe einer Knopfsonde. Resezieren der Klappen mit einer feinen Schere

Transplantationsmaterial. Die Viszeralarterien sind in der Regel relativ zart und dünnwandig und zur Anastomosierung mit den relativ dickwandigen alloplastischen Gefäßprothesen nicht geeignet. Als weiterer Nachteil kommen die nicht unerheblichen Kaliberdifferenzen und der sekundäre Lumenverlust der Prothese hinzu. Aus diesen Gründen und auch wegen ihrer höheren biologischen Wertigkeit sollte, wenn eben möglich, bei der Rekonstruktion von Viszeralarterien von autoplastischen Gefäßtransplantaten Gebrauch gemacht werden. Das Transplantat der Wahl ist die V. saphena magna. Steht keine Vene zur Verfügung, so können Arteriensegmente aus der A. lienalis oder der A. iliaca ext. (wobei letztere durch eine Prothese ersetzt wird) Verwendung finden. Die A. iliaca int. sollte möglichst als Kollateralen-Spenderarterie erhalten bleiben.

Vorbereitung des Transplantats. Das entnommene Venensegment wird im heparinisierten Blut des Patienten aufbewahrt. Um das weite proximale Ende des Vena saphena-Segmentes orthograd mit der Aorta anastomosieren zu können, wird das Transplantat auf einer Knopfsonde umgestülpt und die Venenklappen unter Sicht reseziert (Abb. 22.16). Nach Rückstülpung der Vene wird durch Auffüllen des Gefäßes mit dem Blut-Heparin-Gemisch aus beiden Richtungen geprüft, ob Klappenreste verblieben sind und ob das Gefäß dicht ist.

Die gleiche Transplantat-Vorbereitung gilt für das venöse Brückentransplantat.

Andere Möglichkeiten, das für die Anastomose mit der Aorta vorgesehene Ende des Transplantates zu erweitern, zeigt Abb. 22.17.

H. Postoperative Komplikationen

Postoperative Komplikationen nach wiederherstellenden Eingriffen an den intestinalen Arterien unterscheiden sich nicht von denen nach anderen Arterienrekonstruktionen. Im Falle einer Blutung soll man sich unverzüglich zur Reintervention entschließen. Dasselbe gilt für den Fall eines Frühverschlusses. Es ist jedoch u.U. nicht leicht, einen solchen Reverschluß frühzeitig zu erkennen, es sei denn, daß Zeichen eines Darminfarktes auftreten.

I. Reinterventionen an den Viszeralarterien

Ein Frühverschluß nach Rekonstruktion einer Viszeralarterie sollte immer Anlaß zu einer sofortigen Reintervention sein [8, 23]. Je früher diese erfolgt, desto geringer sind die Verwachsungen und Narbenbildungen im Operationsgebiet und desto einfacher ist das Rekonstruktionsgebiet zugänglich.

Abb. 22.17 a–d. Verschiedene Techniken zur Erweiterung des zur Anastomosierung mit der Aorta vorgesehenen Venentransplantatendes. **a** Tulpenkelchförmige Erweiterung des Transplantatendes mit einem keilförmigen Venenstreifen. **b** Trompetenartig gestaltetes Transplantatende durch schräges Zuschneiden des Hauptstammes und eines Seitenastes. **c** Trichterförmige Erweiterung des Transplantatendes mit Hilfe einer Venengabelung. **d** Venentransplantat mit Carrel-Patch. Entfernung der Klappen ist hierbei erforderlich

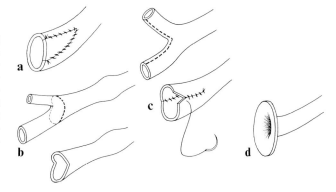

In der Mehrzahl der Fälle befindet sich die Ursache des frühen Reverschlusses im Bereich der distalen Anastomose, die darum als erste eröffnet, beurteilt und u.U. korrigiert werden muß. Die eventuell erforderliche Thrombektomie erfolgt von hier aus mit Hilfe eines Fogarty-Katheters.

Selten wird ein früher Reverschluß mit klinischen Zeichen einer Darmischämie einhergehen. In einem solchen Fall sollte das Vorgehen analog dem primären akuten Viszeralarterienverschluß sein. In Abhängigkeit vom Schweregrad der Ischämie kommen eine Korrektur der Plastik, eventuell in Kombination mit Darmresektion, und u.U. auch nur die alleinige Darmresektion, eventuell mit späterer second look-Operation in Frage.

Bei einer Spätreintervention wegen Rezidivstenose oder -Verschlusses kann der Versuch unternommen werden an die Gefäßplastik selbst heranzuziehen. Die Freilegung des ursprünglichen Operationsgebietes mit Korrektur der alten Plastik (Einnähen eines Dilatationsstreifens, erneute Endarteriektomie oder Transplantatwechsel) stößt jedoch in der Regel auf erhebliche Schwierigkeiten und birgt ferner das Risiko von Verletzungen der Begleitstrukturen in sich.

Unter solchen Umständen verdient es den Vorzug, die diesbezügliche Viszeralarterie distal der alten Anastomosestelle freizulegen. Daß auch dabei erhebliche Schwierigkeiten auftreten können, braucht kaum erwähnt zu werden.

Unabhängig von der Erstoperation verbleibt für die Reintervention praktisch nur das Umgehungsverfahren. Bei noch vorhandenem venösen Material sollte dieses auf jeden Fall zur Bypassplastik Verwendung finden. Welche Stelle für die proximale Anastomose des Bypasstransplantates verwendet wird, kann häufig erst nach Berücksichtigung der lokalen anatomischen Verhältnisse und der Art der Erstoperation intraoperativ entschieden werden. Wenn die Aorta distal der hergestellten Bypass-Anastomose oder die distale Aorta noch gut erreichbar ist, sollte das neue Transplantat hier anastomosiert werden. U.U. kann die A. iliaca comm. oder die untere thorakale Aorta für den Transplantatanschluß Verwendung finden.

Bei brauchbarer A. lienalis kommt eine in-situ-Plastik mit dieser Arterie als Zweiteingriff in Betracht. Die freipräparierte und im Milzhilus durchtrennte Milzarterie wird dann mit der infrarenalen Aorta bzw. mit der A. mesenterica sup. distal der alten Anastomose verbunden.

LITERATUR

1. Adeshek K, Wittenstein G (1979) Mesenteric revascularization: an operative approach. Am J Surg 137:821
2. Buchardt-Hansen HJ, Engell HC, Ring-Larsen H, Randek L (1977) Splanchnic blood flow in patients with abdominal angina before and after arterial reconstruction. Ann Surg 186:216
3. Crawford ES, Morris GC Jr, Myhre HO, Roehm JOF Jr (1977) Celiac axis, superior mesenteric artery and inferior mesenteric artery occlusion; surgical considerations. Surgery 82:856
4. Dick AP, Gregg DMcC (1972) Chronic occlusions of the visceral arteries. Clin Gastroenterol 1:689
5. Dongen RJAM van (1970) Atlas of reconstructive arterial surgery. HE Stenfert Kroese, Leiden
6. Dongen RJAM van (1976) Abdominal angina; diagnosis and surgical treatment. Minerva Chir 31:415
7. Dongen RJAM van, Schwilden ED (1976) Die chronischen intestinalen Durchblutungsstörungen. Operationsindikationen, Wiederherstellungsmethoden, Ergebnisse. Chirurg 47:366
8. Dongen RJAM van, Schwilden E-D (1980) Reinterventionen an den Visceral- und Nierenarterien. Chirurg 51:7
9. Eidemiller LR, Nelson JC, Porter JM (1979) Surgical treatment of chronic visceral ischemia. Am J Surg 138:264
10. Eklof B, Hoevels J, Ihse I (1978) The surgical treatment of chronic intestinal ischemia. Ann Surg 187:318
11. Giessler R, Hoffmann K, Heberer G (1973) Akute und chronische Verschlüsse der Viszeralarterien. Dtsch Med Wochenschr 98:1112
12. Hansen HJB (1976) Abdominal angina. Results of arterial reconstruction in 12 patients. Acta Chir Scand 142:319
13. Heberer G, Dostal G, Hoffmann K (1972) Zur Erkennung und Behandlung der chronischen Mesenterialarterieninsuffizienz. Dtsch Med Wochenschr 97:750
14. Hertzer NR, Beven EG, Humphries AW (1977) Chronic intestinal ischemia. Surg Gynecol Obstet 145:321
15. Hollier LH, Bernatz PE, Pairolero PC, Payne WS, Osmundson PJ (1981) Surgical management of chronic intestinal ischaemia: a reappraisel. Surgery 90:940
16. Jaumin P, Fastrez J, Goenen M, Kestens-Servaye Y, Schoevaerdts J, Dautrebande J (1975) Revascularization of the superior mesenteric artery. J Cardiovasc Surg 16:548
17. Nunn DB (1972) Chronic intestinal angina: a report of two patients treated succesfull by operation. Ann Surg 175:523
18. Pokrowsky AV, Kasantchjan PO, Spiridonov AA (1980) A new method of one-stage revascularization of the visceral arteries. Experience with 25 operations. J Cardiovasc Surg 21:659
19. Robb HJ, Ketonen P, Ketonen L, Luosto R, Matilla S (1978) Clinical experience with surgical treatment of chronic intestinal ischemia. Ann Chir Gynaecol 67:70

20. Robicsek F, Daugherty HK, Cook JW, Owen BJ (1977) A new method to revascularize the celiac axis. Vascular Surgery 11:34
21. Santavirta S, Nieminen J, Kauste A, Ahonen J (1978) Revascularization in mesenteric infarction by reimplantation of the superior mesenteric artery. Acta Chir Scand 144:185
22. Schwilden E-D, Dongen RJAM van (1978) Angina intestinalis. Fortschr Med 96:839
23. Semb BKH, Halvorsen JF, Fossdal JE, Eide J (1977) Visceral ischaemia following coeliac- and superior mesenteric artery occlusion. Acta Chir Scand 143:185
24. Solheim K, Rosseland A, Lund B-L (1977) Intestinal angina. Report of two operated cases. Scand J Thorac Cardiovasc Surg 11:1141
25. Stoney RJ, Olcott C (1979) Visceral artery syndromes and reconstructions. Surg Clin North Am 59:637
26. Stoney RJ, Ehrenfeld WK, Wylie EJ (1977) Revascularization methods in chronic visceral ischaemia caused by atherosclerosis. Ann Surg 186:468
27. Wichterman KA, Stansch HC Jr (1979) Simplified splanchnic artery revascularization using extra-anatomic bypass grafts: a report of ten cases. Arch Surg 114:1052
28. Zelenock GB, Graham LM, Whitehouse WM Jr, Erlandson EE, Kraft RO, Lindenauer SM, Stanley JC (1981) Splanchnic arteriosclerotic disease and intestinal angina. Arch Surg 115:497

23 Verschlußprozesse der Nierenarterien

F.W. Eigler und H.D. Jakubowski

INHALT

A. Spezielle Anatomie 627
B. Renovaskulärer Hochdruck, Indikationen zur Operation 628
    I. Definition, Häufigkeit 628
    II. Ätiologische Aspekte 628
    III. Pathophysiologie 628
    IV. Diagnostik 629
    V. Operationsindikationen 629
C. Allgemeine chirurgische Aspekte 630
    I. Tolerierbare Ischämiezeiten der Nieren 630
    II. Präoperative Maßnahmen 630
    III. Intraoperative Maßnahmen 630
    IV. Postoperative Maßnahmen 631
D. Operativer Zugang 631
    I. Infrakolischer Zugang 632
    II. Suprakolischer Zugang 633
E. Operationsverfahren 634
    I. Desobliteration 634
    II. Resektion und renorenale End-zu-End-Anastomose 636
    III. Resektion und renorenale Transplantatinterposition 637
    IV. Resektion und renorenale End-zu-End-Anastomose am Aortenabgang 637
    V. Aortale Neuimplantation der Nierenarterie 637
    VI. Aortorenale Transplantatinterposition 638
    VII. Aortobirenale Transplantatinterposition (Brückenbypass) 638
    VIII. Extraanatomische Rekonstruktionen 638
    IX. Autotransplantation 639
    X. Ex-situ-Korrektur, totale Autotransplantation 640
F. Sondersituation bei Kindern 640
G. Arterienverschluß auf dem Boden einer vorbestehenden Nierenarterieneinengung 640
H. Renovaskulärer Hochdruck nach Nierentransplantation 641
I. Akutverschluß der primär normalen Nierenarterie 641
K. Zusatzeingriffe bei renovaskulärem Hochdruck 642
L. Komplikationen und Rezidiveingriffe an den Nierenarterien 643
    Literatur 643

A. Spezielle Anatomie

Die Nierengefäße können in ihrer Zahl und Aufteilung Variationen aufweisen. Wenn jeweils nur eine Nierenhauptarterie vorhanden ist, entspringen beide Arterien aus der Aorta in Höhe der Bandscheibe zwischen dem 1. und 2. Lendenwirbel. Ungleicher Ursprung ist häufig, die rechte A. renalis entspringt dann meistens etwas tiefer. In Hilusnähe teilt sich die A. renalis in mehrere Äste, von denen die Mehrzahl vor dem Nierenbecken in das Parenchym eintritt. Auf dem Wege von der Aorta zum Nierenhilus gibt die Nierenarterie die A. suprarenalis und die A. testicularis bzw. ovarica ab (s.S. 18).

Eine Versorgung der Niere durch jeweils 2 oder mehr direkt aus der Aorta abgehende Arterien findet sich bei etwa 25% der Menschen. Die Bedeutung dieser Varianten liegt in möglichen Kompressionseffekten durch diese Gefäße etwa im Nierenbecken- und im Ureterenbereich mit Harnabflußstörungen sowie in der Gefahr ihrer unabsichtlichen Unterbindung. Je nach ausfallendem Nierenparenchymbereich kann dann ein Hochdruck resultieren.

Die zusätzlichen Arterien können im Hilus selbst, aber auch außerhalb in das Organ eindringen: Sowohl oberhalb wie unterhalb des Hilus ist mit ihnen zu rechnen. Der rechte Nierenarterienabgang wird vom Venenkreuz bedeckt, das durch die V. cava inf. und die beiden einmündenden Nierenvenen gebildet wird. Seine Freilegung verlangt deshalb eine ausgiebigere Präparation dieses Venenkreuzes.

Das Kollateralsystem der Niere. Die Nierenarterien gelten normalerweise als Endarterien, da bei akutem Verschluß die vorgegebenen Kollateralen für eine annähernd normale Durchblutung nicht ausreichen. Wird die Nierenarterie allerdings durch allmähliche Verschlußprozesse eingeengt, können die vorgebildeten Kollateralen sich so weit entwikkeln, daß mindestens der Erhaltungsstoffwechsel gewährleistet bleibt. Als Kollateralkreisläufe können sich die Arterien zu den Nebennieren über die Verbindung zu den Aa. suprarenales sup., die Kapselarterien über die Lumbalarterien und die Ureteralgefäße entwickeln. Die letzteren werden im oberen Bereich von der Nierenarterie, im mittleren von der A. ovarica bzw. spermatica und im unteren von der A. iliaca comm. gespeist [12]. Die Impressionen, die durch Ausbildung der Ureteralgefäße als Kollateralen hervorgerufen werden, stellen im Urogramm ein sehr sicheres diagnostisches Zeichen für eine funktionell wirksame Nierenarterienstenose dar.

B. Renovaskulärer Hochdruck, Indikationen zur Operation

Der häufigste Grund für Eingriffe an den Nierenarterien ist der renovaskuläre Hochdruck. Deshalb sollen die dabei anzuwendenden Verfahren zuerst besprochen werden, ehe die Situation bei akuten Verschlüssen, Traumen oder nach Nierentransplantation erörtert wird.

I. Definition, Häufigkeit

Als renovaskulärer Hochdruck wird eine Konstellation bezeichnet, bei der prinzipiell durch Beseitigung entsprechender Veränderungen an den Nierenarterien außerhalb des Parenchyms eine Blutdrucknormalisierung erzielt werden kann [17]. Hingegen werden Veränderungen im Bereich der intraparenchymatösen Arterien und Arteriolen nicht miteinbezogen. Allerdings wird der Begriff renovaskulärer Hochdruck in der Literatur in diesem Punkt uneinheitlich gebraucht. Unter allen Hypertonien dürfte der renovaskuläre Hochdruck weniger als 1% ausmachen [6].

II. Ätiologische Aspekte

Die häufigste Form der Nierenarterieneinengung findet sich als *Arteriosklerose* [9] aortennah im ersten Drittel der Nierenhauptarterie mehr oder weniger konzentrisch ausgebildet mit einer poststenotischen Dilatation. Dabei ist aus der aktuellen Situation nicht zu entscheiden, ob im Rahmen einer essentiellen Hypertonie die Arteriosklerose sich im Bereich der Nierenarterie manifestiert oder umgekehrt die primäre Manifestation an der Nierenarterie zum Hochdruck geführt hat.

Die zweithäufigste Erkrankung ist die *Fibrodysplasie* mit 4 verschiedenen Unterformen [13]:

(1) die seltene sog. fibromuskuläre Dysplasie mit ringförmiger Stenose durch Verstärkung der arterieneigenen Muskulatur,
(2) die Intimafibrose, die ebenfalls ringförmige Veränderungen mit poststenotischen Dilatationen hervorruft,
(3) die Mediadysplasie, bei der sich Einengungen mit aneurysmatischen Erweiterungen abwechseln, so daß sich ein haustrenartiges Bild ergibt und schließlich
(4) die subadventitiellen Dysplasien

Typisch ist der periphere Sitz der Veränderungen, die häufige Doppelseitigkeit und die Kombination mit einer sog. Ren mobilis.

Zwar finden sich die entsprechenden Veränderungen auch in anderen Gefäßbereichen, in aller Regel aber nicht so ubiquitär wie bei der Arteriosklerose.

Wie weit die Unterteilung der verschiedenen Formen, die meist schon an Hand des Angiogramms gelingt, Konsequenzen für die einzuschlagende Therapie hat, ist umstritten. Die ggf. anzuwendenden revaskularisierenden Verfahren können sich von denen bei der Arteriosklerose sehr unterscheiden [22].

III. Pathophysiologie

Allen Veränderungen gemeinsam ist die Beeinträchtigung der Nierendurchblutung, die zu charakteristischen Veränderungen in der nachgeschalteten Niere im Vergleich zu der unter einem höheren Blutdruck stehenden Gegenseite führt [3]. Die Durchblutungsminderung führt über eine verminderte Filtration zu einer verstärkten Konzentrierung des Primärharns mit verminderter Natriumkonzentration im Endharn. Während früher diese funktionellen Seitenunterschiede in Tests Grundlage für die Entscheidung für eine Operation waren [14], sind sie inzwischen als zu kompliziert und für den Patienten zu belastend verlassen worden.

Die verminderte Durchblutung führt im übrigen über das Renin-Angiotensin-System zu einer Blutdrucksteigerung, die wahrscheinlich über das Aldosteronsystem durch Veränderungen im Natriumhaushalt perpetuiert wird. Die Anwendung des Converting-Enzym-Inhibitors Captopril läßt die Bedeutung des Renin-Angiotensin-Systems durch Blutdrucksenkung erkennen [20]. Vorsicht ist aber bei Einnierigkeit geboten, da dann ein akutes Nierenversagen auftreten kann. Die Operationsindikation sollte aber auch von diesem Test nur ausnahmsweise abhängig gemacht werden.

IV. Diagnostik

Für die Diagnostik lassen Anamnese und klinischer Befund keine Besonderheiten beim Patienten mit renovaskulärem Hochdruck erkennen. Lediglich die sichere Aussage über eine plötzlich entstandene Hypertonie kann ein Verdachtsmoment darstellen. Ein Stenosegeräusch im Abdomen ist ähnlich zu bewerten, aber insbesondere beim Arteriosklerotiker mehrdeutig.

Als Screeningverfahren muß vor allen Dingen das bei der Hochdruckdiagnostik häufig angewandte Urogramm gelten. Einseitig verkleinerte Niere mit glatter Kontur, verspäteter aber konzentrierterer Ausscheidung, erkennbare Einkerbungen des Nierenbeckens und Ureters als Ausdruck des Kollateralsystems können Hinweise jedenfalls bei einseitiger bzw. einseitig betonter Nierenarterienstenose darstellen [14]. Für die Zukunft dürfte die digitale Subtraktionsangiografie den Wert eines Screeningverfahrens erhalten [15], während alle übrigen Verfahren einschließlich der Isotopennephrografie zu unspezifische Normabweichungen liefern. Zur Indikationsstellung des therapeutischen Vorgehens ist schließlich immer eine genaue Gefäßdarstellung erforderlich. Scheint eine perkutane Angioplastie [16] indiziert, wird das Vorgehen nach SELDINGER angewandt (s.S. 124).

Die Angiografie gibt in aller Regel Aufschluß über die zugrunde liegende Ätiologie der Stenose. Eine eindeutige poststenotische Dilatation bringt praktisch den Beweis für eine haemodynamische Wirksamkeit der Stenose.

V. Operationsindikationen

Die Operationsindikation beim renovaskulären Hochdruck ist in besonderem Maße von lokalen und allgemeinen Faktoren abhängig. Von der lokalen Situation aus ist die Indikation zur operativen Revaskularisation einer Nierenarterie immer dann gegeben, wenn eindeutige Hinweise auf eine funktionell wirksame Stenose bestehen (poststenotische Dilatation, ausgebildeter Kollateralkreislauf, evtl. einseitige Erhöhung des Renins im Nierenvenenblut) und das Verfahren der perkutanen transfemoralen Angioplastie entweder nicht zum Ziel geführt hat oder nicht anwendbar ist: Von vornherein sind totaler Verschluß der Nierenarterie, ungünstiger Verlauf des Gefäßes, extreme poststenotische Dilatation mit Gefahr der Perforation bzw. Verdacht auf primäres Aneurysma Indikationen für das operative Vorgehen. Schon hier sei darauf hingewiesen, daß bei der Transplantatniere, bei der sich kein Kollateralkreislauf ausbilden kann, primär eine etwaige Gefäßstenose operativ angegangen werden sollte.

Während bei drohendem Verlust der Nierenfunktion nur lebensbedrohende Erkrankungen als Kontraindikation gelten sollten, ergeben sich für die Indikation im Hinblick auf den Hochdruck sowohl für die Angioplastie wie die Operation aus dem Allgemeinzustand des Patienten gewisse Einschränkungen. Bei der Indikationsstellung zur Angioplastie sollte man sich immer vor Augen halten, daß in einem wenn auch sehr geringen Prozentsatz ein operativer Eingriff evtl. notfallmäßig durchzuführen ist. Deshalb sollten die allgemeinen Kontraindikationen, die für die Operation gelten, für die Angioplastie nicht unbeachtet bleiben (s.S. 125).

Während beim Hochdruckkranken unter 40 Jahren praktisch immer die Indikation zum aktiven Eingreifen gegeben ist, sollte mit zunehmendem Alter und bei allgemeiner Arteriosklerose Zurückhaltung geübt werden, da die Operationsletalität jenseits des 50. Lebensjahres stark ansteigt und die Langzeitergebnisse ebenfalls nicht den ursprünglichen Erwartungen entsprechen. Zu den Risikofaktoren müssen im übrigen koronare Herzkrankheit, Diabetes mellitus und zerebrale Durchblutungsstörungen gezählt werden.

Dank der sehr effektiven medikamentösen Hochdrucktherapie verlagert sich gerade für den älteren Patienten die Indikation mehr zum Problem der Funktionserhaltung der betroffenen Niere, ganz besonders trifft das für den Einnierigen oder den funktionell Einnierigen zu.

C. Allgemeine chirurgische Aspekte

I. Tolerierbare Ischämiezeiten der Nieren

Die Ischämietoleranz der Niere muß unter 3 verschiedenen Gesichtspunkten gesehen werden, nämlich

(1) normale präoperative Nierendurchblutung bds. und einseitige Operation, also vorübergehendes akutes Nierenversagen auf einer Seite ohne Konsequenzen,
(2) Notwendigkeit der Durchblutungsunterbrechung bds. bei präoperativ normaler Durchblutungssituation oder Einnierigkeit, also Vermeiden eines akuten Nierenversagens dringend geboten und schließlich
(3) Operation an einer Nierenarterie wegen allmählich eingetretener Durchblutungsbeeinträchtigung oder völligem Gefäßverschluß mit entwickeltem Kollateralkreislauf.

Zu 1. Wird eine einseitige Operation vorgenommen und ist die einwandfreie Funktion der Gegenseite erwiesen, kann die Ischämiezeit über 45 Minuten hinaus verlängert werden, weil ein sich postoperativ ausbildendes akutes Nierenversagen der operierten Seite in seiner Auswirkung für den Gesamtorganismus durch die „gesunde" Seite kompensiert wird. Unter diesen Bedingungen scheint eine Unterbrechung bis zu $1^{1}/_{2}$ Stunden möglich. Operationen an den Nierenarterien, die so viel Zeit beanspruchen, sind an sich nicht bekannt, lediglich bei schwierigen Aneurysmaoperationen können sie erreicht werden.

Zu 2. Ist die Sofortfunktion der Niere nach dem Gefäßeingriff anzustreben, sollte die Unterbrechung der Durchblutung bei Körpertemperatur 45 Minuten nicht überschreiten. Voraussetzung für eine so lange gefahrlose Abklemmung sind normale Kreislaufverhältnisse vor und nach der Durchblutungsunterbrechung. Die Erzeugung einer Diurese durch Furosemid oder osmotisch mit 20%igem Mannit vor Beginn der Ischämie ist empfehlenswert [1].

Ist eine Durchblutungsunterbrechung von mehr als 1 Stunde vorauszusehen, so können die Folgen der Ischämie durch Temperatursenkung in dem Organ mit Hilfe der Kühlperfusion gemindert werden. Eine fortlaufende Kühlung erfordert allerdings zusätzlich die Drainage der Nierenvene. Eine Oberflächenkühlung mittels speziell angefertigtem Beutel verlangt die vollständige Nierenmobilisation, wobei mögliche Kollateralen geopfert werden. Deshalb ist dieses Verfahren nicht zu empfehlen.

Zu 3. Die Hauptindikation für Operationen an den Nierenarterien resultiert aus chronischen Durchblutungsstörungen infolge Veränderungen der Nierenarterienhauptgefäße. Da sich bei dieser Konstellation ein Kollateralkreislauf entwickelt, der den Erhaltungsstoffwechsel ausreichend, gelegentlich auch einen Teil des Funktionsstoffwechsels versorgt, sind zeitliche Limitierungen praktisch nicht gegeben – vorausgesetzt, daß es nicht zu peripheren Thrombosierungen kommt. Dies sollte sich durch lokale Heparinisierung und zwischenzeitliche Überprüfung des Rückstroms vermeiden lassen.

II. Präoperative Maßnahmen

Die meist vorhandene Hypertonie sollte gut eingestellt werden. Im Gegensatz zu früheren Vorstellungen wird die perioperative Führung des Patienten bei normalem Blutdruck erleichtert. Ein Ausgleich vorhandener Elektrolytentgleisungen insbesondere eine durch Diuretika häufig verursachte Hypokaliämie ist dringlich. Je nach kardialer Situation sollte die Digitalisierung erfolgen. Besteht bereits eine gravierende Nierenfunktionsstörung, sollte durch sorgfältige Bilanzierung des Flüssigkeitshaushaltes versucht werden, die Situation so weit wie möglich zu normalisieren.

Die generelle Feststellung, daß eine Adipositas ein Risikofaktor für größere Operationen darstellt, gilt in besonderem Maße für Operationen an den Nierenarterien. Da meist keine zeitliche Dringlichkeit besteht, sollte ggf. eine konsequente Gewichtsreduktion erfolgen. Das sollte auch dann gelten, wenn „nur" eine perkutane Angioplastie vorgesehen ist. Denn in der seltenen Situation einer Komplikation ist die Operation sonst besonders risikoreich. Im übrigen sollte nicht nur die Erleichterung der anatomiegerechten Präparation für die Gewichtsabnahme Motivation sein, sondern auch die Tatsache, daß die Hypertonie dadurch günstig beeinflußt wird.

III. Intraoperative Maßnahmen

Vor allem bei arteriosklerotischen Stenosen sind intraoperativ Kreislaufschwankungen im Hinblick auf entsprechende Veränderungen in anderen Gefäßprovinzen besonders zu meiden. Wir empfehlen dabei nach Möglichkeit das Ausklemmen eines Nierenarterienabganges und nicht den vollständigen Verschluß der Aorta. Allerdings kann mit den heutigen Möglichkeiten der blutigen arteriellen Druckmessung und des Pulmonaliskatheters eine erhebliche Blutdruckschwankung durch schnelles Gegensteuern mit intravenös verabreichten Antihypertensiva bei Blutdrucksteigerungen oder Volumenzugabe bei Blutdruckabfall vermieden werden (s. hierzu die Problematik des Clamping- und Declampingmanövers bei der Operation des Bauchaortenaneurysmas, S. 204).

In jedem Fall sollte vor Ausklemmen der Nierenarterie intraoperativ eine Diurese mit 20%iger Mannitlösung oder – bei Gefahr der Herzbelastung – mit Furosemid erzwungen werden, um die Auswirkungen einer Ischämie an der Niere möglichst gering zu halten [1].

Bei Vorliegen aortennaher Stenosen ist darauf zu achten, ob in der Nähe der Nierenarterienabgänge mitverursachende Veränderungen zu erkennen sind. Bei arteriosklerotischen Nierenarterienstenosen findet man relativ häufig direkt neben der Aorta einen sehnigen Strang, der einem tief ansetzenden Zwerchfellanteil entspricht. Die Nierenarterie kann darüber gleichsam reiten, und die ständigen Pulsationen gegen diesen Strang können für die Manifestation der Arteriosklerose gerade an dieser Stelle verantwortlich sein. Wir empfehlen die Durchtrennung dieses Sehnenbereichs unter Sicht, wenigstens dann, wenn keine Umgehungsanastomose vorgesehen ist. Mäßige dabei auftretende Blutungen können durch Elektrokoagulation leicht gestillt werden.

Vor allen weiteren Maßnahmen ist nach ausgiebiger Darstellung des Nierenarterienabgangs die letzte Möglichkeit zur Verifizierung der hämodynamischen Wirksamkeit der Stenose gegeben. Ideal ist die Kombination von Durchflußmessung mit einem elektromagnetischen Flußmesser und Blutdruckmessung durch direkte Punktion in Aorta und poststenotische Dilatation. Ein Drucksprung von mehr als 15 mmHg bei nachgewiesener Durchblutung der Arterie darf als eindeutig gelten. Bei praktisch aufgehobenem Fluß muß daran erinnert werden, daß dann unabhängig vom Grad der Stenose sich der Druck hinter der Stenose dem Aortendruck angleicht.

IV. Postoperative Maßnahmen

Postoperativ ist nach Eingriffen an den Nierenarterien grundsätzlich eine Intensivüberwachung sicherzustellen. Blutdruckschwankungen sowohl nach oben wie nach unten sind nicht selten und erfordern eine prompte Gegensteuerung. Insbesondere bei Hochdruckkranken mit Arteriosklerose sollten wesentliche Abweichungen von einem Druckbereich um 150 mmHg systolisch und 90 mmHg diastolisch durch blutdrucksenkende Mittel bei hypertensiver Tendenz oder Volumenzugabe bei Hypotension ausgeglichen werden. Gleichzeitig bedarf die Urinausscheidung fortlaufender Kontrolle. Stundenmengen von 100 ml sind anzustreben. Entsprechend einer forcierten Diurese droht die Gefahr einer Hypokaliämie, im Falle der Oligurie die der Hyperkaliämie. Auch eine geringe Erhöhung des Serum-Natrium kann zu Blutdrucksteigerung führen. Deshalb sind mehrfache Kontrollen des Elektrolythaushaltes in den ersten 24 Stunden anzuraten.

Abrupte Verminderung der Urinausscheidung und gleichzeitiger Blutdruckanstieg sind dringend auf einen Verschluß der operierten Nierenarterie verdächtig. Urogramm und Szintigramm können hier im Falle eines akuten Nierenversagens im Stich lassen, so daß die Angiografie, wo möglich in Form der digitalen Subtraktionsangiografie, ohne Zögern als beweisende diagnostische Maßnahme herangezogen werden sollte. Je nach Befund (Hämatom, Arterienthrombose) muß die schnelle Reoperation erfolgen.

D. Operativer Zugang

Die Eingriffe werden in Rückenlage durchgeführt. Der Zugang zu den Nierenarterien von vorn durch das Abdomen wird entweder mit einer Schnittführung in der Mittellinie, dann aber möglichst hochreichend, oder als querer Oberbauchschnitt gewählt (Abb. 23.1). Während bei spitzem epigastrischem Rippenwinkel der Längsschnitt vorteilhafter ist, bringt der quere Oberbauchschnitt bei sehr großem Winkel Vorteile. Zu bedenken ist jedenfalls, daß die Nierenarterien relativ hoch in Höhe der Bandscheibe zwischen 1. und 2. Lendenwirbel ihren Ursprung aus der Aorta haben. Für die Freilegung der Nierenarterien selbst ist die Möglichkeit infrakolisch durch das Mesokolon oder suprakolisch durch Abpräparation – je nach betrof-

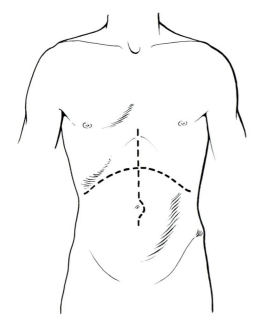

Abb. 23.1. Hautinzisionen zur Freilegung der Nierenarterie. Grundsätzlich sind als Zugangswege zu den Nierenarterien medialer Oberbauchlängsschnitt oder quere Oberbauchinzision möglich. Bei Anlage des Schnittes ist der relativ hohe Abgang der Nierenarterien aus der Aorta zu berücksichtigen

fener Nierenarterie – der linken oder rechten Kolonflexur möglich. Das Vorgehen richtet sich danach, ob es sich um aortennahe Veränderungen handelt, und ob eine mehr oder weniger ausgeprägte Adipositas vorliegt. Bei aortennahem Sitz der Veränderungen und intraabdominellem Fettreichtum ist der direkte Zugang infrakolisch vorzuziehen.

I. Infrakolischer Zugang (Abb 23.2a, b)

Für den infrakolischen Zugang wird das Querkolon mit dem großen Netz nach oben geschlagen, der Dünndarm zur rechten Seite gehalten und unterhalb oder unter Abpräparation der Flexura duodenojejunalis das Peritoneum über der Aorta inzidiert. Als erstes stößt man dann auf die linke Nierenvene, die die Aorta kreuzt. Sie wird angeschlungen und falls die linke Nierenarterie etwas oberhalb der Vene ihren Aortenursprung hat, wird die V. suprarenalis an ihrer Einmündung in die V. renalis zwischen Ligaturen durchtrennt. Dabei empfiehlt sich die Umstechung mindestens an der Veneneinmündungsstelle, damit bei der weiteren

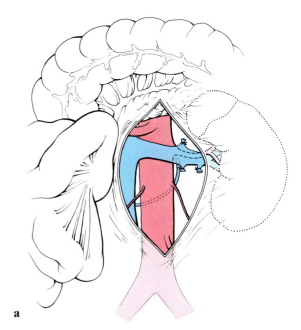

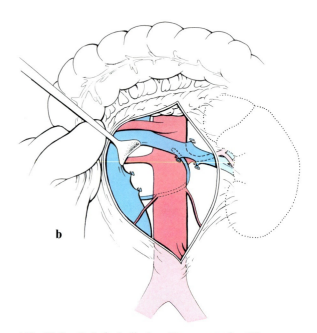

Abb. 23.2a, b. Infrakolischer Zugang zu den Nierenarterien. **a** Freilegung der linken Nierenarterie. Nach Abpräparation der Flexura duodeno-jejunalis und des Mesenteriums Längseröffnung des Retroperitoneums über der Aorta und Präparation der linken Nierenvene aus dem Fettgewebe. Einmündende Venen, wie V. suprarenalis oder ovarica bzw. spermatica, werden unterbunden und durchtrennt, damit die Vene besser beweglich ist. In aller Regel findet sich der Nierenarterienabgang direkt an der Kreuzungsstelle der linken Nierenvene mit dem linken Rand der Aorta. **b** Zur Darstellung des rechten Nierenarterienabganges muß das Venenkreuz (V. cava mit beiden Nierenvenen) präpariert und nach rechts gehalten werden.

Präparation durch ein Abrutschen der Ligatur nicht eine Blutung auftritt. Liegt die Arterie mehr distal der Nierenvene, wird die V. ovarica bzw. spermatica nach Unterbindung durchtrennt, damit die Nierenvene leichter nach oben gehalten werden kann (Abb. 23.2a). Bestehen Unsicherheiten über die Lage der Nierenarterie, wird man mit einem Venenhaken die Vene zunächst nach oben halten und schrittweise auf die Aortenwand zu präparieren. Der tastende Finger kann dann die Nierenarterie am seitlichen Abgang bei Pulsationen relativ leicht finden. Ist die Arterie verschlossen, wird sie sich immerhin als Strang ertasten lassen. Gerade bei arteriosklerotischen Veränderungen der Nierenarterien findet sich oft sehr verschwieltes Gewebe mit Lymphbahnen und Lymphknoten. Manchmal entsteht dadurch der Eindruck, daß die Nierenarterie durch dieses Gewebe eingeengt ist. Besteht begründeter Verdacht, sollte man möglichst früh eine Druckmessung in Aorta und peripherer Nierenarterie vornehmen, um einen Drucksprung zu sichern. Nur wenn ein nachgewiesener Drucksprung nach Freipräparation des Gefäßes verschwindet, ist man berechtigt, von einer Stenose durch exogene Kompression auszugehen und die Nierenarterie selbst nicht zu eröffnen. Die Präparation muß im übrigen bei Verschwielungen in kleinen Schritten mit Rücksicht auf die sonst schnell verletzte Adventitia der Aorta und der Nierenarterie erfolgen; dabei kann als erstes Manöver das Anschlingen der Aorta hilfreich sein.

Sind beide Nierenarterienabgänge freizulegen oder vorwiegend der rechte, verfährt man zunächst wie beschrieben, präpariert aber dann die Einmündung der V. renalis in die V. cava inf. frei, um mindestens die linke Seite der V. cava darzustellen. Obwohl der Abgang der rechten Nierenarterie direkt unter der Einmündungsstelle der linken Nierenvene in die V. cava inf. gelegen ist, soll man mit Präparation und Anschlingen der V. cava zurückhaltend sein. Bei notwendiger Darstellung auch der peripheren Abschnitte der rechten Nierenarterie wird ohnehin die rechte Nierenvene freigelegt werden müssen. Durch Längspräparation der V. cava – ggf. unter Durchtrennung von Lumbalvenen – läßt sich eine ausreichende Mobilisation erzielen. In den Einmündungswinkel der linken Nierenvene läßt sich durch Einsetzen eines Venenhakens genügend Sicht auf den rechten Nierenarterienabgang schaffen (Abb. 23.2b). Reichen die Veränderungen mehr in die Peripherie hinein, so muß auf der rechten Seite die V. cava nach links gehalten werden, damit die Präparation weitergeführt werden kann. Bei diesem Manöver ist besonders auf relativ zentral einmündende Nierenvenenäste zu achten. Ihr Abriß kann zu unangenehmen Blutungen führen. Bei Einmündungen an der hinteren Zirkumferenz der Nierenvene kann die Versorgung schwierig sein. Durch vorsichtiges Darstellen der Hinterwand läßt sich aber die Blutstillung durch Umstechung mit atraumatischen Nähten 5/0 bzw. 6/0 erreichen.

II Suprakolischer Zugang (Abb. 23.3)

Erweist sich, daß die Nierenarterienveränderungen sehr in die Peripherie reichen oder überhaupt nur dort aufzusuchen sind, ist der suprakolische Zugang entweder zusätzlich oder von vornherein zu wählen.

Auf der linken Seite (Abb. 23.3a) muß die Flexura lienalis des Kolons an der Anheftung zur Milz hin durchtrennt und dann die Flexur nach rechts hin mobilisiert werden bis sich zunächst die linke Nierenvene darstellt (Abb. 23.3b). Je nach Situation werden die obligat in die Vene einmündende V. ovarica bzw. spermatica und die V. suprarenalis nach Unterbindung durchtrennt. Durch Weghalten der Nierenvene mit einem entsprechenden Haken (s.S. 634) gelingt die Darstellung der Nierenarterie bis zu ihrem Ursprung aus der Aorta ohne Schwierigkeiten.

Auf der rechten Seite (Abb. 23.3c) wird die Flexura hepatica des Kolon zusammen mit dem Duodenum im Sinne einer Kocherschen Mobilisation von der Nierenfettkapsel abpräpariert. Die Identifikation der Nierenvene gelingt relativ leicht. Aufgrund ihres großen Durchmessers ist eine Verwechslung mit anderen, insbesondere Mesenterialvenen, nicht zu befürchten. Unter der Vene findet sich die Nierenarterie. Mündet die rechte V. suprarenalis in die Nierenvene, so ist ihre Durchtrennung nach Unterbindung anzuraten, damit genügend Freiheit in der Verlagerung der Nierenvene zur Freigabe der Nierenarterie erreicht wird.

Grundsätzlich muß betont werden, daß eine großzügige Freilegung der Nierenarterie über den eigentlichen krankhaften Prozeß hinaus erfolgen muß, damit sicher Möglichkeiten der Abklemmung und danach der Revision gegeben sind. Nach Beendigung von Eingriffen an den Nierenarterien sollte bei infrakolischem Zugang selbstverständlich das Retroperitoneum durch Einzelknopfnähte oder fortlaufende Naht verschlossen werden. Die Anheftung der Kolonflexuren er-

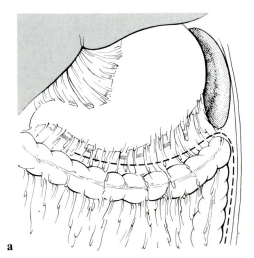

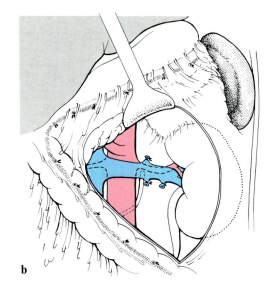

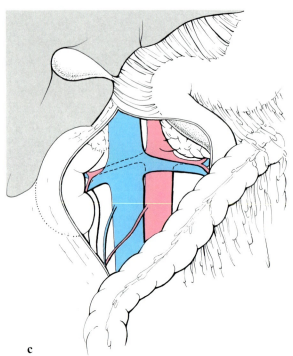

Abb. 23.3a–c. Suprakolischer Zugang zu den Nierenarterien. **a, b** Freilegung der linken Nierenarterie. Nach Durchtrennung des Lig. gastrocolicum und Auslösen der linken Kolonflexur von den Anheftungen der hinteren Bauchwand wird die Flexur mit dem zugehörigen Mesokolon nach medial geschlagen, die Nierenvene freipräpariert und darunter die Nierenarterie aufgesucht. **c** Freilegung der rechten Nierenarterie. Nach Spaltung des Retroperitoneums um das Duodenum und die rechte Kolonflexur werden beide Darmteile von der Nierenfettkapsel abpräpariert und nach medial gehalten. Der Abgang der rechten Nierenarterie befindet sich dann direkt unter dem Venenkreuz, gebildet aus V. cava inf. und beiden Nierenvenen

übrigt sich in der Regel. Eine Rücklagerung der Darmabschnitte in normale Position reicht hier aus. Eine Drainage erfolgt nur ausnahmsweise.

E. Operationsverfahren

Besonderes Instrumentarium. Für die Operationen an der Nierenarterie reichen im wesentlichen die für die Gefäßchirurgie üblichen Instrumente aus. Wegen der Tiefe der Verhältnisse sollten allerdings genügend lange Instrumente zur Verfügung stehen. Für das Beiseitehalten der Venen und der V. cava benutzen wir einen eigens entwickelten gekröpften Venenhaken. Bei den dysplastischen Veränderungen in der Peripherie kann zusätzlich das Instrumentarium für die Koronarchirurgie nützlich sein. Insbesondere eignen sich für die innere Dehnung der Nierenarterienäste die feinen Kunststoffbougies.

Als Nahtmaterial findet an der Aorta ein 5×0 monofiler, nicht resorbierbarer, atraumatischer Faden, an der Nierenarterie je nach Kaliber (aortennah oder sehr peripher) ein Faden der Stärke 6×0 oder 7×0 Anwendung.

I. Desobliteration

Für das direkte Desobliterationsverfahren [11] ist es entscheidend, daß der Nierenarterienabgang genügend aus der Aorta ausgeklemmt wird, da die Veränderungen in aller Regel mehr in die Aorta

23 Verschlußprozesse der Nierenarterien

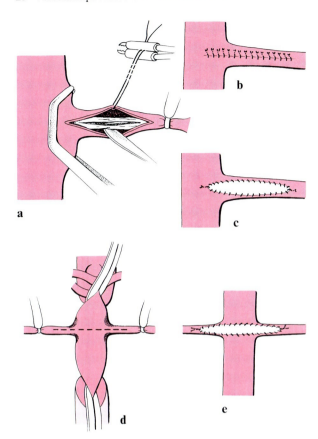

Abb. 23.4 a–e. Endarteriektomie bei aortennaher arteriosklerotischer Nierenarterienstenose. **a–c** Direkte Desobliteration bei einseitiger Stenose. Eröffnung der Nierenarterie nach Ausklemmen des Abgangs aus der Aorta durch Längsinzision und Ausschälen des einengenden Intimapolsters (**a**). Normalerweise läuft der Plaque nach distal aus. Anderenfalls muß die Intima hier von innen angeheftet werden. Danach erfolgt der Verschluß mit einem Venenstreifen mit fortlaufender 6 × 0 Naht (**c**). Ist der desobliterierte Anteil des Lumen eher weiter als die Norm, so ist die direkte fortlaufende Naht möglich (**b**). Dabei werden 5 × 0 Einzelknopfnähte im Bereich der Aortenwand benutzt. Die Nierenarterie kann mit 6 × 0 fortlaufender Naht verschlossen werden. Dieses Vorgehen muß aber sicherstellen, daß von dorsal her keine einengenden Stränge vorhanden sind. Sie müßten ggf. gespalten werden. **d, e** Transaortale direkte Desobliteration beider Nierenarterienabgänge über eine Querinzision. Nach proximalem und distalem Ausklemmen der Aorta wird die Inzision quer über beide Nierenarterienabgänge gelegt. Das Verfahren ist besonders zu empfehlen, wenn die Hauptveränderungen nur an den Abgängen gelegen sind. Nach Desobliteration empfiehlt es sich, einen Venen- oder Prothesenstreifen in die Inzisionsstelle einzunähen

hineinreichen als von außen bzw. dem Aortogramm her zu vermuten ist (Abb. 23.4). Unter Verwendung einer gebogenen Klemme (Cooley, seltener Satinsky) gelingt dies gut. Je nach Ausmaß der Stenosierung wird das Gefäß über dem stenosierten Bereich längs eröffnet. Bei dem zu erwartenden massiven Rückstrom aus dem peripheren Gefäßanteil wird hier ebenfalls eine Klemme angelegt und dann mit dem Dissektor in typischer Weise der Plaque entfernt (Abb. 23.4a). In aller Regel läuft er nach peripher hin gut aus, so daß sich eine Anheftung der Intima erübrigt. Problematischer ist die Situation zur Aorta hin, da bei der Arteriosklerose die Veränderungen in der Aortenwand erheblich sind und zur Vermeidung von Reststenosen oder gar postoperativer Thrombosierung der Aortenwandteil abgeklärt werden muß. Läßt sich abschätzen, daß durch die Plaqueentfernung auch nach Verschluß der Arteriotomie das ursprüngliche Lumen erhalten bleibt, verzichten wir zugunsten eines direkten Nahtverschlusses auf das Einnähen eines Venenstreifens (Abb. 23.4b). Es läßt sich damit ein Ergebnis erzielen, das von einer normalen Nierenarterie nicht zu unterscheiden ist. Für den Verschluß verwenden wir im Bereich des Übergangs der Inzision auf die Aorta 5 × 0 Einzelnähte. Die Nierenarterie selbst wird mit einem 6 × 0 nicht resorbierbaren monofilen Kunststoffaden mit fortlaufender Naht verschlossen. Voraussetzung für dieses Verfahren ist allerdings, daß die nach Desobliteration verbleibende Wandstärke eine sichere Naht erlaubt.

Sonst ist das Einnähen eines Venenstreifens die sicherere Maßnahme (Abb 23.4c). Hierbei muß als kritischer Punkt der Übergang der Aorta in das Nierenarteriengefäß beachtet werden. Man sollte an der Übergangsstelle Aorta und Nierenarterie die beiden gegenüberliegenden primären Nähte anlegen, um etwaige Verziehungen zu vermeiden. Vor Freigabe der Strombahn ist das Ausspülmanöver hier besonders wichtig.

Insbesondere bei doppelseitigen Stenosen ist empfohlen worden, die Aorta im Bereich der Abgänge quer (Abb. 23.4d) oder längs (Abb. 23.5a–d) zu eröffnen und eine Desobliteration des Abgangs von innen her vorzunehmen. Der Vorteil des Verfahrens ist die schnelle Verschlußmöglichkeit nach Beendigung der Desobliteration (24). Ein wesentlicher Nachteil der Längsinzision besteht darin, daß ggf. das periphere Ende, das entscheidend für den Erfolg sein kann, nicht zu übersehen ist. Bei querer Inzision der Aorta (Abb. 23.4d, e) kann allerdings die Inzision auf

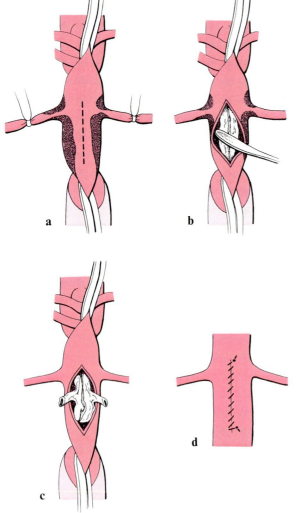

tion des veränderten Bereiches an (Abb. 23.6a). Auch dabei sollten die korrespondierenden Gefäßenden schräg zueinander gestellt werden, um eine möglichst weite Anastomose zu erreichen (Abb. 23.6b). Von der Weite des Gefäßes muß abhängig gemacht werden, ob die Anastomosierung teilweise oder vollständig mit fortlaufender Naht durchgeführt werden kann (Abb. 23.6c). Im Zweifelsfalle sollte von vornherein die Erweiterung der Anastomose mit einem Venenstreifen vorgesehen werden (Abb. 23.6d). Auch bei längerem verändertem Arterienanteil läßt sich die End-zu-End-Anastomose erreichen, wenn – wie häufig bei den fibrodysplastischen Veränderungen – eine Ren mobilis vorliegt. Durch Annäherung der Niere lassen sich dann die Nierenarterienstümpfe weitgehend spannungslos vereinigen.

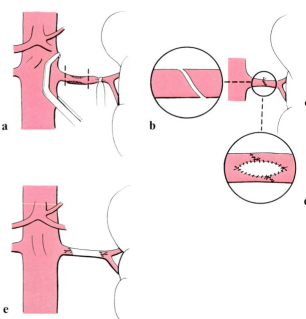

Abb. 23.5 a–d. Indirekte transaortale Desobliteration beider Nierenarterien über Längsinzision. Nach proximalem und distalem Ausklemmen wird die Aorta an der Vorderwand längsinzidiert (**a**) und die Intima mit ihrem Plaque ausgeschält (**b**). Idealerweise gelingt das in Form eines Ausgußzylinders (**c**). Dabei muß die Intima proximal und distal an den Klemmen abgerissen werden. Nach Sicherstellung des Auslaufens der Verdickungen zur Peripherie hin kann die Aorta mit fortlaufender 5 × 0 Naht verschlossen werden (**d**)

die Nierenarterien fortgesetzt werden und der Verschluß mit einem Venen- oder Dacronstreifen erfolgen.

II. Resektion und renorenale End-zu-End-Anastomose (Abb. 23.6 a–d)

Bei kurzstreckigen fibrodysplastischen Veränderungen – insbesondere der seltenen ringförmigen fibromuskulären Stenose – bietet sich die Resek-

Abb. 23.6 a–e. Resektion der Stenose und renorenale End-zu-End-Anastomose. Liegt die Stenose in der Mitte der Nierenarterie, kann nach Ausklemmen die Resektion des veränderten Teils die einfachste Behandlung sein (**a**). Dabei ist auf schräge Schnittflächen und schräges Anastomosieren Wert zu legen (**b, c**). Bei sehr kleinem Kaliber der Gefäße sind Einzelnähte vorzuziehen oder von vornherein ein Venenstreifen zur Erweiterung mitzuverwenden (**d**). **e** Stenosenresektion und renorenale Transplantatinterposition. Nach Resektion der Stenose kann zwischen dem zentralen Aortenstumpf und der peripheren Nierenarterie ein Venentransplantat eingenäht werden. Dieses Vorgehen hat den Vorteil der Erhaltung des ursprünglichen Aortenursprungs, aber den Nachteil, daß die beiden Anastomosen während der Abklemmung der Nierenarterie erfolgen müssen. In aller Regel verdient die aortorenale Veneninterposition hier den Vorzug

III. Resektion und renorenale Transplantatinterposition (Abb. 23.6e)

Ausgehend von der Vorstellung, daß die normalen Nierenarterienabgänge operativ nur ausnahmsweise ideal nachgeahmt werden können, sind bei großstreckigen Resektionen Interpositionen mit Prothesenmaterial oder Venentransplantaten vorgenommen worden. Der Nachteil dieses Verfahrens besteht in der verlängerten Ischämiezeit, da 2 Anastomosen während der Ausklemmung der Nierenarterie zu nähen sind. Daher ist dieses Verfahren heute zugunsten der aortorenalen Transplantatinterposition weitgehend verlassen.

IV. Resektion und renorenale End-zu-End-Anastomose am Aortenabgang (Abb. 23.7a, b)

Bei arteriosklerotischen Nierenarterien kommt es nicht selten zu einer Verlängerung des Gefäßes und entsprechender Abknickung im Stenosenbereich (Abb. 23.7a). Hierbei kann es vorteilhaft sein, die Nierenarterie etwa 1 cm hinter ihrem Abgang aus der Aorta zu durchtrennen, zu desobliterieren und mit Einzelnähten in den aufgespaltenen und ebenfalls desobliterierten Aortenabgang wieder einzunähen (Abb. 23.7b). Die Hinterwand kann dann fortlaufend genäht werden, der Verschluß der Vorderwand sollte aber mit Einzelknopfnähten erfolgen. Dabei ist die Zirkumferenz der Anastomose durch Inzision korrespondierender Gefäßwandstellen möglichst schräg und damit weit zu stellen. Dieses Verfahren ist bei bestehender Arteriosklerose der Aorta der Neuimplantation vorzuziehen, da die ursprünglichen Abgangsverhältnisse wiederhergestellt bzw. erhalten werden können.

V. Aortale Neuimplantation der Nierenarterie (Abb. 23.7c)

Bei aortennahen Veränderungen insbesondere ungünstiger Position kann als einfaches Verfahren die Abtrennung der Nierenarterie nach Unterbindung des Ursprungs aus der Aorta und die Neueinpflanzung am Ort der Wahl durchgeführt werden [23]. Dabei muß auf die genügende Ausschneidung des neuen Nierenarterienabganges aus der Aortenwand und die sichere Desobliteration der Aorta in diesem Bereich geachtet werden. Bei Teilausklemmung der Aorta muß man sich vergewissern, daß das wahre Lumen auch wirklich eröffnet

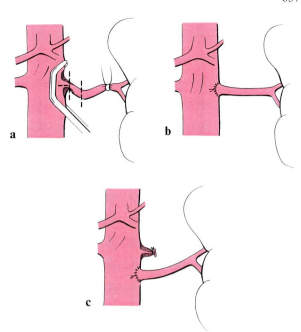

Abb. 23.7. a, b Aortennahe Durchtrennung der Nierenarterie, Desobliteration des Abgangs und Wiedereinnähen des Gefäßes am Aortenabgang. Dieses Verfahren kann dann angewandt werden, wenn durch die Arteriosklerose eine Schlängelung der Arterie im Stenosebereich aufgetreten ist (**a**). Nach Abtrennung der Nierenarterie relativ aortennah und Desobliteration der Nierenarterie wird eine sorgfältige Desobliteration auch des Arterienabgangs aus der Aorta vorgenommen. Dabei wird die Vorderwand bis zur Aorta hin inzidiert (**a**). Nach Desobliteration wird dann die Nierenarterie mit fortlaufender Naht in den Aortenabgang wieder eingenäht (**b**). Durch Inzision der Hinterwand der Nierenarterie und Adaptation an den inzidierten Abgang selbst wird eine sehr weite Anastomose ermöglicht. **c** Aortale Reimplantation der Nierenarterie. Sind die Abgangsverhältnisse zu ungünstig, handelt es sich um eine sehr kurzstreckige Stenose, kann die Nierenarterie direkt in die Aorta implantiert werden. Hierbei ist nur darauf zu achten, daß das neue Ostium genügend weit gestaltet und die Aorta in dem betreffenden Bereich genügend desobliteriert wird. Sowohl fortlaufende Naht mit 2 Unterbrechungen wie Einzelnähte sind möglich

ist. Bei Intimaverdickung kann diese nach innen geschoben und so ein Lumen vorgetäuscht werden. Durch die Desobliteration kann im Abgangsbereich die Wand verdünnt werden, so daß der Nachteil der Vereinigung einer relativ dicken Wand (Aorta) mit der oft sehr dünnen poststenotisch dilatierten Nierenarterie gemindert wird.

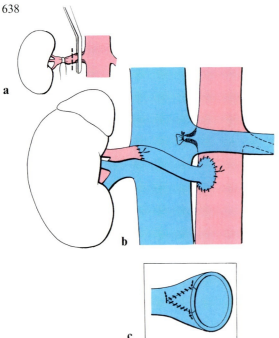

Abb. 23.8a–c. Aortorenale Transplantat-Interposition. Voraussetzung ist, daß Venenmaterial beim Patienten zu gewinnen ist. Grundsätzlich kann zwar Prothesenmaterial auch verwendet werden, es hat aber gerade bei der Nierenarterie den Nachteil geringerer Elastizität. Insbesondere VAN DONGEN weist darauf hin, daß die Anastomose im Aortenbereich dadurch besonders weit gestellt werden muß, daß entweder eine Teilungsstelle der Vene so präpariert wird, daß ein besonders weites Segment entsteht, oder es muß durch einen zusätzlichen Venenstreifen die Vene am Abgang besonders erweitert werden (**c**) Auf diese Weise sollen sich Venendilatationen vermeiden lassen, wie sie verschiedentlich beschrieben wurden und als poststenotische Dilatation gedeutet werden können. Im übrigen wird das Transplantat auf der rechten Seite vor der V. cava zur peripheren Nierenarterie geleitet, da auf diese Weise die Anastomose sehr viel günstiger durchzuführen ist. In der Peripherie ist wiederum die schräge Anlage der Anastomose durchzuführen

VI. Aortorenale Transplantatinterposition
(Abb. 23.8 a–c)

Für praktisch alle Situationen verwendbar ist das Verfahren der Veneninterposition zwischen Aorta und peripherem Arterienende nach Resektion kurz- oder langstreckiger Stenosen [10]. Die Aorta wird ganz oder teilweise distal des Nierenarterienabgangs an einer gut zugänglichen Stelle abgeklemmt und an der seitlichen Aortenwand eine dem Kaliber der Nierenarterie entsprechende Öffnung exzidiert. Das vorbereitete Veneninterponat wird eingenäht: Nach dem Vorschlag von Van Dongen wird von vornherein eine Erweiterungsplastik entweder durch Aneinanderfügen einer Venenaufzweigung der V. saphena oder in Form einer primären Erweiterung durch eine Streifenplastik durchgeführt (Abb. 23.8c). Während dieses Manövers wird die Niere normal durchblutet. Nach Fertigstellung und Überprüfung der Dichtigkeit der Aortotransplantatanastomose kann dann die Nierenarterie nach zentraler Unterbindung durchtrennt und im Gesunden bzw. poststenotischen Teil mit der Vene End-zu-End verbunden werden. Die prinzipiell mögliche End-zu-Seit-Anastomose in der Peripherie ist aus haemodynamischen Gründen verlassen worden.

VII. Aortobirenale Transplantatinterposition (Brückenbypass) (Abb. 23.9)

Bei doppelseitigen Nierenarterienveränderungen kann das Veneninterponat primär an der Aortenvorderwand Seit-zu-Seit in der Mitte des Transplantates anastomosiert werden und dann jedes Venenende wiederum End-zu-End mit dem jeweiligen peripheren Nierenarterienende. Dieses von VAN DONGEN propagierte Verfahren [7] setzt eine gute Primäranastomose zwischen Aorta und Transplantat voraus sowie die Resektion der Venenklappen im Transplantat.

VIII. Extraanatomische Rekonstruktionen

Unter besonderen Bedingungen können andere Umleitungsverfahren benutzt werden. Am gängig-

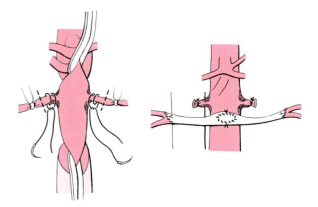

Abb. 23.9. Aortobirenale Transplantatinterposition. Bei doppelseitigen Nierenarterienstenosen kann das Prinzip der Umgehungsanastomose auch mit einem Transplantat durchgeführt werden. Ein genügend langes Venentransplantat wird an der Vorderwand der Aorta Seit-zu-Seit anastomosiert. Nach Fertigstellung wird zunächst die eine Nierenarterie, dann auch die andere angeschlossen

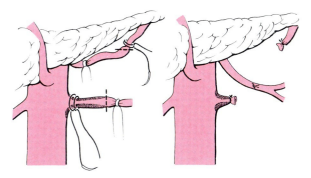

Abb. 23.10. Splenorenale End-zu-End-Anastomose zur linken Nierenarterie. Dieses Verfahren hat den Vorteil, daß nur in der Peripherie eine Anastomose durchzuführen ist. Es hat aber den Nachteil, daß normalerweise die Milzarterie sehr früh der Arteriosklerose anheim fällt

sten war das Verfahren, die Milzarterie zu präparieren, peripher vor der Milz abzutrennen und dann eine End-zu-Seit- oder End-zu-End-Anastomose mit der poststenotischen Dilatation der Nierenarterie durchzuführen ([4], Abb. 23.10). Einwände gegen dieses Verfahren beruhen vor allem auf der Tatsache, daß die Milzarterie normalerweise das erste Gefäß des Bauchraumes ist, das der Arteriosklerose anheim fällt, und damit unter Langzeitgesichtspunkten die Verwendung als Gefäßersatz sehr eingeschränkt ist. Interpositionen zwischen A. mesenterica sup., A. hepatica [18] sowie der A. gastroduodenalis und der jeweils nächst gelegenen Nierenarterie haben praktisch keine Indikation mehr (Abb. 23.11a, b). Hingegen kann die iliakorenale Interposition unter besonderen Umständen eine Alternative darstellen (Abb. 23.11c). Dabei ist in gleicher Weise vorzugehen wie bei der aortorenalen Interposition eines Venentransplantates, allerdings sollte man sich der Tatsache bewußt bleiben, daß arteriosklerotische Veränderungen, wenn schon nicht in der distalen Aorta, so doch in der Iliakaregion bevorzugt auftreten können.

IX. Autotransplantation (Abb. 23.12a–c)

Unter bestimmten Umständen mit sehr peripheren Gefäßveränderungen ist die Autotransplantation analog zur homologen Nierentransplantation vorgeschlagen worden [26]. Damit soll eine leichtere Versorgung von Gefäßveränderungen vor allem in der Peripherie möglich sein. Das Vorgehen ist hingegen nicht indiziert, wenn es sich um arteriosklerotische, also aortennahe Veränderungen handelt

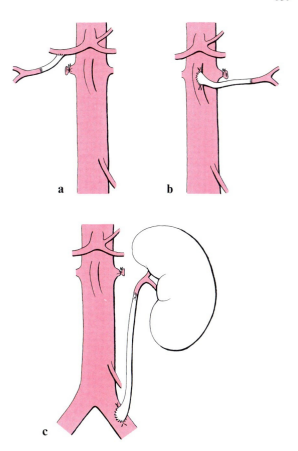

Abb. 23.11a–c. Besondere Formen extraanatomischer Rekonstruktionen. In seltenen Fällen, insbesondere bei Rezidiveingriffen, kann es notwendig sein, Veneninterpositionen zwischen A. hepatica und rechter Nierenarterie (**a**), A. mesenterica sup. und linker Nierenarterie (**b**) und zwischen A. iliaca comm. und peripherer Nierenarterie (**c**) durchzuführen. Im klinischen Alltag haben diese Verfahren jedoch kaum eine Bedeutung

– nicht zuletzt deshalb, weil das Verfahren die Verlagerung der Niere in das kleine Becken und den Anschluß der Gefäße an die Beckengefäße bedingt. Bei der Arteriosklerose ist aber auch in diesen Bereichen mit ausgeprägten Veränderungen zu rechnen. Vor allem aber werden alle Kollateralen der Niere zerstört. Bei sehr peripheren Veränderungen hingegen ist zu überlegen, ob nicht gegebenenfalls eine vollständige Autotransplantation notwendig ist mit Ex situ Korrektur [2]. Die einfache Autotransplantation kommt hingegen mehr bei langstreckigen Harnleiterdefekten in Frage, um eine möglichst nahe Position der Niere zur Blase zu erhalten. Im einzelnen wird bei der einfachen Autotransplantation in Analogie zur Organentnahme bei lebendem Spender vorgegangen (Abb. 23.12c).

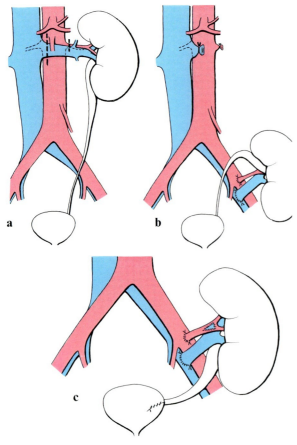

Abb. 23.12a–c. Autotransplantation der Niere. Die Kontinuität des Ureters kann unter Verlagerung des oberen Nierenpols nach kaudal erhalten werden (**b**) oder nach vollständiger Entfernung und Kühlperfusion der Niere sowie Ex-situ-Korrektur von Aststenosen z.B. mit V-förmigen Saphenastreifen eine totale Autotransplantation notwendig sein (**c**)

Eine zwischenzeitliche Kühlperfusion ist empfehlenswert (s. Pichlmayr – Organtransplantation Bd. III, Allg. u. spez. Operationsl.).

X. Ex-situ-Korrektur, totale Autotransplantation [2]

Hierbei wird die Niere vollständig entfernt wie für eine homologe Transplantation. Besonders muß dabei die Gefäßversorgung des Ureters im umgebenden Fettgewebe beachtet werden. Nach Kühlperfusion kann ggf. unter Hinzuziehung eines Operationsmikroskops die Wiederherstellung peripherer Gefäße durchgeführt werden. Anschließend erfolgt wie bei der homologen Transplantation die Implantation im kleinen Becken an die Iliakagefäße vorzugsweise mit End-zu-Seit-Anastomose und die Ureterimplantation in die Blase (Abb. 23.12c).

F. Sondersituation bei Kindern

Schon bei Säuglingen und Kleinkindern können Nierenarterienveränderungen einen Hochdruck verursachen [21]. Bei der Korrektur dieser Veränderungen muß man unbedingt die Tatsache berücksichtigen, daß es sich um einen wachsenden Organismus handelt und deshalb fortlaufende Nähte zu vermeiden sind. Nicht selten wird man ein Nahtmaterial von 7×0 bei sehr kleinen Verhältnissen wählen. In aller Regel wird man die erkrankten bzw. veränderten Teile resezieren und entweder eine End-zu-End-Anastomose oder eine Neueinpflanzung der Arterie vornehmen. Prinzipiell kommen natürlich auch andere Verfahren bei der Korrektur in Frage. Kunststoffmaterial sollte jedoch nicht verwendet werden.

G. Arterienverschluß auf dem Boden einer vorbestehenden Nierenarterieneinengung

Aufgrund der häufigen primär medikamentösen Behandlung des renovaskulären Hochdrucks kann es im Verlauf der Zeit, insbesondere bei arteriosklerotischer Genese, zum Fortschreiten der Stenose und schließlich vollständigem Verschluß kommen. Eine ähnliche Problematik besteht bei Verschluß einer Nierenarterie im Rahmen einer perkutanen transluminären Angioplastie. Die besondere Situation im Vergleich zum akuten Arterienverschluß wird durch die in aller Regel gute Kollateralisation gekennzeichnet [12, 25]. Dadurch kann sogar noch eine Urinproduktion, auf jeden Fall aber eine ausreichende Durchblutung für den Erhaltungsstoffwechsel gewährleistet sein. Typischerweise stellt sich eine Niere hinter einem solchen Verschluß klein dar mit glatten Konturen. Zur Erhaltung der Nierenfunktion ist die Operationsindikation bei sonst gutem Allgemeinzustand gegeben. Eine Nephrektomie sollte nur bei nachgewiesener pyelonephritischer Schrumpfniere erfolgen. Dringlich wird die Indikation selbstverständlich bei Einnierigkeit oder doppelseitigem Verschluß. Wegen der besonderen Pathophysiologie ist der Operationszeitpunkt in Abhängigkeit von der Dringlichkeit der Situation zu legen. Das operative Vorgehen entspricht dem bei arteriosklerotischen Veränderungen der Nierenarterie. Die Prognose ist immer dann besonders günstig, wenn ein guter Blutrückfluß erreicht wird.

Eine seltene Indikation kann auch beim bereits chronisch niereninsuffizienten Patienten gegeben sein, wenn ein schlecht einstellbarer Hochdruck und eine Verschlechterung der Nierenfunktion auf eine Nierenarterienstenose zurückzuführen sind. In Einzelfällen kann durch die Revaskularisation der Zeitpunkt einer notwendigen Dialyse nicht unwesentlich hinausgeschoben werden [25].

H. Renovaskulärer Hochdruck nach Nierentransplantation

Nach Nierentransplantation kann ein Hochdruck ebenfalls durch eine Stenosierung der Nierenarterie hervorgerufen werden [5]. Angaben in der Literatur gehen bis zu 10%. Drei Ursachen werden dafür angeschuldigt:

(1) primär ungünstige Anastomosenanlage oder sekundäre Schrumpfung der Anastomose,
(2) Intimaläsion der Nierenarterie im Zusammenhang mit der Kanülierung für die Perfusionskühlung,
(3) immunologische Vorgänge an der Intima im Rahmen von Abstoßungsreaktionen.

Die Diagnostik dieser Situation ist angesichts der funktionellen Einnierigkeit unter Abgrenzung gegenüber den eigenen belassenen Nieren als Hochdruckursache schwierig. Pragmatisch sollte bei schwer einstellbarem Hochdruck und verschlechteter Nierenfunktion die Angiografie zur Klärung der Diagnose herangezogen werden.

Für die Korrektur der Stenose ergeben sich einige besonders zu beachtende Gesichtspunkte:

Als Zugang sollte transperitoneal vorgegangen werden. Bei der üblichen End-zu-Seit- oder End-zu-End-Anastomose der Nierenarterie im Iliakalbereich lassen sich diese Gefäße transperitoneal sehr viel einfacher und ohne größere präparatorische Schwierigkeiten darstellen, als wenn extraperitoneal durch das Transplantatlager zur Arterie hin vorgedrungen wird. Von dem proximalen Bereich der Anastomose aus ist die Darstellung der Anastomose selbst und des distalen Gefäßabschnittes gut möglich. Beim weiteren Vorgehen ist unbedingt zu beachten, daß im Gegensatz zur allmählich entstandenen Stenosierung bei einer Eigenniere in normaler Position die Transplantatniere über keine Kollateralen verfügt. Damit ist die Ischämietoleranz auch zur Vermeidung eines akuten Nierenversagens sehr viel niedriger anzusetzen. Deshalb muß das am raschesten durchführbare Verfahren gewählt werden, will man nicht die Perfusionskonservierung hinzunehmen. Normalerweise wird bei Sitz der Einengung im Bereich der Anastomose eine Spaltung dieser Stelle und anschließende Erweiterung durch einen Venenstreifen erfolgen. In bestimmten Fällen und insbesondere bei End-zu-End-Anastomosen kann die Resektion der Anastomose und neue Anastomosierung vorteilhafter sein. Bei Beachtung der genannten Prinzipien sollte der Transplantatverlust vermeidbar sein. Aufgrund der eigenen Erfahrung würden wir die chirurgische Korrektur der perkutanen transluminären Angioplastik vorziehen (s. S. 124). Im Falle einer Komplikation, insbesondere einer Thrombosierung der Arterie bei dem Manöver der Angioplastie kann die Niere mangels der Kollateralversorgung nur bei sehr raschem Handeln erhalten werden.

I. Akutverschluß der primär normalen Nierenarterie [19]

Akutverschlüsse bei zuvor nicht veränderten Nierenarterien haben ihre Ursachen entweder in einer Embolie, einem Trauma oder ausnahmsweise in einer spontanen Thrombose. Der akute Verschluß ist bei primär nicht eingeengtem Gefäß immer als Notfall anzusehen, da bei nicht ausgebildetem Kollateralkreislauf Folgen der Ischämie mehr oder weniger intensiv nach Ablauf von 1 Stunde zu erwarten sind. Eine möglichst rasche operative Versorgung sollte deshalb immer erfolgen, insbesondere wenn es sich um eine Einzelniere oder um beidseitige Veränderungen handelt, damit die Notwendigkeit der Dauerdialyse vermieden wird. Sichere Angaben, wie lange ein Verschluß bestehen und dennoch eine Teilfunktion der Niere erreicht werden kann, sind nicht möglich, da offensichtlich die vorhandenen Kollateralen in sehr unterschiedlichem Ausmaß ausgebildet sind. Bei länger bestehender Ischämie besteht aber als Folge des zu erwartenden Gewebsuntergangs im postoperativen

Verlauf die Gefahr einer massiven Harnblutung, die gelegentlich zur sekundären Nephrektomie führen kann. Während beim Trauma die Symptomatik mehr oder weniger eindeutig ist, kann die Embolie mit einem akuten Schmerzereignis einhergehen. Jedenfalls sollte dem dringenden Verdacht auf einen vollständigen Verschluß der Nierenarterie nachgegangen werden, wenn eine nahezu komplette Anurie auftritt. Gerade für diese Zustände dürfte die digitale Subtraktionsangiografie das Mittel der Wahl zur Klärung der Diagnose sein [15]. Indirekte Methoden wie Isotopennephrogramm oder Urogramm können im Stich lassen. Im Zweifelsfall ist nur die Aortoangiografie beweisend. Ist die Diagnose gesichert und bestehen keine Kontraindikationen, sollte umgehend operiert werden. Nach Freilegen und Anschlingen der betroffenen Arterie ist bei sonst normaler Gefäßsituation die quere Inzision des Gefäßes etwa 1 cm distal des Aortenabgangs sinnvoll. Bei Gefahr der Stenosierung kann die Arteriotomie im Bereich der ausgeklemmten Aortenwand erfolgen (Abb. 23.13). Wenn sich der Embolus hier befindet, wird er sich nach Eröffnung von zentral her spontan entleeren. Es wird dann sofort die vorbereitete Klemme zur Aorta hin angelegt und die Peripherie mit dem Fogartykatheter von Embolieresten oder von Sekundärthromben befreit. Auf jeden Fall sollte ein Rückstrom zu erreichen sein. Nach Eingeben von Heparinringerlösung wird die Arteriotomie mit 6×0 Einzelknopfnähten verschlossen. Besteht der Verdacht auf gleichzeitige arteriosklerotische Veränderungen, ist die Längsinzision der Arterie wie bei den beschriebenen chronischen Veränderungen günstiger mit anschließender Erweiterung durch einen Venenstreifen.

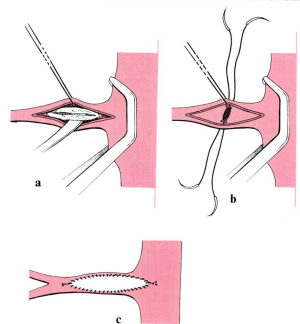

Abb. 23.14a–c. Nierenarterientrauma mit Intimadissektion und dadurch bedingtem thrombotischem Verschluß der Nierenarterie. Die Thrombektomie erfolgt über eine Längsarteriotomie (**a**). Intimadefekte werden durch transluminäre Fixationsnähte versorgt (**b**). Da das Lumen der Nierenarterie bei dieser Situation normal weit ist, sollte die Arteriotomie mit einem Venenstreifen verschlossen werden (**c**)

Handelt es sich bei dem akuten Verschluß um eine Verletzungsfolge, so ist praktisch immer eine Intimabeteiligung anzunehmen (Abb. 23.14a). Auch bei äußerlich wenig veränderter Arterie ist deshalb die Längsinzision vorzunehmen, damit der verletzte Bereich gut zu übersehen ist und Intimalefzen nach peripher hin angeheftet werden können (Abb. 23.14b). Die Längsinzision wird dann mit einem Venenstreifen verschlossen (Abb. 23.14c).

K. Zusatzeingriffe bei renovaskulärem Hochdruck

Fibrodysplastische Nierenarterienveränderungen sind häufig mit einer Ren mobilis gekoppelt. Ist die Beweglichkeit der Niere eindeutig, sollte man zusätzlich zur Kürzung der Nierenarterie eine Nephropexie vornehmen durch umgreifende Nähte im Bereich der untersten Rippe und des oberen Nierenpols. Bei nicht revaskularisierbaren Nierenarterienästen kommt die Resektion des zugehörigen Nierenparenchyms infrage. Zur eindeu-

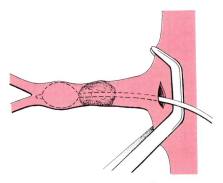

Abb. 23.13. Nierenarterienembolie. Über eine Längsarteriotomie im Aortenbereich wird mittels Fogartykatheter der Embolus entfernt. Die Arteriotomie kann anschließend durch kurze fortlaufende Naht verschlossen werden. Alternativ kann wie in Abb. 23.14 vorgegangen werden

tigen Abgrenzung des betroffenen Parenchyms empfiehlt sich dabei die Injektion von Indigocarmin in den betroffenen Nierenteil. Nach Abtragung des betroffenen Parenchymteiles wird das restliche Parenchym durch fortlaufende Kapselnaht verschlossen.

L. Komplikationen und Rezidiveingriffe an den Nierenarterien [8]

Reinterventionen können bei postoperativen Komplikationen in Form von Nachblutungen oder Frühverschluß notwendig werden oder später bei Restenosierung, allmählichem Verschluß oder Aneurysmabildung. Bei Änderungen des Blutdruckverhaltens oder der Nierenfunktion im postoperativen Verlauf, die abrupt auftreten, ist eine Nachblutung oder eine Rethrombosierung auszuschließen, bei entsprechend gravierenden Veränderungen durch baldmögliche Angiographie. Ergibt sich die Notwendigkeit zur Reintervention, wird man entsprechend der Erstoperation relativ rasch zum betroffenen Nierengefäß vordringen; erneutes Anschlingen und Darstellen der Gefäße ist dabei dringend zu empfehlen.

Bei *Nachblutung* aus den Inzisionen bzw. Anastomosen ist kurzes Ausklemmen meist unumgänglich. Bei einer *Rethrombosierung* muß dringend die gewählte Gefäßrekonstruktion auf Exaktheit überprüft werden, da hier meist der Grund für die Thrombosierung zu suchen ist. Ggf. muß in einen direkt verschlossenen Gefäßteil ein Venenstreifen eingenäht oder gar eine Veneninterposition vorgenommen werden.

Spät-Reinterventionen wegen *Restenosierung* oder *Aneurysmabildung* im Naht- oder Transplantatbereich können präparatorisch besonders schwierig sein. Es empfiehlt sich jeweils, den früher nicht freigelegten Bereich primär darzustellen und auf die veränderte, meist sehr verschwielte Arterie hin zu präparieren. Liegen zu starke Veränderungen vor, kann die Umgehung des veränderten Bereiches durch eine Veneninterposition die beste Lösung darstellen. Solange jedenfalls erholungsfähiges Nierenparenchym festzustellen ist, sollte die Nephrektomie zugunsten der Revaskularisation unterbleiben.

LITERATUR

1. Abbott WM, Austen WG (1974) The reversal of renal cortical ischemia during aortic occlusion by mannitol. J Surg Res 16:482
2. Belzer FO, Raczkowski A (1982) Ex vivo renal artery reconstruction with autotransplantation. Surgery 92:642
3. Breslin DJ (1982) Pathophysiology of renovascular hypertension: An overview. In: Breslin DJ, Swinton NW, Libertino JA, Zinman L (eds) Renovascular hypertension. Williams & Wilkins, Baltimore London, p 36
4. Brewster DC, Darling RC (1979) Splenorenal arterial anastomosis for renovascular hypertension. Ann Surg 189:353
5. Brölsch Ch, Meiners G, Ringe B, Rippel W, Mellmann J, Tidow G, Lauchart W, Bunzendahl H, Pichlmayr R (1984) Causes and treatment of renal allograft stenosis. In: Eigler FW, Jakubowski HD (eds) Surgery in chronic renal failure. Thieme, Stuttgart New York, p 230
6. Danielson M, Dammström BG (1981) The prevalence of secondary and curable hypertension. Acta Med Scand 209:451
7. Dongen RJAM van (1972) Renovaskuläre Hypertonie – chirurgische Behandlung und Ergebnisse. Thoraxchir 20:361
8. Dongen RJAM van, Schwilden E-D (1980) Reinterventionen an den Visceral- und Nierenarterien. Chirurg 51:7
9. Eigler FW, Dostal G, Bock K-D, Löhr E (1984) Die Nierenarterienstenose arteriosklerotischer Genese. Dtsch Ärztebl 81:271
10. Ernst CB, Stanley JC, Marshall FF, Fry WJ (1972) Autogenous saphenous vein aortorenal grafts. Arch Surg 105:855
11. Freeman NE, Leeds FH, Elliott WG, Roland SI (1954) Thromboendarterectomy for hypertension due to renal artery occlusion. JAMA 156:1077
12. Hallwachs O, Vollmar J (1971) Totalverschluß der Nierenarterie: Nephrektomie oder Revaskularisation? Dtsch Med Wochenschr 96:53
13. Harrison EG, McCormack LJ (1971) Pathologic classification of renal arterial disease in renovascular hypertension. Mayo Clin Proc 46:161
14. Heberer G, Eigler FW, Albrecht KF (1963) Diagnostische und chirurgische Möglichkeiten bei Hochdruckkranken mit Nierenarterienstenosen. Langenbecks Arch Klin Chir 302:159
15. Hillman BJ (1983) Digital subtraction angiography in the evaluation of hypertension. In: Schilfgaarde R van, Stanley JC, Brummelen P van, Overbosch EH (eds) Clinical aspects of renovascular hypertension. (1983) Martinus Nijhoff Publishers, p 46
16. Madias NE, Millan VG (1982) Percutaneous transluminal renal angioplasty in the treatment of renovascular hypertension. In: Breslin DJ, Swinton NW, Libertino JA, Zinman L (eds) Renovascular hypertension. Williams & Wilkins, Baltimore London, p 148
17. Maxwell MH, Bleifer KH, Franklin SS, Varady PD (1972) Cooperative study of renovascular hypertension. Demographic analysis of the study. JAMA 220:1195

18. Novick AC, Palleschi J, Stratton RA (1979) Experimental and clinical hepatorenal bypass as a means of revascularization of the right renal artery. Surg Gynecol Obstet 148:557
19. Sarkissian J, Dubernard J-M, Devonex M, Pugeat G (1980) Chirurgie conservative dans les ruptures traumatiques fermées du tronc de l'artère rénale. J Traumatol 1:55
20. Staessen J, Bulpitt Chr, Fagard R, Lijnen P, Amery A (1983) Long-Term Converting-Enzyme Inhibition as a guide to surgical curability of hypertension associated with renovascular disease. Am J Cardiol 51:1317
21. Stanley JC, Fry WJ (1981) Pediatric renal artery occlusive disease and renovascular hypertension: Etiology, diagnosis and operative treatment. Arch Surg 116:669
22. Stanley JC, Whitehouse WM, Graham LM, Cronenwett JL, Zelenock GB, Lindenauer SM (1982) Operative therapy of renovascular hypertension. Br J Surg 69:63
23. Stansel HC (1964) Complicated renal artery stenosis. N Engl J Med 270:770
24. Trippel OH, Bergan JJ, Simon NM, O'Connor VJ (1964) Bilateral simultaneous renal endarterectomy. Arch Surg 88:818
25. Whitehouse WM, Kazmers A, Zelenock GB, Erlandson EE, Cronenwett JL, Lindenauer SM, Stanley JC (1981) Chronic total renal artery occlusion: Effects of treatment on secondary hypertension and renal function. Surgery 89:753
26. Woodruff MFA, Doig A, Donal KW, Nolan B (1966) Renal autotransplantation. Lancet I:433

24 Ergänzende und palliative Eingriffe an den Extremitäten

24.1 Sympathektomie

L. Sunder-Plassmann

INHALT

A. Thorakale Sympathektomie	645
I. Indikationen	645
II. Operationstechnik	645
B. Lumbale Sympathektomie	646
I. Indikationen	646
II. Operationstechnik	646
Literatur	647

Die Sympathektomie als indirekt hyperämisierende Maßnahme bzw. Zusatzmaßnahme bei Gefäßrekonstruktion wird besonders zur dauerhaften sympathischen Denervierung der unteren, seltener auch der oberen Extremität durchgeführt.

Abb. 24.1.1 a–c. Thorakale Sympathektomie. **a** Hautinzision. **b** Darstellen des Grenzstranges. **c** Resektionsvorgang
▽

A. Thorakale Sympathektomie

I. Indikationen

Als Indikationen zur thorakalen Sympathektomie gelten das Raynaud-Syndrom, Raynaud Phänomene, Zustände nach peripherer Embolie bzw. Thrombose, die seltene Thrombangitis und schließlich auch die exzessive Hyperhidrosis der Hände. Während der Therapieeffekt auf die sudomotorischen Fasern in der Regel definitiv ist, kann 1–2 Jahre nach der Operation eine zunehmende Regeneration der vasokonstriktorischen Fasern auftreten. Eine entsprechende Aufklärung des Patienten präoperativ ist daher unerläßlich.

II. Operationstechnik

Der Zugang erfolgt in Seitenlagerung durch eine kleine, axilläre Thorakotomie am Oberrand der 3. Rippe. Die Hautinzision liegt bogenförmig im

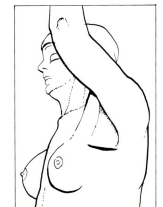
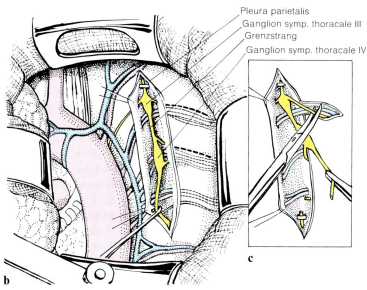

Verlauf der 3. Rippe zwischen Dorsalrand des M. pectoralis und Vorderrand des M. latissimus. (Abb. 24.1.1 a) Die Serratusmuskulatur wird in Faserrichtung auseinandergedrängt und der Thorax am Oberrand der 3. Rippe eröffnet. Wird der Oberlappen nach lateral und kaudal abgedrängt, so scheint der thorakale Grenzstrang paravertebral durch die parietale Pleura hindurch, welche in Längsrichtung gespalten wird (Abb. 24.1.1 b). Das Ganglion stellatum wird dann identifiziert, der Truncus sympathicus mit Overholt oder Nervenhäkchen zwischen 3. und 4. thorakalem Ganglion angehoben, durchtrennt und bis zum kaudalen Anteil des Ganglion stellatum reseziert (Abb. 24.1.1 c). Eine Verletzung des Ganglions muß in jedem Fall vermieden werden, da ein Horner Syndrom die Folge ist. Der Verschluß des Thorax erfolgt durch 3 bis 4 perikostale Einzelnähte. Wenn die darüberliegende fortlaufende Naht der Serratusmuskulatur unter kräftiger Lungenblähung zugezogen wird, kann man auf das Einlegen eines Thoraxdrains verzichten; die vollständige Lungenausdehnung muß aber vor Extubation durch Röntgenaufnahme bestätigt werden. Sicherer ist die Plazierung einer dünnlumigen Thoraxdrainage (16–20 Charriere) für 24 h mit Anschluß an ein Wasserschloß.

B. Lumbale Sympathektomie

I. Indikationen

Die Indikation zur alleinigen lumbalen Sympathektomie wird noch immer kontrovers diskutiert. Die lumbale Sympathektomie als zusätzliche Maßnahme bei Zustromverbesserung im Beckenbereich wird dagegen viel häufiger durchgeführt [1, 2, 3, 4, 6, 7]. Werden die Ganglien von L2 bis L4 exstirpiert, so werden die konstriktorischen Fasern zu allen peripheren Gefäßen der unteren Extremität sowohl von Haut wie Muskelgefäßen unterbrochen. Dies ergibt eine Durchblutungszunahme der Hautgefäße und größtenteils auch eine Mehrdurchblutung von arterio-venösen Kurzschlüssen im Bereich der Akren, welche der Temperaturregulation dienen. In letzter Zeit mehren sich sowohl klinische wie experimentelle Befunde, die zeigen, daß – zumindest kurzfristig – auch die Muskeldurchblutung erhöht wird [2, 6]. Soll die lumbale Sympathektomie allein, also ohne Gefäßrekonstruktion durchgeführt werden, muß peripher ein gewisser Mindestperfusionsdruck im Bereich der Knöchelarterien meßbar sein (ca. 50 mmHg), da durch die lumbale Sympathektomie in der Regel eine zusätzliche periphere Drucksenkung erfolgt. Nicht meßbare periphere Drucke sind in jedem Fall eine Kontraindikation für die alleinige lumbale Sympathektomie. Im Einzelfall läßt sich präoperativ durch Periduralanästhesie und Messung des transkutanen Sauerstoffdruckes am Fußrücken sowie der Hauttemperatur mit Thermokamera der lumbale Sympathektomieeffekt sowohl auf die nutritive Hautdurchblutung als auch auf die thermoregulatorisch wirksamen a.v. Shunts sehr genau abschätzen [6]. So lassen sich Fälle von paradoxer Ischämie nach Sympathektomie schon präoperativ identifizieren.

II. Operationstechnik

Der Zugang zur alleinigen lumbalen Sympathektomie ist retroperitoneal, die Hautinzision kann pararektal oder als Flankenschnitt ausgeführt werden (Abb. 24.1.2a). Wir bevorzugen eine relativ kraniale, fast quere Inzision, deren Verlauf den Fasern des M. transversus entspricht, die in ganzer querer Ausdehnung auseinandergedrängt werden. Die Fascia transversalis wird dann vorsichtig nach lateral abgedrängt, bzw. der Peritonealsack mit der Hand stumpf nach medial geschoben bis der latero-ventrale Rand des M. iliopsoas getastet wird, an welchem man nach medial bis zur Wirbelsäule vorgeht (Abb. 24.1.2b). Muskulatur und Peritonealsack werden mit zwei breiten Haken kräftig zurückgehalten. So kann der Grenzstrang zwischen Wirbelsäule und medialem Rand des M. iliopsoas identifiziert, mit Overholt unterfahren und durchtrennt werden (Abb. 24.1.2c). Man präpariert dann beide Teilstücke sowohl nach kaudal (L3/L4) als auch kranial soweit wie möglich, um – falls erwünscht – auch das Ganglion L2 zur Denervierung des Oberschenkels entfernen zu können. Anschließend erfolgt kurze Kompression des Wundgebietes mit zwei heißen Bauchtüchern sowie Kontrolle von Blutungen aus Lumbalvenen; eine Drainage ist in der Regel nicht erforderlich, der Wundverschluß geschieht durch fortlaufende Naht des M. transversus und Einzelnähte der Faszie.

Der resezierte Grenzstranganteil sollte in jedem Fall, wie bei der thorakalen Sympathektomie, auch histologisch identifiziert werden.

24.1 Sympathektomie

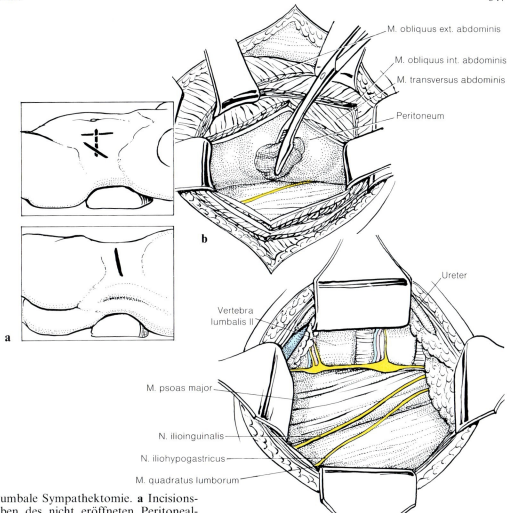

Abb. 24.1.2 a–c. Lumbale Sympathektomie. **a** Incisionslinien. **b** Abschieben des nicht eröffneten Peritonealsackes nach medial. **c** Darstellen des Grenzstranges, Identifizierung des Ureters

LITERATUR

1. Heberer G, Rau G, Löhr HH (1966) Aorta und große Arterien. Springer, Berlin Heidelberg New York, S 398
2. Heyden B, Vollmar J (1980) Die Bedeutung der Profundaplastik in der rekonstruktiven Gefäßchirurgie der unteren Extremität In: Müller-Wiefel H (Hrsg) Mikrozirkulation und Blutrheologie. Therapie der peripheren arteriellen Verschlußkrankheit. Witzstrock, Baden-Baden, S 182
3. Lynn RB, Barcroft H (1950) Circulatory changes in the foot after lumbar sympathectomy. Lancet 17:1105
4. Simeone FA (1979) The anatomy of the lumbar sympathetic trunk in man. J Cardiovasc Surg 20:283
5. Strandness DE (1966) Long term value of lumbar sympathectomy. Geriatrics 21:144
6. Sunder-Plassmann L (1981) Verbesserung der Mikrozirkulation und Kollateralstrombahn bei arterieller Verschlußkrankheit: Experimentelle und klinische Befunde. Habilitationsschrift München
7. Sunder-Plassmann P (1953) Sympathicus-Chirurgie. Thieme, Stuttgart

24.2 Amputationen

R.G.H. Baumeister

INHALT

A. Indikationen zur Operation 648
B. Wahl der Amputationshöhe 649
    I. Grenzzonenamputation 649
    II. Vorfuß 649
    III. Sprunggelenk 649
    IV. Unterschenkel 649
    V. Kniegelenk 650
    VI. Oberschenkel und Hüfte 650
    VII. Obere Extremität 650
C. Operationstechnik 650
    I. Allgemeines Vorgehen 650
    II. Zehenamputation 650
    III. Vorfußamputation 651
    IV. Sprunggelenksamputation 651
    V. Unterschenkelamputation 652
    VI. Kniegelenksexartikulation 653
    VII. Oberschenkelamputation 654
    VIII. Hüftgelenksexartikulation 654
    IX. Amputation an der oberen Extremität 654
D. Grundzüge der Nachbehandlung 655
    Literatur 656

Ziel von Amputationen in der Gefäßchirurgie – mit Ausnahme von Notamputationen – muß es sein, für die meist in ihrer Leistungsfähigkeit eingeschränkten Patienten Voraussetzungen für eine möglichst ungehinderte Gehfähigkeit zu schaffen. Dies hat in Abhängigkeit von den individuellen Durchblutungsverhältnissen zu geschehen. Die lange Zeit vorherrschende Meinung, eine gefäßbedingte Ischämie der unteren Extremitäten sei am besten durch eine Oberschenkelamputation zu behandeln, kann nicht mehr aufrecht erhalten werden. Distale Amputationshöhen bieten für die prothetische Versorgung und die Praktikabilität der Prothesenbenützung beim alten Menschen gegenüber einer Oberschenkelamputation erhebliche Vorteile, so daß diese nach Möglichkeit wahrgenommen werden sollten [1].

A. Indikationen zur Operation

Die Indikation zur Amputation ergibt sich pathophysiologisch aus dem Absinken der Perfusion einer Gliedmaße oder eines Gliedmaßenabschnittes unter das Minimum des Erhaltungsstoffwechsels, das durch operative oder konservative Maßnahmen nicht mehr behoben werden kann.

Das klinische Bild wird durch den nicht mehr beeinflußbaren Ruheschmerz, sowie eine fortschreitende Infektion bestimmt. Eine lokale Mumifikation stellt für sich keine Indikation für eine sofortige Amputation dar.

Der Gesamtzustand des Patienten und seine Risikofaktoren müssen vor jeder Amputation abgeklärt werden. Stoffwechselentgleisungen, kardiale, pulmonale und renale Störungen müssen therapiert werden [6]. Ebenfalls vor der Amputation sollte, falls es nicht bereits vor einer vorausgegangenen gefäßchirurgischen Therapie geschehen ist, durch eine aktuelle angiographische Kontrolle geklärt werden, ob nicht noch ein gefäßrekonstruktiver Eingriff möglich und sinnvoll ist.

Eine Ausnahme stellen Notamputationen einer avitalen Extremität dar, die eine unmittelbare Bedrohung des Gesamtorganismus darstellen.

Vorbestehende floride Infektionen gefährden das Ergebnis der Amputation. Möglichst muß daher vor der Amputation die Infektion unter Kontrolle gebracht werden. Dazu dienen z.B. lokale sekretableitende Maßnahmen, wie die Abtragung oder Fensterung nekrotischer Hautareale mit nachfolgender antiseptischer lokaler Therapie. Dies wird insbesondere am Fuß mit Erfolg durchgeführt. Ist eine Kontrolle der Infektion auf diese Weise nicht möglich, sollte in der Regel eine offene Amputation durchgeführt werden [11].

Der letztendlich entscheidende Parameter für die Operationshöhe ist das Maß der Perfusion an der Amputationsstelle. Sie muß durch aktuelle intraoperative Beobachtung der Restdurchblutung an der Amputationsstelle überprüft werden. Ein weiterer Parameter ist die Kontraktionsfähigkeit der Muskulatur nach querer Inzision während der Amputation.

B. Wahl der Amputationshöhe

I. Grenzzonenamputation

Klare Grenzzonen der Durchblutung zeigen sich häufig bei der diabetischen peripheren Angiopathie, wenn eine Makroangiopathie fehlt oder unbedeutend ist, sowie nach einer erfolgreichen Rekonstruktion der arteriellen Strombahn. In diesen Fällen gelingt es, die Amputationsgrenze soweit peripher wie möglich zu verschieben, indem unter Erhalt des Abwehrwalles im Bereich der Grenzzone lediglich die nekrotischen Gliedmaßenanteile entfernt werden. Diese Grenzzonenamputationen werden am häufigsten im Zehenbereich durchgeführt. Sie können aber auch bei einem segmentalen Übergreifen der Nekrose auf den Vorfuß durchgeführt werden.

II. Vorfuß

Nekrosen, welche die gesamte Breite des Vorfußes einbeziehen, kommen in der Regel nicht mehr für eine Grenzzonenamputation in Betracht. Es muß hierzu meist eine transmetatarsale Absetzung des Vorfußes erfolgen.

Als proximale Grenze der Amputationsmöglichkeit am Vorfuß gilt eine Absetzung in Höhe des Tarsometatarsalgelenkes. Dabei werden zur Erzielung einer einheitlichen Absetzungslinie Teile der nach proximal vorspringenden Basis des Os metatarsale II erhalten. Exartikulationen im Chopart-Gelenk ohne zusätzliche aufwendige Stabilisierungsmaßnahmen haben sich nicht bewährt. Sie führen nach längerer Zeit wegen fehlender symmetrischer Muskelansätze zu einer Fehlstellung im Sinne einer Spitzfuß- und Supinationsfehlstellung. Primär oder sekundär müssen komplexe Korrekturverfahren angewandt werden, die sich bei minderperfundierten Extremitäten nicht empfehlen. Zumeist sind auch die Nekrosen so weit fortgeschritten und die Durchblutungsverhältnisse so grenzwertig, daß als nächst höhere Amputationsebene allenfalls das Sprunggelenk in Frage kommt.

Eine Besonderheit stellen lokale druckbedingte Nekrosen an der Ferse dar. Hier kann eine Exzision des nekrotischen Gewebes zusammen mit einer teilweisen oder ganzen Entfernung des Fersenbeins erfolgen. Auf diese Weise ist ein primärer Wundverschluß möglich. Eine sorgfältige Abrundung und Glättung bei einer Teilentfernung des Kalkaneus beugt späteren Druckschädigungen vor [1].

III. Sprunggelenk

Angesichts der Häufigkeit von Gefäßverschlüssen im femoralen und poplitealen Gefäßabschnitt ist eine Absetzung zwischen Mittelfußknochen und dem Unterschenkel nur selten indiziert, da selbst eine angiographische Füllung des poplitealen Gefäßsegments ein derartiges peripheres Amputationsniveau oft nicht zuläßt. In dieser Höhe bietet sich das einfache Verfahren zur Herstellung eines endbelastbaren Stumpfes nach SYME an. Als Modifikation bei Durchblutungsstörung, insbesondere wenn Infektionen vorliegen, kann zweizeitig vorgegangen werden. Zunächst wird lediglich exartikuliert, später durch schmale Inzisionen die Osteotomie im Knöchelbereich durchgeführt. In der Regel ist für diese Amputationshöhe ein durchgängiges drittes Popliteasegment (Trifurkation) notwendig. Bei guter Kollateralisation über die A. profunda femoris kann dabei auch ein Verschluß im Bereich der A. femoralis superf. vorliegen.

IV. Unterschenkel

Aus der Sicht der Rehabilitationsmöglichkeit ist, wenn immer möglich bei Makroangiopathien mit höherer Verschlußlokalisation und bei erhaltener Kniegelenksfunktion eine Amputation im Unterschenkelbereich anzustreben. In der Regel ist für diese Amputationshöhe eine gut perfundierte A. profunda femoris notwendig. Die Kurzschaftprothese kann sich nach einer Unterschenkelamputation an den Femurkondylen oder am Tibiakopfmassiv abstützen. Abgesehen von der erleichterten Handhabung der Prothese beim An- und Ablegen erlaubt diese Amputationshöhe dem Patienten einen relativ sicheren ungehinderten Gang. Für die Prothesenversorgung wird allerdings eine Stumpflänge der Tibia von mindestens 6 cm benötigt. Auf jeden Fall muß die Tuberositas tibiae erhalten bleiben.

V. Kniegelenk

Die Kniegelenksexartikulation stellt eine Amputationshöhe dar, die lange Zeit in Mißkredit gebracht wurde, da früher die prothetische Versorgung schwierig war. Durch die Neuentwicklung von Prothesen mit besonderer Kniegelenksmechanik ist diese Einstellung überholt [2, 7]. Die Kniegelenksexartikulation erfordert meist eine offene iliakale Strombahn und eine ausreichend perfundierte A. profunda femoris.

Nach Kniegelenksexartikulation ist der Stumpf im Gegensatz zur Oberschenkelamputation endbelastbar. Dies erleichtert gerade beim Patienten mit eingeschränkter Leistungsfähigkeit den Gang mit der Prothese. Die Amputation ist für den Patienten wenig belastend, da wegen des fehlenden Muskelmantels nur ein sehr geringes Weichteiltrauma gesetzt wird.

VI. Oberschenkel und Hüfte

Ist eine ausreichende Perfusion des Gewebes im Kniebereich nicht mehr gewährleistet, so muß die Extremität im Oberschenkel abgesetzt werden. Insbesondere die Adduktorenmuskulatur ist meist erheblich minderdurchblutet, so daß oft eine relativ hohe Amputation angezeigt ist. Der Trochanter major muß in seiner gesamten Ausdehnung jedoch erhalten bleiben, da bei dessen Entfernung eine muskuläre Führung des Stumpfes nicht mehr gewährleistet ist. Erscheint auch die Perfusion in dieser Absetzungsstelle nicht mehr ausreichend, muß auf die Hüftgelenksexartikulation ausgewichen werden. Femurkopf und Teile des Schenkelhalses können u.U. belassen werden.

VII. Obere Extremität

Die Amputationen an der oberen Extremität wegen vaskulärer Erkrankungen sind selten und werden deshalb nur allgemein abgehandelt. Meist zwingen akrale Nekrosen bei der Thrombangitis obliterans oder Zustände nach peripheren Embolien zu diesem Vorgehen. Auch hierbei sollte versucht werden, durch gefäßchirurgische Eingriffe oder durch eine gleichzeitige internistisch-angiologische Therapie die Amputationshöhe möglichst peripher zu halten. Gerade in den zumeist betroffenen Extremitätenabschnitten, den Fingern, sollte das Glied möglichst lange erhalten werden. Dies darf jedoch nicht um den Preis eines Wundverschlusses unter Spannung geschehen, da die mangelnde Durchblutung dann keinesfalls ausreicht, um die Hautlappen zu ernähren. Auch sonst übliche Nahlappenplastiken zum Stumpfverschluß eignen sich hier nicht.

C. Operationstechnik

I. Allgemeines Vorgehen

Die Amputationen werden an Geweben vorgenommen, die in ihrer Vitalität stark eingeschränkt sind. Deshalb muß die Operationstechnik möglichst atraumatisch erfolgen. Quetschende Traumatisierung, grober Hakenzug und Zugbelastung bei der Naht führen rasch zu Gewebsnekrosen. Die Verwendung von elektrischen Koagulationen sollte ganz unterbleiben.

Das Anlegen einer Blutleere bei Amputationen an Gefäßpatienten verbietet sich. Lappen mit einem ungünstigen Längen-Breiten-Verhältnis führen häufig zu akralen Nekrosen. Eine zusätzliche Traumatisierung bei der Osteotomie ist zu vermeiden. Es sollten deshalb glatte Schnittstellen erzeugt werden und bei Verwendung von elektrischen Sägen der Knochen mit Wasserspülungen gekühlt werden.

Eine plastische Stumpfversorgung mit Fixation antagonistischer Muskelgruppen untereinander (Myoplastik) oder am Knochen (Myodese) ergibt die besten funktionellen Ergebnisse [5]. Die vollständige Durchführung dieses Verfahrens ist jedoch angesichts der meist nur marginal durchbluteten Muskulatur bei Gefäßpatienten in der Regel nicht anwendbar.

II. Zehenamputation (Abb. 24.2.1)

Im Bereich der Zehen, wie auch bei teilweiser Demarkierung des Vorfußes kann eine Grenzzonenamputation durchgeführt werden. Es wird dabei knapp distal der Demarkierungslinie das Gewebe quer durchtrennt. Immer muß dabei der Amputationsstumpf vollständig offengelassen werden. Er

24.2 Amputationen

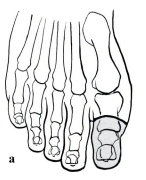
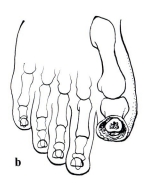
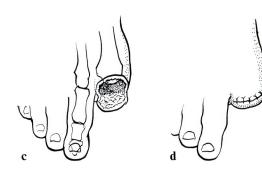

Abb. 24.2.1 a–d. Zehenamputation. **a** Großzehenteilnekrose. **b** Als Grenzzonenamputation bei scharfer Demarkierung wird die Zehe knapp distal der Demarkierungslinie scharf abgetrennt. Ein Wundverschluß entfällt. **c** Bei Fehlen einer klaren Demarkierung wird die Zehe im Metatarso-Phalangealgelenk exartikuliert unter Erhalt des Metatarsale I-Köpfchens. **d** Nach der Exartikulation wird die Wunde durch einen plantaren Weichteillappen verschlossen

verschließt sich durch Wundkontraktion und Epithelisierung vom Rande her. Bei der endgültigen Versorgung einer Zehenamputation ist eine Exartikulation im Grundglied und der Erhalt des Metatarsaleköpfchens anzustreben. Die bradytrophen Sehnen werden nach Möglichkeit höher gekürzt.

III. Vorfußamputation (Abb. 24.2.2)

Bei scharfer Demarkierung, welche nicht die gesamte Breite des Vorfußes einnimmt, kann ebenfalls eine Grenzzonenamputation durchgeführt werden. Bei ausgedehnten Nekrosen sollte jedoch eine Absetzung im proximalen Drittel der Metatarsalknochen erfolgen. Plantar wird ein Weichteillappen gebildet, der dann noch dorsal geschlagen werden kann. Damit der Lappen für den Verschluß der Wunde besser gebogen werden kann,

können die kleinen Fußmuskeln zuvor abgelöst werden. Die Metatarsalknochen werden im spongiösen proximalen Bereich kufenförmig schräg osteotomiert, um mögliche spätere Druckstellen zu vermeiden. Bei einer Absetzung in Höhe des Metatarso-Tarsalgelenkes sollte nicht entsprechend der wellenförmigen Gelenkfläche exartikuliert sondern auf eine gleichmäßige Absetzungsebene geachtet werden. Dies wird durch den Erhalt eines Teils der Basis des Metatarsale II erreicht.

IV. Sprunggelenksamputation (Abb. 24.2.3)

Durch eine Exartikulation im Sprunggelenk nach SYME mit primärer oder sekundärer Osteotomie im Bereich des Außen- und Innenknöchels läßt sich ein endbelastbarer Stumpf bilden. Der Patient geht dabei auf der erhaltenen Fersenhaut. Der

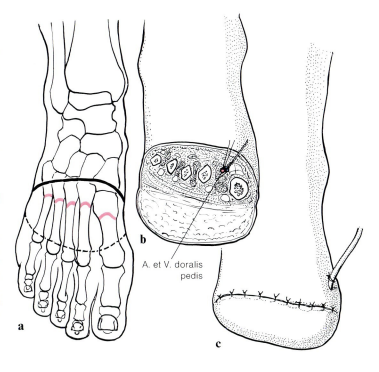

Abb. 24.2.2 a–c. Vorfußamputation. **a** Der Vorfuß wird etwa in Höhe des proximalen Drittelpunktes der Metatarsalknochen umschnitten und ein längerer plantarer Lappen gebildet. Die Metatarsalknochen werden zur Vermeidung von Druckschäden plantar bogenförmig, kufenartig osteotomiert. **b** Zur besseren Adaptation des plantaren Lappens können die Beugesehnen mit den kleinen Zehenbeugern entfernt werden. Die A. und V. dorsalis pedis werden isoliert versorgt. **c** Zum Verschluß der Wunde wird der plantare Lappen nach dorsal geschlagen, die Lauffläche bleibt ohne Narbe

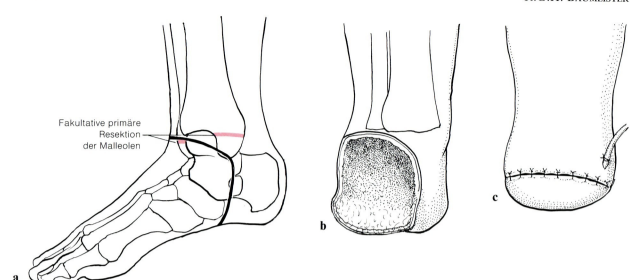

Abb. 24.2.3a–c. Sprunggelenksexartikulation nach SYME. **a** Die bogenförmige Inzision vor dem oberen Sprunggelenk wird etwa rechtwinkelig nach kaudal geführt, dabei bleibt die Fersenhaut erhalten. Eine Osteotomie im Malleolen-Bereich sollte bei Vorliegen eines Infektes nicht primär durchgeführt werden. **b** Die Exartikulation erfolgt im oberen Sprunggelenk. **c** Die erhaltene Fersenhaut wird nach volar geschlagen, ein gut endbelastbarer Stumpf ist damit erreicht

Hautschnitt wird an der Vorderseite des Sprunggelenkes quer gelegt und biegt vor den Knöcheln senkrecht nach distal um. Auf diese Weise bleibt die Haut der gesamten Ferse erhalten. Nun werden die Extensorensehnen durchtrennt und das Sprunggelenk eröffnet. Talus und Kalkaneus werden mit dem anhängenden Mittel- und Vorfuß ausgehülst. Dabei ist darauf zu achten, daß die Haut im Knöchelbereich nicht zu sehr ausgedünnt wird. Fibula und Tibia werden primär oder – insbesondere beim Vorliegen von Infektionen – besser sekundär im Knöchelbereich quer osteotomiert. Zwei große Redon-Drainagen werden eingelegt, die Hauthülle nach ventral geklappt und die Wunde verschlossen.

V. Unterschenkelamputation (Abb. 24.2.4)

Für die Unterschenkelamputation bei Gefäßverschlüssen bietet sich zumeist eine dorsale Lappenbildung nach BURGESS an [3, 4]. Auch die Bildung zweier seitlicher Lappen nach PERSSON [10] wird bei Durchblutungsstörungen am Unterschenkel empfohlen. Der dorsale Lappen muß mit 13–15 cm relativ lang gewählt werden. Der M. soleus kann entfernt werden, um eine schlanke Stumpfform zu erhalten. Eine Auslösung der Muskulatur an der Grenze zum Subcutangewebe sollte wegen der möglichen Perfusionsstörung des Lappens unterbleiben. Vor der Osteotomie der Tibia kann der Periostschlauch nach Inzision von peripher über die Osteotomiestelle hochgeschoben werden. Nach Durchtrennung des Knochens kann der Periostschlauch dann über die Resektionsstelle geklappt und vernäht werden. So bleibt der physiologischerweise erhöhte Innendruck des Markraumes erhalten. Die Osteotomiestelle an der Tibia muß auf jeden Fall distal der Tuberositas tibiae zu liegen kommen, da nach Entfernung der Quadrizepssehne keine Stumpfführung mehr möglich wäre.

In der Regel sollte eine Mindestlänge des knöchernen Tibiastumpfes von 6 cm eingehalten werden. Die optimale knöcherne Stumpflänge beträgt etwa 12 cm. Zur Vermeidung von späteren Druckstellen an der Prothese sollte das Tibiaende mit der Feile sorgfältig abgerundet und geglättet werden sowie an der ventralen Kante eine zusätzliche Abschrägung erfolgen. Ein Auslöffeln des Markes sollte unterbleiben, da als Folge Kronensequester entstehen können.

Die Fibula wird um etwa 0,5–1 cm höher abgesetzt als die Tibia. Sehr kleine Fibulareste werden am besten vollständig entfernt. Die Gefäße werden im Amputationsniveau möglichst getrennt ligiert. Die Nerven sollten etwa 3 cm höher abgesetzt werden, damit das entstehende Neurom nicht in den Bereich der Weichteildeckung des Stumpfes zu liegen kommt.

24.2 Amputationen

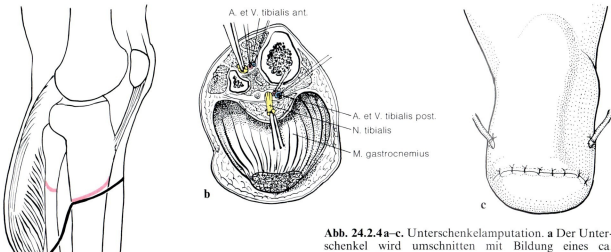

Abb. 24.2.4a–c. Unterschenkelamputation. a Der Unterschenkel wird umschnitten mit Bildung eines ca. 13–15 cm langen dorsalen Lappens. Die Tibia muß distal der Tuberositas tibiae osteotomiert werden. Zur Vermeidung von Druckstellen wird der Knochen ventral angeschrägt. Die Fibula wird ca 1 cm höher abgesetzt. b Zur besseren Stumpfformung wird der M. soleus entfernt. Die Gefäße werden im Amputationsniveau ligiert, die Nerven ca. 3 cm höher abgesetzt. c Durch den dorsalen Lappen wird nach Einlegen von Drainagen der Stumpf verschlossen

VI. Kniegelenksexartikulation (Abb. 24.2.5)

Auch für die Kniegelenksexartikulation kann der Patient auf dem Rücken gelagert werden. Der Hautschnitt wird unterhalb der Tuberositas tibiae begonnen und in 2 seitlichen bogenförmigen Inzisionslinien zur Kniekehle geführt. Damit werden 2 seitliche Lappen gebildet. Die Naht kommt so außerhalb der Druckbelastungszonen interkondylär zu liegen. Das Lig. patellae wird knapp oberhalb der Tuberositas tibiae abgetrennt. Es kann später an Reste der Kreuzbänder fixiert werden. Der Zug der Retinakula hält jedoch die Patella soweit in Position, daß auf diese zusätzliche Fixation verzichtet werden kann. Durch die gering nach kranial zurückweichende Kniescheibe ist die Stumpfform für die prothetische Versorgung sogar günstiger. Die Strukturen des Knie-Band-Apparates werden kranial durchtrennt, die Menisci mitentfernt. Nach Durchtrennung der hinteren Kapselanteile liegen die Gefäße der Kniekehle frei und können isoliert und ligiert werden. Auch hier sind

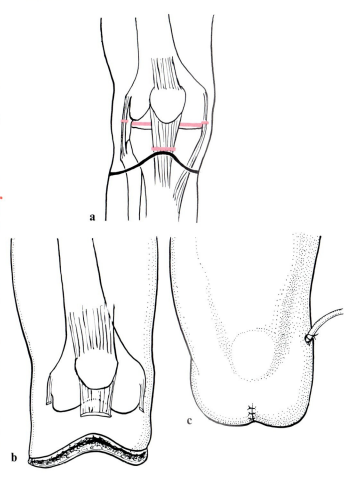

Abb. 24.2.5a–c. Kniegelenksexartikulation. a Unterhalb des Kniegelenks werden 2 seitliche Lappen gebildet, das Lig. patellae an der Tuberositas tibiae abgetrennt und sämtliche Binnenstrukturen des Kniegelenks bis auf die Ansätze der Kreuzbänder entfernt. b Nach Durchtrennung der dorsalen Kniegelenkskapsel können die Gebilde der Kniekehle auch in Rückenlage versorgt werden. c Durch die Bildung von seitlichen Lappen kommt die Naht in dem belastungsfreien interkondylären Raum zu liegen

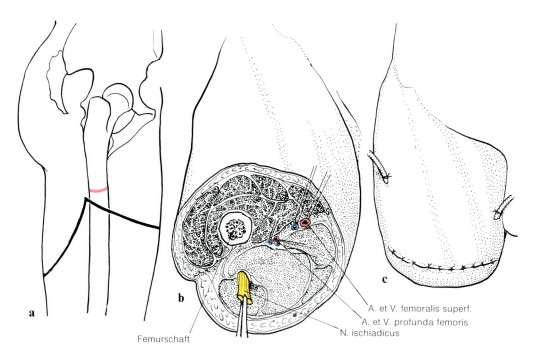

Abb. 24.2.6a–c. Oberschenkelamputation. **a** der Oberschenkel wird fischmaulförmig unter Bildung eines längeren dorsalen Lappens umschnitten. **b** nach Osteotomie und Glättung der Knochenränder werden die Gefäße im Amputationsniveau versorgt, die Nerven 3 cm höher gekürzt und die Muskulatur unter Beachtung von Agonisten und Antagonisten locker vereinigt. **c** Nach Einlegen großkalibriger Drainagen werden der kürzere volare und der längere dorsale Lappen vereinigt

die Nerven etwa 3–5 cm höher als es dem Amputationsniveau entspricht abzusetzen. Die Köpfe des M. gastrocnemius werden mitentfernt. Nach Einlegen einer großkalibrigen Drainage genügt der einfache Wundverschluß.

VII. Oberschenkelamputation (Abb. 24.2.6)

Am Oberschenkel werden in der Regel ein vorderer und ein hinterer Lappen gebildet, wobei sich wegen der besseren Durchblutung der Beugemuskulatur meist ein größerer dorsaler Lappen empfiehlt. Die Absetzung des Femurs kann bis unter den Trochanter major erfolgen. Die antagonistischen Muskelgruppen werden vor dem abgerundeten Knochen locker vereinigt. Die Gefäße werden im Amputationsniveau ligiert, die Nerven ca. 3 cm höher abgesetzt. Zur ausreichenden Sekretableitung werden großkalibrige Drainagen eingelegt.

VIII. Hüftgelenksexartikulation (Abb. 24.2.7)

Zumeist wird ein dorsaler Hautlappen zur Deckung der Wundfläche benützt. Die ventrale Muskulatur wird unterhalb des Leistenbandes durchtrennt. Es ist nicht immer nötig, den Femur im Hüftgelenk auszulösen. Oft genügt eine Resektion im Bereich des Schenkelhalses. Der dorsale Hautlappen verbleibt in Verbindung mit dem M. glutaeus maximus.

IX. Amputation an der oberen Extremität

Im Bereich der Finger wird je nach Ausmaß der Nekrosen der Finger abgesetzt. Wenn möglich, sollte eher ein längerer palmarer Lappen gebildet werden, um eine Narbe im Bereich der Greiffläche zu vermeiden. Bei der Thrombangitis obliterans muß der Finger häufig vollständig oder bis auf einen kurzen Grundgliedrest entfernt werden. Eine Vereinigung von Extensoren und Flexorensehnen hat zu unterbleiben, da es damit zu einer Beeinträchtigung der Gleitfähigkeit benachbarter Sehnen kommen würde. Bei höher gelegenen Amputationen sollte man je nach den lokalen Durchblutungsverhältnissen einen möglichst langen Stumpf belassen, da dies für die spätere prothetische Versorgung von Wichtigkeit ist. Bei Exartikulationen im Hand- und Ellenbogengelenksbereich sollen die Kondylen belassen bleiben, da dies gün-

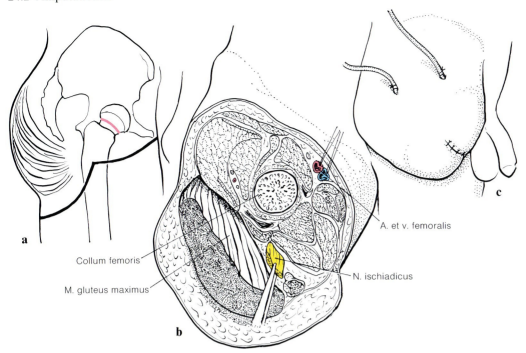

Abb. 24.2.7 a–c. Modifizierte Hüftgelenksexartikulation. **a** Nach Durchtrennung der Weichteile unterhalb des Leistenbandes wird ein dorsaler Hautmuskellappen gebildet. Die Osteotomie erfolgt im Femurhalsbereich. **b** Die Gefäße werden am Leistenband versorgt, die Nerven höher gekürzt. **c** Die Wunde wird durch Ventralverlagerung des dorsalen Lappens und Einlegen großkalibriger Drainagen verschlossen

stiger für die Versorgung von selbsttragenden Prothesenschäften ist. Auf eine Versorgung der Gefäße in Höhe des Amputationsniveaus und einer höheren Kürzung der Nerven ist auch an der oberen Extremität zu achten [8].

D. Grundzüge der Nachbehandlung

Prinzipiell ist zwischen einer Sofort- und einer Frühversorgung zu unterscheiden. Im ersten Fall wird ein behelfsmäßiger Gipsköcher bereits auf dem Op.-Tisch angelegt. Im zweiten Fall wird der Stumpf zunächst unter elastischer Wickelung, die jedoch keinesfalls zirkulär und damit abschnürend gestaltet werden darf, zur Abheilung gebracht und dabei die Wundheilung kurzfristig kontrolliert. Nach deren Abschluß, etwa nach 14 Tagen, wird dann eine erste Prothese angelegt. Bei Gefäßpatienten kommt nach unserer Erfahrung in der Regel die Frühversorgung in Frage, da die Erfassung von Wundheilungsstörungen zunächst im Vordergrund steht. Allerdings sind auch gute Erfahrungen mit einer Sofortversorgung bei Gefäßpatienten mitgeteilt worden [5, 9].

Bei der postoperativen Lagerung der Patienten muß vor allem eine Beugung der Gelenke, etwa durch untergelegte Kissen, vermieden werden. Ein Abspreizen des Oberschenkelstumpfes und eine Kissenunterlage unter die Lendenwirbelsäule sollte ebenfalls unterbleiben. Auch längeres Sitzen fördert die Entwicklung von Gelenkkontrakturen.

Durch krankengymnastische Therapie sollen Kontrakturen vermieden, die volle Gelenkmotilität angestrebt sowie die Muskelfunktion im Stumpf gefördert werden. Zudem muß der Patient auf die Belastungen der Gehschule vorbereitet werden. Bei den in der Regel älteren Kranken ist insbesondere auf eine Stärkung der Armmuskulatur u.a. durch Expanderübungen zu achten, um ihnen das Gehen mit Unterarmgehstützen zu erleichtern. Zu beachten ist jedoch auch, daß vor allem Kranke jenseits des 75. Lebensjahres oft weder prothesenfähig werden noch mit Gehstützen zurecht kommen. Hier ist es besser, sie baldmöglichst an ein leichter zu handhabendes Hilfsmittel, wie einen Rollstuhl zu gewöhnen, woran sie sich erfahrungsgemäß zumindest teilweise adaptieren können.

LITERATUR

1. Baumgartner R (1979) Amputationen bei gefäßbedingten Nekrosen. Med Welt 30:556
2. Baumgartner R (1983) Exartikulation im Kniegelenk und prothetische Versorgung. Therapiewoche 33:2402
3. Burgess EM, Romano RL, Zettl JH, Schroek RD jun (1971) Amputations of the Leg for Peripheral Vascular Insufficiency. J Bone Joint Surg 53:874
4. Burgess EM (1983) Amputations. Surg Clin North Am 83:749
5. Dederich R (1970) Amputation der unteren Extremität. Thieme, Stuttgart
6. Kretschmer G, Piza F (1973) Die Rolle der Amputation im Behandlungsplan der chronisch arteriellen Verschlußkrankheit der unteren Extremität. Wien Med Wochenschr 9/10/11:150
7. Mäder M (1979) Otto Bock-Modular-Prothesen für die unteren Extremitäten: Ein neues Knieexartikulationsgelenk. Orthopädie-Technik 8:132
8. Marquardt E, Martin AU (1979) Gesichtspunkte der Amputationschirurgie der oberen Extremitäten. Z Orthop 117:622
9. Neff G (1980) Postoperative Behandlung von Amputationsstümpfen einschließlich Sofort-, Früh- und Übungsprothesenversorgung. Orthopädie-Technik 12:181
10. Persson BM (1974) Sagittal Incision for Below-Knie Amputation in Ischaemic Gangreen. J Bone Joint Surg [Br] 56:111
11. Vollmar J, Marquardt E, Schaffelder G (1971) Amputationen bei arteriellen Durchblutungsstörungen. Chir Praxis 15:1983

24.3 Fasziotomie

L. SUNDER-PLASSMANN

INHALT

A. Einleitung 657
B. Ursachen und Indikationen 657
C. Operationstechnik 658
  I. Die „kleine Fasziotomie" 658
  II. Die „große Fasziotomie" 658
D. Fasziotomie an der oberen Extremität 659
  Literatur 659

A. Einleitung

Die Muskellogen sowohl der oberen wie der unteren Extremität sind durch Faszien zum Teil vollständig voneinander getrennt. Der Druck in diesen Faszienlogen beträgt im Normalfall nur wenige mmHg. Aus verschiedenen Gründen kann eine Drucksteigerung in einem solchen Faszienkompartment auftreten, die nur durch eine vollständige Faszienduchtrennung beseitigt werden kann. Bleibt eine Drucksteigerung, höher als der kapilläre Perfusionsdruck (ca. 30 mmHg), über mehrere Stunden bestehen, so sind irreversible Muskelnekrosen mit späterer narbiger Kontraktur die Folge. Auch wenn über den Pathomechanismus des erhöhten Kompartment-Druckes, der bis zu 90 mmHg betragen kann [3, 4], letztlich ätiologisch keine Klarheit herrscht, wird generell akzeptiert, daß es nur *eine* therapeutische Möglichkeit gibt: die sofortige Längseröffnung der Faszie.

B. Ursachen und Indikationen

Ursache der Drucksteigerung ist am häufigsten die heftige arterielle Blutung in ein Kompartment bei direkter Gefäßverletzung. Die Blutung tamponiert sich u.U. erst dann, wenn der Druck im Kompartment bis zur Höhe des Blutdruckes angestiegen ist. Die zweite Hauptursache ist das interstitielle postischämische Muskelödem, das bei erhöhter Permeabilität der Kapillarwände durch hypoxische Schädigung zustande kommt. Diese Form des Ödems bildet sich besonders nach Wiedereröffnung eines über mehrere Stunden unterbrochenen arteriellen Zustroms aus, nach einer verzögert erfolgten Embolektomie oder auch nach einem zu lange belassenen Tourniquét zur Blutstillung. Besonders krasse Situationen sieht man, wenn beide Ursachen zusammenkommen: Die direkte arterielle Einblutung durch Gefäßverletzung und nachfolgend die Gewebehypoxie durch ein Tourniquét, das zur provisorischen Blutstillung angelegt und über Stunden belassen wurde. Wird in einer solchen Situation die Strombahn nach 2–4 Stunden wieder hergestellt, ist ohne Fasziotomie in 100% mit einem Kompartment-Syndrom, d.h. Nervenlähmung und Muskelnekrosen zu rechnen.

Der Zusammenhang zwischen Drucksteigerung im Kompartment und konsekutiver Muskelnekrose bzw. irreversibler Schädigung der Nervenleitung, besteht in Form einer ischämisch bedingten Hypoxie: durch den hohen hydrostatischen Druck im Interstitium geraten in zeitlicher Reihenfolge zunächst die postkapillären Venolen, später auch die Kapillaren und präkapillären Arteriolen zunehmend unter Kompression [1, 2, 5]. Der anfänglich bestehende kapilläre Abflußblock bewirkt demnach neben der kapillären Stase mit nachfolgender Gewebehypoxie eine Zunahme des transkapillären Filtrationsdruckes und vermehrte transkapilläre Filtration mit Gewebsödem.

Am Kapillarendothel wird die Hypoxie durch gesteigerte Permeabilität wirksam: so kommt es

– trotz u.U. enorm erhöhten interstitiellen Drucks – zu einer weiteren Zunahme des Ödems.

Weil die kapilläre Perfusion sistiert, fällt auch der Sauerstoffpartialdruck im Gewebe innerhalb kurzer Zeit auf nahezu null mmHg – die Glykolyse läuft anaerob nur bis zum Laktat, eine schwere, lokale Azidose ist die Folge [6].

Die lokalen Veränderungen des Kompartment-Syndroms sind demnach Gewebeödem, Nekrosen und irreversible hypoxische Schädigung nervaler Strukturen [2, 5]. Nach Entlastung des Kompartments können bei Wiedereinsetzen der Perfusion hämodynamische Veränderungen entstehen wie beim Tourniquét-Schock: metabolische Azidose, Blutdruckabfall, Hyperkaliämie und Nierenversagen durch Myoglobineinschwemmung. Wie bei allen Hypoxiezuständen entscheidet letztlich der Zeitfaktor darüber, ob die hypoxische Schädigung myonervaler Strukturen irreversibel wird oder nicht. Einzige therapeutische Möglichkeit ist demnach die möglichst *frühzeitige* Beseitigung des erhöhten interstitiellen Druckes durch Eröffnung der einengenden Faszie in ganzer Länge.

C. Operationstechnik

Beim lokalisierten Kompartment-Syndrom, wenn nur eine Muskelloge isoliert befallen ist, wie z.B. die Tibialis anterior-Loge, läßt sich der Druck im allgemeinen durch die Fasziotomie allein mit nachfolgendem Verschluß der Hautinzision beseitigen. Sind aber alle Muskellogen auf der Streck- und Beugeseite betroffen, so läßt sich ohne gleichzeitige breite Inzision der Haut, die nicht primär verschlossen wird, eine vollständige Druckentlastung nicht erreichen.

I. Die „kleine Fasziotomie"

Bei der lokalen Fasziotomie wird lediglich die Loge des M. tibialis ant. entlastet. Diese Tibialis ant.-Loge ist aus anatomischen Gründen am häufigsten betroffen: durch die Tibia medial, die Membrana interossea dorsal, die tiefe M. tibialis ant. Faszie ventral und das Septum intermusculare lateral begrenzt, liegt hier ein in sich vollständig abgeschlossener Raum vor, der 4 Muskeln enthält: den M. tibialis ant., den M. extensor digitorum longus und den M. extensor halluzis longus sowie den M. peroneus tertius (Abb. 24.3.1 a). Alle 4 Muskeln werden motorisch vom N. tibialis ant. (N. peroneus prof.) versorgt, der die genannte Muskelloge schräg durchzieht. Durch den absolut dichten Abschluß dieser Muskelloge gegenüber der Umgebung sind an dieser Stelle Schädigungen des N. peroneus prof. und Muskelnekrosen besonders häufig. Durch ein oder zwei kleine laterale Längsinzisionen der Haut wird die Oberfläche der Faszie freigelegt und über einige Zentimeter in Längsrichtung inzidiert. Sodann wird mit langer, vorn stumpfer Schere mit einer nur wenige mm geöffneten Branche die Faszie bis zum Außenknöchel gespalten (Abb. 24.3.1 b). Nach kranial wird die Fasziendurchtrennung bis zum Kniegelenk fortgesetzt, wobei besonders in Höhe des Fibulaköpfchens peinlich auf die Schonung des schon erwähnten N. peroneus zu achten ist.

Wird die nur einige mm weit geöffnete Schere nur vorgeschoben, ohne daß dabei die Branchen betätigt werden, so kann eine Verletzung von Nervensträngen, Gefäßen und Muskelfasern mit Sicherheit vermieden werden. Quellen die ödematösen Muskelfasern über das Niveau der Haut hervor, wird für 5–7 Tage auch die Hautinzision offen belassen, dann sekundär durch Einzelnähte oder Steristrip Verband adaptiert.

II. Die „große Fasziotomie"

Bei harter ödematöser Schwellung des gesamten Unterschenkels z.B. nach Verletzung der A. poplitea, nach verzögerter Embolektomie bei komplettem Ischämiesyndrom, oder nach mehrstündiger Tourniquét-Sperre reicht die kurzstreckige Hautinzision mit Fasziotomie der Tibialis ant.-Loge häufig nicht aus. In einem solchen Fall wird die laterale Längsinzision der Haut knapp distal des Fibulaköpfchens begonnen und bis wenige Zentimeter proximal und ventral des Außenknöchels fortgesetzt (s. Abb. 24.3.1 c, d). Ebenso wird auf der Beugeseite, etwas lateral der Mittellinie, eine zweite Hautinzision durchgeführt und die Gastrocnemius und Soleus-Loge durch ausgiebige Faszienspaltung eröffnet. Anschließend können der M. gastrocnemius und M. soleus zur Seite gedrängt und die darunter liegenden Mm. flexor digitorum und M. flexor hallucis longus sowie der M. tibialis post. inspiziert werden. Die Hautinzisionen werden für 5–7 Tage mit feuchten Verbänden oder mit Kunsthaut steril gedeckt, die Hautränder später durch adaptierende Verbände verschlossen. Die Extremität wird mit ca. 20° auf entsprechender

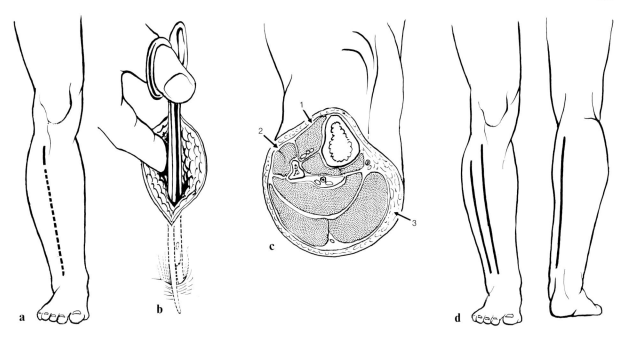

Abb. 24.3.1 a–d. Fasziotomie am Unterschenkel. a, b Isolierte Eröffnung der Tibialis anterior-Loge. Richtung und Ausdehnung der Fasziotomie und Durchtrennung gestrichelt. c Unterschenkel im Querschnitt, die Stellen der Fasziotomie sind mit Pfeilen gekennzeichnet: *(1)* Tibialis anterior-Loge, *(2)* Peroneus-Loge, *(3)* Dorsale Muskelloge. d Schnittrichtungen beim schweren Compartment-Syndrom mit zusätzlicher Durchtrennung von Haut und Subkutis

Schiene hochgelagert, um den transkapillären Druck zu vermindern und die Resorption des Ödems zu beschleunigen. Einschnürende zirkuläre Verbände sind natürlich kontraindiziert. Die Abschwellung kann medikamentös durch Diuretika unter gleichzeitigem Thromboseschutz mit Heparin beschleunigt werden.

D. Fasziotomie an der oberen Extremität

Gefäßverletzungen, Tourniquét-Abklemmung, postischämische Syndrome nach Embolektomie sind an der oberen Extremität selten. Eine Fasziotomie kommt aber besonders dann in Betracht, wenn nach Verletzung der Aa. axillaris oder brachialis der Zustrom erst nach einigen Stunden wieder hergestellt werden konnte, wenn periphere nicht plexusbedingte Nervenausfälle auftreten oder ein anfänglich tastbarer peripherer Puls bei zunehmender Schwellung der Extremität verschwindet. Das postischämische Syndrom nach Extremitätenreplantation erfordert nahezu immer eine Fasziotomie an Ober- und Unterarm. Am Unterarm kann sowohl volar wie dorsal eine Inzision erforderlich sein, die proximal vom Handgelenk beginnt und distal des Ellenbogens endet. Die Faszien werden selektiv eröffnet und die Muskellogen vorsichtig auseinandergedrängt. Auch hier wird die Haut in der Regel für einige Tage offenbelassen, bevor eine Adaptation durch Verbände nach 5–7 Tagen durchgeführt wird.

LITERATUR

1. Ashton H (1975) The effect of increased tissue pressure on blood flow. Chir Orthop Relat Res 113:15
2. Echtermeyer V, Oestern HJ (1983) Kompartment – Syndrom – Ätiologie – Pathophysiologie – Lokalisation – Diagnostische Therapie. Hefte Unfallheilkd 162:75
3. Mubarak SJ, Owen CA, Hargens AR, Goretto LP, Aheson WH (1978) Acute Compartmentsyndromes: Diagnosis and treatment with the aid of wick catheter. J Bone Joint Surg [Am] 60:1091
4. Whitesides TE Jr, Honey TC, Morimoto K, Hivada H (1975) Tissue pressure measurements as a determinant for the need of fasciotomy. Clin Orthop 113:43
5. Wissing H, Schmidt-Neuerburg KP (1982) Diagnose und Differentialdiagnose des Kompartment-Syndroms. Unfallheilkunde 85:133
6. Zweifach SS, Hargens AR, Evans KJ, Gonsalves MR, Smith RK, Mubarak SJ, Aheson WM (1980) Skeletal muscle necrosis in pressurized compartments associated with hemorrhagic hypotension. J Trauma 20:941

25 Hämodialyseshunts

D. RÜHLAND und F. HUSEMANN

INHALT

A. Allgemeine Vorbemerkungen und Differential-
indikationen 661
    I. Präoperative Erfordernisse 661
    II. Möglichkeiten des Gefäßzuganges und
Wertigkeit der Dialyseshuntmöglichkeiten 661
B. Operative Anlage externer Hämodialysefisteln
(Quinton-Scribner-Shunt) 663
    I. Anlage am Unterschenkel zwischen Arteria
tibialis posterior und Vena saphena magna 663
    II. Anlage am Unterarm 666
    III. Postoperative Komplikationen 667
C. Subkutane arteriovenöse Fisteln 667
    I. Fisteln mit körpereigenen Gefäßen ... 667
    II. Subkutane arteriovenöse Fisteln unter Ver-
wendung von Gefäßersatzmaterial ... 679
    III. Komplikationen subkutaner arteriovenö-
ser Fisteln und ihre Beseitigung 683
    Literatur 686

A. Allgemeine Vorbemerkungen und Differentialindikationen

I. Präoperative Erfordernisse

Die extrakorporale Hämodialyse stellt für viele niereninsuffiziente Patienten auch heute noch die einzige Überlebensmöglichkeit dar. Dazu ist es erforderlich, den Kranken 1–3mal wöchentlich, mitunter lebenslang, an die „künstliche Niere" anzuschließen. Unabdingbare Voraussetzung für die Hämodialysebehandlung ist ein geeigneter Zugang zu seinem Blutgefäßsystem. Dazu ist beim chronisch Dialysepflichtigen die Anlage einer Hämodialysefistel erforderlich. In der Bundesrepublik Deutschland sind heute ca. 18 000 Patienten in einem Dialyseprogramm, in jedem Jahr kommen etwa 3 500 Patienten neu hinzu. Aus diesen Zahlen wird die Bedeutung des Hämodialyseshunts ersichtlich.

Die Schaffung dieser Hämodialysefisteln ist heute ein wichtiges und vielseitiges Aufgabengebiet des gefäßchirurgisch ausgerichteten Operateurs geworden. Die Shuntchirurgie stellt hier insofern eine Besonderheit dar, als sie nicht der Blutgefäße selbst wegen betrieben wird, sondern um die natürlichen anatomischen Verhältnisse so abzuändern, daß die betroffenen Abschnitte des Blutgefäßsystems einer chronischen Punktionsbelastung standhalten. Voraussetzung für die erfolgreiche Operation einer Hämodialysefistel ist die sorgfältige Vorbereitung und Untersuchung des Patienten. Dazu sind normalerweise keine invasiven Verfahren, wie Kontrastmitteldarstellung der Gefäße, notwendig. Vielmehr ist es erforderlich, die für den Dialyseshunt so wichtigen oberflächlichen Venen der Arme im Prädialysestadium zu schonen und vor Beginn der Operation durch manuelle Untersuchung sorgfältig nach Veränderungen im Bereich des venösen Abstromgebietes zu fahnden. Erst bei auftretenden Problemen, z.B. bei Rezidiveingriffen, ist es normalerweise gerechtfertigt, invasive präoperative Diagnostik zu betreiben, bevor die Operationsindikation zur jeweils anzulegenden Dialysefistel gestellt wird.

II. Möglichkeiten des Gefäßzuganges und Wertigkeit der Dialyseshuntmöglichkeiten

Um Dialysebehandlungen in angemessenen Zeiträumen durchführen zu können, müssen die Shuntgefäße leicht zugänglich sein und eine ausreichende Blutströmung gewährleisten, d.h. eine Volumenstromstärke von 150–250 ml pro Min. sollte bei laminarer Strömung auf jeden Fall erreicht werden. Die Dialyse kann hierbei venovenös, arteriovenös oder auch arterioarteriell erfolgen.

1. Die arteriovenöse Dialyse

Bei der arteriovenösen Dialyse wird eine direkte Verbindung zwischen dem arteriellen Hochdruck- und dem venösen Niederdrucksystem geschaffen. Bei diesem Kurzschluß macht man sich das physiologische Druckgefälle zunutze. Die oben erwähnte Volumenstromstärke (150–250 ml pro Min.) wird praktisch immer erreicht, – in vielen Fällen deutlich übertroffen. Die Blutpumpe der Maschine übt während der Behandlung eine unterstützende Funktion aus. Zur Durchführung der arteriovenösen Hämodialyse können 4 Varianten zur Erzielung eines arteriovenösen Shunts geschaffen werden:

a) *Die Punktion einer Arterie und einer Vene*. Eine gut zugängliche Arterie (z.B. A. femoralis superf.) wird perkutan mit einer Metallkanüle punktiert und das Blut nach Passieren des Dialysators in das venöse System zurückgeleitet.

b) *Der „externe Dialyseshunt"*. Bei diesem Verfahren werden in die Gefäße spezielle Teflonkanülen eingebunden und zur Herstellung eines Shunts durch 2 Silikonkautschukschläuche kurzgeschlossen.

c) *Die „subkutane arteriovenöse Fistel"*. Eine Arterie und eine Vene werden direkt oder über ein Interponat miteinander verbunden. Sämtliche Anteile der Fistel liegen unterhalb des Hautniveaus. Bei jeder Behandlung werden 1–2 Punktionen mit großlumigen Kanülen durchgeführt, die über Kunststoffschläuche mit dem Dialysator verbunden werden.

d) *Das Biokarbonventil*. Hier handelt es sich um ein neuartiges Shuntsystem, bei dem mit Hilfe einer Kunststoffprothese eine Arterie und eine Vene verbunden werden. Aus der Prothese ragt ein Biokarbonventil (über Hautniveau) heraus, das über ein Schlauchsystem an den Dialysator angeschlossen werden kann.

2. Die venovenöse Dialyse

Bei dieser Technik wird das Blut durch perkutane Punktion einer großkalibrigen Vene entnommen und nach Passage der Maschine in die gleiche oder in eine andere geeignete Vene zurückgeleitet. Zur Erzielung einer ausreichenden Strömungsrate ist hier stets die Zwischenschaltung einer Blutpumpe erforderlich.

3. Die arterioarterielle Dialyse

Als weitere Möglichkeit zur Hämodialysebehandlung bietet sich der arterioarterielle Zugang an. Dazu ist es möglich, eine arterioarterielle Punktion vorzunehmen, was natürlich sehr aufwendig ist. Möglich ist es jedoch, eine Arterie, z.B. die A. femoralis superf. operativ nach subkutan zu verlagern und dann zu punktieren. Weiterhin ist es möglich, einen arterioarteriellen Bypass subkutan zu implantieren und diesen dann als sog. Nebenschluß jeweils zu punktieren.

4. Wertigkeit der Dialyseshuntformen, Differentialindikationen

Während der Internist die Indikation zur Hämodialyse stellt, hat der Chirurg zu entscheiden, welchen Dialyseshunt er operativ anlegt, damit für den Patienten die günstigsten Voraussetzungen zur Hämodialyse bestehen.

Hier ist zwischen erforderlicher Akutdialyse (z.B. akutes Nierenversagen, Intoxikation) und chronischer Hämodialyse zu unterscheiden.

Die akute notwendige Dialyse erfordert einen sofort benutzbaren Gefäßzugang, wie z.B. eine direkte Punktion der großen Körpervenen, die der Dialysearzt selbst vornehmen kann. Sind jedoch größere Shuntvolumina zur Dialyse erforderlich (z.B. bei der Intoxikation), kommt für den Chirurgen zur Akutdialyse die Anlage einer externen Fistel (z.B. Quinton-Scribner-Shunt) in Frage. Die Indikation zur Anlage eines externen Quinton-Scribner-Shunts muß sich heute im wesentlichen auf eine erforderliche Akutdialyse beschränken. Eine relativ kurze Lebensdauer dieser Fistelform – bei gleichzeitig erforderlicher Zerstörung eines für den Dialysepatienten wichtigen Gefäßgebietes bei ihrer Anlage – zwingt heute zu großer Zurückhaltung bezüglich der Indikationsstellung. Ist dieser Shunt dennoch notwendig, sollte er nach Möglichkeit am Unterschenkel angelegt werden, um den Arm für eine evt. erforderliche subkutane Fistel zu schonen. Entwickelt sich bei liegender Quinton-Scribner-Fistel am Arm aus dem akuten Nierenversagen ein chronisches Nierenversagen, sollte die externe Fistel in eine subkutane arteriovenöse Fistel umgewandelt werden.

Bei allen Formen des chronischen Nierenversagens empfiehlt es sich heute, frühzeitig eine subkutane arteriovenöse Fistel zu schaffen, um insbesondere den Venen Zeit für eine ausreichende Dilatation und Arterialisierung zu lassen. Da alle subkutanen Fisteln durch die häufige Punktion einem Verschleiß unterworfen sind, ergibt sich zwangsläufig das Erfordernis, zunächst eine periphere Fistel anzulegen. Das ist an erster Stelle die Brescia-Cimino-Fistel [4] zwischen V. cephalica antebrachii und A. radialis proximal des Handgelenks unter Berücksichtigung der Führhand. Ergeben sich hier Probleme, muß weiter proximal nach Möglichkeiten gesucht werden. Dabei hängt es von der lokalen Situation ab, ob man zunächst am gleichseitigen Arm operiert oder die peripheren Gefäße des anderen Unterarmes nutzt.

Von besonderer Bedeutung sind heute auch die subkutanen Fisteln der Ellenbeuge. Hier kommt es zwar häufig zur Ausbildung kürzerer Punktionsstrecken, diese sind jedoch bei Anwendung der „single-needle-Technik" zur Dialyse ausreichend.

Es muß in Frage gestellt werden, ob die Verlagerung großer subkutaner Venen (z.B. V. basilica, V. saphena) bei der heutigen Verfügbarkeit von Fremdmaterial zur Operation von Hämodialysefisteln noch vorgenommen werden sollte, zumal das subkutane Gebiet des venösen Rückflusses dadurch erheblich gestört wird und günstige Anschlußmöglichkeiten für Fremdmaterial verlorengehen können.

Auch subkutane Fisteln unter Anwendung von Fremdmaterial sollten wegen des Infektionsrisikos (bei Implantation und Punktion) mit Zurückhaltung bei der Indikationsstellung gesehen werden. Hier ist anzumerken, daß eine Punktion dieser Fisteln frühestens nach einem Intervall von 3 Wochen postoperativ erfolgen sollte, um der großen Wundfläche Zeit zur Abheilung und dem Fremdmaterial Zeit zur Einheilung zu geben und somit die Gefahr von Frühkomplikationen, Punktionshämatome und Infektionen zu verhindern.

Bei allen subkutanen Dialysefisteln sind die Revisionsmöglichkeiten voll auszuschöpfen, um die begrenzt verfügbaren oberflächlichen Venen möglichst effektiv zu nutzen.

B. Operative Anlage externer Hämodialysefisteln (Quinton-Scribner-Shunt) [16]

Die Anlage permanenter, externer Hämodialyseshunts wurde von QUINTON DILLARD, und SCRIBNER 1960 erstmals beschrieben. Diese Technik hat ein neues Kapitel in der Behandlung chronisch hämodialysepflichtiger Patienten eingeleitet. Da heute jedoch andere Hämodialysefisteln dieses Verfahren weitgehend verdrängt haben, werden hier nur die wichtigsten Möglichkeiten zur Anlage externer Hämodialyseshunts beschrieben.

I. Anlage am Unterschenkel zwischen Arteria tibialis posterior und Vena saphena magna

1. Spezielle Anatomie

Die Sensibilität des Unterschenkels wird auf der medialen Seite durch die Rr. cutanei cruris med. aus dem N. saphenus gewährleistet. Die Hautvenen des Fußes bilden ein weit verzweigtes Gefäßnetz, aus dem medial die V. saphena magna und lateral die V. saphena parva entspringen. Die V. saphena magna verläuft unter Aufnahme zahlreicher Seitenäste in einem leichten Bogen vor dem Innenknöchel und zieht anschließend gestreckt proximalwärts zum hinteren Umfang des Condylus med. femoris. Auf diesem Weg wird sie vom N. saphenus begleitet, der als sensibler, subkutaner Endast des N. femoralis in den distalen $2/3$ des Unterschenkels meist vor, im proximalen Drittel hinter der Vene verläuft. Die A. tibialis post. bildet mit ihren Begleitvenen und dem N. tibialis das mediale Gefäßnervenbündel des Unterschenkels. Es zieht von der Kniekehle unter dem Sehnenbogen des M. soleus in die tiefe Beugerloge und verläuft unter der Lamina profunda fasciae cruris mit dem M. tibialis post. als Leitmuskel abwärts. Auf dieser Strecke gelangen die Vasa tibialia post. immer weiter auf die Medialseite und treten schließlich am Übergang vom mittleren zum distalen Drittel des Unterschenkels (hinter dem M. flexor digitorum longus) unter dem M. soleus hervor. Der Gefäßnervenstrang liegt hier direkt unter der Faszie und zieht anschließend durch das 3. Sehnenfach des Retinaculum flexorum weiter fußwärts. Im Operationsgebiet befindet sich der N. tibialis hinter den Gefäßen. Unter Umständen teilt er sich schon hier in seine beiden Endäste, den N. plantaris med. et lat., wobei der letztere dann die A. tibialis post. mit ihren Begleitvenen unterkreuzt. Die A. dorsalis pedis gelangt zusammen mit dem N. peronaeus prof. unterhalb des Retinaculum extensorum inf. zum Fußrücken, wo sie lateral der meist stark vorspringenden Vene des M. extensor hallucis longus leicht aufgesucht werden kann.

2. Lagerung

Vor Beginn der Operation ist wegen der notwendigen Ligatur der A. tibialis post., die Funktion der A. tibialis ant. zu prüfen. Die Anlage eines externen Shunts am Unterschenkel wird in Rückenlagerung durchgeführt. Günstig erweisen sich leichte Beugung, Abduktion und Außenrotation der Extremität im Hüftgelenk, sowie eine 45-Grad-Beugung im Kniegelenk.

3. Operativer Zugang (Abb. 25.1 a)

Der Zugang erfolgt über 2 getrennte longitudinale, ca. 5 cm lange Hautschnitte. Dabei ist darauf zu achten, daß das Sprunggelenk durch den Shunt in seiner Beweglichkeit nicht eingeschränkt wird und die Shuntfunktion durch das Gelenk nicht gestört werden kann. Die Inzision über der V. saphena magna sollte weiter proximal erfolgen, um eine ausreichende Weichteildeckung für das Fremdmaterial oberhalb des Innenknöchels zur Verfügung zu haben. Die Inzision über der A. tibialis post. ist weiter distal anzulegen, um das hier aus der Tiefe kommende Gefäß leichter präparieren zu können. Im Falle sehr nahe beieinander laufender Gefäße kann als Zugang auch ein einzelner Längsschnitt zwischen A. tibialis post. und V. saphena magna gewählt werden.

4. Chirurgische Technik

Zunächst wird die V. saphena aufgesucht und auf einer Länge von mindestens 2 cm sauber aus dem subkutanen Gewebe freipräpariert und anschließend mit zwei Fäden angeschlungen. Mit dem distalen Haltefaden wird die Vene nun ligiert. Der geknotete Faden muß lang belassen werden, da er später zur Fixierung des Silikonschlauches dienen soll (auf Abb. 25.1 b). Die Eröffnung des Gefäßes erfolgt durch eine quere Inzision durch Skalpell oder Schere, so daß knapp der halbe Umfang der Vene eröffnet ist. Die Venotomie kann auch zu einer T-förmigen Inzision ausgedehnt werden, um die spätere Kanülierung zu vereinfachen. Im Anschluß erfolgt sofort eine Spülung und Auffüllung des Gefäßlumens mit Heparin-Kochsalzlösung mittels einer Knopfkanüle, um eine intraoperative Bildung von Thromben in der Vene zu vermeiden und gleichzeitig die venösen Abflußverhältnisse zu überprüfen. Erforderlichenfalls kann

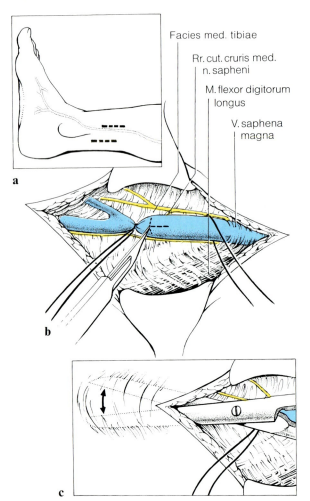
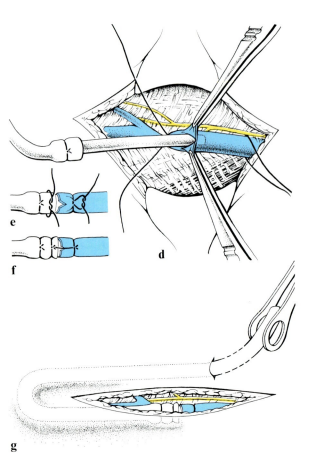

die Vene mit der Kochsalzspülung auch vorsichtig aufgedehnt werden. Die Aufdehnung der Vene mit Sonden oder einem Fogarty-Katheder muß wegen der zu erwartenden Intimaschädigung mit Zurückhaltung angesehen werden.

Vor der Kanülierung wird durch Unterminieren der Haut eine subkutane Tasche geschaffen, die den Silikonkautschukschlauch bis zu seinem Durchtritt nach außen aufnehmen soll (Abb. 25.1 c).

Der unterhalb der Haut verlaufende Fremdmaterialanteil dient der Fixation des Systems. Es ist daher notwendig, die subkutane Tasche in ihrem Ausmaß genau auf die spätere Lage des Schlauches abzustimmen. Letzterer muß ohne Abknickung und Torsion unter der Haut liegen und sollte keinerlei Beweglichkeit besitzen. Nur so ist es möglich, Abknickungen zu vermeiden. Zur Orientierung kann der schon zusammengesetzte venöse Teflonsilastik-Shunt-Schenkel probatorisch angemessen werden. Auch die Position der späteren Durchtrittsöffnung läßt sich hierbei nach Entfernen der Wundhaken festlegen und markieren (vgl. Abb. 25.1 g).

Zur Kanülierung der Blutgefäße wird der Silikon-Kautschukschlauch auf die Teflongefäßspitze aufgeschoben. Die Verbindung kann noch durch einen über dem Schlauch verknoteten Faden gesichert werden (Abb. 25.1 d). Für die Funktion des Shunts ist die Wahl der richtigen Teflonkanüle von großer Bedeutung. Sie sollte in ihrem Durchmesser an der Spitze ungefähr dem Gefäßinnendurchmesser entsprechen. Wird eine zu großkalibrige Kanüle gewählt, ist ein atraumatisches Vorschieben

Abb. 25.1 a–k. Anlage einer externen Fistel nach QUINTON und SCRIBNER [16] am Unterschenkel. **a** Operativer Zugang zur V. saphena magna und zur A. tibialis post. über zwei getrennte, ca. 5 cm lange Hautschnitte. **b** Dargestellte V. saphena magna, distal ligiert und proximal mit einem weiteren Faden angeschlungen. T-förmige Inzision der Vene. **c** Schaffen einer subkutanen Tasche für den Silastikschlauch. **d** Einführen der mit dem Silastikschlauch verbundenen Teflongefäßspitze („vessel-tip") in die V. saphena. **e, f** Fixieren der Vene auf der Teflon-Gefäßspitze und Sicherung des Systems durch Verbinden der Ligaturen über dem Silastikschlauch und der Vene. **g** Durchziehen des Silastikschlauches durch eine separate Hautinzision. **h** Freilegung der A. tibialis post. und Einführen des „vessel-tip" in die Arterie. **i** Externe Fistel nach QUINTON und SCRIBNER [16] am Unterschenkel. Beide Silastikschläuche sind über ein Teflonverbindungsstück kurzgeschlossen. **j** Modifizierter Externashunt („Winged-In-Line-Shunt") nach RAMIREZ [17] (am Unterschenkel). Zur besseren Fixation werden 2 Kunststoff-Flügel mit den Schläuchen verbunden. **k** Statt eines einfachen Verbindungsstückes kann auch ein T-förmiger Teflonkonnektor verwendet werden, der eine Spülung der Fistel mit Heparinlösung im Nebenschloß gestattet

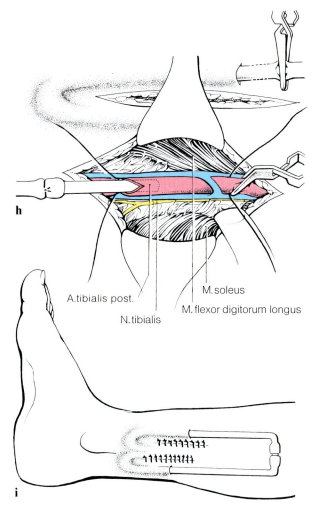

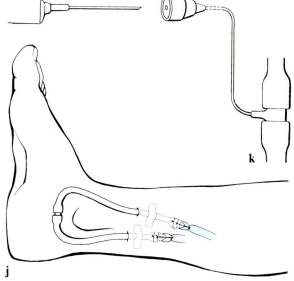

und Einbinden in die Vene unmöglich. Der starre „vessel-tip" schabt an der Gefäßwand entlang und setzt dabei unweigerlich Endotheldefekte, wodurch eine spätere Thrombosierung vorprogrammiert ist. Eine zu dünne Kanüle ist im Gefäßlumen nicht ausreichend fixiert, die Beweglichkeit führt ebenfalls zu Intimaläsionen. In Verbindung mit der durch die Kaliberdifferenz hervorgerufenen turbulenten Strömung und Blutstagnation zwischen Gefäßwand und Teflonkanüle wird auch in diesem Falle eine Thrombosierung begünstigt.

Die Teflonspitze des venösen Shuntschenkels wird jetzt mit Heparin-Kochsalzlösung aufgefüllt und dann vorsichtig in das Gefäßlumen eingeführt (s. auch Abb. 25.1a). Zur Fixation wird dann der „vessel-tip" in die Vene eingebunden und mit dem lang belassenen Ligaturfaden der V. saphena verknüpft (Abb. 25.1e, f). Vor der endgültigen Plazierung des Silastikschlauches ist es erforderlich, die Öffnung für den Durchtritt an die Oberfläche zu schaffen. Dazu werden die Wundhaken entfernt und die Haut in ihre ursprüngliche Lage gebracht. Die Inzision muß derart angelegt sein, daß sie einen dichten Abschluß gewährleistet und gleichzeitig den Schlauch nicht wesentlich einengt. Der Silastikschlauch wird dann mit einer kleinen Kornzange aus der Haut herausgezogen, nachdem der gebogene Shuntschenkel im Unterhautgewebe plaziert wurde (Abb. 25.1g).

Die Einbindung des arteriellen Schenkels gestaltet sich im wesentlichen nach den gleichen Gesichtspunkten. Nach Anlegen des 2., etwas distalwärts versetzten Longitudinalschnittes (s. Abb. 25.1a) und Spaltung der Fascia cruris, wird die A. tibialis post. unterhalb des M. soleus aufgesucht, 2fach angeschlungen und auf einer der Kanülenlänge entsprechenden Verlaufsstrecke dargestellt (Abb. 25.1h). Die im Vergleich zur Vene, vor allem nach proximal ausgedehntere Freilegung ist erforderlich, damit die später zur zeitweiligen Unterbrechung des arteriellen Blutstromes angesetzte Klemme das Einführen der Teflongefäßspitze nicht behindert. Auch die Arterie muß durch den angebrachten Haltefaden nach distal ligiert werden. Hier ist zu beachten, daß nach Eröffnung der Arterie- und Blutstromunterbrechung das abgeklemmte Gefäß mit Heparin-Kochsalzlösung aufgefüllt und vorsichtig aufgedehnt wird. Das Einbinden des „vessel-tip" erfolgt wie beim venösen Shuntschenkel.

Anschließend wird auch der arterielle Silastikschlauch durch die Haut hindurchgezogen und beide Shuntschenkel durch ein Verbindungsröhrchen miteinander vereinigt, nachdem verbliebene Luft aus den Silastikschläuchen entfernt wurde. (Abb. 25.1i). Statt des einfachen gestreckten Teflonkonnektors, kann auch eine T-förmige Variante mit seitlichem Zugang gewählt werden, die eine Dauerapplikation von Heparin im Nebenfluß gestattet (Abb. 25.1k).

Als einzige Modifikation der zahlreichen publizierten Varianten zur Anlage externer Hämodialyseshunts sei der sog. „Winged-In-Line-Shunt" nach RAMIREZ [17] genannt (Abb. 25.1j). Bei dieser Variante entfallen die 180 Grad gebogenen Silikonschlauchanteile. Die Fixation geschieht bei diesem Modell durch zwei mit Silasticschläuchen verbundene Kunststoff-Flügel, die im subkutanen Gewebe verankert werden und somit eine bessere Fixation des Systems gewährleisten. Das operative Vorgehen ist weitgehend mit der Anlage des Silastik-Teflon-Shunts nach Quinton-Scribner identisch.

II. Anlage am Unterarm

Die Anlage eines Quinton-Scribner-Shunts am Unterarm ist im Bereich des arteriellen Schenkels mit der A. radialis oder der A. ulnaris und im Bereich des venösen Schenkels mit der V. cephalica oder basalica möglich. Es soll hier nochmals betont werden, daß mit der Anlage eines externen Shunts am Unterarm ein für die chronische Hämodialyse wichtiges Gefäßgebiet traumatisiert und damit evtl. unbrauchbar gemacht wird, weshalb dieses Verfahren nur noch in Ausnahmefällen angewandt werden sollte.

Bezüglich der speziellen Anatomie, der Lagerung und des operativen Zuganges wird auf S. 667 verwiesen.

1. Chirurgische Technik

Wegen der engen Nachbarschaft von A. radialis und V. cephalica antebrachii ist nur eine Inzision von 4–5 cm erforderlich. Nach Freipräparieren der Vene wird diese wiederum distal ligiert, quer oder T-förmig eröffnet, heparinisiert und mit Kochsalz aufgefüllt. Bei der sich nun anschließenden Untertunnelung der Haut ist auch hier die auf Größe und Lage des Schlauches abgestimmte Ausdehnung der subkutanen Tasche zu berücksichtigen. Die Implantation der Teflonspitzen und Silastikschläuche wird in gleicher Weise wie am Fuß vorgenommen (Abb. 25.2a). Auch am Arm kann als

Alternative der sog. „Ramirez Winged-In-Line-Shunt" angelegt werden [17].

III. Postoperative Komplikationen

Wegen der Durchtrittsöffnung des Fremdmaterials durch die Haut ist bei diesen externen Fisteln die Infektionsgefahr hoch. Deshalb ist ein täglicher steriler Verbandswechsel wichtig. Bei einer aufgetretenen Infektion im Operationsgebiet müssen das Fremdmaterial entfernt und die Gefäße unterbunden werden.

Die Hauptkomplikation dieser Fisteln und die dadurch bedingte relativ kurze Lebensdauer ist jedoch die Thrombose von Vene oder Arterie an der Grenze zwischen Teflonspitze und Intima. Zur Beseitigung der Thrombose kommt heute die frühzeitige lokale Fibrinolyse in Frage. Weiterhin können Revisionsversuche mit feinen Ballonkatheter gelegentlich Erfolg bringen. Besonders nach längerer Laufzeit der Fisteln, ist jedoch mit einer chronischen Schädigung des Gefäßes durch eine Intimahyperplasie zu rechnen. Es kann dann eine Neueinpflanzung des Schlauchsystems proximal der alten Implantationsstelle versucht werden. In vielen Fällen bleibt jedoch nur die Neuanlage der Quinton-Scribner-Fistel mit den Gefahren der erneuten definitiven Schädigung eines anderen, für den chronisch Dialysepflichtigen wichtigen Gefäßgebietes. Deshalb ist den subkutanen Fisteln wegen der längeren Funktionsdauer und der erfolgreicheren Revisionsmöglichkeit der Vorzug zu geben.

C. Subkutane arteriovenöse Fisteln

I. Fisteln mit körpereigenen Gefäßen

Bei der Schaffung subkutaner Fisteln mit körpereigenen Gefäßen gelangt das Blut unter Umgehung des Kapillarkreislaufes, dem Weg des geringsten Widerstandes folgend, unmittelbar von der Arterie in die kurz geschlossene Vene. Dies führt zu einer Veränderung der Wandstruktur der arterialisierten Vene. Durch den herrschenden hohen intraluminären Druck wird die dünnwandige Shuntvene zunächst gebläht und dann oft in ganzer Ausdehnung des jeweiligen Abstromgebietes sichtbar. Neben dieser Dilatation entwickelt sich jedoch innerhalb weniger Tage und Wochen eine deutliche Mediahypertrophie mit relativer Zunahme der glatten Muskulatur, wodurch die Gefäßwand erheblich verdickt und widerstandsfähiger wird.

Nachstehend sind die wichtigsten subkutanen arteriovenösen Fisteln mit körpereigenen Gefäßen zusammengestellt, wobei die Anordnung keinerlei Wertung beinhaltet, sondern einfach nach anatomischer Lage erfolgt. Die wichtigsten Anastomosentechniken sind unter dem Kapitel der klassischen Brescia-Cimino-Fistel ausführlicher beschrieben.

1. Die arteriovenöse Fistel distal des Handgelenks [10]
Spezielle Anatomie und Lagerung s. S. 667, 668

a) Operativer Zugang. Zur Anlage einer arteriovenösen Fistel distal des Handgelenks dient eine ca. 3 cm messende Längsinzision in der Tabatière, d.h. zwischen der Sehne des M. extensor pollicis longus und brevis.

b) Chirurgische Technik. Zunächst wird die V. cephalica antebrachii über eine Strecke von 2–3 cm vollständig freigelegt, wobei eine Verletzung des R. superficialis n. radialis zu vermeiden ist. Nach Spaltung der Fascia manus wird die A. radialis in gleicher Länge präpariert. Die angelegte Faszienlücke darf das Gefäß nicht komprimieren. Bezüglich der Anastomosentechnik wird auf den folgenden Abschnitt verwiesen.

2. Die arteriovenöse Fistel proximal des Handgelenks zwischen Arteria radialis und Vena cephalica (Brescia-Cimino-Fistel) [4]

Spezielle Anatomie. Die Haut des Unterarms ist überall elastisch und gut verschieblich. Auf der Streckseite ist sie kräftiger als auf der Beuge- und Radialseite. Die sensible Versorgung geschieht im letztgenannten Bereich durch den N. cutaneus antebrachii lat. (N. musculo-cutaneus), auf der Beuge- und Ulnarseite durch den R. ant. und den R. ulnaris des N. cutaneus antebrachii med. Der R. superficialis n. radialis durchbohrt im distalen Drittel des Unterarms die Faszie und versorgt mit seinen Ästen den radialen Handrücken und die Streckseiten der Grundglieder von Daumen, Zeigefinger und einem Teil des Mittelfingers.

Das grobmaschige Venennetz des Handrückens bildet das Quellgebiet der beiden großen Hautvenen des Unterarms, der V. cephalica und der V. basilica antebrachii. Beide wenden sich meist noch im distalen Drittel schraubenartig auf die Beugeseite, wo sie, durch zahlreiche Seitenäste in Verbindung stehend, zur Ellenbeuge ziehen. Die V. cephalica zeigt von radial betrachtet einen schrägen, relativ gestreckten Verlauf. Wenige cm proximal des Processus styloideus radii (also im Operationsgebiet) findet sich häufig eine kräftige Gabelung, als Einmündungsstelle einer selbständigen Handrückenvene oder eines streckseitigen Verbindungsastes zur V. basilica.

Die A. radialis zieht von ihrem Abgang aus der A. brachialis in der Mitte der Ellenbeuge (zumeist distal des Gelenkspaltes) gestreckt zum Processus styloideus radii. Sie liegt mit ihren 2 Begleitvenen und dem R. superficialis n. radialis auf der ganzen Länge des Unterarms oberflächlich und kann im proximalen Drittel zwischen M. pronator teres und M. brachio-radialis (Leitmuskel!) in den distalen Zweidritteln zwischen dem M. brachio-radialis und dem M. flexor carpi radialis aufgesucht werden (Abb. 25.2c). Im Bereich des Handgelenks gibt die A. radialis einen meist dünnen R. palmaris superf. zum oberflächlichen Hohlhandbogen ab und zieht unter dem Retinaculum extensorum, die Sehnen des M. abductor pollicis longus und M. extensor pollicis brevis unterkreuzend, zur Tabatière. Schließlich unterkreuzt sie auch den M. extensor pollicis longus und bildet nach Durchbohren des M. interosseus I den tiefen Hohlhandbogen.

Die A. ulnaris verläuft zunächst, den N. medianus unterkreuzend, auf den tiefen Beugern des Unterarms abwärts. Lediglich im distalen Drittel besitzt sie zusammen mit dem gleichnamigen Nerven und ihren Begleitvenen zwischen M. flexor digitorum superf. und M. flexor carpi ulnaris eine oberflächlichere Lage.

Beide Unterarmarterien stehen im Bereich der Hand über zahlreiche Anastomosen miteinander in Verbindung, so daß zu einer ausreichenden Versorgung der Hand normalerweise ein Gefäß genügt. Vor Beginn der Operation ist jedoch die Funktion beider Arterien manuell zu überprüfen (Allen-Test!).

b) Lagerung. An der oberen Extremität werden alle arteriovenösen Fisteln in Rückenlage bei 90° abduziertem gestrecktem Arm angelegt. Die Hand befindet sich in Mittelstellung zwischen Pro- und Supination. Lediglich bei operativen Maßnahmen an der A. ulnaris kann es notwendig werden, zur Operation die Position des Armes einmal zu verändern.

c) Operativer Zugang. Der Zugang erfolgt über einen 4–5 cm langen Longitudinalschnitt, der proximal des Processus styloideus radii zwischen A. radialis und V. cephalica gelegt wird (Abb. 25.2b). Zur Schaffung der bogenförmigen Fisteln (s.u.) können zwei Inzisionen unmittelbar neben oder über den beiden Gefäßen vorgenommen werden (Abb. 25.4).

d) Chirurgische Technik
α) *Seit-zu-Seit-Anastomose.* Es empfiehlt sich, zunächst immer die V. cephalica aufzusuchen und deren Wandzustand intraoperativ zu überprüfen. Oft ist die Vene stärker vorgeschädigt oder sie weist unbemerkte Stricturen auf, zumal dieses Gebiet gleichzeitig einen der wichtigsten Punktionsbereiche für den Internisten darstellt.

Die Vene wird entsprechend der Distanz zwischen Vene und Arterie über eine Länge von 4–6 cm freipräpariert und angeschlungen. Dabei ist auf den Verlauf des R. superf. n. radialis zu achten. Seitenäste werden ligiert und durchtrennt, um später eine spannungsfreie Anastomose und einen konzentrierten Rückfluß durch nur eine Vene zu erreichen.

Nach Spaltung der Unterarmfaszie wird die A. radialis zwischen den Sehnen des M. brachioradialis und des M. flexor carpi radialis aufgesucht (Abb. 25.2c). Die Gefäßloge sollte nach kranial und distal möglichst weit freipräpariert werden, um spätere Abknickungen oder Einschnürungen in diesem Bereich zu vermeiden. Auf einer Länge von ca. 4 cm erfolgt jetzt die Freipräparation der Arterie von umgebendem Gewebe einschließlich ihrer Begleitvenen. Kleinere Seitenäste werden ligiert und durchtrennt. Diese Ligaturen sind äußerst sorgfältig durchzuführen. Sie dürfen keinen Anlaß zu Nachblutungen oder späteren Stenosierungen durch ein Wandhämatom der Arterie sein. Die V. cephalica wird distal durch ein Faden-Tourniquet oder eine kleine Buldoggklemme verschlossen, mit einem Skalpell inzidiert und anschließend mit einer feinen Schere in einer Länge von maximal 1 cm längs eröffnet (Abb. 25.2c). Es erfolgt jetzt die Spülung der Vene mit Heparin-Kochsalzlösung über eine Knopfkanüle. Mit dieser Spülung kann die Vene vorsichtig aufgedehnt und die ausreichende Durchgängigkeit überprüft werden. Eine Dilatation der Venen mit Ballonkathetern oder Bougies sollte nach Möglichkeit vermieden werden (Intimaschädigung!).

Jetzt wird die A. radialis proximal und distal mit feinen Gefäßklemmen vorsichtig verschlossen

25 Hämodialyseshunts

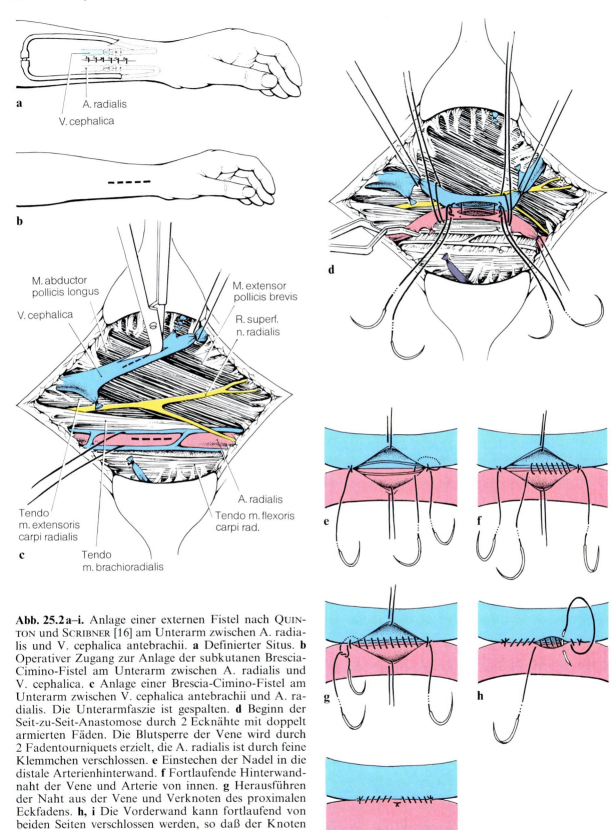

Abb. 25.2 a–i. Anlage einer externen Fistel nach QUINTON und SCRIBNER [16] am Unterarm zwischen A. radialis und V. cephalica antebrachii. **a** Definierter Situs. **b** Operativer Zugang zur Anlage der subkutanen Brescia-Cimino-Fistel am Unterarm zwischen A. radialis und V. cephalica. **c** Anlage einer Brescia-Cimino-Fistel am Unterarm zwischen V. cephalica antebrachii und A. radialis. Die Unterarmfaszie ist gespalten. **d** Beginn der Seit-zu-Seit-Anastomose durch 2 Ecknähte mit doppelt armierten Fäden. Die Blutsperre der Vene wird durch 2 Fadentourniquets erzielt, die A. radialis ist durch feine Klemmchen verschlossen. **e** Einstechen der Nadel in die distale Arterienhinterwand. **f** Fortlaufende Hinterwandnaht der Vene und Arterie von innen. **g** Herausführen der Naht aus der Vene und Verknoten des proximalen Eckfadens. **h, i** Die Vorderwand kann fortlaufend von beiden Seiten verschlossen werden, so daß der Knoten in der Mitte der Anastomose zu liegen kommt

und in Lage und Länge passend zur Venotomie eröffnet. Es erfolgt auch hier die Instillation von heparinhaltiger Kochsalzlösung. Eine Dilatation des Gefäßes durch Sonden oder Katheter ist mit Zurückhaltung anzusehen.

A. radialis und V. cephalica werden aneinandergelegt, so daß die Inzisionen genau korrespondieren. Hierbei darf keinerlei Spannung oder Abknickung entstehen (Abb. 25.2d).

Die Anastomose wird in fortlaufender Nahttechnik mit 6-0 oder 7-0 resorbierbaren oder nicht resorbierbaren Fäden erstellt (Abb. 25.2e–i). Dazu werden 2 doppelt armierte Fäden als Ecknähte jeweils von innen nach außen durch Vene und Arterie gestochen und verknotet. Es empfiehlt sich, anschließend die Hinterwand von innen fortlaufend zu nähen. Der distale Eckfaden wird dazu je nach Lage der Gefäße im Bereich der distalen Anastomosenecke in die Hinterwand von Arterie oder Vene eingestochen (Abb. 25.2a). Am Ende der fortlaufenden Hinterwandnaht muß der Faden an der proximalen Ecke vor Verknoten mit dem dortigen Eckfaden wieder nach außen gestochen werden (Abb. 25.2f, g). Die Vorderwand wird dann entweder von proximal nach distal oder von beiden Ecken her zur Mitte hin gefertigt (Abb. 25.2h,i). An der proximalen Ecke empfiehlt es sich, bei kleinen Gefäßen zur Vermeidung von Stenosen (periarterielles Gewebe) 3–5 Einzelknopfnähte zu legen, um optimale Durchflußvolumina zu gewährleisten.

Dieses 1966 von BRESCIA und CIMINO [4] angegebene Verfahren kann durch Ligatur der V. cephalica distal der Fistel in eine funktionelle End-zu-Seit-Verbindung oder durch distale Ligatur beider Gefäße in eine funktionelle End-zu-End-Anastomose umgewandelt werden, um das gesamte arterielle Blutvolumen in die zentrale Vene abzuleiten.

β) End-zu-Seit-Anastomose. Nach Freilegen der Blutgefäße wird die mobilisierte V. cephalica distal ligiert und vor der Ligatur schräg nach proximal in Richtung auf die Inzision der Arterie durchtrennt. Auch hier erfolgt die Eröffnung der A. radialis in einer Länge bis zu 1 cm auf der der Vene zugewandten Seite (Abb. 25.3a). Die schräg abgeschnittene Vene kann jetzt noch an der proximalen Ecke längsinzidiert werden, so daß ihre Anastomo-

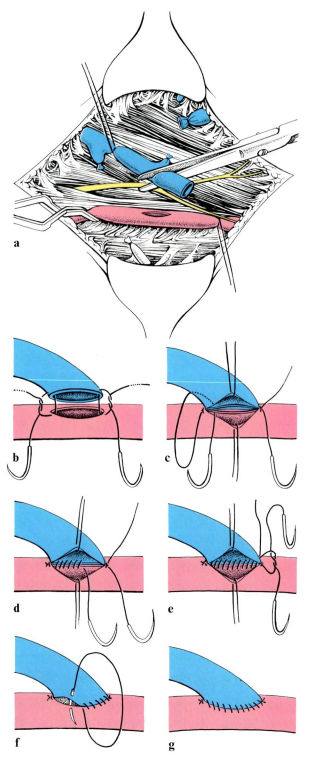

Abb. 25.3a–g. Anlage einer spitzwinkligen End-zu-Seit-Anastomose zwischen A. radialis und V. cephalica. **a–g** Diese wird nach Freipräparation zunächst quer durchtrennt. Anschließend Längsarteriotomie auf der der Vene zugewandten Seite. Fertigung der End-zu-Seit-Anastomose durch fortlaufende Hinterwandnaht im Inneren der Gefäße, wobei die Vorderwand mit 2 Haltefäden vorsichtig weggehalten wird. Nach Fertigstellung der Hinterwandnaht, erfolgt wie bei der Seit-zu-Seit-Anastomose, die fortlaufende Vorderwandnaht

senlänge mit der Länge der Arteriotomie korrespondiert. Durch den schrägen Ansatz wird eine spitzwinklige Anastomose erzeugt, die ein Abknicken der Vene weitgehend verhindert. Die Adaptation der Gefäße geschieht durch fortlaufende Naht wie bei der Seit-zu-Seit-Anastomose (s. dazu Abb. 25.3b–g, f). Auch hier kann zur Vermeidung einer Stenose im Bereich der proximalen Nahtecke mit Einzelknopfnähten gearbeitet werden.

Um die Blutströmung im Fistelbereich möglichst laminar zu erhalten, wird als weiteres Verfahren die sogenannte „Smooth-loop"-Anastomose angelegt. Sie ermöglicht einen nahezu turbulenzfreien Fluß durch einen von der Vene gebildeten Gefäßbogen, ist jedoch vermehrt abknickungsgefährdet (Abb. 25.4).

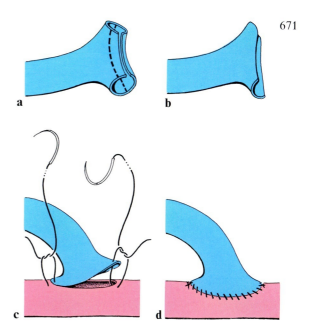

Abb. 25.5 a–d. Anlage einer End-zu-Seit-Anastomose zwischen V. cephalica und A. radialis unter Ausnutzung eines Venenastes (natürliche Streifenplastik). Die V. cephalica weist häufig kräftige Abzweigungen auf. Diese werden ca. 5 mm distal der Teilungsstelle ligiert, (**a**) quer durchtrennt und patchartig zugeschnitten (**b**). Anschließend wird die so präparierte Vene End-zu-Seit in der zuvor beschriebenen Weise mit der A. radialis anastomosiert (**c, d**)

Weist die V. cephalica eine Gabelung im Anastomosenbereich auf, kann diese im Sinne einer Erweiterungsplastik eröffnet und in die Arterie eingenäht werden (Abb. 25.5a–e).

γ) *End-zu-End-Anastomose.* Wie bei der latero-terminalen Verbindung ergeben sich dafür im wesentlichen zwei Möglichkeiten. Zunächst ist die spitzwinklige „Tennisschlägerfistel" zu nennen (Abb. 25.6). Nach Freipräparation werden beide Gefäße

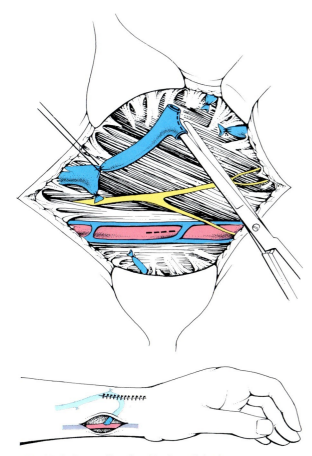

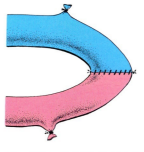

Abb. 25.4. Bogenförmige End-zu-Seit-Anastomose zwischen A. radialis und V. cephalica am distalen Unterarm. Der operative Zugang erfolgt bei dieser Technik über 2 versetzte Longitudinalschnitte, die neben (bzw. über) beiden Gefäßen plaziert werden. Sie gestatten neben der Mobilisation eines ausreichend langen Venensegments zur bogenförmigen Verlegung die Anlage einer spannungs- und torsionsfreien Anastomose

Abb. 25.6. „Tennisschlägerfistel". Spitzwinklige End-zu-End-Anastomose zwischen A. radialis und V. cephalica am distalen Unterarm. Beide Gefäße werden nach der Freipräparation zunächst quer durchtrennt und schräg zugeschnitten. Anastomosierung in üblicher Technik

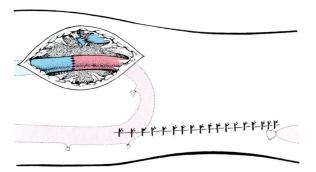

Abb. 25.7. Fertiggestellte terminoterminale Anastomose mit arteriellem Gefäßbogen. Auch hier Zugang über 2 versetzte Longitudinalschnitte

schräg angeschnitten und so aneinandergelegt, daß eine V-förmige Verbindung entsteht. Die fortlaufende Naht kann wie bei der latero-lateralen bzw. bei der latero-terminalen Anastomose vorgenommen werden. An den Ecken können zur Vermeidung von Stenosen Einzelknopfnähte sinnvoll sein. Bei ausreichender Freipräparation ist es möglich, hier auch die Hinterwand von außen zu nähen. Entscheidet man sich für diese Anastomosenvariante, ist es jedoch bequemer, eine End-zu-Seit-Verbindung der Vene an die Arterie zu schaffen und diese dann anschließend distal zu ligieren, um eine funktionelle End-zu-End-Anastomose herzustellen.

Eine weitere Möglichkeit zur Schaffung einer End-zu-End-Anastomose besteht in einer sog. Schleifenbildung der A. radialis, wie sie in Abb. 25.7 abgebildet ist. Prinzipiell kann auch die Vene für die Bogenbildung verwendet werden. 1975 haben GERLACH und LYMBEROPOULOS [8] bei der Untersuchung der verschiedenen Verfahren darauf hingewiesen, daß die U-förmige End-zu-End-Anastomose als einzige eine fast laminare Blutströmung gewährleisten kann und die „Stagnations- und Wirbelgebiete am geringsten sind, wenn die End-zu-End-Anastomose auf der geraden Strecke mit dem arteriellen Gefäßbogen hergestellt wird". Andere Autoren [12] legen den arteriovenösen Übergang genau in die Spitze der Schleife. Zur Anastomosentechnik sollte bei der End-zu-End-Anastomose in jedem Fall mit Einzelknopfnähten gearbeitet werden. Bei besonders kleinkalibrigen Gefäßen kann die Anlage der Fistel durch vorherige kontralaterale Längsinzisionen der Gefäßenden erleichtert werden. Es ist jedoch hier darauf hinzuweisen, daß die beschriebenen End-zu-End-Anastomosen leichter einer Abknickung unterworfen sind, insbesondere nach längerer Beobachtungszeit, wenn sich die Fistel durch den Shunt dehnt und länger wird.

3. Die arteriovenöse Fistel proximal des Handgelenks zwischen Arteria ulnaris und Vena basilica („Ulnaris-Shunt")

Bezüglich der speziellen Anatomie und der Lagerung wird auf S. 667/668 verwiesen.

a) Operativer Zugang. Auch hier erfolgt der Zugang über einen Longitudinalschnitt von ca. 3–5 cm Länge zwischen A. ulnaris und V. basilica ca. 2 cm oberhalb des Caput ulnae. Zur Anlage der zuvor beschriebenen bogenförmigen Fistelvarianten ist auch hier das Vorgehen über 2 getrennte Inzisionen gelegentlich hilfreich.

b) Chirurgische Technik. Nach Freilegung und Mobilisation der V. basilica antebrachii, die oft weniger gestreckt und weiter von der entsprechenden Arterie entfernt verläuft als die V. cephalica, wird die Faszienspaltung vorgenommen und die A. ulnaris zwischen den Sehnen des M. flexor carpi ulnaris und des M. flexor digitorum superf. aufgesucht. Bezüglich der Anastomosentechnik wird auf den Abschnitt C.I.2. verwiesen (s.S. 668).

4. Transposition der Vena basilica am Unterarm

Bezüglich der speziellen Anatomie und der Lagerung wird auf Seite 667/673 verwiesen.

a) Operativer Zugang. Bei diesem Verfahren wird über mehrere Hautinzisionen die V. basilica aufgesucht. Im Bereich der Ellenbeuge wird den anatomischen Verhältnissen angepaßt eine Querinzision vorgenommen (Abb. 25.13a).

b) Chirurgische Technik. Nach Freipräparieren der V. basilica, Ligatur und Durchtrennung der zuführenden Venenäste wird das Gefäß etwa in Höhe des Handgelenkes ligiert und schräg abgetrennt. Auch hier ist das verschlossene Gefäß während der venösen Stase mit heparinisiertem Kochsalz aufzufüllen. Das weitere operative Vorgehen ergibt sich dann aus den Abbildungen 25.13b–d. Beim Durchzug der Vene durch einen präformierten subkutanen Tunnel zur A. radialis hin ist darauf zu achten, daß die Vene nicht torquiert wird. Der Hauttunnel wird mit einer Kornzange oder mit einem entsprechenden Tunnellator vorbereitet. Es ist darauf zu achten, daß die Vene besonders dicht unter der Haut liegt, damit sie sich leichter punktieren läßt.

Die Anastomosentechnik gestaltet sich dann wie auf Seite 670 angegeben.

5. Die arteriovenöse Fistel in der Ellenbeuge

Der arteriovenösen Fistel in der Ellenbeuge ist eine zunehmende Bedeutung beizumessen, zumal sich durch die Zunahme der Patienten mit Langzeitdialyse in der Peripherie des Armes zunehmend Fistelkomplikationen einstellen und eine Fistelanlage an anderer Stelle notwendig wird [7]. Nur allzu oft wird hier frühzeitig auf Fremdmaterial zurückgegriffen. Es ist jedoch heute möglich, durch Einzelnadelpunktion auch mit relativ kurzen Shuntstrecken auszukommen und so reicht bei einer funktionstüchtigen Fistel in der Ellenbeuge der Dialyseshunt über die V. cephalica oder über die V. basilica normalerweise immer aus, um eine effektive Behandlung zu gewährleisten [15].

a) *Spezielle Anatomie.* Die sensible Versorgung der dünnen, elastischen Haut der Vorder- und Medialfläche des Oberarms und der Ellenbeuge erfolgt durch den N. cutaneus brachii med. (Abb. 25.8). Der in der medialen Bizepsfurche auf der A. brachialis verlaufende N. cutaneus antebrachii med. gelangt ungefähr in der Mitte des Oberarmes, meist zusammen mit der V. basilica, durch die gleichnamige Faszienlücke in die subkutane Schicht. Dabei ist er oft schon in seine beiden Hauptäste (R. ant., R. ulnaris nervi cutanei antebrachei med.) aufgeteilt (Abb. 25.8).

Wie der zumeist im distalen Drittel des Oberarmes die Faszie durchbohrende N. cutaneus antebrachii lat. ziehen diese durch die Ellenbeuge; alle 3 zusammen gewährleisten die sensible Innervation des Unterarms mit Ausnahme der Streckseite.

Die Hautvenen zeigen im Bereich der Ellenbeuge (und des Unterarms) eine außerordentliche Variabilität. Im wesentlichen lassen sich zwei Formen der Ausprägung unterscheiden:
- V. cephalica und V. basilica antebrachii sind durch eine von radial-distal nach ulnar-proximal verlaufende V. mediana cubiti verbunden. In diesem Falle ist eine V. mediana antebrachii oft nur schwach oder gar nicht entwickelt.
- Am Unterarm ist mit der V. mediana antebrachii eine dritte große Hautvene ausgebildet, die sich in der Ellenbeuge V-förmig in eine V. mediana basilica und eine V. mediana cephalica teilt. Diese münden dann nach kurzer Verlaufsstrecke in die beiden gleichnamigen subkutanen Stammvenen des Armes (Abb. 25.8).

Die oberflächlichen Venen der Ellenbeuge stehen fast immer über einen R. perforans mit den tiefen Venen in Verbindung. Im weiteren Verlauf zieht die V. cephalica durch die flache laterale Bizepsfurche, häufig auch fast ventral über den M. biceps zur Schulter, durchläuft dann den Sulcus deltoideo-pectoralis und senkt sich in die Mohrenheimsche Grube.

Die kräftigere V. basilica verläuft zunächst im Sulcus bicipitalis med. vor der Faszie. Etwas distal der Oberarmmitte tritt sie durch den Hiatus basilicus in die tiefe Region und mündet alsbald in eine V. brachialis, deren Fortsetzung sie praktisch darstellt (Abb. 25.14a).

Die A. brachialis gibt im proximalen Drittel des Oberarmes die kräftige A. profunda brachii ab, die zusammen mit dem N. radialis zwischen dem langen und dem medialen Trizepskopf auf die Streckseite gelangt. In Oberarmmitte besteht der Gefäßnervenstrang noch aus der A. brachialis mit ihren 2 oder 3 Begleitnerven, dem sie medial begleitenden N. ulnaris, dem lateral und ventral liegenden N. medianus sowie dem N. cutaneus antebrachii med. Während der N. ulnaris alsbald das Septum intermusculare brachii med. durchbohrend medialwärts ebenfalls in die Streckerloge zieht (Abb. 25.14b, c), erreichen A. brachialis und

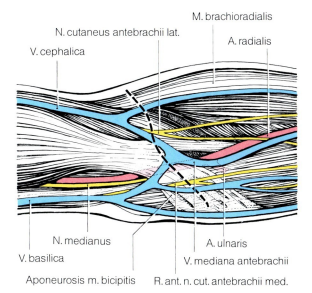

Abb. 25.8. Operativer Zugang und Darstellung der anatomischen Verhältnisse im Bereich der Ellenbeuge

N. medianus zusammen die Ellenbeuge. Der N. medianus liegt dort auf der ulnaren Seite der Arterie (Abb. 25.8). Beide verlaufen, in Binde- und Fettgewebe eingehüllt, unterhalb der Aponeurosis m. bicipitis, die A. brachialis teilt sich dann (meist etwas distal des Gelenkspalts) in ihre beiden Endäste: A. radialis und A. ulnaris. Die A. radialis überkreuzt die Bizepssehne und den M. pronator teres und ist in ihrer ganzen Länge gut zugänglich. Die A. ulnaris verschwindet mit dem N. medianus unter dem Mm. flexores antebrachii superf. und zieht später vom gleichnamigen Nerven begleitet zur ulnaren Beugeseite des Handgelenks.

b) Operativer Zugang. Als Zugang dient bei allen Fistelformen eine quere etwa 4 cm messende gegebenenfalls leicht S-förmige Inzision dicht unterhalb der Ellenbeuge (Abb. 25.8). Je nach individuellen Gefäßverhältnissen und angestrebter Anastomosenform kann der Schnitt in Länge und Lage verändert werden, jedoch sollte die verbleibende Narbe weder die Punktionsstrecke verkürzen noch die Beweglichkeit des Armes im Ellenbogengelenk behindern.

c) Chirurgische Technik. Bei der Anlage der Fisteln im Bereich der Ellenbeuge sind folgende Gesichtspunkte zu berücksichtigen:

(1) Um bei der Gelenkbeugung eine Stauchung und Abknickung der Fistel zu vermeiden, muß diese als „proximale" Unterarmfistel nach Möglichkeit distal des Gelenkspaltes angelegt werden. Dieses hat zudem den Vorteil, eine längere Punktionsstrecke der gewählten Shuntvene zu erreichen.

(2) Es sollte möglichst die proximale A. radialis zur Anastomosierung verwendet werden, da dann bei eventuell auftretenden Komplikationen oder Rezidiveingriffen lediglich die A. radialis gefährdet ist, die Funktion der A. ulnaris jedoch die Durchblutung des Unterarmes weiterhin gewährleistet.

(3) Es können im Bereich der Ellenbeuge nur Seit-zu-Seit- oder End-zu-Seit-Verbindungen der Vene an die Arterie befürwortet werden, da bei End-zu-End-Anastomosen die Durchblutung der Hand gefährdet wäre.

(4) Während bei den meisten arteriovenösen Fisteln im Bereich des Handgelenkes nur ein proximalwärts gerichteter Shuntfluß erwünscht und für spätere Punktionen von Bedeutung ist, können die Ellenbeugenfisteln unabhängig vom Anastomosierungstyp einen Shuntfluß nach proximal und distal entwickeln.

α) *Seit-zu-Seit-Anastomose.* Schon aus rein topographischen Gründen erfolgt in der Ellenbeuge zunächst die Präparation der gewählten subkutanen Abflußvene. Anschließend wird nach Spaltung der Faszie und gegebenenfalls auch eines Teiles der Bizepsaponeurose die A. radialis über der langen Bizepssehne zwischen den ulnaren Beugern und dem M. brachioradialis aufgesucht und angeschlungen. Ggf. müssen A. brachialis und A. ulnaris zur Gewinnung einer besseren Übersicht mit dargestellt und angeschlungen werden. Auf eine spannungsfreie Anastomose ist im Bereich der Ellenbeuge wegen der oft größeren Distanz der beiden Gefäße besonders zu achten. Die Anastomosierungstechnik gestaltet sich dann bei der Seit-zu-Seit-Anastomose wie bei der Brescia-Cimino-Fistel (Abb. 25.9a, b s. auch S. 669). Ein Beispiel einer Seit-zu-Seit-Anastomose zwischen V. cephalica und A. brachialis zeigt Abb. 25.11. Weitere nicht abgebildete latero-laterale Fisteln können zwischen allen benachbarten geeigneten Venen und der A. brachialis oder der A. radialis geschaffen werden.

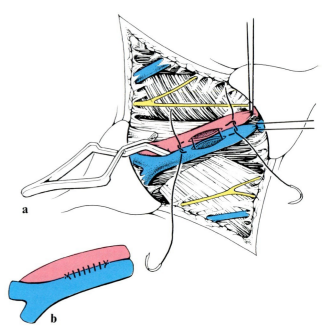

Abb. 25.9a, b. Anastomosierung der Gefäße im Bereich Ellenbeuge. **a** Die A. radialis ist nach Spaltung von Faszie und Bizepsaponeurose vorgelagert und unmittelbar distal ihres Abgangs aus der A. brachialis mit einer Gefäßklemme verschlossen. Arterie und Vene müssen spannungsfrei aneinander liegen. Nach korrespondierender Längseröffnung, Adaptation beider Gefäße durch 2 Ecknähte und fortlaufende Naht der Hinterwand und Vorderwand. **b** Fertiggestellte Seit-zu-Seit-Anastomose distal der Ellenbeugenfalte (proximale Unterarmfistel)

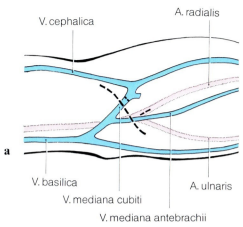

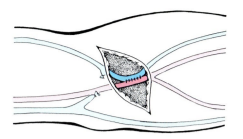

Abb. 25.11. Seit-zu-Seit-Fistel zwischen A. brachialis und V. cephalica

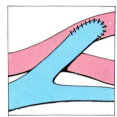

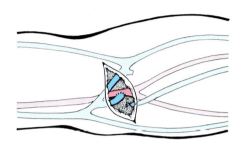

Abb. 25.10. a Schematische Darstellung der Venenverhältnisse bei kräftig ausgebildeter V. mediana cubiti. **b** Fertiggestellte End-zu-Seit-Anastomose der V. mediana cubiti an die A. radialis

Abb. 25.12. End-zu-Seit-Fistel der V. mediana antebrachii an die A. brachialis

β) *End-zu-Seit-Anastomose.* Bei günstigen Aufzweigungsverhältnissen oder bei peripher obliterierten Gefäßen kann eine End-zu-Seit-Anastomose mit der A. radialis oder brachialis erforderlich werden, wie diese in den Abb. 25.10a, b und Abb. 25.12 abgebildet ist.

Die anatomische Vielfalt der Venen im Bereich der Ellenbeuge eröffnet zahlreiche Möglichkeiten der Anlage von Dialysefisteln. Das Grundprinzip der Dialyse-Shunt-Chirurgie, möglichst lange Punktionsstrecken zu schaffen, ohne viele Gefäße definitiv zu zerstören, ist hier besonders wichtig.

6. Die Transposition der Vena basilica am Oberarm

Spezielle Anatomie s.S. 673.

a) Lagerung. Die Transposition der V. basilica wird in Rückenlage am 90° abduzierten gestreckten und supinierten Arm vorgenommen.

b) Operativer Zugang. Der Zugang erfolgt entweder über einen ca. 12–15 cm langen distal etwas gebogenen Hautschnitt, der von der Achselhöhle bis zur Ellenbeuge reicht, oder über 2–3 separate Inzisionen über der Vene.

c) Chirurgische Technik. Die V. basilica wird aufgesucht und vom gleichnamigen Faszienschlitz (Hiatus basilicus) bis in die Ellenbeuge unter Schonung des N. cutaneus antebrachii med. bzw. seiner Äste freipräpariert. Gerade nach distal muß eine ausreichende Mobilisierung erfolgen, damit die Vene eine genügende Länge für die spätere laterokonvexe Verlagerung besitzt.

Zur weiteren Gefäßdarstellung wird die Fascia brachii vom Hiatus bis zur Achselhöhle längs gespalten. Die V. basilica mündet zumeist wenige cm nach Durchbohren der Faszie in eine tiefe Begleitvene. Proximal dieser Mündung handelt es sich also um die eigentliche Vorverlagerung einer V. brachialis (vgl. Abb. 25.14a–c).

Auf die enge topographische Beziehung der 3 großen Nerven des Armes ist unbedingt zu achten.

Weiterhin ist zu berücksichtigen, daß sich die Wand der V. basilica nach proximal hin verdünnt und damit verletzlicher wird. Die sichere Ligatur aller Seitenäste spielt bei diesem Verfahren eine

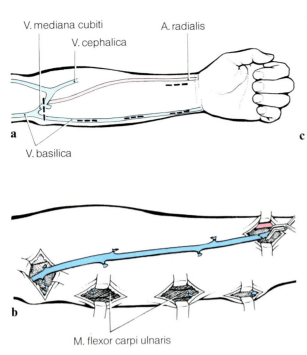
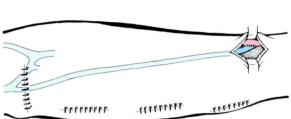

Abb. 25.13a–d. Transposition der V. basilica am Unterarm. **a** Operativer Zugang und schematische Darstellung der subkutanen Venenverhältnisse. **b** Freipräparierte V. basilica, deren Länge dargestellt wird. **c** Durchziehen der V. basilica durch einen präformierten subkutanen Hauttunnel zur A. radialis hin. **d** End-zu-Seit-Anastomose der V. basilica an die A. radialis

besonders große Rolle, da unsaubere Ligaturen erhebliche Nachblutungen provozieren können.

Kurze breitbasige Stümpfe der Vene können besser durch eine kurze fortlaufende Naht abgedichtet werden. Nach Freipräparation der Vene wird die Faszie darunter wieder verschlossen, wobei ein ausreichend großer Faszienschlitz zu belassen ist. Um die späteren Punktionen der Vene nicht im Narbengebiet durchführen zu müssen, wird die Vene in einem laterokonvexen Bogen durch einen vorher mit der Kornzange geschaffenen Tunnel hindurchgezogen und dann End-zu-Seit mit der A. brachialis anastomosiert.

Die Vorverlagerung der V. brachialis zur Schaffung eines Hämodialyseshunts ist bei den heutigen Möglichkeiten der Verwendung von Fremdmaterial mit großer Zurückhaltung anzusehen, da bei einem Verschluß dieser vorverlagerten Vene der gesamte Arm für weitere Dialyse-Shunt-Maßnahmen nicht mehr zur Verfügung steht.

7. Transposition der V. saphena magna am Oberschenkel

Spezielle Anatomie und Lagerung s. S. 677.

a) Operativer Zugang. Die lokale Transposition der V. saphena magna im Sinne einer Vorverlagerung des Gefäßes kann am Oberschenkel gestreckt, mit Anastomosierung an die A. poplitea im 1. Segment durchgeführt werden. Weiterhin ist es möglich, die Vene unter Anwendung dreier Hilfsschnitte bogenförmig an den lateralen Oberschenkel direkt unter die Haut zu verlagern und mit der A. femoralis superf. zu anastomosieren (vgl. dazu Abb. 25.20c).

Bei dieser Operationsmethode ist auf eine knick- und torsionsfreie Lage der Vene zu achten. Ferner ist das Gefäß sehr dicht unter der Haut zu plazieren. Die Operationstechnik zur Mobilisierung der Vene und die möglichen Anastomosierungsverfahren s. S. 670.

8. Transplantation der Vena saphena auf den Unterarm

Zur Technik der Venenentnahme s. S. 409.

Die Implantationstechnik der V. saphena am Unterarm gleicht den Möglichkeiten der Anlage arteriovenöser Fisteln mit Fremdmaterial am Unterarm (s. S. 680). Auf eine orthograde Durchströmung der V. saphena muß wegen der Venenklappen geachtet werden. Weiterhin sind Torsionen und Knickbildungen zu vermeiden.

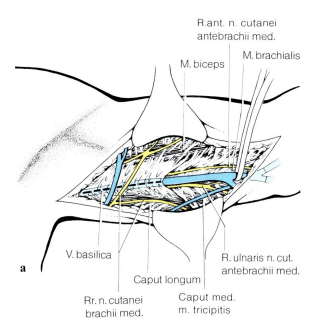
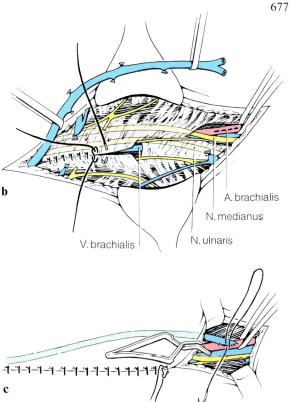

Abb. 25.14a–c. Transposition der V. basilica am Oberarm. **a** Operationsfeld nach Spaltung von Haut und Subkutis, Zugang über einen 12–15 cm langen, distal gebogenen Hautschnitt von der Achselhöhle bis zur Ellenbeuge. V. basilica bis zum Hiatus basilicus freigelegt und angeschlungen. Die Spaltung der Fascia brachii zur Vorverlagerung der Vene ist gestrichelt markiert. **b** Naht der Fascia brachii nach vollständiger Mobilisation und distaler Durchtrennung der V. basilica. **c** End-zu-Seit-Anastomose der subkutan vorverlagerten Vene auf die A. brachialis

Die Verwendung der V. saphena als Dialyseshunt sollte mit großer Zurückhaltung betrachtet werden, zumal diese Vene als autologes Transplantationsmaterial heute in der Koronarchirurgie und in der Bypasschirurgie peripherer Arterien eine große Rolle spielt. Weiterhin ist zu bemerken, daß bei Verwendung der V. saphena als Transplantationsmaterial diese Vene als Anschluß für mögliche arteriovenöse Fisteln mit Fremdmaterial am Oberschenkel ausfällt.

9. Die Vorverlagerung der Arteria femoralis superficialis

a) Spezielle Anatomie. Der ventrale Oberschenkel besitzt im Vergleich zu anderen Extremitätenregionen eine derbe Haut, die kräftigste Muskulatur und er ist gleichzeitig Durchgangsgebiet für großkalibrige periphere Nerven und Gefäße. Die sensible Oberflächeninnervation erfolgt hauptsächlich über die Rr. cutanei ant. nervi femorales (im Bereich des Hiatus saphenus über den R. femoralis n. genitofemoralis), weiter medial über einige Hautäste des N. obturatorius (Abb. 25.15a). Die Lateralseite wird vom N. cut. femoris lat. versorgt.

Vom Unterschenkel aus erreicht die große Hautvene des Beines, die V. saphena magna, hinter dem Condylus med. femoris diese Region und zieht an der ventralen Medialseite des Oberschenkels unter Aufnahme zahlreicher Äste zum Hiatus saphenus. Hier vereinigt sie sich oft mit anderen kräftigen Hautvenen der Leiste und der Bauchwand (V. epigastrica superf., V. circumflexa ileum superf., Vv. pudendae ext.) zum sog. „Venenstern" und mündet nach Durchbohren der Lamina cribrosa fasciae latae in die V. femoralis. (s.S. 724).

Während A. und V. femoralis durch die medial gelegene Lacuna vasorum ins Trigonum femorale ziehen, verläuft der gleichnamige Nerv zusammen mit dem M. iliopsoas lateral des Arcus ileopectineus abwärts. Wenige cm unterhalb des Leistenbandes gibt er seine Hautäste für die Regio femoris ant. ab und zerfällt in zahlreiche Rr. musculares (für den M. quadriceps femoris, den M. sartorius und den M. pectineus). Sein Endast, der N. saphenus, begleitet die großen Gefäße (Abb. 25.15b).

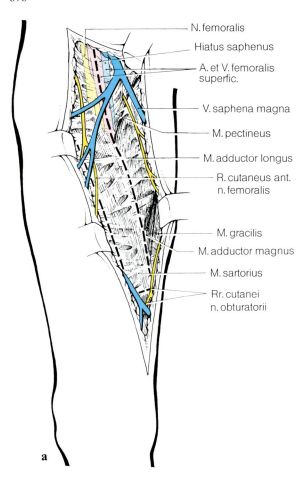
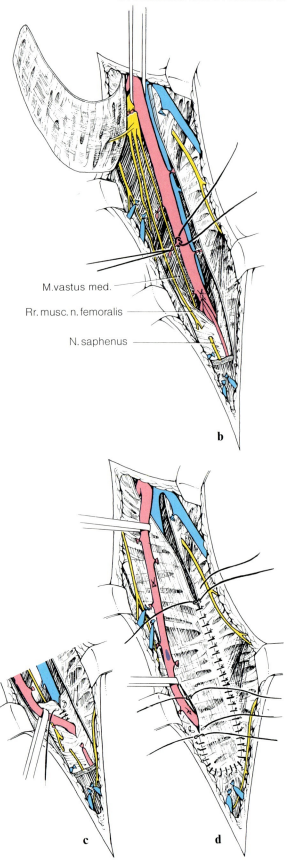

Abb. 25.15a–d. Vorverlagerung der A. femoralis superf.. **a** Operationsfeld nach Spaltung von Haut und Subkutis. Zugang über einen leicht gebogenen Longitudinalschnitt an der ventralen Medialseite des Oberschenkels. Spaltung der Fascia lata und Durchtrennung des M. sartorius entsprechend den Markierungen. **b** Faszie medial und lateral des M. sartorius gespalten, M. sartorius quer durchtrennt und hochgeschlagen. Freipräparation der A. femoralis superf. von der Leiste bis zum Hiatus tendineus, unter Eröffnung des Adduktorenkanals. **c** Rekonstruktion des Adduktorenkanals durch Naht der Lam. vasto-adductoria unter Belassung eines Faszienschlitzes für die Arterie. **d** Der M. sartorius wird in seine ursprüngliche Position zurückverlagert und reanastomosiert. Verschluß der Fascia lata unter der vorverlagerten A. femoralis superf.

Die A. femoralis zeigt auf der ganzen Länge des Oberschenkels einen gestreckten Verlauf. Im proximalen Drittel liegt sie oberflächlich direkt unter der kräftigen Fascia lata (hier auch A. femoralis comm. genannt) und gibt nach einigen unbedeutenden Ästen ca. 3–5 cm distal des Lig. inguinale die fast gleich starke A. profunda femoris ab, aus der wiederum im Regelfalle die A. circumflexa med. und die A. circumflexa lat. entspringen (s.S. 23). Am Übergang vom proximalen zum mittleren Drittel verschwindet die A. femoralis dann unter dem in einer eigenen Faszienloge liegenden M. sartorius und zieht medial des kräftigen M. quadriceps femoris nach Abgabe einiger Muskeläste in den Adduktorenkanal (Abb. 25.15b). Dieser vom M. vastus med., M. adductor longus und der sie verbindenden Lam. vastoadductoria begrenzte Kanal führt die Gefäße von der Ventralseite des Oberschenkels in die Kniekehle. Hier geht als letzter Ast die A. genus descendens ab, deren R. saphenus die Lam. vastoadductoria durchbohrt und den gleichnamigen Nerv begleitet.

Während die V. femoralis in der Leistenregion zunächst am weitesten medial gelegen ist, zieht sie peripherwärts immer mehr hinter die Arterie und verläuft schließlich, nach Passage des Hiatus tendineus, als V. poplitea lateral von ihr.

b) Lagerung. Die Vorverlagerung der A. femoralis superf. wird in Rückenlage bei gestrecktem, abduziertem und außenrotiertem Bein durchgeführt.

c) Operativer Zugang. Als Zugang dient ein leicht bogenförmiger sich über die gesamte Oberschenkellänge erstreckender Longitudinalschnitt, der ca. 5 cm unterhalb der Mitte des Leistenbandes beginnt und bis zum Condylus med. femoris herabgeführt wird (Abb. 25.15a).

d) Chirurgische Technik. Da die A. femoralis superf. in ganzer Länge vor die Fascia lata gelagert werden soll, muß sie zunächst über dem Gefäßnervenbündel sowie in der gesamten Umgebung des M. sartorius freigelegt werden. Jetzt wird die Fascia lata medial des M. sartorius vom Hiatus saphenus bis fast zum anderen Ende des Hautschnitts gespalten und der M. sartorius oberhalb seines Ansatzes (Pes anserinus) durchtrennt. Diese Durchtrennung soll nicht allzu weit distal, jedoch unterhalb des Adduktorenkanals erfolgen. Der Schneidermuskel wird jetzt präpariert und bis zur Leiste mobilisiert und hochgeschlagen (Abb. 25.15b).

Die A. femoralis superf. wird nun aus ihrer Gefäßscheide herauspräpariert und die Gefäßabgänge ligiert und durchtrennt. Dazu wird zusätzlich der Adduktorenkanal durch Spalten der Lam. vastoadductoria bis zum Hiatus tendineus eröffnet.

Anschließend werden die anatomischen Verhältnisse soweit wie möglich rekonstruiert. Zunächst wird die Lam. vastoadductoria wieder vernäht und dann der M. sartorius unter der A. femoralis hindurchgezogen und mit seinem Ansatz wieder vereinigt. Auf eine ausreichende Faszienlücke für die A. femoralis an der Durchtrittsstelle ist zu achten (vgl. Abb. 25.15c, d).

Um eine spätere leichte und sichere Punktion durchführen zu können, wird die Arterie lateral der resultierenden Narbe in die Subkutis verlegt und in dieser Position durch mehrere Subkutannähte vorsichtig fixiert.

Diesem Verfahren kommt, wenn auch in seltenen Fällen, nach Ausschöpfung aller anderen arteriovenösen Fistelmöglichkeiten oder beim Auftreten von Problemen mit Fremdmaterial auch heute noch eine Bedeutung zu.

II. Subkutane arteriovenöse Fisteln unter Verwendung von Gefäßersatzmaterial

Bei zahlreichen Fistelanlagen kann nicht auf körpereigene Gefäße zurückgegriffen werden, da entweder von vornherein keine geeigneten ortsständigen Blutleiter zur Verfügung stehen, oder das oberflächliche Venensystem am Arm durch zahlreiche Punktionen und intravenöse Infusionen geschädigt ist. Weiterhin sind vielfach die oberflächlichen Venen durch frühere Fisteloperationen derart vorgeschädigt, daß sich weitere Möglichkeiten mit körpereigenen Gefäßen nicht mehr anbieten. In diesen Fällen ist es heute möglich, durch Implantation von Gefäßersatzmaterial einen punktierbaren Zugang zur chronischen Hämodialyse herzustellen. Folgende Anforderungen sind an eine ideale Gefäßprothese als Dialyseshunt zu stellen:

– sie soll punktierbar sein,
– einfach zu beschaffen und immer vorrätig sein,
– eine leichte technische Handhabung ermöglichen,
– immunologisch inert sein,
– eine möglichst natürliche Wandstruktur besitzen,
– sich als infektionsresistent erweisen und
– günstige Kosten garantieren.

Nach heutigem Kenntnisstand kommen für die Verwendung als Gefäßersatzmaterial zur chronischen Hämodialyse folgende Materialien infrage:

(a) autologes Material: V. saphena magna.
(b) homologes Material: Denaturierte V. umbilicalis, denaturierte V. saphena magna.
(c) heterologes Material: Denaturierte Kälber- oder Rinderkarotis.
(d) alloplastisches Material: Polytetrafluoroäthylen (PTFE)-Prothesen.

Alle Prothesen weisen Vor- und Nachteile auf und es wird dazu auf das entsprechende Kapitel des Buches verwiesen (s.S. 182).

Die größte Bedeutung für die Dialyse-Shunt-Chirurgie haben heute die hitzegedehnten mikroporösen Polytetrafluoroäthylene (PTFE)-Prothesen und die denaturierte homologe V. umbilicalis. Heterologe Materialien wie Kalbs- oder Rinderkarotis finden wegen Aneurysmabildung zunehmend weniger Anwendung [9, 11, 14, 18].

Die Implantation der Fremdmaterialprothesen kann in gestreckter Form, U-förmig oder schleifenförmig, durchgeführt werden. Bei der Auswahl des jeweiligen Verfahrens ist es sinnvoll, sich nach den gegebenen anatomischen Möglichkeiten zu richten und stets das Verfahren zu wählen, das die Durchblutungsverhältnisse der Extremität am wenigsten beeinträchtigt und weitere mögliche Dialyse-Shunt-Operationen am wenigsten behindert.

1. Implantation von Gefäßersatzmaterial am Unterarm

Mitunter läßt sich erst intraoperativ in Abhängigkeit der vorgefundenen anatomischen Gegebenheiten, insbesondere bezogen auf die venösen Abflußverhältnisse, entscheiden, welche Gefäße letztlich mit der Prothese verbunden werden, da es sich vielfach um voroperierte Patienten handelt. Sind oberflächliche anschließbare Venen palpatorisch und inspektorisch nicht nachweisbar, so ist eine Phlebographie sinnvoll, um das tiefe venöse Abflußsystem auf anschlußfähige Venen zu überprüfen.

Stellvertretend für zahlreiche mögliche Varianten der Schaffung von Dialysefisteln mit Fremdmaterial am Unterarm ist nachfolgend die Anastomosierung der Prothese mit der A. radialis und der V. mediana antebrachii, sowohl als Schleife wie auch im gestreckten Verlauf, beschrieben (Abb. 25.16 a–d, 25.17, 25.18 u. 25.19).

a) Spezielle Anatomie und Lagerung. Siehe dazu Seite 667.

b) Operativer Zugang. Zur Freilegung der Ellenbeugengefäße dient auch bei diesem Verfahren der Querschnitt dicht unterhalb der Ellenbeuge, der leicht s-förmig abgewandelt werden kann, des weiteren werden zur bogenförmigen Implantation zwei weitere Hilfsschnitte am Unterarm (Abb. 25.16) und bei gestreckter Prothesenimplantation ein Schnitt über dem jeweils anzuschließenden Gefäß am Unterarm gelegt. Die Freipräparation der anzuschließenden Gefäße im Bereich der Ellenbeuge und im Bereich der peripheren A. radialis erfolgt wie auf Seite 673 f. beschrieben.

c) Chirurgische Technik.

α) *Bogenförmiger Prothesenverlauf* (Abb. 25.16 a–d). Bei der bogenförmigen Prothesenimplantation ist zu beachten, daß die Gefäßprothese spannungsfrei in den mit einer Kornzange oder einem Tunnelinstrument zu schaffenden subkutanen Tunnel liegt und möglichst keinen direkten Kontakt mit den Hilfsschnitten aufweist (Infektionsgefahr). Die Nahttechnik zur Schaffung der Anastomosen unterscheidet sich nicht wesentlich von den in den vorhergehenden Kapiteln beschriebenen Möglichkeiten, jedoch ist bei der Anwendung von Fremdmaterial grundsätzlich darauf zu achten, daß ausschließlich mit nicht resorbierbarem Nahtmaterial, z.B. der Stärke 6×0 gearbeitet wird.

β) *Gestreckter Prothesenverlauf.* Diese Fistelform bietet sich an, wenn bereits durch vorbestehende Dialysefisteln die A. radialis erheblich dilatiert ist und somit keine übergroße Kaliberdifferenz zwischen den üblicherweise verwendeten 6 mm im Durchmesser großen Prothesen und der Arterie besteht. Zur Implantationstechnik s. Abb. 25.17 u. 25.18. Auf eine funktionstüchtige A. ulnaris ist bei Verwendung der A. radialis (Allen-Test) zu achten. Bei einer bestehenden Kaliberdifferenz erweisen sich Einzelknopfnähte im Eckbereich des Zu- oder Abstroms der Anastomose als sinnvoll.

2. Implantation von Gefäßprothesen am Oberarm

Spezielle Anatomie und Lagerung s. Seite 673.

a) Operativer Zugang. Der Zugang erfolgt über zwei ungefähr 3–4 cm lange Inzisionen, die im Be-

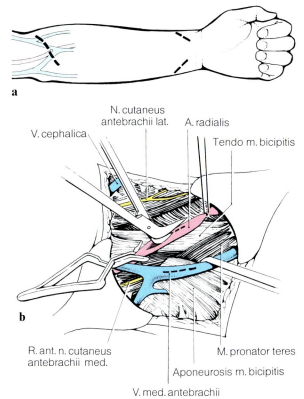
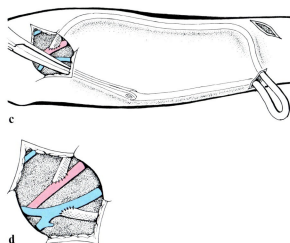

Abb. 25.16 a–d. Implantation einer bogenförmigen Gefäßprothese am Unterarm zwischen A. radialis und V. mediana antebrachii. **a** Querinzision der Haut unterhalb der Ellenbeugenfalte, sowie 2 Hilfsschnitte im Bereich des medialen (bis distalen) Unterarmes zur Schaffung eines Tunnels für die Gefäßprothese. **b** Darstellung der freipräparierten Vene und Arterie im Bereich der Ellenbeuge. Inzisionsstelle der Gefäße markiert. **c** Anastomosierung der Prothese an die A. radialis und subkutanes bogenförmiges Durchziehen durch einen präformierten Hauttunnel. **d** Situation im Bereich der Ellenbeuge nach Fertigstellen der arteriellen und venösen Anastomose

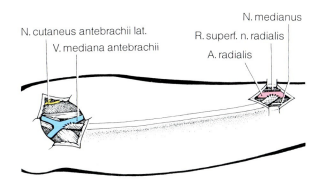

Abb. 25.17. Gestreckte Implantation einer Gefäßprothese zwischen distaler A. radialis und V. mediana antebrachii

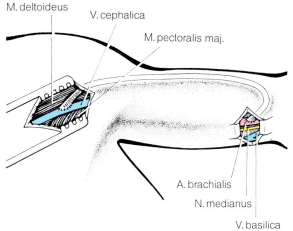

Abb. 25.19. Prothesenimplantation am Oberarm zwischen distaler A. brachialis und V. cephalica mit strömungsgünstiger, bogenförmig gestalteter End-zu-Seit-Anastomose der Prothese an die A. brachialis

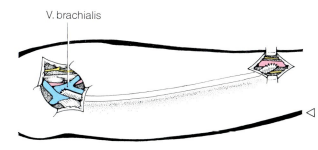

◁ **Abb. 25.18.** Bei insuffizienten oberflächlichen Venenverhältnissen kann auf die dann zumeist gut entwickelte V. brachialis zur Anastomose zurückgegriffen werden

reich der beabsichtigten Anastomosierungsstellen über beiden Gefäßen gelegt werden (Abb. 25.19). Falls zum Durchzug der Prothese erforderlich, kann ein Hilfsschnitt am lateralen mittleren Oberarm erforderlich werden, um eine günstige bogenförmige Subkutanverlagerung der Prothese zu erleichtern.

b) Chirurgische Technik. Nach Spaltung der Faszie wird zunächst die A. brachialis aufgesucht und über eine kurze Verlaufsstrecke, ca. 2–3 cm, dargestellt. Anschließend erfolgt auch die Darstellung der V. cephalica, nach Möglichkeit nicht zu weit proximal (Schultergelenk). Es empfiehlt sich, am Oberarm die Gefäßprothese C-förmig zu implantieren, um günstige Strömungsverhältnisse zu erhalten (vgl. Abb. 25.19).

3. Weitere Möglichkeiten der Schaffung von arteriovenösen Fisteln mit Fremdmaterial

Neben den beschriebenen Standardverfahren gibt es weitere Möglichkeiten, arteriovenöse Fisteln mit Gefäßersatzmaterial zu schaffen. Dazu gehört insbesondere die Möglichkeit, auch körpereigene Venen und Arterien mit einer Gefäßprothese zu überbrücken, um die körpereigene Vene dann als Shunt punktieren zu können. Weiterhin ergibt sich die Möglichkeit, auch in alte Shuntvenen Fremdmaterial zu interponieren, um diese wertvollen Gefäße für Punktionen proximal und distal des Fremdmaterials weiterhin zur Verfügung zu haben. Falls erforderlich, kann Fremdmaterial auch gelenküberschreitend an der Ellenbeuge Anwendung finden, wobei sich dann im abknickungsgefährdeten Bereich armierte Prothesen (Ring- oder Spiralprothesen) eignen, der zu punktierende Prothesenanteil jedoch nicht armiert sein sollte.

4. Implantation von Gefäßprothesen am Oberschenkel

Hier wird stets die A. femoralis superf. über bogenförmig oder gestreckt verlegten Gefäßersatz nach Möglichkeit mit der V. saphena magna, nur in Ausnahmefällen mit der V. femoralis, verbunden.

Abb. 25.20 a–c. Bogenförmige Gefäßprothesenimplantation zwischen proximaler A. femoralis superf. und V. saphena magna. **a** End-zu-Seit-Anastomose der Prothese auf die A. femoralis superf. **b** Durchziehen der Prothese durch einen präformierten subkutanen Hauttunnel zunächst nach distal, dann nach lateral, weiter nach proximal in Richtung auf die V. saphena-Einmündung. **c** Fertiggestellte arteriovenöse Fistel zwischen A. femoralis und V. saphena mit einer Gefäßprothese

▽

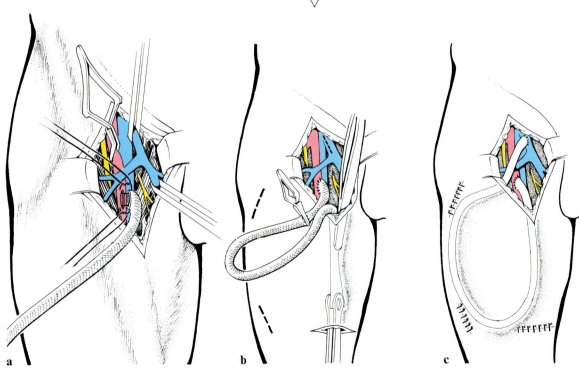

a) Spezielle Anatomie s. S. 677.

b) Lagerung. Der Eingriff wird in Rückenlage am gestreckten und abduzierten Bein vorgenommen. Bei Anastomosierungen im Bereich des Adduktorenkanales ist eine zusätzliche leichte Außenrotation empfehlenswert.

c) Operativer Zugang. Für eine bogenförmige Implantation werden beide Anschlußgefäße über einen ca. 6–8 cm langen Hautschnitt, der direkt unterhalb des Leistenbandes in Höhe des Hiatus saphenus beginnt und parallel dem Gefäßnervenbündel abwärts geführt wird (Abb. 25.20a), freigelegt.

Zur Einpflanzung des Interponats sind drei weitere Hilfsinzisionen anzulegen, deren Lage aus den Abb. 25.20b, c ersichtlich ist.

Für die gestreckte Implantation von Gefäßersatzmaterial als Dialyseshunt am Oberschenkel ist eine kleine Inzision über der V. saphena magna-Einmündung erforderlich und ein weiterer Schnitt medial und oberhalb des Kniegelenkes am Ausgang des Adduktorenkanales zur Freipräparation der A. femoralis superf. (s. Abb. 25.21).

c) Chirurgische Technik

α) *Bogenförmiger Prothesenverlauf.* Zu Beginn wird die V. saphena am proximalen Oberschenkel aufgesucht und angeschlungen. Anschließend erfolgt nach Spaltung der Faszie vom Hiatus saphenus ausgehend die Darstellung der A. femoralis superf. kurz nach der Aufzweigung der A. femoralis comm. Es empfiehlt sich, jetzt zunächst die Prothese nach Anschrägung End-zu-Seit mit der A. femoralis superf. zu anastomosieren. Dabei ist die Auffüllung der abgeklemmten Gefäßenden mit heparinisiertem Kochsalz zu beachten. Nach Durchziehen der Gefäßprothese durch das Subkutangewebe wird die Gefäßprothese über einen präformierten Tunnel bogenförmig zur V. saphena-Einmündung zurückgeführt und hier End-zu-Seit an die V. saphena anastomosiert (vgl. Abb. 25.20a–c). Auf Knickbildungen im Bereich der Prothese ist zu achten. Ferner sollte die Prothese nach der Implantation keinen direkten Kontakt mit den Hilfsschnitten haben. Die V. saphena muß distal der Anastomose mit der Prothese nicht unterbunden werden.

β) *Gestreckter Prothesenverlauf.* Bei diesem Verfahren wird die Prothese im Bereich des Adduktorenkanales an die A. femoralis superf. angeschlossen, dann subkutan zur V. saphena geführt und

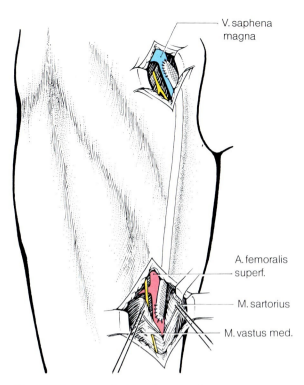

Abb. 25.21. Gestreckte Prothesenimplantation zwischen distaler A. femoralis superf. und V. saphena magna

hier nach Anschrägen End-zu-Seit an die V. saphena magna anastomosiert (Abb. 25.21). Die Anastomosentechnik gleicht den in den vorhergehenden Abschnitten beschriebenen Verfahren.

III. Komplikationen subkutaner arteriovenöser Fisteln und ihre Beseitigung

Bei der Beseitigung von Komplikationen subkutaner arteriovenöser Fisteln muß primär daran gedacht werden, den alten Hämodialyseshunt in seiner Funktion zu erhalten oder wiederherzustellen und dem Patienten damit eine rasche Wiederaufnahme in das reguläre Hämodialyseprogramm zu ermöglichen.

1. Stenosen und Verschlüsse

Stenosen und Verschlüsse werden bei Hämodialysefisteln mit körpereigenem Material im Bereich der Anastomose und im Bereich der Punktionsstellen beobachtet [13]. Es empfiehlt sich, bei aufgetretenen Stenosen und Verschlüssen, um eine Operation im Narbengebiet zu vermeiden, an den zu-

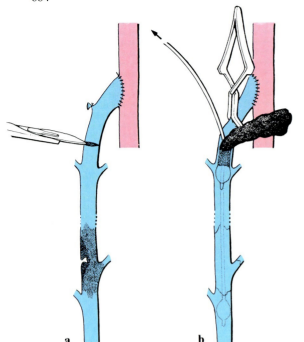 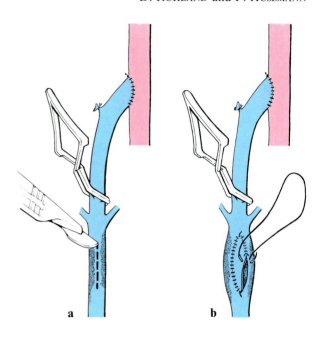

Abb. 25.22a, b. Thrombotischer Verschluß des venösen Schenkels eines Hämodialyseshunts im Punktionsbereich. **a** Querinzision der Shuntvene. **b** Entfernen des Thrombus mittels Fogarty-Katheter

Abb. 25.23a, b. Narbenstenose im Punktionsbereich der Shuntvene. **a** Inzision der Narbenstenose. **b** Einnähen einer Erweiterungs-Patchplastik (Venenstreifen) zur Wiederherstellung der Strombahn

meist dilatierten Arterien und Venen eine neue Gefäßverbindung oberhalb der alten Anastomose zu schaffen. Damit ist dann gleichzeitig die Ursache der Stenose oder des Verschlusses beseitigt. Ist die Neuanlage einer Anastomose oberhalb der Komplikation nicht möglich, so kann die Thrombektomie versucht werden (Abb. 25.22a, b). Bei Narbenstenosen im Punktionsbereich ist die Wiederherstellung besserer Flowverhältnisse durch eine Streifenplastik möglich (Abb. 25.23a, b).

Besonders bei der Implantation von Gefäßersatzmaterialien als Hämodialysefistel kommt es immer wieder zu Intimahyperplasie und damit zu Stenosen im Anastomosenbereich. Da diese Fisteln wegen häufig vorangegangener Fehlversuche mit körpereigenem Material besonders wichtig sind, ist hier der Erhaltungsversuch zwingend. Dazu kann versucht werden, die verengten oder verschlossenen Anastomosen zu thrombektomieren und durch eine Streifenplastik zu erweitern, in vielen Fällen ist jedoch eine ausgiebige Erweiterungsplastik nach Endarteriektomie erforderlich [3]. Zur Sicherheit ist im Bereich der Gefäßprothese, der Shuntarterie und Vene eine Stoppernaht an den jeweiligen Inzisionsecken anzulegen, damit die Gefäße bei dem Thrombektomiemanöver nicht

aufreißen können (s. Abb. 25.24). Es ist weiterhin sinnvoll, den arteriellen- oder venösen Anastomosenbereich durch eine Streifenplastik zu erweitern (s. Abb. 25.25a–c). Gelingt die Wiederherstellung der Venenanastomose nicht, ist oft eine Verlängerung des Shunts mit Anschluß der Vene weiter proximal möglich (Abb. 25.26).

2. Aneurysmen

Eine weitere, relativ häufige Komplikation stellen bei allen Hämodialysefisteln Aneurysmen dar. Sie entwickeln sich sowohl im Anastomosenbereich als auch im Punktionsbereich des Dialyseshunts [13].

Treten Anastomosen-Aneurysmen auf, so sind diese wegen der zu erwartenden Größenzunahme und häufig bestehenden Beschwerden bei den Patienten zu beseitigen. Auch bei dieser Komplikation empfiehlt es sich, das Aneurysma zu resezieren und proximal eine neue arteriovenöse Fistel mit den gleichen Gefäßen anzulegen, um die alte Punktionsstrecke zu erhalten.

Eine Besonderheit stellen die Punktionsaneurysmen subkutaner arteriovenöser Fisteln mit körpereigenen Venen dar. Hier empfiehlt sich zu-

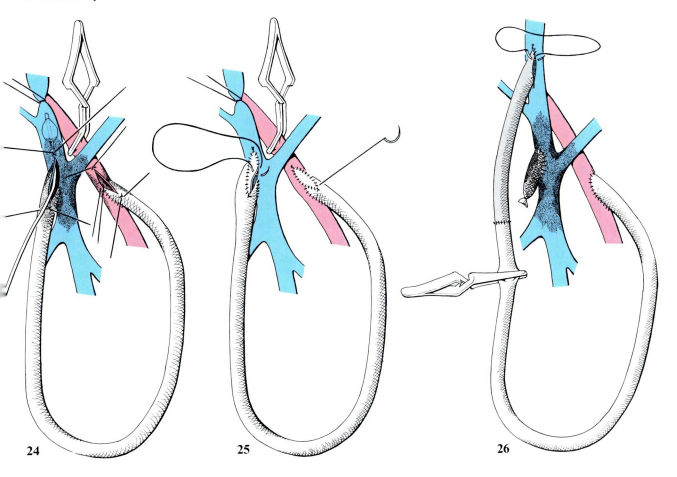

Abb. 25.24. Verschluß einer alten PTFE-Prothese durch Intimahyperplasie mit begleitender Thrombose im Anastomosenbereich. Zunächst Entfernung des Thrombus mittels Fogarty-Katheter

Abb. 25.25 a–c. Ist ein ausreichendes Gefäßlumen durch die Thrombektomie im Bereich der Anastomose nicht zu erzielen, sind Streifeninterponate erforderlich. **a** Fixierung der zugeschnittenen Streifenplastik durch Einzelknopfnähte. **b** Fortlaufendes Einnähen der Streifenplastik in die Anastomose. **c** Fertiggestellte Venenstreifenplastik im Bereich der arteriellen und venösen Anastomose der Gefäßprothese

Abb. 25.26. Ist die verschlossene Anastomose – wie häufig im venösen Anastomosenbereich zu beobachten – nicht direkt rekonstruierbar, kann der venöse Prothesenschenkel nach zentral verlängert werden um den alten Fremdmaterial-Dialyseshunt wieder zu rekonstruieren

nächst eine abwartende Haltung, insbesondere wenn an anderen Stellen des Dialyseshunts Punktionsmöglichkeiten bestehen. Ist das jedoch nicht mehr der Fall, so kann die Resektion des Punktionsaneurysmas erfolgen und die Interposition von Gefäßersatzmaterial die Fistel erhalten helfen.

Besonders häufig werden auch Punktionsaneurysmen von Dialysefisteln aus Gefäßersatzmaterial beobachtet. Auch hier ist es sinnvoll, den aneurysmatischen Prothesenteil zu exzidieren und ein neues Prothesenstück zu interponieren, um den alten Dialyseshunt zu erhalten (Abb. 25.27).

3. Infektionen

Infektionen sind bei Hämodialysefisteln grundsätzlich lebensgefährlich und sofort behandlungsbedürftig, weil die Kurzschlußverbindung zwischen Arterie und Vene die Keime direkt in den Bereich der Lungenstrombahn transportiert und somit zu septischen Erscheinungen führt.

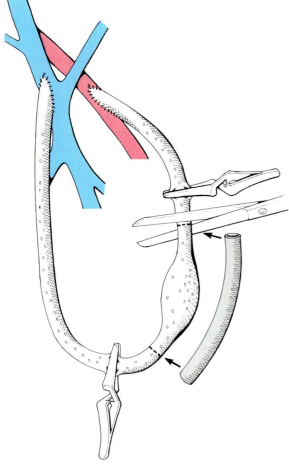

Abb. 25.27. Große Punktionsaneurysmen einer Gefäßprothese können reseziert werden. Die Kontinuität der Gefäßprothese wird dann durch ein Interponat wieder hergestellt

a) Frühinfektionen. Treten bei einer subkutanen arteriovenösen Fistel mit körpereigenen Gefäßen postoperativ Infektionen im Anastomosenbereich auf (z.B. infiziertes Hämatom), kann ausnahmsweise ein Erhaltungsversuch unternommen werden, wenn sich keine septischen Erscheinungen zeigen. Treten Frühinfektionen bei der Implantation von Fremdmaterial postoperativ in Erscheinung, so sollte dieses sofort explantiert und die alte Gefäßstrombahn wiederhergestellt werden [1, 2, 5].

b) Spätinfektionen. Bei auftretenden Spätinfektionen handelt es sich sowohl bei Fisteln mit körpereigenen Gefäßen, als auch nach Implantation von Fremdmaterial zumeist um Stichkanalinfektionen. In diesem Falle empfiehlt es sich bei Fisteln mit körpereigenen Gefäßen, den infizierten Bereich stillzulegen und oberhalb der Infektion eine neue Anastomose anzulegen. Es ist aber auch möglich, den infizierten Bereich zu exzidieren und eine End-zu-End-Anastomose der Shuntvenen mit anschließender sorgfältiger Drainage des Operationsgebietes vorzunehmen.

Auch der infizierte Punktionsbereich einer Dialysefistel aus Fremdmaterial läßt den Erhaltungsversuch zu, besonders, wenn weitere Dialyseshunt-Möglichkeiten sich als schwierig herausstellen. Voraussetzung dafür ist jedoch die Sicherheit, daß es sich um einen isoliert infizierten Punktionsbereich handelt. Der infizierte Prothesenanteil wird dann vom gesunden Prothesenmaterial abgetrennt und die Restprothese stillgelegt. Nach Abheilung des Wundgebietes kann dann evt. auch unter Umgehung dieses Areals ein neuer Prothesenteil nach Thrombektomie der alten Prothese interponiert werden. Dieses Vorgehen empfiehlt sich jedoch nur bei besonders ungünstigen Voraussetzungen für die Neuanlage einer Dialysefistel (Abb. 25.28 a, b).

4. Seltene Komplikationen

Als seltene Komplikationen werden das sog. Stealphänomen nach Anlage einer arteriovenösen Fistel im Bereich des Unterarmes [6] und eine kardiale Überlastung mit Vergrößerung des Herzens durch ein zu großes Shuntvolumen beschrieben. Bei beiden Komplikationen ist es möglich, durch eine inkomplette Ligatur, die Dialysefistel einzuengen, um das Shuntvolumen zu verkleinern. Beim Stealphänomen mit ischämischen Beschwerden im Bereich der Hand ist es zudem möglich, den Stealmechanismus peripherer Fisteln durch eine Ligatur der entsprechenden Arterie (zumeist der A. radialis) zu unterbrechen, wenn die Funktion der anderen Arterien zuvor überprüft wurde.

LITERATUR

1. Appel GB (1978) Vascular access infections with long term haemodialysis. Arch Intern Med 138:1610
2. Bhat DJ, Tellis VA, Kohberg WI, Driscoll B, Veith FJ (1980) Management of sepsis involving expanded polytetrafluoroethylene grafts for haemodialysis access. Surgery 87:445
3. Bone GE, Pomajzl MJ (1980) Prospective comparison of polytetrafluoroethylene and bovine grafts for hemodialysis. J Surg Res 29:223
4. Brescia MJ, Cimino JE, Appel K, Hurwich BJ (1966) Chronic hemodialysis using venepuncture and a surgically created arteriovenous fistula. N Engl J Med 275:1089

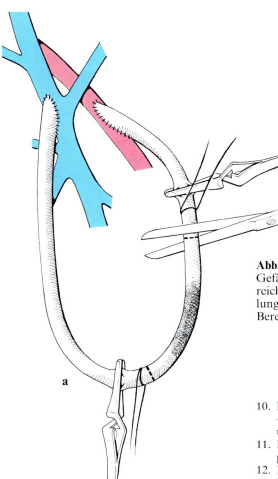
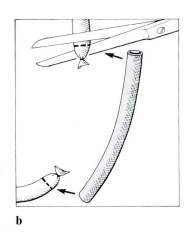

Abb. 25.28a, b. Lokal (durch Punktion) infizierte alte Gefäßprothese. **a** Exzision des infizierten Prothesenbereiches. **b** Interposition eines Ersatzstückes nach Ausheilung der Infektion, ggf. unter Umgehung des infizierten Bereiches

5. Buckels JAC, Ezzibdeh MY, Barnes AD (1983) The management of infected vascular accessgrafts. In: Kootstra G, Jörning PJG (eds) Access surgery. MTP Press, Lancaster Boston The Hague, pp 217–222
6. Bussel JA, Abbot JA, Lim RC (1971) A radial steal syndrome with arterio-venous fistula for hemodialysis. Ann Intern Med 75:387
7. Dagher FJ, Gelber RL, Ramos EJ, Sadler JH (1976) The use of basilic vein and brachial artery as an AV-fistula for long term hemodialysis. J Surg Res 20:373
8. Gerlach D, Lymberopoulos S (1975) Erfahrungen mit AV-Fisteln zur Langzeitdialyse unter besonderer Berücksichtigung der Ellenbeugenfisteln. Zit in Horntrich J, Müller D (1980) Z Urol Nephrol 73:337
9. Haimov M, Burrous L, Baez A, Neff M, Slivkin R (1974) Alternatives for vascular access. Experience with autogenous vein autografts and bovine heterografts. Surgery 75:447
10. Harder F, Tondelli P, Haenel P (1977) Hämodialyse – die arteriovenöse Fistel distal des Handgelenks. Chirurg 48:719
11. Hollinger A, Largiadèr F (1973) Das freie Venentransplantat für die Langzeithämodialyse. Chirurg 44:274
12. Kalkowski H, Rinke W (1977) Die Anlage einer AV-Fistel zur Vorbereitung der Dialyse. Zentralbl Chir 102:24–31
13. Kemhes BM, Borchard F (1983) Complications and surgical treatment after angio access. In: Kootstra G, Jörning PJG (eds) Access surgery. MTP Press, Lancaster Boston The Hague, pp 203–210
14. May J, Tiller D, Johnson J, Stewart J, Sheil AGR (1969) Saphenous vein arteriovenous fistula in regular dialysis treatment. N Engl J Med 280:770
15. Moris C, Kinnaert P (1983) Arteriovenous fistula at the elbow for maintenance hemodialysis. In: Kootstra G, Jörning PJG (eds) Access surgery. MTP Press, Lancaster Boston The Hague, pp 25–29
16. Quinton WE, Dillard DH, Scribner BH (1960) Cannulation of blood vessels for prolonged hemodialysis. Trans Am Soc Artif Intern Organs 6:104
17. Ramirez O, Swartz C, Onesti G, Mailoux L, Brest AM (1966) The Winged-In-Line-Shunt. Trans Am Soc Artif Intern Organs 12:220, 227
18. Zehle A, Schulz V, Hottmann J, Schmitt N, Pichlmaier H (1979) Arteriovenöse Gefäßverbindungen für die Langzeitdialyse. Chirurg 50:345

26 Weitere Operationen am Arteriensystem

26.1 Regionale Chemotherapie

K. Schwemmle und K.R. Aigner

INHALT

A. Einführung 689
B. Intraarterielle Katheterinfusion 689
    I. Katheterinfusion mit Angiographiekatheter 689
    II. Operative Implantation eines Katheters 691
Literatur 699

A. Einführung

In fortgeschrittenen Stadien von Krebserkrankungen kann der chirurgische Eingriff zwar den Primärherd beseitigen, aber den weiteren Verlauf nicht mehr entscheidend beeinflussen. In solchen Fällen gewinnt eine zusätzliche chemotherapeutische Behandlung eine zunehmende Bedeutung. Die systemische Therapie hat jedoch zwei Einschränkungen: Eine ungünstige Relation zwischen Dosis und Nebenwirkungen und einen nur begrenzten Effekt bei soliden Tumormassen. Dennoch hat der therapeutische Synergismus von Operation im Sinne einer Entfernung oder zumindest Verkleinerung des Tumors und der systemischen Chemotherapie bei bestimmten Tumorformen, z.B. beim Osteosarkom, die Behandlungsergebnisse verbessert.

Da die Wirksamkeit zytotoxischer Medikamente auch von ihrer Konzentration am Wirkungsort abhängt, scheint die intraarterielle Zufuhr der Zytostatika bei inoperablem Primärtumor oder bei lokalisierten Metastasen sinnvoll. Klopp berichtete 1950 erstmals über günstige Ergebnisse nach Infusion von Stickstoff-Lost in die den Tumor versorgende Arterie. Mit dieser Methode erreicht man eine lokal wesentlich höhere Konzentration als bei systemischer Behandlung. Es wird daher ein besserer tumortoxischer Effekt (Wachstumshemmung, Tumorverkleinerung, in Einzelfällen auch lokale Tumorzerstörung) erzielt, ohne daß man ihn mit verstärkten Nebenwirkungen erkauft.

B. Intraarterielle Katheterinfusion

I. Katheterinfusion mit Angiographiekatheter

Grundsätzlich kann die Gefäßversorgung jeder Körperregion über einen Angiographiekatheter selektiv erreicht werden. Nach röntgenologisch kontrollierter Plazierung des Katheters ist eine arterielle Zytostatikainfusion des tumorbefallenen Organes möglich. Wenn der Katheter mehrere Tage liegen bleiben soll, sind prophylaktische Maßnahmen notwendig, um eine Thrombosierung (Heparin-Prophylaxe) und eine Dislokation der Katheterspitze (Bettruhe) zu vermeiden.

1. Zugang von der Arteria femoralis

Die Punktion der A. femoralis geschieht in Rückenlage und in Lokalanästhesie. Die tastbare Arterie wird unterhalb des Leistenbandes punktiert, der Angiographiekatheter in der Seldinger-Technik vorgeschoben und die Katheterspitze möglichst superselektiv in die das Tumorareal versorgende Arterie plaziert. Damit sich der Katheter später nicht verschiebt, empfiehlt es sich, ihn 2–3 cm in die entsprechende Arterie vorzuschieben. Bei kurzer Stammarterie ist man unter Umständen gezwungen, den Katheter in einer Segmentarterie zu plazieren, um eine Dislokation zu verhindern. An der Austrittsstelle aus der Haut sollte der Katheter mit einer Naht fixiert werden, um ein Herausrutschen zu verhindern.

Eine Thromboseprophylaxe ist zwingend erforderlich (low-dose-Prophylaxe mit dreimal 5000 Einheiten Heparin pro die). Außerdem wird der

A. femoralis-Katheter nach jeder Zytostatikainfusion vor dem Abstöpseln mit Heparinlösung (1 ml Heparin mit 9 ml physiologischer Kochsalzlösung verdünnt) durchgespült. Während einer Behandlungsserie, die je nach Tumortyp 2–6 Tage dauert, muß der Patient Bettruhe einhalten, damit sich der Katheter nicht verschiebt.

Eine lokale Infektion mit der Gefahr einer septischen Thrombose und einer Pyämie stellt eine ernste Komplikation dar, die die Entfernung des Katheters notwendig macht. Solche Schwierigkeiten kommen aber sehr selten vor, so daß wir eine Antibiotikaprophylaxe nicht für notwendig halten. Sie ist allerdings dann anzuraten, wenn das Einführen des Katheters wegen technischer Schwierigkeiten lange dauert und dadurch die Infektionsgefahr ansteigt.

a) Arteria-hepatica-Infusion. Hauptanwendungsgebiete zur zytostatischen Leberarterieninfusion sind Lebermetastasen von kolorektalen Karzinomen, embryonalen Tumoren, Sarkomen und auch primäre Leberzellkarzinome, wenn chirurgische Maßnahmen nicht möglich sind oder durch eine zytostatische Behandlung ergänzt werden sollen. Anatomische Varianten der Gefäßversorgung erschweren gelegentlich die selektive regionale Chemotherapie. Eine relativ häufig auftretende Anomalie ist der Abgang der A. gastroduodenalis aus der A. hepatica dextra (10–15% der Fälle). Man kann dann nur jeweils einen Leberlappen unter entsprechend weitem Vorschieben der Katheterspitze in die linke oder rechte Leberarterie infundieren.

Würde man in dieser Situation den Katheter in die A. hepatica propria legen, wird auch die A. gastroduodenalis infundiert, was allgemeine (Übelkeit, Erbrechen) und lokale Nebenwirkungen (Duodenalulzera) zur Folge hätte.

Zeigt sich bei der orientierenden Angiographie, daß der rechte Leberlappen über die A. mesenterica sup. versorgt wird, kann ebenfalls nur eine Leberhälfte infundiert werden. Es muß dann entweder über die kontralaterale Femoralarterie ein zweiter Katheter eingeführt werden oder die Behandlung des anderen Leberlappens wird auf eine zweite Sitzung verschoben.

b) Magen. Die Indikation zur intraarteriellen Infusion am Magen stellt sich nur selten und ausschließlich bei inoperablen Magenkarzinomen, um eine Wachstumshemmung zu versuchen. In Einzelfällen erreicht man durch gezielte Chemotherapie eine Verkleinerung des Tumors, so daß eine Resektion ermöglicht wird [15]. Da es sich bei den Magenarterien nicht um Endarterien handelt, die isoliert perfundiert werden können, muß die Medikamentendosis niedriger als z.B. bei der Leber gewählt werden. Die Spitze des Angiographiekatheters wird selektiv in den Truncus coeliacus [13], superselektiv in die A. gastrica sin. oder in die A. gastroduodenalis plaziert.

c) Extremitäten. Hauptindikationen sind Melanome und Weichteilsarkome, entweder als adjuvante Chemotherapie nach Resektion zur Rezidivprophylaxe oder als palliative Behandlung, wenn wegen Invasion des Tumors in Gefäße und Nerven starke Beschwerden bestehen.

Technisches Vorgehen: Am Bein erfolgt die Punktion stets in der kontralateralen Leiste. Der Katheter wird über die Aortenbifurkation hinweg in die tumorbefallene Extremität vorgeschoben. Zur Behandlung von Neoplasien an den oberen Extremitäten wird der Angiographiekatheter ebenfalls über eine Femoralarterie selektiv in die A. axillaris oder in die A. brachialis plaziert oder noch besser in die den Tumor überwiegend versorgende Arterie vorgeschoben.

d) Arteria iliaca interna. Bei Tumoren im kleinen Becken, insbesondere bei invasiv wachsenden gynäkologischen [9, 11] oder vom Rektosigmoid ausgehenden Tumoren wird ein Katheter ebenfalls über die kontralaterale A. femoralis vorgeschoben und über die Aortengabel in die A. iliaca int. plaziert. Die wichtigste Indikation dieses Verfahrens sind therapieresistente Schmerzen [5, 9].

e) Andere Tumoren. Beim Mammakarzinom stellt sich die Indikation zur regionalen Chemotherapie im fortgeschrittenen Stadium III mit Invasion der Thoraxwand und/oder der Haut. Der Katheter wird entweder über die A. brachialis und die A. thoracica int. oder über die A. epigastrica sup. [14, 15] vorgeschoben.

Im Hals-Nasen-Ohren-Bereich können Tumoren dirckt über die A. carotis ext. oder mit einem transfemoral vorgeschobenen Katheter erreicht werden. In vielen Fällen empfiehlt sich allerdings die chirurgische Freilegung und Kanülierung der Gefäße unter Sicht [8].

2. Zugang über die Arteria brachialis

Bei fast allen bisher genannten Indikationen, insbesondere auch zur Infusion über die Leberarterie, kann die A. brachialis ebenfalls verwendet werden [10]. Die Punktion erfolgt an der Innenseite des Oberarmes. Der Weg zur gewünschten Organarterie ist zwar kürzer, aber auch kurvenreicher, so daß das Vorschieben des Katheters und seine richtige Plazierung Schwierigkeiten machen kann. Außerdem kommt es häufiger zu lokalen Komplikationen, gelegentlich sogar zur zerebralen Embolie. Wir selbst versuchen zunächst immer den femoralen Weg und benützen die Armarterie nur, wenn die femorale Plazierung des Katheters nicht gelingt.

II. Operative Implantation eines Katheters

Sie ist angezeigt, wenn abzusehen ist, daß die intraarterielle Infusion mehrfach wiederholt oder über einen längeren Zeitraum durchgeführt werden soll. Die Vorteile der chirurgischen Plazierung „unter Sicht" sind das verminderte Risiko der Katheterdislokation und die Möglichkeit, den Patienten sehr rasch zu mobilisieren. Die Behandlung kann bei wiederholten Therapiezyklen unter Umständen ambulant vorgenommen werden. Grundsätzlich läßt sich in jede größere Arterie operativ ein Katheter einlegen. Häufigste Anwendungsgebiete sind die Leberarterieninfusion über die A. gastroduodenalis und periphere Stammarterien (A. iliaca, A. femoralis, A. axillaris).

1. Zugang über die Arteria gastroduodenalis

Über eine mediane Oberbauchlaparotomie vom Xiphoid bis zum Nabel wird im Lig. hepatoduodenale die in der Regel oberhalb des Ductus choledochus verlaufende, gut tastbare Leberarterie aufgesucht. Palpatorisch vergewissert man sich, ob eine getrennt zum rechten Leberlappen ziehende A. hepatica dextra vorhanden ist, die dann in der Regel der A. mesenterica sup. entspringt. Die A. hepatica comm. wird nahe dem Duodenum und dem oberen Rand des Pankreaskopfes freipräpariert, wobei kleinere, zum Magen und zum Duodenum ziehende, arterielle und venöse Gefäße ligiert und durchtrennt werden müssen. Nach Darstellung der nach unten links in Richtung Duodenum abzweigenden A. gastroduodenalis wird diese so nahe wie möglich am Zwölffingerdarm ligiert und unmittelbar am Abgang aus der A. hepatica mit einer Alligatorklemme verschlossen.

Nahe der Ligatur, etwa 6–10 mm von der Leberarterie entfernt, wird die A. gastroduodenalis quer eröffnet, ein Implantofix-Katheter (Firma B. Braun, 3508 Melsungen) eingeführt und in dem Gefäß so weit vorgeschoben, daß die Katheterspitze eben in die A. hepatica ragt. Die Fixation erfolgt mit zwei Ligaturen aus nichtresorbierbarem Nahtmaterial unmittelbar hinter dem Arretierungsring (Abb. 26.1.1). Um keine Thrombose zu provozieren, sollte der Katheter nicht zu weit in die Leberarterie vorgeschoben werden. Er darf aber auch nicht zu peripher liegen, da sonst die Gefahr besteht, daß ein Thrombus im Stumpf der A. gastroduodenalis den Katheter funktionsuntüchtig macht.

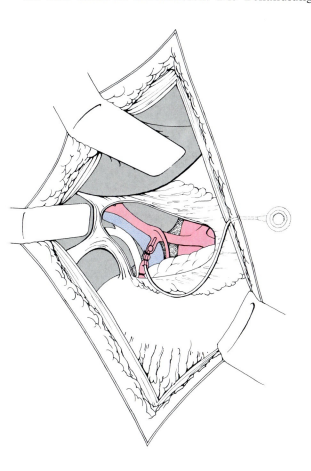

Abb. 26.1.1. Implantofix-Arteria hepatica-Katheter in situ. Die A. gastroduodenalis ist unmittelbar am Duodenum ligiert. Die Implantofixkatheterspitze ragt 1–2 mm in die A. hepatica und ist mit 2 Ligaturen aus nicht resorbierbarem Nahtmaterial fixiert. Das Katheterreservoir wird in eine subkutane Tasche neben der Wunde plaziert und kann mit Nähten auf der Faszie fixiert werden

Der von uns verwendete Implantofix-Katheter besitzt an seiner Spitze einen Ventilmechanismus, der den Rückfluß von Blut in den Katheter und somit seine Thrombosierung weitgehend ausschließt. Endständig offene Katheter müssen zur Thromboseprophylaxe einmal wöchentlich mit Kochsalz-Heparinlösung (5000 Einheiten Heparin auf 9 ml Kochsalz) gespült werden. Das Anspritzteil am Katheterende, ein kleines Reservoir mit punktierbarer Membran, wird in eine subkutane Tasche plaziert [4].

Das gleiche technische Vorgehen empfiehlt sich bei der Implantation einer Infusionspumpe (Infusaid, Firma Fresenius, 6380 Bad Homburg). Der Katheter wird ebenfalls nicht direkt in die A. hepatica eingeführt, sondern über einen seitlichen Ast, wobei sich die A. gastroduodenalis am besten eignet. Die Pumpe selbst kann man in eine genügend große Tasche subkutan, bei kachektischen Patienten auch unter die Externusaponeurose oder in die Rektusscheide plazieren.

2. Zugang über periphere Arterien

Die Implantation eines arteriellen Katheters mit ähnlicher Technik an peripheren Arterien bietet sich an, wenn wiederholte Zyklen einer lokalen intraarteriellen Therapie geplant sind. Hauptindikationen sind metastasierte maligne Melanome, Weichteilsarkome und gelegentlich Osteosarkome.

a) Arteria femoralis. Die A. femoralis wird durch einen Längsschnitt senkrecht zum Lig. inguinale freigelegt. Die Übersicht kann durch Einkerben des Leistenbandes verbessert werden. Etwa in Höhe der Kreuzung mit dem Leistenband sucht man einen möglichst lateral gelegenen Seitenast der Femoralarterie auf, mobilisiert und ligiert ihn peripher. In den Gefäßstumpf wird, wie bei der A. gastroduodenalis beschrieben, die Spitze des Implantofix-Katheters eingeführt und mit Ligaturen fixiert. Die Zuspritzkammer wird entweder im proximal-lateralen Oberschenkelbereich oder oberhalb des Leistenbandes im lateralen Unterbauch subkutan verlagert.

b) Arteria axillaris. Das Gefäßnervenbündel in der Achselhöhle wird über einen Schnitt entlang der vorderen Achselfalte oder von einem Querschnitt unterhalb der Axilla aus freigelegt, die A. axillaris identifiziert und sparsam mobilisiert. Nach Aufsuchen der A. subscapularis wird dieses Gefäß etwa 1 cm vom Abgang der A. axillaris peripher ligiert und der Implantofix über eine Querinzision des Gefäßes so weit eingeführt, daß seine Spitze eben in die A. axillaris ragt. Der Katheter wird mit zwei Ligaturen aus nichtresorbierbarem Nahtmaterial eingebunden und um den Rand des M. pectoralis geführt. Der Anspritzteil findet seinen Platz infraklavikulär in einer subkutan präparierten Nische im Sulcus deltoideopectoralis.

3. Regionale Perfusion

Das Prinzip der regionalen oder isolierten Perfusion besteht in der in situ-Abkoppelung einer Körperregion vom Kreislauf durch Kanülierung der zu- und abführenden Gefäße und deren Verbindung mit einem extrakorporalen Kreislauf, bestehend aus Oxygenator, Wärmeaustauscher und Blutpumpe. In diesem System kann nicht nur die Blut- und somit auch die Gewebetemperatur beliebig eingestellt, sondern es können auch Zytostatika zugesetzt werden, deren Dosierung von der maximalen Gewebetoleranz abhängt, ohne daß man mit systemischen Nebenwirkungen rechnen muß. Wegen der lokal sehr hohen Wirkspiegel und der zusätzlichen Hyperthermie darf man einen besseren tumortoxischen Effekt erwarten. Die Extremitätenperfusion wurde erstmals 1957 von CREECH und KREMENTZ beschrieben [7]. Sie wird am häufigsten beim Extremitätenmelanom angewandt. Die Indikation zur isolierten Perfusion der Leber besteht bei Metastasen kolorektaler Tumoren einschließlich des Karzinoids, sowie beim hepatozellulären Karzinom, vorausgesetzt, es sind keine Fernmetastasen nachgewiesen.

a) Untere Extremität. Das Bein kann von einem iliakalen, femoralen und poplitealen Zugang aus perfundiert werden. Wir bevorzugen aber nicht nur bei Erstperfusionen, sondern auch bei wiederholten Perfusionen einen möglichst hohen Zugang im iliakalen oder im oberen femoralen Bereich, um das perfundierte Areal so groß wie möglich zu halten.

Iliakale Perfusion. Etwa zwei Querfinger medial und kranial von der Spina iliaca ant. sup. beginnend wird ein pararektaler Schnitt angelegt und über der tastbaren A. femoralis bis unterhalb des Leistenbandes verlängert. Nach Durchtrennung der Externusaponeurose und des M. obliquus int. mit Transversusfaszie und nach Abschiebung des Peritonealsackes nach medial werden die externen Iliakalgefäße bis in Höhe der Abzweigung der A. und V. iliaca int. dargestellt. Das Fett-Bindege-

26.1 Regionale Chemotherapie

webe mit den parailiakalen Lymphknoten wird für die histologische Untersuchung (Staging) entfernt, ebenso ein zum Foramen obturatum ziehender Lymphstrang an der lateralen Beckenwand. Auf den durch das Foramen obturatum verlaufenden N. obturatorius muß geachtet werden. Unterhalb und etwas lateral dieses Nerven verläuft die V. obturatoria, welche zur Vermeidung eines späteren Lecks zwischen extrakorporalem und Körperkreislauf mit einem Hämoclip verschlossen wird. Aus dem gleichen Grund müssen arterielle und venöse Kollateralgefäße oberhalb des Leistenbandes ligiert und durchtrennt werden. Die Übersicht läßt sich wesentlich verbessern, wenn man das Leistenband durchtrennt.

In der üblichen gefäßchirurgischen Technik wird zunächst die A. iliaca ext. über eine quere Inzision kanüliert, wobei darauf geachtet werden muß, daß die Spitze des arteriellen Schlauches oberhalb des Profundaabganges zu liegen kommt, da sonst das Versorgungsgebiet dieser Arterie nicht durchströmt wird. Die Kanülierung der V. iliaca ext. erfolgt über einen Längsschnitt. Beim Vorschieben des Schlauches störende Venenklappen lassen sich mit rotierenden Bewegungen relativ leicht überwinden. Vor Beginn der extrakorporalen Zirkulation müssen noch die im Weichteilmantel verlaufenden Blutgefäße mit einem kräftigen Gummiband-Tourniquet komprimiert werden, das an einem in den Beckenkamm geschlagenen Steinmann-Nagel rutschfest fixiert wird (Abb. 26.1.2). Der Wärmeverlust aus der Extremität wird durch Umwickeln mit einer Metallfolie vermindert oder das Bein wird in einer mit warmem Wasser durchströmten Matte gelagert.

Nach Entlüftung der Schläuche werden sie an die Herz-Lungen-Maschine angeschlossen und die Perfusion beginnt zunächst mit einer Bluttemperatur von 38° C, welche rasch auf 41,5° bis 42° C, gemessen im Perfusionskreislauf, gesteigert wird. Man darf dann eine Gewebetemperatur von 40° C erwarten. Diese wird mit vier Thermonadelsonden an Ober- und Unterschenkel fortlaufend gemessen. Die Sonden werden wie folgt plaziert:

(1) Im proximalen M. vastus lat.,
(2) im unteren Teil des M. vastus intermed. nahe dem Kniegelenk und möglichst nahe dem Knochen,
(3) im oberen Anteil des M. tibialis ant.,
(4) subkutan am distalen Unterschenkel, möglichst tumornahe, wenn Primärtumor oder Metastasen im unteren Unterschenkeldrittel lokalisiert sind.

Erst wenn die gewünschte Gewebetemperatur erreicht ist, werden die zytotoxischen Medikamente zugesetzt. Die Flußraten während der Beinperfusion liegen zwischen mindestens 300 und maximal 600 ml pro Minute. Das bisher am häufigsten verwendete Zytostatikum ist Melphalan (Al-

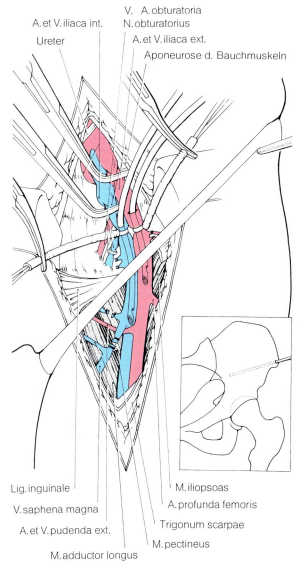

Abb. 26.1.2. Iliakale Kanülierung bei der Extremitätenperfusion. A. und V. iliaca ext. sind mit Alligatorklemmen verschlossen. Die Kanülierungsschläuche werden an der Arterie über eine Querinzision und an der Vene vorzugsweise über eine Längsinzision eingeführt und mit Tourniquet arretiert. Die Spitze des arteriellen Katheters liegt vor dem Abgang der A. profunda femoris, die V. obturatoria ist mit einem Hämoclip verschlossen. Ein durch die Spina iliaca ant. sup. getriebener Steinmann-Nagel verhindert ein Abrutschen des Gummitourniquets

keran). Wir selbst verwenden beim malignen Melanom zur Zeit eine Zweier-Kombination aus Melphalan und Cis-Platin (Platinex, Cis-Platin Medac).

Nach 60minütiger Perfusion wird die Perfusionsflüssigkeit über den diskonnektierten venösen Maschinenschlauch aus dem Bein abgelassen und das Volumen mit einem Liter Ringerlösung über den arteriellen Schenkel der Herz-Lungen-Maschine ersetzt. Abschließend wird das Bein mit einem Erythrozytenkonzentrat und 250 ml Plasma-Protein-Lösung arteriell aufgefüllt, bis die Fußrückenvenen gut gefüllt erscheinen. Erst jetzt wird die Vene dekanüliert und das Gefäß mit fortlaufender Naht verschlossen. Nach Freigabe des physiologischen venösen Blutstromes kann der Rest des Oxygenatorblutes nachgefördert werden. Nach Dekanülierung der Arterie wird sie ebenfalls mit fortlaufender Naht verschlossen und die Operationswunde schichtweise vernäht. Bei fortgeschrittenem Tumorstadium schließt sich eine Ausräumung des Trigonum Scarpae an. Vor der Perfusion sollte die Leistendissektion tunlichst unterbleiben, weil sonst ein unnötiger Blutverlust aus dem Operationsgebiet während der Perfusion zu erwarten ist (Heparinisierung!).

Femorale Perfusion. Bei Zweitperfusionen empfiehlt sich ein femoraler Zugang, da eine iliakale Zweitperfusion einen wesentlich höheren Präparieraufwand mit der Gefahr von Komplikationen, z.B. Blutung, erfordert. Der Zugang unterhalb des Leistenbandes erlaubt allerdings oft nur eine selektive Perfusion der A. femoralis superfic. oder A. profunda femoris. Aus diesem Grunde empfehlen wir die getrennte Kanülierung (Abb. 26.1.3) beider Oberschenkelarterien [3].

Sie gestattet die Perfusion von Ober- und Unterschenkel. Der Hautschnitt beginnt 1–2 cm oberhalb der Leistenbeuge und wird 7–8 cm nach distal geführt, wobei die Narbe des früheren Eingriffes exzidiert wird. Die gut tastbare A. femoralis wird freigelegt und der Profundaabgang dargestellt, ebenso die medial verlaufende V. femoralis. Die tiefe und die oberflächliche Schenkelarterie werden unterhalb der Gefäßaufzweigung mit Gummizügeln angeschlungen. Nach Blockierung der A. femoralis mit einer Gefäßklemme inzidiert man dieses Gefäß 1–1,5 cm vor dem Profundaabgang quer und schiebt über diese Arteriotomie je einen Katheter in die A. profunda femoris und in die A. femoralis superf. Nach dem Anziehen der Tourniquets verhindert ein Arretierungsring hinter den Katheterspitzen ein unbeabsichtigtes

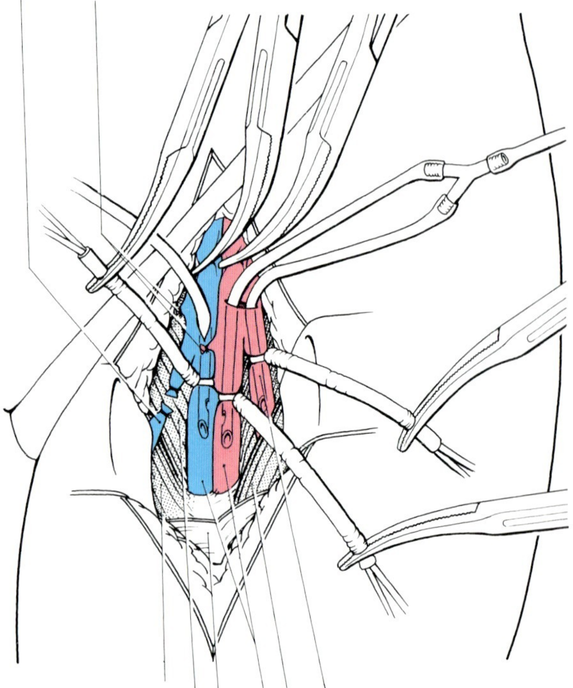

Abb. 26.1.3. Arterielle Doppelkanülierung bei Mehrfachperfusionen. Knapp über dem Abgang der A. profunda femoris werden über eine Querinzision die beiden Schläuche des Doppelkatheters eingeführt und mit Tourniquet fixiert. Die Kanülierung der Vene erfolgt in Höhe der ehemaligen V. saphena-Einmündungsstelle

Herausgleiten der Katheter (Firma B. Braun, 3508 Melsungen). Die beiden Schläuche werden über ein Y-Stück konnektiert und mit dem Oxygenator verbunden. Anschließend wird auch der venöse Schlauch eingeführt. Nach Erwärmung des Beines auf die gewünschte Temperatur kann die Zytostatikaperfusion beginnen.

b) Perfusion der oberen Extremität. In Rückenlage und bei abduziertem Arm erfolgt der Zugang zur Axilla über eine bogenförmige Inzision vom Pektoralisrand zum proximalen Oberarm entlang der vorderen Achselfalte. Im Gegensatz zur Beinperfusion wird am Arm der Fett-Bindegewebskörper einschließlich Lymphknoten unter Schonung der A. und V. subscapularis bis zur V. axillaris disseziert. Der N. thoracicus longus und der N. thora-

26.1 Regionale Chemotherapie

codorsalis müssen dargestellt und geschont werden. Nach vorsichtiger Spreizung der Plexusfasern wird die A. axillaris freigelegt und angeschlungen, ebenso die V. axillaris. A. und V. subscapularis werden vorübergehend mit einer Fadenschlinge verschlossen. Die Kanülierung beider Axillagefäße kann nach Längsspaltung und Auseinanderdrängen der Fasern des M. pectoralis major oder, wie in Abb. 26.1.4 dargestellt, nach kräftigem Hochziehen des Muskelrandes mit einem Haken erfolgen. Das Vorschieben des venösen Katheters macht wegen der zahlreichen Venenklappen manchmal Schwierigkeiten. Es gelingt aber meist durch drehende Vor- und Rückwärtsbewegung des Katheters, das Hindernis zu überwinden. Ein unter palpatorischer Kontrolle der Sehne des Caput longum des M. biceps von lateral nach medial durch M. deltoideus und Humeruskopf geschlagener Steinmann-Nagel dient, wie am Bein beschrieben, als Widerlager für ein kräftiges Gummitourniquet, das den Blutfluß der Gefäße im Haut- und Muskelmantel unterbindet. Nach Anschluß der Herz-Lungen-Maschine und Erreichen der gewünschten Gewebetemperatur von etwa 39,5° bis 40° Celsius schließt sich die einstündige Zytostatikaperfusion an, wobei die Flußrate zwischen 150 und 250 ml pro Minute beträgt. Das „Abgehen" von der Herz-Lungen-Maschine erfolgt analog wie bei der Beinperfusion beschrieben: Durchtrennung der venösen Schläuche, Ausspülen des Armes mit 1 Liter physiologischer Kochsalzlösung, Auffüllen mit verdünntem Erythrozytenkonzentrat, Dekanülierung und Naht, zunächst der Vene, dann der Arterie.

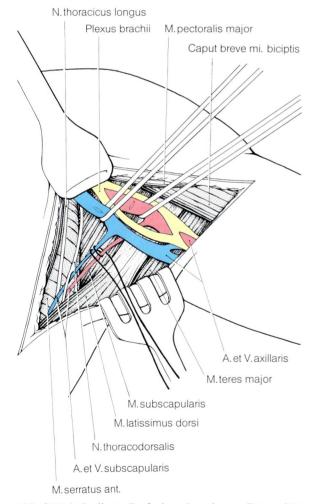

Abb. 26.1.4. Isolierte Perfusion der oberen Extremität. Die Axilla ist disseziert. A. und V. subscapulares werden temporär ligiert und V. und A. axillares angeschlungen, wobei die Arterie durch Abschieben der Armplexusstränge freigelegt ist

c) Isolierte regionale Leberperfusion. Das erste Filter einer hämatogenen Aussaat gastrointestinaler Karzinome ist die Leber, wobei die Tumorzellen zwar über die Pfortadern eingeschwemmt werden, aber beim weiteren Wachstum frühzeitig Anschluß an das arterielle System finden [6]. Später werden die Metastasen überwiegend über die Arterie versorgt, so daß die Zufuhr zytotoxischer Substanzen via A. hepatica gut begründet werden kann. Nur im Tumorrandgebiet finden sich Anastomosen zwischen dem arteriellen und dem portalen Gefäßsystem.

Die regionale Leberperfusion ist bei primären, nicht operablen Lebertumoren indiziert und bei Lebermetastasen dann, wenn der Primärtumor lokal radikal entfernt werden konnte und sonst keine weiteren Metastasen gefunden wurden. Dies sind Voraussetzungen, die praktisch nur beim kolorektalen Karzinom vorkommen. Wie bei der Extremitätenperfusion werden hohe Zytostatikakonzentrationen mit einer Hyperthermie bis 40° C kombiniert [1, 2, 12, 16].

Die quantitative Ableitung des Lebervenenblutes ist naturgemäß schwieriger als bei der Extremitätenperfusion. Sie erfolgt über einen speziell konstruierten Katheter (Perufix II, Firma B. Braun, 3508 Melsungen), der in die V. cava inf. eingeführt wird. Das arterialisierte Blut gelangt über die A. hepatica und V. portae zur Leber, wobei zwei getrennte Rollerpumpen benutzt werden, um einigermaßen physiologische Druckwerte zu erreichen (arteriell durchschnittlich 110 mmHg, portal 20 mmHg). Die Flußrate über die A. hepatica be-

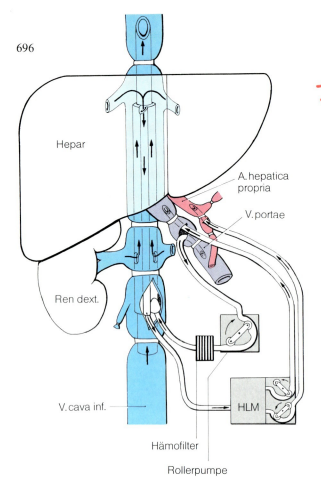

Abb. 26.1.5. Schema zur isolierten Leberperfusion. Die V. cava inf. ist von kaudal der Nierenvenen aus mit dem doppellumigen Katheter kanüliert. Das Lebervenenblut wird selektiv abgeleitet und über die Herz-Lungen-Maschine (HLM) oxygeniert, aufgeheizt (42° C) und in die A. hepatica und Pfortader perfundiert. Im portokavalen Shunt wird über einen Hämofilter Ammoniak abfiltriert und das Blut dem doppellumigen Leberperfusionskatheter wieder zugeleitet

trägt etwa 300 ml, über die V. portae etwa 150 ml pro Minute. Während der Perfusion, also während der anhepatischen Phase der Operation, wird das aus dem Gastrointestinaltrakt anflutende Pfortaderblut über einen portokavalen Shunt umgeleitet (Abb. 26.1.5). Ein in diesen Kreislauf eingeschalteter Hämofilter (PFM Plastik für die Medizin, Sürth/Köln) reduziert den Ammoniakgehalt des Blutes auf Normalwerte und eliminiert wahrscheinlich auch andere toxische Stoffwechselprodukte. Auf die Filtration kann jedoch auch verzichtet werden.

Präparation im Lig. hepatoduodenale. Als Zugang bevorzugen wir eine mediane Ober- und Mittelbauchlaparotomie. Nach Anschlingen des Lig. hepatoduodenale mit einem Nabelbändchen wird die oberflächlich liegende A. gastroduodenalis in Richtung Zwölffingerdarm freigelegt und angeschlungen. Vom Abgang dieses Gefäßes aus präpariert man die A. hepatica comm. in Richtung Aorta und die A. hepatica propria in Richtung Leber. Die A. hepatica comm. wird angeschlungen. Wenn man sie mit dem Zügel nach oben verzieht und den Ductus choledochus nach unten abdrängt, gelangt man zur Pfortader, die zwischen Duodenum und Leberpforte mindestens 15 mm, besser 20 mm freigelegt und doppelt angezügelt wird (Abb. 26.1.6). In diesen Streckenabschnitt einmündende Seitenäste werden ligiert und durchtrennt.

Präparation der V. cava inferior. Nach Durchtrennung des Lig. falciforme wird die Leber nach unten weggehalten und die pars affixa vom

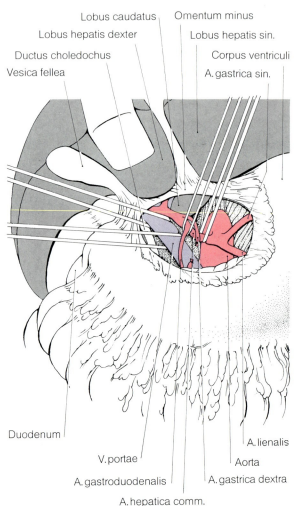

Abb. 26.1.6. Angeschlungene Gefäße an der Leberpforte. Die A. gastrica dextra ist durchtrennt und A. hepatica und A. gastroduodenalis jeweils angeschlungen. Die Pfortader ist doppelt angeschlungen

26.1 Regionale Chemotherapie

Zwerchfell scharf abgelöst, bis die vordere Zirkumferenz der V. cava erscheint. 2 cm von der Hohlvene entfernt erfolgt eine quere, etwa 5 cm lange Inzision des Centrum tendinosum des Zwerchfells und des unmittelbar dahinter liegenden Perikards. Innerhalb des Herzbeutels wird die untere Hohlvene unmittelbar vor ihrer Einmündung in den rechten Vorhof mit einer kräftigen Overholt-Klemme vorsichtig umfahren und mit einem Nabelbändchen angeschlungen (Abb. 26.1.7). Kleine, manchmal spritzende Blutungen an der Zwerchfellinzision müssen sorgfältig gestillt werden.

Zum infrahepatischen Anteil der V. cava inf. gelangt man nach ausgiebiger Kocherscher Mobilisierung des Duodenum. Die Hohlvene wird einschließlich Einmündung der Nierenvenen auf einer Strecke von 8–10 cm freipräpariert, wobei mehrere Lumbalvenen ligiert und durchtrennt werden müssen. Auch die rechte V. spermatica bzw. V. ovarica wird an ihrer Einmündungsstelle unterhalb der rechten Nierenvene abgetrennt. Um die mobilisierte Hohlvene legt man anschließend drei Tourniquets, eines oberhalb und zwei unterhalb der Nierenveneneinmündung (Abb. 26.1.8).

Kanülierung der V. cava inferior. Nach systemischer Heparinisierung des Patienten (200 I.E. Heparin pro Kilogramm Körpergewicht) wird die

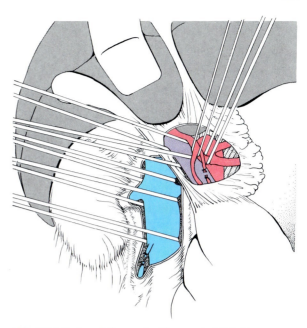

Abb. 26.1.8. Anschlingen der V. cava inf. Die V. spermatica bzw. ovarica ist durchtrennt und ligiert, die V. cava inf. oberhalb der Nierenvenen einmal und unterhalb der Nierenvenen zweimal angeschlungen

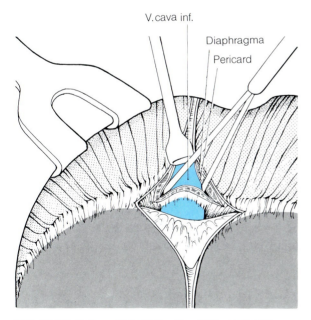

Abb. 26.1.7. Intraperikardiales Anschlingen der V. cava inf. Die Leber ist an der Pars affixa mobilisiert und Zwerchfell sowie Perikard knapp über der Durchtrittsstelle der V. cava quer inzidiert. Die V. cava ist intraperikardial mit Tourniquet angeschlungen

V. cava inf. längs eröffnet. Die Inzision beginnt 1 cm von der Einmündung der rechten Nierenvene entfernt und ist 3 cm lang. Über diese Inzision wird der mit einem innenliegenden Gummi-Trokar verschlossene Leberperfusions-Katheter eingeführt (Abb. 26.1.9). Sobald die beiden seitlichen Öffnungen, welche das Nierenvenenblut aufnehmen sollen, kranial des mittleren Tourniquets zu liegen kommen, wird dieses arretiert, der Trokar aus dem Katheter gezogen und das Katheterende sofort abgeklemmt. Anschließend wird es vollends in die V. cava inf. versenkt. Bevor auch das untere Tourniquet unterhalb der Gefäßinzision angezogen werden kann, muß der Katheter etwas nach unten verschoben werden. Wenn die beiden unteren Zügel „gut sitzen", kann die Klemme abgenommen und der Blutstrom durch den Katheter freigegeben werden. Die beiden seitlichen Schläuche für den Anschluß an die Herz-Lungen-Maschine und für die portokavale Verbindung bleiben verschlossen. Als nächsten Schritt arretiert man auch das obere infrahepatische Tourniquet, so daß das Nierenvenenblut über die seitlichen Öffnungen in den Perfusionskatheter und zum rechten Vorhof abgeleitet wird.

Arterielle Kanülierung und Anschluß an die extrakorporale Zirkulation. Zwischen zwei Alligatorklemmen wird zunächst die Pfortader quer inzi-

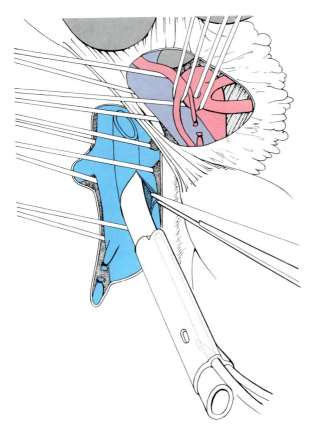

Abb. 26.1.9. Einführen des Leberperfusions-Katheters in die V. cava inf. Die V. cava inf. ist zwischen den beiden unteren Anschlingbändern längs inzidiert. Die Spitze des Leberperfusionskatheters liegt bereits oberhalb der Nierenvenen

diert, je ein Katheter leberwärts (arterielle Linie) und entgegengesetzt (für den portokavalen Shunt) eingeführt und mit den vorher plazierten Gummizügeln fixiert. Durch Verbindung des leberfernen Pfortader-Katheters mit dem dafür vorgesehenen seitlichen Schlauch des Perfusions-Katheters in der Hohlvene über den Hämofilter kann der portokavale Shunt in Betrieb genommen werden. Eine Rollerpumpe sorgt für einen ausreichenden Fluß (ca. 600 ml/min). Die abgefilterte Flüssigkeit wird quantitativ mit Ringerlösung ersetzt.

Der nächste Schritt ist die Verbindung des zentralen Pfortader-Katheters und des venösen Rückflußschlauches aus dem Leberperfusions-Katheter mit der Herz-Lungen-Maschine. Durch Arretieren jetzt auch des intraperikardialen Tourniquets wird der normale Rückstrom des venösen Blutes aus der Leber unterbrochen. Gleichzeitig muß die A. hepatica mit einer Bulldog-Klemme blockiert werden. Die Leber kann dann im partiellen Bypass zunächst nur über die Pfortader perfundiert werden. Die peripher ligierte A. gastroduodenalis wird etwa 1 cm von ihrem Abgang entfernt quer inzidiert und über die Arteriotomie ein Spezialkatheter (Firma B. Braun, 3508 Melsungen) in die A. hepatica propria vorgeschoben (Abb. 26.1.10). Dieser arterielle Katheter wird ebenfalls mit der extrakorporalen Zirkulation verbunden. Der totale Bypass beginnt, wobei Pfortader und Leberarterie wie erwähnt mit getrennten Rollerpumpen „gefahren" werden, um physiologische Flußraten und Druckwerte zu erreichen (Abb. 26.1.5). Wenn in der Leber nach ca. 10 Minuten eine Gewebetemperatur von 39°–39,5° C erreicht ist, wird das Zytostatikum über den Leberarterien-Katheter appliziert. Bisher verwendeten wir überwiegend Mitomycin C und 5-Fluorouracil (Fluoroblastin Farmitalia, 5-FU Roche).

Dekanülierung. Nach einstündiger Perfusion wird analog zur isolierten Extremitätenperfusion der venöse Maschinenschlauch durchschnitten, das Perfusat abgelassen und die Leber mit einem Liter Ringerlösung gespült. Anschließend wird das Organ mit einem Erythrozytenkonzentrat und mit 250 ml Plasmalösung aufgefüllt, wobei das intraperikardiale Tourniquet bereits gelöst ist. Die weitere Dekanülierung erfolgt schrittweise in dieser Reihenfolge:

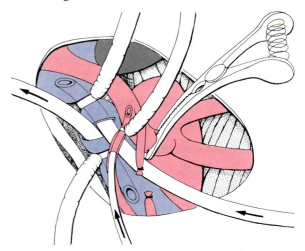

Abb. 26.1.10. Kanülierte Gefäße an der Leberpforte. Die quer inzidierte Pfortader ist nach proximal (arterielle Linie) und distal (portokavaler Shunt) kanüliert und die Schläuche mit Tourniquets arretiert. An der A. hepatica comm. ist ein Bulldog-Klemmchen angebracht und das Gefäß über die A. gastroduodenalis kanüliert. Der Katheter ist ebenfalls mit Tourniquet gesichert. Die Blutflußrichtung in den Schläuchen sind durch Pfeile gekennzeichnet. Es dürfen auf keinen Fall Lumbalvenen offen gelassen werden. In diesem Abschnitt muß die untere Hohlvene rundum einsehbar sein

(1) Entfernung der beiden Schläuche aus der Pfortader und deren Verschluß mit fortlaufender Naht.
(2) Entfernung des A. hepatica-Katheters aus der A. gastroduodenalis und temporärer Verschluß dieses Gefäßes mit einer Bulldog-Klemme.
(3) Entfernung des Perfusionskatheters aus der Hohlvene und fortlaufende Naht der Venotomie.

Abschließend wird ein Implantofix-Katheter entsprechend der unter Abschn. B.II.1. beschriebenen Technik in die A. gastroduodenalis implantiert, um die Behandlung später mit intraarteriellen Infusionen fortsetzen zu können. Nach Einlegen von weichen Silikondrainagen unter die Leber und in den Herzbeutel – die Inzisionen von Zwerchfell und Perikard bleiben offen – wird die Laparotomie schichtweise wieder verschlossen.

LITERATUR

1. Aigner KR, Walther H, Tonn JC, Krahl M, Wenzl A, Merker G, Schwemmle K (1982) Die isolierte Leberfusion mit 5-Fluorouracil (5-FU) beim Menschen. Chirurg 53:571
2. Aigner KR, Walther H, Tonn JC, Link KH, Schoch P, Schwemmle K (1984) Die isolierte Leberperfusion bei fortgeschrittenen Metastasen kolorektaler Karzinome. Onkologie 7:13
3. Aigner KR, Schwemmle K (1983) Technik der isolierten Extremitätenperfusion. Erfahrungen an 171 Fällen. Langenbecks Arch Chir 359:113
4. Aigner KR, Link KH, Schwemmle K (1984) Die intermittierende arterielle Kurzinfusion zur lokalen Chemotherapie von Tumoren und Metastasen der Leber. Chirurg 55:494
5. Beyer JH, Heyden HW von, Bartsch HH, Klee M, Nagel GA, Schuster R, Romatowski HJ von (1983) Intra-ariell perfusion therapy with 5-fluorouracil in patients with metastatic colorectal carcinoma. In: Schwemmle K, Aigner KR (eds) Vascular perfusion in cancer therapy. Springer, Berlin Heidelberg New York Tokyo, (Recent Results in Cancer Research, vol 86, p 33)
6. Breedis C, Young G (1953) The blood supply of neoplasms in the liver. Am J Pathol 30:969
7. Creech O, Krementz ET, Ryan RF, Winblad JN (1958) Chemotherapy of Cancer: Regional perfusion utilizing an extracorporeal circuit. Ann Surg 148:616–632
7a. Klopp CT, Alford TC, Bateman J, Berry GN, Winship T (1950) Fractionated intra-arterial cancer chemotherapy with methyl bis-amine hydrochloride; a preliminary report. Ann Surg 132:811–832
8. Kreidler JF, Petzel JR (1983) Combined treatment of maxillofacial carcinoma by intra-arterial proliferation block and irradiation. In: Schwemmle K, Aigner KR (eds) Vascular perfusion in cancer therapy. Springer, Berlin Heidelberg New York Tokyo, (Recent Results in Cancer Research, vol 86, p 152)
9. Lathrop JC, Frates RE (1983) The use of nitrogen mustard in the treatment of intractable pelvic pain. In: Schwemmle K, Aigner KR (eds) Vascular perfusion in cancer therapy. Springer, Berlin Heidelberg New York Tokyo, (Recent Results in Cancer Research, vol 86, p 26)
10. Oberfield RA (1983) Prolonged and continous percutaneous intra-arterial hepatic infusion chemotherapy in advanced metastatic liver adenocarcinoma from colorectal primary. In: Schwemmle K, Aigner KR (eds) Vascular perfusion in cancer therapy. Springer, Berlin Heidelberg New York Tokyo, (Recent Results in Cancer Research, vol 86, p 49)
11. Oberfield RA (1983) Intra-arterial infusion in tumors of the pelvis. In: Schwemmle K, Aigner KR (eds) Vascular perfusion in cancer therapy. Springer, Berlin Heidelberg New York Tokyo, (Recent Results in Cancer Research, vol 86, p 15)
12. Schwemmle K, Aigner KR (1984) Die Extremitätenperfusion bei malignen Melanomen und Sarkomen. Med Klin 79:53
13. Stephens FO, Harker GJS, Dickinson RTJ, Roberts BA (1979) Preoperative basal chemotherapy in the management of cancer of the stomach: A preliminary report. Aus NZ J Surg 49:331
14. Stephens FO, Crea P, Harker GJS, Roberts BA, Hambly CK (1980b) Intra-arterial chemotherapy as basal treatment in advanced and fungating primary breast cancer. Lancet 2:435
15. Stephens FO (1983) Clinical experience in the use of intra-arterial infusion chemotherapy in the treatment of cancers in the head and neck, the extremities, the breast and the stomach. In: Schwemmle K, Aigner KR (eds) Vascular perfusion in cancer therapy. Springer, Berlin Heidelberg New York Tokyo, (Recent Results in Cancer Research, vol 86, p 122)
16. Vaupel PW, Otte J, Manz R (1982) Oxygenation of malignant tumors after localized microwave hyperthermia. Radiat Environ Biophys 20:289

26.2 Rekonstruktive Eingriffe in der Geschwulstchirurgie

H. HAMANN und E.-U. VOSS

INHALT

A. Pathomorphologie 700
    I. Extravasale Geschwülste 700
    II. Gefäßtumoren 701
B. Operationsindikationen 701
C. Rekonstruktionstechniken 702
    I. Halsbereich 702
    II. Thorax 703
    III. Abdomen und Retroperitoneum 703
    IV. Gliedmaßen 706
Literatur 707

A. Pathomorphologie

I. Extravasale Geschwülste
(gutartige Tumoren, Karzinome, Sarkome)

Größere Arterien und Venen setzen dem Vorwachsen von Geschwülsten meist über lange Zeit erheblichen Widerstand entgegen. Selbst bösartige Tumoren mit raschem expansivem und infiltrierendem Wachstum respektieren in der Mehrzahl der Fälle die Gefäßwände.

Eine *Tumor-Umklammerung* bzw. *-Invasion* betrifft in erster Linie die *Venen*, so die V. cava sup. bei Mediastinaltumoren und die V. cava inf. oder ihre Äste bei Nieren- und Genitaltumoren (s.u.).

Selbst wenn die Gefäße vom Geschwulstgewebe regelrecht ummauert sind, kommt es relativ selten zu einem *Tumoreinbruch* in das Gefäßlumen mit der Gefahr einer lebensbedrohlichen *Blutung* oder *Tumorembolie*. Häufiger werden benachbarte Venen durch die Geschwulst völlig komprimiert.

An der *Arterienwand* resultiert, Dank des hohen Innendrucks, dagegen meist nur eine mehr oder weniger ausgeprägte *Gefäßstenose*, die sich oftmals durch ringförmige Ausschälung des Tumors beseitigen läßt. Häufig kommt es hierbei zu Gefäßläsionen, Radikalität ist nur selten gewahrt [2].

Besondere chirurgische Bedeutung kommt den Eingriffen wegen eines *Karotisglomustumor* zu [17, 30, 31].

Entwicklungsgeschichtlich liegt der normale Karotisglomus in der Adventitia der Karotisgabel als *Chemorezeptor* (Stimulation durch PH, PCO_2 und PO_2) als 2×3 mm großes linsenförmiges Knötchen. Eine *Vergrößerung* dieses Knötchens bis auf 1 cm Durchmesser wird gehäuft bei Dauerbewohnern in Höhen über 4000 m ü.d.M. (Anden, Tibet) beobachtet (daher auch die Bezeichnung als *Chemodektom*). Die benigne oder auch bis zu 10% maligne tumoröse Vergrößerung des Karotisglomus enthält zwar nachweislich Neurotransmittersubstanzen, ist aber selbst *endokrin nicht aktiv* und sollte korrekterweise als *Paragangliom* des Karotisglomus oder, im klinischen Sprachgebrauch, als Karotisglomustumor bezeichnet werden [16, 26, 31].

Die Gefäßversorgung des normalen Karotisglomus erfolgt durch Vasa vasorum unmittelbar im Bereich der Karotisgabel. Bei tumoröser Vergrößerung finden sich in den meisten Fällen Gefäßäste der A. carotis ext.

1. Klassifikation

Aufgrund klinischer Beobachtungen werden *drei Typen* des Tumorwachstums unterschieden (Abb. 26.2.1). Diese Klassifikation ist besonders hilfreich im Hinblick auf den operativen Zugang. Da es sich in ca. 90% um einen gutartigen Tumor handelt, ist auch beim Typ II und III die Erhaltung der Kontinuität bei der Entfernung des Tumors gerechtfertigt.

Bei der feingeweblichen Untersuchung der Tumoren überwiegt die Tendenz, die normale Struktur des Karotisglomus mit Haupt- und Stützzellen zu imitieren [1]. Sie variieren von einem gefäßrei-

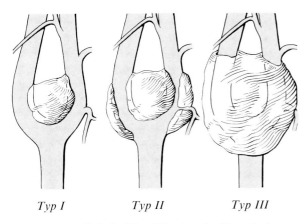

Typ I *Typ II* *Typ III*

Abb. 26.2.1. Klinische Klassifikation der Karotisglomustumoren (nach F. LINDER) [17]

chen angiomähnlichen bis zu einem adenomähnlichen Typ. Nach dem überwiegenden Muster können *drei Haupttypen* unterschieden werden: *paraganglionärer Typ, angiomatöser Typ, adenomatöser Typ.* Diese morphologische Einteilung hat allerdings nur einen geringen klinischen Stellenwert, da hieraus keine Rückschlüsse auf die Dignität abzuleiten sind. Bezüglich der *malginen Entartung* muß zwischen lokal-infiltrierendem Wachstum und dem sicheren Nachweis einer malignen Entartung mit Absiedelung in den lokalen Lymphknoten oder, in seltenen Fällen, mit Fernmetastasen (in Lunge und Knochen) unterschieden werden.

2. Diagnostik

Besondere Erwähnung bedarf die Differentialdiagnose lateraler Halstumoren aufgrund der Tatsache, daß 80% der Karotisglomustumoren ohne definitive Entfernung anoperiert werden, d.h., nur in wenigen Fällen wird die richtige Diagnose präoperativ gestellt. Die Operation erfolgt meist unter der Vorstellung *lateraler Halszysten* oder *Lymphome.*

Bis zu einem Tumordurchmesser von 3 cm verhalten sich die Glomustumoren meist asymptomatisch. Im Verlauf mehrerer Jahre entsteht eine derbe, nicht druckschmerzhafte Resistenz, die sich durch eine Vorwölbung seitlich am Hals zu erkennen gibt. Größere Tumoren können *Nachbarschaftssymptome* bewirken mit Ausfallserscheinungen im Bereich des N. hypoglossus und des N. vagus bzw. des N. recurrens. Auch Irritationen des unmittelbar benachbarten Sinusnerven mit Bradykardie und Synkopen werden beobachtet.

Bei klinischem Verdacht (Verschieblichkeitszeichen, Pulsationszeichen, Lokalisationszeichen; 31) besteht die Indikation zur *Arteriographie,* die in der Regel eine *typische Aufspreizung der Karotisgabel* und in der Spätphase auch den Tumor selbst zur Darstellung bringt. Bei größeren Tumoren ist das Computertomogramm zur Beurteilung der Operabilität hilfreich [10].

II. Gefäßtumoren

Von der Gefäßwand selbst ausgehende, gut- oder bösartige Geschwülste zählen zu den großen Seltenheiten.

Es handelt sich hierbei um *Leiomyome* und *Leiomyosarkome, Fibrosarkome, Hämangioendotheliome* und *Hämangioperizytome* der V. cava und ihrer Äste, der Pfortader, der Aorta sowie der Becken- und Beinarterien [3, 4, 7, 8, 14, 15, 18, 19, 22, 24, 25].

Gelegentlich können auch *intraarterielle Tumorembolien* bei unbehandeltem Primärtumor Anlaß zu einer chirurgischen Intervention geben.

B. Operationsindikationen

Bei *bösartigen* Tumoren (Karzinomen und Sarkomen) ist die Anzeige zu einer *erweiterten Geschwulstoperation* mit Kontinuitätsresektion von größeren Arterien relativ *selten* gegeben: hat die Geschwulst erst einmal auf die Gefäße der Nachbarschaft übergegriffen, so erweist sie sich meistens aus anderen Gründen als *inoperabel* (Fernmetastasen, Invasion in andere Nachbarorgane). Aus diesem Grunde sollte die Indikation zur Gefäßresektion im Rahmen der Geschwulstchirurgie einem strengen Maßstab unterworfen werden [23].

Auch bei den malignen *Gefäßgeschwülsten* (Leiomyosarkome, Fibrosarkome) kommt eine Gefäßresektion mit Transplantatinterposition meist zu spät.

Eine *Operationsindikation* besteht jedoch bei

(1) *gutartigen* und semimalignen Geschwülsten – elektiver, kurativer Eingriff
(2) *bösartigen* Tumoren im Falle einer *Gefäßkomplikation* (Blutung, Tumorembolie) – notfallmäßiger, palliativer Eingriff.

C. Rekonstruktionstechniken

I. Halsbereich

1. Miteresektion der Karotis bei neoplastischen oder entzündlichen Erkrankungen

Tuberkulöse Halslymphome, Pharynx- und Larynxkarzinome und andere sind gelegentlich nur um den Preis einer Kontinuitätsresektion der Karotis radikal operabel [5, 20].

Operationstechnik: Während die A. carotis ext. in der Regel ungestraft ligiert werden kann, ist die *Rekonstruktion* der *A. carotis int.* stets anzustreben. In vielen Fällen läßt sich durch die Interposition eines *Venentransplantats* die Blutzufuhr zum Gehirn wiederherstellen. Um die Blutstromunterbrechung möglichst kurz zu halten, empfiehlt sich die Benutzung eines intraluminalen Shuntröhrchens (s.S. 485).

2. Karotisglomustumor

Die *operative Behandlung* der Karotisglomustumoren setzt wegen seiner innigen Beziehung zur Karotisgabel gefäßchirurgische Kenntnisse voraus, da in einem Drittel der Fälle rekonstruktive Maßnahmen an der A. carotis int. (Direktnaht, Streifenplastik, Transposition) erforderlich werden.

Operationstechnik: Ziel der chirurgischen Therapie ist die radikale Entfernung des Tumors unter Erhaltung bzw. Wiederherstellung der Strombahn der A. carotis int. [28, 29]. Mit der im folgenden beschriebenen Operationstechnik in drei Schritten gelingt es mit der *Dissektionsmethode* in über 60% der Fälle ohne einen rekonstruktiven Eingriff auszukommen (Abb. 26.2.2a).

Der erste Schritt besteht in der *Exposition* der A. carotis comm. (zentrale Gefäßkontrolle).

Im zweiten Schritt erfolgt die Exposition der Anfangsstrecke der A. carotis ext. Ist die Arterie vom Tumor vollständig umgeben (Typ III) muß dieser bis auf die Arterienwand gespalten werden (Abb. 26.2.2b). Mit der Unterbindung und Durchtrennung der A. carotis ext. am Abgang wird meist die Blutzufuhr zum Tumor weitgehend unterbrochen (Abb. 26.2.2c). Bei kleinen Tumoren kann auch die A. carotis ext. distal vom Tumor zwischen Ligaturen durchtrennt werden.

Der dritte Schritt besteht in der *Auslösung des Tumors* aus der Karotisgabel und der scharfen Dissektion der A. carotis int. in der adventitiellen Gewebeschicht (Abb. 26.2.2d). Hier wird der Tu-

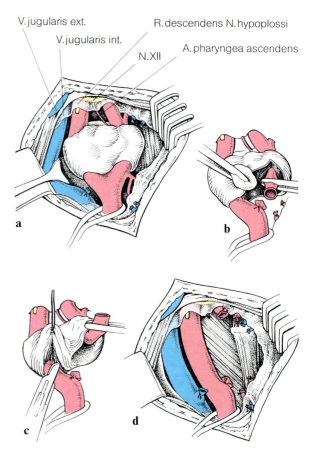

Abb. 26.2.2 a–d. Operationstechnik. a Exposition der A. carotis comm. **b** Isolierung, Ligatur und Durchtrennung der A. carotis ext. am Abgang. **c** Mobilisation des Tumors nach ventral und kranial zur Exposition der Karotisgabel und der A. carotis int., Dissektion des Tumors in der Wand der A. carotis int. **d** Vollständige Entfernung des Tumors unter Erhaltung der Kontinuität der A. carotis int.

mor mit der Klemme im Bereich des Stumpfes der A. carotis ext. gefaßt und nach ventral vorgezogen. Dabei kommt die Grenzschicht zur A. carotis int. deutlich zur Darstellung. Ist die A. carotis int. vollständig vom Tumor umschlossen, muß dieser bis auf die Gefäßwand gespalten werden. Auf diese Weise wird die Geschwulst einschließlich des unterbrochenen Segments der A. carotis ext. in Richtung Schädelbasis mobilisiert und Schritt für Schritt unter Erhaltung der Kontinuität der A. carotis int. ausgelöst. Nur im Falle einer Verletzung der A. carotis int. ist die Unterbrechung des Blutstromes mit Klemmen erforderlich. Kann das Leck nicht durch eine *Direktnaht* verschlossen werden,

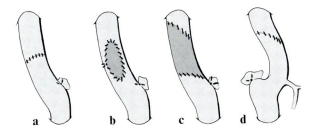

Abb. 26.2.3a–d. Möglichkeiten der Rekonstruktion. **a** Direktnaht. **b** Streifenplastik. **c** Interposition. **d** Transposition mit End-zu-End Anastomose zwischen A. carotis int. und ext.

muß eine entsprechende Rekonstruktion erfolgen (Abb. 26.2.3) durch *Streifenplastik, Interposition* oder *Transposition* der A. carotis int. auf den Stumpf der A. carotis ext. (s.S. 279).

II. Thorax

1. Häufigster Gefäßtumor der oberen Hohlvene ist das *Leiomyom* bzw. *Leiomyosarkom*

Obere Einflußstauung, Dyspnoe, Husten, Schmerzen und Heiserkeit sind die häufigsten klinischen Symptome. Venographie und Computertomographie sind für die Operationsplanung unerläßlich.

Die *Exploration* des Tumors erfolgt durch *rechtsseitige posterolaterale Thorakotomie* oder durch *mediane Sternotomie*.

Operationsmethode der Wahl bei gutartigen Geschwülsten ist die lokale *Tumorexzision* mit *tangentialer* Naht.

Bei *malignen* Geschwülsten besteht meist *Inoperabilität* (Infiltration in Perikard, Pleura, Lunge, etc.; Fernmetastasierung). Gelegentlich ist jedoch die radikale Tumorextirpation unter *Mitnahme* der *V. cava sup.* mit anschließender *Gefäßtransplantation* möglich [7, 9].

Als Venenersatz eignen sich großkalibrige *Gefäßprothesen* mit verstärkter Außenwand (z.B. ringverstärkte PTFE-Prothese) zur Verhinderung des Kollabierens des Blutleiters im venösen Niederdrucksystem (Abb. 26.2.4).

2. Maligne Gefäßtumoren der thorakalen Aorta

sind extreme Seltenheiten [14, 24] und bei Diagnosestellung in der Regel inoperabel. *Lediglich* beim *polypoiden* Typ des *primären Fibrosarkoms* der Aorta sind zwei erfolgreich operierte Fälle aus der Weltliteratur bekannt [14]: Die operative Entfernung des Tumors erfolgte nach Aortotomie durch Ausschälen der intraluminal wachsenden Geschwulst.

3. Hämangioperizytome der thorakalen Aorta

Hämangioperizytome (fakultativ maligne) der thorakalen Aorta lassen sich in der Regel ohne Gefäßläsion von der Gefäßadventitia und vom umgebenden Gewebe trennen [3, 8].

III. Abdomen und Retroperitoneum

1. Intestinalmalignome

Intestinale Malignome, die nur unter Mitnahme größerer Gefäße lokal operabel sind, haben eine *schlechte Prognose*. Dies zeigen beispielsweise die Ergebnisse von 840 Beckenexenterationen, bei denen 55 mal die Beckengefäße (Arterie bzw. Vene

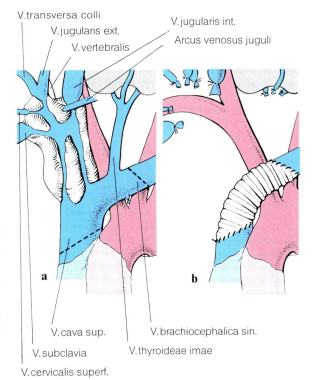

Abb. 26.2.4a, b. Leiomyosarkom der V. cava sup. **a** Radikale Tumorextirpation unter Mitnahme der oberen Hohlvene. **b** Wiederherstellung der Kontinuität durch Interposition einer ringverstärkten expanded PTFE-Prothese

oder beide) mitreseziert wurden: die Überlebenszeit nach fünf Jahren betrug nur 20%. Von den Kranken, die einer erweiterten Karzinomoperation unter Mitnahme der Beckenhauptgefäße unterzogen wurden, überlebten nur vier die Fünfjahresgrenze (= 11%; Übersicht bei 2).

In dem von MOORE 1958 mitgeteilten Fall wurde ein Rezidivtumor eines Sigmakarzinoms zweizeitig unter Mitnahme des linken Ureters, der linken Niere und Aortenbifurkation radikal entfernt. Fünfeinhalb Jahre nach der Operation war der Kranke noch gesund und frei von einem erneuten Rezidiv [21].

YOSHIDA u. Mitarb. [33] berichteten 1968 von einem Patienten mit einem *Retikulosarkom* des *Duodenum,* das die *A. mesenterica sup.* ummauerte und unter Duodenal- und Dünndarmresektion, linksseitiger Nephrektomie und Durchtrennung der A. mesenterica sup. kurativ entfernt wurde. Die Kontinuitätswiederherstellung der A. mesenterica sup. erfolgte durch Interposition eines Venentransplantats (V. saphena magna) zwischen dem zentralen Stumpf der Viszeralarterie und der ipsilateralen A. iliaca int.

2. Primär gutartige retroperitoneale Geschwülste

Primär gutartige retroperitoneale Geschwülste (z.B. *Ganglioneurome*) mit Ummauerung der V. cava und der Aorta stellen die Indikation zu einer erweiterten Tumorresektion dar. Während der Tumor von der infrarenalen Aortenwand in der Regel ohne Schwierigkeiten abgelöst werden kann, ist eine *Mitresektion* der *unteren Hohlvene* häufig nicht zu umgehen [12].

Operationstechnik (Abb. 26.2.5): Nach systemischer Heparinisierung und Unterbrechung des Blutstroms erfolgt die Resektion der unteren Hohlvene, Ligatur einmündender Lumbalvenen und Wiederherstellung der Gefäßkontinuität durch Interposition einer großkalibrigen Gefäßprothese mit verstärkter Außenwand (z.B. ringverstärkte PTFE-Prothese).

Die Implantation der Gefäßprothese sollte immer unter dem Schutz einer in inguinaler Position angelegten *temporären arteriovenösen Fistel* (die nach drei bis sechs Monaten chirurgisch verschlossen wird) erfolgen.

3. Nierenmalignome

Beim Hypernephrom, dem mit Abstand häufigsten Malignom der Niere im Erwachsenenalter, ist in

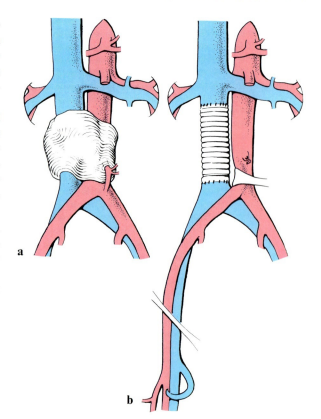

Abb. 26.2.5a, b. Retroperitoneales Ganglioneurom mit Ummauerung von V. cava inf. und infrarenaler Aorta. **a** Exposition des Tumors nach medianer Ober- und Unterbauchlaparotomie: Ablösen des Tumors von der Aorta, schrittweise Mobilisation unter Opferung der dorsal abgehenden Lumbalarterien und -venen, En-bloc-Resektion mit Kontinuitätsresektion der V. cava inf. **b** Überbrückung des Venendefekts durch Interposition einer ringverstärkten expanded PTFE-Prothese, Anlage einer arteriovenösen Fistel in inguinaler Position (s.S. 476)

4–6% ein Tumoreinbruch in die V. cava inf. nachweisbar.

Die Belassung derartiger Tumorzapfen bei einer palliativen Nephrektomie disponiert zu einer generalisierten Metastasierung innerhalb eines Jahres. Die Entfernung eines *rechtsseitigen,* in die V. cava inf. reichenden Tumors ist unter Kontinuitätsresektion der V. cava inf. mit Ligatur der linken Nierenvene möglich: Umgehungskreisläufe über die V. suprarenalis, V. phrenica inf., V. spermatica, V. ureterica und V. lumbalis ascendens sorgen für einen ausreichenden Abfluß der linken Niere [32].

Bei der radikalen *linksseitigen Tumornephrektomie* scheidet ein analoges Vorgehen aus, da bei

26.2 Rekonstruktive Eingriffe in der Geschwulstchirurgie

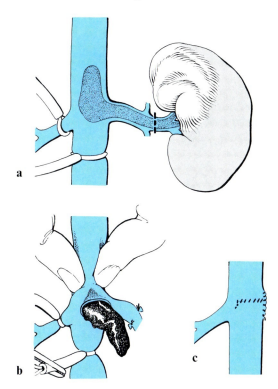

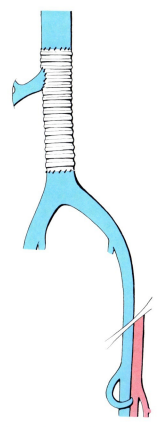

Abb. 26.2.6a–c. Hypernephrom-Zapfen in der V. cava inf. bei linksseitigem Hypernephrom. **a** Mediane Ober- und Unterbauchlaparotomie, Exposition der V. cava inf., der rechten und linken Nierenvene und der linken Niere, zentrale Ligatur und Durchtrennung der Nierenvene samt Tumorzapfen. **b** Unter digitaler subdiaphragmaler Abklemmung der V. cava inf. und inspiratorischem Atemstillstand (bzw. PEEP = positiver endexspiratorischer Druck) bei Anti-Trendelenburglagerung Inzision der V. cava inf. in Höhe der Einmündungsstelle der linken Nierenvene und Entfernung des intrakavalen Tumorzapfens durch digitalen Schub nach kaudal. **c** Nach Verschluß der V. cava inf. durch fortlaufende Naht erfolgt die Tumornephrektomie in typischer Weise mit Resektion der Fettkapsel, Nebenniere und regionären Lymphknoten

Abb. 26.2.7. Kontinuitätsresektion der unteren Hohlvene, Interposition einer Kunststoffprothese, Reinsertion der kontralateralen (rechten) Nierenvene in das Transplantat

Ligatur der rechten Nierenvene kein ausreichender venöser Kollateralkreislauf zur Verfügung steht.

Operationstechnik:

(1) *Intravasale Desobliteration* unter inspiratorischem Atemstillstand (Abb. 26.2.6).
(2) *Kontinuitätsresektion der V. cava inf.* und *Interposition* einer Kunststoffprothese unter dem Schutz einer inguinalen arteriovenösen Fistel (Abb. 26.2.7).

Gegebenenfalls kann die kontralaterale Vene in das Transplantat End-zu-Seit inseriert werden [27].

4. Gefäßtumoren der unteren Hohlvene

Gefäßtumoren der unteren Hohlvene sind kurativ operabel, wenn sie

(a) *gutartig* sind (*Leiomyome*)
(b) *bösartig* (*Leiomyosarkome*) oder fakultativ maligne (*Hämangioendotheliome*), aber auf das mittlere oder distale Drittel der unteren Hohlvene beschränkt sind [19].

Tumoren, die das proximale Drittel der V. cava inf. unter Einbeziehung der Lebervenen betreffen (mit Budd-Chiari-Syndrom) sind meist inoperabel [18].

Die *Operationstechnik* entspricht der im Abschn. III.: Gefäßresektion, Protheseninterposition (gegebenenfalls mit Reinsertion der Nierenvenen), inguinale temporäre arteriovenöse Fistel [4].

In Abhängigkeit von der Tumorausdehnung können auch die *Verfahren* von COUINAND [6]

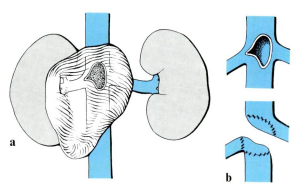

Abb. 26.2.8. a Resektion des Tumors mitsamt der V. cava inf.-Vorderwand zwischen den Mündungen der (durchgängigen) Nierenvenen. **b** Schräge Durchtrennung der hinteren Kavawand, Rekonstruktion beider Kavastümpfe mit hinterem Wandlappen

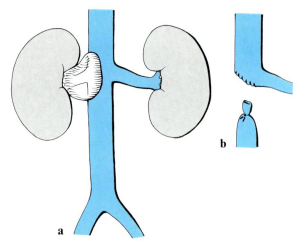

Abb. 26.2.9. a Resektion des Tumors mitsamt der rechten Niere und Nierenvene. **b** Erhaltung der Durchgängigkeit der linken Nierenvenenmündung durch Rekonstruktion des proximalen Kavastumpfes

(Abb. 26.2.8), GUEDON [11] (Abb. 26.2.9) bzw. von STUART und BAKER (Abb. 26.2.10) zur Anwendung kommen.

Bei weniger ausgedehntem Lokalbefund, insbesondere bei Tumoren der Vorderwand, kann die *lokale Tumorexzision* mit *tangentialer Naht* der V. cava inf. erfolgreich sein [25].

IV. Gliedmaßen

(1) Im Gliedmaßenbereich kommen Gefäßrekonstruktion vor allem bei der *En-bloc-Resektion* von *Weichteil-* und *Knochen-Sarkomen* in Betracht [13] mit Ersatz der resezierten Arterie durch autologe Vene (V. saphena magna) oder Kunststoff.

Bei den (seltenen) gutartigen und semimalignen *Gefäßtumoren* (*Leiomyome, Hämangioperizytome*) ist die *Exstirpation* des Tumors unter Mitnahme der betroffenen Arterie und die Rekonstruktion durch ein *Venentransplantat* die Operationsmethode der Wahl.

(2) Eine weitere Indikation für eine Gefäßplastik ergibt sich aus der Existenz tiefer *Ulzera*, in deren Grund größere Arterien freiliegen, die arrodiert werden können. Beim Gros der Fälle handelt es sich um ein *ulcus radiologicum,* weitaus seltener um einen karzinomatösen oder sarkomatösen Zerfallskrater.

Bevorzugter Sitz ist die Leistenbeuge. Die Arrosion der A. femoralis kann hier zur lebensbedrohlichen Blutung führen. Die alleinige Unterbindung

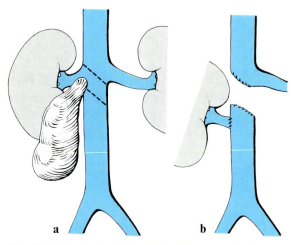

Abb. 26.2.10a, b. Entfernung des Tumors, End-zu-Seit Anastomose zwischen der rechten Nierenvene und der distalen V. cava inf.

der Arterie im infizierten Geschwulstbezirk führt nur selten zum Ziel (häufige Rezidivblutungen infolge Durchschneiden der Ligaturfäden). Sie hat meist eine mehr oder weniger hochgradige Ischämie der Gliedmaßen zur Folge.

Als *Operationsmethode* der Wahl ist die Unterbindung der zu- und abführenden Arterie (A. iliaca ext., Aa. femoralis superf. und profunda) im Gesunden, d.h. außerhalb des Geschwulstbezirks und die Wiederherstellung der Strombahn durch ein *Umgehungstransplantat* anzusehen. Für die Umgehung der Leistenbeuge kommt in erster Linie ein sogenannter *Obturatorbypass* von der A. iliaca ext.

zur A. femoralis superf. in Frage (s.S. 564). Es gelten hier dieselben Rekonstruktionsprinzipien wie beim postoperativen Wundinfekt in der Leistenbeuge.

LITERATUR

1. Acker H, Pietnuchka F (1977) Meaning of the type I cell for chemoreceptive process. In: Acker H (ed) Chemoreception in the carotid body. Springer, Berlin Heidelberg New York, p 92
2. Barber HRK, Brunschwig A (1967) Excision of major blood vessels at the periphery of the pelvis in patients receiving pelvic exenteration: common and/or iliac arteries and veins 1947 to 1964. Surgery 62:426
3. Blenkinsopp WK, Hobb JT (1966) Pedunculated hämangiopericytoma attached to the thoracic aorta. Thorax 21:193
4. Brewster DC, Athanasoulis CA, Darling R (1976) Leiomyosarcoma of the inferior vena cava. Diagnosis and surgical management. Arch Surg 111:1081
5. Conley J (1975) Carotid artery surgery in the treatment of tumors of the neck. Arch. Otolaryngol 65:437
6. Couinaud C (1973) Tumeurs de la veine cava inférieure. J Chir (Paris) 105:411
7. Davis GL, Bergmann M, O'Kane MB (1976) Leiomyosarcoma of the superior vena cava. A first case with resection. J Thorac Cardiovasc Surg 72:408
8. Feldman F, Seaman W (1964) Primary thoracic hemangiopericytoma. Radiology 82:998
9. Gomes MN, Hufnagel CA (1975) Superior vena cava obstruction: A review of the literature and report of two cases due to benign intrathoracic tumors. Ann Thorac Surg 20:344
10. Gretchen A, Gooding W (1979) Gray scale ultrasound detection of carotid body tumors. Radiology 132:409
11. Guédon J, Mesnard J, Poisson J, Kuss R (1970) Hypertension réno-vasculaire par léiomyosarcome de la veine cave inférieure. Guérison de l'hypertension et survie de 2 ans après intervention chirurgicale. Ann Méd Intern (Paris) 121:905
12. Hamann H, Vollmar J (1979) Expanded PTFE-Gefäßprothesen – ein neuer Weg des Arterien- und Venenersatzes? Chirurg 50:249
13. Imparato AM, Roses DF, Francis KC, Lewis MM (1978) Major vascular reconstruction for limb salvage in patients with soft tissue and skeletal sarcomas of the extremities. Surg Gynecol Obstet 147:891
14. Kattus AA, Longmire WP, Cannon JA, Webb R, Johnston C (1960) Primary intraluminal tumor of the aorta producing malignant hypertenison successful surgical removal. N Engl J Med 262:694
15. Kremer K, Palomba PP, Sandmann W (1976) Leiomyom der Vena portae. Bericht über eine erfolgreiche chirurgische Behandlung. Chirurg 47:214
16. Lack EE, Cubilla AL, Woodruff JM, Farr HW (1977) Paraganglioma of the head and neck region. Cancer 39:397
17. Linder F (1953) Tumoren der Karotisdrüse. Langenbecks Arch Chir 276:165
18. Lintner F, Faust U, Nowotny CH (1978) Ein maligne entartetes primäres Leiomyom der Vena cava inferior (Leiomyosarkom) unter dem klinischen Bild des Chiari-Buddschen Syndroms. Wien Klin Wochenschr 90:485
19. Markov J, Dontschev T (1967) Hämangio-Endotheliom an der Bifurkation der unteren Hohlvene. Zentralbl Chir 92:38
20. Mehmke S (1965) Gefäßchirurgische Möglichkeiten im HNO-Bereich. Mschr Ohrenheilk 99:321
21. Moore SW (1958) A report upon a patient five years following resection of the abdominal aorta for recurrent carcinoma. Surg Gynecol Obstet 107:709
22. Nickels J, Kalima TV (1979) Leiomyosarcoma of the inferior vena cava. VASA 8:333
23. Rob CG, Vollmar JF (1959) Die Chirurgie der Bauchaorta. Ergebn Chir Orthop 42:569
24. Salm R (1972) Primary fibrosarcoma of the aorta. Cancer 29:73
25. Schildberg FW, Kuntz RM (1977) Leiomyosarcomas of the inferior vena cava. Report of a case and review of the literature. Thoraxchirurgie 25:28
25a. Stuart FP, Baker WH (1973) Palliative surgery for leiomyosarcoma of the inferior vena cava. Ann Surg 177:237
26. Thevent A (1976) Tumeurs du corpuscule carotidien. Dans: Encyclopédie médico-chirurgicale, Ed. by Editions Techniques, Paris (4-4-09), 1-4, 43205
27. Vollmar J, Loeprecht H, Nadjafi AS (1973) Die akute Vena cava inferior-Unterbrechung: Ligatur oder Rekonstruktion? Münch Med Wochenschr 115:978
28. Vollmar J (1975) Rekonstruktive Chirurgie der Arterien, 2. Aufl. Thieme, Stuttgart, S 409
29. Vollmar J (1978) Chirurgie der Gefäße. Arch Otorhinolaryngol 219:197
30. Vollmar JF, Voss EU, Mohr W (1980) Carotid body tumors – diagnostic and surgical aspects. Angéoiologie 32:253
31. Voss EU, Vollmar J, Meister H (1977) Tumoren des Glomus caroticum. Diagnostische und therapeutische Aspekte. Thoraxchirurgie 25:1
32. Walz PH, Schlag P, Altwein JE (1980) Radikale Exstirpation eines linksseitigen Hypernephroms mit Tumorzapfen in der Vena cava inferior. Urologe 19:60
33. Yoshida Y, Matsuda S, Yamane M, Yamaguchi T (1968) Reconstructive vascular surgery for radical resection of malignant duodenal tumor. Am J Surg 116:917

27 Chirurgie der Venen

27.1 Die Verletzungen großer Stammvenen

K.H. Gänger und A. Senn

INHALT

A. Spezielle Anatomie 709
    I. Vena cava superior 709
    II. Venae pulmonales 709
    III. Vena cava inferior 709
    IV. Vena portae 710
B. Ursachen der Venenverletzungen 710
    I. Traumatische Venenverletzungen . . . 710
    II. Iatrogene Venenverletzungen 710
C. Indikationen zur operativen Korrektur . . . 711
    I. Grundsätze 711
    II. Indikationen zur Exploration retroperitonealer Hämatome 711
D. Lagerung 712
    I. Thorax 712
    II. Abdomen 712
E. Zugangswege 713
    I. Vena cava superior 713
    II. Venae pulmonales 714
    III. Vena cava inferior 714
    IV. Vena portae 714
F. Operationsverfahren 715
    I. Blutstillung 715
    II. Rekonstruktionstechniken 717
G. Postoperative Komplikationen 719
H. Prognose 720
    Literatur 720

A. Spezielle Anatomie

Das System der großen Körpervenenstämme erstreckt sich von der oberen Thoraxapertur bis zu den Lacunae vasorum in beiden Leisten (Verletzungen der Extremitätenvenen s.S. 255). Es umfaßt vier gesonderte Drainagesysteme (Abb. 27.1.1):

(1) V. cava sup.
(2) Vv. pulmonales
(3) V. cava inf.
(4) V. portae

I. Vena cava superior

Die V. cava sup., ein 4–5 cm langer Venenstamm, zieht vom Recessus costo-mediastinalis, von der Brustwand getrennt, vom ersten rechten Interkostalraum bis zum sternalen Rand der dritten Rippe, wo sie schräg das Perikard durchbricht. Sie entsteht aus dem Zusammenfluß beider Vv. brachio-cephalicae. Da der Konfluens hinter dem rechten Sternalrand liegt, ist die V. brachio-cephalica sin. länger als die dextra. In ihrem schräg nach rechts hinter dem Manubrium sterni absteigenden Verlauf kreuzt die V. brachio-cephalica sin. die A. subclavia sin., A. carotis comm. sin. und den Truncus brachio cephalicus [8].

II. Venae pulmonales

Die Vv. pulmonales sammeln sich aus dem Kapillarnetz der Lungenläppchen, erhalten zusätzlich Blut aus den zarten Venen der kleinen Bronchien, schließen sich wie die Äste der A. pulmonalis den größeren Bronchien an und bilden beidseits im Lungenhilus meist je zwei obere und untere Venenstämme. Die Vv. pulmonales sup. liegen im Hilus ventral, die Vv. pulmonales inf. kaudal des entsprechenden Bronchus. In ihrem intraperikardialen Abschnitt besitzen sie eine perivaskuläre Herzmuskelmanschette, die das Gefäßlumen offen hält und die systolische Faltung der Gefäßwand verhindert [8].

III. Vena cava inferior

Die V. cava inf. bildet sich aus dem Zusammenfluß der Vv. iliacae comm. in Höhe des Unterrandes

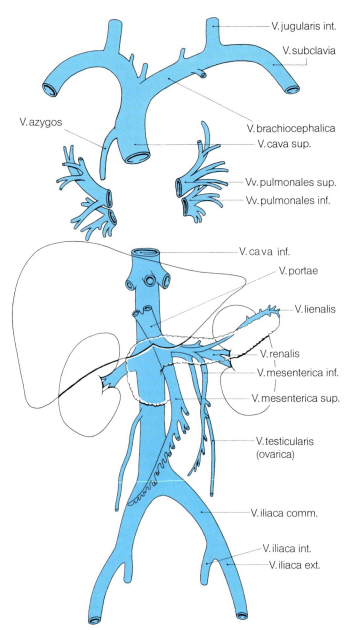

Abb. 27.1.1. Anatomie der großen Gefäße

des vierten LWK kaudal und rechts der Aortenbifurkation, von der sie teilweise überlagert wird. Bis in Höhe von LWK II läuft sie rechts neben der Aorta, liegt dorsal der Lendenwirbelsäule auf und wird ventral in Höhe von LWK III von der Radix mesenterii überlagert. Nach kranial entfernt sie sich dann von der Aorta, um rechts ventral dicht am oberen Pol der rechten Niere vorbeiziehend schließlich im Sulcus v. cavae der Leber das Zwerchfell zu erreichen und im Foramen v. cavae zu passieren. Ohne weitere Äste nach Eintritt in den Thorax aufzunehmen, mündet sie schließlich in den rechten Vorhof ein. Die V. cava inf. transportiert etwa zwei Drittel des gesamten venösen Blutrückstroms zum Herzen. Ihre wichtigsten Zuflüsse sind die paarigen Vv. iliacae, Vv. renales und die drei Vv. hepaticae. Dazu kommen die paarigen (meist vier an der Zahl) Vv. lumbales, die Vv. testiculares (resp. ovaricae), die Vv. suprarenales und die Vv. phrenicae [8].

IV. Vena portae

Die V. portae entsteht durch die Vereinigung der V. mesenterica sup. mit der V. lienalis, die kurz zuvor die V. mesenterica inf. aufgenommen hat. Diese äußere Pfortaderwurzel liegt dorsal des Pankreaskopfes, von wo die Pfortader als etwa 5 cm langer Stamm hinter der Pars sup. duodeni nach kranial zieht, um im Lig. hepato-duodenale den Leberhilus zu erreichen [8]. Sie steuert 65–80% zur Leberperfusion bei. Die abführenden Lebervenen, meist drei an der Zahl, die knapp unterhalb des Zwerchfells in die V. cava inf. einmünden, liefern ca. 50% des gesamten Blutvolumens der V. cava inf.

B. Ursachen der Venenverletzungen

Ursächlich unterscheidet man traumatische von iatrogenen Venenverletzungen.

I. Traumatische Venenverletzungen

Traumatische Venenverletzungen entstehen durch stumpfes, penetrierendes oder perforierendes Thorax- oder Abdominaltrauma. Meistens handelt es sich dabei nicht um isolierte Venenläsionen, da aufgrund ihrer geschützten Lage in der Tiefe der großen Körperhöhlen fast immer andere Organsysteme wie Arterien, parenchymatöse Organe oder Darm mitbeschädigt sind.

II. Iatrogene Venenverletzungen

Iatrogene Venenverletzungen sind mit dem Fortschritt der Medizin und der Zunahme invasiver diagnostischer und therapeutischer Eingriffe sprunghaft angestiegen. Ihr Anteil an den Gefäßläsionen wird mit etwa 10% sicher noch weit unterschätzt [14, 27, 31]. Man unterscheidet operative Begleitverletzungen von Katheterläsionen.

1. Operative Begleitverletzungen

Prinzipiell sind sämtliche Venenverletzungen möglich, durch exakte topographische Kenntnis und subtile Operationstechnik in der Regel jedoch vermeidbar. Entzündliche Veränderungen, Vernarbungen und invasives Tumorwachstum machen trotz Wahrung der entsprechenden Vorsichtsmaßnahmen akzidentelle Venenverletzungen gelegentlich unumgänglich. Die häufigsten iatrogenen Begleitverletzungen sind im thorakalen Abschnitt die Läsion der V. brachiocephalica sin. bei Sternotomie [11] sowie die akzidentelle Biopsie der V. azygos während einer Mediastinoskopie. Im abdominellen Bereich überwiegen Verletzungen der V. cava inf. oder Vv. iliacae comm. bei Diskusoperationen oder Spondylodesen [23], Einrisse der V. cava bei lumbaler Sympathektomie rechts, bei Aortenaneurysmaresektionen oder anderen Eingriffen an der Aorta, Kavaverletzungen bei vor allem rechtsseitiger Tumornephrektomie, Beckenvenenverletzungen bei Endarteriektomie der Beckenarterien sowie bei Hüftoperationen und gynäkologischen Eingriffen.

2. Katheterverletzungen

Zentralvenöse Verweilkatheter können bei langer Liegedauer zur Arrosion der Venenwand mit konsekutiver Blutung führen. Dies gilt im speziellen für großlumige Teflonkatheter wie sie zur Hämodialyse über die V. subclavia gelegentlich Anwendung finden. Polyäthylenkatheter weisen diesbezüglich eine geringere Komplikationsrate auf. Während Jugulariskatheter als sicher gelten, sind zentralvenöse Katheter, vom Arm her eingeführt, besonders komplikationsträchtig. Bei Armbewegung wird die Katheterspitze bis zu 10 cm weit ventral vorgeschoben mit Gefahr einer Perforation der V. cava sup. und des rechten Vorhofs [13, 14]. Intraluminale Kavafilter nach Mobin-Uddin oder Kimray-Greenfield können ebenfalls zur Perforation der V. cava inf. führen [20]. Katheter- und Punktionsverletzungen erfordern aber in der Regel keine chirurgische Intervention.

C. Indikationen zur operativen Korrektur

I. Grundsätze

Die Operation ist ein integraler Bestandteil der Wiederbelebung bei hämorrhagischem Schockzustand. Die Diagnose einer Venenverletzung kann in der Regel erst intraoperativ gestellt werden. Die Indikation zur Operation stellt sich daher bereits zwingend aus dem Schweregrad des erlittenen Traumas und dem Zustand des Patienten. Bei Verletzungen großer Körpervenen liegt immer ein hypovolämischer Schockzustand vor. Dieser in Verbindung mit mutmaßlichen Zusatzverletzungen anderer Organe wie Milz, Leber, Pankreas, Darm, stellt die dringliche Indikation zur notfallmäßigen Operation dar [1, 6, 15].

II. Indikationen zur Exploration retroperitonealer Hämatome

Zwingende Indikationskriterien zur Exploration sind die folgenden:

- Expandierendes Retroperitoneal-Hämatom
- Pulsierendes Retroperitoneal-Hämatom
- Verdacht auf retroperitoneale viszerale Begleitverletzungen (Duodenum, Pankreas, Kolon)
- Bereits eröffnetes Retroperitoneum
- Instabile Druckverhältnisse während der Beobachtungsphase

Der Vorteil eines intakten Retroperitoneums bei nicht pulsierendem Retroperitoneal-Hämatom liegt im Zeitgewinn, der zur gründlichen Inspektion der gesamten Bauchhöhle, Versorgung angetroffener Läsionen, Bereitstellung von genügend Blutersatz und gegebenenfalls kranialer und kaudaler Isolation der großen Gefäßstämme benutzt werden kann. Nach Auffüllen des Kreislaufs und nötigenfalls entsprechender Erweiterung des Zugangs kann dann nach den oben angeführten Indikationskriterien die Exploration in Ruhe erfolgen. Bei retroperitonealen Hämatomen nach Becken- und Wirbelfrakturen ist in der Regel von einer Exploration abzuraten [21, 22, 25, 29].

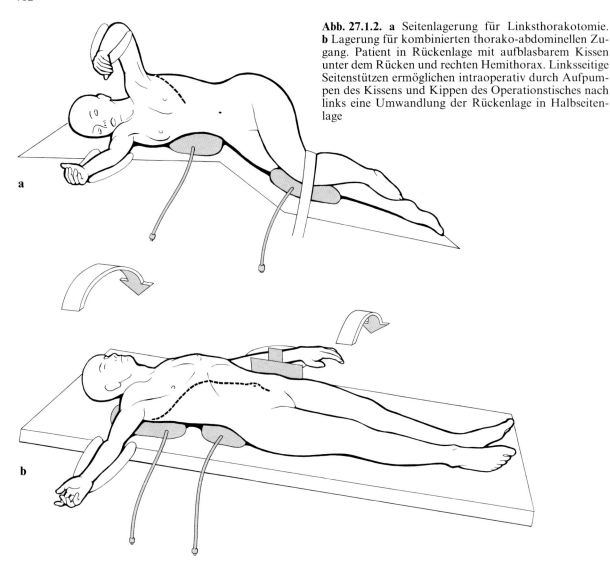

Abb. 27.1.2. a Seitenlagerung für Linksthorakotomie. **b** Lagerung für kombinierten thorako-abdominellen Zugang. Patient in Rückenlage mit aufblasbarem Kissen unter dem Rücken und rechten Hemithorax. Linksseitige Seitenstützen ermöglichen intraoperativ durch Aufpumpen des Kissens und Kippen des Operationstisches nach links eine Umwandlung der Rückenlage in Halbseitenlage

D. Lagerung

Da die Verletzung großer Körpervenen in der Regel Begleitverletzungen im Rahmen eines Polytrauma darstellen, daher meist erst intraoperativ die entsprechende Diagnose gestellt wird, richtet sich die Lagerung des Patienten nach den mutmaßlichen Zusatzverletzungen.

I. Thorax

Bei Thoraxtraumen bedeutet dies in der Regel eine Seitenlagerung auf die nicht verletzte Seite, um eine entsprechende Rechts- oder Linksthorakotomie zu ermöglichen. Transsternale Zugänge erfolgen in der üblichen Rückenlagerung.

II. Abdomen

Beim Abdominaltrauma gewährt die Rückenlage des Patienten mit einem aufblasbaren Kissen unter der Lendenwirbelsäule die besten Voraussetzungen für einen freien Zugang zu den großen Körpervenen. Seitenstützen auf der linken Seite und ein vorbereitetes aufblasbares Kissen unter dem rechten Hemithorax erlauben intraoperativ einen mühelosen Wechsel in eine Halbseitenlage mit erhöhtem rechtem Hemithorax, um gegebenenfalls eine thorako-abdominale Schnitterweiterung zur Freilegung der suprarenalen V. cava inf. durchzuführen (Abb. 27.1.2 a, b). Seitenstützen auf der Gegenseite mit entsprechender Kippung des Operationstisches erleichtern ebenfalls den Zugang zu den Beckenvenen.

E. Zugangswege (Abb. 27.1.3)

I. Vena cava superior

Die V. cava sup. kann sowohl über eine anterolaterale Thorakotomie im rechten vierten Interkostalraum in Linksseitenlage, als auch über eine mediane Sternotomie in Rückenlage erreicht werden. Die Entscheidung, welcher Weg einzuschlagen ist, hängt von den mutmaßlichen Zusatzverletzungen ab. Ist der präoperative Hauptbefund ein massiver rechtsseitiger Hämatothorax, wird der rechtsseitigen Thorakotomie der Vorzug gegeben. Imponiert hingegen ein stark verbreitertes Mediastinum mit Verdacht auf aortale oder kardiale Zusatzläsion, ist eine Sternotomie zu wählen. Beim rechtsthorakalen Zugang wird die parietale Pleura über der V. cava sup. inzidiert, wobei auf den an der latera-

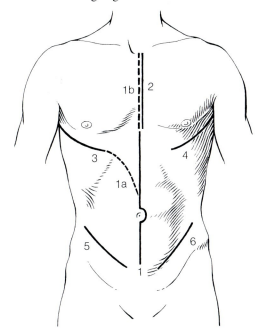

Abb. 27.1.3. Schnittführung. *(1)* mediane Ober- und Unterbauchlaparotomie. *(1a)* Thorakale Erweiterung. *(1b)* Sternale Erweiterung. *(2)* Mediane Sternotomie. *(3)* und *(4)* Anterio-laterale Thorakotomie. *(5)* und *(6)* Lumbaler Wechselschnitt für retroperitonealen Zugang zu den Beckenvenen

Abb. 27.1.4a, b. Freilegung der V. cava inf. Rechtsseitiger Zugang zur gesamten V. cava inf., V. portae und Nierenvenen. **a** Inzision des Peritoneums entlang dem Colon ascendens, Spalten des Lig. phrenico-colicum und duodeno-colicum, Umschneidung des Zökums, Lösen des Dünndarmmesenteriums bis zum Lig. Treitz. **b** Verlagerung der rechten Kolonhälfte nach links, Mobilisation des Duodenums nach KOCHER und Abschieben des Duodenums mit dem Pankreaskopf nach links

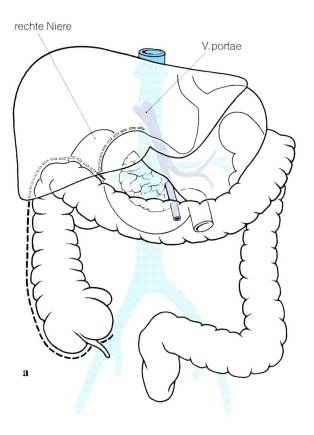
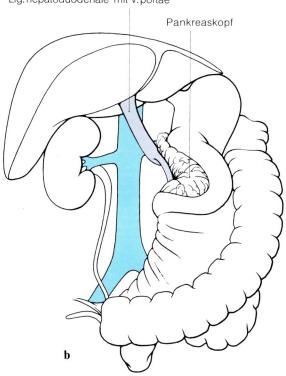

len Seite des Gefäßes entlangziehenden rechten N. phrenicus zu achten ist. Nach Längseröffnung des Perikards kann dort die V. cava sup. leicht direkt oberhalb der Einmündung in den rechten Vorhof angeschlungen werden. Beim Zugang über eine mediane Sternotomie muß zunächst die rechte Pleuraumschlagfalte gegen den Lungenhilus hin weggedrückt und bei stark entwickeltem Thymus dieser zuerst entfernt werden, um eine ungehinderte Darstellung der V. cava sup. zu erzielen. Als Leitgebilde bei der Präparation dient die leicht identifizierbare V. brachio-cephalica sin. Bei der Längsinzision des Perikards ist erneut auf den Verlauf des N. phrenicus zu achten [12, 24].

II. Venae pulmonales

Intrakardiale Läsionen der Vv. pulmonales zeigen das klinische Bild einer Herzbeuteltamponade und werden daher unter der Verdachtsdiagnose einer Herzverletzung via mediane Sternotomie angegangen. Intrapleurale Läsionen der Vv. pulmonales führen zu einem gleichseitigen Hämatothorax, der unter dem Verdacht einer schweren pulmonalen Verletzung über eine entsprechende antero-laterale Thorakotomie in Seitenlagerung versorgt wird [4].

III. Vena cava inferior (Abb. 27.1.4a, b)

Die Freilegung der V. cava inf. sollte bei traumatologischer Indikation immer transperitoneal, am raschesten durch mediane Ober- und Unterbauchlaparotomie erfolgen. Die beste Übersicht über die gesamte V. cava inf. erhält man durch einen rechtsseitigen Zugang. Liegt die Läsion im infrarenalen Abschnitt, genügt dabei die Inzision des Retroperitoneums um das Zökum und entlang der Basis des Dünndarmmesenteriums bis hinauf zum Treitzschen Band zur Mobilisation des Kolons. Zur Darstellung der Nierenveneneinmündung wird das parietale Peritoneum entlang des gesamten Colon ascendens gespalten, das Lig. phrenicocolicum und Lig. duodenocolicum durchtrennt, bis sich die gesamte rechte Kolonhälfte stumpf von der Unterlage abheben und nach links verlagern läßt. Die Vasa testicularia bzw. ovarica und der rechte Ureter werden dabei nicht präpariert. Das Duodenum wird anschließend nach KOCHER mobilisiert, indem nach kranialem Zug an der Leber das Peritoneum lateral von der Pars descendens duodeni inzidiert wird. Duodenum und Pankreaskopf können nun stumpf nach medial abgeschoben werden. Am schwierigsten gestaltet sich die Darstellung der suprarenalen V. cava. Erweiterte thorako-abdominelle Zugänge resp. zusätzliche Sternotomie bis zum Einsatz eines extrakorporalen Kreislaufs werden in der Literatur angegeben, sind aber in der Notfallsituation nicht immer verfügbar und stellen zudem beim Mehrfachverletzten ein oft nicht tragbares Zusatzrisiko dar [3, 15, 17, 18, 21]. Der transabdominale transdiaphragmale intraperikardiale Zugang zur Abdrosselung der V. cava inf. nach HEANEY [10] (Abb. 27.1.5) scheint in der traumatologischen Notfallsituation der rascheste und einfachste Weg zur Kontrolle einer Massenblutung aus der suprarenalen V. cava inf. darzustellen. Dabei werden das Lig. teres und falciforme durchtrennt, die Leber daran nach kaudal gezogen und das Lig. triangulare bis zur suprahepatischen V. cava inf. inzidiert. Durch einen L-förmigen Einschnitt ins Zwerchfell, dessen Winkel nach postero-lateral zur V. cava hingerichtet ist, wird das Perikard links neben der V. cava eröffnet. Mit dem Finger kann nun die dünne perikardiale Umschlagfalte an der Hinterwand der V. cava inf. durchstoßen und das Gefäß mit einer Umfahrungsklemme angeschlungen werden. Da im Rahmen einer Massenblutung ohnehin bereits eine Strömungsumkehr in der V. cava inf. vorliegt, kann man die Vene ohne Bedenken kurzzeitig abklemmen. Bei länger dauernden Rekonstruktionen kann zusätzlich von abdominal her ein intravasaler Shunt (notfallmäßig z.B. in Form eines Thoraxdrains) in den rechten Vorhof vorgeschoben und durch Anziehen von infra- und suprahepatischen Tourniquets fixiert werden. Die vollständige Isolation der Leber von ihrer Durchblutung erfolgt durch zusätzliche Abklemmung des Lig. hepatoduodenale nach PRINGLE, die unter Normothermie während der Dauer einer halben Stunde toleriert wird [5].

IV. Vena portae

Der Zugang zur V. portae entspricht der oben beschriebenen Darstellung des mittleren Abschnitts der V. cava inf., also Mobilisation des rechtsseitigen Kolons und des Duodenum durch ein Kocher-Manöver. Die Isolation der V. portae im Lig. hepato-duodenale gelingt nach Längsinzision des Peritoneums an der rechten Seite des Ligamentums

27.1 Die Verletzungen großer Stammvenen

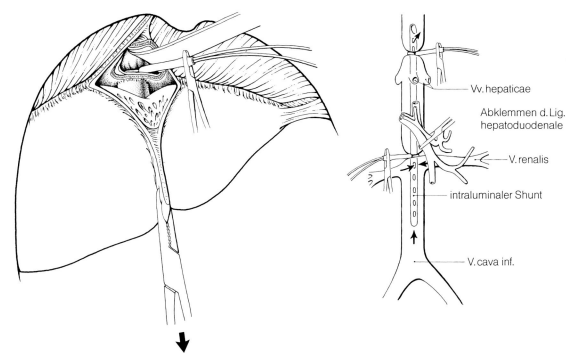

Abb. 27.1.5. Transabdominaler, transdiaphragmaler, intraperikardialer Zugang zur V. cava inf. nach HEANEY. Kaudaler Zug am durchtrennten Lig. teres, falciforme und triangulare hepatis, L-förmige Inzision des Zwerchfells mit dem Perikard. Intraperikardiale Anschlingung der V. cava inf., evtl. mit intrakavalem Shunt

und Abheben der zentral gelegenen Strukturen wie Ductus choledochus und A. hepatica nach medial. Die Umfahrung der V. portae sollte möglichst lebernah erfolgen, um von medial einmündende Seitenäste zu umgehen. Problematisch bleibt die Darstellung der retropankreatischen Pfortaderwurzel. Nicht immer kann sie durch Medialverlagerung des Duodenums mit dem Pankreaskopf dargestellt werden. Nötigenfalls muß das Pankreas im Kopfbereich quer durchtrennt werden, worauf nach erfolgter Blutstillung der distale Pankreasteil in Form einer Roux-Y-Pankreatico-Jejunostomie abgeleitet wird, während der proximale Pankreasstumpf vernäht werden kann [2, 7].

F. Operationsverfahren

Ziel sämtlicher Operationsverfahren bei Venenverletzungen sind primär die Blutstillung und sekundär – falls möglich – die Rekonstruktion der lädierten Gefäßstrecke.

I. Blutstillung

1. Prinzipien

Das bewährteste Instrument zur Kontrolle venöser Blutungen ist der komprimierende Finger über der Läsion. Grundvoraussetzung für jede Blutungskontrolle ist eine einwandfreie Sicht, die durch entsprechend großzügigen Zugang, funktionstüchtige Absaubvorrichtungen, gute Ausleuchtung und hilfsbereite Assistenz zu bewerkstelligen ist.

2. Tamponade

Kann die Blutungsquelle nicht auf Anhieb lokalisiert werden, muß ein unnötiger Blutverlust durch eine temporäre Tamponade mit warmen Kompressen verhindert werden. Durch schrittweises Entfernen dieser Kompressen nach Kreislaufstabilisierung sollte es gelingen, die Blutungsquelle auszumachen und zu versorgen. Gelegentlich findet ein Patient sein Heil erst in der Flucht, die der Chirurg aus dem Blutungsgebiet sucht. In solch desperaten Fällen kann ein Patient nur noch durch ausgiebige Tamponade vom Verblutungstod bewahrt werden. Tamponieren ist dann sicher besser als exsanguinieren. Die Tamponade sollte zwar nicht das vorbestehende Ziel einer Exploration bei venöser Massenblutung sein, stellt aber gelegentlich die rettende ultima ratio dar, an die sich der Chirurg im Extremfall erinnern sollte. Sie wird am einfachsten mit einigen Metern breiter imprägnierter Gaze erzielt, deren Ende durch die Bauchdecken nach außen abgeleitet und nach Stabilisation der Kreislaufverhältnisse einige Tage später schrittweise herausgezogen wird.

3. Ligatur

Neben der eher unbefriedigenden Tamponade stellt die Gefäßligatur eine sichere Methode der Blutstillung dar. Dies setzt die Kenntnis der Ligaturtoleranz der verschiedenen Venenabschnitte voraus [28].

a) Ligaturtoleranz. Kleinere Venenstämme können selbstverständlich bedenkenlos ligiert werden. Prinzipiell sollten aber alle Hauptvenen proximal der Ellbeuge und des Kniegelenks nach Möglichkeit rekonstruiert werden, sofern nicht lebensbedrohliche Zusatzverletzungen eine zeitaufwendige Rekonstruktion verbieten. Ligaturen der V. brachio-cephalica sowie einer V. jugularis int. werden praktisch folgenlos ertragen. Eine Unterbindung der V. cava sup. führt zwar zum Bild der oberen Einflußstauung, ist aber mit dem Überleben vereinbar, da sich ein Kollateralkreislauf zur V. cava inf. ausbildet. Beckenvenenligaturen führen bei ungeschädigter distaler venöser Strombahn nicht unbedingt zu einem klinisch manifesten postthrombotischen Syndrom, ebenso die Unterbrechung der infrarenalen V. cava inf.

Die Ligatur der suprarenalen V. cava inf. hingegen hat eine unsichere Prognose. Bei erhaltener linker Niere hat sie meist nur eine vorübergehende Niereninsuffizienz mit temporärer Dialysebedürftigkeit zur Folge, da sich über das reichliche präformierte Kollateralvenennetz der linken Niere rasch ein suffizienter venöser Abfluß wieder einspielt. Ligaturen einzelner Lebervenenäste sollten mit einer Teilresektion der entsprechenden Lebersegmente einhergehen. Die suprahepatische Ligatur der V. cava inf. ist in der Regel mit dem Leben nicht vereinbar. Sollte eine Rekonstruktion in diesem schwer zugänglichen Gebiet aus chirurgisch-technischen Gründen nicht möglich sein, ist als letzte Rettung die ausgiebige Tamponade einer verzweifelten Ligatur vorzuziehen. Ligaturen der V. mesenterica inf. und lienalis werden folgenlos ertragen. Selbst eine Unterbindung der V. mesenterica sup. ist noch vertretbar, wenn auch die vorübergehende Hypovolämie durch temporäres Pooling großer Blutmengen ins Splanchnikusgebiet durch entsprechenden Volumenersatz zu berücksichtigen ist. Umstritten bleibt die Ligatur des Pfortaderhauptstammes. Ein porto-systemischer Notshunt mit dem distalen Pfortaderstumpf innerhalb der ersten 48 Stunden, wie er von einigen Autoren beschrieben wird, führt bei nicht vorbestehender portaler Hypertension zu schwerer Enzephalopathie. In den letzten Jahren werden vermehrt erfolgreiche Verläufe mit Pfortaderligaturen ohne Shuntoperation beschrieben, wobei das Hauptproblem, die venöse Sequestration im Splanchnikusgebiet innerhalb der ersten 72 Stunden mit massiver Übertransfusion unter Kontrolle des Zentralvenendrucks und des Pulmonalarteriendrucks beherrscht werden konnte [2, 7, 26].

Es sei noch einmal betont, daß zwar alle Ligaturen großer Hauptvenen – außer der Unterbindung der suprahepatischen und meist auch suprarenalen V. cava – prinzipiell mit dem Überleben vereinbar sind, daß aber dennoch Rekonstruktionen immer angestrebt werden sollten.

b) Technik. Folgende chirurgisch-technische Grundsätze sind bei der Ligatur großer Venenstämme zu beachten:

Thrombektomie der afferenten und efferenten Strombahn vor Setzen der Ligatur, um eine optimale Kollateralisation zu ermöglichen.

Plazierung der Ligatur im proximalen Venenstumpf möglichst knapp distal des nächst höheren

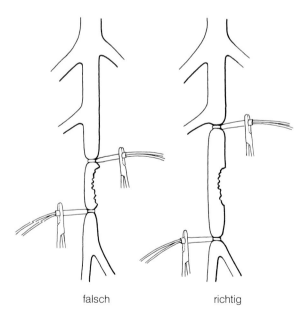

Abb. 27.1.6. Ligaturprinzip großer Venenstämme. Vermeidung von Todwasserzonen durch zentrale und distale Plazierung vom nächsten Seitenast

27.1 Die Verletzungen großer Stammvenen

Seitenastes, resp. im distalen Stumpf möglichst knapp proximal vom letzten Seitenast, um Todwasserzonen mit der Gefahr der Thrombosierung und Embolisierung zu vermeiden [28] (Abb. 27.1.6).

II. Rekonstruktionstechniken

Voraussetzung für jede Rekonstruktion ist ein genügender Überblick der wiederherzustellenden Gefäßläsion. Der Entscheid über das zu wählende Rekonstruktionsverfahren kann daher erst nach temporärer Blutstillung erfolgen. Zur Auswahl stehen folgende Rekonstruktionsverfahren: Direkte Naht, Erweiterungsplastik und Transplantatrekonstruktion.

Voraussetzung für eine erfolgreiche Rekonstruktion sind Spannungsfreiheit und Durchgängigkeit der Ein- und Ausstrombahn. Spannungsfreiheit wird durch die Wahl der adäquaten Rekonstruktionsmethode gewährleistet, eine freie Strombahn durch Ballonkathetersondierung vor Abschluß der Rekonstruktion sichergestellt.

1. Direkte Naht

Die meisten traumatischen Venenläsionen, insbesondere die penetrierenden und intraoperativen Begleitverletzungen lassen sich durch direkte Naht versorgen. Kleinere Wandrisse können einfach unter dem komprimierenden Finger mit 4-0 oder 5-0 atraumatischem, nicht resorbierbarem monofilem Nahtmaterial umstochen werden (Abb. 27.1.7a). Je nach Ausdehnung genügen dabei Einzelknopfnähte, U-Nähte oder eine überwendliche Fortlaufnaht. Eine Lumeneinengung bis zu 50% des Gefäßlumens darf in Kauf genommen werden.

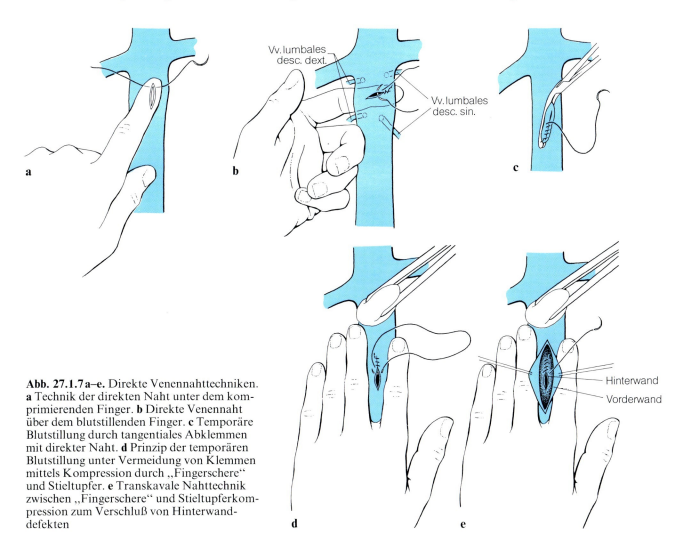

Abb. 27.1.7a–e. Direkte Venennahttechniken. **a** Technik der direkten Naht unter dem komprimierenden Finger. **b** Direkte Venennaht über dem blutstillenden Finger. **c** Temporäre Blutstillung durch tangentiales Abklemmen mit direkter Naht. **d** Prinzip der temporären Blutstillung unter Vermeidung von Klemmen mittels Kompression durch „Fingerschere" und Stieltupfer. **e** Transkavale Nahttechnik zwischen „Fingerschere" und Stieltupferkompression zum Verschluß von Hinterwanddefekten

Gelingt es, das lädierte Venensegment von dorsal mit dem einen Finger zu unterfahren (Abb. 27.1.7b), kann die Naht bei freier Sicht anstatt unter dem komprimierenden Finger über dem zur Blutstillung leicht angehobenen Finger erfolgen. Bei ausgedehnten Läsionen, die nicht digital unter Kontrolle gebracht werden können, ist der vorsichtige Einsatz einer tangentialen atraumatischen Gefäßklemme zu versuchen (Abb. 27.1.7c). Die Verwendung von Gefäßklemmen im Venenbereich hat zurückhaltend und behutsam zu erfolgen, da bei hektisch grober Anwendung die Venenläsion rasch vergrößert wird. Das Anlegen einer tangentialen Klemme setzt allerdings zusätzlich ein gut mobilisiertes Venensegment voraus. Anstelle von Klemmen können ebenfalls komprimierende Stieltupfer verwendet werden, die von der Assistenz proximal und distal der zu versorgenden Läsion auf die Vene gedrückt werden. Eine genügende Bluttrockenheit wird dadurch vor allem bei dem reichlichen Kollateralnetz der V. cava inf. noch nicht gewährleistet. Plaziert man zusätzlich die gespreizten Finger der freien Hand in Form einer „Fingerschere" (Abb. 27.1.7d) zu beiden Seiten der V. cava, kann durch Kompression der von dorsal einmündenden Lumbalvenen das Leck unter Sicht versorgt werden. Problematisch ist die Naht von Hinterwanddefekten, da die durch ihr reichliches Kollateralnetz gut fixierte V. cava inf. nicht ohne zeit- und blutraubende Präparation genügend mobilisiert werden kann. Da in der Regel Hinterwanddefekte mit Läsionen der Vorderwand einhergehen, kann die Öffnung in der Venenwand – wenn nötig – nach entsprechender Erweiterung zu einem transkavalen Zugang zur Hinterwand genutzt werden (Abb. 27.1.7e). Die Kombination von proximaler und distaler Strombahnkompression durch Tupfer mit der Fingerschere sorgt bei diesen Doppelverletzungen für die notwendige temporäre Blutstillung. Einführen von venösen Sperrballons direkt durch das Leck oder von peripher können ebenfalls zur vorübergehenden Blutstillung als Voraussetzung für jede Rekonstruktion eingesetzt werden [16, 24, 28].

2. Erweiterungsplastik

Nur größere Venenläsionen mit Substanzverlust, die bei Versorgung durch direkte Naht zu einer Strombahneinengung von über 50% führen, erfordern eine Erweiterungsplastik. Als Material eignen sich in erster Wahl Segmente der V. saphena magna, die vorzugsweise vom distalen Unterschenkel entnommen werden sollten. In zweiter Wahl kommen Kunststoffmaterialien wie z.B. PTFE-Streifen in Frage. Das Einnähen erfolgt nach den üblichen gefäßchirurgischen Prinzipien.

3. Transplantatrekonstruktion

Anders als bei den Rekonstruktionen im arteriellen Abschnitt gelten Transplantatrekonstruktionen im venösen Bereich als die ungünstigsten aller Rekonstruktionsmethoden. Vor ihrem Einsatz muß daher der damit verbundene zusätzliche operative Aufwand bei zudem unsicherer Prognose gegen das Risiko einer Venenligatur sorgfältig abgewogen werden. Ist die Ligatur des verletzten Venenabschnittes mit einer vitalen Bedrohung verbunden, wie dies im renalen und hepatischen Abschnitt der V. cava inf. und bei der Pfortader zutrifft, ist in der Notfallsituation eine Transplantat-

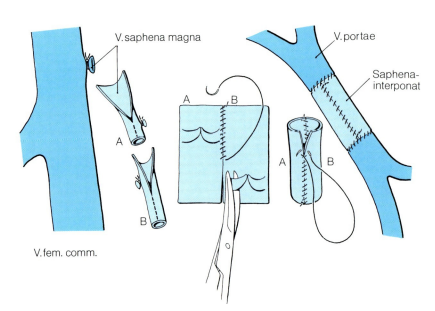

Abb. 27.1.8. Konstruktion eines großlumigen Veneninterponats. Zwei V. saphena-Segmente werden längsgespalten und nach Exzision der Venenklappen an den Längsseiten miteinander vernäht

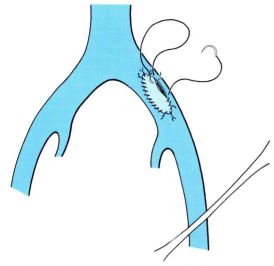

Abb. 27.1.9. Defektdeckung einer Beckenvenenverletzung mit autologem Venenpatch oder Kunststoffpatch

Abb. 27.1.10. Anlage einer protektiven a-v-Fistel nach ▷ Ringprotheseninterponat der V. iliaca comm., End-Seit-Anastomose eines V. saphena-Astes mit der A. femoralis superfic. in Form eines Korbhenkelshunts

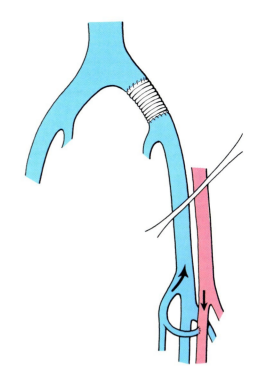

rekonstruktion sicher gerechtfertigt. Als Transplantatmaterial stehen autologe Venentransplantate und alloplastische Transplantate zur Verfügung.

a) Autologe Venentransplantate. Da keine entsprechend weitlumigen Venentransplantate frei zur Verfügung stehen, muß der Chirurg sie aus zwei zusammengesetzten Saphenasegmenten konstruieren (Abb. 27.1.8). Eine Zusatzinzision am Oberschenkel zur Saphenaentnahme mit entsprechender Neuabdeckung und Vorbereitung wie der zusätzliche Zeitaufwand sind erhebliche Nachteile dieser Methode, die in der jeweils vorliegenden Notfallsituation den Kunstgriff zum Kunststoff erleichtern, auch wenn die Ergebnisse nach Verwendung von autologem Material besser sind (Abb. 27.1.9).

b) Alloplastische Transplantate. Verschiedene Materialien wie Dacron, Velours und PTFE sind zum alloplastischen Ersatz bisher verwendet worden. In neuester Zeit stehen auch ringverstärkte Kunststoffprothesen zur Verfügung, die eine postoperative Okklusion wegen Kollaps verhindern. Sofern im Rahmen von Begleitverletzungen keine Kontamination des Operationsgebietes vorliegt, scheint die Verwendung ringverstärkter PTFE-Prothesen gerechtfertigt.

c) Protektive a-v-Fistel. Bei Rekonstruktionen mit Transplantatinterpositionen vor allem im iliakalen Venenabschnitt ist die zusätzliche Anlage einer protektiven a-v-Fistel in der Leiste in Form eines Korbhenkelshunts zu empfehlen (Abb. 27.1.10) (s.S. 746).

G. Postoperative Komplikationen

Die postoperativen Komplikationen nach Venenverletzungen sind prinzipiell die gleichen wie nach allen gefäßchirurgischen Eingriffen. Bei Mehrfachverletzten werden sie zusätzlich durch Folgezustände der Begleitverletzungen überlagert. Spezielle gefäßchirurgische Komplikationen sind Nachblutungen, Thrombosen, Embolien und Infekte. Die Indikation zur Revision und Hämatomausräumung sollte bei Nachblutung und größerem retroperitonealem Hämatom großzügig gestellt werden, sobald es der Allgemeinzustand des Patienten erlaubt, da nicht ausgeräumte Hämatome weitere Komplikationen wie Thrombosen durch Kompression und Infekte nach sich ziehen. Beim Ersteingriff sollte das Retroperitoneum deshalb schon vorsorglich drainiert werden. Eine postoperative Thrombose der rekonstruierten Venenstrecke stellt nicht unbedingt eine Indikation zur Revision dar, da sich inzwischen meist ein suffizienter Kollateralabfluß entwickeln konnte. Eine zusätzliche Antikoagulation kann jedoch die weitere Ausdehnung einer Stagnationsthrombose verhindern helfen und gleichzeitig vor thromboembolischen Komplikationen schützen. Posttraumatische a-v-Fisteln treten in der Folge von Kombinationsverletzungen an Arterie und Vene auf und werden im Kap. 13 abgehandelt (s.S. 260).

H. Prognose

Über den Erfolg der chirurgischen Behandlung großer Venenverletzungen entscheidet das rasche Gelingen einer suffizienten Blutstillung sowie das Ausmaß der vorliegenden Begleitverletzungen. Quervergleiche zwischen den verschiedenen Mortalitätsstatistiken sind daher nur bedingt verwertbar. Man schätzt, daß etwa die Hälfte aller Unfallopfer mit penetrierenden Verletzungen großer Körpervenen noch vor Spitaleintritt verblutet. Die Mortalität derer, die noch lebend das Spital erreichen, schwankt zwischen 40 und 60% [17, 18]. Die Überlebenschance ist direkt abhängig vom Zeitintervall zwischen Verletzung und Behandlungsbeginn. Bei Verletzung des Pfortadersystems ist die Sterblichkeit über die letzten Jahrzehnte ziemlich konstant bei 50% stehen geblieben. Vermeintliche Fortschritte, wie kleinere Statistiken nahelegen, erklären sich aus dem Umstand, daß vermehrt Mesenterialvenenverletzungen mitaufgeführt werden, deren Prognose an sich schon wesentlich günstiger ist [26]. Etwas besser ist naturgemäß die Prognose iatrogener Venenverletzungen, insbesondere der intraoperativen Begleitverletzungen, da ihre Behebung ohne Zeitverzug erfolgen kann und Zusatzläsionen fehlen.

Venenverletzungen bleiben eine Herausforderung an Geschick, Erfahrung und Umsicht des Chirurgen, mit deren Behandlungsprinzipien nicht nur speziell Gefäßchirurgen, sondern jeder Allgemeinchirurg vertraut sein sollten.

LITERATUR

1. Agarwal N, Shah PM, Clauss RH, Reynolds BM, Stahl WM (1982) Experience with 115 civilian venous injuries. J Trauma 22:827–832
2. Busuttil RW, Kitahama A, Cerise E, McFadden M, Lo R, Longmire WP Jr (1980) Management of blunt and penetrating injuries to the porta hepatis. Ann Surg 191:641–648
3. Byrne DE, Pass HI, Crawford FA Jr (1980) Traumatic vena caval injuries. Am J Surg 140:600–602
4. DiMarco RF, Layton TR, Manzetti GW, Pellegrini RV (1983) Blunt traumatic rupture of the right atrium and the right superior pulmonary vein. J Trauma 23:353–355
5. Duke JH Jr, Jones RC, Shires GT (1965) Management of injuries to the inferior vena cava. Am J Surg 110:759–763
6. Graham JM, Mattox KL, Beall AC Jr, DeBakey ME (1978) Traumatic injuries of the inferior vena cava. Arch Surg 113:413–418
7. Graham JM, Mattox KL, Beall AC Jr (1978) Portal venous system injuries. J Trauma 18:419–422
8. Hafferl A (1957) Lehrbuch der topographischen Anatomie, 2. Aufl. Springer, Berlin Göttingen Heidelberg
9. Hamann H (1983) Iatrogene Gefässverletzungen bei diagnostischen und therapeutischen Eingriffen. Angio 5:153–161
10. Heaney JP, Jacobson A (1975) Simplified control of upper abdominal hemorrhage from the vena cava. Surgery 78:138–141
11. Hines GL (1981) Avulsion of the innominate vein during median sternotomy. J Cardiovasc Surg 22:349–352
12. Leitz KH (1981) Zugangswege in der Gefässchirurgie. Springer, Berlin Heidelberg New York
13. Kappes St, Towne J, Adams M, Kauffman HM, Maierhofer W (1983) Perforation of the superior vena cava. A complication of subclavian dialysis. JAMA 249:2232–2233
14. Krog M, Berggren L, Brodin M, Wickbom G (1982) Pericardial tamponade caused by central venous catheters. World J Surg 6:138–143
15. Mattox KL (1982) Abdominal venous injuries. Surgery 91:497–501
16. May R (1974) Chirurgie der Bein- und Beckenvenen. Thieme, Stuttgart
17. Millikan JS, Moore EE, Cogbill TH, Kashuk JL (1983) Inferior vena cava injuries – A continuing challenge. J Trauma 23:207–212
18. Misra B, Wagner R, Boneval H (1983) Injuries of hepatic veines and retrohepatic vena cava. Am Surg 49:55–60
19. Ochsner JL, Crawford ESt, DeBakey ME (1981) Injuries of the vena cava caused by external trauma. Surgery 49:397–405
20. Phillips MR, Widrich WC, Johnson WC (1980) Perforation of the inferior vena cava by the Kimray-Greenfield filter. Surgery 87:233–235
21. Quast DC, Shirkey AL, Fitzgerald JB, Beall AC Jr, DeBakey ME (1965) Surgical correction of injuries of the vena cava: an analysis of sixty-one cases. J Trauma 5:3–10

22. Rich NM (1982) Principles and indications for primary venous repair. Surgery 91:492–496
23. Schlosser V, Spillner G, Breymann Th, Urbanyi B (1982) Vascular injuries in orthopaedic surgery. J Cardiovasc Surg 23:323–327
24. Schwarz H (1977) Verletzungen des Herzens und der großen Gefässe. Huber, Bern
25. Starzl TE, Kaupp HA, Beheler EM, Freeark BJ (1962) The treatment of penetrating wounds of the inferior vena cava. Surgery 51:195–204
26. Stone HH, Fabian TC, Turkleson ML (1982) Wounds of the portal venous system. World J Surg 6:335–341
27. Vollmar J (1968) Iatrogene Gefässverletzungen in der Chirurgie. Langenbecks Arch Chir 322:335–339
28. Vollmar J, Loeprecht H, Nadjafi AS (1973) Die akute V.-cava-inferior-Unterbrechung: Ligatur oder Rekonstruktion? Münch Med Wschr 115:978–985
29. Wright CB, Hiratzka LF, Hobson RW, Collins GJ, Rich NM (1981) Management of vena caval injuries: The Vietnam vascular registry review. J Cardiovasc Surg 22:203–212

27.2 Primäre Varikosis

R. MAY†

INHALT

A. Spezielle Anatomie 722
B. Indikationen, präoperative Diagnostik . . . 722
C. Lagerung 724
D. Operativer Zugang und Technik 724
    I. Ligatur der Vena saphena magna in der Leiste 724
    II. Resektion der Vena saphena magna und ihrer Seitenäste 727
    III. Resektion der Vena saphena parva . . 729
    IV. Ligatur insuffizienter Venae perforantes 731
    V. Chirurgie der Varizen der inneren und äußeren Knöchelregion 732
    VI. Rezidivvarizen 732
    VII. Chirurgie des Ulcus cruris venosum . . 734
    VIII. Chirurgische Korrektur der primären Venenklappeninsuffizienz 734
E. Nachbehandlung 736
F. Komplikationen 736
    Literatur 739

A. Spezielle Anatomie

Siehe Kap. 2: Allgemeine Anatomie sowie anatomischer Abschnitt des Kapitels 27.3: „Akute Verschlüsse der Venen".

B. Indikationen, präoperative Diagnostik

Folgende pathophysiologische Momente seien vorausgeschickt: Im Stehen stagniert Blut in den Varizen völlig, dies ist durch Flußmessung und Venendruckkurve bestätigt [4, 11, 12]. Bei Bewegung wird es eine kurze Strecke nach proximal gestoßen, um dann im starken Strom nach distal zu fließen (blow down) und sich über die distalen, oft insuffizient gewordenen Vv. perforantes in die tiefen Venen zu ergießen (blow in) (Abb. 27.2.1a, b). Bei stärkeren, länger bestehenden Varizen werden also auch die tiefen Venen überlastet. Sie werden meßbar erweitert, so daß wir auch bei einer rein primären Varikose von einer „mixed venous disease" sprechen. Daher ist das erste Ziel jedes operativen Eingriffes die sorgfältige Beseitigung des blow down. Eine Ligatur der insuffizienten Vv. perforantes ist ebenfalls notwendig, da nach Beseitigung des blow down der blow out (pathologischer retrograder Fluß in den Vv. perforantes) zunimmt (s. Kap. postthrombotisches Syndrom S. 751) (Abb. 27.2.2a, b).

Wir unterscheiden Varizenträger von Varizenkranken.

Varizenträger sind Patienten, die außer einem gelegentlichen Schweregefühl keine Beschwerden haben. Bei ihnen besteht eine relative Indikation zur Operation:

(1) aus kosmetischen Gründen
(2) wegen der Beschwerden (z.B. Schweregefühl)
(3) aus prophylaktischen Gründen, um das Thromboserisiko vor anderweitigen Operationen (z.B. Hüftoperationen) zu verringern.

Varizenkranke sind Patienten, bei denen die Varizen bereits zu Komplikationen geführt haben. Hier besteht eine absolute Indikation bei:

(1) Varizenblutungen
(2) Oberflächlichen Thrombophlebitiden (nach Abklingen)
(3) Ekzem
(4) Infiltrate, Indurationen, Stauungen
(5) Ulcera cruris

27.2 Primäre Varikosis

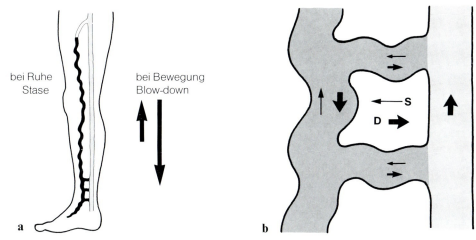

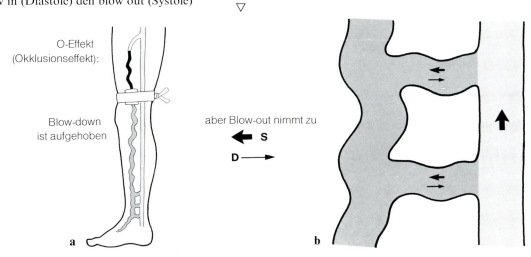

Abb. 27.2.1 a, b. Primäre Varikosis präoperativ. a Durch Klappeninsuffizienz in der oberflächlichen Vene nimmt bei Bewegung der blow down (venöser Rückfluß) zu. b Durch Volumenüberlastung werden Vv. perforantes-Klappen insuffizient, in der Systole regurgitiert venöses Blut in das oberflächliche Venensystem. Dennoch überwiegt der blow in (Diastole) den blow out (Systole)

Abb. 27.2.2 a, b. Primäre Varikosis postoperativ, simuliert durch Okklusion. a Der blow down wird durch Okklusion aufgehoben. b Über die bereits insuffizient gewordenen Vv. perforantes kommt es zu einer Strömungsumkehr, der blow out überwiegt jetzt den blow in

I. Relative Kontraindikationen

Relative Kontraindikationen sind:

(1) Schwere Allgemeinerkrankungen
(2) Bettlägerigkeit
(3) Grippeepidemien in der Umgebung oder kürzlich zurückliegende fiebrige oder eitrige Erkrankungen aller Art
(4) Schwangerschaft (u.a. Narbenproblem)
(5) Kombination mit anderen Operationen, z.B. Hernien-Op.
(6) Adipositas (Rezidivgefahr)
(7) Nächtliche Wadenkrämpfe (sie haben praktisch nie ihre Ursache in Varizen)

II. Absolute Kontraindikationen

(1) Suffiziente Hauptvenenstämme: eine prophylaktische Operation ist heute nicht mehr zu verantworten (Vene als Transplantationsmaterial!)
(2) Arterienerkrankungen: bei chronischen Arterienverschlüssen werden die Beschwerden häufig durch zufällig vorhandene Varizen fehlgedeutet. Besteht bei einem völlig kompensierten Arterienverschluß ein sicher venöses Ulcus cruris, kann ausnahmsweise die Indikation zur Varizenoperation und Ligatur insuffizienter Vv. perforantes nach genauer Funktionsprüfung der Arterien gegeben sein.

(3) Postthrombotisches Syndrom: Varizen, die ein postthrombotisches Syndrom kompensieren, dürfen keinesfalls entfernt werden. Deshalb müssen unklare Ödeme, Venenentzündungen und Pleuritiden im Anschluß an Unfälle, Operationen oder Geburten phlebographisch abgeklärt werden (s. Kap. postthrombotisches Syndrom, s.S. 751).

(4) Primäres/sekundäres Lymphödem (s.S. 811): Ein solches kann sich durch Varizenoperationen verschlechtern. Man achte darauf, ob sich die Zehenhaut fälteln läßt. Zur Objektivierung: Die subkutane Injektion von je 0,4 ml Patentblau in die Zehenzwischenhaut der 1. und 2. Zehe färbt die Lymphbahnen an, bzw. ergibt bei Lymphödem einen intensiven blauen Fleck.

(5) Akute und chronische entzündliche Veränderungen bei ansonsten operationswürdigem Befund. Bei Infiltration, Induration und Ulcus cruris ist eine vielmonatliche sorgfältige Kompressionstherapie notwendig, um eine möglichst optimale Ausgangssituation vor der Operation zu erreichen. Erysipele in der Vorgeschichte – nicht selten bei Ulcera cruris – erfordern eine mindestens 6-wöchige postoperative Antibiotikaabschirmung.

Die zunehmende Notwendigkeit, suffiziente Venenanteile, z.B. für aortokoronare Bypassoperationen zu verwenden gebietet die Schonung aller suffizienter Teilabschnitte der V. saphena magna und parva. Dies gilt auch, da – zumindest am Bein bei verschlossenen Arteriensegmenten – die Verwendung suffizienter Venenanteile sich dem Kunststoff gegenüber als überlegen erweist. Die lange empfohlene schematische Radikaloperation der V. saphena magna und parva ist daher nicht mehr zu verantworten und die Schonung suffizienter Venenanteile notwendig. Eine Operationsskizze – dem Patienten mitgegeben – erleichtert das Auffinden des später evtl. notwendigen Transplantates.

III. Präoperative Untersuchungen

(1) Überprüfung des arteriellen Kreislaufes mit Dopplerultraschallmessung (an den Fußpulsen) [6].

(2) Anamnestisches und klinisches Ausschließen eines Lymphödems. Bei geringstem Verdacht auf Lymphödem ist die Anfärbung vorzunehmen (s.S. 823).

(3) Phlebographie: Sie ist weder im tiefen noch im oberflächlichen Bereich obligat notwendig. Bei geringstem Verdacht auf Schädigung der tiefen Venen muß jedoch der Zustand der tiefen Venen radiologisch gesichert werden. Die Röntgendarstellung der tiefen Venen kann – wenn auch nicht mit gleicher Exaktheit – durch Dopplersonographie und Lichtreflexionsrheographie ersetzt werden. Im oberflächlichen Bereich ist die Phlebographie zum sicheren Verhindern eines Rezidivs hilfreich, zumal Details bei allein klinischer Beurteilung übersehen werden können [6, 8, 9].

C. Lagerung

Die Eingriffe an der V. saphena magna und deren Äste sind in der Regel in Rückenlage möglich, bei Eingriffen an der V. saphena parva ist die Bauchlage zu empfehlen. Nicht nur letztere Lagerung, auch die Notwendigkeit des sorgfältigen Operierens, läßt die Allgemeinnarkose notwendig erscheinen.

D. Operativer Zugang und Technik

I. Ligatur der Vena saphena magna in der Leiste [2, 5, 10]

1. Durchführung

Der Hautschnitt erfolgt in der Leistenbeuge oder 2 QF oberhalb (Abb. 27.2.3a). Diese Schnittführung wurde von BRUNNER [2] angegeben, um die hier zusammenfließenden Lymphbahnen zu schonen. Nach unseren Erfahrungen können bei behutsamem Vorgehen die Lymphbahnen bei beiden Schnittführungen ausreichend geschont werden. Es empfiehlt sich, causa demonstrandi 0,4 ml Patentblau knapp unter die Haut des 1. und 2. Zehenzwischenraumes zu injizieren, um sich die Nähe der Lymphbahnen zur V. saphena magna zu veranschaulichen. Mit dem Skalpell wird die oberflächliche Faszie in Richtung des Hautschnittes durchtrennt; das Fett wird mit einem Stieltupfer nach distal geschoben, bis sich die erste größere Vene darstellt. Diese wird durch stumpfe Präparation in der Tiefe, in Richtung der vermuteten Einmündung in die V. femoralis verfolgt. Da viele Varianten des Venensternes (Abb. 27.2.3b) und der Lage der V. femoralis möglich sind, darf keine größere Vene ligiert oder mit einer Klemme gefaßt werden, bevor nicht die Position der A. femoralis durch den tastenden Finger einwandfrei gesichert

27.2 Primäre Varikosis

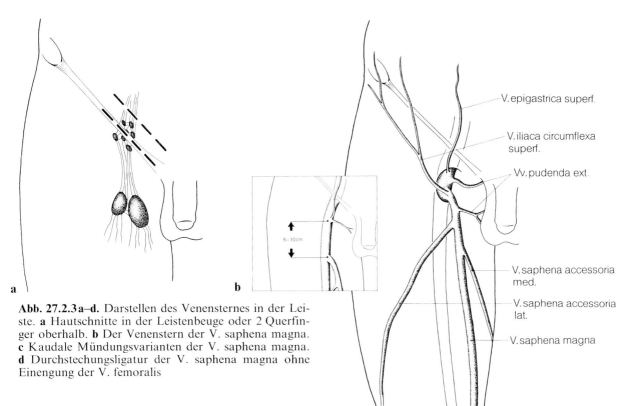

Abb. 27.2.3a–d. Darstellen des Venensternes in der Leiste. **a** Hautschnitte in der Leistenbeuge oder 2 Querfinger oberhalb. **b** Der Venenstern der V. saphena magna. **c** Kaudale Mündungsvarianten der V. saphena magna. **d** Durchstechungsligatur der V. saphena magna ohne Einengung der V. femoralis

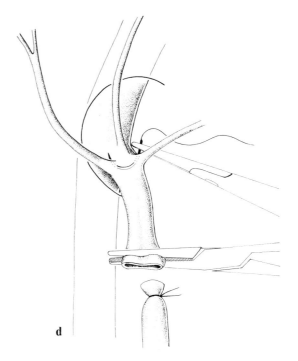

ist. Außerdem muß die V. femoralis ventral ungefähr 1 cm lang und ebenso medial freipräpariert werden. Eine vollständige Freilegung der V. femoralis ist zu vermeiden, da sonst der Aufhängeapparat der Vene zerstört wird.

Nur bei solchem Vorgehen ist einwandfrei zu klären, ob die vorliegende Vene wirklich die V. saphena magna ist. Außerdem werden so die häufig der V. femoralis direkt zufließenden Äste, die von proximal einmündende V. epigastrica superf. und die fast regelmäßig von der medialen Seite der V. femoralis kommende V. pudenda ext. – die Hauptquelle der Rezidive – sicher erfaßt und unterbunden. Eine besonders gefährliche, aber seltene Variante ist die tiefe Einmündung der V. saphena magna ca. 3–4 QF unterhalb des Einmündungssterns der übrigen kleinen Venen (Abb. 27.2.3c). Z.B.: Der Chirurg findet den Einmündungsstern der Vene, jedoch die V. saphena magna nicht. Er versucht, sich zu helfen, indem er den Stripper vom Knöchel nach oben führt. Dieser gleitet mühelos in die tiefe Vene, die so prompt fälschlicherweise ligiert wird.

Nach Durchtrennung der Faszie stößt man nicht selten auf ein großes venöses Einmündungsaneurysma. Es müßte vom aufmerksamen Untersucher bereits präoperativ (DD: Schenkelhernie) am stehenden Patienten diagnostiziert worden sein. Das stets sehr dünnwandige venöse Aneurysma wird stumpf dicht an der Venenwand ausgeschält. Der knapp vor der Einmündung in die V. femoralis vorhandene sehr kurze Stiel des Aneurysmas muß klar, samt dem ventralen und medialen Anteil der V. femoralis vor der Ligatur freipräpariert sein.

Liegt eine Schenkelhernie vor, so wird sie vor der Saphenaligatur versorgt.

Nach Klärung der gesamten anatomischen Situation wird die V. saphena magna ca. 2 cm vor ihrer Einmündung zwischen zwei Klemmen durchtrennt (Abb. 27.2.3d). Der lang belassene Stumpf erleichtert das weitere Vorgehen. Die direkt von der V. femoralis abgehenden Äste können so leicht unterbunden werden; das distale Ende der Seitenäste wird – wenn sie nicht sehr stark sind – nicht unterbunden. Sie lassen sich meist 10–15 cm vorziehen und dann abreißen.

Nicht selten ist auch ein sehr starker lateraler Seitenast ausgebildet. Er wird dann mit dem kleinsten Stripper bis in die Gegend des äußeren Kniegelenks sondiert und durch eine winzige Stichinzision gestrippt. Der regelmäßig vorhandene mediale Seitenast mündet meist ca. 4 cm vor der Einmündung der V. saphena magna in diese. Er wird verfolgt, bis er sich in mehrere kleine Äste spaltet. Diese können herangezogen werden, nicht selten setzt sich diese Vene als sog. „V. femoro-poplitea" oder „V. Giacomini" im Bogen an der medialen Oberschenkelseite in die Kniekehle ziehend zur V. saphena parva fort. Sie wird bis dorthin sondiert und ebenfalls gestrippt.

Die Ligatur der V. saphena magna erfolgt stets durch eine Umstechungsligatur. Damit ist das Abgehen der Ligatur unmöglich. Ebenso ausgeschlossen ist eine zu starke Einengung der tiefen Vene, wenn während der Ligatur am Saphenastumpf zu stark gezogen wird – eine keineswegs seltene Komplikation!

2. Komplikationen

a) Lymphfistel, Lymphozele. Wird eine Lymphbahn verletzt, so kann sich eine *Lymphfistel* mit punktförmigem Austritt, z.B. in der Leiste, bilden. Aus dieser können sich bis zu mehreren 100 ml Lymphe pro die entleeren. Hier empfiehlt sich eine geduldige Kompressionstherapie. Führt diese nicht zum Verkleben der Fistel, sollte sie operativ aufgesucht und umstochen werden. Findet Lymphe nach der Verletzung keinen Durchtritt nach außen, so kann sie sich in der Tiefe sammeln (100–200 ml) und eine *Lymphozele* bilden. Diese ist zu punktieren und anschließend mit starkem Druck zu komprimieren. Ein solches Vorgehen ist über viele Monate möglich, die Lymphozele trocknet schließlich langsam aus [2].

b) Kleiner Einriß der tiefen V. femoralis. Er ist nach FISCHER [5] einfach zu beherrschen. Man torquiert den Gefäßstumpf mit der Klemme, die Blutung steht sofort. Eine atraumatische U-Naht verschließt den Riß.

c) Gröbere Verletzungen der V. femoralis. Die V. femoralis comm. ist eine wichtige Strombahn, die unter keinen Umständen eingeengt oder gar ligiert werden darf. Die große Zahl der tragischen Zwischenfälle rührt daher, daß Varizen an kleinen Wirkungsstätten, selbst Ambulanzen, häufig in Lokalanästhesie operiert werden. Bei einer Verletzung der V. femoralis comm. überschwemmt ein See dunklen Blutes sofort das Operationsfeld, blind gesetzte Klemmen zerreißen die Venenwand oder verletzen gar die Arterie. Daher ist bei größeren Verletzungen folgendes Vorgehen ratsam:

(1) Keine Klemmen setzen. Kompression, damit steht jede Blutung.
(2) Verstärkung der Assistenz.
(3) Kippen des Operationstisches, so daß die Beine hochgelagert sind.
(4) Erweiterung des Schnittes, Einsetzen des Saugers. Nach Darstellung des Defekts kann man den Saphenastumpf torquieren.
(5) Arterie freilegen und nach lateral ziehen. Man ignoriere die verletzte, komprimierte Vene, schlinge die freipräparierte Arterie an und ziehe sie nach lateral aus dem Gefahrenbereich.
(6) Tiefe Vene freilegen.

Ein fest komprimierender Tupfer stoppt die Blutung. So kann man die Vene in aller Ruhe proximal und distal freilegen. Die Finger der Assistenten drücken die Vene proximal und distal ab, der Sauger schafft übersichtliche Verhältnisse; läßt sich der Defekt ohne wesentliche Einengung der Vene mit einer feinen fortlaufenden Gefäßnaht verschließen, so ist die Situation bereinigt. Wenn sich schwerere Verletzungen in der V. femoralis in einem Krankenhaus ereignen, wo weder Gefäßinstrumentarium noch ein in der Gefäßchirurgie geübter Operator zur Hand ist, so möge sich die dringende Forderung durchsetzen: Keine weiteren

27.2 Primäre Varikosis

Versuche eines Chirurgen in unzulänglichem Arbeitsgebiet. Jede Venenblutung steht durch massive Kompression, die gesichert wird durch eine kreuzförmige über Hüftgelenk und Leiste angelegte Binde. So wird der Patient in Begleitung eines Chirurgen zu einer Fachklinik gebracht, die bereits vorher telefonisch informiert war. Nach derzeitiger Rechtsprechung hat eine Verletzung der V. femoralis, nicht einmal eine solche der A. femoralis, für den Erstoperateur Konsequenzen, wenn er ohne jeden Zeitverlust die zweckmäßigen Maßnahmen zum Transport des Patienten in eine zuständige Klinik trifft. Der in der Gefäßchirurgie Bewanderte wird bei örtlicher digitaler Kompression den proximalen und distalen Anteil der V. femoralis weiter freilegen. Bis dorthin sind bei Venenverletzungen Klemmen aller Art streng kontraindiziert, weil sie die hauchdünne Venenwand weiter zerstören. Nach entsprechender Freilegung der Vene kann nun beiderseits des Defekts mit gepolsterter Klemme – wir empfehlen die Fogarty-Hydro-Klemme – abgeklemmt werden. Im günstigsten Fall genügt eine lineare Gefäßnaht. In fast allen Fällen haben wir den Defekt mit einem Venenstreifen verschließen können. Ist dies nicht möglich, sollte eine manschettenartig gedoppelte V. saphena zwischengeschaltet werden.

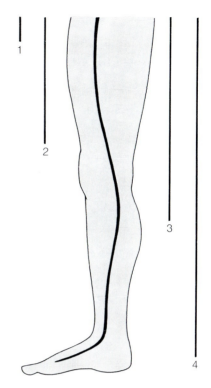

Abb. 27.2.4. Einteilung der Stammvarikosis der V. saphena magna

II. Resektion der Vena saphena magna und ihrer Seitenäste

1. Vorbemerkung

Es hat sich als sicherste Methode herausgestellt, die insuffizienten Stammvarizen und langstreckigen Seitenäste durch Stripping zu beseitigen. Die Kombination – Operation + retrograde Injektion von Verödungsmittel – Auskratzen der Intima mit verschiedenen Instrumenten, Zerstörung der Intima durch Vulguration, multiple perkutane Umstechungen, u.a., haben sich nicht bewährt.

Aber, man beachte:

Die variköse Entartung des Saphenahauptstammes, sowohl der Vv. saphena magna wie parva, schreitet von proximal nach distal fort. Es ist daher in jedem einzelnen Fall zu prüfen, ob der distale Anteil der Vene erhalten bleiben kann. Dies erlaubt die Registrierung der retrograden Druckwellen mit Hilfe der Doppler-Ultraschallmethode. Am exaktesten gelingt es mit der Phlebographie. Wir teilen nach dem Vorschlag von Hach [6] die varikösen Veränderungen der V. saphena magna in vier Schweregrade ein (Abb. 27.2.4). Die variköse Entartung endet je nach dem Stadium stets abrupt am Abgang eines starken Seitenastes oder einer insuffizienten V. perforans. Hach hat diesen Übergang als „Distalen Insuffizienzpunkt" bezeichnet. Wenn man den distalen suffizienten Venenanteil erhält, bleibt dieser im allgemeinen suffizient und unterliegt nicht der allgemeinen Progredienz der varikösen Entartung.

In seltenen Fällen wird die V. saphena magna nicht an der Leiste insuffizient, sondern weiter distal, abrupt ab dem Abgang einer insuffizienten V. perforans: distale Insuffizienz.

Es ist hier gewissermaßen der Ausgang der varikösen Entartung von der Leiste nach distal verschoben. Dabei hat es sich gezeigt, daß der proximale suffiziente Anteil später stets insuffizient wird. Es hat daher keinen Sinn, ihn zu erhalten. Die suffiziente V. saphena magna wird deshalb von der Leiste bis zum proximalen Insuffizienzpunkt ebenfalls reseziert. Die insuffiziente V. perforans muß unbedingt unterbunden werden, die restliche variköse V. saphena magna wird gestrippt.

2. Entfernung einer varikösen V. saphena magna und deren varikösen Seitenäste [4, 10]

Am Vortag der Operation werden die Varizen samt ihren Seitenästen am stehenden Patienten mit einem Filzstift angezeichnet. Die durch ihre Ausbauchungen und die getasteten Faszienlücken vermuteten insuffizienten Vv. perforantes werden durch Ringe und Pfeile markiert. Wurde eine Phlebographie durchgeführt, so wird die Zeichnung am Bein des Patienten anhand des Röntgenbildes erstellt. In der Phlebographie zeigen sich die besonders wichtigen Vv. perforantes exakt. Wir nennen sie „Schlüsselperforantes". Es sind im Durchschnitt zwei bis drei Schlüsselperforantes, deren Ligatur erfolgsentscheidend ist.

a) Seitenäste. Sie sollten bei variköser Degeneration möglichst radikal chirurgisch entfernt, ein Nachveröden sollte auf kleine Seitenäste beschränkt werden. Dabei führen wir Minischnitte (bis zu 15) durch. Mit einer zahnlosen, in der Spitze quer und längs gerillten Präparierklemme sind Varizenkonvolute durch Drehen gut zu entfernen (z.B. Rochester Carmalt, 16 cm, BH 801, Aesulap).

Wird das distale Ende nicht ligiert, muß 10 Minuten lang komprimiert werden.

b) Freilegung der distalen V. saphena magna. Untersuchungen zeigten, daß die von FISCHER [5] vorgeschlagene distale Freilegung der V. saphena magna in der Mitte des Vorfußes der bei weitem gebräuchlichen Inzision in Knöchelhöhe vorzuziehen ist (Abb. 27.2.5). Lymphbahnen werden sicher geschont, das kosmetische Ergebnis ist besser. In der Kulminationshöhe der Wölbung zwischen Innen- und Dorsalflächen des Fußes läßt sich die Vene präoperativ gut anzeichnen. Ein Längsschnitt, der von der Größe des Stripperkopfes bestimmt wird, legt die sich gerade an dieser Stelle gabelnde Vene frei. Das Gabelende wird nach distaler Ligatur gefaßt und abgetrennt. Im Gabelwinkel erfolgt die Veneninzision und das Einführen des Strippers. Wichtig ist, daß der begleitende Nerv sorgfältig abgeschoben wird.

c) Einführung des Strippers. Er besteht meist aus Kunststoff und trägt an beiden Enden eine Olive. Proximal kann der Griff zur Extraktion fixiert werden, distal wird der Kopf mit passender Größe (richtet sich nach dem Durchmesser der Varizen) aufgesetzt.

Nach der Venotomie wird die Olive eingeführt und der Stripper unter Führung des der Haut aufliegenden Fingers durch die Venenwindungen vorgeschoben. Je nach Durchgängigkeit gelangt die proximale Olive bis in die Leiste, wo sie getastet werden kann. Ist die V. saphena magna nur partiell durchgängig, steht ein elastischer Widerstand dem weiteren Vorschieben entgegen. Dann muß die Stripperlänge zwangsläufig verkleinert werden. Auf diese Weise kann ein fraktioniertes Vorgehen notwendig werden.

d) Freilegung der proximalen Strippingstelle. Wie bei der Ligatur der V. saphena magna in der Leiste beschrieben (s.S. 724), wird dort die Sonde getastet und nach Identifikation der venösen Struktur durch Venotomie vor Einmündung in die V. femoralis herausgezogen. Die V. saphena wird abgesetzt, eine Crossektomie schließt sich an (s.S. 724).

e) Durchführung des Strippens. Das Strippen erfolgt in der Regel von distal nach proximal. Dazu wird distal die passende Olive und proximal der Extraktionsgriff aufgesetzt. Sensibilitätsstörungen durch Verletzungen der Hautnerven sind bei langsamem Extrahieren selten; sie können auch dadurch reduziert werden, indem man einen Stripperkopf solcher Größe verwendet, daß kein subkutanes Fettgewebe mit entfernt wird.

Das Ziehen am Stripper erfolgt gut dosiert und schrittweise. Sobald sich ein Seitenast anspannt, wird dieser durch eine winzige Stichinzision freigelegt, herausgedreht und mit langer, schmaler, leicht gebogener Klemme herausgezogen. Dann wird das Strippen fortgesetzt. Die extrahierten Varizen sind stets auf ihre Vollständigkeit zu überprüfen, ein verbliebener Rest ist durch eine winzige Inzision nachträglich zu entfernen.

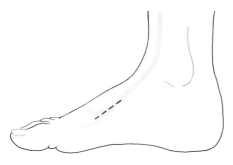

Abb. 27.2.5. Schnittführung zur Freilegung der distalen V. saphena magna

III. Resektion der Vena saphena parva

1. Vorbemerkung

Bis vor wenigen Jahren hatte sich die Ansicht französischer Chirurgen immer mehr durchgesetzt, zusammen mit der Entfernung einer varikösen V. saphena magna auch die V. saphena parva mitzuentfernen. Tatsächlich ziehen fast stets mediale Seitenäste der V. saphena magna zur V. saphena parva. Sind sie auch nur leicht varikös entartet, so ist das Problem ihrer Beseitigung viel sicherer gelöst, wenn sie von beiden Seiten abgerissen werden. Die Spätergebnisse dieses kombinierten Eingriffes sind eindeutig besser. Außerdem beobachten wir, daß Patienten, bei denen wir die variköse V. saphena magna entfernt haben und die V. saphena parva zu diesem Zeitpunkt sicher noch suffizient war, sich nach einigen Jahren mit einer fingerdick veränderten V. saphena parva einfinden. Dennoch ist es heute nicht mehr zu verantworten, prophylaktisch eine noch suffiziente Vene (mögliches Transplantat) zu entfernen. Wir informieren daher jeden Patienten über diese Möglichkeit. Er wird den eventuellen Zweiteingriff dann sicher verstehen. Eine weitere Frage ist, ob die V. saphena parva partiell reseziert werden soll. Die V. saphena parva ist aus zwei Teilen zusammengesetzt: Der untere Teil verläuft in wechselnder Ausdehnung subkutan, der obere Teil liegt unter der Faszie. Dies beeinflußt jedoch keineswegs – wie immer wieder angegeben wurde und wie erwartet werden könnte – die variköse Ausdehnung. Sehr häufig ist nur der obere Anteil stark varikös entartet, bis zu einer insuffizienten, manchmal mehrfach angelegten V. perforans, die in die Vv. gastrocnemiae mündet (Maysche Perforans). Es ist in diesen Fällen überflüssig, den suffizienten unteren Anteil der Vene routinemäßig mitzuentfernen. Dieser Anteil kann für einen einzelnen aortokoronaren Bypass ausreichen. Außerdem: die varikösen Veränderungen von Vv. saphena magna und parva schreiten im allgemeinen, durch den retrograden Druck stimuliert, von proximal nach distal fort. Ist der variköse obere Anteil korrekt ligiert – d.h. dicht an der Einmündung in die tiefe Vene – und der Rest einschließlich der den varikösen Abschnitt beendeten V. perforans reseziert, so bleiben sowohl bei der V. saphena magna wie bei der V. saphena parva der suffiziente distale Anteil meist lebenslang intakt. Ein weiterer wichtiger Punkt ist das Wissen über die Einmündungsvarianten der V. saphena parva.

Die anhand der meisten Anatomiebücher gelehrte Auffassung, die V. saphena parva münde stets in Höhe des Kniespaltes in die V. poplitea, stimmt nicht. Wir haben anhand von 1000 Phlebographien 6 Einmündungsvarianten festgestellt (Abb. 27.2.6). Wenn man daher routinemäßig die V. saphena parva in der Beugefalte des Kniegelenks ligiert, läßt man sehr häufig einen Stumpf zurück, der unweigerlich zu einem Rezidiv führt. Grund des Rezidivs: Knapp vor der Einmündung der V. saphena parva in die V. poplitea mündet in sie ein Venenast, der im klinischen Sprachgebrauch V. femoropoplitea heißt (Abb. 27.2.7).

Wird dieser Ast aber nicht ligiert, so tritt genau dasselbe ein, was wir beobachten, wenn bei der Ligatur der V. saphena magna in der Leiste ein Venenästchen stehen bleibt. Infolge des Druckes von proximal, dem blow down, entwickeln sich

Abb. 27.2.6. Einmündungsvarianten der V. saphena parva (mit prozentualer Angabe der Häufigkeit)

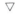

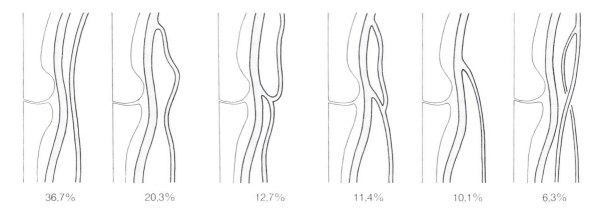

36,7%   20,3%   12,7%   11,4%   10,1%   6,3%

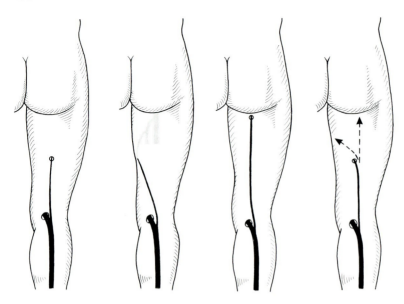

Abb. 27.2.7. Die häufigsten Typen der V. femoropoplitea

recht häßliche Varizen in der Kniekehle. Es ist daher verständlich, daß Nachuntersuchungen nach Ligatur der V. saphena parva eine Rezidivquote von 25% ergaben.

Der Name V. femoropoplitea ist sicher inkorrekt. Die Vene verbindet niemals die V. femoralis mit der V. poplitea. Sie ist bei funktionierenden Klappen einfach ein hoher Seitenast der V. saphena parva, der im oberen Anteil in Oberschenkelmitte oder unter der Glutealfalte über eine V. perforans Verbindung mit den tiefen Venen aufnehmen kann. Die Vene kann auch vom obersten Anteil der V. saphena parva im Bogen an der Oberschenkelinnenseite zur V. saphena magna ziehen. Der Ramus posteromedialis der V. saphena magna stellt dann eine direkte Verbindung zur V. saphena parva her. Diese Vene heißt V. Giacomini [5, 10].

2. Technik der gezielten Darstellung der Einmündung der Vena saphena parva

Sie muß, so einfach sie ist, auch vom Chirurgen beherrscht werden: Am liegenden Patienten – Seitenlage – wird eine beliebig erweiterte, zur V. saphena parva führende Vene punktiert. Während der Injektion wird der Aufnahmetisch leicht kopfwärts gekippt und die Einmündung unter Schirmbildkontrolle herausgeschossen. Bei laufender Injektion stellt sich nach Kippen des Auflagetisches fußwärts der distale Anteil der V. saphena parva dar. Infolge des verschiedenen Füllungszustandes soll die Einmündungsstelle in mindestens zwei bis drei Aufnahmen festgehalten werden [3].

3. Zusammenfassung der Richtlinien für die Ligatur der Vena saphena parva

(1) Eine Ligatur der V. saphena parva ist nur dann korrekt, wenn die Einmündung der stets vorhandenen V. femoropoplitea ebenfalls reseziert wurde.

(2) Auch wenn im Röntgenbild die V. femoropoplitea nicht zur Darstellung kommt, weil sie klappensuffizient ist, muß sie dennoch unterbunden werden.

(3) Mündet die V. femoropoplitea in eine insuffiziente V. perforans in Oberschenkelmitte oder unter der Glutealfalte, so ist die V. perforans zu unterbinden. Wenn sie klein ist, kann sie auch herausgedreht werden. Man sieht die Einmündung in die V. perforans am stehenden Patienten deutlich, da die Vene plötzlich in die Tiefe verschwindet.

(4) Soweit die Vene mittels Strippers sondierbar ist, muß sie auch entfernt werden. Das gilt insbesondere für die V. Giacomini.

(5) Ist die V. saphena parva in ganzer Länge insuffizient, so ist der distale Anteil zwischen lateralem Knöchel und Achillessehne am stehenden Patienten gut sichtbar und leicht zu markieren.

4. Lagerung und Zugang

Wir ziehen die Bauchlagerung vor. Am stehenden Patienten ist die insuffiziente V. saphena parva bei leichter Beugung des Kniegelenks in der Kniekehlenfalte stets gut tastbar und wird markiert. Dort wird über ca. 2 cm inzidiert (Abb. 27.2.8). Die Faszie wird quergespalten, die Vene gefaßt, zwischen

27.2 Primäre Varikosis

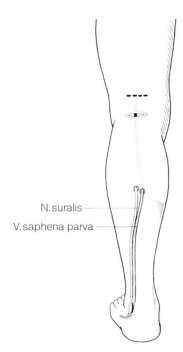

Abb. 27.2.8. Schnittführungen zur Resektion der V. saphena parva

zwei Klemmen durchtrennt, der Stumpf vorgezogen und oberhalb der Einmündung der V. femoropoplitea unterbunden. Wenn die Vene höher als „normal" einmündet, so ist sie dennoch zuerst in der Kniegelenksfalte freizulegen. Man hat am Röntgenbild die Einmündungshöhe ausgemessen und auf der Haut markiert. Der Zug am Venenstumpf erlaubt nun eine kleine Hautinzision in korrekter Höhe. Bis zur zweiten Inzision wird der Stumpf hochgeschoben und angespannt. Ohne diesen doppelten Schnitt müßte man den Hautschnitt in der richtigen Höhe erheblich breiter, damit kosmetisch störend, ausführen, da hier bereits die V. poplitea und damit die Einmündung sehr tief liegt. Die V. poplitea kommt nur bei mageren Patienten deutlich zur Darstellung. Dennoch vermeide man, sie durch Zug am Parvastumpf durch die Ligatur einzuengen. Der übliche Fehler ist die zu tiefe Ligatur der V. saphena parva.

5. Stripping der Vena saphena parva

Nach Ligatur der V. saphena parva wird der distale Stumpf der Vene nach unten sondiert. Der Stripper wird entweder bis zur vorher markierten insuffizienten V. perforans vorgeführt. Dort ist ein Hautschnitt von nur ca. 6 mm nötig, den Stripper herauszuleiten, die V. perforans zu unterbinden und den distalen Stumpf zu ligieren. Die Faszienlücke ist wie in der Kniekehle sorgfältig durch eine U-Naht zu verschließen.

Ist die V. saphena parva in ihrer ganzen Länge insuffizient, so gleitet der Stripper mühelos bis zur Knöchelregion; das Tasten des Strippers und die präoperative Markierung erlauben auch hier einen sehr kleinen Längsschnitt der Haut. Der dicht daneben liegenden N. suralis ist behutsam abzuschieben. Sehr häufig sieht man in Höhe der distalen Ligatur der V. saphena parva einen Venenast, der quer über den Knöchel zieht. Da dieser Ast sich schlecht veröden läßt, ist er durch eine winzige zusätzliche Stichinzision in der Haut zu entfernen. Bei einem Totalstripping der V. saphena parva kann man, wenn der Stripper schlecht von distal nach proximal gleitet, zuerst den distalen Anteil der V. saphena parva freilegen und von hier aus den Stripper nach proximal führen. Die V. saphena parva muß jedoch immer von proximal nach distal entfernt werden. Hier wären Verletzungen der N. suralis sonst kaum vermeidbar.

IV. Ligatur insuffizienter Venae perforantes

Die Notwendigkeit der zusätzlichen Ligatur insuffizienter Vv. perforantes wird immer wieder diskutiert. Wenn man sich das eingangs beschriebene venöse Kreislaufschema nach BJORDAL [1] vor Augen hält, ist die Unterbindung aller radiologisch sichtbaren Vv. perforantes genauso falsch wie der Verzicht auf jede Ligatur. Die Erfahrung zeigt: Es sollen nur die meist namentlich hervorgehobenen und radiologisch bedeutsamen insuffizienten Vv. perforantes unterbunden werden. Die Unterbindung hat subfaszial zu erfolgen. Die Faszienlücke wird mit einer U-Naht verschlossen. Je distaler eine V. perforans liegt, um so wichtiger ist ihre Ausschaltung. Am Unterschenkel ligieren wir nur besonders große Vv. perforantes oder solche, die am Übergang einer suffizienten in eine insuffiziente Vene liegen. Man wird in den meisten Fällen mit der Ligatur von 2–3 Vv. perforantes auskommen [13].

Technik siehe Kapitel postthrombotisches Syndrom (s.S. 754).

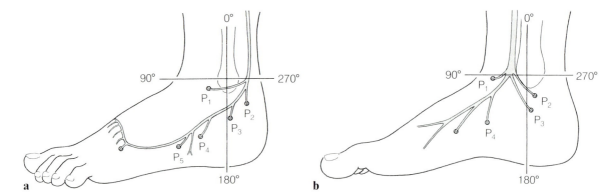

Abb. 27.2.9a, b. Krampfadern der Knöchelregion (Kustersche Perforantes). Die räumliche Zuordnung wird durch ein Fadenkreuz erleichtert, das mit seinem Schnittpunkt im Malleolus med. bzw. im Malleolus lat. liegt. **a** Lateraler Knöchel. **b** Medialer Knöchel

V. Chirurgie der Varizen der inneren und äußeren Knöchelregion

Diese Varizen stellen ein gesondertes Problem dar. Sie werden durch die übliche Stripping-Operation nicht beseitigt. Obgleich sie nicht sehr stark sind, lassen sie sich nur schlecht veröden und werden von Patientinnen als kosmetisch besonders störend empfunden. Der Grund für das Versagen der Verödungstherapie dieser Varizen ist, daß sie ihren Ursprung stets von Vv. perforantes nehmen (Abb. 27.2.9a, b).

Die Strömungsrichtung dieser Vv. perforantes ist schon physiologischerweise völlig verschieden von den Verbindungsvenen am Bein. Am Fuß, damit auch in der inneren und äußeren Knöchelregion, fließt das Blut beim Auftreten des Beines von den tiefen in die oberflächlichen Venen. Deshalb sind die oberflächlichen Venen des Fußes, – auch die in den Fuß auslaufende V. saphena magna und parva – stärker belastet als wenn sie nur Blut aus Haut und Subkutis ableiten müßten. Man kann sich leicht davon überzeugen, wenn man eine solche V. perforans abreißt. Die heftige Blutung, auch bei scheinbar suffizienten Vv. perforantes, ist stets eindrucksvoll. Diese Vv. perforantes sind häufig klappenlos oder haben nur eine Klappe, die den Blutstrom meist zur Oberfläche leitet.

Deshalb ist folgende Therapie erforderlich:

Die Vv. perforantes müssen unterbunden werden. Am stehenden Patienten wird die Vene markiert. Eine Phlebographie erübrigt sich. Die Anatomie dieser Vv. perforantes ist konstant. Meist sind nur ein bis drei Venenäste varikös entartet, man hat daher höchstens drei Vv. perforantes zu unterbinden. Um in der Krankengeschichte genaue Angaben machen zu können, halten wir uns an das Schema der Erstbeschreiber KUSTER, LOFGREN und HOLLINSHEAD. Sie haben zur genauen Bestimmung eine Gradeinteilung gewählt. Wir haben für diese Perforantes die Bezeichnung Kustersche Perforantes vorgeschlagen, die Freilegung der Vv. perforantes wird mit den gleichen Instrumenten ausgeführt, die sonst der Freilegung der Lymphgefäße dienen. Wir verwenden dabei die Lupenbrille.

Resektion der Varizen am Fußrücken. Varizen am Fußrücken werden nur in Sonderfällen reseziert. Es müssen feinste Instrumente angewendet werden; mit Rücksicht auf die Lymphbahnen sind die Schnitte stets in Längsrichtungen auszuführen. Eine sorgfältige Schaumgummikompression verhindert ein Hämatom.

VI. Die Rezidivvarizen

Da Varizen anlagemäßig bedingte Erkrankungen darstellen, sind Rezidive auch bei optimalster Technik die Regel. Daher sollen Patienten alle ein bis zwei Jahre durch einen Phlebologen kontrolliert werden. Man wird meist mit kleinen Nachverödungen auskommen.

Unter folgenden Bedingungen sind erneut chirurgische Eingriffe nötig: Beseitigung des blow down, bei Rezidivvarizen, die von der Leiste ausgehen, d.h. vom Saphenastumpf oder direkt von der V. femoralis. Beseitigung des blow down im Bereich der V. poplitea. Beseitigung des blow out, d.h. Varizen, die von größeren insuffizienten Vv. perforantes herrühren.

Die nach diesen Eingriffen stehengebliebenen Varizen lassen sich dann leicht veröden.

1. Operatives Vorgehen beim Leistenrezidiv [10]

Die Ursache ist gelegentlich ein Saphenastumpf, wenn die V. saphena magna nicht direkt an der V. femoralis ligiert wurde. Meist rührt das Rezidiv von einer stehengebliebenen, vom Hauptstamm der V. femoralis direkt abgehenden V. epigastrica superf., noch häufiger von einer übersehenen V. pudenda ext., her. Es ist eindrucksvoll, welch große Varizenkonvolute durch die Dynamik des blow out sich aus stehengebliebenen kleinen Ästchen entwickeln können. Ein Rezidiv in der Leiste basiert jedoch keineswegs immer auf einem technischen Fehler bei der Erstoperation. Es können sich durch die Dynamik des Druckes von oben direkt durch die Operationsnarbe neue Kollateralen, Varizen, bilden (Abb. 27.2.10).

a) Technik nach LI. Breite Exzision der Hautnarbe, Präparieren der V. femoralis und Ligatur der Wurzel des Venenknäuels. Von diesem Vorgehen raten wir ab. Man zerstört in ausgedehntem Maße die Lymphbahnen. Dies wird durch häufig große postoperative Lymphzysten demonstriert. In dem unübersichtlichen, von Varizen durchzogenen Narbengewebe sind Verletzungen der V. femoralis leicht möglich.

b) Zugang nach LUKE (Abb. 27.2.11a, b). Wir bevorzugen fast ausnahmslos diese Technik. Dabei wird die V. femoralis im narbenfreien Gewebe direkt freigelegt. Wenn der ausgedehnte Querschnitt 2–3 Querfinger oberhalb der alten Narbe liegt,

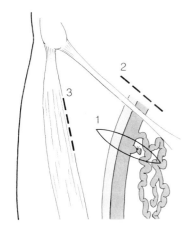

Abb. 27.2.10. Zugänge beim Leistenrezidiv

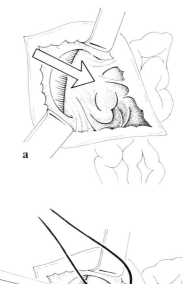

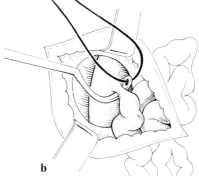

Abb. 27.2.11a, b. Ligatur der Wurzel des Varizenknäuels bei Leistenrezidiv. **a** Von lateral kommend, werden A. femoralis und V. femoralis aufgesucht. **b** Der rezidivspeisende Zufluß wird umfahren und zwischen 2 Ligaturen durchtrennt. Es wird so der gefährlichere Weg durch das Varizenkonglomerat vermieden

macht dies technisch keine Mühe. Ist die Arterie freigelegt, geht man direkt auf die V. femoralis zu. Diese läßt sich, da man von lateral kommt, überraschend einfach stumpf an ihrer Medialseite freipräparieren. Die Wurzel des Varizenknäuels bietet sich zur doppelten Unterbindung und Durchtrennung an. Die alte Narbe ignorieren wir stets. Die distal in der alten Narbe gelegenen Varizenkonvolute kann man mit schlanker gebogener Klemme nach proximal und eventuell durch kleinste Hilfsmittel distal herausziehen. Nach der Ligatur der Wurzel ist die Blutung stets überraschend gering.

Nur wenn die alte Narbe über der Leistenbeuge gelegen ist, wählen wir den technisch noch einfacheren Zugang nach JUNOD. Auch hier wird nach einem Längsschnitt entlang dem vorderen Rand des M. sartorius die Arterie freigelegt, beiseite gezogen und erst dann die V. femoralis dargestellt.

2. Rezidiv in der Kniekehle

Hierbei ist eine Phlebographie unentbehrlich. Das Röntgenbild – das KM wird in eine oberflächliche Vene des Varizenkonvolutes injiziert – zeigt, daß fast ausnahmslos das Rezidiv von einem Stumpf der V. saphena parva herrührt.

Von Fall zu Fall wird man sich entschließen, ob man die alte Narbe exidieren soll. Wir ziehen fast stets einen hohen neuen Querschnitt vor. Der Querschnitt muß eine ausgiebige Länge haben. Kosmetische Bedenken sind hier nicht angebracht. Allerdings verschließen wir die Wunde mit Intrakutannähten. Verletzungen der A. oder V. poplitea wurden uns nie bekannt. Ein einziges Mal registrierten wir eine Verletzung des N. tibialis.

Das Rezidiv in der Kniekehle kann auch von einer Vene herrühren, die unabhängig von der V. saphena parva lateral in die V. poplitea mündet. Für diese gar nicht so seltene Variante wurde der klinische Name „Vena fossa poplitea" geprägt. Das Röntgenbild, gewonnen durch Direktpunktion der Vene, diktiert das atypische chirurgische Vorgehen.

3. Ligatur neugebildeter oder stehengebliebener Venae perforantes

Aus kleinen Querschnitten werden diese nach genauer radiologischer Lokalisation ambulant in Lokalanästhesie subfaszial unterbunden, Faszienlükken und Haut geschlossen (s.S. 754). Die Verödung der Restvarizen ist dann kein Problem.

VII. Chirurgie des Ulcus cruris venosum

Man unterscheidet unter der Voraussetzung, daß der normale arterielle Kreislauf objektiv gesichert ist: ein Ulcus cruris venosum – tiefe Venen normal – und ein Ulcus cruris postthromboticum – tiefe Venen durch eine vorausgegangene Thrombose geschädigt.

Wenn auch die Therapie fast identisch ist, so sind doch Prognose und Nachbehandlung unterschiedlich. Ein Ulcus cruris venosum ist – da die tiefen Venen normal sind – gut zu beseitigen. Das Ulcus cruris postthromboticum verlangt dagegen – auch bei optimaler Therapie – eine anschließende lebenslange Kompressionsbehandlung, da nur eine Sekundärfolge chronisch geschädigter tiefer Venen behoben wurde.

Das Ulcus cruris venosum. Die optimale Behandlung geschieht chirurgisch, sie ist kausal möglich. Die Behandlung besteht aus drei chirurgischen Maßnahmen:

(a) Beseitigung des blow down: der radiologisch in ihrem Verlauf exakt festgehaltenen Varizen.
(b) Gezielte Darstellung der insuffizienten Vv. perforantes und ihre Unterbindung.
(c) Bei ausgedehnten Ulkusnarben werden sie zugleich oder in einem zweiten Akt breit in toto reseziert. Ob der Defekt mit Spalthautlappenplastik, Mosaikläppchen oder Mesh-graft gedeckt wird, ist von sekundärer Bedeutung.

Unser Vorgehen. Jedes Ulcus cruris venosum heilt allein durch Kompressionsverbände ab. Das Rezidiv ist aber vorgezeichnet. Nun erst klärt die gezielte Phlebographie die Ursache. Die Röntgenbilder diktieren in jedem einzelnen Fall die Therapie: Ligatur der insuffizienten Vv. perforantes, Beseitigung des blow down der Varizen. Diese Eingriffe können zugleich mit der Exzision und Deckung des Ulkus vorgenommen werden, falls dies für notwendig erachtet wird. Dabei zeigen die Röntgenbilder häufig, daß schuldige insuffiziente Vv. perforantes keineswegs immer über dem Ulkus sitzen.

VIII. Chirurgische Korrektur der primären Venenklappeninsuffizienz

Die primäre Venenklappeninsuffizienz ist so häufig, die Beschwerden sind so gering, daß man diskutieren kann, ob ein operativer Eingriff zu verantworten ist. Man wird sich individuell entscheiden müssen. Meßmethoden allein korrespondieren in ihrer klinischen Auswirkung keineswegs immer mit den Beschwerden des Patienten. Besteht eine Schwellungsneigung und ein Schweregefühl, so kann ein Eingriff an den Venenklappen durchaus diskutiert werden. Wir waren zunächst sehr skeptisch, da die Venenklappen praktisch nur aus zwei Endothellagen bestehen, mit einer ganz geringen Bindegewebslage zwischen dem Endothel an der Basis. Traumatisierungen führen zur Schrumpfung der Klappen. Da im Tierversuch eine Schrumpfung bei Klappennaht nicht zu beobachten war, dürfte in ausgewählten Fällen daher eine Klappenplastik durchaus eine Zukunft haben. Man halte sich an die von SANDMANN [14] vorgeschlagene Einteilung:

27.2 Primäre Varikosis

Typ A: Die von KISTNER [7] nachgewiesene Überlänge der Klappenränder durch Elastizitätsverlust, welche bei geringer Erhöhung des zentralvenösen Druckes zum Durchschlagen der Klappensegel mit Reflux führen.

Typ B: Die Ausweitung des Klappenringes infolge Überdehnung des Venenrohres. Sehr wahrscheinlich wird man in diese Gruppe auch die leichteren Fälle von postthrombotischen Schädigungen der V. femoralis mit Klappenzerstörungen einreihen können.

Diese Differenzierung ist für die operative Behandlung Voraussetzung. Nur bei Typ A ist die Klappenplastik nach KISTNER [7] sinnvoll. Beim Typ B mache man sich die Tatsache zunutze, daß auch bei postthrombotischen Schädigungen der V. femoralis die sehr starke schlußfähige Mündungsklappe der V. femoralis prof. intakt bleibt.

Präoperatives Vorgehen. Besteht eine Varikose der V. saphena magna, so ist sie bei positivem Okklusionstest ebenso auszuschalten wie periphere insuffiziente Vv. perforantes. Sehr viele, nunmehr aufgegebene Eingriffe an den tiefen Venen zeigten positive Ergebnisse, weil man gesicherte Methoden mit ihnen kombiniert hatte. Die Klappeninsuffizienz wird durch Ultraschall-Doppler-Sonographie mit dem Valsalvamanöver nachgewiesen. Die Treffsicherheit der Doppler-Sonographie ist angeblich überraschend hoch, wir haben bisher jedoch stets die retrograde Preßphlebographie ausgeführt. Ein gutes Röntgenbild über den Zustand der Klappen ist sicher die exakteste Operationsunterlage. Bei der hohen Treffsicherheit der Doppler-Sonographie stimmen wir mit SANDMANN [14] überein, daß dies in Zukunft wohl nicht mehr in allen Fällen notwendig sein wird.

1. Typ A: Überlänge der Klappenränder mit Reflux beim Valsalva-Versuch – Operationstechnik

Die folgenden Abbildungen zeigen das Vorgehen von KISTNER (nach SANDMANN [14]):

„Die Operation erfolgt zweckmäßigerweise in Leitungsanästhesie, um in Kooperation mit dem wachen Patienten den Valsalva-Versuch intraoperativ vor und nach Klappenrekonstruktion mit dem Ultraschall-Dopplerverfahren durchzuführen. Die V. femoralis wurde langstreckig mit allen Zuflüssen freigelegt, die Venen weiter im Zuflußbereich jeweils mit Silikonzügel gedrosselt. Nach Eröffnung der V. femoralis an der ventralen Kommissur zwischen Haltefäden wurden die erschlafften Klappensegel unter Sichtoptimierung mit der Lupenbrille dargestellt, angespannt und mittels 1–2 feiner, 7×0 monofiler, nicht resorbierbarer Nähte an der hinteren und vorderen Kommissur fixiert. Der Venotomieverschluß erfolgte mit gleichem Nahtmaterial" (Abb. 27.2.12 a–d).

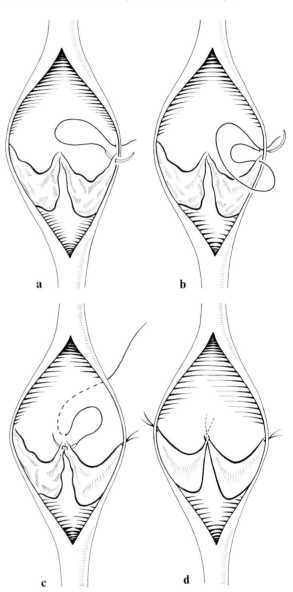

Abb. 27.2.12 a–d. Venenklappenplastik bei Klappeninsuffizienz. **a, b** Mit 7-0 monophilem, nicht resorbierbarem Nahtmaterial werden mediale und laterale Aufhängung der Klappe gerafft, der Knoten kommt außerhalb des Gefäßes zu liegen. **c, d** In gleicher Weise erfolgt die Raffung der Klappen in der Kommissur

2. Typ B: Insuffizienz des Klappenringes infolge Dehnung des Klappenrohres oder postthrombotische Schädigung der Klappen der Vena femoralis

Es ist möglich, daß das Verfahren bei kongenitaler Avalvulie der Klappen Bedeutung gewinnen könnte. Denn auch in diesen Fällen ist die entscheidende Klappe an der Mündung der V. femoralis durchwegs intakt.

Auch hier geben wir das operative Verfahren von SANDMANN [14] wieder: „Die V. femoralis prof. wird langstreckig freigelegt, die Mündungsklappe lokalisiert, mittels Tourniquetzügel vom Kreislauf getrennt und distal der Mündungsklappe längs inzidiert. In diese Öffnung wird der periphere Stumpf der zuvor durchtrennten V. femoralis mittels 7/0 Einzelnähten anastomosiert und der proximale Femoralvenenstumpf mit fortlaufender Naht unmittelbar am Profundavenenzufluß vernäht. Eine intraoperative und postoperative Doppler-Sonographie überwacht den Eingriff" (Abb. 27.2.13).

Die meisten Autoren berichten über vorwiegend günstige Spätergebnisse. Nach persönlichen Erfahrungen hat der Eingriff Zukunftschancen.

3. Transplantation klappentragender Venensegmente der Vena brachialis

Wir können auf diese Möglichkeit nur hinweisen. Die geringe Zahl der Fälle und das Fehlen von Spätkontrollen erlauben noch keine fundierte Aussage.

E. Nachbehandlung

Bereits intraoperativ werden noch vor Anlage der Hautnähte am stark hochgelagerten Bein Hämatome ausgepreßt. Nach den Hautnähten wird bis zur Nahtentfernung ein exakter Dauerkompressionsverband angelegt, der durch große unterlegte Schaumgummiplatten ergänzt wird. Sind die Hautnähte entfernt, werden diese Kompressionsverbände alle 10 Tage erneuert, bis Induration und Hämatome verschwunden sind. Diese Nachbehandlung entscheidet wesentlich über den Erfolg. Eventuell nötige Nachverödungen werden nach ca. 6 Wochen vorgenommen.

Im Liegen ist exakte Beinhochlagerung bis zum völligen Abschluß der Behandlung erforderlich.

Die Dauer der stationären Behandlung und die Frage, ob der Eingriff halb ambulant ausgeführt werden kann, entscheiden lokale Gegebenheiten.

F. Komplikationen

I. Nervenverletzungen (N. saphenus bzw. N. suralis)

Infolge der engen Beziehungen der Nerven zu den Hauptvenenstämmen lassen sich sensible Störungen kleineren Ausmaßes nicht immer verhindern. Die meisten Autoren berichten, daß die Richtung des Strippens wichtig ist: Beim Strippen von proximal nach distal entstehen weniger Nervenschädigungen. Wesentlich ist: je größer die subkutane Fettschicht, umso geringer ist das Risiko, sensible Nerven mitzuverletzen. Oberhalb eines Unterschenkelumfangs von 29 cm seien Nervenverletzungen kaum möglich. Nach unseren Erfahrungen ist ein behutsames Vorgehen wesentlich. Wenn der Stripperkopf so groß gewählt wird, daß man subkutanes Fett mitentfernt, können auch die Begleitnerven mitgeschädigt werden. Beim Strippen der V. saphena magna führen wir im allgemeinen die Extraktion von proximal nach distal durch. Beim

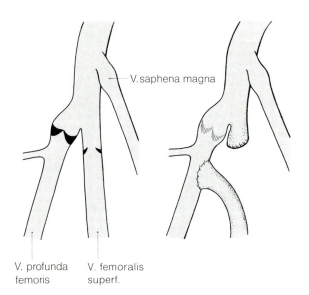

Abb. 27.2.13. Transposition der V. femoralis superf. bei deren Klappeninsuffizienz. Die suffiziente Mündungsklappe der V. profunda femoris stoppt damit venösen Reflux

Stripping in gegensinniger Richtung beobachteten wir, entgegen den Angaben der genannten Autoren, keine wesentlichen sensiblen Ausfallserscheinungen. Handtellergroße passagere Sensibilitätsstörungen am Unterschenkel werden sich nie ganz vermeiden lassen und sind ohne Bedeutung.

Beim Strippen der V. saphena parva ist der N. suralis hauptsächlich im distalen Anteil gefährdet. Lokale Sensibilitätsstörungen am lateralen Fußrand lassen sich auch hier nie ganz vermeiden. Sie werden vom Patienten letztlich vergessen. Wichtig ist die Aufklärung, daß keine Schädigung der Durchblutung vorliegt. Allerdings: Beim Stripping der V. saphena parva extrahieren wir auf keinen Fall von distal nach proximal.

II. Lymphödem, Lymphozele

Dauerschwellungen nach Varizenoperationen haben fast stets eine lymphatische Genese. Es ist wichtig zu wissen, daß die Anzahl der angelegten Lymphbahnen und ihr Kompensationsvermögen offenbar sehr verschieden ist. Man schone vor allem die Engstellen nach BRUNNER [3] (Abb. 27.2.14).

Sicher werden auch bei der korrektesten Varizenoperation einige Lymphbahnen geschädigt. Daher denke man bei jeder Varizenoperation vom ersten bis zum letzten Schnitt, daß das Gefäßsystem, das man nicht sieht, besonders schonungsbedürftig ist: Lymphbahnen! Daher kleine und kleinste Schnitte. Jedes „Wühlen" im subkutanen Fett ist zu vermeiden. Bestehen postoperative Schwellungen, so ist der Kompressionsverband so lange sorgfältigst anzulegen, bis die Schwellung völlig verschwunden ist – auch wenn dies Monate dauert.

1. Lymphzysten in der Leiste

Wir beobachteten sie gelegentlich bei Rezidivoperationen. Nach einmaliger Entleerung der Zyste verschwinden sie in der Regel innerhalb von Wochen.

2. Lymphzysten am Unterschenkel

Sie sind ein seltenes, aber offenbar nicht völlig vermeidbares Ereignis. Wir haben eine solche Zyste sogar im Abstand von 4 cm vor der nächstgelegenen, sehr kleinen Inzision gesehen. Bei rund

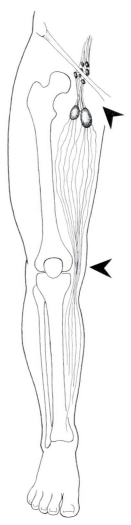

Abb. 27.2.14. Engstellen der Lymphbahnen nach BRUNNER [3]. Verletzungen im markierten Bereich (auch rigorose Schnittführung) können ein sekundäres Lymphödem provozieren

800 Varizenoperationen im Jahr beobachteten wir jedes 2. Jahr eine solche Lymphzyste.

Diese Zahl hat sich in den letzten 5 Jahren reduziert, seit wir die distale V. saphena magna grundsätzlich nur mehr auf der Höhe der Fußwölbung ligieren.

3. Therapie

Punktion und sorgfältige Kompressionsverbände. Wenn die Zyste innerhalb 6 Wochen nicht kleiner wird, so ist im allgemeinen eine Spontanheilung nicht mehr zu erwarten. Eine Totalexzision der Zyste ist häufig vergeblich. Wir empfehlen: Anfärbung der Lymphbahnen durch subkutane Injektion von Patentblau im ersten und zweiten Zwischenzehenraum. Vier Stunden später wird die Zyste eröffnet. Eine Massage des Beines zeigt das Leck der Lymphbahnen durch Abtropfen von Patentblau. Eine gezielte Umstechung beendet die Komplikation.

III. Erysipele

Nach Voroperation, manchmal zwei bis drei Jahre nach Varizenoperationen, sehen wir sie gar nicht selten. Es liegt der Verdacht nahe, daß sie zu den Spätfolgen von Lymphbahnschädigungen zu zählen sind.

IV. Thrombose und Varizenoperation

Obgleich es wohl keinen Eingriff an den Beinen gibt, bei dem eine tiefe Thrombophlebitis ganz zu vermeiden ist, sind Thrombosen nach Varizenoperationen auffällig selten. Dauerschwellungen infolge Schädigungen der tiefen Vene betrafen, bis auf seltene Ausnahmen, bereits präoperativ bestandene postthrombotische Schädigungen: durch Varizenoperationen war ein funktionell bedeutsamer Kollateralkreislauf ausgeschaltet worden. Dadurch verschlechterte sich die vorher kaum beachtete Schwellung eindrucksvoll. Die Jahr für Jahr sich wiederholenden Regreßansprüche zeigen die Wichtigkeit der präoperativen Röntgendarstellung der tiefen Venen in allen Zweifelsfällen.

V. Ligatur bzw. Stripping der Venae femoralis bzw. poplitea

Diese Komplikationen sind nicht denkbar, wenn die Freilegung der Vv. saphena magna bzw. parva nach den hier beschriebenen Richtlinien erfolgt. Außerdem: Der Stripper soll stets bei der V. saphena magna behutsam unter vorsichtiger Fingerkontrolle von distal nach proximal gleiten. Lediglich bei einer Teilresektion der V. saphena parva kann man bei völlig gesicherten anatomischen Verhältnissen von proximal nach distal sondieren. Läßt sich ein steckengebliebener Stripper bei vorsichtigem Drehen nicht weiterschieben, so wird eine kleine Zwischeninzision einer Gewaltanwendung, die die Gefahr einer Perforation birgt, vorzuziehen sein.

Eine Verletzung der V. poplitea ist möglich, wenn der eingeführte Stripper durch eine insuffiziente Perforansvene in die Tiefe gleitet oder wenn man sich auch bei klarem Röntgenbild in Höhe der Querinzision in der Kniekehle irrt. Die V. saphena parva muß dicht unter der Faszie liegen. Man kann auch einmal die Einmündung der V. saphena parva beim stehenden Patienten und gebeugtem Knie falsch angezeichnet haben. Wenn man die V. saphena parva nicht sofort dicht unter der Faszie findet, ist es falsch, den Stripperkopf in der Tiefe zu suchen. Dann mache man eben eine winzige Stichinzision in die Haut weiter proximal, wo man den Stripperkopf gerade noch durch die Haut tastet. Beim geringsten Zweifel darf auf keinen Fall ligiert oder gar gestrippt werden. Hier gilt die Regel: Im Zweifel nie! Wenn Verdacht auf Verletzung der tiefen Venen besteht, so sollte man das Schlimmste annehmen und die Operation abbrechen, komprimieren, einen Gefäßchirurgen beiziehen oder einen Hubschraubertransport in eine entsprechende Klinik anordnen und den Transport begleiten. Ein Nicht-Gefäßchirurg kann eine zweifelhafte Situation bei profuser Blutung bei der ungeheuren Variabilität des tiefen Venensystems nur schwer klären. Ist es wirklich zu einem Teilstripping der Vv. femoralis bzw. poplitea gekommen, so ist es unmöglich, Richtlinien zu geben. Jeder einzelne Fall erfordert individuelle Maßnahmen. Die Operation bewußt mit Ligatur der Vv. poplitea oder femoralis abzuschließen, ist heute nicht mehr zu verantworten.

VI. Verletzung der Arteria femoralis

Kleinere Verletzungen sollten von jedem Chirurgen beherrscht werden, dazu s.S. 255. Jedoch wird jedes Jahr von Verletzungen der Arterien größeren Ausmaßes, ja sogar Stripping der Arterie von der Leiste bis unter das Knie berichtet. Bei kleineren Defekten sind Veneninterponate nach sorgfältigster Thrombusentfernung aus dem distalen Gefäßstumpf angezeigt; größere Defekte erfordern entsprechende größere Überbrückungsoperationen. Glücklicherweise war in jedem uns bekannten Fall die V. saphena magna einer Seite noch intakt und für eine Bypassoperation zu verwenden. Klagt ein Patient nach der Operation über stärkere Schmerzen, so ist sofort der Kompressionsverband vorübergehend zu entfernen, die Intaktheit der arteriellen Durchblutung mit Hilfe der Doppler-Ultraschallsonde zu überprüfen und in die Krankengeschichte einzutragen. Sicher handelt es sich in der überwiegenden Mehrzahl der Fälle um überempfindliche Patienten. Meist ist auch nur der Kompressionsverband zu eng. Aber die Diagnose einer „labilen Psyche" des Patienten darf keine Begründung für ein Zuwarten sein.

VII. Hämatome

Sie sollten stets so rasch wie möglich durch Öffnung einer Hautnaht entleert werden. Besonders wichtig ist die Entleerung der Hämatome in der Leiste; hier gefährden sie die Wundheilung besonders. Es ist hier auch auf die viel geübte Praxis zu verweisen, daß nach dem Stripping 10 Minuten mit beiden Armen die Strippingloge komprimiert wird. Dies macht jedoch das gezielte Unterbinden großer Seitenäste nicht überflüssig.

VIII. Wundinfekte

Auch bei sterilstem Operieren sind diese nach Ligatur insuffizienter Vv. perforantes oberhalb abgeheilter Ulcera cruris möglich. Bei jeder Temperatursteigerung sind alle Operationswunden zu inspizieren; dann erst kann man entscheiden, ob die Therapie mit chirurgischer Entlastung oder Antibiotikagabe weitergeführt werden soll.

IX. Septische Zustandbilder (meist Streptokokkensepsis)

Diese Komplikation ist zwar außerordentlich selten, sie sei jedoch wegen des oftmals letalen Ausganges angeführt. Bereits der klinische Eindruck eines schwerkranken Patienten sollte zur Diagnose führen, zumindest daran denken lassen. Selbstverständlich sind septische Temperaturen, Schüttelfröste verdächtige Hinweiszeichen. Sie können aber verzögert eintreten, auch wenn man noch keine Antibiotika gegeben hat. Auch das Blutbild kann anfangs vieldeutig sein. Die Maßnahme heißt: Alle Wunden müssen vom Erfahrensten inspiziert und ggf. eröffnet werden. Unter Umständen breite Inzision ohne Rücksicht auf spätere kosmetische Ergebnisse. Noch vor dem Ergebnis der sofort eingesandten Abstriche ist eine massive Antibiotikatherapie (z.B. Penizilline, Zephalosporine) angezeigt (s.S. 173).

LITERATUR

1. Bjordal R (1981) In: Venae perforantes. Urban & Schwarzenberg, München
2. Brunner U (1979) Die Leiste. Huber, Bern
3. Brunner U (1975) Die Kniekehle. Huber, Bern
4. Cockett B (1976) In: Dodd H, Cockett FB (eds) The pathology and surgery of the veins of the lower limb. Churchill Livingstone, Edinburgh
5. Fischer R (1976) In: Die chirurgische Behandlung der Varizen. Huber, Bern
6. Hach W (1981) In: Spezielle Diagnostik der primären Varikose. Demeter, Gräfeling
7. Kistner RL, Sparkuhl MD (1979) Surgery in acute and chronic venous disease. Surgery 85:31–43
8. May R, Nißl R (1973) In: Die Phlebographie der unteren Extremität. Thieme, Stuttgart
9. May R, Weber J (1984) In: Funktionelle Phlebographie der Bein- und Beckenvenen. Thieme, Stuttgart
10. May R (1979) In: Surgery of the Veins of the Leg and Pelvis. Thieme, Stuttgart
11. May R, Kriessmann A (1978) In: Periphere Venendruckmessung. Thieme, Stuttgart
12. May R (1984) In: Die Licht-Reflexions-Rheographie – LRR. Perimed, Erlangen
13. May R, Partsch H, Staubesand J (1981) Venae perforantes. Urban & Schwarzenberg, München
14. Sandmann W (1982) Chirurgische Therapie der primären Femoralklappeninsuffizienz. In: Hach W (Hrsg) Die Chirurgie der Venen. Schattauer, Stuttgart

27.3 Akute Verschlüsse der Venen (untere und obere Extremität)

H. STIEGLER und L. SUNDER-PLASSMANN

INHALT

A. Untere Extremität 740
    I. Spezielle Anatomie 740
    II. Indikationen zur venösen Thrombektomie 741
    III. Lagerung 743
    IV. Operativer Zugang und Gefäßfreilegung 743
    V. Technik der Thrombektomie 745
    VI. Intraoperative Diagnostik 746
    VII. Technik der av-Fistel 746
    VIII. Intra- und postoperative Komplikationen 748
    IX. Nachbehandlung 748
B. Obere Extremität 748
    Literatur 749

A. Untere Extremität

I. Spezielle Anatomie

Der Rücktransport venösen Blutes erfolgt über Venen des oberflächlichen und tiefen Systems. Während die oberflächlichen Venen in aller Regel unpaar angelegt sind, begleiten im tiefen System normalerweise 2 Venen eine Arterie, ab Kniegelenk dominiert jedoch auch hier der solitäre Verlauf (Abb., s.S. 25), [6].

Oberflächliches Venensystem: Sie liegen außerhalb der Fascia cruris und femoris im subkutanen Fettgewebe, werden damit nicht durch die Muskelpumpe direkt beeinflußt und stehen mit den tiefen Venen über Vv. perforantes und Vv. communicantes in Verbindung. Die Klappen der Vv. perforantes und communicantes (am Fuß gibt es ebenfalls Vv. perforantes und communicantes, die jedoch nicht obligat Klappen tragen) sind so geordnet, daß der Blutstrom bei intakter Funktion nur vom oberflächlichen System zum tiefen erfolgt. Strömungsumkehr ist pathologisch und Ursache eines Ulcus cruris varicosum mit dessen Folgen.

Vom Fuß erfolgt die venöse oberflächliche Drainage medial über die V. saphena magna, die vor dem Malleolus tibialis verläuft und schließlich hinter dem Condylus med. vorbei 2–3 cm unterhalb des Leistenbandes durch die Fossa ovalis in die V. femoralis mündet. In 3,8–27% der Fälle liegt eine Doppelung der V. saphena magna vor, auch eine Dreiteilung ist beschrieben. Mündungsanomalien sind als „distale" (Einmündung bereits in die V. femoralis superf. in Oberschenkelmitte) und als „proximale" (z.B. Einmündung in die V. epigastrica inf.) bekannt. Aus dem lateralen Schenkel des Arcus venosus am Fußrücken entsteht die V. saphena parva, die in die V. poplitea mündet.

Tiefes Venensystem: Es ist die Summe der intrafaszialen Venen, die über 90% des venösen Blutes aus der unteren Extremität abführen. Sie begleiten in der Regel im Duo als Vv. tibiales ant., post. und fibulares die zugehörige Arterie. Über Vv. perforantes und communicantes nehmen sie Blut aus dem oberflächlichen System auf, untereinander gibt es Querverbindungen, die bei 28% von Venengesunden nachgewiesen werden können. Die daraus entstehende V. poplitea kann je nach Höhe des Zusammenflusses solitär, gedoppelt oder dreigeteilt sein. Ab Adduktorenkanal trägt sie als V. femoralis superf. meist allein die Hauptlast des venösen Rückstromes. In 21% der Fälle ist sie gedoppelt, auch eine Mehrfachteilung (3%) ist bekannt. Während der Klappenbesatz alle 3–5 cm am Unterschenkel in relativ kurzen Abständen angeordnet ist, vergrößern sich diese Distanzen, so daß am Oberschenkel nur noch mit 1–3 (maximal bis 6) Venenklappen zu rechnen ist.

Zwischen der V. femoralis superf. und der V. profunda kann auf Adduktorenniveau eine distale Femoralisverbindung bestehen, die bei einem pro-

27.3 Akute Verschlüsse der Venen (untere und obere Extremität)

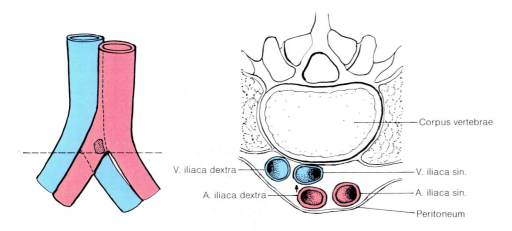

Abb. 27.3.1. Der Beckenvenensporn. Durch Pulsation der rechten A. iliaca comm. gegen die linke V. iliaca comm. (diese liegt auf dem vorderen Längsband und kann somit nicht ausweichen), entstehen Intima-Läsionen, die in chronischer Form den Sporn bilden (s.S. 758)

ximalen Strömungshindernis entscheidende Kollateralfunktion übernehmen kann.

Oberhalb des Leistenbandes liegt distal medial der Arterie die V. iliaca ext. Rechts wird sie handbreit oberhalb des Lig. inguinale von der A. iliaca ext. gekreuzt, so daß eine Impression phlebographisch sichtbar werden kann. Sie nimmt in ihrem Verlauf die V. circumflexa ileum prof. und die V. epigastrica inf. auf. Nach Zustrom der V. iliaca int. vereinigt sie sich als V. iliaca comm. in Höhe des V. LWK zur V. cava inf. Aus dem paravertebralen Plexus fließt vor der Vereinigung noch die V. lumbalis ascendens zu, der insbesondere beim Venensporn wesentliche Kollateralfunktion zukommen kann. Dieser Sporn ist bei 20% aller Menschen im Erwachsenenalter vorhanden, tritt linksseitig auf und wird durch die Mikrotraumatisierung der A. iliaca comm. dextra gegen die linke V. iliaca comm. hervorgerufen, die nach dorsal auf dem vorderen Längsband liegend nicht ausweichen kann (Abb. 27.3.1 und s.S. 758) [7, 8, 12].

Dieser Sporn kann ein wesentlicher Risikofaktor sein, durch den es z.B. bei zusätzlicher Immobilisation (Gips, Operation, usw.) zur Dekompensation in Form einer Thrombose kommt. Für die Richtigkeit dieser Annahme spricht auch die Tatsache, daß sich 2/3 aller spontanen tiefen Bein-Beckenvenenthrombosen links ereignen.

V. iliaca ext., comm. und V. cava inf. sind – von seltenen Ausnahmen abgesehen – klappenlos.

II. Indikationen zur venösen Thrombektomie

Die Therapie der akuten Venenthrombose der unteren Extremität ist in drei Formen möglich:

(1) Ruhigstellung für mindestens 8 Tage und Heparintherapie, danach Mobilisation unter Marcumar (unter Beachtung der Kontraindikationen) und Kompressionsbehandlung
(2) Systemische Lyse, selten lokale Lyse [2]
(3) Thrombektomie

Zur ersteren Therapieform wird man sich entschließen, wenn Kontraindikationen zur Lyse und zur Operation bestehen.

Kontraindikationen zur Lyse sind: (s. auch S. 109).

(a) *Absolut:*
hämorrhagische Diathese
vorausgegangene Operation
(Abstand < 10 Tage)
ZNS-Op, ZNS-Trauma
Apoplexie
Hypertonus
Magen-Duodenalulkus
Nierensteine
akute Pankreatitis
Endokarditis
Progressives Tumorleiden
i.m., i.a. Injektionen (Abstand < 10 Tage)
Schwangerschaft
Phlegmasia coerulea dolens
(b) *Relativ:*
Alter (> 65 Jahre)
Diabetes mellitus
Alter der Thrombose (> 14 Tage)

Kontraindikationen zur Operation sind:

(a) *Absolut:*
Progressives Tumorleiden
isolierte Unterschenkel-Venenthrombose
fehlende Narkosefähigkeit
Gefahr lokaler Wundheilungsstörung
(z.B. Follikulitis o.ä.)

(b) *Relativ:*
Alter der Thrombose (>14 Tage)
Alter >65 Jahre
klinisch wirksame Lungenembolie

Bei einem nicht beherrschbaren Tumorleiden und im Alter (über 65 Jahre) wird die Heparinisierung und eventuell die Marcumarisierung die Therapie der Wahl bleiben, da der Patient das postthrombotische Syndrom nicht mehr erlebt. Ferner ist eine bereits in Organisation befindliche Thrombose (älter als 14 Tage) in der Regel mit Heparin allein zu therapieren, da weder durch die Operation noch durch die Lyse – von speziellen Fällen abgesehen – eine völlige Wiederherstellung mit Erhaltung der Klappenfunktion möglich ist (Spätlyse, Spätthrombektomie). Gute Ergebnisse bei Thrombosen, die älter als 14 Tage sind, sind unter Lyse oder Operation nur noch bei isoliertem Befall der Beckenetage zu erhoffen. Deshalb sind Ausnahmen von der 14 Tage-Regel nur bei Thrombosemanifestation in der Beckenetage sinnvoll. Dies gilt besonders dann, wenn radiologisch keine Kollateralen nachgewiesen werden und eine erhebliche Umfangsdifferenz beider Beine besteht.

Ist die Thrombose zwischen 8 und 14 Tage alt, so sind Operation oder Lyse bei isolierter Manifestation in der Beckenetage Therapie 1. Wahl. Liegt eine Mitbeteiligung von Ober- und Unterschenkel vor, so wird man sich ebenfalls zur Operation oder Lyse entschließen. Dabei wird die Prognose bezüglich eines postthrombotischen Syndromes von den Residuen an Ober- und Unterschenkel bestimmt [3].

Sind die tiefen Oberschenkel- und Unterschenkelvenen allein von der Thrombose betroffen, so nimmt die Chance, mit den indirekten Thrombektomiemanövern (manuelle Kompression, Esmarchsche Binde, s.S. 746) den Thrombus komplett zu entfernen, nach dem 8. Tag deutlich ab. Bei radiologisch fehlender Kollateralisierung und bei ausgeprägten Beschwerden wird man sich jedoch ebenfalls zur Operation oder Lyse entschließen.

Ist der klinische Verlauf durch zwei Schübe gekennzeichnet, so sollte in aller Regel der Zeitpunkt der jüngsten Symptomatik zur Altersbestimmung herangezogen werden. Dies insbesondere dann, wenn die Beschwerden beim zweiten Mal ausgeprägter sind als bei der Erstmanifestation der Thrombose.

Bei der alleinigen Heparintherapie ist eine Restitutio ad integrum kaum zu erwarten, sie kann daher nicht Therapie 1. Wahl sein.

Kriterien für bzw. gegen eine Operation sind:

(1) *Phlegmasia coerulea dolens:* Kommt es zur Verlegung des gesamten venösen Querschnittes so droht letztlich über eine Störung der arteriellen Perfusion die Gangrän. Da hier der Zeitfaktor über die Prognose der Extremität entscheidet, ist die schnelle operative Entlastung erforderlich.

(2) *Venenthrombose bei Lysekontraindikation:* Immobilisation und hier insbesondere die postoperative Immobilisation sind häufige Ursachen einer Venenthrombose. Da bis zum 10. pop. Tag das Risiko einer Blutung und/oder Wundheilungsstörung bei Lysetherapie zu groß ist, ist die Thrombektomie das Verfahren der Wahl.

(3) *Venenthrombose nach erfolgloser Lyse:* Ist nach 6 Tagen kein Lyseerfolg zu sehen, so sollte bei entsprechender Klinik ein operativer Versuch unternommen werden. Durch die Lyse scheint der Adhäsionsgrad des Thrombus mit der Gefäßwand abzunehmen; die Chance, ihn mechanisch auszulösen, nimmt zu.

(4) *Venenthrombose mit rezidivierender Lungenembolie:* Besteht zum Beispiel eine Paraplegie beider Beine und bleibt damit der Risikofaktor Immobilisation unbeeinflußbar, so sollte bei rezidivierenden Lungenembolien mit einer Sperroperation (Kava-Schirm, Kava-Clip, Ligatur einer Vene, s.S. 769) einer weiteren Embolie vorgebeugt werden. Eine venöse Thrombektomie oder Lyse sind hier nur dann langfristig erfolgversprechend, wenn auch der zugrundeliegende Risikofaktor ausgeschaltet werden kann. Entscheidet man sich für eine Beseitigung der Thrombose, so ist die systemische Lyse der Operation vorzuziehen, da hiermit auch die durch die Lungenembolie verursachte Rechtsherzbelastung verringert werden kann. Eine anschließende Marcumarisierung soll die Gefahr der Rezidivthrombose mit drohender Lungenembolie verhindern. Kommt es dennoch zu einem Lungenembolierezidiv, so ist, sofern die Lungenembolie klinisch kompensiert wird (s.S. 767), eine Sperroperation angezeigt (s.S. 768) [15].

(5) *Eine isolierte Venenthrombose* im Bereich des Unterschenkels sollte nicht operiert werden,

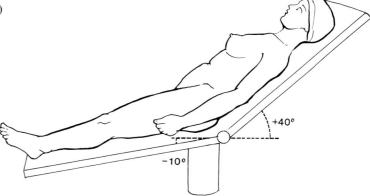

Abb. 27.3.2. Lagerung (Anti-Trendelenburg)

da sich die Ergebnisse wegen der Residuen am Klappenapparat dem Spontanverlauf (= Heparintherapie) nähern.

Bei ausgeprägter Querschnittsverlegung (Phlebographie) und starker Schwellung des Unterschenkels ist stattdessen die Lyse indiziert.

(6) *Venenthrombosen nicht älter als 14 Tage* (s.S. 742) ohne Kontraindikation zur Lyse konkurrieren mit dem operativen Verfahren. Während in der Beckenetage die Operation mehr Erfolg verspricht – auch unter Anlage eines arterio-venösen Shunts – scheinen an Ober- und Unterschenkel die Ergebnisse der Lyse besser zu sein. Eine endgültige Aussage ist erst in einer prospektiven randomisierten Studie zu treffen. So ist, wenn beide Verfahren möglich sind, dasjenige durchzuführen, mit dem die größten Erfahrungen bestehen.

(7) Auf die Möglichkeit einer *isolierten Perfusion der Extremität mit Streptokinase oder Urokinase* allein oder in Kombination mit der Thrombektomie sei hingewiesen [13].

III. Lagerung

Die venöse Thrombektomie aus der Beckenetage wird in Rückenlage bei ca. um 40° erhöhtem Oberkörper (Anti-Trendelenburg-Lagerung) vorgenommen (Abb. 27.3.2). Abgewaschen wird das gesamte Bein, da die manuelle Kompression des Beines und das Auswickeln mit der Esmarchschen Binde eine optimale Beweglichkeit des Beines zur Voraussetzung haben. Ferner muß außer der Leistenregion das gesamte Abdomen und der Thorax entsprechend abgedeckt werden, so daß bei fulminanter Lungenembolie eine sofortige Sternotomie mit Pulmonalarterienembolektomie möglich ist (s.S. 765). Bei einer Perforation infolge Ballonmanöver in der V. cava inf. sowie in der Beckenetage müssen Laparotomie bzw. extraperitonealer Zugang zum Retroperitoneum möglich sein. Das Abwaschen der kontralateralen Seite ist nicht erforderlich, mit dem unilateralen operativen Vorgehen z.B. durch Blockieren auf der gleichen Seite kann die Gegenseite geschont werden [1, 6, 8].

IV. Operativer Zugang und Gefäßfreilegung

Das Freilegen der venösen Strukturen in der Leiste erfolgt von einem ca. 8 cm langen, leicht bogenförmigen Schnitt, der kranial am Leistenband endet (Abb. 27.3.3). Die quere Inzision sollte wegen der größeren Gefahr der Zerstörung von Lymphgefäßen vermieden werden. Nach Durchtrennen der Subkutis und palpatorischem Orten der A. femoralis comm. kann die V. femoralis medial davon aufgesucht werden. Ist dies besonders bei Adiposi-

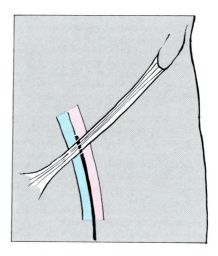

Abb. 27.3.3. Schnittführung zur Thrombektomie. Laterale Lymphkollektoren werden nicht berührt, der Schnitt kann ggf. durch Einkerben des Leistenbandes nach proximal verlängert werden

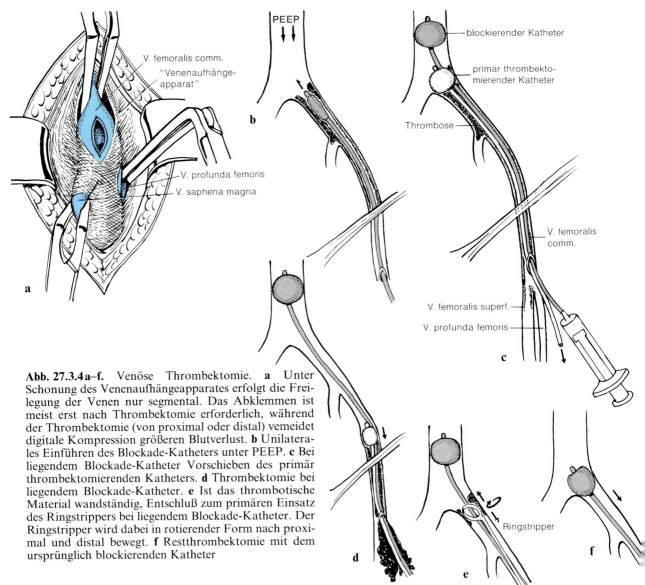

Abb. 27.3.4a–f. Venöse Thrombektomie. **a** Unter Schonung des Venenaufhängeapparates erfolgt die Freilegung der Venen nur segmental. Das Abklemmen ist meist erst nach Thrombektomie erforderlich, während der Thrombektomie (von proximal oder distal) vermeidet digitale Kompression größeren Blutverlust. **b** Unilaterales Einführen des Blockade-Katheters unter PEEP. **c** Bei liegendem Blockade-Katheter Vorschieben des primär thrombektomierenden Katheters. **d** Thrombektomie bei liegendem Blockade-Katheter. **e** Ist das thrombotische Material wandständig, Entschluß zum primären Einsatz des Ringstrippers bei liegendem Blockade-Katheter. Der Ringstripper wird dabei in rotierender Form nach proximal und distal bewegt. **f** Restthrombektomie mit dem ursprünglich blockierenden Katheter

tas erschwert, kann auch nach Aufsuchen der kranialen V. saphena magna diese als Leitschiene für die Präparation nach kranial und schließlich in die Tiefe dienen. In keinem Fall sollte der Venenstern durch Unterbindung zerstört werden, da er Kollateralen bildet. Die V. femoralis ist bei thrombotischem Verschluß prall gefüllt. Entgegen der bei Arterien üblichen Technik des Anschlingens mit einem Bändchen sollte die Vene möglichst kurzstreckig seitlich nur an den Stellen des späteren Abklemmens präpariert werden. Ein Umfahren ist nicht erforderlich. Grund für diese sparsame Präparation ist die Erfahrung, daß die Vene durch ihre Aufhängung im umgebenden Gewebe am Kollabieren gehindert wird (Abb. 27.3.4a).

Wesentlich ist, daß die nach dorso-lateral abgehende V. profunda femoris über 1–2 cm dargestellt wird. Die Thrombektomie dieses Gefäßes ist ähnlich wichtig wie im arteriellen Bereich bei einer Embolie, da sie bei Verschluß der V. femoralis superf. Kollateralen aus der Popliteargion aufnehmen kann. Auch die Darstellung der kranialen V. saphena magna ist notwendig, um dort vorhandenes thrombotisches Material zu entfernen.

Liegt ein hoher Profundaeingang vor, so kann die Wunde durch Einkerben des Leistenbandes vergrößert werden. Je nach Ausmaß der Schnittverlängerung ist eine Leistenbandrekonstruktion zur Verhinderung einer Schenkelhernie notwendig.

Wird im Verlaufe der Operation die Indikation für eine arterio-venöse Fistel gestellt, so wird die proximale A. femoralis superf. dargestellt und angeschlungen.

V. Technik der Thrombektomie

Die systemische Heparinisierung sollte nach Diagnosestellung, besser noch nach Äußerung der Verdachtsdiagnose einer tiefen Venenthrombose mit einem Bolus (10000 E. Heparin iv) begonnen werden. Es folgt die PTT gesteuerte Heparinisierung (PTT zwischen 80 und 120 sec) über den Perfusor. Mit diesem Vorgehen erübrigt sich die manchmal erst mit dem Abklemmen der Venen begonnene Bolusapplikation. Da das Abklemmen eine Lungenembolie provozieren kann, wird der intubierte Patient mit einem PEEP (positiver endexspiratorischer Druck) beatmet; dabei sollte der PEEP so groß sein, daß eine deutliche Reduktion des venösen Rückstroms an einem Blutdruckabfall erkenntlich wird. Dieser Beatmungstyp bleibt bis zum Ende der Thrombektomie aus dem proximalen Abklemmungsbereich. Er vermindert den venösen Fluß aus der unteren Körperhälfte zum Herzen, ein nur gering am Endothel haftender Thrombus kann vom Katheter passiert und dann extrahiert werden. Da ein möglichst gleichbleibend hoher PEEP nur mit Vollnarkose und Intubation möglich ist, sollte eine Thrombektomie in Lokalanästhesie nicht mehr vorgenommen werden. Das Preßmanöver, zu dem der Patient dabei aufgefordert wird, bietet nicht die gleiche Sicherheit in der Reduzierung des venösen Rückstromes.

Nach dem Abklemmen wird ca. 1 cm proximal des V. profunda femoris-Zuflusses die V. femoralis comm. längs über eine Distanz von ca. 1–1$^{1}/_{2}$ cm eröffnet (Abb. 27.3.4a). Es folgt dann das Eingehen mit dem braunen Fogarty-Katheter, der ohne Mandrain in die V. cava inf. geschoben wird (Abb. 27.3.4b). Dort wird mit ca. 40 ml geblockt. Ein weiterer brauner, bzw. weißer Fogarthy-Katheter wird bis zum ersten Katheter eingeführt, gefüllt und mit wohl dosiertem Druck zurückgezogen (Abb. 27.3.4c, d). Dabei ist besonders auf den Lumensprung von der V. cava inf. zur linken V. iliaca comm. zu achten. Auch kann der an dieser Stelle sitzende Sporn ein Retraktionshindernis und somit eine Perforationsursache darstellen. Dieses Manöver wird wiederholt, bis kein thrombotisches Material mehr gewonnen werden kann. Dann wird der ursprünglich zur Blockade plazierte Katheter ebenfalls mit leichtem Druck gegen die Venenwand zurückgezogen.

Es sei erwähnt, daß neben der ipsilateralen Blockade auch eine kontralaterale Blockade beschrieben wird [1]. Dieses Vorgehen erscheint uns bei Einhalten eines PEEP jedoch nicht erforderlich. Ferner wird die venöse Thrombektomie mit dem Fogarty-Katheter auch ohne Blockade durchgeführt, offenbar ohne erhöhtes Lungenembolierisiko.

Ein guter proximaler Reflux (besonders unter PEEP), ist ein Indiz für eine gute Passage. Hat man den Eindruck, daß Wandunregelmäßigkeiten zurückbleiben, kann bei liegendem Blockadekatheter mit einem Ring-Stripper zusätzlich thrombotisches Material gelöst und anschließend mit dem Blockadekatheter entfernt werden (Abb. 27.3.4e, f). Bleibt ein Stop (z.B. bei 20 cm Tiefe) bestehen, handelt es sich linksseitig meist um eine spornbedingte Obliteration. Trotzdem ist die Thrombektomie allen erreichbaren Materials wichtig, da der venöse Abstrom über die V. iliaca int. zur Gegenseite und über die V. lumbalis ascendens Anschluß finden kann (Spontanpalma) [7].

Dann folgt die Thrombektomie aus dem Bein (Abb. 27.3.5). Nach Öffnen der Klemmen der V. femoralis superf. und V. profunda femoris wird bimanuell die Wade von distal nach proximal komprimiert. Meist läßt sich der Thrombus dort mit kräftigen Stößen lösen (Faustschlag). Die Kompression wird bis zum proximalen Oberschenkel fortgesetzt, thrombotisches Material quillt aus der Venotomie hervor. Um größeren Blutverlust zu vermeiden, empfiehlt sich die digitale Kompression der Venotomie, die lediglich bei Kompression von Unter- und Oberschenkel gelöst wird. Die Verwendung eines Cell-savers kann dabei den Blutverlust verringern. Nach der stoßweisen Kompression wird das gesamte Bein inklusive Fuß mit der Eßmarchschen Binde sehr straff ausgewickelt und das Kompressionsmanöver wiederholt. Ist der venöse Zustrom ungenügend, kann man mit einem leicht gefüllten braunen Fogarty-Katheter nach distal eingehen, was bis ca. 35 cm maximal gelingen kann. Dies muß, wie auch die anschließende Retraktion, wegen der Klappen mit diskretem Füllungsdruck vorgenommen werden.

Ein zweifelsfrei nachgewiesener Sporn sollte keine Indikation zur lokalen Freilegung sein, da eine Spornresektion mit anschließender Venenstreifenerweiterungsplastik den Eingriff erheblich vergrößert und zudem ein hohes Rethromboserisiko beinhaltet. Vielmehr ist die Spontankollate-

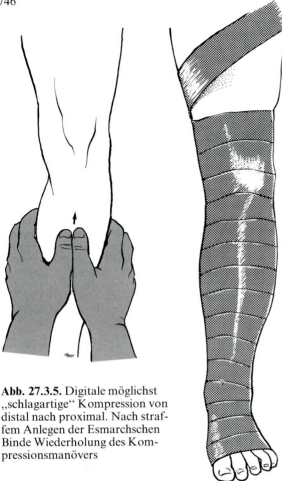

Abb. 27.3.5. Digitale möglichst „schlagartige" Kompression von distal nach proximal. Nach straffem Anlegen der Esmarchschen Binde Wiederholung des Kompressionsmanövers

ralisierung mit dem av-Shunt abzuwarten, die zusammen mit der Spontanlyse [2] oft eine Palmasche Operation erspart. Diese Palmasche Operation (=venöser Cross over Bypass mit Saphena magna oder ringverstärkter Goretex, s.S. 759f.) sollte einem Sekundäreingriff vorbehalten bleiben, als Primäreingriff (in gleicher Sitzung nach der Thrombektomie) wird es die Ausnahme sein: Bei extremer Volumenzunahme an Ober- und Unterschenkel und bei Beckenvenenstop [5].

VI. Intraoperative Diagnostik

Eine intraoperative phlebographische Kontrolle der Beckenetage sollte obligat vor Wundverschluß folgen. Dazu wird nach Naht der Venotomie mit 6 × 0 Prolene fortlaufend entweder mit einer Flügelkanüle die V. femoralis comm. punktiert. Eleganter ist das Einführen eines dünnen Subklaviakatheters über einen Ast des Venensternes. Die darüber erfolgte Phlebographie gibt Auskunft über die Beckenetage. Sind Stop und/oder Wandunregelmäßigkeiten geblieben, so wird das Thrombektomiemanöver wiederholt. Mit Anlegen eines av-Shunts und der dadurch verbesserten vis a tergo werden die Gefahr der Rethrombose gemindert und die Kollateralisierung verbessert. Mit der intraoperativen Phleboskopie läßt sich die Beckenetage dreidimensional beurteilen und dabei insbesondere der Spornbereich direkt begutachten [8]. Sind Residuen wandständig erkennbar, so wird das Einsetzen des Ringstrippers empfohlen. Der Aufwand dieser diagnostischen Methode hat jedoch ihre Verbreitung als intraoperative Routinediagnostik bisher verhindert.

VII. Technik der av-Fistel

Da die Thromboseentstehung auch von der Strömungsgeschwindigkeit des venösen Blutes abhängt, liegt es nahe, daß die Rezidivthromboseneigung sich mit Hilfe einer av-Fistel über eine Erhöhung dieser Strömungsgeschwindigkeit günstig beeinflussen läßt. Dabei ist nicht nur die Rezidivverschlußrate mit der av-Fistel zu senken, auch Rekanalisierung und Kollateralisierung lassen sich verbessern. Die Gefahr einer kardialen Dekompensation mit einer einseitigen Fistel (Shuntvolumen z.B. 1000 ml/min) ist bei fehlender kardialer Anamnese nicht gegeben; da das Fistelvolumen jedoch zunimmt, ist ein Verschluß nach 3–6 Monaten notwendig.

Die Fistel wird im wesentlichen als Korbhenkelfistel oder als N-förmige Fistel angelegt.

Bei der *Korbhenkelfistel* wird ein kräftiger, langer Ast des Venensternes der V. saphena magna (am ehesten der erste mediale Ast) nach distal präpariert und dessen Ende mit der A. femoralis superf. Seit-zu-End anastomosiert (6 × 0 Prolene fortlaufend, Abb. 27.3.6a–c). Um das spätere Auffinden zu erleichtern, wird ein steriler Draht um die Basis der Schlinge geführt, mit zwei gleichlangen Schenkeln ca. 2 cm kaudal der Wunde transkutan ausgestochen und so abgetrennt, daß sich die Drahtenden in das Subkutangewebe zurückziehen. Mit sterilem Metermaß sollte die Länge der Drahtschlinge festgehalten werden. Beim Verschluß dient dieser Draht als Leitschiene zur Präparation, die Durchtrennung der Fistel zwischen zwei Ligaturen darf nicht durch ein Abklemmen der Fistel mit dem liegenden Draht ersetzt werden. Bei Freigabe der Fistel ist das Schwirren deutlich

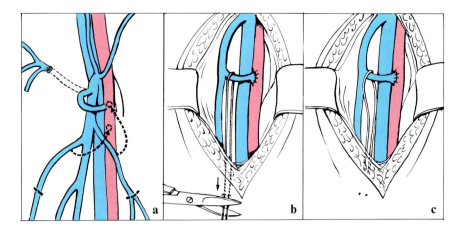

Abb. 27.3.6 a–c. AV-Fistel (Korbhenkelshunt). **a** Je nach Kaliber Einschwenken eines Venenastes der V. saphena magna (am besten der 1. mediale Ast) zur A. femoralis superf. **b** Längsinzision der A. femoralis superf. und Einnaht der Fistel mit 6 × 0 Prolene fortlaufend. Legen des Drahtes um den Shunt, paralleles Ausstechen des Drahtes 2 cm kaudal des unteren Schnittwinkels. Vor dem Absetzen des Drahtes wird an diesem gering gezogen. **c** Nach Absetzen gleiten die Drahtenden wieder in das Subkutangewebe zurück, der Draht muß ohne Spannung liegen

fühlbar, nach Wundverschluß erfolgt die Kontrolle der Durchgängigkeit mit dem Stethoskop (Maschinengeräusch).

Da bei der Korbhenkelfistel die Spontanverschlußrate insbesondere durch Abknicken groß ist (bis zu 50%), stellt der *N-förmige* Shunt eine gute Alternative dar. Dabei wird ein 5 mm Goretex-Interponat Seit-zu-End (arterielle Anastomose) bzw. End-zu-Seit (venöse Anastomose) eingesetzt (Abb. 27.3.7 a–d) (6 × 0 Prolene fortlaufend). Es empfiehlt sich, die Arteriotomie leicht ovalär zu erweitern. Ist der N-förmige Shunt länger als 3 cm,

so können Venotomie und Arteriotomie mittelständig sein. Liegt die Shuntlänge jedoch darunter, so sollten Venotomie und Arteriotomie einander zugewandt sein, um eine Knickbildung zu vermeiden. Insbesondere sollte bei der zuerst erfolgenden Venotomie, – über die thrombektomiert wird – an diese Komplikationsmöglichkeit gedacht werden.

Der Verschluß der av-Fistel wird bei liegendem Draht wie oben beschrieben vorgenommen. Ist kein Markierungsdraht verwendet worden, so wird die Arterie distal der Fistel aufgesucht, nach kranial präpariert und damit die Fistel medial lokalisiert. Sie sollte zwischen zwei Ligaturen durchtrennt werden, das Fremdmaterial verbleibt in der Wunde.

Indikationen für eine Fistel im Leistenniveau sind:

(1) Radiologisch nachgewiesene Strömungshindernisse in der Beckenetage.
(2) Entfernung von sehr altem thrombotischen Material aus der Beckenetage, so daß eine erhebliche Endothelläsion angenommen werden muß.

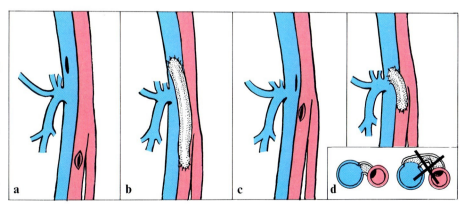

Abb. 27.3.7 a–d. AV-Fistel (N-förmiger Shunt mit Goretex). **a, b** Venotomie und Arteriotomie (mit geringer ovalärer Erweiterung) bei Shuntlänge über 3 cm. **c, d** Bei geringer Shuntlänge Gefäßeröffnung auf der jeweils zugewandten Seite, um Knickbildung zu verhindern

Es sei erwähnt, daß von manchen Autoren die av-Fistel bei jeder Beckenetagenbeteiligung gefordert wird. Av-Fisteln auf Adduktorenniveau sind technisch aufwendiger, av-Fisteln in Höhe des Innenknöchels leiden unter einer hohen Spontanverschlußrate, zum anderen erfüllen sie ihre Aufgabe zur Flußerhöhung im wesentlichen nur in einer der 6 Unterschenkelvenen [11].

VIII. Intra- und postoperative Komplikationen

Intraoperativ sind Lungenembolie und Gefäßperforation, postoperativ Nachblutung und Rezidivthrombose die wesentlichen Komplikationen. Die intraoperative Lungenembolie ist bei entsprechenden Symptomen operativ anzugehen, durch das Abdecken ist dieser Komplikation bereits Rechnung zu tragen (im eigenen Krankengut fanden sich bei 234 Eingriffen 3 intraoperative Lungenembolien; in allen drei Fällen wurde jedoch im Stadium multipler kurzfristig rezidivierender Lungenembolien operiert).

Die venöse Perforation ist eine sehr seltene Komplikation und zeigt sich durch sichtbaren Blutverlust oder Verschlechterung der Kreislaufparameter. Nach phlebographischer Diagnose oder klinischer Entscheidung erfordert sie die Laparotomie oder die Freilegung des retroperitonealen Raumes (s.S. 714f.).

Die postoperative Nachblutung – meist im Wundbereich – ist in der Regel bedingt durch die Heparinisierung. Exakte Blutstillung, lokale Kompression und gute Einstellung der haemostaseologischen Parameter (PTT 80–120 sec) lassen sie beherrschen. Bei einem ausgeprägten Hämatom ist wegen der Infektionsgefahr in der Leiste die rechtzeitige Ausräumung angezeigt.

IX. Nachbehandlung

Vorteil der Operation ist die sofortige postoperative Mobilisation unter Kompression (Kompressionsstrumpf der Kompressionsklasse II) und Heparinisierung. In den Ruhephasen wird das Bein auf einer Braun'schen Schiene hochgelagert.

Ab dem 3. Tag wird die Heparintherapie (über Perfusor PTT gesteuert) durch Marcumar überlappend ersetzt; bei einem Quick-Wert von 15–25% (je nach Labormethode) erfolgt 1–2tägiges Ausschleichen der Heparintherapie, die Entlassung ist dann bei stabilem Quickwert möglich. Die Marcumar-Prophylaxe sollte 6–12 Monate fortgesetzt werden. Auf das ganztägige Tragen des Kompressionsstrumpfes ist im Abschlußgespräch hinzuweisen. Erst eine klinische Untersuchung, phlebographische bzw. Ultraschall-Dopplerkontrolle *und* eine Phlebodynamometrie sollen nach 6 Monaten bei unauffälligem Befund das Weglassen der Kompression gestatten. Ob dies jedoch auf lange Sicht möglich ist, bedarf weiterer Kontrollen.

Alle Therapieerfolge dürfen nicht darüber hinwegtäuschen, daß nur bei 50% der Patienten mit einem akzeptablen operativen Ergebnis zu rechnen ist. Langfristige Beobachtungen sprechen von einer noch höheren Gefahr eines postthrombotischen Syndromes [3, 10, 14, 16].

Da das Thromboserisiko nicht abschätzbar und die Thrombose somit ein individuelles Risiko ist, bleibt als entscheidende Maßnahme eine breite medikamentöse Prophylaxe (3 × 5000 E. Heparin subkutan, 2 × 5000 E. Heparin Dihydergot subkutan, Dextran i.v.) bei jeder Form einer Immobilisation. Physikalische Maßnahmen unterstützen dies, sie sind jedoch allein nicht ausreichend [4, 9]. In Kürze wird sich durch die Einführung niedermolekularer Heparine eine weitere Verbesserung in der Prophylaxe abzeichnen.

B. Obere Extremität

Thrombosen im Bereich der oberen Extremität unterscheiden sich ganz wesentlich von den Bein-Beckenvenenthrombosen, da die hydrostatischen Druckverhältnisse am Arm nur eine unbedeutende Belastung darstellen. Daher ist ein postthrombotisches Syndrom – vergleichbar mit der unteren Extremität – am Arm selten.

Thrombosen an der oberen Extremität entstehen aus folgenden Ursachen [5]:

(1) Tumorkompression
(2) Nach Subklavia/Jugularis-Katheter
(3) Bei Schultergürtelkompression (thoracic inlet-Syndrom)

(1) Mediastinaltumoren (benigne, maligne, entzündlich), Strumen und größere Lymphknotenmetastasen (supra-infraklavikulär und axillär) können zur Stenose, schließlich zum Stop des venösen Hauptabflusses des Armes und sekundär zu peripherer appositioneller Thrombose führen. Bei radiologischer Abklärung zeigt sich bereits eine deutliche Kollateralisierung, insbesondere über

Venen des Skapulagebietes. Deshalb sollte eine klinische und apparative Diagnostik nach einem Tumor folgen. Die weitere Therapie richtet sich nach dem Tumorleiden. Eine Thrombektomie ist in der Regel nicht indiziert, da die sich ausbildenden Kollateralen für den venösen Abstrom ausreichen. Oft ist auch bei palliativer Tumortherapie die Thromboseursache nicht auszuschalten.

(2) Die Zunahme invasiver Diagnostik, wie auch die häufige Anwendung zentral-venöser Katheter hat im Sektionsgut eine höhere Subklavia-Thromboseinzidenz und eine zunehmende Lungenembolierate zur Folge.

Diese Thrombosen bereiten in der Regel mehr Beschwerden als tumorbedingte, da Kollateralen akut fehlen; sie werden außerdem forciert durch arbeitsbedingte Hyperämie. Daher sollte eine lokale Lyse erwogen werden. Die notwendigen Streptokinase- bzw. Urokinasemengen liegen bei der Injektionstechnik in den Thrombus so niedrig, daß die Indikation dazu weiter gefaßt werden kann als bei der systemischen Lyse (Methode in Anlehnung an die lokale Lyse einer arteriellen Thrombose s.S. 109 f.). Eine Thrombektomie ist auch hier nicht als geeignetes Verfahren anzusehen, da die Rezidivrate hoch ist und nach Abwarten der Kollateralisierung sich spontan ein meist befriedigendes Ergebnis einstellt.

Die Thrombektomie wird man jedoch erwägen müssen, wenn bei akuter Verlegung des venösen Querschnittes das Bild einer Phlegmasia coerulea droht. Dabei wird nach Freilegung der proximalen V. brachialis oder der V. axillaris (entsprechend der Freilegung der Arterie, s.S. 551) der Thrombus proximal mit dem Fogarthy-Katheter entfernt. Die distale Thrombose kann mit Auswickeln und manueller Kompression beseitigt werden (s.S. 747).

(3) Im Schultergürtelbereich sind Venen, Arterien und Nerven besonderen mechanischen Belastungen ausgesetzt, die sich zum einen durch die Anatomie, zum anderen durch die hohe Beweglichkeit des Armes erklären lassen. Pathologisch-anatomisch dominieren:

Halsrippe
Überschießender Kallus nach Klavikulafraktur und Klavikuladeformität
Atypischer ventraler Verlauf des N. phrenicus

Ferner kann die V. subclavia durch die *kostoklavikulare Zwinge* bei rechtwinklig abduzierter und nach dorsal bewegter Schulter mechanisch irritiert werden und schließlich thrombosieren [5]. Da bei den o.g. Problemen aber in der Regel Nerven und Arterien mitbetroffen sind, dominieren diese in der Klinik und bestimmen die Indikation zum operativen Vorgehen (z.B. Resektion der 1. Rippe) (s.S. 577).

Ein isolierter Eingriff an der Vene (Thrombektomie oder gar eine Venenrekonstruktion mit Einbringen eines Goretex-Interponates oder eines Erweiterungsstreifens) ist nach Beseitigung der Kompressionsursache in der Regel nicht indiziert, da die Rezidivverschlußrate zu hoch ist und die Spontankollateralisierung ausreicht.

Ist jedoch wegen des thoracic outlet-Syndroms oder wegen der Nervenkompression eine Freilegung der Gefäß-Nerven-Schiene erforderlich, kann eine Rekonstruktion der Vene (Goretex-Interponat, Venenstreifen-Erweiterungsplastik) folgen, insbesondere dann, wenn nach Thrombektomie oder Lyse die Wandschädigung im Bereich der kostoklavikulären Zwinge phlebographisch nachgewiesen werden kann. Die Thrombektomie erfolgt in diesem Fall über eine Venotomie der V. subclavia. Proximal läßt sich der Thrombus mit dem Fogarthy-Katheter nach Induktion eines PEEP entfernen, vom Arm her wird der Thrombus mit dem vom Bein bekannten Kompressionsmanöver ausgetrieben (Schlag und Auswickeln). Die Rekonstruktion (Venennaht bzw. Venenstreifen-Erweiterungsplastik oder Interponat mit ringverstärktem Goretex) folgt den Gesetzen der atraumatischen Venenchirurgie (s.S. 755f.).

LITERATUR

1. Baumann G (1974) Operative Technik bei der akuten Bein- und Beckenvenenthrombose unter Berücksichtigung von Venenverletzungen. Vasa 3(1):34–38
2. Bloom AL, Thomas DP (1981) Haemostasis and Thrombosis. Churchill, Livingstone
3. Brunner U, Wirth W (1971) Spätresultate nach Thrombektomie bei Ileofemoralvenenthrombose im klinisch-radiologischen Vergleich. Schweiz Med Wochenschr 101 (37):1327–1334
4. Comerota AJ, Sasahara A, DiSerio FJ, Cranley JJ (1983) Postoperative deep vein thrombosis using Dihydroergotamine-Heparin. Vortrag, American College of Surgeons, 69th Annual Clinical Congress, Atlanta
5. Ehringer H, Fischer H, Netzer CO, Schmutzler R, Zeitler E (1979) Venöse Abflußstörungen. Enke, Stuttgart, S 407 ff
6. Hach W, Salzmann G (1982) Die Chirurgie der Venen. Schattauer, Stuttgart
7. Höflinger C, Wirth W (1976) Kollateralwege bei einseitiger Beckenvenenthrombose. Vasa 5(3):185–193

8. Hutschenreiter S, Vollmar J, Loeprecht H, Abendschein A, Rödl W (1979) Rekonstruktive Eingriffe am Venensystem – Spätergebnisse unter kritischer Bewertung funktioneller und gefäßmorphologischer Kriterien. Chirurg 50(9):555–563
9. Kakkar VV (1975) Deep Vein Thrombosis. Circulation 51:8–19
10. Kriessmann A, Rupp N (1977) Natürlicher Verlauf der venösen Drainagen-Insuffizienz bei Becken- und tiefer Beinvenenthrombose. Vasa 6(2):124–127
11. Loeprecht H, Vollmar J, Heyes H, Paulini K, Spohn B (1976) Beeinflussung des Spontanverlaufs der Phlebothrombose und ihre operativen Behandlungsergebnisse durch Änderung der Haemodynamik. Vasa 5(2):135–141
12. May R (1974) Die Problematik des Beckenvenensporns. Vasa 3(1):28–33
13. Nachbur BB, Beck EA, Senn A (1980) Can the results of treatment of deep venous thrombosis be improved by combining surgical thrombectomy with regional fibrinolysis? J Cardiovasc Surg 21:347–352
14. Partsch H, Weidinger P, Mostbeck A, Olbert F, Denck H (1980) Funktionelle Spätergebnisse nach Thrombektomie, Fibrinolyse und konservativer Therapie von Bein- Beckenvenenthrombosen. Vasa 9(1):53–61
15. Pollak EW, Sparks FC, Barker WF (1974) Inferior vena cava interruption: Indications and results with caval ligation, clip and intracaval devices in 110 cases. J Cardiovasc Surg 15:629–635
16. Raithel D, Söhnlein B (1981) Die venöse Thrombektomie – Technik und Ergebnisse. Vasa 10(2):119–124

27.4 Postthrombotisches Syndrom der unteren Extremität

R. May †

INHALT

A. Einführung 751
B. Spezielle Anatomie 751
C. Die chirurgischen Möglichkeiten 751
    I. Eingriffe am oberflächlichen Venensystem 751
    II. Eingriffe am tiefen Venensystem des Beines 755
    III. Der Beckenvenensporn 758
    IV. Die Palma'sche Operation 759
    V. Der „Hohe Palma" 761
Literatur 762

A. Einführung

90% des venösen Blutes werden bei Gesunden über das tiefe Venensystem abgeführt. Dieser Rückfluß ist nach einer tiefen Venenthrombose bis zu 80–85% durch Zerstörung der Venenklappen und irregulärer Rekanalisation behindert, die Behinderung hat progredienten Charakter. Viele chirurgische Therapien sind in der Vergangenheit versucht worden, bei kritischer Beurteilung haben jedoch nur wenige überdauert.

B. Spezielle Anatomie

Hier ist auf die allgemeine Anatomie zu verweisen sowie auf den anatomischen Abschnitt des Kapitels akute Verschlüsse der Venen (s.S. 740).

C. Die chirurgischen Möglichkeiten

I. Eingriffe am oberflächlichen Venensystem

1. Resektion sekundärer Varizen

a) Indikationen. Nach einer tiefen Venenthrombose bleiben in 80% Residuen zurück, in der Regel mit progredientem Charakter. Eine dieser Residuen sind sekundäre Varizen. Diese müssen mit einer Phlebographie von der primären Varikosis abgegrenzt werden. Ob die Ausschaltung der sekundären Varizen Gewinn bringt, ist mit dem Okklusionstest in Erfahrung zu bringen.

Dazu stehen zwei Methoden zur Verfügung:
(1) periphere Venendruckmessung [6] (Abb. 27.4.1 a–c)
(2) Licht-Reflexions-Rheographie [5]

Am stehenden Patienten wird eine Fußrückenvene punktiert und daran eine Manometersäule oder ein Statham nach Eichung angeschlossen. Man erhält dann den Druck zur „Indifferenzebene", eine Ebene, in deren Höhe in jeder Körperlage gleicher Druck herrscht. Sie liegt handbreit unterhalb des Zwerchfells. Mit Zehenspitzenständen (10 in 15 sec, evtl. nach Metronom) wird die Muskelpumpe betätigt, je nach Funktion sinkt der Druck ab. Abbildung 27.4.1a zeigt einen solchen Druckabfall von 90 auf 70 mm Hg nach 10 Zehenspitzenständen. Je nach Druckverhalten der oberflächlichen Varize bei Okklusion (am besten mit einem mehrfach gefalteten Tupfer) ergeben sich folgende Möglichkeiten (Abb. 27.4.1b):

(1) Sinkt der Druck nach Okklusion deutlich ab, ist die Entfernung der Varize nicht nur erlaubt, sondern notwendig, um den venösen Rückfluß zu verbessern.

(2) Kommt es nach Okklusion zu keiner Druckänderung, ist die Operation möglich. Sie hat dann eher kosmetischen Charakter.

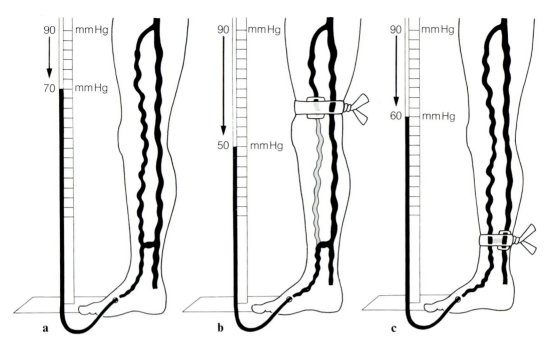

Abb. 27.4.1 a–c. Die periphere Venendruckmessung nach MAY und KRIESSMANN [6]: **a** Nach Punktion einer Fußrückenvene wird über ein Statham-Element und einem Verstärker unter Ruhebedingungen im Stehen ein steady state abgewartet (Ausgangsdruck hier: 90 mm Hg). In 15 Sek. folgen 10 Zehenspitzenstände, die bei intaktem venösem Abfluß einen Druckabfall (Δ P) von 50–60 mm Hg zur Folge haben. Ein Δ P von nur 20 mm Hg spricht für eine schwere venöse Abflußbehinderung. **b** Unter Okklusion der oberflächlichen Varizen wird – setzt sich das Δ P aus mehreren Störungen zusammen – deren Anteil ausgeschaltet. Nimmt das Δ P zu, so ist die Ausschaltung der Varize indiziert. **c** Mit dem Kompressionstest wird die funktionelle Verbesserung durch Ausschaltung einer insuffizienten Perforansvene abgelärt

(3) Steigt der Druck unter Okklusion an, ist die Varize als Ersatzrückflußbahn notwendig, eine operative Entfernung ist kontraindiziert.

Alternativ zur blutigen Druckmessung ist mit der Licht-Reflexions-Rheographie eine Aussage über den Hautvenenplexus möglich, der mit dem oberflächlichen und tiefen Venensystem in Verbindung steht, somit eine Aussage über deren Funktion zuläßt. Dabei ist die Wiederauffüllzeit nach Beendigung von 10 Dorsalflexionen bei aufgestützter Ferse der wesentliche Parameter. Diese Untersuchung kann auch mit dem Okklusionstest kombiniert werden.

b) Lagerung, operativer Zugang, Technik, Komplikationen, Nachsorge. (s. Kap. Primäre Varizen, s.S. 724f.).

2. Therapie insuffizienter Perforansvenen

a) Einführung. Perforansvenen stellen die Verbindung vom oberflächlichen zum tiefen Venensystem dar und richten den Blutstrom durch Klappen derart, daß ein blow-in besteht = physiologischer Fluß von oberflächlicher zur tiefen Vene bei Muskelerschlaffung (Diastole) (Abb. 27.4.2). Der blow-out (= gegenläufige Stromrichtung bei Muskelkontraktion (Systole) ist pathologisch. Die pathologische Strömungsumkehr ist erheblich stärker bei insuffizienten Perforansvenen (infolge einer tiefen Venenthrombose) als bei primärer Varikosis. Werden im Zuge einer Varizenoperation die wichtigsten insuffizienten Vv. perforantes ausgeschaltet, so deshalb, weil nach dem Wegfall des blow-down (= Rückfluß in die Varize) der blow-out in den insuffizienten Vv. perforantes zunimmt. Die funktionelle Verbesserung durch eine Perforansligatur wird mit dem Kompressionstest gezeigt (Abb. 27.4.1 c).

Beim postthrombotischen Syndrom kann der blow-out sehr kräftig werden, er wird deshalb auch systolic jct out bezeichnet und ist in den meisten Fällen die direkte Ursache des Ulcus cruris postthromboticum (s.S. 734).

b) Indikationen

(1) Nur funktionell aktive Vv. perforantes sollten ausgeschaltet werden. Der exakte Nachweis ist mit dem Kompressionstest möglich, zuvor phlebographische und klinische Lokalisation. Bessert sich

27.4 Postthrombotisches Syndrom der unteren Extremität

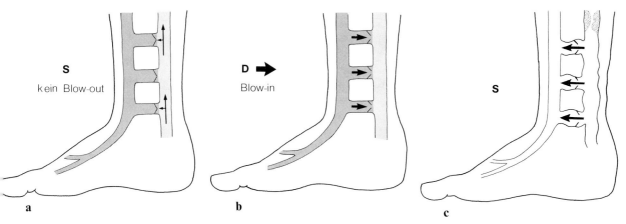

der Venendruck, ist die untersuchte V. perforans funktionell aktiv.

(2) Insuffiziente Vv. perforantes können zwar funktionell unbedeutend sein, an den Prädilektionsstellen [1, 8] sind sie in der Regel funktionell aktiv (Abb. 27.4.3).

(3) Liegt ein Ulcus cruris vor, sollte dies durch Kompressionsbehandlung zur Abheilung gebracht werden; zumindest ist eine geduldige Wundreinigung notwendig. Unter der Kompressionsbehandlung wird das Ödem geringer, je nach Narbenplatte läßt sich die insuffiziente V. perforans dann als Lücke tasten.

c) Lagerung. Die insuffizienten Vv. perforantes werden am stehenden Patienten vor der Operation

Abb. 27.4.2 a–c. Strömungsverhalten zwischen oberflächlichem und tiefem Venensystem. **a, b** In der Systole (Muskelkontraktion) kommt es unter Normalbedingungen zum Klappenschluß in den Perforansvenen. Während der Diastole baut sich ein Druckgradient zwischen der oberflächlichen und der tiefen Vene auf, die Klappen öffnen sich. **c** Bei Perforansklappeninsuffizienz (durch Klappenveränderungen oder deren Ringerweiterung) schließen diese in der Systole nicht, es kommt zum venösen Reflux in das oberflächliche Venensystem

(Vortag) angezeichnet. Der Eingriff selbst wird in Rückenlage vorgenommen. In dieser Position sind am ganzen abgewaschenen Bein in der Regel alle relevanten insuffizienten Perforansvenen erreichbar.

d) Operativer Zugang. In Lokalanästhesie, bei multiplen Eingriffen in Intubationsnarkose, führt man im Verlauf der Hautspalten einen oder mehrere 2–3 cm lange schräge Schnitte durch (Abb. 27.4.4). Je nach Hautzustand und Fettgewebe ist auch ein kleinerer Schnitt möglich. Dieser Schnitt sollte kranial oder kaudal der Perforansstelle liegen, um so den meist erheblichen Hautveränderungen auszuweichen. Der von COCKETT [1] angegebene Längsschnitt wird nur ausnahmsweise durchgeführt. Er ist nur angezeigt in jenen Fällen,

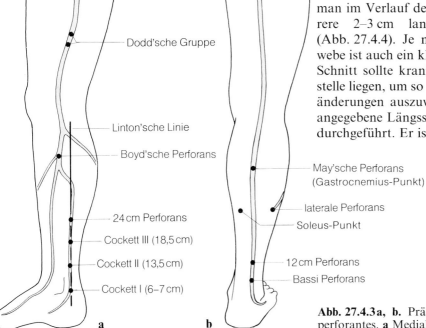

Abb. 27.4.3 a, b. Prädilektionsstellen insuffizienter Vv. perforantes. **a** Medialseitig. **b** Dorsalseitig

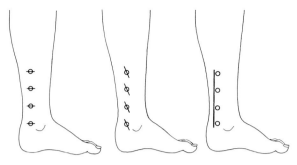

Abb. 27.4.4. Mehrere kleine, quer oder schräg verlaufende Schnitte sind dem dorsal der Perforansvenen angebrachten Längsschnitt (Cockett) vorzuziehen. Je schwerer jedoch die Hautveränderungen wiegen, umso weiter entfernt von der insuffizienten Perforansvene (in der Regel nach dorsal) sollte die Inzision vorgenommen werden

in denen schwere Indurationen es ratsam erscheinen lassen, dorsal davon in gesunder Haut zu inzidieren. Bei einer Ulkusexzision erfolgt die Ligatur über die Exzisionsstelle.

e) Technik. Nach dem Hautschnitt wird das Subkutangewebe bis zur Faszie dargestellt. Die Faszie wird eröffnet, am besten von der Durchtrittsstelle der Perforansvene ausgehend. Es erfolgt die Unterbindung der Perforansvene, so daß nach deren Absetzen der Gefäßstumpf durch Retraktion subfaszial zu liegen kommt. Die Faszienlücke wird mit einer U-Naht verschlossen. Nach der Subkutannaht erfolgt die Einzelknopfnaht (Abb. 27.4.5). Es sei erwähnt, daß über kleinere Inzisionen durch, z.B. Häkchen, insuffiziente Perforansvenen abgerissen werden können, bei einer anderen Methode werden nach einem größeren Hautschnitt subfas-

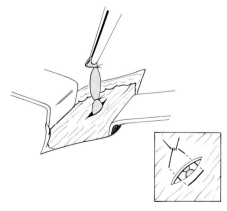

Abb. 27.4.5. Doppelte Ligatur der Perforansvene, deren Stumpf subfaszial versenkt wird. Verschluß der Faszie mit einer U-Naht

zial mit einer Schere wahllos alle erreichbaren Perforansvenen durchtrennt. Die anschließende lange Kompression (mindestens 10 min) stillt die Blutung. Wir geben jedoch dem gezielten Vorgehen den Vorrang [8]. Eine neuere Entwicklung ist die endoskopische Perforansdiszision.

3. Ulcus cruris (variköz und postthrombotisch)

a) Indikationen. Das Ulcus cruris kann postthrombotisch oder rein variköser Genese sein. Ursachen sind in beiden Fällen eine hämodynamische Störung durch eine Varikosis (primär oder sekundär) und/oder insuffiziente Perforansvenen. Diese gilt es, lokal zu beseitigen, wobei trotz Ausschaltung der irreparable Schaden des tiefen Venensystems beim postthrombotischen Syndrom bestehen bleibt und die Prognose damit verschlechtert [1, 3].

Voraussetzungen der Therapie sind:

(1) Differentialdiagnostische Ausschaltung einer arteriellen Ursache. Liegt ein arterielles Verschlußleiden vor, so ist eine Ulkusabheilung nur über eine Verbesserung der Durchblutung (konservativ, operativ) langfristig möglich. Sie hat Vorrang vor der venösen Problematik.

(2) Mit lokaler Reinigung (z.B. Varidase) und Rivanolumschlägen sowie lokaler Kompression sollte das Ulkus entweder abheilen oder zur sauberen Granulation gebracht werden. Insbesondere bei schwerer Vernarbung wird eine völlige Abheilung konservativ nicht zu erreichen sein.

b) Lagerung. Der Eingriff erfolgt in Rückenlage und Allgemeinnarkose, eine lokale Betäubung verbietet sich bei den in der Regel nicht einwandfreien Wundverhältnissen. Das Bein wird zirkulär so weit abgewaschen, daß die am Tag zuvor angezeichneten Stellen gut abgedeckt und bei entsprechender Beweglichkeit des Beines erreicht werden können.

c) Operativer Zugang und Technik. Art und Ausmaß des Eingriffes sind abhängig vom Grad der Schädigung und deren Ursache. Die Technik ist bei beiden Ulzera dieselbe, lediglich die Prognose ist verschieden.

Ulcus cruris venosum. Dieses heilt zwar durch den Kompressionsverband ab, das Rezidiv ist jedoch vorprogrammiert. Als kausale Therapie kommt die Exzision einer Varize sowie die Unterbindung einer insuffizienten Perforansvene in Frage, beide Ursachen sind vorher radiologisch exakt abzuklären. Eine Ulkusexision ist, sofern kein tiefer Venenschaden vorliegt, in der Regel nicht notwendig. Lediglich bei schwerst durch Ulkusnarben veränderter Haut empfiehlt es sich, diese gleichzeitig oder in einem zweiten späteren Eingriff zu resezieren, eine Defektdeckung kann mit Meshgraft oder Spalthautlappenplastik erfolgen. Letzteres ist je nach den Verhältnissen des Wundgrundes primär und sekundär möglich.

Ulcus cruris postthroboticum. Das chirurgische Vorgehen ist identisch mit dem beim Ulcus cruris venosum. Das Ausmaß der Hautschädigung ist hier in der Regel weit größer, so daß die Ulkusexision unter en block-Resektion der Narbenplatte häufiger zur Anwendung kommt. Insuffiziente Perforansvenen werden im gleichen Eingriff ausgeschaltet.

d) Komplikationen. Die schwerwiegendste Komplikation ist sicherlich der lokale Wundinfekt, der sich bis zur Unterschenkelphlegmone entwickeln kann. Das Infektionsrisiko korreliert mit dem Grad der Wundverschmutzung, weswegen auf die vorausgeschaltete peinlichst durchgeführte konservative Therapie nur mit Nachdruck hingewiesen werden kann. Bei entsprechenden klinischen Zeichen eines Verhaltes ist Entlastung ggf. mit Drainage erforderlich.

e) Nachsorge. Unter strengster Hochlagerung auf Braun'scher Schiene, Beingymnastik und medikamentöser Thromboseprophylaxe ist bei einem großen Eingriff (breite Ulkusexision mit primärer plastischer Deckung) eine einwöchige Bettruhe erforderlich. Ist nach Abheilen des Ulkus lediglich eine Perforansligatur notwendig, so kann dieser Eingriff auch in Lokalanästhesie und ambulant durchgeführt werden. Nach Entlassung ist eine Kompressionsbehandlung über Monate ratsam. Während die Therapie beim Ulcus cruris venosum damit beendet ist, muß das Ulcus cruris postthroboticum nach der Revision mit Kompressionsstrümpfen versorgt werden. Ein ganztägiges lebenslanges Tragen bietet den sichersten Schutz vor einem Rezidiv. Tritt ein Rezidiv auf, so ist dies entweder mit einer übersehenen insuffizienten Perforansvene oder mit einer unzureichenden Kompressionsbehandlung zu erklären.

II. Eingriffe am tiefen Venensystem des Beines

1. Einführung

Wesentlicher Unterschied zwischen arteriellen und venösen Eingriffen ist die höhere Thrombosesensibilität im venösen Bereich. Endothelschäden – im arteriellen Bereich durch den guten Perfusionsdruck ohne Thrombose abgeheilt – führen bei geringem intravasalen Druck und geringer Strömungsgeschwindigkeit weit häufiger zu Thrombosen. Dies stellt an den Chirurgen zwei Anforderungen:

(a) Atraumatisches endothelschonendes Operieren,
(b) Richtige Indikation für eine temporäre arteriovenöse Fistel distal der Anastomose(n).

Zu (a): Die 4 Grundregeln der *endothelschonenden Venennaht* sind:

(1) Die Vene soll weder direkt mit der Hand des Chirurgen noch mit der Klemme in Berührung kommen. Sie sollte an der Adventitia oder langbelassenen Ligatur gefaßt werden (Abb. 27.4.6a).

(2) Blutungen, besonders an Anastomosen, sollten nicht durch Tupfen, sondern durch Spülen mit Kochsalz und Absaugen beseitigt werden (Abb. 27.4.6b).

(3) Man nähe die Anastomose ohne Berühren des Venenrandes mit einer Pinzette. Möglicherweise gibt die evertierende Gefäßnaht die besten Ergebnisse (Abb. 27.4.6c).

(4) Jedes Ziehen schädigt das Endothel, wird das Gefäß jedoch aufgebläht, um undichte Kollateralen zu lokalisieren, so schädigt dies die Intima nicht (Abb. 27.4.6d).

(5) Belassen der seitlichen Bindegewebsstränge, die in die Adventitia der V. femoralis einstrahlen und bei jeder Lage des Beines die Vene offen halten. Die Präparation zum Abklemmen sollte deshalb sparsamst erfolgen, eine zirkuläre Freilegung ist abzulehnen. Grund dafür ist, daß jede Vene im Gegensatz zur Arterie nur in besonderen Momenten bei starkem Rückstrom zirkulär gefüllt ist, meist hat sie jedoch nur ovalären Querschnitt. Eine zirkuläre Freilegung der Vene in der Leiste würde diese Kollapsneigung erheblich verstärken. Die Ringaufspannung nach Kunlin unterstützt dieses Prinzip (Abb. 27.4.7). Wenn die Vene abgeklemmt werden muß, so ist die Fogarty-Hydroclip-Surgical clamp – Edwards Laboratories am endothelschonendsten (Abb. 27.4.8). Ihre Branchen sind mit auswechselbaren, weichen

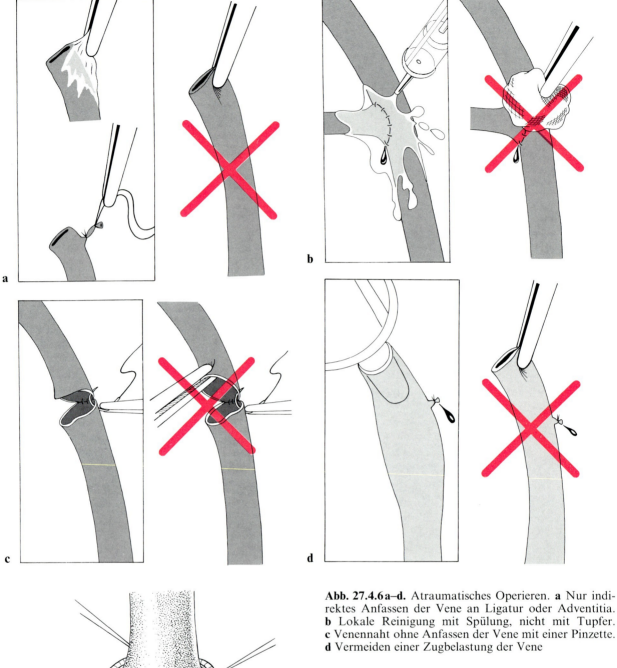

Abb. 27.4.6a–d. Atraumatisches Operieren. **a** Nur indirektes Anfassen der Vene an Ligatur oder Adventitia. **b** Lokale Reinigung mit Spülung, nicht mit Tupfer. **c** Venennaht ohne Anfassen der Vene mit einer Pinzette. **d** Vermeiden einer Zugbelastung der Vene

Abb. 27.4.7. Ringaufspannung nach KUNLIN

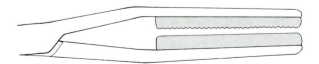

Abb. 27.4.8. Fogarty-Hydroclip als endothelschonende Gefäßklemme

Gummipolstern versehen. Bei seitlicher Abklemmung empfiehlt sich die Satinsky-Klemme. Es werden von ihren Zähnen nur Endothelinseln zerstört, die bald vom Rand her reendothelialisiert werden.

Zu (b): Temporäre arteriovenöse Fistel. Sie wird im Kapitel akute Verschlüsse der Vene behandelt (s.S. 746).

Der Femoralisbypass nach MAY und HUSNI [4]: Ist als Folge einer Thrombose vorwiegend die V. femoralis schwer geschädigt, so ist es naheliegend, diese durch die in die V. poplitea implantierte V. saphena magna zu überbrücken. Leider tendiert die V. saphena magna, varikös zu entarten, so daß das operative Ergebnis von der Intaktheit der Klappen mitbestimmt wird.

2. Indikationen

Eine Indikation für die Operation besteht bei einer phlebodynamometrisch nachgewiesenen schweren venösen Abflußbehinderung mit entsprechender Klinik. Phlebographisch sollte diese Abflußbehinderung hauptsächlich im Bereich der V. femoralis superf. gelegen sein. Idealfall wäre ein isoliertes Trauma mit Folgen am Oberschenkel. Liegen postthrombotische Veränderungen am Unterschenkel vor, so kann deren Eigendynamik den langfristigen Erfolg der Operation gefährden. Eine weitere Voraussetzung ist die Intaktheit der V. saphena magna; trotz nachgewiesener aktueller Klappensuffizienz ist die Tendenz zur varikösen Degeneration jedoch groß.

3. Lagerung

Der Eingriff erfolgt in Rückenlage, das gesamte Bein ist abgewaschen und entsprechend abgedeckt. Durch Unterlage von zwei Op.-Mänteln am distalen Oberschenkel läßt sich das Bein nach außen rotieren und im Kniegelenk beugen.

4. Operativer Zugang und Technik

Ca. 8 cm lange Hautinzision parallel zur Tibia (ein Querfinger von der medialen Tibiakante entfernt) direkt unterhalb des medialen Epikondylus beginnend. Nach Durchtrennen der Haut stößt man auf die V. saphena magna (man sollte versuchen, sie präoperativ im Stehen dort anzuzeichnen); sie wird dann distal freigelegt unter Berücksichtigung der atraumatischen Regeln. Nach Durchtrennen der tiefen Faszie und Beiseiteschieben des M. gastrocnemius findet man im lockeren Fettgewebe die V. poplitea, die auf der Arterie liegt. Sie wird dargestellt, mit endothelschonenden Klemmchen abgeklemmt (zuvor wird in die Peripherie 10 000 E Heparin gespritzt) und über 3–4 cm eröffnet. Diese Inzision sollte möglichst distal erfolgen, da auch bei schwerem postthrombotischem Schaden dieser Teil am besten erhalten ist. Die V. saphena magna wird möglichst distal durchtrennt und ohne Spannung in lockerer Schlinge mit der V. poplitea Seit-zu-End anastomosiert (Abb. 27.4.9a, b). Bei der Längsbemessung der V. saphena magna muß die Länge des Gefäßes unter Streckung des Kniegelenkes berücksichtigt werden. Ohne Fasziennaht wird die Wunde nach Einlegen eines Redons verschlossen. Bestehen außerdem insuffiziente Perforansvenen, so werden diese operativ in gleicher Sitzung unterbunden. Unter Heparinisierung mit einem Perfusor (die PTT sollte auf das zwei- bis dreifache erhöht sein) folgt bei intensiver Vorfußgymnastik eine Beinhochlagerung für 5 Tage, nach Umstellen auf Marcumar kann der Patient in die

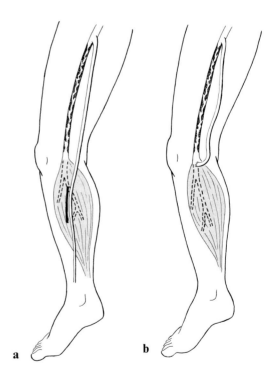

Abb. 27.4.9a, b. Femoralisbypass nach MAY und HUSNI. **a** Bei isolierter (selten!) Thrombose der V. femoralis superf. wird die intakte V. saphena magna gut handbreit unterhalb des Kniegelenkes abgesetzt (Hautinzision mit durchgezogener Linie eingezeichnet). **b** Das distale Ende wird torsions- und spannungsfrei mit der V. poplitea anastomosiert (Seit-zu-End)

ambulante Betreuung entlassen werden. Eine temporäre AV-Fistel im Sprunggelenksbereich ist möglich, ihr Wert ist Gegenstand der Diskussion.

5. Komplikation

Wegen der folgenden Heparinisierung droht eine Nachblutung, die insbesondere durch Kompression des Transplantats dort zur Thrombose führen kann. Deshalb ist subtile Blutstillung notwendig. Kleinere Blutungen aus dem Bereich der Anastomose stehen jedoch von selbst. Hier ist die Gefahr einer Stenosierung durch eine Einzelnaht sehr groß.

6. Nachsorge

Die Frühergebnisse zeigten stets die erwartete Besserung der Venendruckkurve, die Spätergebnisse nach 5–7 Jahren enttäuschten jedoch. Grund dafür: In aller Regel liegt kein isolierter Verschluß der V. femoralis superf. vor, sondern es bestehen auch postthrombotische Veränderungen am Unterschenkel. Diese haben eine Eigendynamik und führen über Progression zu einer Verschlechterung des postthrombotischen Syndroms. Deshalb ist die Indikation eng zu stellen, nach der Operation ist lebenslange Kompression notwendig. Die Dauermarcumarisierung muß engmaschig mit optimaler Einstellung (Quick 15–25% je nach Test) vorgenommen werden. Chirurgisch behandelbare Folgen (z.B. insuffiziente Perforansvenen) sollten in Jahreskontrollen entdeckt und entsprechend therapiert werden.

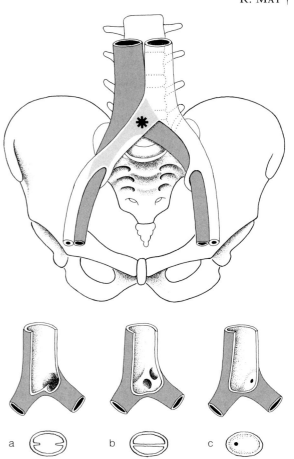

Abb. 27.4.10. Beckenvenensporn. Mikrotraumata der rechten A. iliaca comm. gegen die linke V. iliaca comm. führen über Intimaläsionen zur Spornbildung. Diese beginnt zuerst medial und lateral (*a*) und kann über eine Septenbildung (*b*) bis zur subtotalen Obliteration (*c*) wachsen

III. Der Beckenvenensporn

1. Spezielle Anatomie

Durch die Pulsation der rechten A. iliaca comm. gegen die linke V. iliaca comm., die auf der Wirbelsäule liegend nicht ausweichen kann, kommt es zu Intimaveränderungen verschiedenen Ausmaßes. Diese Intimaläsionen führen über Thrombozytenanlagerung mit bindegewebiger Reaktion zu drei verschiedenen Spornformen (sie sind zu trennen von den vielen, in dieser Region vorkommenden kongenitalen Venenanomalien) (Abb. 27.4.10).

20% der Erwachsenen sind Träger eines Spornes. Aber nicht jeder Sporn behindert den Abstrom, so daß zwischen funktionell belanglosen und funktionell aktiven Spornen unterschieden

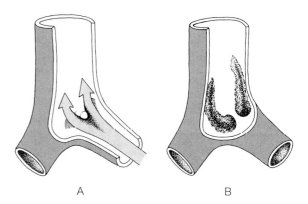

Abb. 27.4.11. Behinderung des venösen Flusses durch den Sporn. Man beachte das Wachstum der Thrombose (deszendierender Charakter)

werden muß. Der Sporn ist jedoch die Ursache für die Linksbetonung der Erkrankung mit zwei Drittel (Rechtsbefall ein Drittel, selten beidseitig) (Abb. 27.4.11) [7, 9].

2. Indikationen

Ein funktionell aktiver Sporn kann symptomlos sein. Oft führen jedoch chronische Stauungszustände des linken Beines oder eine akute Thrombose auf seine Spur. Beide erfordern eine sofortige phlebographische Abklärung.

Thrombose und Sporn. Liegt eine akute Thrombose vor, so bestimmt diese das Vorgehen (s. Kap. akute Venenthrombose S. 740). Zeigt sich intraoperativ ein Sporn, so wird dieser belassen. Mit einer arteriovenösen Fistel wird die Ausbildung von Kollateralen verbessert. Ein Verschluß der AV-Fistel folgt nach 3–6 Monaten. Ein weiterführender Eingriff sollte erst ca. 1–2 Jahre nach der Thrombose durchgeführt werden, da erst dann eine Verbesserung der Kollateralen nicht mehr zu erwarten ist. Diese Einstellung konkurriert mit dem einzeitigen Verfahren, das bei einem ausgeprägten Sporn und entsprechenden Beschwerden eine simultane Korrekturoperation (OP nach Palma) nach Thrombektomie vorsieht (insbesondere dann, wenn phlebographisch keine Kollateralen zu erkennen sind).

Sporn. Liegt ein isolierter Sporn vor, ohne Hinweis für eine Thrombose, so sind die Voraussetzungen zur Operation wie folgt festzuhalten:

(1) Ausgeprägte Beschwerdesymptomatik
(2) Röntgenologischer Nachweis des Sporns, evtl. auch durch Punktion von der Leiste, eine Beurteilung beider Beine inkl. Beckenetage ist erforderlich
(3) Venendruckmessung
(4) Möglichst wenig postthrombotische Veränderungen an Unter- und Oberschenkel

Die Venendruckmessung. Am liegenden Patienten wird die V. femoralis beidseits punktiert und an ein Druckregistriergerät über ein Statham-Element nach Eichung angeschlossen (Apparat Fa. F. Hellige, Freiburg und Fa. W. Wilken, Karlsruhe). Es folgt die Registrierung des Ruhedruckes, dann wird der Druckverlauf unter 20maliger Dorsalflexion des Vorfußes aufgezeichnet. Normalerweise steigt der Druck dabei nur geringfügig an. Besteht ein erhebliches Strömungshindernis, so steigt der Druck eindrucksvoll an. Eine Steigerung der Druckdifferenz um das dreifache gilt als Op.-Indikation.

$$\frac{(P\,\text{Bewegung kranke Seite} - P\,\text{Ruhe kranke Seite})}{(P\,\text{Bewegung gesunde Seite} - P\,\text{Ruhe gesunde Seite})} \quad \text{z.B.}\ \frac{3}{1}$$

Die Aushöhlung des unter der Kreuzungsstelle von Arterie und Vene liegenden Wirbelkörpers hat sich nicht bewährt. Ausgedehnte Transposition, z.B. mit Gefäßprothesen, sind auf Einzelfälle beschränkt. Derzeit bleiben zwei Verfahren in der engeren Wahl:

a) Resektion des Spornes. Von retroperitoneal rechts werden in Rückenlage über einen Flankenschnitt die Aortengabel und die V. iliaca comm. links dargestellt. Nach Anschlingen der Aortengabel läßt sich diese beiseitehalten und so die Vene über dem Sporn abklemmen. Es wird längsvenotomiert, der Sporn reseziert und anschließend die Venotomie mit einem Venen- oder Kunststoffstreifen verschlossen. Eine AV-Fistel im Leistenniveau ist empfehlenswert (s.S. 746).

Dieser Eingriff ist durch die Palma-Operation in den Hintergrund gedrängt worden, insbesondere deshalb, weil der Situs hohe gefäßchirurgische Ansprüche stellt und die Rezidivgefahr sehr groß ist.

b) Umgehungsoperation. Hier sind Palma-Operation und der hohe Palma zu nennen. Diese Eingriffe haben ihre Indikation auch beim einseitigen Beckenvenenverschluß und werden deshalb im folgenden Kapitel behandelt.

IV. Die Palma-Operation (Abb. 27.4.12a–d) [7, 9]

1. Indikationen

Indikationen sind:

(1) Einseitiger Beckenetagenverschluß oder dekompensierter Sporn bei radiologisch und funktionell (Phlebodynamometrie) nachgewiesener Intaktheit der Gegenseite.
(2) Gleichseitig normale Beinetage, eine Vorschädigung sollte nur in einem geringen Ausmaß toleriert werden.
(3) Ausgeprägte klinische Symptomatik bis hin zur „Claudicatio venosa", d.h. daß das Bein bei rascher Bewegung durch reaktive Hyper-

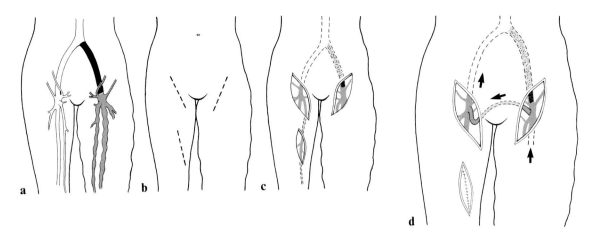

Abb. 27.4.12 a–d. Palma-Operation. **a** Typischer phlebographischer Situs für die Indikationsstellung: linksseitiger Beckenetagenverschluß. **b** Schnittführung. **c** Aufsuchen der V. saphena magna der gesunden Seite, distales Durchtrennen (Längenfestlegung mit Metermaß). **d** Das Transplantat wird zur rechten Leiste durchgezogen und über einen subkutanen Tunnel in die linke Leiste geführt. Hier erfolgt die Anastomose mit der V. femoralis comm.

ämie anschwillt und der Patient zum Stehenbleiben gezwungen wird.
(4) Venendruckmessung. Eine Steigerung der Druckdifferenz um das dreifache ist zu fordern (s.S. 751).

Ganz isolierte Beckenvenenschäden wären die ideale Indikation. Es darf jedoch nicht übersehen werden, daß in diesen Fällen die Beschwerden des Patienten häufig so gering sind, daß keine Operation notwendig ist. Selbst ein Stop in Höhe der V. iliaca comm. kann mit entsprechenden Kollateralen (Spontan-Palma) phlebodynamometrisch voll kompensiert werden (d.h. hohes Δ P nach 10 Zehenspitzenständen bei normaler Druckausgleichszeit). Erleichtert wird die Entscheidung, wenn die Thrombose 1–2 Jahre alt ist und eine weitere Verbesserung der Kollateralisierung nicht mehr zu erwarten ist. Ist der Verschluß jedoch akut und chirurgisch (bzw. durch Lyse) nur schlecht oder überhaupt nicht zu beseitigen, so kann auch primär eine Umgehungsoperation empfohlen werden.

2. Lagerung, Zugang, Technik

Der Patient befindet sich in Rückenlage, beide Oberschenkel sind bis zum Knie, inklusive beider Leisten, abgewaschen. Zuerst wird auf der gesunden Seite ein 10 cm langer Längsschnitt inguinal, gering medialer als zur Freilegung der tiefen Vene, durchgeführt. Die V. saphena magna kommt medial zur Darstellung. Ist sie sehr dünnkalibrig, sollte man auf eine weitere Präparation verzichten und großzügig die ringverstärkte PTFE-Prothese einbringen. Ist die V. saphena magna brauchbar, so legt man die V. femoralis der erkrankten Seite frei. Entscheidend ist, daß die Anastomose an einem möglichst intakten Abschnitt der V. femoralis durchgeführt wird. Ob sich nun die V. femoralis comm., die V. femoralis superf. oder die V. profunda femoris anbietet, entscheidet der Einzelfall.

Die ideale Anschlußstelle wäre die V. femoralis comm. Hier ist die Strömung durch den Einfluß der stets gesunden V. profunda femoris besonders kräftig. Von einer Implantation in die V. saphena magna der erkrankten Seite sind wir abgekommen, auch wenn dieser Eingriff technisch sehr leicht ist; die Verschlußquote war aber auffallend hoch. Die V. femoralis wird auf keinen Fall zirkulär freipräpariert, um die wichtigen Aufspannungen der Vene nicht zu zerstören [9]. Dann folgt die Freipräparation der V. saphena magna am gesunden Bein durch 2–3 Längsschnitte von gut 10 cm Länge bis knapp über dem Knie. Die entsprechend benötigte Länge muß mit einem sterilen Bandmaß ausgemessen werden. Dann wird die V. saphena magna zwischen zwei Ligaturen durchtrennt und vorsichtig aus der Leistenwunde herausgeführt. Die Vene wird mit heparinisiertem Kochsalz durchspült, bereits vor der Durchtrennung der V. saphena magna sollte systemisch Heparin (10000 E. i.v.) gegeben werden. Mit zwei sich nähernden Zeigefingern wird subkutan ein Tunnel über dem Os pubis gebohrt, das Bypasslager sichert ein durchgezogenes

Kunststoffrohr. Durch dieses wird nun die Vene – möglichst ohne sie zu zerren und zu torquieren – durchgezogen, anschließend kann das Kunststoffrohr entfernt werden. Zuvor sollte beachtet werden, ob präpubische Varizen vorliegen: diese sind vorher sorgfältig zu entfernen. Mittels Satinsky-Klemmen wird die V. femoralis der gesunden Seite tangential gefaßt und über eine Länge von 1 1/2 cm längs venotomiert. Entsprechend der Venotomie wird die V. saphena magna in der dorsalen Zirkumferenz längs geschlitzt und vom oberen Anastomosenwinkel aus mit 6/0 Prolene fortlaufend anastomosiert. Unter Verwendung entsprechender Haltenähte sollte die Naht ohne Benützung einer Pinzette mit Lupenbrille angelegt werden. Nach Öffnen der Satinsky-Klemme werden auf beiden Seiten je eine Redon-Drainage angelegt und die Wunde verschlossen. Eine Antagonisierung des Heparins ist nicht empfehlenswert, im Anschluß an die Operation erhält der Patient 3 × 5000 E. Heparin s.c. (bzw. Heparin über Perfusor). Während diese Eingriffe früher ohne Anlegen einer AV-Fistel erfolgten, sollte die AV-Fistel jetzt zur Regel gemacht werden (s.S. 746).

3. Ergebnisse

Die Erfolgsquote liegt derzeit bei 85–90%, Frühverschlüsse haben ihre Ursache entweder in einer falschen Indikation oder in kleinen technischen Fehlern. Ist der Cross Over Bypass 6–8 Wochen durchgängig, so darf ein weiteres Offenbleiben erwartet werden. Nach einigen Jahren erweitert sich die V. saphena magna varikös, der Venendruck normalisiert sich unmittelbar postoperativ schlagartig und bleibt trotz der varikösen Veränderung normal. Eine spätere Schwangerschaft stört den Bypass in keiner Weise; es kommt sogar zu einer Erweiterung des Lumens, das nach Beendigung der Schwangerschaft normale Dimension annimmt.

4. Komplikationen

Da der Patient nicht nur während der Operation voll heparinisiert ist und eine Antagonisierung nicht gewünscht wird, ist die Blutungsgefahr erhöht. Ein Hämatom kann zu einer Bypasskompression und in dessen Folge zu einer Thrombose führen, daher ist sorgfältigste Blutstillung angezeigt.

5. Nachsorge

Da der Fistelverschluß in der Regel 3–6 Monate pop. einzuplanen ist, sollte nach diesem Verschluß eine Kontrollphlebographie folgen. Bei noch bestehender AV-Fistel ist die Kontrastierung zur exakten Beurteilung der Bypassverhältnisse nicht ausreichend. Eine Ausnahme hiervon ist lediglich mit der digitalen Subtraktionsangiographie gegeben. Marcumar und Kompressionstherapie sollten auch nach dem Fistelverschluß beibehalten, 6 Monate nach dem Ersteingriff kann das Marcumar abgesetzt werden. Die Notwendigkeit einer weiteren Kompressionstherapie kann man phlebodynamometrisch entscheiden.

PTFE Prothesen bei der Palma-Operation. In den letzten Jahren wird über eine zunehmende Zahl von günstigen Ergebnissen bei der Verwendung von Kunststoffprothesen berichtet. In Frage kommen nur ringverstärkte PTFE Prothesen. Während wir bei der Palma-Operation über eine ganze Reihe von Nachkontrollen über 14 Jahre berichten können, fehlen vorläufig Kontrollen, wie sich Kunststoffprothesen nach 10 und 15 Jahren und während der Schwangerschaft verhalten. Dennoch sind die bisherigen Ergebnisse ermutigend.

V. Der „Hohe Palma"

1. Einführung

Eine Sonderform stellt der „hohe Palma" nach Vollmar dar, der eine Verbindung beider Vv. iliacae ext. herstellt [9]. Damit ist er beschränkt auf den bleibenden Verschluß oder schwerster Lumeneinengung der V. iliaca comm. Auch hier kann der Eingriff simultan unmittelbar nach Thrombektomie oder sekundär unter Berücksichtigung der Kriterien des normalen Palma vorgenommen werden (Abb. 27.4.13).

2. Lagerung, Zugang, Technik

Der Eingriff erfolgt in Rückenlage und Vollnarkose. 2 cm kranial des Leistenbandes wird die V. iliaca ext. auf beiden Seiten über einen Schrägschnitt präperitoneal freigelegt. Die Tunnellierung für den Einzug der queren Gefäßprothese erfolgt mittels einer Kornzange, die zwischen der Dorsalfläche der geraden Bauchmuskulatur und dem Peritoneum oberhalb des Blasenscheitels eingeführt wird. Die Anastomosen der PTFE Prothese

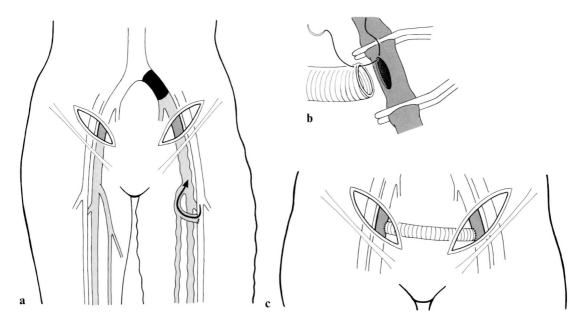

(10–12 mm Durchmesser) schließt sich nach ovalärer Ausschneidung der Venenwand beidseits (5 × 0 Prolene) an. Als protektive Maßnahme sollte man auf eine temporäre arteriovenöse Fistel, in inguinaler Position (auf der Verschlußseite), nicht verzichten.

Die guten Ergebnisse der Palma-Operation dürfen nicht darüber hinwegtäuschen, daß die Indikation streng gestellt werden muß, d.h. höchstens für nur 10% der Patienten anwendbar ist. Begleitende Eingriffe an insuffizienten Perforansvenen und an einem Ulcus cruris sollten rechtzeitig folgen, diese Komplikationen erklären sich schon aus der Eigendynamik der Erkrankung bei Lokalisation im Oberschenkel- und Unterschenkelniveau. Weiterhin ist die Kompressionstherapie lebenslang notwendig, eine entsprechende Beratung bei der Vermeidung von Risikofaktoren ist angezeigt (Gewichtsreduktion, Pillenverbot).

Ganz isolierte Beckenvenenschäden wären eine ideale Indikation für die Durchführung einer Umgehungsoperation nach Palma. Es darf aber nicht übersehen werden, daß in diesen Fällen die Beschwerden der Patienten häufig so gering sind, daß wir keine Veranlassung haben, sie von der Notwendigkeit eines operativen Eingriffs zu überzeugen [9].

Abb. 27.4.13a–c. Der „Hohe Palma". **a** Schnitt oberhalb des Leistenbandes. Beide Vv. iliacae ext. werden freigelegt. **b** Eine ringverstärkte PTFE-Gefäßprothese (10–12 mm Durchmesser) wird linksseitig anastomosiert und präperitoneal zur Gegenseite durchgezogen. **c** Es folgt die rechtsseitige Anastomose, ein Shunt in inguinaler Position verbessert die vis a tergo (s.S. 746)

LITERATUR

1. Cockett B (1976) In: The pathology and surgery of the veins of the lower limb. Churchill Livingstone, Edinburgh
2. Gottlob R, May R (1985) Venenklappen. Urban & Schwarzenberg, München
3. Kubik S, May R (1979) Das Verspannungssystem der Venen in der Subinguinalregion. In: Die Leiste. Huber, Bern
4. May R (1979) In: Surgery of the Veins of the Leg and Pelvis. Thieme, Stuttgart
5. May R (1984) Die Licht-Reflexions-Rheographie – LRR. Perimed
6. May R, Kriessmann A (1978) In: Periphere Venendruckmessung. Thieme, Stuttgart
7. May R, Weber J (1981) In: Pelvic and Abdominal Veins. Excerpta Medica
8. May R, Partsch H, Staubesand J (1981) Venae perforantes. Urban & Schwarzenberg, München
9. Vollmar J (1960) Der Hohe Palma. VASA 9:62

27.5 Lungenembolie

W. KLINNER und B. REICHART

INHALT

A. Spezielle Anatomie 763
B. Embolektomie 764
    I. Indikationen zum operativen Vorgehen bei
       fulminanter Lungenembolie 764
    II. Operationstechniken 765
C. Sperroperationen der Vena cava inferior . . . 768
    I. Indikationen zum Eingriff 768
    II. Wahl der Operationsmethoden 768
    III. Operationstechniken 769
Literatur 774

A. Spezielle Anatomie

Für die Embolektomie und die Sperreingriffe selbst werden Kenntnisse von vier verschiedenen anatomischen Topographien benötigt:

(1) Die anteriore Femoralregion. Die Ligatur der V. femoralis superf. erfolgt über einen schrägen rechts- bzw. linksseitigen Hautschnitt unterhalb des Leistenbandes. Die gleiche Inzision wird notwendig, wenn eine Embolektomie unter Reanimationsbedingungen durchgeführt wird und der Anschluß der Herz-Lungen-Maschine erfolgt über die A. femoralis.

(2) Die laterale Halsregion. Für das Legen eines Kava-Filters muß hier die V. jugularis int. rechts dargestellt werden.

(3) Der Kava-Fadenfilter, die Kava-Plikatur bzw. der -Klipp machen die direkte Darstellung der unteren Hohlvene über einen medianen Bauchschnitt notwendig.

(4) Die Embolektomie selbst erfordert den Zugang zum Herzen, über eine mediane Sternotomie mit Längseröffnung des Perikards.

Zu (1): Zur Darstellung der arteriellen und venösen Femoralisgabel wird die Haut des Oberschenkels, beginnend am Leistenband, 1 cm lateral der pulsierenden Arterie inzidiert. Dieses Vorgehen vermeidet Lymphfisteln (s.S. 404). Nach Durchtrennen der Scarpa'schen Faszie werden A. femoralis comm. und ihre Aufgabelung in die A. profunda und superf. dargestellt. Die V. femoralis comm. liegt medial und dorsal davon, ebenso die den Arterien entsprechenden Äste der V. femoralis profunda bzw. superf. Zu beachten sind kleine venöse Gefäße, die hinter der A. femoralis superf. gelegen die A. profunda femoris kreuzen. Da sie häufig zu Blutungen führen, sollten sie gezielt doppelt ligiert und durchtrennt werden.

Zu (2): Die rechte V. jugularis int. liegt hinter dem Bauch des M. sternocleidomastoideus und zieht hinter der Klavikula in die obere Thoraxapertur; dort vereinigt sie sich mit der V. brachialis dextra und der V. anonyma zur oberen Hohlvene. Der Zugang zur V. jugularis int. erfolgt nach Durchtrennen des Platysma entweder durch den M. sternocleidomastoideus selbst oder nach dessen lateralem Einkerben. Die V. jugularis int. wird in ihrer Mitte vom M. omohyoideus schräg überdeckt. Nach Durchtrennen des Muskels kommt die Vene in ihrer vollen Länge zur Darstellung: Sie besitzt einen Durchmesser von 1–2 cm, der atemabhängig stark variiert (Cave: Luftembolien); die V. thyreoidea media ist der einzige Seitenast.

Dorsal und medial davon verlaufen der N. vagus und die A. carotis comm.

Zu (3): Die abdominale V. cava inf. liegt im Retroperitonealraum rechts und leicht dorsal der Aorta abdominalis, zugänglich über einen rechtsseitigen Flankenschnitt oder aber durch eine mediane Laparotomie. Beim transabdominellen Vorgehen wird die V. cava inf. kranial von der Pars horizontalis des Duodenum überdeckt. Zusätzliche Einsicht auf das Gefäß und die Vv. renales bietet das Einkerben des Treitzschen Bandes am linken Rand des Duodenum. Im Bereich der zu planenden Sperreingriffe – also infrarenal, in Höhe des 3. Lendenwirbels – finden sich immer 2–3 Lumbaläste, auf die beim Umschlingen geachtet werden muß; Blutungen aus diesen Gefäßen sind vor allem beim rechtsseitigen Zugang, der bei adipösen Patienten sehr beschränkte Sicht bieten kann, äußerst unangenehm. Die Vv. ovarica bzw. testicularis dextra münden an der Vorderseite der V. cava inf., nahe der rechten V. renalis, die linke in die gleichseitige V. renalis direkt (nur vom transabdominalen Zugang aus erreichbar).

An die V. cava inf. grenzt rechts der M. psoas, der schräg – von lateral nach medial zu – vom Ureter gekreuzt wird. Zwischen M. psoas und V. cava inf. verläuft – auf den Lumbalvenen liegend – der Truncus sympathicus.

Zu (4): Für die Pulmonalembolektomie wird das Herz über eine mediane Thorakotomie freigelegt. Nach Längsspalten des Perikards – vom Diaphragma bis hinauf zur V. anonyma – kommen vor allem rechtsseitige Herzstrukturen zum Vorschein: Der rechte Vorhof mit seinen beiden Hohlvenen und der rechte Ventrikel. Der Ramus interventricularis ant. der linken Koronararterie markiert – von einem medianen Zugang aus kaum sichtbar – die Grenze zum linken Ventrikel. Die Ebene der Pulmonalklappe ist von außen durch querverlaufende Konusgefäße gekennzeichnet. Zur Aufzweigung in die rechte und linke Pulmonalis hin – der Bifurkation – verläuft der Truncus in schräg kranial-dorsaler Richtung.

B. Embolektomie

Die fulminante Lungenembolie stellt auch heute noch ein erhebliches Problem dar, obwohl schon im vorhergehenden Jahrhundert klare und noch heute gültige Erkenntnisse zur Pathologie und Pathophysiologie bekannt waren. LAENNEC beschrieb schon 1819 den Lungenapoplex [13]. 1858 erkannte VIRCHOW [29] die venöse Stase, eine Venenverletzung, und die Hyperkoagulabilität als Voraussetzung für Thrombosen in den tiefen Beckenvenen. Diese nach ihm benannte Trias stellt auch heute noch die pathogenetische Basis dar, wobei die Blutstase offenbar der wichtigste Faktor ist.

I. Indikationen zum operativen Vorgehen bei fulminanter Lungenembolie

Nicht völlig entschieden ist zum jetzigen Zeitpunkt die optimale Therapie der Lungenembolie. TRENDELENBURG [26] beschrieb bereits 1908 eine operative Behandlung, ohne sie klinisch erfolgreich vorgenommen zu haben. KIRSCHNER [12] gelang 1924 die erste erfolgreiche Embolektomie mit Extraktion des Embolus aus dem Stamm der A. pulmonalis. VOSSSCHULTE [30] berichtete 1965 über 43 Eingriffe, die er zwischen 1957 und 1963 durchgeführt hatte und wovon 7 Operierte auf Dauer überlebten. Diese Arbeit zeigt die hohe Letalität der Operationsmethode, wenn sie ohne Unterstützung der Herz-Lungen-Maschine durchgeführt wird. SHARP [22] und COOLEY [4] bedienten sich als erste bei der Embolektomie der extrakorporalen Zirkulation.

Seit BAUER [3] bzw. BARRITT u. JORDAN [2] Heparin als Hauptbehandlungsprinzip in die Lungenembolie-Therapie eingeführt haben, scheint das Pendel mehr und mehr in Richtung konservativer Behandlung auszuschlagen. Wird eine Lungenembolie mehr als 2 Stunden überlebt und gelingt es, die Kreislaufverhältnisse zu stabilisieren, ist die Prognose unter alleiniger Gabe von Antikoagulantien häufig günstig und zwar sowohl hinsichtlich der Spätletalität als auch der Spätmorbidität.

Eine operative Embolektomie erscheint heutzutage nur noch dann gerechtfertigt, wenn der Kranke trotz intensiver medikamentöser Therapie mit Katecholaminen, Vasodilatantien und Heparin eine persistierende Hypotension aufweist. SASAHARA [20] hat die Indikation zur Embolektomie mit Zahlen präzisiert: So sollte der systolische Blutdruck nach einer einstündigen medikamentösen Behandlung unter 90 mm Hg liegen, die Urinausscheidung weniger als 20 ml betragen und der arterielle Sauerstoffpartialdruck unter 60 mm abfallen. Im einzelnen lassen sich folgende Möglichkeiten denken:

Es kommt schlagartig zum Sistieren einer kontrollierten Herzaktion. Mit Hilfe von Reanimationsmethoden – Herzmassage, Intubation und Beatmung – gelingt es, einen Minimalkreislauf aufrecht zu erhalten. Die Pupillen bleiben oder werden wieder eng. Die Diagnose stützt sich allein auf die Anamnese (vorausgegangener Eingriff, Entbindung, Bettruhe) und den klinischen Befund. Der operative Eingriff (s.S. 765) ist unter Fortführung der Reanimation vorzubereiten.

Es kommt bei entsprechender Anamnese plötzlich zum Kreislaufkollaps mit den klassischen Zeichen einer Lungenembolie: Atemnot, Vernichtungsgefühl, Anstieg der Pulsfrequenz, Abfall des Blutdrucks, Einflußstauung, Cor pulmonale im EKG. Ist der Kreislaufschock mit konservativen Methoden nicht dauerhaft aufzufangen, muß auch hier die Entscheidung zur Operation ohne weitere diagnostische Maßnahmen fallen.

Erlaubt es der Zustand des Kranken, weitere Maßnahmen vorzunehmen, so sind Szintigramm und Pulmonalarterienangiographie wichtige diagnostische Hilfsmittel, um das Ausmaß einer Lungenembolie abzuschätzen. Bei Ausfall von mehr als der Hälfte des Lungenparenchyms ist auch hier ein operatives Vorgehen angezeigt, vor allem, wenn die Stabilisierung des Kreislaufs hohe Katecholamindosen erfordert und wenn der Kreislauf labil bleibt.

Ist die Entscheidung zur Operation gefallen, wird der Patient entweder bereits intubiert oder zur Intubation in den Operationssaal gebracht und auf den Rücken gelagert. Grundsätzlich sollten gute venöse Zugänge zur Verfügung stehen, ebenso sollte die Druckmessung über eine in der A. radialis liegende Kanüle gewährleistet sein.

II. Operationstechniken

1. Embolektomie unter Drosselung des Hohlveneneinflusses (inflow occlusion) (s. auch Bd.VI/1 dieser Operationslehre S.561)

Die Eröffnung des Thorax erfolgt durch mediane Längssternotomie mit Hilfe der oszillierenden Säge (Abb. 27.5.1a). Das Perikard wird längsgespalten. Der rechte Vorhof erscheint prall gefüllt, die Kontraktionen des rechten Ventrikels bzw. die Entleerung des rechten Herzens erscheinen deutlich eingeschränkt. Mit Hilfe eines Rumels oder einer Nierenstielklemme werden obere und untere Hohlvene mit Bändchen umschlungen. Anschließend wird im Bereich der Vorderwand der A. pulmonalis, etwa 1 cm oberhalb der Klappe, eine Haltenaht (4/0 Prolene) gelegt, danach eine weitere 4–5 cm kranial davon. Mit Hilfe einer Satinsky-Klemme wird unter Hochhalten der Haltefäden die Pulmonalarterie tangential ausgeklemmt und bei liegender Klemme eingeschnitten. Unter Festlegen der Zeit werden die Hohlvenendrosseln angezogen. Nach Leerschlagen des Herzens innerhalb von etwa 5 sec wird die Klemme an der A. pulmonalis abgenommen. Man kann nunmehr mit einem Sauger in die A. pulmonalis eingehen und alle Äste systematisch absuchen. Dabei bläht der Anästhesist mehrfach die Lungen, um mit dem austretenden Blut gleichzeitig Thromben auszudrücken, die dann abgesaugt werden können. Sehr frische und weiche Thromben können durch den Sauger sofort weiterbefördert und damit nicht mehr sichtbar werden.

Das Herz schlägt bei diesen Maßnahmen weiter, wobei wahrscheinlich ein Minimalkreislauf aufrechterhalten wird. Nach spätestens 90–120 sec muß jedoch das Vorgehen abgebrochen werden: Während der Anästhesist die Lunge bläht, wird unter Hochhalten der Haltefäden die Satinsky-Klemme an der A. pulmonalis angesetzt und nach Öffnen einer Hohlvenendrossel, gewöhnlich der oberen, geschlossen. Danach wird die zweite Hohlvenendrossel geöffnet. Es kommt in der Regel zu einem vehementen Herzschlag und einem erheblichen Blutdruckanstieg, was am Ausmaß der Aktion des rechten Ventrikels abzusehen ist. Das Vorgehen kann ein- oder zweimal wiederholt werden, falls man nicht sicher ist, die meisten Emboli bereits gefördert zu haben. Durch das manuelle Ausdrücken der Lunge können auch kleine, peripher sitzende Emboli entfernt werden; diese Maßnahme erfordert aber das Öffnen beider Pleurahöhlen mit nachfolgender Drainage und ist somit auf den Notfall zu beschränken.

Der Verschluß der A. pulmonalis erfolgt doppelt überwendlich mit 4/0 oder 5/0 Prolene.

2. Embolektomie mit Hilfe der Herz-Lungen-Maschine

Ist eine Herz-Lungen-Maschine vorhanden, wird man diese immer einsetzen (Abb. 27.5.1b). Man hat dann mehr Zeit und kann den rechten Ventrikel nach erfolgter Embolektomie wirksam unterstützen. Auch hier wird der Thorax durch eine mediane Längssternotomie eröffnet. Nach Kanülieren von Aorta sowie oberer und unterer Hohlvene wird die A. pulmonalis eröffnet. Man kann nunmehr in aller Ruhe mit dem Sauger die Lungenarterienäste absuchen. Ein gebogener starrer Sauger (Abb. 27.5.1c) bewährt sich dabei besser als biegsame Katheter, mit denen leicht die Pulmonalarterienwand oder das Lungenparenchym verletzt werden.

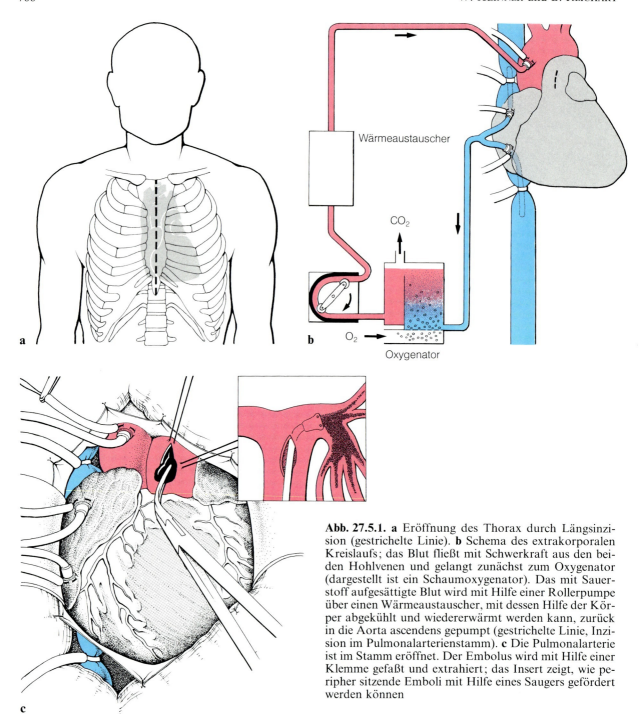

Abb. 27.5.1. a Eröffnung des Thorax durch Längsinzision (gestrichelte Linie). **b** Schema des extrakorporalen Kreislaufs; das Blut fließt mit Schwerkraft aus den beiden Hohlvenen und gelangt zunächst zum Oxygenator (dargestellt ist ein Schaumoxygenator). Das mit Sauerstoff aufgesättigte Blut wird mit Hilfe einer Rollerpumpe über einen Wärmeaustauscher, mit dessen Hilfe der Körper abgekühlt und wiedererwärmt werden kann, zurück in die Aorta ascendens gepumpt (gestrichelte Linie, Inzision im Pulmonalarterienstamm). **c** Die Pulmonalarterie ist im Stamm eröffnet. Der Embolus wird mit Hilfe einer Klemme gefaßt und extrahiert; das Insert zeigt, wie peripher sitzende Emboli mit Hilfe eines Saugers gefördert werden können

3. Embolektomie unter Reanimationsbedingung

Der Patient wird in den Operationssaal gebracht und auf den Rücken gelagert; beide Leistenbeugen werden in üblicher Weise abgewaschen und abgedeckt. In der Zwischenzeit wird die Herz-Lungen-Maschine bereitgestellt.

Es erfolgt ein Schrägschnitt in der gewählten Leistenbeuge und Freipräparieren der A. femoralis comm. bis zur Aufzweigung in A. femoralis superf. bzw. profunda. Die erwähnten Gefäße werden mit Nabelschnurbändchen angeschlungen. Nach Drosselung der A. femoralis kranial und kaudal erfolgt die Querinzision der Arterie, eine entsprechend große Kanüle wird eingeführt und fixiert. Die arterielle Leitung der Herz-Lungen-Maschine wird angeschlossen, sodann eine U- oder Tabaksbeutelnaht an der V. femoralis gelegt, diese dann selbst kaudal gedrosselt und mit einem adäquaten Rüschkatheter kanüliert. Danach erfolgt der Anschluß der venösen Leitung an der Herz-Lungen-Maschine. Während dieser Zeit muß die Herzmassage fortgesetzt werden. Nach Beginn der extrakorporalen Zirkulation und Unterkühlung bis auf etwa 30° Ösophagustemperatur – ein Vorgehen dieser Art ist nicht möglich bei bekannter Aorteninsuffizienz – kann der Thorax in üblicher Weise eröffnet werden. Trifft man auf ein flimmerndes Herz, sollte der Versuch gemacht werden, dieses zu defibrillieren. Nach Umschlingen der oberen und unteren Hohlvene kann von der V. femoralis in beide Hohlvenen umkanüliert werden.

Nach diesen vorbereitenden Maßnahmen erfolgt die Längseröffnung der A. pulmonalis und ein Vorgehen wie unter Abschn. B. II.2. Der Operateur hat genügend Zeit, die Äste der A. pulmonalis abzusuchen. Erst wenn keine Emboli mehr gefördert werden können, wird unter Blähen der Lunge die Inzision in der A. pulmonalis mit Hilfe einer Satinsky-Klemme verschlossen und anschließend mit 4/0 oder 5/0 Prolene doppelt überwendlich vernäht. Nach Blutstillung erfolgt der Thoraxverschluß in üblicher Weise.

Die Operationsletalität der Lungenembolie bleibt hoch und beträgt zwischen 20 und 90%, je nach Ausgangslage. An unserer Klinik haben 11 von 23 Operierten (=47,8%) die Embolektomie langfristig überlebt. Über eine der besten Serien haben TSCHIRKOV u. Mitarb. aus Frankfurt [27] berichtet: Nachdem sie die bereits erwähnten Grundlagen zur Operationsindikation nach SASAHARA [20] zu ihrem Prinzip gemacht hatten, sank die Operationsletalität von 43% auf 23%.

Wird eine Embolektomie auf Dauer überlebt, so ist normale Lungenfunktion zu erwarten [24].

4. Katheterembolektomie nach GREENFIELD

Eine Technik zur Embolektomie, die ohne Herz-Lungen-Maschine mit Hilfe eines modifizierten Herzkatheters durchgeführt werden kann, wurde von GREENFIELD u. Mitarb. [7] angegeben. Hierbei wird zunächst ein langer Katheter über die V. femoralis comm. via V. iliaca, den rechten Vorhof und Ventrikel in die A. pulmonalis geschoben. Der Katheter ist an der Spitze mit einem Sauganset versehen. Diese Spitze wird nun mit Hilfe eines Steuermechanismus in den Pulmonalisast dirigiert, in dem ein Embolus vermutet wird. Wenn dieser Saugnapf in Kontakt mit dem Embolus kommt – dies kann mit Kontrastmittel kontrolliert werden – wird mit Hilfe einer Spitze an der proximalen Seite des Katheters ein Vakuum appliziert, der Embolus angesaugt und der Katheter mit dem Embolus über die V. femoralis extrahiert. GREENFIELD u. Mitarb. haben mit dieser Technik 15 Patienten behandelt, wobei bei 13 der Embolus entfernt werden konnte. 3 Kranke verstarben, was einer Letalität von 27% gleichkommt [9]. Es handelt sich hier um eine neuartige Technik, die ihren Stellenwert erst beweisen muß.

5. Chirurgische Behandlung der chronischen Pulmonalembolie

Der natürliche Verlauf einer Lungenembolie ist die Lyse und eine Wiederherstellung der ursprünglichen Lungenstrombahn. In seltenen Fällen findet diese Restitutio jedoch nicht statt. Seit der Arbeit von LJUNGDAHL [14] ist bekannt, daß nicht aufgelöste Lungenembolien mit der Zeit in fibröse Gewebe umgewandelt werden und Ursache für eine pulmonale Hypertension und schließlich für ein chronisches Cor pulmonale werden können. Klinisch weisen diese Patienten aufgrund der chronisch niedrigen pO_2-Werte eine schwere Ruhedyspnoe auf. Die rationelle chirurgische Therapie besteht in einer Desobliteration der Pulmonalarterie. Dazu muß der Patient an die Herz-Lungen-Maschine angeschlossen werden. Die Inzision erfolgt in der Regel in einem Pulmonalarterienast. Sodann wird mit Hilfe eines Dissektors eine Schicht zwischen der Pulmonalarterienwand und dem Thrombus präpariert. Seine Lösung erfolgt teils präparierend, teils unter Zug am Thrombus. Reißt dieser nicht endständig ab, müssen eventuell weitere Inzisionen in der Peripherie der Pulmonalarterie angelegt werden. Die Operation erweist sich als erfolgreich, wenn hellrotes Blut von den distalen Ästen der Pulmonalarterie zurückfließt.

Inzisionen an der Pulmonalarterie werden mit 4/0–5/0 Prolene in einfach fortlaufender Nahttechnik verschlossen. Das Abgehen von der Herz-Lungen-Maschine und der Wundverschluß erfolgt analog der bei der Embolektomie beschriebenen Technik.

C. Sperroperationen der Vena cava inferior

I. Indikationen zum Eingriff

Die Prophylaxe der Lungenembolie – meist verursacht durch tiefe Bein- und Beckenvenenthrombosen – ist ein weiterer Punkt anhaltender Diskussion um das Für und Wider chirurgischer bzw. medikamentöser Behandlungsschemen.

Das Prinzip einer chirurgischen Blockade zwischen Thrombose und Lungengefäßfilter wurde 1934 von HOMANS [10] angegeben, wobei er die Ligatur der V. femoralis empfahl. Die chirurgische Intervention wurde jedoch von einer hohen Embolierezidivquote bis zu 24% belastet, weshalb schließlich OCHSNER u. DEBAKEY [17] die radikale subrenale Ligatur der V. cava inf. empfahlen.

Das 1960 von J.G. SHARNOFF [21] eingeführte low dose Heparin-Prinzip setzt den Hebel der Prophylaxe noch einen Schritt vorher an: Heparin bewirkt in niederer Dosierung eine Steigerung der natürlichen Plasmainhibitoren von aktiviertem Faktor X. Diese Methode modifizierte 1971 KAKKAR [11], indem er die leicht anwendbare subkutane Gabe einführte. Seitdem werden alle chirurgischen Methoden der Embolieverhütung, sei es die Kava-Ligatur selbst oder aber die Modifikation mit Filter und Klipp, mehr und mehr in den Hintergrund gedrängt, zumal sie durch erhebliche postoperative Komplikationen, wie Beinvenenstauungen, kompliziert sind.

Die chirurgische Intervention ist jedoch nach wie vor angezeigt, wenn die Antikoagulantientherapie keinen Erfolg brachte oder aber kontraindiziert ist, so z.B. beim Apoplex, Unfällen mit zerebraler Beteiligung, maligner Hypertonie und Blutungen im gastrointestinalen Bereich. Multiple kleine Embolien werden als eine Ursache für die pulmonale Hypertension und des sich sekundär entwickelnden chronischen Cor pulmonale angesehen. Hier sollte die V. cava inf. ligiert werden und kein Filter oder Klipp zur Anwendung kommen. Ähnliche Überlegungen lassen es ratsam erscheinen, bei bekannter pulmonaler Hypertonie und Zeichen einer drohenden Lungenembolie eine Sperroperation zu planen. Eine absolute Indikation besteht bei septischen Embolien trotz adäquater antibiotischer Therapie, um Lungenabszesse zu vermeiden.

Das dokumentierte Lungenemboliersisiko unter Antikoagulantientherapie wird mit 5–25% angegeben. War bereits eine Lungenembolie vorausgegangen, bleibt die Wahrscheinlichkeit eines zweiten Ereignisses, das wiederum mit etwa 4–20% angegeben wird. Die Indikation, nach einer erfolgten Embolektomie immer die Kava zu blockieren, bleibt wohl umstritten. Nach MILLER u. Mitarb. [15] und auch nach unseren Erfahrungen ist dieses prophylaktische Vorgehen nicht unbedingt notwendig, vorausgesetzt, daß unmittelbar danach eine auf 6 Monate beschränkte Antikoagulantientherapie zunächst mit Heparin, dann mit Cumarin-Derivaten vorgenommen wird.

II. Wahl der Operationsmethoden

Von besonderer Wichtigkeit sind der Allgemeinzustand des Patienten, das Alter und die Begleiterkrankungen. So ist eine vorbestehende Herzerkrankung ein Hinweis dafür, daß die geplante Sperroperation so schonend und so schnell wie möglich vorgenommen werden muß. Die Belastung des Eingriffs nimmt in der Reihenfolge des Aufzählens zu: Ligatur der V. femoralis superf. [10], Legen eines Kava-Filters nach MOBIN-UDIN [16] oder GREENFIELD [8], Befestigung eines Kava-Klipps nach ADAMS-DEWEESE [1] und – ausschließlich als ausgedehntester Eingriff vorzugsweise bei septischen Embolien Gefäßanomalien und bei Mikroembolien indiziert – die totale Kava-Ligatur über den transperitonealen Zugang nach medianer Laparotomie [18].

Intraluminale Kava-Filter und Adams-DeWeese-Klipps stellen nur ein partielles Sperrverfahren dar, das Emboli einer bestimmten Größe, meist über 4 mm, abschirmen soll. Wenn sie vereinzelt auftreten, führen Embolien dieser Größenordnung fast nie zu einem tödlichen Ausgang. Es muß jedoch angemerkt werden, daß aus einem partiellen Sperrverfahren oft durch sekundäre Thrombosierungen und abgefangene weitere Embolien eine totale Blockade der V. cava inf. entsteht. Dennoch wird man sich heute vorzugsweise zunächst für eines dieser partiellen Verfahren entscheiden.

III. Operationstechniken

1. Ligatur der Vena femoralis superficialis

Sie kann in Lokalanästhesie vorgenommen werden. Der Patient liegt auf dem Rücken, eine leichte inverse Trendelenburgsche Lagerung mit 10° erhobenem Oberkörper ist wichtig, um einen positiven Venendruck in der V. femoralis zu erzeugen. Die Schnittführung beginnt am Leistenband und führt longitudinal, leicht medial und parallel zur A. femoralis zur Einmündung der V. femoralis superf. bzw. profunda. Die V. femoralis wird mit einem nicht resorbierbaren 4/0 Faden doppelt umschlungen, ligiert und schließlich durchtrennt. Frische Thromben werden vorher sowohl anti- als auch retrograden mit einem Fogarty-Katheter entfernt. Ist eine retrograde Passage nicht möglich, werden die Gerinnsel mit einer Esmarchschen Binde vom Fuß her zur Leiste ausgewickelt (s.S. 746).

Wie bereits erwähnt, ist die Ligatur nach Homans nur noch in den seltensten Fällen indiziert, so z.B. bei Schwerkranken, wenn kein Kava-Schirm zur Verfügung steht. Trotz dieser Operation kann es dennoch zu Lungenembolien kommen, die dann vom „gesunden" Bein ausgehen.

2. Vena-cava-Schirm-Filter nach Mobin-Udin bzw. Kim-Ray-Greenfield

Beiden Filtern liegt die gleiche Operationstechnik zugrunde. Der Schirm wird in geschlossenem Zustand an einem Katheter befestigt, über die V. jugularis int. und den rechten Vorhof in die untere Hohlvene vorgeschoben und dort ausgeklinkt. Der Kim-Ray-Greenfield-Filter kann auch über die V. femoralis comm. und die V. iliaca ext. eingeführt werden. Dazu benötigt man jedoch besondere Einführungssysteme. Der Mobin-Udin-Filter ist nur über die V. jugularis einsetzbar.

Das Einführungsgerät nach Mobin-Udin besteht aus dem gelben Katheteranteil, an dem sich patientenendig die Kapsel befindet. Diese beherbergt den gefalteten Schirm. Am anderen Ende sitzt ein feststellbares Ansatzstück, über das der Schirm manipuliert werden kann. Das Ansatzstück liegt am Ende eines Drahtes, der durch den Katheter aus der Ladekapsel ragt. Dort befindet

sich eine zylindrische Metallspitze von 1 mm Durchmesser mit einem Schraubgewinde. Auf dieses wird nun der eigentliche Schirm halbfest aufgeschraubt. Er hat einen Durchmesser von 28 mm und besteht aus 6 Streben mit einem durchlöcherten Überzug. Die Strebenspitzen ragen 2 mm über den Schirmrand hinaus.

Der Eingriff wird in Lokalanästhesie vorgenommen, wenn notwendig im Krankenbett. Der Patient befindet sich in Rückenlage, den Hals nach links gedreht. Die Hautinzision erfolgt entweder – aus kosmetischen Gründen – quer über den M. sternocleidomastoideus (Abb. 27.5.2a), 1–2 cm

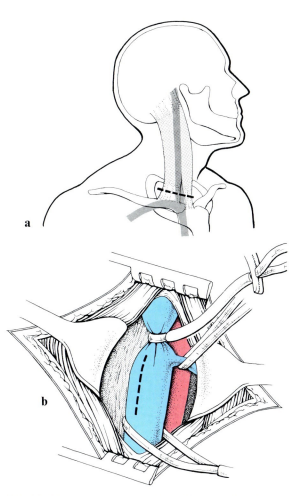

Abb. 27.5.2. a Legen eines Sperrfilters in die V. cava inf.; Zugang zur V. jugularis int. rechts (gestrichelte Linie, Inzision in die Haut). **b** Chirurgischer Situs: Präpariert ist die V. jugularis int. Sie ist doppelt umschlungen, die Bändchen sind mit Tourniquets armiert. Ein großer venöser Abfluß der Glandula thyreoidea ist ebenfalls angeschlungen. Im Hintergrund ist die A. carotis comm. sichtbar (die gestrichelte Linie stellt die beabsichtigte Inzision in die V. jugularis int. dar)

oberhalb der Klavikula, oder längs – was die Exposition der Vene wesentlich erleichtert – zwischen klavikulärem und sternalem Ansatz des Muskels. Nach Durchtrennen des Platysma werden die beiden Muskelbäuche des M. sternocleidomastoideus stumpf in Faserrichtung gespalten. Unter der nun sichtbar werdenden Faszie liegt die V. jugularis. Sie wird für eine Strecke von ca. 4 cm freigelegt und mit zwei Nabelschnurbändchen umschlungen. Ein die Exposition behindernder M. omohyoideus wird ebenso durchtrennt, wie die V. thyreoidea media. Danach erfolgt das Einführen des Gerätes in das Venensystem. Nach Drosselung der V. jugularis durch die Nabelschnurbändchen wird diese längsinzidiert (Abb. 27.5.2b). Der in der Kapsel gefaltete Mobin-Udin-Schirm kann nun über die Inzision in der V. jugularis int. in das Gefäßlumen eingeführt werden, wobei kurzzeitig die herzseitige

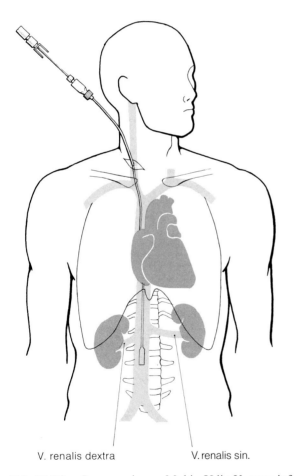

Abb. 27.5.3. Legen eines Mobin-Udin-V.-cava-inf. Schirms; schematisch dargestellt ist die richtige Lage des Einführungsgerätes. Der Ladekonus soll unterhalb der V. renalis zu liegen kommen

Drossel geöffnet werden muß. Der Schatten der Metallkapsel wird mit Hilfe eines Röntgengerätes am Unterrand des 3. Lendenwirbels lokalisiert. Dieser Punkt liegt sicher unterhalb der Mündung der Vv. renales und oberhalb der Bifurkation (Abb. 27.4.3). Eine exakte Lokalisationshilfe stellt ein intraoperativ angefertigtes Kavogramm dar, das über einen seitlichen Ansatz am Mobin-Udin-Katheter problemlos angefertigt werden kann. Diese Maßnahme empfiehlt sich auch, wenn Anomalien an der V. cava inf. vermutet werden.

Der gefaltete Schirm wird unter Bildschirmkontrolle mit Hilfe des Katheterdrahtes aus der Kapsel gestoßen und sanft herzwärts gezogen. Dabei darf der Kava-Filter nicht kippen, ein Indiz für einen teilweise frei beweglichen Schirmrand. Unter solchen Umständen könnte eine Embolie des Gerätes in das rechte Herz und schließlich in die Lunge nicht ausgeschlossen werden. Gelingt es nicht, den Schirmfilter in der V. cava inf. sicher zu fixieren, sollte er über den „Notausgang" der V. iliaca und schließlich der V. femoralis operativ entfernt werden.

Ist der Sitz des Kava-Filters zufriedenstellend, wird der Katheter abgeschraubt und zurückgezogen (Abb. 27.5.4a–c).

Das Legen eines Kava-Filters erscheint komplizierter und gefährlicher als es in Wirklichkeit ist. Das fälschliche Plazieren eines Filters proximal der V. renalis oder in der Iliaka ist bei sorgfältiger Technik zu vermeiden. Retroperitoneale Hämatome entstehen beim Durchstechen der spitzen Schirmstreben. Sie lassen sich aber verhindern, wenn 1 Stunde vor dem Eingriff Heparin abgesetzt wurde.

Schirmfilter dienen zur Teilblockade der Kava, um mit genügender Sicherheit Embolien zu vermeiden, andererseits eine Ligatur des Gefäßes mit sekundären Folgen einer venösen Stase zu verhindern. Diese Absicht ist jedoch nicht immer zu verwirklichen: Die Löcher im Schirmmaterial bedingen Turbulenzen im venösen Blut, die schließlich zu einer Thrombose der gesamten Filterfläche führen. Die Häufigkeit wird bei allen Schirmtypen mit 67% angegeben. Neuere Modelle sind an der Außenfläche mit Heparin beschichtet und lassen eine niedrigere Verschlußrate erwarten.

Bedingt durch den wenig belastenden Eingriff ist die Operationsletalität niedrig. Sie wird von MOBIN-UDIN selbst mit 3% angegeben.

Um den eben beschriebenen Problemen zu begegnen, ist seit einiger Zeit ein weiterer Kava-Schirm unter dem Namen Kim-Ray-Greenfield-

27.5 Lungenembolie

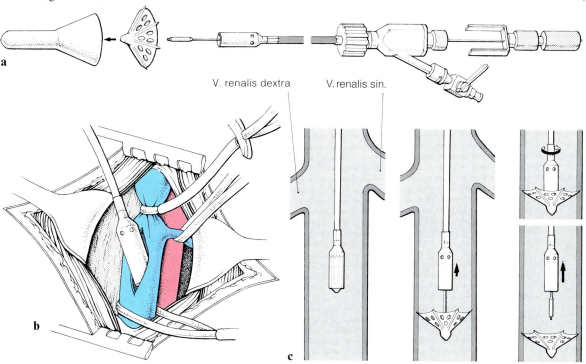

Abb. 27.5.4a–c. Nach sorgfältiger Kontrolle der richtigen infrarenalen Lage (**a**) wird der nun geöffnete Schirm mit Hilfe des Führungskatheters leicht angezogen (**b**), um die Streben mit der Venenwand in Kontakt zu bringen. Abschließend erfolgt das Entfernen des Einführungsgerätes; dabei wird der Führungskatheter im entgegengesetzten Uhrzeigersinn vom festsitzenden Mobin-Udin-Schirm abgedreht (**c**)

Filter im Handel (Abb. 27.5.5). Er scheint gegenüber dem Mobin-Udin-Schirm Vorteile zu bieten: Der Filter besteht aus 6 feinen Stahldrähten, die an der Spitze zusammengelötet sind. Die Enden der Drähte sind angelhakenähnlich umgebogen und durchdringen sehr zart die Kavawand. Im Gegensatz zum Mobin-Udin-Schirm zeigt die Spitze des Kim-Ray-Greenfield-Filters herzwärts. Seine stark konische Form bedingt, daß Thromben zentral zu liegen kommen, so daß in den meisten Fällen ein wandnaher Fluß erhalten bleibt. Untersuchungen an Patienten erbrachten eine 97%ige Öffnungsrate des Filters.

Implantations- und Operationstechnik sind analog der beim beschriebenen Mobin-Udin-Modell. Auch hier endet der Plastikkatheter patientenwärts mit einer Metallkapsel, die dazu bestimmt ist, den geschlossenen Drahtschirm aufzunehmen. An der Seite des Operateurs befindet sich ein verstellbarer Handgriff. Dieser steckt

Abb. 27.5.5. Zeichnung des Kim-Ray-Greenfield-Filters samt Einführungskatheter. Die untere Abb. zeigt den gefalteten Filter im aufgeschnitten dargestellten Ladekonus

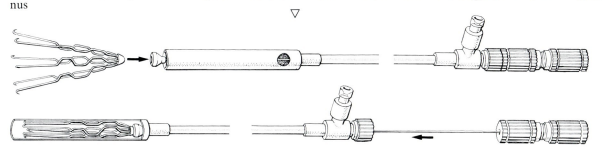

wiederum auf einem Draht, der durch den Katheter zur Kapsel führt und dort jedoch an einem Metallstift endet. Beim Laden muß der Metallstift mit Hilfe des Katheterdrahtes an den Boden der Kapsel gezogen werden. Mit der Hand schiebt man nun, so weit wie möglich, den Filter in die Kapsel. Durch einen Ladestock kann er vollends in die Kapsel gedrückt werden. Es muß darauf geachtet werden, daß sich dabei die feinen Drahtbügel nicht verhaken, da sonst ein fehlerhaftes Öffnen des Filters möglich wäre. Das Entladen des Filters geschieht durch Vorschieben des Metallstiftes in der Kapsel, nachdem auch hier die genaue Position am Unterrand des 3. Lendenwirbels geprüft worden ist.

Nur mit Hilfe dieser Technik ist ein Einsetzen des Filters, auch von der V. femoralis comm. aus, möglich. Ein Vorteil, wenn sich die Indikation aufgrund einer Phlebographie ergibt oder aber bei einer Thrombektomie im Becken- oder Beinvenenbereich. Hier ist ein besonderes Einführungsgerät erforderlich, bei dem ein ovalärer Metallstempel für die Öffnung des Filters sorgt.

3. Befestigung eines Vena-cava-Clips nach ADAMS-DEWEESE (Fadenfilter nach DEWEESE, Plikation der Vena cava inferior nach SPENCER)

Die Ligatur der V. cava inf. bewirkt in einem hohen Prozentsatz eine distale Venenstauung. Um dieses Problem der Kava-Ligatur zu vermeiden, sind in der Vergangenheit viele Techniken entwickelt worden. Es würde aber in diesem Rahmen zu weit führen, diese Methoden im einzelnen zu beschreiben. Allen gemeinsam ist die Teilung der unteren Hohlvene, so daß aus ihrem großen Lumen kleinere Lumina entstehen und damit tödliche Embolie auf ihrem Wege in die Lunge abgefiltert werden, der Fluß durch die Vene aber erhalten bleibt. In allen Fällen ist ein operatives Aufsuchen der V. cava erforderlich.

Beim Fadenfilter werden Nähte 2–3 mm voneinander getrennt durch das Gefäß in anteriorposteriore Richtung gestochen [5] (Abb. 27.5.6).

Einfacher erscheint die Methode nach SPENCER [25], wobei eine einzelne Reihe von Matratzennähten durch die Kava gelegt wird. Die Stiche sind dabei 4–5 mm voneinander entfernt und approximieren Vorder- an Hinterwand (Abb. 27.5.7).

Dieses Prinzip kann noch einfacher durch den Adams-DeWeese-Clip erreicht werden [1]. Der Teflonclip besteht aus zwei Branchen von 35 mm Länge. Ein Branchenteil ist glatt gefertigt, der an-

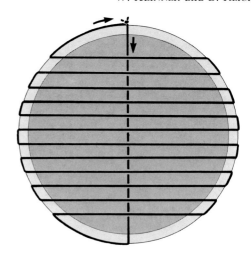

Abb. 27.5.6. Fadenfilter nach DEWEESE [5]; mit einem nicht resorbierbaren Faden wird in 2–3 mm Abstand ein Fadenfilter durch die V. cava inf. gelegt, der in der Mitte der vorderen Zirkumferenz geknotet wird

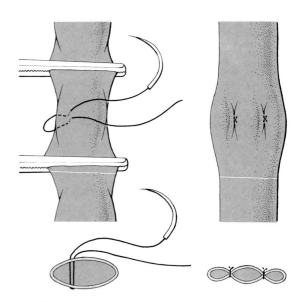

Abb. 27.5.7. Cava-inf.-Sperroperation nach SPENCER [25]. Hierbei werden 2 Matratzennähte in 4–5 mm Abstand durch die V. cava inf. gelegt

dere besitzt Zacken, wie bei einem Kamm. Ist der Clip geschlossen, entstehen vier Öffnungen, die je 4 mm Durchmesser haben und die dementsprechend den Durchfluß in den einzelnen Abschnitten verringern (Abb. 27.5.8a, b).

Der Zugang zur V. cava erfolgt über einen rechtsseitigen Flankenschnitt, wie bei der lumbalen Sympathektomie. Nach Einleiten der Intubationsnarkose wird der Kranke in links-laterale Sei-

27.5 Lungenembolie

tenlage gebracht. Eine Rolle ist unter die Nierengegend geschoben, um das Inzisionsgebiet zwischen 12. Rippe und Hüftkamm zu verlängern. Das linke Bein ist unter einem Kissen angewinkelt, das rechte ist ausgestreckt. Die Hautinzision führt vom Unterrand der 12. Rippe 2 QF lateral vom Rektusrand, zum Nabelgebiet. Die verschiedenen Schichten der Abdominalmuskulatur – M. obliquus ext. und int., M. transversus – werden entlang ihres Faserverlaufes gespalten. Das Peritoneum wird stumpf mit dem Finger vom umgebenden Fett gelöst. Dabei kann man den rechten M. psoas tasten. Zum Zurückhalten des Peritonealsacks samt Inhalt hat sich ein Harrington-Spatel mit einem umgekehrten herzförmigen Endstück bewährt. Medial des M. psoas wird die V. cava inf. dargestellt. Es empfiehlt sich eine sparsame Präparation, um eine Verletzung der Lumbalvenen zu vermeiden. Die V. cava wird schließlich mit einer breiten Gefäßpinzette locker gepackt und angehoben. Hier muß bemerkt werden, daß sich in der V. cava Thromben befinden können. Ist das der Fall, können sie instrumentell oder auch mit Hilfe eines Fogarty-Katheters entfernt werden. Ist die Kava von normaler Beschaffenheit, wird ein langer Overholt oder besser ein Rumel um das Gefäß herumgeführt. Der Adams-DeWeese-Clip wird darauf an einem Faden mit der glatten Branche unter die V. cava inf. geführt. Der Clip kann nun geschlossen werden, indem man die beiden Branchen aneinander knotet (Abb. 27.5.8 b).

Es folgt der schichtweise Bauchdeckenverschluß, eine Drainage erübrigt sich gewöhnlich.

Die Letalität der Clipoperationen beträgt zwischen 1 und 9% [18]. Über die Öffnungsrate der Filter wird unterschiedlich berichtet. Einigkeit besteht darüber, daß ein bilaterales Anschwellen der Beine für eine Okklusion der V. cava inf. am Ort der künstlichen Einengung spricht, weshalb eine Antikoagulantienbehandlung für einige Monate empfohlen wird. Kommt es zu einem Beinödem, sollte man rechtzeitig und energisch mit einer entsprechenden Behandlung beginnen: Beide unteren Extremitäten müssen mit Elastikbinden vom Fuß bis zum Oberschenkel gewickelt werden. Damit ist ein frühzeitiges Aufstehen und Umhergehen möglich. Im Bett liegend sollen die Beine des Operierten um 15–20° erhöht sein. Im späteren postoperativen Verlauf müssen gut sitzende Elastikstrümpfe Kompressions-Klasse II nach Maß – getragen werden, bis sich die Schwellung endgültig zurückgebildet hat.

4. Ligatur der Vena cava inferior

Diese Art der Sperroperation stellt den radikalsten aber auch sichersten Palliativeingriff dar. Die Ligatur ist bei rezidivierenden Mikroembolien indiziert, die durch sämtliche bereits beschriebenen Techniken nicht unbedingt verhindert werden können. Auch bei septischen Embolien sollte nur die Kava-Ligatur angestrebt werden. Die Unterbindung kann im Prinzip auch vom eben beschriebenen rechtsseitigen Flankenschnitt vorgenommen werden. Zwei Gründe lassen aber den transabdominalen Zugang bevorzugt erscheinen: Einmal kann auf dem gleichen Weg ein eventuell notwendiger weiterer Eingriff vorgenommen werden, z.B. die Exstirpation eines septischen Fokus im Bekkenbereich, zum anderen sollten bei der angestrebten hohen Sicherheit der Palliation beide Vv. ovaricae mit ligiert werden. Es ist bekannt, daß gerade diese Venen nach einer Kava-Ligatur mächtig anschwellen und Ausgangspunkt für mitunter tödliche Lungenembolien werden können.

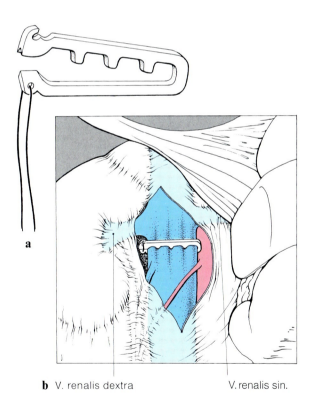

Abb. 27.5.8. a Cava-inf.-Clip nach ADAMS-DEWEESE [1]. **b** Darstellung eines geschlossenen Adams-DeWeese-Clips. Der Zugang zur V. cava inf. ist sowohl retroperitoneal wie auch transperitoneal möglich

Der Eingriff wird nach Einleiten der Intubationsnarkose mit Hilfe einer langen abdominalen Inzision vorgenommen, die in der Mittellinie vom Xiphoid bis eine Handbreit unterhalb des Nabels führt, wobei der Nabel selbst umschnitten wird. Die Spaltung des M. rectus erfolgt in der Linea alba. Das Peritoneum wird längsgeschlitzt. Anschließend wird ein mit Tüchern geschützter selbsthaltender Bauchsperrer, z.B. nach KIRSCHNER, eingesetzt. Jejunum und Ileum werden in feuchte Bauchtücher gewickelt und nach rechts eventeriert. Die Sicht fällt dann auf Duodenum, Aorta abdominalis und V. mesenterica inf.

Als erstes wird das Treitzsche Band am linken Rand des Duodenum durchtrennt, sodann das Peritoneum über der Aorta abdominalis gespalten. Die Darstellung der Aorta erfolgt nur an der Vorderseite, vor allem deswegen, um über die Lage der linken V. renalis informiert zu sein. Die Arterie wird nun mit einem Nabelschnurbändchen umschlungen und leicht nach links gezogen. Die V. cava inf. liegt auf der rechten Seite der Aorta, doch wird sie nur soweit wie unbedingt notwendig präpariert. Das Gefäß wird dann mit einem Overholt, besser mit einem Rumel, umschlungen und mit einem nicht resorbierbaren Nahtmaterial doppelt ligiert. Abschließend erfolgt die Unterbindung der Vv. ovaricae. Die Einmündung der rechten liegt an der Vorderseite der V. cava inf. nahe der rechten V. renalis, die linke mündet in die entsprechende V. renalis direkt. Um die Ligatur zu erleichtern, kann die V. mesenterica inf. zuvor ligiert und durchtrennt werden.

Abschließend erfolgt schichtweise der Bauchdeckenverschluß, eine Drainage erübrigt sich.

Die Kava-Ligatur kann auch über einen rechtsseitigen subkostalen Zugang vorgenommen werden. Dazu wird die Leber nach oben gezogen und das Lig. hepatocolicum rechts durchtrennt. Mit Hilfe des Kocher-Manövers wird das Duodenum mobilisiert und nach links verlagert. Die V. cava inf. liegt dann in der Mitte des Operationsfeldes. Dieser Zugang ist umständlicher und risikoreicher als der zuvor beschriebene, er bietet sich daher nur als Ersatzlösung an.

Die Kava-Ligatur war von Beginn an Thema großer Kontroversen. Es hat immer temperamentvolle Fürsprecher [18] und ebensolche Gegner [19] gegeben. Es wurde nicht nur über eine hohe Letalität berichtet – bis zu 40% –, sondern auch über eine beschränkte Anpassung auf postoperative Belastungen. VERAT u. Mitarb. [28] begründeten dies mit dem verminderten venösen Rückstrom aus den unteren Extremitäten.

Die Einführung neuer Techniken, die vor allem für Schwerstkranke in Frage kommen, wie z.B. die schon beschriebenen intraluminalen Filter, haben zu einer größeren Selektionierung in der Indikation und schließlich zu einer Senkung der Operationsletalität geführt. DONALDSON [6] berichtete über eine Gesamtoperationsletalität von 21%, SILVER [23] über 15%. Neben der höheren Letalität weist die Kava-Ligatur auch eine bedeutende Morbidität auf: Über eine chronisch venöse Stase wird in der Literatur in 10–50% der Fälle berichtet. Die Krankheitsbilder umfassen Beinödeme, Stauungsdermatitiden, Varikosis und das Vorkommen von Ulcera cruris. Nach OCHSNER [18] läßt sich die Morbidität jedoch gering halten, wenn bereits im Operationssaal konsequent Unter- und Oberschenkel mit elastischen Binden versorgt worden sind. Über weitere therapeutische Maßnahmen s.S. 762. Die Gabe von Heparin oder Marcumar erscheint nicht erforderlich.

LITERATUR

1. Adams JT, DeWeese JA (1966) Partial interruption of the inferior vena cava with a new plastic clip. Surg Gynecol Obstet 123:1087
2. Barrit DW, Jordan SC (1960) Anticoagulant drugs in the treatment of pulmonary embolism. A controlled trial. Lancet 1:1309
3. Bauer G (1959) The introduction of heparin therapy in cases of early thrombosis. Circulation 19:108
4. Cooley DA, Beall AC, Alexander JK (1961) Acute massive pulmonary embolism. Successfull surgical treatment using temporary cardiopulmonary bypass. JAMA 177:283
5. DeWeese MS, Hunter DC (1963) A vena cava filter for the prevention of pulmonary embolism. Arch Surg 86:181
6. Donaldson MC, Wirthlin LS, Donaldson GA (1979) Thirty-year experience with surgical interruption of the inferior cava for prevention of pulmonary embolism. Ann Surg 191:367
7. Greenfield LJ, Bruce TA, Nichols NB (1971) Transvenous pulmonary embolectomy by catheter device. Ann Surg 174:881
8. Greenfield LJ, McCurdy JR, Brown PP, Elking RC (1977) A new intracaval filter permitting continued flow and resolution of emboli. Ann Surg 185:692
9. Greenfield LJ, Zocco JJ (1979) Intraluminal management of acute massive pulmonary thromboembolism. J Thorac Cardiovasc Surg 77:402
10. Homans J (1934) Thrombosis of the deep veins of the lower leg causing pulmonary embolism. N Engl J Med 211:993
11. Kakkar VV, Field ES, Nicolaides AN, Flute PT, Wessler S, Yin ET (1971) Low doses of heparin in prevention of deep-vein thrombosis. Lancet 2:669

12. Kirschner M (1924) Ein durch die Trendelenburg'sche Operation geheilter Fall von Embolie der A. pulmonalis. Langenbecks Arch Klin Chir 133:312
13. Laennec RTH (1819) De l'auscultation médiate. Brossen et Chaude, Paris
14. Ljungdahl M (1928) Gibt es eine chronische Embolisierung der Lungenarterie? Dtsch Arch Klin Med 160:1
15. Miller GAH, Hall RJC, Paneth M (1977) Pulmonary embolectomy, heparin and streptokinase: Their place in the treatment of acute massive pulmonary embolism. Am Heart J 93:568
16. Mobin-Udin K, Bolooki H, Jude JR (1969) A new simplified method of caval interruption for prevention of pulmonary embolism. Ciculation [Suppl III] 39/40:111–149
17. Ochsner A, DeBakey M (1943) Intravenous clotting and its sequelae. Surgery 14:679
18. Ochsner A, Ochsner JL, Sanders HS (1970) Prevention of pulmonary embolism by caval ligation. Ann Surg 17:923
19. Piccone VA, Vidal E, Yarnoz M, Glass P, LeVeen HH (1970) The late results of caval ligation. Surgery 68:980
20. Sasahara AA (1967) Pulmonary vascular responses to thromboembolism. Mod Conc Cardiovasc Dis 36:55
21. Sharnoff JG (1966) Results in the prophylaxis of postoperative thromboembolism. Surg Gynecol Obstet 123:303
22. Sharp EH (1962) Pulmonary embolectomy: Successfull removal of a massive pulmonary embolus with the support of cardiopulmonary bypass. A case report. Ann Surg 156:1
23. Silver D, Sabiston DC (1975) The rate of vena caval interruption in the management of pulmonary embolism. Surgery 77:1
24. Soyer R, Brunet AP, Redonnet M, Borg JY, Hubscher C, Letac B (1982) Followup of surgical treated patients with massive pulmonary embolism – with reference to 12 operated patients. Thorac Cardiovasc Surg 30:103
25. Spencer FC, Jude J, Rienhoff WF, Stonesifer G (1965) Plication of the inferior vena cava for pulmonary embolism. Ann Surg 161:788
26. Trendelenburg F (1908) Über die operative Behandlung der Embolie der Lungenarterie. Langenbecks Arch Klin Chir 86:686
27. Tschirkov A, Krause E, Elert O, Satter P (1978) Surgical management of massive pulmonary embolism. J Thorac Cardiovasc Surg 75:730
28. Verat MA, Fowler NO, Adolph RJ (1970) Cardiac output response to exercise in patients with inferior vena vaval ligation. Circulation 42:445
29. Virchow R (1858) Die Cellularpathologie in ihrer Begründung auf physiologische und pathologische Gewebslehre. Hirschwald, Berlin
30. Vossschulte K, Stiller H, Isenreich FE (1965) Emergency embolectomy by the transsternal approach in acute pulmonary embolism. Surgery 58:317

28 Chirurgische Eingriffe beim Pfortaderhochdruck

R. Häring und A. Hirner

INHALT

A. Spezielle Anatomie, Pathophysiologie 777
B. Behandlung der Ösophagusvarizenblutung . . 780
    I. Nicht-operative Akutmaßnahmen . . . 780
    II. Diagnostische Verfahren 781
    III. Indikationen zu porto-systemischen Anastomosen 782
    IV. Wertung der porto-systemischen Shunts 785
C. Operationstechniken, Komplikationen 785
    I. Porto-kavale Anastomose End-zu-Seit 785
    II. Porto-kavale Anastomose Seit-zu-Seit 789
    III. Distale termino-laterale spleno-renale Anastomose (Linton) 789
    IV. Mesenteriko-kavale Anastomose, sog. H-Shunt (Drapanas) 792
    V. Spleno-renale latero-laterale Anastomose (Cooley) 794
    VI. Zentrale termino-laterale spleno-renale Anastomose (Warren) 795
    VII. Koronario-kavale Anastomose (Meursing) 796
    VIII. Porto-kavale Anastomose End-zu-Seit mit flow- und druckadaptierter Arterialisation (Adamsons, Matzander) . . . 796
D. Sperroperationen 799
    I. Definition 799
    II. Indikationen 799
    III. Wertung der Sperroperationen 799
    IV. Operationstechniken 800
E. Peritoneo-venöser Shunt zur Behandlung des therapieresistenten Aszites 805
    I. Indikationen und Kontraindikationen 805
    II. Ventilsysteme 805
    III. Operationstechnik, Komplikationen . . 806
    IV. Wertung des Aszitesventils 808
Literatur 808

A. Spezielle Anatomie, Pathophysiologie

Das Pfortaderstromgebiet sammelt das gesamte venöse Blut aus Magen-Darm und teilweise Ösophagus, Milz und Pankreas und leitet es in die Leber. Vier größere Venen führen das Blut zum Stamm der V. portae (Abb. 28.1): Die V. coronaria ventriculi sup., die V. mesenterica sup., die V. lienalis und die V. mesenterica inf. Für die Pfortaderchirurgie von Bedeutung sind die V. portae selbst, die V. lienalis, die V. mesenterica sup. und selten die V. coronaria ventriculi. Die genaue Kenntnis der topographischen Situation dieser großen portalen Gefäßstämme ist daher unumgänglich.

Die *V. portae* verläuft im Lig. hepato-duodenale. Ventral wird sie von der A. hepatica propria und vom D. choledochus begleitet. Besteht eine Leberzirrhose, so finden sich nach kaudal hin über der Pfortader meist vergrößerte und gestaute Lymphknoten, die die Präparation des Gefäßes erschweren können. Die Pfortader teilt sich unmittelbar vor Eintritt in die Leber in zwei kräftige Äste für den linken und rechten Leberlappen. Bisweilen verläuft die rechte Leberarterie kaudal der V. portae und entspringt isoliert aus der A. mesenterica sup. Viele Variationen sind möglich (Cave: Verletzungsmöglichkeit bei der Präparation!).

Das Foramen epiploicum trennt die Pfortader von der infrahepatischen V. cava inf.

Die *V. coronaria ventriculi* findet sich an der kleinen Magenkurvatur und verläuft kaudal der A. gastrica sin. und hinter dem Pankreaskopf, um hier in die Pfortader einzumünden. Sie kann bei der portalen Hypertension ein beträchtliches Kaliber erreichen und ist eine wichtige Kollateralverbindung zu den Ösophagusvenen.

Der Stamm der *V. mesenterica sup.* liegt rechts von der A. mesenterica sup. Beide Gefäße überkreuzen die Pars ascendens des Duodenums. Hinter dem Pankreaskopf vereinigen sich die V. mes-

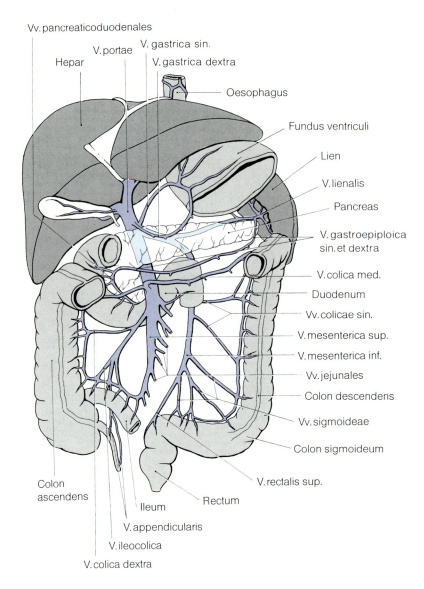

Abb. 28.1. Anatomie des Pfortaderstromgebiets mit den größeren Stammgefäßen: V. mesenterica sup., V. lienalis, V. mesenterica inf., V. gastrica sin.

enterica sup. und die V. lienalis in einem nahezu rechten Winkel zum Pfortaderstamm.

Die *V. lienalis* beginnt mit einigen aus dem Milzhilus hervorkommenden, kräftigen Wurzeln, die sich zum Stamm der Vene vereinigen, der dorsal vom Pankreas in die Pfortader übergeht. In die Milzvene mündet die V. mesenterica und außerdem finden sich zahlreiche, aus dem Pankreas kommende Venenästchen, die bei der Präparation für eine spleno-renale Anastomose leicht abreißen können.

Die *V. mesenterica inf.* erhält ihr Blut aus dem linken Kolon, verläuft in der Plica duodenalis sup. unter dem Mesocolon transversum und Pankreas und mündet an wechselnder Stelle in die V. lienalis, bisweilen auch in die V. mesenterica sup.

Formen des Pfortaderhochdrucks

Prinzipiell unterscheiden wir zwischen einem *Widerstandshochdruck* und einem *Volumenhochdruck*. Beim Widerstandshochdruck lassen sich prä-, intra- und posthepatischer Block abgrenzen.

(1) Der *prähepatische Block* wird durch eine Thrombose im Pfortaderstromgebiet verursacht. Diese kann ausschließlich in der Milzvene lokalisiert sein (peripherer prähepatischer Block (Abb. 28.2a) oder zentral das Pfortaderstammgebiet be-

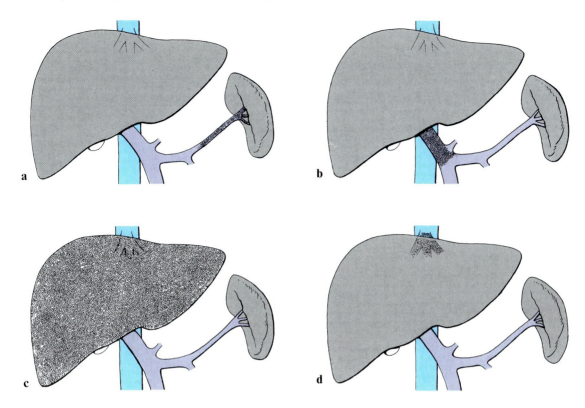

Abb. 28.2 a–d. Verschiedene „Blockformen" beim Pfortaderhochdruck. **a** Peripherer prähepatischer Block bei Thrombose der V. lienalis. **b** Zentraler prähepatischer Block bei Thrombose des Pfortaderstammes. **c** Postsinusoidaler intrahepatischer Block bei Leberzirrhose (häufigste Blockform). **d** Posthepatischer Block (Budd-Chiari-Syndrom) mit Verschluß der Lebervenen

fallen (Abb. 28.2b). Dementsprechend unterscheidet man einen segmentalen oder generellen Pfortaderhochdruck. Bei der isolierten Milzvenenthrombose sind Blutungen aus Fundusvarizen häufig, bei der Pfortaderstammthrombose steht meist der ausgeprägte Aszites und/oder ein Hypersplenismus im Vordergrund.

(2) Beim *intrahepatischen Block* unterscheiden wir eine prä- und postsinusoidale Form (Abb. 28.2c). Die präsinusoidale Form wird durch Bilharziose verursacht und spielt in Europa keine Rolle; umso bedeutungsvoller ist der postsinusoidale Block, der bei der Leberzirrhose entsteht. Bei etwa 95% aller Patienten mit Pfortaderhochdruck ist die Ursache eine Leberzirrhose, die alkoholisch, posthepatitisch oder biliär bedingt sein kann. Nicht selten aber liegt auch eine Kombination von prä- und intrahepatischem Block vor.

(3) Der *posthepatische Block* ist extrem selten (Abb. 28.2d). Er ist bekannt als Budd-Chiari-Syndrom oder wenn die kleinen intrahepatischen Venen obliteriert sind als „venous occlusive disease" (VOD). Es handelt sich hierbei um eine Abflußstörung der Lebervenen durch Tumorverschluß der V. cava inf. oder durch Thrombose der Lebervenen (Endophlebitis hepatica, allergische Vaskulitis, Zytostatika-Therapie).

(4) Der *Volumen- oder hyperkinetische Hochdruck* entsteht durch arterio-portale Fisteln – meist traumatisch oder iatrogen verursacht – z.B. nach Splenektomie, Cholezystektomie oder gynäkologischen Operationen. Als Folge des arteriellen Bluteinstroms über die Fisteln kommt es zu einer beträchtlichen Drucksteigerung im Pfortaderkreislauf [15].

Allen Blockformen gemeinsam ist die Entwicklung eines Kollateralkreislaufs zum Hohlvenensystem (Abb. 28.3). Dabei kommt es auch zu *hämodynamischen Veränderungen* in der kranken Leber, deren Kenntnisse für die chirurgische Therapie bedeutend sind:

(1) Die A. hepatica ist in der Lage, die Reduktion des portalen Blutdurchflusses der Leber bis zu einer gewissen Grenze zu kompensieren. Beim

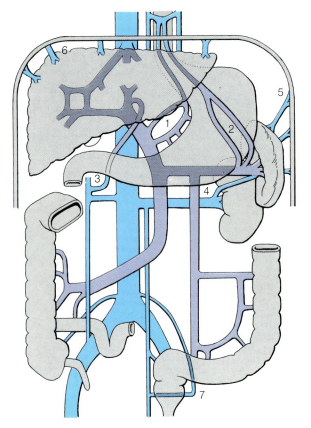

Abb. 28.3. Kollateralkreislauf bei portaler Hypertension. (*1*) Gastroösophageale Anastomosen über die V. gastrica sin. (*2*) Anastomosen über die Vv. gastricae breves. (*3*) Gefäßverbindungen zwischen dem linken Pfortaderast über die V. umbilicalis, die Vv. paraumbilicales und die Vv. epigastricae. (*4*) Anastomosen zwischen Milz und V. renalis sin. (*5*) Kollateralgefäße zwischen Milzkapsel und Vv. diaphragmaticae. (*6*) Kollateralverbindungen zwischen intrahepatischen Pfortaderästen und Vv. diaphragmaticae. (*7*) Retroperitoneale Kollateralgefäße zum paravertebralen Plexus der V. cava

Lebergesunden beträgt der arterielle Anteil der Leber-Gesamtperfusion etwa $1/3$, beim Zirrhotiker etwa 60–80%. Dies entspricht einer Verdoppelung der Durchblutung über die A. hepatica.

(2) Die Kompensationsfähigkeit der Leberarterie ist begrenzt, 1200 ml/min scheint der Grenzwert zu sein.

(3) Bei etwa 9% aller Zirrhosepatienten besteht eine „Strömungsumkehr" in der Pfortader, d.h., durch präsinusoidale arterio-portale Kurzschlußverbindungen wird das arterielle Blut an den Leberzellen vorbei in die Pfortader zurückgeleitet. Dies bedeutet, daß bei jedem fortgeschrittenen, zirrhosebedingten intrahepatischem Block auch eine hyperkinetische Komponente hinzukommen kann.

Die für die Klinik wichtigsten pathophysiologischen Veränderungen und *Folgen des Pfortaderhochdrucks* sind:

(1) Blutungen aus Ösophagus- und Magenvarizen,
(2) Therapierefraktärer Aszites,
(3) Enzephalopathie sowohl durch den Umgehungskreislauf als auch durch Leberausfall und
(4) Hypersplenismus mit spleno-hepatischer Blutzelldepression, Anämie, Thrombozytopenie und Leukopenie.

Aus der Pathophysiologie der portalen Hypertension leiten sich die *Ziele der Pfortaderchirurgie* ab:

(1) Rasche Stillung der Blutungen aus Ösophagusvarizen,
(2) Senkung des Pfortaderhochdrucks, um Rezidivblutungen zu verhindern,
(3) Reduzierung eines medikamentös nicht behandelbaren Aszites und
(4) Hemmung der splenopathischen Blutzelldepression (Hypersplenismus).

B. Behandlung der Ösophagusvarizenblutung

Die Blutung aus Ösophagus- bzw. Fundusvarizen verläuft oft dramatisch und ist mit einer hohen Sterblichkeit belastet. Die Komplexität der Grunderkrankung – Leberzirrhose mit portaler Hypertension – schließt ein allzu standardisiertes Vorgehen aus. Sie erfordert stattdessen eine *situationsgerechte Behandlung*.

Kein Gebiet der Chirurgie wird so kontrovers und so emotional diskutiert wie die Chirurgie der portalen Hypertension. Nicht zuletzt ist dies auch Ausdruck einer gewissen Unsicherheit, ja Hilflosigkeit gegenüber diesem schwierigen Problemkomplex. Wir versuchen im folgenden ein Konzept darzustellen, das nach unserer persönlichen Erfahrung der jeweiligen Situation einigermaßen gerecht wird.

I. Nicht-operative Akutmaßnahmen

In der Übersicht (Tabelle 28.1) sind die nicht-operativen Akutmaßnahmen bei der Varizenblutung, wie sie sich an der eigenen Klinik bewährt haben, zusammengefaßt. Entscheidend für das Vorgehen in der meist bedrohlichen Situation ist die Synchronisation der verschiedenen Maßnahmen. Sie bestehen im wesentlichen in Schockbehandlung, Diagnostik, nicht-operativer Blutstillung und Komaprophylaxe. Meist wird mit der Ballontamponade der Varizen mittels Sengstaken-Blakemore-Sonde oder Linton-Nachlas-Sonde eine temporäre Blutstillung erreicht, die dann durch eine operative portale Drucksenkung – Notshunt bzw. Frühshunt – definitiv gestoppt wird.

In den letzten Jahren wurde die *Fibrosklerosierung* der Ösophagusvarizen propagiert [6, 9, 24, 28]. Auf die Dauer kann aber nur die operative Senkung des portalen Hochdrucks die Blutungsgefahr mit großer Sicherheit verhindern. Deshalb sehen wir in der Sklerosierungstherapie und ebenso in den anderen, nicht-operativen Methoden (Ballontamponade, pharmakologische Drucksenkung) nicht ein alternatives, sondern eher *komplementäres* Verfahren im Rahmen des Therapiekonzeptes für den Pfortaderhochdruck mit Varizenblutung.

II. Diagnostische Verfahren

Zur Indikation und Prognose porto-systemischer Anastomosen ist eine umfassende Diagnostik zur Abklärung von 3 Komplexen unerläßlich:

(1) Der Nachweis von Ösophagusvarizen mit oder ohne Blutung und die Ermittlung der Ursache der portalen Hypertension.
(2) Die Einschätzung der Leberpartialfunktionen.
(3) Beurteilung der Hämodynamik, insbesondere zur Abschätzung der Durchblutungsanteile, Leberarterie, Pfortader. Je nach Dringlichkeit der Operation wird man diese Untersuchung mehr oder weniger breit anlegen können.

Zu (1): Anamnese und klinische Untersuchung erbringen die ersten Hinweise auf das Vorliegen eines Pfortaderhochdrucks, insbesondere bei Leberzirrhose. Der Nachweis der Ösophagusvarizen kann am einfachsten durch Ösophagusbreischluck erbracht werden, wichtigstes Nachweisverfahren auch in der Akutsituation ist aber die *Ösophago-Gastroskopie*, die außerdem den Ausschluß anderer Blutungsquellen erlaubt.

Die *indirekte Splenoportographie* mittels Katheterangiographie ist obligat zur Planung einer Shunt-Operation und gibt Auskunft über die Ursache der portalen Hypertension, Lokalisation und Ausdehnung des Kollateralkreislaufs, arterielle Gefäßvarianten, eine mögliche hepatofugale Stromumkehr – in der Leber – und schließlich das nicht seltene gleichzeitige Vorliegen eines Leberzellkarzinoms bei der Zirrhose.

Zu (2): Die Einschätzung der *Leberpartialfunktion* umfaßt Synthese, Entgiftung und Exkretionsleistungen. Diese Funktionen und die Belastbarkeit des Organs bei der zirrhotischen Leber und eingeschränkter Durchblutung je nach porto-kavaler Anastomose exakt vorausschauend zu beurteilen, ist schwierig. Die präoperativen laborchemischen Parameter können zur Prognose nur erheblich eingeschränkte Aussagen liefern. Wir sind mit Hilfe statistischer Signifikanzberechnungen dieser Frage nachgegangen und fanden, daß lediglich Quickwert, Kreatinin und Fibrinogen gewisse Rückschlüsse auf die Prognose erlauben. Sicher ist es verläßlicher, die Patienten in die von CHILD [7] angegebenen *Stadien* einzuteilen (Tabelle 28.2). Ein guter, aber aufwendiger Test zur Beurteilung der Leberfunktion ist der *Amidopyrin-Exhalationstest*, der zusammen mit der Child-Klassifikation eine bessere Einschätzung der Leberfunktion erbringen kann [16]. Die *Enzephalopathie* spielt eine wichtige Rolle. Sie tritt nicht erst nach porto-systemischen Shunt-Operationen auf, sondern ist oft

Tabelle 28.1. Vorgehen bei der massiven Blutung aus Ösophagus- und Fundusvarizen

Synchronisierte Maßnahmen!

Sofortmaßnahmen:

1. *Schockbehandlung*
   Volumensubstitution (Plasmaexpander, Frischblut)
   Kreislaufüberwachung (RR, Puls, ZVD, Diurese)
   Labor: Hb, Hämatokritwert, Blutgruppe, Leberchemie, Gerinnungskontrolle

2. *Blutstillung*
   Ballontamponade
   Substitution von Gerinnungsfaktoren
   Heparintherapie bei Verbrauchskoagulopathie
   endoskopische Varizensklerosierung

3. *Komaprophylaxe*
   Magenabsaugung und -spülung
   hohe Einläufe
   Darmsterilisierung (Neomyzin, Laktulose)

Diagnostische Maßnahmen:
Endoskopie
Angiographie (Portographie)

Definitive Maßnahmen:
Notshunt oder Frühshunt, portokaval, selten mesokaval (Drapanas) oder Warren-Shunt

Tabelle 28.2. Child-Klassifikation

	Punkte		
	1	2	3
Gesamt-Bilirubin	<34	−51	>51 µmol/l
Albumin	>35	−30	<30 g/l
Aszites	kein	mäßig	massiv
Neurol. Symptome	keine	leicht	deutlich
Allgemeinzustand	gut	reduziert	schlecht
A: 5–7 B: 8–10 C: 11–15			

bereits präoperativ vorhanden. Eine verbindliche klinische Definition der Enzephalopathie existiert bisher nicht. Mit Hilfe einfacher psychometrischer Tests (Schriftprobe, Zahlenverbindungstests), des EEG's und der Bestimmung des Ammoniakwertes im Blut ließe sich die Enzephalopathie sehr wohl bereits frühzeitig erfassen [18].

Zu (3): Untersuchungen zur *Leberhämodynamik* dienen der Selektion der Patienten im Hinblick auf einen elektiven porto-systemischen Shunt. Insbesondere kommt es darauf an, die Leberdurchblutung anteilmäßig für die A. hepatica und V. portae zu erfassen, die bei der Zirrhose erheblich von der Normalsituation abweichen können. Hierbei ist es möglich, mittels *Ballonblokkade der V. portae* via Nabelvene den Durchblutungsausfall der Pfortader – entsprechend der Situation eines kompletten porto-systemischen Shunts – zu simulieren und das Kompensationsvermögen der Leberarterie zu bestimmen. Diese Methoden sind aufwendig, in der Notsituation praktisch nicht durchführbar und daher nur präoperativ für die Entscheidung zur Elektivoperation geeignet. Folgende Untersuchungsmethoden stehen uns heute zur Verfügung: *Sequentielle Hepato-Spleno-Szintigraphie* (3), *Nabelvenenkatheterisierung mit Pfortaderblockade* (33) und *Indocyanin-Clearance* (5), *Kineangiodensitometrie* [26], *transumbilikale Shuntsimulation* und Messung der *Laktatextraktion* [17].

In der *akuten Blutungssituation* wird man sich auf die allernotwendigsten diagnostischen Maßnahmen beschränken müssen: Klinik, Endoskopie, Leberchemie, indirekte Splenoportographie.

III. Indikationen zu porto-systemischen Anastomosen

Für die Operationsindikation sind neben allgemeinen Gesichtspunkten auch der Zeitpunkt und die Shunt-Form wichtige Parameter. Im Hinblick auf den Operationszeitpunkt unterscheiden wir:

– den *Notshunt*, durchgeführt, wenn eine massive Varizenblutung durch konservative Maßnahmen nicht zum Stillstand gebracht werden kann.
– den *Frühshunt* (auch als verzögerter Notshunt bezeichnet), innerhalb von 24–48 Std nach Blutungsbeginn,
– den *Elektiv-Shunt* im blutungsfreien Intervall – nach wenigstens 2 Wochen zurückliegender Blutung – und nach strenger Selektion der Patienten.

Für die Wahl der *Shuntform* sind mehrere Gesichtspunkte maßgebend:

– die Ursache der portalen Drucksteigerung: ob prä-, intra- oder posthepatischer Block;
– die aktuelle Situation, z.B. akute Blutung, vorausgegangene Gallenoperationen (Verwachsungen!),
– der Allgemeinzustand und der Leberfunktionszustand des Patienten unter Berücksichtigung der Child-Stadien, der Enzephalopathie etc.,
– die Lebergesamtdurchblutung. Zu beachten sind: Durchblutungsanteile Pfortader/Leberarterie (Sequenzszintigraphie!), Stenose der A. coeliaca.

Grundsätzlich ist zu unterscheiden zwischen *kompletten* und *inkompletten* Shunts, d.h. zwischen Shunts, die das gesamte portale Blut von der Leber ableiten und damit die Gesamtdurchblutung des Organs verringern und solchen, die die Leberdurchblutung nicht beeinträchtigen, aber auch nur eine selektive Drucksenkung im blutungsgefährdeten Areal, d.h. an Ösophagus und Magen, bewirken.

Komplette Shunts sind: Die porto-kavale Anastomose End-zu-Seit oder Seit-zu-Seit, die distale spleno-renale Anastomose nach LINTON [21], die zentrale latero-laterale spleno-renale Anastomose nach COOLEY [8], die mesenteriko-kavale Anastomose nach DRAPANAS [10].

Inkomplette Shunts sind: Die zentrale terminolaterale splenorenale Anastomose nach WARREN [32] und die koronario-kavale Anastomose nach MEURSING [23]. Letztere ist nur in den seltensten Fällen durchführbar und setzt eine beträchtliche Erweiterung der V. coronaria ventriculi voraus.

Eine Sonderstellung nimmt die *porto-kavale Anastomose* mit gleichzeitiger *druck- und flow-adaptierter Arterialisation* [1, 22] des intrahepatischen Pfortaderstromgebietes ein.

Unter Berücksichtigung der beschriebenen Parameter gelten für *die verschiedenen Shuntvarianten folgende Indikationen*:

1. Porto-kavale Anastomose, End-zu-Seit (Abb. 28.4a)

Indikationen: Not- oder Frühshunt in der Blutungsphase, elektiv bei bereits reduzierter Pfortaderdurchblutung und guter Leberfunktion.

Kontraindikationen: Schlechte Leberfunktion, Enzephalopathie, Coma hepaticum, A. coeliaca-Stenose, Pfortader- und Milzvenenthrombose.

Vorteile: Einfache, kurzdauernde Operation, ausgiebige Drucksenkung, selten Shunt-Thrombose (<als 3%).

Nachteile: Reduzierung der Lebergesamtdurchblutung durch komplette Ableitung des portalen Blutstromes, höhere Enzephalopathierate.

2. Porto-kavale Anastomose, Seit-zu-Seit (Abb. 28.4b)

Einzige sinnvolle Indikation ist das BUDD-CHIARI-Syndrom. Durch die Anastomose wird die extrem gestaute Leber sowohl vom portalen als auch partiell vom arteriellen Blut entlastet (hepatofugaler Blutstrom über präsinusoidale arterioportale Shunts).

Die Seit-zu-Seit-Anastomose ist funktionell ein kompletter Shunt wie auch die End-zu-Seit-Anastomose; sie ist technisch aber schwieriger.

3. Distale spleno-renale Anastomose (LINTON) (Abb. 28.4c)

Indikation: Als Elektiveingriff nach Varizenblutung bei gleichzeitiger extremer Splenomegalie mit Hypersplenismus (Splenektomie!). Zentrale Pfortaderthrombose.

Vorteile: Keine.

Nachteile: Großer, technisch schwieriger Eingriff mit Splenektomie und ausgiebiger Mobilisierung des Pankreasschwanzes. Hohe Thromboserate.

4. Mesenterico-kavale Anastomose, sog. H-Shunt (DRAPANAS) (Abb. 28.4d)

Indikationen: Pfortaderthrombose, vorausgegangene Operationen in der Leberregion (stark vaskularisierte Verwachsungen!).

Kontraindikationen: Mesenterialvenenthrombose.

Nachteile: Gefahr der Prothesenabknickung, höhere Thromboserate.

Vorteile: Keine wesentlichen, da kompletter Shunt.

5. Spleno-renale Anastomose, Seit-zu-Seit (COOLEY) (Abb. 28.4e)

Indikationen: Thrombose des Pfortaderstammes, vorausgegangene Operationen im Gallenblasen-Leber-Bereich, auch als Notshunt geeignet.

Kontraindikationen: Milzvenenthrombose, zu geringes Kaliber der Milzvene.

Vorteile: Keine Splenektomie erforderlich, daher geringeres Risiko als bei der spleno-renalen Anastomose nach LINTON [21].

6. Zentrale spleno-renale Anastomose, End-zu-Seit (WARREN) (Abb. 28.4f)

Indikationen: Erhaltener großer portaler Durchblutungsanteil, schlechte Leberfunktion, Enzephalopathie, A. coeliaca-Stenose, vorausgegangene Operation im Gallenblasen-Leber-Bereich, zentrale Pfortaderthrombose, auch als Notshunt geeignet.

Kontraindikationen: Zu geringes Kaliber der Milzvene, vorausgegangene Pankreatitis.

Vorteile: Inkompletter Shunt. Portale Leberdurchblutung bleibt erhalten. Geringere Enzephalopathierate.

Nachteile: Nur selektive Drucksenkung im Ösophagus-, Magen-, Milzbereich, durch Kollateralen später funktionell kompletter Shunt, höhere Thromboserate.

7. Koronario-kavale Anastomose (MEURSING) (Abb. 28.4g)

Die koronario-kavale Anastomose ist ein inkompletter Shunt und nur in den seltensten Situationen durchführbar, da die Weite des Lumens und die Wandbeschaffenheit der Vene nur ausnahmsweise für eine Anastomosierung geeignet sind.

Indikationen: Thrombose und Kavernisierung der Pfortader beim prähepatischen Block, ausgeprägte Enzephalopathie, schlechte Leberpartialfunktionen. Ausnahmeindikation!

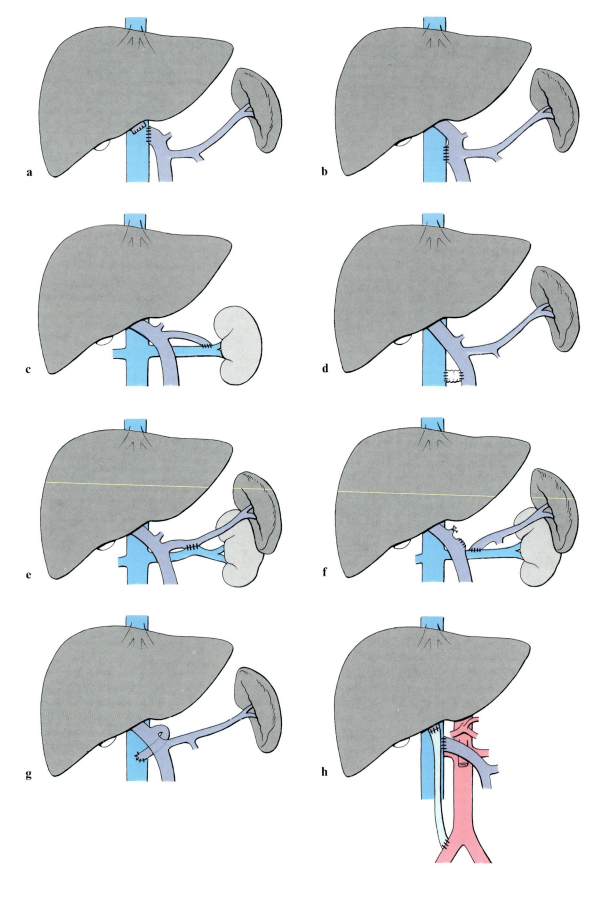

Abb. 28.4 a–h. Verschiedene Modifikationen portosystemischer Anastomosen. **a** Klassische portokavale Anastomose End-zu-Seit. **b** Portokavale Anastomose Seit-zu-Seit. **c** Distale splenorenale Anastomose nach LINTON. **d** Mesenteriko-kavale Anastomose, sog. H-Shunt nach DRAPANAS mit Interposition einer Kunststoffprothese. **e** Splenorenale Anastomose Seit-zu-Seit nach COOLEY. **f** Zentrale splenorenale Anastomose End-zu-Seit nach WARREN. **g** Koronario-kavale Anastomose nach MEURSING. **h** Portokavale Anastomose End-zu-Seit mit druck- und flowadaptierter Arterialisation nach MATZANDER. Interposition eines Venen- oder Kunststofftransplantates zwischen zentralem Pfortaderstumpf und A. iliaca comm.

8. Porto-kavale Anastomose End-zu-Seit mit druck- und flowadaptierter Arterialisation (ADAMSONS/MATZANDER) (Abb. 28.4h)

Indikationen: Eingeschränkte Leberfunktion, Enzephalopathie.

Kontraindikationen: Notoperation in der Blutung, Pfortaderthrombose, schwere Arteriosklerose der Aorta und A. iliaca.

Vorteile: Der Ausfall des portalen Durchblutungsanteiles wird durch die Arterialisation kompensiert. Geringere Enzephalopathierate.

Nachteile: Größere Operationsbelastung, evtl. Schädigung der Leber und starke Aszitesbildung bei zu hohem Druck im intrahepatischen Pfortaderstromgebiet.

IV. Wertung der porto-systemischen Shunts

Im Gegensatz zu anderen Therapie- und Operationsverfahren senken porto-systemische Shunt-Operationen den portalen Hochdruck ausgiebig und definitiv, insbesondere die porto-kavale Anastomose. Sie stillen oder verhindern hierdurch die Ösophagusvarizenblutung, beeinflussen Aszitesbildung und Hypersplenismus. Ein gravierender Nachteil der Operationsverfahren ist – soweit es sich um komplette Shunts handelt – der Wegfall der portalen Leberdurchblutung. Die Folge kann eine Enzephalopathie oder eine Störung wichtiger Leberpartialfunktionen sein. Deshalb ist eine sehr strenge Indikationsstellung unter Wertung der gestörten Leberfunktion und des präoperativ vorhandenen portalen Anteils an der Lebergesamtdurchblutung erforderlich und ebenso postoperativ die systematische Überwachung und diätetische Führung der operierten Patienten notwendig. Die Enzephalopathie läßt sich dann in Grenzen halten. Neuere exakte psychometrische Untersuchungsverfahren, prä- und postoperativ durchgeführt, zeigten, daß die Enzephalopathierate bei weitem nicht so hoch ist, wie bisher angenommen wurde. Die Differenz zwischen prä- und postoperativer Enzephalopathie liegt bei etwa 5% [13]. Ob auch durch die Operation eine Lebensverlängerung und damit eine Änderung im schicksalhaften Ablauf der Zirrhose erreicht wird, ist noch nicht entschieden. Für jeden Patienten wird individuell das passende Verfahren ausgewählt. Wichtig ist in diesem Zusammenhang, daß auf einen inkompletten Shunt (spleno-renale Anastomose nach WARREN, koronario-kavale Anastomose) ausgewichen oder zusätzlich zur porto-kavalen Anastomose eine druck- und flow-adaptierte Arterialisation durchgeführt werden kann.

Die Diagnose der arterio-portalen Fisteln ist nicht immer leicht. Folgende Symptome sind verdächtig: Gefäßgeräusch (Maschinengeräusch) bei Auskultation des Abdomens, keine Anzeichen von Leberinsuffizienz, anamnestische Hinweise auf vorausgegangene Operationen. Fisteln zwischen Milzarterie und -vene sowie A. hepatica und Pfortader sind am häufigsten.

Die Indikation zum operativen Vorgehen ist wegen des schweren klinischen Krankheitsbildes immer gegeben. Die Operationstaktik hängt von der jeweiligen Lokalisation der Fistel ab. Operationsziel ist die Beseitigung der Fistelverbindung, ohne dabei wichtige Organarterien (z.B. A. hepatica) zu ligieren.

C. Operationstechniken, Komplikationen

Narkose: Die porto-systemischen Anastomosen werden mit leberschonenden Anästhesieverfahren durchgeführt. Keine Halothannarkose! (siehe Kap. 11).

I. Porto-kavale Anastomose End-zu-Seit

Als *Zugangsweg* gibt ein großer Rippenbogenrandschnitt rechts eine gute Übersicht (Abb. 28.5). In der Bauchwand verlaufen oft erweiterte Kollateralvenen, die – um Nachblutungen zu vermeiden – sorgfältig ligiert werden müssen. Die kräftige

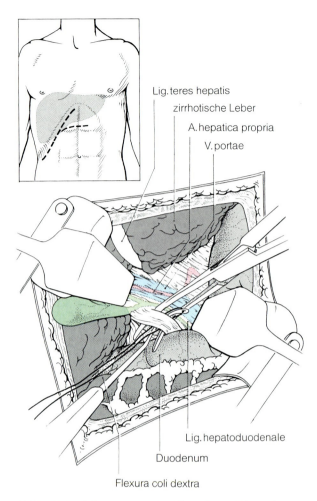

Nabelvene, die im Lig. teres hepatis zur Leberpforte zieht, sollte man schonen, da sie eine wichtige porto-systemische Kollateralverbindung über Venen der Bauchwand zur Entlastung des portalen Hochdrucks darstellt.

Der Eingriff kann erschwert werden durch Adipositas, beträchtliche Lebervergrößerung und Verwachsungen nach vorausgegangenen Operationen, z.B. Cholezystektomie. Diese Adhäsionen sind als Folge spontaner Entwicklung porto-systemischer Umgehungskreisläufe oft stark vaskularisiert.

Der Operationsakt verläuft in drei Phasen:

(1) Präparation der V. portae und Druckmessung.
(2) Infrahepatische Freilegung der V. cava inf.
(3) Durchführung der porto-kavalen Anastomose.

1. Präparation der Pfortader

Die V. portae verläuft im Lig. hepato-duodenale dorsal und wird von kaudal her freipräpariert. Man tastet sie mühelos als prallelastisches Gefäß oder – wenn sie thrombosiert ist – als derben

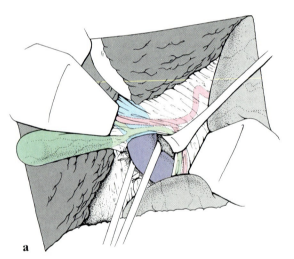

Abb. 28.5 a, b. Exposition der Pfortader. **a** Rippenbogenrandschnitt rechts. **b** Das Lig. hepatoduodenale ist eingestellt. Das Duodenum wird mit Haken nach medial verzogen und die Pfortader im unteren Anteil des Ligaments präpariert. Durchtrennung von gestauten Lymphgefäßen und von Fettgewebe vor der Pfortader

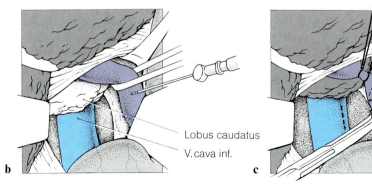

Abb. 28.6. a Die Pfortader ist in ihrem Stammbereich freipräpariert und angeschlungen. Das Lig. hepatoduodenale wird mit einem Haken kranialwärts verzogen. **b** Druckmessung in der Pfortader nach Punktion (Statham-Element). **c** Die Pfortader ist leberwärts doppelt ligiert und nach peripher mit einer Glover-Klemme verschlossen. Das Gefäß kann jetzt durchtrennt werden

Strang. Vor der Pfortader finden sich oft vergrößerte Lymphknoten und gestaute Lymphgefäße. Diese werden mit dem Overholt unterfahren, ligiert und durchtrennt (Abb. 28.5). Man setzt jetzt zwei Venenhäkchen ein, die Gallengang und Schnittrand des Lymphgewebes nach ventral ziehen und sieht dann die blau durchschimmernde Pfortader. Mit wenigen Scherenschlägen ist das periadventitielle Gewebe aufgespalten. Der Pfortaderstamm läßt sich nun mit einer Overholtklemme umfahren und mit einem Gummizügel anschlingen (Abb. 28.6a). Der Venenstamm wird in ganzer Länge vom Leberhilus bis zum Pankreaskopf freipräpariert. Kleinere Seitenäste der Pfortader werden durchtrennt. Bisweilen mündet die V. coronaria ventriculi ziemlich hiluswärts in die Pfortader, sie muß dann sorgfältig versorgt werden. Anschließend messen wir mit dem Statham-Element den Druck in Pfortader und V. cava (Abb. 28.6b). Die Druckwerte in der Pfortader liegen meist zwischen 25 und 45 mmHg. Der Unerfahrene hat bei der Präparation der Pfortader oft den Eindruck, daß diese zu kurz für eine spannungsfreie Anastomose mit der V. cava sei. Dies ist jedoch praktisch nie der Fall.

2. Präparation der Vena cava inferior

Das hintere Peritoneum parietale wird direkt distal des Lobus caudatus und lateral von Duodenum und Pankreas gespalten. Auch hier finden sich mitunter Kollateralgefäße, die ligiert und durchtrennt werden müssen. In dem lockeren retroperitonealen Fettgewebe läßt sich der infrahepatische Abschnitt der V. cava meist stumpf freipräparieren und auf eine Strecke von etwa 5–8 cm mobilisieren. Bisweilen mündet die rechte Nierenvene sehr hoch ein; sie darf nicht verletzt werden. Es ist jedoch nicht erforderlich, die V. cava zirkulär freizupräparieren und anzuschlingen. Dies würde die Operationszeit verlängern und könnte gelegentlich unangenehme Blutungen aus kleinen Seitenästen an der Hinterwand auslösen. Es ist darauf zu achten, daß die V. cava weit nach kranial freigelegt wird, damit die porto-kavale Anastomose möglichst hoch angelegt werden kann. Dies vermeidet eine Abknickung des Pfortaderstammes.

3. Anastomosentechnik

Nachdem beide Venen freipräpariert sind, folgt die Anastomosierung. Als erstes wird die Pfortader im Leberhilus mit kräftigem Leinenzwirn (Nr. 1) ligiert und zusätzlich mit einer Umstechungsligatur gesichert. Zum Pankreaskopf hin klemmt man die Pfortader mit einer gebogenen Glover-Klemme ab und durchschneidet das Gefäß kurz vor der zentralen Ligatur im Leberhilus (Abb. 28.6c). Jetzt wird die freigelegte V. cava inf. mit einer entsprechend großen Satinsky-Klemme partiell längs gefaßt, die Klemme mit einem Schloß gesichert. Mit zwei Pinzetten nähert man die Pfortader der abgeklemmten V. cava, um die Inzisionslinie an der Hohlvene festzulegen. Nach dem Vorschlag von GÜTGEMANN u. SCHREIBER [11] inzidieren wir die V. cava an ihrer Vorderwand konvex nach medial hin, so daß ein etwa 1 cm breites, nach lateral gestieltes Läppchen und eine breite Gefäßöffnung von etwa 2,0–2,5 cm entsteht (Abb. 28.7a). Konkurrierend dazu wird an der Vorderwand der V. portae ein sichelförmiges Segment exzidiert, dadurch eine weite Anastomose garantiert. Man sollte darauf achten, daß die Hinterwandlefze an der V. cava nicht zu knapp bemessen ist. Das an der Vorderwand der V. cava entstandene Läppchen wird mit einem Haltefaden nach lateral umgeklappt.

Die beiden Gefäßklemmen an Pfortader und V. cava werden jetzt adaptiert und zunächst die intraluminale fortlaufende Naht der Hinterwand mit Ethibond oder Prolene 5/0 und atraumatischer Nadel ausgeführt (Abb. 28.7b). Man beginnt mit einer proximalen und distalen Ecknaht. Der proximale Faden wird geknüpft und die Nadel zur Innenseite des Pfortaderlumens durchgestochen. Jetzt läßt sich die Hinterwandnaht vom Gefäßlumen aus übersichtlich ausführen. Den distalen Eckfaden verknüpft man besser erst dann, wenn die Hinterwandnaht zur Hälfte ausgeführt ist, um die hintere Kava-Lefze übersichtlicher fassen zu können. Die Gefäßränder sollten möglichst schräg durchstochen werden, damit kein zu grober Nahtwulst entsteht. Einstülpungen der Adventitia sind möglichst zu vermeiden, damit Endothel an Endothel zu liegen kommt. Ist die hintere Nahtreihe fertiggestellt, wird der Faden am distalen Eckpunkt der Anastomose nach außen gestochen und verknüpft.

Die vordere fortlaufende Naht wird dann mit dem distalen Eckfaden evertierend nach proximal hin ausgeführt (Abb. 28.7c). Bevor die Naht vollendet ist, prüft man den Bluteinstrom aus der Pfortader durch kurzfristiges Öffnen der Gefäßklemme, um eventuell entstandene Blutgerinnsel auszuspülen (Cave: Lungenembolie).

Das Anastomosenareal wird sorgfältig mit Kochsalzlösung gespült, die Naht abgeschlossen

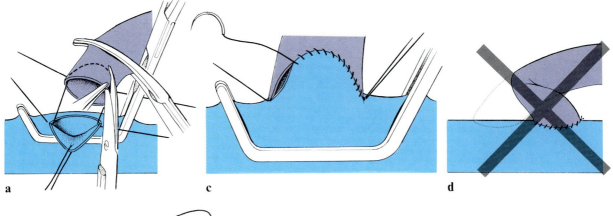

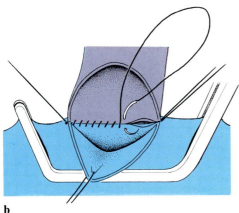

Abb. 28.7. a Die V. cava ist mit einer Satinsky-Klemme seitlich gefaßt und an der Vorderwand läppchenförmig inzidiert. Konkurrierend dazu wird die Pfortader an der Vorderwand sichelförmig exzidiert. Legen der Haltenähte an den oberen und unteren Gefäßpolen. **b** Zunächst intraluminal ausgeführte Naht der Hinterwand zwischen V. cava und V. portae. Nahtmaterial Prolene 5 bzw. 6/0. **c** Fortlaufende Vorderwandnaht. Durch die läppchenförmige Inzision entsteht ein breiter Einflußtrichter der V. portae in die V. cava. **d** Fehler bei der Durchführung der Anastomose: Verziehung und Abknickung der Pfortader, da die Anastomosierung zu weit nach distal angelegt ist

und der Blutstrom zunächst in der V. cava, dann in der Pfortader freigegeben. Meist sind keine zusätzlichen, blutstillenden Nähte erforderlich.

Zur histologischen Untersuchung wird grundsätzlich eine kleine Keilexzision aus der Leber entnommen. Zwischenzeitlich ist das gestaute Pfortaderblut abgeflossen. Es erfolgt eine nochmalige Druckmessung im Pfortaderstamm, um den Druckgradienten zu ermitteln. Eine gleichzeitige Messung des Druckes in der V. cava zeigt die Differenz zum Pfortaderdruck.

Intraoperative Komplikationen

Thrombose des Pfortaderstammes: Bisweilen wird man von wandständigen Thromben oder phlebosklerotischen Veränderungen in der Pfortader überrascht. Diese können u.U. so ausgeprägt sein, daß die Anastomosierung unmöglich ist. Man wird zunächst versuchen, die im Röntgenbild nicht immer sichtbare Teilthrombose durch eine Thrombektomie mittels Fogarty-Katheter bzw. Ringstripper zu entfernen. Es ist darauf zu achten, daß die Venenwand nicht beschädigt wird. Postoperativ ist zur Vermeidung einer Rethrombosierung eine Behandlung mit Heparin angezeigt (Gerinnung bei Leberzirrhose beachten!). Läßt sich – was ganz selten der Fall ist – die Anastomose mit der Pfortader nicht vornehmen, so wird das Gefäß ligiert und entweder eine spleno-renale Anastomose nach COOLEY [8] oder ein meso-kavaler H-Shunt angelegt.

Abknickung der Pfortader: Wird die Anastomose mit der V. cava zu weit distal plaziert, so kann dies möglicherweise zu einer Verziehung des Pfortaderstammes führen (Abb. 28.7d). Gelegentlich stört ein vergrößerter Lobus caudatus. Er muß dann, damit die Anastomose spannungsfrei und ohne Abknickung hergestellt werden kann, partiell reseziert werden.

Verletzungen des D. choledochus und der A. hepatica: Diese Verletzungen sind selten. Wir haben derartige Komplikationen bisher nicht erlebt. Die notwendige Kenntnis über Anomalien der A. hepatica liefert die präoperative Angiographie. Nicht selten entspringt die A. hepatica dextra isoliert aus der A. mesenterica sup. und verläuft dann meist kaudal der Pfortader. Ihre versehentliche Durchtrennung bei der Freilegung der Pfortader hätte schwerwiegende Folgen. Die porto-kavale Anastomose darf dann nicht mehr ausgeführt werden.

28 Chirurgische Eingriffe beim Pfortaderhochdruck

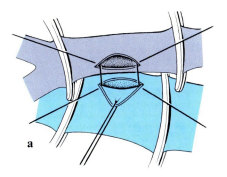

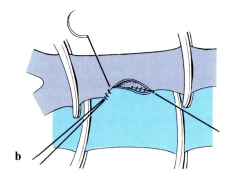

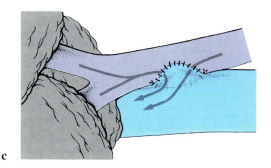

Abb. 28.8a–c. Portokavale Seit-zu-Seit-Anastomose. **a** Die abgeklemmte V. portae und V. cava sind parallel zu einander gelagert. Läppchenförmige Inzision an der Vorderwand der Hohlvene und sichelförmige Exzision an der Vorderwand der V. portae. **b** Die Hinterwand ist fertiggestellt. Beginn der Naht an der Vorderwand. **c** Fertiggestellte Seit-zu-Seit-Anastomose

II. Porto-kavale Anastomose Seit-zu-Seit

Schnittführung und Präparation der V. portae und V. cava sind die gleichen wie auf S. 785f. beschrieben. Sowohl Pfortader als auch V. cava müssen besonders gut mobilisiert werden, damit sich die beiden Gefäße ohne Spannung adaptieren lassen; denn sie verlaufen nicht genau parallel zueinander. Die Pfortader wird leber- und duodenalwärts abgeklemmt (Abb. 28.8a), die V. cava partiell mit einer Satinsky-Klemme. Die V. portae wird nun nach kaudal hin in Höhe der unter ihr im stumpfen Winkel verlaufenden V. cava bogenförmig exzidiert. Die ebenfalls bogenförmige, läppchenbildende Inzision an der V. cava muß je nach Verlauf der Hohlvene etwas schräg angelegt werden, um eine Verziehung der Anastomose zu vermeiden (Abb. 28.8b). Nahtmaterial und Nahttechnik sind die gleichen wie bei der End-zu-Seit-Anastomosierung (s.S. 787) (Abb. 28.8c).

III. Distale termino-laterale spleno-renale Anastomose (LINTON)

Als *Zugangsweg* benutzen wir einen großen linksseitigen Rippenbogenrandschnitt oder Querschnitt. Der Eingriff gliedert sich in vier Phasen:

(1) Exstirpation der Milz,
(2) Präparation der V. lienalis,
(3) Darstellung der linken Nierenvene und
(4) Termino-laterale Anastomosierung.

1. Milzexstirpation

Die Entfernung der Milz kann erschwert sein, da das Organ oft erheblich vergrößert ist und stark vaskularisierte Adhäsionen zwischen Kapsel, Diaphragma und lateraler Bauchwand bestehen. Nach Eröffnung der Bursa omentalis durch Skelettierung des Lig. gastro-colicum im linken Anteil werden die Vasa gastricae breves vorsichtig mit dem Overholt unterfahren, ligiert und durchtrennt (Abb. 28.9). Hierbei kann es leicht zur Verletzung der Milzkapsel und damit zu unnötigen Blutverlusten kommen. Liegt der Milzhilus frei, findet man leicht die erweiterte V. lienalis am Oberrand des Pankreasschwanzes und etwas nach kranial die geschlängelte A. lienalis. Beide Gefäße werden vorsichtig mit Schere oder Overholt freipräpariert und angeschlungen. Die Präparation der Vene ist manchmal schwierig, da die dünne Gefäßwand leicht einreißen kann, vor allem, wenn eine Phlebosklerose vorliegt. Es ist also Vorsicht geboten! Hat man den Venenstamm auf 1–2 cm isoliert, so kann mit einer dünnen Punktionsnadel über ein Statham-Element der Druck gemessen werden. Nun wird die Milzarterie dreifach ligiert und durchtrennt (Abb. 28.10a). Anschließend unterbindet man auch die Vene möglichst hilusnah, wobei die im Milzhilus konfluierenden Venenäste gegebenenfalls auch einzeln ligiert werden müssen.

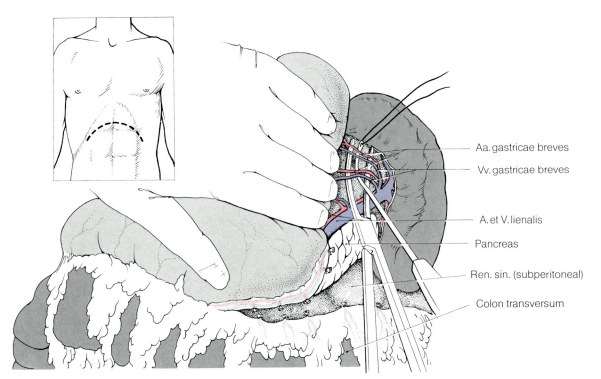

Abb. 28.9. Splenorenale Anastomose nach LINTON. Eröffnung der Bauchhöhle durch eine bogenförmige Inzision im Oberbauch. Zunächst Exstirpation der Milz. Die Bursa omentalis ist eröffnet, die Vasae gastricae breves werden skelettiert

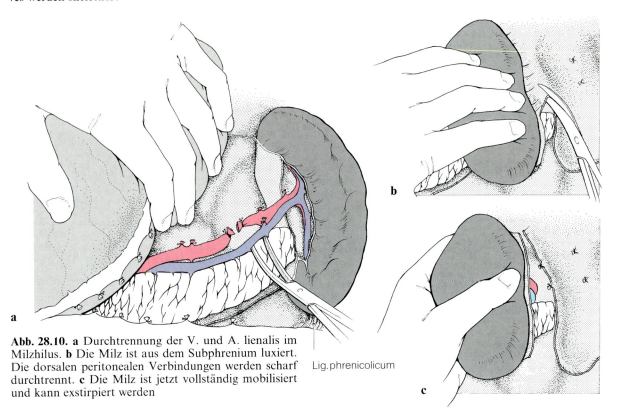

Abb. 28.10. a Durchtrennung der V. und A. lienalis im Milzhilus. **b** Die Milz ist aus dem Subphrenium luxiert. Die dorsalen peritonealen Verbindungen werden scharf durchtrennt. **c** Die Milz ist jetzt vollständig mobilisiert und kann exstirpiert werden

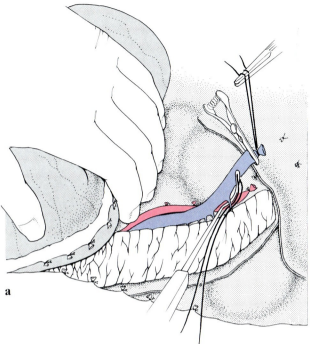

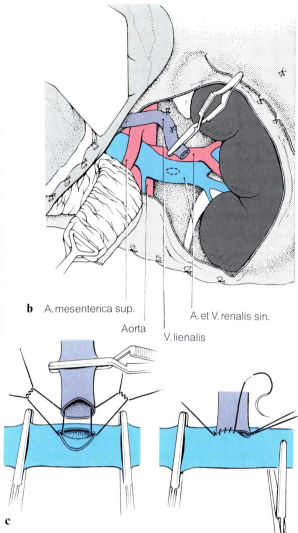

b A. mesenterica sup. A. et V. renalis sin.
Aorta V. lienalis

Bei der Präparation der Gefäße ist eine Verletzung des Pankreasschwanzes, der u.U. bis direkt an die Milz heranreichen kann, unbedingt zu vermeiden. Erst nach Durchtrennung der Milzgefäße durchschneidet man das Lig. lieno-colicum, in dem manchmal dicke Kollateralgefäße verlaufen und ggf. auch vorhandene vaskularisierte Kapselverwachsungen. Infolge der portalen Hypertension können Blutungen aus diesen Adhäsionen beträchtlich sein. Deshalb sollte man die Verwachsungsstränge mit Diathermie koagulieren. Der Operateur zieht dann mit der linken Hand die Milz nach medial, stopft den subphrenischen Raum mit einem Bauchtuch aus und inzidiert das dorsale Peritonealblatt (Abb. 28.10b). Mit der Hand dringt man weiter von lateral nach medial in das retroperitoneale Fettlager ein, schiebt das Pankreas vorsichtig ab, muß eventuell abermals Kollateralvenen ligieren und kann schließlich das Organ entfernen (Abb. 28.10c). Abschließend sorgfältigste Blutstillung im retroperitonealen Lager (Bedenke: Pfortaderhochdruck und evt. eingeschränkte Blutgerinnung!).

2. Präparation der Milzvene

Die Milzvene wird jetzt auf eine Strecke von etwa 5–6 cm von dorsal her freipräpariert, wobei man die langbelassene Ligatur an ihrem Ende zum Anheben der Vene benutzt (Abb. 28.11a). Man muß

Abb. 28.11. a Präparation der Milzvene. Hierbei müssen zahlreiche winzige Seitenäste ligiert werden. Die Milzvene wird etwa 8 cm lang mobilisiert. b Die linke Niere ist im Hilusbereich freigelegt mit Darstellung der kräftigen V. renalis, die quer über die Aorta zieht. Die mobilisierte Milzvene ist abgeklemmt und muß in einem leichten Bogen bis zur V. renalis geführt werden. Ein Abknicken der Milzvene ist unbedingt zu vermeiden. c Die Nierenvene ist an ihrer Vorderwand läppchenförmig eingeschnitten und die Milzvene entsprechend sichelförmig exzidiert. Die Ecknähte sind gelegt. Vervollständigung der Vorderwandnaht der End-zu-Seit-Anastomose

sehr subtil präparieren, da vom Pankreas kommend zahlreiche feinste Venenästchen in die Stammvene einmünden und leicht einreißen können; es blutet dann unangenehm. Die Ästchen werden mit 3/0 Seidenzwirn ligiert, an der Milzvene abgerissene mit Gefäßnaht (Prolene 6/0) versorgt.

3. Freilegung der linken Nierenvene

Hat man die Milzvene auf entsprechende Länge mobilisiert, wird das Pankreas angehoben und die linke Nierenvene aus dem Retroperitoneum herauspräpariert. Bei adipösen Patienten ist die Vene bisweilen schwierig zu finden. Man orientiert sich an der Lage der Niere und nach medial hin an der Wirbelsäule. Man eröffnet die Gefäßscheide und kann dann die daumendicke Vene auf eine Länge von ca. 5 cm isolieren, unterfahren und anschlingen (Abb. 28.11b). Aus Gründen der besseren Mobilisierung ist es bisweilen erforderlich, die V. spermatica bzw. ovarica – ohne Nachteil möglich – zwischen Ligaturen zu durchtrennen.

4. Herstellung der Anastomose

Zunächst ist zu prüfen, wie die Milzvene ohne Torsion und Abknickung spannungsfrei zur Nierenvene gebracht werden kann. Die exakte Lage der Vene – sie soll in einem sanften Bogen liegen – ist für die spätere Funktion der porto-systemischen Fistel von entscheidender Bedeutung. Mit kleinen Gefäßklemmen werden dann Nierenvene und Milzvene abgeklemmt. An der oberen Zirkumferenz schneidet man die V. renalis bogenförmig auf 1,5 cm Länge ein und zwar so, daß das hierbei entstehende Läppchen nach kaudal gerichtet ist. Es wird mit einer Haltenaht armiert. Aus der Vorderwand der Milzvene wird konkurrierend dazu ein sichelförmiges Wandstückchen herausgeschnitten, um die Anastomose möglichst weit zu gestalten (Abb. 28.11c). Nach Anlegen von Ecknähten (Prolene 6/0) wird die intraluminäre Hinterwandnaht und dann die evertierende Vorderwandnaht ausgeführt (s.S. 791). Wichtig ist es, vor der Fertigstellung der Naht die Gefäßklemme an der V. lienalis zu öffnen, da das stagnierende Blut thrombosiert ist und ausgespült werden muß. Blutet es nach Freigabe des Blutstromes aus den Nahtlinien, so kann man sie zunächst mit einer Kompresse abdecken und abwarten und – falls dies nicht genügt – noch einige zusätzliche Gefäßnähte legen. Abschließend wird der Druckgradient in der Milzvene ermittelt. Dann Leberbiopsie, Drainage der Milzloge und schichtweiser Bauchdeckenverschluß.

a) Intraoperative Komplikationen. Bei *Verletzung der V. lienalis* wird man eine Gefäßnaht versuchen oder muß u.U. das Gefäß noch weiter bis hinter das Pankreas präparieren und dann medialwärts anastomosieren, evtl. sogar statt mit der Nierenvene mit der V. cava. Ist auch dies nicht mehr möglich, wird die Vene ligiert und stattdessen eine mesenterico-cavale Anastomose nach DRAPANAS [10] ausgeführt (s. unten).

b) Postoperative Komplikationen. Nachblutungen im Operationsgebiet erfordern die frühzeitige Relaparotomie. Eine *Frühthrombose* der Anastomose ist meist durch Torsion oder Abknickung der Milzvene bedingt. Man wird diesen Fehler nur im seltensten Falle korrigieren können. Der Verschluß der Vene kann u.U. eine Varizenblutung zur Folge haben, die mit Ballon-Sonde oder Sklerosierung behandelt wird. Ist die operative Blutstillung unumgänglich, kommt eine portosystemische Anastomose oder eine Sperr-Operation in Frage. Eine postoperative *Pankreatitis* durch Verletzung des Pankreas bei der Präparation ist eine schwerwiegende Komplikation und bedarf der entsprechenden Intensivtherapie.

IV. Mesenteriko-kavale Anastomose, sog. H-Shunt (DRAPANAS)

Als *Zugangsweg* dient eine große mediane Laparotomie oder ein großer Oberbauch-Querschnitt. Das Vorgehen gliedert sich in vier Operationsphasen: (1) Freilegung der V. mesenterica sup., (2) Darstellung der V. cava inf., (3) Korrekte Lagerung des Kunststoffgefäßes und (4) Anlegen der Anastomosen.

1. Freilegung der Vena mesenterica superior

Das Querkolon mit dem großen Netz wird kranialwärts hochgeschlagen, der Dünndarm nach kaudal angespannt und die Basis der Gekrösewurzel exponiert. Bei adipösen Patienten kann man Schwierigkeiten mit dem Auffinden der Vene haben. Folgende Orientierungshilfen: Links von der Vene verläuft die A. mesenterica sup., die gut zu palpieren ist; dorsal der Vene findet sich das Duodenum (Abb. 28.12a). Die Mesenterialvene wird distal vom Duodenum in einer Ausdehnung von ca. 3–4 cm zirkulär freigelegt und angeschlungen. Kleinere Seitenäste werden zwischen Ligaturen durchtrennt, damit die Vene besser zu mobilisieren und abzuklemmen ist.

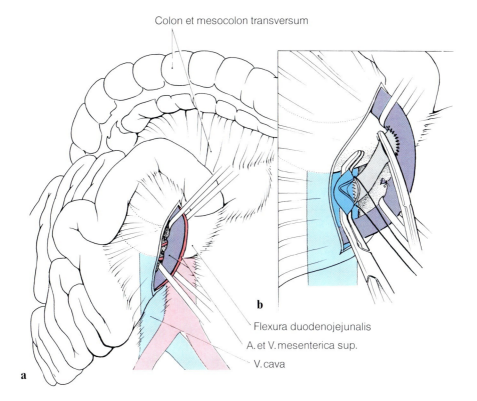

Abb. 28.12a, b. Mesenteriko-kavaler H-Shunt nach DRAPANAS. **a** Das Querkolon ist nach kranial geschlagen, der Dünndarm nach rechts verlagert. Die Flexura duodenojejunalis wird eingestellt. Über das Duodenum hinweg ziehen die A. mesenterica sup. (links im Bild) und die V. mesenterica sup. (rechts im Bild). Die Mesenterialvene ist mobilisiert und angeschlungen. **b** Zwischen V. mesenterica sup. und der suprakolisch freigelegten V. cava infrahepatisch wird eine Gefäßprothese interponiert. Die End-zu-Seit-Anastomose mit der V. mesenterica sup. ist bereits fertiggestellt. Ebenso die Hinterwandnaht zwischen Gefäßprothese und V. cava

2. Darstellung der Vena cava inferior

Das Querkolon wird wieder nach kaudal verlagert und das Peritoneum längs des Duodenums inzidiert, entsprechend der auf S. 786 bei der portokavalen Anastomose beschriebenen Technik. Man präpariert die V. cave auf eine Länge von ca. 8–10 cm frei (Cave: Einmündung der Nierenvenen!). Wir verzichten – wie auch bei der portokavalen Anastomose – auf das Anschlingen der V. cava oder der Hohlvene, um dorsal einmündende Seitenäste nicht zu verletzen. Die mesenteriale und kavale Anastomosenstelle sollten möglichst parallel zueinander liegen.

3. Tunnelierung der Gekrösewurzel

Vor Beginn der Anastomosierung sollte man einen retromesenterialen Tunnel festlegen. Dies erfolgt von rechts paramedian der V. mesenterica sup. in Richtung auf die freigelegte V. cava. Vorsicht, möglichst die Verletzung von kleineren Mesenterialvenen vermeiden, da sonst unangenehme Hämatome auftreten. Ebenso ist auf ein weit nach kaudal durchhängendes Duodenalknie zu achten, das verletzt werden könnte.

4. Anlegen der Gefäßanastomosen

Als Gefäßprothese verwenden wir PTFE-Prothesen (evtl. ringverstärkte) mit einem Durchmesser von 10–12 mm. Vorteile dieser Prothese sind ihre stabile Wand und eine hohe Antithrombogenität. Als erstes wird die Anastomose mit der V. mesenterica ausgeführt. Dazu wird das Gefäß mit zwei Gefäßklemmchen verschlossen und an der seitlich-dorsalen Zirkumferenz dem Prothesenquerschnitt entsprechend eingeschnitten. Bei der Schnittführung an der Vene ist auch hier auf eine Läppchenbildung nach ventral hin zu achten und die Prothese entsprechend sichelförmig an der Vorderwand zu exzidieren. Fortlaufende Naht mit Prolene 6/0 an der Hinterwand intraluminär. Nach

Fertigstellung der Nahtreihen werden die Gefäßklemmen an der V. mesenterica abgenommen und die Prothese mit einer Glover-Klemme direkt hinter der Anastomose verschlossen. Damit ist der Blutstrom in die V. mesenterica sup. wieder freigegeben.

Nun wird das Gefäßtransplantat durch den zuvor angelegten retromesenterialen Tunnel durchgezogen und die V. cava mit einer Satinsky-Klemme an der ventralen Zirkumferenz abgeklemmt. Auch hier läppchenförmige Inzision an der V. cava mit sichelförmiger Exzision der Gefäßprothese an der Vorderwand und Anastomosierung der beiden Gefäße (Abb. 28.12b). Abschließend Druckmessung durch Punktion der Prothese dicht an der mesenterialen Anastomose. Die Gekrösewurzel wird mit fortlaufender Catgutnaht (2/0) wieder peritonealisiert.

Intraoperative Komplikationen. Ein Einriß der V. mesenterica sup. ist unbedingt zu vermeiden, da er u.U. die Anastomosierung unmöglich macht. Auf jeden Fall muß die verletzte Vene wieder rekonstruiert werden, ggf. mit einem Venenstreifen.

Bei einer *Frühthrombose* des Gefäßtransplantates muß durch frühzeitige Relaparotomie versucht werden, das Transplantat zu thrombektomieren; falls dies durch Torsion oder Abknickung nicht mehr möglich ist, kann nur eine andere Art der portosystemischen Anastomose vorgenommen werden. *Nachblutungen* im Operationsgebiet, insbesondere im Bereich der Gekrösewurzel, erfordern ebenfalls die frühzeitige Relaparotomie und exakte Blutstillung.

V. Spleno-renale latero-laterale Anastomose
(COOLEY)

Große quere Oberbauchlaparotomie.

Der Zugang zur retropankreatischen Milzvene gelingt u.E. weniger gut durch die Bursa omentalis. Im Vergleich dazu ist das transmesokolische Vorgehen geradezu ideal. Hierzu wird das Querkolon mit dem großen Netz von einem Assistenten nach kranial und ventral ausgespannt, die Dünndarmwurzel nach kaudal gezogen. So läßt sich die Flexura duodeno-jejunalis mit dem Mesocolon transversum übersichtlich einstellen und das Peritoneum entlang des Duodenums aufspalten. Zusätzlich wird die Inzision in die angrenzende Basis des Mesocolon transversum ausgedehnt, so daß ein knapp handtellergroßes „Mesokolonfenster" entsteht. Als erstes wird jetzt die V. lienalis in ihrem zentralen Abschnitt freipräpariert. Man findet sie leicht, wenn man sich am Verlauf der V. mesenterica inf. orientiert, die direkt zur Milzvene hinführt. Die Vene verläuft hinter dem Pankreas, das zu ihrer besseren Darstellung vorsichtig mit Venenhäkchen angehoben wird. Sorgfältigste und vorsichtige Präparation ist notwendig. Sie kann durch chronische entzündliche Veränderungen am Pankreas erschwert sein. Man unterfährt die Milzvene, schlingt sie an und kann dann die mehr oder weniger zahlreichen Venenästchen nach Ligatur mit Seidenzwirn 3/0 durchtrennen (Abb. 28.13a). Die V. lienalis wird auf etwa 5 cm Länge mobilisiert, bis dicht vor ihrem Zusammenfluß mit der V. mesenterica sup.

Als nächster Schritt erfolgt die Darstellung der linken Nierenvene, die etwas unterhalb der Milzvene über die Aorta hinwegzieht. Als Folge der portalen Hypertension ist die Nierenvene oft mit gestauten und vergrößerten Lymphknoten abgedeckt, die zunächst einmal wegpräpariert werden müssen. Das Gefäß wird mobilisiert und angeschlungen; Milzvene und Nierenvene müssen soweit mobil sein, daß sie sich spannungsfrei Seit-zu-Seit aneinanderlegen lassen. Man klemmt nun beide Gefäße mit kleinen Satinsky-Klemmen ab und inzidiert die Vene auf 1,5 cm Länge leicht bogenförmig, damit ein weites Lumen entsteht (Abb. 28.13b). Zur Anastomose verwenden wir Prolene 6/0. Die Technik ist wie bereits bei den übrigen portosystemischen Anastomosen beschrieben. Das Peritonealfenster wird mit fortlaufender Catgutnaht 2/0 wieder verschlossen.

Intra- und postoperative Komplikationen. Hier sind Nachblutungen im Operationsgebiet und eine Thrombose des Shunts zu erwähnen. Erstere erfordert die frühzeitige Reintervention. Bei der Shunt-Thrombose, die sich meist durch Varizenblutung bemerkbar macht – trotzdem aber stets durch Angiographie gesichert werden muß – wird man zunächst die konservativen Maßnahmen ausschöpfen. Als operative Verfahren kommen porto-kavale bzw. mesenteriko-kavale Anastomose oder eine Sperroperation in Frage.

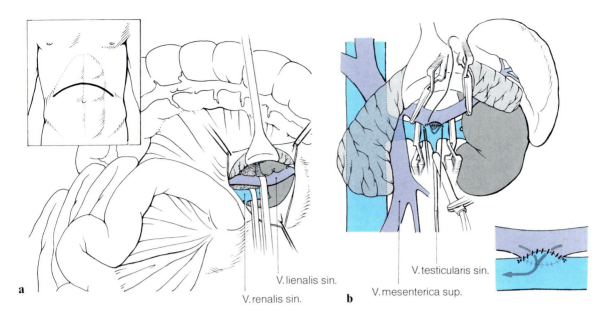

Abb. 28.13a, b. Splenorenale Anastomose Seit-zu-Seit nach COOLEY. **a** Links oben Schnittführung. Das Querkolon ist nach kranial geschlagen und das Mesokolon neben der Flexura duodenojejunalis eingeschnitten. Von hier aus läßt sich dann die V. lienalis am Unterrand und etwas hinter dem Pankreasverlauf darstellen. Hier müssen zahlreiche feine Seitenäste ligiert und durchtrennt werden. Die V. renalis ist freipräpariert und ebenfalls angeschlungen. **b** Durchführung der Seit-zu-Seit-Anastomose zwischen V. lienalis und V. renalis sin. Fertigstellung der Vorderwandnaht

VI. Zentrale termino-laterale spleno-renale Anastomose (WARREN)

Der Warren-Shunt ist der einzig praktikable, *inkomplette* Shunt.

Zugangsweg, Exposition und Präparation der Milz- und Nierenvene sind identisch wie beim Cooley-Shunt (s.S. 794). Abweichend vom obigen Vorgehen ist:

(1) die End-zu-Seit-Anastomose und
(2) die zusätzliche Ligatur der V. coronaria ventriculi und der V. gastro-epiploica dextra, um die venösen Verbindungen des Magens zur Pfortader zu unterbrechen.

Nachdem Milz- und Nierenvene mobilisiert und angeschlungen sind, kann erstere dicht vor ihrem Zusammenfluß mit der V. mesenterica sup. mit einer kräftigen Leinenzwirnligatur (1/0) verschlossen und nach distalem Abklemmen durchtrennt werden. Man sichert die zentrale Ligatur zusätzlich mit einer Umstechung. Die Lage des Milzvenenstammes zur Nierenvene wird sorgfältig geprüft, um die richtige Länge des Gefäßes festzulegen und eine Abknickung oder Torsion zu vermeiden (Abb. 28.14a).

Die Nierenvene wird nach Abklemmen bogenförmig mit Bildung eines nach kaudal hin gerichteten Läppchens an der Vorderwand eingeschnitten und die Milzvene an der Vorderwand sichelförmig exzidiert. Die Naht an der Hinterwand erfolgt transluminal mit Prolene 6/0 (Abb. 28.14b). Vor Fertigstellung der Anastomose kurzfristiges Öffnen der Gefäßklemmen, um eventuelle Thromben auszuspülen. Ist die Anastomose dicht, kann das hintere Peritoneum und das kleine Mesokolonfenster mit fortlaufender Catgutnaht 2/0 verschlossen werden.

Nun wird die V. coronaria ventriculi direkt am Truncus coeliacus freipräpariert (Abb. 28.14b). Sie ist meist gestaut und wird nach Ligatur durchschnitten, ebenso die V. gastro-epiploica dextra, etwas proximal des Pylorus. Damit ist der Eingriff beendet.

Intra- und postoperative Komplikationen. Die zarte Milzvene kann bei der Präparation einreißen. Das Leck wird sorgfältig vernäht (Prolene 6/0). Ist dies nicht möglich, muß die Vene ligiert und ein anderer porto-systemischer Shunt ausgeführt werden (porto-kavale oder mesenteriko-kavale Anastomose).

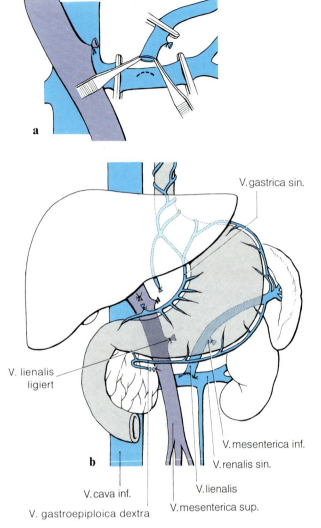

Abb. 28.14a, b. Zentrale termino-laterale splenorenale Anastomose nach WARREN. Operationszugang wie bei der Cooley-Anastomose. **a** Die mobilisierte Milzvene wird dicht vor ihrem Zusammenfluß mit der V. mesenterica sup. ligiert und dann durchtrennt. Sie läßt sich in einem sanften Bogen bis zur V. renalis sin. führen. Abknickung des Gefäßes unbedingt vermeiden. Festlegung der Inzision an der V. renalis. **b** Fertiggestellte End-zu-Seit-Anastomose zwischen V. renalis und V. lienalis. Die V. gastrica sin. wird dicht vor ihrer Einmündung in die Pfortader durchtrennt. Damit wird ein Blutrückstrom von der Pfortader in die Magenvenen und Ösophagusvarizen unterbunden. Der Warren-Shunt dekomprimiert selektiv das Stromgebiet der Pfortader im Bereich des Magens, der Milz, des Pankreas und des Ösophagus (inkompletter Shunt). Die Durchblutung der Leber über die V. portae bleibt erhalten

VII. Koronario-kavale Anastomose (MEURSING)

Großer rechtsseitiger Rippenbogenrandschnitt.

Zunächst wird die V. coronaria ventriculi an der kleinen Kurvatur des Magens aufgesucht. Am besten findet man sie vor der A. gastrica sin.; man kann sie von hier aus bis zu ihrer Einmündung an der V. portae hinter dem Pankreas verfolgen. Meist liegen über ihr vergrößerte Lymphknoten, die vorsichtig abpräpariert werden müssen. Kardiawärts sollte die Vene möglichst bis über den Angulus hinaus präpariert und dort durchtrennt werden, da ein etwa 10 cm langes Segment benötigt wird. Hier finden sich zahlreiche Seitenäste zum Magen hin, die sorgfältig präpariert und durchtrennt werden müssen (Abb. 28.15a).

Als nächster Schritt erfolgt die Freipräparation der unteren Hohlvene infrahepatisch. Die V. coronaria wird nun unter dem Lig. hepato-duodenale mit Hilfe einer großen Overholt-Klemme durchgezogen und so gelagert, daß keine Knickbildung oder Torsion entsteht. Nach Abklemmen der V. cava wird an ihrer Vorderwand ein etwa 1–1,5 cm langes ovaläres Segment exzidiert, das Ende der V. coronaria entsprechend angeschrägt. Jetzt Anastomosennaht End-zu-Seit mit Prolene 6/0 in üblicher Technik (Abb. 28.15b).

Intra- und postoperative Komplikationen. Reißt die sehr zartwandige Vene bei der Präparation ein, so kann die Anastomose an der V. cava auch oberhalb des Lig. hepato-duodenale versucht werden. Ansonsten muß man sie ligieren und falls möglich eine spleno-renale Anastomose ausführen.

VIII. Porto-kavale Anastomose End-zu-Seit mit flow- und druckadaptierter Arterialisation (ADAMSON/MATZANDER)

Großer Rippenbogenrandschnitt rechts, der para- oder transrektal bis in den Unterbauch verlängert wird.

Der Eingriff erfolgt in drei Schritten:

(1) Porto-kavale Anastomose mit differenzierter Druck- und Flowmessung zwecks Indikationsstellung für die Arterialisation,
(2) Entnahme der V. saphena magna und
(3) Anastomosen zwischen Venentransplantat und A. iliaca einerseits und dem zentralen Pfortaderstumpf andererseits

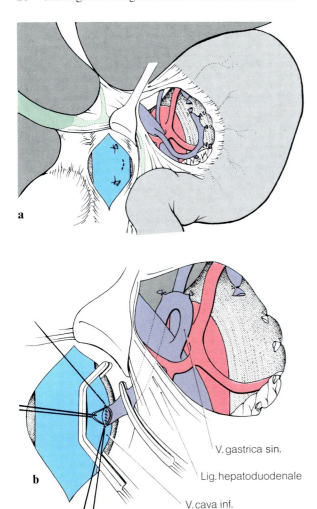

Bevor man die Pfortader durchtrennt, ist eine exakte Druck- und Flowmessung erforderlich. Dazu wird das Gefäß punktiert und der freie portale Druck über ein Statham-Element ermittelt. Dann wird die Pfortader mit einer Gefäßklemme verschlossen, der Druck leberwärts festgestellt (Abb. 28.16). Normalerweise ist der postokklusive Druck um mindestens 6 mmHg niedriger. Diese Druckdifferenz sollte etwa $^1/_4$ des freien Pfortaderdruckes betragen, denn nur dann ist die Arterialisation angezeigt. Fällt der Postokklusivdruck nicht ab oder steigt er gar an, so ist dies Ausdruck intrahepatischer arterio-portaler Kurzschlußverbindungen, die die Arterialisation verbieten. Diese mit Hilfe der Druckmessung vorgenommene Differenzierung, die noch durch eine elektromagnetische Flowmessung – mit allen Einschränkungen dieser Methode bei Venen – ergänzt werden kann, erlaubt eine differenzierte individuelle Pfortaderchirurgie. Bei Durchflußgrößen über 500 ml/min ist die Arterialisierung sinnvoll. Bei niedrigeren Durchflußraten (300–400 ml) ist sie überflüssig, da wegen der fortgeschrittenen Zirrhose ohnehin kein nennenswerter portaler Durchströmungsanteil mehr vorliegt.

2. Entnahme der Vena saphena magna

Die Distanz zwischen Pfortaderstumpf und A. iliaca beträgt ca. 15–20 cm. Entsprechend lang muß das Venentransplantat sein. Durch einen ver-

Abb. 28.15 a, b. Koronario-kavale Anastomose (End-zu-Seit) nach MEURSING. **a** Die V. gastrica sin. wird an der kleinen Kurvatur des Magens präpariert, wobei zahlreiche Seitenäste zum Magen hin ligiert und durchtrennt werden müssen. **b** Nach Mobilisation der Vene läßt sich diese hinter dem Ligamentum hepatoduodenale bis zur freigelegten infrahepatischen V. cava inf. führen. *Cave*: Abknickung des Gefäßes vermeiden! Durchführung der End-zu-Seit-Anastomose nach der bereits beschriebenen Anastomosentechnik

1. Porto-kavale Anastomose, Druck- und Flowmessung

Durchführung der porto-kavalen Anastomose s.S. 787, nur mit dem Unterschied, daß der zentrale Pfortaderstumpf nicht ligiert sondern bis zur nachfolgenden Anastomosierung mit der V. saphena magna mit einer Glover-Klemme verschlossen bleibt.

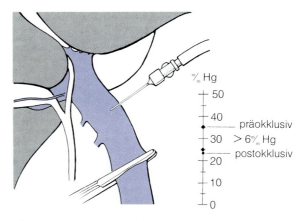

Abb. 28.16. Druck- und flowadaptierte Arterialisation der Leber nach MATZANDER. Punktion der freipräparierten V. portae zur Messung des postokklusiven Pfortaderdruckes. Abklemmung der Pfortader. Der Druck wird leberwärts gemessen. Die Druckdifferenz zwischen freiem Pfortaderdruck und Postokklusionsdruck sollte größer als 6 mmHg sein

tikalen Schnitt am Oberschenkel unterhalb des Leistenbandes und eine weitere Inzision oberhalb des Kniegelenkes kann die Vene in der notwendigen Länge entnommen werden. Redon-Drainage der Wunde und Nahtverschluß. Die entnommene Vene wird durch Auffüllen mit physiologischer Kochsalzlösung mittels Injektionsspritze auf Dichtigkeit geprüft und bis zur Anastomose in einer Heparin-Kochsalzlösung gelagert.

3. Anastomosierung des Venentransplantates

Der zentrale Pfortaderstumpf darf nicht zu kurz sein, damit genügend Gefäßwand für die Anastomose mit dem Veneninterponat verfügbar ist. Zunächst muß aber noch die A. iliaca comm. dextra freigelegt werden. Hierzu wird der Dünndarm mit Tüchern nach links und proximal abgedrängt und die Beckenarterie eingestellt. Man schneidet das dorsale Peritoneum auf etwa 8 cm Länge ein, mobilisiert und schlingt die Arterie an. Vorsicht, da hierbei leicht die dorsal anliegende V. iliaca verletzt werden kann! Für die Plazierung des Venentransplantates muß ein retroperitonealer Tunnel angelegt werden. Dieser sollte von der A. iliaca retro-mesokolisch und lateral der V. cava verlaufen. Es ist günstig, hierzu die rechte Kolonflexur zu mobilisieren, sie nach medial und kaudal abzudrängen.

Das Venentransplantat wird an seinem proximalen Ende (Stromrichtung beachten!) entsprechend der Lumenweite der Pfortader schräg angeschnitten. Die Anastomose zwischen Pfortaderstumpf und Vene wird möglichst zuerst ausgeführt. Sie kann bei großer Leber und tiefem Operationssitus schwierig sein. Man beginnt die Naht an der proximalen Ecke der V. portae. Nahtmaterial: Prolene 5/0 mit Doppelnadel. Zunächst Hinterwandnaht in proximal-kaudaler Richtung, ebenso dann die Vorderwandnaht. Ist die Anastomose fertiggestellt, wird die Vene dicht vor der Pfortader abgeklemmt, damit die Naht abdichten kann. Das Veneninterponat wird nun mit Hilfe einer Kornzange durch den zuvor angelegten retroperitonealen und retromesokolischen Tunnel bis hin zur rechten A. iliaca comm. geführt. Torsion und Abknickung sind unbedingt zu vermeiden (Abb. 28.17).

Die A. iliaca wird mit Klemmen proximal und distal verschlossen und an der Vorderwand ovalär exzidiert (1–1,5 cm). Nach Instillation von Heparin-Kochsalzlösung in die Arterienperipherie, schräger Zuschnitt des Venenendes und End-zu-

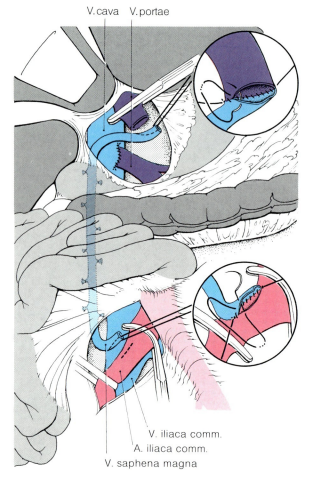

Abb. 28.17. Druck- und flowadaptierte Arterialisation der Leber nach MATZANDER. Die End-zu-Seit-Anastomose zwischen Pfortader und V. cava ist bereits fertiggestellt. Ein V. saphena-Transplantat wird nach schrägem Anschnitt End-zu-End mit dem zentralen Pfortaderstumpf anastomosiert. Die V. saphena magna ist retrokolisch und retroperitoneal verlagert und wird bis zur freigelegten A. iliaca comm. dextra geführt. End-zu-Seit-Anastomose zwischen Venentransplantat und A. iliaca

Seit-Anastomose von proximal nach distal. Auch hier Nahtmaterial Prolene 5/0, Doppelnadel. Dann Überprüfung der Ein- und Abstromverhältnisse, Füllung des Transplantates mit Kochsalzlösung, Abschluß der Naht und Freigabe des Blutstromes.

Abschließend mißt man nochmals den Blutdurchfluß (optimal 200–300 ml/min) und den Druck im zentralen Pfortaderstumpf. Der Druck entspricht wegen der erheblichen Lumendifferenz zwischen Vene und Pfortader weitgehend dem ursprünglich gemessenen freien Pfortaderdruck.

2–3 mmHg höhere Drucke sind noch eben tolerabel, sonst muß Anastomose bzw. Venentransplantat durch Banding eingeengt werden.
Eine *Überarterialisierung* ist unbedingt zu vermeiden, da sie postoperativ zu Ödem, Leberzelldissoziation, Fibrose und einer erheblichen Aszitesbildung führen würde. Das Peritoneum über der A. iliaca wird mit fortlaufender Catgutnaht wieder adaptiert.

Intra- und postoperative Komplikationen. Ist die *V. saphena magna* unbrauchbar (zu kleines Kaliber, thrombosiert, varikös, bereits entfernt), so kann ein Kunststofftransplantat (PTFE-Prothese 5 mm Durchmesser) verwendet werden, was natürlich nicht so günstig ist. Bei zu *geringem* Flow durch das Transplantat wird das Gefäß wegen der damit verbundenen Gefahr der Thrombosierung gekürzt und direkt mit der Aorta anastomosiert.

Ein *massiver postoperativer Aszites* ist meist durch Überarterialisation verursacht und führt rasch zur Niereninsuffizienz. In diesem Falle ist die Reintervention angezeigt. Entweder muß das Transplantat eingeengt (Banding) oder gar ligiert werden.

D. Sperroperationen

I. Definition

Sperroperationen sind *palliative Eingriffe*, die die zuführenden Venen der Ösophagusvarizen unterbrechen und eine Blutung aus ihnen stillen sollen. Sie haben keinen Effekt auf die portale Hypertension selbst, die unverändert fortbesteht. Daher sind sie keine echte Alternative zur porto-systemischen Shuntoperation.

Es gibt etwa 100 verschiedenartige Sperroperationen. Diese große Zahl von Operationsmodifikationen ist Ausdruck dafür, daß kein Verfahren wirklich befriedigt, aber auch der großen Verzweiflung und Ohnmacht gegenüber der desolaten Prognose der katastrophalen Ösophagusvarizenblutung. Die Klinikletalität nach Sperroperation schwankt in der Literatur zwischen 11 und 86%!

Es ist unmöglich, die vielen Operationstechniken hier im Detail zu beschreiben. Wir beschränken uns deshalb auf die Eingriffe, die uns aufgrund persönlicher Erfahrungen am praktikabelsten und einfachsten erscheinen. Sicherlich sind die schlechten Ergebnisse dieser Operationsverfahren nicht zuletzt auch darauf zurückzuführen, daß der Einsatz der Sperroperation erst erfolgt, wenn die Varizenblutung bereits mehrfach rezidivierte.

II. Indikationen

Es gibt durchaus spezielle Indikationen zur Sperroperation, denn nicht bei jeder Varizenblutung ist ein porto-systemischer Shunt möglich. Sie gehören mit zum Repertoire der Pfortaderchirurgie. Folgende Anzeigen bei konservativ nicht beherrschbarer Varizenblutung sind gegeben:

– Bei einem ausgedehnten prähepatischen Block (Thrombosierung der portalen Stammvene) ohne Shunt-Möglichkeit,
– bei Thrombosierung eines bereits angelegten porto-systemischen Shunts und postoperativer Varizenblutung,
– bei rezidivierender Varizenblutung trotz offenem porto-systemischem Shunt.

Folgende Sperroperationen werden von uns empfohlen:

(a) Dekongestion von Magen, Ösophagus und Zwerchfell mit Splenektomie [14],
(b) maschinelle subkardiale Blutsperre [25],
(c) maschinelle ösophageale Blutsperre [19],
(d) Ösophagustranssektion mit paraösophagogastrischer Devaskularisation [30],
(e) abdominale Kardiafundusresektion mit Splenektomie [29],
(f) thorakale Ösophagustranssektion [31].

III. Wertung der Sperroperationen

Sperroperationen sind Palliativ-Eingriffe, die den portalen Hochdruck nicht senken. Im Stadium der Blutung sind sie mit höherem Risiko belastet als der Notshunt. In der Literatur finden sich bisweilen Angaben über eine niedrigere Letalität, die aber nicht erkennen lassen, in welchem Child-Stadium die Patienten operiert wurden. Ebenso vermißt man detaillierte Hinweise auf den Spätverlauf nach der Sperroperation, insbesondere über Rezidivblutungen und Überlebenszeiten. Als Resumée bleibt festzuhalten: Sperroperationen vermindern zwar nicht die Lebergesamtdurchblutung, eine sichere Blutstillung und die Verhütung von Rezidivblutungen sind aber fraglich.

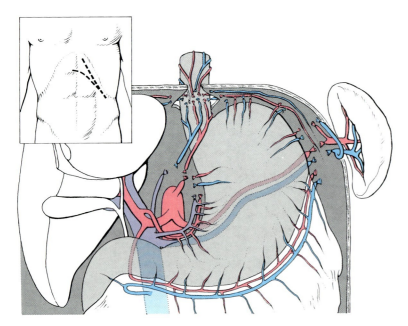

Abb. 28.18. „Sperroperation" nach HASSAB mit Dekongestion der proximalen Magenhälfte durch schrittweise Skelettierung an der großen und kleinen Kurvatur. Splenektomie. Ferner werden sämtliche Gefäßverbindungen zwischen Magenwand und Diaphragma durchtrennt, ebenso die periösophagealen Venen

IV. Operationstechniken

Zugangswege: Für alle abdominalen Sperreingriffe ist ein großer Rippenbogenrandschnitt links der beste Zugang. Er erlaubt – auch bei vergrößertem linken Leberlappen – eine optimale Übersicht über abdominalen Ösophagus, obere Magenpartie und Milz. Bei thorakaler oder abdomino-thorakaler Operation ist die linksseitige Thorakotomie im 6. oder 7. ICR zu empfehlen.

1. Dekongestion von Magen, Ösophagus und Zwerchfell mit Splenektomie (HASSAB) (Abb. 28.18)

Nach Einstellen des Oberbauchsitus wird zunächst die proximale Hälfte der großen Magenkurvatur incl. der Vasa gastricae breves skelettiert. Hier finden sich häufig bleistiftdicke, gestaute Venen, die leicht einreißen und zu großen Blutverlusten führen können.

Die Bursa omentalis ist jetzt offen und die gut dargestellte Milz mit ihrer Arterie und Vene meist vergrößert und verwachsen. Wenn irgend möglich, sollten die Milzgefäße von vorne her als erstes isoliert und nach dreifacher Ligatur (Seidenzwirn Nr. 1) durchtrennt werden. Dann durchschneidet man das Lig. lieno-colicum – auch hier gibt es kräftige Kollateralen – und zieht die Milz nach Einschneiden des hinteren Peritoneums mit einer Hand nach vorne. Sie wird dann unter peinlichster Schonung des Pankreasschwanzes aus dem Subphrenium ausgelöst. Sorgfältige Blutstillung im Milzbett durch Koagulation und Umstechungen ist dringend geboten (Gefahr der Nachblutung, besonders bei ausgedehnten Verwachsungen!). Als nächster Schritt wird die kleine Kurvatur des Magens vom Angulus aufwärts skelettiert, wobei insbesondere die V. coronaria ventriculi, ebenso die A. gastrica sinistra durchtrennt werden müssen. Hierdurch verringert sich der Bluteinstrom in den Magen erheblich, der aber über die A. gastrica dextra und A. gastro-epiploica dextra noch völlig ausreichend durchblutet ist.

Als nächstes wird die Speiseröhre – nach Durchschneidung des Peritonealblattes – aus dem Hiatus oesophagei ausgelöst und mit einem Gummizügel angeschlungen. Sämtliche, zum Ösophagus ziehenden Venen, besonders an der Dorsalseite, werden umstochen und durchtrennt, ebenso die vom Zwerchfell einstrahlenden, bisweilen sehr kräftigen Blutadern. Dieses Hassabsche Verfahren kombinieren wir persönlich oft mit der maschinellen subkardialen Blutsperre nach RIENECKER [25] (s.S. 801). Zur Vermeidung einer Refluxösophagitis (Ösophagus- und Magenfundusmobilisation!) ist – falls keine bes. Schwierigkeiten bestehen – zusätzlich eine Fundoplicatio nach NISSEN zu empfehlen.

2. Maschinelle subkardiale Blutsperre (RIENECKER)

Es handelt sich um ein relativ einfaches Verfahren, das lediglich die Blutzuflüsse zu den Ösophagusvenen, nicht aber zu den Fundusvarizen unterbricht. RIENECKER u. DANEK [25] verwenden das amerikanische Klammernahtinstrument (GIA), das mit einer vierreihigen Klammernaht den Serosa-Mukosa-Abstand auf 1,75 mm zusammenpreßt und damit die intramural verlaufenden variköser Venen komprimiert. Es wird zunächst der Peritonealüberzug an der Kardia gespalten, der terminale Ösophagus aus dem Hiatus ausgelöst und mit einem Gummizügel angeschlungen. Direkt an der Kardia wird die kleine Kurvatur auf eine Strecke von etwa 3 cm unter Schonung der beiden Vagusstämme skelettiert. Am proximalen und distalen Ende des skelettierten Magenwandabschnittes werden Haltefäden angelegt, die Magenwand mit dem elektrischen Messer durch Stichinzision eröffnet, das Klammernahtinstrument in den Magen eingeführt und zunächst die Vorder-, dann die Hinterwand des Magens mit den Nahtklammern blockiert (Abb. 28.19 a, b). Die kleine Gastrotomie wird dann zweischichtig verschlossen und die Magenwand wieder serosiert. Es ist wichtig, die Klammernahtreihe dicht unterhalb der Ösophaguseinmündung zu legen, da sonst die Länge des Instrumentes nicht ausreicht und an der großen Kurvatur bzw. dem Fundus des Magens ein Wandbezirk von der Sperre ausgespart bleibt. Technische Einzelheiten sind der Bedienungsanleitung für das Nahtinstrument zu entnehmen. Bestechend bei diesem Verfahren sind die einfache Durchführung in kurzer Operationszeit.

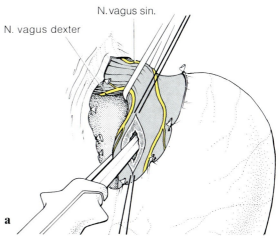

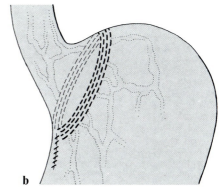

Abb. 28.19. Subkardiale Blutsperre nach RINECKER mit dem Klammernahtinstrument GIA. Der Ösophagus ist mobilisiert und angeschlungen, die kleine Kurvatur subkardial skelettiert und inzidiert. Das Klammernahtinstrument wird eingeführt und zunächst die Hinterwand, dann die Vorderwand mit einer 4fachen Klammernahtreihe blockiert. Damit werden die zum Ösophagus ziehenden Venen in der Magenwand verschlossen. Nahtverschluß der Gastrotomie

3. Maschinelle ösophageale Blutsperre (KIVELITZ)

Ähnlich dem vor Jahren von BOEREMA angegebenen Verfahren der Ligaturdissektion des Ösophagus kann man heute mit den modernen Klammernahtgeräten (EEA-Gerät), die für enterale Anastomosen entwickelt wurden, auf einfachere Weise das gleiche Ziel erreichen. Die Magenvorderwand wird zwischen Haltenähten im oberen Korpusabschnitt mit dem elektrischen Messer eröffnet. Durch diese Gastrotomie läßt sich dann das EEA-Gerät bis in den distalen Ösophagus vorschieben, der zuvor mobilisiert und angeschlungen wurde (Abb. 28.20a). Der Ösophagus wird nun mit einem kräftigen Leinenzwirnfaden (Nr. 3) zwischen beiden Knopfhälften des Nahtgerätes ligiert. Beide Knopfhälften werden durch Anziehen der Schraube zusammengepreßt und die Klammernahtreihe hergestellt (Abb. 28.20b). Sie unterbricht die vom Magen kommenden und in den Ösophagus einstrahlenden Venen. Abschließend zweischichtiger Nahtverschluß der Gastrotomie und Deckung der Klammernahtreihe mit dem hochgezogenen Magenfundus. Nachteil dieser Methode ist, daß Blutungen aus Fundusvarizen nicht gestillt werden können.

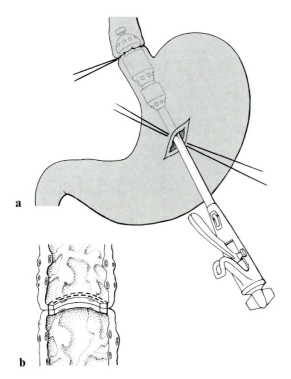

Abb. 28.20a, b. Ösophageale Blutsperre nach KIVELITZ. **a** Der abdominelle Ösophagus ist mobilisiert. In Korpusmitte wird gastrotomiert und von hier aus das Anastomoseninstrument bis in den Ösophagus vorgeschoben. Zwischen den beiden Knopfhälften des Instruments wird der Ösophagus zirkulär ligiert und dann die maschinelle Anastomose ausgeführt. **b** Ausschnittzeichnung mit ösophago-ösophagealer End-zu-End-Anastomose. Die Klammernahtreihen blockieren die Ösophagusvarizen

4. Ösophagustranssektion und paraösophagogastrische Devaskularisation (SUGIURA-FUTAGAWA)

Der Eingriff wird kombiniert thorakal und abdominal durchgeführt, bei Risikopatienten zweizeitig.

a) Thorakaler Operationsakt. Linksseitige Thorakotomie im 6. ICR. Verwachsungen zwischen Lunge und Pleura werden gelöst, das Lig. pulmonale inf. mobilisiert. Die Lunge läßt sich jetzt mit Tüchern und Haken nach kranial abdrängen. Das untere Mediastinum wird eröffnet. Im Mediastinalraum zeigen sich zahlreiche, blutstrotzende paraoesophageale Venen, die parallel zum N. vagus verlaufen und durch Kollateralverbindungen mit dem Ösophagusvenenplexus zusammenhängen. Diese „Shunt-Venen" – etwa 30–50 an der Zahl – werden sorgfältig bis in Höhe der V. pulmonalis inf. ligiert (Abb. 28.21a). Dabei sollte man die beiden Vagusstämme möglichst schonen.

Jetzt wird der mobilisierte und angeschlungene Ösophagus nach Anlegen zweier weich fassender Klemmen eröffnet (Abb. 28.21b). Die äußere Muskelschicht wird in Längsrichtung, der Mukosaschlauch quer gespalten. Die submukös verlaufenden Varizen werden mit feinsten Knopfnäh-

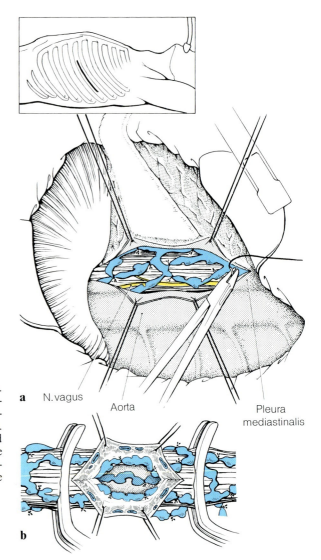

Abb. 28.21a, b. Devaskularisation nach SUKIURA-FUTAGAWA. **a** Eröffnung der linken Brusthöhle durch einen interkostalen Schnitt. Die Lunge ist nach kranial abgedrängt. Nach Spalten der Pleura mediastinalis wird der distale Ösophagus freigelegt. Die periösophagealen Venen werden sorgfältig mit feinstem Nahtmaterial umstochen. **b** Der Ösophagus ist nach Anlegen von weichen Klemmen längs inzidiert. Die intramuralen Venen werden ebenfalls mit zahlreichen Ligaturen umstochen

ten (Dexon oder Vicryl 5/0, atraumatisch) umstochen, danach der Ösophagus durch zweischichtige Naht verschlossen. Insgesamt sind etwa 70–90 Umstechungen notwendig!

b) Abdominaler Operationsakt. Rippenbogenrandschnitt links. Zunächst werden die Vasa gastricae breves zwischen Ligaturen durchtrennt, dann die Milzgefäße für die Milzexstirpation versorgt und die Milz entfernt (s.S. 789). Die große Magenkurvatur, insbesondere die Hinterwand des Magens, wird im proximalen Drittel sorgfältig skelettiert, dann die Devaskularisation der kleinen Kurvatur vom Angulus aufwärts durchgeführt. Zusätzlich wird eine selektive Vagotomie und Pyloroplastik vorgenommen. Ferner müssen die vom Zwerchfell an den Ösophagus herantretenden Venen sorgfältig umstochen und durchtrennt werden (Abb. 28.22). SUGIURA u. FUTAGAWA [30] haben nach dieser Methode 276 Patienten operiert, davon aber nur 52 in der akuten Blutungsphase. Sie empfehlen diesen Eingriff auch bei elektiver Indikation. Die Operationsletalität ist trotz des langdauernden, ausgedehnten abdomino-thorakalen Eingriffes erstaunlich niedrig. Sie wird bei der Notoperation mit 11,5% angegeben.

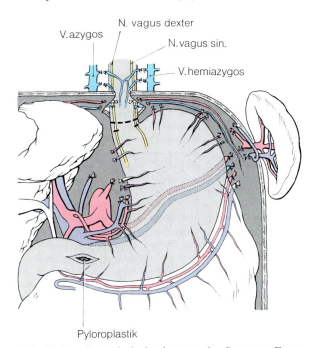

Abb. 28.22. Devaskularisation nach SUKIURA-FUTAGAWA. Abdomineller Operationsakt. Skelettierung der oberen Magenhälfte an der kleinen und großen Kurvatur. Ligatur und Durchtrennung der Milzgefäße und Splenektomie. Sorgfältige Dissektion der zum Zwerchfell führenden Venen. Vagotomie und Pyloroplastik

5. Abdominale Kardia-Fundus-Resektion mit Splenektomie (STELZNER)

Ein abdomino-thorakales Vorgehen halten wir hier nicht für notwendig, da es sich um keine Karzinomresektion handelt, die die Einhaltung von Sicherheitszonen an der Speiseröhre erfordern würde. Eine gute Übersicht gibt auch hier der große Rippenbogenrandschnitt links.

Wir beginnen die Skelettierung des Magenfundus mit der Durchtrennung der Vasa gastricae breves. Anschließend wird das Lig. hepato-gastricum zwischen Ligaturen durchschnitten, die kleine Magenkurve im proximalen Abschnitt sorgfältig skelettiert. Jetzt läßt sich die Speiseröhre aus dem Hiatus auslösen und anschlingen. A. gastrica sin. und V. coronaria ventriculi werden im Stammbereich ligiert und durchtrennt. Der mobilisierte Ösophagus wird direkt an der Kardia mit einem kräftigen Seidenzwirnfaden unterbunden und nach Anlegen einer gewinkelten Klemme proximal davon durchschnitten (Abb. 28.23a). Der Magen läßt sich jetzt nach distal umschlagen und an der Skelettierungsgrenze ein Petz-Apparat ansetzen. Zwischen den Petznähten durchschneidet man den Magen. Damit fallen Kardia, Magenfundus und ein kleiner Rand des distalen Ösophagus weg.

Da die Bursa omentalis eröffnet ist, kann man die Milzgefäße darstellen, versorgen und das Organ exstirpieren (s.S. 789). Sorgfältigste Blutstillung im Milzbett. Dann wird die Petznahtlinie mit einer fortlaufenden Catgutnaht 2/0 zwecks Blutstillung zusätzlich übernäht, außerdem mit einer seromuskulären Knopfnahtreihe (Leinenzwirn oder resorbierbarem Nahtmaterial 3/0) gesichert.

Anastomosierung zwischen Ösophagus und Magenkorpus. Die Naht erfolgt einreihig als Allschichtennaht mit resorbierbarem Nahtmaterial (Dexon/Vicryl 4/0) (Abb. 28.23b, c). Die Hinterwandnahtreihe wird als Rückstichnaht durchgeführt, die eine breite Adaptation der Gewebefläche ermöglicht. Da der Magenrest ausreichend groß bleibt – anders als bei der Karzinomresektion – kann die Ösophagusanastomose zusätzlich durch eine Fundoplicatio gesichert werden. Die Ösophagusanastomose läßt sich auch mit maschineller Naht (EEA-Gerät) herstellen. Sorgfältige Blutstillung und Einlegen von zwei Drainagen in das ehemalige Milzlager und subhepatisch in die Nähe der Ösophagusanastomose. Dieser Eingriff ist groß und belastend. Als Notmaßnahme in der massiven Blutungsphase halten wir ihn für risikoreich; er sollte

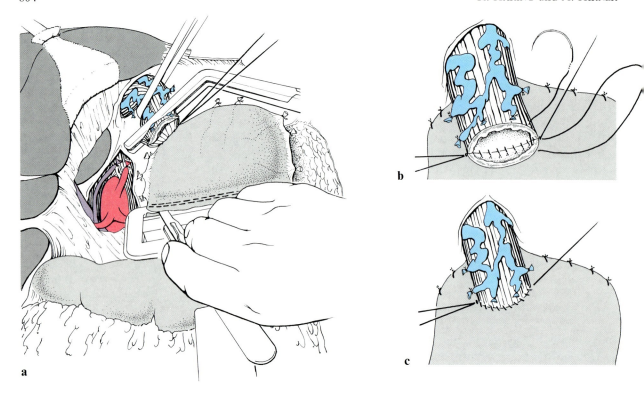

Abb. 28.23a–c. Abdominale Kardia-Fundus-Resektion mit Splenektomie. **a** Ösophagus und obere Magenhälfte sind skelettiert bzw. mobilisiert. Der Ösophagus ist angeschlungen. Nach Anlegen von Klemmen an der Speiseröhre Ligatur des Ösophagus oberhalb der Kardia. Dann durchtrennt man die Speiseröhre und setzt den Magenfundus zwischen einer Klammernahtreihe ab. **b** End-zu-Seit-Anastomose zwischen Ösophagus und Magenrest. Hinterwandnaht, entweder fortlaufend oder mit Knopfnähten aus feinstem resorbierbaren Nahtmaterial. **c** Fertiggestellte termino-laterale Ösophagogastrostomie

nur als Ultima ratio zur Anwendung kommen. Vorteil der Methode ist, daß sowohl Ösophagus als auch Fundusvarizen entfernt werden. Eine Pyloroplastik kann, muß aber nicht unbedingt hinzugefügt werden.

6. Thorakale Ösophagustranssektion (WALKER)

Der beste *Zugang* ist der links-transthorakale im 6. oder 7. ICR. Nach Eröffnung der Brusthöhle wird der linke Lungenunterlappen mobilisiert und nach kranial abgedrängt. Man spaltet die Pleura mediastinalis längs, kann den Ösophagus aus dem mediastinalen Lager lösen und anschlingen. Hier gibt es zahlreiche venöse Gefäßverbindungen zur Speiseröhre, die sorgfältig zu ligieren sind. Der in etwa 10–12 cm Länge mobilisierte Ösophagus wird proximal und distal mit zwei weich fassenden Klemmen komprimiert, um zu große Blutverluste zu vermeiden. Dann inzidiert man die Muskulatur auf etwa 5 cm längs, zieht sie mit Haltefäden zur Seite und kann nun den Mukosaschlauch stumpf aus dem Muskelbett herauslösen (Abb. 28.24a). Der Schleimhautzylinder wird mit zwei Haltefäden armiert und eine semizirkuläre Inzision durchgeführt. Man sieht jetzt im Lumen der Speiseröhre varikös erweiterte Venen. Im Bereich der Schnittfläche werden sie mit resorbierbaren, feinsten, atraumatischen Nähten (Dexon/Vicryl 5/0) umstochen. An der Hinterwand bleibt ein gut 1 cm breiter Schleimhautstreifen erhalten, er verhindert die Retraktion der Schleimhautränder (Abb. 28.24b). Nun werden die Varizen einzeln umstochen, die Schleimhaut wieder mit feinsten Nähten adaptiert und die Muskulatur in Längsrichtung mit dem gleichen Nahtmaterial vernäht (Abb. 28.24c). Es empfiehlt sich, die Nahtstelle am Ösophagus zusätzlich mit Pleura mediastinalis zu decken. Fundusvarizen können durch diese Operation allerdings nicht umstochen werden, dies ist von Nachteil.

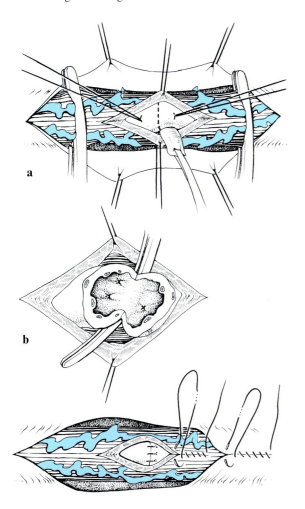

Abb. 28.24a–c. Transthorakale Ösophagustranssektion nach WALKER. **a** Die Speiseröhre ist in ihrem distalen Drittel nach Spalten der Pleura mediastinalis freigelegt. Sie wird proximal und distal mit weich fassenden Klemmen gefaßt. Nach Anlegen von Haltenähten wird die Ösophagusmuskulatur längsgespalten und die Ösophagusschleimhaut aus dem Muskelzylinder herausgelöst. **b** Der Schleimhautzylinder wird quer durchtrennt. Ein schmaler Streifen bleibt an der Hinterwand intakt. Die gestauten Ösophagusvenen (Varizen) werden sorgfältig mit feinstem resorbierbaren Nahtmaterial umstochen. Danach Naht des Schleimhautzylinders mit Knopfnähten aus resorbierbarem Nahtmaterial. **c** Verschluß der Muskulatur in Längsrichtung mit Knopfnähten oder fortlaufender Naht

E. Peritoneo-venöser Shunt zur Behandlung des therapieresistenten Aszites

Der massive, gegen konservative Maßnahmen therapieresistente Aszites kann heute mit Erfolg chirurgisch behandelt werden. Frühere Verfahren, z.B. die zervikale lymphovenöse Anastomose, haben sich nicht bewährt. Heute verwendet man Ventil-Schlauch-Systeme aus Kunststoff, die den Aszites von der Bauchhöhle in die V. cava sup. überleiten. 1974 haben erstmals LeVeen et al. [20] ein solches Ventilsystem entwickelt.

I. Indikationen und Kontraindikationen

Wichtigste Indikation ist der auf Diuretika nicht mehr ansprechende Aszites bei Leberzirrhose. Meist handelt es sich um Patienten im Endstadium der Zirrhose. Eine umstrittene Indikation ist der durch Peritonealkarzinose bedingte Aszites. Kontraindikationen sind: Niereninsuffizienz, Herzinsuffizienz und Gerinnungsstörungen.

II. Ventilsysteme

Die Ventilsysteme bestehen aus gewebefreundlichem, nicht toxischem Kunststoffmaterial (Silastic, Teflon); sie setzen sich aus drei Einzelelementen zusammen:

(1) *Asziteskollektor,* der in der aszitesgefüllten Bauchhöhle liegt,
(2) *Rückschlagventil,* das je nach Modell sowohl den passiven als auch aktiven Transport des Aszites ermöglicht und den Rückfluß von Blut aus der V. cava in das Schlauchsystem verhindert,
(3) *Venenkatheter,* der über die V. jugularis int. in die V. cava sup. plaziert wird und den Aszites in den Blutkreislauf zurückführt.

Das *Wirkungsprinzip* der Systeme beruht auf der physiologischen Druckdifferenz zwischen Brust- und Bauchhöhle. Das Ventil öffnet sich bereits bei einem Druck von 3 cm H_2O, so daß der unter Druck stehende Aszites in die V. cava fließt. Der intraabdominelle Druck läßt sich durch Bauchbandagen und Verwendung einer sog. „Atemflasche" noch verstärken. Mit ihr soll der Patient täglich mehrmals für etwa 15 min gegen einen Widerstand von ca. 10 cmH_2O einatmen (Abb. 28.25).

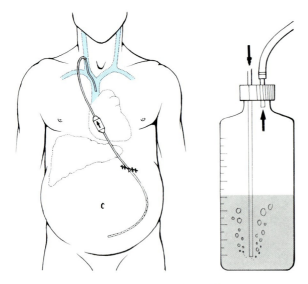

Abb. 28.25. Schematische Darstellung der Position eines Aszitesventils. Der perforierte Schlauchanteil liegt im Abdomen. Das Ventil wird subkutan über dem Rippenbogen oder Sternum plaziert und der venöse Schlauchanteil subkutan nach proximal geführt und hier in die V. jugularis int. eingebunden. Die Spitze des venösen Anteils liegt in der V. cava sup. dicht vor der Vorhofmündung. Rechts im Bild eine Atemflasche, mit der der Patient gegen einen Widerstand von ca. 15 cm H_2O einatmen kann. Hierdurch steigt der intraabdominelle Druck an, um den Aszites durch das Schlauchsystem in den venösen Kreislauf zu pressen

Vier Aszitesventilsysteme stehen zur Verfügung. Technische Prinzipien:

1. Ventil nach LeVeen

Es besteht aus einem perforierten Aszitteskollektor, einem Einwegventil und einem beliebig kürzbaren Silastic-Schlauch für die V. cava. Die Ventilmembran öffnet sich, wenn der intraabdominelle Druck den zentralen Venendruck um mindestens 3 cmH_2O übersteigt. Um die Druckdifferenz zu erhöhen, hat der Patient die Atemflasche zu benutzen. Dies setzt seine Kooperationsbereitschaft voraus.

2. Storz-Denver-Ventil

Es hat eine flexible Pumpenkammer mit zwei Ventilklappen. Die subkutan implantierte Pumpenkammer kann von außen mit dem Finger komprimiert und damit Aszites in die Vene gepreßt werden. Das Ventil öffnet sich bereits bei einem Druck von ca. 1 cmH_2O und hat eine Strömungsrate von 36–48 ml/min. Beide Ventile verhüten einen Rückstrom in die Pumpenkammer. Vorteilhaft ist, daß im Aszitteskollektor und venösen Schlauchteil ein Röntgenkontraststreifen eingearbeitet ist, der bei und nach Implantation die genaue röntgenologische Lokalisation ermöglicht.

3. Agishi-Ventil

Dieses System besitzt einen doppellumigen Aszitteskollektor. Er soll verhindern, daß der Ansaugschlauch durch vorfallendes Netz bzw. Darm verlegt wird. Die Membranpumpe mit Rückschlagventil öffnet sich bei einem Druck unter 5 mmHg und widersteht einem Rückschlagdruck bis 175 mmHg. Mit jedem Pumpenhub lassen sich 3–6 ml Aszites transportieren. Ein Schlitzventil am Ende des Venenkatheters – er kann deswegen nicht individuell gekürzt werden – soll den Rückstrom von Blut in die Pumpenkammer und eine Thrombosierung verhindern.

4. Cordis-Hakim-Ventil

Dieses System wird in verschiedenen Einzelteilen geliefert, die erst intraoperativ zusammengesetzt werden. Es besitzt ein Kugelventil mit einem Schließdruck von 10–30 mmH_2O und erlaubt einen aktiven Transport der Aszitesflüssigkeit in die Vene. Zusätzlich ist eine „Vorkammer" eingebaut, aus der auch postoperativ durch transkutane Punktion Aszitesflüssigkeit entnommen und das System gespült werden kann. Verklebungen durch Eiweißsubstanzen lassen sich so verhindern. Der Aszitteskollektor ist aus wenig flexiblem Kunststoff hergestellt und zur Fixation am Peritoneum mit Markierungsringen ausgestattet.

III. Operationstechnik, Komplikationen

Der Aszitteskollektor sollte vom linken Oberbauch her in die Abdominalhöhle eingeführt werden, da bei einem Teil der Patienten wegen Ösophagusvarizenblutung eine porto-systemische Shuntoperation notwendig werden könnte. Dazu 5–8 cm langer Querschnitt im linken Oberbauch. Die Rektusmuskulatur wird stumpf auseinandergedrängt und am Peritoneum eine Tabaksbeutelnaht mit kräftigem Dexon/Vicryl gelegt. Dann Stichinzision des Peritoneums innerhalb der Tabaksbeutelnaht (Abb. 28.26a). Ein Teil des Aszites, der jetzt ausströmt, wird abgesaugt. Durch die Öffnung im Pe-

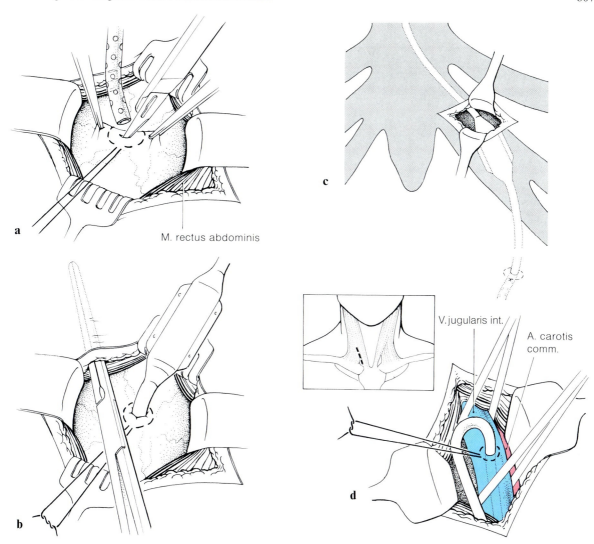

Abb. 28.26 a–d. Implantation des Aszitesventils. **a** Nach einem Querschnitt im linken Oberbauch wird die Rektusmuskulatur zur Seite gedrängt und an der hinteren Rektusscheide eine Tabaksbeutelnaht gelegt. In deren Zentrum Stichinzision. Durch diese Inzision wird der abdominelle Schlauchanteil in die Bauchhöhle eingeführt. **b** Die Tabaksbeutelnaht dichtet die Öffnung im Peritoneum ab. Mit Hilfe einer Kornzange wird ein subkutaner Tunnel angelegt. **c** Querschnitt über dem Rippenbogen links dicht neben dem Sternum. Nach subkutaner Taschenbildung läßt sich das „Pumpventil" über dem Rippenbogen plazieren. Auf dem festen Widerlager kann der Patient von außen die kleine Ballonpumpe komprimieren. **d** 5 cm langer Schnitt an der lateralen Kante des M. sternocleidomastoideus rechts. Die V. jugularis int. wird freigelegt und angeschlungen. Tabaksbeutelnaht an der Vorderwand der V. jugularis. Inmitten der Tabaksbeutelnaht Stichinzision und Einführen des proximalen Schlauchabschnittes in die V. jugularis bis zur V. cava sup. *Cave:* Abknickung des Schlauches vermeiden!

ritoneum wird der Aszeskollektor in die Abdominalhöhle eingeführt, mit der Tabaksbeutelnaht gut fixiert und gleichzeitig die Bauchfellinzision abgedichtet (Abb. 28.26b). Der *Ventilteil* wird entweder in die Rektusscheide (LeVeen-Modell) oder, wenn es sich um ein „Pumpventil" (2; STORZ-DENVER, CORDIS-HAKIM) handelt, auf einem festen Widerlager (Sternum, Rippenbogen) plaziert (Abb. 28.26c). Der *venöse Schlauchabschnitt* des Systems kann entweder über die rechte oder linke V. jugularis in die V. cava sup. eingeführt werden. Die Halsvene wird lateral vom M. sternocleidomastoideus durch einen kleinen supraklavikulären Schnitt freigelegt und angeschlungen. An der Venenvorderwand legen wir eine Tabaksbeutelnaht (Prolene 4/0) (Abb. 28.26d). Zuvor ist mit Hilfe einer langen Kornzange ein subkutaner Tunnel für den Venenschlauch zu schaffen. Nach Durchzug des venösen Schlauchteiles und Abklemmen der V. jugularis führt man inmitten der Tabaksbeutelnaht eine Stichinzision aus, faßt mit kleinen Moskitoklemmen die Schnittränder, um sie besser hochziehen zu können und führt den Kunststoffschlauch über die V. jugularis in die V. cava sup. bis fast an den rechten Vorhof vor. Die Tabaksbeutelnaht wird provisorisch angezogen und die Lage der Katheterspitze mit dem Röntgenbildwandler kontrolliert. Sie soll nicht direkt im Vorhof liegen, wo sie Arrhythmien auslösen könnte. Unter Umständen muß der Schlauch gekürzt und erneut in die Vene vorgeschoben werden. Stimmt die Position, so kann der Schlauch mit der Tabaksbeutelnaht und einer subkutanen Naht fixiert werden. Man beachte, daß der Schlauch in sanftem Bogen in die Vene einmündet und eine Abknickung vermieden wird!

Bei *Störungen des Ventilsystems* läßt sich die Funktion durch zwei Methoden überprüfen:

(1) Mit Hilfe von intraabdominellen Injektionen von markiertem Technetium in die aszitesgefüllte Bauchhöhle kann der Transport der markierten Aszitesflüssigkeit durch das Ventil in den externen Schlauchanteil szintigraphisch aufgezeichnet werden.
(2) Durch perkutane Injektion von Kontrastmittel in den externen Schlauch kann man eine Abknickung und Abflußbehinderung in diesem Abschnitt mühelos überprüfen.

In solcher Situation ist eine operative Korrektur angezeigt. Ferner können *Aszitesfisteln* an der Einmündungsstelle des abdominalen Schlauchsystems in die Bauchhöhle auftreten. Auch hier läßt sich die Fistel durch Naht beseitigen. Besonders schwerwiegend sind *Infektionen,* die zur Sepsis führen können; ihre Letalität ist entsprechend hoch, das Ventilsystem muß rechtzeitig entfernt werden.

Eine unangenehme Frühkomplikation sind *Gerinnungsstörungen* mit ausgedehnten, flächenhaften subkutanen Blutungen entlang des subkutan verlagerten Schlauchanteiles sowie in die Operationswunden. Diese Blutungen erklären sich aus der bereits präoperativ häufig vorhandenen latenten Verbrauchskoagulopathie infolge einer verminderten Clearance-Funktion der Leber für thromboplastische Substanzen. Als Ursache der Verbrauchsreaktion ist die kontinuierliche Aszitesreinfusion anzusehen. Die Aszitesflüssigkeit, die in die Blutbahn gelangt, enthält Gewebethromboplastin, Endotoxine, Fibrinspaltprodukte, ferner Koagulationsfaktoren, Plasminogen, Antithrombin und Antithrombinogen. Diese Störung zwingt zur Entfernung des Aszitesventils, um den Rückstrom von Aszites in die Blutbahn zu unterbinden. Es ist daher notwendig, bereits präoperativ durch intravenöse Aszitesreinfusion zu prüfen, ob der Fibrinogenspiegel erheblich abfällt und ob Fibrinspaltprodukte vermehrt nachgewiesen werden können. Die Applikation von Vitamin K und Fresh-frozen-Plasma ist notwendig; auch sind in der postoperativen Phase täglich Gerinnungsuntersuchungen erforderlich.

Eine weitere Komplikation ist die *kardiale Dekompensation* als Folge der vermehrten Volumenbelastung des Kreislaufs. Eine Digitalisierung ist deshalb ratsam.

Häufigste Spätkomplikation ist der *Verschluß des Ventilsystems*, bedingt durch Fibrin, Zelldetritus oder Thrombose der V. jugularis, die sich bis in die V. cava sup. fortsetzen kann. Die verstopften Abschnitte des peritoneo-venösen Ventilsystems müssen ausgetauscht werden.

IV. Wertung des Aszitesventils

Bei strenger Indikation und Ausschluß von Risikofaktoren ist der peritoneo-venöse Shunt beim therapieresistenten Aszites ein erfolgversprechendes Verfahren. Als Vorteile sind zu nennen: kleiner Eingriff, Besserung der Nierenfunktion, Regulierung des Wasser- und Elektrolythaushaltes, einfachere ärztliche Überwachung, Erleichterung für den Patienten und nicht zuletzt, im Vergleich mit der hochdosierten Diuretika-Therapie, geringere Kosten. Wir bevorzugen heute das Storz-Denver-System. Es ist weniger störanfällig und erlaubt einen aktiven Aszitestransport durch das einfache, vom Patienten durchzuführende Pumpmanöver.

LITERATUR

1. Adamsons RJ, Arif S, Babich A, Bult K, Lam A, Minkowitz S (1975) Arterialization of the liver in combination with a portocaval Shunt in the dog. Surg Gynecol Obstet 140:594
2. Agishi T (1977) Implantable peritoneocaval shunt pump for intractable ascites. Transections 23:52
3. Biersack HJ, Thelen M, Schulz O, Knopp R, Schmidt R, Winkler C (1977) Die sequentielle Hepato-Spleno-Szintigraphie zur quantitativen Beurteilung der Leberdurchblutung. Fortschr Röntgenstr 126:47
4. Boerema I, Klopper PJ, Holscher AA (1970) Transabdominale Ligatur-Resektion des Ösophagus in Fällen von blutenden Varizen. Chirurg 41:472

5. Bradley SE, Ingelfinger FJ, Bradley GP, Curry JJ (1945) Estimation of hepatic blood flow in man. J clin Invest 24:890
6. Brunner G (1980) Intravasale und submucöse Ösophagusvarizensklerosierung mit einem neuen flexiblen Gerät. Z Gastroenterol 18:443
7. Child CG, Turcotte JG (1964) The liver and portal hypertension. Child CG (ed) Saunders, Philadelphia
8. Cooley DA (1963) Side-to-side splenorenal anastomosis with splenic preservation for portal hypertension. Surg Gynecol Obstet 116:627
9. Denck H (1977) Die endoskopische Behandlung von Ösophagusvarizen. Chirurg 48:212
10. Drapanas Th (1972) Interposition mesocaval shunt for treatment of portal hypertension. Ann Surg 176:435
11. Gütgemann A, Schreiber HW (1962) Zur Indikation und Technik der portocavalen Anastomose. Chirurg 33:509
12. Häring R, Hirner A (1982) Blutungen aus Ösophagus, Magen und Duodenum. In: Häring R (Hrsg) Dringliche Bauchchirurgie. Thieme, Stuttgart New York, S 320
13. Häring R, Hirner A (1982) Der portokavale Notshunt. In: Paquet KJ, Denck H, Berchtold R (Hrsg) Portale Hypertension. Karger, Basel, S 190
14. Hassab MA (1967) Gastro-esophageal decongestion and splenectomy and the treatment of esophageal varices in bilharzial cirrhosis: Further studies with report on 355 operations. Surgery 61:169
15. Hirner A, Häring R, Bost H, Sörensen R (1978) Die hyperkinetische portale Hypertension. Chirurg 49:303
16. Hirner A, Roots I, Häring R (1982) Der Amidopyrin-Stoffwechsel als Leberfunktionstest in der experimentellen und humanen Pfortaderchirurgie (unter besonderer Berücksichtigung der Leberarterialisation). In: Weller S (Hrsg) Chirurgisches Forum 1982 f experim und klinische Forschung. Springer, Berlin Heidelberg New York, S 297
17. Hottenrott C, Böttcher W, Maul FD, Wildgrube HJ, Peter H, Förster HD, Encke A (1983) Diagnostische transumbilicale Shunt-Simulation als Indikationshilfe zum portosystemischen Shunt. Chirurg 54:149
18. Karavias Th, Häring R, Weber D (1982) Postoperative Syndrome nach portocavaler Anastomose bei Leberzirrhose. Leber Magen Darm 12:85
19. Kivelitz H, Ulrich B (1981) Klammernahtgeräte am Ösophagus. Langenbecks Arch Chir 355:455
20. LeVeen HH, Wapnik S, Grosberg S (1976) Further experience with peritoneo-venous shunt for ascites. Ann Surg 184:574
21. Linton RR, Ellis DS, Geary E (1961) Critical comparative analysis of early and late results of splenorenal and direct porto caval shunts performed in 169 patients with portal cirrhosis. Ann Surg 154:446
22. Matzander U (1981) Zusätzliche Leberarterialisation mit portokavaler End-zu-Seit Anastomose. In: Eckert P, Liehr H (Hrsg) Akutes und chronisches Leberversagen. Intensivmedizin, Notfallmedizin, Anästhesiologie, 25. Aufl. Thieme, Stuttgart New York, S 145
23. Meursing F (1913) Über eine seltene Anastomose zwischen V. portae und V. cava. Med T Geneesk 2:20, ref. Berlin Klin Wochenschr 50:643
24. Paquet KJ, Oberhammer E (1978) Sclerotherapy of esophageal varices by means of endoscopy. Endoscopy 10:7
25. Rienecker H, Danek N (1975) Operative Behandlung blutender Ösophagusvarizen durch eine subcardiale Blutsperre mittels transmuraler maschineller Klammerung. Chirurg 46:87
26. Schmidt HD (1982) Die Bestimmung der Leberdurchblutung durch die Kineangiodensitometrie. In: Paquet KJ, Denck H, Berchtold R (Hrsg) Portale Hypertension. Karger, Basel, S 123
27. Schreiber HW (1969) Portale Hypertension. In: Baumgartl F, Kremer K, Schreiber HW (Hrsg) Spezielle Chirurgie für die Praxis, Bd II/1. Thieme, Stuttgart, S 614
28. Soehendra N, Reynders-Frederix, Doehn M, Bützow GH, Erbe W (1979) Fiberendoskopische Ösophagusvarizenverödung. Dtsch Med Wochenschr 104:161
29. Stelzner F (1967) Über die individuelle chirurgische Therapie der Blutung beim portalen Hochdruck unter Berücksichtigung der Ösophagusvarizenblutung. Bruns Beitr klin Chir 214:86
30. Sugiura M, Futagawa S (1972) A new technique for treating esophageal varices. J Thorac Cardiovasc Surg 71:677
31. Walker M (1960) Transsection operation for portal hypertension. Thorax 15:218
32. Warren WD, Salam AA, Hutson D, Zeppa R (1974) Selective distal spleno-renal shunt. Arch Surg 108:306
33. Zöckler CE (1975) Hämodynamik der portalen Hypertension. In: Zöckler CE, Gheorghin TH (Hrsg) Witzstrock, Baden-Baden, S 25
34. Zühlke HV, Häring R, Semsch B (1984) Der peritoneo-venöse Shunt zur Behandlung des therapieresistenten Ascites. Chirurg 55:253

29 Die Chirurgie des Lymphödems

29.1 Resezierende Operationen in der Behandlung primärer und sekundärer Lymphödeme

U. Brunner

INHALT

A. Spezielle Voraussetzungen für das Verständnis von Indikation und Verfahrenswahl 811
B. Indikationen zu resezierenden Eingriffen . . . 812
C. Technik des Transpositionslappens nach Thompson 812
D. Technik der Keilresektion nach Mikulicz-Sistrunk 813
E. Ausgedehnte Resektion nach Servelle . . . 814
F. Technik zur Therapie des chylösen Refluxes in das Bein 816
   Literatur 817

A. Spezielle Voraussetzungen für das Verständnis von Indikation und Verfahrenswahl

Die spezielle Anatomie des Lymphgefäßsystems ist auf S. 31 abgehandelt.

Das *primäre Lymphödem* der unteren Extremität ist durch eine Verminderung der epifaszialen Sammelrohre, insbesondere des ventro-medialen Bündels gekennzeichnet. Die Ursache dieser Minusvariante ist noch nicht restlos aufgeklärt; vieles spricht für eine Mißbildung. Das primäre Lymphödem am Arm ist viel seltener als dasjenige am Bein und demzufolge lymphografisch weniger präzis aufgeklärt.

Beim *sekundären Lymphödem* des Beines und des Armes sind tiefes oder oberflächliches oder beide Systeme posttraumatisch, postoperativ, parasitär, entzündlich, neoplastisch oder durch eine chronische venöse Insuffizienz entweder in ihrer Funktion behindert, überlastet oder anatomisch zerstört.

Bei einer lymphangiopathischen Abflußstörung jeglicher Ursache wird die sogenannte lymphpflichtige Last nach Földi [5] in den Gliedmaßen durch Ersatzmechanismen bewältigt. Diese umfassen lymphatische wie auch extralymphatische Reaktionen. Die lymphatischen, regenerativen Reserven sind vielfältig: strukturelle Überbrückung von Defekten durch Kollateralgefäße, lymphatische Umgehungskreisläufe innerhalb des oberflächlichen oder tiefen Systems selbst, aber auch durch Querverbindungen in beiden Richtungen, je nachdem in welchem Kompartiment der Lymphblock liegt, sowie durch Öffnen lymphovenöser Kurzschlüsse. Die extralymphatische Reaktion fällt den Monozyten und Makrophagen zu, welche schon unter normalen Bedingungen die Säuberung der interstitiellen Gewebe von lymphpflichtigen Substanzen unterstützen und damit den extralymphatischen Proteintransport aufrecht erhalten. Wenn diese Kompensationsmechanismen nicht in der Lage sind, die oben genannte lymphpflichtige Last zu bewältigen, übersteigt die lymphatische Last die lymphatische Transportkapazität. Die Folge davon ist eine *Lymphostase*. Diese kann sich klinisch entweder in lokalen Bereichen sehr umschrieben äußern oder aber als globales Ödem der ganzen Gliedmaße. Ausschlaggebend dafür sind jeweils die Verhältnisse in den Engpässen des Lymphabflusses und Übergangsmöglichkeiten zu den sogenannten Lymphterritorien [7].

In der Cysterna chyli erfolgt die Vermischung der wasserklaren Beinlymphe mit der fetthaltigen Lymphe des Darms. Pathologische primäre und sekundäre Stauungszustände in diesem Bereich führen dann zum Reflux chylusartiger, dickflüssig-milchiger Lymphe bis in die Gliedmaßen (Chylödem/Chylusfistel), Bauchhöhle (Chylaszites), Pleuraraum (Chylothorax), Herzbeutel (Chyloperikard), Harnblase (Chylurie), Vagina (chylöse Metrorrhoe).

B. Indikationen zu resezierenden Eingriffen

Aufgrund der speziellen anatomischen und pathogenetischen Vorbemerkungen gibt es für das primäre Lymphödem der Lymphgefäße praktisch überhaupt keine Regeneration und seine Kompensationsmöglichkeiten sind sowohl auf Stufe Bekken wie auch auf Stufe Bein bedeutend geringer als diejenigen für das sekundäre Lymphödem. Für beide Kausaltypen gilt indessen derselbe Grundsatz, nur bei invalidisierenden Ausformungen einen resezierenden Eingriff vorzunehmen.

Als alleinige Alternativbehandlung, dann aber in chirurgischer Sicht auch zur Vor- und Nachbehandlung, steht zunächst ein ganzes Spektrum konservativer Maßnahmen zur Verfügung [2, 5]. Dieses kommt jedoch nur dann zum Tragen, wenn es in einem individuellen Behandlungsplan eingesetzt wird. Das Individuelle erstreckt sich auf den speziellen Charakter der Schwellung, örtlich betonte Veränderungen innerhalb der Schwellung selbst und auf die Berücksichtigung von Klima- und Lebensphasen. Das Spektrum umfaßt vor allem physikalische Maßnahmen zur Entstauung und eine adäquate Versorgung mit medizinischen Kompressionsstrümpfen. Unter den physikalischen Maßnahmen zur Entstauung erwies sich eine auf das Lymphgefäßsystem speziell ausgerichtete Gymnastik und ebenso eine entsprechend ausgerichtete Verfeinerung der klassischen Handmassage als erfolgreich. Ergänzende Empfehlungen versuchen, den Patienten in seinem Alltag so zu beeinflussen, daß er ein Leben *mit* seinem Bein zu führen vermag und nicht ein solches *für* sein Bein. In medikamentöser Sicht sind Diuretika nur bei überlagernden Schwellungsschüben angezeigt. Benzopyronderivate stimulieren die Makrophagen. Alle diese Maßnahmen vermögen zwar Lymphödeme nicht zu beseitigen, wirken sich indessen positiv auf die Berufserhaltung und Arbeitsfähigkeit aus. Eine Besserung darf nur bei konsequenter Therapie erwartet werden. Nur so ist es möglich, der progressiven Tendenz des immer noch wenig aufgeklärten Leidens entgegenzutreten und die Patienten vor Resignation zu bewahren.

Unter den operativen Maßnahmen unterscheiden wir grundsätzlich physiologische und resezierende Operationen. Eine Vielfalt versuchter Methoden belegt, daß kein operatives Verfahren in jedem Fall befriedigt. Ausführliche Darstellungen liegen in Monographien vor zum Beispiel mit Schwergewicht Bein [1] und mit Schwergewicht Arm [4].

Die physiologischen Methoden der Gegenwart versuchen, die gestaute Lymphe unter Verwendung von gestielten Hautlappen verschiedener Dicke über kapilläre Anschlüsse in normal drainierte Körperabschnitte abzuleiten. Direkte lymphovenöse Anastomosen versuchen eine periphere Lymphableitung in das Venensystem, Lymphgefäßtransplantationen (s.S. 818, 823) versuchen dasselbe Ziel mit direkten rekonstruktiven Mitteln innerhalb des Lymphsystems. Kommen nach gründlicher Abklärung der Ausgangssituation keine gültigen physiologischen Verfahren in Frage, stehen für schwere Mißformen resezierende Methoden zur Verfügung, mit welchen das subkutane Fettgewebe, in dem sich die lymphostatische Ödemflüssigkeit ausbreitet, entfernt wird. Da somit auch lymphpflichtige Last reduziert wird, kann auch in der Resektion eine physiologische Komponente erkannt werden. Die Operationstechnik folgt den Grundregeln der plastischen Chirurgie. Auch mit solchen operativen Absichten wurden zahlreiche Modifikationen erarbeitet. Eine den physiologischen und resezierenden Gedanken verbindende Methode wurde von THOMPSON erprobt und als Transpositionslappen bezeichnet [10]. Zur Überbrückung von Hindernissen im kleinen Becken erprobte KINMONTH eine enteromesenteriale Brücke [6]. Nach Überprüfung der eigenen Resultate und erneuter Sichtung des Schrifttums sind namentlich noch vier Methoden von praktischem Wert.

C. Technik des Transpositionslappens nach Thompson [10]

Die Methode verfolgt das Ziel, die Lymphe in den subepidermalen Lymphkapillaren mit einem lang gestielten Hautlappen, ohne Epithel, in die Muskelloge abzuleiten (Abb. 29.1.1). Damit der Lymphstrom des subepidermalen Plexus in physiologische Richtung fließt, muß der Kutissaum ungefähr in jenem Gürtel des oberflächlichen Lymphstromgebietes liegen, in dem die Sammelrohre normalerweise verlaufen. Die präfaszialen Lymphgefäße des Oberschenkels konfluieren beispielsweise in Richtung der Sammelrohre des ventro-medialen Bündels; die Inzision muß deshalb so gewählt werden, daß der normale Lymphstrom des Lappens in Richtung auf den Lappensaum erfolgt.

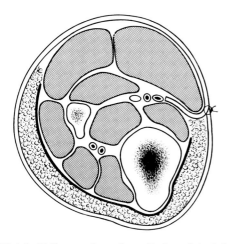

Abb. 29.1.1. Teils resezierende, teils lymphdrainierende Operation nach THOMPSON [10] mit Bildung eines gestielten sogenannten Transpositionslappens. Der Vollhautlappen, dessen Epidermis mit dem Dermatom entfernt worden ist, wird zwischen Muskulatur verlagert und dort verankert

Über der ganzen Länge der Medialseite des Armes oder des Beines wird im typischen Fall ein dorsal gestielter türflügelartiger Vollhautlappen so abpräpariert, daß genügend kapillartragendes subkutanes Gewebe zu einer Ernährung an ihm hängenbleibt. Das darunterliegende subkutane Gewebe und die Faszie werden in der ganzen Ausdehnung des Lappens reseziert. Dank der Resektion von Fettgewege ist ein marginaler Rand von einigen Zentimetern Breite überschüssig geworden. Dieser Rand dient nun als Transpositionslappen in Richtung Muskelloge. Durch Entfernung der Epidermis mit dem Dermatom wird er zu einem Kutislappen präpariert. Dann wird dieser Saum zwischen Muskulatur eingerollt, dort verankert und schließlich durch den Hautverschluß vollständig versenkt. Von dieser Methode wird erwartet, daß subepidermale Lymphkapillaren des Kutislappens in direkten Kontakt mit muskulären und perivaskulären Gefäßen des tiefen Systems gebracht werden können. Die entlang des Kutislappens abfließende Lymphe sollte dann unter die Einwirkung der Muskelpumpe gelangen, die exzidierte Faszie würde den Lappen in seiner üblichen Regeneration verhindern.

In den Händen des Verfassers, der seine Erfahrung im wesentlichen mit Operationen am Bein erworben hat, bewährte sich diese Methode nicht. In einer abschließenden Arbeit über seine Resultate [10] sieht THOMPSON selbst den Haupteffekt seiner Operation auf der Basis der ausgedehnten Fettgewebsresektion und nicht auf der verbesserten Lymphdrainage durch den Transpositionslappen.

D. Technik der Keilresektion nach Mikulicz-Sistrunk [9]

Nach einer erfolgreichen konservativen Entstauung elephanthiastischer Formen, die mit dem Ziel einer Keilresektion unter Hospitalisationsverhältnissen durchgeführt werden muß, bleiben schlaffe Vollhautlappen zurück und zwar, sowohl am Schaft der Gliedmaßen, wie auch im Bereiche der Gelenke, insbesondere in der Gamaschenzone des Beines. Dieser überschüssige Integumentsmantel kann mit den Händen gefaltet werden (Abb. 29.1.2) und wird dort, wo die Verhältnisse dies erfordern, keilförmig reseziert.

Nach wetzsteinförmigem Hautschnitt wird soviel des schlaffen Gewebes umkreist, daß sich die Hautränder ohne Spannung vereinigen lassen. Keilförmig wird nun der ganze Gewebeschnitz bis auf Stufe Faszie, Muskulatur oder Bandapparat

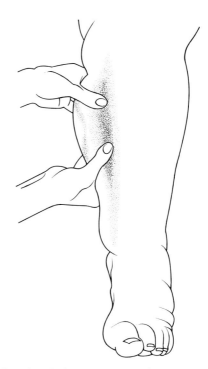

Abb. 29.1.2. Nach Entstauung eines starken Lymphödems wird der Integumentsmantel schlaff und kann mit den Händen gefaltet werden.

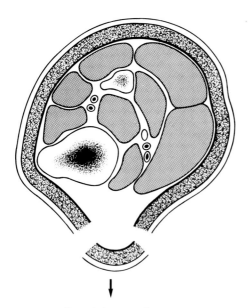

Abb. 29.1.3. Keilresektion nach MIKULICZ-SISTRUNK: der überschüssige Integumentsmantel wird keilförmig exzidiert. Spannungsloser Hautverschluß

exzidiert (Abb. 29.1.3). Multiple Saugdrainagen und schichtweiser Hautverschluß unter Verwendung von Entlastungsnähten sind anzuwenden.

Drängt sich der Eingriff medial und lateral auf, sind zwei zeitlich getrennte Operationen angezeigt.

Der Eingriff hat rein palliativen Charakter und erfordert sämtliche konservativen Maßnahmen zur Erhaltung eines Erfolges. Er verfolgt das Ziel, den Patienten durch Massenreduktion zu erleichtern und eine adäquate Versorgung mit medizinischen Kompressionsstrümpfen überhaupt zu ermöglichen.

E. Ausgedehnte Resektion nach Servelle [8]

Der im folgenden beschriebene Eingriff wurde 1947 von SERVELLE angegeben und bewährte sich in der Hand des Verfassers für invalidisierende Formen, vor allem bei jüngeren Patienten. Dargestellt wird die Technik für die Medialseite des Beines.

Rückenlage des Patienten. Pertessche Blutleere mit einem Stauschlauch nach mindestens fünf Minuten langem Hochhalten des Beines. Dieser Schlauch muß immer wieder nachgezogen werden, da er sich durch seine Verdrängung des Ödems leicht lockert. Je nach Ausdehnung des Befundes und des Operationszieles erfolgen die Hautinzisionen auf der Medialseite des Unterschenkels und/oder Oberschenkels in Längsrichtung (Abb. 29.1.4a). Die Haut ist in fortgeschrittenem Stadium vom Lymphödem derb oder örtlich verdickt. Vertiefung der Inzisionen bis auf Stufe Faszie. Trotz stattgehabter Entstauung ist das subkutane Gewebe meistens noch reichlich durchsaftet. Als erster Schritt wird nun alles Subkutangewebe mit dem Skalpell schonend von der Haut abgeschabt, wobei dieselbe, weder mit Pinzetten noch Klemmen, sondern ausschließlich mit der Hand gehalten wird. Es entstehen so in der Längsachse gestielte, dorsale und ventrale Hautlappen (Abb. 29.1.4b). Als zweiter Schritt erfolgt nun die Loslösung des Fettgewebes von Faszie und Entfernung desselben möglichst als ganzer Block. Je nach Situation fallen Teile des N. saphenus oder N. suralis dahin (Abb. 29.1.4c). Als dritter Schritt wird die Muskelfaszie zur Sicherstellung eines suffizienten Kapillarkontaktes der gebildeten gestielten Vollhautlappen mit der Unterlage beseitigt (Abb. 29.1.4d). In einem vierten Schritt wird, nach Lösung der Blutleere, eine peinliche Hämostase angestrebt, was zeitlich gut eine Stunde in Anspruch nehmen kann und wiederum zur Schonung der Haut mit Mikrokoagulation erfolgen soll. Daraufhin erfolgt im fünften Schritt, nach Einlagen multipler Drainagen verschiedenster Modifikation und nach Resektion überschüssiger Teile, der spannungslose Hautverschluß (Abb. 29.1.4e).

Die Verbandtechnik gliedert sich in eine nicht zirkulär angelegte, 2 cm dicke Schicht von hydrophiler Gaze, um die unweigerlich und massiv einsetzende exsudative Sekretion der Wundheilungsphase aufzusaugen und in einen zirkulären Verband unmittelbar postoperativ mit einer gummielastischen Binde, entsprechend einem Kompressionsdruck von ca. 40 mmHg. Diese gummielastische Binde wird im späteren postoperativen Verlauf, insbesondere zur Mobilisierung des Patienten außer Bett, durch eine textilelastische Binde ersetzt. Bei komplikationslosem Verlauf erfolgt der erste Verbandwechsel nicht vor dem 7. Tag.

Ist auch ein für ein primäres Lymphödem typisches und induriertes Polster über dem Fußrücken zu entfernen, erfolgt die Abtragung des subkutanen Fettes knapp in der Schicht des peritendinösen Gewebes der Strecksehnen, deren Gleitfähigkeit erhalten werden soll. Prä- und retromalleolare Polster werden unter Schonung vaskulärer und ligamentärer Strukturen ausgeschält. Die Hautinzisio-

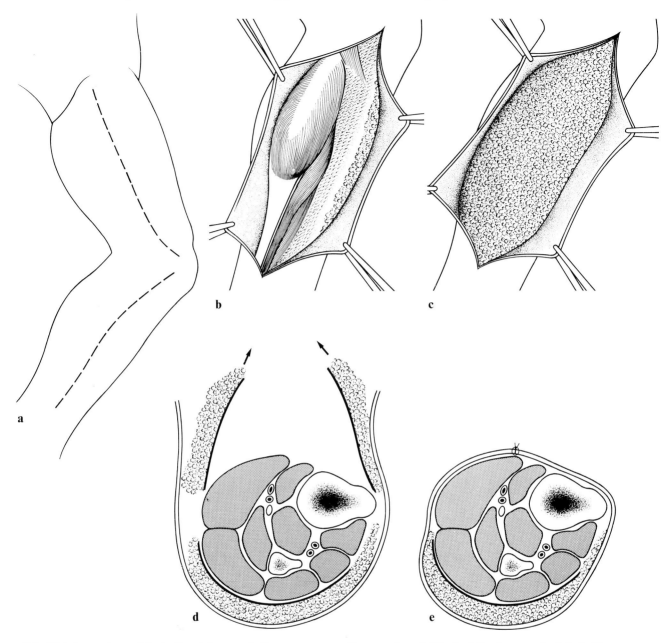

Abb. 29.1.4a–e. Ausgedehnte Resektion nach Servelle [8]. **a** Hautinzisionen in Längsrichtung. **b** Alles Subkutangewebe wird mit dem Skalpell von der Haut abgeschabt. So entstehen in der Längsachse gestielte, dorsale und ventrale Vollhautlappen. **c** Entfernung des subkutanen Fettgewebes als Block. **d** Entfernung der Muskelfaszien zur Sicherung eines suffizienten Kapillarkontaktes der gebildeten, gestielten Vollhautlappen mit der Unterlage. **e** Spannungsloser Hautverschluß

nen richten sich hier nach den örtlichen Gegebenheiten, am Fußrücken wird meistens eine Längsinzision gelegt. Besondere präparatorische Sorgfalt erfordert die Schonung der A. dorsalis pedis und A. tibialis post.

Auf der Lateralseite des Ober- und Unterschenkels baut sich der Eingriff mit analogen Schritten auf. Besondere Sorgfalt ist an der Außenseite des Unterschenkels jedoch der Schonung des N. fibularis im Bereich des Fibulaköpfchens zu widmen.

Postoperative Komplikationen: Serome werden nach den Methoden der allgemeinen Chirurgie behandelt, Randnekrosen sind frühzeitig abzutragen und nach Reinigung des Wundbettes mit freien Hauttransplantaten zu decken.

Im Eingriff selbst und in der postoperativen Bandagierung liegt die Gefahr eines Tibialis anterior Syndroms. Ein solches ist durch peinliche und regelmäßige Kontrollen der Zehenmotilität wie der Fußpulse möglichst frühzeitig zu erkennen, und entsprechend zu behandeln (s.S. 657).

F. Technik zur Therapie des chylösen Refluxes in das Bein

Der chylöse Reflux ist die Folge einer Dysfunktion der Cysterna chyli. Ursächlich kommen dafür sekundäre Blockaden oder eine echte primäre Lymphgefäßektasie mit valvulärer Insuffizienz in Frage. Der intestinale Chylus folgt nicht mehr ausschließlich seinem normalen Weg über den Ductus thoracicus sondern dem Gesetz der Schwere. Er ergießt sich zunächst in das riesige retroperitoneale Staubecken des erweiterten pelvinen Lymphgefäßnetzes und von da aus kaskadenartig in die Peripherie. Die chirurgische Methode der Wahl zur Beseitigung des chylösen Refluxes liegt in einer möglichst radikalen Exzision der insuffizienten Lymphgefäßanteile im retroperitonealen Raum und im Bereiche der Leiste (Abb. 29.1.5). Diese Maßnahme ist für den Chylusreflux eine kausale Therapie, weil damit gewissermaßen ein Zapfen in die Füllungsquelle eingeschlagen wird. Das mit dem chylösen Reflux verbundene Lymphödem des Beines wird aber dadurch nicht beeinflußt. Als Zugänge auf Stufe Becken dienen die verschiedenen Modifikationen für die retroperitoneale Freilegung der Beckenarterien. Auf Stufe Bein bewährte sich ein eher lateral gelegener Längsschnitt, über welchen dann die veränderten Lymphgefäße auf subfaszialem Wege, unter bestmöglicher Schonung

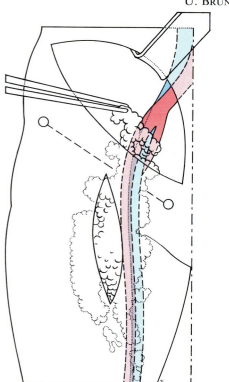

Abb. 29.1.5. Chirurgische Therapie des chylösen Refluxes. Ausräumung chylusstrotzender „Schwämme" durch retroperitoneale Zugänge auf Stufe Becken und hautschonende Zugänge auf Stufe Bein

des Hautsubkutanmantels, erreicht werden können. Das pathologische Substrat war im eigenen Erfahrungsgut und im Schrifttum recht vielfältig. Es wechselte zwischen geschlängelten Geflechten und schwammartigen Ausbildungen. Gemeinsam hatten diese Veränderungen aber alle eine sehr enge Nachbarschaft zu den arteriellen, venösen, nervalen und muskulären Verläufen des kleinen Beckens und der Oberschenkelwurzel. Unter Schonung aller dieser Strukturen werden die chylusstrotzend gefüllten Lymphgefäße möglichst radikal ausgeschält und, wo nötig, ligiert und mit Elektrokauter verschlossen. Da diese Lymphgefäßmassen die genannten nervalen und vaskulären Strukturen auch dorsal umklammern, müssen dieselben zu einer möglichst radikalen Exhärese zirkulär mobilisiert werden. Gewarnt wird hier vor der Spasmophilie des Arteriensystems bei jungen Patienten.

Nach Exzision dieser megalolymphatischen Aussackungen ist die exsudative Phase der Wundheilung überschießend. Saugdrainagen auf verschiedenen Stufen sind deshalb angezeigt.

LITERATUR

1. Brunner U (1969) Das Lymphödem der unteren Extremitäten. Huber, Bern Stuttgart Wien
2. Brunner U (1977) Manuelle Entstauung des primären Lymphödems der Beine. In: Brunner U (Hrsg) Physikalische Therapie in Phlebologie und Lymphologie. Huber, Bern Stuttgart Wien, S 46
3. Brunner U, Sonderegger A, Fleischlin C, Lang M (1984) Epidemiologie und Klinik des primären Lymphödems anhand von 500 Fällen. In: Bollinger A, Partsch H (Hrsg) Initiale Lymphstrombahn. Thieme, Stuttgart New York
4. Clodius L (1977) Secondary Arm lymphedema. In: Clodius L (ed) Lymphedema. Thieme, Stuttgart
5. Földi M (1983) Lymphoedema. In: Földi M, Casley-Smith J (eds) Lymphangiology. Schattauer, Stuttgart New York, pp 667
6. Kinmonth JB (1982) The lymphatics, 2. edn. Arnolds, London, p 186
7. Kubik St (1980) Drainagemöglichkeiten der Lymphterritorien nach Verletzungen peripherer Kollektoren und nach Lymphadenektomie. Folia Angiol (Berl) 28:228
8. Servelle M (1947) La lymphangiectomie superficielle totale. Traitement chirurgical de l'éléphantiasis. Rev Chir (Paris) 66:294
9. Sistrunk WE (1977) Certain modifications of the Kondoleon-Operation for elephantiasis. Ann Surg 85:185
10. Thompson N (1965) Surgical treatment of primary and secondary lymphoedema of the extremities by lymphatic transposition. Proc Roy Soc Med 58:1026

29.2 Lymphatikovenöse und Lymphadenovenöse Anastomosen

L. NIEUBORG

INHALT

A. Indikationen für lymphovenöse Rekonstruktionen 818
B. Lagerung des Patienten 819
C. Operativer Zugang 819
D. Dissektionstechnik 820
    I. Armödem 820
    II. Beinödem 820
E. Anastomosentechnik 821
    I. Lymphadenovenöse Anastomosentechnik (Patchvariante) 821
    II. Lymphatikovenöse Anastomosentechnik 821
F. Postoperative Komplikationen 822
    Literatur 822

A. Indikationen für lymphovenöse Rekonstruktionen

I. Obere Extremität

Das Lymphödem nach Mastektomie ist eine der bekanntesten Formen von sekundären Lymphödemen der oberen Extremität. Andere Formen von sekundären Lymphödemen entstehen nach axillärer und/oder supra-/infraklavikulärer Radiotherapie (M. Hodgkin) und axillären Lymphdrüsensektionen zur Behandlung oder Prävention von Metastasen eines malignen Melanoms. Lymphödeme nach Achseldrüsensektionen entstehen durch die Entfernung der Drüsen von drainierenden Lymphgefäßen des Armes, welche parallel zur V. axillaris verlaufen. Es besteht eine Indikation zur Rekonstruktion dieses Gefäßsystems, da die konservative Behandlung des Ödems mittels Kompressionstechniken keinen Effekt hat (kollaterale Zirkulation fehlt).

Eine (frühe) Exploration des drainierenden Lymphgefäßsystems des Armes ist dann notwendig, die die Rekonstruktion einer lymphogenen Drainage zum Ziel hat. Eine lymphovenöse Rekonstruktion ist vorläufig noch die meist angewandte Technik [6].

Indikationen für die Operation:

– Frühe sekundäre Lymphödeme ohne ernsthafte subkutane Fibrose mit einem phlebografisch nachgewiesene intakten venösen System.
– Fibrotisch sekundäre Lymphödeme, falls nach lymphovenöser Rekonstruktion eine (subkutane) Exzisionsoperation erwogen wird (s. S. 811ff.).

Kontraindikationen:

– Partielle oder totale venöse Obstruktion z.B. der V. axillaris (s. lympholymphatische Chirurgie) [1].

II. Untere Extremität

Iatrogene Lymphödeme der unteren Extremität sieht man nach gynäkologischen Eingriffen (AV-RUEL), Leistendrüsendissektionen bei Melanom und inguinaler Radiotherapie. Weiter kann ein Lymphödem nach einer gefäßchirurgischen Operation in der Leiste entstehen (femoropopliteale Rekonstruktionen, Varizenchirurgie). Sekundäre Lymphödeme des Beines ergeben in einer sehr frühen Phase eine ernsthafte fibrotische Reaktion, so daß auch hier eine frühe Rekonstruktion erwogen werden muß. Eine phlebografische Untersuchung sollte vor der Exploration erfolgen, da speziell nach Leistendrüsendissektionen die V. saphena magna fehlt und nicht für eine lymphovenöse Drainage benutzt werden kann. Äste des tief venösen Systems sollten dann für die Anastomosierung benutzt und prä-operativ radiologisch dargestellt werden.

Auch nach abdominaler Lymphdrüsendissektion kann eine lymphadenovenöse Anastomose erwogen werden.

Indikationen für die Operation:

- Frühe sekundäre Lymphödeme, ohne Kollateralen (Technetium Lymphdrüsenszintigramm)
- Späte Ödeme, wobei eine Exzisionsoperation erwogen wird

Kontraindikationen:

- Sekundäre Lymphödeme mit einer begleitenden venösen Obstruktion

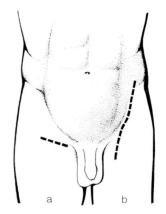

Abb. 29.2.2. Position des Patienten für die Exploration der (*a*) inguinalen Lymphgefäße, (*b*) tief iliakalen Lymphgefäße

B. Lagerung des Patienten

Rekonstruktive Eingriffe am Lymphgefäßtrakt werden beim Patienten in Rückenlage ausgeführt.

1. Lymphödem des Armes

Die Exploration wird unter Intubationsnarkose oder Plexus brachialis-Analgesie ausgeführt. Der erkrankte Arm wird auf einem Armtisch in einer Position von 90° gegenüber dem Körper plaziert (Abb. 29.2.1). Der Ellenbogen wird leicht nach außen gedreht. Mit Hilfe eines kleinen Kissens werden die Weichteile des Oberarmes unterstützt, um einen guten Zugang zu den Lymphgefäßen zu erreichen, die subkutan parallel zur A. brachialis verlaufen.

Der Operateur sitzt während der ganzen Prozedur an der mediokaudalen Seite des Armes.

2. Lymphödeme des Beines

Die Exploration wird unter periduraler Analgesie oder in Allgemeinnarkose ausgeführt. Der Patient wird auf einem Extensionstisch oder einem Standardtisch plaziert. Im ersten Fall sitzt der Operateur zwischen den Beinen des Patienten, was nach eigener Erfahrung eine schlechte Position ist, da zwangsläufig die Unterarme bei der mikrochirurgischen Prozedur unterstützt werden müssen. Wenn der Patient auf einem normalen Operationstisch liegt, werden die Weichteile des medialen Oberschenkels mit Hilfe eines Kissens außenrotiert. Der Operateur sitzt an der ipsilateralen Seite am Hüftgelenk. Diese Position ist auch für tief iliakale Explorationen geeignet (Abb. 29.2.2).

C. Operativer Zugang

1. Armödem

Die Freilegung der Lymphgefäße erfolgt über einen Querschnitt. Dieser liegt durchschnittlich 15 cm kranial des medialen Epicondylus des Humerus über der tiefen Gefäßscheide und hat eine Länge von ca. 10 cm. Die Länge des Hauteinschnittes ist von der Dicke der ödematösen Haut und Subkutis abhängig und wird, je nach der lokalen Situation, angepaßt (Abb. 29.2.1).

Es wird empfohlen, den Einschnitt in die Haut mit Hilfe eines Operationsmikroskopes zu legen, da manchmal dilatierte Lymphgefäße nahe an der Oberfläche liegen [5].

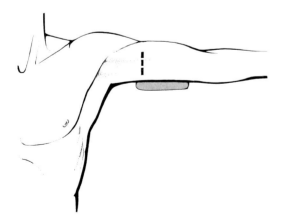

Abb. 29.2.1. Position des Patienten für die Exploration von Lymphgefäßen des Armes: Querschnitt medial am Oberarm

2. Beinödem

In der Leistenregion sind verschiedene Schnittführungen möglich, abhängig von der Ursache des Lymphödems.

- Nach einer Leistendrüsendissektion: Der Einschnitt erfolgt distal von der Inzision der vorhergehenden Operation. Ein Querschnitt über dem Verlauf der (unterbundenen) VSM (V. saphena magna) mit einer Länge von 15 cm ist ausreichend für die Freilegung der parallel zur Vene verlaufenden Lymphgefäße.
- Nach abdominalen Leistendissektionen: Die Inzision erfolgt entweder quer auf Höhe der Leistenfalte oder schräg (Abb. 2), um eine gute Exposition der tief iliakalen Lymphgefäße zu erhalten.
- Nach Leistenbestrahlungen: Die obstruierten Lymphgefäße sollten aufgesucht werden und zwar distal von dem bestrahlten Gebiet. Der Einschnitt erfolgt wiederum quer und hat eine Länge von 15 cm.
- Nach Trauma: Man sollte sich niemals verleiten lassen, die Lymphgefäße durch die alte Wunde darzustellen. Nur einige fibrotische Stränge werden im alten Wundgebiet angetroffen. Auch bei dieser Indikation sollte die Inzision distal (quer) erfolgen.

In allen oben beschriebenen Fällen kann eine scharfe Dissektion mit dem Messer bis zum Niveau der Scarpa-Faszie erfolgen. Die drainierenden Lymphgefäße liegen immer unter diesem Niveau.

D. Dissektionstechnik

I. Lymphgefäße des Oberarmes

Nach dem Hautschnitt sollte die komplette Dissektionsprozedur unter mikroskopischer Vergrößerung ausgeführt werden. Im allgemeinen ist eine Vergrößerung von 10mal ausreichend, um einerseits die Übersicht zu bewahren und andererseits atraumatisch arbeiten zu können. Am schnellsten präpariert man zwischen den subkutanen Fettdepots hindurch, ohne diese zu durchschneiden (spalten). Man gebraucht die interstitiellen Bindegewebsstränge, um so die mikrovaskulären Strukturen zu erreichen. Jede subkutan verlaufende Struktur (Nervenzweig, Vene, Arterie und Lymphgefäß) wird separat freipräpariert, um eventuelle kollateral funktionierende Lymphgefäße zu schonen. Kleine subkutan verlaufende Arterien und Venen sind selbstverständlich leicht zu erkennen. Kleine Venenzweige werden sorgfältig für spätere End-zu-End-Anastomosen geschont. Größere Zweige werden für eine eventuelle End-zur-Seit-Technik gezügelt.

Drainierende Lymphgefäße sind auch ohne den Gebrauch von patentblauer Tinte an den in der Wand verlaufenden kleinen Vasa-Vasorum zu erkennen, welche sich scharf gegen den hellen Inhalt der Lymphgefäße abzeichnen. Ferner ist nach subkutaner Kompression der Aufbau der Lymphgefäße in kleine Pump-Units (Lymphangionen) zu erkennen.

Die Klappen der drainierenden Lymphgefäße befinden sich mit einem Abstand von durchschnittlich 3 mm voneinander und werden manchmal sichtbar [2]. Im allgemeinen gerät das Lymphgefäß während der Dissektion schnell in einen Spasmus, auch wenn man nach mikrochirurgischen Prinzipien die Dissektion durchführt, ohne die Gefäße selbst zu berühren. Papaverin (50 mg/ml) kann hier gute Dienste erweisen. Ein gutes Prinzip ist, die Gefäße während der Dissektion nur indirekt zu berühren und Zug nur über umliegendes Gewebe auszuüben. Nach der Freilegung der auf der oberflächlichen Faszie gelegenen dilatierten Lymphgefäße und Venen kann die Anastomosierung erfolgen.

II. Lymphgefäße des Beines

Die Inzision in der Leiste oder am Oberschenkel erfolgt scharf bis auf die Scarpa-Faszie. Unter mikroskopischer Kontrolle wird danach die Faszie eingekerbt. Die VSM wird sorgfältig freipräpariert und angezügelt. Für den Fall, daß die VSM fehlt oder proximal unterbunden ist (Leistenblock), soll ein kleiner Einschnitt in die tiefe Faszie ausgeführt werden; danach werden einige Zweige des tief venösen Systems freigelegt. Die Lymphgefäße verlaufen anatomisch konstant in der direkten Nähe der VSM, meistens in dreifachen Paaren. Die dilatierten Lymphgefäße werden sorgfältig über eine kurze Strecke freigelegt und angezügelt. Falls eine lymphadenovenöse Anastomose erwogen wird, sollte eine Lymphdrüse mit den zuführenden Lymphgefäßen freipräpariert und isoliert werden. Nach Lokalisation von ausreichenden (2 oder 3) Lymphgefäßen und der VSM oder einer vergleichbaren Anzahl von Venen, kann die Anastomosierung folgen.

E. Anastomosentechnik

I. Lymphadenovenöse Anastomosentechnik (Patchvariante)

Von den lymphadenovenösen Shunttechniken ist nur die Patchtechnik effektiv. Die Gefahr der Fibrosierung der Anastomose ist bei dieser Technik viel kleiner als bei der konventionellen Technik, wobei eine halbe Lymphdrüse in die Vene genäht wird.

Nach Freilegung einer geeigneten Drüse mit zuführenden Gefäßen, wird die Kapsel an der Stelle der Einmündung der zuführenden Lymphgefäße vom unterliegenden Drüsengewebe (Randsinus) freipräpariert. Auf diese Weise wird ein rautenförmiges Teil (Fenster) der Kapsel entfernt. Bei der Inspektion der Innenseite sollten die Ostien der Lymphgefäße gut sichtbar sein. Der Rest der Drüse wird mit einer Durchstechungsligatur versorgt (eventuell auch diese Hälfte anastomosieren). Die Vene wird nach lokaler Heparinisierung mit zwei Gefäßklemmen abgeklemmt, dazwischen wird eine Venotomie hergestellt. Die Länge der Venotomie ist genauso lang wie der Patch (ca. 1 cm). Der Patch wird auf klassische Weise mit Hilfe einer 7.0 Prolene fortlaufenden Naht eingenäht. Nach der Anastomose werden die Klemmen entfernt. Im allgemeinen ist ein schöner Flow der Lymphflüssigkeit in die Richtung der VSM sichtbar. Subkutis und Haut werden hiernach geschlossen (Abb. 29.2.3).

II. Lymphatikovenöse Anastomosentechnik

1. End-zu End-Technik

End-zu-End-lymphatikovenöse Shunts haben im allgemeinen auf längere Dauer eine bessere Durchlässigkeit als alle anderen Shuntformen. Die für die End-zu-End-Technik freipräparierten Gefäße sollten ohne Ziehen angenähert werden. Jede unnötige Spannung der Mikronaht erhöht die Gefahr der Obstruktion. Die proximale Seite des Lymphgefäßes wird bipolar koaguliert, der distale, zuführende Teil wird während der Prozedur nicht abgeklemmt, um unnötige Beschädigungen durch die Klemmen zu vermeiden. Auf diese Weise ist ein freier Flow von Lymphflüssigkeit möglich. Die Vene wird mit Hilfe einer kleinen Mikroklemme abgeklemmt, das Lumen wird mit einer heparinhaltigen Elektrolytlösung gespült. Kleine Trombi werden auf diese Weise entfernt. Vor Anastomosierung wird das Lumen des Lymphgefäßes etwas dilatiert.

Die End-zu-End-Anastomose erfolgt mit Hilfe von 10.0 bis 12.0 monofilem Nähmaterial und einer geknöpften Technik. Die ersten zwei Nähte werden etwa 180° voneinander gelegt als Ecknähte. Die Wand des Lymphgefäßes sollte während der Prozedur so wenig wie möglich berührt werden, um Beschädigungen durch Mikropinzetten an der Intima zu verhindern. Die Anastomose wird vollendet durch vier weitere Nähte. Nach Entfernung der Klemme an der venösen Seite sollte ein guter Durchfluß der Lymphflüssigkeit in der Vene sichtbar sein. Auf dieselbe Weise werden noch ein paar Anastomosen durchgeführt. Danach wird nur die Haut geschlossen, um Kompression durch subkutanes Gewebe in der direkten postoperativen Phase zu verhindern. Aus demselben Grund werden keine Drains eingelegt (Abb. 29.2.4).

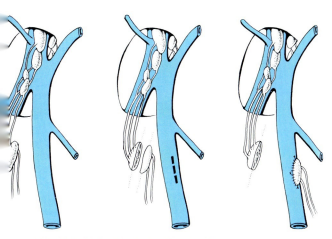

Abb. 29.2.3. Technik der lymphadenovenösen Anastomose: „Patch"-Technik; Einnähen der distalen Lymphdrüsenkapsel („Patch") in die Vene mit Schonung der zuführenden Lymphgefäße (bei Blockade im Beckenbereich)

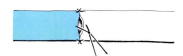

Abb. 29.2.4. Lymphatikovenöser Shunt. Typ I: End-zu-End, mit sechs 10.0-Nähten

2. End-zu-Seit-Technik

End-zu-Seit-Anastomosentechniken sind erforderlich, wenn das Kaliber der im Operationsfeld vorhandenen Venen viel größer ist als der Durchmesser der zur Verfügung stehenden Lymphgefäße. Nach Freilegung und Abklemmung der ausgewählten Vene wird ein kleines Loch in die Wand gestanzt. Am besten nimmt man eine Injektionsnadel, die man durch die Venenwand sticht. Durch dasselbe Ostium kann die Vene mit Heparinlösung gespült werden. Proximal und distal wird eine Naht (10.0) durch das Ostium gelegt. Danach werden beide Nähte durch das zu anastomosierende Lymphgefäß gezogen und geknüpft. Die Ecknähte wurden so gelegt. In diesem Moment sollte man sorgfältig prüfen, ob nicht die Vorder- sowie die Hinterwand des Lymphgefäßes als auch der Vene irrtümlicherweise aneinander genäht wurden. Falls dies nicht der Fall ist, kann die Anastomose mit einigen Extranähten durch die Vorder- und Hinterwand von Lymphgefäß und Vene vollendet werden. Nach Fertigstellung der Anastomose sollte ein guter Durchfluß in Richtung der Vene zu sehen sein. Die anderen zur Verfügung stehenden Lymphgefäße (Donor-Lymphgefäße) können auf dieselbe Weise eingenäht werden (Abb. 29.2.5). Nach Entfernung der Venenklemmen wird die Haut verschlossen.

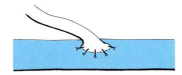

Abb. 29.2.5. Lymphatikovenöser Shunt. Typ II: End-zu-Seit, mit sechs 10.0-Nähten

3. „Durch-Zieh"-Technik

Eine Variante der oben beschriebenen End-zu-Seit-Anastomose ist die „Durch-Zieh-Technik". Die Vene wird auf dieselbe Weise vorbereitet; die Lymphgefäße werden jedoch nicht in das Gefäß eingenäht, sondern eingezogen, so daß ein Teil des Lymphgefäßes intraluminal in der Vene liegt. Die Lymphgefäße können hiernach mit einer Mikronaht fixiert werden. Laut einigen Autoren (JACOBS, DEGNI) würde das äußerste Ende des Lymphgefäßes wie eine Klappe funktionieren. Das Thromboserisiko ist in der Praxis jedoch sehr groß, so

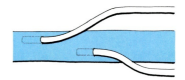

Abb. 29.2.6. Lymphatikovenöser Shunt. Typ III: Durch-Zieh-Technik, mit einzelner fixierender Naht (DEGNI) oder ohne Nähmaterial (JACOBS)

daß diese Technik nur für den Gebrauch in der Leistengegend geeignet ist, wobei die VSM benutzt werden kann (Abb. 29.2.6) [3, 4].

F. Postoperative Komplikationen

Eine eingreifende postoperative Komplikation nach lymphovenöser Chirurgie ist die frühe Okklusion des Shunts (2–4%), welche durch einen venösen Backflow über die Anastomose auftreten kann.

Dies kann verhindert werden durch eine strenge Indikation, d.h. kein lymphovenöser Eingriff bei Patienten mit regional erhöhtem venösem Druck durch Okklusion des venösen Systems. Ein postoperativ (Tag 2) angelegter Lymphapress-Apparat (Druck 60 mmHg), 2mal 4 Stunden pro Tag, erzeugt in dieser kritischen Periode einen kontinuierlichen Flow in lymphovenöser Richtung.

LITERATUR

1. Baumeister RGH (1987) Autologe Lymphgefäßtransplantation. In: Heberer G, Dongen RJAM van (Hrsg), Kirschnersche allgemeine und spezielle Operationslehre, Bd XI. Springer, Berlin Heidelberg New York Tokyo (s. S. 823).
2. Casley-Smith JR (1976) The functioning and interrelationships of blood capillaries and lymphatics. Experientia. 32:1
3. Degni H (1974) New technique of lymphatic-venous-anastomosis for the treatment of lymphedema. VASA 3:3
4. Jacobs JWM (1981) De kunstmatige lymphaticoveneuze anastomose, een experimenteel-anatomisch onderzoek. Thesis Universiteit van Amsterdam, Mondeel Uitgeverij Amsterdam
5. Nieuborg L (1982) The role of lymphaticovenous surgery in the treatment of postmastectomy oedema. Thesis Universiteit van Amsterdam, Offsetdrukkerij Kanters BV Alblasserdam
6. O'Brien BMcC, Shafiroff BB (1976) Microlymphaticovenous and resectional surgery in obstructive lymphedema. World J Surg 3:3

29.3 Autologe Lymphgefäßtransplantation

R.G.H. BAUMEISTER

INHALT

A. Indikationen zur Lymphgefäßtransplantation . 823
B. Präoperative Untersuchungen, Lagerung, perioperative Maßnahmen 823
C. Technik der Lymphgefäßtransplantation . . . 824
    I. Entnahme der Spenderlymphbahnen . . 824
    II. Lymphgefäßtransplantation an der oberen Extremität 825
    III. Lymphgefäßtransplantation an der unteren Extremität 826
    IV. Direkte Lymphgefäß-Rekonstruktion und Lymphbahntransponierung 826
    Literatur 827

Ursache sekundärer Lymphödeme ist häufig eine lokalisierte Unterbrechung des Lymphabstromes durch traumatische oder iatrogene Zerstörung von Lymphkollektoren oder Lymphknoten-Gruppen. Eine Passage-Wiederherstellung durch Interposition von autologen Lymphkollektoren stellt hierbei im Gegensatz zu Resektionsverfahren und ableitenden Verfahren, wie auch der lymphovenösen Anastomosierungen, eine echte Rekonstruktion dar [1, 2, 3, 4]. Für die Rehabilitation ist allerdings das Ausmaß der sekundären Veränderungen durch das Lymphödem von entscheidender Wichtigkeit.

A. Indikationen zur Lymphgefäßtransplantation

Die Lymphgefäßtransplantation stellt eine Methode der Rekonstruktion einer lokal blockierten Lymphabstrombahn dar. Am häufigsten handelt es sich dabei um ein Armödem nach Achseldrüsenausräumung und Nachbestrahlung bei Ablatio mammae. Blockierungen durch isolierte Traumen und operative Eingriffe an Engstellen des Lymphsystems wie an der Wurzel der Extremitäten, nicht selten auch an der Innenseite der Knieregion, sind ebenfalls durch Lymphgefäßtransplantation therapierbar.

Bei primären Lymphödemen kann die segmentale Lymphsystematresie, wie die einseitige Atresie im Beckenbereich durch einen lymphatischen cross-over-Bypass über die Symphyse therapiert werden.

Anzustreben ist eine direkte Rekonstruktion der zerstörten Lymphbahnen nach Objektivierung eines entsprechenden lymphatischen Transportdefizits.

Klinisch-praktisch sollte vor jeder operativen Intervention ein energischer konservativer Therapieversuch gemacht werden. Läßt sich dabei das Ödem nur zeitweilig verbessern und kehrt es nach Absetzen der Therapie wieder, so sollte mit der Indikationsstellung nicht gezögert werden, da zunehmende Sekundärveränderungen das Ergebnis beeinträchtigen können. Im Gegensatz zu Resektionsverfahren sollte deshalb nicht gewartet werden, bis eine massive Ödemzunahme erreicht ist.

Mit einer Verbesserung von Methoden der Quantifizierung der Transportkapazität wäre auch eine Möglichkeit der Rekonstruktion vor einem klinischen Manifestwerden eines Lymphödems denkbar und wünschenswert.

B. Präoperative Untersuchungen, Lagerung, perioperative Maßnahmen

Da es sich meist um sekundäre Lymphödeme in Zusammenhang mit einem Malignom handelt, muß zunächst ein Lokalrezidiv oder eine Metastasierung ausgeschlossen werden.

Eine präoperative Lymphsequenzszintigraphie an der ödematösen Extremität sichert die Diagnose und gestattet eine semiquantitative Abschätzung des Ausfalls der Transportkapazität. Auf jeden Fall muß am Spenderbein präoperativ ein normaler Lymphtransport nachgewiesen werden, um sicher zu gehen, daß nicht Lymphbahnen in der Phase eines latenten Ödems entfernt werden. Auf diese Weise läßt sich eine Schwellung nach Entnahme der Kollektoren nahezu vollständig ausschließen.

Der Patient wird auf dem Operationstisch tunlichst auf eine Wärmeplatte gelegt und mit einer Goldfolie abgedeckt. Bei Ödemen der oberen Extremität wird diese auf einen Handtisch ausgelagert. Der Kopf wird zur kontralateralen Seite gedreht, so daß das seitliche Halsdreieck gut exponiert ist.

Nach Schließen der Wunde wird die ödematöse Extremität sowie das Spenderbein mit elastischen Binden gewickelt und hochgelagert.

Eine perioperative Antibiotika-Prophylaxe wird in der Regel durchgeführt. Für einen Zeitraum von 5–8 Tagen wird postoperativ niedermolekulares Dextran infundiert.

C. Technik der Lymphgefäßtransplantation

I. Entnahme der Spenderlymphbahnen
(Abb. 29.3.1)

Unmittelbar vor dem Eingriff wird am Spenderbein in den 1. und 2. Interdigitalraum Patentblau subkutan und intradermal injiziert. Eine Injektion von Farbstoffen an der ödematösen Extremität wird nur in seltenen Fällen eines lokalisierten Ödems durchgeführt, da im allgemeinen der Abtransport bis zur Extremitätenwurzel zu ungenügend ist, um eine Anfärbung der Kollektoren für die Operation zu erreichen.

Die Präparation kann zum größten Teil mit Hilfe der Lupenbrille erfolgen. Lediglich für die Feindarstellung der Endabschnitte der Transplantate sowie etwaiger ungefärbter Lymphgefäßabschnitte wird das Operationsmikroskop benötigt. Die Inzision zur Entnahme der Spenderlymphbahnen beginnt knapp medial der tastbaren A. femoralis. Hier im Raum bis zur V. saphena magna werden die angefärbten Lymphbahnen aufgesucht. Unter schrittweiser Verlängerung der Inzision nach kaudal, die sich damit der Verlaufsrichtung der Kollektoren anpassen kann, werden die Kollektoren bis zur nächsten Engstelle des Lymphgefäßsystems, der Knieregion, verfolgt.

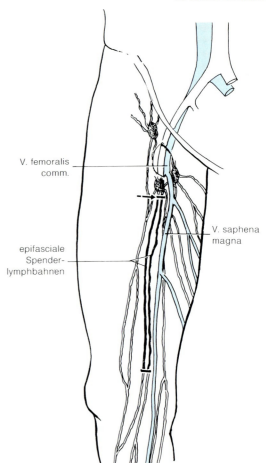

Abb. 29.3.1. Entnahme von Spenderlymphbahnen vom ventromedialen Bündel am Oberschenkel lateral der V. saphena magna

Bei der Entnahme wird eine geringe Menge anhaftenden Fett- und Bindegewebes belassen, um eine Austrocknung der Kollektoren zu verhindern und eine vermehrte mechanische Stabilisierung zu erreichen. Lediglich die zu anastomosierenden Endstücke werden von adventitiellem Gewebe gereinigt. Gegebenenfalls wird ein Markierungsfaden in der Stärke 10 oder 11 × 0 angelegt, um Vorder- und Rückwand bei der Anastomosierung sicher voneinander trennen zu können. Ein später zu verwerfender kleiner Endteil wird mit einer Ligatur versehen. Hieran wird ein Faden geknüpft, der zuvor durch eine Redon-Drainage geführt wurde. Auf diese Weise läßt sich das Transplantat später durch einen subkutanen Tunnel im Schutze einer Redon-Drainage einziehen. An der Entnahmestelle werden vor Verschluß der Haut mittels Rückstichnaht ein bis zwei Drainagen eingelegt.

29.3 Autologe Lymphgefäßtransplantation

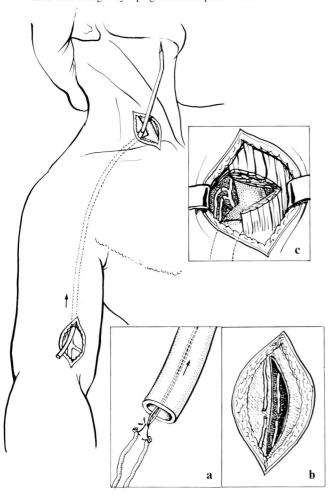

Abb. 29.3.2a–c. Inzisionen und Tunnelierung der Transplantatstrecke für die Lymphgefäßtransplantation bei einem Postmastektomieödem. **a** Durchzug zweier Lymphgefäßtransplantate durch den Redontunnel. **b** Je ein epi- und subfasziales aufsteigendes Lymphgefäß ist präpariert, die korrespondierenden Transplantatenden in Position gebracht. **c** Situs am Hals: M. sternocleidomastoideus ist eingekerbt, lympho-lymphatische End-zu-End-Anastomosen mit tiefen Halskollektoren

II. Lymphgefäßtransplantation an der oberen Extremität (Abb. 29.3.2)

Bei einem Ödem der oberen Extremität wird von einer Längsinzision im proximalen Oberarmbereich über dem Gefäß-Nervenbündel die oberflächlichen und meist auch die tiefen Lymphbahnen bzw. deren noch vorhandene Reste aufgesucht. Selten kann zusätzlich noch das zephalische Bündel von einer Inzision über der V. cephalica isoliert aufgesucht werden. Schwierigkeiten bestehen häufig bei sklerosierten Lymphbahnen hinsichtlich ihrer Abgrenzung zu kleinen Nerven- oder Bindegewebssträngen. Manchmal kann nur eine Probeinzision Klarheit schaffen.

Die Präparationen erfolgen unter dem Operationsmikroskop. Für die Anastomosen sollte möglichst eine bis zu 40fache Vergrößerung erreichbar sein.

Im Halsbereich wird am lateralen Rand des M. sternocleidomastoideus knapp oberhalb der Klavikula inzidiert. Durch mediales Abziehen des Muskels oder Einkerben stellt sich die laterale Wand der V. jugularis int. dar. In diesem Bereich lassen sich die Lymphkollektoren im Fett präparieren, die trotz ihrer Wanddünne für eine Anastomosierung geeignet sind.

Die Transplantate werden in das Subkutangewebe verlegt. Um sie während des Durchzugvorganges zu schützen, wird zunächst mit einem dicken Redonschlauch ein Tunnel zwischen Oberarm und Hals gebildet. Dabei ist darauf zu achten, daß die V. cephalica möglichst nicht verletzt wird. Deshalb wird der Redonschlauch möglichst medial geführt. Durch diesen Schlauch werden dann die Kollektoren gezogen und schließlich der Redon-Schlauch entfernt. Auf diese Weise verlaufen die Kollektoren dann frei im Subkutangewebe.

In aller Regel werden End-zu-End-Anastomosen durchgeführt. Um ein Ausfransen der zerreißlichen Lymphgefäßwand zu vermeiden, wird eine sogenannte zugfreie Anastomosierungstechnik angewandt (Abb. 29.3.3). Hierbei unterbleibt das Umwenden des Gefäßes an seitlichen Haltefäden,

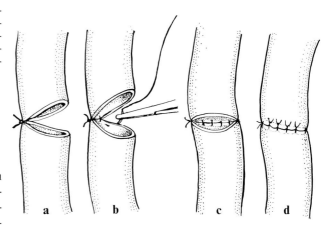

Abb. 29.3.3a–d. Schema der zugfreien Anastomosierungstechnik bei der End-zu-End-Lymphgefäßnaht. **a** Naht des Eckfadens. **b** Naht der Hinterwand mit Einzelknopfnähten, ein Umwenden des Gefäßes unter Zug an Eckfäden unterbleibt. **c** Zweiter Eckfaden. **d** Verschluß der Vorderwand

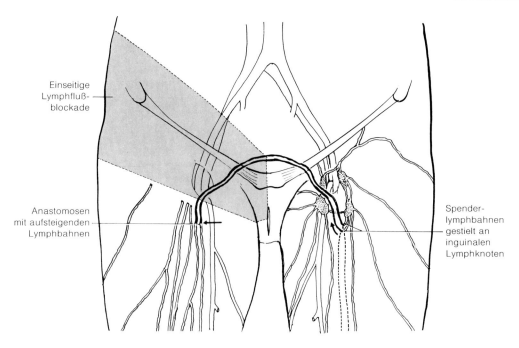

Abb. 29.3.4. Transposition von Lymphbahnen über die Symphyse, an der Spenderseite gestielt, bei einem einseitigen Lymphödem der unteren Extremität

um Vorder- oder Rückwand jeweils dem Operateur zugewandt anastomosieren zu können. Bei der speziellen Anastomosierungstechnik verbleiben die einander angenäherten zu anastomosierenden Gefäße während des gesamten Anastomosierungsvorganges in situ. Zunächst wird der dem Operateur gegenüberliegende Eckfaden geknotet. Für die Naht der Rückwand mit Einzelknopfnähten wird diese gerade soweit angehoben, wie für das Durchführen der Nadel Platz benötigt wird. Nach Knoten des zweiten Eckfadens wird auch die Vorderwand mit Einzelknopfnähten vereinigt. Für Vorder- und Rückwand werden jeweils 2 bis 4 Knoten benötigt.

Als Nahtmaterial hat sich resorbierbares Material einem nicht-resorbierbaren überlegen erwiesen. Die Fadenstärke beträgt 10 bis 12 × 0, die Nadelgröße BV 6 bis BV 8.

Ein Abklemmen der Lymphgefäße sollte unterbleiben, um nicht zusätzliche Traumatisierungen zu bewirken.

III. Lymphgefäßtransplantation an der unteren Extremität (Abb. 29.3.4)

Bei einem einseitigen Ödem der unteren Extremität mit einer Blockade im Leisten- oder Beckenbereich werden die Lymphbahnen des kontralateralen Oberschenkels verwendet. Diese werden präpariert wie in Abschn. C I. angegeben. Allerdings bleiben sie an den inguinalen Lymphknoten der Spenderseite gestielt. Mit einem Redonschlauch wird wiederum ein Tunnel über die Symphyse hinweg zu einer Inzision distal der Leiste der ödematösen Extremität gebildet. Durch diesen werden die Lymphbahnen hindurchgezogen, um schließlich nach Entfernung des Drainageschlauches mit aufsteigenden Lymphbahnen anastomosiert zu werden.

IV. Direkte Lymphgefäß-Rekonstruktion und Lymphbahntransponierung

Liegen frische regional begrenzte Lymphödeme vor, die auf einer lokalen Abflußblockade beruhen, so können hier die Lymphbahnen distal der Blockadestelle aufgesucht werden. Sie werden mobilisiert und können so u.U. ohne Interposition von Lymphgefäßtransplantaten mit in der Nähe befindlichen tiefen oder benachbarten epifaszialen Lymphbahnen, die in Gebieten mit freiem Abstrom liegen, anastomosiert werden. Ist dies nicht möglich, kommen kurze Transplantate zur Anwendung.

LITERATUR

1. Baumeister RGH, Seifert J, Wiebecke B, Hahn D (1981) Experimental basis and first application of clinical lymphvessel transplantation of secondary lymphedema. World J Surg 5:401
2. Baumeister RGH (1983) Mikrochirurgie des Lymphgefäßsystems. Chirurg 54:374
3. Ho LCY, Lai MF, Kennedy J (1983) Micro-lymphatic bypass in the treatment of obstructive lymphoedema of the arm: case report of a new technique. Br J Plast Surg 36:350
4. Mandl H (1981) Experimentelle Untersuchungen zur mikrochirurgischen Rekonstruktion von Lymphgefäßdefekten. Z Plast Chir 5:70

Sachverzeichnis

A. anonyma, s. Truncus brachiocephalicus
A. axillaris, Anatomie, Topographie 19, 20
–, Aneurysmen, Operationstechnik 281–282
–, arteriovenöse Kurzschlüsse, Embolisation 237
–, Ausschälplastik 549, 552
–, axillo-brachialer Bypass 553
–, axillo-femoraler Bypass 557
–, infraklavikulärer Zugang 535
–, Katheterinfusion, Chemotherapie 695
–, Kompressionssyndrom 571–584
–, operativer Zugang 535, 546, 547, 551, 552
–, Überdehnungstrauma, Schultergelenkluxation 247, 251
–, Venenbypass 550
–, Verletzungen, chirurgische Behandlung 251, 552
–, Verschlußprozesse, operative Behandlung 551–554
A. brachialis, Anatomie, Topographie 603, 604
–, Aneurysmen 276, 284
–, brachio-brachialer Venenbypass 555
–, Hämodialyseshunt 673, 675
–, Kompressionssyndrom 603–605
–, operative Freilegung 551, 552, 554, 555, 604
–, Verletzungen, Häufigkeit, Ursachen, chirurgische Behandlung 251
–, Verschlußprozesse, operative Behandlung 554–556
A. carotis, A. subclavia-Bypass, Subclavian-Steal-Syndrom 529
–, Abgangsstenose, Rekonstruktionsmöglichkeiten 539, 540
–, Anästhesie bei Eingriffen 208, 480
–, Anatomie, Topographie 12, 477, 478, 525–527
–, Aneurysmen, Operationstechnik 278–281
–, Angiodysplasie, Embolisation 237
–, Angiographie, Verschlußprozesse 480
–, Angioplastie, transluminale, perkutane 123–127

–, Aortenbogendissektion 361
–, Blutungen, Ursachen, Erkennung, Behandlung 163, 488
–, Endarteriektomie 484
–, Externaplastik 488
–, extra-anatomische Bypass-Verfahren 519, 520
–, intraluminaler Shunt 485
–, intraoperative Diagnostik 483
–, – Druckmessung 135
–, ischämische Komplikationen 166, 489
–, Knickstenose („kinking", „coiling") 486, 487
–, operative Freilegung 481, 482, 530, 531, 534
–, pathophysiologische Veränderungen 207
–, perkutane, transluminale Angioplastie 124
–, postoperative Komplikationen 163, 488
–, – Kontrolle 142
–, Reintervention 490
–, Sinus cavernosus-Fistel, extra-, intrakranielle Bypass-Operation 503
–, Spätverschlüsse 166
–, Streifenplastik 487
–, Stufennaht 484
–, Trigonum caroticum, Topographie 12
–, Verletzungen, Erstversorgung 243
–, –, Klinik, chirurgische Behandlung, Richtlinien 248, 249
–, Verschlußprozesse 477–491
–, –, Häufigkeit 524
–, –, Stadieneinteilung 478, 479
– communis, Abgangsstenose, Rekonstruktionsmöglichkeiten 538, 539
– –, Endarteriektomie 539
– –, Kunststoffbypass zur li. A. subclavia 537
– –, Venenbypass, A. vertebralis 500
– –, Verschlußprozesse, Bypassverfahren 538
– interna, Aneurysma, extra-, intrakranielle Bypass-Operation 503
– –, Verschluß, extra-, intrakranielle Bypass-Operation 503, 504
– externa, arteriovenöse Kurzschlüsse, Embolisation 237

A. cerebelli, Revaskularisierung 517, 518
A. cerebri media, Embolektomie 521
– –, mikrochirurgische Anastomosen, Großhirn-Revaskularisation 508–516
A. coeliaca, s. Truncus coeliacus
–, Anatomie, Topographie, Varianten 17, 299, 585, 586, 608
–, Aortendissektion, Aortenersatz 368
–, operative Freilegung 612
–, Revaskularisation, Bypassplastik 621
–, thorako-abdominaler Zugang 613
–, thorako-abdominales Aneurysma, Prothesenimplantation 330ff., 334, 339
A. dorsalis pedis, Angiographie, operative Freilegung 417, 418, 421
A. femoralis, Anatomie, Fehlbildungen 23, 224–227, 457, 458
–, Aneurysma thoracolumbale, Prothesen-Anastomosierung 331ff.
–, atriofemorale Pumpenumleitung, thorakales Aortenaneurysma 352
–, axillo-femoraler Bypass, Technik 557–562
–, Aneurysmen 287–291
–, Angioplastie, perkutane, transluminale 127
–, Bifurkation, Gefäßgeometrie, Hämodynamik 459
–, –, operative Freilegung 462–464
–, –, Stenose, femoro-femoraler Bypass 563
–, Dissektion, Rekonstruktion 383, 405
–, Embolektomie 377
–, femoro-femoraler, femoro-kruraler Bypass 563, 564, 570
–, Gabelstenose, femoro-femoraler Cross-over-Bypass 563
–, Gefäßoperationen, Qualitätskontrolle 137
–, Katheterinfusion, Chemotherapie 689, 692
–, Nahtaneurysma, Rekonstruktion 183, 184
–, operativer Zugang 257, 404, 463, 464

A. femoralis, perkutane, transluminale Punktion 118, 119, 128
–, Punktion, Seldinger-Technik 126
–, Sofort-, Früh-, Spätverschlüsse, postoperative 169
–, thorako-abdominales Aneurysma, Bypass 330 ff.
–, Transposition 677
–, typische Eingriffe, Häufigkeit 156
–, Varianten 23
–, Verletzungen 241, 255, 256, 738
–, Verschluß, Hämodynamik 41
–, –, in situ Bypass 431–443
–, Zwei-Etagenverschlüsse 444, 446, 448
– superficialis, Hämodialyseshunt 678, 682
A. femoro-poplitea, Anatomie, Topographie 403, 404
–, Dissektion 405
–, lokale Thrombolyse 110
–, operative Freilegung 404–408
–, Revaskularisationstechnik 408, 409
–, Verschluß, Bypass-Verfahren 409
–, –, Hämodynamik 459
–, –, Indikationen 404
–, –, Komplikationen 412
–, –, Reinterventionen 412
–, –, Thrombendarteriektomie 408
–, –, typische Lokalisationen 404–406
A. fibularis s. auch Unterschenkelarterien
–, operative Freilegung, Rekonstruktionsverfahren 421 ff.
A. gastrica, Aneurysmen 303, 304
A. hepatica, Anatomie, Topographie 16, 607, 608
–, anatomische Varianten, Operationstaktik 339, 340
–, Aneurysmen 296–299
–, Aorta, Bypassplastik 620
–, Katheterinfusion, Chemotherapie 690, 691
–, operative Freilegung 614
–, Verschlußprozesse 614 ff.
A. iliaca, Anatomie, Topographie 388
–, Aneurysmen 286–290, 312, 313
–, Angioplastie 127
–, Aortendissektion 360
–, Embolektomie 381
–, iliaco-femoraler Bypass 562, 563
–, Rekonstruktion, Durchflußmessung, Qualitätskontrolle 137, 138
–, Thrombembolektomie, Komplikationen 380
–, Thrombendarteriektomie, Reoperationen 169
–, Verletzungen 241, 255
–, Zwei-Etagenverschlüsse, Technik 446, 448, 454
– communis, iliako-femoraler Bypass 567

– –, Überkreuzungsbypass 562 ff.
– –, Obstruktion, Aortendissektion 361
– –, Obturator-Bypass 564, 565
– –, Thrombektomie 381
– –, Verschlußkrankheit, suprapubischer Cross-over-Bypass 563
– externa, Anatomie, Embryologie, Fehlbildungen 224–227
– –, retrograde Ringdesobliteration 393, 394
– –, s. A. femoralis, A. profunda, Aortenbifurkation, Verschlußprozesse, In situ-Bypass, Zwei-Etagenverschlüsse
– –, Steal-Syndrom 190
– interna, arteriovenöse Fistel, Embolisation 238
– –, Durchblutung, Sexualfunktionsstörungen 192, 193
– –, Katheterinfusion, Chemotherapie 690, 693
– –, Rekonstruktionschirurgie 609
A. iliofemoralis, Aplasie, Atresie, Hypoplasie 225–227
–, Embryologie 224
–, Fehlbildungen, operative Korrektur 224–230
A. lienalis, Anatomie, Topographie 607, 608
–, Aneurysmen 294–296
–, lieno-mesenterialer in-situ-Bypass 618
–, operative Freilegung 613, 614
–, suprakolische Freilegung 614
–, Verschlußprozesse 614 ff.
A. mesenterica, Anatomie, Topographie 387, 607, 608
–, anatomische Varianten, Operationstaktik 340
–, Aneurysmen 300–303, 313, 314
–, Angioplastie, perkutane, transluminale 121, 124
–, Rekonstruktion, Qualitätskontrolle 137, 142
–, Verletzungen, chirurgische Behandlung 241, 254
– inferior, Reimplantation, Aortenbifurkationsprothese 617
– –, Rekonstruktionschirurgie 609
– superior, Anatomie, Topographie 17, 607, 608
– –, Aneurysmorrhaphie 301, 302
– –, Doppelstenosen, venöse Brückenplastik 622
– –, lieno-mesenterialer in-situ-Bypass 618
– –, operative Freilegung 612, 615
– –, Reimplantation, Aorta infrarenalis 617
– –, Rekonstruktion 616 ff.
– –, Stenose, transluminale Angioplastie 121
– –, thorako-abdominaler Zugang 613

– –, Verschlußprozesse 607 ff.
– –, –, Bypass-Plastiken 619
A. occipitalis, extra-, intrakranielle Anastomosenoperation 514, 515
–, Revaskularisierung, hintere Schädelgrube 517
A. pancreatico-duodenalis, Aneurysmen 303
A. poplitea, Anatomie, Topographie 24, 403, 404, 407, 593, 594
–, Aneurysmen 287, 291, 292
–, Dekompression 598
–, Embolektomie 377
–, in situ Bypass, Technik 434–440
–, intraoperative Diagnostik 598
–, Kompartment-Syndrom 260
–, Kompressionssyndrom 593–599
–, operativer Zugang 258, 406, 419, 596, 597
–, Rekonstruktion 599
–, Revaskularisierung, Sequentialgraft 411
–, Soleus-Syndrom 600, 601
–, Verletzungen 241, 256, 257
–, Verschlußlokalisationen 406
–, s. A. femoro-poplitea
A. profunda femoris, Anatomie, Topographie 405, 457, 458
– –, Desobliteration 464
– –, Embolektomie 377
– –, Endarteriektomie, Zwei-Etagenverschlüsse 452
– –, Obturator-Bypass 565, 566
– –, operative Freilegung 462, 463
– –, plastische Verfahren 465–473
– –, „Profundaplastik", „Profundarekonstruktionen", Definition 460
– –, Rekonstruktionsverfahren 472, 473
– –, Verschluß, Arterienwanddissektion, Rekonstruktion 383
A. radialis, s. auch Armarterien
–, Aneurysmen 284
–, Hämodialyseshunts 667
A. renalis, Akutverschluß, Embolie, Thrombose 641, 642
–, Anatomie, Topographie 18, 340, 387, 627, 628
–, Aneurysma thoracolumbale, Prothesen-Anastomosierung 331 ff.
–, Aneurysmen 300, 306
–, Angioplastie, perkutane, transluminale 122, 124, 125
–, Anschluß, thorakoabdominaler Bypass, Aneurysmen 327
–, –, – Bypass, Coarctatio aortae 220, 221
–, aortale Neuimplantation 637
–, Aortendissektion 360
–, Autotransplantation 639, 640
–, Brückenplastik, venöse 639
–, Desobliteration 634–636
–, Embolie, Nierenischämie 641, 642
–, Endarteriektomie 635

Sachverzeichnis

–, ex situ Korrektur 640
–, extraanatomische Rekonstruktionen 638, 639
–, infrakolischer Zugang 632
–, Komplikationen 643
–, Operationsverfahren 634ff.
–, operative Zugangswege 631–634
–, perkutane, transluminale Angioplastie 12, 124
–, postoperative Kontrolle 142
–, Rekonstruktion, Qualitätskontrolle 137
–, renovaskulärer Hochdruck 628, 629
–, Resektion, renorenale End-zu-End-Anastomose 636, 637
–, renovaskulärer Hochdruck, Pathophysiologie, operative Behandlung 628ff.
–, Sofort-, Früh-, Spätverschlüsse, postoperative 168
–, Stenose, Coarctatio aortae, atypische 216
–, –, doppelseitige, aortobirenale Transplantatinterposition 638
–, Stenosen, chirurgische Behandlung 631–643
–, suprakolischer Zugang 633
–, thorako-abdominales Aneurysma, Prothesen-Implantation 327ff., 330, 334, 339
–, Thrombose, Nierenischämie 641, 642
–, thrombotischer Verschluß, nach Resektion eines Aortenaneurysma 340
–, transluminale Angioplastie 122
–, Transplantatinterposition, aortorenale 638
–, Verletzungen 254, 255, 642
–, Verschlußprozesse, allgemeine chirurgische Aspekte 630
–, –, Autotransplantation 639, 640
–, –, Desobliteration 634
–, –, extraanatomische Rekonstruktionen 638
–, –, Komplikationen 643
–, –, operativer Zugang 631–633
–, –, renovaskulärer Hochdruck 628, 629
–, –, Resektion, End-zu-End-Anastomose 636
–, –, Resektion, Transplantatinterposition 637, 638
–, –, Rezidiv-Eingriffe 643
A. subclavia, A. angularis, extraanatomischer Bypass 519
–, Abgangsstenosen, Rekonstruktion 537, 538, 540
–, akuter Verschluß bei Aneurysma 382
–, Anatomie, Topographie 14, 492, 493, 525–527
–, Aneurysmen 276, 281, 282, 382, 575

–, arteriovenöse Dysplasien, Embolisation 237
–, Ausschälplastik 549
–, axillo-(bi-) femoraler Bypass 557–562
–, Blutungskomplikationen 164
–, doppelseitige Stenosen, Saphena-Brückenplastik 542
–, Endarteriektomie 496, 497
–, extra-, transthorakale Rekonstruktion 537
–, Gefäßendoskopie 549
–, Gefäßsegmente 526, 527
–, Kompressionssyndrom 571–584
–, operativer Zugang 534, 535, 546, 547, 551
–, perkutane, transluminale Angioplastie 123
–, postoperative Kontrolle 142
–, Rekonstruktion 537ff., 582ff.
–, –, Qualitätskontrolle 136
–, Ringdesobliteration 548
–, Segmenteinteilung 527
–, Stenose, doppelseitige, Saphena-Brückenplastik 542
–, „Subclavian Steal Syndrome" 494
–, Subclavian-Steal-Syndrom, Karotis-Subklavia-Bypass 529
–, thorako-abdominales Aneurysma, Bypass 330ff.
–, Thrombendarteriektomie 548, 549
–, Transposition 557
–, Venenbypass 550
–, Verletzungen, Häufigkeit 241
–, –, Operationstechnik 250
–, Verschlußprozesse 524, 536ff., 546–551
A. temporalis, Anastomose, Doppler-Sonographie, Funktionsbeurteilung 512
–, mikrochirurgische Anastomosentechnik, Gehirn-Revaskularisation 508–516
A. tibialis, s. auch Unterschenkelarterien
–, Anatomie 24, 27
–, Bypass, sequentieller 426
–, operativer Zugang 418, 420
–, posterior, Hämodialyseshunt 663
–, Sequential Graft 411
A. ulnaris, s. auch Armaterien
–, Hämodialyseshunt 672
A. vertebralis, Anatomie, Topographie 14, 492, 493, 525
–, Aneurysmen, Operationstechnik 282, 283
–, Angioplastie, perkutane, transluminale 124
–, Elongation 497
–, Endarteriektomie 496
–, Komplikationen, postoperative 500, 501
–, operativer Zugang 495, 496, 498
–, postoperative Kontrolle 142
–, Rekonstruktionsverfahren 496ff.

–, Verletzungen 250
–, Verschlußprozesse, Bypass 497, 499, 500
–, –, Indikationen 494
–, –, operativer Zugang 494, 495, 498
–, –, Transposition 497
–, A. basilaris, perkutane, transluminale Angioplastie 124
Aa. intercostales, Aortendissektion, Aortenersatz 367
Adduktorenkanal, Topographie, operative Freilegung 406
Adipositas, präoperative Behandlung, Risikoabschätzung 105, 106
akuter arterieller Verschluß, A. renalis 641, 642
– –, akute Thrombose 381ff.
– –, Amputation 385, 648ff.
– –, Anästhesie 206, 374, 375
– –, Aneurysma dissecans, Fenestration, extraanatomischer Bypass 373, 383, 384
– –, Embolektomie 374–381
– –, extraanatomischer Bypass 383
– –, Indikationen 374
– –, Komplikationen 384, 385
– –, Operationstechnik 376ff.
– –, Rezidivverschluß, technisches Vorgehen 384, 385
– –, s. aortoiliakaler Verschluß
– –, s. arterielle Verschlußkrankheiten
– –, s. Embolektomie
– –, Ursachen 373, 384
– venöser Verschluß, Thrombektomie, Indikationen 741, 742
– – –, Thrombektomie, Technik 743–749
Amputation, akuter Arterienverschluß 385
–, Amputationshöhe 649ff.
–, Definition, Nomenklatur 265
–, Grenzzonenamputation 649
–, Häufigkeit nach Arterienligatur 243
–, Indikationen, arterielle Verschlußkrankheiten 385, 648
–, Kniegelenkexartikulation 653
–, Mechanismen, Besonderheiten, Mikroreplantation 271
–, obere Extremität 650, 654, 655
–, Oberschenkel 654
–, Sprunggelenk 649, 651, 652
–, Unterschenkel 652
–, Vorfuß, Zehen 649–651
Anästhesie, A. carotis, Operationen 207–209, 480
–, akute arterielle Verschlüsse 206, 207
–, Aneurysma, Ruptur, Technik 206
–, – dissecans 206
–, Aortenchirurgie 204–206
–, arterielle Verschlußkrankheiten 374, 375

Anästhesie, Herzinsuffizienz 199
–, Hypertonie 198, 199
–, Karotisgabel, Verschlußprozesse 480, 481
–, Komplikationen, Risikoindex 200, 201
–, koronare Herzkrankheit 202, 203
–, Kreislauferkrankungen 201–203
–, Mikroreplantationen, Hand 267
–, Monitoring 203, 204
–, präoperativer Befund 197
–, Regionalanästhesie 202, 203
–, Risikoeinschätzung 197, 201
–, venöse Verschlüsse 207
–, zerebrale Ischämie, extra-, intrakranielle Anastomosen 505
Anastomosen, extra-, intrakranielle, A. cerebri media 508–516
–, –, –, A. cerebri media, Embolektomie 521
–, –, –, Anästhesie 505
–, –, –, Bypassverfahren 519
–, –, –, Diagnostik 505
–, –, –, Indikationen 503
–, –, –, operativer Zugang 509 ff.
–, –, –, Revaskularisation der Großhirnhemisphären 508–516
–, –, –, Revaskularisation der hinteren Schädelgrube 517
–, Funktionsprüfung 97
– Aneurysma, Gefäßrekonstruktionen, periphere 413
– –, infiziertes, Rekonstruktion 183, 184
Anastomosenruptur, Nahtaneurysmen, Ursachen 178
Anastomosentechnik, A. carotis 484
–, Aneurysmen, thorakolumbale 327–340
–, –, thorakale und infrarenale 335–340
–, Aortendissektion 364, 365
–, aortobifemoraler Bypass 191, 192
–, Arterienverletzungen 244, 245
–, arteriovenöse Fisteln 261, 262
–, Beckendurchblutung, Sexualfunktion 192
–, Blutungen 162
–, Bypass 505–508, 519
–, Coarctatio aortae, atypische 221
–, direkte 61
–, End-zu-End-, End-zu-Seit-, Seit-zu-Seit-Anastomosen 61–63, 65–68
–, Fehler, Komplikationen 161, 162, 168
–, Funktionsprüfung 97
–, Hämodynamik 43, 44, 66
–, in situ Bypass, V. saphena magna 435–440
–, Karotisgabel 279, 280
–, Kleben mit Fibrinkleber, mit Laser 508
–, korrekte, fehlerhafte 62
–, lymphadenovenöse Anastomose, Patch-Technik 821

–, mikrochirurgische 92–94, 505–508
–, mit Transplantationsmaterial 65
–, lymphadenovenöser, lymphatikovenöser Shunt 821
–, Lymphgefäße 825
–, Mikrogefäßchirurgie 92–95
–, mikrochirurgische, extra-, intrakranielle Anastomosen 505–522
–, Mikroreplantation 269
–, porto-kavale Anastomose, Pfortaderhochdruck 787
–, Protheseninterposition, Aorta thoracica 354
–, Rezidivstenosen 474, 475
–, Truncus brachiocephalicus 279, 280
–, Venenbypass, A. iliofemoralis, Fehlbildungen 228, 229
–, Zwei-Etagenverschlüsse 449, 451, 453
Aneurysma dissecans, abdominale Fensterungsoperation 369
– –, akute, chronische Dissektion, Indikationen 362
– –, akuter arterieller Verschluß, extraanatomischer Bypass, Fenestration 383, 384
– –, Anatomie 360
– –, Aorta thoracica, Ätiologie 344
– –, Häufigkeit, Lokalisation 360
– –, Indikationen 362
– –, Klassifikation 360, 361
– –, Komplikationen, postoperative 371
– –, Lokalisation, Ursachen 360
– –, Operationstechniken 363–371
– –, Stanford-Klassifizierung 360
– –, thorako-abdominaler Aortenbypass 366
– –, Aortenersatz nach Crawford 367
– –, Typen I–III nach De Bakey 361
Aneurysmen, A. carotis 276–281
–, – interna, extra-, intrakranielle Bypass-Operation 503
–, A. femoralis 287–291
–, A. gastrica 303, 304
–, A. hepatica 296–299
–, A. iliaca 287–290
–, A. lienalis 294–296
–, A. mesenterica 300–303
–, A. pancreatico-duodenalis 303
–, A. poplitea 287, 291
–, A. renalis 300
–, A. subclavia 276, 281
–, –, Kompressionssyndrome 575
–, A. vertebralis 282, 283
–, Anastomosen-, infizierte, Rekonstruktion 183, 184
–, –, Nahtkomplikationen 161
–, Aorta abdominalis 194, 305–321, 325–340
–, – –, Blutungen 164
–, – –, Resektion, A. mesenterica in-

ferior, Reimplantation, Bifurkationsprothese 617
–, – –, Ruptur, Technik 317
–, – –, Sofort-, Frühverschlüsse 168
–, Aorta infrarenalis, Bifurkationsprothese, A. mesenterica inferior, Reimplantation 617
–, – –, Hufeisenniere 315
–, Aorta thoracica 342–359
–, – –, postoperative Komplikationen 340, 358, 371
–, Aorta thoraco-abdominalis, Operationstechnik 324–342
–, Aortenbogenäste, Komplikationen, Rezidiveingriffe 285
–, –, Operationstechnik 276–283
–, Armarterien, Operationstechnik 275, 281
–, Arterienverletzungen 242, 260
–, Beinarterien, Operationstechnik 286–293
–, Embolien, rezidivierende 382
–, Freilegung, Rekonstruktionstechniken 180, 181, 276–285
–, Hämodialyseshunts 684
–, Indikationen 275, 276, 286, 287
–, intraoperative protektive Maßnahmen 284
–, Karotisgabel 276, 279, 280
–, Komplikationen 173, 176, 206
–, Kontrollangiographie, postoperative 141
–, Operationstechnik 278–283
–, posttraumatische 260
–, Ruptur, anästhesiologisches Vorgehen 206
–, s. Nahtaneurysmen
–, supraaortale Äste 275–278
–, thorako-abdominale 322–341
–, thrombosierte, Bypass-Operationen 382
–, Truncus brachiocephalicus 275, 276, 278
–, – coeliacus 299–304
–, Zugangswege 276, 277
Aneurysmorrhaphie, A. mesenterica superior 301, 302
Angiodysplasien, angeborene 231 ff.
–, Behandlungsmethoden 233–238
–, Embolisation 234–236
–, Indikationen zur Behandlung 231
–, Komplikationen, postoperative 239
–, präoperative Untersuchungen 232
–, Reinterventionen 239
Angiographie, Aortenbogenarterien, Verschlußprozesse 524, 525
–, Armarterien, chronische Verschlußprozesse 545, 546
–, digitale Subtraktionsangiographie, Indikationen, Kontraindikationen 417
–, In situ-Bypass 439
–, intraoperative, Qualitätskontrolle 129, 130, 137

Sachverzeichnis

–, Komplikationen 384
–, postoperative, Indikationen 141
–, Technik, intraoperative, postoperative 141
–, Unterschenkel-, Fußarterien 417
–, zerebrale Panangiographie 505
Angioplastie, A. renalis, renovaskulärer Hochdruck 629
–, Allgemeines 116
–, Indikationen, Kontraindikationen 123 ff.
–, Instrumentarium, Kontrastmittel 117, 118
–, intraoperative, transluminale 128
–, spezielle Gefäßgebiete 123–127
–, Technik 117–123
Antibiotika, Infektionsprophylaxe, Behandlung 172, 173
Aorta, Aneurysma dissecans, akuter Extremitätenarterienverschluß 383
–, aorto-femoraler Bypass, Technik 567–569
–, Coarctatio, atypische, Rekonstruktions-, Interpositionsverfahren 215–223
–, –, Restenosen 167, 168
–, operative Eingriffe, Anästhesie 204, 205
–, physiologische Veränderungen, intraoperative 204
–, Takayasu-Aortitis 215, 216
–, Verletzungen, Häufigkeit, Operationstechnik 241, 253
–, Zwei-Etagenverschlüsse 449, 450
Aorta abdominalis, A. hepatica, venöse Bypassplastik 620
– –, A. mesenterica superior, Bypassplastik, Venentransplantat 619, 620
– –, Anatomie 18, 322, 323
– –, Aneurysma, Blutungen 164
– –, –, Resektion, A. mesenterica inferior, Reimplantation, Bifurkationsprothese 617
– –, –, Resektionstechnik 339
– –, –, Ruptur 317 ff.
– –, Aneurysmen 194, 305–321, 325–340
– –, Angioplastie, perkutane, transluminale 126
– –, Aortotomie 611
– –, Blutungskomplikationen 164
– –, Dissektion, abdominale Fensterungsoperation 369
– –, –, Stanfordklassifikation 361
– –, –, thorakoabdominaler Aortenersatz nach Crawford 367
– –, Gefäßoperationen, Qualitätskontrolle 137, 142
– –, hoher Aortenverschluß, Operationstechnik 399 ff.
– –, infrakolische Freilegung 611, 613
– –, Nahtaneurysmen 181–184
– –, operative Freilegung 611, 613

– –, perkutane, transluminale Angioplastie 126
– –, Sofort-, Früh-, Spätanschlüsse, Ursachen, Behandlung 168, 169
– –, subhepatischer aortofemoraler Bypass 568, 569
– –, thorako-abdominaler Zugang 613
– –, Verletzungen 252, 253
– –, Verschlußkrankheiten 387–402
Aorta infrarenalis, A. mesenterica superior, Reimplantation 617
– –, Anatomie, Topographie 387, 388
– –, Aneurysmen 305–321
– –, Angioplastie, perkutane, transluminale 126
– –, Infektion, infradiaphragmale Umgehung 176
– –, intrakolische, retrokolische Freilegung 620
Aorta thoracica, Anatomie, Topographie 13–16, 322, 323, 342–344, 360, 361
– –, Aneurysma dissecans, Operationstechniken 364–369
– –, Aneurysmen, Belegung, Eröffnung 347, 348
– –, –, Indikationen 344
– –, –, intraoperative Maßnahmen 350, 351
– –, –, Komplikationen 356 ff.
– –, –, operativer Zugang 345, 346
– –, –, Perforation, Operationstechnik 357, 358
– –, –, Protheseninterposition 345, 355
– –, –, Rekonstruktionsverfahren 353–356
– –, –, Ruptur, Technik 342–359
– –, –, Shunt, temporärer, externer, interner 350, 351
– –, –, thorakale, infrarenale, Operationstechnik 335–339
– –, aorto-aszendo-bifemoraler Bypass 567, 568
– –, Blutungskomplikationen 164
– –, Dissektion 360–372
– –, Gefäßtumoren 703
– –, Nahtaneurysma, Rekonstruktionsverfahren 180
– –, postoperative Blutungen, Diagnostik, Behandlung 164
– –, Ruptur, Operationstechnik 345–359
– –, Sofort- und Frühverschlüsse, postoperative 167
– –, traumatische Rupturen, Lokalisation, Diagnostik, Indikationen 344, 345
Aortenbifurkation, Anatomie, Topographie 387, 388
–, Aneurysma, Bypass-Verfahren 331–335
–, –, Operationstechnik 309, 310

–, –, Perforation, Fistelverschluß 176
–, Aneurysmen, Operationstechnik 286–290
–, aorto-bifemoraler Bypass 191
–, Bifurkationsprothese, Implantation, Operationsschritte 399 ff.
–, Embolektomie 379
–, Implantationstechnik, Vermeidung von Sexualstörungen 191–195
–, infrakolischer Situs, Zugangswege 188
–, „Leriche-Syndrom", Definition 389
–, operative Freilegung 390–393
–, Prothese, A. mesenterica, Reimplantation 617
–, Prothesen, Hämodynamik 44
–, reitender Embolus, simultane Embolektomie 379
–, Reperforation, Aortendissektion 361
–, retromesenterialer Zugang 392, 393
–, s. aorto-iliakaler Verschluß
–, Transplantatzuschnitt, Technik 68
–, Verschluß, Bypassverfahren 395 ff.
–, Verschlußformen, typische 389
–, Y-Streifenplastik 191
–, Zwei-Etagenverschlüsse 446, 448, 455
Aortenbogen, Anatomie, Topographie 16, 525, 526, 527
–, Dissektion, Stanford-Klassifikation 360, 361
Aortenbogenarterien, Anatomie, Topographie 16, 525
–, Aneurysmen 275–285
–, Aortendissektion 361
–, Blutungskomplikationen 164
–, operative Freilegung 530, 531, 534
–, postoperative Kontrolle 141, 142
–, Rekonstruktionstechniken 536 ff.
–, s. A. carotis, A. subclavia, A. vertebralis, Truncus brachiocephalicus
–, Sofort-, Frühverschlüsse, postoperative 167, 168
–, Sternotomie, mediane, Technik 530, 531
–, Takayasu's disease, Rekonstruktionsmöglichkeiten 539 ff.
–, Verschlußprozesse, Indikationen 528
–, –, klinische Manifestation 528
–, –, Komplikationen 542
–, –, multiple 542
–, –, operative Zugänge 530–533
–, –, Reintervention 542
–, –, Rekonstruktionsmöglichkeiten 536–542
–, –, Ursachen 524
Aortenersatz, s. Aneurysma dissecans, Aneurysmen, thorakoabdominale
Aortenruptur, Aneurysma dissecans 362
–, traumatische 344

Aortenstenose, "Kissing-Ballon-Technik" 126
Aortenstumpf, infizierter, operative Deckung 175
Aortenverschluß, hoher 399 ff.
Aortographie, Indikationen 417
aorto-femoraler Verschluß, Totalkorrektur, hämodynamische Ergebnisse 142, 143
aortoiliakaler Verschluß, Ätiologie 388, 389
– –, Anatomie, Topographie 387, 388
– –, Ausschälverfahren 393
– –, Bypassverfahren 395, 396
– –, hoher Aortenverschluß 399 ff.
– –, Indikationen 389, 390
– –, Komplikationen 400, 401
– –, Lokalisation, typische Verschlußformen 389
– –, operative Freilegung 390–393
– –, Rekonstruktionstechnik 391–399
– –, Rezidiveingriffe 400
– –, Thrombosierung, Rethrombosierung, operative Behandlung 169
– –, typische Verschlußformen 389
– –, Ursachen 388, 389
– –, Zweietagenverschluß 445–456
aorto-renaler Venenbypass, Druckkurven, Hämodynamik 132
Arm, s. Angiodysplasie
–, Lymphgefäßsystem, Anatomie 33, 34
–, Lymphödem, chirurgische Eingriffe 818, 819, 820, 825
Armarterien, Anatomie, Topographie 545, 546
–, Aneurysmen 275, 284
–, arteriovenöse Fisteln, Embolisation 237, 238
–, axillo-(bi-)femoraler Bypass 557–562
–, chronische Verschlußprozesse, Lokalisation, Kollateralkreislauf 545
–, Embolektomie 378
–, Freilegung, Schnittführung 252
–, Kompressionssyndrom 571–584
–, Mikroembolien 545
–, Rekonstruktion, Qualitätskontrolle 136, 142
–, Service-Operationen 474–476
–, s. A. axillaris, A. brachialis, Unterarmarterien
–, Sympathektomie, thorakale 645
–, Verletzungen 241, 251, 252
–, Verschlußprozesse, operative Behandlung 524–543, 545–556
Armödem, Dissektionstechnik 820
Armvenen, akute Verschlüsse 748, 749
–, Thrombose, Ursachen, chirurgische Behandlung 748, 749
arterielle Verschlußkrankheiten, A. carotis 477–491

– –, A. mesenterica superior, Doppelstenosen, venöse Brückenplastik 622
– –, A. profunda femoris 457–473
– –, A. renalis 627–644
– –, A. subclavia, Verschluß, Bypass-Verfahren 537 ff.
– –, A. vertebralis 492–502
– –, akute, s. akuter arterieller Verschluß
– –, Aorta abdominalis 387–402
– –, Aortenbogenarterien 524–543
– –, aortoiliakaler Verschluß 387–402
– –, Armarterien 545–556
– –, arterielle Wanddissektion 383
– –, Arterienverletzungen, Rethrombosierung 259
– –, Diagnose, Kontrollverfahren 144
– –, Embolien, Thrombosen 373
– –, Embolektomie 374–381
– –, femoro-poplitealer Abschnitt 403–414
– –, Früh-, Spätergebnisse, statistische Aufarbeitung 153, 154
– –, Gefäßoperationen, Qualitätskontrolle 129–144
– –, Hämodynamik 39, 40, 134
– –, Indikationen 545
– –, iatrogene, spezielle Maßnahmen 384
– –, Instrumentarium, Notfallbesteck 375
– –, obere Extremitäten 545–556
– –, Oberschenkeltyp 403–414
– –, Operationstechniken 548 ff.
– –, postoperative Früh- und Spätverschlüsse 165
– –, – Thrombosen, Prophylaxe, Behandlung 102
– –, Risikoabschätzung, Risikoklassen 102, 103
– –, s. akuter Arterienverschluß
– –, s. aortoiliakaler Verschluß
– –, supraaortale Arterien 524–543
– –, transluminale Angioplastie 101–107
– –, Überlebensfunktionen 158
– –, Ultraschall-Dopplersonographie 140, 141
– –, Unterschenkelarterien 415–430
– –, Viszeralarterien 607–625
– –, Zwei-Etagenverschlüsse 444–456
Arterienligatur, A. iliaca communis 255
–, A. poplitea 257
–, A. vertebralis, Aneurysma 283
–, Amputationsrate 243
–, Armarterien 252
–, arteriovenöse Kurzschlüsse 233, 261
–, Technik 56, 57
–, Verletzungen 243, 248

Arterienstenosen, Diagnostik, Dopplersonographie 140, 141
–, Sondierung, perkutane, transluminale Angioplastie 119
Arterienverletzungen, A. femoralis 241, 255, 256, 738
–, A. renalis 642
–, abdominale 252, 253
–, Aneurysmabildung 260
–, Aneurysmen, Aorta thoracica 343, 344
–, Aorta abdominalis 252–254
–, Arm 251, 252
–, arteriovenöse Fisteln, Lokalisation, Diagnose, Behandlung 260–262
–, Beckenarterien 255
–, Begleitverletzungen 246–248
–, Beinarterien 255, 256
–, Diagnostik 242
–, Erstversorgung 243
–, Folgezustände 258–262
–, Frakturen 247, 248, 250, 251, 257
–, Häufigkeit, Lokalisation, Ursachen 241
–, Ischämie, Lokalisation, Häufigkeit 243
–, Kindesalter 246, 251
–, Klassifizierung 242
–, Kompartment-Syndrom 259, 260
–, Operationstechnik 243 ff.
–, Rethrombosierung 258, 259
–, Schock, Prophylaxe, Therapie 253
–, Tourniquet-Syndrom 259, 260
–, Truncus coeliacus 254
Arteriotomie, Arterienwanddissektion 383
–, Technik 57, 58
arteriovenöse Fisteln, Arterienverletzungen, Lokalisation, Diagnose, Behandlung 260–262
– –, Beinvenenthrombose 746, 747
– –, Carotis-Sinus cavernosus, Bypassverfahren 503
– –, chirurgische Behandlung 231–240
– –, Diagnose, Lokalisation 260–262
– –, Dialyseshunts 661, 667
– –, femoro-kruraler Bypass 427
– –, in situ Bypass, V. saphena magna 441
– –, Thrombose-Prophylaxe 746, 747
– –, Unterschenkelarterien, Verschlußkrankheiten 427
Aszites, Behandlung, peritoneo-venöser Shunt, Ventilsysteme 805 ff.
–, s. Pfortaderhochdruck

Bauchaorta, s. Aorta abdominalis
Beckenarterien, Anatomie, Topographie 22–27, 388
–, Angiodysplasie, Behandlung 238
– –, perkutane, transluminale 127
–, Blutungskomplikationen 165

Sachverzeichnis

–, Gefäßoperationen, Qualitätskontrolle 137, 142
–, Obturator-Bypass 564, 565
–, s. A. iliaca
–, s. Zwei-Etagenverschluß
–, Sofort-, Früh-, Spätverschlüsse, postoperative 168, 169
–, Verletzungen, Häufigkeit 241
–, Vierer-Verschluß, Operationstaktik 448
–, Zwei-Etagenverschlüsse 444–456
Beckenvenen, Phlebographie, intraoperative 746
–, Sporn, chirurgische Behandlung 759, 760
–, Pathophysiologie 758, 759
–, Topographie 741
–, Thrombektomie, Technik 743–749
–, Thrombose, Pathogenese 741
–, Verletzungen, chirurgische Versorgung 719
Bein, Amputation 650, 654
–, arterielle Verschlußkrankheit, Hämodynamik 41
–, Lymphgefäßsystem, Anatomie 32, 33
–, Lymphödem, chirurgische Eingriffe 811, 816–818, 820, 823–827
Beinarterien, Anatomie 22–27
–, Aneurysmen, Operationstechnik 286–293
–, arteriovenöse Kurzschlüsse, Embolisation 238
–, Embolektomie 377
–, Service-Operationen 474–476
–, Sympathektomie, lumbale 646
–, Verletzungen 241, 255, 256
–, Verschlüsse 395 ff.
–, Verschlußlokalisationen, typische 404
Beinödem, Dissektionstechnik 820
Beinvenen, akute Verschlüsse, arteriovenöse Fistel 746
–, – –, Indikationen, Thrombektomie 741, 742
–, – –, intraoperative Diagnostik 746
–, – –, Komplikationen 748
–, – –, Lyse, Indikationen, Kontraindikationen 741
–, – –, Operationskriterien 742
–, – –, Thrombektomie 744, 745
–, Anatomie, Topographie 29, 30, 740, 741
–, Gangrän, Phlegmasia coerulea dolens 742
–, postthrombotisches Syndrom 751–762
–, s. akute, venöse Verschlüsse
–, s. Thrombose
–, s. Varikosis, primäre, sekundäre
Bifurkationsprothese, A. mesenterica inferior, Reimplantation 617
–, Aortenaneurysma 313
–, aortoiliakaler Verschluß 395 ff.
–, hoher Verschluß 399 ff.

–, Iliacaaneurysma 290
Blutungen, A. vertebralis 500
–, Aorta abdominalis, Verletzungen 253
–, Aortenruptur, Aneurysma dissecans 362
–, – –, Operationstaktik 357
–, Arterienverletzungen, chirurgische Behandlung 242, 248, 250, 253, 256
–, aorto-aszendo-bifemoraler Bypass 568
–, Blutstillung 715–717
–, früh-, spätpostoperative, Ursachen 162, 162
–, Hämostasestörungen, postoperative Komplikationen 163
–, Hämostasedefekte, Prophylaxe 106
–, Infektionen, Komplikationen, Gefäßchirurgie 173
–, instrumentell bedingte, Erkennung 162
–, Karotisgabel 488
–, Nahtaneurysmen 179
–, postoperative, Aneurysmen, thorakale Aorta 358
–, prädisponierende Faktoren 163
–, supraaortale Arterien, Verschlußprozesse 542
–, Ursachen, Gefahren, technische Fehler 161–163
–, Vertebralisrekonstruktion 500
Brückenplastik, venöse, Nierenarterien 639
–, –, Viszeralarterien, Verschlußprozesse 622
Budd-Chiari-Syndrom, Pfortaderhochdruck 779
Bypass, A. carotis – A. subclavia 537 ff.
–, A. axillaris – A. brachialis 533
–, A. carotis – A. axillaris, supra-, infraklavikuläre Gefäßdarstellung 536
–, –, A. subclavia, Subclavian-Steal-Syndrom 529
–, A. femoralis 465
–, A. femoro-poplitea, Verschlußkrankheiten 409
–, A. iliofemoralis, Fehlbildungen 228–230
–, A. subclavia – A. axillaris 550 ff.
–, –, teilthrombosiertes Aneurysma 382
–, A. vertebralis, Verschlußprozesse 497, 499, 500
–, akuter Arterienverschluß 383
–, Anastomosentechnik 505–508
–, Aneurysmen, Aorta abdominalis 330 ff.
–, –, Aorta thoracica 349, 351, 352
–, Aorta – A. hepatica 620
–, aorto-aszendo-bifemoraler 567

–, aorto-bifemoraler, Plexus hypogastricus, Topographie 191, 192
–, aortofemoraler, aortoprofundaler, postoperative Hämodynamik 143
–, –, subhepatischer 568, 569
–, aortoiliakaler Verschluß 395, 396
–, aorto-mesenterialer 619
–, aorto-renaler 638
–, –, Druckkurven, Hämodynamik 132
–, arterio-venöse Fistel 427
–, atrio-femoraler, Aorta thoracica, Aneurysmen 352
–, atypischer, aorto-aszendo-bifemoraler 567
–, –, aorto-femoraler 567
–, –, femoro-femoraler 563
–, –, iliako-femoraler, überkreuzter 562
–, –, Indikationen 557
–, –, lateraler femoro-kruraler 570
–, –, Obturator- 564 ff.
–, –, subhepatischer, aorto-femoraler 568
–, –, supraaortische Region 557 ff.
–, axillo-brachialer 553
–, axillo-femoraler, Technik 557–562
–, brachio-brachialer 555
–, Brücken-, A. renalis, renovaskulärer Hochdruck 638
–, „Cross-over"-, suprapubischer 562, 563
–, Embolektomie 521
–, extraanatomischer 383, 557
–, –, Varianten 519, 520
–, extra-, intrakranieller 503–523
–, femoro-femoraler, gekreuzter, Zwei-Etagenverschlüsse 454
–, –, Technik 563, 564
–, femoro-kruraler 424, 427, 570
–, femoro-popliteo-kruraler 409–412, 426, 428, 461
–, femoro-profundaler 472
–, Hämodynamik 42
–, iliako-femoraler, Technik 562–563
–, Indikationen 503, 504, 557
–, in situ-, Aorta-mesenterica superior 619
–, –, Indikationen 433
–, –, intraoperative Angiographie 439
–, –, lieno-mesenterialer 618
–, –, operative Zugangswege 433
–, –, Operationstechnik 434–439
–, –, postoperative Komplikationen 440–442
–, –, Technik 434–440
–, –, Venenklappen-Ausschaltung 432, 433
–, Jump-, Lambda-Verfahren, Unterschenkelarterien 429
–, lieno-mesenterialer, A. mesenterica, Revaskularisation 618
–, Linksherz-, thorakales Aortenaneurysma 352

Bypass, mikrochirurgische Verfahren, Gehirn-Revaskularisation 503–522
–, Obturator-, Technik, Modifikationen 564, 565
–, Plastiken, Viszeralarterien 618, 619
–, postthrombotisches Syndrom 757
–, profundo-profundaler 472, 473
–, Revaskularisationstechnik 508 ff.
–, sequentieller, Unterschenkelarterien 426
–, subclavio-axillärer 550
–, supraaortale Arterien 536, 537, 540, 557 ff.
–, suprapubischer Cross-over- 563
–, thorako-abdominale Aneurysmen 331 ff.
–, thorako-abdominale Aortendissektion 366
–, –, atypische Coarctatio aortae 217–223
–, Truncus brachiocephalicus, Verschlußkrankheiten 541 ff.
–, – coeliacus, Stenosen 592, 629
–, Unterschenkelarterien, Verschlußkrankheiten 424–429
–, V. femoralis, postthrombotisches Syndrom (May und Husni) 757
–, V. femoro-poplitea, Durchflußhemmung 133
–, Venen-, femoro-poplitealer, Durchflußmessung, Hämodynamik 133, 138
–, –, –, Funktionskurven, Spätergebnisse 152, 154, 155
–, –, –, Technik nach postoperativen Verschlüssen 169
–, –, Viszeralarterien 621, 622
–, Zwei-Etagenverschluß 453 ff.
–, Zweisprung-, Unterschenkelarterien 412, 429
Bypassplastik, Aorta – A. mesenterica superior, Venentransplantat 619, 620
–, Aorta-Hepatika, Venentransplantat 620
Bypassverschluß, femoro-poplitealer 412
–, Häufigkeit 155, 413
–, protektive Maßnahmen 426
–, Ursachen 168–170

Chemotherapie, Extremitätenperfusion 692 ff.
–, Katheterimplantation 691 ff.
–, Katheterinfusion, intraarterielle 689, 690
–, Leberperfusion 695 ff.
–, regionale 689 ff.
Claudicatio intermittens, Operationsindikationen 446
Coarctatio aortae, Aortendissektion 360
– –, atypische, Anatomie 215, 216

– –, –, Indikationen 216
– –, –, Interpositionstechnik 222, 223
– –, –, operativer Zugang 216, 217
– –, –, Reinterventionen 223
– –, –, thorako-abdominaler Bypass 217–222
– –, –, Ursachen 215, 216
Computerdokumentation, Krankengut, Qualitätskontrolle 149, 150
Computertomographie, A. carotis, Verletzungen 248
–, Aneurysmen, Aorta abdominalis 306
–, Aortenruptur 357
–, Karotisgabel, Verschluß-Prozesse 479
–, Infektionen, Diagnostik 172
–, Nahtaneurysmen 179
–, thorako-abdominale Aneurysmen 324
–, zerebrale Ischämie, extra-, intrakranielle Anastomosen 505

Datenverarbeitung, Dokumentation, Statistik, Qualitätskontrolle 149
Desobliteration, A. axillaris 552
–, A. profunda femoris 464, 465
–, A. renalis 634–636
–, A. subclavia 548
–, Allgemeines 74–80
–, Nahtaneurysmen 178
–, s. Endarteriektomie, Thrombendarteriektomie
–, s. Thrombendarteriektomie
–, Technik, Verhütung ischämischer Komplikationen 166
Diabetes mellitus, Risikoabschätzung, präoperative 104, 105
Dialyseshunt, Allgemeines 661 ff.
–, Brescia-Cimino-Fistel 667 ff.
–, Komplikationen 683 ff.
–, Quinton-Scribner- 663 ff.
Dokumentation, historische Entwicklung 147, 148
–, Komputeranwendung 149
–, Technik 148
–, statistische Bearbeitung des Krankengutes 154–159
Doppler-Sonographie, A. temporalis, Anastomosenfunktion 512
–, Arterienverletzungen 242
–, arteriovenöse Fisteln 260
–, Karotisgabel, Verschluß-Prozesse 479, 483
–, lokale Strömungsmessung, Qualitätskontrolle 135, 136, 140
–, Potenzstörungen, Diagnostik 190
–, s. Sonographie
–, Technik 140, 141
–, transkranielle, extra-, intrakranielle Bypassoperation 505
Druckmessung, Beckenvenensporn 759

–, intravasale, intraoperative Qualitätskontrolle 129–132, 135
–, porto-kavale Anastomose, Pfortaderhochdruck 797, 798
–, Venen, periphere (Mag und Kriessmann) 751, 752
Ductus thoracicus, Anatomie, Topographie, Varianten 14, 34–36, 343, 526, 527
– –, Einmündung, Venenwinkel, Variationen 36, 37
– –, Fisteln, Behandlung 542
Durchflußmessung, intraoperative, Qualitätskontrolle 132–135
–, Venenbypass, femoro-poplitealer 133
Dysplasien, s. Angiodysplasien

EDV, Gefäßchirurgie, Qualitätskontrolle 150
Eingeweidearterien, Anatomie 16
–, s. Viszeralarterien
Ellenbeuge, Anatomie, Topographie 673, 674
Embolektomie, A. cerebri media 521
–, akuter arterieller Verschluß 374–384
–, Aortengabel, reitender Embolus 379
–, Armarterien 378
–, Beinarterien 377
–, Bypass 521
–, direkte 379
–, Fernembolektomie 379, 380
–, Fogarty-Katheter, linke Beckenetage 381
–, Instrumentarium 74
–, Komplikationen 379, 380
–, Lungenembolie 764 ff.
–, Qualitätskontrolle 378, 379
–, Technik 51, 376–385
Embolie, A. renalis, Akutverschluß 641, 642
–, Ausschaltung der Quelle 385
–, rezidivierende Aneurysmen 382
–, Rezidiv-Verschluß, Reembolie 384, 385
–, s. Embolektomie
–, s. Lungenembolie
Embolisation, arteriovenöse Fisteln 234–236
–, Komplikationen 238
–, Reinterventionen 239
Endarteriektomie, A. carotis 484–486, 539
–, –, intraoperative Druckmessung 135
–, A. femoro-poplitea 408
–, A. renalis 635
–, A. vertebralis 496, 497
–, Aortenbogenäste, Sofort- und Frühverschlüsse 167
–, Instrumentarium 50
–, Nahtaneurysmen, Ursachen 178
–, Rezidivstenose, Service-Operation 476

Sachverzeichnis

–, supraaortale Arterien 541
–, Technik, halbgeschlossen 77, 394
–, –, offen 76–80
–, –, retrograd 77, 394
–, Viszeralarterien 616
Endoskopie, A. subclavia 549
–, intraoperative, Qualitätskontrolle 130
End-zu-Endanastomosen, Arterienverletzungen 244, 245
–, arteriovenöse Fisteln 261, 262
–, mikrochirurgische, extra-, intrakranielle Bypassoperation 506
–, subklavio-axillärer Bypass 551
End-zu-Seit-Anastomose, Fibrinkleber 508
Enzephalo-Myo-Angiosen, mikrochirurgische Gehirnvaskularisation 516
Ergebnisse, Gefäßchirurgie, Beurteilung, Dokumentation, Statistik, Qualitätskontrolle 147–159
extra-, intrakranielle Anastomosen, Revaskularisation der Großhirnhemisphären, s. auch Anastomosen 503–522
extrakorporale Zirkulation, Lungen-Embolektomie 765, 766
Extremitätenarterien, Service-Operationen 474–476

Fasziotomie, Operationstechnik 657, 658 ff.
Fehlbildungen, A. iliofemoralis 224 ff.
–, Indikationen 228
–, Rekonstruktionsverfahren 228–230
–, s. Angiodysplasie
Fisteln, aorto-duodenale 320
–, –, Nahtaneurysma, Rekonstruktion 182
–, aortointestinale, Nahtaneurysma, Noteingriff 179, 182
–, –, Therapie 176
–, arteriovenöse, chirurgische Behandlung 231–240
–, –, Hämodialyseshunts 667
–, –, in situ Bypass, V. saphena magna 441
–, –, Lokalisation, Diagnose, Behandlung 260–262
–, –, Thrombose-Prophylaxe 746, 747
–, Brescia-Cimino- 667 ff.
–, Carotis-Sinus cavernosus-, Bypassverfahren 503
–, Ductus thoracicus, Behandlung 542
–, Lymph-, A. vertebralis, Operationen 501
–, Sinus cavernosus, extra-, intrakranielle Bypassoperation 503
Flußmessung, intraoperative 132–135

Fossa poplitea, Anatomie, Topographie 593
Frakturen, Arterienverletzungen 247, 248, 250, 251, 257
Frühverschlüsse, nach operativen Eingriffen 166
Fußarterien, Anatomie 27
–, operative Freilegung 419, 420

Gangrän, Phegmasia coerulea dolens 742
Gefäßchirurgie, allgemeine Maßnahmen 101–107
–, Anästhesie 197–211
–, Anastomosentechnik 61–63
–, angiologische, radiologische Maßnahmen 101–108
–, begleitende Krankheiten, Risikoabschätzung, Verbesserung 101, 102
–, Bioprothesen 84
–, Blutstromunterbrechung, temporäre 54, 56
–, Blutung, Ursachen, Behandlung 161–163
–, Blutungen, Hämostasedefekte, Prophylaxe 106
–, Dokumentation, Statistik 147–159
–, Ergebnisse, Beurteilung, Dokumentation, Statistik 151–159
–, Fogarty-Hydroclip, Venenchirurgie, endothelschonende 575, 756
–, Gefäßersatz, Technik 82–87
–, Gefäßfreilegung, Technik 53–55
–, Gefäßrekonstruktionen, Prinzipien, Technik 73–87
–, Geschichte 3–10
–, hämodynamische Aspekte 39–45
–, Implantation, Kunststoffprothesen 86, 87
–, Infektionen, Prophylaxe, Diagnostik, Behandlung 171–177
–, Instrumentarium 48–52
–, kardiales Risiko, Punktekatalog 102, 103
–, klinische Risikofaktoren 197–203
–, Komplikationen, Behandlung 161–170
–, Komplikationsprophylaxe 102
–, maschinelle Gefäßvereinigung 70, 71
–, Mikrogefäßchirurgie 89–99
–, Mikroreplantation 265–273
–, Nachbehandlung 106, 107
–, Nahtmaterial 52, 53, 91, 92
–, Nahttechniken 58–68, 92–96
–, Operationsrisiko, Abschätzung, Verbesserung 101, 102
–, prä-, postoperative Behandlung 101–107
–, Rehabilitation 107
–, Replantation, peripherer Teile 265–273
–, Shuntformen, Shuntfixation 52
–, Sofort-, Früh- und Spätverschlüsse 165

–, Statistik, Dokumentation 147–159
–, Streifenplastik 63–65
–, Technik 47–72
–, Thromboembolektomie 74, 75
–, Thrombolyse 109
–, Transplantate, autogene, allogene 82, 83
–, Vorbereitung des Patienten 47
–, Wiederherstellungsverfahren 74–80
Gefäßendoskopie, A. subclavia 549
–, intraoperative, Qualitätskontrolle 130
Gefäßersatz, Allgemeines 82 ff.
–, allogenes Transplantat 83
–, autogenes Transplantat 82
–, Geschichtliches 4–8
–, Hämodialyse 680
–, Interposition 80
–, Nachsorge 87
–, synthetischer 84
–, Umleitungsverfahren 81
–, xenogenes Transplantat 84
Gefäßprothesen, ,,hoher Palma" 761, 762
–, Infektionsprophylaxe 101, 102
–, Ober-, Unterarm, Hämodialyse 681
–, s. Kunststoffprothesen
Gefäßrekonstruktionen, allogene Transplantate 83
–, Arterienverletzungen 243–258
–, autologe Transplantate 82
–, Bioprothesen 84
–, Funktionsdauer, statistische Beurteilung 156
–, Gefäßplastiken 78
–, Hämodynamik 41–43
–, Infektionen 174, 259
–, intra-, postoperative Qualitätskontrolle 129, 139, 144
–, Komplikationen, Ursachen, Behandlung 161–170
–, Kontrollangiographie, Plethysmographie 141
–, Letalität, Alter, Stadium 156
–, mit Gefäßersatz 80
–, operationstechnische Leitlinien 73
–, postoperative Behandlung 87
–, – Qualitätskontrolle 139–144
–, Rethrombosierung 258, 259
–, Risikoprofil 73
–, Sofort-, Früh-, Spätverschlüsse, postoperative 165–170
–, spezielle Gefäßgebiete, postoperative Kontrolle 142, 143
–, synthetischer Gefäßersatz 84
–, Überlebensfunktionen 158
–, Überlebenszeiten, Hasard-Funktion 157
Gefäßtumoren, Indikationen, Operationstechnik 700–707
–, Klassifikation 700, 701
–, Nierenmalignom 704 ff.
–, Operationstechniken 702 ff.

Gehirn, A. cerebri media, Embolektomie 521
–, Durchblutung, Aneurysmaresektion, A. carotis 284, 285
–, –, Autoregulation, Risiko bei Eingriffen an der A. carotis 207
–, –, Messung, Emissionstomographie, ^{133}X-Inhalationsmethode 505
–, Enzephalo-Myo-Angiosen 516
–, Ischämie, extra-, intrakranielle Bypassoperation 503–522
–, Revaskularisation, mikrochirurgische Anastomosentechnik 508, 518
–, Revaskularisierung, extra-, intrakranielle Bypass-Verfahren 504, 508
–, Risikoabschätzung, präoperative 103, 104
–, transiente, ischämische Attacken, Risikoabschätzung 103, 104
–, Vorerkrankungen, Anästhesie 200
–, zerebrale Insuffizienz, Sofort-, Früh- und Spätverschlüsse der Aortenbogenarterien, postoperative 167
Gelenkverletzungen, Arterienverletzungen 247, 248
Gerinnungsstörungen, Blutungen, Erkennung, Behandlung 163, 164
Geschichte, Dokumentation, Statistik 147, 148
–, EDV-Dokumentationssysteme, Qualitätskontrolle 150
–, Gefäßchirurgie 3–10
–, in-situ Bypass, V. saphena magna 431
–, Lungen-Embolektomie 764
Geschwulstchirurgie, rekonstruktive Eingriffe 700–707
Gewebekleber, Indikationen 69
Glomustumoren, Karotis-, Klassifizierung 700, 701
–, –, operative Behandlung 702, 703

Hämatom, pulsierendes 260
– s. Blutungen
Hämodialyseshunts, Allgemeines 661
–, Aneurysmen 684, 685
–, arteriovenöse Fisteln 667
–, Differentialindikationen 661
–, externe Dialysefisteln (Quinton-Scribner-Shunt) 663
–, Gefäßprothesen 680, 681
–, Komplikationen 685, 686
–, präoperative Erfordernisse 661
–, thrombotischer Verschluß 684
–, Unterarm 666
–, Unterschenkel 663
–, Wertigkeit, Differentialindikationen 662
Hämodynamik, A. femoralis, A. profunda femoris, Verschlußkrankheiten 258–260

–, A. profunda femoris, Femoro-Poplitea-Verschluß 458, 459
–, Anastomosentechnik 43, 44
–, aorto-femoraler Verschluß, Totalkorrektur 142, 143
–, aortoprofundaler Bypass 143
–, aorto-renaler Bypass 132
–, arterielle Verschlußkrankheiten 39, 40
–, arteriovenöse Fisteln 231, 232
–, Bifurkationsprothese, Qualitätskontrolle 44, 143
–, Bypass 42
–, Frühergebnisse, ileofemoraler Verschluß, Totalkorrektur 143
–, femoro-poplitealer Venenbypass 144
–, gefäßchirurgische Eingriffe 39–45, 41–43, 129–135
–, Herz-Kreislauf, Monitoring, intraoperatives 204
–, intraoperative Qualitätskontrolle 129, 135
–, Kreislauf 40
–, Krümmungswinkel 43
–, Strömungswiderstand 39–44
–, Subclavian-Steal-Syndrom, Karotis-Subklavia-Bypass 494, 529
–, Thrombendarteriektomie 41, 42, 131
–, Truncus coeliacus, Stenose 588
–, Umleitungstransplantat 42
–, Venenbypass, femoro-poplitealer 133, 138
–, Vv. perforantes 723
Hämostasedefekte, Risikoabschätzung, präoperative, Prophylaxe, Behandlung 106
Halsdreieck, seitliches, Topographie 534, 535
Halsrippe, Anatomie, Pathophysiologie 571
–, s. Kompressionssyndrom
–, transaxilläre Resektion 582
Hand, Amputationszonen, Mikroreplantation, Technik 266–271
–, Gefäße, Topographie 20, 21
Handarterien, Anatomie 21
–, Mikrogefäßchirurgie 92ff.
Hasard-Funktion, Gefäßrekonstruktionen, Überlebenszeiten 157
Haut, Lymphgefäßsystem 31, 32
Hemithorax, linker, rechter, Gefäßanatomie 15
Herz, Risikoabschätzung, präoperative 102, 103, 105
Herzbeuteltamponade, Aortendissektion 362
Herzerkrankungen, präoperative Behandlung, Risikoabschätzung 102, 103, 105
Herzinfarkt, Risikoeinschätzung vor Operation 197, 198
hintere Schädelgrube, Revaskularisation 517ff.

Hirninfarkt, postoperative Morbidität, Mortalität 204
Herz-Lungen-Maschine, Lungen-Embolektomie 765, 766
Hufeisenniere, Aneurysma, Aorta infrarenalis 315
Hyperabduktionssyndrom, Klinik 574
–, s. Kompressionssyndrom
Hypernephrom, Geschwulstzapfen, V. cava inferior 705
Hypertension, portale, s. Pfortaderhochdruck
Hypertonie, Aortendissektion 360
–, Coarctatio aortae, atypische 216
–, nach Transplantation 641
–, präoperative Einstellung, Risikoabschätzung 104, 105
–, renovaskuläre, chirurgische Behandlung 627–644
–, Risikoeinschätzung, Anästhesie 198, 299
Hypotension, intraoperative, Anästhesie 205

Infektionen, Aortenstumpf, operative Deckung 175
–, Arterienverletzungen, Implantate 259
–, Diagnostik 172
–, Gefäßrekonstruktionen, periphere 413
–, Hämodialyseshunts 685
–, instrumentell bedingte 172
–, Karotisgabel, operative Eingriffe 489
–, Komplikationen 173
–, postoperative, akuter arterieller Verschluß 385
–, Prophylaxe 171
–, Therapie 173
–, Umleitungsverfahren 175
Instrumentarium, Embolektomie, Notfallbesteck 74, 375
–, gefäßrekonstruktive Eingriffe 48, 49
–, Mikrogefäßchirurgie 90, 91
–, Nierenarterienchirurgie 634
–, perkutane, transluminale Angioplastie 118
–, Shuntformen 51, 52
–, Thrombembolektomie 74
–, Venenchirurgie, atraumatische 755, 756
–, Venenklappen, atraumatische Zerstörung 431, 432
Interkostalarterien, Anatomie 343
intrathorakale Gefäße, Anatomie 13, 14
Ischämie, Aortendissektion 360, 361
–, Aortenruptur, Aneurysma dissecans 362
–, akute Aortendissektion 344
–, – arterielle Verschlüsse 374
–, Arterienverletzungen, Infektionen,

Sachverzeichnis

Tourniquet-Syndrom 242, 243, 259
–, Gehirn, Aneurysmaresektion, A. carotis 207, 384, 385
–, –, extra-, intrakranielle Bypassoperation 503–522
–, –, Karotisgabel, Verschlußprozesse 479, 489
–, –, obere Extremitäten, Verschlußprozesse, Aortenbogenäste 528
–, –, Risikoabschätzung 103, 104
–, –, Sofort-, Früh-, Spätverschlüsse, Aortenbogenarterien 167
–, –, Stadieneinteilung, Risikoabschätzung 103, 104
–, –, „Subclavian steal syndrome" 494, 501
–, –, Vorerkrankungen, Anästhesie 200
–, Niere, A. renalis, Akutverschluß 641, 642
–, Nieren, abdominale Fensterungsoperation, Arteriendissektion 369
–, –, Toleranzgrenze 630
–, Rückenmark, präoperative Planung 322, 323
–, Verhütung, Desobliteration 166
–, Viszeralorgane, akute Aortendissektion 344
–, zerebrale Diagnostik 505

Karotisgabel, Aneurysmen, operative Freilegung, Technik 276, 279, 280
–, operativer Zugang 481, 482
–, Rekonstruktionstechniken 484–490
–, Resektion, Ausgleich der Elongation 487
–, s. A. carotis
Katheterisierung, A. hepatica, Chemotherapie 695 ff.
–, Abstreifthrombosen 384
–, Aortengabel, reitender Embolus, simultane Embolektomie 379
–, Ballonkatheter, Embolektomie 377
–, Chemotherapie, regionale 689–699
–, Embolektomie, Thrombektomie 51
–, Extremitätenperfusion, Chemotherapie 692 ff.
–, Fogarty-Katheter, venöser 745 ff.
–, –, Thrombektomie 377, 381
–, –, Gefäßwandperforation, Blutungen 162
–, „Kissing-Ballon-Technik", Aortenstenose 126
–, Lungenembolie, Embolektomie 767
–, Shuntformen, Shuntfixation, intraluminale 52
–, Technik, perkutane, transluminale Angioplastie 118–122
–, , Thrombembolektomie 75
–, Thrombektomie, venöse 744, 745

–, Thrombembolektomie, Komplikationen 380
–, Thrombolyse, Technik, Ergebnisse, Mißerfolge 111–114
–, transluminale Angioplastie 116, 118, 120, 122
–, Valvulotomie nach Leather 433
–, Venenstripper nach Hall 432
–, Verletzungen 711
Kindesalter, Arterienverletzungen 246, 251
–, renovaskulärer Hochdruck 640
Kniegelenk, Exartikulation 650, 653
Kniekehle, Anatomie, Topographie 593
–, Arcus-Soleus-Syndrom 600, 601
–, s. A. poplitea
Kollateralkreislauf, Femoro-Poplitea-Verschluß 459
–, Verschlußprozesse, Armarterien 545
Kompartment-Syndrom, Allgemeines 657
–, Arterienverletzungen 259, 260
–, Fasziotomie 657 ff.
–, postischämisches 384
Komplikationen, Anastomoseninfektion 102
–, Aortendissektion 360
–, –, postoperative 371
–, Arterienperforation, Fogarty-Katheter 380
–, Arterienstenose, torsionsbedingte 438
–, Arterienverletzungen 258–262
–, arteriovenöse Kurzschlüsse 232, 239
–, Blutungen, Erkennung, Behandlung 163–165
–, –, Hämostasestörungen 163
–, –, Infektionen 173
–, –, instrumentell bedingte 162
–, –, nach Aneurysmaresektion 358
–, –, Nahtaneurysmen 179
–, Infektionen, Gefäßchirurgie 171–177
–, ischämische, nach Gefäßoperationen 165, 166
–, Kompressionssyndrom 574
–, postoperative, Ursachen, Behandlung 161–170
–, prothesenspezifische 85, 86, 102, 103
–, renovaskulärer Hochdruck 643
–, Risikoklassen, arterielle Verschlußkrankheiten 103
–, s. Ischämie
–, Sofort-, Früh-, Spätverschlüsse, postoperative 165–170
Kompressionssyndrom, A. brachialis 603–605
–, A. coeliaca 585–592
–, A. poplitea 593–599
–, A. subclavia 573, 575
–, anatomische Varianten 571

–, Arcus tendineus M. solei („Soleus-Syndrom") 600–602
–, arterielle Rekonstruktionsverfahren 582 ff.
–, Komplikationen 574
–, neurovaskuläres, obere Thoraxapertur 571–584
–, Rippenresektion 577 ff.
–, Soleussyndrom 610 ff.
–, Truncus coeliacus 585–592
Kontraindikationen, digitale Subtraktionsangiographie 417
Koronare Herzerkrankung, Anästhesie 202
kostoklavikuläres Syndrom, A., V. subclavia, Kompression 573, 575
Kreislauf, Druckverhältnisse, Norm, arterielle Verschlußkrankheit 40
Kreislaufwirkungen, Anästhesie 201
–, arteriovenöse Fisteln 231
Kunststoffprothesen, A. axillaris, A. brachialis 551
–, axillo-(bi-)femoraler Bypass 557–562
–, Hämodynamik 42
–, Infektionen, Erkennung, Behandlung 173, 174
–, Komplikationen 85, 86
–, spezielle Anforderungen, Inkorporation 84, 85
–, thorako-abdominale Aneurysmen 327 ff.

Leberperfusion, isolierte, Chemotherapie 695 ff.
Leistenregion, operativer Zugang 404, 405
Leriche-Syndrom, Definition 389
Ligamentum arcuatum-Syndrom, Klinik, chirurgische Behandlung 585–592
lumbale Sympathektomie, Indikationen, Technik 646, 647
Lungenembolie, Anatomie, spezielle 763, 764
–, Beinvenenthrombose 742
–, Embolektomie 764–768
–, fulminante, Indikationsstellung 764
–, Katheterembolektomie 767
–, Operationstechniken 765 ff.
–, rezidivierende, Indikationen, Therapie 742 ff.
–, Risiko unter Antikoagulantien-Therapie 768
–, Sperroperationen 768–774
Lymphfistel, Varikosis, Komplikationen 726
Lymphgefäßsystem, Anatomie, Topographie 31–37
–, Mikrogefäßchirurgie 96, 99
Lymphödem, chylöser Reflux in das Bein, Technik 816, 817

Lymphödem, Dissektionstechnik 820, 821
–, Indikationen 812, 818, 823
–, Keilresektion nach Mikulicz-Sistrunk 813, 814
–, Klinik 737
–, lymphadenovenöse, lymphatikovenöse Anastomosentechniken 818–822
–, Lymphgefäßtransplantation, autologe 823–827
–, nach Varizenoperationen 736
–, Operationsverfahren 811 ff.
–, Pathophysiologie 811
–, Resektion nach Servelle 814, 815
–, rezidivierendes 811
–, Transpositionslappen nach Thompson 812
Lymphozele, Klinik, Therapie 737

Magen-Darm-Trakt, Ruptur, Bauchaortenaneurysma 320
Marfan-Syndrom, Aortendissektion 360
Mikrogefäßchirurgie, Ausrüstung, Instrumentarium 89–91
–, End-zu-End-Anastomose 92, 93
–, End-zu-Seit-Anastomose 94
–, extra-, intrakranielle Bypass-Verfahren 503–523
–, klinische Anwendung 98, 99
–, Lymphgefäße 96
–, Teleskop-Anastomose 95
–, Technik 92
–, Thrombose, Thrombektomie 97, 98
–, Veneninterponate 96
Mikroreplantation, Anastomosentechnik 268, 269
–, Ausrißamputation 271
–, Definition, Nomenklatur 265
–, Fuß 273
–, Gesichtsteile 273
–, Hand, Finger 266–270
–, heterotope, primärer, Fingeraustausch 272
–, Indikationen 266
–, Penisamputationen 273
–, postoperative Überwachung 270
–, Schnittamputation 271
–, Skalpierungsverletzungen 272
Mortalität, perioperative, Hauptursachen 204
Monitoring, perioperatives 203, 204
–, postoperatives 209, 211
Myokard, Sauerstoffangebot, Verbrauch, Determinanten 201
Myokardinfarkt, Morbidität, Mortalität 204
Myokardischämie, intraoperative, Therapiekonzepte 204, 205
–, Risikoeinschätzung, vor Operation, Anästhesie 197, 198

Nahtaneurysma, A. renalis 643
Nahtaneurysmen, A. femoralis 183, 184
–, abdominale Aorta 181–184
–, aortoduodenale Fistel, Rekonstruktion 182
–, Bifurkationsprothese 401
–, Diagnostik 179
–, Gefäßrekonstruktionen, periphere 413
–, Indikationen zur Operation 179
–, Komplikationen 184, 401
–, Rekonstruktionsverfahren 180
–, Technik der Freilegung 180
–, thorakale Aorta 180
–, Ursachen 178
Nahtinsuffizienz, Infektion, Blutung 173
Nahtmaterial, arterielle Verschlußkrankheiten 375
–, Arterienverletzungen 244, 245
–, Mikrogefäßchirurgie 91
–, Stärke, verschiedene Gefäßgebiete 52, 53
Nahttechniken, A. carotis, Verletzungen 249, 250
–, Allgemeines 58–68
–, fehlerhafte, Blutungen 162
–, mikrochirurgische Anastomosen 507
–, –, Arterienverletzungen, Kindesalter 246
–, –, extra-, intrakranielle Anastomosen 505–522
–, Stufennaht 484, 486
–, Venen, endothelschonende 717, 755, 756
Niere, Autotransplantation 639, 640
Nieren, Ischämie, Aortendissektion, abdominale Fensterungsoperation 369
–, Ischämiezeiten, tolerierbare 630
–, s. renovaskulärer Hochdruck
Nierenarterien, s. A. renalis
Nierenmalignome, Operationstechnik 704
Nierentransplantation, renovaskulärer Hochdruck 641
Nierenvenen, Anomalien 387, 388
Nierenversagen, postoperative Morbidität, Mortalität 204

obere Extremitäten, s. Arm
Oberschenkel, Amputation 650, 654
Ösophagus, Aneurysmenperforation, Aorta thoracica 358
Ösophagusvarizen, Diagnostik 781
–, Indikationen 781, 782
–, Ösophagustranssektion 805
–, Pfortaderhochdruck 780
–, Shuntoperationen 782 ff.
–, Sperroperationen 799
Omentumplastik, Technik 174, 175, 182, 569

Operationsrisiko, Dokumentation, Statistik 152, 153
Oszillometrie, intra-, postoperative Qualitätskontrolle 140

Palma-Operation, Beckenetagen-Verschluß 759, 760
–, „hohe", V. iliaca communis-Verschluß 761, 762
–, postthrombotisches Syndrom 759, 760
Pathophysiologie, Beckenvenensporn 758, 759
–, Lymphödem 811
–, Pfortaderhochdruck 777–780
–, posttraumatisches Syndrom 752
–, renovaskulärer Hochdruck, Renin-Angiotensin-Mechanismus 628
–, s. Hämodynamik
–, Subclavian-Steal-Syndrom 494, 529
–, Varikose 723, 727
–, Venenthrombose 740 ff.
Pektoralis-minor-Syndrom, A. subclavia, Kompression 574
perkutane, transluminale Angioplastie, s. Angioplastie
Pfortader, Anatomie, Topographie 17, 18, 710, 777, 778
–, operative Freilegung 714, 715
–, porto-kavale Anastomose, Druck-, Flow-Messung 797, 798
–, Thrombose 778, 788
Pfortaderhochdruck, Arterialisation der Leber, druck- und flowadaptierte 797, 798
–, Aszites-Behandlung 805 ff.
–, Blockformen 778, 779
–, Budd-Chiari-Syndrom 779
–, Diagnostik 781
–, Indikationen 782
–, Klassifizierung, Child 781, 782
–, Kollateralkreislauf 779, 780
–, Mesenteriko-kavale Anastomose („H-Shunt") 792
–, Milzexstirpation 789, 790
–, Ösophagusvarizenblutung, Behandlung 770–786
–, Operationstechniken 785–799
–, Pathophysiologie 777–780
–, portosystemische Anastomosen, Modifikationen 782–785
–, Shunt-Operationen 785, 789, 796
–, Sperroperationen 799–804
–, spleno-renale Anastomose 789, 794, 795
Phlebographie, intraoperative 746
Plethysmographie, Allgemeines 141
–, arteriovenöse Kurzschlüsse 232
–, Potenzstörungen, Diagnostik 190
–, Qualitätskontrolle 141
portale Hypertension, s. Pfortaderhochdruck
postthrombotisches Syndrom, Bein,

Sachverzeichnis

oberflächliches, tiefes Venensystem 751, 755
– –, Bypass nach May und Husni 757
– –, Palma-Operation 759–762
– –, Pathophysiologie 752
– –, Perforansinsuffizienz, Therapie 752
– –, sekundäre Varizen, Therapie 751
– –, Ulcus cruris, Therapie 754, 755
– –, Ursachen 724
– –, Vv. perforantes, Insuffizienz, Indikationen, chirurgische Ausschaltung 752–754
Potenzstörungen, Gefäßoperationen, Diagnostik, Verhütung 190–195
Prophylaxe, Infektionen, Gefäßchirurgie 171, 172
Prothesendefekte, Komplikationen 161
Protheseninterposition, Aneurysma dissecans 364, 365
–, thorakales Aortenaneurysma 354, 355
Prothesenmaterial, Nahtaneurysmen, Vermeidung 178, 179
–, s. Gefäßersatz

Qualitätskontrolle, arterielle Verschlußkrankheiten 144
–, Dokumentation, Statistik 147–159
–, Embolektomie 378, 379
–, intraoperative, Morphologie, Funktion 129
–, postoperative 139–143

Renin-Angiotensin-Mechanismus, Hochdruck, Pathophysiologie 628
renovaskulärer Hochdruck, Ätiologie 628
– –, Diagnostik 629
– –, Indikationen 628, 629
– –, Kindesalter 640
– –, Komplikationen 643
– –, Nierentransplantation 641
– –, Operationstechnik 631 ff.
– –, Pathophysiologie 628, 629
– –, Rezidiveingriffe 643
– –, Zusatzeingriffe 642, 643
retroperitoneale Gefäße, Anatomie 18
Retroperitoneum, Ganglioneurom 704
–, Hämatome, Indikationen zur Exploration 711
Risiko, Operation, Dokumentation, Statistik 152, 153
–, präoperatives, Verbesserung 101, 102
Risikoabschätzung, Anästhesie 197, 198
–, präoperative, Herz-Kreislauf 102, 103
–, –, Kriterien 200

Risikofaktoren, Aorta thoracica, Aneurysmen 344, 345
–, Infektionen, Gefäßchirurgie 171
–, klinische 101, 102, 197–203
–, koronare Herzkrankheit, Aortenaneurysmen 345
–, thorako-abdominale Aneurysmen 324
Rückenmark, Blutzuflüsse, Topographie 322, 323
–, Ischämie, präoperative Planung 322, 323
–, Längsarterien, Topographie 323
–, Querschnitt, Blutversorgung 323
Rupturen, Aneurysma, Aorta abdominalis, Technik 317, 320
–, Aneurysmen, Aorta thoracica 342–359
–, Aortendissektion 360, 361

Scalenus-anterior-Syndrom, A. subclavia, Kompression 572
Schädelgrube, hintere, Revaskularisation 517 ff.
Schock, Prophylaxe, Therapie 253
Sepsis, Infektionen, Gefäßchirurgie 173
Sexualfunktion, Neuro-Anatomie 188
–, Physiologie 186, 187
–, Plexus hypogastricus superior, Anatomie 388
Sexualfunktionsstörungen, vaskuläre, neurogene Ursachen 185, 186
–, Vermeidung, operative Technik 191–195
Sinus cavernosus-Fistel, extra-, intrakranielle Bypassoperation 503
Sofortverschlüsse, nach operativen Eingriffen, Ursachen, Diagnostik, Behandlung 165, 166
Soleus-Syndrom, Operationstechnik 600–602
Sonographie, A. carotis 135, 136
–, Aneurysmen, Aorta abdominalis 306
–, Arterienverletzungen 242
–, arteriovenöse Kurzschlüsse 232, 260
–, Doppler-Prinzip 140
–, Doppler, Zwei-Etagenverschlüsse 447
–, Frequenzanalyse, Qualitätskontrolle 136
–, Infektionen, postoperative 172
–, Nahtaneurysmen 179
Spätverschlüsse, nach operativen Eingriffen 166
Sperroperationen, Lungenembolie 768–774
–, Pfortaderhochdruck 796, 799–804
–, V. cava inferior 768, 769
Sprunggelenk, Amputation 649, 651
–, Arterien, Anatomie 27

Spätergebnisse, statistische Aufarbeitung 153, 154
Statistik, s. Dokumentation
–, Verfahren, klinische Studien 154–159
Sternotomie, mediane, Technik, erreichbare Gefäße 530, 531
Stufennaht, Technik 484, 486
Streifenplastik, Technik 63–65
„Subclavian-Steal-Syndrom", rekonstruktive Chirurgie 529
–, vertebro-basiläre Insuffizienz 494
supraaortale Arterien, s. Aortenbogenarterien
– – –, Veschlußprozesse, rekonstruktive Chirurgie 524–543
Sympathektomie, intraoperative Durchflußmessung 138
–, lumbale 646
–, thorakale 645
Szintigramm, Infektionen, Diagnostik 172

Takayasu-Syndrom, Operationsindikationen 528
–, Rekonstruktionsmöglichkeiten 539 ff.
technische Fehler, Komplikationen, Gefäßchirurgie 161–170
Therapiestudien, Dokumentation, Statistik 147–159
thoracic outlet syndrome, s. Kompressionssyndrom
thorakale Sympathektomie, Indikationen, Technik 645, 646
thorako-abdominale Aneurysmen, chirurgische Technik 325–340
– –, Anatomie, Topographie 322, 323
– –, Bypass-Verfahren 331 ff.
– –, drohende Ruptur, Risikofaktoren 324
– –, Indikationen 324
– –, operativer Zugang 325 ff.
– –, Resektion, Rekonstruktion 326 ff.
– –, Risikofaktoren 322, 324
– –, Technik nach CRAWFORD 329
thorako-abdominales Aneurysma, Abschnitt IV und V 338 ff.
– –, bei intaktem Abschnitt IV 333 ff.
– –, Komplikationen 340, 341
– –, mit Beteiligung des Abschnittes IV 335 ff.
– –, postoperative Nachbehandlung 340, 341
– –, Y-Prothese 334
Thorax, Gefäße, Nerven 15
–, Lymphbahnen, Anatomie, Topographie 34
Thrombektomie, akute Extremitätenarterienthrombose 381

Thrombektomie, akuter, arterieller Verschluß 374–381
–, Aorta abdominalis, Technik 168
–, Arterienverletzungen 245
–, iliofemorale, Anästhesie 207
–, Mikrogefäßchirurgie 97, 98
–, venöse, Indikationen, Kontraindikationen 741, 742
–, –, operativer Zugang 743, 744
–, –, Technik 744, 745
Thrombendarteriektomie, A. axillaris 552
–, A. femoro-poplitea 408
–, A. iliaca, Reoperationen 169
–, A. poplitea, Technik 408, 409
–, A. subclavia 548, 549
–, Aneurysma, Aorta abdominalis 330
–, Geschichte 8
–, Hämodynamik 41, 42, 131
–, Instrumentarium, Technik 51
–, intraoperative Angiographie, Qualitätskontrolle 137
–, Komplikationen 380
–, Patchverschluß 408
–, s. Endarteriektomie
–, Technik, Fehler, Gefahren 74, 75, 76, 137
–, thorako-abdominale Aneurysmen 330 ff.
–, Venenbypass, Zwei-Etagenverschlüsse 449
–, Viszeralarterien 616
Thrombolyse, lokale, Indikationen, Kontraindikationen 110
–, –, Komplikationen 114
–, –, Technik 111
Thrombose, A. renalis, Akutverschluß 641, 642
–, –, Transplantat 168
–, A. subclavia, Kompressionssyndrom 574
–, akute, iatrogene, Ursachen, Behandlung 384
–, akuter, arterieller Verschluß 373, 381 ff.
–, Anästhesie 206, 207
–, Aortendissektion 371
–, aortoiliakaler Verschluß 169
–, Arm, Ursachen, chirurgische Behandlung 748, 749
–, arterielle Verschlußkrankheit 373
–, Arterienverletzung 242, 258, 259
–, Beckenvenensporn 758, 759
–, chirurgische Therapie 173–177
–, Gefäßverletzungen 258, 259
–, Hämodialyseshunts 684
–, infizierte Prothesen 173
–, Mikrogefäßchirurgie 97, 98
–, nach Varizenoperationen 738
–, Ober-, Unterschenkelvenen 742
–, Pfortader 778, 788
–, postoperative Behandlung 102
–, postthrombotisches Syndrom 724, 751–762

–, Prophylaxe, medikamentöse 98, 107
–, transluminale Angioplastie 101–107
–, venöse, Thrombektomie, Technik 740, 743–749
Topographie, Ellenbeuge 20
–, Fossa poplitea 24
–, Gefäße, Becken-, Oberschenkeletage 22
–, Handarterien 21
–, Halsdreieck 12
–, infrakolischer Situs, Plexus hypogastricus 188, 189
–, intrathorakale Gefäße und Nerven 15
–, Kniekehle 24
–, Lymphgefäßsystem 31–37
–, Oberbauchsitus 16
–, Regio axillaris, infraclavicularis 19
–, – sternocleidomastoidea 14
–, retroperitoneale Gefäße 18
–, s. Anatomie
–, Sprunggelenk, Fußrücken 27
–, Trigonum caroticum 12
–, Truncus coeliacus, Varianten 17, 299
–, Unterschenkelarterien 415, 416
–, V. saphena magna 29, 30, 435, 436
–, Venen 29, 30
–, Venenwinkel 37
–, Viszeralarterien, Varianten 16, 17
Tourniquet-Syndrom, Arterienverletzungen, Ischämie 259, 260
Transplantatinterposition, aortobirenale, A. renalis, doppelseitige Stenose 638
Transposition, A. femoralis 677
–, A. subclavia 557
–, V. basilica 675
–, V. saphena 676
Trigonum caroticum, Anatomie, Topographie 12
Truncus brachiocephalus, Abgangsstenose, Rekonstruktion 541
– –, Anatomie, Topographie 525, 526
– –, Aneurysmen, Operationstechnik 276–278
– –, perkutane, transluminale Angioplastie 123
– –, Verschlußprozesse, rekonstruktive Chirurgie 524–543
Truncus coeliacus, Anatomie, Topographie 16, 17, 299, 607, 608
– –, Aneurysmen, Operationstechnik 299–304
– –, Angioplastie, perkutane, transluminale 124
– –, Aortenaneurysma, Operationstechnik 339, 340
– –, Aortendissektion 361, 368

– –, Doppelstenosen, venöse Brückenplastik 622
– –, Kompressionssyndrome 585–592
– –, operative Freilegung 587, 612, 613
– –, perkutane, transluminale Angioplastie 124
– –, Plexusresektion 389
– –, Rekonstruktionsverfahren 589, 590, 609–624
– –, s. A. coeliaca
– –, thorako-abdominaler Zugang 613
– –, thorako-lumbales Aneurysma 330
– –, Verletzungen, chirurgische Behandlung 254
– –, Verschlußprozesse 607, 608
–, tibiofibularis, Verschlußkrankheiten, Rekonstruktion 418 ff.
Tumoren, A. cerebri media-Ummauerung, extra-, intrakranielle Bypassoperation 503
–, Einbruch, V. cava inferior 704 ff.
–, s. Chemotherapie
–, s. Gefäßtumoren

Überwachung, intraoperative 203, 204
–, postoperative 209–211
Ulcus cruris, chirurgische Behandlung 734
– –, postthrombotisches Syndrom 754
– –, variköses, postthrombotisches, Therapie 734, 754, 755
Ultraschall-Dopplersonographie, lokale Strömungsmessung, Qualitätskontrolle 135, 136, 140
–, s. Sonographie
Umleitungsoperationen, s. Bypass
–, Sanierung lokaler Infektionen 175
Umleitungstransplantat, Hämodynamik 42
untere Extremitäten, s. Bein
Unterschenkel, Amputation 649, 652
Unterschenkelarterien, Anatomie, Topographie 24–27, 415, 416
–, Arteriographie 417
–, Bypassoperationen 424–429
–, chronische Verschlußprozesse 415–430
–, Indikationen, Revaskularisation 417
–, operativer Zugang 418–424
–, Verschlußkrankheit, Bypass-Verfahren 409–412
–, Zwei-Etagenverschlüsse 447
Unterschenkelvenen, akute Verschlüsse, Indikationen, Therapie 740–750

V. azygos, Topographie 15
V. basilica, Hämodialyseshunt 676

Sachverzeichnis

–, Transposition 675
V. cava, Anomalien 388
–, Sperroperationen, Lungenembolie 768, 769
– inferior, Anatomie, Topographie 18, 709, 710
– –, Clip nach Adams-DeWeese 773
– –, Ersatz 704 ff.
– –, Hypernephrom-Geschwulstzapfen 704, 705
– –, Kanülierung, Chemotherapie 697, 698
– –, Kim-Ray-Greenfield-Filter 770, 771
– –, Ligatur 773 ff.
– –, Mobin-Udin-Filter 770, 771
– –, operative Freilegung 714, 715
– –, porto-kavale Anastomose, Pfortaderhochdruck 785 ff., 796
– –, Ruptur, Bauchaortenaneurysma 320
– –, s. Pfortaderhochdruck
– –, Sperroperationen, Lungenembolie 768–774
– –, Tumoreinbruch 704 ff.
– –, Verletzungen 709 ff.
– superior, Anatomie, Topographie 525, 526, 709
– –, Leiomyosarkom 703
– –, operative Freilegung 713
V. femoralis, Anatomie, Topographie 23
–, Bypass nach May und Husni 757
–, Ligatur 769
–, Thrombektomie 744, 745
–, Verletzungen 726
– superficialis, Sperroperation, Lungenembolie 768, 769
– –, Transposition, Varikose 736
V. femoropoplitea, anatomische Varianten 730
V. iliaca communis, „hoher Palma", postthrombotisches Syndrom 761, 762
– –, Ringprotheseninterponat 719
– –, Thrombektomie 744, 745
V. jugularis, Anatomie, Topographie 14, 770, 771
– interna, V. cava-Schirmfilter nach Mobin-Udin 769, 770
V. portae, Anatomie, Topographie 17, 18, 710, 777, 778
–, s. Pfortader, Pfortaderhochdruck
V. saphena, Anatomie, Topographie 725
–, Brückenplastik, doppelseitige Subklaviastenose 542
–, Hämodialyseshunt 676
–, Transposition 676
– magna, A. femoro-poplitea, Bypass, Kollateralenversorgung 409, 410
– –, Anastomosentechnik 68
– –, Anatomie, Mündungsvarianten 29, 729

– –, autogene Transplantation 82
– –, a.v. Fistel, Thrombose-Prophylaxe 747
– –, Brückenplastik, A. subclavia, doppelseitige Stenosen 542
– –, Bypass-Technik, femoro-poplitealer Abschnitt 409, 410
– –, Hämodialyseshunt 663
– –, In-situ-Bypass 431–443
– –, Reservierung für aortokoronare Bypassoperationen 724
– –, Spenderlymphbahnen, Entnahme 824
– –, Stammvarikose, Einteilung 727
– –, Thrombose, chirurgische Behandlung 744 ff.
– –, Transplantat, Pfortaderhochdruck 797
– –, –, atraumatische Versorgung 409, 410
– –, Varikose, Indikationen 722–724
– –, –, Komplikationen 726, 736
– –, Operationsverfahren 724, 729, 730 ff.
– –, –, Resektion 727, 729
– –, Veneninterponat 718
– parva, Einmündungsvarianten 729
– –, Resektion, Varikose 731
V. subclavia, Anatomie, Topographie 14, 29, 30, 525, 526, 709
Vv. perforantes, Hämodynamik 723
–, Insuffizienz, Indikationen, chirurgische Ausschaltung 752–754
– –, Prädilektionsstellen 753
–, Ligatur, Varikose 731, 732
–, Ulcus cruris 734
–, Varikose, Rezidiv 732 ff.
Vv. pulmonales, Anatomie 709
– operative Zugangswege 714
Varikose, primäre, chirurgische Technik 722 ff.
–, –, Indikationen, Kontraindikationen 722–724
–, –, Knöchelregion 732
–, –, Komplikationen 726, 736
–, –, Operationstechnik 724, 725
–, –, Pathophysiologie 723
–, –, Rezidive, operatives Vorgehen 732, 733
–, –, Strippen, Technik 728, 738
–, –, Klappenplastik 734 ff.
–, –, Komplikationen 726, 736
–, –, Ulcus cruris 734, 735
–, –, V. femoralis superficialis, Transposition 736
–, –, V. saphena magna 724–728
–, –, – parva 729–731
–, –, Vv. perforantes, Insuffizienz, Ligatur 731
–, –, Venenklappeninsuffizienz, chirurgische Korrektur 734, 735
–, sekundäre, Palma-Operation 759–762
–, –, Bein, postthrombotisches Syndrom 751–762

–, –, Vv. perforantes, Insuffizienz, Indikationen, chirurgische Ausschaltung 751–754
Venen, akute Verschlüsse, obere, untere Extremität 740–750
–, Anatomie, Topographie 29, 30, 709, 725, 740, 741
–, Brückenplastik, Nierenarterien 639
–, –, Viszeralarterien, Verschlußprozesse 622
–, chronisch-venöse Insuffizienz 102
–, Druckmessung, Beckenvenensporn 759
–, –, periphere (May und Kriessmann) 751, 752
–, Licht-Reflexions-Rheographie 751, 752
–, Ligaturprinzip großer Stämme 716
–, Transplantationstechnik 83
–, Valvulotomie, in situ Bypass 432, 433
Venenbypass, A. axillaris 555
–, A. brachialis 553
–, A. femoro-poplitea 409
–, –, Früh-, Spätverschlüsse 169
–, A. iliofemoralis, Fehlbildungen 228–230
–, A. subclavia, A. axillaris 550
–, A. vertebralis 449, 500
–, Aorta- A. hepatica 620
–, aorto-renaler, Druckkurven 132
–, Arterienverletzungen 245
–, axillo-brachialer 553
–, brachio-brachialer 555
–, femoro-poplitealer, Durchflußmessung, Qualitätskontrolle 133, 138, 139
–, –, Funktionskurven, Spätergebnisse 152, 154, 155
–, –, hämodynamische Frühergebnisse 144
–, In situ-, Technik, Langzeitergebnisse 431–443
–, Rezidivstenosen, Service-Operation 474, 475
–, subklavio-axillärer 550
–, Viszeralarterien 621, 622
–, Zwei-Etagenverschlüsse 449
Veneninterposition, A. brachialis, Aneurysmen 284
–, A. renalis, renovaskulärer Hochdruck 639
–, Aneurysma, A. poplitea 292, 293
–, –, Karotisgabel 281
–, chirurgische Technik 718
–, extra-, intrakranielle Anastomosen 515, 516
–, Karotisgabel, Aneurysmen 279, 281
–, mikrochirurgische, Gehirn-Revaskularisation 515
Venenklappen, Ausschaltung, In-situ-Bypass 432, 433

Venenklappen, Insuffizienz, chirurgische Korrektur 734, 735
Venennaht, endothelschonende 755, 756
Venenpatch, A. femoralis 464
Venenstreifenplastik, Arterienverletzungen 244, 245
Venenthrombose, akuter Verschluß, Thrombektomie 741–750
–, Allgemeines 740 ff.
–, Anästhesie 207, 745
–, Armvenen 748, 749
–, a.-v. Fistel 747 ff.
–, Becken-, Beinvenen 740 ff.
–, Indikationen 741 ff.
–, Lungenembolie, rezidivierende 742
–, Operationskriterien 742
–, Operationstechnik 745 ff.
–, Pathophysiologie 740 ff.
–, s. postthrombotisches Syndrom
–, s. Thrombose, venöse
–, Thrombektomie, Technik 743–749
Venentransplantat, A. femoro-poplitea, Verschlußkrankheit 409
–, A. mesenterica superior, Doppelstenosen 622
–, Aorta-A. mesenterica sup.-Bypassplastik 619
–, Aorta-Hepatica-Bypassplastik 620
–, Brückenplastik, Technik 623
–, Bypassplastik, Aorta-A. mesenterica superior 619, 620
–, In-situ-Bypass 435–439
–, Pfortader, A. iliaca, Pfortaderhochdruck 797
–, V. saphena magna, atraumatische Versorgung 409, 410
Venenverletzungen, Beckenvenen, Kunststoffpatch 719
–, chirurgische Behandlung 247, 715 ff.

–, Indikationen 711
–, Komplikationen 719
–, Nahttechniken, Rekonstruktionsverfahren 717–719
–, Operationsverfahren 715–721
–, Prognose 720
–, Stammvenen 709 ff.
–, Ursachen 710, 711
–, Zugangswege 713 ff.
Venenwinkel, Ductus thoracicus, Topographie 37
Venographie, intraoperative 746
Verlaufskontrollen, Statistik, Dokumentation, Qualitätskontrolle 149
Verschlußprozesse, s. akuter Arterienverschluß, arterielle Verschlußkrankheiten
Viszeralarterien, Anatomie, Topographie 16, 295, 607, 608
–, Aortendissektion 366, 368
–, Bypass-Plastiken 619
–, Doppelverschlüsse, Rekonstruktion 622
–, Indikationen 608
–, in-situ-Bypass-Plastiken 618, 619
–, intraoperative Diagnostik 616
–, Komplikationen 623
–, Mehrfachstenosen, Rekonstruktion 609
–, Obstruktion, Aortendissektion 361
–, operativer Zugang 609, 610
–, Rekonstruktionsverfahren, Indikationen 608, 609
–, –, Technik 616–623
–, thorako-abdominales Aneurysma, Protheseimplantation 327, 330, 334, 339
–, Thrombendarteriektomie 616
–, Transsektion, Reimplantation in die Aorta 616

–, Venenbypass-Transplantat 621, 622
–, Verschlußprozesse 607 ff.
–, –, venöse Brückenplastik 622
Vorfuß, Amputation 649, 651

Wundinfektion, Blutungen, Erkennung, Behandlung 163–165

Zerebrale Insuffizienz, A. vertebralis, Operationen 501, 502
– Ischämie, Karotisgabel, Verschlüsse 478, 489
– –, Risiko bei Eingriffen an der Karotis 207
– –, s. Gehirn
– –, Sofort-, Früh-, Spätverschlüsse, postoperative 167
– –, Stadieneinteilung, Risikoabschätzung 103, 104
– Revaskularisation, extra-, intrakranielle Bypassoperation 503–522
Zöliaka-Kompressionssyndrom, Klinik, chirurgische Behandlung 585–592
Zwei-Etagenverschlüsse, angiographischer Befund 446, 447
–, Becken-Oberschenkelbereich 444
–, Begriffsbestimmung, Klassifizierung 448, 449
–, bilaterale Korrektur 455, 456
–, Dopplersonographie, segmentale Blutdruckmessung 447
–, einseitige Korrektur 449, 450
–, Indikationen, rekonstruktive Verfahren 445
–, Klassifizierung 448, 449
–, operationstaktisches Vorgehen 445, 446
–, Operationstechnik 449 ff.
–, Verschlußtypen A, B, C, D 446, 447